"十三五"国家重点出版物出版规划项目

协和代谢性骨病学

孟迅吾　周学瀛　主　编

中国协和医科大学出版社

北　京

图书在版编目（CIP）数据

协和代谢性骨病学／孟迅吾，周学瀛主编. —北京：中国协和医科大学出版社，2021.1
ISBN 978-7-5679-1480-3

Ⅰ．①协… Ⅱ．①孟… ②周… Ⅲ．①代谢病-骨疾病-诊疗 Ⅳ．①R681

中国版本图书馆 CIP 数据核字（2019）第 290158 号

协和代谢性骨病学

主　　编：孟迅吾　周学瀛
责任编辑：沈冰冰　吴桂梅

出版发行：**中国协和医科大学出版社**
（北京市东城区东单三条 9 号　邮编 100730　电话 010-65260431）
网　　址：www.pumcp.com
经　　销：新华书店总店北京发行所
印　　刷：北京新华印刷有限公司

开　　本：889×1194　1/16
印　　张：58.75
字　　数：1670 千字
版　　次：2021 年 1 月第 1 版
印　　次：2021 年 1 月第 1 次印刷
定　　价：320.00 元

ISBN 978-7-5679-1480-3

协和代谢性骨病学

主　　　　编：孟迅吾　周学瀛
副　主　　编：邢小平　夏维波　李　方　李　梅　余　卫
编委会学术秘书：王　鸥　姜　艳
编　委　会（按姓氏笔画排序）：

于冰青	王　鸥	王文博	王以朋	孔　晶	牛　娜
左　跃	冯　娟	宁志伟	邢小平	吕仙辉	朱惠娟
伍学焱	刘　琦	刘建民	刘轶敏	闫丽娜	池　玥
纪　泉	全婷婷	苏　楠	杜　娟	李　飞	李　方
李　梅	李　颖	李悦芃	杨　娜	连小兰	余　卫
汪　纯	沈　杰	宋利格	张　丛	张　烜	张　浩
张化冰	张凤丽	张克勤	张晓亚	陈　林	陈　棣
陈黎波	苗登顺	金小岚	周学瀛	庞　芮	庞　静
庞倩倩	郑黎薇	单　畅	孟迅吾	赵　岩	胡敏怡
柯华珠	钦逸仙	侯艳芳	施惠萍	姜　艳	夏维波
柴晓峰	钱家鸣	徐　苓	徐　欣	高金明	唐玉彬
黄公怡	曹　旭	矫　杰	章振林	蒋　颖	韩桂艳
景红丽	曾小峰	谢杨丽	詹志伟	裴　育	廖立凡
漆　璇	谭　蓓	潘青青	薛　莹	薛　瑜	

Andreas Grauer　Michael S　Ominsky　Li Xiaodong

前 言

代谢性骨病是继糖尿病和甲状腺疾病之后的第三大类内分泌代谢疾病。传统意义的代谢性骨病包括常见的骨质疏松症、佝偻病/骨软化症、原发性甲状旁腺功能亢进症（原发性甲旁亢）等，以及罕见的Paget骨病、成骨不全症、骨硬化症和骨纤维异样增殖症等。然而，由于骨骼代谢异常参与多种骨骼疾病的发生和发展，当今代谢性骨病的范畴正被逐渐拓展，如将肿瘤相关骨病、炎性骨病和多种遗传性骨病等涵盖于广义的代谢性骨病中。

代谢性骨病研究的兴起是近百年。欧洲工业革命，加快了城市化进程，使大量居民涌入雾霾笼罩的城市。这些地区儿童佝偻病肆虐流行，特别是在英国高发，一度被称为"英格兰病"。正是对佝偻病和骨骼所需营养成分的研究，使人们在20世纪20年代发现了维生素D，并揭示了维生素D缺乏是营养缺乏性佝偻病的主要原因，通过增加日照、服用鱼肝油和食物中强化维生素D，才使佝偻病的流行得以遏制。同期，北京协和医院妇产科主任马士敦（Maxwell JP）发现骨软化症在我国华北地区十分普遍，尤其造成了许多育龄妇女骨盆变形和难产。1925年，北京协和医院创立了当时极为先进的代谢病房和代谢实验室，开创了中国佝偻病和骨软化症的研究先河。刘士豪等对中国佝偻病和骨软化症病人钙、磷代谢的系列研究于20世纪三四十年代在《临床研究杂志》（*J Clin Invest*）等杂志上发表了13篇系列文章。同时，刘士豪和朱宪彝于1942年在国际著名期刊《科学》（*Science*）上撰文，首次提出"肾性骨营养不良"（renal osteodystrophy，ROD）的名称，并开创性地推论肾脏疾病时可能存在维生素D抵抗，提出了肾脏与维生素D的联系。直到30年后Holick MF和Deluca HF等分离和证实了维生素D的活性代谢产物1,25（OH）$_2$D。随后在肾脏发现了1α-羟化酶，证实维生素D需要经过肾脏1α羟化才能代谢为其活性形式1,25（OH）$_2$D。1985年钙、磷代谢领域的权威Parfitt AM教授著文指出："20世纪三四十年代全球有关钙、磷代谢的研究，大部分出自北京协和医院，构成了现代内分泌研究的基石"，高度评价了刘士豪和朱宪彝教授在钙、磷代谢领域开创性的工作。他们是我国代谢性骨病事业的奠基人，是我国内分泌事业的先驱。

随着社会经济的发展，代谢性骨病的疾病谱也正在悄然变化。新中国成立后，随着人民生活条件的改善和我国医疗卫生事业的飞速发展，营养缺乏性佝偻病和骨软化症已得到有效救治。近30年来，随着我国人口老龄化进程的加剧，以骨质疏松症为代表的代谢性骨病患病率显著升高。无论是WHO 2000年提出的"骨与关节十年"倡议，还是我国政府倡导的全民健康生活方式行动"三减三健"（2017—2025）中的"健康骨骼"，都旨在不断唤起全社会对骨骼健康的重视，积极行动应对骨质疏松及其骨折对未来社会经济发展所带来的挑战。自20世纪60年代，西方发达国家骨质疏松性骨折的患病率迅速增加，关于骨质疏松症的基础和临床研究开始升温。骨重建理论的完善加深了对骨生物学的认识。骨组织计量学和骨密度测量仪的开发和应用，使骨骼测定得以量化和精准，进一步提升了代谢性骨病诊疗水平。近半个世纪以来，以双膦酸盐为代表的抗骨质疏松药物的研发，使骨质疏松症的防治进入了循证医学时代，大量的证据表明骨质疏松及其骨折是可防可治的。促进骨形成药物特立帕肽和新近研发的硬骨抑素单克隆抗体，因其大幅提高骨密度、减少骨折而被推荐用于骨折高风险的患者。

自从全自动生化分析仪普遍用于健康体检和常规生化检查以来，越来越多的甲旁亢得以发现和早期诊断。目前临床上已经很少见到20世纪五六十年代常见的严重骨骼受累伴有纤维囊性骨炎（棕色瘤）的原发性甲旁亢患者。无症状甲旁亢或轻微症状的甲旁亢患者在早期切除甲状旁腺瘤或长期药物控制后均能显著改善预后。大量慢性肾功能不全患者在透析和/或肾移植后长期存活，并能维持较好的生活质量。与慢性肾功能不全相关的矿物质和骨骼代谢紊乱，也已成为代谢性骨病研究的新课题。改善代谢紊乱，将患者血甲状旁腺激素和骨转换水平控制在合理的范围，可显著改善慢性肾功能不全患者的预后。近10年来，普通体检中常包括甲状腺超声，大量的甲状腺结节被检出，越来越多的甲状腺癌手术并发的甲状旁腺功能减退症患者需要长期治疗。颈部手术已经成为甲状旁腺功能减退症的第一原因，减少不必要的和过度手术，尽可能地保护甲状旁腺也是目前内分泌科医师和甲状腺外科医师的共同目标。

随着近年来分子生物学研究的进展，开启了代谢性骨病精准诊疗时代。2000年人类基因组计划的成功，构成了代谢性骨病等人类疾病的遗传学研究基石。全基因组关联分析（GWAS）研究发现了骨质疏松症的近百个易感基因和易感位点。二代高通量测序技术加速了遗传性骨病致病基因的鉴定。目前有400多种遗传性骨病的致病基因得以不断成功鉴定。致病基因新突变点的报道也逐渐增多，多种遗传性骨病的遗传突变库正在不断充实和完善。由此带来代谢性骨病的诊断和分型发生了深刻的变化。例如，以前成骨不全症的临床分型仅有4种，而近10年来，成骨不全症致病基因逐渐被揭示，目前其分子分型已近20种。本书作者章振林、夏维波等在国际上首次鉴定和报道了原发性肥大性骨关节病的新型致病基因SLCO2A1，增加了这类疾病的孟德尔遗传数据库新的分子分型，并采用前列环素酶抑制剂治疗，使原发性肥大性骨关节病的症状得到显著改善，取得了良好的治疗效果。研究遗传性骨病，鉴定新的致病基因，发掘新型分子机制，会给其他常见疾病的诊断和治疗提供新靶点，从而带来疾病诊疗的突破性进展。2019年4月美国FDA批准硬骨抑素单克隆抗体上市用于治疗骨折高风险的绝经后骨质疏松症，就是这样的典型案例。硬骨抑素的发现源自对遗传性骨硬化症的研究，因为这种疾病的患者存在硬骨抑素的失活突变，致使患者骨形成增加，过度骨形成导致骨硬化，与其他类型骨硬化症不同，该病患者的骨骼生物力学特性得以增强，不容易发生骨折。由此提出了抑制硬骨抑素增加骨形成的思路，开发硬骨抑素单克隆抗体治疗骨质疏松症正是这一转化医学研究理念的杰出成果之一。

为了应对代谢性骨病领域的深刻变化对我国医疗卫生事业带来的新挑战，我们与全国同仁共同努力，于2001年创立了中华医学会骨质疏松和骨矿盐疾病分会。分会的成立标志着我国代谢性骨病的临床和研究进入了一个全新的发展时代。近20年来，在全国同仁的努力下积极召开学术会议、推进科研协作和重点攻关、制定疾病诊疗指南、开展科普宣传、继续教育和扩大对外交流等，使我国代谢性骨病的基础和临床研究均取得了长足的进步。2008年正式创刊的《中华骨质疏松和骨矿盐疾病杂志》历经十余年的积累已经成长为本领域重要的学术期刊，入选国内几大重要科学期刊评价体系，并有较高的影响因子，是本领域学术交流的重要平台。

近几十年来我国代谢性骨病领域的学术研究呈现了百花齐放、百家争鸣的繁荣景象。早有《代谢性骨病》，后有《骨质疏松症》和《湘雅代谢性骨病学》等主要专著出版，这些都已成为本领域的重要参考书籍。近百年来，在刘士豪、朱宪彝和史轶蘩等老一辈先贤工作的基础上，北京协和医院在代谢性骨病领域有了深厚的积累，在国内外首先报道或系统总结了多种代谢性骨病，形成了较为完整的代谢性骨病的诊疗体系，集内分泌科、基本外科、骨科、妇产科、口腔科、耳鼻喉科、儿科、放射科、核医学科和超声科等为一体的多学科协作团队。国内外同仁建议和要求总结北京协和医院在代谢性骨病领域的经验，汇集成专业著作供大家参考。为此，我们经过慎重考虑和多方征求意见，决定牵头主编《协和代谢性骨病学》。怀着对我国代谢性骨病领域的先驱——刘士豪教授和朱宪彝教授等前辈的敬仰，怀着对"严谨、求精、勤奋、奉献"协和精神的崇尚，我们组建本书编委会，开始了近7年的漫长而辛苦的编写工作。

本书邀请到的编委多数是多年在北京协和医院从事临床和基础研究的经验丰富的临床专家和研究人员。同时，为了展示近年来本领域的优秀研究成果，我们也特意邀请到5位在本领域从事基础和转化医学研究，国际知名的海外华人学者。中国协和医科大学出版社对本书的出版给予了倾力支持，做了大量工作。在这支临床和基础结合、海内外学者共融的编写团队的努力下，完成了本书的撰写工作。编写中我们力求做到基本理论基础和前沿并重，临床诊疗规范和特色统一，特别是在临床诊疗方面尽量展示协和经验，提出协和见解。读者在参阅本书时，既能较为完整地汲取代谢性骨病理论知识，又可较为系统地学习代谢性骨病临床诊疗规范。因此，无论是初入本领域的医学生或研究者，还是具有一定经验的基础研究人员或临床医师均可成为本书的读者。我们也真诚地希望本书对广大读者有所裨益，也衷心地祝愿有更多的代谢性骨病的患者因此得以康复。在此，我们代表本书编委会、所有读者，向本书作者、编辑和为此付出努力的志愿者们表示衷心的感谢！

尽管编委会期望本书涵盖代谢性骨病的所有领域、反映代谢性骨病的最新进展、纳入代谢性骨病最全面的临床诊疗方案、展示北京协和医院在代谢性骨病领域最优秀的成果和经验，然而由于我们的学术水平所限、本书的编著周期过长且囿于篇幅，书中一定存在许多不足甚至错谬之处。在此，敬请广大读者在今后的学习和实践中对本书提出批评和指正，以便我们在未来的修订中及时改正和提高。

最后，谨以此书献给中国内分泌学创始人、我国代谢性骨病领域的先驱——尊敬的刘士豪教授和朱宪彝教授！

孟迅吾　周学瀛

2020 年 6 月

目　　录

第一篇

骨结构与生长发育

第一章　骨的大体结构

　　骨是一种强韧而具有刚性的结缔组织，是机体产生运动的基础。其强度为机体提供支持和保护，而其刚度使它的关节面能够在负载下保持形状，并且在快速肢体活动中肌肉收缩不致使其弯曲。骨是一种具有高细胞密度的富于血供的组织，能够适应不断变化的机械要求及损伤后的再生。

　　骨的正常结构与其他结缔组织相似，其成分包括细胞、纤维和基质。骨不同于其他器官的最大特点是细胞间质具有大量的钙盐沉积（人体99%的钙贮存在骨骼中），在生理上具有调节体液中钙离子浓度的作用，是维持内环境稳定的重要因素，是人体的"钙仓库"。坚硬的骨构成了人体的骨骼系统，其主要作用是保持机体形态，保护内脏，支持体重，通过肌肉的支配形成人体的姿势和运动。骨骼的形态根据其位置、作用、形状、大小的不同可以分为长骨、短骨、扁平骨、不规则骨和籽骨。

　　在人体中，骨不是一种静止、简单的钙质沉积，而是一种动力结构，经过受诱导的骨细胞作用持续不断地改建。正是由于其动力结构的特点，Woff提出了骨形成和改造取决于它承受的力的理念。骨的轮廓在遗传学上是确定的，但是其内部结构却因受力情况的不同而变化，例如骨皮质的厚度、骨小梁的数量和方向、骨髓腔的直径等。

　　将成人的长骨剖开，表面可以看到一层类似象牙的致密、坚硬的组织，称为骨密质，多位于长骨的骨干、扁平骨的表层，又称为骨皮质，它在决定骨骼的力量和提供关节刚性方面是非常重要的。扁平骨的深层和长骨的干骺端可以见到许多不规则的线状或片状、间距相对较大的骨组织，称为骨小梁。骨小梁往往沿着张力线和最大应力方向排列，构成了蜂窝状的骨松质（图1-1-1）。骨小梁向皮质提供支撑，同时减小骨的重量。骨密质和骨松质的比例在不同的骨中不同，厚的皮质骨能够提供可弯曲的强度，如在长骨干中段，而骨小梁提供受压缩强度，如长骨的骨骺和椎骨的椎体。成年人的骨质中，骨皮质和骨

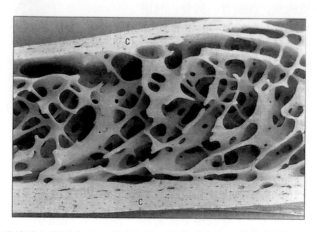

图1-1-1　髂嵴前上缘下方2cm垂直切片，骨松质由交叉的弯曲骨板和骨小梁构成

松质都具有板层状结构，故称为板层骨。板层骨内的胶原纤维排列规则，皮质骨中多围绕血管呈同心圆排列，而在松质骨中胶原纤维与骨小梁的纵轴平行排列。这种排列方式能够有效增加骨对机械应力的抵抗。在胚胎、幼儿以及成人的某些病理状态下，骨代谢处于比较活跃的状态，会出现编织骨的结构。其内部特点是骨细胞较圆、较大，且数量较多。例如，在骨骼发育成形期，长骨的干骺端由编织骨构成，通过再吸收，最终被板层骨替代。而在骨骼发育成熟后，编织骨的存在往往提示疾病的存在，例如骨折后新形成的骨痂内、肿瘤产生的新生骨。

骨松质的腔隙相互连通，其内充满造血组织和小血管，称为骨髓。随着儿童发育为成人，部分骨髓造血组织被脂肪组织替代，外观呈黄色，故称为黄骨髓，在一定条件下，其会被激活转化为具有造血功能的骨髓组织。另外，在一些颅骨的骨内，特别是颞骨乳突及上颌骨、额骨、蝶骨和筛骨内有与外界相通的窦腔，腔内充满空气。

骨的变化不仅在它们的主要形状上，也包括在较小表面细节的变化上，这些表面细节主要是人出生后获得的（二次标志）。大部分的骨骼具有特征性的不规则隆起或凹陷（窝）。一些凹陷的关节面称为窝（如关节面）；冗长的凹陷称为槽或者沟（如肱骨结节间沟）；有缺口的骨处称为切迹；有窄间隙处称为裂孔。较大的突起取名为突。细长或尖的突起取名为棘。弯曲的突起称为钩或角（如蝶骨的翼钩和舌骨角）。圆形的突起称为结节或转子。长而高的突起称为骨峰，不太明显的突起则称线，较宽且有边界或唇的称为嵴。许多长骨的尽端称为头（如肱骨头、股骨头），骨面上有一个孔洞且有一定长度称为管。大洞由结缔组织或肌肉覆盖则称为孔（如闭孔）。一层较薄的板称作骨板（如筛板、椎板），较厚的板可以称鳞（如颞骨鳞部）。

通常情况下，肌腱附着在粗糙的骨表面，肌肉中任何聚集的胶原蛋白到达骨后，骨表面显示出与腱纤维相同的不规则形式。肌肉的附着形式有很多种，包括附着于骨表面的突起，目前这种继发骨结构是怎样产生的还不明确，也许是肌腱持续掺入新的胶原纤维到骨面引起的，也许是骨自身轻微的功能性调整。有证据表明，它们的附着效果和肌肉力量有关。肌纤维并不直接连接到骨，肌肉的力量是通过结缔组织来加载到骨的。

长骨的结构包括两端的骨骺和中段的骨干。骨骺主要由骨松质构成，骨干则是由骨密质构成管壁的管状结构，中间的管腔称为骨髓腔，内含骨髓。生长时期，骨骺和骨干之间被一层纤维软骨分隔，称为骨骺板，成年后逐渐骨化形成骺线，骨骺与骨干的过渡区称为干骺端，如肱骨、股骨等四肢骨。短骨则包括腕骨、跗骨，其内部主要由骨松质和骨髓组成，外有一层薄薄的骨密质。而扁平骨则由两侧的骨皮质和内层的骨松质构成，如肋骨、胸骨、颅顶骨等。还有一部分骨骼由于没有规则的形态，称为不规则骨，包括颅骨、椎骨和骨盆。籽骨是一类附着于肌腱上的骨，主要起到降低肌腱摩擦力的作用，防止其过度使用，主要可见于四肢肌腱穿过长骨的末端，如腕关节和膝关节。

在骨质疏松性骨折中，椎骨骨折、肱骨骨折、桡骨骨折、股骨近端骨折是最常见的。

脊柱是由各椎骨相连接而成的弯曲的运动链，椎体的后方由一系列连续的椎孔通过椎体间铰链式连接共同构成椎管，容纳脊髓、神经根及其被膜和血管。椎体之间通过椎间盘连接，整个脊柱和椎间盘形成了人体坚固可弯曲的中轴支架，并支持头和躯干的全部力量（图1-1-2）。

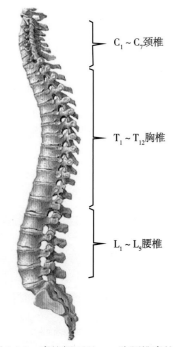

$C_1 \sim C_7$颈椎

$T_1 \sim T_{12}$胸椎

$L_1 \sim L_5$腰椎

图1-1-2 脊柱侧面观——胸腰椎脊柱（$T_{10} \sim L_2$）处于两个生理弧度的交汇处，在生物力学中是应力集中点，因此该处发生外伤或骨质疏松所致骨折常见

椎骨由前方的圆柱形椎体和后方板状的椎弓构成，椎体和椎弓共同包围形成了椎孔，内部容纳脊髓、神经、被膜等结构（图1-1-3）。椎体是椎骨负重的主要部位，其内充满骨松质，但表面的皮质较薄。椎体上下面附有椎间纤维软骨与相邻椎体相连。椎弓，顾名思义呈弓形，与椎体连接的部分称为椎弓根，上下缘分别称为上下切迹，相邻椎弓之间、椎弓和椎体连接处形成椎间孔，内有神经、血管、淋巴管通过。椎弓根后内方向骨逐渐变宽，在中线汇聚形成椎弓。椎弓共发出7个突起，包括后方的棘突、两侧的横突和椎弓根与椎弓连接处向上、向下发出的上关节突和下关节突。相邻椎骨的关节突形成了关节突关节。

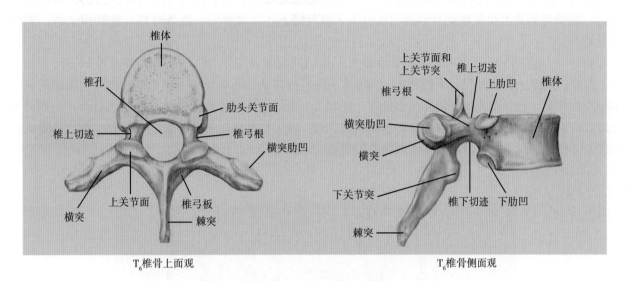

图 1-1-3　椎骨结构

肱骨属于长骨，是发生骨质疏松性骨折的常见部位（图1-1-4）。肱骨头位于肱骨上端，其为半球形结构，表面光滑，附有关节软骨，与肩胛骨共同形成肩关节。解剖颈是肱骨头的延续，为关节囊提供了附着点。大结节位于解剖颈的外侧，是肱骨近端的最外侧，在肩部突出，越过肩峰外缘，为冈上

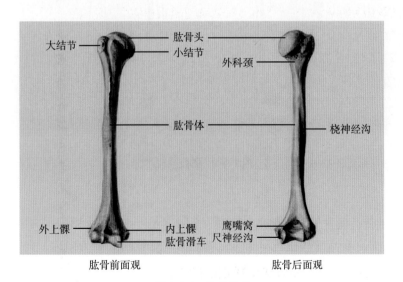

图 1-1-4　肱骨结构

肌、冈下肌、小圆肌提供附着点。小结节位于肱骨的前外侧、解剖颈的远端，有肩胛下肌插入。大小结节之间的凹陷称为结节间沟，结节间沟内有肱二头肌长头腱附着，其上横跨有肱横韧带，起到限制肱二头肌长头腱的作用。肱骨外科颈是位于肱骨结节远端的一个狭小区域，是骨折发生的常见部位，与腋神经和旋肱后动脉关系密切。肱骨干的近端截面几乎成圆形，在三角肌粗隆的远侧截面变形为三角形，在肘关节上方的截面扩大为等腰三角形。三角肌粗隆位于肱骨干的外侧一个 V 形的粗糙面上，其内有三角肌插入。三角肌粗隆的螺旋沟内含桡神经，其起点是肱三头肌外侧头，终于肱三头肌内侧头上方，又称为桡神经沟。肱骨下侧包括与桡骨关节的肱骨小头，内侧有肱骨滑车。小头外侧和滑车内侧各有一隆起，称为外上髁和内上髁，也是骨折的常见部位。内上髁后方有尺神经沟，内有尺神经通过。肱骨骨折常发生于肱骨外科颈、肱骨干、肱骨髁上、肱骨髁间、肱骨外髁、肱骨内上髁，尤以前三者为多。

桡骨位于前臂的外侧，其近端和远端膨大，远端更宽阔（图 1-1-5）。桡骨与肱骨小头、尺骨相关节。桡骨近端膨大称桡骨头，呈圆盘状，其近端表面呈浅杯状，与肱骨小头相关节。桡骨头远端的狭窄部称为桡骨颈。桡骨颈的内下侧有桡骨粗隆，是肱二头肌下端的附着点。桡骨远端前凹后凸，外侧向下突出，称为茎突。下面的结构有尺骨切迹和腕关节面。由于在跌倒时人会下意识用手臂支撑，骨质疏松的病人常出现桡骨下端的骨折，易造成腕关节活动受限和畸形。

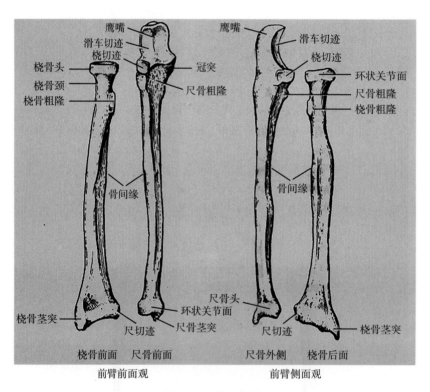

图 1-1-5　桡骨结构

另一个骨质疏松性骨折的常见发生部位为股骨（图 1-1-6），其是人体最长、最结实的骨，长度约为身高的 1/4，其本质上是存在弯曲和扭转形变的管状结构。股骨的上端为向内、向上的股骨头，与髋臼共同构成髋关节，股骨头形似半球形，大部分表面光滑。股骨头下方外侧狭细部位称为股骨颈，股骨颈长约 5cm，其中部最窄，外部最宽，其与股骨干形成的夹角称颈干角，男性平均 132°，女性平均 127°，这样有利于髋关节的活动，使股骨和骨盆之间相对活动自如。股骨颈相对于股骨体外旋 10°~15°，但该角度存在个体和种族差异。颈与体相连的部位上方的四方形隆起称为大转子，位于颈干交界处的后上方。而小转子凸起于颈干交接部的后下方。大小转子之间前方称转子间线，后方称转子间嵴，两者之间称粗隆间。股骨干被肌肉所包绕，不能触及。股骨干中央窄，近侧端稍膨大，远侧端膨大较多。长轴与垂直面形成10°的夹角，与胫骨长轴形成5°～7°的夹角。股骨末端膨大，宽度增加，作为承重面将重力传递至胫骨。其内侧和外侧有两个膨大的髁，称为外侧髁和内侧髁，中间被髁间窝分开，是关节的一部分，与髌骨、胫骨相关节形成膝关节。股骨颈和粗隆间是老年人骨折的高发部位，而股骨干骨折常见于高能量暴力损伤。

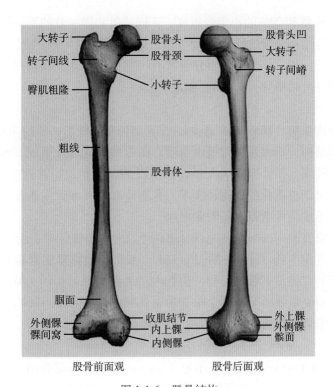

图 1-1-6　股骨结构

（王以朋）

第二章　骨的微细结构

一、骨组织的基本构筑

成人骨骼由 80% 的皮质骨和 20% 的小梁骨组成。不同的骨和同一骨的不同部位有不同的皮质骨与小梁骨的比例，椎骨的皮质骨与小梁骨的比例为 25：75，股骨头为 50：50，桡骨干为 95：5。皮质骨是致密的实性骨，围绕着骨髓腔；而小梁骨则是由蜂巢状的小梁骨板或骨杆网构成，交织于骨髓腔中。皮质骨和小梁骨均由基本结构——骨单位（osteon）组成。

（一）皮质骨骨单位

皮质骨骨单位又称哈佛系统（Haversian system），其结构呈圆柱形，长约 400mm，底部宽约 200mm，在皮质骨中形成分枝网状结构。哈佛系统的壁由呈同心圆排列的板层骨组成。通常，皮质骨的代谢不如小梁骨活跃，但也取决于种属。估计健康成人有 21×10^6 个皮质骨单位，其骨重建面积约为 $3.5m^2$，皮质骨的孔隙率 <5%，但也取决于皮质骨的代谢转换率，骨重建率高可导致皮质骨孔隙度增加和皮质骨量减少。通常，健康老人会经历皮质骨变薄和孔隙率增加。

皮质骨的最外层是骨膜表面（outer periosteal surface），内层为骨内膜表面（inner endosteal surface）。骨膜表面的活动对于骨的沉积生长（appositional growth）和骨折的修复非常重要。一般在此处骨形成大于骨吸收，故随着增龄骨的直径是不断增大的；而骨内膜表面的总面积约为 $0.5m^2$，比骨膜表面有更活跃的骨重建。多与此处易遭受更大的生物力学应变和来自邻近骨髓更多的细胞因子的暴露有关。在骨内膜，通常是骨吸收大于骨形成，故随着增龄骨髓腔是不断扩大的。

（二）小梁骨骨单位

小梁骨骨单位（trabecular osteon）又称骨小包（bone packet）。小梁骨由许多厚度为 50~400mm 的小梁骨板或骨杆组成。小梁骨骨单位呈半月形，一般厚约 35mm，由呈同心圆排列的板层骨组成。在健康成人估计有 14×10^6 个小梁骨骨单位，总面积约 $7m^2$。

皮质骨和小梁骨正常情况下形成板层状结构。其中的胶原原纤维以交错方向排列，其排列结构在偏振光显微镜下观察非常清晰，由于其呈现"双折光"。成骨细胞使板层结构中形成胶原原纤维交错排列的机制尚不清楚。板层骨中胶原原纤维交错排列类似胶合板，使骨强度显著增加。在编织骨（woven bone）中缺乏这种板层结构，其胶原原纤维排列杂乱无章，使其骨强度显著低于板层骨。正常情况下，编织骨见于初级骨（primary bone）形成期，也见于一些高骨转换状态如甲状旁腺功能亢进症的纤维囊性骨炎和 Paget 骨病或氟治疗的高骨形成期。

骨膜（periosteam）是包裹于骨皮质外表面的纤维结缔组织鞘，其中含有血管、神经纤维和成骨细胞、破骨细胞。骨膜紧贴于骨皮质外表面，其厚层胶原纤维（又称 Sharpey 纤维）可伸入其下的骨组织。骨内膜（endosteam）是覆盖于皮质骨内表面、小梁骨和血管道（Volkmann 道）的膜状结构，与骨髓腔、小梁骨和血管道密切接触，其内含有血管、成骨细胞和破骨细胞。

在骨干的表面有骨板环绕，称为外环骨板层，由数层骨板构成。其中有与骨干垂直的孔道横向穿行于骨板层，称为穿通管（perforating canal，Volkmann canal），营养血管通过穿通管进入骨内，与纵向走行的中央管内的血管相通。中央管经与穿通管连接，而与骨表面和骨髓腔相通。邻近骨髓腔面也有数层骨板环绕骨干排列，称为内环骨板层，骨板的最内层有骨内膜覆盖，其中也有垂直穿行的穿通管。

介于内外环骨板层之间是骨干骨密质的主要部位，由许多哈弗系统组成。这些哈弗系统与骨干的长轴平行排列，中央有一条细管（中央管），围绕中央管有5~20层骨板呈同心圆排列，中央管与其周围骨板层共同组成骨单位。中央管与骨陷窝（lacuna）之间有呈放射状的骨小管（bone canalicule）相连。骨陷窝中是骨细胞，可经骨小管获得营养，排除代谢产物。骨陷窝呈扁形或椭圆形，其内壁有许多小裂隙与骨小管相通。骨细胞的细长胞质突起经裂隙伸入骨小管内。中央管平均直径约300μm，长3~5mm，壁内衬附一层结缔组织，其中的细胞成分随每一个骨单位的活动状态而有明显差别。新生的骨质内含有骨祖细胞，被破坏的骨单位则有破骨细胞。

每一个骨单位表面有一层黏合质，呈强嗜碱性，含大量矿物质，而胶原很少。在横断面的骨磨片上呈折光较强的骨单位的轮廓线。在骨单位之间充填着一些不完整的骨单位，形状不规则，大多缺乏中央管，称为间骨板（interstitial lamellae），是部分吸收后的残存骨单位。

二、骨组织的构成成分及其功能

骨构成了人体最大的结缔组织，与大多数其他结缔组织的基质不同，骨基质在生理状态就是被矿化了的，它非常独特地终生通过骨转换而不断再生。骨作为一个器官是由软骨关节、生长板中的钙化软骨（在发育的个体）、骨髓腔和皮质及小梁矿化骨组成；而作为组织则是由长骨和扁骨的密质骨和小梁骨的矿化和非矿化（类骨质）成分组成。骨组织中有3种类型的细胞：①参与骨形成的成骨细胞；②骨细胞（当其被埋于矿化骨中时演变成）；③吸收骨的破骨细胞。这些细胞间通过直接的细胞接触或通过信号分子而彼此交流、相互反应。下面将就这些细胞的性质和细胞外基质进行简要的讨论。

（一）骨细胞外基质

骨组织的细胞外基质（extracellular matrix，ECM）又分为有机相和矿化相。有机相主要由胶原和非胶原蛋白成分组成。这些成分主要由成骨细胞合成和分泌，也有部分蛋白从循环中吸收而来。对这些细胞外基质成分的基因和蛋白结构以及潜在功能的研究，近20年来已经取得了很大的进展。以下只简要地介绍各类基质蛋白的特征。

骨蛋白的85%~90%由胶原蛋白组成。骨基质又多半由Ⅰ型胶原构成，在骨形成的某些阶段还有少量的Ⅲ、Ⅴ型胶原和FACIT胶原，它们可帮助确定胶原原纤维的直径。FACIT胶原是有间断三螺旋的原纤维相关胶原（fibril-associated collagens with interrupted triple helices，FACIT）家族的成员，是一组充当分子桥的非原纤维胶原，对细胞外基质的建构和稳定发挥重要作用。这个家族的成员包括Ⅸ、Ⅻ、ⅩⅣ、ⅪⅩ、ⅩⅩ、ⅩⅪ型胶原。

骨基质纤维网的基本结构单元是Ⅰ型胶原。它是含两个相同的α_1（Ⅰ）链和一个结构类似而基因不同的α_2（Ⅰ）链的三螺旋分子。胶原α链以Gly-X-Y重复三重组合为特征（这里X通常代表脯氨酸，Y代表羟脯氨酸），并通过几种翻译后修饰而成。这几种修饰是：①某些赖氨酰和脯氨酰残基的羟化；②有葡萄糖或半乳糖残基的羟脯氨酸的糖基化；③在前肽的末端加上甘露糖；④在分子内和分子间形成不同于其他软结缔组织的共价交联。骨胶原纤维长约280nm，直径1.36nm，分子质量290kD。电镜下，胶原纤维呈特征性的交错排列，分子两端的间隙为矿盐的成核部位。

非胶原蛋白（noncollagenous protein，NCP）占骨总蛋白的10%~15%，大约25%的非胶原蛋白是外源性的，包括血清白蛋白和α_2-HS-糖蛋白，因为它们的酸性性质而易与羟磷灰石结合。血清来源的非胶原蛋白可帮助调节基质的矿化，NCP有多种功能，它们在构建细胞外基质，协调细胞-基质、矿盐-基质，调节矿化过程中有重要作用。

1. 血清来源的蛋白　约1/4的总NCP是外源性的，它们大部分是血清来源的蛋白，如白蛋白和α_2-HS-糖蛋白，而α_2-HS-糖蛋白是人胎球蛋白的类似物，可调节骨细胞的增殖。当从小鼠体内剔除后会引起异位钙化，提示其为矿化抑制子。余下的外源性非胶原蛋白由一些生长因子和各种微量的其他分子组成，它们可影响骨细胞的活性。成骨细胞合成和分泌许多非胶原蛋白，这些非胶原蛋白大致可分为几类：①蛋白聚糖；②糖基化蛋白；③有潜在细胞黏附活性的糖基化蛋白；④γ-羧化蛋白。这些骨蛋白的作用目前尚未完全清楚。许多似乎有多种功能，包括骨矿盐沉积和骨转换的调节、骨细胞活性的调节。

2. 蛋白聚糖 蛋白聚糖是含有附着于中央核心蛋白的酸性多糖侧链的大分子。骨基质含有这个家族的几个成员。

在骨形成的初期，大分子硫酸软骨素蛋白多糖（versican）和糖胺多糖透明质酸（它不附着于蛋白核心上）高表达，并勾画出将要形成骨的区域。随着成骨过程的继续，versican 被两个小分子硫酸软骨素取代——decorin 和 biglycan，由富含亮氨酸重复序列的串联重复序列组成。decorin 涉及胶原原纤维生成的调节，主要分布于结缔组织和骨的细胞外基质；而 biglycan 多见于细胞周围。硫酸肝素蛋白多糖 perlecan 涉及肢体成形，多见于生长板软骨细胞周围。而细胞表面相关的硫酸肝素蛋白聚糖的磷脂酰肌醇聚糖家族也影响骨骼生长。此外，骨中还有其他富含亮氨酸的小分子蛋白聚糖，包括骨甘氨酸（mimecan）、角蛋白聚糖（keratocan）、骨黏附蛋白聚糖（osteoadherin）、光蛋白聚糖（lumican）、无孢蛋白（asporin）和纤调蛋白聚糖（fibromodulin）。尽管它们的精确生理功能尚不清楚，但据认为它们对于维持大多数结缔组织基质的完整性是非常重要的。它们的其他功能可能与其能与生长因子结合并调节其活性有关，进而影响细胞的增殖和分化。

3. 糖基化蛋白 骨中的糖基化蛋白有多种功能。骨形成的标志之一是合成高水平的碱性磷酸酶。碱性磷酸酶是一种糖蛋白酶，主要通过一个磷酸肌醇连接结合到细胞表面，但也可从细胞表面裂解，见于矿化基质中。在骨细胞生物学中，碱性磷酸酶的功能仍有许多是推测尚未明确。缺乏组织非特异性碱性磷酸酶的小鼠矿化受损，提示其对于矿盐沉积的重要性。

骨细胞产生的最丰富的 NCP 是骨连接素（osteonectin），一种磷酸化糖蛋白，占大多数动物发育骨总蛋白的 2%。骨连接素也在一些快速增殖，重建或经历组织结构深刻变化的非骨组织短暂产生；还在某些类型的上皮细胞、骨骼相关细胞和血小板中组成性表达（constitutively express）。骨连接素，连同血小板反应蛋白-2（thrombospondin-2，TSP-2）和骨膜蛋白（periostin）是"基质细胞蛋白（matricellular protein）"类的成员。它们每一个都对骨细胞增殖分化起作用，并参与矿化调节。四连接素（tetranectin）（对创伤的愈合很重要）、腱生蛋白（tenascin）（调节细胞外基质的构造）和分泌型的磷蛋白 24（调节骨形态发生蛋白的表达）连同骨膜蛋白是见于骨基质的其他糖蛋白。

4. 小分子整合素结合配基，N-糖基化蛋白和其他有细胞黏附活性的糖蛋白 所有的结缔组织细胞对刺激产生反应时，与他们的细胞外环境相互作用管理和协调特定的细胞功能，如移动、增殖和分化。这些独特的相互作用涉及细胞黏附，即通过短暂或稳定与细胞外大分子形成黏着斑（focal adhesion）。这个过程是由细胞表面的受体介导的，随后转换成细胞内信号。骨细胞至少能合成 12 种蛋白，可介导细胞黏附：小分子整合素结合配基，N-糖基化蛋白（small integrin-binding ligand，N-glycosylated protein，SBILING）家族成员（骨桥蛋白、骨涎蛋白、牙本质基质蛋白-1、牙本质唾液磷酸蛋白和基质细胞外磷蛋白），I 型胶原，纤连蛋白（fibronectin），血小板反应蛋白（主要是 TSP-2，低水平的 TSP-1, 3, 4 和 COMP），玻璃体结合蛋白（vitronectin），fibrillin，骨黏附蛋白聚糖（osteoadherin）（也是一种蛋白聚糖）。这些蛋白多数都被磷酸化或硫酸化，都含有 RGD（Arg-Gly-Asn）结构，是细胞黏附共有序列，与细胞表面整合素类分子结合。不过，在某些情况下细胞黏附似乎并不依赖于 RGD，表明还有别的细胞黏附序列或机制存在。血小板反应蛋白、纤连蛋白、玻璃体结合蛋白、fibrillin 和骨桥蛋白在多种组织中有表达。而某些类型的上皮细胞合成骨涎蛋白，它高度富集于骨并由肥大的软骨细胞、成骨细胞、骨细胞和破骨细胞表达。在骨中骨涎蛋白的表达与矿盐的出现相关。尽管骨涎蛋白的精确作用机制尚不清楚，但骨涎蛋白的敲除会损害成骨细胞和破骨细胞的功能。

骨桥蛋白和骨涎蛋白可使破骨细胞在骨表面上抛锚（anchor），它们除了支持细胞黏附外，还通过其含多酸性氨基酸序列与钙离子以极高亲和力结合。每一个 SIBLING 蛋白都参与调节羟磷灰石的形成（在体外试验的溶液中），当将其基因敲除后会出现与这些体外试验功能相关的表型。目前，还不能很快清楚为什么骨中会有如此多的含 RGD 的蛋白，不过，不同的 RGD 的表达模式差别很大。这种差异性表明细胞-基质的相互作用随不同成熟阶段的功能而变化，提示它们也可能在成骨细胞成熟过程中发挥作用。它们的翻译后修饰也有很大的差异，提示这些修饰也可能决定其功能。

5. 含 Gla 的蛋白　有 4 种骨基质 NCP，基质 Gla 蛋白（matrix Gla protein，MGP）、骨钙素、骨膜蛋白都是内源性产生的，而 S 蛋白［主要在肝脏产生，也可由骨原细胞（osteogenic cell）产生］通过维生素 K 依赖 γ 羧化酶的作用，进行翻译后的修饰。二羧酸谷氨酰胺残基增强与钙的结合。MGP 见于许多结缔组织，而骨钙素是更加骨特异性，骨膜蛋白在所有对载荷产生反应的结缔组织均可产生。这些蛋白的生理作用还在研究中，MGP、骨钙素和骨膜蛋白可能在控制矿盐沉积和骨重建方面发挥作用。MGP 缺乏的小鼠可发生骨外如主动脉钙化，提示 MGP 是一种骨矿化抑制子。骨钙素似乎涉及调节骨重建。在人体骨骼骨钙素浓聚于骨细胞，它的释放可能是骨转换加速的信号。骨膜蛋白对载荷敏感，调节牙周组织和血管的钙化，骨膜蛋白缺乏的小鼠也有增加的血管钙化。

6. 其他成分　除了上述的主要细胞外基质成分外，还有一些小成分会影响组织的性质。例如，有许多酶对细胞外基质成分的处理是非常重要的。它们有些与细胞关联，有些见于细胞外基质中。存在于骨中的生长因子调节细胞-基质的相互作用和细胞功能。水占骨重的 10%（随种属和骨龄而有所不同），水对细胞和基质的营养、离子流动的控制和胶原结构的维持都非常重要，因为 I 型胶原含有大量的组织水。

（二）骨基质的矿化

骨由 50%~70% 的矿盐、20%~40% 的有机基质、5%~10% 的水和 <3% 的脂质组成。骨的主要矿盐是羟磷灰石［$Ca_{10}(PO_4)_6(OH)_2$］，还有少量的碳酸盐、镁和酸性磷酸盐。正常情况存在的羟基的丢失。与地质学的羟磷灰石结晶比较，骨的羟磷灰石结晶非常小，其最大径约为 200Å。这些小的、结晶度较差和碳酸盐取代的羟磷灰石比地质学羟磷灰石有更大的溶解度，这样，有利于它们参与支持矿盐代谢。

基质的成熟总是伴随着碱性磷酸酶和几个非胶原蛋白如骨钙素、骨桥蛋白和骨涎蛋白的表达。据认为这些钙磷-结合蛋白通过调节形成的羟磷灰石结晶的数量和大小，而有助于调节矿盐的有序沉积。骨矿盐为骨骼提供力学刚度和载荷强度，而有机基质则为其提供弹性和韧性。骨矿盐起初沉积在胶原原纤维分子两端之间形成的空隙中，骨中存在的细胞外基质小泡有助于促进这一过程，如同软骨的钙化和火鸡肌腱的矿化一样。细胞外基质小泡是由软骨细胞和成骨细胞分泌，并为微环境提供保护，使微环境中的钙磷浓度能够增加到足以形成结晶。正常情况下，细胞外液的羟磷灰石未达到过饱和，故不会自发的沉淀。细胞外基质小泡含有一个核，由蛋白和由酸性磷脂、钙和无机磷组成的复合物构成，足以沉淀羟磷灰石结晶。但细胞外基质小泡如何帮助在胶原原纤维两端的特定部位进行矿化尚不确定，因为，这些小泡显然不是直接指向原纤维两端。在形成羟磷灰石之前，是否先形成一个非结晶的钙磷团（无定形钙磷）尚无证据。随着骨的成熟，羟磷灰石结晶变大，杂质减少。通过结晶的生长和聚集使结晶不断增大。骨基质的大分子可促进初期的结晶成核，保留矿盐离子以增加局部的钙磷浓度或促进异质性成核。这些大分子也结合到生长中的结晶表面以帮助确定结晶的大小、形状和数量。

目前已明确的矿化激活子（成核子）包括牙本质基质蛋白 1 和骨涎蛋白。I 型胶原不是骨矿化的激活子。磷蛋白激酶和碱性磷酸酶调节骨矿化过程，骨碱性磷酸酶可增加局部磷浓度，清除羟磷灰石结晶生长的含磷抑制子，或修饰磷蛋白以控制其充当成核子的能力。

维生素 D 在刺激未矿化骨基质的矿化方面发挥了间接的作用。维生素 D 在体内经肝、肾两次羟化后生成的活性维生素 D［$1,25(OH)_2D$］负责维持血清钙磷充足的浓度，以允许未矿化的骨基质被动矿化，活性维生素 D 还促进成骨细胞分化，促进成骨细胞表达骨源性碱性磷酸酶、骨钙素、骨连接素、骨保护素（osteoprotegerin，OPG）和各种细胞因子。血清 $1,25(OH)_2D$ 也影响其他骨细胞的增殖和凋亡，包括肥大的软骨细胞。

三、骨生长、骨塑建和骨重建：骨的细胞机制

骨骼在一生中会经历纵向和径向生长（longitudinal and radial growth）、骨塑建和骨重建。纵向和径向生长发生在生长发育期的儿童和青春期。纵向生长发生在长骨骨骺和干骺端的生长板，通过此处的软骨增殖和矿化形成初级新骨。

骨塑建（bone modeling）是这样一个过程，它通过对一些生理因素或外力产生反应而改变整个骨的形状，导致骨骼逐渐适应它所遭遇的外力。对外力的反应通过成骨细胞和破骨细胞的独立作用在适当的骨表面添加或清除骨，这样可以使骨骼变宽甚至改变骨的轴向。骨塑建的特征是新骨形成并无先前的骨吸收，也就是说破骨细胞与成骨细胞并不存在偶联关系，而是相互独立的。骨塑建主要发生在生长发育期的骨骼，成年骨骼这种骨代谢方式明显减少，而代之以骨重建为主要代谢方式。骨重建（bone remodeling）是以出现局灶性的短暂的骨吸收区，骨形成紧随其后为特征。在骨重建过程中，破骨细胞的骨吸收与成骨细胞的骨形成呈紧密偶联的关系。参与骨重建的成骨细胞和破骨细胞组成了所谓的基本多细胞单位（basic multicelluar unit，BMU），一个骨重建周期形成的新骨称基本结构单位（basic structure unit，BSU），它是骨重建事件留下的足迹。骨塑建和骨重建的细胞活动决定着骨的材料成分和结构。

骨重建通常在由覆盖了薄层未矿化基质和骨衬细胞（lining cell）的骨表面启动。这些衬细胞可对各种刺激（如激素、细胞因子）发生反应，从而启动骨重建。首先是破骨细胞的激活和分化，继而开始骨吸收。破骨细胞的活化与分化都需要与成骨细胞相互作用：成骨细胞前体细胞表达和分泌的核因子-κB受体活化因子配体（RANKL）与破骨细胞表达的核因子-κB受体活化因子（RANK）结合，促进破骨细胞的分化和增强其活性；成骨细胞还分泌 OPG，后者可与 RANKL 结合，从而竞争性地阻止了RANKL-RANK 的相互作用，也就阻止了破骨细胞的分化成熟。骨吸收完成后，成骨细胞分泌骨基质将骨吸收陷窝重新填平，在正常情况下，骨重建的骨吸收与紧随其后的骨形成是紧密偶联的，因此没有骨量的变化。骨吸收与骨形成间的偶联机制受一些因子的控制，但目前对这些因子还未完全了解。成年后，偶联关系的缺失，即骨形成的发生无先前的骨吸收，仅见于病理状态如肿瘤骨转移。新的骨重建启动的频率反映了骨转换水平的高低。

骨重建平衡和再建率的异常在骨丢失和结构的破坏的发病机制上发挥了关键作用。高骨重建率可减少骨次级矿化（secondary mineralization）的时间，增加骨的脆性。骨重建中替换旧骨的新骨相对密度较低，减少了材料刚度。高骨重建本身可改变胶原的构成，损害其异构化（isomerization）、成熟度和交联；高骨重建还可在骨吸收坑处形成应力集中点（stress concentrator），易致微损伤的形成。当骨重建是负平衡时，即骨吸收大于骨形成，会加速骨丢失和骨结构的破坏，表现为小梁骨变薄、穿孔，皮质骨变薄、孔隙度增加。骨细胞在发现微损伤和确定启动骨重建的部位方面发挥作用，而它的凋亡是确定损伤的部位和程度的一种方式。

参与骨代谢的主要细胞有成骨细胞、破骨细胞、骨细胞和骨衬细胞，这些细胞的活动决定了骨的材料成分和结构，它们的活动都在骨重建、骨塑建的框架中进行，在骨重建中即在基本多细胞单位中进行，它们不仅决定了骨量，也决定了骨质量和骨强度。

成骨细胞在骨组织中表现为 3 种细胞形态：存在于成骨表面的能分泌骨基质的成骨细胞（osteoblast），体积较大，呈立方状，成骨细胞随着成骨过程的完成被包埋于矿化骨中就变成了骨细胞（osteocyte），骨细胞是骨组织中数量最多的细胞；骨衬细胞（lining cell）也是成骨细胞来源的，它存在于静止的骨表面。在成骨细胞系中，不同的亚群对激素、力学和细胞因子等各种刺激的反应是不同的。来自中轴骨和肢体骨的成骨细胞对这些刺激信号的反应也是不同的。在正常情况下，骨祖细胞来自多潜能干细胞，骨髓中有一小群间充质干细胞（mesenchymal stem cell）能生成骨、软骨、脂肪和纤维结缔组织，它不同于造血干细胞，后者生成血细胞。有骨髓间充质干细胞特征的细胞已从成人的外周血和牙髓腔、胎儿脐血、肝脏、血液和骨髓中分离。间充质干细胞定向分化成成骨细胞需要 wnt/β-catenin 通路及

相关蛋白。当前成骨细胞（preosteoblast）停止增殖后，其形态从梭形细胞变成较大的立方形的成熟成骨细胞，出现在骨基质表面。在骨重建单位中前成骨细胞出现在成熟的成骨细胞邻近可以辨认，因为它们已经开始表达碱性磷酸酶。活化的成熟成骨细胞合成、分泌骨基质，有较大的细胞核，电镜下观察有发达的高尔基器和丰富的内质网，这些成骨细胞向骨形成表面分泌Ⅰ型胶原和其他骨基质蛋白。成骨细胞群是有异质性的，不同的成骨细胞表达不同的基因，这可以解释为什么不同的骨骼部位其小梁骨的微结构表现出异质性，不同疾病发生的解剖部位的差异及对治疗反应的差异。

骨衬细胞呈扁平状，直径约 $12\mu m$、厚 $1\mu m$，核长而扁平，覆盖于静止的骨表面。其突起以缝隙连接或桥粒连接与骨细胞突起相连，在骨内形成立体网状结构，共同发挥生物力学感受器的作用。当骨表面有轻微的压力负荷或液体流动时，这种生物力学感受器就能很敏感的把力学信号转变成生物化学信号，例如，合成和分泌破骨细胞分化因子或破骨细胞分化抑制因子（OPG）等。当骨衬细胞得到刺激信号后开始自身收缩，其形态从原来的扁平状变成立方状，并分泌蛋白溶酶降解矿化骨表面的类骨质薄层，暴露出矿化骨表面，激活抛锚的破骨前体细胞，使其分化为成熟的破骨细胞，启动骨重建过程。因为破骨细胞是不能吸收未矿化的类骨质的，因此，骨衬细胞将类骨质薄层降解，暴露出矿化骨是启动骨重建的关键。这种外力作用下的骨重建过程，也是骨组织自我修复和自我调整的过程，使骨量分布更有效地适应外界应力的变化。

骨细胞是成骨细胞系的细胞，当成骨细胞完成其成骨功能被矿化骨包埋时，就转变成了骨细胞。骨细胞的突起在骨小管中穿行，与其他骨细胞和骨表面骨衬细胞的突起相互连接形成网状结构。在骨基质中骨细胞占骨组织细胞的95%，数量远远大于成骨细胞，每立方毫米骨组织含有 2 万~5 万个骨细胞。骨细胞位于骨陷窝内，陷窝形态随年龄变化，一般较年轻的呈圆形，年老的呈椭圆形，随着衰老骨细胞体积逐渐缩小，胞质内的高尔基器和内质网减少，最后逐渐凋亡，骨细胞突起表面有许多可随液体流动而摆动刷状微丝，这些微丝再分叉，它能感受骨小管内组织受外力作用发生形变引起的电场改变和细胞外液体流动引起的张力改变，故称其为生物力学感受细胞（mechanosensing cell）。骨细胞的突起除与其他骨细胞和骨衬细胞的突起相互连接外，还有一些突起围绕骨表面，既不与邻近骨细胞连接，也不与骨衬细胞连接，而是穿过细胞层，在骨细胞和骨质外间隙建立起直接联系通路。因此，细胞外的营养物质和氧可通过两条途径进入骨细胞陷窝。骨细胞也由此建立起两条通路系统，即细胞外途径和细胞内途径。

骨细胞的功能目前并不完全清楚，但可以肯定的是它能将外部机械应力刺激转化成生物信号并传递给其他细胞。骨细胞本身也能分泌骨基质如骨钙素、纤连蛋白等，骨细胞还对其周边的成骨细胞发出抑制信号，抑制其分泌细胞外基质，并促使其向骨细胞转化。骨细胞能抑制骨重建，有研究表明骨形成率与骨细胞密度呈反相关。

骨细胞的存活时间取决于骨转换速率。当破骨细胞溶解和吸收骨基质时，骨细胞从骨基质中游离出来，游离出来的骨细胞去向并不清楚。有研究表明，一部分可重新转变成有成骨功能的细胞；还有部分细胞在新骨形成过程中重新被骨基质包埋，这些骨细胞成为骨单位之间穿过水门汀线（cement line）的细胞；大部分骨细胞逐渐凋亡。

破骨细胞是目前所知的唯一能实施骨吸收的细胞。活化的多核破骨细胞来源于单核-巨噬细胞系的单个核前体细胞，这种单个核前体细胞可见于许多组织，但骨髓单核-巨噬细胞的前体细胞生成大多数破骨细胞。

破骨细胞是一种多核巨细胞，有 2~100 个不等的核，但大多数情况下每个细胞含有 10~20 个核，其直径可达 $100\mu m$，它在骨组织中的相对数量是极少的，每立方微米骨组织仅有 2~3 个破骨细胞，但在骨转换比较活跃的部位如干骺端，其数目相应增加。与多核巨噬细胞相比，它具有特征性的刷状缘，这种刷状缘的质膜与骨基质结合处由胞质突出形成伪足（podosome）。骨的降解和吸收都在刷状缘下进行，破骨细胞通过刷状缘向封闭区内释放蛋白水解酶和氢离子。破骨细胞内还含有大量的溶酶体，在近核区有发达的高尔基器。胞质内含有密集的核心颗粒,核通常位于细胞中央,其形态有高度的可变性。每个核仁还含有 1~2 个明显的核小体。粗面内质网非常稀少,游离核蛋白体很多。扫描电镜观察显示,当它们与骨表面接触时形成空腔样结构,通过时间分辨摄像证明,破骨细胞是一种活跃的可移动细胞,但当用降钙素或 PEG2 处理时,细胞变得高度收缩。破骨细胞的刷状缘有许多亚结构如空泡 H^+-ATP 酶、rab7 和 α 肌动蛋白的致密体。各种亚结构能完成不同的功能,并相互配合,使骨吸收顺利进行。

RANKL 和巨噬细胞集落刺激因子是破骨细胞形成两个至关重要的细胞因子,它们主要由骨髓基质细胞(marrow stromal cell)和成骨细胞产生,以膜结合或可溶性形式存在。破骨细胞生成(osteoclastogenesis)需要骨髓基质细胞和成骨细胞的存在。RANKL 属于肿瘤坏死因子(tumor necrosis factors,TNF)超家族,对破骨细胞的形成至关重要。M-CSF 对破骨细胞前体细胞的增殖、分化、存活和骨吸收所需的细胞骨架重排都是必需的。OPG 是成骨细胞分泌的膜结合和分泌性蛋白,能以高亲和力与 RANKL 结合并抑制其与 RANK 受体的相互作用。

骨吸收依赖于破骨细胞分泌氢离子和组织蛋白酶 K(cathepsin K),氢离子酸化破骨细胞下的吸收区以溶解骨基质中的矿盐成分,而组织蛋白酶 K 消化主要由 I 型胶原组成的蛋白基质。破骨细胞与骨基质结合主要通过破骨细胞膜上的整合素(integrin)受体与骨基质的肽结合。破骨细胞的整合素受体 $β_1$ 家族与胶原、纤连蛋白和层连蛋白结合。但促进骨吸收的主要的整合素受体是 $αVβ_3$ 整合素,它与骨桥蛋白和骨涎蛋白结合。

破骨细胞与骨基质结合后,破骨细胞发生极化(polarized),细胞的吸收面形成刷状缘(ruffled border),其时含基质金属蛋白酶和组织蛋白酶 K 的酸性小泡经微管转运并与胞膜融合。刷状缘经 H^+-ATP 酶和氯通道分泌氢离子,引起酸性小泡中的组织蛋白酶 K 和其他酶进行胞吐。一旦与骨基质接触,破骨细胞的细丝状肌动蛋白细胞骨架组成肌动蛋白环促进破骨细胞附着于基质的周边形成封闭带(sealing zone),封闭带包围并将酸性吸收区与周围的骨表面隔离开,无论是刷状缘或是肌动蛋白环的破坏均会阻断骨吸收。活化的破骨细胞形成伪足,伪足附着于骨基质而非像大多数细胞那样形成黏着斑(focal adhesion)。伪足由被 $αVβ_3$ 整合素和相关的细胞骨架蛋白包围的肌动蛋白核心组成。

(金小岚)

参 考 文 献

[1] Standring S, Musculoskeletal system. In:Gray's Anatomy. 39th Ed, New York, Elsevier, 2004, 83-135.

[2] Klein-Nulend J, Nijweide PJ, Burger EH. Osteocyte and bone structure. Curr Osteoporos Rep, 2003, 1(1):5-10.

[3] Kii I, Nishiyama T, Li M, et al. Incorporation of tenascin-C into the extracellular matrix by periostin underlies an extracellular meshwork architecture. J Biol Chem, 2010, 285(3):2028-2039.

[4] Schafer C, Heiss A, Schwarz A, et al. The serum protein alpha 2-Heremans-Schmid glycoprotein/fetuin-A is a systemically acting inhibitor of ectopic calcification. J Clin Invest, 2003, 112(3):357-366.

[5] Robey PG. Non-collagenous bone matrix proteins. In:Bilezikian JP, Raisz LA, Rodan GA (eds.) Principles of Bone Biology, Vol. 1. San Diego:Academic Press, 2008, 335-50.

[6] Igwe JC, Gao Q, Kizivat T, et al. Keratocan is expressed by osteoblasts and can modulate osteogenic differentiation. Connect Tissue Res, 2011, 52(5):401-407.

[7] Schaefer L, Iozzo RV. Biological functions of the small leucine-rich proteoglycans:from genetics to signal transduction. J Biol Chem, 2008, 283(31):21305-21309.

[8] A Anderson HC, Sipe JB, Hessle L, et al. Impaired calcification around matrix vesicles of growth plate and bone in alkaline phosphatase-deficient mice. Am J Pathol, 2004, 164(3):841-847.

[9] Delany AM, Hankenson KD. Thrombospondin-2 and SPARC/osteonectin are critical regulators of bone remodeling. J Cell Commun Signal, 2009, 3(3-4):227-238.

[10] Zhu W, Robey PG, Boskey AL. The regulatory role of matrix protines in mineralization of bone. In:Marcus R, Feldman

D，Nelson DA，Rosen CJ（eds.）Osteoporosis，Vol. 1. San Diego：Academic Press，2007，191-240.

［11］Kimura H，Akiyama H，Nakamura T，et al. Tenascin-W inhibits proliferation and differentiation of preosteoblasts during endochondral bone formation. Biochem Biophys Res Commun，2007，356（4）：935-941.

［12］Kii I，Nishiyama T，Li M，et al. Incorporation of tenascin-C into the extracellular matrix by periostin underlies an extracellular meshwork architecture. J Biol Chem，2010，285（3）：2028-2039.

［13］Coutu DL，Wu JH，Monette A，et al. Periostin，a member of a novel family of vitamin K-dependent proteins，is expressed by mesenchymal stromal cells. J Biol Chem，2008，283（26）：17991-18001.

［14］Luo G，Ducy P，McKee MD，et al. Spontaneous calcification of arteries and cartilage in mice lacking matrix GLA protein. Nature，1997，386（6620）：78-81.

［15］Landis WJ. The strength of a calcified tissue depends in part on the molecular structure and organization of its constituent mineral crystals in their organic matrix. Bone，1995，16（5）：533-544.

［16］Anderson HC. Matrix vesicles and calcification. Curr Rheumatol Rep，2003，5（3）：222-226.

［17］Weiner S，Sagi I，Addadi L. Structural biology. Choosing the crystallization path less traveled. Science，2005，309：1027-1028.

［18］Martin TJ，Rodan G Coupling of bone resorption and formation during bone remodeling. In：Marcus R，Feldman D，Kelsey J，eds. Osteoporosis. 2nd ed. San Diego：Academic Press，2001，361-371.

［19］Seeman E，Delmas PD，et al. Bone quality：the material and structural basis of bone strength and fragility. N Engl J Med，2006，354：2250-2261.

［20］Verborgt O，Gibson GJ，Schaffer MB，et al. Loss of osteocyte integrity in association with microdamage and bone remodeling after fatigue in vivo. J Bone Miner Res，2000，15：60-67.

［21］Pittenger MF，Mackay AM，Beck SC，et al. Multilineage potential of adult human mesenchymal stem cells. Science，1990，284：143-147.

［22］Logan CY，Nusse R，et al. The Wnt signaling pathway in development and disease. Annu Rev Cell Dev Biol，2004，20：781-810.

［23］Burger EH，Klein-Nulen J，et al. Responses of bone cells to biomechanical forces in vitro. Adv Dent Res，1999，13：93-98.

［24］Teitelbaum SL，Ross FP，et al. Genetic regulation of osteoclast development and function. Nat Rev Genet，2003，4：638-649.

［25］Cohen MM J. The new bone biology：Pathologic，molecular，clinical correlates. Am J Med Genet A，2006，140：2646-2706.

［26］Boyle WJ，Simonet WS，Lacey DL，et al. Osteoclast differentiation and activation. Nature，2003，423：337-342.

［27］Ross FP. Teitelbaum SL α v β_3 and macrophage colony stimulating factor：Partners in osteoclast biology. Immunol Rev，2005，208：88-105.

［28］Teitelbaum SL，Abu-Amer Y，Ross FP，et al. Molecular mechanisms of bone resorption. J Cell Biochem，1995，59：1-10.

［29］Vaananen HK，Zhao H，Mulari M，et al. The cell biology of osteoclast function. J Cell Sci，2000，113：377-381.

第三章　骨组织细胞学

　　骨组织由矿化的骨基质与骨组织中的细胞构成。

　　骨基质（bone matrix）主要由成骨细胞合成的细胞外基质经矿化而成。而骨基质中有机成分占 35%，构成了骨支架，有弹性和韧性。无机成分占 65%，由羟基磷灰石、钙、磷、镁、铜等离子组成。幼儿骨中的有机成分比老年人多，较柔韧，易变形，遇到外力可能折而不断；老年人的骨纤维组织老化，无机成分相对多些，遇外力易折碎。骨中有机成分主要是Ⅰ型胶原，还有少量的Ⅲ型、Ⅴ型和Ⅹ型胶原，胶原纤维由许多胶原单位结束而形成纤维。胶原纤维并列排行而形成骨板。

　　骨中矿物质分子的主要成分是羟基磷灰石。羟基磷灰石以针状或者板状结晶的形式沉积在胶原纤维束中空格间隙内，使骨基质的硬度及力学强度得以大大增强。由于碳酸盐、柠檬酸盐、钙盐、镁盐、氟化物和铯盐等杂质被吸附于羟基磷灰石的结晶表面或晶格内，使羟基磷灰石结晶的纯度大大降低，而其溶解度却大大增高。因此骨基质中的矿物质可在必要时被溶解而进入人体循环，满足机体的矿物质代谢需要。

　　骨组织中的主要细胞包括骨原细胞（osteoprogenitor cell）、成骨细胞（osteoblast）、破骨细胞（osteoclast）、骨细胞（osteocyte）、骨衬细胞（bone-lining cell）等。而在成人骨骼系统中，骨细胞在所有骨组织细胞中的比重高达 90%~95%，而成骨细胞与破骨细胞的比重分别为 4%~6% 和 1%~2%。其余的细胞只占据很小的一部分。骨组织细胞、细胞间质和毛细血管在一定的时间和空间彼此连接在一起构成功能学骨单位。骨原细胞主要分布于骨外膜的内层及骨内膜中，细胞小，呈梭形，细胞核为椭圆形，细胞质弱嗜碱性，仅含有少量核糖体和线粒体。骨原细胞是一种干细胞，当骨组织生长或改建时，能增殖分化为骨细胞。成骨细胞和破骨细胞主要存在于骨表面，成骨细胞负责分泌骨基质以合成骨，破骨细胞负责旧骨的吸收，二者在骨的发生、成长、改造、修复中互相配合扮演重要的角色。两种细胞的起源、分化及机制将在后面详细介绍。骨衬细胞是骨内膜的主要成分，呈扁平状，来源于成骨细胞，与成骨细胞有很多相似的功能，但是没有合成胶原的能力。所以它被认为是静止的成骨细胞，在某些因素影响下，骨衬细胞又可变成成骨细胞。骨细胞是有许多细长突起的细胞，胞体较小，呈扁椭圆形，胞质少，呈嗜碱性，内质网不如成骨细胞丰富，高尔基复合体小，细胞呈棒状，可见溶酶体，细胞核的形态尚未明确。骨细胞存在于由骨基质包裹而形成的陷窝。陷窝通过多个小管与邻近的陷窝相连接，这些小管称为骨小管（canalicular），而微管中含有骨细胞突起（osteocyte cell processe），相邻骨细胞突起之间还存在着间隙连接，这种结构成为陷窝-骨小管系统（lancunar-canalicular system）。骨小管将组织中广泛分布的骨细胞和血管连接起来，在将营养从血管向骨细胞传输的过程中起到重要作用。骨细胞能够通过骨小管传导从骨弯曲、伸展到生物活性的应激信号。软骨组织（cartilage tissue）及其周围的软骨膜（perichondrium）共同构成软骨。

　　软骨膜是覆盖在软骨表面（除关节软骨外）的致密结缔组织，分内外两层，外层纤维多，细胞少，主要起保护作用；内层纤维少，细胞多，紧贴软骨组织处有梭形的骨祖细胞，可分化为软骨细胞，向软骨表面添加新的软骨细胞，使软骨从表面向外扩大，称为外加性生长（appositional growth），又称软骨膜下生长。软骨组织由软骨细胞、软骨基质构成。软骨基质中软骨细胞存在的部位形成软骨陷窝，软骨陷窝周围有一层含硫酸软骨素较多、纤维较少的基质，呈强嗜碱性，称为软骨囊。软骨内的软骨细胞能够分裂生长并产生基质，使软骨从内部生长增大，称为软骨的间质生长（interstitial growth），又称软骨内生长。

软骨基质由无定形基质和包埋在基质中的纤维构成。软骨中含量最丰富的组分是Ⅱ型胶原，还有少量的Ⅵ、Ⅸ和Ⅺ型胶原，软骨素蛋白聚糖与透明质酸组成复合物，被包埋在胶原网络中。这种复合物含有高密度的阴离子，能产生很高的渗透压。软骨基质内无血管，营养成分是通过基质内丰富的水分渗透到软骨深部的。成人体内的软骨主要作用是生物力学效应，它的特殊组分和结构能够使关节表面抵抗外界的压力，并且保证关节的灵活性。

根据软骨中纤维成分的不同，软骨可分为透明软骨、纤维软骨和弹性软骨3种。透明软骨为交织分布的胶原原纤维，含量较少，基质较丰富，胶原原纤维直径为10~20μm，无明显横纹，其折光率与基质相近，故在光镜下不易分辨，关节软骨、肋软骨和呼吸道软骨均属于透明软骨；弹性软骨与透明软骨相似，其特点是基质中有大量交织分布的弹性纤维，具有较强的弹性，分布于耳郭、咽喉及会厌等处；纤维软骨基质内有成束的胶原纤维，软骨细胞较少且小，成行分布于胶原纤维束之间，分布于椎间盘、关节盘及耻骨联合等处。

第一节 成骨细胞和软骨细胞

在骨发育中，锁骨与颅面某些区域的骨是通过膜内成骨形成的；四肢骨和中轴骨、胸骨、骨盆、颅底部以及一部分面部骨骼都是通过软骨内成骨形成；一些永久性的软骨组织，包括关节软骨、胸廓/肋软骨、鼻囊软骨、气管、支气管和喉也都是通过软骨内成骨模式形成。

不管是骨的发育、重塑还是修复，都是在软骨细胞、成骨细胞、破骨细胞的协调作用下完成的，骨形成的过程不外乎两种方式——膜内成骨和软骨内成骨。在骨形成中，成骨细胞、破骨细胞和软骨细胞发挥主要作用。

一、成骨细胞及软骨细胞形态学

1. 成骨细胞形态　光镜下，成骨细胞常呈15~30μm的圆形、锥形或立方形，胞质嗜碱性。倒置显微镜下，成骨细胞呈梭形、三角形或星形，并伸出数量不等、长短不一的突起。体外培养的成骨细胞可呈上皮样，成纤维样或多角形，含有多个长短不等的突起。

在成骨过程中，当成骨细胞被骨基质包埋时其功能逐渐丧失，最终转变为骨细胞。未被骨基质包裹的成骨细胞逐渐由立方状变成扁平状，覆盖在骨基质的表面，故而被称为骨衬细胞。它的直径约为12μm、厚1μm，胞核长而扁，其突起以间隙连接与四周骨衬细胞、邻近骨细胞的突起相连。

2. 软骨细胞形态　以长骨为例，在软骨内成骨中，从骨骺端到初级成骨中心软骨细胞呈现不同的形态和生理阶段。软骨细胞首先缓慢增殖，细胞形态为较小的球形，散在分布，基质呈弱嗜碱性，着色浅，这些软骨细胞形成静止软骨细胞区域（resting chondrocyte zone）；软骨细胞离开静止区域，会很快增殖并且形态从球形逐渐加长，以柱状沿长轴相互罗列形成柱形区域（columnar zone），该区域成为增殖软骨细胞区域（proliferating chondrocyte zone）；然后柱状的软骨细胞形态加大，变为前肥厚软骨细胞（prehypertrophic chondrocyte），构成前肥厚软骨细胞区域（prehypertrophic chondrocyte zone）；初级成骨中心中软骨细胞肥大，呈空泡状，核固缩，可见退化死亡的软骨细胞留下的大陷窝，基质内钙盐沉着，嗜碱性强，着色深。

二、成骨和软骨细胞的起源

目前普遍认为软骨细胞、成骨细胞均起源于骨髓来源间充质干细胞（bone marrow-derived mesenchymal stem cell，BM-MSC）。间充质干细胞由胚胎间质发育而来，是骨髓内除造血干细胞之外的一种纤维细胞状干细胞，是骨髓造血微环境的重要组成部分，除了具有向多种中胚层细胞分化的潜能外，还能够作为滋养层支持造血干细胞的生长，因此也有人称其为骨髓基质细胞。

有研究证实高表达 CD146 的单细胞克隆表现出自我复制能力和多潜能性，不仅能够分化为骨细胞，而且组成造血微环境，支持造血干细胞的生长，调控造血作用；而 CD146 阴性或低表达的克隆只能分化为骨细胞，参与骨的形成。基于间质细胞在组织再生中的应用前景，关于间质细胞的研究日趋增多。不同来源的 MSC 有一些相同的性质和表型，但是它们的分化潜力不同，基因表达谱不同。2007 年，Liu 等比较了 BM-MSC 和脂肪组织间充质干细胞向骨、软骨、脂肪分化中的转录组差异，发现了 BM-MSC 相对其他来源的干细胞具有更强的软骨形成能力。这些不同来源的 MSC 在体内的生物学功能还有待确定。

目前的研究表明，机体的血管、软骨、骨受到损伤时，MSC 会在受伤组织细胞分泌的趋化因子的影响下迁移到伤处，促进伤口的愈合。这能够解释某些疾病的发病原因，也为某些疾病的治疗提供了理论基础。

三、成骨与软骨细胞的分化

关于控制 MSC 向限定谱系定向分化的特异基因的研究有了显著进展。成肌分化抗原（myogenic differentiation，MyoD）、成肌蛋白（myogenin）和 Myf-5 螺旋环螺旋基元等转录因子的激活可以使得 MSC 向心肌细胞分化。过氧化物酶体增生物激活受体 γ-2（PPARγ-2）与 C/EBP（CCAAT/enhancer-binding）家族转录因子的激活可使得 MSC 向脂肪细胞分化。Liu 等在比较 MSC 向成骨细胞、脂肪细胞、软骨细胞分化的转录组时，发现 FKBP5、ZNF145 和 CPM 在脂肪细胞、成骨细胞两种谱系中的表达比软骨细胞谱系高，说明脂肪细胞、成骨细胞两种谱系之间存在联系。Liu 等还提出 FKBP5、ZNF145 是 3 种谱系共有的表达量最高的基因，细胞试验证实了 FKBP5 在 3 种谱系分化中的促进作用，ZNF145 是 2005 年 Keda 等验证过的 MSC 向成骨细胞分化的 Runx2 的上游因子。2008 年 Felicia 等同样用基因芯片的方法筛选 3 种谱系分化的转录组差异，得到不同的差异表达基因，对这些基因做了生物信息学分析，对照数据库中的经典通路，发现 PDGF、TGF-β、FGF 信号通路是 MSC 分化的主要信号通路，并且进行了体外验证；该研究还发现这三条通路是 MSC 增殖的必要充分条件，含有 PDGF、TGF-β、FGF-β 3 种因子的无血清培养基足以保持 MSC 的增殖状态。大部分观点认为成骨细胞和软骨细胞由 MSC 起源的共同细胞前体分化而来，该细胞前体称为成骨软骨祖细胞（osteochondroprogenitor）。通过 SOX9-CRE 敲入（knock in）小鼠发现成骨软骨细胞起源于 SOX9 表达的前体细胞。在多种激活信号的刺激下，成骨软骨细胞前体内基因选择性表达，导致细胞新的特异性蛋白质的合成，从而分化为成骨细胞或者软骨细胞。

四、成骨和软骨细胞的功能

1. 成骨细胞的功能　成骨细胞在膜内成骨和软骨内成骨中均发挥重要作用。

膜内成骨可分为两个大的阶段：①细胞的浓缩和胶原纤维的起始合成；②骨基质的极化分泌。最初，间质细胞浓缩，向成骨细胞分化，并且开始合成 I 型、II 型和III型胶原纤维。III型胶原形成最初的骨架结构，是骨沉积的发生位点。成骨细胞以极化的形式分泌骨基质，而具体机制尚不清楚。

软骨内成骨中，成骨中心的形成需要血管的进入、软骨基质的降解等，该过程中成骨细胞和软骨细胞均发挥作用。Takimato 等对血管形成的过程及该过程中重要的因子做了详细的报道。而近年来，关于成骨细胞对造血微环境的影响和调控也逐渐受人关注。Calvi 等提出了成骨细胞通过 Notch 信号调控 HSC 所在的造血微环境。

2. 软骨细胞的功能　软骨细胞在增殖的同时还要进行肥大分化，在细胞数量增加的同时单个细胞的体积也在增大。软骨基质中的纵向间隔是成骨细胞分泌骨基质的支架，在骨重塑中由破骨细胞介导其降解。有研究表明，软骨细胞可以分泌很多的酶类及其他因子降解细胞外基质，同时也能够为血管、成骨细胞进入成骨前沿提供空间。近几年，起降解作用的相关酶类成为研究的热点。这些酶类主要降解两种主要的软骨基质蛋白成分：II 型胶原和 aggrecan。除了基质金属蛋白酶（matrix metalloproteinase，MMP）和 ADAMT（a disintegrin and metalloproteinase with thrombospondinmotif），软骨细胞还表达其他的蛋白酶类，参与协助软骨基质的清除，为软骨细胞的扩张提供空间。KLF5（kruppel-like factor 5）是 Sp/KLF 家族成员，可由软骨细胞、成骨细胞表达，KLF5$^{+/-}$小鼠在产期就表现出骨骼生长滞后，研究发现 KLF 可通过增强软骨细胞中 MMP 的表达，而增强软骨基质的降解。

除了对软骨基质的降解作用，肥大软骨细胞可以分泌促进成骨细胞分化、成熟和迁移的因子以及促进血管进入的因子，这些因子也能够促进软骨细胞凋亡和小梁骨的形成。骨的形成发生在肥大软骨细胞的邻近部位，这适合用于所有的软骨成骨过程，无一例外，只是在邻近的区域同时发生，没有必然的因果联系。但是很多研究发现肥大软骨细胞可以合成诱导血管、细胞进入成骨前沿的因子。

血管进入生长软骨是由血管内皮生长因子（vascular endothelial growth factor，VEGF）促使的，VEGF 在软骨细胞中表达，并在肥大软骨细胞中 Runx2 的控制下表达上调。在软骨细胞 VEGF 缺失的小鼠中，初级成骨中心血管的进入和成骨都有实质性的延迟。Takimoto 等发现 VEGF-A 对血管发生的作用因其转录的不同形式而有所不同。FGF18 可诱导软骨细胞中 VEGF 的表达，FGF18 缺失小鼠中血管进入延迟，肥大软骨细胞中 VEGF 的表达降低。Conen 等发现肥大软骨细胞和成骨细胞中转录因子 Lbh（limb-bud-and-heart）高表达，Lbh 严密调节 Runx2 和 VEGF 的表达，从而控制血管的正常侵入和初级成骨中心的形成。

肥大软骨细胞中可表达促进成骨细胞分化的 BMP2、BMP6、Ihh。但是动员骨祖细胞进入成骨前沿的趋化因子还未找到。

另外，软骨细胞 Ihh 的表达是软骨膜向骨膜转化的重要信号分子，也是软骨膜和软骨双向对话的重要组成分子。软骨细胞 Ihh 信号缺失，软骨膜不能转化为骨膜。

第二节 破 骨 细 胞

自从 1873 年破骨细胞被 Kolliker 认识以后，关于它的功能和细胞生物学的知识与日俱增，但是还有很多问题没有得出答案。破骨细胞功能紊乱会导致不同形式的骨硬化症，其功能过剩会导致骨质疏松症和骨转换的紊乱。

破骨细胞主要位于骨膜的下表面和骨内膜的表面，其主要作用为骨吸收，可以启动骨重建并清除旧的骨基质，在骨重建过程中发挥重要作用。在骨重建周期中，破骨细胞是研究成骨细胞前体旁分泌调节的理想位置。破骨细胞的其他功能包括对整个机体的钙磷代谢的内分泌调节和在免疫系统中的功能。有很多研究发现破骨细胞可能是骨形成旁分泌调节因子。

一、破骨细胞形态

终分化的人破骨细胞直径可达 $100\mu m$ 以上。它在骨组织中的数量相对较少，每立方微米骨组织中仅有 2~3 个破骨细胞，在骨转换比较活跃的部位数目较多。胞质呈嗜酸性，内含许多小泡状结构，在近核区常常有广泛的高尔基体。每个核仁含有 1~2 个明显的核小体。粗面内质网非常稀少，而游离的核糖体众多，常以多聚核糖体或单聚核糖体出现。它的一个重要特征是多核性，其核为 2~100 个不等，但是多数情况下有 10~20 个细胞核，细胞核的数目影响了其吸收骨的能力。

在哺乳动物的骨组织中，破骨细胞大部分时间吸附在矿化的骨基质上并且表现出细胞极化的形态特征，也就是进行骨吸收的过程，骨吸收的准备期和后期的时间较短。数据表明吸收状态的破骨细胞形成与其骨吸收功能相适应的 4 种不同的结构，包括封闭带（sealing zone）、皱褶缘（ruffled border）、基侧膜（basolateral membrane）及功能分泌结构域（function secreted domain）。下面详细介绍这 4 种结构。

1. 封闭带 封闭带位于皱褶缘外围并吸附于骨表面，将细胞覆盖的骨表面区与包括皱褶缘在内的区域封闭起来，形成一个密封的微环境。封闭带呈均质状，无细胞器，富含肌动蛋白，电镜下呈透明状，因此又称透明带（clear zone）。在封闭带结构中，破骨细胞的质膜与骨表面之间的缝隙很小，$<1\mu m$。封

闭带处的破骨细胞质膜内侧聚集了稠密的纤维肌动蛋白，这种结构被称为肌动蛋白环（actin ring）。肌动蛋白环被许多肌动蛋白结合蛋白组成的连续环所围绕，例如柱状蛋白、踝蛋白和纽蛋白。

2. 皱褶缘　当破骨细胞吸收骨基质时，它通过封闭带吸附到骨基质并形成特殊的膜结构，这种特殊的膜结构被称为皱褶缘。皱褶缘是一个吸收细胞器，由细胞内的酸性囊泡与骨基质细胞质膜融合而成。在这个融合阶段，大部分细胞内膜被动迁移，形成手指状的突起，这些突起可以穿透骨基质。皱褶缘不同于其他的 3 种结构，它有典型的晚期胞内体膜的特征，含有大量晚期胞内体膜的物质，例如 Rab、空泡型氢离子 ATP 酶（V-type H-ATPase）和溶酶体膜糖蛋白 110（lysosomal membrane glycoprotein，lgp110）。

3. 基侧膜/功能分泌结构域　光学显微镜下观察到破骨细胞的基侧膜没有明显的结构界限，所以，早期研究认为基侧膜是匀质的膜区域。后期研究显示不同病毒蛋白分布在基侧膜的不同区域。破骨细胞中基侧膜的中间区域相当于外皮细胞的顶端膜，该结构的发现引发了对该区域功能的研究。有研究结果表明这种新的膜结构可能行使基质降解产物的胞吐作用，所以，该结构区域被称为功能分泌结构。通过扫描电镜对破骨细胞的观察，发现其基侧膜分为两个不同的区域，中间结构有大量的微绒毛形成。该区域没有正常的肌动蛋白，而是浓缩网状的微管组织分布在质膜附近，就像皱褶缘的中间区域一样。

二、破骨细胞的起源

破骨细胞起源于造血干细胞（hematopoietic stem cell，HSC），但是其确切的祖细胞尚未分离到，与其他血细胞的关系尚未完全清楚。要研究其分化过程和确定祖细胞需要分离到造血干细胞，进行体外试验。另外，造血干细胞的纯化可以极大程度减少骨髓移植的并发症。

三、破骨细胞的分化

破骨细胞来自造血单核-巨噬细胞谱系。最早认可的破骨细胞前体存在于骨髓中的粒细胞-巨噬细胞集落形成单位（GM-CFU）内。GM-CFU 也会产生粒细胞和单核细胞。造血衍生的单核前体融合形成多核的成熟破骨细胞。破骨细胞的分化需要有 4 个阶段：①早期分化阶段，即造血干细胞分化为向特定细胞类型分化的造血祖细胞（hematopoietic progenitor cell）；②造血祖细胞向破骨细胞前体（osteoclast precursor，OCP）分化；③破骨细胞前体向抗酒石酸酸性磷酸酶（tartrate-resistant acid phosphatase，TRAP）阳性的单核前破骨细胞（preosteoclast）分化；④前破骨细胞融合形成多核的破骨细胞。分别详细介绍如下：

1. 髓样分化　Morrison 等将小鼠 HSC 分为 3 个类型：具有较好自我复制能力的长期造血干细胞，自我复制能力有限的短期造血干细胞以及不能自我复制的多潜能祖细胞。Kondo 等指出小鼠骨髓中存在着只向 T 细胞、B 细胞和 NK 细胞分化的造血干细胞，这种细胞成为共同淋巴样祖细胞（common lymphoid progenitor，CLP）；还有只向巨核细胞/红细胞系、粒细胞/巨噬细胞系分化的共同髓系祖细胞（common myeloid progenitor，CMP）。该研究指出了 CMP 的不同分化方向，并在 mRNA 水平检测了各转录因子在各分化阶段细胞中的表达情况，得到的结果与建立的某些转录因子敲除小鼠模型表型一致。

2. 髓样细胞前体向破骨细胞前体分化　外周血和骨髓中都存在破骨细胞前体，但是目前关于破骨细胞前体的特征尚未定义。Elisa 等将 MUTZ-3 细胞系中 CD34⁺ 的人造血干/祖细胞和 CD14⁺ 的单核细胞两种细胞亚群分离培养，发现两种细胞亚群在相同的细胞因子的刺激下都能够分化为破骨细胞，并且该研究还发现两种细胞亚群在培养过程中都出现新的 $CD14^+CD34^+M-CSF-R^+RANL^+$ 的过渡细胞种类，说明造血干细胞向破骨细胞分化过程中需要 CD14、CD34 的表达。该研究为研究破骨细胞分化过程提供了新的思路。

3. 破骨细胞前体向前破骨细胞分化　破骨细胞前体在诱导因子的作用下首先分化为 TRAP 阳性的单核的前破骨细胞，而后融合形成成熟的破骨细胞。RANK/RANKL/OPG 系统被广泛认为是诱导破骨细胞分化过程中最重要的信号转导通路，大部分的细胞因子都通过这个通路来调控成骨细胞和破骨细胞之间的动态平衡。成骨细胞表达并释放 RANKL，与破骨细胞前体细胞表面的 RANK 结合后，募集 TNF 受体相关因子（TRAF）结合到 RANK 的胞质区，其中 TRAF2、TRAF5、TRAF6 都能与 RANK 结合，并通过 JNK 途径、NF-κB 途径和 Akt 途径，启动并传递破骨细胞的分化信号。TRAF2、TRAF5 与 RANK 结合激活 c-Jun 氨基端激酶（JNK），JNK 诱导 c-Jun/Fos 活化蛋白 1（AP-1）活化，调节 c-Fos 的表达，促进破骨细胞前体发生增生、分化。TRAF6 与 RANK 结合激活磷脂酰肌醇-3-激酶（PI-3K），继而活化蛋白激酶 B（PKB、Akt），参与 NF-κB 活化，使 c-Fos 的表达增加，c-Fos 与活化的 T 细胞核因子（NFAT-c1）结合，启动破骨细胞特异性基因的转录，诱导破骨细胞前体分化为成熟破骨细胞。OPG 可与 RANKL 竞争性结合，且结合能力要比 RANK 更强，从而能有效阻断 RANK/RANKL 信号通路，抑制破骨细胞分化，防止破骨细胞过度增长。RANKL/OPG 比值关系着破骨细胞分化的强弱，如果比值减小，成骨细胞表面的 RANKL 全部被 OPG 竞争性结合，而不能与破骨细胞前体上的 RANK 结合产生转录信号，从而导致破骨细胞的分化受到抑制；如果比值过度增大，OPG 难以拮抗 RANKL 和 RANK 的结合，使破骨细胞生成增多，骨吸收能力增强，因 RANKL/OPG 保持一定的比值关系，对于维持破骨细胞分化和骨代谢平衡具有重要意义。

4. 破骨细胞前体融合　破骨细胞前体一旦接受 RANKL 刺激，进入到破骨细胞系，随后就产生一系列的分化过程，最根本的变化是多个前体细胞融合成为成熟的多核破骨细胞，与破骨细胞的形成类似，巨噬细胞是具有很强移动能力并且在所有组织中出现的单核细胞，特殊情况下它们具有自我融合的能力，但是其机制并不清楚。

破骨细胞和巨噬细胞分别能够吸收骨和外源体，二者也分别是它们融合和存在的位置。巨噬细胞和破骨细胞分别通过修补和隔离病原体的方式保护着机体。破骨细胞和巨噬细胞的区别还没有完全界定。目前普遍认为它们具有相同的融合机制。

四、破骨细胞的功能

在哺乳动物的骨组织中，可以看到几乎所有的破骨细胞都吸附在矿化的骨基质上，并且表现出细胞极化的形态特征。这表明绝大多数时间破骨细胞都在进行骨吸收作用，相对而言，骨吸收的准备期和后期的时间较短。除了骨吸收功能，破骨细胞还能够在骨重建的过渡期促进成骨细胞的骨形成作用。

生理上来讲，破骨细胞在骨生长过程中发挥了重要作用，骨骼成熟后，为了维持体内骨量的稳定，破骨细胞参与了骨重建的过程。骨重建是一个骨组织自我更新的过程：破骨细胞不断将旧骨吸收，成骨细胞不断形成新骨。通过骨重建完成了修复创伤、移除无承载功能的骨组织和维持体内矿盐平衡的三大生理功能。

一旦骨重建中骨吸收与骨形成的平衡被打破，则会产生代谢性骨病。在许多病理状态下，由于破骨细胞数目增加、活性增强而使得骨吸收量大于骨形成量，便会造成过多的骨量丢失甚至是结构的破坏。最常见的骨代谢疾病绝经后骨质疏松症，就是因为卵巢功能衰竭，雌激素水平下降而引起破骨细胞活性增强所致。此外，类风湿关节炎的骨侵袭也是由于破骨细胞功能过于活跃所导致。由于免疫反应而被增强的 T 细胞分泌大量的免疫细胞因子，后者能够刺激破骨细胞的形成并使其活性增强。在肿瘤的骨转移中，破骨细胞也被证实发挥了作用。

第三节　成骨细胞和破骨细胞之间的相互作用

一、成骨细胞调节破骨细胞的分化和功能

骨保护素（OPG），即破骨细胞抑制因子（osteoclastinhibitoryfactor，OCIF），是一种属于 TNF 超家族

的分泌蛋白。它能被很多细胞表达，包括在心、肾、肺中的细胞，特别是成骨细胞。研究表明，OPG 的过度表达（overexpression）在完全缺乏破骨细胞的转基因小鼠中能诱导严重的骨硬化病，而缺乏 OPG 的小鼠患有骨质疏松症。此外，OPG 通过维生素 D_3 和甲状旁腺激素在体外的诱导能明显抑制破骨细胞形成。当 OPG 加入到成骨细胞-破骨细胞共培养时，破骨细胞的形成受到更多的抑制。这些结果表明，OPG 是破骨细胞形成潜在的负调节因子。RANKL，也就是骨保护素配体（osteoprotegerin ligand，OPGL）或称 TNF 关联活化诱导细胞因子（TNF related activation induced cytokine，TRANCE）属于 TNF 超家族配体的一员。RANKL 在包括皮肤、肾和心在内的很多组织中有很广泛的表达，尽管 RANKL 在这些组织中的功能还不清楚。结构上，RANKL 比 OPG 小，而且它作为成骨细胞表面的横跨膜蛋白自然存在，尽管它能被 MMP 剪切成分泌的形式。与 OPG 不同，RANKL 是一种通过与自己的受体 RANK 结合对破骨细胞形成有正调节作用的蛋白。另外，RANKL 缺乏小鼠表现为骨硬化病和无破骨细胞。OPG/RANK/RANKL 轴的发现定义了破骨细胞形成的特征机制。在成骨细胞上表达的 RANKL 通过与它的受体 RANK 结合，使得成骨细胞与破骨细胞前体相互作用。为了负向调节这一机制，成骨细胞表达的 OPG 和 RANK 与 RANKL 竞争结合。值得注意的是，无论正向调节还是负向调节，OPG 和 RANKL 调节破骨细胞形成均主要通过成骨细胞直接调节。

RANKL 和 RANK 相互作用激活了能使破骨细胞前体转变为成熟可进行骨吸收的破骨细胞的信号转导通路。RANKL 和 RANK 的相互作用诱导 TNF 受体活化因子（TNF receptor activating factor，TRAF）的激活。研究表明许多 TRAF 分子特别是 TRAF6，与 RANK 受体的 C 端及其细胞质的区域相互作用。相对于 TRAF1-3 来说，TRAF6 能诱导破骨细胞形成，而且不依赖于其他 TRAFs，因此它对破骨细胞形成是必需的。从 TRAF 到 RANK 的补充诱导 NF-κB 和有丝分裂原激活蛋白激酶（mitogen-activated protein kinase，MAPK）途径的激活。这两条途径对细胞存活、生长、凋亡，尤其对破骨细胞分化的诱导很重要。

由成骨细胞表达的其他几个分子也能通过 RANKL-RANK 途径促进破骨细胞形成。TNF-α 和 TNF-β 在破骨细胞形成中起重要作用。白介素-1（IL-1）是由成骨细胞产生的另一种破骨细胞形成的调节因子。研究表明雌激素缺乏小鼠模型表现为破骨细胞数目增加及 IL-1 活性增加。相反，当雌激素增多时，通过降低 IL-1 使破骨细胞数目减少，这说明雌激素通过影响 IL-1 受体而间接影响 IL-1。相对于 TNF，白介素（interleukin，IL）对破骨细胞形成不是必需的，而是与调节有关。以上提到了成骨细胞通过控制破骨细胞形成，间接调控骨吸收。例如研究发现破骨细胞骨吸收部位随着成骨细胞的出现而增多，这是因为 RANKL-RANK-OPG 轴维持破骨细胞的生存和诱导破骨细胞的分化。虽然有越来越多的证据表明成骨细胞调节骨吸收，但有研究表明即使骨形成完全停止后骨吸收依然继续存在。尽管如此，在有成骨细胞时骨吸收的确会增加，这表明虽然成骨细胞对于骨吸收不是必需的，但是能调节骨吸收过程。

二、破骨细胞对成骨细胞分化和功能的调节

当前文献中仅有少数相关研究报道破骨细胞对成骨细胞的分化及功能调节。肝细胞生长因子（HGF）被认为是成骨细胞生长、分化和功能的潜在旁分泌调节因子。HGF 最初在肝细胞中被发现，它是一种异二聚体蛋白，并且被认为是细胞分裂、运动性的诱导物。有研究发现破骨细胞表达的活性 HGF 同时具有旁分泌和自分泌作用。在功能上，HGF 能影响成骨细胞和破骨细胞的 DNA 合成和细胞的增殖。也有研究证明 HGF 和 1，25（OH）$_2$D$_3$ 能诱导骨髓间充质细胞的增殖和分化。Sclerostin 是近期发现的另一个骨细胞分泌的分子，它可能具有作用于破骨细胞的特异的旁分泌作用。编码 Sclerostin 蛋白基因的某种突变可以导致产生 sclerosteosis 类型骨骼疾病。

除了以上提到的研究，还有很多其他的报告提供了成骨细胞和破骨细胞之间密切联系的证据，而且进一步证明破骨细胞能调控成骨细胞的生长和功能。转基因蛋白酶 K 的过度表达导致成骨细胞数目增加和表面矿化，同时增加骨吸收。Falany 等发现破骨细胞分泌的一种称为骨髓蛋白-1（myeloid protein-1）前体（Min-1）的趋化因子能诱导成骨细胞前体的增殖。但是其具体机制尚不清楚。尽管现在已经发现

破骨细胞能调控成骨细胞，但是其具体机制仍有待研究。相关方面的研究能够为临床骨骼疾病的治疗提供新的思路。

三、总结与展望

作为骨吸收和骨重建的主要细胞，成骨细胞和破骨细胞是骨骼发育和健康的关键，它们的失调会导致各种骨病。近年来许多突破性的研究进展使在细胞和分子水平上对骨细胞的分化和功能有了更深入广泛的理解。确定破骨细胞起源于血液干细胞，为研究细胞分化的调控机制奠定了正确的方向，对以后的一系列突破性进展，包括揭开成骨细胞/基质细胞调控破骨细胞的机制、RANKL的克隆等有着历史性的意义。

然而，许多问题以及一些有争论、分歧的结果和论点仍有待于解决，随着科研技术的飞速发展以及细胞分子生物学理论的不断完善，相信对骨细胞生物学的理解将会步步深入。尤为重要的是新的理解、新的发现都将为预防、治疗骨病提供理论基础。

（苗登顺　吕仙辉）

参 考 文 献

［1］ Rubinacci A, Covini M, Bisogni C, et al. Bone as an ion exchange system: evidence for a link between mechanotransduction and metabolic needs. Am J Physiol Endocrinol Metab, 2002, 282 (4): E851-864.

［2］ Sacchetti B, Funari A, Michienzi S, et al. Self-renewing osteoprogenitors in bone marrow sinusoids can organize a hematopoietic microenvironment. Cell, 2007, 131 (2): 324-336.

［3］ Liu TM, Martina M, Hutmacher DW, et al. Identification of common pathways mediating differentiation of bone marrow and adipose tissue-derived human mesenchymal stem cells into three mesenchymal lineages. Stem Cells, 2007, 25 (3): 750-760.

［4］ Zhang F, Tsai S, Kato K, et al. Transforming growth factor-beta promotes recruitment of bone marrow cells and bone marrow-derived mesenchymal stem cells through stimulation of MCP-1 production in vascular smooth muscle cells. J Biol Chem, 2009, 284 (26): 17564-17574.

［5］ Rollin R, Alvarez-Lafuente R, Marco F, et al. Abnormal transforming growth factor-beta expression in mesenchymal stem cells from patients with osteoarthritis. J Rheumatol, 2008, 35 (5): 904-906.

［6］ Ng F, Boucher S, Koh S, et al. PDGF, TGF-beta, and FGF signaling is important for differentiation and growth of mesenchymal stem cells (MSCs): transcriptional profiling can identify markers and signaling pathways important in differentiation of MSCs into adipogenic, chondrogenic, and osteogenic lineages. Blood, 2008, 112 (2): 295-307.

［7］ Akiyama H, Kim JE, Nakashima K, et al. Osteo-chondroprogenitor cells are derived from Sox9 expressing precursors. Proc Natl Acad Sci USA, 2005, 102 (41): 14665-14670.

［8］ Takimoto A, Nishizaki Y, Hiraki Y, et al. Differential actions of VEGF-A isoforms on perichondrial angiogenesis during endochondral bone formation. Dev Biol, 2009, 332 (2): 196-211.

［9］ Calvi LM, Adams GB, Weibrecht KW, et al. Osteoblastic cells regulate the haematopoietic stem cell niche. Nature, 2003, 425 (6960): 841-846.

［10］ Shinoda Y, Ogata N, Higashikawa A, et al. Kruppel-like factor 5 causes cartilage degradation through transactivation of matrix metalloproteinase 9. J Biol Chem, 2008, 283 (36): 24682-24689.

［11］ Conen KL, Nishimori S, Provot S, et al. The transcriptional cofactor Lbh regulates angiogenesis and endochondral bone formation during fetal bone development. Dev Biol, 2009, 333 (2): 348-358.

［12］ Fuller K, Lawrence KM, Ross JL, et al. Cathepsin K inhibitors prevent matrix-derived growth factor degradation by human osteoclasts. Bone, 2008, 42 (1): 200-211.

［13］ Chang EJ, Ha J, Huang H, et al. The JNK-dependent CaMK pathway restrains the reversion of committed cells during osteoclast differentiation. J Cell Sci, 2008, 121 (Pt 15): 2555-2564.

［14］ Kondo M, Weissman IL, Akashi K. Identification of clonogenic common lymphoid progenitors in mouse bone marrow. Cell, 1997, 91 (5): 661-672.

［15］ Akashi K, Traver D, Miyamoto T, et al. A clonogenic common myeloid progenitor that gives rise to all myeloid lineages. Nature, 2000, 404 (6774): 193-197.

［16］ Ciraci E, Barisani D, Parafioriti A, et al. CD34 human hematopoietic progenitor cell line, MUTZ-3, differentiates into functional osteoclasts. Exp Hematol, 2007, 35 (6): 967-977.

［17］ Maxhimer JB, Bradley JP, Lee JC. Signaling pathways in osteogenesis and osteoclastogenesis: Lessons from cranial sutures and applications to regenerative medicine. Genes Dis, 2015, 2 (1): 57-68.

［18］ Hamdy NA. Targeting the RANK/RANKL/OPG signaling pathway: a novel approach in the management of osteoporosis. Curr Opin Investig Drugs, 2007, 8 (4): 299-303.

［19］ Liang J, Saad Y, Lei T, et al. MCP-induced protein 1 deubiquitinates TRAF proteins and negatively regulates JNK and NF-kappaB signaling. J Exp Med, 2010, 207 (13): 2959-2973.

［20］ Reichardt AD, Pindado J, Zaver SA, et al. TRAF protein function in noncanonical NF-kappaB signaling. Methods Mol Biol, 2015, 1280: 247-268.

［21］ Goldring SR. Pathogenesis of bone and cartilage destruction in rheumatoid arthritis. Rheumatology (Oxford), 2003, 42 (Suppl 2): ii11-6.

［22］ Mundy GR. Metastasis to bone: causes, consequences and therapeutic opportunities. Nat Rev Cancer, 2002, 2 (8): 584-593.

［23］ Simonet WS, Lacey DL, Dunstan CR, et al. Osteoprotegerin: a novel secreted protein involved in the regulation of bone density. Cell, 1997, 89 (2): 309-319.

［24］ Bucay N, Sarosi I, Dunstan CR, et al. osteoprotegerin-deficient mice develop early onset osteoporosis and arterial calcification. Genes Dev, 1998, 12 (9): 1260-1268.

［25］ Mizuno A, Amizuka N, Irie K, et al. Severe osteoporosis in mice lacking osteoclastogenesis inhibitory factor/osteoprotegerin. Biochem Biophys Res Commun, 1998, 247 (3): 610-615.

［26］ Tsuda E, Goto M, Mochizuki S, et al. Isolation of a novel cytokine from human fibroblasts that specifically inhibits osteoclastogenesis. Biochem Biophys Res Commun, 1997, 234 (1): 137-142.

［27］ Fuller K, Wong B, Fox S, et al. TRANCE is necessary and sufficient for osteoblast-mediated activation of bone resorption in osteoclasts. J Exp Med, 1998, 188 (5): 997-1001.

［28］ Kartsogiannis V, Zhou H, Horwood NJ, et al. Localization of RANKL (receptor activator of NF kappa B ligand) mRNA and protein in skeletal and extraskeletal tissues. Bone, 1999, 25 (5): 525-534.

［29］ Lum L, Wong BR, Josien R, et al. Evidence for a role of a tumor necrosis factor-alpha (TNF-alpha) -converting enzyme-like protease in shedding of TRANCE, a TNF family member involved in osteoclastogenesis and dendritic cell survival. J Biol Chem, 1999, 274 (19): 13613-13618.

［30］ Hsu H, Lacey DL, Dunstan CR, et al. Tumor necrosis factor receptor family member RANK mediates osteoclast differentiation and activation induced by osteoprotegerin ligand. Proc Natl Acad Sci USA, 1999, 96 (7): 3540-3545.

［31］ Kong YY, Yoshida H, Sarosi I, et al. OPGL is a key regulator of osteoclastogenesis, lymphocyte development and lymph-node organogenesis. Nature, 1999, 397 (6717): 315-323.

［32］ Darnay BG, Haridas V, Ni J, et al. Characterization of the intracellular domain of receptor activator of NF-kappaB (RANK). Interaction with tumor necrosis factor receptor-associated factors and activation of NF-kappab and c-Jun N-terminal kinase. J Biol Chem, 1998, 273 (32): 20551-20555.

［33］ Wong BR, Josien R, Lee SY, et al. The TRAF family of signal transducers mediates NF-kappaB activation by the TRANCE receptor. J Biol Chem, 1998, 273 (43): 28355-28359.

［34］ Kadono Y, Akiyama T, Yamamoto A, et al. TRAF6 expression promoted by RANKL/RANK signaling plays an important role in osteoclast differentiation. Journal of Bone & Mineral Research, 2001, 16: S176.

［35］ Troen BR. Molecular mechanisms underlying osteoclast formation and activation. Exp Gerontol, 2003, 38 (6): 605-614.

［36］ Spelsberg TC, Subramaniam M, Riggs BL, et al. The actions and interactions of sex steroids and growth factors/cytokines on the skeleton. Mol Endocrinol, 1999, 13 (6): 819-828.

[37] Sunyer T, Lewis J, Collin-Osdoby P, et al. Estrogen's bone-protective effects may involve differential IL-1 receptor regulation in human osteoclast-like cells. J Clin Invest, 1999, 103 (10): 1409-1418.

[38] Corral DA, Amling M, Priemel M, et al. Dissociation between bone resorption and bone formation in osteopenic transgenic mice. Proc Natl Acad Sci USA, 1998, 95 (23): 13835-13840.

[39] Grano M, Galimi F, Zambonin G, et al. Hepatocyte growth factor is a coupling factor for osteoclasts and osteoblasts in vitro. Proc Natl Acad Sci USA, 1996, 93 (15): 7644-7648.

[40] D'ippolito G, Schiller PC, Perez-Stable C, et al. Cooperative actions of hepatocyte growth factor and 1, 25-dihydroxyvitamin D3 in osteoblastic differentiation of human vertebral bone marrow stromal cells. Bone, 2002, 31 (2): 269-275.

[41] Balemans W, Ebeling M, Patel N, et al. Increased bone density in sclerosteosis is due to the deficiency of a novel secreted protein (SOST). Hum Mol Genet, 2001, 10 (5): 537-543.

[42] Kiviranta R, Morko J, Uusitalo H, et al. Accelerated turnover of metaphyseal trabecular bone in mice overexpressing cathepsin K. J Bone Miner Res, 2001, 16 (8): 1444-1452.

[43] Falany ML, Thames AM, 3rd, Mcdonald JM, et al. Osteoclasts secrete the chemotactic cytokine mim-1. Biochem Biophys Res Commun, 2001, 281 (1): 180-185.

第四章　骨的生长与发育

骨骼（skeleton）是机体最大的器官，是一种特殊的结缔组织，与骨骼肌及其附属结构组成运动系统。在其他系统的协调配合下，骨骼发挥支撑身体、保护内脏器官、协同运动和参与代谢、造血及内分泌等重要功能。本章主要介绍骨骼生长与发育的基本规律。

第一节　骨形成概述

一、细胞来源

骨组织中存在多种不同来源的细胞系。神经嵴细胞是头颅及面部骨骼的主要来源，生骨节细胞是椎体等一系列中轴骨的来源，骨的附件，如关节突等来源于中胚层，软骨组织也来源于中胚层。

软骨细胞是组成软骨组织的唯一细胞组分，由间充质干细胞分化形成。骨组织所含的细胞系类型有两种：破骨性的谱系细胞和成骨性的谱系细胞，它们具有不同的来源。巨噬细胞集落刺激因子（M-CSF）和核因子-κB 受体活化因子配体（RANKL）调控破骨性谱系细胞的生成。该谱系细胞由骨髓单核-巨噬细胞谱系细胞系经过增殖、融合和分化发育而成。而间充质干细胞通过分裂、增殖等一系列过程分化形成为成骨细胞，是成骨性谱系细胞的来源。随后一部分成骨细胞被矿化组织包埋形成骨细胞，另一部分在骨表面处于静止状态，成为骨衬细胞。成骨性的谱系细胞和软骨细胞在不同的细胞发育阶段受到多种因子的调控，表达特异性标志物（图 1-4-1）。

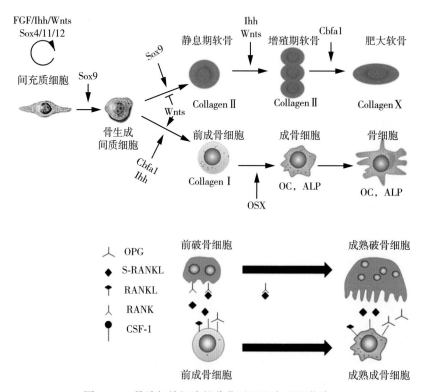

图 1-4-1　骨骼相关细胞的分化过程和主要调节分子

二、骨骼生成

骨骼生成大致可分为以下阶段：首先骨生成的前身细胞移行至预设的骨骼生成部位后，经过与上皮细胞和间质细胞相互作用，并进一步导致间质细胞致密化，最终分化成为成骨细胞与成软骨细胞。在骨骼的生成与发育过程中，骨骼相关的细胞和细胞外基质相互作用，相互诱导分化。

胚胎前几周的囊胚期和原肠胚期逐渐形成雏形，其中包括躯干和外隆凸的形成，后者形成肢芽。骨涎蛋白和骨桥蛋白的高表达是迅速形成早期软骨的必要条件。在内、外胚层之间有一层间质（mesenchyme）组织或间叶，这些间质逐渐分化为骨、软骨、筋膜和其他结缔组织。其中密集的间质分化形成肌肉与骨骼，间质雏形逐步分化形成骨组织。软骨内成骨是胚胎期成骨的主要形式，指软骨原基起源发育成骨骼的过程，分为软骨形成和骨形成两个阶段，共同参与了骨塑建（bone modeling）过程，同时也是骨损伤修复的重要方式，而膜内成骨则是间充质干细胞直接分化为成骨细胞进而成骨的过程。

第二节 骨 的 发 生

骨来源于胚胎时期的间充质，其发生方式有两种，即膜内成骨和软骨内成骨，前者在原始结缔组织内直接成骨；后者需先经历软骨形成的过程。为了适应力学需求，骨组织的形成与吸收构成的骨重塑过程贯穿整个人的生命历程。

一、骨组织发生的基本过程

骨组织发生的基本过程包括骨组织形成和吸收，成骨细胞与破骨细胞通过相互偶联的调控机制，共同完成骨构塑。

1. 骨组织的形成　骨祖细胞先经历增殖、分化形成成骨细胞，成骨细胞产生类骨质，将自身包裹其中。当新骨基质钙化后，部分成骨细胞发生合成活动停止以及胞质含量减少等一系列变化，并被包埋在矿化基质中，成为骨细胞。类骨质矿化为骨质，标志着成熟骨组织的形成；生成的骨组织表面仍不断有新的类骨质生成并矿化。与此同时，部分原有的骨组织被吸收，周而复始。

2. 骨组织的吸收　骨组织的吸收主要由破骨细胞完成，破骨细胞首先贴附在旧骨基质表面，而后产生极性并形成吸收装置，然后分泌相关物质溶解、消化骨基质和矿物质。破骨细胞介导的骨吸收与成骨细胞介导的骨形成偶联实现重建过程。

二、骨单位的结构

骨骼主要有两种，一种是皮质骨（cortical bone），另一种是松质骨（trabecular bone）。皮质骨也叫密质骨，骨质硬且致密，主要包括长骨的骨干和其他骨的表面，前者的骨皮质较厚；而后者的骨皮质较薄。骨皮质具有以下特点：坚硬、致密，抗压力、抗扭转能力强。松质骨主要位于长骨的两端以及短骨、扁骨和不规则骨的内部，由许多交织成网状、成片状的骨小梁所构成。骨膜被覆于骨（不含关节）的表面，表面覆盖有坚韧的结缔组织包膜。下面简要介绍骨单位的结构与发育。

1. 皮质骨骨单位　皮质骨骨单位（cortical osteon）是长骨骨干的结构单位，亦称哈弗系统（Haversian system），为圆柱状。其中轴是一条纵行管道，称为中央管。中央管内含血管、神经和组织液。中央管的周围由同心板（concentric lamellae）结构组成，骨细胞位于骨板内或骨板间。皮质骨的最外层为骨外膜面，内层为骨内膜面。在骨发育生长阶段，骨外膜面的骨形成超过骨吸收，长骨的直径变大；而骨内膜面的骨吸收逐渐超过骨形成，骨髓腔扩大。

2. 松质骨骨单位　松质骨骨单位（trabecular osteon）又称骨组或捆包（bone packet），分为板状骨小梁和杆状骨小梁。骨单位形成板状结构，其间微胶原纤维呈交叉走向，明显增加了骨骼的生物力学性能。然而，在骨形成的早期与骨代谢处于高骨转换状态时，则会有较多的编织骨（woven bone）生成，其微胶原纤维排列紊乱，力学性能明显下降。

3. 骨膜　骨膜（periosteum）是覆盖除关节外的骨外表面的结缔组织包膜，由软骨膜转变形成。骨膜外层富有血管、神经等组织，由胶原纤维紧密结合而成；骨膜内层胶原纤维较粗，含有细胞。Sharpeys 纤维是位于骨膜和骨皮质接触面的胶原纤维（collagenous fiber），其特点是较粗大且深入骨组织内。骨内膜（endosteum）为一层膜样组织，含有成骨细胞和破骨细胞，覆盖在皮质骨内表面、小梁骨表面，与骨髓腔、小梁骨和血管直接接触。

三、骨发生的方式

骨发生自胚胎第5周开始，其主要模式有两种，即膜内成骨和软骨内成骨。

（一）膜内成骨

膜内成骨是指原始的结缔组织内直接形成骨组织的过程。人体颅骨的扁骨如额骨和顶骨以及枕骨、颞骨、上颌骨和下颌骨的一部分、长骨的骨领等，都是通过膜内成骨方式形成的。

在预定成骨的部位，间充质先分化形成原始结缔组织膜，随后间充质细胞发生聚集并分化形成骨祖细胞（osteoprogenitor），后者进一步增殖分化为成骨细胞，成骨细胞逐渐生成骨组织。成骨细胞具有强大的合成与分泌功能，可生成Ⅰ型胶原等多种有机物质，形成细条索状类骨质。类骨质交织形成网络，分布于血管网之间。成骨细胞可输送钙离子至类骨质，促进类骨质的矿化。此外，还可释放骨特异性碱性磷酸酶，水解对骨矿化有强烈抑制作用的焦磷酸盐，增强骨矿化。类骨质矿化，形成原始骨组织——骨小梁（trabeculae）。发育过程中，首先成骨的部位为骨化中心（ossification center）。骨小梁形成后，成骨细胞分布于骨小梁表面，持续产生新的类骨质并矿化，使得骨小梁逐步增长、加粗。膜内成骨由骨化中心向四周呈放射性生长，逐渐融合，范围扩大取代原始的结缔组织，成为海绵状原始松质骨，其外侧区域逐渐改建为密质骨（compact bone）。该过程中成骨细胞在骨小梁表面形成骨组织直至血管周围空隙消失，同时，骨小梁内不规则排列的胶原纤维逐渐排列规律。松质骨区域，骨小梁停止增厚，其间具有血管的结缔组织逐渐转变为造血组织，外周结缔组织分化形成纤维鞘（骨膜）。纤维鞘内壁的成骨细胞沉积于矿化后的基质中，形成平行的致密骨板（板层骨，lamellar bone）。骨生长停止时，排列在骨内、外表面（骨膜）的成骨细胞转变为成纤维细胞样的骨衬细胞（liningcell）。骨衬细胞处于静止状态，各种内、外环境改变引起应激情况可激活其成骨潜能，转化为成骨细胞。膜内成骨形成的部分包括颅骨内板和外板，某些四肢骨和中轴骨的骨干与干骺端的皮质骨。

（二）软骨内成骨

软骨内成骨主要经软骨形成和骨形成两个过程完成。首先是间充质干细胞在将要形成骨骼的部位密集，分化为软骨细胞，继而软骨细胞增殖形成软骨。随后软骨细胞依次发生肥大、软骨基质钙化和凋亡，将血管引入，随血管一同进入的骨祖细胞分化为成骨细胞，以残留的矿化软骨基质为模板开始成骨过程，新形成的骨组织最终取代早期形成的软骨组织。主要过程如下（图1-4-2）。

1. 软骨雏形形成　在第5胚胎周，间叶细胞会逐渐变大，变得更为密集，分化为一层称为前成软骨祖细胞（prechondroblast）的细胞。后者进一步分化为软骨细胞，软骨细胞分泌原纤维等软骨基质，共同形成软骨组织。软骨组织通过内、外生长使得厚度逐步增加。内生长又称间质性生长，软骨内软骨细胞的增殖，不断产生基质和纤维，使软骨从内部生长增大；外生长又称附加性生长或软骨膜下生长，软骨膜内层的骨祖细胞向软骨表面连续不断地添加新生成的软骨细胞，并通过由此产生的基质和纤维使软骨从最外面继续向外扩大。周围的间充质分化为软骨膜，然后软骨膜会将里面的软骨细胞包绕起来，形成与预期要形成的长骨形状相似的结构，称为软骨雏形/软骨原基（cartilage anlage）。已成形的软骨雏形通过内生长不断加长，通过附加性生长逐渐加粗。骨化开始后，雏形仍继续其内生长不断的加长，使骨化得以持续进行。软骨的生长速度与骨化的速度是相互协调的，这种协调被破坏可能导致骨发育异常。

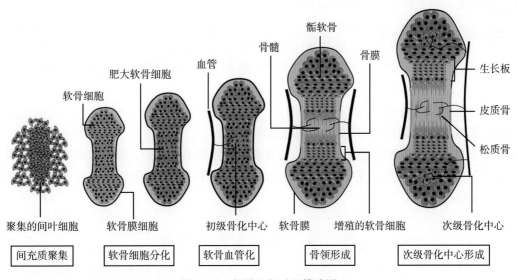

图 1-4-2 长骨生长过程模式图

(修改自 Xie, et al. J Mol Endocrinol, 2014)

2. 骨领形成 该过程先是软骨膜出现血管，软骨膜深层的骨祖细胞分化为成骨细胞并在软骨表面产生类骨质，随后自身被包埋于其中而成为骨细胞。类骨质进一步钙化形成骨基质，在软骨组织外周形成薄层原始骨组织，呈领圈状围绕着雏形中段，故称骨领（bone collar）。骨领形成后，其表面的软骨膜改称骨膜。此时骨外膜深层的骨祖细胞继续分化为成骨细胞，启动成骨过程，并从软骨中部（骨干）向两端延伸。

3. 初级骨化中心与骨髓腔形成 软骨原基的伸长及宽度的扩大由软骨细胞增殖及软骨基质的沉积引起。软骨雏形中央的软骨细胞停止增殖，逐渐蓄积糖原，细胞体积变大进一步成熟分化为肥大软骨细胞。由于软骨细胞分化过程中体积变大，其周围的软骨基质相应变薄。肥大软骨细胞分泌碱性磷酸酶，促进软骨基质钙化。由于营养成分很难渗透到钙化的软骨基质中，营养缺乏将导致部分成熟的软骨细胞凋亡，进而软骨基质也发生崩解，出现大小不一的空腔。同时，肥大软骨细胞分泌血管内皮生成因子（VEGF）等引导骨膜中的血管穿透骨领，骨祖细胞、破骨细胞、成骨细胞与间充质细胞等随之进入，使得软骨细胞进一步凋亡，钙化基质降解。在破骨细胞作用下，形成与软骨雏形长轴一致的隧道。成骨细胞贴附于残存的软骨基质表面开始成骨过程，形成过渡型骨小梁，过渡型骨小梁的外形为钙化的软骨基质为中轴、表面附以骨组织的条索状结构，出现过渡骨小梁的部位即为初级骨化中心（primary ossification center）。过渡型骨小梁之间的腔隙为初级骨髓腔，造血干细胞进入并增殖分化，从而形成骨髓。初级骨化中心形成后，骨化继续向软骨雏形两端扩展，过渡型骨小梁也被破骨细胞吸收，使多个初级骨髓腔融合成一个较大的腔，即骨髓腔，其内含有血管和造血组织。在此过程中，雏形两端的软骨增生，邻接骨髓腔处不断骨化，从而使骨持续加长。初级骨化中心形成的骨小梁被破骨细胞分解吸收后，形成较大的次级骨髓腔。骨领的内表面同时被破骨细胞逐渐分解吸收。骨领的成骨和骨吸收过程相互协调，这样使骨干在增粗时继续保持皮质厚度，骨髓腔也能不断横向扩大。

4. 次级骨化中心出现与骨骺形成 次级骨化中心（secondary ossification center）出现在骨干两端的软骨中央。不同部位的骨骼的次级骨化中心出现时间各不相同，一般是在出生后的数月至数年。其成骨过程与第一骨化中心相似。通过放射状向四周骨化。初级骨松质（spongy bone）取代软骨组织，骨干两端即为早期骨骺。骺端表面残余的薄层软骨成为关节软骨。早期骨骺与骨干之间保留的骺软骨即骺板（epiphyseal plate）。骺板软骨细胞在发育过程中经历增殖、分化、凋亡，逐渐被成骨细胞增殖分化形成骨小梁组织所取代。在人类中，骺板在青春期结束时（17~21岁）停止生长，骨小梁取代软骨，骺板位置仅留下线性痕迹，称为骺线（epiphyseal line）。

四、主要骨骼的形态发生

1. 颅面骨发育　大部分颅面骨是神经嵴来源的。这些细胞由神经管的背面迁移至鳃弓及额鼻，形成包括骨、软骨在内的多种组织。

2. 四肢骨发育　四肢骨骼来源于中胚层侧板。长骨主要通过软骨内成骨发生。其他的组织，如神经、血管以及肌肉，由体节迁移到发育肢芽的细胞形成。

3. 中轴骨发育　轴旁中胚层分节形成体节，脊索是原始的中枢支架，间质组织形成的生骨节（sclerotome）逐渐向脊索移动；在脊索旁产生成对的节段。体节进一步形成椎体、肋骨背外侧、背部皮肤真皮和体壁及肢体的骨骼肌。

第三节　骨的生长与改建

一、骨的生长

骨生长贯穿于骨发生过程及其后的生长阶段，主要表现在加长和增粗两个方面。

1. 加长　骺板的成骨作用是长骨生长的原动力。骺板软骨细胞不断从骨骺端向骨干端进行软骨内成骨，使得骨长度增加。因此，骺板又称生长板（growth plate）。生长板根据其形态和功能状态自骨骺端向骨髓腔分为4个区带：

（1）软骨静息/原始带：静息带紧邻骨骺，此带的软骨细胞体积较小，呈圆形或椭圆形，分散存在。此带的软骨细胞不活跃，处于相对静止状态，目前认为它是生长板中幼稚软骨细胞的前体（细胞生发层）。

（2）软骨增殖带：增殖带软骨细胞呈柱状或楔形堆积。同源软骨细胞群成单行排列，形成软骨细胞柱，其排列方向与骨的纵轴平行。每一细胞柱有数个至数十个细胞。增殖期的软骨细胞数目多，生长活跃，软骨基质与胶原纤维丰富，质地坚韧。

（3）软骨肥大前带与肥大带：此区的软骨细胞以柱状排列为主。软骨细胞分化成熟后体积逐渐增大，呈圆形，并逐渐发生凋亡，软骨基质钙化。

（4）成骨带：在钙化的软骨基质表面形成骨组织并逐步构成条索状的过渡性骨小梁。破骨细胞覆盖在钙化的软骨基质和过渡型骨小梁的表面，通过吸收这两种结构使骨髓腔向长骨两端扩展。新形成的骨小梁和软骨板融合在一起，此区域是骨骺与骨干连接的过渡区，软骨逐渐被骨所代替（干骺端）。

以上各区的变化是连续进行的，软骨细胞在原始带得到补充，并且不断地在骨骺-干骺端连接区被骨取代，而且软骨的增殖、凋亡及成骨在速率上是相互协调的。伴随着这些协调的过程，两端的骨骺逐渐地移位并远离骨中央，整个骨干长度增加，且骺板能保持一定的厚度。骺板软骨在17~21岁出现增殖减缓，而后停止，骨组织完全取代骺软骨。骨骼在此后即不能纵向生长。

2. 增粗　骨膜形成层内的骨祖细胞通过分化成为成骨细胞，形成骨干和干骺端部分，通过膜内成骨的方式使骨干变粗。而在骨内膜表面，破骨细胞吸收骨小梁，使骨髓腔横向扩大。骨膜处的骨形成与骨内膜表面破骨细胞的骨吸收作用相协调，共同维持骨髓腔的相对大小、密质骨的厚度，进而保持骨的整体形状。人到30岁左右，长骨不再增粗。

二、骨的改建（重建）

骨的生长过程中既有新的骨组织形成，又伴随部分原有骨组织的吸收，使骨在生长期间能保持一定的形状。生长过程中的改建使骨骼外形和内部结构不断地变化，并使骨骼与整个机体的发育与生理功能相适应。即使在骨骼停止生长与构塑完成后，骨骼仍处于不断地重建过程中。

（一）骨重建过程

骨重塑是成熟骨组织的更新机制，包括形成和吸收两方面变化。骨构塑仅发生在骨发育期，而重建过程则持续终生。骨重建在 4 个骨表面进行：骨外膜表面（periosteal）、哈弗斯管内表面、骨小梁内表面、皮质骨内膜（cortical endosteal）表面。骨重建的过程可分为 5 个不同时期：静止期、激活期、吸收期、反转期和成骨期。

1. 静止期 骨改建发生于骨表面，即骨外膜和骨内膜处。此时的骨表面由一层结缔组织膜覆盖，扁平的骨衬细胞分布其上。

2. 激活期 破骨细胞的激活过程包括聚集、趋化以及附着等。

3. 吸收期 破骨细胞按照垂直于骨表面的方向进行骨的吸收，同时骨细胞也参与其中，从而形成骨吸收的表面。

4. 反转期 从骨吸收转变为骨形成的过程为反转期，结构特征是吸收腔内无破骨细胞，来源不定的单核细胞聚集在吸收表面后，形成了粘合线。

5. 成骨期 成骨细胞通过分泌基质在粘合线上沉积了一层类骨质，从而形成早期的骨形成表面。然后成骨细胞继续成熟，进而促进类骨质发生矿化作用，在类骨质和粘合线之间形成矿化骨。

（二）长骨的外形改建

与骨干相比，长骨的骨骺和干骺端（骺板成骨区）较粗大。在改建的过程中，主要破骨细胞位于干骺端骨外膜深层进行骨吸收，加上骨内膜的骨组织生成作用较为活跃，这样骨干一端会变得越来越小，形成圆柱形的骨干，而在新的骨干两端又形成新的干骺端。这个过程会一直进行到长骨生长停止。

（三）长骨的内部改建

最初的原始骨小梁排列较乱、骨细胞含量多、支持能力较差，需要经过多次改建才能形成整齐的骨板。同时骨单位增多，骨小梁张力和应力分布排列以适应机体的运动和负重。骨单位一般在 1 岁后出现，是长骨重要的支持结构，并且在生长发育过程中不断增多，使长骨的支持力增强。在最早形成原始骨单位的部位，骨外膜下的破骨细胞进行骨吸收，导致吸收腔的扩大，骨干表面形成许多向内凹陷的纵行沟和两侧的嵴，骨外膜的骨祖细胞以及血管会进入沟内。嵴表面的骨外膜内有较多骨祖细胞，会形成新的骨组织，同时两侧的嵴向中间靠拢融合形成纵行管。随后骨祖细胞会分化成附着在管壁上的骨细胞，形成同心圆排列的哈弗斯骨板，中轴始终保留含血管的通道，即哈弗斯管（中央管）。含有骨祖细胞的薄层结缔组织贴附在中央管表面，形成骨的内膜。这样次级骨单位形成。

在改建过程中，大部分原始骨单位消除，残留的骨板成为间骨板。骨内部改建的过程终生都在不断进行。在长骨原始骨单位改建过程中，骨干的表面和中央管之间会有一些骨外膜血管的通道，称为穿通管，周围没有环形骨板包绕。而次级骨单位最先形成的一层骨板和吸收腔之间存在明显的界限，即为粘合线。成年时，长骨便不会再增粗，内、外表面会形成永久性的内、外环骨板，骨单位的改建便在其中进行。骨的改建贯穿人的一生，从建造速率上看，幼年时建造速率大于吸收；成年接近平衡；而老年则大多数吸收速率快于建造速率，因此出现骨质疏松。

第四节　骨的生长发育趋势及影响因素

一、骨的生长发育趋势

与其他系统一样，人的骨骼随着年龄的变化而变化，经历生长、发育、最后衰老。人的骨骼变化按

年龄阶段,大致分为:

（一）婴幼儿、儿童、青春期

此阶段是骨骼的发育增长期,尤其是婴儿期（出生 28 天到 1 周岁）和青春期（女孩大多是从 9~12 岁到 17~18 岁,而男孩则是从 10~13 岁到 18~20 岁）是生长高峰期。生长板在青春期结束后闭合,骨骼停止生长。

（二）青年期与中年期

从 20~40 岁,骨量处于峰值。在 30~35 岁期间,骨骼的骨密度达到一生中最高点。峰值前期,骨骼的长度不会再继续增加,同时骨量的生长十分缓慢,而骨骼强度继续加强。35 岁以后,骨量开始呈现缓慢下降的趋势。

（三）中老年期

此阶段为骨骼的衰老下降期。女性 50 岁以后,体内的雌激素水平下降,骨质开始大量流失,流失速度为每年 1%~2.5%。男性 60 岁以后骨质开始快速流失。进入老年阶段,骨质继续流失。通常会因为骨量降低易于发生髋部、手腕与脊柱等部位骨折。

二、影响骨生长发育的因素

影响骨生长发育的因素很多,包括基因、激素等全身因素,也包括营养、局部生物活性物质等局部因素。以下选择部分进行简要阐述。

（一）激素

多种激素可影响骨的生长发育,包括了生长激素、甲状腺激素、甲状旁腺激素、糖皮质激素以及性激素等。

1. 生长激素和甲状腺激素　生长激素通过对前软骨细胞的直接作用而促使它分化为软骨细胞,同时能刺激软骨细胞分裂,促进胶原与硫酸黏多糖的合成,促进骨纵向生长。对于成骨细胞,生长激素能刺激其代谢,促进骨形成。随着增龄,骺板逐渐融合,骨长度不再增加,但生长激素仍在骨矿物质含量和骨密度的维持中起重要作用。

甲状腺激素不仅能使骺板软骨细胞成熟、肥大,还能促进骨骼中钙的代谢。

2. 甲状旁腺激素　甲状旁腺激素（parathyroid hormone,PTH）通过反馈机制调节血钙含量。作为体内重要的调钙激素 PTH 增多可通过促进骨细胞及破骨细胞的骨吸收,释放骨钙入血,使血钙恢复到正常水平。PTH 可促使间充质细胞分化为成骨细胞,刺激成骨细胞的增殖、分化和矿化,并可通过刺激金属基质蛋白酶类（MMPs）的分泌激活骨重塑,促进骨转换。

3. 降钙素的作用　降钙素的主要作用是降低血钙水平。降钙素通过直接抑制破骨细胞对骨骼的吸收作用,导致释放的钙含量减少。实验证明降钙素对成骨细胞的增殖、分化和矿化具有促进作用。此外,降钙素还可通过抑制肾小管,减少重吸收钙和磷,通过增加尿排泄的钙和磷以及抑制肠道钙转运来降低血钙水平。

4. 性激素的作用　性腺和肾上腺皮质分泌的性激素都可通过促进成骨细胞的合成代谢参与骨的生长与发育过程的调控。在维持成年期的骨稳态中,性激素发挥了重要作用。雄激素直接调节成骨细胞和破骨细胞的分化、增殖,维持骨形成与骨吸收之间的平衡。雌激素不足时,成骨细胞处于不活跃状态,破骨细胞的活动相对增强,可出现重吸收过多。雌激素水平的降低参与绝经后女性的骨质疏松的发生。

5. 糖皮质激素的作用　糖皮质激素通过抑制静息期的软骨细胞增殖及软骨肥大分化,从而阻遏骨发育。糖皮质激素作用是抑制成骨细胞的活性,减少胶原合成,增加骨基质和胶原的分解,使得骨矿盐不容易沉积,导致骨质形成障碍。大量糖皮质激素还可抑制小肠对钙的吸收及肾小管对钙的再吸收,使骨矿盐进一步减少。上述两方面参与了糖皮质激素性骨质疏松（glucocorticoid-induced osteoporosis,GIOP）

的发生。

（二）营养素

营养素（nutrient）具有构成机体成分、组织修复和维持生理功能等作用，还可提供能量，在骨骼发育与稳态维持中发挥重要作用。本节以维生素与无机盐为例。

1. 维生素　维生素 A 在蛋白质的生物合成和骨细胞的分化中起到促进作用，可协调成骨细胞和破骨细胞的活动能力。维生素 A 缺乏还可影响骺板软骨细胞的发育，使长骨生长迟缓。当维生素 A 严重缺乏时，成骨细胞与破骨细胞两种细胞间的偶联平衡被破坏，就会导致骨质过度增生，或已形成的骨质重建受到抑制。维生素 C 主要影响起源于中胚层的组织，其会对骨祖细胞分裂与增殖产生影响，并且直接与成骨细胞合成胶原及有机基质的功能相关。维生素 D 通过促进小肠吸收钙离子和磷离子提高血钙磷水平，此生理过程有利于类骨质的矿化。严重缺乏维生素 D 在儿童中会引起佝偻病，在成人中会导致骨软化症，两者的组织学特征是软骨基质和类骨质、矿化障碍。维生素 D_3 刺激成骨细胞，使后者分泌较多量的骨钙蛋白，同时增加碱性磷酸酶活性，参与到矿化作用的调节中。

2. 矿物质　无机成分占到骨基质的 65%。无机成分主要包括阳离子（钠、钾、钙、镁、铁、氟、锶）、阴离子（磷和氯化物）和羟基磷灰石，在含钙最多的骨骼中，其无机盐（特别是钙与磷）以结晶的方式有序排列，使骨骼具有一定的强度以承受压力。骨质中的 80% 为密致骨，其所含的钙和磷酸盐占人体总量的 99% 和 90%。因此，钙、磷等矿物质对骨骼的生长发育尤其重要。骨骼的生长是指钙磷一类的矿物质沉积在骨组织中的过程。只有矿物质重组的情况下，骨骼才能保证快速生长，从而促进青少年身高的增长。

（三）局部分子信号

骨骼生长发育是一个精细调控的过程，多种分子信号参与其中（图 1-4-3、图 1-4-4）。限于篇幅，我

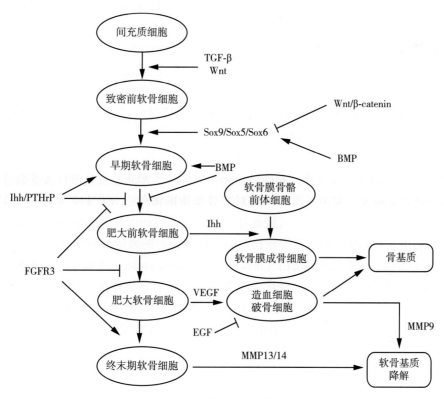

图 1-4-3　软骨形成与软骨内成骨

们在此主要简述几种重要分子在骨骼发育过程及骨稳态维持中的作用。

1. 转录因子

（1）Sox 家族：Sox（sry related HMG box）蛋白是一组拥有一个或多个 DNA 结合结构域（HMG 结构域）的蛋白家族，参与诸如性别决定、骨组织发育等多种早期胚胎发育过程。主要参与软骨内成骨的 Sox 蛋白有 Sox9、L-Sox5 和 Sox6。其中 Sox9 在软骨形成中扮演了关键的转录因子的角色。Sox9 在聚集的间质及增殖期的软骨细胞表达，能促进间充质细胞存活及凝集，刺激软骨细胞特异的基质分子如 Col2a1、Col11a2 与软骨聚集蛋白聚糖编码基因的转录。L-Sox5、Sox6 虽不是软骨分化必需，但能促进软骨前体细胞形成及软骨细胞的肥大成熟。L-Sox5、Sox6 与 Sox9 是软骨分化不可缺少的调节因子。

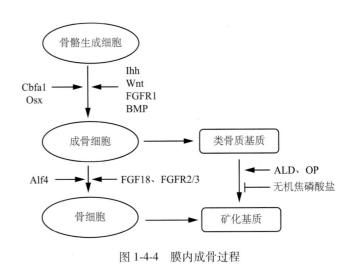

图 1-4-4　膜内成骨过程

（2）Cbfa1：核结合因子 a1（core binding factor a1，Cbfa1）作为骨细胞的特异性转录因子，是调节成骨分化和功能的关键分子。Cbfa1 对成骨细胞成熟、软骨发育及软骨内成骨都是必需的，在发育早期抑制软骨肥大，促进成骨细胞分化和增殖。除直接调节软骨、成骨分化外，Cbfa1 还可经调节细胞外基质代谢、血管生成和骨化中心形成等来调控骨发育。Cbfa1 能促进 VEGF 生成并调控肥大软骨细胞胶原酶 MMP13 的表达。骨化中心的形成及长骨纵向生长与肥大软骨细胞产生的 VEGF 诱导的血管生成相偶联。

（3）Osterix：Osterix（Osx）特异性表达于发育过程中的骨组织内，它在成骨细胞的分化和骨形成过程中扮演了必不可少的角色。OSX 转录产物最早出现的部位是在分化过程中的软骨细胞内以及胚胎外周软骨膜中，随后在骨小梁以及骨领形成相关的细胞中高表达。Osx 是骨细胞分化及骨形成所必需的。Osx 是 Sox9 表达和软骨细胞表型的负性调节因子。OSX 在软骨内成骨的过程中可通过抑制 Sox9 的表达，使表达 Cbfa1 的祖细胞系向成骨细胞谱系分化。

2. 细胞因子

（1）表皮生长因子：表皮生长因子（epidermal growth factor，EGF）在血管侵入和软骨钙化隔之间的生长板内皮细胞中表达。EGF 信号可促进软骨细胞的增殖及基质分泌，促进成骨细胞增殖，抑制胶原合成和碱性磷酸酶的活性。此外，EGF 信号可能通过以下方式影响初级软骨内的骨化：通过调节破骨细胞的生成影响其向中心生长板募集。在骨折等损伤期间，EGF 信号的激活可引导愈合及骨形成过程。

（2）骨形态发生蛋白：骨形态发生蛋白（bone morphogenetic protein，BMP）在骨骼发育中发挥着重要而复杂的作用。BMP 信号在软骨内成骨过程的每个阶段都发挥着重要作用。BMP 主要经 BMP 受体 1、2（BMPR1/BMPR2）传递信号。在软骨早期发育阶段，BMP Ⅰ型受体 BMPR1B 主要表达在间充质凝集处，而 BMPR1A 在胚胎间充质广泛表达。BMP 信号是间充质聚集所必需的信号，而 BMP 拮抗分子 Noggin 可阻止间质聚集。在随后的软骨发育中，BMP 也发挥着重要作用。BMP2、BMP3、BMP4、BMP5、BMP7 表达的主要部位是软骨膜，BMP2、BMP6 主要在肥大软骨细胞中表达，BMP7 表达于增殖期软骨。BMP 信号能增强肥大前软骨细胞 Ihh 活性，因此 BMP 能增加增殖软骨细胞的数量以及生长板增殖带的长度。

（3）转化生长因子-β：转化生长因子-β（transforming growth factor-β，TGF-β）主要由成骨细胞产

生。新生成的 TGF-β 是无生物活性的复合物，储存于骨基质中，在破骨细胞作用下可使之成为活性 TGF-β，在抑制破骨细胞分化形成与骨吸收的同时促进成骨细胞的活性及骨形成。TGF-β 被认为是调节生理性骨重塑中的骨吸收与骨形成过程的重要偶联因子。

（4）成纤维细胞生长因子：FGF、FGFR 是骨骼发育必需的分子。迄今为止已发现 22 种 FGF 配体和 4 种 FGF 受体（FGFR），在骨骼发育过程中，各种 FGF、FGFR 有特定的时空表达模式。在肢体发育早期，FGFR1 在间质中都有表达，而 FGFR2 仅限于间质表层。到软骨形成时，FGFR1、FGFR3 均有表达，FGFR2 仅在凝集的间充质表达。软骨细胞分化时，FGFR1 和 FGFR2 仅限于软骨膜与骨膜，FGFR3 主要在静止和肥大的软骨细胞中表达。FGFR1 和 FGFR2 参与骨的形态发生与构塑，而 FGFR3 则在长骨生长的过程中发挥了关键作用。FGFs/FGFRs 信号整合其他分子信号控制整个骨骼的生长和比例协调。

3. 其他重要分子及信号

（1）Ihh/PTHrP 环路：印度豪猪蛋白（Indian hedgehog，Ihh）作为 hedgehog（hh）家族的成员之一，参与骨骼发育过程的调节。肥大前软骨细胞分泌 Ihh，刺激关节周软骨细胞表达甲状旁腺激素相关肽（parathyroid hormone-related protein，PTHrP）。PTHrP 抑制生长板软骨细胞肥大，使肥大前带的部分软骨细胞保持于增殖状态。Ihh 与 PTHrP 形成一个反馈回路来调节生长板增殖与肥大软骨细胞间的平衡，精确地协调软骨细胞的增殖、分化，并最终影响软骨内成骨过程。骨纵向生长主要由生长板软骨细胞增殖、肥大引起。在骨生长增长过程中，肥大前带向骨干端方向移动的同时，骨领也以同样的速率向同方向延伸，二者是相互协调的。目前认为，Ihh 是参与骨领发生及生长板下骨小梁形成过程的重要调节分子，肥大前软骨细胞分泌的 Ihh 可扩散至包绕其的软骨膜，促使其内的成骨前体细胞分化为成骨细胞，最终形成骨领，但详细的偶联机制尚待进一步研究。

（2）Wnt 信号：是软骨生长发育的负性调节分子。Wnt 1、Wnt 3a、Wnt 4、Wnt 7a、Wnt 9a、Wnt 11能抑制软骨细胞分化。β-连环蛋白（β-catenin）在介导 Wnt 信号从膜到胞质进核传递中扮演了枢纽分子的角色，能抑制软骨生成。目前认为，β-catenin 与软骨形成的关键转录因子 Sox9 之间存在相互拮抗作用。Wnt 信号对成骨细胞的分化、增殖及功能发挥有重要的调节作用。Wnt 配体可直接影响有多向潜能的前体细胞向成骨细胞分化的过程。Wnts 可调节成骨细胞定向分化，能够刺激成骨前体细胞的生长，同时促进成骨细胞在早期阶段的分化。Wnt 相关受体，尤其是低密度脂蛋白受体相关蛋白（low density lipoprotein receptor-related protein，Lrp）LRP5 能够促进成骨细胞的增殖与分化，LRP6 对骨形成也有正性调节作用。β-Catenin 在成骨细胞中广泛表达，能够促进成骨细胞的分化和存活。

（3）基质金属蛋白酶类：骨的发育和重建是一个连续性的过程，包括了胶原性基质的吸收、改建与再矿化。基质金属蛋白酶是一类进化过程中高度保守的蛋白酶水解酶，主要参与细胞外胶原基质的降解。在骨组织的发育过程中，成/破骨细胞等与细胞外基质（extracellular matrix，ECM）的相互作用调控着 MMP 阶段性表达，同时 MMP 通过降解和改建 ECM，加速了血管间充质的浸润过程，保证了软骨内成骨和膜内成骨的有序进行。

（4）胞外基质分子：软骨及骨的细胞外基质在骨骼发育中发挥着重要作用。Ⅰ型、Ⅱ型胶原在骨、软骨主要发挥维持力学性能的作用，而含量少的Ⅸ、Ⅺ胶原主要发挥调节作用。Ⅺ型胶原和Ⅱ型胶原的比例决定胶原的直径，并且影响软骨细胞的肥大分化。多项研究证实葡糖氨基聚糖类调节细胞因子信号、软骨内胶原网络，纤维表面的Ⅸ型、Ⅺ型胶原结合蛋白聚糖也可反过来调节细胞外信号分子。Ⅸ型、Ⅺ型胶原还可能结合软骨细胞表面的酪氨酸激酶受体，并且通过这类受体的信号调节软骨细胞的功能状态。

软骨聚集蛋白聚糖（aggrecan）是软骨中主要的蛋白聚糖。软骨聚集蛋白聚糖结合到透明质酸并且形成巨大的复合物，通过连接蛋白得以稳定，并结合水赋予软骨一定的力学抗压强度。软骨聚集蛋白聚糖以及连接蛋白突变可导致小鼠短肢、断尾、短吻、腭裂以及椎间盘异常等骨骼表型，提示其参与骨骼发育过程。软骨中的一种主要类肝素硫酸蛋白聚糖——基底膜聚糖由多种不同蛋白分子组成，形成 5 个结构域，能与大小不一的多种分子（FGF2、FGF7、纤连蛋白、肝素、层粘连蛋白、整合素等）结合。通过与FGF等生长因子的结合或分离，基底膜聚糖能调节生长板中这些因子介导的信号通路，保护软骨细胞外基质，防止其降解。

第五节 骨骼遗传性发育疾病简介

骨骼组织细胞种类多，包括软骨细胞、成骨细胞、破骨细胞、骨细胞、骨衬细胞及血管内皮细胞等，其功能均受到复杂信号分子网络的精细调控。任何上述环节的异常将引起骨骼发育改变/障碍，甚至导致遗传性骨骼疾病。骨骼遗传疾病种类很多，目前已发现超过400种骨骼遗传病。根据这些引起遗传性疾病分子的结构、功能性质，可大致将这些遗传性疾病分以下几类（表1-4-1）。

表1-4-1 常见骨骼遗传性疾病举例

	突变基因	疾病类型
结构分子	COL1A1、COL1A2	成骨不全和埃勒斯–当洛综合征（EDS）Ⅶ型
	COL2A1	软骨成长不全Ⅱ型，脊柱骨骺发育不良，Kniest发育不良，斯蒂克勒综合征（有眼部症状：Ⅰ型）
	COL10A1	Schmid型干骺端软骨发育不全
	COMP	多发性骺发育不良，假性软骨发育不良
	MATN3	多发性骺发育不良
	Perlecan	Schewartz-Jampel综合征（Ⅰ型）
细胞、生长因子、激素及其受体	PTHR	Jansen干骺端软骨发育不良、Blomstrand软骨发育不良
	FGFR3	软骨发育不全、季肋发育不良、致死性发育不良、克鲁棘皮症、先天性屈曲指、高身材、听力丧失综合征
	FGFR2	Crouzon综合征、Apert综合征、Jackson-Weiss综合征、Pfeiffer综合征
	FGFR1	Pfeiffer综合征
	FGF9	复杂性骨融合综合征
	FGF23	家族性瘤样钙化症
	ACVR1	进行性肌肉骨化症
	GHR	GH抵抗综合征
	GHRH受体	GHRH不敏感综合征
	Phex、DMP1	低磷性骨软化病
	Pit受体	先天性垂体发育不良综合征
	IHH/PTHR1	短指症
	CDMP1	肢端肢中发育不全/短指症
	TGF-β_1突变	进行性骨干发育不良
	LRP5	骨质疏松–假性神经胶质瘤综合征/遗传性骨硬化症
	SOST	骨硬化症

续　表

突变基因		疾　病　类　型
转录因子	Sox 9	短指发育不良及性别颠倒
	Cbfa1	颅骨闭合发育障碍
	HoxD13	合指症
	Msx1	口面裂、牙齿发育不良
	Msx2	颅缝早闭
	p63	裂手足畸形
	Twist	颅缝早闭
其他	EXT1/2	多发性外生性软骨瘤
	SH3BP2	家族性巨颌症
	Rnase MRP 的 RNA 组分	软骨毛发的发育缺陷

一、细胞外基质结构分子突变引起的骨骼发育性疾病

骨骼的结构分子主要包括胶原（Ⅰ、Ⅱ、Ⅹ、Ⅸ、Ⅺ型胶原等）以及骨钙素、骨桥蛋白、碱性磷酸酶等在内的非胶原分子。这些分子除作为组分参与骨骼形成外，同时是骨骼细胞在特定阶段相对特异性的蛋白标志。当编码胶原蛋白的基因发生突变，将引起一系列的疾病。如前所述，COL1A1 和 COL1A2 基因突变，导致 COL1A2 成骨不全和埃勒斯-当洛综合征（EDS）Ⅶ型；COL2A1 基因突变，导致软骨成长不全Ⅱ型、脊柱骨骺发育不良，Kniest 发育不良，斯蒂克勒综合征（有眼部症状：Ⅰ型）；而 COL10A1 基因突变，则导致干骺端软骨发育不全（Schmid 型）。软骨寡聚基质蛋白（COMP）基因突变可导致假性软骨发育不全。MATN3 基因突变引起多发性骺发育不良，而编码基底膜聚糖（perlecan）的基因发生突变则可引起 Schewartz-Jampel 综合征（Ⅰ型）。

二、细胞、生长因子、激素及其受体等突变引起的骨骼发育性疾病

生长因子、激素及其受体在骨骼细胞的增殖、分化与基质分泌等生理活动中发挥重要作用。其编码基因突变，可导致其功能发生改变（丧失/增强等），引起多种骨骼发育障碍性疾病。其中，PTH/PTHrP 受体（PTHR1）的功能增强及降低型突变分别引起 Jansen 干骺端软骨发育不良、Blomstrand 软骨发育不良；FGFR3 的功能增强型突变引起软骨发育不全、致死性发育不全、季肋发育不良、克鲁棘皮症等，而功能降低突变则导致先天性屈曲指、高身材、听力丧失综合征；FGFR2 的功能增强型突变引起 Crouzon 综合征、Apert 综合征、Jackson-Weiss 综合征、Pfeiffer 综合征；而 FGFR1 功能增强型突变引起 Pfeiffer 综合征。FGF-23 的活性降低突变，可能引起家族性瘤样钙化症；而 Phex（phosphate-regulating gene with homolo-gies to endopeptidase on the X chromosme）、DMP1 等可促进 FGF-23 降解的基因突变失活后可使 FGF-23 水平增高，导致低磷性骨软化症。FGF9 突变引起复杂性骨融合综合征；GHR 缺陷将导致 GH 抵抗综合征，病人表现出矮小、肥大；GHRH 受体缺陷则导致 GHRH 不敏感综合征，病人也表现出矮小、肥大；Pit 基因突变导致先天性垂体发育不良综合征，病人除矮小外，智力低下、性功能不全，并且有多发畸形；ACVR1 功能增强突变后可通过配体非依赖的方式激活，病人表现出进行性肌肉骨化症，即软组织和肌肉逐渐消失、骨化，形成石化人。IHH 与 PTHR1 基因突变可引起软骨内成骨障碍，导致短指畸形。软骨形态发生蛋白 1（CDMP1）突变可导致肢端肢中发育不全与短指症。TGF-β_1 突变可导致进行性骨干发育不良，病人由于骨形成与骨吸收偶联障碍，表现为四肢长管状骨对称性皮质增厚、骨干增粗。Wnt 信号的共受体 LRP5 的功能丧失性突变导致骨质疏松-假性神经胶质瘤综合征，而功能获得性突变导

致遗传性骨硬化症。Wnt 信号的抑制性分子 SOST 功能丧失性突变可导致骨硬化蛋白不能表达或功能缺陷，无法抑制 Wnt 信号，使成骨细胞分化及矿化增强导致骨硬化症。

三、转录因子突变引起的骨骼发育性疾病

转录因子在骨相关细胞的命运决定过程中发挥关键作用，因此参与骨发育过程的调节。Cbfa1 杂合缺失的病人表现为颅骨闭合发育障碍；Sox9 杂合缺失可导致短指发育不良及性别颠倒；HoxD13 基因突变可引起并指症，病人通常有手 3/4 指和足 4/5 趾融合；Msx1 单倍剂量不足引起口面裂以及牙齿发育不良；而 Msx2 失活导致以颅面畸形和顶骨孔扩大为特征的颅缝早闭；p63 基因突变可引起裂手足畸形；Twist 突变可导致颅缝早闭。

四、其他分子突变引起的骨骼发育性疾病

除以上提到的分子突变外，参与 RNA 与 DNA 合成与代谢的因子、肿瘤相关（抑）癌基因、参与物质代谢的酶类均可通过影响骨骼相关细胞的功能活性状态也参与骨骼发育的调控。硫酸乙酰肝素可协同多种细胞因子调控细胞增殖与分化。编码硫酸乙酰肝素聚合酶 EXT1/2 突变可导致多发性外生性软骨瘤。编码 c-Abl 结合蛋白的 SH3BP2 突变可导致家族性巨颌症。Rnase MRP 的 RNA 组分突变可引起软骨毛发的发育缺陷。

骨骼构成了人体的基本形态，并发挥保护、支持及运动的功能。骨骼的生长发育受到复杂而又精细的调控。对骨骼发育过程与机制的深入研究有助于更深刻地理解骨骼发育、代谢、修复的细胞、分子机制，更可望为寻求骨骼遗传病、代谢性疾病的治疗方法以及损伤促愈合措施奠定基础。

（陈　林　谢杨丽）

参 考 文 献

［1］ Olsen BR, Reginato AM, Wang W. Bone development. Annu Rev Cell Dev Biol. 2000, 16：191-220. DOI：10.1146/annurev. cellbio. 16. 1. 191.

［2］ 廖二元，曹旭，等. 湘雅代谢性骨病学. 北京：科学出版社，2013.

［3］ Karsenty G, Kronenberg HM, Settembre C. Genetic control of bone formation. Annu Rev Cell Dev Biol, 2009, 25：629-48. DOI：10.1146/annurev. cellbio. 042308. 113308.

［4］ Baek WY, Kim JE. Transcriptional regulation of bone formation. Front Biosci (Schol Ed). 2011, 3：126-135.

［5］ Long F, Ornitz DM. Development of the endochondral skeleton. Cold Spring Harb Perspect Biol, 2013, 5：a008334. DOI：10.1101/cshperspect. a008334.

［6］ Hojo H, Ohba S, Yano F, et al. Coordination of chondrogenesis and osteogenesis by hypertrophic chondrocytes in endochondral bone development. J Bone Miner Metab, 2010, 28：489-502. DOI：10.1007/s00774-010-0199-7.

［7］ Kozhemyakina E, Lassar AB, Zelzer E. A pathway to bone：signaling molecules and transcription factors involved in chondrocyte development and maturation. Development, 2015, 142：817-831. DOI：10.1242/dev. 105536.

［8］ Komori T. Signaling networks in RUNX2-dependent bone development. J Cell Biochem, 2011, 112：750-755. DOI：10.1002/jcb. 22994.

［9］ Zhou X, Zhang Z, Feng JQ, et al. Multiple functions of Osterix are required for bone growth and homeostasis in postnatal mice. Proc Natl Acad Sci USA, 2010, 107：12919-12924. DOI：10.1073/pnas. 0912855107.

［10］ Zhang X, Siclari VA, Lan S, et al. The critical role of the epidermal growth factor receptor in endochondral ossification. J Bone Miner Res, 2011, 26：2622-2633. DOI：10.1002/jbmr. 502.

［11］ Wang RN, Green J, Wang Z, et al. Bone Morphogenetic Protein (BMP) signaling in development and human diseases. Genes Dis, 2014, 1：87-105. DOI：10.1016/j. gendis. 2014. 07. 005.

［12］ Xie Y, Zhou S, Chen H, et al. Recent research on the growth plate：Advances in fibroblast growth factor signaling in growth plate development and disorders. J Mol Endocrinol, 2014, 53：T11-34. DOI：10. 1530/jme-14-0012.

［13］ Wang Y, Li YP, Paulson C, et al. Wnt and the Wnt signaling pathway in bone development and disease. Front Biosci （Landmark Ed）, 2014, 19：379-407.

［14］ Paiva KB, Granjeiro JM. Bone tissue remodeling and development：focus on matrix metalloproteinase functions. Arch Biochem Biophys, 2014, 561：74-87. DOI：10. 1016/j. abb. 2014. 07. 034.

［15］ Superti-Furga A, Bonafe L, Rimoin DL. Molecular-pathogenetic classification of genetic disorders of the skeleton. Am J Med Genet, 2001, 106：282-293.

第五章 儿童骨骼发育特点及其影响因素

儿童及青少年阶段骨骼的正常生长发育是决定成年期峰值骨量及中老年期骨骼健康的重要因素，了解该时期骨骼生长发育特点及其调控因素，促进获得理想的骨峰值，对于减少骨质疏松症等代谢性骨病的发病率具有积极意义，值得关注。对于正常人群，骨量会在长骨骨骺闭合后逐渐达到最高峰，这一顶峰骨量被称为峰值骨量（peak bone mass）。据统计，峰值骨量每增长 10%，未来罹患骨质疏松性骨折的风险将减少 50%，或骨质疏松症发病年龄将推迟 13 年。可见，峰值骨量对于维持骨强度、减少骨质疏松症风险至关重要。研究显示，峰值骨量的一半是在儿童、青少年时期累积，到 18 岁时，峰值骨量的累积已经达到 90%，因此儿童和青少年时期的骨骼正常生长发育是决定峰值骨量高低最为重要的因素，如果能充分利用这一快速骨量积累期，促进机体达到更高的峰值骨量，对于预防中老年时期的骨质疏松症具有积极意义。因此，本章节简要介绍儿童及青少年骨骼生长发育的特点，及其影响因素。

一、儿童及青少年骨骼发育的特点

人体出生时骨骼重量为 70~95g，儿童和青少年期骨骼生长发育快速，以骨构建为主，骨转换速度快，且以骨形成占优势，骨量稳定增长，到青春期结束时，累计骨骼总重女性平均达 2400g、男性平均达到 3300g 左右。骨骼的生长包括线性生长与骨量的累积，儿童期以骨骼线性生长为主，其增长的平均速度为每年 5~6cm。而青少年时期，尤其是青春期，则以骨量累积为主，18 岁时峰值骨量的 90% 已累积完成。由于青春期性腺激素的差异，男女两性的骨小梁数目和厚度无明显差别，但男性皮质骨厚度大于女性，长骨的皮质厚度和管状骨周径均大于女性，男性面积峰值骨密度高于女性，但有研究显示男性峰值体积骨密度与女性接近。男性与女性相似，在 20~39 岁，骨骼生长发育达到骨峰值。

二、儿童及青少年骨骼发育的内分泌调控

儿童及青少年骨骼发育受多种内分泌激素的共同调控，生长激素-胰岛素样生长因子 1、雌激素、雄激素、甲状腺激素、甲状旁腺激素（parathyroid hormone，PTH）、维生素 D、胰岛素等，均对儿童和青少年的骨骼生长及发育发挥重要调控作用。与骨骼线性生长密切相关的是生长激素-胰岛素样生长因子 1、雌激素、雄激素、甲状腺激素；PTH、维生素 D 主要调控骨骼的矿化、增加骨密度。青春期，雌激素与雄激素的分泌明显增加，对骨骼的快速生长和骨量的显著累积，发挥重要作用。雌激素与雄激素通过作用于成骨细胞和破骨细胞的受体，调节基因表达，影响细胞结构和功能，起到促进骨形成、促骨骼纵向生长及抑制骨吸收等作用，雌激素还调控骨骺关闭时间，决定骨骼线性生长的终点。

三、儿童及青少年骨量和骨强度的遗传因素调控

对双生子及核心家系的研究表明，遗传因素对峰值骨量的获得发挥至关重要的作用，峰值骨量大约80% 取决于遗传因素。迄今为止，全基因组关联分析（genome-wide association studies，GWAS）已证实至少 15 种候选基因与儿童及青少年骨密度有较强的关联性，包括 SP7（Osterix）、RANKL（AKAP11）、OPG（TNFRSF11B，COLEC10）、RANK（TNFRSF11A）、PTHLH（KLHDC5）、LRP5（PPP6R3）、RSPO3、WNT16（C7or-f58，CPED1，FAM3C）、WNT4、FUBP3、GALNT3、LGR4（LIN7C）、EYA4、MTAP（MIR31HG）及 RIN3 等。2009 年 GWAS 报道了第一个与儿童全身骨密度可能相关的核苷酸序列SP7（Osterix），对 SP7 缺乏小鼠的研究发现其为 Runx-2（成骨细胞分化的关键转录因子）下游通路中的

特异性转录因子，在成骨细胞分化中行使着"控制基因"的作用。2014年一项大规模针对儿童的GWAS，在9395名5~11岁的儿童中共发现了7种与全身骨量相关的候选基因，包括WNT4、WNT16、TNFSF11、GALNT3、PTHLH、FUBP3及RIN3，这些位点均通过调控WNT通路影响骨的生长发育。

另外，研究显示儿童骨量及骨强度的遗传调控存在差异。相同基因位点对不同部位骨密度的调控是不同的，一项对5300名10岁儿童的研究发现，单核苷酸多态性对颅骨生长发育的影响较四肢骨更显著，TNFRSF11A、TNFRSF11B、EYA4、RSPO3及LGR4等基因与颅骨骨密度关联性较四肢骨更明显。不同基因调控不同的骨成分，GWAS研究发现TNFSF11、ESR1、TNFRSF11B及EYA4等4个基因与青少年皮质骨体积密度关联，而GREM2/FMN2基因与松质骨体积密度相关。不同基因调控骨骼生长发育的机制不同，WNT16可能通过调控骨构塑影响骨皮质厚度，而TNFSF11、ESR1、TNFRSF11B及EYA4则主要参与骨重建的调控。上述基因通过不同信号通路调控骨骼的生长与发育，主要集中在4条信号通路上：WNT通路、甲状旁腺激素通路、雌激素通路和RANK/RANKL/OPG通路。此外，虽然GWAS研究报道的大部分基因位点存在于明确的骨生长发育关键通路上，但仍有部分基因未能与已知骨信号通路关联，且已知基因的调控效应是微小的，仅能解释相关变异约6%。因此，骨骼生长发育的遗传学调控仍需深入研究。

四、营养对儿童及青少年骨骼发育的影响

营养对骨骼发育发挥重要作用，蛋白质、脂肪、钙、维生素D及其他营养元素对骨骼的影响值得关注。有研究对16项随机对照研究进行分析，表明钙在儿童骨骼健康中具有积极作用，对于饮食钙摄入不足的儿童及青少年，适量补充钙剂，有利于全身、髋部及脊柱骨密度的增加，且儿童每日基础钙摄取量越低，补充钙剂使骨密度增长幅度越大。有研究表明，我国儿童及青少年钙的摄入普遍不足，推测适量补充钙剂或摄入含钙丰富的食物，有利于获得较好的峰值骨量。

由于肠道对钙的吸收需要钙转运蛋白的帮助，而钙转运蛋白的基因表达呈维生素D依赖性，充足的维生素D摄入可促进小肠及肾脏对钙、磷的重吸收，从而有利于儿童及青少年骨骼的生长发育。有研究表明青少年补充维生素D，有利于增加腰椎及髋部骨密度，尤其对于基线维生素D缺乏的青少年，补充维生素D对全身及腰椎骨密度增长有积极作用。但是，对于儿童及青少年峰值骨量的增加，有效的维生素D剂量，不同研究的结论并不一致，目前缺乏大样本、随机对照的前瞻性研究证据进一步证实。

另外，骨骼中含有大量的骨基质蛋白，补充蛋白质是否对儿童及青少年骨骼生长发育有益，目前的研究结果尚不一致。在对德国青少年长达4年的队列研究表明，蛋白质摄入对前臂骨骼周长、骨皮质、骨矿物含量以及应力都起到促进作用。而另一项随机对照试验发现，每日补充42g蛋白质对于局部或全身骨矿物含量并没有影响。儿童及青少年阶段，对骨骼有益的蛋白质摄入量究竟是多少，其对骨骼生长发育能发挥多大的益处，植物蛋白与动物蛋白的作用是否相同，值得深入研究。

五、运动对儿童及青少年骨骼发育的影响

多项研究表明运动对儿童骨骼健康有益。一项大型荟萃分析筛选27项研究，结果显示在儿童及青少年阶段，锻炼能够提高骨密度。横断面研究表明，青少年运动员接受高强度体育锻炼者较非高强度运动者骨密度更高，提示骨骼承受的机械力是促进骨形成的重要信号，其能够明显促进骨骼的生长发育。还有研究表明运动对儿童及青少年骨骼健康的影响可能呈剂量相关性。不同运动方式对骨骼生长发育的影响不同，跳跃型运动较跑步或行走等运动，更有利于刺激骨的合成代谢。

六、疾病和药物对儿童及青少年骨骼发育的影响

儿童及青少年的骨骼生长发育也会受到许多不利因素的影响，包括多种疾病和药物可能会影响骨骼生长发育。如果儿童及青少年出现生长减慢，明显骨骼疼痛，骨骼变形，甚至轻微外力下发生骨折等情

况，应警惕罹患遗传性、代谢性、甚至肿瘤性骨病的可能，包括成骨不全症、佝偻病、骨纤维异样增殖症、甲状旁腺功能亢进症、肝肾疾病、风湿免疫病，甚至肿瘤等。其中，引起儿童低骨密度、反复轻微外力下骨折的常见遗传性骨病是成骨不全症，这是重要的骨基质蛋白Ⅰ型胶原编码基因或代谢相关基因突变所致的疾病，85%~90%呈常染色体显性遗传，典型病人可以有明显家族史，具有骨折-蓝巩膜-耳聋三联征等表现，这是导致儿童低骨量最常见的遗传性骨病。多种后天获得性疾病也会影响青少年骨骼发育，包括多种内分泌疾病，例如生长激素缺乏、性腺功能减退、甲状腺功能减退症等，此外，炎性肠病、慢性肝肾功能不全、营养障碍及肿瘤等疾病，也会导致儿童及青少年骨骼生长发育异常。许多药物也会影响儿童、青少年骨骼生长发育，最常见的是糖皮质激素，其呈时间和剂量依赖性导致患儿骨量下降、骨折风险增加，还会导致患儿生长迟滞，此外，长期服用抗癫痫药物也是导致患儿骨骼生长发育异常的常见原因。

对于生长迟缓，具有骨痛、骨骼变形、发生骨折的患儿，应进行详细病史询问及体格检查，进一步行血常规、肝肾功能、钙磷、PTH、25（OH）D、骨转换生化指标、生长激素、胰岛素样生长因子、甲状腺功能、骨骼影像学等检查，有条件时，还应进行多种骨骼疾病的候选基因突变筛查，以积极寻找影响骨骼生长发育的原因，尽早驱除病因，给予针对性治疗，尽快恢复骨骼的正常生长与发育。

由此可见，儿童和青少年阶段骨骼的正常生长发育对于获得理想的峰值骨量，减少未来罹患骨质疏松症等疾病，具有重要意义。然而，目前对我国儿童、青少年阶段骨骼生长发育的状态及其影响因素的研究，还十分不足。儿童及青少年骨骼的生长发育受遗传因素、内分泌激素、营养、运动、疾病及药物的多重复杂影响，关注此阶段的骨骼正常生长发育，减少不利因素的干扰，积极改善内分泌调控，加强营养与运动，促进钙的正平衡，改善维生素 D 缺乏，对于未来的骨骼健康，减少代谢性骨病的发生，具有深远的意义，值得关注。

（李　梅）

参 考 文 献

［1］Stagi S，Cavalli L，Iurato C，et al. Bone metabolism in children and adolescents：main characteristics of the determinants of peak bone mass. Clin Cases Mine Bone Meta，2013，10（3），172-179.

［2］Heaney RP，Abrams S，Dorwson-Hughes B，et al. Peak bone mass. Osteoporos Int，2000，11（12）：985-1009.

［3］Hernandez CJ，Beaupre GS，Carter DR. A theoretical analysis of the relative influences of peak BMD，age-related bone loss and menopause on the development of osteoporosis. Osteo poros Int，2003，14：843-847.

［4］Weaver，CM. The role of nutrition on optimizing peak bone mass. Asia Pac J Clin Nutr，17（S1），2008，135-137.

［5］Golden NH，Abrams，SA. Optimizing bone health in children and adolescents. Pediatrics，2014，134（4），e1229-e1243.

［6］Recker RR，Davies KM，Hinders SM，et al. Bone gain in young adult women. JAMA，1992，268：2403-2408.

［7］Bassett JH，Williams GR. Role of thyroid hormones in skeletal development and bone maintenance. Endocr Rev，2016，37（2），135-187.

［8］Timpson NJ，Tobias JH，Richards JB，et al. Common variants in the region around Osterix are associated with bone mineral density and growth in childhood. Hum Mol Genet，2009，18：1510-1517.

［9］Kemp JP，Medina-Gomez C，Tobias JH，et al. The case for genome-wide association studies of bone acquisition in paediatric and adolescent populations. Bone KEy Reports，2016，5：1-7.

［10］Mitchell JA，Cousminer DL，Zemel BS，et al. Genetics of pediatric bone strength. Nature Publishing Group，2016，5：1-6.

［11］Baron R，Rawadi G，Roman-Roman S. Wnt signaling：a key regulator of bone mass. Curr Top Dev Biol，2006，76：103-127.

［12］Kemp JP，Medina-Gomez C，Estrada St K，et al. Phenotypic dissection of bone mineral density reveals skeletal site specificity and facilitates the identification of novel loci in the genetic regulation of bone mass attainment. PLoS Genet，2014，

10：e1004423.

［13］Paternoster L, Lorentzon M, Lehtimaki T, et al. Genetic determinants of trabecular and cortical volumetric bone mineral densities and bone microstructure. PLoS Genet, 2013, 9：1-15, e1003247.

［14］Estrada K, Styrkarsdottir U, Evangelou E, et al. Genome-wide meta-analysis identifies 56 bone mineral density loci and reveals 14 loci associated with risk of fracture. Nat Genet, 2012, 44：491-501.

［15］Mitchell JA, Cousminer DL, Zemel BS, et al. Genetics of pediatric bone strength. Bone Key Rep, 2016, 20；5：823.

［16］Weaver CM, Gordon CM, Janz KF, et al. The National Osteoporosis Foundation's position statement on peak bone mass development and lifestyle factors：a systematic review and implementation recommendations. Osteoporos Int, 2016, 1281-1386.

［17］Winzenberg T, Jones, G. Vitamin D and bone health in childhood and adolescence. Calcif Tissue Int, 2013, 92 （2）, 140-150.

［18］Vijakainen HT, Natri A-M, Kärkkäinen M, et al. A positive dose-response effect of vitamin D supplementation on site-specific bone mineral augmentation in adolescent girls：A double-blinded randomized placebo controlled 1-year intervention. J Bone Miner Res, 2006, 21：836-844.

［19］Winzenberg T, Powell S, Shaw KA, et al. Effects of vitamin D supplementation on bone density in healthy children：systematic review and meta-analysis. BMJ, 2011, 342：c7254.

［20］Ballard TL, SpeckerBL, Binkley TL, et al. Effect of protein supplementation during a 6-month strength and conditioning program on areal and volumetric bone parameters. Bone, 2006, 38：898-904.

［21］Behringer M, Gruetzner S, McCourt M, et al. Effects of Weight-Bearing activities on bone mineral content and density in children and adolescents：a meta-amalysis. J Bone Miner Res, 2014, 29 （2）, 467-478.

［22］Duncan CS, Blimkie CJ, Cowell CT, et al. Bone mineral density in adolescent female athletes：relationship to exercise type and muscle strength. Med Sci Sports Exerc, 2002, 34 （2）：286-294.

［23］Deere K, Sayers A, Rittweger J, et al. Habitual levels of high, but not moderate or low, impact activity are positively related to hip BMD and geometry：results from a population-based study of adolescents. J Bone Miner Res, 2012, 27 （9）：1887-1195.

［24］Wolff I, van Croonenborg JJ, Kemper HC, et al. The effect of exercise training programs on bone mass：a meta-analysis of published controlled trials in pre-and postmenopausal women. Osteoporos Int, 1999, 9 （1）：1-12.

［25］Ju YI, Sone T, Ohnaru K, et al. Effects of different types of jump impact on trabecular bone mass and microarchitecture in growing rats. PLoS One, 2014, 9：e107953

［26］Maggioli C, & Stagi S. Bone modeling, remodeling, and skeletal health in children and adolescents：mineral accrual, assessment and treatment. Ann Pediatr Endocrinol Metab, 2017, 22 （1）, 1-5.

［27］Liu Y, Asom, Ma D, et al. Gene mutation spectrum and genotype-phenotype correlation in Chinese osteogenesis imperfecta patients revealed by targeted next generation sequencing. Osteoporos Int, 2017, 28：2985-2995.

［28］Choudhary G, Gupta RK, Beniwal J. Bone mineral density in celiac disease. Indian J Pediatr, 2017, 84 （5）：344-348.

第二篇

骨　调　控

第一章　骨的激素调控

骨组织细胞与其他细胞一样浸泡于组织液中，全身多种激素和细胞因子都可以对其进行直接或间接的调节。骨组织自身细胞之间也通过这些因子互相沟通，即所谓旁分泌途径。据研究，成骨细胞自身产生的胰岛素样生长因子-1（insulin-like growth factor-1，IGF-1）可以作用于邻近的成骨细胞，这种作用强度甚至超过了来自体循环的 IGF-1。在临床上，用破骨细胞抑制剂后，成骨细胞的功能也会随后下降，这一现象也可以证明破骨细胞与成骨细胞之间存在联系及其复杂性。下面将叙述各种主要骨代谢调节激素的作用。

第一节　甲状旁腺激素

甲状旁腺最早出现在动物的进化过程中，动物从水生环境来到陆地，可能由于缺少钙元素，在此过程中进化生成钙元素的调节腺体——甲状旁腺。甲状旁腺激素（parathyroid hormone，PTH）由甲状旁腺主细胞分泌，血中钙离子浓度的轻微降低就可刺激 PTH 的分泌，维持机体的正常血钙状态。

一、PTH 分子结构和分泌

哺乳动物甲状旁腺最初合成一个含有 115 个氨基酸的 PTH 前肽原，最终分泌出一个含 84 个氨基酸的全长多肽链。人类 PTH 基因位于 11 号染色体的短臂，编码 PTH 的前体分子即前肽原（prepro PTH）。prepro PTH 在脱掉 25 个氨基酸残基成为 PTH 原（pro PTH），PTH 原脱掉 6 个氨基酸残基后，拥有 84 个氨基酸残基的成熟 PTH 肽才被分泌出来。前序列 25 个氨基酸残基的功能是作为信号肽，指导初生的多肽转运出内质网膜。前序列在内质网中得到清除。而原序列 6 个氨基酸残基的作用目前仍不是十分清楚，它可能参与了多肽的高效内质网运输，并可能在接下来的蛋白质折叠中发挥重要作用。

PTH 和 PTHrP 有着大量的同源序列，主要局限在肽链氨基端的 1–34 区域。此外，PTH 和 PTHrP 还和 39 氨基酸结节漏斗肽（TIP39）共享部分同源性。TIP39 表达在大脑和睾丸，分别有助于痛觉和雄性生育力。PTHrP 最初被认为是恶性高钙血症的体液性介质，在调节软骨内骨形成、平滑肌功能以及乳腺分支形态起着重要的生理作用。编码 PTH、PTHrP 以及 TIP39 的基因有着相似的结构，其中 PTH 和 PTHrP 很可能起源于共同的祖先前体基因。

二、PTH 的受体和信号通路

PTH/PTHrp 受体是 G 蛋白偶联受体超家族中的一个成员，会引发 PTH 靶细胞活性。PTH 结合到受体后导致至少 3 种不同的信号过程。最重要的通路是受体介导的 Gsα 信号激活，引起腺苷酸环化酶活化，继而增加细胞内 cAMP 水平，最终激活蛋白激酶 A。该信号通路在肾脏非常重要：在假性甲状旁腺功能减退症Ⅰa型病人中，肾脏 PTH 抵抗和 Gsα 缺陷相关；在肢端骨发育不全病人中，肾脏 PTH 抵抗和复发性 PRKAR1A 突变（PKA 的调节亚单位）密切相关。PTH 对调控骨吸收和骨形成的关键基因（如 RANKL、SOST）表达的影响，至少部分是通过 cAMP 通路的介导。PTH/PTHrp 受体同样和 Gq 偶联，引起磷脂酶 C 的激活，继而活化蛋白酶 C 并增加细胞内游离钙。该通路可能在肾脏和骨 PTH 活性调节中发挥较小的作用。PTH 结合 PTH/PTHrp 受体，招募衔接蛋白 arrestin 到质膜上。研究已经发现，arrestin 参与了 PTH/PTHrp 受体的脱敏及下调。但是，arrestin 同样作为一个信号分子，协助靶细胞对 PTH 的反应。有趣的是，PTH 拟似物招募 arrestin 到膜上（但不激活 G 蛋白信号）可以促进体内骨形成。

近来的研究揭示了 PTH/PTHrp 受体信号的新复杂性。首先，通常认为 PTH/PTHrp 受体启动信号完全来自其在质膜上的位置。然而，近来发现，在受体胞吞过程中，PTH 仍维持和 PTH/PTHrp 受体的结合，以上现象和 Gsα 持续活化 cAMP 信号密切相关。PTH/PTHrp 受体信号的时间和空间结构域可能是靶细胞响应的决定性因素。其次，PTH/PTHrp 受体激活可能在经典 Wnt 信号通路的活性调节中发挥直接作用。目前发现，PTH/PTHrp 受体可以和这一通路的组成元件-LRP6 相互作用，并使得结构紊乱。这些相互作用有助于 PTH 激活 Wnt 信号。以上结果可能为 PTH 在骨骼和肾脏的作用机制提供新的观点。

三、PTH 的生理学和病理学作用

PTH 的主要功能是调节血钙。PTH 通过以下方式调节血钙：促进骨吸收并释放骨骼中储存的钙，在肾小管减少尿钙的丢失及增加磷酸盐的排泄；通过肾脏生成活性维生素 D 即 $1,25(OH)_2D_3$，进而间接增强肠道钙的吸收。血钙离子以及 $1,25(OH)_2D_3$ 可以负反馈抑制 PTH 的分泌，而血清磷酸盐则可以增加 PTH 的分泌。成纤维细胞生长因子 23（FGF-23）是第三种有助于调节钙磷代谢稳态的激素。它可以促进肾脏磷的排泄，并降低循环 $1,25(OH)_2D_3$ 的水平，进而减少肠道钙吸收。血清钙、PTH、FGF-23、$1,25(OH)_2D_3$ 以及磷之间的相互影响，使得血中钙离子水平在饮食中钙摄入差异极大的情况下，仍保持在一个非常狭窄的范围内。

四、对 PTH 分泌的调节

1. 细胞外钙和钙敏感受体（calcium-seusiug receptor，CaSR）对 PTH 分泌的调节　甲状旁腺的主要生理学功能是维持钙稳态 "calciostat"，对血中钙离子浓度的升高极为敏感，从而调控 PTH 的分泌。钙离子和 PTH 分泌的关系是一个陡峭的 S 形曲线，血中钙离子水平的微小改变就会引起 PTH 分泌的显著变化。这条曲线的中点是甲状旁腺对细胞外钙抑制作用的敏感性反映。血液钙离子的变化通过多种机制影响 PTH（1-84）的分泌。细胞外钙离子的短暂增加引起甲状旁腺细胞内游离钙水平的增加，导致分泌囊泡中钙敏感性蛋白酶的激活。因此，PTH（1-84）裂解出的羧基端碎片也随之增加。尽管目前具体的调控机制仍未明确，细胞内钙的增加同样降低了分泌囊泡中储存钙的释放。血液钙离子的长期改变（如慢性饮食中缺钙、PTH 抵抗）导致 PTH mRNA 表达的增加以及分泌 PTH 的甲状旁腺细胞数目的增多。在正常的生理状态下，甲状旁腺细胞的增殖极低。然而，慢性低钙血症可以引起甲状旁腺细胞数量及体积的增加。

在甲状旁腺细胞表面的细胞外钙可以通过大量表达在这些细胞质膜的 CaSR 来进行 "测量"。细胞外钙水平的增加可以抑制 PTH 分泌，反之，若水平降低则可以增加 PTH 分泌。细胞内钙结合蛋白和在纳摩尔范围内的游离钙（与细胞内游离钙的水平一致）具有亲和力。和上述细胞内钙结合蛋白不同，CaSR 被认为可以结合毫摩尔范围内的游离钙。CaSR 是 G 蛋白偶联受体超家族中的一个成员，包括了细胞外结构域的钙结合元件以及细胞质内的信号决定簇。钙或者拟钙剂如 sensipar 结合到 CaSR 启动子可以激活异源三聚体 G 蛋白（包含 alpha 亚单位 Gq/11 和 Gi），进而引起磷脂酶 C 的激活以及腺苷酸环化酶的抑制，最终导致甲状旁腺细胞内游离钙的增加以及 cAMP 水平的降低。以上信号通路的活化可以抑制 PTH 的合成及分泌，但其中的机制尚未完全阐明。当血液中钙离子下降时，甲状旁腺细胞质膜上 CaSR 传递

的细胞内信号减少，进而使 PTH 分泌增加。在 CaSR 基因突变导致功能缺失的病人中可以看出 CaSR 的重要功能。该基因的杂合突变可以导致家族性低尿钙性高钙血症（FHH）。该病的特征是在高血钙时伴有 PTH 水平的不适当增高。该病病人由于功能性 CaSR 的数量下降导致了钙对 PTH 分泌的抑制作用受损。该病通常不需要手术治疗。CaSR 纯合突变病人中，PTH 分泌显著升高伴有致命性高血钙（新生儿重度甲状旁腺功能亢进症）。该疾病可以用二膦酸盐进行治疗，拟钙剂亦可能有效，但是通常需要在婴儿期进行甲状旁腺全切术。CaSR 基因杂合及纯合突变的小鼠模型也表现出与人类疾病类似的表型。Gq/11 是两种主要的 CaSR 相关 G 蛋白。有趣的是，Gq/11 功能缺失的小鼠同样出现新生儿重度甲状旁腺功能亢进症，该研究证实了 Gq/11 在 CaSR 信号中的作用。CaSR 点突变诱导构成信号是常染色体显性低钙血症的病因。

目前 CaSR 信号抑制 PTH 基因表达的机制仍未完全阐明。部分研究发现，钙可以负调控 PTH 基因转录；另一些研究则认为，钙通过结合一种因子到 3′ 非翻译区，发挥转录后效应从而降低 PTH mRNA 的稳定性。以上效应是通过 CaSR 依赖性细胞内游离钙水平的增加来实现的。相关因子的特性仍有待进一步研究。

目前很多研究发现，CaSR 除了存在于甲状旁腺中以外，还表达在一系列组织中，包括肾脏、甲状腺 C 细胞、肠、骨骼、软骨等。在肾脏中，CaSR 的一个重要功能是协助调节尿钙排泄，该作用并不依赖 PTH。因此，正如在 FHH 病人中观察到的一样，CaSR 信号通路的降低会引起远端小管中钙重吸收增多，进而导致高血钙和低尿钙。尽管 CaSR 在其他外周组织中的生理功能尚未明确，近来条件性敲除模型的研究发现，软骨细胞和成骨细胞中 CaSR 的表达对于维持正常软骨内骨形成极为重要。一些和 CaSR 相互作用的药理学因素可以有效改变 CaSR 下游的第二信使信号。这些所谓的拟钙剂和 CaSR 结合，增加受体对细胞外钙的敏感性，增强受体信号，并进而降低 PTH 分泌。拟钙剂药物对于原发性或者继发性甲状旁腺功能亢进症均有着临床应用价值。钙受体拮抗剂可以作为 CaSR 的药理学拮抗剂，可以降低受体对于细胞外钙的敏感性，进而增加 PTH 分泌。

2. $1,25(OH)_2D_3$ 对 PTH 分泌的调节　众所周知，维生素 D 缺乏可以导致 PTH 生成增加。其原因在于肠道钙吸收的减少，引起低血钙，进而损害了生物活性维生素 D 对 PTH 生成的负反馈调控。因此，在肠道钙吸收减少时，$1,25(OH)_2D_3$ 缺乏可以引起 PTH 分泌增加。慢性肾脏疾病（chrouic kidney disease，CKD）时，$1,25(OH)_2D_3$ 的生成常常受到限制。即使在 CKD 的早期，FGF-23 浓度就已经升高从而协助促进肾脏对磷的排泄。然而，FGF-23 水平升高可以降低 1α-羟化酶活性以及增强 24-羟化酶活性，从而减少 $1,25(OH)_2D_3$ 生成并加速其代谢为无生物活性形式。这些维生素 D 代谢的改变会促进 CKD 病人发生低钙血症及继发性甲状旁腺功能亢进症。高磷血症通常在 CKD 病程的后期发生，继而增加 PTH 的分泌。$1,25(OH)_2D_3$ 通过抑制 PTH 基因转录从而减少 PTH 分泌。$1,25(OH)_2D_3$ 诱导维生素 D 受体结合到 PTH 基因启动子的负调控元件上，并使维生素 D 受体和一个转录抑制因子相联系。钙和 $1,25(OH)_2D$ 协同作用以抑制 PTH 基因表达并限制甲状旁腺细胞增殖。

3. 血浆磷酸、α-Klotho 和 FGF-23 对 PTH 分泌的调节　目前已知高磷血症（例如在 CKD 后期）和甲状旁腺增生以及甲状旁腺功能亢进症密切相关。高磷血症的作用部分是因为血浆磷和游离钙结合，从而降低了血中钙离子水平，进而刺激 PTH 合成、分泌以及甲状旁腺细胞数目增多。然而，血清磷同样可以直接影响甲状旁腺，通过增强 PTH mRNA 的稳定性来增加 PTH 合成。另一个甲状旁腺功能的调控因子是 FGF-23，它由骨细胞/成骨细胞分泌，以适应口服磷摄入的增加以及其他可能因素。FGF-23 作用于肾脏以减少 NPT2a 及 NPT2c 的表达（位于近端肾小管的两种钠依赖性磷转运体），从而减少磷的重吸收。这些作用需要 FGF-23 结合同源的 FGF 受体以及辅受体 α-Klotho 来实现。此外，FGF-23 似乎可以直接抑制 PTH 分泌，因此增加了甲状旁腺活性调控的复杂程度。另外，最近有研究显示：体力活动中 PTH 的分泌很可能受血钙和磷的双重调节，所以我们应该调整 PTH 主要受血钙调节的传统观念。

五、小结

基因工程表达的人 PTH 已经被用于骨质疏松的临床治疗，PTH 既可以导致骨质疏松，又可以治疗骨质疏松，提示 PTH 的作用具有时间依赖性。这一现象的机制值得深入研究。

（张克勤 薛 莹）

参 考 文 献

[1] Potts JT. Parathyroid hormone: past and present. The Journal of Endocrinology, 2005, 187（3）: 311－325. DOI: 10.1677/joe.1.06057 [published Online First: Epub Date].

[2] Kemper B, Habener JF, Mulligan RC, et al. Pre-proparathyroid hormone: a direct translation product of parathyroid messenger RNA. Proceedings of the National Academy of Sciences of the United States of America, 1974, 71（9）: 3731－3735.

[3] Wiren KM, Ivashkiv L, Ma P, et al. Mutations in signal sequence cleavage domain of preproparathyroid hormone alter protein translocation, signal sequence cleavage, and membrane-binding properties. Molecular Endocrinology, 1989, 3（2）: 240－250. DOI: 10.1210/mend-3-2-240 [published Online First: Epub Date].

[4] Usdin TB, Hoare SR, Wang T, et al. TIP39: a new neuropeptide and PTH2－receptor agonist from hypothalamus. Nature Neuroscience, 1999, 2（11）: 941－943. DOI: 10.1038/14724 [published Online First: Epub Date].

[5] Suva LJ, Winslow GA, Wettenhall RE, et al. A parathyroid hormone-related protein implicated in malignant hypercalcemia: cloning and expression. Science, 1987, 237（4817）: 893－896.

[6] Broadus AE, Mangin M, Ikeda K, et al. Humoral hypercalcemia of cancer. Identification of a novel parathyroid hormone-like peptide. The New England Journal of Medicine, 1988, 319（9）: 556－563. DOI: 10.1056/NEJM198809013190906 [published Online First: Epub Date].

[7] Gensure RC, Gardella TJ, Juppner H. Parathyroid hormone and parathyroid hormone-related peptide, and their receptors. Biochemical and Biophysical Research Communications, 2005, 328（3）: 666－678. DOI: 10.1016/j.bbrc.2004.11.069 [published Online First: Epub Date].

[8] Juppner H, Abou-Samra AB, Freeman M, et al. A G protein-linked receptor for parathyroid hormone and parathyroid hormone-related peptide. Science, 1991, 254（5034）: 1024－1026.

[9] Datta NS, Abou-Samra AB. PTH and PTHrP signaling in osteoblasts. Cellular signalling, 2009, 21（8）: 1245－1254. DOI: 10.1016/j.cellsig.2009.02.012 [published Online First: Epub Date].

第二节　活性维生素 D

维生素 D_3 在体内经过羟化变成活性的 1,25 $(OH)_2D_3$ 后在体内发挥广泛的生物学作用，包括对钙磷平衡、骨重建、肠道和肾脏钙的吸收与重吸收等经典作用及对甲状旁腺、胰腺、免疫调节和毛发生长等非经典作用。

一、维生素 D 的合成

维生素 D_3 来源于 7-脱氢胆固醇（7-DHC），7-DHC 经照射后可产生维生素 D_3 前体，维生素 D_3 前体最终通过温度依赖性三烯重排，形成维生素 D_3、光甾醇和速甾醇。皮肤颜色、光照强度、纬度、皮肤暴露的面积均影响维生素 D_3 的合成效果。在皮肤合成进入循环后，维生素 D_3 可在血液中存在 1 周时间。血液中的维生素 D_3 通过与血清中维生素 D 结合蛋白（vitamin D binding protein，DBP）结合后，可转运到特定部位储存（主要在肌肉和脂肪），同时转运到一些组织。主要在肝脏中，维生素 D_3 经过活性转化的第一步变成 25 $(OH) D_3$，它是代表人体含有维生素 D 数量的最可靠标志物。25 $(OH) D_3$ 通过 1α-羟化酶（由 CYP27B1 基因编码）转化为活性 1,25 双羟维生素 D_3 [1,25 $(OH)_2D_3$]。近端肾小管上皮细胞是 CYP27B1 的主要来源，产生了体内很大部分的 1, 25（OH）$_2$D$_3$，从而维持机体钙平衡。CYP27B1 也存在于很多肾脏外部位，如免疫细胞、正常和恶性上皮细胞，通过合成 1, 25（OH）$_2$D$_3$ 与这些细胞本身和/或其邻近细胞上的维生素 D 受体结合，而在局部发挥自分泌和旁分泌作用。

二、1, 25（OH）$_2$D$_3$ 的信号传递

1, 25（OH）$_2$D$_3$ 为维生素 D 受体（vitamin D receptor，VDR）的特异、天然配体。VDR 为细胞核受体，与 1, 25（OH）$_2$D$_3$ 结合后可调节相关基因的转录。VDR 通过与视黄酸-X 受体（retinoid-X receptors，RXR）形成异二聚体发挥生物学作用。VDR-RXRs 异二聚体与 DNA 反应原件结合，并以配体依赖途径募集共激活子，这些共激活子联接受体复合物到基本转录元件，从而调节靶基因的转录。活性维生素 D 可通过 VDR-RXRs 异二聚体上调一些基因的转录，如骨钙素，也可以下调某些基因的转录，如 1α-羟化酶和肾素。VDR 基因的表达受一些激素和细胞因子的调节，如糖皮质激素可减少骨肉瘤细胞系中 VDR 基因的表达，而活性维生素 D 可促进多种细胞类型中 VDR 的表达。

1, 25（OH）$_2$D$_3$ 的经典功能为通过 3 个靶器官（骨、肠和肾）对体内钙磷进行调节，然而 1, 25（OH）$_2$D$_3$ 的受体存在很广泛，并不仅存在于这 3 个器官，实际上表达 VDR 的组织远远多于不表达的。且一部分组织可表达 CYP27B1，可自身合成 1, 25（OH）$_2$D$_3$。这些发现的生物学重要性在于活性维生素 D 对这些器官的调节为非经典作用，包括对细胞增殖和分化的调节、对激素分泌的调节及免疫调节等。

三、活性维生素 D 的生理作用

（一）对钙磷代谢的调节

活性维生素 D$_3$ 对钙、磷的调节是通过与其他两个多肽激素一起发挥作用的：甲状旁腺激素（parathyroid hormone，PTH）和成纤维细胞生长因子 23（fibroblast growth factor 23，FGF-23）。活性维生素 D$_3$ 与这两种激素可形成反馈调节环。PTH 促进肾脏产生 1, 25（OH）$_2$D$_3$，同时 1, 25（OH）$_2$D$_3$ 可通过反馈机制抑制 PTH 的产生，包括直接通过转录机制及间接通过升高血钙。甲状旁腺表达 VDR 和 CYP27B1，故可调节 PTH 的 1, 25（OH）$_2$D$_3$ 可能包含外源的及甲状旁腺自身合成的。钙通过甲状旁腺上的钙敏感受体（calcium sensing receptor，CaSR）抑制 PTH 的释放。1, 25（OH）$_2$D$_3$ 可增加甲状旁腺上的 CaSR，同时钙可增加甲状旁腺中 VDR 的表达，两者协同进一步加强钙和 1, 25（OH）$_2$D$_3$ 对 PTH 的负性调节作用。另外，FGF-23 抑制肾脏 1, 25（OH）$_2$D$_3$ 的产生，并增加 CYP24A 的表达从而促进 1, 25（OH）$_2$D$_3$ 的降解，同时 1, 25（OH）$_2$D$_3$ 可刺激 FGF-23 在骨骼中的生成。FGF-23 在发挥作用过程中，需要 klotho 作为共作用因子（klotho 是一个多功能蛋白，参与钙磷代谢的调节）。1, 25（OH）$_2$D$_3$ 能上调 klotho 的表达，而 klotho 缺失可介导 CYP27B1 的产生。饮食中的磷也可调节 FGF-23 的水平（高磷摄入有刺激作用），该作用独立于 1, 25（OH）$_2$D$_3$，因为在 VDR 基因敲除的小鼠中高磷仍可刺激 FGF-23 的生成。相似地，高磷也可刺激 PTH 的分泌，该作用独立于高磷对 1, 25（OH）$_2$D$_3$ 的抑制作用。FGF-23 可在较多组织中表达，如甲状旁腺，但其主要的来源是骨细胞、骨内膜细胞和有活性的成骨细胞。

（二）在骨重建中的作用

目前尚不确定 1, 25（OH）$_2$D$_3$ 是通过直接作用于骨骼，还是通过促进肠道钙、磷吸收而间接发挥抗佝偻病作用。VDR 基因敲除小鼠在断奶后可出现继发性甲状旁腺功能亢进、低血钙和佝偻病的表现。然而，当给 VDR 基因敲除小鼠喂养"营救食物"——含高水平的钙、磷及乳糖，就可预防佝偻病和软骨病的发生。这些结果说明，1, 25（OH）$_2$D$_3$ 的主要作用在于促进肠道钙磷吸收供给骨骼，而不在于 1, 25（OH）$_2$D$_3$ 对骨骼的直接作用。并且在 VDR 基因敲除小鼠肠道中通过转基因表达 VDR 后，血清钙、骨密度和骨量可达正常。然而，在 CYP27B1 基因敲除小鼠和 CP27B1/VDR 双基因敲除小鼠中进行的体内研究结果显示，"营救饮食"可纠正低血钙和继发性甲状旁腺功能亢进，但成骨细胞数量、矿化沉积率和骨量不能被完全纠正，说明 1, 25（OH）$_2$D$_3$-VDR 系统对骨骼尚具有直接作用。体外试验也显示 1, 25（OH）$_2$D$_3$ 对

骨骼具有直接作用，因为 1,25（OH）$_2$D$_3$ 在体外可促进成骨细胞分化和破骨细胞生成。1,25（OH）$_2$D$_3$ 对破骨细胞的作用是间接的，它通过上调成骨细胞中 RANKL 的表达，影响成骨细胞与破骨细胞前体之间的细胞接触。同时，1,25（OH）$_2$D$_3$ 可下调 OPG 的表达。还有报道显示，1,25（OH）$_2$D$_3$ 可促进成骨细胞产生钙结合蛋白——骨钙素和骨桥蛋白。并且，1,25（OH）$_2$D$_3$ 还能调节成骨细胞分化过程中的重要转录因子 Runx2。成骨细胞转基因过表达 VDR 的小鼠骨形成增加，进一步表明 1,25（OH）$_2$D$_3$ 对骨骼的直接作用。综上，1,25（OH）$_2$D$_3$ 对骨骼的作用是多样的，可影响骨形成和骨吸收。

（三）对肠道的作用

人体在对钙需求增加时，如生长、怀孕或哺乳期，1,25（OH）$_2$D$_3$ 合成增加可促进肠钙的吸收。在 VDR 基因敲除小鼠，肠钙吸收不良是主要表型，表明 1,25（OH）$_2$D$_3$ 的一个主要功能是通过增加肠钙吸收维持钙的代谢平衡。目前认为，肠道钙吸收有两种模式：一种是可饱和的过程，主要是跨细胞转运；另一种是非饱和的扩散过程。后者主要发生在细胞间，需要管腔内离子钙浓度高 2~6mmol/L（例如，在相邻的肠道上皮细胞之间）。1,25（OH）$_2$D$_3$ 已被证明可参与上述两种肠钙吸收过程。在跨细胞肠钙吸收过程中，1,25（OH）$_2$D$_3$ 可调节其中三步：钙通过刷状缘、细胞内扩散、通过基底膜释放所需的能量。

钙自肠上皮细胞的释放也受 1,25（OH）$_2$D$_3$ 的调节。有报道显示，1,25（OH）$_2$D$_3$ 可刺激质膜上的钙泵（PMCA），说明肠道钙吸收可能与 1,25（OH）$_2$D$_3$ 直接作用于钙泵的表达有关。1,25（OH）$_2$D$_3$ 也可直接促进钙进入肠上皮细胞。近来从大鼠十二指肠克隆出一个选择性钙通道（TRPV6），该钙通道与 calbindin 共定位，且可被 1,25（OH）$_2$D$_3$ 介导表达。研究已证明 TRPV6 在维生素 D 依赖性钙进入肠上皮细胞过程中发挥重要作用。在 calbindin-D$_{9k}$/TRPV6 双基因敲除小鼠中的研究数据表明，低钙饮食和 1,25（OH）$_2$D$_3$ 均不能有效刺激该模式小鼠的肠钙吸收，这个结果说明这两个蛋白通过共同作用影响肠道钙吸收。可能钙结合蛋白并不是钙扩散的促进因子（有违于维生素 D 调节钙跨细胞吸收的传统模型），但钙结合蛋白确实通过调节 TRPV6 促进钙吸收。

（四）对肾脏的作用

除了骨骼和肠道外，1,25（OH）$_2$D$_3$ 还可通过肾脏调节钙平衡。研究显示，1,25（OH）$_2$D$_3$ 可增加 PTH 在远端肾小管上的钙转运，该作用至少部分是通过增加远端小管细胞上 PTH 受体 mRNA 的表达和增加 PTH 受体的结合活性。1,25（OH）$_2$D$_3$ 也可增加远端肾小管上钙结合蛋白的合成。数据表明，钙结合蛋白-D$_{28k}$ 可刺激远端小管腔面钙转运系统对钙的亲和力，而钙结合蛋白-D$_{9k}$ 可增加基底膜侧三磷酸腺苷（ATP）依赖的钙转运过程。另外，在远曲小管和远端集合管，1,25（OH）$_2$D$_3$ 可促进与钙结合蛋白共定位表达的钙通道 TRPV5 的功能，该过程与在肾脏的研究相似。钙结合蛋白-D$_{28k}$ 可直接与 TRPV5 关联，从而控制 TRPV5 介导的钙内流。因此，1,25（OH）$_2$D$_3$ 通过增加 PTH 的作用及介导 TRPV5 和钙结合蛋白而影响远端肾小管的钙转运。1,25（OH）$_2$D$_3$ 在肾脏的另一个重要作用是抑制 CYP27B1 并介导 CYP24。除调节远端肾单位的钙转运及对 CYP27B1 和 CYP24 的调节，有研究还表明，1,25（OH）$_2$D$_3$ 可通过钠磷转运子 B（NPTB）影响近端肾小管磷的重吸收。根据甲状旁腺的状态及实验条件，1,25（OH）$_2$D$_3$ 还被报道能增加或减少磷的重吸收。

（五）对非经典靶器官的作用

1. 甲状旁腺　甲状旁腺是 1,25（OH）$_2$D$_3$ 的一个重要靶器官。如前所述，1,25（OH）$_2$D$_3$ 可抑制甲状旁腺合成和分泌 PTH，并抑制腺体中甲状旁腺合成细胞的增殖。还有研究显示，1,25（OH）$_2$D$_3$ 可上调甲状旁腺钙敏感受体的转录，从而增加钙对甲状旁腺抑制的敏感性。甲状旁腺除了表达 VDR 外，还表达 CYP27B1，因此除全身 1,25（OH）$_2$D$_3$ 外，局部产生的 1,25（OH）$_2$D$_3$ 可能对 PTH 的产生和分泌也起调节作用。

2. 胰腺　胰腺可表达 VDR，是 1,25（OH）$_2$D$_3$ 作用的另一个非经典靶器官。报道显示，1,25（OH）$_2$D$_3$ 可以促进胰岛素的分泌，但具体作用机制尚不清楚。自动摄像照相术和免疫细胞化学的数据均证实 VDR 和钙结合蛋白-D$_{28k}$ 均在胰腺 B 细胞上有表达。对钙结合蛋白-D$_{28k}$ 基因敲除小鼠的研究发现，钙结合蛋白-D$_{28k}$通过调节细胞内钙，可调控去极化刺激的胰岛素释放。除此之外，钙结合蛋白-D$_{28k}$通过缓冲钙可阻止细胞因子介导的胰岛 B 细胞损伤。这些发现对于 1 型糖尿病和预防细胞因子介导的胰岛 B 细胞损伤具有很重要的临床治疗意义，同时对 2 型糖尿病和胰岛素分泌也具有潜质的临床价值。

3. 免疫调节的作用　维生素 D 对免疫调节的功能在 30 年前首次报道。当时发现激活的人炎症细胞表达 VDR 并且疾病激活的巨噬细胞可产生 1, 25（OH)$_2$D$_3$。近些年的研究表明，1, 25（OH)$_2$D$_3$ 可调节先天免疫和获得适应性免疫，但 1, 25（OH)$_2$D$_3$ 对这两个过程的调节呈现出相反的作用，可促进前者并抑制后者。

4. 表皮分化和毛发生长的作用　角化细胞中存在 CYP27B1，由角化细胞产生的 1, 25（OH)$_2$D$_3$ 对表皮分化可能是一个自分泌或旁分泌因子。正常情况下，角化细胞中产生的 1, 25（OH)$_2$D$_3$ 在数量上对循环中该激素的水平高低无影响。VDR 基因敲除小鼠可表现出表皮分化的缺陷，如内皮蛋白和兜甲蛋白水平减少、透明角质颗粒消失、钙梯度消失及板层小体产生和分泌受阻，最终导致表皮屏障功能缺陷。

脱发症是很多 VDR 基因突变病人的临床表现。维生素 D 缺乏及 CYP27B1 缺乏本身并不能引起脱发症，激素结合区突变的 VDR 尽管不能与 1, 25（OH)$_2$D$_3$ 或其共激活子结合，但仍可纠正脱发症的表型，说明 VDR 在脱发症发生中的作用不依赖于 1, 25（OH)$_2$D$_3$ 或其共激活子。

四、小结

综上所述，维生素 D 在体内活化后可调节钙磷平衡、骨重建，并能在全身诸多器官发挥生物学作用。至今，对维生素 D 的作用尚未完全了解，需要进一步研究。

（张克勤　宋利格）

参 考 文 献

［1］ Adams JS, Clemens TL, Parrish JA, et al. Vitamin-D synthesis and metabolism after ultraviolet irradiation of normal and vitamin-D-deficient subjects. N Engl J Med, 1982, 306 (12)：722-725.

［2］ Heaney RP, Horst RL, Cullen DM, et al. Vitamin D$_3$ distribution and status in the body. J Am Coll Nutr, 2009, 28 (3)：252-256.

［3］ Holick MF. Vitamin D deficiency. N Engl J Med, 2007, 357 (3)：266-281.

［4］ Hewison M, Burke F, Evans KN, et al. Extra-renal 25-hydroxyvitamin D3-1alpha-hydroxylase in human health and disease. J Steroid Biochem Mol Biol, 2007, 103 (3-5)：316-321.

［5］ Li YC, Pirro AE, Amling M, et al. Targeted ablation of the vitamin D receptor：an animal model of vitamin D-dependent rickets type Ⅱ with alopecia. Proc Natl Acad Sci USA, 1997, 2, 94 (18)：9831-9835.

［6］ Yoshizawa T, Handa Y, Uematsu Y, et al. Mice lacking the vitamin D receptor exhibit impaired bone formation, uterine hypoplasia and growth retardation after weaning. Nat Genet, 1997, 16 (4)：391-396.

［7］ Amling M, Priemel M, Holzmann T, et al. Rescue of the skeletal phenotype of vitamin D receptor-ablated mice in the setting of normal mineral ion homeostasis：formal histomorphometric and biomechanical analyses. Endocrinology, 1999, 140 (11)：4982-4987.

［8］ Xue Y, Fleet JC. Intestinal vitamin D receptor is required for normal calcium and bone metabolism in mice. Gastroenterology, 2009, 136 (4)：1317-1327, e1-2.

［9］ Panda DK, Miao D, Bolivar I, et al. Inactivation of the 25-hydroxyvitamin D 1alpha-hydroxylase and vitamin D receptor demonstrates independent and interdependent effects of calcium and vitamin D on skeletal and mineral homeostasis. J Biol Chem, 2004, 279 (16)：16754-16766.

［10］ Raisz LG, Trummel CL, Holick MF, et al. 1, 25-dihydroxycholecalciferol：a potent stimulator of bone resorption in tissue culture. Science, 1972, 175 (4023)：768-769.

［11］ Gardiner EM, Baldock PA, Thomas GP, et al. Increased formation and decreased resorption of bone in mice with elevated vitamin D receptor in mature cells of the osteoblastic lineage. FASEB J, 2000, 14 (13): 1908-1916.

[12] Wasserman RH, Fullmer CS. Vitamin D and intestinal calcium transport: facts, speculations and hypotheses. J Nutr, 1995, 125 (7 Suppl): 1971S-1979S.

[13] Fleet JC, Schoch RD. Molecular mechanisms for regulation of intestinal calcium absorption by vitamin D and other factors. Crit Rev Clin Lab Sci, 2010, 47 (4): 181-195.

[14] Benn BS, Ajibade D, Porta A, et al. Active intestinal calcium transport in the absence of transient receptor potential vanilloid type 6 and calbindin-D9k. Endocrinology, 2008, 149 (6): 3196-3205.

[15] Sneddon WB, Barry EL, Coutermarsh BA, et al. Regulation of renal parathyroid hormone receptor expression by 1, 25-dihydroxyvitamin D_3 and retinoic acid. Cell Physiol Biochem, 1998, 8 (5): 261-277.

[16] Omdahl JL, Bobrovnikova EA, Choe S, et al. Overview of regulatory cytochrome P450 enzymes of the vitamin D pathway. Steroids, 2001, 66 (3-5): 381-389.

[17] Kaneko I, Segawa H, Furutani J, et al. Hypophosphatemia in vitamin D receptor null mice: effect of rescue diet on the developmental changes in renal Na^+-dependent phosphate cotransporters. Pflugers Arch, 2011, 461 (1): 77-90.

[18] Clark SA, Stumpf WE, Sar M, et al. Target cells for 1, 25 dihydroxyvitamin D_3 in the pancreas. Cell Tissue Res, 1980, 209 (3): 515-520.

[19] Morrissey RL, Bucci TJ, Richard B, et al. Calcium-binding protein: its cellular localization in jejunum, kidney and pancreas. Proc Soc Exp Biol Med, 1975, 149 (1): 56-60.

[20] Sooy K, Schermerhorn T, Noda M, et al. Calbindin-D (28k) controls [Ca (2+)] (i) and insulin release. Evidence obtained from calbindin-d (28k) knockout mice and beta cell lines. J Biol Chem, 1999, 274 (48): 34343-34349.

[21] Rabinovitch A, Suarez-Pinzon WL, Sooy K, et al. Christakos S. Expression of calbindin-D (28k) in a pancreatic islet beta-cell line protects against cytokine-induced apoptosis and necrosis. Endocrinology, 2001, 142 (8): 3649-3655.

第三节 性 激 素

性激素主要包括雌激素、雄激素和孕激素三大类，每类激素又包括多种成分，同一类激素中各成分对骨的作用也可能不完全一致。

一、雌激素

雌激素包括雌二醇等，通过雌激素受体（estrogen receptor，ER）发挥作用，雌激素受体有 ERα 和 ERβ 两种。

雌激素对男性和女性的骨骼发育中都起主要作用，对长骨生长、青春期骨骼冲刺生长、达到峰值骨量、骺板闭合都是很必要的。雌激素对维持男性或女性成年人的骨量也有作用，老龄或者性腺功能下降伴随的雌激素水平下降或缺乏可以导致骨量减少和发生骨质疏松风险增加；绝经后女性发生骨质疏松的主要原因是雌激素缺乏：绝经后骨吸收增加了90%，而骨形成只增加了45%，这样的不平衡导致了绝经后数年内骨量流失加速，给予雌激素替代治疗后可以防止骨量流失、提高骨密度；但是雌激素替代疗法可能会增加子宫内膜癌或乳腺癌的风险。随着年龄的增长，男性和女性体内的雌激素水平下降。

在细胞水平，雌激素可以促进破骨细胞凋亡，抑制破骨细胞活性及其形成、分化，从而抑制骨吸收；雌激素促进成骨细胞形成、增殖和活性，抑制成骨细胞凋亡，促进成骨。在分子水平，雌激素可以减少白介素 IL-1、IL-6、IL-7、肿瘤坏死因子 TNF-α 和巨噬细胞集落刺激因子（M-CSF）等细胞因子的产生，从而促进破骨细胞凋亡；雌激素可以促进转化生长因子 TGF-β 的产生，从而抑制破骨细胞活性和促进破骨细胞凋亡。雌激素可以抑制成骨细胞中的核因子-κB 受体活化因子配体（receptor activator for nuclear factor-κB ligand，RANKL）的合成并增加 RANKL 的诱饵受体骨保护素（osteoprotegerin，OPG）的产生，从而抑制骨吸收：RANKL 促进破骨细胞的生成、分化和发挥作用；OPG 由成骨细胞分泌，可以抑制 RANKL 途径介导的破骨细胞分化成熟，抑制破骨细胞活性。雌激素也可以通过激活 Fas/FasL 信号通路诱导破骨细胞凋亡和抑制破骨细胞形成。FasL 是细胞表面膜受体 Fas 的配体，FasL 与 Fas 结合之后可以诱导表达 Fas 的细胞凋亡。雌激素可抑制成骨细胞中的氧化应激和核因子-κB（NF-κB）的活性，抑制成骨细胞凋亡，从而增强成骨细胞活性并延长其寿命。雌激素可以促进骨髓间充质干细胞（mesenchymal stem cell，MSC）向成骨细胞方向分化而不是向脂肪细胞方向分化，降低雌激素水平，MSCs 则可能更倾向于分化为脂肪细胞而不是成骨细胞，最终导致破骨细胞活性相对增强。

二、雄激素

雄激素包括睾酮和二氢睾酮等，通过雄激素受体（androgen receptor，AR）发挥作用。雄激素对男性和女性的骨骼生长发育、达到峰值骨量和骨量维持起调节作用，雄激素在青春期男性骨骼发育中发挥重要作用：血清游离睾酮水平与皮质骨量正相关；青春期前性腺功能减退导致雄激素缺乏与低骨密度相关，在骺板闭合前给予雄激素可以提高骨量，雄激素对女性峰值骨量也有影响，雄激素高的女性与高骨密度相关。雄激素对维持男性或女性成年人的骨量也有作用，老龄或者性腺功能下降伴随的雄激素水平下降或缺乏可以导致骨量减少和发生骨质疏松风险增加，缺乏雄激素会导致骨转换增加，骨量流失加速。随着年龄的增长，男性和女性体内的雄激素水平下降。

在细胞水平，雄激素可以促进成骨细胞增殖、分化，并且抑制成骨细胞凋亡，延长成骨细胞寿命，促进骨形成；雄激素可以抑制破骨细胞生成，抑制破骨细胞内的溶酶体酶活性和骨吸收过程。在分子水平，雄激素可以抑制白介素 IL-1、IL-6 的产生从而促进破骨细胞凋亡，抑制成骨细胞凋亡，促进 TGF-β 的表达从而促进成骨细胞增殖和分化成熟，雄激素可以促进成骨细胞分泌 OPG 从而减少破骨细胞的形成和抑制骨吸收。

三、孕激素

孕激素包括孕酮等，通过孕激素受体（progestin receptor，PR）发挥作用，孕激素受体有 PRA 和 PRB 两种。醋酸甲羟孕酮（medroxyprogesterone acetate，MPA）：绝经后妇女的雌孕激素联合疗法，其中的低剂量（5~10mg/d）的 MPA 对雌激素防止骨量流失效果没有影响。在一个为期 3 年的多中心、随机、双盲、对照的绝经后雌/孕激素干预试验中，875 名年龄在 45~64 岁的健康妇女被随机分到 5 个组中，分别是安慰剂组、雌激素组（0.625mg/d）、雌激素（0.625mg/d）联合 MPA（10~12mg/d）组、雌激素（0.625mg/d）联合 MPA（2.5mg/d）组、雌激素（0.625mg/d）联合微粒化孕酮（micronized progesterone，MP）（200mg/d，每月用 12 天）组。3 年后，安慰剂组脊椎和髋骨 BMD 下降，而 4 个治疗组的脊椎和髋骨 BMD 增加程度相似。

然而，用于治疗妇产科疾病或者用于避孕等时所使用的高剂量的 MPA 会增加骨量流失，可能原因是其造成相对雌激素不足。2004 年，美国食品药品监督管理局要求 depot medroxyprogesterone acetate（DMPA）外包装要用标签注明：使用 DMPA 的妇女可能会骨密度下降，使用时间越长可能骨量流失越严重，且可能不完全可逆。推荐只有在其他避孕措施不够充分的情况下才将 DMPA 用于长期避孕（例如超过 2 年），而且应该定期检测 BMD。

长期使用 DMPA 可能会造成 BMD 下降的一个可能原因是 DMPA 抑制促性腺激素分泌，从而抑制卵巢分泌雌激素：一个年龄在 19~46 岁的 31 名使用 DMPA 避孕的妇女的前瞻性研究中，每周监测其血清雌孕激素水平，发现其血清雌激素水平低于正常水平。在低雌激素状态，对骨吸收的抑制作用减弱，最终骨吸收超过了骨形成，导致了 BMD 下降。长期使用 DMPA 避孕抑制了雌激素水平，可能会导致骨量流失、骨密度下降，增加骨折的风险，尤其是在围绝经期妇女中，所造成的骨量流失在停用 DMPA 后可能是可逆的。

四、小结

性激素除了帮助完成生殖任务外，对骨和全身物质代谢都有非常重要的调节作用，但是，关于性激素对骨的作用，仍然有许多问题没有研究清楚，如男性体内的雌激素和女性体内的雄激素对骨有什么调节作用？作用的程度如何？在不同的年龄阶段，性激素间什么比例对骨的生长、骨质疏松的预防最有利，诸如这些问题都有待于进一步研究。

（张克勤 左 跃）

参 考 文 献

［1］ Sotomayor-Zarate R，Crug G，Renard GM，et al. Sex hormones and brain dopamine functions. Cent Nerv Syst Agents Med Chem，2014，14（2）：62-71.

［2］ Gennari L，D Merlotti，R Nuti、Aromatase activity and bone loss. Adv Clin Chem，2011，54：129-164.

［3］ Chamouni，AF Oury. Reciprocal interaction between bone and gonads. Arch Biochem Biophys，2014，561：147-153.

［4］ Cauley JA. Estrogen and bone health in men and women. Steroids，2015，99（Pt A）：11-15.

［5］ Hofbauer LC，Khoslas，Dunstan CR，et al. Estrogen stimulates gene expression and protein production of osteoprotegerin in human osteoblastic cells. Endocrinology，1999，140（9）：4367-4370.

［6］ Khosla SMJ Oursler，DG. Monroe，Estrogen and the skeleton. Trends Endocrinol Metab，2012，23（11）：576-581.

［7］ Zhao JW，Gao ZL，Mei H，et al. Differentiation of human mesenchymal stem cells：the potential mechanism for estrogen-induced preferential osteoblast versus adipocyte differentiation. Am J Med Sci，2011，341（6）：460-468.

［8］ Chin KY，Ima-Nirwana S. Sex steroids and bone health status in men. Int J Endocrinol，2012，2012：208719.

［9］ Effects of hormone therapy on bone mineral density：results from the postmenopausal estrogen/progestin interventions（PEPI）trial. The Writing Group for the PEPI. JAMA，1996，276（17）：1389-1396.

［10］ Clark MK，Sowers M，Levy BT，et al. Magnitude and variability of sequential estradiol and progesterone concentrations in women using depot medroxyprogesterone acetate for contraception. Fertil Steril，2001，75（5）：871-877.

［11］ Westhoff C. Depot-medroxyprogesterone acetate injection（Depo-Provera）：a highly effective contraceptive option with proven long-term safety. Contraception，2003，68（2）：75-87.

第四节 糖皮质激素

慢性的糖皮质激素（glucocorticoid，GC）水平增加，无论是外源性或是内源性（如库欣综合征），均可导致骨质疏松和骨折。骨量丢失的风险在使用 GC 的前几个月里最为显著，随后骨量丢失变缓但仍持续平稳进行。因 GC 可在减少骨形成的同时增加骨吸收，所以 GC 的使用可导致早期快速骨丢失。长期应用 GC，破骨细胞（osteoclast，OC）介导的骨吸收减慢，而成骨细胞（osteoblast，OB）介导的骨形成的抑制成为 GC 对骨最显著的影响。GC 治疗会导致骨折风险的增加，尤其是在快速骨丢失阶段椎体骨折发生较早。

一、糖皮质激素对 OB 的影响

1. 抑制成骨细胞周期 关于 GC 在体外抑制 OB 增殖的报道可以追溯到 1970 年代。GC 处理小鼠后发现了 GC 在体内抑制 OB 增殖的确实证据：有骨形成能力的骨髓衍生 CFU-OB 数量显著减少。

2. 抑制成骨细胞分化和功能 骨髓内的基质前体细胞可生成成骨细胞进而产生新骨基质以终身修复受侵袭表面。早期前体细胞，即我们通常所说的骨髓基质多功能细胞或骨髓间充质干细胞，可选择性影响细胞某个发展阶段而改变其命运，包括众所周知的相互影响的成脂和成骨分化过程。很多体外试验表明 GC 影响这种竞争性的细胞命运选择过程，促进骨髓基质细胞向脂肪细胞分化的同时抑制其向成骨细胞分化。Dex 处理 ST2 骨髓衍生多能细胞后脂肪细胞相关基因 PPARr、C/EBPα、C/EBP 和脂肪酶表达显著增加，RUNX2 表达降低。Dex 处理 MC3T3-E1 前成骨细胞同样可通过全基因表达谱检测到 C/EBPα 和 C/EBP 表达增加。与原代成骨细胞和 MC3T3-E1 细胞相似，GC 只在早期应用时才能驱使 ST2 细胞向脂肪细胞分化而远离成骨分化；一旦细胞已经进入成骨细胞系，即使应用 GC 也不能改变骨的表型。GC 用于小鼠和人后骨髓的"肥胖"支持了糖皮质激素介导的骨质疏松这一疾病部分是由于 GC 促进骨髓间充质干细胞向脂肪细胞分化而抑制其向成骨细胞分化造成，但该说法尚缺乏直接的体内试验证据。

GC 穿过 OB 膜后，与 OB 内糖皮质激素受体（glucocorticoid receptor，GR）上的 E 片段结合，形成激素-受体复合素，然后该复合物与 GC 靶基因上的激素反应片段连接，在其他基因的调节下，抑制 OB 的增殖、分化和功能，促进 OB 的凋亡。GC 主要通过以下两种方式对 OB 起抑制作用：通过特异性受体介导，抑制 OB 前体的分化，使 OB 活性降低和数量减少；或是通过转录与转录后机制，减少 I 型胶原和非胶原蛋白，包括碱性磷酸酶（ALP）、骨钙素（OCN）、骨桥蛋白（OPN）、骨涎蛋白（OSN）等的合成，又以组织特异性的方式提高 OB 胶原酶 mRNA 和蛋白水平的表达，促进 I 型胶原蛋白的分解。此外，胰岛素样生长因子刺激骨基质合成，独立影响骨基质形成和细胞复制，而 GC 下调胰岛素样生长因子 I 基因及其结合蛋白，从而影响基质蛋白的合成。

近来也有研究发现：功能性的 GR 存在于 OB 发育和成熟的各个阶段，且 GR 又可分为 α、β 两种亚型，GRα 是经典的 GC 结合蛋白，与 GC 结合后调节 GC 应答基因的表达；而 GRβ 不能结合 GC，也没有转录激活作用，可能是制约 GRα 所致 GC 效应扩大的一个自身平衡调节途径。GC 可在多个环节影响该途径：首先，Wnt 途径的抑制剂 DKK1 与 Wnt 途径的受体 LRP 结合后抑制了该途径的信号转导，Dex 可显著增加 DKK1 的表达；其次，GC 还可以通过激活 glycogen synthase kinase 3β（GSK3β）信号通路而促进 β 连锁蛋白降解，进而影响 Wnt 信号转导途径，抑制 OB 的分化。

药理浓度的 GC 抑制成骨细胞的基本功能，从而部分影响细胞向成骨/成脂转化的命运。最重要的是，GC 在体内外均可抑制 I 型胶原的合成：GC 首先抑制 I 型前胶原 α_1 的转录，继而破坏 I 型前胶原 α_1 转录体的稳定性，GC 还可以不依赖前胶原 α_1 mRNA 水平的方式抑制胶原的积聚，这种作用可通过对 BMP2 处理过的 MC3T3-E1 细胞用基于 Sirius Red 的检测方法检测胶原积聚来发现。这种 mRNA 非依赖性的胶原积聚减少归因于胶原翻译、分泌、装配和/或胶原酶导致的胶原断裂等。

通常认为 GC 介导的 ALP 活性和矿化能力的抑制发生在成骨细胞分化的 GC 敏感阶段。另一种说法是 GC 对鼠科动物成骨细胞的抑制作用与人类疾病并不相关，其他抑制作用（如细胞复制和胶原合成）更能作为模拟人 GIO 的模型。另外需要注意的一点是 ALP 活性和矿化能力分析并不总是相符，因此即使是抑制了其中一个或两个指标也未必与 GIO 相关。

3. 促进成骨细胞凋亡　很多研究都表明 GC 可在体内外介导成骨细胞和骨细胞凋亡。1998 年一项里程碑式的研究表明，GC 处理小鼠和人的骨样本后 TUNEL 染色阳性的凋亡成骨细胞和骨细胞增加。GC 介导的成骨细胞凋亡增加是一项自发性的现象，因为在去激活 11β-HSD2 的成骨细胞特异性过表达 GC 的转基因小鼠中并未发现此现象。

在 MC3T3-E1 和 UMR-106 两种成骨细胞系中，Dex 介导的凋亡都与 caspase3 的激活相关，caspase3 是多种凋亡信号通路的共同下游效应器。在 MC3T3-E1 细胞模型中，OB 凋亡增加还和 p53 的激活相关。在从手术骨组织提取的人原代成骨细胞中，GC 剂量依赖性的凋亡与 Bak 在 mRNA 和蛋白水平的表达增加有关，Bcl-XL 在 mRNA 和蛋白水平的表达减少有关。与凋亡相关的基因在 GC 处理过的和对照的原代成骨细胞两组中表达有显著差异，与氧化应激相关的基因在两组中同样差异显著，提示氧化应激通路可能是 GC 介导成骨细胞凋亡增加的一个重要机制。GC 介导成骨细胞凋亡增加的机制还包括细胞主要存活通路的抑制，例如 Wnt、PI3K、ERK 等。这些通路的抑制导致通过 Fas、TNF、TRAIL 和 ROS 等激活的凋亡前通路不受控。

二、糖皮质激素对 OC 的影响

1. 调节 RANKL-RANK-OPG　RANKL 由成骨细胞分泌，其结合并激活位于破骨细胞前体表面的受体 RANK，诱导破骨的形成。OPG 则是 RANKL 的天然抑制剂，能够抑制 RANKL 与破骨细胞上受体 RANK

结合。研究表明，GC 不仅能促进破骨细胞生成和抑制 OPG 产生，并且刺激成骨细胞系产生 OPG 受体，与 RANKL 竞争 OPG，RANKL 作用增强从而促进骨吸收导致骨量丢失，骨强度降低。RANKL 敲除小鼠中，通过抑制其 RANKL 系统能防止糖皮质激素性骨量减少和强度下降。

2. 促进破骨细胞生成和延长破骨细胞生存时间　体外证据表明，在大鼠 GC 诱导骨质疏松性骨折模型中，尽管破骨细胞前体数目减少，但成熟破骨细胞仍增加。

3. 对钙稳态的影响　GC 通过抑制小肠对钙、磷的吸收及增加肾脏尿钙排泄，引起继发性甲状旁腺功能亢进，进而促使破骨细胞的活化、导致骨丢失。一方面，GC 可降低肠管内可溶性钙结合蛋白的含量，降低肠黏膜对钙的转运功能，减少钙的吸收。另一方面，GC 可直接作用于肾小管上皮细胞，使其减少对钙的重吸收，进一步降低血钙水平。

4. 对性激素水平的影响　GC 通过抑制脑垂体分泌促性腺激素，导致性激素水平下降，其中雌激素的减少促进破骨细胞的形成，增加骨吸收，推测此现象可能与雌激素对白介素（IL-6）的抑制作用下降有关。但在体外试验中发现，雌激素与 GC 合用并未增加 I-L6 的释放。雌激素与 GC 引起的骨量丢失有关，Pearce 等的研究表明予泼尼松 50mg/d 治疗 2 个月后，男性病人几乎有一半存在血清雌激素水平的下降。

三、小结

糖皮质激素对全身物质代谢都有调节作用，其作用机制非常复杂。长期过量应用主要导致成骨细胞功能降低，因而导致骨质疏松，这类低转换的骨质疏松，比原发性骨质疏松治疗更困难。

（张克勤　单　畅）

参 考 文 献

[1] Frenkel B，White W，Tuckermann J. Glucocorticoid-Induced Osteoporosis. Adv Exp Med Biol，2015，872：179-215.

[2] 杨雪平，李青南. 糖皮质激素对成骨的双相作用与骨质疏松关系的研究进展. 中国骨质疏松杂志，2010，16：454-458.

[3] 任辉，魏秋实，江晓兵，等. 糖皮质激素性骨质疏松的研究新进展. 中国骨质疏松杂志，2014，20：1138-1142.

[4] 刘媛，王永福，刘忠厚. 糖皮质激素和骨质疏松关系的研究进展. 中国骨质疏松杂志，2010，16：713-718.

第五节　成纤维细胞生长因子 23（FGF-23）

经典的骨与钙磷调节激素并未包括 FGF-23，近年通过对常染色体显性遗传低磷血症佝偻病（ADHR）病人的研究，发现了一个能促进尿磷排出增加的激素 FGF-23。

一、FGF-23 的生成和受体信号

在 20 世纪 90 年代中期，定位克隆技术确定的一个单基因——PHEX，是大多数 X 连锁低磷血症（XLH）病人的致病基因。令人意外的是，PHEX 基因并未参与编码血磷调节激素，而是编码磷酸调节性内肽酶。由于 XLH 病人体内的 PTH 和维生素 D 水平均正常，这促使研究者猜测，引起 XLH 病人低血磷还有其他未知激素的参与。

FGF-23 基因位于人染色体 12p13（在小鼠位于 6 号染色体），包含 3 个编码外显子，组成一个编码 251 个氨基酸的开放阅读框。FGF-23 是一个 32kD 的蛋白质，可被泛素化为 12kD 和 20kD 的产物片段。FGF-23 在骨组织中表达最高，研究发现成骨细胞、骨陷窝细胞、骨衬细胞和骨祖细胞中均表达 FGF-23 基因。定量 PCR 结果显示，长骨中 FGF-23 表达最高，其次是胸腺、大脑和心脏。FGF-23 通过与 FGF 受体和其共受体（Klotho 蛋白）组成的信号复合体结合而发挥生物学效应。虽然 FGFR 广泛表达，但由于 Klotho 仅表达于肾脏、甲状旁腺、睾丸、卵巢、脑、垂体和脉络丛，赋予了 FGF-23 的组织特异性。

二、FGF-23 的生理作用

在 FGF-23 作用的器官中，肾是最重要的生理性靶器官，FGF-23 通过下调近端肾小管钠磷共转运体（NPT2a/c）而减少磷的重吸收、致高磷酸盐尿的产生。FGF-23 可抑制肾脏 1α-羟化酶而减少活性维生素 D 的合成，减少磷在肠道的吸收。除此之外，FGF-23 还可促进 24-羟化酶的表达来促进活性维生素 D 的失活，并抑制 PTH 的分泌。这些作用机制共同起到降低血清磷的作用。Wolf M 等的研究发现 FGF-23 基因敲除小鼠表现出一系列复杂的表型，包括严重的骨矿化受损、高钙血症、高磷血症、显著升高的 $1,25（OH）_2D_3$ 水平、生命期限缩短、生长迟缓、性腺功能低下、肺气肿、血管钙化、广泛的软组织钙化及小肠绒毛、皮肤、胸腺和脾萎缩，同时伴有低血糖和显著增高的外周胰岛素敏感性。与 FGF-23 基因敲除小鼠相似，Klotho 基因敲除小鼠同样表现出显著升高的 $1,25（OH）_2D_3$ 水平及相同的代谢表型。当将 FGF-23 基因敲除小鼠的 1-alpha 羟化酶基因（CYP27B1）同时敲除后，高 $1,25（OH）_2D_3$ 的表型被纠正，该小鼠的早老表型可得到纠正。

然而，这些并未完全包含 FGF-23 分泌紊乱时的所有变化。如循环中 FGF-23 水平与慢性肾脏病进展、心肌肥大及慢性肾脏病死亡率存在正相关关系。此外，一项在瑞典的两个老年群体中进行的研究证实，循环 FGF-23 水平与肥胖及脂代谢异常存在强相关性。尽管目前还没有强有力的证据显示 FGF-23 与肥胖之间的因果关系，但需特别关注 FGF-23 引起的以下几方面的代谢效应。首先，在慢性肾功能不全病人用司维拉姆治疗高磷血症时，其在降低血磷同时还可改善血脂谱（包括升高 HDL 和降低 LDL），其可能机制与其在肠道结合胆盐及其降低血清磷水平有关。其次，FGF-23 与脂肪量、血清瘦素之间均存在相关关系，如瘦素可抑制 ob/ob 小鼠肾脏 1α-羟化酶（CYP27B1）与 24-羟化酶（CYP24）的生成，并可纠正该动物的高钙血症与高磷血症。此外，尚有研究发现瘦素并不直接影响小鼠肾小管 1α-羟化酶的表达，提示瘦素对 CYP27B1 表达的影响可能通过其他间接机制。

瘦素可以直接刺激 ob/ob 小鼠骨细胞合成 FGF-23，表明这些小鼠体内 $1,25（OH）_2D_3$ 合成受抑制至少部分原因是由于骨中 FGF-23 的合成增加。这个假设被 Tsuji 等进一步证实，他们发现 200ng/ml 瘦素作用 24 小时可刺激原代培养的鼠成骨细胞表达 FGF-23。另外，他们也观察到对 ob/ob 小鼠注射瘦素可明显增加血清 FGF-23 的浓度，同时显著减少血清钙、磷及 $1,25（OH）_2D_3$ 的水平。

三、FGF-23 相关疾病

1. 常染色体显性遗传低磷性佝偻病（autosomal dominant hypophosphatemic rickets，ADHR）　病人携带基因突变的 FGF-23，该突变使 FGF-23 可抗酶裂解和失活，而在血中保持高水平。高水平的 FGF-23 降低肾小管腔面的钠磷共转运体的表达，致尿磷重吸收减少，造成低血磷症。

2. 肿瘤性骨软化症（tumor induced osteomalacia，TIO）　由于病人体内的肿瘤会产生 FGF-23 致体内高水平，引起与 ADHR 和 XLH 病人相似的生化及骨骼异常。常见临床症状包括肌无力、疲劳和骨痛。不完全骨折常见，近端肌无力常常较严重。发病原因是肿瘤组织产生过多 FGF-23，手术切除肿瘤组织后血清中 FGF-23 水平可快速降低，但骨骼异常的恢复常需要数年。

3. X 连锁低磷性佝偻病（X-linked hypophosphatemic rickets，XLH）　是 PHEX 基因失活性突变引起的。对 XLH 病人的后续研究表明其血中 FGF-23 水平也明显升高，但尽管大量的研究仍未发现 PHEX 与 FGF23 有直接关系，PHEX 基因失活性突变引起 XLH 的机制仍然不清楚。

4. 常染色体隐性遗传低磷性佝偻病（autosomal recessive hypophosphatemic rickets，ARHR）　分为 1 型和 2 型。ARHR1 的病人是由编码牙本质基质酸性磷蛋白-1（DMP-1）基因失活突变而引起的。DMP-1 缺失小鼠模型的表型与 ARHR 一致，且应用 FGF-23 中和抗体可纠正其表型异常。研究发现，DMP-1 缺失后导致骨陷窝细胞成熟缺陷，而致 FGF-23 高表达和骨矿化改变。然而，仍没有证据表明 DMP-1 和 FGF-23 有直接联系。ARHR2 的病人是由于外核苷酸焦磷酸酶/磷酸二酯酶 1（ectonucleotide

pyrophosphatase/phosphodiesterase 1，ENPP1）基因发生突变导致的。研究发现，与 DMP-1 基因相似，ENPP1 基因突变后可能致骨陷窝细胞早期分化缺陷，而致 FGF-23 的高表达。

5. 其他伴 FGF-23 高水平的遗传性疾病　在几种骨骼发育异常疾病中，FGF-23 水平也升高，如 Mc-Cune-Albright 综合征（Gs 蛋白激活性突变引起）、opsismodysplasia（FGFR1 激活性突变引起）和表皮痣综合征（epidermal nevus syndrome，ENS）等。

四、小结

FGF-23 可以称为降磷激素，在 XLH 和 ARHR 病人血中虽然 FGF-23 升高，但其病因与 FGF-23 表达增加之间的中间环节仍然不清楚，有待进一步研究。

（张克勤　宋利格）

参 考 文 献

［1］Francis F，Hennig S，Kom B，et al. A gene（PEX）with homologies to endopeptidases is mutated in patients with X-linked hypophosphatemic rickets. The HYP Consortium. Nat Genet，1995，11：130-136.

［2］The HYP Consortium. A gene（PEX）with homologies to endopeptidases is mutated in patients with X-linked hypophosphatemicrickets. Nat Genet，1995，11（2）：130-136.

［3］Liu S，Guo R，Simpson LG，et al. Regulation of fibroblastic growth factor 23 expression but not degradation by PHEX. J Biol Chem，2003，278（39）：37419-37426.

［4］Urakawa I，Yamazaki Y，Shimada T，et al. Klotho converts canonical FGF receptor into a specific receptor for FGF23. Nature，2006，444（7120）：770-774.

［5］Wolf M. Forging forward with 10 burning questions on FGF23 in kidney disease. J Am Soc Nephrol，2010，21（9）：1427-1435.

［6］Jüppner H. Phosphate and FGF-23. Kidney Int，2011，79121：S24-27.

［7］Wolf M. Update on fibroblast growth factor 23 in chronic kidney disease. Kidney Int，2012，82（7）：737-747.

［8］Tsujikawa H，Kurotaki Y，Fujimori T，et al. Klotho，a gene related to a syndrome resembling human premature aging，functions in a negative regulatory circuit of vitamin D endocrine system. Mol Endocrinol，2003，17（12）：2393-2403.

［9］Mirza MA，Alsioö J，Hammarstedt A，et al. Circulating fibroblast growth factor-23 is associated with fat mass and dyslipidemia in two independent cohorts of elderly individuals. Arterioscler Thromb Vasc Biol，2011，31（1）：219-227.

［10］de Paula FJ，Rosen CJ. Bone Remodeling and Energy Metabolism：New Perspectives. Bone Res，2013，1（1）：72-84.

［11］Tsuji K，Maeda T，Kawane T，et al. Leptin stimulates fibroblast growth factor 23 expression in bone and suppresses renal 1α，25-dihydroxyvitamin D_3 synthesis in leptin-deficient mice. J Bone Miner Res，2010，25（8）：1711-1723.

第六节　降　钙　素

1961 年 Harola Copp 首次报道，狗的甲状腺-甲状旁腺静脉血中有能够降低血钙的激素，将其命名为"降钙素"。高钙输注导致血浆钙快速下降，甚至较甲状旁腺切除术后下降更快，提示钙刺激了一种促进血钙降低的激素的分泌。后来，研究者发现降钙素由甲状腺滤泡旁细胞（C 细胞）产生，C 细胞来源于神经嵴。

一、分子结构

降钙素是包括 32 个氨基酸的多肽，该成熟肽来自由 135 个氨基酸组成的前体中段。降钙素在结构上存在一个链内的二硫键，由 1 位和 7 位半胱氨酸提供。这两个半胱氨酸残基与羧基端脯氨酸和六个附属的残基是各种物种降钙素唯一保守的氨基酸，二硫化物和脯氨酸残基对降钙素分子功能实现非常重要。

Peptide	Species	Sequence	
CT	Human	CGNLSTCMLGTYTQDFNKFHTFPQTAIGVGAP	$-NH_2$
	Salmon-1	CS----CV--KLS-ELH-LQTY-R-NT-SGT-	$-NH_2$
	Salmon-2	CS----CV--KLS-DLH-LQTF-R-NT-AGV-	$-NH_2$
	Salmon-3	CS----CM--KLS-DLH-LQTF-R-NT-AGV-	$-NH_2$

人类降钙素基因在 11 染色体短臂，包含 6 个外显子，以组织特异性方式产生编码降钙素 mRNA 或者降钙素基因相关肽的 mRNA。编码降钙素的 mRNA 来自前四个外显子，代表甲状腺 C 细胞超过 95% 的成熟转录。

降钙素在鱼类和兔类有调节血钙的重要作用，但在人类其调节血钙的作用尚不确定。鱼类的降钙素较哺乳类降钙素活性更强。降钙素受体（calcitonin receptor，CTR）属于 G 蛋白偶联蛋白受体的 B 家族，也被称为代谢型受体或者 7 次跨膜受体。CTR 存在于许多组织和器官，例如骨（破骨细胞）、肾、脑、肺、胎盘、胃、乳腺、卵巢、骨髓和淋巴细胞。研究显示，降钙素与 CTR 结合刺激腺苷环化酶/cAMP/蛋白激酶 A（PKA）通路和磷脂酶 C（PLC）通路。除此之外，研究也证实了酪氨酸磷酸化激活，这一过程参与下游效应子比如 MAPK（丝裂原活化的蛋白激酶）44/42 激活和磷脂酶 D 激活。

二、分泌和调节

降钙素的合成和分泌受紧密调控。猪模型的研究显示，降钙素分泌与周围钙水平呈线性相关。应用钙离子载体和钙离子通道阻滞剂的细胞培养研究证明滤泡旁细胞内的钙离子浓度决定了分泌速率。从甲状旁腺细胞克隆的钙敏感受体（calcium-sensing receptor）在 C 细胞也有表达，参与降钙素的分泌调节。降钙素的促泌剂还包括糖皮质激素、CGRP、胰高糖素、肠胰高糖素、促胃液素、五肽促胃液素、肠促胰酶素和 β 肾上腺激素。胃肠激素调节降钙素的生理作用机制仍不清楚，有可能调节餐后高钙血症。降钙素分泌可以被生长抑素抑制，钙三醇也可以减少降钙素 mRNA 水平。

三、降钙素的生理学和病理学作用

降钙素在人类的生理作用仍不十分清楚。临床上高降钙素血症的甲状腺髓样癌病人很少出现低钙血症，而甲状腺切除的病人也不会出现高钙血症。目前认为，降钙素在人类可能防止极端高钙血症，而在正常情况下这种保护作用不需要。另外，通过对上述两种情况病人的长期观察性研究发现腰椎和远端桡骨骨密度不受降钙素水平异常影响。长期高剂量应用外源性降钙素也不产生生理异常。

快速给予降钙素可减少肾小管钙重吸收，也可直接作用于破骨细胞，抑制破骨细胞的骨吸收作用。在兔模型，降钙素能够调节餐后高钙血症。敲除降钙素/CGRP 基因后，小鼠的骨吸收明显增强，证实降钙素在正常情况下抑制破骨活性。对该小鼠的研究还发现缺乏降钙素骨形成速率增加 1 倍，对卵巢切除诱发的骨吸收有抵抗作用。相似的促进骨形成作用也可以在敲除降钙素受体的杂合子小鼠模型中发现。CTR 在关节软骨细胞的蛋白和 mRNA 水平也有表达，降钙素对软骨和软骨下骨均有调节作用。

降钙素可以作为肿瘤标志物，基础和五肽促胃液素刺激的降钙素水平可以预测和监测几种内分泌恶性肿瘤，尤其是甲状腺髓样癌。慢性血液透析病人基础和刺激后的降钙素水平也不正常。另外，降钙素也可以由其他肿瘤包括胰岛细胞瘤、VIP 瘤和肺癌分泌。严重疾病病人，包括烧伤吸入性损伤病人、中毒性休克和胰腺炎降钙素水平也可以升高。

降钙素对于骨重建的作用机制仍然有很多不明确之处。例如，临床上甲状腺髓样癌病人降钙素水平非常高，但病人的骨密度通常都是降低的，而甲状旁腺功能减退的病人骨密度也没有明显下降。张秀珍课题组体外试验发现，破骨细胞中加入不同浓度的降钙素，破骨细胞数量减少，且呈剂量依赖关系。对成骨细胞试验发现，降钙素对成骨细胞增殖、分化、矿化具有促进作用，其部分机制可能与刺激IGF-1表达增加有关。最近，Johannes Keller 等的研究中发现降钙素通过抑制破骨细胞 S1p 的释放抑制骨形成。他们的研究发现骨形成是由破骨细胞上的 CTR 控制的，在破骨细胞中降钙素通过抑制 spns（S1p 的转运体）表达来减少 S1p 的分泌。缺乏 CTR 的小鼠表现为高骨量，是骨局部 S1p 增加的结果。研究结果证明，哺乳动物降钙素在骨重建的过程中的生理功能与药理作用完全不同，类似于甲状旁腺激素，在生理情况下激活破骨细胞生成，但在药理作用下刺激骨形成。在骨重建过程中 S1p 是骨形成和骨吸收之间起偶联作用的一个因子。CTR 和 S1p3 可能成为促进骨形成作用药物研究的靶分子。研究者特别敲除了下丘脑、成骨细胞、破骨细胞的降钙素受体外显子 6 和 7，来揭示降钙素对骨形成的抑制作用，结果显示破骨细胞存在的 CTR 对调节成骨细胞活性是必需的。

1969 年首次合成鲑鱼降钙素，其活性是人降钙素的 40~50 倍，从合成伊始降钙素即被发现有多种临床作用。降钙素抑制破骨细胞的骨吸收作用使其可以用于引起过度骨吸收的疾病，包括骨质疏松症和 Paget 骨病，也可以用于高钙血症。另外，近年来开始应用于骨关节炎的治疗。降钙素的镇痛作用可以应用于治疗多种骨源性和肌肉骨骼性疼痛，例如用于治疗椎体压缩性骨折、溶骨性骨转移和幻肢症。鲑鱼降钙素是最常用的降钙素有针剂和鼻喷制剂。鼻喷制剂在美国的适应证是绝经后骨质疏松症。鳗鱼降钙素针剂在我国也广泛应用于骨质疏松症治疗。口服鲑鱼降钙素自 1995 年研制，临床试验显示可以有效用于骨关节炎和骨质疏松症。目前，在骨质疏松症治疗领域，随机临床试验显示降钙素可以降低骨转换，增加骨密度，但是最终减少骨折率的效果不显著。而且，上市后安全性数据分析显示：长期、大剂量应用降钙素有可能增加肿瘤，尤其是前列腺肿瘤的风险。因此自 2012 年起，降钙素因其预防骨折的有效性轻微，可能增加肿瘤风险不再被推荐应用于绝经后骨质疏松症。

四、小结

由于人体的降钙素对自身作用微弱，所以，促使人们寻找其他种属来源的降钙素。动物降钙素的致癌风险尚不确定，由于降钙素兼有镇痛作用和抑制破骨细胞的作用，更安全、有效的降钙素仍然值得进一步开发。

（张克勤 李 颖）

参 考 文 献

[1] Copp DH, Cameron EC, Cheney B, et al. Evidence for calcitonin: a new hormone from the parathyroid that lowers blood calcium. Endocrinology, 1962, 70: 638-649.

[2] Mclmed S, Polonsky KS, Larsen PR, et al. Williams textbooks of endocrinology. 12th. USA: Elsevier Saunders, 2011.

[3] Paul L, Munson and Philip F, Hirsch. Importance of calcitoninin physiology, clinical pharmacology, and medicine. Bone and Mineral, 1992, 16: 162-165.

[4] Care AD. The regulation of the secretion of calcitonin. Bone Miner, 1992, 16: 182-185.

[5] MA Karsdal, LB Tanko, BJ Riis, et al. Calcitonin is involved in cartilage homeostasis: Is calcitonin a treatment for OA? OsteoArthritis and Cartilage, 2006, 14: 617-624.

[6] Tavares MR, Toledo SP, Montenegro FL. Surgical approach to medullary thyroid carcinomaassociated with multiple endocrine neoplasia type 2. Clinics, 2012, 67 (S1): 149-154.

[7] 张秀珍, 韩俊峰, 钱国峰. 降钙素对体外培养破骨细胞功能的影响. 中华内分泌代谢杂志 2004, 20: 158-160.

[8] 赵家胜, 张秀珍, 韩俊峰, 等. 降钙素对成骨细胞作用机制的体外实验研究. 上海医药, 2004, 27: 112-115.

[9] Keller J, Catala-Lehnen P, Huebner AK, et al. Calcitonin controls bone formation by inhibiting the release of sphingosine 1-phosphate from osteoclasts. Nature communications, 2014, 5: 5215.

[10] Robert A, Overma, Mrudula Borse, et al. Calcitonin use and associated cancer risk. Annals of Pharmacotherapy, 2012,

47（12）：1675-1684.

第七节　生长激素

生长激素（growth hormone，GH）是蛋白质类激素，是促进成人前生长的关键分子，已经广泛用于治疗儿童的生长激素缺乏症（GHD）。

一、分子结构

完整的 GH 由 191 个氨基酸组成，分子量为 22kD。人的垂体及血中 GH 分子的存在形式有多种：各种形式的单体、同源或异源单体的聚合体、分子片段及单体与其结合蛋白的复合体。血循环中完整单分子 GH 只占 GH 总量的 43%，20kD 单分子 GH 占 5%～10%，GH 聚合体占 20%～30%，其他部分是 GH 与特异的结合蛋白形成的复合物。

二、分泌和调节

GH 由腺垂体细胞分泌，正常人基础状态下血清 GH 浓度很低（<3μg/L），GH 呈脉冲式分泌，这些脉冲的出现不受应激、进食、血中葡萄糖及其他代谢物质、类固醇激素、PRL 和 TSH 等水平所影响。脉冲的频率和幅度因时间、年龄而异。一般来说，青春发育期的青少年 GH 分泌频率比成人高，幅度也大；夜间睡眠中脉冲数目比白天多；轻微运动就可以引起血 GH 水平升高，剧烈运动升高更明显；躯体创伤和精神紧张均可引起血 GH 水平升高；低血糖可以刺激 GH 分泌，高血糖则抑制 GH 分泌；高蛋白饮食及口服、静脉输注氨基酸可刺激 GH 分泌；血游离脂肪酸的降低可促进 GH 分泌，而游离脂肪酸升高则抑制蛋白质、氨基酸引起的 GH 分泌；肥胖者自发性的和刺激引起的 GH 分泌均受抑制。

三、受体和信号通路

GH 受体几乎在全身组织细胞均有分布，除分布于肝、脂肪组织、软骨组织以外，也分布于心、肺、肾、肠、胰等内脏及脑、骨骼肌、睾丸、黄体、胸腺和淋巴细胞、巨噬细胞、成纤维细胞等细胞中。

四、GH 的生理学和病理学作用

GH 对葡萄糖和脂肪代谢的作用：GH 瘤病人组织对胰岛素敏感性下降，肌肉摄取葡萄糖减少，葡萄糖利用受阻，肝输出葡萄糖增多，故出现高血糖。GH 缺乏症病人则易低血糖。GH 促进脂肪分解，因此血中游离脂肪酸上升。

GH 对蛋白质的作用：GH 可直接促进蛋白质的合成与分解，但促合成作用高于促分解作用，所以净平衡结果是促进蛋白质合成。该作用不依赖于 IGF-1 的介导，但 IGF-1 也可参与该作用。

GH 对钙磷代谢的作用：GH 促进 25 羟维生素 D 转变成 1,25-二羟维生素 D，可以促进肠道钙吸收和肾小管对磷的重吸收。

GH 的促骨生长作用：GH 促进身高生长，但 GH 并不直接作用于成骨细胞。GH 促长骨生长的作用必须通过 IGF-1 介导，而且主要通过局部表达的 IGF-1 实现。其主要过程为：GH 直接刺激骨骺生长板的前软骨细胞分化成为软骨细胞，并促进这二级细胞表达 IGF-1，IGF-1 分泌到胞外，通过自分泌或旁分泌方式作用于邻近的早期软骨细胞，并使之扩增、肥大，成为成熟的软骨细胞。通过软骨内成骨方式，骨骼长度变长。

生长激素促长骨生长的作用是明确的，是否促膜内成骨还没有定论，对青少年骨矿物质浓度（BMD）的影响尚有争议。例如，对 GHD 病人用 GH 治疗后纵向观察结果示 BMD 可以上升或下降，BMD 对 GH 梯度剂量有反应或无反应；儿童起病的 GH 缺乏症（CO-GHD）病人刚诊断时皮质骨面积和厚度均较小，但骨皮质和骨小梁的 BMD 均正常，用 GH 治疗 1 年后，这两个部位 BMD 均下降，也有报告接受 GH 治疗 2 年的 GHD 病人皮质骨厚度值大于不治疗的 GHD 对照组。

GH 对身体成分构成及肌肉强度可能也有影响。CO-GHD 病人用 GH 治疗 2 年后瘦肉量（lean mass，LM）多 8%，脂肪量（fat mass，FM）高出 10%~17%（与停用 GH 2 年的 GHD 病人相比），但也有报告称 GHD 病人用 GH 治疗 2 年其 LM 和 FM 与安慰剂组比较无明显变化。与 GH 正常的健康人比，GHD 病人肌肉强度（肌力）明显低下，但对 GHD 病人用 GH 治疗增强肌肉强度的作用不明显。

成人起病的 GHD（AO-GHD）及 CO-GHD 的心血管病风险因子（包括血脂异常、高凝状态、动脉硬化和内皮细胞功能异常）均增多，尤其以 AO-GHD 更突出。用 rhGH 治疗可以改善这些危险因子，也可以增大其原本已缩小的左心室肌量。

对老年人而言，血 GH 水平随年龄增长而下降，有的老年人 IGF-1 甚至与 GHD 病人的水平一样低，这主要是由于老年人下丘脑的 GH 释放激素（GHRH）下降及生长抑素升高；另外，衰老与 GH 缺乏症有许多共同表现，如 LM 减少、FM 增加、认知和心理问题、干而薄的皮肤以及心功能受损。

厄瓜多尔的研究者研究了 GH 受体突变人群，这些人血 IGF-1 水平很低，其恶性肿瘤、糖尿病都明显低于对照人群。在其他人群和动物也有类似报告。但是，也有报告 GH 缺乏人群寿命缩短，心血管风险和心脑血管死亡率更高。所以，过高和过低的 GH 水平对健康都是不利的。

GH 用于骨质疏松治疗的研究目前还较少。瑞典萨赫尔格雷斯卡大学医院 Landin-Wilhelmsen 研究组做了小样本研究，他们选取了正在接受雌激素治疗且年龄在 50~70 岁的绝经后骨质疏松女性 80 例，将她们随机分为重组人 GH 治疗组（GH 1.0U 或 2.5U 每日皮下注射）和安慰剂对照组。这项研究是双盲的且持续了 18 个月，18 个月后安慰剂组停止注射安慰剂，但生长激素治疗组继续 GH 治疗长达 3 年，同时对其进行 5 年的随访。所有病人每日口服钙剂（750mg）和维生素 D（400IU）。通过双能 X 线检测骨密度和骨矿含量。在第 18 个月（试验双盲阶段终止时），全身骨矿物质含量在生长激素 2.5U 治疗组最高（与安慰剂组相比 $P=0.04$）。在第 3 年（停止生长激素治疗时），全身及股骨颈骨矿含量在不同剂量生长激素治疗的两组中都有增加（但这两组间无差异）。随访的第 4 年（生长激素停止治疗后 1 年），生长激素 2.5U 治疗组全身和腰椎骨矿含量与安慰剂对照组相比分别增加 5%（$P=0.01$）和 14%（$P=0.0006$）；与生长激素 1.0U 治疗组相比，股骨颈骨密度及骨矿含量分别增加 5% 和 13%（$P=0.01$）。骨标志物显示骨转换是增加的。在生长激素 1.0U 治疗组有 3 例发生骨折。期间没有受试者退出，副反应也很少见。总之，对于绝经后骨质疏松女性，在钙剂/维生素 D 及雌激素治疗基础上给予生长激素治疗骨矿含量可以增加 14%。这些研究结果提示：生长激素对骨似乎有一种延迟的、剂量依赖的作用。因此，生长激素也许可以作为一种合成代谢剂治疗骨质疏松。

Landin-Wilhelmsen 研究组追踪上述研究的受试者到第 10 年，观察骨相关数据、骨折和生活质量，同时与从世界卫生组织心血管疾病趋势和决定因素监测项目中随机选取的 120 例年龄相匹配的人群作为对照。通过含 36 项内容的简表评估生活质量。结果：10 年后生长激素治疗组发生骨折的人数百分比从 56% 降至 28%；在对照组，发生骨折的人数百分比从 8% 增加到 32%（$P=0.0008$）。病人在接受生长激素治疗期间、10 年随访期间生活质量无明显改变，与对照组相比也无明显差异。看起来，即使较短期用 GH 治疗，也可以改善骨质疏松病人远期结局。

五、小结

GH 对骨密度的影响还有争议，可能对骨质疏松有一定的治疗作用，但还需要大样本研究，GH 用于治疗骨质疏松的利弊也需要进一步的比较研究。

（张克勤）

参 考 文 献

［1］ 邓洁英. 下丘脑与垂体激素的生理生化. 史轶蘩主编. 协和内分泌和代谢学. 北京：科学出版社，1999，627-647.

［2］ Ahmid M, Perry CG, Ahmed SF, et al. Growth hormone deficiency during young adulthood and the benefits of growth hormone replacement. Endo Connections, 2016, 5：R1-R11.

［3］ Samaras N, Papadopoulou M, Samaras D, et al. Off-label use of hormones as an antiaging strategy：a review. Clin Intervent Aging, 2014, 9：1175-1186.

［4］ Landin-Wilhelmsen K, Nilsson A, Bosaeus I, et al. Growth hormone increases bone mineral content in postmenopausal osteoporosis：A randomized placebo-controlled trial. J Bone Miner Res, 2003, 18：393-405.

［5］ Krantz E, Trimpou P, Landin-Wilhelmsen K. Effect of growth hormone treatment on fractures and quality of life in postmenopausal osteoporosis：A 10-year follow-up study. J Clin Endocrinol Metab, 2015, 100：3251-3259.

第八节　甲状腺激素

甲状腺激素不但对全身物质代谢有调节作用，骨组织存在甲状腺激素受体，甲状腺激素在骨骼生长和成熟、骨矿物质代谢等方面也发挥作用。

一、甲状腺激素的分子信息

人体内有两种具有生物活性的甲状腺激素（thyroxine）：甲状腺素（T_4）和 3,5,3′-三碘甲腺原氨酸（T_3）（图 2-1-1）。如果从 T_4 的内环上去掉 1 个碘原子，就形成了 3,3′,5′-三碘甲腺原氨酸［反 T_3（reverse T_3，rT_3）］，后者没有生物学活性。

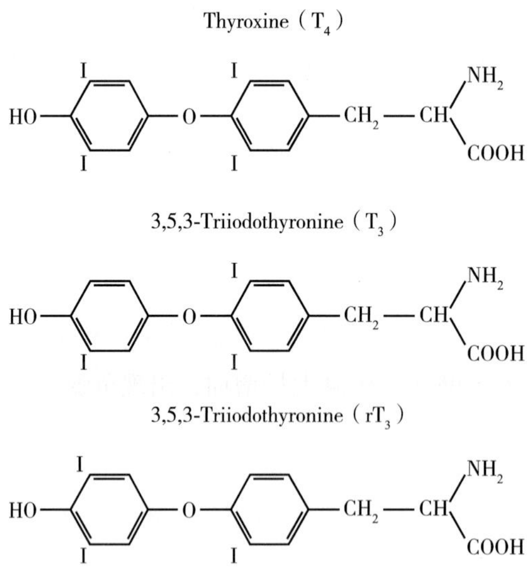

图 2-1-1　T_4、T_3 和 rT_3 的分子结构

二、甲状腺激素的合成

甲状腺激素是由甲状腺合成、储藏和释放的。合成甲状腺激素的原料是体内的碘和酪氨酸。T_4 仅在甲状腺中生成，而 T_3 可在甲状腺和许多其他组织中由 T_4 脱碘而生成。甲状腺滤泡内含有大量包含在甲状腺球蛋白内的 T_4 和 T_3，甲状腺激素可以在需求增加时首先快速释放。

甲状腺激素释放入血循环时 99.95% 以上的 T_4 和 99.5% 以上的 T_3 与几种血清蛋白相结合，其中约 75% 的 T_4 和 80% 的 T_3 与甲状腺结合球蛋白（TBG）相结合，其余与甲状腺素视黄质运载蛋白（transthyretin，TTR）、白蛋白和脂蛋白结合。结合蛋白可以增加甲状腺激素的水溶性，还具有储存和缓冲的功能，其作用是将血清中游离 T_4 和 T_3 的浓度维持在一定范围内，并保证组织可及时、持续地获得 T_4 和 T_3；还有利于 T_4 和 T_3 在组织内的均衡分布。

三、甲状腺激素的受体及下游信号

细胞质溶胶中的 T_3 扩散或被转运进入细胞核，通过结合特异性甲状腺激素受体（tryroid hormone receptor，TR）发挥作用。甲状腺激素受体是核受体，而核受体对 T_3 的亲和力远高于对 T_4 的亲和力，约为 15 倍，在体内几乎所有与核受体结合的甲状腺激素都是 T_3。因此，T_4 在很大程度上是一种激素原。

体内有两种类型的 T_3-核受体：TR-α 和 TR-β，两种都是线性蛋白质。每种受体的 mRNA 都可通过几种方式剪接，至少有 3 种类型的 TR-α 和 2 种类型的 TR-β。

甲状腺激素受体与视黄醇类 X 受体（retiuoid X receptor，RXR）特异性序列（甲状腺激素应答元件，TRE）结合，之后按照 RXR-TR 复合物的 DNA 结合位点优先选择规律，以异源二聚体的形式与 DNA 结合调控基因转录。

四、甲状腺激素的生理和病理作用

（一）对代谢的影响

甲状腺激素对多种物质代谢有影响。

1. 产热效应　甲状腺激素能使细胞内氧化速度提高、耗氧量增加、产热增多，恒温动物体温的调节，虽然甲状腺激素起主导作用，但必须依靠神经系统和其他内分泌系统，如垂体生长激素、肾上腺皮质激素、肾上腺髓质激素等共同协助来完成。

2. 糖、脂肪、蛋白质代谢

（1）糖代谢：甲状腺激素对机体糖代谢的影响包括生理剂量和超生理剂量两个方面。生理剂量的甲状腺激素能促进肠道对葡萄糖和半乳糖的吸收，促进糖原异生和肝糖原的合成。超生理剂量的甲状腺激素能促进肝糖原的分解，加速糖的利用，促进胰岛素的降解。

（2）脂肪代谢：甲状腺激素具有刺激脂肪合成和促进脂肪分解的双重功能，但总的作用结果是减少脂肪的贮存，降低血脂浓度。

（3）蛋白质代谢：甲状腺激素通过刺激 mRNA 形成，促进蛋白质及各种酶的生成，肌肉、肝与肾蛋白质合成明显增加，细胞数与体积均增多，尿氮减少，表现正氮平衡。T_4 或 T_3 分泌过多时与正常分泌时有明显区别，此时蛋白质分解大大增强，尿氮大量增加，出现负氮平衡。

3. 对水、电解质和骨代谢的影响　甲状腺激素具有利尿作用，无论对正常人还是黏液性水肿的病人均很明显，在利尿的同时尚能促进电解质的排泄。甲状腺激素对破骨细胞和成骨细胞均有兴奋作用，使骨骼更新率加快，过多的甲状激素可引起钙磷代谢紊乱，引起骨质脱钙、骨质疏松，甚至发生纤维囊性骨炎。

4. 对维生素代谢的影响　甲状腺激素是多种维生素代谢和多种酶合成所必需的激素，故其过多或过少均能影响维生素的代谢。甲亢时代谢增强，机体对维生素的需要量增加，维生素 B_1、维生素 B_2、维生素 C、维生素 A、维生素 D、维生素 E 等在组织中含量减少，将维生素转化为辅酶的能力也降低。甲状腺功能低下时，血中胡萝卜素积存，皮肤可呈特殊的黄色，但巩膜不黄。

（二）对发育与生长的影响

甲状腺激素是人类生长发育必需的物质，可促进生长、发育及成熟。在人类，甲状腺激素不仅能促进生长发育，还能促进生长激素的分泌，并增强生长激素对组织的效应，两者之间存在着协同作用。甲状腺激素促进生长、发育的作用是通过使细胞体积增大、数量增多来实现的，其中对神经系统和骨骼的发育尤为重要，特别是在出生后头 4 个月内的影响最大。

（三）对神经系统的影响

甲状腺激素对中枢神经系统的影响不仅表现在发育成熟，也表现在维持其正常功能，也就是说神经系统功能的发生与发展，均有赖于适量甲状腺激素的调节。甲状腺激素的过多或过少直接关系着神经系统的发育及功能状况，在胎儿和出生后早期缺乏甲状腺激素，脑部的生长成熟受影响，最终使大脑发育不全，从而出现以精神、神经及骨骼发育障碍为主要表现的呆小病。甲状腺激素补充越早，神经系统的损害越小，否则可造成不可逆转的智力障碍。对成人，甲状腺激素的作用主要表现在提高中枢神经的兴奋性。

（四）对心血管系统的影响

适量的甲状腺激素为维持正常的心血管功能所必需。过多的甲状腺激素对心血管系统的活动有明显的加强作用，表现为心率加快、心搏有力、心输出量增加、外周血管扩张、收缩压偏高、脉压增大。

（五）甲状腺激素对骨骼的影响

在骨组织中，TR-α_1 表达高于 TR-β，提示骨骼是 TR-α_1 反应性 T_3 靶组织。甲状腺激素在骨骼生长和成熟、骨矿物质代谢等方面发挥作用。

1. 甲状腺激素与骨骼生长和成熟　甲状腺激素在骨骼发育过程中可刺激骨化中心的发育和成熟，使软骨骨化，促进长骨和牙齿生长。而甲状腺激素对骨骼生长和代谢的作用包括对软骨细胞、成骨细胞及破骨细胞等的直接作用，同时又有对全身作用的间接后果。

直接作用：软骨细胞、成骨细胞、破骨细胞等均可表达 TR，甲状腺激素可以通过多条信号通路影响骨组织细胞的代谢。对于软骨细胞，甲状腺激素可以通过生长激素/胰岛素样生长因子-1（GH/IGF-1）、成纤维细胞生长因子（FGF）、甲状旁腺激素相关肽（PTHrP）/IHH 反馈回路等多条通路抑制细胞增殖、促进细胞分化，从而促进骨骼的纵向生长。对成骨细胞，TH 可以通过成纤维细胞生长因子受体 1（FGFR1）的活化来促进成骨细胞的增殖和分化。而对于破骨细胞，虽有研究报道破骨细胞亦可表达 TR，但 TH 对骨吸收的效应是通过 TH 对破骨细胞的直接作用还是通过成骨细胞介导的间接反应目前尚不明确。

间接作用：TH 可以通过增强 GH 的基因转录及与 GH 的协同作用发挥对骨骼的作用。此外，TH 还可以刺激骨细胞分泌胰岛素样生长因子-1（IGF-1），并提高机体对 IGF-1 的反应性，促进成骨细胞的分化和增殖。

2. 甲状腺激素和骨矿物质代谢　骨矿物质代谢受 TH、PTH、1, 25（OH）$_2$D$_3$ 等的共同调控。这些激素共同维持骨组织细胞的活性、骨骼重建和钙磷的代谢平衡。甲状腺激素分泌过多时骨转换加速，骨吸收过程超过骨形成。骨吸收增强导致血钙水平升高，从而抑制了 PTH 和 1, 25（OH）$_2$D$_3$ 的合成及钙的吸收，故部分甲亢病人可有轻度高钙血症和游离钙活性的升高；有时可能因为肾小管钙重吸收减少、尿钙排出增多的因素还常伴有高磷血症、高尿钙和高尿磷。

3. TSH 与骨代谢　有研究发现，成骨细胞和破骨细胞均可表达 TSH 受体，TSH 对骨的转化和矿化作用可能独立于 TH 的作用。体外研究发现，TSH 可抑制破骨细胞骨吸收陷窝，促进细胞凋亡；可以通过结合前成骨细胞和破骨细胞上的 TSH 受体，抑制破骨细胞的形成和存活，抑制成骨细胞的分化和 I 型胶原的产生，对骨重建过程发挥负性调节作用。而在体内，TSH 与 TH 水平呈负性相关，TSH 对骨细胞是否具有直接调节作用尚未肯定。

五、小结

甲状腺激素对破骨细胞和成骨细胞均有兴奋作用，使骨转换（代谢）加快，过多的甲状腺激素可引起钙磷代谢紊乱和骨质疏松，但甲状腺激素对骨的作用机制还不完全清楚。

（张克勤　刘　琦）

参 考 文 献

［1］ Benvenga S. Thyroid hormone transport proteins and the physiology of hormone binding. In：The Braverman LE，Utiger RD Eds. Thyroid：Fundamental and Clinical Text. 9th，Philadelphia：Lippincott Williams and Wilkins，2005，97.

［2］ Lazar MA. Thyroid hormone action：A binding contract. J Clin Invest，2003，112：497-499.

［3］ Barnard JC，Williams AJ，Rabier B，et al. Thyroid hormones regulate fibroblast growth factor receptor signaling during chondrogenesis. Endocrinology，2005，146（12）：5568-5580.

［4］ Kanatani M，Sugimoto T，Sowa H，et al. Thyroid hormone stimulates osteoclast differentiation by a mechanism independent of RANKL-RANK interaction. J Cell Physiol，2004，201（1）：17-25.

［5］ Huang BK，Goloen LA，Tarjan G，et al. Insulin-like growth factor I production is essential for anabolic effects of thyroid hormone in osteoblast. J Bone Mine Res，2000，15（2）：188-197.

［6］ Williams GR. Does serum TSH level have thyroid hormone independent effects on bone turnover. Nat Clin Pract Endoc，2009，5（1）：10-11.

第二章　骨、肌生物力学——力学信号传导及在骨再生中的作用

一、骨结构生理与生物力学

1. 骨的微观结构与连通　与许多生物组织一样，骨是一种功能单元（图2-2-1）。成熟的皮质骨具有规则的骨板层结构。在长骨中，这种骨板结构以哈佛管为中心，哈佛管纵向穿透骨皮质，并且由佛克管横向相连。这两种管道中具有丰富的血管组织，2/3 的血管组织通过骨髓腔提供，另外1/3 通过骨外膜提供。存在于骨陷窝中的骨细胞，通过穿过骨小管的细胞突触相互连接，并且通过缝隙联接相互联络。每一个由毛细血管管道、同心的骨板结构、骨陷窝和骨小管组成的同心结构被称为骨单元。

哈佛管、骨陷窝和骨小管占据了皮质骨13.3%的体积，其余的固体部分是骨基质，由包含羟基磷灰石和胶原纤维的骨矿物质组成。固体的骨基质包含由孔径在 $0.01 \sim 0.1\mu m$ 的微孔。表2-2-1列举了各种微结构的特征大小。

骨单元的主要组成成分是胶原质（有机物质）、羟基磷灰石（无机物质）以及液体。液体流过各种微结构（表2-2-1）把新陈代谢物质输送给骨细胞，从而保证骨组织能够存活下来。液体的这种不停的灌注作用使得骨塑形过程得以维持，细胞存活所需的营养供应以及代谢废物的移除都是依赖于这种动态的液体流动。由于皮质骨复杂的微结构仅仅依赖液体的扩散过程来实现细胞间的相互传递是不够的。因此，要在如此细长的骨小管网络中分配和散布信号必须采用一种更加主动的方式。

对于液体流动引起的力学信号传递，Cowin指出皮质骨微结构中存在能够传递液流的3个主要空隙层次。第一，骨单元，它是骨的基本结构，大多具有圆柱形结构，直径 $100 \sim 150\mu m$，依照骨的长轴方向排列。它的中心有一个骨单元管道，包括血管、神经以及周围的液体，骨单元管道壁上还附有细胞。在骨单元的空隙层次上，无论是灌注过程还是传送过程，液体流动的途径对从哈佛管到骨板结合处，或是到管壁周围微孔的液体传递过程可能具有显著的影响。第二，骨

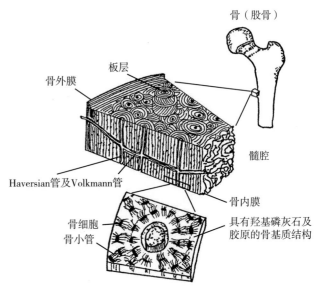

图 2-2-1　皮质骨结构

表 2-2-1　人类股骨和其组成部分的尺度参数

骨结构	有效长度或直径
长度	$36 \sim 47cm$
骨干中截面宽度	$2 \sim 4cm$
骨髓腔	$1 \sim 2cm$
松质骨空隙	$0.5 \sim 1mm$
营养主动脉	$0.1 \sim 1mm$
骨单元	$200 \sim 300\mu m$
佛克管和哈佛管	$50 \sim 100\mu m$
骨单元血管	$7 \sim 15\mu m$
骨陷窝	$5 \sim 10\mu m$
骨板结合处厚度	$1 \sim 5\mu m$
骨小管	$<1\mu m$
羟基磷灰石晶体	$20 \sim 60nm$

单元包括围绕着骨单元管道、直径为 $3 \sim 10\mu m$ 的骨陷窝结构，通过骨小管连接到骨单元管道。骨细胞（直径大约为 $2\mu m$）存在于骨陷窝中。第三，骨小管，直径为 $0.1 \sim 0.5\mu m$ 的毛细管，放射状的围绕并且连接着骨陷窝、骨单元管道以及骨板结合处。再有，胶原质-磷灰石微结构空隙（$100 \sim 300\text{Å}$）中包含液体。皮质骨的血液供应主要开始于骨髓腔，穿过骨内膜，提供大约 $2/3$ 皮质骨的血液供应。这些孔隙层次参与液体的扩散/灌注，并且相互作用。同时，液体流动的途径可能包括血管通道、骨陷窝-骨小管空隙以及胶原质-磷灰石空隙。

2. 骨和生物样本的力学特性与测试　采用机械力学测试仪器，可以获得骨的强度、刚度、硬度和韧性的测试结果。在实验室环境中，骨的机械性能通常通过将骨装载入一个三点或四点弯曲装置的机械测试来评估（图 2-2-2）。骨的剪切力学测试可通过扭转试验来实现（图 2-2-3）。测试类型的选择由技术以及生理因素决定。例如在研究长骨骨折愈合时，弯曲和扭转试验是合乎逻辑的选择，因为这可测试骨的弯曲和扭转强度。扭转试验可使骨的每一个横截面经受相同的扭矩，而四点弯曲试验使整个骨痂形成均匀的弯曲力矩。对于扭转试验，一个额外的参数扭转到故障（断裂），可以作为骨痂延展性的一个衡量指标。用于衡量导致故障（断裂）的力或力矩的强度，虽然对于一个给定的骨痂只能测量一次，但取得关于硬度和刚度的多个测量结果是可能的。多级测试方法已经报道了通过在平面对骨痂进行无创载荷测试，或使用不同于将骨痂加载到断裂的阶段测试加载模型。有了这些方法，可以在多个平面对弯曲强度或扭转以及抗压刚度进行量化。

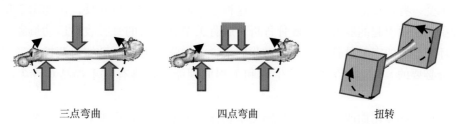

三点弯曲　　　　　四点弯曲　　　　　扭转

图 2-2-2　三点弯曲、四点弯曲及扭转负荷下的长骨

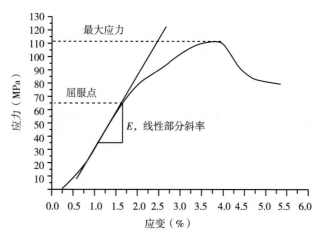

图 2-2-3　机械负荷下的应变-应力关系

生物样本的力学强度可由应力（stress）、应变（strain）和材料的弹性模量（elasticity modulus）来定义。

应力：单位面积的负荷和力，是对于外来施加负荷于一个结构截面上的反应。力和力矩可在不同方向施加于结构上，产生拉伸、压缩、弯曲、扭转、剪切以及复合性应力等，骨折在临床上往往发生在主应力超过了骨的力学强度。应力的单位是 Pa、MPa 或 GPa。

应变：由外加的负荷引起的结构内的形变。包括两种类型：其一为线形应变，即引起标本长度的变化；其二为剪切应变，即在结构内引起成角关系的变化。应变无单位量，但通常可用百分比来表述。

弹性模量：反映材料力学性质的最基本的材料常数之一。基本上是应力与应变的比率。弹性模量的单位也是 Pa、MPa 或 GPa。

应力与应变的关系可定义为应力/应变=弹性模量，其数值为应力与应变的比值，弹性模量数值越大，材料的强度越高（图 2-2-2）。

骨强度（bone intensity）：指骨组织受负荷后对抗结构破坏的能力，是综合了骨结构、骨量和材料特性的综合指标。

3. 骨的力学环境适应性：骨的塑形和改建（重建）　人们研究骨适应力学环境生长的能力已经有很长的历史。为了适应变化的力学要求，骨量和骨形态可以通过特定位点的塑形过程来调控。这个过程包括骨吸收以及随后的骨形成。虽然这种塑形过程对骨骼结构的完善是十分关键的。但是，在力学环境中究竟是由哪些特定的成分控制这一过程还不是十分清楚。对测定这些特定力学成分的困难也阻碍了我们对骨塑形疾病的了解，同时限制了我们在判断骨折和骨愈合方面的能力。所以，对骨塑形过程的不断了解，如我们能够测定构成这种塑形过程的力学模式，就能够最终更有效干预和治疗肌骨疾病。

再者，虽然骨的这种塑形能力使得其能够通过有效的方法去除"不必要"的骨组织来改善骨结构，从而使其能够承受一些极端的力学负荷。但是，这种过程同样能够适得其反，比如由于年老或者更年期到来导致的骨质疏松而引起的股骨和脊椎骨骨折、股骨关节移植后的骨吸收、运动员和新兵的应力性骨折以及微重力环境导致的宇航员骨质流失。对我们来说，增强对力学刺激如何调控骨形态和骨质流失病理的了解是十分必要的。理解力学调控的生物和工程原理能够最终有益于提高对许多肌骨疾病的治疗效果。

骨能够根据环境的变化而改变自身的结构是生物体一种十分有趣的现象。正如 Wolff 定律所描述的，骨快速适应力学环境的能力保证了足够的骨质能够被适当的配置以承受日常活动的荷载。这种适应能力预示了生物物理刺激能够提供一种特定位点的、外源性的治疗方法以控制骨量和骨形态。力学环境能够影响骨形态已经成为骨生理学的基本原则。缺少功能性的加载会导致骨质的流失，然而运动或者增加日常活动则能够增加骨质。因此，测定力学环境和骨塑形的关系就十分重要，这也可以为力学干预骨疾病，比如骨质疏松症以及利用生物力学的方法加速骨折愈合，刺激骨生长提供依据。

二、组织和细胞的力学信号传递

1. 力学加载导致的骨适应性变化　近几十年来，人们一直试图揭开物理刺激对骨塑形的作用，并提出应变和应力是调控骨细胞对力学信号反应的主要参数。如有研究提出"不变（invariant）"参数，一种强度不依赖参照系、好比"应变能量密度"的参数，能够调控骨细胞的力学反应。这种提法与骨能够自我调节的理念是一致的。骨自我调节的理论现在有许多，包括应变程度调控骨塑形过程、"时间依赖（time-dependent）"的骨塑形和再建过程等。作为一种具有多种影响因子的调控模型，包括应变/应力的大小、加载循环的次数、加载发生的次数、应变的张量以及应变的能量密度，骨自我调控是这些独立因素的综合结果。要区分这些因素的独立作用以及测定哪些特定因素能够调控骨塑形过程，还是十分困难的。如果我们要探索这些力学假设，就必须测定骨细胞是直接，还是间接地被这些力学参数所调控。目前为止，还没有证据表明应变、应力最大值和骨形态有直接的联系，能够启动或中止骨细胞力学反应的特定力学参数还有待于进一步的测定。

2. 动态和时态力学信号的作用　最近的一项发现可以从细胞层次上解释骨对力学刺激进行反应的机制，这项发现主要是利用了刺激信号的时态部分，比如应变速率、加载频率和应变梯度。在具有同样应变大小的信号刺激下，较高的应变速率会引起较显著的适应反应。同样的，具有 $15\sim60Hz$ 频率成分的信号，比较于 1Hz 左右的信号，更能够刺激骨生长。不同频率（ $1\sim60Hz$ ）的连续正弦信号刺激（ 10min/d ）需要达到不同的强度"阈值"才能够维持现有的骨量。实验表明，如果用 1Hz 的信号刺激，所需的纵向应变强度要达到 $700\mu\varepsilon$ 才能够维持现有的皮质骨骨量，如果利用 30Hz 的信号，$400\mu\varepsilon$ 就够了。如果利用 60Hz 的信号，信号强度 $270\mu\varepsilon$ 就足够维持皮质骨骨量。这种对频率敏感的再建过程被发现与皮质骨中的液流强度有着密切的联系，因为液流强度会由信号频率直接调节（ $r=0.8$ ）。Turner 等发现，如果对成年大鼠的胫骨加载具有同样应变强度的拗力，但增加加载的应变速率，骨质的形成有显著的提高。同时，形成的新骨骨量直接正比于加载的应变速率。如果把外界力学加载的参数与骨的塑形情况相关联，那么能够预测骨外膜新骨形成的参数就很有可能是应变梯度。许多体外实验证据都指出，骨能对动态力学加载，而不是静态加载，产生适应性反应。这一切都表明，时态的、动态的加载以及潜在的由应力引起的液体流动是促进骨塑形和再建过程的必要条件。

3. 力学信号传递和空隙间的液体流动　应变的时态部分值得进一步研究，因为它同骨基质形变引起的液体流动有着密切的联系。力学加载会引起骨基质以及存在于骨空隙中的液体流动通道的形变，从而在骨空隙中产生液压梯度，导致空隙间的液体流动。液流引起的骨小管中的切应力被认为是骨细胞感受力学刺激的根源。皮质骨是由固相的骨基质以及空隙中的液相物质共同组成的，这不同于一般的软组织，如以软骨来说，其体积的 $80\%\sim85\%$ 是固相的骨基质，包括矿物质和胶原蛋白；其余都是液相物质，比如软骨空隙中的液体。液体填充了存在于骨基质中的各种空隙和管道，包括微孔、陷窝、骨小管、哈佛管和佛克管。力学加载下骨空隙中的液体流动有可能在骨细胞感受、传递和感应力学信号，以及营养物质的传递等方面起到一定的作用。这种皮质骨中的液体流动被认为是调节骨量和形态的一个重要因子。我们相信，这是解释骨骼在一定频率、应变、应变速率和应变梯度的加载下进行骨塑形、重建和保持过程的一个关键机制。

4. 细胞的力学信号传递和液流　对于细胞在力学信号刺激下的信号传递和反应，一系列的实验表明在动态应变刺激下，类成骨细胞有分化和表达的反应。实验中所用的应变程度要高于骨骼所能够承受的应变量，即使这样，利用这种高于正常应变程度的应变还是不能使得成熟的成骨细胞进行造骨反应。然而，许多实验显示，骨细胞确实对液流导致的切应力有反应，类成骨细胞对连续或间断的静态加载有反应，并且对液流引起的、在生理范围大小（ $5\sim100dynes/cm^2$ ）的切应力有反应。Reich 与 Frangos 等的实验阐明，细胞前列腺素的分泌会随着液流的强度增加而加强，在液流刺激停止后 2 个小时内，这种前列腺素的分泌水平保持不变。虽然真正的骨细胞在细胞培养中对高至超出正常生理水平的应变无其反应，但是骨细胞在体内对力学信号刺激的却有所反应。对骨的超微结构检测发现，松质骨的骨表面覆盖着骨衬细胞。在力学信号刺激后，松质骨表面的骨衬细胞具有了成骨分化功能，进行一系列的成骨活动。骨细胞很有可能不是对直接的力学应变产生反应，而是对力学加载后产生的液流具有反应。

5. 液流传送提高新陈代谢　骨中的液体流动除了单纯的机械刺激作用外，还是生物体新陈代谢的必经通道，它能够为骨组织提供必要的营养，还能够通过液流通道带走代谢的废弃物质。在软组织中，分子扩散是新陈代谢的主要通道，但是在致密的皮质骨结构中，不只是由扩散机制来完成骨细胞和周围血液供应的新陈代谢液体交换，力学加载导致的液流传送方式亦会提高血液供应，促进骨细胞的营养和新陈代谢。

6. 无创动态液流刺激有效防止骨流失　实验证明，在生长的狗身上，增加静脉血压能够促进骨外膜的新骨形成。从由一项对胫骨组成的对照组和试验组的比较来看，增加静脉血压的那一侧胫骨有增加的骨外膜新骨形成。这些数据表明，增加静脉血压会加强从毛细血管对骨组织的血供，增强的血供有可能就是导致骨外膜新骨形成增加的原因。在一个大鼠吊尾实验中，相对于对照组，缝合胫骨静脉可以提高试验组的胫骨骨髓腔压力（ intramadullary pressure，ImP；27.8mmHg vs 16.4mmHg，$P<0.05$ ），这表明由静脉缝合增强的孔隙液体流动正比于横贯骨的压力下降。在静脉缝合的试验组，19 天内，骨矿物质含量

显著高于对照组（115.9%±15.6% vs 103.8%±13.2%，$P<0.001$），松质骨密度也明显高于对照组（$351±12g/cm^3$ vs $329±11g/cm^3$，$P<0.05$）。这些结果表明液流可以不依赖力学加载而直接引起骨的适应性反应，同时，静脉液压同空隙间液流和 ImP 有直接关联，表明骨的适应性反应可以通过改变静脉液压的肌肉泵效应实现，从而可作为一种无创防止骨流失的措施。我们可采用一种创新的、无创伤的、动态的静脉加压方法来增强在后肢悬挂模型（hindlimb suspension，HLS）中动物的血管血供压力、骨髓腔压力以及空隙间的液体流动，从而最终启动骨重建过程来抑制骨质流失。

7. 运动锻炼和骨空隙间液流的关系　锻炼对调控液流在肌肉组织中的微循环有很重要的作用，对于有节奏的锻炼，多种机制可能会导致血液流动加强，这其中包括肌肉泵效应、骨骼肌肉释放的物质、液流运送的物质以及神经系统释放的物质都有可能有助于锻炼中的血液流动加强。但是，使得血液流动加强的因素并不一定是保持这种效应的因素。虽然肌肉收缩活动、新陈代谢率以及肌肉血流有着密切的联系，但是这种联系也会在不同的情况下被打断。肌肉泵原理——作为一种驱动毛细血管渗透以及骨空隙液流的动力，被认为是联系肌肉收缩和由其导致的骨空隙液流的关键效应。肌肉收缩产生的压力波会压迫通向骨组织的动脉以及离开骨组织的静脉，引起血液流动的暂时性的堵塞。同时，锻炼会引起血压的上升，这一切都会导致皮质骨毛细血管中的液压上升，从而使得毛细血管的渗透作用加强。了解是由哪些机制导致肌肉泵效应的动态特性，比如，频率、压力大小和持续时间、加入休息过程，能够使我们对运动导致的血流加强与骨液流的关系有更进一步的了解。

8. 功能性失用导致的骨丢失和肌肉萎缩　失（废）用性骨质疏松是长期固定或者卧床病人（如骨折和脊髓损伤）的一种常见骨骼疾病。除了骨丢失外，功能性失用和微重力能导致肌肉萎缩。这些生理改变产生额外的并发症，包括增加跌倒和骨折的风险，使得康复时间延长。对脊髓损伤病人的分析显示，失用的四肢骨密度降低，骨折的发生率升高。对脊髓损伤超过 1 年时间观察发现，股骨颈、股骨远端和胫骨近端发生 30%～40%骨矿丢失。有报道称，脊髓损伤导致的骨质丢失或者骨质疏松在损伤后 1～5 年时间达到骨折阈值（骨密度：$1g/cm^2$），骨折发生率为 5%～34%。肌肉质量的显著降低也可在这些病人身上发生。对为期 4～12 个月太空飞行的分析结果显示失重可导致脊椎、髋关节和下肢的骨密度每个月发生 1%～2%的降低。髋关节和股骨的松质骨骨密度的降低每个月超过 2%，然而皮质骨仅仅发生小量的降低。在动物实验中也发现了相似的结果。Burr 等发现在接受肌肉刺激 17 天后，浇铸固定的动物模型的骨转换率增加。下肢肌肉体积也可以被失用所改变。经历 6 个月的太空飞行后，股四头肌的体积降低 10%，腓肠肌和比目鱼肌体积降低 19%。在短期太空飞行后，用 CT 扫描测定肌肉横切面面积（CSA）提示腓肠肌降低 10%，而股四头肌降低 10%～15%。脊椎损伤后也可得到相似的结果，股四头肌、比目鱼肌和腓肠肌的 CSA 分布降低 21%、28%和 39%。除了对整体的肌肉体积有作用外，肌纤维的特性也可因为缺乏活动而改变。骨骼肌主要分为两种：慢纤维（Ⅰ型）在维持机体姿势是发挥重要作用，而快纤维（Ⅱ型）在体力活动时进行响应。在失用状态下，所有类型的肌纤维体积均降低，其中Ⅰ型降低 16%，Ⅱ型降低 23%～36%。萎缩的比目鱼肌还可从Ⅰ型（肌纤维数目减少 8%）转变为Ⅱ型。临床上已经对脊髓损伤的病人进行了普遍的肌肉刺激检查，以增强骨骼肌，延缓肌肉萎缩并收到了预期效果。一些体能训练研究观察了采用电刺激方法对骨量缺失的作用。这些研究对骨密度的分析给出了众多不同的结论。一般采用双能 X 射线（DXA）方法测定骨密度，BeDell 等发现在功能性电刺激诱导的骑车锻炼后，腰椎和股骨颈区域的骨密度并无改变，而 Mohr 等发现在经过同样的锻炼 12 个月后胫骨近端骨密度表现出 10%的增加。在对脊髓损伤病人一项为期 24 周的研究显示，每天以 25Hz 电刺激股四头肌，Belanger 及其同事报道在病人股骨远端和胫骨近端骨密度恢复了 28%，伴随肌肉强度的增加。许多动物实验的报道提示肌肉刺激不仅能够增加肌肉质量，而且同样可以增加骨密度。对动物和人类的研究似乎都支持功能性失用可以导致显著骨丢失和肌肉萎缩这个结论。

在临床研究中发现，骨折愈合过程高度依赖于血管形成以及静脉血压，这表示类成骨细胞依赖液流过程并对其有反应。再者，对染料分子在骨组织中的跟踪试验表明，骨组织中确实存在液流过程，我们最近的数据也显示动态骨腔液压加载（在极小的骨应变情况下）引起的皮质骨液流能够调控特定位点的骨塑形反应。利用振荡液压系统对骨髓腔加压实验发现，液压加载能够促进新骨形成、减少由于失用导致的皮质骨空隙，甚至在骨骼不承受任何应变的情况下，减少由于无直接应变加载导致的皮质骨空隙。虽然失用本身能够导致显著的骨质流失（5.7%±1.5%，$P<0.05$），但在失用的情况下使用液流加载能够显著增加骨外膜和骨内膜的新骨形成，从而增加中骨干的骨量。实验发现，经皮层的液压梯度与新骨形成总量有相当大的关联（$r=0.75$，$P=0.01$）。这表明骨液流在触发和引导骨塑形和重建过程中扮演了一个十分重要的角色。驱动骨液流的动力包括骨骼承受的各种外力、肌肉动态学，比如动态肌肉泵效应及其导致的液压梯度。

三、肌肉刺激产生的频率与髓内压和骨应变相关

1. 肌肉强度和骨密度相互关系　肌肉强度和骨密度相互关系密切。高强度体力活动伴随高骨量和低骨折风险，因此被推荐用于减少老年人的骨折发生风险。对于处于微重力环境下的宇航员，这种推荐也同样有效，因为宇航员在微重力环境下会流失大量的骨和肌肉组织。宇航员经历太空微重力后的直接后果是发生了许多生理学改变，这些可导致严重的临床并发症。最直接和重要的是对肌肉骨骼的影响。俄罗斯和美国一项联合研究的结果显示宇航员经历 4.5～14.5 个月的太空任务后，微重力对骨组织的影响表现为整个机体的骨密度和骨矿含量均衰减。最大的骨密度丢失发生在负重的身体下半身，如盆骨和股骨头分别降低（11.99±1.22）% 和（8.17±1.24）%，但在颅骨区域并未见显著的降低。总的来说，男性宇航员在经历 6 个月太空任务后总的骨量丢失约为每月（1.41±0.41）%，提示相当于在飞行过程中平均每天丢失钙（227±62.8）mg。骨丢失的平均幅度惊人，宇航员下肢骨矿丢失可达每月 2% 并伴随肌肉萎缩。在模拟或者实际的微重力条件下，维持人类姿势的肌肉经历了大幅度的萎缩：经过约 270 天后，肌肉质量大约维持在原始数值的 70%。大多数动物实验曾报道萎缩优先发生在那些在力学条件下可以转变为快速抽动肌纤维的慢速抽动肌纤维。在经历微重力后，一些组的肌肉最大力量表现为大幅度的降低，较飞行前降低（6%～25%）。目前，解释肌肉和骨骼在失用中衰减的机制还不是十分清楚。而大量的注意力则聚集在如何通过特定的运动方式来减轻肌肉和骨骼的衰减。也许运动和肌肉收缩导致的微循环和空隙间液体流动才是解开在负载和无负荷情况下肌肉和骨骼液体流动相互关系的关键。事实上，在无重力环境下全身液流分配偏向于身体上部，这会导致肌肉骨骼系统渐进性的改变。然而导致这种渐进性改变的因素很有可能是肌肉、骨骼中的液流和循环系统。上述现象亦见于其他失用性肌骨萎缩，如临床上常见的创伤治疗导致肢体固定性肌骨萎缩等。

2. 肌骨组织对功能环境改变的反应能力　肌骨组织对功能环境改变的反应能力是这些活体组织最吸引人的其中一个方面，这些使其成为一个有效的机体结构。骨骼和肌肉对其功能性环境改变的快速适应的能力保证足够的骨骼质量适用于承受激烈的功能活动，这种属性被称之为 Woff 定律。肌骨组织的这种适应能力提示生物物理刺激可能对于控制骨量和骨形态提供部位专一的、外源性的处理措施。对骨形态的机械力影响的假设已经成为骨生理学的一个基本原则。功能性载荷的缺失导致骨量的丢失，而锻炼和增加的活动导致骨量的增加。相似地，肌肉组织增加锻炼能够显著增加血流量、氧量和促进肌肉体液交换。在肌肉收缩时，多种机制参与调解血流以保证肌肉氧气运输和代谢所需之间的紧密偶联。明确机械刺激和适应性反应的正式关系及肌肉泵和间隙液流的关系会有助于设计机械干预对肌肉骨骼疾病的作用，包括骨质疏松、肌肉疲劳和萎缩以及设计生物力学方法以促进骨折愈合并促进骨骼生长。

3. 优化力学调控的幅度和频率　近期的研究提示肌肉刺激产生的频率依赖的髓内压和骨应变依赖于动态加载参数和优化的加载频率。振荡型肌肉刺激有显著增加髓内压的作用。成年繁殖退休 Sprague-Dawley 大鼠平均体重（387±41）g 被用于检测髓内压（ImP）、骨应变和被诱导的肌肉收缩。如图 2-2-5 所示，髓内压对频率的反应的趋势呈非线性变化。结果提示，如果较少应用肌力，比如抵抗高强度抵抗重力提升，将不能在骨组织产生足够的应变和液压。然而，相对高频率和小量级的肌肉刺激能够在骨

骼触发显著的液压。

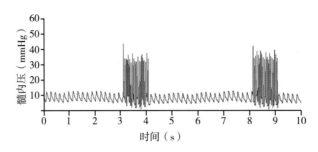

图 2-2-4　20Hz 动态电刺激肌肉产生的髓内压

应用刺激 1 秒后紧接着间歇 4 秒。普通的心搏可产生平均 4mmHg 的股骨髓内压。肌肉收缩使大鼠
股骨模型的髓内压增加至 45mmHg（资料来源：J Biomech，2009，42（2）：140-145.）

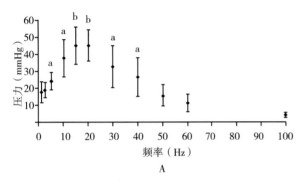

图 2-2-5A　该图以平均值±标准差表示髓内压测定数值

股骨髓内压在电刺激频率为 5Hz、10Hz、15Hz、20Hz、30Hz 和 40Hz 显著增加。在 1~100Hz 加载范围，1Hz 刺激产生 18mmHg 髓内压。20Hz 时测得最大髓内压为 45mmHg，比 1Hz 增加 2.5 倍。与基础髓内压相比，$^a P<0.05$，$^b P<0.01$［资料来源：J Biomech，2009，42（2）：140-145.］

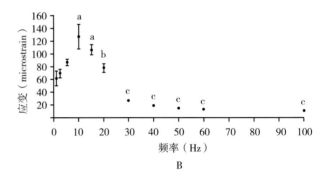

图 2-2-5B　该图以平均值±标准差表示骨表面应变测定数值

应用多个频率的动态肌肉刺激显著增加骨应变。在 1~100Hz 加载范围，1Hz 刺激产生的应变为 62μ ε。在 10Hz 刺激时记录得到峰应变为 128μ ε。应变级降低达到刺激频率>30Hz 时所得的峰应变的 75% 以上。与 1Hz、2.5Hz 或者 5Hz 相比，$^a P<0.01$；与 10Hz 相比，$^b P<0.01$；与 20Hz 及 <20Hz 相比，$^c P<0.001$［资料来源：J Biomech，2009，42（2）：140-145.］

4. 动态肌肉刺激延缓骨丢失　功能性失用条件下体内实验已经证实，动态肌肉刺激有助于延缓骨丢失。雌性繁殖后退休的 SD 大鼠被用于观察在失用环境中，频率依赖的动态肌肉刺激对骨骼适应的影响。动物被随机分成 7 组：①基础组；②年龄对照组；③后肢悬吊组（HLS）；④后肢悬吊（HLS）+1Hz 加肌肉刺激组；⑤后肢悬吊（HLS）+20Hz 加肌肉刺激组；⑥后肢悬吊（HLS）+50Hz 加肌肉刺激组；⑦后肢悬吊（HLS）+100Hz 加肌肉刺激组。由 HLS 诱导功能性失用的方法，是在 Morey-Holton and Globus 的基础上进行改良后建立的。动物被设定头低位倾斜约 30°以防止其下肢接触到笼子底部。在实验过程中，每周称量 3 次大鼠体重。

在 4 个实验组中，应用动态肌肉刺激和后肢固定相结合的方法，连续 4 周。将动物麻醉后用实验器械将其悬吊，两个电极传输 1ms 的矩形脉冲和不同的刺激频率以诱导肌肉收缩，刺激时间为每天 10 分钟，每周刺激 5 天，共 4 周。应用肌肉刺激时，需要插入间歇休息时间（即每 2 次收缩后停顿 8 秒）以防止肌肉疲劳。应用高分辨率 μCT 扫描仪在空间分辨率为 15μm 条件下对股骨远端部分进行扫描。选择股骨远端干骺端紧接着生长板的三个连续的 750μm 松质骨区域（M1、M2 和 M3）进行分析（图 2-2-6）。此外，还对每个股骨远端骺部 750μm 松质骨区域进行测定（图 2-2-6），测定的参数参考相关文献。μCT 分析之后，通过组织形态计量学测定干骺端及骺端的松质骨区域，测定的参数参考相关文献。

肌肉刺激引起的松质骨结构变化似乎对组织液压量级敏感，在接近骨髓腔的区域反应较大，而在接近生长板的区域减弱。在缺乏重力加载活动4周后，M1骨小梁数量和质量均显著降低。与年龄对照组相比，相似的结果也可在M1观察到。除了1Hz频率外，接受电刺激的大鼠松质骨BV/TV比失用组显著增加。肌肉刺激频率为20Hz、50Hz和100Hz均可使Conn. D、Tb. N和Tb. Sp发生显著改变。不论是何种频率，SMI和Tb. Th均不受刺激影响。接受4周1Hz肌肉刺激的动物骨丢失和结构损伤程度与未接受刺激的HLS组动物相同，与接受高频率的各组动物相比均有显著性差异。失用可导致M3区域骨丢失显著（图2-2-7）。M2部分的结果与M3相似，50Hz频率肌肉刺激可产生最大的预防失用性骨质丢失的效果。而20Hz和100Hz

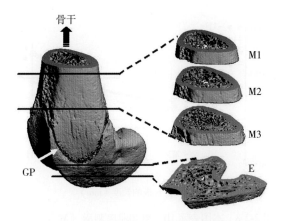

图 2-2-6 应用显微 CT 对远端股骨的骨小梁部位的 3 个干骺端片层和 1 个骺端区域进行测定

GP=生长板（白色箭头处）；M=干骺端；E=骺端
[资料来源：Bone，2008，43（6）：1093-1100.]

频率肌肉刺激可部分增加骨量，骨小梁质量有所改善。与其他干骺端区域一样，肌肉刺激对 SMI 和 Tb. Th 无影响。图 2-2-8 所示为以上区域的变化结果的总结。

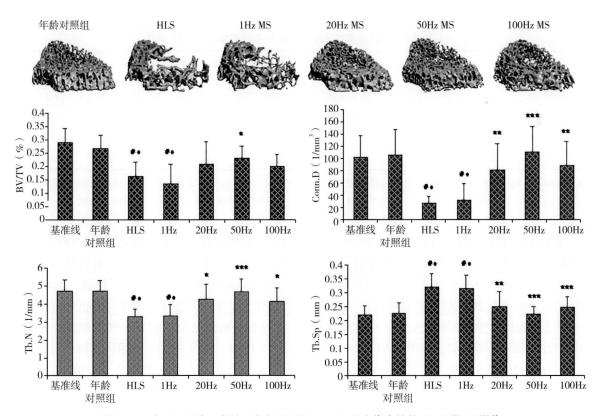

图 2-2-7 在 M3 区域（紧连生长板以下 750μm）具有代表性的 3D 显微 CT 影像

在 M3 区域，以平均值 ±标准差表示骨体积分数（BV/TV，%）、连接密度（Conn. D，1/mm³）、骨小梁数目（Tb. N，1/mm）、骨小梁分离度（Tb. Sp，mm）。仅有 50Hz 肌肉刺激表现出对 4 周 HLS 后的所有指标的显著预防作用。与基准线相比，#$P < 0.001$；与年龄对照组相比，+$P < 0.001$；与 HLS 组或者 1Hz 肌肉刺激相比，* $P < 0.05$，** $P < 0.01$，*** $P < 0.001$ [资料来源：Bone，2008，43（6）：1093-1100.]

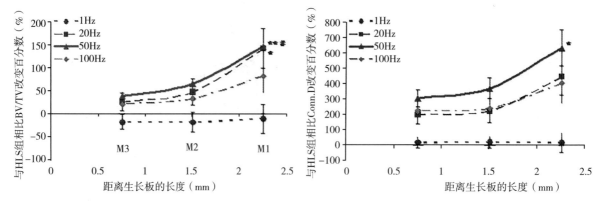

图 2-2-8　本图表示 HLS 组和肌肉刺激（MS）实验组之间的 3 个干骺端区域骨体积百分数（BV/TV）和连接密度（Conn. D）百分比变化情况

以中等或者较高的刺激频率进行肌肉刺激，在对抗功能性失用造成的骨小梁骨丢失的有效性方面，M1 总是最高，M3 总是最低。与 M3 组相比，* P<0.05，** P<0.001；与 M2 组相比，# P<0.001（资料来源：Courtesy of BONE，2008，43：1093-1100.）

CT 分析的结果与组织形态计量学分析的结果基本一致。HLS 组骨形成指标表现为显著降低，而每天的肌肉刺激并不能预防骨形成能力的降低。以上结果提示，以高频率、低量级和短时间的肌肉刺激可使失用诱导的骨丢失有所缓解。然而，无证据提示这种加载可以促进整体的新骨形成，比如，总体的骨量仍低于年龄对照组。因此，在进行进一步研究时，关于细胞活动的研究，如破骨细胞和成骨细胞、骨吸收和骨形成的联系可能对于探讨功能失用性动物模型的骨吸收和骨形成平衡是必要的。

表 2-2-2　股骨远端干骺端组织形态计量学参数变化

参数	对照组	HLS	1Hz	20Hz	50Hz	100Hz
BV/TV-Histo（%）	41.2±7.7	23.3±4.3 **	24.0±8.1 **	29.6±3.9 *	32.1±4.3 *#	29.1±3.5 *
MS/BS（%）	9.15±5.5	2.11±1.0 **	1.38±1.3 **	2.37±1.7 **	3.94±2.8 **	2.21±1.7 **
MAR（μm/d）	1.77±0.5	0.36±0.3 **	0.38±0.5 **	0.48±0.3 **	0.65±0.4 *	0.57±0.4 **
BFR/BS [μm³/（μm²·y）]	46.9±21	3.67±5.1 **	3.15±2.6 **	6.63±7.8 **	10.3±8.5 *	6.56±7.1 *

注：该表以平均值±标准差表示数值。BV/TV：骨组织/组织体积；MS/BS：矿化面积/骨表面；MAR：矿化沉积率；BFR/BS：骨形成率/骨表面。与年龄对照组相比，* P<0.01，** P<0.001；与 HLS 组相比，# P=0.07（资料来源：Courtesy of BONE，2008，43：1093-1100.）

5. 肌肉刺激有助于促进骨折修复　动态肌肉刺激除了具有延缓骨质丢失和肌肉萎缩的作用，还可以促进骨折修复。考虑到肌肉刺激可以增加肌肉和骨髓腔的血流、髓内压，而血流与骨折修复具有密切关系，因此应用肌肉刺激方法可能有助于促进骨折修复。使用 3mm 横截面截骨术兔子模型，Park 和 Silva 的结果显示以肌肉刺激干预此模型 8 周后，与模型对照组相比，骨矿含量增加 31%，骨折愈合区域增加 27%。除了形态计量学方面的改变外，与对照组相比，8 周后实验组的最大扭矩、扭转刚度、最大扭矩角位移和标本破坏所需能量分别增加 62%、29%、34.6% 和 124%。结果提示应用肌肉刺激法可以促进骨折愈合区域的骨矿化和增加生物力学强度。这些至少可能是肌肉刺激促进血液循环部分结果。Winet 及其研究组运用一种骨微腔方法（bone chamber）观察到肌肉收缩可以直接使骨血流率增加 130%，但是与力学加载解偶联，而在肌肉刺激后心率和血压未见显著增高。因此，通过肌肉刺激增加液流可能在某些急性条件下，如骨折时可增加骨折愈合区域液流和激发骨合成反应。

四、力学生物学的细胞与分子通路及响应

1. 骨细胞与分子途径对机械负载的潜在响应　骨重建涉及所有相关的细胞类型，如成骨细胞、破骨

细胞、骨细胞、T 细胞、B 细胞、巨核细胞和衬里细胞。因此，所有这些细胞都有潜在的机械力敏感性，甚至相互关联的。这些细胞对机械负荷可以表达特定的分子途径。本节将讨论涉及机械刺激诱导适应的多种潜在途径。

2. 基本多细胞单位（BMU） 探索相互关系的整体骨细胞中，骨形成和骨吸收的细胞集群在动态和时间适应结构中被称为"基本多细胞单位"（BMU）。骨适应是不断发生的，而每个周期可能需要数周。这样的过程是与骨吸收和形成的组合来执行的。每个阶段都可能涉及有针对性的分子和基因的激活。一个积极的 BMU 包含一对领先在前的骨吸收破骨细胞。不清楚表型的逆转细胞，随着破骨细胞覆盖新暴露的骨面，并准备更换骨沉积，即矿化的骨基质被称为类骨质的沉积。相关的分子和基因因素被表示在这个时间序列（图 2-2-9）。

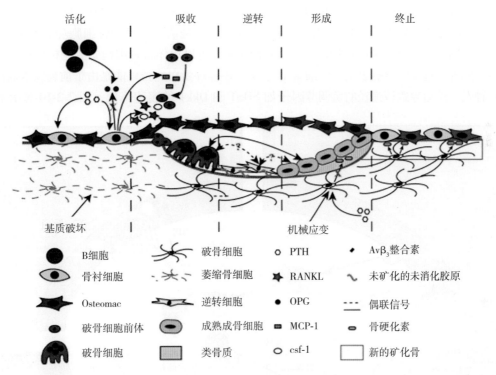

图 2-2-9 骨重建及其相关的分子途径（自 JBC 许可）

骨对于机械负荷的响应。骨重构的第一阶段的反应起始于触发信号的发现，例如流体的流动和/或任何其他的物理刺激，例如，压力、电和声波。激活之前，静止骨表面覆盖有骨衬细胞，包括夹有 osteomacs 的 preosteoblasts。激发的 B 细胞存在于骨髓并分泌骨保护素（OPG），其能抑制破骨细胞的形成。

在激活阶段，内分泌骨重塑信号甲状旁腺激素（PTH）结合到 preosteoblasts 的 PTH 受体。受损的矿化骨基质会导致局部骨细胞的细胞凋亡，并降低局部转化生长因子 β（TGF-β）的浓度和其抑制破骨细胞的形成。

在骨吸收阶段，响应于 PTH 的信号，由成骨细胞释放出来的 MCP-1 募集 preosteoblasts 到骨表面。此外，成骨细胞表达的 OPG 降低，并且 CSF-1 和 RANKL 的生成增加，促进破骨细胞前体和成熟的破骨细胞的分化增殖。成熟的破骨细胞锚定 RGD 结合位点，建立一个局部的微环境（密封带），有利于矿化骨基质的降解。

在反转阶段，逆转细胞从骨表面吞噬和除去未消化的脱钙骨胶原。产生的过渡信号进一步降低骨吸收并促进新骨形成。

在骨形成阶段，由退化的骨基质、已成熟的破骨细胞和潜在的逆转细胞产生的新骨形成的信号和分子。PTH 和骨细胞的机械活化减少了硬化蛋白的表达，并允许 Wnt 信号来导向新骨的形成。

在骨重塑的最终阶段，硬化蛋白表达复原，骨形成过程结束。新沉积的类骨质被进一步矿化，骨表面返回到与衬骨细胞夹有 osteomacs 的平衡状态，整个重塑周期完成。

机械性刺激很可能参与了每一个阶段，并最终调节相关的分子和遗传因素。在 BMU 中细胞的这种独特的空间和时间安排确保和协调这一过程的不同的和连续的阶段组成：活化、吸收、逆转、形成和终止，对于骨重塑是非常关键的。

3. 骨细胞和其对与 Wnt 信号联结的机械信号 最近的研究表明，骨细胞———一种嵌入矿化骨基质中的细胞，正成为深入研究的目标。成骨细胞被定义为使骨基质矿化的细胞，而骨细胞被认为是控制将机械负荷转化为影响骨建模和重塑的生化信号的细胞。预期成骨细胞和骨细胞之间的相互关系具有相同的谱系，但这些细胞也具有明显的差异，特别是它们对机械负荷的响应和各种生物化学响应的途径以实现它们各自的功能。在许多因素中，Wnt/β-连环蛋白信号传导途径被认为是调控骨量和骨细胞功能的重要调节因子。当骨细胞嵌入矿物基质中时，Wnt/β-连环蛋白信号传导途径可以用作将骨细胞感测的机械信号传递到骨表面的传递器。此外，近来的数据表明，骨细胞中的 Wnt/β-连环蛋白途径可能是由于前列腺素通路与负载的相互作用而触发，然后导致该途径的负调节因子如 SOST 和 Dkk1 的表达降低。图 2-2-10 显示了细胞对机

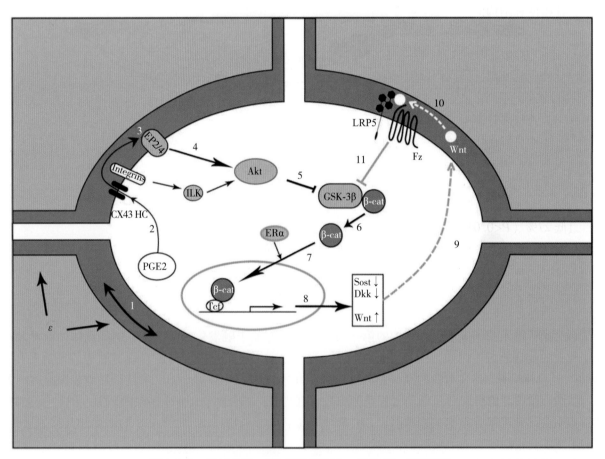

图 2-2-10　机械负载，例如流体剪切力，诱导 Wnt 信号激活

虽然促使流体流过 lacunarcanalicular 系统可能一个重要的组成部分，应用于骨的机械负载（ε）是通过一个未知的机制被骨细胞所感应的（图中"1"）。对负载（应变）的感知触发的一些胞内反应，包括 PGE2 的释放（图中"2"），通过一个知之甚少的机制进入 lacunar-canalicular 中的流体，从而以自分泌和/或旁分泌方式行事。在 PGE2 和整合素蛋白中的 Connexin-43 hemichannels（CX43 HC）似乎有参与。PGE2 结合至其 EP2 和/或 EP4 受体（图中"3"），导致了下游抑制的 GSK-3β，图中"5"（有可能通过 Akt 的调解，图中"4"）和游离 β-catenin（图中"6"）的细胞内积累。（Integrin 的活化也可导致 Akt 的活化和 GSK-3β 抑制）新的证据表明，ER 可能参与了 β-连环蛋白核易位（图中"7"），这导致一些关键靶基因表达的变化（图中"8"）。其中一个明显的后果就是减少硬化蛋白和 Dkk1（图中"9"）和增加 Wnt 信号，"10"的表达（其中一个或那些未知）。这些变化的结果是创造一个宽松的环境，使 Wnt 信号结合 LRP5-Fz 和放大负载信号（图中"11"）

械负载响应的潜在路径。

Wnt 信号通路已经被证实为积极参与骨细胞的分化、增殖和凋亡。Wnt 信号/β-连环蛋白信号传导途径的调节主要是归属于 Wnts 的竞争性结合剂，特别是 SFRP 家族蛋白，或作为在 LRP5 的水平的蛋白质；包括骨细胞特异性蛋白质、硬化蛋白（SOST 基因产物）和 Dickkopf（DKK）的蛋白质，特别是 DKK-1 和 DKK-2。硬化蛋白已被证明是由成熟的骨细胞产生，并通过结合 LRP5 和防止 Wnt 信号的结合来抑制 Wnt/β-catenin 信号。虽然在许多类型的细胞中表达，DKK-1 在骨细胞中高效表达。使用抗体于硬化蛋白的临床试验也已显示导致骨量增加，这表明靶向 Wnt 信号/β-连环蛋白信号传导途径中的负调控可能是针对如骨质疏松疾病的合成代谢治疗。最后，机械负荷减少在骨的硬化蛋白 6，表明途径的目标之一是由早期的机械负荷激活后的基因所编码的 Wnt/β-连环蛋白信号传导途径的负面调节。

综上所述，仍然需要学习许多有关骨细胞如何响应于加载或不存在装载的检测和发送信号，并进一步提高其他细胞的活性。虽然流体剪切应力被提议为一个触发力，识别这些特殊的机械信号仍然是一个具有挑战性的研究领域。骨细胞、成骨细胞和破骨细胞治疗或预防骨骼疾病的目标。明显针对于因为骨细胞内的 Wnt/β-catenin 信号通路在骨量调节和骨形成响应的机械负荷的中心作用可能证明为对未来有用的新的方式和药品来治疗骨病。

4. 机械信号触发骨髓干细胞的提高和对脂肪细胞的抑制　失用性骨量减少和骨质疏松症的临床数据表明，骨密度和结构的完整性显著降低，最终导致骨折的风险升高。同时，显著减少的可用间充质干细胞（MSC）危及从骨损失、骨骼肌肉损伤和疾病中关键的再生能力。打击恶化的一个潜在方法涉及利用骨的机械信号的灵敏度来确定如何保持和恢复骨量。如上所述，骨细胞即成骨细胞、破骨细胞和骨细胞，可直接检测外部机械负载，并在重塑过程执行形成和骨吸收的平衡，具体的机械传导信号也可使 MSC 朝成骨细胞系而远离脂肪生成偏压的分化。因此，于骨髓干细胞池的机械刺激可能是一种新型、减缓年龄相关的肌肉骨骼系统衰减的非药物手段。

考虑运动对阻止骨质疏松症和肥胖的重要性，结合成骨细胞和脂肪细胞始祖于 MSC 这一事实，以及骨骼系统对机械载荷的合成代谢反应，我们可以假设机械信号对骨骼的合成代谢总是会导致脂肪产生一个平行下降。在体内环境，7 周龄 C57BL/6J 小鼠在正常饮食下随机分组接受低幅度的高频负载（90Hz 0.2g，每天 15 分钟）或安慰剂治疗。在第 15 周，体内 CT 扫描显示，承受负荷的小鼠腹部脂肪体积比对照组低 27%（$P<0.01$）。在装载的小鼠内脏和皮下脂肪沉积的湿重均相对较低。通过荧光标记确认和流式细胞仪研究表明，机械信号不仅影响常驻骨细胞（成骨细胞/骨细胞）的数目，而且他们的始祖 MSC 的分化，偏置对骨（osteoblastogenesis）和远离脂肪的形成。在这个假设的后续试验，喂食高脂饮食的小鼠经受幅度低负荷或安慰剂治疗。由机械信号引起的肥胖抑制在分子水平上伴随着"机械响应"，显示出加载显著影响 MSC 的分化，要么是成骨性（Runx2，转录因子中心到 osteoblastogenesis）或脂肪性（过氧化物酶体增生物激活受体 PPARγ，转录因子中心对脂肪细胞分化）。与对照组相比，经历 LMMS 的小鼠的 Runx2 的表达量较大，而 PPARγ 表达明显降低。PPARγ 的转录因子，当不存在或以单一副本存在时，至少部分是通过增强 Wnt 信号来促进成骨作用。这是一个对 MSC 进入成骨谱系和扩展骨祖池的至关重要的途径。值得注意的是，低幅度的机械负荷处理也导致 MSC 量增加了 46%（$P<0.05$）。这些实验中，虽然没有省却了成骨细胞/骨细胞的合胞体的作用，但提供的证据表明，骨髓干细胞能够感测外源机械信号并相应地分化，最终影响骨和脂肪的表型响应。重要的是，骨和脂肪的逆相关性已经受到越来越多的临床文献的支持。虽然有争议，如肥胖的某些状况将能增加加载而保护骨架，但在人类中评估骨脂相互作用的数据表明，不断增加的脂肪带来骨结构的负担和增加骨折风险。

5. LRP5 在骨应对机械负荷的作用　低密度脂蛋白受体相关蛋白 5（LRP5）已被证明在哺乳动物的骨骼具有重要的功能。实验证据指出，LRP5 是把机械信号转换成适当的骨架反应的关键因素。例如，据报道，丧失功能的 LRP5 突变导致常染色体隐性遗传人类疾病——假性神经骨质疏松症（OPPG），从而导致 BMD 的显著减少和更容易出现骨骼骨折和畸形。此外，LRP5 的机械重要性已在 LRP5-/-小鼠中被证明，相对于野生型对照，其被发现了一个几乎完全消融的尺骨负荷的骨形成。据报道，多个位于外显子 18 和 10 的单核苷酸多态性（SNPs）可以显著影响身体活动和骨量之间的互连。人类的高骨量（HBM）表型是由附近的 LRP5 N-末端的错义突变引起的。另外，LRP5 的过表达突变与高骨量和诱导成骨细胞增殖相关联。在这种小鼠中也发现，由于较低的门槛增加装载敏感性所发起的骨形成。Zhong 等最近的一项研究表明，对体外 MC3T3-E1 细胞在 1 小时、3 小时和 5 小时的张力加载增加了 LRP5 基因的表达。

6. 小分子 RNA 及其在机械传导组织的作用　新发现的微小 RNA（microRNA，miRNA）是短的非编码 RNA，通过与信使 RNA（mRNA）序列互补，降解或抑制目标转录产物翻译，从而沉默基因表达。对 Runx2、骨形态发生蛋白（BMP）和 Wnt 信号传导途径的调控是目前研究最多的 miRNA 相关的成骨细胞功能。miRNA 对 Runx2 的正向和负向的调节能够影响骨骼的形态发生和成骨细胞生成。被 miRNA-135 和 miRNA-26a 调控的 BMP-2/Smad 信号转导通路可以抑制成骨细胞生成。通过 miRNA-29a 靶向的 Wnt 抑制剂的 Wnt 信号激活在成骨细胞分化中上调。此外，有研究通过人类间质干细胞观察了 miRNA 在组织再生过程中自我更新和细胞谱系决定中的作用。同时大量研究也已经评估了 miRNA 在某些特定细胞系中对成骨功能的影响，包括骨原细胞、成骨细胞和骨细胞的细胞系。一般情况下，miRNA 的作用可能会对骨细胞分化有正向或负向的影响。

近期研究关注转录和 miRNA 调控，以更好地了解在机械负荷模型中基因表达的调控。转录因子可以与基因的启动子结合并直接影响其表达，因此，骨的机械传导导致转录因子的调控。最近的一项研究使用预测的生物信息学算法，观察了骨的机械负荷诱导的基因表达的时间依赖性的调节机制。对啮齿类动物的右前肢给予轴向载荷，建立了一个基因表达的线性模型，并发现 44 个转录因子结合基序和 29 个 miRNA 结合位点，以预测在整个时间过程中受到调节的基因表达。通过随时间依赖性的调节机制来控制载荷诱导的骨形成过程可能是非常重要的。

7. 在骨组织工程中的机械传导　肌肉骨骼应用的人工支架的开发可以利用机械传导的现象来实现其完整性和功能，从而引起组织愈合。递送到骨细胞的机械信号，可以由该支架变形受到干扰，应被考虑在内。幸运的是，机械传导可以用来控制骨细胞的增殖和分化。流体流动已被提议为一种重要的机械方面的考虑来发展骨支架材料。使用生物反应器的研究已帮助我们了解脚手架设计中使用的 mechanotansduction 的现象。例如，旋转生物反应器、流量灌注生物反应器等机械刺激，如应变被设计为通过诱导动态流动条件培养来提高传质，通过所产生的流体剪切力来建立骨诱导因子对间充质干细胞，以诱导间充质干细胞的成骨分化。其中，以模仿天然骨应变促成 osteogeneis 是最合理的目标脚手架发展之一。支架的应变直方图和实际的骨匹配可以使用微型电脑测量与有限元方法进行。

五、讨论

研究结果提示，动态肌肉刺激对骨组织产生液压的同时也产生低水平的骨应变。邻近大鼠股骨的肌肉刺激产生的最高髓内压为 20~30Hz。骨液压的增加提示骨骼营养血管的高血压可能增加髓内压并调节骨液流。相似地，在大约 10Hz 频率下的骨应变达到最高。刺激诱导的骨液流和矩阵变形依赖于刺激频率。振荡的肌肉刺激在 20~50Hz 频率直到测试频率高达 100Hz 范围能刺激相对较高的液压。优化的肌肉刺激频率（如 20~50Hz）可产生相对较高的髓内压和相对较低的骨应变反应，这可能是液流调节的关键和功能性加载频率依赖的骨的适应。我们还注意到 10Hz 和 20Hz 条件下髓内压和应变高于低频率，如 1Hz。10Hz 和 20Hz 之间的应变具有显著差异，但是髓内压并无显著差异。在最优频率条件下，肌肉刺激可以在股骨骨髓腔产生高液压梯度和高骨应变值。如果在相对较高的频率加载条件下，加载可能在骨组织产生的矩阵应变和液压对适应具有联合效应。该数据有力地表明，动态肌肉刺激能抑制由于每天缺乏承重活动造成的骨丢失和骨小梁结构的破坏。本研究对选择一个有效的加载方案的重要性进行了观察，该研究用大范围的刺激频率测定其对骨骼适应性反应的作用。贯穿整个实验，我们将 1Hz 称为低频率，20Hz 称为中频率，100Hz 称为高频率。从我们的结果得知，动态肌肉刺激的有效性依赖于刺激频率。能够对失用性骨质丢失模型产生强烈适应性反应的最优的刺激频率是在 50Hz。50Hz 肌肉刺激产生的应变水平相对较低，将近 $10\mu\varepsilon$。适应性反应可能主要归因于诱导的液流和与应变解偶联。在股骨远端的不同区域肌肉刺激对延缓骨丢失的有效程度有很大不同。这种空间的反应也可能决定于局部区域产生的液压，并呈现剂量依赖的关系。然而，低频率肌肉刺激不能有效预防骨质丢失，对股四头肌的中级频率肌肉刺激有助于保持松质骨骨量。这些结果与之前体内实验的结果相一致，之前的结果显示力学加载在 20 和 50Hz 之间频率时表现出抗骨吸收的作用。这种敏感性在松质骨更加明显，可能归因于骨小梁网络表面面积的增加，而使其暴露于快速改变的液压。例如，在 10Hz 频率肌肉刺激条件下 3 周后，胫骨的骨小梁成骨细胞表面增加 26%。同样地，以 45Hz 频率振动整个躯体，也可使生长的骨骼骨形成率增加 30%。

肌肉刺激频率在 1~100Hz 时，髓内压和矩阵应变表现为非线性反应，而髓内压和应变的峰值分别在 20Hz 和 10Hz。实验中并未见显著的肌肉疲劳，可能归因于刺激期间有休息间隙，这种非线性反应的机制并不清楚。从组织材料学的特性的观点出发，比如组织的黏弹性能，肌肉和骨可以快速抑制高频率的肌肉刺激加载的反应。但是，由于肌肉和骨骼在密度和黏度方面的不同，肌肉刺激诱导的髓内压和矩阵应变可对加载产生不同的频率反应或者优化/共振（optimized/resonant pattern）模式。此外，肌肉刺激通过不同的结缔组织的力学传导可以延缓骨骼的高频率反应，比如，通过从肌肉、韧带到骨骼的传导途径，因此造成峰应变和峰髓内压在不同的频率出现。为了进一步阐明机制，未来的研究需要探讨肌肉动力学、骨液流和矩阵应变的复杂的相互关系。

由诱导的髓内压和应变产生的肌肉动力学和骨的适应的相互关系，通过肌肉刺激的不同频率表现出来。该方法的局限之一在于频率诱导的髓内压和矩阵应变的变化不能被分离。然而，需要重点注意的是 1Hz 和 20Hz 肌肉刺激对大鼠股骨中段骨产生 $60\sim70\mu\varepsilon$ 的表面应变。此外，20Hz 肌肉刺激产生的髓内压较 1Hz 产生的髓内压大 2.5 倍。在以往的研究中，以 30Hz 频率对胫骨肌肉进行持续的电刺激产生 $350\sim500\mu\varepsilon$ 的收缩应变，说明可以有效预防失用性骨质减少。但是，这种刺激仅能够保持少部分的骨密度，无助于提升骨组织质量。然而，不能忽视 20Hz 肌肉刺激诱导的骨应变。在该研究中，动态液压和矩阵应变均参与调节抑制骨丢失。一个较广的电频率肌肉刺激范围，如 1~100Hz，可进一步阐明这些互相关系。

即使没有骨矩阵应变的参与，以往的研究结果提示单纯髓内压也可诱导骨适应。单纯失用会造成火鸡尺骨截骨术模型 5.7% 皮质骨骨丢失。直接 20Hz 液压载荷 4 周增加 18% 皮质骨骨量，这种增加是通过增强内皮质骨和外皮质骨表面的骨形成起作用的。经皮质骨的液压梯度与总的骨形成呈强烈的正相关关系。骨液流在激发骨重建的过程中扮演了重要的角色。较强的证据表面骨组织间隙的液流与外部肌肉活动通过多种机制紧密相联。根据肌肉泵假设，动静脉压的梯度促进了肌肉的灌注。这些过程可能依次增加骨营养血管的液压并增强骨组织毛细血管的过滤。作为一种临床应用手段，肌肉刺激应用于脊髓损伤病人可以部分的逆转失用性骨质丢失并恢复肌肉力量。有其他体内研究也曾报道应用肌肉刺激可以有效抑制肌肉萎缩。肢体固定实验中，应用 50~100Hz 表现出使肌纤维横断面面积的降低达到最小化，并能恢复力学性能。以往的结果显示，对正常的和神经支配的肌肉的远端神经末梢的刺激具有相同的动作电位反应。虽然在外周神经阻断条件下髓内压和骨量对肌肉刺激的反应仍然未知，肌肉刺激可以作为慢性肌肉损伤条件下，如脊髓损伤时保持骨量的一种缓和手段。结合目前我们的研究结果，动态肌肉刺激可以应用于骨骼治疗和肌肉质量以防治骨质丢失和肌肉减少。

六、总结与展望

功能性失用表现为同时影响肌肉和骨骼。此外，骨骼和肌肉的紧密的相互关系可能协调一致，肌肉刺激可以作为力学生物学中介以调节肌肉骨骼适应，特别表现在失用性条件下。利用刺激频率的功能，动态肌肉刺激可以作为一种产生低水平骨应变和髓内压的非侵入性的方法。髓内压的增加可能最终增强间隙液流和骨内力学传导。而且，如果应用优化的频率，动态肌肉收缩可以表现为预防功能使用环境下骨质丢失的潜力，可以作为生物力学为基础的预防或者治疗骨质疏松和肌肉萎缩的手段。

微重力环境可能通过不同途径导致皮质骨空隙间液流减少。①减少锻炼活动会减少由加载导致的骨空隙中液体流动，特别是在承重骨骼中；②全身液流分配会因为缺少正常的重力而偏向于身体上部，导致骨髓腔液压重新分布；③减弱的肌肉活动导致减弱的肌肉泵效应，从而减弱静脉血压以及 ImP。以上效应会使得骨空隙中的液体灌注和液体输运减弱，导致空隙中液流以及骨细胞所感受的切应力减弱，然而与之相对应的是头部的血液灌注和液流增强。

利用力学生物学和生物力学传导信号来对抗肌肉骨骼组织的衰减和骨质疏松症有关的疾病是一种新颖的方法，如何来定义能引起特殊响应的力学信号和相关的机制是其关键要点之一。力学刺激引起的骨和肌肉之间的流体力学传导被认为是骨肌组织之间重建的假说之一。特定的动态肌肉刺激方案可能需要在机体内进行优化，使其在延缓失用性骨质丢失和临床实践中作为一种生物力学的干预手段。

七、鸣谢

此项工作由美国卫生部（NIH #AR-49286，AR52379，and AR61821），美国陆军医学和材料部［The US Army Medical and Materiel Command（DAMD-17-02-1-0218］和美国空间医学研究院和 NASA 资助。作者还要感谢 Dr Hoyan Lam，Dr Jiqi Cheng，Dr Wei Lin 和其他许多骨生物工程研究实验室学生和同仁的支持和帮助。

（钦逸仙　胡敏怡）

参 考 文 献

［1］ Allen MR，Hogan HA，Bloomfield SA. Differential bone and muscle recovery following hindlimb unloading in skeletally mature male rats. J Musculoskelet Neuronal. Interact，2006，6：217-225.

［2］ Beaupre GS，Orr TE，Carter DR. An approach for time-dependent bone modeling and remodeling-application：a preliminary remodeling simulation. J Orthop Res，1990，8：662-670.

［3］ Beaupre，GS，Orr TE，Carter DR. An approach for time-dependent bone modeling and remodeling-theoretical development. J Orthop Res，1990，8：651-661.

［4］ BeDell，KK，Scremin AM，Perell KL，et al. Effects of functional electrical stimulation-induced lower extremity cycling on bone density of spinal cord-injured patients. Am J Phys Med Rehabil，1996，75：29-34.

［5］ Belanger M，Stein RB，Wheeler GD，et al. Electrical stimulation：can it increase muscle strength and reverse osteopenia in spinal cord injured individuals? Arch Phys Med Rehabil，2000，81：1090-1098.

［6］ Bergula，AP，Huang W，Frangos JA. Femoral vein ligation increases bone mass in the hindlimb suspended rat. Bone，1999，24：171-177.

［7］ Biering-Sorensen F，Bohr HH，Schaadt OP. Longitudinal study of bone mineral content in the lumbar spine，the forearm and the lower extremities after spinal cord injury. Eur J Clin. Invest，1990，20：330-335.

［8］ Bonewald LF. Osteocytes：a proposed multifunctional bone cell. J Musculoskelet Neuronal Interact，2002，2：239-241.

［9］ Bonewald LF. The Role of the Osteocyte in Bone and Nonbone Disease. Endocrinol Metab Clin North Am，2017，46：1-18.

［10］ Bonewald LF，Johnson ML. Osteocytes，mechanosensing and Wnt signaling. Bone，2008，42：606-615.

［11］ Bonewald LF，Johnson ML. Osteocytes，mechanosensing and Wnt signaling. Bone，2008，42：606-615.

［12］ Bonewald LF，Kneissel M，Johnson M. Preface：the osteocyte. Bone，2013，54：181.

［13］ Brand RA，Stanford CM，Nicolella DP. Primary adult human bone cells do not respond to tissue（continuum）level strains. J Orthop Sci，2001，6：295-301.

［14］ Brown TD，Pedersen DR，Gray ML，et al. Rubin. Toward an identification of mechanical parameters initiating periosteal remodeling: a combined experimental and analytic approach. J Biomech, 1990, 23: 893-905.

[15] Buckley MJ, Banes AJ, Jordan RD. The effects of mechanical strain on osteoblasts in vitro. J Oral Maxillofac Surg, 1990, 48: 276-282.

[16] Burger EH, Klein-Nulend J. Mechanotransduction in bone-role of the lacuno-canalicular network. FASEB J, 1999, 13: S101-S112.

[17] Burger EH, Veldhuijzen JP. Influence of Mechanical Factors on Bone Formation, resorption, Growth inVitro, 1993.

[18] Burr DB, Frederickson RG, Pavlinch C, et al. Intracast muscle stimulation prevents bone and cartilage deterioration in cast-immobilized rabbits. Clin Orthop, 1984, 264-278.

[19] Caulkins C, E Ebramzadeh, and H Winet. Skeletal muscle contractions uncoupled from gravitational loading directly increase cortical bone blood flow rates in vivo. J Orthop Res, 2008, 11-18.

[20] Chen NX, Ryder KD, F. M. Pavalko FM, et al. Ca (2+) regulates fluid shear-induced cytoskeletal reorganization and gene expression in osteoblasts. Am J Physiol Cell Physiol, 2000, 278: C989-C997.

[21] Chow JWM, Wilson AJ, Chambers TJ, et al. Mechanical loading stimulates bone formation by reactivation of bone lining cells in 13-week-old rats. Journal of Bone and Mineral Research, 1998, 13: 1760-1767.

[22] Churches AE, Howlett CR. Functional adaptation of bone in response to sinusoidally varying controlled compressive loading of the ovine metacarpus. Clin Orthop, 1982, 265-280.

[23] Clemente FR, Barron KW. Transcutaneous neuromuscular electrical stimulation effect on the degree of microvascular perfusion in autonomically denervated rat skeletal muscle. Arch Phys Med Rehabil, 1996, 77: 155-160.

[24] Convertino VA. Mechanisms of microgravity induced orthostatic intolerance: implications for effective countermeasures. J Gravit Physiol, 2002, 9: 1-13.

[25] Convertino VA, Sandler H. Exercise countermeasures for spaceflight. Acta Astronaut, 1995, 35: 253-270.

[26] Cowin SC. Bone mechanics. Boca Raton: 1989.

[27] Cowin SC. Bone poroelasticity. J Biomech, 1999, 32: 217-238.

[28] Cullen DM, Smith RT, Akhter MP. Bone-loading response varies with strain magnitude and cycle number. J Appl Physiol, 2001, 91: 1971-1976.

[29] Dauty M, Perrouin VB, Maugars Y, et al. Supralesional and sublesional bone mineral density in spinal cord-injured patients. Bone, 2000, 27: 305-309.

[30] DonaldsonCL, Hulley SB, Vogel JM, et al. Effect of prolonged bed rest on bone mineral. Metabolism, 1970, 19: 1071-1084.

[31] Dudley-Javoroski S, Littmann AE, Iguchi M, et al. Doublet stimulation protocol to minimize musculoskeletal stress during paralyzed quadriceps muscle testing. J Appl Physiol, 2008, 104: 1574-1582.

[32] Dudley-JavoroskiS, Shields RK. Dose estimation and surveillance of mechanical loading interventions for bone loss after spinal cord injury. Phys Ther, 2008, 88: 387-396.

[33] Dudley-Javoroski S, Shields RK. Muscle and bone plasticity after spinal cord injury: review of adaptations to disuse and to electrical muscle stimulation. J Rehabil Res Dev, 2008, 45: 283-296.

[34] Evans FG. The mechanical properties of bone. Artif Limbs, 1969, 13: 37-48.

[35] Evans FG. Factors affecting the mechanical properties of bone. Bull N Y Acad Med, 1973, 49: 751-764.

[36] Evans FG, Vincentelli R. Relations of the compressive properties of human cortical bone to histological structure and calcification. J Biomech, 1974, 7: 1-10.

[37] Fluckey JD, Dupont-Versteegden EE, Montague DC, et al. A rat resistance exercise regimen attenuates losses of musculoskeletal mass during hindlimb suspension. Acta Physiol Scand, 2002, 176: 293-300.

[38] Frost HM. Intermediary Organization of the Skeleton. Boca Raton: 1986.

[39] Frost HM. Bone's mechanostat: a 2003 update. Anat Rec, 2003, 275A: 1081-1101.

[40] Fyhrie DP, Carter DR. A unifying principle relating stress to trabecular bone morphology. J Orthop Res, 1986, 4: 304-317.

[41] Garland DE, Adkins RH, Stewart CA, et al. Regional osteoporosis in women who have a complete spinal cord injury. J Bone

Joint Surg Am, 2001, 83-A: 1195-1200.

[42] Garman R, Gaudette G, Donahue LR, et al. Low-level accelerations applied in the absence of weight bearing can enhance trabecular bone formation. J Orthop Res, 2007, 25: 732-740.

[43] Gerdhem P, Ringsberg KA, Akesson K, et al. Influence of muscle strength, physical activity and weight on bone mass in a population-based sample of 1004 elderly women. Osteoporos Int, 2003, 14: 768-772.

[44] Gerdhem P, Ringsberg KA, Magnusson H, et al. Bone mass cannot be predicted by estimations of frailty in elderly ambulatory women. Gerontology, 2003, 49: 168-172.

[45] Goldstein SA, Matthews LS, Kuhn JL, et al. Trabecular bone remodeling: an experimental model. J Biomech, 1991, 24 (Suppl 1): 135-150.

[46] Gorgey AS, Dudley GA. Skeletal muscle atrophy and increased intramuscular fat after incomplete spinal cord injury. Spinal Cord, 2007, 45: 304-309.

[47] Greenleaf JE, Bernauer EM, Adams WC, et al. Fluid-electrolyte shifts and VO2max in man at simulated altitude (2, 287m). J Appl Physiol, 1978, 44: 652-658.

[48] Greenleaf JE, Castle BL, Card DH. Blood electrolytes and temperature regulation during exercise in man. Acta Physiol Pol, 1974, 25: 397-410.

[49] Greenleaf JE, Reese RD. Exercise thermoregulation after 14 days of bed rest. J Appl Physiol, 1980, 48: 72-78.

[50] Greenleaf JE, Shvartz E, Kravik S, et all. Fluid shifts and endocrine responses during chair rest and water immersion in man. J Appl Physiol, 1980, 48: 79-88.

[51] Griffin L, Decker MJ, Hwang JY, et al. Functional electrical stimulation cycling improves body composition, metabolic and neural factors in persons with spinal cord injury. J Electromyogr Kinesiol, 2009, 19: 614-622.

[52] Grigoriev A, Morukov B, Stupakov G, et al. Influence of bisphosphonates on calcium metabolism and bone tissue during simulation of the physiological effects of microgravity. J Gravit Physiol, 1998, 5: 69-70.

[53] Gross TS, Edwards JL, McLeod KJ, et al. Strain gradients correlate with sites of periosteal bone formation. J Bone Miner Res, 1997, 12: 982-988.

[54] Heaney RP. Pathophysiology of osteoporosis. Endocrinol Metab Clin. North Am, 1998, 27: 255-265.

[55] Hicks A, McGill S, Hughson RL. Tissue oxygenation by near-infrared spectroscopy and muscle blood flow during isometric contractions of the forearm. Can J Appl Physiol, 1999, 24: 216-230.

[56] Hillsley MV, Frangos JA. Review: bone tissue engineering: the role of interstitial fluid flow. Biotechnology and Bioengineering, 1994, 43: 573-581.

[57] Huiskes R, Weinans H, Grootenboer HJ, et al. Adaptive bone-remodeling theory applied to prosthetic-design analysis. J Biomech, 1987, 20: 1135-1150.

[58] Hung CT, Pollack SR, Reilly TM, et al. Real-time calcium response of cultured bone cells to fluid flow. Clin Orthop, 1995, 256-269.

[59] Ingram RR, Suman RK, Freeman PA. Lower limb fractures in the chronic spinal cord injured patient. Paraplegia, 1989, 27: 133-139.

[60] Johnson, MW, DA Chakkalakal, RA Harper, et al. Fluid flow in bone in vitro. J Biomech, 1982, 15: 881-885.

[61] Jones HH, Priest JD, Hayes WC, et al. Humeral hypertrophy in response to exercise. J Bone Joint Surg Am, 1977, 59: 204-208.

[62] Joyner MJ. Does the pressor response to ischemic exercise improve blood flow to contracting muscles in humans? J Appl Physiol, 1991, 71: 1496-1501.

[63] Joyner MJ. Blood pressure and exercise: failing the acid test. J Physiol, 537: 331, 12-1-2001.

[64] Joyner MJ, Dietz NM. Nitric oxide and vasodilation in human limbs. J Appl Physiol, 1977, 83: 1785-1796.

[65] Joyner MJ, Lennon RL, Wedel DJ, et al. Blood flow to contracting human muscles: influence of increased sympathetic activity. J Appl Physiol, 1990, 68: 1453-1457.

[66] Joyner MJ, Nauss AL, Warner MA, et al. Sympathetic modulation of blood flow and O_2 uptake in rhythmically contracting human forearm muscles. Am J Physiol, 1992, 263: H1078-H1083.

[67] Joyner MJ, Proctor DN. Muscle blood flow during exercise: the limits of reductionism. Med Sci Sports Exerc, 1999, 31: 1036-1040.

[68] Joyner MJ, Wieling W. Increased muscle perfusion reduces muscle sympathetic nerve activity during handgripping. J Appl Physiol, 1993, 75: 2450-2455.

[69] Judex S, Gross TS, Zernicke RF. Strain gradients correlate with sites of exercise-induced bone-forming surfaces in the adult skeleton. J Bone Miner Res, 1997, 12: 1737-1745.

[70] Judex S, Zernicke RF. High-impact exercise and growing bone: relation between high strain rates and enhanced bone formation. J Appl Physiol, 2000, 88: 2183-2191.

[71] Keller TS, Strauss AM, Szpalski M. Prevention of bone loss and muscle atrophy during manned space flight. Microgravity Q, 1992, 2: 89-102.

[72] Kelly PJ, An KN, Chao EYS, et al. Fracture healing: biomechanical, fluid dynamic and eletrical considerations. Bone Mineral Research, Elsevier, New York, 1985, 295-319.

[73] Kelly PJ, Bronk JT. Venous pressure and bone formation. Microvasc Res, 1990, 39: 364-375.

[74] Kim SJ, Roy RR, Zhong H, et al. Electromechanical stimulation ameliorates inactivity-induced adaptations in the medial gastrocnemius of adult rats. J Appl Physiol, 2007, 103: 195-205.

[75] Klein-Nulend J, Burger EH, Semeins CM, et al. Pulsating fluid flow stimulates prostaglandin release and inducible prostaglandin G/H synthase mRNA expression in primary mouse bone cells. J Bone Miner Res, 1997, 12: 45-51.

[76] Krolner B, Toft B, Pors NS, et al. Physical exercise as prophylaxis against involutional vertebral bone loss: a controlled trial. Clin Sci (Lond), 1983, 64: 541-546.

[77] Laib A, Kumer JL, Majumdar S, et al. The temporal changes of trabecular architecture in ovariectomized rats assessed by MicroCT. Osteoporos Int, 2001, 12: 936-941.

[78] Lang T, LeBlanc A, Evans H, et al. Cortical and trabecular bone mineral loss from the spine and hip in long-duration spaceflight. J Bone Miner Res, 2004, 19: 1006-1012.

[79] Larina, IM, Tcheglova IA, Shenkman BS, et al. Muscle atrophy and hormonal regulation in women in 120 day bed rest. J Gravit Physiol, 1997, 4: 121-122.

[80] Laughlin MH. The muscle pump: what question do we want to answer? J Appl Physiol, 2005, 99: 774.

[81] Laughlin MH, Joyner M. Closer to the edge? Contractions, pressures, waterfalls and blood flow to contracting skeletal muscle. J Appl Physiol, 2003, 94: 3-5.

[82] Lazo MG, Shirazi P, Sam M, et al. Osteoporosis and risk of fracture in men with spinal cord injury. Spinal Cord, 2001, 39: 208-214.

[83] LeBlanc A. Summary of research issues in human studies. Bone, 1998, 22: 117S-118S.

[84] LeBlanc A, Lin C, Shackelford L, et al. Muscle volume, MRI relaxation times (T2), and body composition after spaceflight. J Appl Physiol, 2000, 89: 2158-2164.

[85] LeBlanc A, Lin C, Shackelford L, et al. Muscle volume, MRI relaxation times (T2), and body composition after spaceflight. J Appl Physiol, 2000, 89: 2158-2164.

[86] LeBlanc A, Marsh C, Evans H, et al. Bone and muscle atrophy with suspension of the rat. J Appl Physiol, 1985, 58: 1669-1675.

[87] LeBlanc A, Rowe R, Evans H, et al. Muscle atrophy during long duration bed rest. Int J Sports Med, 1997, 18 (Suppl 4): S283-S285.

[88] LeBlanc A, Rowe R, Schneider V, et al. Regional muscle loss after short duration spaceflight. Aviat Space Environ Med, 1995, 66: 1151-1154.

[89] LeBlanc A, Schneider V. Countermeasures against space flight related bone loss. Acta Astronaut, 1992, 27: 89-92.

[90] LeBlanc A, Shackelford L, and Schneider V. Future human bone research in space. Bone, 1998, 22: 113S-116S.

[91] LeBlanc AD, Evans HJ, Johnson PC, et al. Changes in total body calcium balance with exercise in the rat. J Appl Physiol, 1983, 55: 201-204.

[92] Lim PA, Tow AM. Recovery and regeneration after spinal cord injury: a review and summary of recent literature. Ann Acad

Med Singapore, 2007, 36: 49-57.

[93] Luu YK, Capilla E, Rosen CJ, et al. Mechanical stimulation of mesenchymal stem cell proliferation and differentiation promotes osteogenesis while preventing dietary-induced obesity. J Bone Miner Res, 2009, 24: 50-61.

[94] Macdonald JH, Evans SF, Davie MW, et al. Muscle mass deficits are associated with bone mineral density in men with idiopathic vertebral fracture. Osteoporos Int, 2007, 18: 1371-1378.

[95] Mak AF, Huang DT, Zhang JD, et al. Deformation-induced hierarchical flows and drag forces in bone canaliculi and matrix microporosity. J Biomech, 1997, 30: 11-18.

[96] Mak AF, Huang L, Wang Q. A biphasic poroelastic analysis of the flow dependent subcutaneous tissue pressure and compaction due to epidermal loadings: issues in pressure sore. J Biomech Eng, 1994, 116: 421-429.

[97] Mak AF, Zhang JD. Numerical simulation of streaming potentials due to deformation-induced hierarchical flows in cortical bone. J Biomech Eng, 2001, 123: 66-70.

[98] Martin RB, Burr DB. Structure, Function and Adaptation of Compact Bone. New York: 1989.

[99] Mayet-Sornay MH, Hoppeler H, Shenkman BS, et al. Structural changes in arm muscles after microgravity. J Gravit Physiol, 2000, 7: S43-S44.

[100] McCarthy I, Goodship A, Herzog R, et al. Investigation of bone changes in microgravity during long and short duration space flight: comparison of techniques. Eur J Clin Invest, 2000, 30: 1044-1054.

[101] McLeod K, Rubin CT. Sensitivity of the Bone Remodeling Response to the Frequency of Applied Strain. Trans Ortho Res Soc, 1992, 17: 533.

[102] McPhee JC, White RJ. Physiology, medicine, long-duration space flight and the NSBRI. Acta Astronaut, 2003, 53: 239-248.

[103] Midura RJ, Dillman CJ, Grabiner MD. Low amplitude, high frequency strains imposed by electrically stimulated skeletal muscle retards the development of osteopenia in the tibiae of hindlimb suspended rats. Med Eng Phys, 2005, 27: 285-293.

[104] Mohr T. [Electric stimulation in muscle training of the lower extremities in persons with spinal cord injuries]. Ugeskr Laeger, 2000, 162: 2190-2194.

[105] Montgomery RJ, Sutker BD, Bronk JT, et al. Interstitial fluid flow in cortical bone. Microvasc Res, 1988, 35: 295-307.

[106] Morey-Holton ER, Globus RK. Hindlimb unloading of growing rats: a model for predicting skeletal changes during space flight. Bone, 1998, 22: 83S-88S.

[107] Morey-Holton ER, Globus RK. Hindlimb unloading rodent model: technical aspects. J Appl Physiol, 2002, 92: 1367-1377.

[108] Muller R, Koller B, Hildebrand T, et al. Resolution dependency of microstructural properties of cancellous bone based on three-dimensional mu-tomography. Technol Health Care, 1996, 4: 113-119.

[109] Murray DW, Rushton N. The effect of strain on bone cell prostaglandin E2 release: a new experimental method. Calcif Tissue Int, 1990, 47: 35-39.

[110] Narici M, Kayser B, Barattini P, et al. Effects of 17-day spaceflight on electrically evoked torque and cross-sectional area of the human triceps surae. Eur J Appl Physiol, 2003, 90: 275-282.

[111] Neidlinger-Wilke C, Wilke HJ, Claes L. Cyclic stretching of human osteoblasts affects proliferation and metabolism: a new experimental method and its application. J Orthop Res, 1994, 12: 70-78.

[112] Nilsson BE, Westlin NE. Bone density in athletes. Clin Orthop, 1971, 77: 179-182.

[113] O'Connor JA, Lanyon LE, MacFie H. The influence of strain rate on adaptive bone remodelling. J Biomech, 1982, 15: 767-781.

[114] O'Gara T, Urban W, Polishchuk D, et al. Continuous stimulation of transected distal nerves fails to prolong action potential propagation. Clin Orthop Relat Res, 2006, 447: 209-213.

[115] Otter MW, Qin YX, Rubin CT, et al. Does bone perfusion/reperfusion initiate bone remodeling and the stress fracture syndrome? Med Hypotheses, 1999, 53: 363-368.

[116] Owan I, Burr DB, Turner CH, et al. Mechanotransduction in bone: osteoblasts are more responsive to fluid forces than mechanical strain. Am J Physiol, 1997, 273: C810-C815.

［117］ Ozcivici E, Luu YK, Adler B, et al. Mechanical signals as anabolic agents in bone. Nat Rev Rheumatol, 2010, 6：50-59.

［118］ Ozdurak RH, Duz S, Arsal G, et al. Quantitative forearm muscle strength influences radial bone mineral density in osteoporotic and healthy males. Technol Health Care, 2003, 11：253-261.

［119］ Parfitt A M. Bone histomorphometry：standardization of nomenclature, symbols and units. Summary of proposed system. Bone Miner, 1988, 4：1-5.

［120］ Parfitt A M, Drezner MK, Glorieux FH, et al. Bone histomorphometry：standardization of nomenclature, symbols, and units. Report of the ASBMR Histomorphometry Nomenclature Committee. J Bone Miner Res, 1987, 2：595-610.

［121］ Park SH, Silva M. Neuromuscular electrical stimulation enhances fracture healing：results of an animal model. J Orthop Res, 2004, 22：382-387.

［122］ Piekarski K, Demetriades D, Mackenzie A. Osteogenetic stimulation by externally applied dc current. Acta Orthop Scand, 1978, 49：113-120.

［123］ Piekarski K, Munro M. Transport mechanism operating between blood supply and osteocytes in long bones. Nature, 1977, 269：80-82.

［124］ Pollack SR, Salzstein R, aPienkowski D. Streaming potential in fluid filled bone. Ferroelectrics, 1984, 60：297-309.

［125］ Qin L, Appell HJ, Chan KM, et al. Electrical stimulation prevents immobilization atrophy in skeletal muscle of rabbits. Arch Phys Med Rehabil, 1997, 78：512-517.

［126］ Qin Y-X, Rubin CT, McLeod KJ. Non-Linear Dependence of Loading Intensity and Cycle Number in the Maintence of Bone Mass and Morphology. J Orthop Res, 1998, 16：482-489.

［127］ Qin YX, Hu M. Mechanotransduction in musculoskeletal tissue regeneration：effects of fluid flow, loading, and cellular-molecular pathways. Biomed Res Int, 2014：863421.

［128］ Qin YX, Kaplan T, Saldanha A, et al. Fluid pressure gradients, arising from oscillations in intramedullary pressure, are correlated with the formation of bone and inhibition of intracortical porosity. J Biomech, 2003, 36：1427-1437.

［129］ Qin YX, Lam H. Intramedullary pressure and matrix strain induced by oscillatory skeletal muscle stimulation and its potential in adaptation. J Biomech, 2009, 42：140-145.

［130］ Qin YX, Lin W, Rubin CT. Load-Induced Bone Fluid Flow Pathway as Definded by In-vivo Intramedullary Pressure and Streaming Potentials Measurements. Ann Biomed Eng, 2002, 30：693-702.

［131］ Lam H, Qin YX. The effects of frequency-dependent dynamic muscle stimulation on inhibition of trabecular boneloss in a disuse model. Bone, 2008, 43 (6)：1093-1100.

［132］ Qin YX, Otter MW, Rubin CT, et al. The Influence of Intramedullary Hydrostatic Pressure on Transcortical Fluid Flow Patterns In Bone. Trans Ortho Res Soc, 1997, 22：885.

［133］ Qin YX, Rubin CT, McLeod KJ. Nonlinear dependence of loading intensity and cycle number in the maintenance of bone mass and morphology. J Orthop Res, 1998, 16：482-489.

［134］ Raab-Cullen DM, Akhter MP, Kimmel DB, aet al. Periosteal bone formation stimulated by externally induced bending strains. J Bone Miner Res, 1994, 9：1143-1152.

［135］ Raggatt LJ, Partridge NC. Cellular and molecular mechanisms of bone remodeling. J Biol Chem, 2010, 285：25103-25108.

［136］ Reed C, Athanasiou DA, Constantinides G. Influence of Constant Hydrostatic Pressure on Osteoblast-like Cells. J Dent Res, 1993, 72：276.

［137］ Reich KM, Frangos JA. Effect of flow on prostaglandin E2 and inositol trisphosphate levels in osteoblasts. Am J Physiol, 1991, 261：C428-C432.

［138］ Reich KM, Gay CV, Frangos JA. Fluid shear stress as a mediator of osteoblast cyclic adenosine monophosphate production. J Cell Physiol, 1990, 143：100-104.

［139］ Richards M, Kozloff KM, Goulet JA, et al. Increased distraction rates influence precursor tissue composition without affecting bone regeneration. J Bone Miner Res, 2000, 15：982-989.

［140］ Riley DA, Slocum GR, Bain JL, et al. Rat hindlimb unloading：soleus histochemistry, ultrastructure, and electromyography. J Appl Physiol, 1990, 69: 58-66.

[141] Robling AG, Duijvelaar JV, Geevers JV, et al. Modulation of appositional and longitudinal bone growth in the rat ulna by applied static and dynamic force. Bone, 2001, 29: 105-113.

[142] Rodgers MM, Glaser RM, Figoni SF, et al. Musculoskeletal responses of spinal cord injured individuals to functional neuromuscular stimulation-induced knee extension exercise training. J Rehabil Res Dev, 1991, 28: 19-26.

[143] Roy RR, Pierotti DJ, Garfinkel A, et al. Persistence of motor unit and muscle fiber types in the presence of inactivity. J Exp Biol, 2008, 211: 1041-1049.

[144] Rubin CT, Capilla E, Luu YK, et al. Adipogenesis is inhibited by brief, daily exposure to high-frequency, extremely low-magnitude mechanical signals. Proc. Natl Acad Sci USA, 104: 17879-17884, 11-6-2007.

[145] Rubin CT, Gross TS, McLeod KJ, et al. Morphologic stages in lamellar bone formation stimulated by a potent mechanical stimulus. J Bone Miner Res, 1995, 10: 488-495.

[146] Rubin CT, Lanyon LE. Regulation of bone formation by applied dynamic loads. J Bone Joint Surg, 1984, 66: 397-402.

[147] Rubin CT, McLeod KJ. Promotion of bony ingrowth by frequency-specific, low-amplitude mechanical strain. Clin Orthop, 1994, 165-174.

[148] Ryg J, Rejnmark L, Overgaard S, et al. Hip fracture patients at risk of second hip fracture: a nationwide population-based cohort study of 169, 145 cases during 1977-2001. J Bone Miner Res, 2009, 24: 1299-1307.

[149] Salzstein RA, Pollack SR. Electromechanical potentials in cortical bone-II. Experimental analysis. J Biomech, 1987, 20: 271-280.

[150] Salzstein RA, Pollack SR, Mak AF, et al. Electromechanical potentials in cortical bone-I. A continuum approach. J Biomech, 1987, 20: 261-270.

[151] Serova LV. Microgravity and aging of animals. J Gravit. Physiol, 2001, 8: 137-138.

[152] Shah PK, Stevens JE, Gregory CM, et al. Lower-extremity muscle cross-sectional area after incomplete spinal cord injury. Arch Phys Med Rehabil, 2006, 87: 772-778.

[153] Sherry JE, Oehrlein KM, Hegge KS, et al. Effect of burst-mode transcutaneous electrical nerve stimulation on peripheral vascular resistance. Phys Ther, 2001, 81: 1183-1191.

[154] Shields RK, Dudley-Javoroski S. Musculoskeletal adaptations in chronic spinal cord injury: effects of long-term soleus electrical stimulation training. Neurorehabil. Neural Repair, 2007, 21: 169-179.

[155] Skripitz R, Aspenberg P. Pressure-induced periprosthetic osteolysis: a rat model. J Orthop Res, 2000, 18: 481-484.

[156] Srinivasan S, Weimer DA, Agans SC, et al. Low-magnitude mechanical loading becomes osteogenic when rest is inserted between each load cycle. J Bone Miner Res, 2002, 17: 1613-1620.

[157] Stevens HY, Meays DR, Frangos JA. Pressure gradients and transport in the murine femur upon hindlimb suspension. Bone, 2006, 39: 565-572.

[158] Stewart BG, Tarnopolsky MA, Hicks AL, et al. Treadmill training-induced adaptations in muscle phenotype in persons with incomplete spinal cord injury. Muscle Nerve, 2004, 30: 61-68.

[159] Stokes IA. Analysis of symmetry of vertebral body loading consequent to lateral spinal curvature. Spine, 1997, 22: 2495-2503.

[160] Stokes IA, Aronsson DD, Spence H, et al. Mechanical modulation of intervertebral disc thickness in growing rat tails. J Spinal Disord, 1998, 11: 261-265.

[161] Swift JM, Nilsson MI, Hogan HA, et al. Simulated resistance training during hindlimb unloading abolishes disuse bone loss and maintains muscle strength. J Bone Miner Res, 8-4-2009.

[162] Szollar SM, Martin EM, Sartoris DJ, et al. Bone mineral density and indexes of bone metabolism in spinal cord injury. Am J Phys Med Rehabil, 1998, 77: 28-35.

[163] Tate ML, Niederer P, Knothe U. In vivo tracer transport through the lacunocanalicular system of rat bone in an environment devoid of mechanical loading. Bone, 1998, 22: 107-117.

[164] Turner CH. Site-specific skeletal effects of exercise: importance of interstitial fluid pressure. Bone, 1999, 24: 161-162.

[165] Turner CH, Forwood MR, Otter MW. Mechanotransduction in bone: do bone cells act as sensors of fluid flow? FASEB J,

1994, 8: 875-878.

[166] Turner CH, Owan L, Takano Y. Mechanotransduction in bone: role of strain rate. Am J Physiol, 1995, 269: E438-E442.

[167] Valic Z, Buckwalter JB, Clifford PS. Muscle blood flow response to contraction: influence of venous pressure. J Appl Physiol, 2005, 98: 72-76.

[168] Vestergaard P, Krogh K, Rejnmark L, et al. Fracture rates and risk factors for fractures in patients with spinal cord injury. Spinal Cord, 1998, 36: 790-796.

[169] Vestergaard P, Rejnmark L, Mosekilde L. Osteoarthritis and risk of fractures. Calcif Tissue Int, 2009, 84: 249-256.

[170] Wang L, Ciani C, Doty SB, et al. Delineating bone's interstitial fluid pathway in vivo. Bone, 2004, 34: 499-509.

[171] Wang L, Cowin SC, Weinbaum S, et al. Modeling tracer transport in an osteon under cyclic loading. Ann Biomed Eng, 2000, 28: 1200-1209.

[172] Wang L, Fritton SP, Cowin SC, et al. Fluid pressure relaxation depends upon osteonal microstructure: modeling an oscillatory bending experiment. J Biomech, 1999, 32: 663-672.

[173] Wang L, Fritton SP, Weinbaum S, et all. On bone adaptation due to venous stasis. J Biomech, 2003, 36: 1439-1451.

[174] Weinbaum S, Cowin SC, Zeng Y. A model for the excitation of osteocytes by mechanical loading-induced bone fluid shear stresses. J Biomech, 1994, 27: 339-360.

[175] Weinbaum S, Guo P, You L. A new view of mechanotransduction and strain amplification in cells with microvilli and cell processes. Biorheology, 2001, 38: 119-142.

[176] Winet H. The role of microvasculature in normal and perturbed bone healing as revealed by intravital microscopy. Bone, 1996, 19: 39S-57S.

[177] Winet H. A bone fluid flow hypothesis for muscle pump-driven capillary filtration: II. Proposed role for exercise in erodible scaffold implant incorporation. Eur Cell Mater, 2003, 6: 1-10.

[178] Winet H, Hsieh A, Bao JY. Approaches to study of ischemia in bone. J Biomed Mater Res, 1998, 43: 410-421.

[179] Wolff J. Das Gesetz Der Transformation Der Knochen. Berlin: 1892.

[180] Wolff J. The Law Of Bone Remodeling. Berlin: 1986.

[181] Xie L, Jacobson JM, Choi ES, et al. Low-level mechanical vibrations can influence bone resorption and bone formation in the growing skeleton. Bone, 2006, 39: 1059-1066.

[182] Yang YS, Koontz AM, Triolo RJ, et al. Biomechanical analysis of functional electrical stimulation on trunk musculature during wheelchair propulsion. Neurorehabil. Neural Repair, 2009, 23: 717-725.

[183] You J, Yellowley CE, Donahue HJ,. Substrate deformation levels associated with routine physical activity are less stimulatory to bone cells relative to loading-induced oscillatory fluid flow. J Biomech Eng, 2000, 122: 387-393.

[184] Zerath E, Canon F, Guezennec CY, et al. Electrical stimulation of leg muscles increases tibial trabecular bone formation in unloaded rats. J Appl Physiol, 1995, 79: 1889-1894.

[185] Zhang D, Cowin SC. Oscillatory bending of a poroelastic beam. J Mech Phys Solid, 1994, 42: 1575-1579.

[186] Zhong H, Roy RR, Siengthai B, et al. Effects of inactivity on fiber size and myonuclear number in rat soleus muscle. J Appl Physiol, 2005, 99: 1494-1499.

[187] Zhou MY, Klitgaard H, Saltin B, et al. Myosin heavy chain isoforms of human muscle after short-term spaceflight. J Appl Physiol, 1995, 78: 1740-1744.

第三章 骨转换的分子调控机制

第一节 骨生理性重建与骨组织稳态

在脊椎动物整个生命周期中，骨重建作为保持骨骼系统的机械整合性与调节钙稳态的重要机制一直存在于机体的一生。骨重建是一个持续的过程：由破骨细胞清除旧的骨质，由成骨细胞分泌形成新骨取而代之。骨重建的过程发生于一个有机整合的局部环境，称之为骨基本多细胞单位（bone multicellular unit，BMU）或是骨重建单位（bone remodeling unit）。在骨重建过程中，骨吸收与骨形成密切相偶联。破骨细胞在破骨过程降解局部骨质并形成吸收陷窝，随后由成骨细胞在骨形成过程中生成新骨并填充。老的 BMU 完成一个重建周期后，又会有新的 BMU 形成。BMU 的数量及骨重建的速度通常都处于一个稳定的状态。而随着自然衰老过程，可能会破坏这两者之间的平衡，导致骨吸收并没有被完全的填充，从而造成衰老相关的骨质丢失。代谢性骨病则可能具有数量增加或活性改变的 BMU。例如，如果发生破骨细胞活性或数量显著性的上升，而并没有相应的成骨细胞功能的改变，则可能出现骨质丢失（如绝经后骨质疏松症）。同样的，成骨细胞功能下降而骨吸收功能并未相应改变，则可能同样造成骨吸收相对增加而致骨质丢失（如糖皮质激素诱导性的骨质疏松）。

为了维持正常的生理功能，骨组织持续性的处于骨吸收和骨形成不断重建的循环中。骨吸收是由造血系细胞来源的破骨细胞主司，每一次吸收部位需要大约 3 周的时间来完成。而吸收后的骨形成则由骨髓基质细胞来源的成骨细胞主司，需要 3~4 周时间。年轻成人骨吸收与骨形成处于平衡状态，骨量则处于一个稳定的状态。这种稳定的状态由机械载荷或中央性稳态调节因子所影响。

在生理状态下，成人骨组织经历着持续不断的重建过程，称之为骨转换。骨基质中潜伏状态的转化生长因子-β（transforming growth factor-β，TGF-β）在破骨细胞介导的骨组织吸收过程中被激活、释放，募集的间充质干细胞（mesenchymal stem cell，MSC）偶联骨吸收与骨形成。骨组织中 TGF-β 主要由骨细胞、成骨细胞、破骨细胞、软骨细胞及骨髓细胞等通过自分泌和旁分泌途径合成。TGF-β 作为参与体内生理生化、信号转导与调控的重要因子，既具有促进成骨细胞分化增殖、促进骨形成，也有支持破骨细胞形成、刺激骨吸收的双重作用，是骨形成和与骨吸收之间重要的调控因子。哺乳动物体内发现 3 种 TGF-β 的形式，包括 TGF-β_1、TGF-β_2 以及 TGF-β_3。许多骨骼疾病如遗传性骨病、骨关节炎以及肿瘤性骨转移都与骨转换失衡有关。在这些疾病状态下的骨髓局部微环境中常可检出高水平的活化 TGF-β。众多的动物模型都提示适当抑制 TGF-β 活性可以增强骨体积与质量。甲状旁腺激素（parathyroid hormone，PTH）也是一种可刺激骨转换偶联的激素。因此，抑制 TGF-β 活性或通过 PTH 诱导骨转换来调节骨髓局部微环境可能成为异常骨转换相关骨疾病潜在的治疗方式。

人体骨骼系统处于持续的骨形成与骨吸收过程中。骨转换的精确调控是由两种类型细胞的活性调节来完成的：成骨细胞形成沉积骨基质、破骨细胞吸收骨组织。破骨前体细胞的活化以及破骨性的骨吸收启动整个骨转换循环，随之则由成骨细胞介导的骨组织形成修复吸收陷窝。为了维持骨组织的结构及密度，骨转换必须是一个偶联的过程，也就是说新骨的形成总是发生在破骨吸收的部位。因此，新骨形成过程中的时空性调节机制是骨转换的中心法则。而这一目的的实施是由充足的成骨性因子，如骨基质中沉积的 TGF-β_1 以及胰岛素样生长因子-1（insulin-like growth factor 1，IGF-1）等完成的。IGF-1 是一种活性蛋白多肽物质，是一种与机体组织分化、增殖和成熟有关的重要细胞因子。IGF-1 是促进骨合成代谢的关键细胞因子，与成骨细胞表面受体结合后能够增加胶原蛋白合成，同时抑制破骨细胞中胶原酶的产生。IGF-1 还可促进软骨细胞分裂增殖和软骨基质合成。在骨吸收过程中，TGF-β_1 被激活并募集远处的间充质干细胞迁移至骨吸收部位，该部位具有成骨微环境，并释放其他骨基质因子如 IGF-1 等，刺激募集而来的间充质干细胞进行成骨向的分化，形成成熟成骨细胞并沉积新骨组织。造血干细胞（hematopoietic stem cell，HSC）也存在于骨髓微环境当中，而间充质干细胞则作为造血过程中造血干细胞的干细胞龛，形成基质环境。因此，骨转换过程动态调控骨髓局部微环境。骨转换障碍与许多不同类型的骨性、内分泌性、造血性以及免疫性疾病均密切相关。

许多疾病均与骨吸收及骨形成失偶联有关。失衡的骨形成与骨吸收可能导致不同的骨骼疾病如骨质疏松和骨硬化症。一些疾病，如原发性甲状旁腺功能亢进、甲状腺功能亢进以及 Paget 骨病，都存在着不同程度的骨转换增加，后者伴随着过量编织骨组织的形成。而在另外一些疾病当中，如多发性骨髓瘤，成骨细胞活性受损，而由破骨细胞所形成的骨质吸收缺损并未被完全修复，从而造成溶骨性骨破坏。由 TGF 基因突变导致的进行性骨干发育不良（camurati-engelmann disease，CED）是一种已知的偶联障碍性骨病。软骨下骨质中的异常骨转换导致过高水平的 TGF-β 活化，并募集远处间充质干细胞从而形成骨髓腔内类骨质岛，成为骨关节炎的典型特征。而同样的过程可能在脊柱病变中存在。肿瘤骨转移过程也可能引起骨吸收与骨形成偶联的障碍，从而导致溶骨性骨破坏，如乳腺癌骨转移、成骨细胞性骨转移、前列腺癌骨转移。

第二节 骨 转 换

一、骨转换是陆生动物骨骼系统进化中的始动力

在动物从水生到陆生的进化过程当中需要多种类型的适应性调整，其中包括了偶联性的骨转换。所有的脊椎动物中均存在成骨细胞的骨形成过程。但是，破骨细胞的骨吸收永久性地存在于两栖类及陆生动物中；而原始骨吸收细胞或破骨细胞的出现在鱼类中具有种属特异性，并且仅发生于特定的发育时期或在一定的生理状态刺激下，如除鳞或从海洋迁移至淡盐水或淡水区时。水生的脊椎动物不需要承载体重，因此骨骼系统的重量也就不那么重要。海水同时还提供了充足的矿物质库存量，包括钙盐，而淡盐水或淡水中仅有极低含量的矿物质，这可能可以解释鱼类仅有极低的骨吸收活性。另外，陆生脊椎动物必须承载他们的体重。同时，一个快速高效的运动系统对于陆地上的生物尤为重要，这就需要一个轻便灵活的骨骼系统。钙质及其他矿物质在陆地上也相对更低。骨吸收能力的形成和破骨细胞的骨转换系统的进化发展，同时解决了这两个问题。破骨细胞的发生可以在机械力的作用下进行骨形成或骨转换机制，从而形成更轻便的长骨，并可以在骨吸收过程中从骨基质释放钙盐。破骨细胞起始的骨转换过程更像是在进化当中脊椎动物骨骼系统从海洋到陆地的一个适应过程中的关键因素。然而，为了持续性的维持骨骼系统的完整性，时空性的调节（spatiotemporal regulation）成骨细胞的骨形成与破骨细胞的骨吸收过程成为了陆生脊椎动物的一个关键，对于人类而言尤为重要。

二、骨转换过程中骨基质 TGF-β 募集间充质干细胞从而偶联骨形成与骨吸收

为了应对脊椎动物从海洋至陆地的进化过程中的种种挑战，在骨组织发育形成过程中，各种细胞因子及生长因子选择性地沉积于骨基质以备所需。因此，在破骨细胞性的骨吸收过程中，骨基质中一个巨大的因子储存库被调动激活，其主要作用是募集远处的间充质干细胞迁移至骨吸收局部，并诱导其进行向成骨分化（osteogenesis），限制局部过度的破骨性骨吸收，从而偶联骨吸收与骨形成过程。在此过程中的一个关键步骤就是吸引间充质干细胞迁移到骨吸收局部。TGF-β_1 是骨基质中最为丰富的细胞因子之一，在破骨细胞的骨吸收过程中被激活并诱导间充质干细胞向骨转换局部区域迁移。骨吸收局部的微环

境同时提供间充质干细胞谱系定向分化相关的特异性分子信号。骨基质的胶原含量及其成分弹性在此过程起到了极为重要的作用，硬度更高的骨基质可以诱导间充质干细胞的成骨分化。在新鲜的骨吸收位点上，骨基质的矿盐成分被暴露出来，失去了衬里细胞（骨衬细胞）的覆盖，从而提供了一个具有硬度及弹性的局部微环境。同时，在骨吸收过程中基质释放的 IGF-1 可以促进间充质干细胞的成骨向分化。对于 TGF-β_1 在破骨细胞活性中作用的研究显示，高浓度以及持续暴露的活化的 TGF-β_1 可以抑制破骨细胞的前体细胞-巨噬细胞/单核细胞迁移。因此，在骨吸收局部所形成的 TGF-β_1 浓度梯度抑制了破骨前体细胞的进一步募集，从而使其免于进一步过度吸收。这对于骨转换尤为重要，因为在骨吸收局部持续性的破骨功能可能降低骨组织质量并造成病理性的骨缺损。

三、骨转换动态改变骨髓微环境

在成体组织（adult tissue）的重建与修复过程中，干细胞被募集到组织局部用以补充分化的细胞同时进行自身更新。被转导至干细胞龛（stem cell niche）局部微环境中的外源性信号决定了细胞的分化方向及自身更新，从而维持了组织稳态。在成体组织中持续进行的骨转换过程，骨组织微环境始终维持动态状态。间充质干细胞存在于骨髓内的血窦周围，它的命运，包括自我更新或细胞分化的选择，都是由骨髓局部微环境及系统性因子统一协调的。根据骨髓局部微环境的不同状态，间充质干细胞可以分化替代在骨组织形成及血管生成过程中的多种细胞类型，如成骨细胞、软骨细胞或脂肪细胞等。间充质干细胞及成骨细胞前体细胞在对局部微环境中的造血干细胞及前体细胞（HSPC）的调节中起到了至关重要的作用。在正常造血过程中，造血干细胞或其前体细胞维持血细胞生成的能力在一定程度上由其周围的骨髓微环境和/或间充质干细胞谱系细胞的细胞龛之间的相互作用调控，尤其是成骨细胞系细胞中的 PTH 信号通路可激活骨转换过程并改变骨髓局部微环境的状态。PTH 处理可以扩增间充质干细胞以及成骨细胞系细胞，从而支持造血干细胞及其前体细胞的扩增，加速造血修复。

第三节　骨转换异常相关病变

一、TGF-βs 激活募集干细胞维持组织稳态

骨转换的过程释放到局部骨基质微环境中的 TGF-βs 在干细胞命运选择方面起到了重要的作用。TGF-βs 通过与其他信号因子，如细胞相互作用、基质与可溶性信号分子之间的交互信号交换，从而达到影响干细胞自我更新或分化的作用。目前已知的 TGF-β 超家族中有 40 多种成员，进一步分为 4 个主要的亚族。TGF-β 家族包括了 3 种联系紧密的哺乳动物类的异构体，TGF-β_1、TGF-β_2 以及 TGF-β_3。TGF-βs 以大的前体分子形式合成并分泌到胞外，其分子结构包括了成熟的 TGF-β 以及潜伏相关蛋白（latency associated protein，LAP）。LAP 保持与成熟的 TGF-β 之间的非共价结合，通过遮盖成熟性 TGF-βs 的受体结合区域从而使其维持在非活化状态。与其他细胞因子及相关信号分子不同的是，TGF-βs 自分泌时起即以一种非活化、潜伏的状态存在于基质中。组织损伤或组织重建的过程发生时通过降解 LAP 蛋白，组织基质中非活化的 TGF-βs 被激活，从而募集远处的干细胞至组织修复局部发挥作用。

TGF-β_1 是骨基质中最为丰富的一种细胞因子（200μg/kg）。骨基质中所沉积的 TGF-βs 处于非活化状态，这使得在一定情况下 TGF-β 的活化（activation）成为可能。这种激活状态可以有效地调控间充质干细胞的时空性募集（spatiotemporal recruit）过程，从而调控骨形成与骨吸收的动态平衡，用以维持骨转换及组织器官稳态。在许多系统性骨骼或关节病变中，均可检出异常高水平的活化 TGF-β。结构性的 TGF-β 活化状态常与肝脏、肺、肾脏、皮肤以及血管的纤维化有关。TGF-β 对于关节软骨的维持具有重要作用，其调节机制在骨性关节炎中处于异常状态。TGF-β 同时还被认为在脊柱椎间盘的功能维持方面起到重要作用。骨骼系肿瘤病变可以改变骨髓组织中正常的活化 TGF-β 水平，从而造成

成骨细胞性骨形成障碍，如前列腺癌中成骨性转移性病灶；或造成破骨细胞性溶骨病损，如乳腺癌的骨转移病变。因此，调节循环系统、骨组织及关节组织的 TGF-β 活性可能是治疗相关系统疾病的潜在方式。

二、基因功能障碍

骨形成与骨吸收偶联过程的障碍通常与多种骨组织障碍有关。TGF-β_1 信号相关基因的基因学变异可导致一系列的骨骼系统病变，这就提示了 TGF-β_1 作为偶联过程的主要始动因子的重要作用。TGF-β_1 基因突变可以导致进行性骨干发育不良（CED），并导致 TGF-β_1 的过早激活从而引起骨转换过程的失偶联。CED 的主要疾病特征是出现纺锤状增厚的长骨骨干及颅骨增厚。在 CED 疾病家系当中已经成功鉴定了接近 11 种 TGF-β_1 基因突变。而有意思的是，所有的这 11 种突变均与编码潜伏相关蛋白的区域有关。因此，这些基因突变位点可能导致潜伏相关蛋白双硫键的稳定性降低或导致蛋白分泌受到影响，从而引起 TGF-β_1 信号强度增加。该理论已经在体外细胞实验及动物模型得到验证。更为重要的是，目前尚没有发现编码活化 TGF-β_1 肽段的区域具有基因突变的位点。

许多具有头颈部、骨骼、皮肤及心血管系统功能障碍的基因性结缔组织病，如 Marfan 综合征（MFS）、Loeys-Dietz 综合征（LDS）以及 Shprintzen-Goldberg 综合征（SGS）等，同样可以检出异常增高的 TGF-β 信号。所有的这些功能障碍都来源于可以增强 TGF-β 信号强度的基因突变。MFS 是由于 fibrillin 基因（FBN1）的突变造成的，并且通常可能导致主动脉扩张、近视、过度骨生长以及关节脱位。fibrillin 主要沉积于细胞外基质中并与 TGF-β 结合使其处于非激活状态。降低的 fibrillin 水平导致异常增高的 TGF-β 活性，导致了 MFS 样的疾病改变。LDS 则是由分别编码 Ⅰ 型及 Ⅱ 型 TGF-β 受体的 TGFBR1 与 TGFBR2 基因的突变所致。主要的临床表现有动脉瘤、蜘蛛样指综合征为主要表现的骨过度生长、关节松弛、脊柱侧突、器官间距过远以及腭垂裂/腭裂。除了失活性突变以外，病理分析还提示了在受影响组织中存在慢性升高的 TGF-β 信号活性。TGF-β 信号升高的具体机制目前尚不明确。SGS 是由于 Sloan-Kettering Institute proto-oncoprotein（SKI）的突变造成，并产生与 MFS 相类似的临床表现，同时还具有颅缝早闭的现象。SKI 通过抑制 SMAD2 和 SMAD3（SMAD2/3）的激活，阻碍受体激活的 SMAD（R-SMAD）-SMAD4 复合体进行核转位，从而负性调控 SMAD 依赖性的 TGF-β 信号，通过与 p300/CBP 竞争结合 SMAD 并募集转录抑制蛋白，如 mSin3A 及 HDAC 等，从而抑制 TGF-β 靶基因的转录水平。皮肤神经综合征之一的 Ⅰ 型神经纤维瘤病（neurofibromatosis type 1，NF1）同样被发现具有骨骼表征，如脊柱后侧突、骨质疏松以及胫骨假关节。这些都与 CED、MFS 以及 LDS 具有相似性。Nf1$^{flox/-}$；Col2.3Cre 小鼠模型，可以很好地模拟人 Ⅰ 型神经纤维瘤病的骨骼异常表征。TGF-β_1 异常升高被提示作为骨质缺陷的最主要的病因机制。而神经纤维瘤基因突变是如何导致异常 TGF-β 产生增多及其下游信号升高尚待进一步研究。

三、骨关节炎

骨关节炎基因性功能障碍虽然少见，但它却是对一些更常见疾病的病因机制进行深入研究的良好模型。近年来，骨形成及骨吸收的失偶联被认为是骨关节炎的主要始动因素。骨关节炎是最常见的关节退行性功能障碍，可以致残。然而，目前还没有有效的治疗手段用于干预疾病的进程，只能任病程最终发展到晚期再进行关节置换手术。最新的进展体现在将关节软骨下骨与关节软骨视作一个功能整体，并在此基础上研究骨关节炎发病初始其病理生物力学原理。骨关节炎的早期病理改变与骨软骨骨髓有关，可能出现骨髓病损以及软骨下板的增厚及矿化软骨区域的增厚。

近期的研究显示，在患有骨关节炎的前纵韧带横切（ACLT）小鼠模型中，由于改变的机械力作用下，软骨下骨内有激活的 TGF-β_1。同样，在患有骨关节炎病人的软骨下骨中，TGF-β_1 浓度也显著升高。高浓度的 TGF-β_1 可以诱导形成间充质干细胞丛，从而导致骨髓中类骨质岛的形成并伴随着血管新生。

成骨细胞中的活化 TGF-β₁ 的转基因动物模型可以诱发骨关节炎,而直接抑制软骨下骨内的 TGF-β 活性以阻止关节软骨的进一步退化改变。在间充质干细胞中敲除 Ⅱ 型 TGF-β 受体（TβR Ⅱ）可以显著降低 ACLT 术后野生型小鼠骨关节炎的发生。该实验证实了间充质干细胞是 TGF-β 信号的目标细胞群。目前认为,在软骨下骨中高水平的活化 TGF-β₁ 可以诱导 MSCs 从干细胞龛迁移而来,但还未到达骨表面时即开始分化并形成软骨下骨髓内类骨质岛。这种失偶联的骨形成很可能改变了关节软骨的正常生理力学情况,并导致了关节软骨的退化改变。因此,异常的 TGF-β₁ 信号可以导致软骨下骨髓组织内间充质干细胞丛的形成,引起骨关节炎发病中的一些病理改变。异常的 TGF-β₁ 信号导致骨重建失偶联,并由此导致了骨关节炎病理性改变。

四、骨质疏松

骨质疏松定义为骨量降低并由此引起的骨折风险升高。美国国家骨质疏松基金会预测目前约有 900 万美国人罹患骨质疏松,另外,至少有4 800万人具有患病风险。骨质疏松症的预防主要依赖于维持每一个骨重建环节中的骨合成与代谢性活动的平衡。随着年龄的增长,代谢性的骨吸收活动不能正常地被合成性的骨形成活动所代偿,从而导致骨质丢失。在过去的数十年中,成骨细胞或成骨前体细胞的数量及功能的降低被认为是造成与年龄相关的骨质疏松的主要原因。然而,成熟成骨细胞或成骨前体细胞是有丝分裂后细胞,需要不断由其前体细胞即骨髓间充质干细胞补充而来。因此,骨髓间充质干细胞在骨质疏松的病理形成过程可能起到了至关重要的作用。

在航天飞行过程中,宇航员处于微重力条件下。这可能导致人体内严重的生理改变,包括在承重骨上每月 1%~2% 的骨质丢失。数个研究已显示,在这种情况下反映成骨活性的生化标记物下降与骨吸收的生化标记物增加。这种骨形成减少而骨吸收增加同时发生的具体机制目前还在进一步的研究。然而,由 McDonald 所领导的研究小组目前认为在零重力条件下,继发于 RhoA 活性降低所导致的肌动蛋白张力丝的形成改变,骨重建可能发生失偶联。RhoA 是一种小 GTP 酶,其主要作用是调节肌动蛋白张力丝的形成,并且对人间充质干细胞（hMSC）的谱系定向具有一定作用。在模拟微重力条件下,细胞培养条件下的 hMSC 在微重力起始 3 小时内即可表现出 F-肌动蛋白功能障碍,第 7 天时则完全消失。而与脂肪细胞内脂滴形成相关的单体 G-肌动蛋白则有所增加。RhoA 活性显著降低,但是用腺病毒介导的 RhoA 活化可以逆转张力丝的减少,显著增加成骨性基因的表达,如 Ⅰ 型胶原蛋白基因（Col Ⅰ）、碱性磷酸酶（ALP）以及 RUNX2,而抑制瘦素（leptin）及葡萄糖载体 4 等成脂性基因的表达。因此,有理由假设在零重力条件下,RhoA 可以结合其受体,使得间充质干细胞不能正常迁移至骨吸收表面,导致每一个骨重建循环中骨质丢失。

五、肿瘤骨转移

骨转移是肿瘤的常见并发症,一旦发生骨转移则难以治愈。骨转移可以分为破骨性或成骨性骨转移,通常情况下二者同时发生,标志着异常骨重建的过程。早在 1889 年,骨髓微环境对肿瘤扩散的重要性就已经被报道,并提出肿瘤细胞只能在具有有利因素的环境下生长。改变 TGF-β、干细胞龛、肿瘤或转移条件的骨髓微环境以及抑制相关通路,从而作为一种潜在性的治疗措施,这些内容近年来都得到了广泛的关注。总之,TGF-β 在肿瘤形成过程中具有正反两面作用,骨重建过程中基质内 TGF-β 的活化可以调节溶骨性及促转移因子,因此在几乎所有的骨转移以及肿瘤扩散过程中都具有重要意义。

六、造血性疾病

除了进行成骨向分化从而参与骨重建之外,间充质干细胞还参与调节造血干细胞细胞龛。因此,间充质干细胞的改变或骨髓微环境的改变都将对间充质干细胞的命运选择产生影响,并同时调节造血干细胞的生物学行为，包括其维持、增殖、分化、活动及细胞归巢（cell homing）。其直接作用机制目前尚不清楚，但已有研究提示可能与 PTH 以及前列腺素 E$_2$ 信号通路有关。对间充质干细胞与造血干细胞关系的进一步研究，可以对治疗血细胞减少症、脊髓发育不良综合征或骨髓及外骨髓增殖障碍等疾病具有一定的潜在意义。

第四节 骨重建相关障碍的潜在治疗方式

一、TGF-β 的直接靶向治疗

基础研究及临床疾病均提示了基质 TGF-β 在维持组织稳态中的重要作用。众多基因修饰的小鼠模型表达不同 TGF-β 信号水平，显示了骨基质特性与 TGF-β 信号水平的相关性。总体而言，TGF-β 信号下降可以增强骨基质中矿物质浓度、机械特性与骨量，从而使骨质具有更优良的抗折特性。具体而言，野生型小鼠中注射相对低浓度的 TGF-β 抗体，骨密度（BMD）、骨小梁厚度以及骨体积均显著上升，成骨细胞数量增加的同时破骨细胞数量减少，最终导致骨生物力学特性的增强。目前，已有多种抑制 TGF-β 信号的策略用于肿瘤骨转移及组织纤维化的治疗。异常骨重建同样也能产生高浓度的活化 TGF-β，改变骨髓微环境并诱导间充质干细胞的迁移过程，从而导致多种骨组织功能障碍。调控 TGF-β 活性可以增强骨吸收与骨形成的偶联状态。因此，通过直接系统性给药或靶向性药物传输的方式抑制 TGF-β 信号，期望可能作为与骨重建相关的骨组织功能障碍潜在的治疗方式。

二、调控骨髓基质微环境

在疾病或衰老状态下，包括升高的反应性氧化压力（oxidative stress），血管生成减少、成脂能力增加或是特异性的细胞信号通路改变等情况下，骨髓基质微环境均可发生改变。促进形成一个成骨性诱导的基质微环境可能是一个对骨组织功能障碍的潜在治疗方式。甲状旁腺是两栖动物中进化出现的，因此是水生动物与陆生动物的过渡性改变，其作用主要是调节钙稳态。PTH 是一种调控系统钙稳态的激素，同样可以刺激偶联性的骨吸收与骨形成。同时，PTH 已被报道可以通过整合协调多种信号通路及局部因子，如 TGF-β、Wnts、BMP 以及 IGF-1 等，从而进一步整合系统性的骨重建调控。最明显的例子是，生长因子与 G 蛋白相关受体的胞吞作用可以整合不同的信号通路以进行调节。PTH 诱导了 TβRⅡ 的募集并作为胞吞激活物。而 TβRⅡ 直接磷酸化 PTH1R 胞内段并易化了 PTH 诱导的 PTH1R-TβRⅡ 复合物的胞吞作用，从而调控骨重建的信号网络。PTH1R 同样还可以募集 LRP6 作为共同受体并稳定 β-catenin。PTH 诱导的 PTH1R/LRP6 复合物胞吞作用可以导致 pSmad1 增多并最终增加间充质干细胞进行成骨向分化。另外，数项研究提示 PTH 同样可以优化骨髓基质微环境。例如，PTH 可以通过空间性的对血管进行重新定位，使其更贴近于新骨形成的部位，从而为骨形成提供更优化的微环境。在正常造血过程中，造血干细胞及其前体细胞维持血细胞发生的能力在一定程度上受到局部骨髓基质微环境及细胞龛的调节。PTH 治疗已被发现可以扩大间充质干细胞及造血干细胞的细胞龛。PTH 目前已是美国食品药品管理局（Food and Drug Administration，FDA）所批准的治疗骨质疏松症药物，而关于使用 PTH 治疗其他骨及造血性功能障碍的研究还处于研究早期阶段。

第五节 小 结

偶联性的破骨性骨吸收与成骨性骨形成以适应陆生脊椎动物的进化。间充质干细胞被募集到骨吸收局部，参与骨重建与骨吸收相偶联的骨形成。异常的骨重建过程可以导致活化状态 TGF-β 水平升高，从而改变骨髓基质微环境，导致骨及关节功能障碍的发生。在两栖类动物中进化而来的甲状旁腺器官，可以调节机体钙稳态，同时还可能通过对局部因子的调控优化骨髓基质微环境，从而参与了骨重建过程的调节。因此应用 PTH 或调整 TGF-β 活性可以作为异常骨重建性功能障碍的潜在治疗方式。

（郑黎薇　徐　欣　曹　旭）

参 考 文 献

［1］ Mundy GR. Bone Remodeling. In Primer on the Metabolic Bone Diseases and Disorders of Mineral Metabolism. M J Favus, editor, 1999, 30-38.

［2］ Dallas SL, Rosser JL, Mundy GR, et al. Proteolysis of latent transforming growth factor-beta (TGF-beta) -binding protein-1 by osteoclasts. A cellular mechanism for release of TGF-beta from bone matrix. J Biol Chem, 2002, 277: 21352-21360.

［3］ Tang Y, Wu X, Lei W, et al. TGF-beta1-induced migration of bone mesenchymal stem cells couples bone resorption with formation. Nat Med, 2009, 15: 757-765.

［4］ Xian L, Wu X, Pang L, et al. Matrix IGF-1 maintains bone mass by activation of mTOR in mesenchymal stem cells. Nat Med, 2002, 18: 1095-1101.

［5］ Calvi LM, Adams GB, Weibrecht KW, et al. Osteoblastic cells regulate the haematopoietic stem cell niche. Nature, 2003, 425: 841-846.

［6］ Mendez-Ferrer S, Michurina TV, Ferraro F, et al. Mesenchymal and haematopoietic stem cells form a unique bone marrow niche. Nature, 2010, 466: 829-834.

［7］ Zhang J, Niu C, Ye L, et al. Identification of the haematopoietic stem cell niche and control of the niche size. Nature, 2003, 425: 836-841.

［8］ Valentin-Opran A, Charhon SA, Meunier PJ, et al. Quantitative histology of myeloma-induced bone changes. Br. J. Haematol, 1982, 52: 601-610.

［9］ Stewart A F, Vignery A, Silverglate A, et al. Quantitative bone histomorphometry in humoral hypercalcemia of malignancy: uncoupling of bone cell activity. J Clin Endocrinol. Metab, 1982, 55: 219-227.

［10］ Darby A J, Meunier PJ. Mean wall thickness and formation periods of trabecular bone packets in idiopathic osteoporosis. Calcif Tissue Int, 1981, 33: 199-204.

［11］ Martin TJ, Sims NA. Osteoclast-derived activity in the coupling of bone formation to resorption. Trends Mol Med, 2005, 11: 76-81.

［12］ Janssens K, Vanhoenacker F, Bonduelle M, et al. Camurati-Engelmann disease: review of the clinical, radiological, and molecular data of 24 families and implications for diagnosis and treatment. J Med Genet, 2006, 43: 1-11.

［13］ Zhen G, Wen C, Jia X, et al. Inhibition of TGF-beta signaling in mesenchymal stem cells of subchondral bone attenuates osteoarthritis. Nat Med, 2013, 19: 704-712.

［14］ Mundy G R. Metastasis to bone: causes, consequences and therapeutic opportunities. Nat Rev Cancer, 2002, 2: 584-593.

［15］ Moss ML. Studies of the acellular bone of teleost fish. V. Histology and mineral homeostasis of fresh-water species. Acta Anat, 2002 (Basel), 60: 262-276.

［16］ Weiss RE, Watabe N. Studies on the biology of fish bone. Ⅲ. Ultrastructure of osteogenesis and resorption in osteocytic (cellular) and anosteocytic (acellular) bones. Calcif Tissue Int, 1979, 28: 43-56.

［17］ Glowacki J, Cox KA, O'sullivan J, et al. Osteoclasts can be induced in fish having an acellular bony skeleton. Proc Natl Acad Sci USA, 1986, 83: 4104-4107.

［18］ Witten PE, Huysseune A. A comparative view on mechanisms and functions of skeletal remodelling in teleost fish, with special emphasis on osteoclasts and their function. Biol Rev Camb Philos Soc, 2009, 84: 315-346.

［19］ Seyedin SM, Thomas TC, Thompson AY, et al. Purification and characterization of two cartilage-inducing factors from bovine demineralized bone. Proc Natl Acad Sci USA, 1985, 82: 2267-2271.

［20］ Engler AJ, Sen S, Sweeney HL, et al. Matrix elasticity directs stem cell lineage specification. Cell, 2006, 126: 677-689.

［21］ Kim JS, Kim JG, Moon MY, et al. Transforming growth factor-beta1 regulates macrophage migration via rhoA. Blood, 2006, 108: 1821-1829.

［22］ Wan M, Li C, Zhen G, et al. Injury-activated transforming growth factor beta controls mobilization of mesenchymal stem cells for tissue remodeling. Stem Cells, 2012, 30: 2498-2511.

［23］ Blobe GC, Schiemann WP, Lodish HF. Role of transforming growth factor beta in human disease. N Engl J Med, 2002, 342: 1350-1358.

［24］ Park JB, Chang H, Lee JK. Quantitative analysis of transforming growth factor-beta 1 in ligamentum flavum of lumbar spinal stenosis and disc herniation. Spine (Phila Pa 1976), 2001, 26: E492-E495.

［25］ Tolonen J, Gronblad M, Vanharanta H, et al. Growth factor expression in degenerated intervertebral disc tissue. An immunohistochemical analysis of transforming growth factor beta, fibroblast growth factor and platelet-derived growth factor. Eur Spine J, 2006, 15: 588-596.

［26］ Janssens K, Gershoni-Baruch R, Guanabens N, et al. Mutations in the gene encoding the latency-associated peptide of TGF-beta 1 cause Camurati-Engelmann disease. Nat Genet, 2000, 26: 273-275.

［27］ Kinoshita A, Saito T, Tomita H, et al. Domain-specific mutations in TGFB1 result in Camurati-Engelmann disease. Nat Genet, 2000, 26: 19-20.

［28］ Janssens K, Ten DP, Ralston SH, et al. Transforming growth factor-beta 1 mutations in Camurati-Engelmann disease lead to increased signaling by altering either activation or secretion of the mutant protein. J Biol Chem, 2003, 278: 7718-7724.

［29］ Saito T, Kinoshita A, Yoshiura K, et al. Domain-specific mutations of a transforming growth factor (TGF) -beta 1 latency-associated peptide cause Camurati-Engelmann disease because of the formation of a constitutively active form of TGF-beta 1. J Biol Chem, 2001, 276: 11469-11472.

［30］ Whyte MP, Totty WG, Novack DV, et al. Camurati-Engelmann disease: unique variant featuring a novel mutation in TGF-beta1 encoding transforming growth factor beta 1 and a missense change in TNFSF11 encoding RANK ligand. J Bone Miner Res, 2011, 26: 920-933.

［31］ Neptune ER, Frischmeyer PA, Arking DE, et al. Dysregulation of TGF-beta activation contributes to pathogenesis in Marfan syndrome. Nat Genet, 2003, 33: 407-411.

［32］ Loeys BL, Chen J, Neptune ER, et al. A syndrome of altered cardiovascular, craniofacial, neurocognitive and skeletal development caused by mutations in TGFBR1 or TGFBR2. Nat Genet, 2005, 37: 275-281.

［33］ Carmignac V, Thevenon J, Ades L, et al. In-frame mutations in exon 1 of SKI cause dominant Shprintzen-Goldberg syndrome. Am J Hum Genet, 2012, 91: 950-957.

［34］ Doyle AJ, Doyle JJ, Bessling SL, et al. Mutations in the TGF-beta repressor SKI cause Shprintzen-Goldberg syndrome with aortic aneurysm. Nat Genet, 2012, 44: 1249-1254.

［35］ Prunier C, Pessah M, Ferrand N, et al. The oncoprotein Ski acts as an antagonist of transforming growth factor-beta signaling by suppressing Smad2 phosphorylation. J Biol Chem, 2003, 278: 26249-26257.

［36］ Reed JA, Bales E, Xu W, et al. Cytoplasmic localization of the oncogenic protein Ski in human cutaneous melanomas in vivo: functional implications for transforming growth factor beta signaling. Cancer Res, 2001, 61: 8074-8078.

［37］ Nomura T, Khan MM, Kaul SC, et al. Ski is a component of the histone deacetylase complex required for transcriptional repression by Mad and thyroid hormone receptor. Genes Dev, 1999, 13: 412-423.

［38］ Rhodes SD, Wu X, He Y, et al. Hyperactive transforming growth factor-beta1 signaling potentiates skeletal defects in a neurofibromatosis type 1 mouse model. J Bone Miner Res, 2013, 28 (12): 2476-2489.

［39］ Busija L, Bridgett L, Williams SR, et al. Osteoarthritis. Best Pract Res Clin Rheumatol, 2010, 24: 757-768.

［40］ Kotlarz H, Gunnarsson CL, Fang H, et al. Insurer and out-of-pocket costs of osteoarthritis in the US: evidence from national survey data. Arthritis Rheum, 2009, 60: 3546-3553.

［41］ Hootman JM, Helmick CG. Projections of US prevalence of arthritis and associated activity limitations. Arthritis Rheum, 2006, 54: 226-229.

［42］ Berenbaum F. Osteoarthritis year 2010 in review: pharmacological therapies. Osteoarthritis. Cartilage, 2011, 19:

361-365.

[43] Hawker GA, Mian S, Bednis K, et al. Osteoarthritis year 2010 in review: non-pharmacologic therapy. Osteoarthritis. Cartilage, 2011, 19: 366-374.

[44] Hunter DJ, Gerstenfeld L, Bishop G, et al. Bone marrow lesions from osteoarthritis knees are characterized by sclerotic bone that is less well mineralized. Arthritis Res, Ther, 2009, 11: R11.

[45] Suri S, Walsh DA. Osteochondral alterations in osteoarthritis. Bone, 2012, 51: 204-211.

[46] Park D, Spencer JA, Koh BI. et al. Endogenous bone marrow MSCs are dynamic, fate-restricted participants in bone maintenance and regeneration. Cell Stem Cell, 2012, 10: 259-272.

[47] Tilton FE, Degioanni JJ, Schneider VS. Long-term follow-up of Skylab bone demineralization. Aviat. Space Environ. Med, 1980, 51: 1209-1213.

[48] Vico L, Collet P, Guignandon A, et al. Effects of long-term microgravity exposure on cancellous and cortical weight-bearing bones of cosmonauts. Lancet, 2000, 355: 1607-1611.

[49] Carmeliet G, Nys G, Stockmans I, Bouillon R. Gene expression related to the differentiation of osteoblastic cells is altered by microgravity. Bone, 1998, 22: 139S-143S.

[50] Smith SM, Wastney ME, O'Brien KO, et al. Bone markers, calcium metabolism, and calcium kinetics during extended-duration space flight on the mir space station. J Bone Miner, Res, 2005, 20: 208-218.

[51] Meyers VE, Zayzafoon M, Douglas JT, et al. RhoA and cytoskeletal disruption mediate reduced osteoblastogenesis and enhanced adipogenesis of human mesenchymal stem cells in modeled microgravity. J Bone Miner, Res, 2005, 20: 1858-1866.

[52] Paget S. The distribution of secondary growths in cancer of the breast. Lancet, 1889, 1: 571-573.

[53] Akhurst RJ, Hata A. Targeting the TGFbeta signalling pathway in disease. Nat Rev Drug Discov, 2012, 11: 790-811.

[54] Guise TA, Mohammad KS, Clines G, et al. Basic mechanisms responsible for osteolytic and osteoblastic bone metastases. Clin. Cancer Res, 2006, 12: 6213s-6216s.

[55] Juarez P, Guise TA. TGF-beta in cancer and bone: implications for treatment of bone metastases. Bone, 2011, 48: 23-29.

[56] Roodman GD. Mechanisms of bone metastasis. N. Engl. J. Med, 2004, 350: 1655-1664.

[57] Steeg PS. Tumor metastasis: mechanistic insights and clinical challenges. Nat Med, 2006, 12: 895-904.

[58] Ikushima H, Miyazono K. TGFbeta signalling: a complex web in cancer progression. Nat Rev Cancer, 2010, 10: 415-424.

[59] Weilbaecher KN, Guise TA, McCauley LK. Cancer to bone: a fatal attraction. Nat Rev Cancer, 2011, 11: 411-425.

[60] Edwards JR, Nyman JS, Lwin ST, et al. Inhibition of TGF-beta signaling by 1D11 antibody treatment increases bone mass and quality in vivo. J. Bone Miner Res, 2010, 25: 2419-2426.

[61] Smith AL, Robin TP, Ford HL. Molecular pathways: targeting the TGF-beta pathway for cancer therapy. Clin. Cancer Res, 2012, 18: 4514-4521.

[62] Okabe M, Graham A. The origin of the parathyroid gland. Proc Natl Acad Sci USA, 2004, 101: 17716-17719.

[63] Bikle DD, Sakata T, Leary C, et al. Insulin-like growth factor I is required for the anabolic actions of parathyroid hormone on mouse bone. J Bone Miner Res, 2002, 17: 1570-1578.

[64] Canalis E, Centrella M, Burch W, et al. Insulin-like growth factor I mediates selective anabolic effects of parathyroid hormone in bone cultures. J Clin Invest, 1989, 83: 60-65.

[65] Lombardi G, Di SC, Vuolo L, et al. Role of IGF-I on PTH effects on bone. J Endocrinol Invest, 2010, 33: 22-26.

[66] Miyakoshi N, Kasukawa Y, Linkhart TA, et al. Evidence that anabolic effects of PTH on bone require IGF-I in growing mice. Endocrinology, 2001, 142: 4349-4356.

[67] Pfeilschifter J, Laukhuf F, Muller-Beckmann B, et al. Parathyroid hormone increases the concentration of insulin-like growth factor-I and transforming growth factor beta 1 in rat bone. J Clin Invest, 1995, 96: 767-774.

[68] Qiu T, Wu X, Zhang F, et al. TGF-beta type II receptor phosphorylates PTH receptor to integrate bone remodelling signalling. Nat Cell Biol, 2010, 12: 224-234.

[69] Wan M, Yang C, Li J, et al. Parathyroid hormone signaling through low-density lipoprotein-related protein 6. Genes Dev,

2008，22：2968-2979.

［70］Watson P，Lazowski D，Han V，et al. Parathyroid hormone restores bone mass and enhances osteoblast insulin-like growth factor I gene expression in ovariectomized rats. Bone，1995，16：357-365.

［71］Yu B，Zhao X，Yang C，et al. Parathyroid hormone induces differentiation of mesenchymal stromal/stem cells by enhancing bone morphogenetic protein signaling. J Bone Miner Res，2012，27：2001-2014.

［72］Prisby R，Guignandon A，Vanden-Bossche A，et al. Intermittent PTH （1-84） is osteoanabolic but not osteoangiogenic and relocates bone marrow blood vessels closer to bone-forming sites. J Bone Miner Res，2011，26：2583-2596.

第三篇

矿物质与胶原代谢及其调控

第一章　钙代谢及其调控

钙和磷是构成人体骨骼的主要成分，赋予了骨骼坚硬的特性。骨骼是钙磷的储备库。细胞外液和细胞内液的可溶性钙磷含量虽然不及身体总含量的1%，但却担负各种极重要的生理功能。

一、钙的分布及其生理作用

（一）体内的钙分布

正常成人体内的钙含量为700~1500g，占体重的1.5%~2.2%，男性多于女性，其中的99%存在于骨骼和牙齿的骨矿盐结晶中，仅有1%存在于体液和软组织中。骨矿盐结晶中的主要成分为羟基磷灰石 $[Ca_{10}(PO_4)6(OH)_2]$，其中磷和钙的比例为6∶10（毫克单位的比例大约为1∶2）。根据放射性钙动力学分析，骨骼中约1%的钙可以与细胞外液自由交换。细胞内液、外液和骨骼表面可交换钙一起称为钙的"混合池"。血液中的钙分为离子钙（占48%）和结合钙（占52%）两个部分，其中离子钙为具有生理功能的部分，结合钙主要有蛋白结合钙（46%）、复合钙（3%）和其他形式（3%），在蛋白结合钙中70%与清蛋白结合，其余和球蛋白结合。因此血钙的组成：血钙 = 离子钙+蛋白结合钙+螯合钙等（100% = 48%+46%+6%）。正常成人血钙浓度为 8.5 ~ 10.5mg/dl（2.13~2.63mmol/L）。儿童和青少年期血钙较成人高些（表3-1-1）。妊娠妇女因血白蛋白降低，导致总血钙值下降，而对离子钙影响轻微。哺乳期妇女每天从乳汁中会丢失钙

表 3-1-1　不同年龄性别的血钙正常参考值

项目	年龄（岁）	游离钙（mg/dl）	总钙（mg/dl）
婴儿	0~0.25	4.9~5.6	8.8~11.3
	1~5	4.9~5.3	9.4~10.8
儿童	6~12	4.6~5.3	9.4~10.3
男	20	4.5~5.2	9.1~10.2
	50	4.5~5.2	8.9~10.0
	70	4.5~5.2	8.8~9.9
女	20	4.5~5.2	8.8~10.0
	50	4.5~5.2	8.8~10.0
	70	4.5~5.2	8.8~10.0

200~300mg，但可以通过增加1,25双羟维生素D $[1,25(OH)_2D]$ 的生成刺激肠钙的吸收，仍保持血离子钙在稳定的范围。

细胞内的钙离子浓度较细胞外液低1000倍，仅为 10^{-6} mmol/L，因此钙离子可以通过电化学梯度进入细胞内。在细胞内的微环境中钙的分布也不均匀，其中99%是与磷酸盐结合形成不溶性的（但可以交换）复合物分布在线粒体内基质上，这部分钙库中的钙浓度约为10mmol/L，而胞质中钙的浓度仅为0.1~1.0pmol/L。胞质内其余的钙则结合在细胞膜内侧面以及内质网表面。这部分钙在激素作用时的信息传递和细胞代谢活动中起非常重要的作用，当细胞表面的受体被激活后会迅速释放入细胞液中。细胞

内钙的低浓度是通过激活钙转入胞内池和出胞两种途径来维持的。依赖于以下两种钙转运系统，一种由跨膜钠梯度驱动的 Na^+-Ca^{2+} 交换，另一种是通过 Ca^{2+}-H^+-ATP 酶在细胞内线粒体等细胞器和胞质间的交换。细胞内 Ca^{2+} 的稳态对于细胞凋亡有重要调控作用。

（二）钙的生理作用

1. 细胞外作用　钙对于维持质膜完整性至关重要，并且作为细胞外的配体，可以通过细胞表面的 G 蛋白偶联的钙敏感受体，发挥其对细胞的调节作用。在参与钙稳态调节的主要组织器官均存在此类受体，包括甲状旁腺、甲状腺 C 细胞、肾脏、骨和肠道。其主要作用包括：①抑制 PTH 的分泌和在肾小管髓袢升支粗段抑制钙、镁和氯化钠等的重吸收；②促使骨基质和软骨的矿化，维持骨骼的结构与功能；③激活循环中和细胞外液中的多种酶和蛋白酶，在血液凝固、细胞间的黏附以及细胞增殖中发挥作用。

2. 细胞内作用　细胞内 Ca^{2+} 作为细胞内信息传递者，与钙调素（calmodulin）等钙结合蛋白结合，引发下游激酶等效应分子活化，而影响细胞多种功能，如肌肉收缩，激素、神经递质的释放、细胞增殖或凋亡以及质膜的转运功能等。细胞内钙离子对细胞功能的影响包括两个途径：一是基因组途径，如影响蛋白质合成；一是非基因组途径，如通过影响有关酶活性而改变已存在的代谢反应速度。

细胞内外之间、细胞内的细胞器（线粒体、内质网）和胞质之间 Ca^{2+} 的巨大浓度差，为细胞内 Ca^{2+} 行使对细胞功能的多种重要作用提供了基础。如在细胞被激活时胞质 Ca^{2+} 浓度可上升 100 倍（$1～100\mu mol/L$），这就需要细胞外和细胞内"钙库"中的 Ca^{2+} 进入胞质。无论是细胞内还是细胞外 Ca^{2+}，对细胞膜的稳定都具有重要作用。如果这两部分 Ca^{2+} 浓度变动超出一定范围，便会导致细胞膜电位的改变；造成膜的稳定性发生变化。血钙的浓度要求维持在一个很窄的范围内，才利于机体正常的生命活动，一旦超出（升高或降低）都会导致临床疾患。如高钙血症会导致肌肉软弱、反射减低、食欲不振、便秘、恶心、抑郁和意识障碍。低钙血症会引起神经肌肉的兴奋性增加，出现焦虑、抽搐和痉挛等。

二、钙吸收及其调节

人体每日从食物中摄入的钙为 $300～1500mg$，而人体肠道对钙的吸收效率差异很大，在 $20\%～70\%$，随着年龄增大，钙吸收率会降低。一般来说，肠道钙吸收率受机体钙摄入量、营养状态、妊娠、哺乳和维生素 D 的补充等多种因素影响。未被吸收的钙会经粪便中排出，粪便中排出的钙还包括经胆汁和其他消化液分泌入肠道中的钙。后一部分钙被称为内源性的粪钙，正常人每日有 $100～200mg$，一般不受血钙、食物或激素的影响。

肠道钙吸收率受钙摄入量的影响，当钙摄入量<400mg，尽管钙吸收率达到 70%，也难以维持体内的钙平衡。但当钙摄入量过大，超过了肠道的钙吸收能力时，即使再增加钙摄入，其吸收率也会降低，钙吸收量不再增加达到平台。生理状态下到达平台期时肠道净钙吸收量大约为 $400mg/d$。如表 3-1-2 所示正常人在不同钙摄入量时的钙吸收率。

表 3-1-2　正常成人对不同钙摄入量的反应

反应	饮食钙摄入（mg/d）		
	220（低）	850（中）	2100（高）
钙吸收（mg/d）	150	340	490
吸收率（%）	68	40	23
肾钙排泄（mg/d）	150	210	260
总钙平衡（mg/d）	−110	0	+70
骨钙摄取（mg/d）	420	420	420
骨钙释放（mg/d）	530	420	350

（一）钙吸收的部位和机制

人体所需要的钙必须通过外源性供给，食物中的钙90%左右通过十二指肠和空肠上段吸收。因为该部位存在丰富的维生素D依赖性的钙结合蛋白，同时在此局部肠腔中的pH值较低（5~6），利于食物中的复合钙和结合钙解离为离子钙。此部分的钙吸收方式主要是主动吸收。摄入的钙在空肠远端和回肠中存留的时间较长，还可以通过被动吸收方式吸收。当钙摄入不足或肠腔内容物在空肠近段存留时间过短时，下段小肠对钙的被动吸收会增加。

十二指肠钙吸收的动力学公式为：$Jms = (Jmax[Ca])/(Kt+[Ca]) + D[Ca]$

Jms代表黏膜到浆膜的吸收流量，Jmax是可饱和机制的最大吸收率，［Ca］是肠腔内钙的浓度，Kt是一定［Ca］时最大主动转运率的一半，D是非饱和机制的扩散常数。对人和动物的准确测定发现，十二指肠和空肠的Kt范围在2~3mmol。当肠腔钙<3mmol时，Jms代表的主要是由维生素D调节的主动吸收过程，若膳食钙摄入量高时，主动转运达到饱和，则钙的吸收主要是被动扩散过程。

肠道内的钙离子吸收主要通过两种途径：主动（饱和）吸收和被动（非饱和）吸收。主动吸收是指由$1,25(OH)_2D_3$诱导的主动耗能过程，$1,25(OH)_2D_3$和肠细胞内特异的维生素D受体结合后进入细胞核内，诱导钙结合蛋白（CaBP）合成而产生促进Ca^{2+}转运的效应。成年动物十二指肠CaBP含量是反映体内维生素D状态的指标。被动（非饱和）吸收指Ca^{2+}入胞可能通过被动扩散顺电化学梯度差穿过刷状缘膜。Ca^{2+}的被动吸收与腔内Ca^{2+}浓度线性相关。大部分与浓度相关的非饱和吸收的Ca^{2+}是经细胞旁途径吸收的，Ca^{2+}的被动转运除沿电化学梯度差的运动外，还存在溶剂牵引现象（solventdrag）。水的吸收牵引Ca^{2+}通过肠上皮细胞间的紧密连接而增加Ca^{2+}的吸收。

在细胞质中Ca^{2+}经细胞内Ca^{2+}缓冲系统，即CaBP和各种亚细胞结构的作用再分布、封存，使细胞内游离Ca^{2+}浓度在μmol/L水平，以调节细胞本身的功能，维持细胞内环境稳定。同时，由于CaBP的"渡船样"作用，使细胞两极间的Ca^{2+}梯度扩大成为Ca^{2+}在细胞内扩散的驱动力，Ca^{2+}出胞需逆电化学梯度，肠上皮基侧膜Ca^{2+}-Mg^+-ATP酶水解ATP提供了Ca^{2+}出胞所需的能量。Na^+/Ca^{2+}交换机制也与Ca^{2+}出胞有关。$1,25(OH)_2D_3$不仅参与了Ca^{2+}的出胞也涉及Ca^{2+}的入胞。

（二）钙吸收的调节

影响钙吸收的因素众多，分别叙述如下：

1. 生物利用度　小肠上皮完成的钙吸收主要是其中的离子钙，所以食物成分中的任何能够影响复合钙解离为离子钙的因素都会影响钙吸收。胃酸对离子钙的解出起重要的作用，有助于维持十二指肠和小肠上端处于酸性环境。因此，在服用碳酸钙等难以溶解的钙剂时，通常建议在餐中或餐后服用，以保证有足够的胃酸将其溶解吸收。胆盐也有助于钙的溶解和重吸收，一些胃肠疾病、回肠切除和摄入过多高纤维食物时也会引起钙吸收不良。

食物中的植酸、草酸和尿酸等成分增加（如进食过多的菠菜、芹菜、茭白和竹笋等）时，可与钙结合成不溶性盐，会降低钙的溶解度从而影响钙吸收。而奶和婴儿制品中的乳酸则可通过增加细胞旁扩散增加钙的重吸收。

2. 维生素D　$1,25(OH)_2D_3$是小肠上皮钙转运的主要调节激素。其在钙稳态调节环中起重要的作用，即根据食物中钙摄入的多少，通过调节甲状旁腺激素（PTH）的分泌，影响肾脏1α-羟化酶的活性和$1,25(OH)_2D_3$的生成，改变小肠钙吸收的效率。$1,25(OH)_2D_3$可以影响整个小肠段的钙吸收，但主要的调节部位是十二指肠。在十二指肠中$1,25(OH)_2D_3$增加主动（饱和）的跨细胞吸收Jmax，主要通过增加经黏膜刷状缘的钙离子流，上皮钙通道CaBP-D9k和TRPV6（transient receptor potential channel, subfamily V, member 6）的信使RNA（mRNA）和蛋白水平，以及肠上皮基侧膜Ca^{2+}-Mg^+-ATP酶活性来实现。$1,25(OH)_2D_3$对肠钙吸收的调节是通过影响受体复合物表达的基因途径和非基因途径两种方式完成的。后者更为快速，主要作用于膜磷脂代谢，影响胞质离子钙和浆膜的生物力学特性。但是其中起主要作用的还是CaBP-D9k，因为胞内的CaBP-D9k水平与钙吸收效率直接密切相关，是钙转运入胞的主要限速单位。

在肠腔中钙浓度增高时，$1,25(OH)_2D_3$ 还会增加空肠、回肠和十二指肠细胞旁被动电压依赖性钙吸收。在饮食中钙摄入过多或补充钙剂时，主动吸收达到饱和后，此种被动吸收会发挥作用。此外，$1,25(OH)_2D_3$ 增加十二指肠钙吸收还存在一种快速的调节机制，主要是 $1,25(OH)_2D_3$ 对十二指肠上皮基侧膜的直接作用，是对 $1,25(OH)_2D_3$ 缓慢基因调节途径作用的一种补充。

人体内维生素 D 来自外源性和内源性两个途径。蔬菜、蕈类食物中含有维生素 D_2（麦角钙化醇，ergcalciferol），鱼肝油、蛋黄和乳类中含有有限量的维生素 D_3（胆钙化醇，cholecalciferol）。维生素 D_2 和维生素 D_3 均在小肠上端被吸收。内源性的维生素 D_3 是人体维生素 D 的主要来源，皮肤中的 7-脱氢胆固醇接受阳光照射，经紫外线 280~310nm 作用生成前维生素 D_3，依靠皮肤温度转为维生素 D_3。后者吸收入血液，再经肝内线粒体的 25-羟化酶作用，在还原型辅酶Ⅰ和氧参与下转变成 25-羟维生素 D_3 [25(OH)D_3]，它与血液中一种特异的球蛋白相结合转运至肾，在肾近端小管上皮细胞的线粒体内，经 25(OH)D_3-1α-羟化酶作用而生成活性形式的 $1,25(OH)_2D_3$，$1,25(OH)_2D_3$ 对 1α-羟化酶有负反馈抑制作用，这对防止维生素 D 中毒有重要意义。$1,25(OH)_2D_3$ 生成后进入血液循环，作用于远处的靶组织，因此被认为是分子结构中 B 环开放的一种甾体激素，又称 D 激素，其生成亦受成纤维细胞生成因子-23（FGF-23）负性调控。

3. 其他因素 随着年龄增加肠钙吸收会减低，主要是因为增龄后肾脏对 PTH 反应减弱，$1,25(OH)_2D_3$ 的生成不足，$1,25(OH)_2D_3$ 在十二指肠黏膜中的作用不足。在低钙摄入时，年轻人小肠黏膜会出现适应性钙吸收率增加，但在增龄后此种调节能力会减低。

绝经后妇女给予雌激素可直接或间接经 PTH 介导的 $1,25(OH)_2D_3$ 生成等途径刺激增加肠钙吸收。在哺乳和妊娠时雌激素也会增加血清中 $1,25(OH)_2D_3$ 的水平及肠钙的吸收。此外，哺乳和妊娠时雌激素还会通过非 $1,25(OH)_2D_3$ 途径使小肠绒毛增厚，进而增加对钙磷的吸收。

药理剂量的糖皮质激素会抑制肠钙吸收，但不减少血液和肠道局部 $1,25(OH)_2D_3$ 的浓度。甲状腺毒症和代谢性酸中毒时肠钙的吸收减低，而甲状腺功能减退时肠钙的吸收增加。乙醇、地西泮和苯妥英钠可能通过对钙入胞的直接毒性作用减少肠钙吸收。

三、钙排泄及其调节

体内钙排泄主要有 3 个方面，即粪钙排泄、尿钙排泄和汗液排泄。粪钙排泄已如前述，而通常汗中丢失的钙可以忽略不计。这里主要讨论尿钙排泄及其调节。

（一）肾脏钙的排泄和重吸收

肾脏对钙的排泄是调节血液离子钙稳定的主要机制，随小肠钙吸收和骨钙净吸收所致的滤过负荷的变化而不同。游离钙和复合钙可以通过肾小球滤过。正常人每天约有 10000mg 钙从肾小球滤过，只有 2% 的滤出钙被排出体外，大约 200mg/d。中国成人的尿钙一般 <5.6mmol/d（<225mg/d）；儿童正常尿钙 <0.1mmol/(kg·d) [<4mg/(kg·d)]，也有人认为 <0.15mmol/(kg·d) [<6mg/(kg·d)]；如血浆蛋白浓度正常，血钙 <1.88mmol/dl（7.5mg/d1）时，尿钙排出明显减少或等于零。

肾脏对滤过钙重吸收是在多部位采用不同的机制进行的。与小肠上皮类似的是，肾小管上皮细胞也需要对钙有足够大的转运率，才能保证不至于使细胞内的钙浓度过度升高。多数的部位是通过细胞旁的弥散机制，部分重吸收段是通过主动的跨细胞转运机制进行，后者主要受激素的调节。

大约 60% 滤过钙的重吸收发生在近端肾小管，主要是通过细胞旁路的被动扩散机制，与钠的重吸收密切相关。钙离子的重吸收是顺着电化学梯度进行的，此部位的重吸收不表现出饱和现象。另有 25% 滤过钙的重吸收出现在亨利袢，主要依靠髓袢升支粗段的被动扩散，主动的跨细胞转运机制在该部位可能也具有一定的作用。该部位的钙吸收可被细胞外的钙和镁抑制，是因为这些离子激活基侧膜上的钙敏感受体，进而抑制 Na^+-K^+-Cl^- 的重吸收，降低了跨上皮的电压梯度。

远端肾小管重吸收滤过钙的 8%，该部位对钙的重吸收主要是依赖主动转运机制，同时也是激素调节钙重吸收的主要部位。其中涉及了基侧膜上的 Na^+-Ca^{2+} 交换和 1, 25 $(OH)_2D_3$ 依赖的钙结合蛋白钙调素-D28k（仅限于远端肾小管）。在该部位不同激素和利尿剂对钙重吸收都会产生影响，提示涉及了不同的钙吸收机制。近来发现肾脏的钙敏感受体（calcium-sensing receptor，CaSR）可独立于 PTH 和维生素 D 调节钙的重吸收，说明肾脏本身在钙稳态调节中也有重要作用。

（二）肾脏钙重吸收的调节

肾脏的钙排泄受多种激素、营养素和药物的影响。其中 PTH 发挥了主要的生理调节作用，其主要作用是影响除近段肾小管以外的很多部位对钙的重吸收。血清 Ca^{2+} 浓度降低可刺激甲状旁腺分泌 PTH 增加，近来研究发现这一过程依赖衰老相关基因 α-Klotho 的作用。PTH 对远端肾小管和集合管内钙重吸收的调节机制如下：PTH 能增加基侧膜的 Na^+-Ca^{2+} 交换，增加基侧膜 Ca^{2+}-ATP 酶对钙的亲和力，导致顶膜插入双氢吡啶敏感的膜钙通道，增加胞质中的自由钙。以上机制共同作用的结果使肾小管上皮跨细胞的主动重吸收增加。在集合管 PTH 可增加基侧膜的 Na^+-Ca^{2+} 交换。

降钙素在大剂量时会快速降低近段肾小管对钙的重吸收，此种作用不依赖于 PTH。维生素 D 可能具有减少尿钙重吸收的作用。雌激素治疗能使绝经后妇女的肾小管重吸收钙增加，尿钙排泄减少。胰岛素、胰高糖素和抗利尿激素对肾小管钙的重吸收也会有影响，但不具显著的生理和临床意义。

高钠摄入和细胞外容量扩张时尿钙排出增加；反之，脱水时尿钙减少。钠负荷会抑制近段肾小管对钠和钙的重吸收。高磷饮食会减少尿钙排泄，主要因为高磷会增加 PTH 的分泌，减少 1, 25 $(OH)_2D_3$ 和直接对肾小管的作用。反之，低磷时会增加尿钙的排泄。饮食中钙含量的变化也会导致尿钙的相应变化，但是由于肠钙吸收的调节作用，使尿钙的变化并不显著。

高镁血症会通过激活髓袢升支粗段的钙敏感受体和抑制内源性 PTH 及其介导的肾小管钙重吸收，从而抑制钙的重吸收。代谢性酸中毒时会抑制肾小管重吸收钙，增加骨钙动员和滤过钙负荷，增加尿钙的排泄。

渗透性利尿会增加尿钙排出，与尿钠成比例增加。呋塞米和依他尼酸抑制亨利袢重吸收氯，进而减少钙的转运。因此可被用于治疗高钙血症。与此相反，噻嗪类利尿药和阿米诺利等可增加远端肾小管对钙的重吸收。因为噻嗪类利尿剂直接抑制顶端氯的进入，使远端肾小管上皮超极化，使顶端电压依存性的钙通道开放，刺激钙进入细胞，增加肾小管对钙的重吸收。由于此类药物能减少尿钙，所以被用于治疗高尿钙性的肾结石类疾病和甲状旁腺功能减退症。

其他药物如环孢素和他克莫司可能是通过降低肾小管钙调素-D28k 的水平来减少对钙的重吸收。洋地黄也可减少肾小管对钙的重吸收。

（周学瀛 夏维波）

参 考 文 献

［1］ Bowers GN，Brassard C，Sena SF. Measurement of ionized calcium in serum with ion-selective electrodes：A mature technology that can meet the daily service needs. Clin Chem, 1986, 32：1437-1447.

［2］ Clifford JR. Primer on the metabolic bone disease and disorders of mineral metabolism. 8 th ed. John Wiley & Sons, Inc, 2009.

［3］ Barritt GJ. Receptor-activated Ca^{2+} inflow in animal cells：A variety of pathways tailored to meet different intracellular Ca^{2+} signalling requirements. Biochcm J, 1999, 337 (pt 2)：153-169.

［4］ Clapham DE. Calcium Signaling. Cell, 2007, 131 (6)：1047-1058.

［5］ Brown EM. Role of the calcium-sensing receptor in extracellular calcium homeostasis. Best Pract Res Cl En, 2013, 27 (3)：333-343.

［6］ Rasmussen H. The calcium messenger system. N EngI J Med, 1986, 314：1094-1101.

［7］Berridge MJ, Bootman MD, Roderick HL. Calcium signalling: dynamics, homeostasis and remodelling. Nat Rev Mol Cell Biol, 2003, 4: 517-529.

［8］Carafoli E. Calcium signaling: a tale for all seasons. Proc Natl Acad Sci USA, 2002, 99: 1115-1122.

［9］Heancy RP, Gallagher JC, Johnston CC, el al. Calcium nutrition and bone health in the elderly. Am J Clin Nutr, 1982, 36: 986-1013.

［10］Phang J, Berman M, Finerman G. Dietary perturbation of calcium metabolism in normal man: Compartmental analysis. J Clin Invest, 1969, 48: 67-77.

［11］Jung A, Bartholdi P, Mcnnillod B. Critical analysis of methods of analyzing human calcium kinetics. J Thcor Biol, 1978, 73: 131-157.

［12］Khanal, RC, Nemere I. Regulation of intestinal calcium transport. Annu Rev Nutr, 2008, 28: 179-196.

［13］Diaz DBG, Guizzardi S, Tolosa DTN. Molecular aspects of intestinal calcium absorption. World J Gastroenterol, 2015, 21: 7142-7154.

［14］Christakos S, Dhawan P, Porta A. Vitamin D and intestinal calcium absorption. Mol Cell Endocrinol, 2011, 347: 25-29.

［15］Bringhurst FR. Regulation of calcium and phosphate homeostasis. In: Degroot. LJ, ed. Endocrinology. 4th ed. Philadelphia: WB Saunders Co, 2001, 1029-1052.

［16］Fleet JC, Schoch RD. Molecular mechanisms for regulation of intestinal calcium absorption by vitamin D and other factors. Crit Rev Clin Lab Sci, 2010, 47: 181-195.

［17］Lieben L, Benn BS, Ajibade D. Trpv6 mediates intestinal calcium absorption during calcium restriction and contributes to bone homeostasis. Bone, 2010, 47: 301-308.

［18］Holick MF. Vitamin D deficiency. N Engl J Med, 2007, 357: 266-281.

［19］孟迅吾. 钙磷和骨代谢. 见：方圻主编. 现代内科学. 北京：人民军医出版社, 1995: 2466-2481.

［20］Hoenderop JG, Nilius B, Bindels RJ. Calcium absorption across epithelia. Physiol Rev, 2005, 85: 373-422.

［21］Moor MB, Bonny O. Ways of calcium reabsorption in the kidney. Am J Physiol Renal Physiol, 2016, 310: F1337-F1350.

［22］Imura A, Tsuji Y, Murata M. alpha-Klotho as a regulator of calcium homeostasis. Science, 2007, 316: 1615-1618.

［23］Yanagawa N, Nakhoul R, Kurokawa K, et al. Physiology of phosphorus metabolism. In: Narins RG ed. Clinical Disorders of Fluid and Electrolyte Metabolism. 5th Ed. New York: McGraw Hill, 1994.

第二章　磷代谢及其调控

磷是机体的基本原子，在能量代谢、细胞内信号传递、生物膜结构完整、骨矿化及肾脏调节酸碱平衡等方面发挥重要作用。人体内磷代谢的平衡和磷在细胞内、外液中浓度的稳定，是维护机体正常生理功能的重要因素之一，故调节体液中磷浓度有重大生理意义。体内多种器官、激素和因子共同参与磷的代谢调控，以维持正常的血磷水平。目前对磷及骨代谢调节方面的认识已取得了长足的进步，并已广泛应用于临床。

一、磷的分布

磷约占体重的 1%，总量可达 400~800g，其中 85% 储存于骨骼和牙齿中（600~700g），主要与钙以羟基磷酸盐形式存在，构成矿化骨组织主要的无机成分，其余分布于体液和软组织（100~200g），而软组织中则主要以磷酸酯形式存在。血液中的磷以有机磷和无机磷两种形式存在，85% 的磷以脂质、蛋白质、核酸以及代谢和信号传递的小分子等有机磷酸酯和磷脂形式储存在细胞中，参与生物体内多种酶促反应。仅有不到 1% 的磷存在于细胞外液中。

成人每日磷的摄入量为 800~1600mg。每日由近段小肠（尤其在空肠）吸收的磷大约为 16mg/(kg·d)，同时近 3mg/(kg·d) 的磷由胰液、胆汁及肠液分泌入肠道，故小肠对磷的净吸收率约为 13mg/(kg·d)。磷普遍存在于自然界各种食物中，尤以蛋白类和谷物富含磷。饮食中磷的吸收受其他矿物质的影响，膳食中过量钙形成不溶性磷酸盐，减少肠磷吸收；镁离子摄入过多也可使磷的吸收减少，而钠盐可促进肠磷的吸收。

血磷通常指血清中的无机磷。正常成人空腹血清磷为 0.84~1.45mmol/L（2.6~4.5mg/dl），儿童较高为 1.29~2.26mmol/L（4~7mg/dl），绝经后妇女也较高。血磷的正常值如表 3-2-1 所示。血清磷由游离、与蛋白结合及复合磷 3 部分组成，分别占 43%、12% 和 45%。细胞内外磷的平衡受多种因素调控，包括酸碱度、糖代谢以及胰岛素和儿茶酚胺等多种激素的调控。碱中毒时由于磷酸盐从细胞外液转移致使血中磷酸盐减低，因此低血磷时，应同时测血 pH 和 CO_2 结合力。正常人每日磷的摄入、排泄和平衡的调节如图 3-2-1 所示。

表 3-2-1　血磷的正常参考值

项目	年龄（岁）	血磷（mg/dl）
婴儿	0~0.25	4.8~7.4
	1~5	4.5~6.2
儿童	6~12	3.5~5.8
	20	2.5~4.5
男	50	2.3~4.1
	70	2.2~4.0
	20	2.5~4.5
女	50	2.7~4.4
	70	2.9~4.8

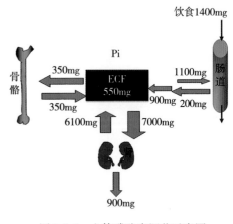

图 3-2-1　人体磷稳态调节示意图

正常血中钙和磷维持一恒定的溶解乘积常数 $36 \sim 40mg/dl$，此时钙和无机磷酸盐等矿物质沉积到骨基质使类骨质矿化。当此乘积常数 <20 时常出现骨矿化缺陷，类骨质不能钙化，导致佝偻病或骨软化症；而当其 >70 时易发生软组织异位钙化或骨化。

二、磷的生理功能

磷酸盐是体内一些基础生物大分子的重要组成部分，如磷脂、磷蛋白、核酸、辅酶以及糖酵解的一些中间物等。因此，在细胞结构、能量代谢、离子转运等基本生理过程中，磷都发挥极其重要的作用。

无机磷作为细胞内酶的底物，在糖酵解及细胞呼吸时合成的高能磷酸键，以化学能形式储存于有机磷化合物中，如 ATP、磷酸肌酐等，这是磷的一个特殊重要作用。此外，磷对神经肌肉具有重要作用，在机体生长过程中，如缺乏磷，则会导致肌无力。严重低血磷可引起细胞能量代谢的广泛紊乱，造成细胞内能量危机，从而严重影响神经传导、肌肉收缩。磷的缺乏也会对心血管系统产生类似对神经肌肉的影响。既往研究表明，红细胞中的 ATP 直接受血磷水平变化的影响。低血磷影响糖酵解，引起红细胞内 ATP 下降，导致红细胞脆性增加以及氧合血红蛋白曲线左移。磷对维持正常白细胞和血小板功能也很重要，严重低血磷会降低白细胞中 ATP 含量，使吞噬细菌功能下降，而血小板中 ATP 含量减少则引起存活率降低，血小板量下降，影响血凝块的回缩。

磷对维持正常肾小管转运功能是必需的，低血磷动物实验模型显示，肾小管在钠、钙及葡萄糖的重吸收上发生障碍，且这种作用不受甲状旁腺激素（PTH）影响。细胞外液有足够的磷是骨组织和软骨矿化所必需的，慢性的低磷血症会引起骨软化症或佝偻病。

三、磷的代谢和调控

正常的血磷水平对维持骨骼生长发育及骨结构完整性至关重要。低磷血症常导致佝偻病/骨软化症等代谢性骨病，高磷血症常导致慢性肾脏病（chronic kidney disease，CKD）和肾脏透析并发的血管钙化，并且是增加心血管事件的死亡率的独立危险因素。机体对磷的调控包括小肠吸收、骨储存库沉积及释放和肾脏重吸收等动态调节过程，共同维持体内磷的平衡。既往研究证实肾脏是调节磷代谢的主要器官，同时存在骨骼-肠道-甲状旁腺多种轴系参与的平衡调节。该网络调控系统亦存在多种激素、受体和细胞因子的共同参与，调控机制复杂。

1. 磷吸收及其调节 钠依赖性磷转运蛋白（sodium-dependent phosphate transporter，NPT）在调节磷代谢动态平衡过程中发挥重要作用。该转运体属于钠依赖性磷转运泵，属于溶质载体家族 SLC34（solute carrier family 34）成员。参与磷代谢调节的转运体主要是 Ⅱ 型及 Ⅲ 型，肾脏近曲小管上皮细胞表达的 NPT2a、NPT2c 及在小肠表达的 NPT2b 为 Ⅱ 型转运体，而肾脏组织广泛表达 PiT1（sodium-dependent phosphate transporter 1，SLC20A1）及 PiT2（SLC20A2）为 Ⅲ 型转运体。

饮食摄入的磷大部分在肠道被吸收，小肠是其主要吸收部位，肠磷吸收率约70%。如摄入量少 $<2mg/(kg \cdot d)$，吸收率可达90%左右，故磷缺乏在临床上罕见。正常人肠磷的净吸收量与饮食中磷的摄入呈线性正相关。肠道磷吸收主要通过主动转运和弥散两种途径，后者是主要的吸收方式。当肠腔中的磷浓度超过 $1.8mmol/L$ 时就足以维持弥散吸收，故而高磷摄入时，肠道弥散吸收为主要吸收方式。只有当饮食中的磷极度缺乏或肠腔中存在与磷结合的物质时才会出现主动吸收，该过程需要活化 NPT2b 的参与。小鼠小肠条件性敲除 NPT2b 基因模型证实其为小肠主动转运磷的关键转运泵，但人的 NPT2b 基因突变并不引起磷代谢失常的表型，因 NPT2b 对磷的结合力低。

肠道对磷的吸收主要受到血磷水平、PTH 和 $1,25(OH)_2D_3$ 相互作用的共同调控。$1,25(OH)_2D_3$ 可增加肠道对磷的吸收；相反在血磷降低时，亦可反馈性增加 $1,25(OH)_2D_3$ 的合成。与 PTH 对肾脏 NPT2a 的直接调控作用不同，目前研究认为，PTH 对肠道 NPT2b 并无直接调控作用，而是通过增加 $1,25(OH)_2D_3$ 的合成，进而上调肠道 NPT2b 的表达。然而，敲除维生素 D 受体的小鼠给予低磷饮食饲养，也可观察到肠道 NPT2b 的表达增加，提示独立于 1, 25 (OH)$_2$D$_3$ 之外，仍有其他机制调控肠道对磷的吸收。因而，肠道的磷吸收的精确机制仍有待进一步阐明。

近年来研究亦发现其他多种体液因子可影响肠磷的吸收，包括表皮生长因子、糖皮质激素、雌激素。新近发现的肠道分泌性调磷因子和分泌型卷曲相关蛋白-4（secreted frizzled related protein-4, sFRP-4）也参与调节肠磷的吸收。其他外源性因素亦可干扰肠道对磷的吸收。酸有利于无机磷酸盐的吸收，长期服氢氧化铝凝胶和肠腔中磷酸盐结合，继之影响磷吸收可导致低磷血症。此外，脂肪痢、维生素 D 缺乏、长期应用糖皮质激素和库欣综合征等病理状态，均可减少磷的吸收。肠磷吸收过多，常见于维生素 D 过量、甲状腺功能亢进和特发性尿钙增多症等。

2. 磷排泄及其调节　摄入磷量的 20%～30% 从粪排出，由肠道分泌的内源性磷酸盐平均为 3mg/（kg·d）。摄入磷量的 60%～80% 从尿排出。肾脏磷排泄保持着对血磷水平和饮食中磷摄入量的迅速调节反应。肾磷排泄取决于肾小球滤过率（glomerular filtration rate，GFR）和肾小管重吸收之间的平衡。肾小球滤过磷 80%～90% 在近端小管被重吸收。当血磷降低时，肾小管对磷重吸收的能力增加，尿磷排量减少，正常肾磷阈约 0.65mmol/L（2mg/dl），当血磷≤0.65mmol/L（2mg/dl）时尿磷等于或接近零。因为血清磷水平和 GFR 共同决定了肾脏的磷负荷，所以 GFR 变化而又缺少肾小管磷重吸收的相应代偿性的变化时会影响磷稳态。

3. 磷的重吸收部位　肾脏近曲小管对磷的重吸收是磷代谢调节中的关键步骤。肾小球滤过磷的 80%～90% 在近曲小管中被重吸收。吸收率最高的部位在近段（S1/S2 VS S3）和深部肾单位。NPT2a、NPT2c 和 PiT1 位于近曲小管上皮细胞的刷状缘，从原尿中主动将磷转运到细胞并通过基底膜释放入血液。磷跨肾小管细胞的转运是由转运体介导的饱和过程，受到最大转运量（Tmax）的限制。当饮食中磷的变化时 Tmax 随之而变。可以通过静脉输磷后计算每肾小球滤过单位磷的最大重吸收量。或如 Bijvoet 法根据血磷水平及磷和肌酐的排泄率算出 Tmax。

3 个主要的磷重吸收部位近曲小管、近直小管和远端肾小管上皮细胞中均存在 PTH 敏感的腺苷酸环化酶。PTH 在这些部位降低磷的重吸收可以通过 cAMP 依赖的途径和非 cAMP 依赖的两种途径，相反，降钙素依赖的腺苷酸环化酶主要存在于髓质和皮质的髓袢升支的粗段及远端肾小管。尽管其中存在大量的降钙素敏感的腺苷酸环化酶，但远端小管中降钙素对磷重吸收的作用还不清楚。但降钙素抑制近曲小管和近直小管磷的重吸收是通过非 cAMP 依赖的机制完成的，主要与细胞内的钙浓度增加有关。

4. 磷转运的机制　近曲肾小管对磷的重吸收主要是可饱和的钠依赖性的主动转运过程（与小肠中的主动钠磷共转运极为相似）。每重吸收一个 P 需要两个 Na$^+$ 同时进入肾小管细胞中，其转运的速率依赖于钠转运形成的跨管腔膜的电梯度，靠侧基膜的 Na$^+$-ATP 酶或钠泵来维持。

磷进入小管细胞中需要马上转运到细胞间以维持细胞中的磷稳定，否则会严重影响肾小管细胞的功能。肾小管细胞的侧基膜中存在着阳离子交换机制所产生的电梯度，驱使磷被动的自细胞中转运到细胞间。推测此处可能存在以下几种磷转运机制，包括 Na$^+$-Pi 共转运、非特异性的磷漏出以及阳离子交换。因此侧基膜主要的功能为：①当管腔中进入的磷超过了细胞所需完成跨细胞磷重吸收；②当顶膜的磷摄入不足细胞所需时，保证侧基膜上的磷内流。

5. 磷转运的调节　调节磷重吸收的物质大致可以分为两类。刺激磷重吸收的因素包括：胰岛素样生长因子-1、胰岛素、甲状腺激素、1, 25 (OH)$_2$D$_3$、表皮生长因子和磷摄入不足等。1, 25 (OH)$_2$D$_3$ 主要促进小肠对磷的吸收而增加血清磷浓度，1, 25 (OH)$_2$D$_3$ 对肾脏磷的重吸收无直接调节作用。

抑制肾小管磷重吸收的因素有：PTH、PTHrP、降钙素、转化生长因子 α、成纤维细胞生长因子 23（fibroblast growth factor 23，FGF-23）、糖皮质激素和肾磷负荷过多。以往对于磷转运调节的分子机制认识最多的是 PTH 的调节。研究表明 PTH 为调控 NPT2 表达的关键激素，PTH 与近曲小管细胞表达的受体 PTHR1（parathyroid hormone receptor 1）结合，促进 cAMP 的合成并激活 PLC 信号途径，最终下调 NPT2a 表达以降低肾脏对磷的重吸收。Na$^+$/H$^+$ 交换调节因子 1（sodium-hydrogen exchanger regulatory factor 1，NHERF-1）是一种多功能细胞内蛋白质，其 2 个 PDZ 结构域分别与 PTHR1、NPT2a 的羧基末端结合，抑制 cAMP、PLC 的产生而调节 PTH 介导的肾脏对磷的重吸收。尽管 PTH 在磷的重吸收调节中发挥着极大的作用，但是肾小管上皮对磷的重吸收存在自调节能力，其重吸收率会依赖于饮食中的磷摄入、磷的需要和体内磷的生成能力而发生变化。在机体磷的需要量大时，磷的重吸收会增加，如生长加速、妊娠、哺乳、摄入不足时。反之当机体磷的需要量较少时，磷的重吸收会减少，如生长缓慢、慢性肾功能不全和磷的摄入过多时。

近年来更多因子被确证参与磷代谢的调节，包括 FGF-23、sFRP-4、FGF-7 和细胞外基质磷酸糖蛋白（matrix extracellular phosphoglycoprotein，MEPE），这些因子被称为"磷调素"。体内外实验均证实，上述磷调素通过下调肾脏 NPT2a 表达，进而增加尿磷排出并调节血磷。但是，仅 FGF-23 和 sFRP-4 被证实可抑制 $1,25(OH)_2D_3$ 的合成。FGF-23 是目前研究最为明确的调磷素。人类 FGF-23 基因定位于染色体 12p13，其编码产物属于 FGF 家族成员，主要在成骨细胞、骨细胞中表达，以骨细胞的表达为主。血液中 FGF-23 以两种形式存在，完整的具生理活性的全段 FGF-23 及无生物活性的 C-末端 FGF-23。通过对人类常染色体显性低磷血症性佝偻病（autosomal dominant hypophatemic rickets，ADHR）的研究首次证实 FGF-23 为调控磷代谢的新型信号分子。

FGF-23 发挥生理功能的主要靶器官为肾脏，Klotho 作为协同子与成纤维细胞生长因子受体（fibroblast growth factor receptor，FGFR）结合形成 FGFR-Klotho 复合物启动 FGF-23 信号下游分子。既往研究表明，FGF-23 直接下调肾近曲小管上皮细胞内 NPT2a 和 NPT2c 的表达而降低磷从原尿中的重吸收。此外，FGF-23 可下调 1α-羟化酶，上调 24-羟化酶在肾近曲小管的表达而降低活性 $1,25(OH)_2D_3$ 的合成，进而减少磷从小肠中的吸收。故 FGF-23 通过以上两方面作用下调血清磷的水平。由此可知，PTH 和 FGF-23 为重要的调控因子，使甲状旁腺-肾和骨-肾脏轴共同进行磷稳态的调节。

综上，磷在细胞生理和骨质矿化中起重要的作用，人体内磷代谢的平衡是维护机体正常生理功能的重要因素之一。血磷稳态是通过骨骼-肾-甲状旁腺轴和多种因素反馈通路来完成的。参与的激素主要有 FGF-23、$1,25(OH)_2D_3$ 和 PTH，并受饮食和血磷水平的影响。

（夏维波　杜　娟）

参 考 文 献

[1] Amanzadeh J, Reilly RJ. Hypophosphatemia：an evidence-based approach to its clinical consequences and management. Nat Clin Pract Nephrol, 2006, 2 (3)：136-148.

[2] Gaasbeek A, Meinders AE. Hypophosphatemia：an update on its etiology and treatment. Am J Med, 2005, 118 (10)：1094-1101.

[3] Dossetor JB, Gorman HM, Beck JC. The diurnal rhythm of urinary electrolyte excretion I observations in normal subjects. Metabolism, 1963, 12：1083-1099.

[4] 孟迅吾. 钙磷和骨代谢, 方圻. 现代内科学. 北京：人民军医出版社, 1995, 2466-2481.

[5] Takeda E, Taketani Y, Sawada N, et al. The regulation and function of phosphate in the human body. Biofactors, 2004, 21 (1-4)：345-355.

[6] Miyamoto K, Haito-Sugino S, Kuwahara S, et al. Sodium-dependent phosphate cotransporters：lessons from gene knockout and mutation studies. J Pharm Sci, 2011, 100 (9)：3719-3730.

[7] Block GA, Klassen PS, Lazarus JM, et al. Mineral metabolism, mortality, and morbidity in maintenance hemodialysis. J Am Soc Nephrol, 2004, 15 (8)：2208-2218.

[8] Marks J, Debnam ES, Unwin RJ. Phosphate homeostasis and the renal-gastrointestinal axis. Am J Physiol Renal Physiol, 2010, 299 (2)：F285-F296.

[9] Prie D, Friedlander G. Genetic disorders of renal phosphate transport. N Engl J Med, 2010, 362 (25)：2399-2409.

[10] Sabbagh Y, O'Brien SP, Song W, et al. Intestinal npt2b plays a major role in phosphate absorption and homeostasis. J Am

Soc Nephrol, 2009, 20 (11): 2348-2358.

[11] Corut A, Senyigit A, Ugur SA, et al. Mutations in SLC34A2 cause pulmonary alveolar microlithiasis and are possibly associated with testicular microlithiasis. Am J Hum Genet, 2006, 79 (4): 650-656.

[12] Marks J, Debnam ES, Unwin RJ. Phosphate homeostasis and the renal-gastrointestinal axis. Am J Physiol Renal Physiol, 2010, 299 (2): F285-F296.

[13] Segawa H, Kaneko I, Yamanaka S, et al. Intestinal Na-P (i) cotransporter adaptation to dietary P (i) content in vitamin D receptor null mice. Am J Physiol Renal Physiol, 2004, 287 (1): F39-F47.

[14] Berndt T, Thomas LF, Craig TA, et al. Evidence for a signaling axis by which intestinal phosphate rapidly modulates renal phosphate reabsorption. Proc Natl Acad Sci USA, 2007, 104 (26): 11085-11090.

[15] Walton RJ, Bijvoet OL. Nomogram for derivation of renal threshold phosphate concentration. Lancet, 1975, 2 (7929): 309-310.

[16] Berndt TJ, Schiavi S, Kumar R. "Phosphatonins" and the regulation of phosphorus homeostasis. Am J Physiol Renal Physiol, 2005, 289 (6): F1170-F1182.

[17] White KE, Jonsson KB, Carn G, et al. The autosomal dominant hypophosphatemic rickets (ADHR) gene is a secreted polypeptide overexpressed by tumors that cause phosphate wasting. J Clin Endocrinol Metab, 2001, 86 (2): 497-500.

第三章 镁代谢及其调控

第一节 镁的含量及分布

镁（magnesium）是人体内含量位居第四的阳离子，在体内分布广泛。正常成年人机体总镁含量为 22~26g（1000mmol），主要存在于骨骼中，占人体镁总量的 50%~60%；骨骼肌中占 20%~30%；其他软组织中，如肝、心、肾及脑组织等，约占 19%；而细胞外液含量不足镁总量的 1%。其中，骨骼中 30% 镁是可以交换并具有活性，作为镁的储存库而存在，而骨骼肌和肝脏中的镁有 20%~30% 也是可以用来交换的。

血液中镁含量较少，正常血清镁浓度仅为 0.65~1.05mmol/L（1.58~2.55mg/dl），其中 20% 与蛋白质结合（60%~70% 与白蛋白结合，其余与球蛋白结合），约 65% 呈游离状态，其余的与各种阴离子形成复合物，如磷酸盐、柠檬酸盐、碳酸盐等。因此，血清游离镁浓度仅限于 0.54~0.67mmol/L（1.31~1.63mg/dl）。脑脊液中镁浓度略高，约为 1.10mmol/L（2.67mg/dl），其中 55% 为游离型、45% 为结合型。

镁是细胞内位居第二的阳离子，含量仅次于钾，约为 0.5mmol/L（1.2mg/dl），仅有 0.5%~5% 呈游离状态，其余均以阴离子复合物的形式存在于 ATP、ADP、柠檬酸盐、蛋白质、RNA、DNA 以及线粒体和内质网中。不同组织和细胞内镁的含量以及细胞内外镁的跨膜转运差别很大，如红细胞内镁含量为血浆的 3 倍，快速增殖的细胞镁含量较高，心脏、肝脏和肾脏细胞内外镁的跨膜转运快于骨骼肌、红细胞和大脑。

第二节 镁的生理作用及可能机制

镁是机体内一种重要的离子，它关系到骨质的成分、神经肌肉的兴奋性，并且是代谢过程中一些重要酶的辅助因子。它参与细胞的生长、代谢、离子转运、膜通透性等生命活动。

镁离子对于能量的储存和利用起关键作用。它能与细胞内许多重要物质如腺苷三磷酸等形成复合物而激活酶系，从而对葡萄糖酵解，脂肪、蛋白质、核酸及辅酶等物质的形成起重要作用；对机体代谢过程中的甲基转移作用以及硫酸基、醋酸基的激活等起重要调节作用；镁离子还是氧化磷酸化的重要辅助因子，对线粒体功能有重要影响，因此与能量代谢有关。

镁在核酸及蛋白质的合成过程中起重要作用，并参与不同器官的中间代谢及特殊功能。由于镁离子具有很多细胞生化活性，它在控制神经活动、心脏兴奋性、神经肌肉传递、肌肉收缩、血管运动张力、血压及外周血流中的作用至关重要。通过与钙离子竞争膜结合部位以及调节钙与肌浆网膜结合和释放，镁离子能将细胞内钙离子浓度保持在低的静息水平。除控制膜的通透性以外，镁离子还能影响细胞膜的电子特性。在细胞膜，镁离子通过调节电压闸门、胆碱活化以及钙离子活化和 ATP 活化的钾通道而影响其他离子的代谢。比如镁通过拮抗细胞内钙浓度和影响心肌电活性，从而调节心肌收缩；镁通过影响钠、钾、钙等离子的膜转运，从而调节心脏传导系统。

镁离子活性来源于它的两个重要特质：其一为镁与细胞内许多重要的阴离子配基形成螯合物。机制包括：①镁直接与配基结合成复合物，如 ATP；②结合于酶的活性部位，如烯醇化酶、丙酮酸激酶、焦磷酸酶；③诱导催化蛋白质构型改变，如 Na^+-K^+-ATP 酶；④促进多酶复合物的聚集，如乙醛脱氢酶；⑤以上多种机制共同作用，如 F1-ATPase。其二为镁与钙相竞争结合于某些蛋白质或细胞膜位点，帮助平衡细胞内钙离子浓度，从而参与多种细胞内重要功能的维持，同时亦影响细胞膜的电化学特征及通透性。

表 3-3-1　镁的生理功能

功　能	举　例
结构功能	蛋白质
	多聚核糖体
	核酸
	多酶复合物
	线粒体
酶功能	酶底物（ATPmg，GTPmg）
	ATP 酶、GTP 酶
	环化酶
直接激活酶功能	磷酸果糖激酶
	肌酐激酶
	5-磷酸核糖-焦磷酸合酶
	腺苷酸环化酶
	Na^+-K^+-ATP 酶
膜功能	细胞黏附
	跨膜电流
钙拮抗功能	肌肉收缩
	神经递质释放
	神经节传导

第三节　镁的稳态及调节

镁的稳态是细胞内诸多生理过程的关键环节，其动态平衡主要依赖 3 个脏器的功能相互协调：肠道负责镁的吸收，骨骼是身体镁的贮存库，肾脏完成镁的排泄（图 3-3-1）。

1. 肠道镁的吸收　美国食品和营养委员会推荐每天镁的摄入量男性为 320mg、女性 420mg，妊娠、哺乳、体弱、疾病状态下需求更多。

饮食摄入为镁的主要来源，其中以绿叶蔬菜（富含镁叶绿素）、谷物、坚果、豆类镁含量最多；其他蔬菜、水果、巧克力、肉和鱼含量居中；而奶制品则含镁量低。饮水也为镁摄入的重要来源，尤其是"硬水"中镁含量约为 30mg/L。值得注意的是精制或加工食品使镁丢失近 85%，而烹饪如煮沸也会使镁大量流失。

饮食中摄入的镁在消化道吸收率为 30%~50%，但是当镁的摄入量下降时，肠道的吸收率可以达到 80%。十二指肠和空肠对镁的吸收分数很高，但是由于长度较短，食物经过较快，因此肠道吸收镁的部位主要为小肠末段和结肠。

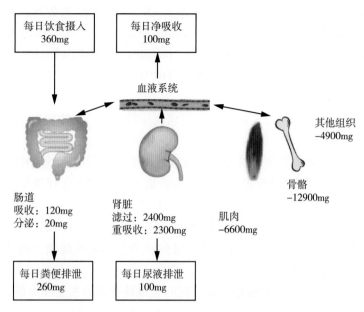

图 3-3-1　镁的动态平衡：镁的摄入及排泄量示意图

注：每日肠道净吸收 100mg，尿液排泄 100mg，摄入及排泄量相互平衡。在摄入镁不足时，其他组织比如骨骼、肌肉提供镁以维持血清镁水平。"−"代表肌肉、骨骼以及其他组织与血液间互相交换镁的大约剂量

　　已经证明哺乳动物肠道有两种吸收镁的路径——细胞旁路途径和跨细胞途径（图 3-3-2）。细胞旁路位于相邻上皮细胞之间的间隙，通过被动转运机制完成，跨细胞途径通过上皮细胞内部将镁主动转运到血液中，但是第二种方式要两次跨越细胞膜，因此受到严格调控。

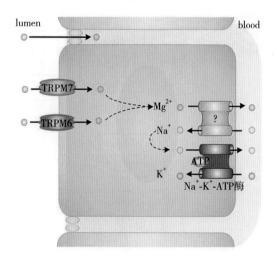

图 3-3-2　镁在肠道吸收途径示意图

注：在肠道上皮细胞，细胞旁途径的吸收需要紧密连接蛋白 claudins 参与，但具体种类尚未确定。跨细胞途径需要瞬时受体电位通道 M 型成员 6（TRPM6）和 TRPM7 的参与

肠道镁离子80%~90%是通过细胞旁路径吸收，其驱动力来源于肠腔较高的镁离子浓度，一般维持在1.0~5.0mmol/L，此时肠上皮细胞两侧的正电压差为+5mmol/L。细胞旁被动吸收与紧密连接的通透性有关，但具体机制了解不多。

瞬时受体电位通道M型成员6（transient receptor potential channel melastatin member 6，TRPM6）和TRPM7介导了镁离子的跨细胞转运。观察显示鼠类的TRPM7表达比较广泛，而TRPM6主要在远端小肠和结肠表达，但这些结果还没有在人体证实。TRPM6和TRPM7均表达于肠上皮细胞的肠腔侧，肠道基底侧镁离子的排出机制尚不清楚，有研究提示基底侧镁离子转运与Na^+梯度有关，这个假说还需要进一步证实。

肠道Mg^+的吸收受许多因素的调节，研究证实肠道镁离子的吸收随着饮食中镁离子的摄入量不同而变化，这种结果至少部分与结肠TRPM6表达变化有关，也可能与细胞旁镁离子转运率变化导致电化学梯度改变有关。有研究显示，1,25-双羟维生素D_3［1,25（OH）$_2D_3$］能促进肠道Mg^{2+}吸收，但是1,25（OH）$_2D_3$不能调控肾脏TRPM6的表达，1,25（OH）$_2D_3$能否调节结肠TRPM6表达尚需要研究确定。早在1943年，就报道Mg^+的吸收受蛋白的摄入量的调节，后来发现摄入高蛋白不仅改变Mg^+的吸收，而且调节肠道Mg^+的分泌。

2. 镁的储存　骨组织是人体最大的镁储存库，同时也维持骨骼的密度和力量，因此Mg^{2+}缺乏也是骨质疏松的一个危险因素。骨表面的镁离子浓度与血清镁离子浓度密切相关，提示骨和血液中的镁是不断交换的。肌纤维也贮存镁离子，此时通过对抗Ca^{2+}的作用，对肌肉收缩有重要的调节。

3. 肾脏镁的排泄　肾小球每天大概滤过约2400mg镁，其中90%~95%被重吸收，尿液最终只排出100mg，过滤Mg^{2+}主要在亨氏袢重吸收，特别是在升支粗段。然而，对Mg^{2+}吸收的"微调"发生在远曲小管，这里仅吸收肾小球过滤Mg^{2+}的10%，却在严格地调控下通过跨细胞方式被主动重吸收，决定着最终的镁离子浓度。肾单位不同部位的重吸收作用分述如下。

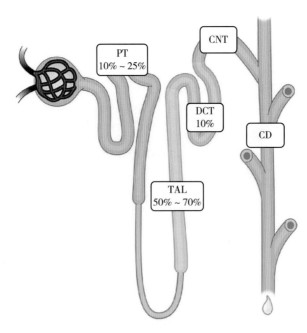

图 3-3-3　肾单位镁离子吸收示意图

注：肾小球滤过的镁离子进入肾小管后重吸收90%~95%，近端小管（PT）吸收10%~25%，髓袢升支粗段（TAL）是主要重吸收部位，占50%~70%，尿中最终的镁离子浓度由远曲小管（DCT）决定，但DCT仅占10%

近端小管：

与其他电解质如钠、钾和氯不同，镁离子在近端肾小管仅吸收一小部分，随着水分的重吸收，镁离子浓度上升，达到一定的浓度梯度，镁离子即通过细胞旁通路以被动转运方式重吸收，占总吸收量的 10%~25%。

髓袢升支粗段：

肾脏镁离子重吸收的主要部位在髓袢，尤其是髓袢升支粗段，超过 70% 镁离子在此被重吸收，实际上镁是髓袢升支粗段唯一大量转运的离子。在这里镁离子是通过细胞旁途径而被动转运，研究已经证实 claudin 16 和 claudin 19 形成一个阳离子特异性紧密连接，促进髓袢升支粗段镁离子的转运。

上皮细胞两侧的电压梯度是镁离子被动转运的驱动力量（管腔内的电压相对于血液侧是正电压）。使用利尿剂呋塞米抑制 Na^+-K^+-2Cl^- 共转运蛋白（NKCC2）的活性，减小管腔两侧的电位差，可以引起镁的过度排泄导致低镁血症。有理论提出 NaCl 通过顶端呋塞米敏感的 Na^+-K^+-2Cl^- 共转运蛋白（NKCC2）进入升支粗段细胞内，钾通过肾脏外髓钾通道（renal outer medullary K，ROMK）循环进入管腔内，而钠和氯通过细胞基底侧 Na^+-K^+-ATP 酶和肾脏特殊的氯通道 CLC-Kb，排出细胞基底侧。这个过程支持前面管腔正性电压促进细胞旁镁离子转运的学说。

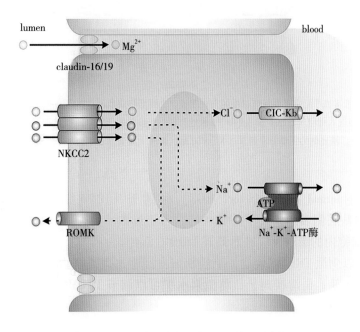

图 3-3-4　髓袢升支粗段镁离子转运示意图

注：髓袢升支粗段是肾脏 Mg^{2+} 重吸收的主要部位，Mg^{2+} 通过细胞旁途径吸收，与细胞
之间的紧密连接蛋白 claudin16 和 claudin19 密切相关

远曲小管：

Mg^{2+} 重吸收的精细调节发生在远曲小管，这里吸收肾小球滤过 Mg^{2+} 的 10%，以主动转运的方式通过跨细胞途径完成，此过程受到诸多因素的严密调控，它们对维持 Mg^{2+} 的平衡发挥重要作用。Mg^{2+} 通过细胞顶端瞬时受体电位通道 M 型成员 6（TRPM6）通道进入细胞中，基底侧的排出机制尚不清楚，可能依赖于基底膜 Na^+-K^+-ATP 酶产生的 Na^+ 梯度，值得注意的是噻嗪类利尿剂可以通过抑制 Na^+-Cl^- 转运子（NCC）增加 Na^+ 排出从而出现类 Giteman 综合征表现。另外，长期使用噻嗪类利尿剂会导致 TRPM6 表达下调从而影响 Mg^{2+} 平衡，导致低镁血症。低镁血症常常合并低钾血症，因为低钾状态扰乱了集合管钾

离子分泌。镁离子可以抑制 ROMK 通路，细胞内低镁水平使得这种抑制作用减低，引起钾离子分泌增多，导致低钾血症。

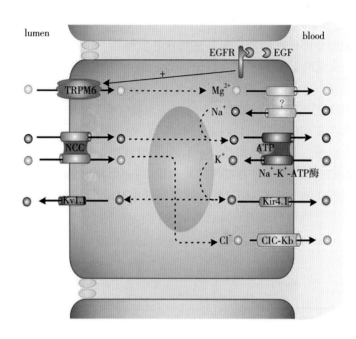

图 3-3-5　远曲小管离子转运示意图

注：远曲小管镁离子的重吸收是跨细胞的方式完成，受到严格调节，并决定镁离子的最终浓度。镁离子通过 TRPM6 通路进入细胞内，EGF 调节 TRPM6 表达。Kv1.1 参与最佳膜电压的维护，这是通过 TRPM6 吸收 Mg^{2+} 的驱动力。基底侧的主要分子是 Na^+-K^+-ATP 酶，Kir4.1 负责基底侧钾离子循环

表皮生长因子（epidermal growth factor，EGF）可调节 TRPM6 活性和细胞膜活性，EGF 前体（pro-EGF）在上皮细胞基底侧表达，几乎特异性的分布于远曲小管，pro-EGF 可以分解为野生型 EGF，激活 EGF 受体，触发细胞内的级联反应进而调节 TRPM6 活性。

已经发现雌激素可以刺激 TRPM6 表达，绝经期妇女经常出现高镁血症，雌激素替代治疗可以使高镁血症恢复正常。有趣的是，血清镁离子、雌激素水平可以调节 TRPM6 的表达，但 $1,25(OH)_2D_3$、甲状旁腺激素却无调节作用。

第四节　镁与代谢性骨病

镁通过调节 1α-羟化酶、24-羟化酶和 25-羟化酶活性以及维生素 D 结合蛋白（vitamin D binding protein，VDBP）水平参与维生素 D（vitamin D）的合成和代谢，镁缺乏导致镁依赖性维生素 D 抵抗性佝偻病（magnesium-dependent vitamin-D-resistant rickets）。美国国家健康与营养调查Ⅲ（NHANESⅢ）的数据提示：膳食摄入或补充镁制剂有利于维生素 D 营养状态的维持，骨质疏松症病人中维生素 D 不足者发生镁缺乏的比例多于维生素 D 充足者。

镁诱导的骨丢失模型显示血镁浓度降低可以诱导破骨细胞增加骨吸收，并且降低成骨细胞骨形成。

镁离子可以抑制甲状旁腺激素（PTH）的释放，严重的低镁血症还可以引起骨对甲状旁腺激素的抵抗。因此，镁缺乏是病人低钙血症的最常见原因。

第五节　镁与骨骼外疾病

美国国家健康与营养调查Ⅲ（NHANESⅢ）的数据提示：膳食摄入或补充镁制剂有利于维生素 D 营养状态的维持，并降低结肠直肠癌及心血管疾病相关的死亡率。

2 型糖尿病中的镁缺乏比较常见，Simmons 等的研究显示，糖尿病病人低镁血症是非糖尿病人群的 8.63 倍，在新发糖尿病病人中则高达 10.51 倍。而美国青年的冠脉风险研究（Coronary Artery Risk Development in Young Adults，CARDIA）结果提示镁补充与糖尿病的发生呈负相关。

一项关于老年糖尿病病人的研究显示：每日镁摄入达 4.5mg/kg 以上者较不足 2.3mg/kg 者，其 HDL-C 水平显著增高，而腰围、脂肪含量及 BMI 均显著下降。低血镁水平（$Mg^{2+}<0.86mmol/L$）较高血镁水平（$Mg^{2+}\geqslant0.92mmol/L$）相比，其微量蛋白尿明显增加。

（裴　育）

参 考 文 献

[1] VQuamme GA. Recent developments in intestinal magnesium absorption. Curr Opin Gastroenterol, 2008, 24：230-235.

[2] Groenestege WM, Thebault S, van der WJ, et al. Impaired basolateral sorting of pro-EGF causes isolated recessive renal hypomagnesemia. J Clin Invest, 2006, 117：2260-2267.

[3] Romani A. Regulation of magnesium homeostasis and transport in mammalian cells. Arch Biochem Biophys, 2007, 458：90-102.

[4] Graham L, Caesar J, Burgen A. Gastrointestinal absorption and excretion of Mg28 in man. Metabolism, 1960, 9：646-659.

[5] Schmulen AC, Lerman M, Pak CY, et al. Effect of 1,25-(OH)$_2$D$_3$ on jejunal absorption of magnesium in patients with chronic renal disease. Am J Physiol, 1980, 238：G349-G352.

[6] McCance RA, Widdowson EM, Lehmann H. The effect of protein intake on the absorption of calcium and magnesium. Biochem J, 1942, 36：686-691.

[7] Verbeek MJ, Van den Berg GJ, Lemmens AG, et al. High protein intake raises apparent but not true magnesium absorption in rats. J Nutr, 1993, 123：1880-1887.

[8] Rude RK, Gruber HE. Magnesium deficiency and osteoporosis：animal and human observations. J Nutr Biochem, 2004, 15：710-716.

[9] Alfrey AC, Miller NL, Trow R. Effect of age and magnesium depletion on bone magnesium pools in rats. J Clin Invest, 1974, 54：1074-1081.

[10] Potter JD, Robertson SP, Johnson JD. Magnesium and the regulation of muscle contraction. Fed Proc, 1981, 40：2653-2656.

[11] Hou J, Renigunta A, Gomes AS, et al. Claudin-16 and claudin-19 interaction is required for their assembly into tight junctions and for renal reabsorption of magnesium. Proc Natl Acad Sci USA, 2009, 106：15350-15355.

[12] Hou J, Renigunta A, Konrad M, et al. Claudin-16 and claudin-19 interact and form a cation-selective tight junction complex. J Clin Invest, 2008, 118：619-628.

[13] Glaudemans B, Knoers NV, Hoenderop JG, et al. New molecular players facilitating Mg21 reabsorption in the distal convoluted tubule. Kidney Int, 2010, 77：17-22.

[14] Voets T, Nilius B, Hoefs S, et al. TRPM6 forms the Mg21 influx channel involved in intestinal and renal Mg21 absorption. J Biol Chem, 2004, 279：19-25.

[15] Voets T, Nilius B, Hoefs S, et al. TRPM6 forms the Mg21 influx channel involved in intestinal and renal Mg21 absorption. J Biol Chem, 2004, 279：19-25.

[16] Ikari A, Okude C, Sawada H, et al. TRPM6 expression and cell proliferation are up-regulated by phosphorylation of ERK1/2 in renal epithelial cells. Biochem Biophys Res Commun, 2008, 369：1129-1133.

［17］Groenestege WM，Thebault S，van der WJ，et al. Impaired basolateral sorting of pro-EGF causes isolated recessive renal hypomagnesemia. J Clin Invest，2006，117：2260-2267.

［18］McNair P，Christiansen C，Transbol I. Effect of menopause and estrogen substitutional therapy on magnesium metabolism. Miner Electrolyte Metab，1984，10：84-87.

［19］Reddy V，Sivakumar B. Magnesium-dependent vitamin-D-resistant rickets. Lancet，1974，1：963-965.

［20］Xinqing Deng，Yiqing Song，JoAnn E Manson，et al. Magnesium，vitamin D status and mortality：results from US National Health and Nutrition Examination Survey（NHANES）2001 to 2006 and NHANES Ⅲ. BMC Medicine，2013，11：187-200.

［21］Sahota O，Mundey MK，San P，et al. Vitamin D insufficiency and the blunted PTH response in established osteoporosis：the role of magnesium deficiency. Osteoporos Int，2006，17：1013-1021.

［22］Xinqing Deng，Yiqing Song，JoAnn E Manson，et al. Magnesium，vitamin D status and mortality：results from US National Health and Nutrition Examination Survey（NHANES）2001 to 2006 and NHANES Ⅲ. BMC Medicine，2013，11：187-200.

［23］D Simmons，S Joshi，J Shaw. Hypomagnesaemia is associated with diabetes：not pre-diabetes，obesity or the metabolic syndrome. Diabetes Research and Clinical Practice，2010，87：261-266.

［24］DJ Kim，P Xun，K Liu，et al. Magnesiumintake in relation to systemic inflammation，insulin resistance，and the incidence of diabetes. Diabetes Care，2010，33：2604-2610.

［25］Jui-Hua Huang，Yi-Fa Lu1，Fu-Chou Cheng，et al. Correlation of magnesium intake with metabolic parameters，depression and physical activity in elderly type 2 diabetes patients：a cross-sectional study. Nutrition Journal，2012，11：41-50.

［26］Baihui Xu，Jichao Sun，Xinru Deng，et al. Low Serum Magnesium Level Is Associated with Microalbuminuria in Chinese Diabetic Patients. International Journal of Endocrinology，Volume，2013，Article ID 580685，6 pages.

第四章　胶原代谢及其调控

骨骼是由有机质和矿物质构成，骨有机质占骨重量的 20%～30%。有机质含有约 90% 的胶原蛋白（按重量）和 10% 的非胶原蛋白、蛋白聚糖和脂质，其中胶原蛋白主要由 I 型胶原蛋白构成，对骨组织的拉伸强度起非常重要的作用。胶原蛋白不能直接诱导骨基质中的矿物质沉积；然而，它作为一种重要的"主干"可以为矿化作用的成核剂提供适当的支架和成核方向，支持最初的矿物沉积和组织晶体生长。因此，胶原代谢及其调控是骨代谢的重要一环，出现问题可以引起骨代谢疾病，如成骨不全症等。

一、胶原蛋白概述

1. 胶原蛋白的分子结构　　胶原蛋白是一种由 α 链亚单位组成的三聚分子。α 链组成的一个重要特征是它们的主序列几乎完全由重复的三重序列构成——甘氨酸-X-Y，X 通常是脯氨酸，而 Y 通常是羟脯氨酸。胶原蛋白要么是同源三聚体，由 3 种相同的 α 链组成；要么是异源三聚体，由 2 种或 3 种不同的 α 链组成。单个的胶原分子的 α 链盘旋在一起形成了一个延伸牢固的三重螺旋结构。这个结构是通过羟脯氨酸和链内水的羟基之间的氢键以及醛交联来保持稳定的。

目前，胶原蛋白家族由 29 种胶原蛋白组成，其中 I、II、III、VI、XI、X、XIII 蛋白可以在骨骼、钙化软骨和与脉管系统相关的基质中发现。根据它们的结构特征，可以将胶原分为两类：纤维状和非纤维状。纤维状的胶原都有前体的阶段，前体经过蛋白质水解切除非胶原的末端后变成成熟的分子。胶原纤维是由成熟的胶原分子通过从头到尾的方式逐渐聚合而成，不同类型的纤维胶原具有强烈的结构相似性，每个分子的主要部分都是由不间断的三重螺旋结构形成。一旦在细胞外环境中形成了纤维，它们就会通过分子间及分子内的交联进一步稳定下来。纤维状胶原（I、II、III、V 和 XI）是目前胶原中最丰富的形式，在全身的结缔组织中都有合成。I 型胶原是皮肤、肌腱和骨骼的主要胶原蛋白，它形成除了软骨之外几乎所有结缔组织的主要支架；软骨主要是由 II 型胶原蛋白［α1（II）₃］以及少量其他胶原蛋白组成。III 型胶原蛋白由 3 种相同的 α₁（III）链组成，可以在许多富含 I 型胶原的组织中出现。V 和 XI 型纤维状胶原，数量较少，分别与胶原蛋白 I 和 II 相关，位于胶原纤维的边缘；与其他纤维状胶原相反，它们的 N-末端延伸被保留下来，并突出到纤维的表面；它们的这一特点，加上纤维中 I/V 和 II/XI 正确的摩尔比率，对纤维直径的调节非常重要。纤维状 I 型胶原蛋白的结构分析表明，单个胶原纤维是按四等分交错排列的，以 280nm 为周期。由于呈四等分交错排列，纤维结构内部有空隙（洞），正是这些间隙以及与它们相邻的重叠区域（e band）是骨矿物质晶体首先出现的地方。XIII 型原纤维胶原蛋白似乎参与了钙化软骨转变为骨骼的过程。

非纤维状胶原的特征是三重螺旋结构形成的域，这些域比纤维状胶原的域更短或更长，并可能包含非三重螺旋序列的延伸。非纤维状胶原蛋白中 X 型胶原蛋白存在于钙化软骨中。X 型胶原高度特异的定位于增殖的软骨细胞，但它似乎在软骨钙化中并没有扮演重要的角色。IX 型胶原是软骨较次要的组成部分，它由 3 种不同类型的 α 链：α₁（IX）、α₂（IX）、α₃（IX）组成，它们组成了一个短的和一个长的三重螺旋结构，并由一个灵活的铰链区域相连接。一条糖胺多糖链也附着在其中一条 α 链的氨基末端上，使这种胶原也是一种蛋白多糖。IX 型胶原覆盖在 II 型胶原纤维（软骨中主要的胶原蛋白）的表面，并与其共价连接。XII 型与 IX 型类似，但它的三重螺旋上有 3 个突起。这种类型也可能与肌腱中的 I 型纤维有关。XIV 型（和 XII 型）在结构上与 IX 型胶原纤维蛋白有关，IX 型胶原纤维蛋白与软骨中的 II 型胶原蛋白相关联。缺乏 IX 型胶原蛋白的小鼠表现出软骨和骨异常，可能与纤维直径改变有关。

2. 骨基质胶原蛋白 骨基质本身含有的胶原蛋白类型相当有限（表 3-4-1）。尽管骨基质中主要含有Ⅰ型胶原蛋白，其他类型的胶原也确实存在，但其含量水平与软组织相比较低。这些丰度较低的胶原蛋白在调节纤维的直径上具有潜在作用，因此由于这些具有直径调节作用的胶原蛋白的比例减少，胶原纤维在骨中的直径可能要比软组织中大得多。

在所有结缔组织中，胶原提供了力学功能，为组织提供了弹性和强度。Ⅰ型胶原的重要性已经被人类和动物模型中各种形式的成骨发育不全（脆骨病）所证实，其中Ⅰ型胶原蛋白基因的定性和定量改变与骨脆性增加相关（详见第八篇第四章）。成骨不全的病人及转基因动物骨骼中的矿物晶体往往比年龄匹配的对照组更小。例如，在一种自然发生突变的小鼠中（oim/oim 小鼠），含有 α_1（Ⅰ）$_3$ 三聚体，而不是正常的 α_1（Ⅰ）$_2$、α_2（Ⅰ）三聚体，导致与胶原蛋白相伴的初始矿物质沉积和晶体生长模式发生异常；这些晶体既出现在胶原基质外，也出现在胶原区域内，同时矿化减少。此外，成骨不全的病人和小鼠中的纤维较细，可能不足以为矿物质沉积提供核心和支架的位置，导致骨脆性增加。胶原蛋白本身并不能引发矿物质沉积，也就是说它不是一种矿物质成核剂，因为它缺少与沉积矿物表面的离子表面相匹配的合适构象。然而，胶原蛋白具有与能够调节矿化的非胶原蛋白相结合的位点，这些区域在突变组织中可能缺失。由于胶原基质中"持有"的非胶原基质蛋白可以启动并调控骨骼中的矿物质沉积，所以来自成骨不全病人和动物的相关数据清楚地表明了胶原蛋白为组织矿化提供支架的重要性。

以下主要介绍骨基质最重要的胶原蛋白Ⅰ型胶原，并简要介绍Ⅴ型胶原。

表 3-4-1 骨基质中的胶原蛋白

胶 原	位置/功能	分子结构
Ⅰ型：α_1（Ⅰ）$_2\alpha$（Ⅰ）and α_1（Ⅰ）$_3$	构成了骨基质中 90% 的基质，作为支架，与其他蛋白质结合引发羟基磷灰石沉积	67nm 带状纤维
Ⅲ型：α_1（Ⅲ）$_3$	微量，可以调节胶原纤维的厚度	67nm 带状纤维，覆盖在Ⅰ型纤维的表面
Ⅴ型：α_1（Ⅴ）$_2\alpha_2$（Ⅴ）and α_1（Ⅴ）α_2（Ⅴ）α_3（Ⅴ）	缺失会导致胶原纤维的直径增大	67nm 带状纤维，在某些组织中覆盖在Ⅰ型纤维的表面
Ⅹ型：α_1（Ⅹ）$_3$	存在于肥大的软骨中，可以通过形成Ⅰ型胶原的模板来参与基质组织的形成	很可能呈渔网状网格

二、Ⅰ型胶原蛋白代谢及其调控

Ⅰ型胶原是骨中最丰富的蛋白质，它也存在于骨膜、软骨膜、韧带、肌腱、纤维环、半月板、真皮、巩膜、牙质、筋膜以及内脏的外膜层，它是一种纤维胶原类。

Ⅰ型胶原的每个分子都由两个 α_1（Ⅰ）链和一个 α_2（Ⅰ）链组成。少量分子含有 3 个 α_1（Ⅰ）链。在正常发育过程中，Ⅰ型胶原蛋白的重要性表现在纯合性或杂合性 α_1（Ⅰ）链缺失可以出现明显的异常。在纯合性缺失的 Mov13 小鼠中，α_1（Ⅰ）基因因插入突变而被灭活，结果因为在组织中缺乏Ⅰ型胶原蛋白而出现在产前就致死的表现型。而一个 α_1（Ⅰ）等位基因的杂合性缺失，不管是在 Mov13 小鼠还是在人体内，都能产生 IA 型成骨不全的表型。

α_1（Ⅰ）和 α_2（Ⅰ）链分别由 COL1A1 和 COL1A2 基因编码。COL1A1 基因位于 17q21.3-q22，COL1A2 基因位于 7q21.3-q22。这两种基因有相似的结构，但是由于外显子 33 和 34 在 COL1A1 中融合，COL1A1 基因包含 51 个外显子，而 COL1A2 基因包含 52 个外显子。COL1A1 长度为 18kb，而 COL1A2 长度为 38kb，这是由于其内含子大小的差异造成的。

原前体 α_2（Ⅰ）链的信号肽是由部分外显子 1 编码的；N-前肽是由部分外显子 1、外显子 2~5 以及部分的连接外显子 6 编码的；N-端肽是由部分外显子 6 编码的；三重螺旋结构是由部分外显子 6、外显子 7~48 以及部分连接外显子 49 编码的；C-端肽是由部分外显子 49 编码的；C-前肽是由部分外显子 49 和外显子 50~52 编码的。原前体 α_1（I）链的编码与原前体 α_2（I）链相似，但是由于外显子 33 和 34 在 COL1A1 中融合了，外显子编号相应减少一个。

编码三重螺旋结构主要部分的两条链的外显子具有相似的大小。每一个外显子都编码了完整的甘氨酸-X-Y 三联体，X 和 Y 通常是脯氨酸，所以它们从一个甘氨酸的密码子开始，然后以一个 Y 的密码子来结尾。所有编码三重螺旋结构域的外显子的大小均为 45bp、54bp、99bp、108bp 或 162bp。54bp 很可能是遗传外显子的大小。108bp 和 162bp 大小的外显子是由内含子缺失而出现的。45bp 和 99bp 大小的外显子是由两个 54bp 大小的外显子重组得来的。

原前体 α_1（I）链含有 1464 个氨基酸残基。它包含了一个有 22 个残基的信号肽，一个有 139 个残基的 N-前肽，一个有 17 个残基的 N-非螺旋端肽，一个有 1014 个残基三重螺旋结构的主体，一个有 26 个残基的 C-非螺旋端肽和一个有 246 个残基的 C-前肽。α_1（I）链的成熟组织形式包含 1057 个残基，包括三重螺旋的主体、N-端肽及 C-端肽。N-前肽从一个包含有 86 个残基的球形区域开始，包括一个 C 型血管性血友病的重复序列和 10 个半胱氨酸残基。然后是一个由 48 个氨基酸组成的三重螺旋结构域和一个短的球形域。

原前体 α_2（I）链比原前体 α_1（I）链短，但主要的三螺旋结构域的长短是相同的。原前体 α_2（I）链包括一个由 22 个氨基酸残基组成的信号肽，一个由 57 个残基组成的 N-前肽，一个由 11 个残基组成的 N-非螺旋形端肽，一个含有 1014 个残基组成的主要螺旋体结构域，一个含有 15 个残基的 C-非螺旋形端肽以及一个含有 247 个残基组成的球状 C-前肽。N-前肽的球状区域很短，仅包含两个半胱氨酸的残基。接下来是一个由 42 个残基和第二个短的球形域组成的三重螺旋结构域。

原前体 α_1（I）和原前体 α_2（I）链在被转录后，经过外显子的拼接、加帽以及添加 polyA 的尾巴，形成了成熟的 mRNA。mRNA 在多聚核糖体内翻译并固定于粗面内质网。I 型胶原具有三重螺旋结构的异源三聚体的形成需要前 α_1（I）链和前 α_2（I）链的 mRNA 分别翻译为相应蛋白。完成翻译后的修饰和形成三重螺旋后才能转移到高尔基体并进入分泌途径。异源三聚体 ［pro-α_1（I）］$_2$［proα_2（I）］是主要的产物，而稳定的同源三聚体 ［pro-α_1（I）］$_3$ 只能合成很少的数量。在细胞培养物或组织中尚未发现异源三聚体 ［pro-α_1（I）］［pro-α_2（I）］$_2$ 或是同源三聚体 ［pro-α_2（I）］$_3$。

新生的胶原链是在与多个 mRNA 相连的复合多核糖体聚集物上被翻译。因此，mRNA 转位子的组织结构很可能是分子组装的一个关键因素。延伸暂停也是合成前 α_1（I）链和前 α_2（I）链的显著特征。在这两种链合成中翻译复合体间似乎也有一种相互作用，这些相互作用可能有两个目的：一是将翻译复合体引入内质网状膜的同一区域，以确保新生链的联合定位；二是调节或协调两种前 α 链的合成速率。在许多生成 I 型胶原蛋白的系统中，前 α_1（I）与前 α_2（I）的比大于 2∶1。在这种情况下，很可能所有的前 α_2（I）的 mRNA 都参与了异源性三聚体的合成，而过剩的前 α_1（I）链可能产生三聚体 ［pro-α_1（I）］$_3$ 或者被降解。

当新生的链进入粗面内质网时，信号肽被移除。两种前胶原链都经过了特定残基的羟基化和糖基化，这是形成稳定的三螺旋异聚体的先决条件。许多酶修饰都是作为共翻译事件发生的。在甘氨酸-X-Y 的 Y 位置上大约有 100 个脯氨酸的残基在脯氨酰 4-羟化酶作用下进行 4-羟基化。X 位置上有 1 个脯氨酸残基在脯氨酰 3-羟化酶作用下进行 3-羟基化。同样在 Y 位置上的赖氨酸残基数目不定，可能在赖氨酰羟化酶的作用下进行羟基化。脯氨酸残基的羟基化从而转变为羟脯氨酸，对于形成稳定的三重螺旋是至关重要的。羟化酶需要前胶原链处于新生的状态，并且需要存在各种各样的共同因素，如亚铁离子、分子氧、α-酮戊二酸和抗坏血酸盐。

脯氨酰 4-羟化酶也称为前胶原脯氨酸 2 氧化戊二酸 4-双加氧酶，它是一个四聚体，其包含两个 α 和

两个 β 的亚基，它的分子量是 240kD。β 亚基也被称为"二硫键异构酶"。编码 β 亚基的基因 P4HB 位于染色体上的 17q25。这种基因被广泛表达。有两个 α 亚基的基因，它们分别是 P4HA1 和 P4HA2。P4HA1 基因位于染色体上的 10q21.3-23.1。P4HA2 基因位于染色体上的 5q31。P4HA1 和 P4HA2 编码的信使 RNA 有广泛表达，然而 mRNA 在不同组织中的比率不同。α（Ⅰ）亚基的 mRNA 有两个形式，它们是由 P4HA1 的外显子 9 或 10 二选一选择性拼接而成的。含有两个 α（Ⅰ）/两个 β 亚基或两个 α_1（Ⅱ）/两个 β 亚基的四聚体具有相似的酶活性。在昆虫细胞中，P4HA1、P4HA2 和 P4HB 重组体的联合表达没有出现任何同时包含 P4HA1 和 P4HA2 蛋白质链的四聚体。

前 α_1（Ⅰ）链的三螺旋区域的脯氨酸 986 是一种经过 3-羟基化的单脯氨酸残基。由 CRTAP 编码的软骨相关蛋白（CRTAP），形成了一种含有由 LEPRE1 编码的脯氨酰-3-羟化酶-1（P3H1）复合物，而Ⅰ型胶原蛋白 3-脯氨酰羟基化所需的脯氨酰顺-反式异构酶亲环素 B（CyPB）由 PPIB 编码。

应该至少有 4 种赖氨酸羟化酶，这种酶也称为前胶原-赖氨酸 2 氧化戊二酸 5-双加氧酶。赖氨酸羟化酶 1 和一种 85kD 的膜结合同型二聚体蛋白，位于粗面内质网的潴泡。它在 X-赖氨酸-甘氨酸序列中使特定的赖氨酸残基羟基化。编码它的基因位于染色体 1p36.3-p36.2，在骨骼和很多其他组织中表达。位于染色体 3q23-q24 的基因 PLOD2 编码赖氨酰羟化酶 2 也会形成二聚体，在非骨骼组织和骨骼中都有高表达，赖氨酸羟化酶 2 在Ⅰ型胶原蛋白的端肽对赖氨酰残基进行了包括分子间交联形成在内的修饰。位于染色体 7q36 的基因 PLOD3 编码赖氨酸羟化酶 3 也是几乎完全在非骨组织中表达。还有一种骨特有的具有特定端肽的赖氨酰羟化酶，它的编码基因被称为 BRKS 或 TLH1，从Ⅰ型 Bruck 综合征病人的连锁研究中预测到该基因位于染色体 17p12。近期发现，编码 FKBP65 的具有脯氨酰顺-反式异构酶活性的 FKBP10 被认为是某些Ⅰ型 Bruck 综合征的可能原因，FKBP10 基因位于染色 17q21.2。

当赖氨酰残基羟基化后，它们可以作为糖基转移酶和半乳糖基转移酶的底物，分别为羟基组添加葡萄糖和半乳糖。这些修饰还要求链处于新生的状态。糖基化水平的提高往往会降低胶原纤维的大小，这可能是由于分子组装而造成的干扰。富含甘露糖的低聚糖也可能附着在 C-前肽的天冬酰胺的残基上。

蛋白伴侣在粗面内质网内前胶原合成过程中扮演着重要的角色。具有酶和蛋白伴侣作用的蛋白质二硫键异构酶，在早期的前胶原合成途径中与前胶原链发生短暂的相互作用。在合成热稳定性三重螺旋分子的过程中，从三螺旋结构域中释放出了脯氨酰 4-羟化酶，包括它的 b 亚基蛋白质二硫键异构酶。然而，如果阻止三重螺旋的形成，脯氨酰 4-羟化酶仍然与三螺旋结构域相关，这表明酶在阻止这一结构域的合成方面起了作用。蛋白质二硫键异构酶也能独立与前原链的 C 前肽从单体到三聚物过程中相联合，这表明在协调异源性三聚体分子组装过程中这种异构酶的作用是很重要的。它还能催化 C-前肽内部以及 C-前肽之间的二硫键形成。

HSP47 也称为胶原结合蛋白 2，是存在于内质网中的热休克蛋白。它在哺乳动物细胞内的内质网中折叠、组装和运输过程中，与前胶原发生短暂的相互作用。它有多种多样的功能，例如，作为分子伴侣促进了前胶原分子的折叠和组装，在内质网中保留了未折叠分子，以及协助将正确折叠的分子从内质网运送到高尔基体。HSP47 与前胶原的结合与胶原蛋白三重螺旋的形成是一致的，可能会形成一个带有FK506 结合蛋白 10（FKBP10）的伴侣蛋白复合物并与前胶原相互作用。在正常的Ⅰ型胶原生物合成过程中 HSP47 的重要性突出表现在缺乏热休克蛋白的小鼠中，纯合子小鼠的寿命不超过 11.5 天，它们的组织缺乏胶原纤维。这一结果表明，在没有 HSP47 的帮助下，Ⅰ型胶原不能形成严格的三螺旋结构，而HSP47 对于正常的发育是至关重要的。HSP47 是由染色体 11q13.5 上的 SERPINH1 基因编码的。

在粗面内质网中，在链内和链间二硫键的形成过程中，C-前肽进行了配准和稳定化。二硫键的形成是由二硫键异构酶催化的，它也是脯氨酰 4-羟化酶的 β 亚基。这个过程对于主要的三重螺旋结构域的正确排列非常关键，因为螺旋从 C 末端开始的。三重螺旋形成是在前 α 链的合成以及 c-前肽中形成链间二硫键后立刻在粗面内质网内开始，三螺旋体的形成很可能是发生在翻译后，因为在合成前 α 链后需要 8~9 分钟来生成三螺旋状分子。C-前肽和 C-端肽在三重螺旋成核的过程中似乎并不起作用。然而，在三螺旋体的 C 末端，至少有两个包括羟基脯氨酸在内的甘氨酸-X-Y 三聚体，这是发生成核所需要的。

对鸡颅顶胶原蛋白的直接磁共振测量结果显示，约 16% 的 X-Pro 和 8% 的 X-Hyp 键都是顺式结构且存在于未折叠的胶原蛋白中。许多研究表明，在类似于拉链的螺旋传播过程中，限速步骤是顺–反异构化作用的过程。肽基脯氨酰顺–反式异构酶可促进 X-Pro 肽键在胶原中的顺–反异构化，FKBP10 编码的 FKBP65 也具有脯氨酰顺–反式异构酶活性，蛋白质二硫键异构酶也存在于粗面内质网中，然而蛋白质二硫键异构酶似乎并不是顺–反式异构酶。生物物理研究使用模型胶原肽表明，甘氨酸-X-Y 肽的折叠最好描述为一种全或无的三级反应。三螺旋体是在粗面内质网上形成的。

Ⅰ型前胶原分子会转移到高尔基体，在高尔基体内低聚糖可以添加在 C-前肽天冬氨酸残基上。Ⅰ型胶原分子是在 N-前肽和 C-前肽迅速裂解的期间（或不久之后）从细胞中分泌出来的。N-前肽是由特定的前胶原 1 N-胞内蛋白酶裂解的，这种酶是由 ADAMTS2 基因编码的，ADAMTS2 是指具有去整合素样和具有Ⅰ型血小板反应蛋白的金属蛋白酶的基序，酶由于选择性的剪接形式存在于一长一短两种形式。C-前肽与骨形态发生蛋白 1（BMP-1）相同是由前胶原 C-胞内蛋白酶分解的，该基因位于染色体 8q21。前胶原 C-胞内蛋白酶是一种分泌的、中性的锌金属蛋白酶，果蝇等价基因被称为 tolloid（TLD）。人类中的这种酶由于选择性拼接产生两种不同类型的异构体。长型似乎是一种不活跃的原酶，可以通过移除前–结构域来激活。共有 4 种哺乳动物的 BMP-1/TLD-like 蛋白酶。其中一种是 tolloid-like-1（TLL1），它也是一种 astracin 样的金属蛋白酶，编码它的基因 TLL1 位于染色体 4q32-q33。前胶原 C-胞内酶的活性是通过前胶原 C-胞内酶增强子增强的，后者是一种与 C-前肽结合的糖蛋白并增强了 C 蛋白酶的活性，编码它的基因 PCOLCE，位于染色体 7q21.3-q22 上，大约距离编码Ⅰ型胶原的前 α_2（Ⅰ）链的 COL1A2 基因 6Mb。第二种前胶原 C-胞内酶增强子是独立的，它的基因 PCOLCE2 位于染色体 3q21-q24。

各种生物物理研究以及旋转阴影电子显微镜显示，Ⅰ型胶原单体是一种类似于棒状的结构，其长度约为 300nm，直径约为 1.4nm。它整体是左手螺旋状对称结构，3 圈中有 10 个残基，螺距大约 3nm。三螺旋链绕着一个中心轴进一步盘绕，形成了一个右手螺旋结构，它的重复距离约为 10nm。高含量的甘氨酸以及在三螺旋结构域中的每隔两个就会出现一个甘氨酸残基，会产生了一种特定的三肽单位（-Gly-X-Y-）n。甘氨酸是最小的氨基酸，因此，它是唯一一种能在三股胶原纤维单体中心被紧紧包裹的氨基酸。剩下的-X-和-Y-位置的侧链氨基酸从链中伸出，这种排列使得分子中可以容纳多种氨基酸残基。高亚氨基酸含量，特别是高 4-羟脯氨酸含量，对三重螺旋结构有稳定的作用。在Ⅰ型胶原蛋白中，三螺旋状结构成形 95% 发生于棒状单体上。N-端肽和 C-端肽在每 3 个位置上都不含甘氨酸残基。长三螺旋形结构域不仅为分子提供了其生物力学功能所需的稳定性，而且还使其能够对抗酶对于某些特定肽键的裂解，而这些特定肽键可以被哺乳动物的胶原酶裂解。

胶原蛋白单体能够自发的组装成纤维。胶原纤维是由胶原蛋白单体平行排列组合而成，约有 1/4 长度是重叠的，因此这些纤维外观表现为具有横纹。每一个单体有 5 个高带电的区域，其间期约为 67nm，所以横纹纤维具有周期性。称为 D 周期的重复周期长约为 67nm，包含 234 个氨基酸。胶原纤维单体的总长度是 4.4D 单位，也对应 300nm。由于单体的非整数长度，D 的重叠部分将纤维分成重叠区域以及不重叠的间隙区域。重叠区域包括分子的 N-末端和 C-末端。

胶原单体按 1/4 重叠平行排列组成纤维为赖氨酰氧化酶的作用提供了适当的基质形态。这种酶是一种依赖于铜的胺氧化酶，它需要分子氧气来进行活动。它作用于特定的赖氨酸和羟基赖氨酸残基，以产生相应的醛，后者是共价胶原的交联形成所需要的。这种酶也被称为蛋白质–赖氨酸 6-氧化酶，它是由位于染色体 5q23.3-q31 上的 LOX 基因编码的，选择性拼接产生 3 种 mRNA 亚型。还有 4 种赖氨酰氧化酶样基因座，LOXL1 位于染色体 15q22 上，LOXL2 位于染色体 8p21-p21.2 上，LOXL3 位于染色体 2p13.3 上，LOXL4 位于染色体 10q24 上。

Ⅰ型胶原纤维的生长似乎部分受到其他胶原分子的调控。在骨中，其他的胶原有Ⅴ型和Ⅴ/Ⅺ型的混合分子。可能在这些不同类型的Ⅰ型胶原纤维中，除了Ⅰ型胶原外，附着在胶原上的N-前肽在调节纤维的生长方面起着重要作用。许多其他的分子，包括一些富含亮氨酸的小分子蛋白聚糖，如核心蛋白聚糖、纤维蛋白聚糖、光蛋白聚糖以及透明质酸，似乎也有调节纤维生长的作用。

三、Ⅴ型胶原代谢及其调控

Ⅴ型胶原蛋白是最早在人类胎盘和真皮中发现的，但后来的研究表明，它广泛表达于包括骨在内的包含Ⅰ型胶原的组织。Ⅴ型胶原分子可以为异源三聚体 $\alpha_1(Ⅴ)_2\alpha_2(Ⅴ)$ 和 $\alpha_1(Ⅴ)\alpha_2(Ⅴ)\alpha_3(Ⅴ)$ 或者同源三聚体 $\alpha_1(Ⅴ)_3$。一个明显不同的 $\alpha_4(Ⅴ)$ 链是由施旺细胞合成的。Ⅴ型胶原蛋白链也形成了带有Ⅺ型胶原蛋白链的异型分子。例如，高度同源的 $\alpha_1(Ⅴ)$ 和 $\alpha_1(Ⅺ)$ 链可以在骨和软骨中产生 $\alpha_1(Ⅴ)\alpha_1(Ⅺ)\alpha_2(Ⅴ)$ 三聚体。下列关于Ⅴ型胶原蛋白的描述仅限于 $\alpha_1(Ⅴ)$ 和 $\alpha_2(Ⅴ)$ 链，因为 $\alpha_3(Ⅴ)$ 和 $\alpha_4(Ⅴ)$ 基因在骨骼中没有表达，尽管 $\alpha_3(Ⅴ)$ 基因可以表达在与骨相连的韧带上。

编码 $\alpha_1(Ⅴ)$ 链的基因 COL5A1，位于染色体9q34.2-q34。这个基因有66个外显子，超过了Ⅰ型和Ⅱ型胶原的外显子的数量。外显子1编码了含有36个氨基酸残基的信号肽和N-前肽的一个碱基。外显子2~14编码了N-前肽的其余部分，外显子14是一个编码连接N-前肽末端和三螺旋结构域起始部分的连接外显子。N-前肽包含505个氨基酸残基，N-端肽包含17个残基。

$\alpha_1(Ⅴ)$ 链的主要三螺旋结构域与Ⅰ~Ⅲ型胶原的结构相似，每个非连接性外显子以一个完整的甘氨酸密码子为起点，最后以一个在甘氨酸-X-Y三聚体的Y位置上残基的完整密码子结束，密码子通常是45或54bp。主要的三螺旋结构域是由外显子14~62编码的，这些外显子编码了一个具有1014个氨基酸残基的三螺旋结构域的主体。在642和1482位置的赖氨酸残基被保留了下来，这对于分子间的交联很重要。螺旋状的区域缺少哺乳动物甘氨酸-异亮氨酸/亮氨酸切割位点，其在Ⅰ~Ⅲ型胶原的位置是776~776，这一序列的缺失解释了哺乳动物胶原酶的 $\alpha_1(Ⅴ)$ 链切割的缺失。

三螺旋结构主体的羧基末端是含33个氨基酸残基的C-端肽和233个残基的C-前肽。它们是由外显子62~66编码。公认的C-蛋白酶裂解位点位于1605~1606（丙氨酸-天冬氨酸）。C-前肽与前 $\alpha_1(Ⅺ)$ 链的相同区域的具有高同源性。7个半胱氨酸残基和它们的周围是一定的。能合成同源三聚体的前 α 链或是前 α 链的同源和异源性三聚体都有8个半胱氨酸残留，但是形成异源三聚体的前 α 链只有7个半胱氨酸残体。前 $\alpha_1(Ⅴ)$ 链的C-前肽有8个半胱氨酸残留物，而前 $\alpha_1(Ⅺ)$ 链的C-前肽则有7个半胱氨酸残留物。

前 $\alpha_1(Ⅴ)$ 链包含许多与N-连接的低聚糖潜在附着位点。它在残基897~929有一个肝素结合位点。肝素结合位点也存在于 $\alpha_1(Ⅺ)$ 和 $\alpha_2(Ⅺ)$ 链中，但不存在于 $\alpha_2(Ⅴ)$ 链中。细胞外软骨素硫酸盐E与Ⅴ型胶原结合可以促进细胞结合和基质组装。在645~647和663~665的位置上有RGD细胞附着位点。

编码 $\alpha_2(Ⅴ)$ 链的基因 COL5A2，位于染色体2q14-q32上。这一基因的跨度约为67kb，与COL3A1基因处于尾对尾的位置，基因间的距离大约为22kb。这两个基因包含51个外显子，并拥有几乎相同的结构。COL5A2编码了一个含有1496个氨基酸残基的原前 $\alpha_2(Ⅴ)$ 链，而且它包括一个具有26个残基的信号肽。前 $\alpha_2(Ⅴ)$ N-前肽由4个完整的外显子编码，部分由连接外显子编码。

与Ⅰ型胶原的加工过程不同，N-前肽和C-前肽在分泌后迅速被裂解，而Ⅴ型胶原分子则保留了它们的N前肽。各种类型的Ⅴ型胶原蛋白分子保留了所有或部分的N前肽，它们已经可以从组织和组织培养基中提取出来。旋转投影证实了从组织中提取的某些Ⅴ型胶原分子中保留的N前肽。尽管如此，在 pro-$\alpha_1(Ⅴ)$2pro-$\alpha_2(Ⅴ)$ 的异源性三聚体中，某些 pro$\alpha_1(Ⅴ)$ N-前肽和 pro-$\alpha_2(Ⅴ)$ C-前肽是由骨形态生成蛋白-1酶经过酶促反应去除的。

Ⅴ型胶原蛋白在组织中与Ⅰ型胶原共存。在Ⅰ型胶原纤维中这些胶原之间的确切的空间关系尚不清楚。很可能存在共聚体，这是因为已经从骨中分离出Ⅰ型和Ⅴ型胶原之间的交联结构。也有可能是Ⅴ型胶原调节Ⅰ型胶原纤维的形成。Ⅴ型胶原分子能够在体外形成同型纤维，有或者没有明显的67nm横条纹图形。增加与Ⅰ型胶原相关的Ⅴ型胶原的数量可以减少最终的纤维直径。已经有人提出，Ⅴ型胶原分子保留的N-前肽从Ⅰ型胶原蛋白的表面伸出来，在那里调节纤维生长。在小鼠中敲除COL5A2基因的外显子6证实了α_2（Ⅴ）链的氨基末端延伸的重要性，这一外显子编码α_2（Ⅴ）链的N-端肽。这些小鼠表现出了异常的Ⅰ型胶原纤维形成。

尽管Ⅴ型胶原蛋白除了它的N-前肽，大多被埋在Ⅰ型胶原蛋白中，它的主要三螺旋结构域被认为还可以与血小板反应蛋白、肝素、类肝素、硫酸盐、核心蛋白聚糖和二糖蛋白结合在一起。Ⅴ型胶原蛋白在α_2（Ⅴ）有7个RGD序列和在α_1（Ⅴ）链上有2个，可以使Ⅴ型胶原蛋白附着在不同类型的细胞上。这些相互作用可能涉及$\alpha_1\beta_1$和$\alpha_2\beta_1$整合素。

（张化冰　周学瀛　杨　娜　李　梅）

参 考 文 献

［1］Glorieux FH, Pettifor JM, Juppner H. Pediatric Bone Biology & Diseases. Second edition. USA：Elsevier Inc，2012，9-37.

［2］Marcus R, Feldman D, Nelson DA, et al. Osteoporosis. Fourth edition. USA：Elsevier Inc，2013，235-255.

［3］Gordon MK, Hahn RA. Collagens. Cell Tissue Res，2010，339（1）：247-257.

［4］Kelley BP, Malfait F, Bonafe L, et al. Mutations in FKBP10 cause recessive osteogenesis imperfecta and Bruck syndrome. J Bone Miner Res，2010，26（3）：666-672.

［5］Eyre DR, Weis MA, Wu JJ. Advances in collagen cross-link analysis. Methods，2008，45（1）：65-74.

第一章　骨质疏松症的 X 线影像评估

骨骼肌肉和关节系统及其疾患的影像检查方法较多，包括传统的 X 线影像和现代的 CT 影像和 MR 影像等，但传统的 X 线摄片仍是目前骨关节疾病判断骨结构是否受累的最常见和首选的影像学检查方法，也是骨质疏松症的影像学评估的重要组成部分。骨质疏松症的骨骼病理形态学改变是骨量减少所致的骨结构形态的退变、减小或部分结构消失所致，这是解释各种 X 线表现的病理基础。X 线评估骨质疏松及其程度的方法较多，也较为复杂。本章仅就其中的骨质疏松 X 线征象、手 X 线掌骨评估、股骨近端 Singh 指数、跟骨 Jhamaria 指数做一简介，并着重介绍目前较常见的脊柱侧位椎体形态及椎体骨折的评估。

一、骨质疏松症的 X 线征象

主要是骨结构的密度弥漫性减低，密度减低明显者骨髓腔的密度与周围软组织密度相似；骨皮质厚度变薄及骨皮质松化；非承重力方向的骨小梁减少或消失，承重力方向的骨小梁稀疏或相对增粗。值得指出的是，依靠 X 线征象诊断骨质疏松症常不敏感或不可靠，这主要是因为骨质疏松症骨量减少至 30% 以上时才可出现上述骨质疏松的 X 线征象。另外，X 线片的密度与摄片的曝光条件、受检部位软组织的多寡有关；而读片医师主观性或工作经验也不同程度地影响对上述异常骨质疏松 X 线征象的辨认。X 线征象评估的另一局限性是不能进行量化性评估。因此，上述骨质疏松 X 征象的局限性使之不能满足临床上对骨质疏松症的早期诊断以及随访观察的需要。

二、X 线影像有关不同部位骨质疏松指数的评估

不同部位 X 线影像骨质疏松指数的评估方法较多，评估结果的争议也不少，现就较为常见的几种骨质疏松指数的评估方法介绍如下：

（一）掌骨评估

以往有些学者也曾通过不同部位 X 线片上的骨皮质或骨小梁的变化来评估骨质疏松的程度，如 Helms 等通过手 X 线正位像第 2 掌骨皮质的厚度评估骨质疏松的程度，正常第 2 掌骨中部骨皮质厚度应为掌骨中部宽度的 1/4～1/3，骨质疏松者第 2 掌骨中部骨皮质厚度减薄。

（二）股骨近端 Singh 指数

1970 年 Singh 等提出了股骨近端 Singh 指数。该指数是根据股骨近端正位 X 线影像，将正常股骨近端骨小梁分为张力骨小梁组和压力骨小梁组等，压力方向的骨小梁主要是指沿股骨近端内侧骨皮质至股骨头的中上方的承重区，张力方向的骨小梁主要是沿股骨近端股骨颈外上方至股骨头的内上方，各骨小梁组详细分布如下（图 4-1-1）：

主级压力组：骨小梁起自股骨颈下方的股骨干内侧皮质，略呈放射状向上分布至股骨头。

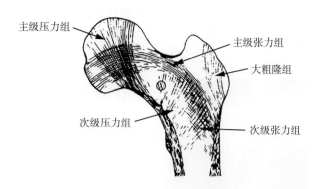

图 4-1-1　正常股骨近端各骨小梁组走行及分布

次级压力组：骨小梁起自小转子股骨干内侧皮质，弯向外上至大粗隆及股骨颈。

大粗隆组：骨小梁起自大粗隆下方骨皮质，向上止于大粗隆上方。

主级张力组：骨小梁起自大粗隆外下方，呈弧形向内上方经股骨颈上部至股骨头下方。

次级张力组：骨小梁在主级张力组骨小梁下外方的皮质，向内上方止于股骨颈中部。

Ward 三角：由主级压力组、次级压力组和主级张力组骨小梁相围所成。

在股骨近端上述各种压力和张力组等骨小梁划分的基础上，Singh 等将其股骨近端指数的具体分度介绍如下：

6 度：各组骨小梁均可显示；Ward 三角界限不清（图 4-1-2）。

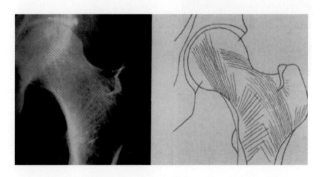

图 4-1-2　6 度股骨近端 X 线影像及相应骨内各组骨小梁分布线条

5 度：主级张力和主级组骨小梁均减少；次级组骨小梁不清，故 Ward 三角界限明显（图 4-1-3）。

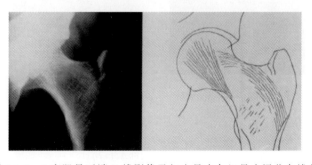

图 4-1-3　5 度股骨近端 X 线影像及相应骨内各组骨小梁分布线条

4度：主级张力组骨小梁明显减少，但沿外侧皮质至股骨颈上部仍可显示；次级压力组骨小梁完全消失，故 Ward 三角外上界限消失（图 4-1-4）。

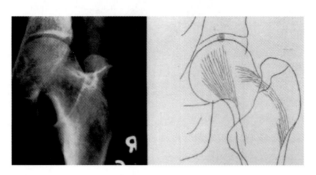

图 4-1-4　4 度股骨近端 X 线影像及相应骨内各组骨小梁分布线条

3度：主级张力组骨小梁仅见于股骨颈上方，近大粗隆处主级张力组骨小梁连续性消失（图 4-1-5）。

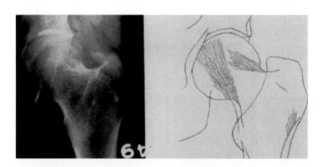

图 4-1-5　3 度股骨近端 X 线影像及相应骨内各组骨小梁分布线条

2度：仅显示主级压力组骨小梁；其余各组骨小梁均消失（图 4-1-6）。

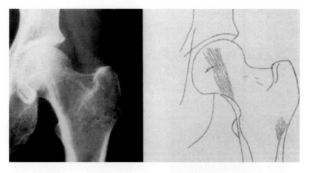

图 4-1-6　2 度股骨近端 X 线影像及相应骨内各组骨小梁分布线条

1度：主级压力组骨小梁明显减少，并显示不清（图 4-1-7）。

Singh 等将上述 3 度以下为骨质疏松，1 度为最严重。

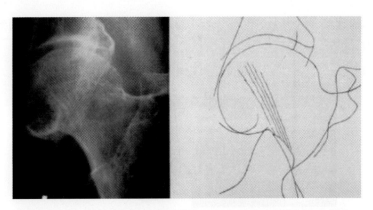

图 4-1-7　1 度股骨近端 X 线影像及相应骨内各组骨小梁分布线条

（三）跟骨 Jhamaria 指数

1983 年 Jhamaria 等提出了跟骨 Jhamaria 指数。该指数是根据跟骨侧位 X 线影像，将跟骨的骨小梁分为张力骨小梁组和压力骨小梁组，具体分布如下：

压力组：分后、前两组。后组骨小梁起自跟距关节面下呈伞状向后分布，止于跟骨后方及跟骨结节前下方；前组骨小梁也起自跟距关节面下，但向前分布，止于跟骰关节面下。

张力组：骨小梁起自跟骨结节处的分别向后上和前上分布形成前后两组；另一组是沿跟骨后方、与跟腱附着方向相平行的致密骨小梁。

在跟骨上述各种压力和张力组等骨小梁划分的基础上，Jhamaria 等将其跟骨指数的具体分度介绍如下：

Ⅴ度：为正常。各压力组、张力组骨小梁相互交织，显示清晰（图 4-1-8）。

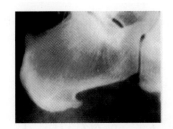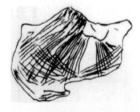

图 4-1-8　Ⅴ度正常跟骨侧位 X 线影像及相应骨内各组骨小梁分布线条

Ⅳ度：后组压力组骨小梁中部骨小梁消失，使后压力组骨小梁分为前、后两束（图 4-1-9）。

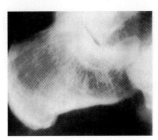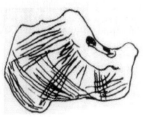

图 4-1-9　Ⅳ度正常跟骨侧位 X 线影像及相应骨内各组骨小梁分布线条

Ⅲ度：在Ⅳ度变化基础上，后张力组上部分骨小梁消失，在Ⅳ度变化的后压力组的前束处可见后张力组骨小梁（图4-1-10）。

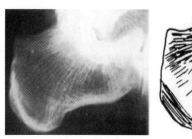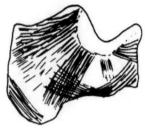

图4-1-10　Ⅲ度正常跟骨侧位X线影像及相应骨内各组骨小梁分布线条

Ⅱ度：前张力组骨小梁消失，后张力组骨小梁减少（图4-1-11）。

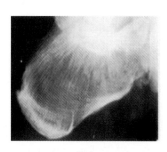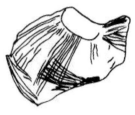

图4-1-11　Ⅱ度正常跟骨侧位X线影像及相应骨内各组骨小梁分布线条

Ⅰ度：前、后张力组骨小梁完全消失，压力骨小梁普遍减少；骨密度低于周围软组织（图4-1-12）。

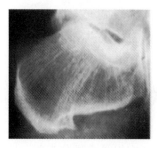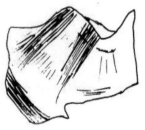

图4-1-12　Ⅰ度正常跟骨侧位X线影像及相应骨内各组骨小梁分布线条

Jhamaria等将上述Ⅴ和Ⅳ度定为正常；Ⅲ度是正常与骨质疏松的分界；Ⅱ和Ⅰ度为骨质疏松。

上述股骨近端Singh指数和跟骨Jhamaria指数试图将不同程度的骨质疏松状况加以区分，但临床实际工作中这种指数的评估结果差异较大，难以掌握。这主要是由X线摄取影像的参数不同、受检者股骨近端软组织的多寡及阅片者主观等因素所致。随着其他定量的方法不断出现，上述股骨近端Singh指数和跟骨Jhamaria指数的半定量方法的应用也渐渐少见。

（四）脊柱椎体形态评估

脊柱椎体的骨质疏松性骨折是骨质疏松症最常见的并发症，脊柱的某个椎体一旦发生骨质疏松性骨折，脊柱的其他椎体未来发生骨质疏松性骨折的危险性则明显增加，这将严重影响病人生存期内的生活质量。临床上，脊柱椎体骨折又是严重骨质疏松症诊断的重要参照指标，但因其发病隐匿、症状部位无特异性或无明显的症状，故临床上仅靠询问病史或体检而不行 X 线检查常难以确认。因此，检出脊柱椎体的压缩骨折对骨质疏松症的诊治有着重要的临床意义。目前常用的脊柱椎体骨质疏松性骨折的检查方法主要是脊柱侧位 X 线摄片，根据椎体侧位 X 线的形态变化进行评估和判断。

1. 脊柱椎体的 X 线影像检查　　如仅用于脊柱椎体骨质疏松性骨折的检出或筛查，脊柱胸、腰椎侧位 X 线摄片即可满足这种需求，胸、腰椎侧位 X 线摄片要点分述如下。

（1）胸椎侧位摄片要点：投照中心对于胸 7（约为前臂高举时肩胛骨下两指，棘突前约 5cm）；投照范围应包括胸 2 至腰 1。若投照水平过高或过低或侧位体位不标准，均可使椎体边缘影像上呈双边影像。

（2）腰椎侧位摄片要点：投照中心对于腰 2（约为髂嵴上约 5cm，棘突前约 10cm），投照范围应包括胸 12 至腰 5。若投照水平过高或过低或侧位体位不标准，均可使椎体边缘影像上呈双边影像。

（3）胸腰椎诸椎体标记或判定要点：通常选择最下方肋骨为胸 12，或髂嵴水平为腰 4~5 水平。若有腰肋（即"4"个腰椎）、胸 12 肋缺如（即"6"个腰椎）或移行椎等变异个体，其椎体水平定位原则应先定位腰 4~5，如选择髂嵴水平为腰 4~5 水平，然后分别向上计数并定位其相应的胸腰椎诸椎体。值得指出的是，对上述变异胸腰椎椎体的椎体定位无论是以何解剖结构作为相应的椎体定位标志，在其随访过程中前后两次胸腰椎侧位 X 线片椎体定位应相同，或每次随访胸腰椎侧位 X 线片椎体定位均参照其基线（初次）胸腰椎侧位 X 线片椎体定位，以保证各次随访的胸腰椎侧位 X 线片椎体定位与基线（初次）胸腰椎侧位 X 线片椎体定位相同。据此可见，基线（初次）胸腰椎侧位 X 线片椎体定位的准确性较为重要。

2. 胸、腰椎椎体骨折侧位 X 线影像形态判定方法

（1）胸、腰椎诸椎体骨质疏松性骨折：X 线影像目测判定及其分度又称为胸、腰椎椎体骨质疏松性骨折 X 线片半定量（semiquantitative，SQ）法，即 Genant 半定量判定法。此法可将椎体骨折分为 Ⅰ、Ⅱ、Ⅲ度或称轻、中、重度。骨折程度判定是椎体减少最明显之处的上下高度与同一椎体后高之比。若全椎体压缩时，则压缩最明显之处的上下高度与其邻近的上一椎体后高之比，Ⅰ、Ⅱ、Ⅲ度或称轻、中、重度 3 种骨折程度其椎体高度的减少分别为 20%~25%、25%~40% 及 40% 以上。从形态上分：楔形骨折主要是椎体因其前高变短；双凹骨折主要是椎体因其上下高度的变短，使椎体双凹变形；压缩骨折主要是椎体的后高变短或椎体前中后高均变短。椎体骨折的分度和形态分类如图 4-1-13 所示：

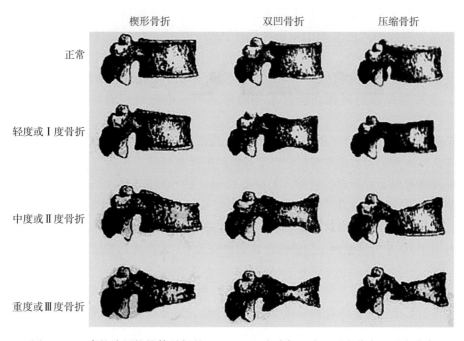

图 4-1-13　脊柱胸腰椎椎体骨折的 Ⅰ、Ⅱ、Ⅲ度或轻、中、重度分度及形态分类

（2）定量椎体判定法：胸、腰椎诸椎体骨质疏松性骨折 X 线片椎体形态的定量判定（quantitative morphometry，QM）是对胸、腰椎诸椎体高度的直接测量。诸椎体的前、中、后高共 6 个定位点，具体定位如图 4-1-14 所示。

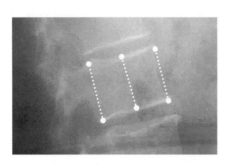

图 4-1-14　椎体侧位前、中、后高度的上下 6 点定位

椎体上下前、中、后 6 点定位后，由计算机软件测量分析，将其椎体高度减少相应水平正常椎体高度的 2.5 个或 3 个标准差以上视为椎体骨折。目前，尚未见到有关国人正常胸腰椎椎体前中后高度的数据报道

半定量判定法和定量判定法的比较及应用注意事项：上述椎体形态的半定量和定量判断虽均可为椎体骨质疏松性骨折提供客观的量化依据及数据，但两种判定方法均有其各自局限性。半定量的判定看似容易迅速，且简单易行，但阅片者需有经验的 X 线影像医师并经过专门培训后方可应用半定量方法进行判定，否则阅片者之间的差异较大；椎体定量的形态学测量虽对椎体高度的判定较为准确，且操作者的培训较为简单，但椎体 X 线片定量方法判定所需的时间相对较长，尽管是手工定位椎体上下前、中、后高，但其判定结果需特有的计算机软件辅以计算分析。近年来的双能 X 线吸收仪脊柱侧位扫描和所采集的脊柱椎体图像也可在检测腰椎骨密度的同时进行胸腰椎椎体的定量和半定量分析，其判定结果与 X 线的定量和半定量结果基本相似。另外，也有根据 CT 脊柱扫描的侧位定位像进行椎体形态的半定量评估，其半定量的评估方法与 X 线椎体半定量方法相同。总之，无论是半定量法还是定量法的判定都是基于脊椎的侧位 X 线的形态进行评估的，因此，放射影像医师在这方面的判定或评估较其他科室的医务人员更有优势，这是因为放射影像医师对脊椎或椎体的 X 线影像解剖较为熟悉，并在判定椎体骨质疏松骨折的同时可凭其临床影像经验鉴别出脊椎或椎体的其他病变或先天变异和畸形等改变。诚然，非放射影像的医师在经过系统的培训后，也能进行脊柱椎体形态的半定量或定量评估。

近年来，Jiang 等提出了 ABQ（algorithm-based qualitative）法，用以进一步进行胸腰椎椎体侧位形态评估及骨折的辨认。该方法主要是鉴别高度轻度减低的椎体是骨质疏松性骨折所致还是其他原因（如正常变异和退行性改变等因素）所致。然而，无论是 Genant 的 SQ 法还是 Jiang 的 ABQ 法，阅片者应在进行胸腰椎椎体侧位形态评估前均需严格的培训，进一步了解胸腰椎侧位 X 线影像及椎体形态变异等因素对评估的影响，以减少实际工作中对胸腰椎椎体侧位形态评估的误差。另外，上述胸腰椎侧位 X 线的形态评估方法也可用于 DXA 胸腰椎侧位扫描的椎体影像以及 CT 胸腰椎扫描定位的侧位影像上的椎体形态评估。

上述所及的是对脊柱椎体形态的骨质疏松性骨折的判定，这种评估只是椎体骨折及其程度的评估，尚不足以根据椎体的形态进行椎体骨折影像学的定性诊断。因骨质疏松症及其椎体骨折是老年人常见病和多发病，椎体骨质疏松骨折也可视为原发性骨折，但临床工作中也不能忽视同时合并其他疾病或继发性骨质疏松所致的椎体骨折。骨质疏松病人行胸腰椎侧位像主要了解有无骨质疏松性椎体骨折，为进一步防治干预提供客观依据。但值得指出的是：这种胸、腰椎侧位像仅用于骨质疏松症病人有无椎体骨折的筛查或评估，并不是胸腰背病变的常规 X 线检查。常规胸、腰椎的 X 线影像检查应分别包括胸、腰椎的正位和侧位 X 线片，仅胸、腰椎侧位所见还不足以满足临床的影像的诊断和鉴别诊断需要。如在骨质疏松症病人应脊椎椎体侧位形态评估时，除观察椎体形态变化外，还应注意胸腰椎侧位 X 线片是否有骨质破坏等其他继发性椎体压缩骨折的可疑征象。如有骨质破坏等其他可疑征象，应视具体情况选择行常规正侧位 X 线或 CT 或 MR 或放射性核素等其他影像方法进一步检查，避免遗漏其他疾病。临床上老年人脊椎继发性骨折多为骨转移和多发性骨髓瘤所致的椎体压缩骨折。如仅为椎体压缩骨折、X 线影像无骨质破坏征象时，仅根据 X 线影像常难以区分原发性骨质疏松性压缩骨折与骨转移或多发性骨髓瘤所致的椎体压缩骨折，应根据临床具体情况选择 MR 等影像检查加以区分。虽脊柱结核也可导致椎体的形态学变化，但脊柱结核多伴有椎体的终板破坏和椎间隙狭窄等改变，常规 X 线影像及临床表现等与原发性骨质疏松性压缩的骨折不难鉴别。另外，骨质软化也可使受累骨骼的密度普遍减低、椎体呈双凹变形，与骨质疏松症的 X 线表现相似，但仔细观察可见骨质软化受累骨骼的骨结构模糊不清，此点有助于同骨质疏松相鉴别。诚然，如见有骨结构变形（如骨盆变形）和/或假骨折等骨质软化征象时，则不难鉴别。

总之，胸、腰椎 X 线侧位影像在检查或评估椎体是否骨折及骨折的程度方面至关重要。然而，在评估骨质疏松性椎体形态变化或骨折的同时，应注意继发性骨质疏松所致的其他异常影像征象及临床相关信息，为准确判定原发性或继发性骨质疏松性骨折提供可靠的 X 线影像依据。

（余 卫）

参 考 文 献

[1] Johnston CC, Epstein S. Clinical, biochemical, radiographic, epidemiologic, and economic features of osteoporosis. Orthop Clin North Am, 1981, 12: 559-569.

[2] Helms CA. Fundamentals of skeletal radiology. Philadelphia: WB Saunders, 1995.

[3] Singh M, Nagrath AR, Maini PS. Changes in trabecular pattern of the upper end of the femur as an index of osteoporosis. J Bone Joint Surg, 1970, 52: 457-467.

[4] Jhamaria NL, Lal KB, Udawat M, et al. The trabecular pattern of the calcaneum as an index of osteoporosis. J Bone Joint Surg, 1983, 65: 195-198.

[5] Gallagher JC, Hedlund LR, Stoner S, et al. Vertebral morphometry: Normative data. Bone and Mineral, 1988, 4: 189-196.

[6] Genant HK, Wu CY, van Kuijk C, et al. Vertebral fracture assessment using a semiquantitative technique. Journal of bone and mineral research: the official journal of the American Society for Bone and Mineral Research, 1993, 8: 1137-1148.

[7] Minne HW, Leidig G, Wuster C, et al. A newly developed spine deformity index (sdi) to quantitate vertebral crush fractures in patients with osteoporosis. Bone and Mineral, 1988, 3: 335-349.

[8] Black DM, Cummings SR, Stone K, et al. A new approach to defining normal vertebral dimensions. Journal of bone and mineral research: the official journal of the American Society for Bone and Mineral Research, 1991, 6: 883-892.

[9] Melton LJ, AW L, Cooper C, et al. Prevalence and incidence of vertebral deformities. Osteoporosis Int, 1993, 3: 113-119.

[10] Eastell R, Cedel SL, Wahner HW, et al. Classification of vertebral fractures. J Bone Min Res, 1991, 6: 207-215.

[11] McCloskey EV, Spector TD, Eyres KS, et al. The assessment of vertebral deformity: A method for use in population studies and clinical trials [see comments]. Osteoporosis Int, 1993, 3: 138-147.

[12] Jiang G, Eastell R, Barrington NA, et al. Comparison of methods for the visual identification of prevalent vertebral fracture in osteoporosis. Osteoporosis Int, 2004, 15: 887-896.

[13] Fuerst T, Wu C, Genant HK, et al. Evaluation of vertebral fracture assessment by dual X-ray absorptiometry in a multicenter

setting. Osteoporosis Int, 2009, 20: 1199-1205.

[14] Chapurlat RD, Duboeuf F, Marion-Audibert HO, et al. Effectiveness of instant vertebral assessment to detect prevalent vertebral fracture. Osteoporosis Int, 2006, 17: 1189-1195.

[15] Samelson EJ, Christiansen BA, Demissie S, et al. Reliability of vertebral fracture assessment using multidetector ct lateral scout views: The framingham osteoporosis study. Osteoporosis Int, 2011, 22: 1123-1131.

第二章　骨矿含量测定方法及应用

骨质疏松症的早期发现或诊断无疑对其疾病的本身治疗干预和其后并发症的发生至关重要。因目前生化检查仍不能作为骨质疏松症（osteoporosis）诊断指标，骨矿含量（bone mineral content，BMC）测定或骨密度（bone mineral density，BMD）测量在骨质疏松诊断中的作用日趋重要。自20世纪80年代末以来，骨矿含量测量方法逐渐增多，其应用范围也不断扩大，国内不同地区及其临床研究机构也在应用方面取得了一定的经验。目前，国内的多数学者对骨矿含量测定或骨密度测量的诊断作用关注较多，但值得指出的是骨矿含量测定或骨密度测量不仅对骨质疏松诊断具有重要作用，其对骨质疏松性骨折危险性的预测、治疗后随访的作用也不可忽视。因此，本章就目前国内外常见、不同的骨矿含量测量方法在上述领域中的应用以及相关问题等做一简述（有关各种方法的详细介绍请参照有关章节）。

第一节　X线片

该方法简单易行。常用评估的摄片部位是脊椎侧位片和手正位片。肉眼X线片评估骨质疏松症时，多选用脊椎侧位X线片检查。骨质疏松症时可见椎体的透过度增加、椎体水平横向的骨小梁消失、垂直纵向的骨小梁代偿增粗、椎体的骨皮质变薄等征象，但这些征象的评估常受X线投照条件的不同和观察者判定的主观因素影响。另外，出现上述阳性骨质疏松的X线征象时，其骨矿含量的丢失也已达30%以上，因此不适于早期骨质疏松症的评估，且也不宜于随访骨质疏松治疗过程中骨矿含量的变化。

脊柱的压缩骨折是骨质疏松症诊断的重要参照指标。脊椎压缩骨折常不自觉地发生，可无症状。如仅靠询问病史或体检而不行X线检查常难以确认。因此，脊椎侧位（胸4至腰4）X线片便成为检测脊椎压缩骨折的重要手段。据此，Genent等将压缩骨折分为Ⅰ、Ⅱ、Ⅲ度或称轻、中、重度。3种压缩程度（即椎体减少最明显之处的上下高度与同一椎体后高之比。若全椎体压缩时，则压缩最明显之处的上下高度与其邻近的上一椎体后高之比）分别为20%～25%、25%～40%及40%以上。另外，也可通过椎体的直接测量，如椎体上下终板的前、中、后"6点数字"（6-point digitization）测量等，再由计算机辅助分析，将椎体高度减少超于正常椎体高度的2.5个或3个标准差视为压缩骨折，这种方法又称定量形态法（quantitative morphometry，QM）。上述脊椎压缩骨折的判定方法目前已用于流行病学的普查研究和临床上药物治疗等随访性研究。这种方法的局限性包括投照中心的差异、病人随访前后投照体位的差异及病人本身因素如脊柱侧弯等。

手正位X线片测量主要是用圆规或计算机辅助测量掌骨的皮质厚度，后者计算机辅助测量结果的精确性明显高于前者，分别为0.4%～2.4%和3%～11%。此法测量结果指数较多，国内廉氏等认为各种指数的结果比较相似，但不能完全消除个体差异的影响，且认为最简易可行的方法是测第二掌骨双侧皮质厚度。虽目前骨密度新的测量方法较多且又准确，故此方法现已少用。

股骨指数和跟骨指数均根据应力性骨小梁和压力性骨小梁的分布和存在进行分度的。因其诊断价值有限，目前国外应用较少，但国内仍有少数单位在应用。

另外，还有研究报道通过DXA骨盆影像测量髋轴长度（hip axis length，HAL），以此来预测髋部骨折的风险，结果表明：髋轴长度测量结果可作为预测髋部骨折风险的独立性有效指标。

第二节　X线片光吸收法

此方法主要是通过已知不同厚度铝梯对 X 线吸收的结果来比较所测部位的 X 线吸收程度，进而测量的铝当量结果推测其骨矿含量或骨密度。这种测量主要是反映骨皮质和骨小梁的共同变化。计算机辅助测量活体结果的精确度介于 0.3%～2.4%，尸检指骨测量的准确性为 4.8%。此法可反映年龄性骨质丢失情况，也可用于有关药物治疗前后疗效对比的观察。但因许多影响 X 线片投照的因素，同样影响其光密度吸收的结果，故也限制了其广泛应用。

也有不用铝梯作参照物、仅通过计算机辅助仪器扫描已有的手（包括前臂远端）X 线片来评估其骨量状况。这种方法的评估是用正常人骨皮质厚度等数据作为参照信息，在计算机辅助下比较测量部位的骨皮质厚度等参数与已知正常人骨皮质厚度等数据异同程度，进而推测其骨矿含量。正是由于这种测量方法是以正常人骨皮质厚度等数据作为参照信息，目前尚未见到我国人群骨皮质厚度等数据库，因此，该测量方法在国内应用也较少。

第三节　单光子和单能 X 线吸收测量法

1963 年 Cameron 和 Sorensen 首先使用单光子吸收法（single photon absorptiometry，SPA）测量骨密度，因测量简易、精确性好，是目前国内外最常用的方法之一。测量方法是通过放射性核素^{125}I 释放的光子对前臂骨进行扫描，测量时前臂通常置于一水袋或水槽中，用以避免个体软组织差异造成的影响。光子经过被测骨衰减后，再经已知参照模的衰减率换算成相应的骨密度值，以 g/cm 表示，即通常所说的线密度。此法虽可同时测量前臂远端的尺桡骨，但主要是测量桡骨远端 1/3 的骨密度。测量的结果是反映皮质和骨小梁的总和，故不能反映代谢较快的小梁骨的变化，对骨代谢改变早期的监测尚有局限性。这种测量方法主要用于人群的筛查和骨折风险的预测。

为克服放射性核素衰减和其放射源相对不稳定的局限性，近年来又研制出单能 X 线吸收仪（single X-ray absorptiomertry，SXA），主要以 X 线为放射源取代 SPA 的放射性核素光子放射源，使测量结果的精确性得到进一步改善。

第四节　双能光子和双能 X 线吸收测量法

上述单能放射源的测量方法（SPA 或 SXA）受被测物周围软组织影响，故其测量部位主要限于前臂等周围骨。四肢骨周围的软组织为肌肉等与水吸收值相似的软组织，而中轴骨周围的软组织含大量的脂肪和气体，因此，若测量中轴骨的骨密度，不可能简单地同 SPA 或 SXA 所示，将人躯体置于水槽中以解决上述软组织的影响。20 世纪 70 年代出现的双能光子吸收仪（dual photon absorptiometry，DPA）是通过高低两种不同能量的放射性核素同时扫描被测部位以校正软组织因素的影响。因骨和软组织对低能量的射线吸收均高于高能量的吸收，且这种能量在骨内的吸收明显多于软组织，因此，骨和软组织对低能量吸收的差异明显地高于对高能量吸收的差异。通过计算减出受测部位的软组织，得出相应的骨矿含量值。所测结果是皮质骨和小梁骨的骨密度总和，单位以 g/cm^2 来表示，即通常所说的面密度。但 DPA 依赖于同位素，其结果受放射性同位素衰变等因素的影响，且扫描时间长，故目前已被 1987 年后出现的双能 X 线吸收仪（dual X-ray absorptiometry，DXA）所取代。主要不同于 DPA 之处在于 DAX 是通过 X 线源放射两种不同能量的射线。因 X 线管球的辐射量明显多于同位素的辐射量，且 X 线的散射量也较少，因此 DXA 可明显地缩短扫描时间和改善测量的精确性和准确性。现已成为目前国内外骨密度测定的常用方法之一，并广泛地应用在临床、药物研究和流行病学的调研中。常见的测量部位是腰椎和髋关节。正位腰椎测量感兴趣区包括椎体及其后方的附件结构。DXA 测量的结果面密度（g/cm^2），而非实际的体积骨密度。

DXA 还可以测量全身和其他部位的（如尺桡骨或跟骨远端等）骨矿含量或骨密度，测量尺桡骨或跟骨远端骨矿含量或骨密度即可用全身型 DXA，也可用外周骨测量专用的 DXA，而这种外周骨 DXA 骨密度评估骨折危险性的能力与全身型 DXA 腰椎和髋部骨密度的评估能力等同。全身型 DXA 在测量全身骨矿含量或骨密度的同时，还可测量全身及各肢体和躯干等部位的肌肉和脂肪含量及其相应的百分比。另外，有些 DXA 机型还增置测量动物的骨矿含量或骨密度的软件及评估股骨近端骨折后假体固定状况的软件。

第五节　定量 CT（QCT）

上面介绍方法测量的结果几乎均为松质骨和皮质骨的总和，且不是直接测量受检部位的体积密度。Genant 等率先应用的 QCT 骨密度测量结果则是感兴趣区的体积密度（mg/cm^3）。QCT 可分别测量椎体的松质骨和皮质骨，也可测量二者总和的骨密度，但常见的是松质骨测量。此测量方法通过对腰椎（通常为 $L_{1~3}$）和其下方的参照体模（phantom）同时或分别扫描，然后在 CT 图像上将感兴趣区定在每个椎体中部层面的松质骨区小梁骨，经计算机处理分析可得出每个椎体松质骨的骨密度值，然后再进一步算出被测腰椎骨密度的平均值。因松质骨的表面和体积比值（surface-to-volume ratio）高，故其代谢转化率比皮质骨高 8 倍。因而选择性地测量松质骨的骨密度不仅可较早地反映体内骨矿含量变化，并可提高其鉴别脊椎骨折的敏感性。QCT 测量又可分为单能 QCT 和双能 QCT，因单能 QCT 测量的准确性受椎体内脂肪含量等因素的影响，其测量结果常低于实际体内的骨矿含量，故 Genant 和 Boyd 等应用了双能 QCT 用以减少这种椎体内脂肪含量所带来的测量误差，但双能 QCT 测量的精确性不如单能 QCT，且增加受检者接受的放射剂量，故目前仍未普遍推广。近来也有作者用体内椎旁的肌肉和皮下脂肪作为参照物来测量椎体骨密度，试图以此取代 QCT 所用的参照体模（phantom），或仅用常规腹部 CT 扫描直接评估腰椎的骨矿含量或骨密度，但这些方法的准确性误差较大，故多未被临床所接受。总之，虽腰椎 QCT 目前也已被国内外采用，且其对松质骨的测量可较早地反映体内骨矿含量的变化，但因其依赖设备庞大的 CT，且费用高昂及受检者放射剂量相对较大等因素，使其测量上的临床应用受到一定程度的限制。

目前已有 QCT 体模厂家研制出新的软件用以测量股骨近端骨密度和类似 DXA 测量的腰椎为二维骨密度，也可用于骨质疏松的密度评估。

外周骨 QCT（peripheral quantitative computed tomography，pQCT）较中轴骨 QCT 有所发展，它采用了一种特殊的扫描器，其内装有一个能大量过滤 X 线的球管，使射线能量减少，因此，受检者接受的射线剂量也相对较少。pQCT 体积小、测量所需价格较低，可分别测量桡骨远端皮质骨、松质骨及皮质骨、松质骨的总密度，有报道其精确性分别可达 0.9% 和 1.7%。另外，pQCT 还可计算桡骨横截面积以及皮质骨惯性力矩等用于评估骨折抗力或骨折危险性等方面的几何学参数，这是 SPA/SXA 骨密度测量技术所不能提供的。尽管如此，目前 pQCT 仍未得到广泛的应用，其鉴别骨折能力的敏感性方面还有争议。

第六节 骨结构的 CT 测量

显微 CT（micro-CT，μCT）、高分辨率 CT（high resolution computed tomography，HRCT）和体积 QCT（volumetric quantitative computed tomotraphy，vQCT）等统称为骨结构的 CT 测量。因骨质疏松所致的骨折与其骨结构的形态改变和几何分布密切相关，虽组织学活检可观察并测量骨结构的状况，但活检测量毕竟是有创测量，随近年来 CT 技术的迅速发展、图像分辨率的提高，Feldkamp 等率先提出了显微 CT，用于测量离体小块骨组织骨小梁的三维空间结构。因其可对感兴趣区的骨小梁形态、厚度和几何构架等因素进行分析，故使骨质和/或骨量的评估更具形态化。虽这种测量有助于骨结构的进一步研究，但这种测量的放射线剂量较大，故目前还仅在用于标本的测量，因此，有创的活检标本采取也是限制其临床广泛应用的主要因素之一。

另外，还有应用高分辨率 CT 和体积 QCT 等有关骨质疏松的研究报道，这些测量方法均是通过特有的 CT 软件分别重建出感兴趣区的三维结构，进而分析骨几何结构和相关的力学等方面因素。

容积定量 CT（volume quantitative CT，vQCT）：vQCT 是利用螺旋 CT 薄层、间距小的扫描，通过解剖标志定位系统三维重建 CT 数据而形成相关解剖断层图像，其可精确的检查骨骼大小及骨密度，并可进行椎体和股骨近端骨骼力学强度分析。在椎体研究方面，vQCT 能改善对椎骨的检查效能，可在较大范围内分析松质骨的特性，易于重复测量同一解剖兴趣区，且可不受椎体退行性变的影响，因此其可增加测量精度，改善纵向检查效果，提高骨折预测能力。有研究显示 vQCT 椎体 BMD 降低 1SD，相应椎体骨折的 OR 值为 2.87。另外，vQCT 还可通过对腰椎标本行定量 CT 检查信息建立有限元分析模型（finite element analysis，FEA），并通过这种借鉴工程学上评价物体结构强度的公式而衍生的模拟测量骨生物力学参数的数学方法，进而模拟计算椎体骨强度评估与椎体的生物力学测试之间的关系。有研究结果显示：应用 vQCT 影像的 FEA 模型可在力学上综合几何学和骨矿含量的特性进行分析，其分析结果提高了对椎体骨强度的预测能力。因此，FEA 模型分析同单纯应用 QCT 测量比较，FEA 模型可更好地预测骨质疏松性椎体骨折的风险，由 vQCT 所提供的容积性 BMD 数据可提高对椎体三维 FEA 模型模拟计算生物力学参数的有效性，国内也有学者尝试了 vQCT 的 FEA 模型在椎体骨折方面的研究分析。因股骨近端的三维骨密度差异很大，故常规 QCT 测量的作用有限。然而，vQCT 技术通过其空间结构的模拟力学分析，可提供骨几何学排列状况方面的信息，故可应用于具有复杂结构股骨近端骨质状况的评估。有研究股骨近段骨标本的结果显示：单独使用股骨颈骨密度能解释 48%~77% 的骨强度变化，而加入几何学测量指标，如股骨颈轴长度（FNAL）和最小截面积（mCSA），三者相结合时则可反映骨强度状况的 87%~93%，据此表明：采用 vQCT 对股骨近端 FEA 分析及几何形态计算可显著提高对股骨近端骨强度的预测能力。

显微 CT（microscopy CT，μCT）：骨质疏松所致骨折与其骨结构的形态改变和几何分布密切相关，虽组织学活检可观察并测量骨结构的状况，但其毕竟是有创性测量。近年来随着 CT 技术的迅速发展、图像分辨率的提高，μCT 采用高分辨率和薄层扫描，空间分辨力达 100~200μm，能清晰显示骨小梁特征，其获取的影像除可以精确测量感兴趣的松质骨与皮质骨的密度外，还能通过相应软件分析处理骨小梁数目、小梁间隙、小梁厚度等骨形态学指标，并可做力学分析，使骨密度测定更具形态化。有研究显示：μCT 上所测得的骨微结构参数与骨组织计量学上的相应数值具有较高的相关性，甚至在制动诱导的骨质疏松模型中，由三维 μCT 测出的骨丢失程度和骨微结构指标（如骨小梁体积、数目）的变化可早于骨组织计量学上的相应指标。据此表明 μCT 在检测小梁骨结构变化时可具有一定优势，但 μCT 的放射线剂量较大，故目前主要应用仅限于动物和离体标本的测量。

第七节　磁共振测量

磁共振技术主要特点为安全无放射性、序列参数灵活、多方位扫描、反映组织特性敏感、分辨率高，技术发展迅速，应用范围不断拓宽，其中在反映骨髓及其病变方面，不仅可用于有关骨髓病变的影像诊断，还可用于反映因骨髓性年龄变化所产生的骨髓成分构成变化，这种增龄性骨髓成分构成的变化与骨质逐渐疏松过程密切相关。骨组织成分主要是由红骨髓、黄骨髓和矿化骨质共同构成，随年龄增长，体内骨组织中矿化骨质逐渐减少的同时，其红骨髓也相应的减少，但相应的黄骨髓增加，以充填因骨小梁和红骨髓减少后所剩下的空间。因矿化骨质减少所致的骨密度和骨小梁变化均与黄骨髓的变化呈反比，这正是 MR 的测量和评估骨量或骨结构的物质基础。用于骨质疏松研究的磁共振测量的部位多为腰椎、跟骨和桡骨远端。测量的方法也有几种，包括定量磁共振（quantitative magnetic resonance，QMR）、高分辨率磁共振（high resolution magnetic resonance，HRMR）和显微磁共振（micro-magnetic resonance，μMR）、磁共振波谱（magnetic resonance spectroscopy，MRS）和磁共振弥散加权像（diffusion weighted imaging，DWI）评估等，虽这些方法均不是直接测量感兴趣区的骨密度，但所测结果均与骨密度或骨结构有着密切关系。

1. 定量磁共振（QMR）　骨小梁和骨髓的磁性明显不同，其磁力线的差异可导致组织内局部磁场的不均，进而改变组织的 $T2^*$ 弛豫时间。因骨小梁缺少质子，不产生磁共振信号，因此 QMR 对骨量的评价是间接通过对感兴趣区骨小梁周围的骨髓弛豫参数而间接评估的骨密度。由于骨小梁及骨密度的变化与黄髓的变化存在一定负相关，且在稳定外磁场下于骨小梁和骨髓这两种具有不同磁化率的物理时相分界处存在空间的不均一性，导致该部位磁场的不均一，从而改变了骨髓的弛豫特性，故可通过一些变化的弛豫参数来间接评估骨密度。理论上讲，$T2^*$ 的变化直接与骨小梁的密度和其空间（立体）网状结构有关。均匀骨髓内骨小梁越多，弛豫时间缩短的越明显。因此，正常人骨髓内骨小梁的 $T2^*$ 弛豫时间明显短于骨质疏松者。另外，$T2^*$ 的衰减在梯度回波序列上较自旋回波序列更为敏感。初步研究结果表明：$T2^*$ 的倒数与骨密度和年龄相关。另外，同一部位 QCT 和 QMR 用同一空间分辨率对比研究表明：T2 值与 QCT 骨密度相关；T2 值也可以用于评估骨折危险性。

2. 高分辨率磁共振和显微磁共振（HRMR）　在显示和评估骨小梁等骨结构的方面，虽前述显微 CT 以其高分辨为特点可在此方面发挥重要的作用，但显微 CT 放射线剂量较大，临床上较难接受。因此，有学者试图通过无辐射的 HRMR 影像进行骨结构上的定量分析，尽管前述 QMR 可通过测量弛豫时间（$T2^*$）间接的评估骨小梁空间结构，但难以对小梁具体空间形态结构进行定量分析。μMRI 则是以高场强及高分辨率的磁共振为基础，多层面、多方位扫描，并利用计算机图像后处理分析技术对骨小梁的立体结构进行定量测量，可计算出小梁骨体积、数目、厚度、间隙等定量指标，进而达到直接研究小梁微结构和评估骨折的危险性等目的。Majumdar、Jara 等已得到指骨 $78\mu m \times 78\mu m \times 300\mu m$、桡骨远端 $156\mu m \times 156\mu m \times 700\mu m$ 及跟骨 $200\mu m \times 234\mu m \times 1000\mu m$ 空间分辨率的图像，Wehrli 等采用 9.4T 的高场机也做出 $33 \sim 66\mu m$ 分辨率图像，其分辨率足以显示单个骨小梁，这些都为骨质疏松的微结构形态研究奠定了基础。进一步研究显示，上述小梁结构的测量指标在有无骨质疏松的病人存在显著性差异，并在同一受检者的不同部位也存在差异。Majumdar 等把小梁构象同骨密度相结合，显示其可提高对骨折的预测能力。Boutry 等对活体跟骨的 MR 结构测量显示其也可用于男性骨质疏松的评价。然而 μMRI 在不同序列、不同成像参数及不同分辨率下，其图像质量都有所不同，如采用梯度回波（GE）序列，对骨小梁的放大较明显，并和 TE、TR 有关；另外，μMRI 存在的容积效应也可导致对小梁体积及骨密度过高评价，而对小梁间隙发生低估。临床上无论如何，MR 的这种方法测量时间较长、费用也较高，故目前在骨质疏松方面仍处于研究阶段，其实用性还有待于进一步地评估。

3. 磁共振波谱（MRS）　是通过对磁共振影像和组织质子（如 ^1H、^{31}P、^{13}C 等，但 ^1H 较为广泛）波谱信息的分析，进而提供相应生物化学或代谢性变化方面诊断信息。在骨质疏松测量的研究方面，可通过对感兴趣区 ^{1}H 波谱对脂峰（包括脂峰线宽）、水峰、脂水比（lipid water ratio）和脂肪分数（fat fracrtion）等参数进行分析。前面已述，骨质疏松时骨髓中脂肪含量增加，Schellinger、Kugel、Shih 等研究显示随着年龄增长椎体波谱可见脂峰增高、水峰降低，脂水比（lipid water ratio，LWR）及脂肪比例（fat fratiion，FF）增加；虽脂水比与骨密度无显著相关性，但脂峰线宽与骨密度显著相关，脂峰线宽越窄骨密度越低。对于 MRS 相应定量指标同 BMD 的相关性，Shih 等研究显示 LWR 同 BMD 间无明显相关性，而脂峰的线宽（line width，LW）同骨密度存在明显正相关，即线宽越窄骨密度越低。而 Schellinger 等研究显示 LWR 同 BMD 存在一定的负相关，线宽（LW）则同 BMD 不相关；国内尚伟等研究表明：随年龄增加其水峰 LW 有逐渐变窄趋势，水峰 LW 同 DXA、QCT 所测 BMD 无显著相关。以上研究对 MRS 定量指标同 BMD 的相关性均采用腰椎正位 DXA 测量值，由于上述文献中病人年龄分布不同，并难以除外由于椎体增生、动脉钙化对于 DXA 测量值的影响，从而可能导致对 MRS 同 BMD 相关性的判断存在差异。对于 MRS 测量值同椎体骨折的相关性，Schellinger 等研究显示采用脂肪含量（FF）与骨密度（BMD）的比值可用于椎体骨质强度的预测，但是该比值的意义如何解释作者未进行阐述。并且 Schellinger 在评价椎体骨质强度状况时未采用椎体侧位平片，仅使用 MRI 图像进行评估，因而对轻度骨折的判断可能存在不足。总之，MRS 测量指标同骨密度及骨质疏松椎体骨折的相关性仍有待进一步研究。

4. 磁共振弥散加权像（DWI） 是利用磁共振的特殊序列接受不同组织中水分子微观弥散运动所产生的信号，再根据各种组织间的弥散系数（diffusion coefficient，DC）不同形成弥散加权图像（DWI），进而评估正常和/或异常组织成分之间细胞内、外水分子的交换状况，并定量地评价体内非相干性运动（intravoxel incoherent motion，IVIM）。因人体 D 值受某些生理活动（如心脏搏动、呼吸等）影响，在活体 D 值可受到一些生理活动（如心脏搏动、呼吸等）的影响，另外，DWI 图像信号强度也与 b 值（弥散敏感因子）和与组织的 T2 值有关：场强一定的情况下，随着 b 值增加，图像弥散的权重加大，正常和异常组织间的对比度增加，DWI 敏感性也相应提高，但图像信噪比相对降低；DWI 的信号与 T2 值成正比，组织的 T2 值明显增高时，DWI 上可见明显的 T2 加权对比，此为 T2 穿透效应。为了消除其影响，可用 ADC 图来反映组织真正的弥散状况。ADC 图有表观弥散系数（apparent diffusion coefficient，ADC）和指数化表观弥散系数（exponential apparent diffusion coefficient，EADC）。EADC 对 ADC 的影响进行了非线性转换图［EADC＝exp（-ADC×b），即 ADC 乘以 b 值后取指数］。因 EADC 既可消除 T2 穿透效应的影响，还可保留了原始 DWI 图像信号特点，因此 EADC 图也被称为伪弥散加权图（pseudo DWI），但临床上仍以 ADC 更为常用。

DWI 在骨质疏松方面的应用报道相对少见，有研究结果显示：绝经后椎体 D、ADC 值较绝经前降低，并且随着骨密度的降低而下降；还显示绝经后密度正常组其 ADC 值也较绝经前正常对照组降低。对于以上结果作者认为其机制可能为随年龄增大、骨量下降，椎体内脂肪相对增多并聚集，使细胞外间隙减少从而导致水分子弥散减弱。由此可见，DWI 可早于 DXA、QCT 从分子运动水平提供一定的骨质疏松病理生理信息。

虽上述各种磁共振技术为骨质疏松的定量评价或骨量的间接评估开拓了一个新的领域，并提供了一个从骨小梁微观结构、骨髓成分、骨骼化学组成及分子运动水平研究其病理生理变化的平台，但这些磁共振技术的研究受到了设备的硬件、分析的软件、检查的费用、检查所需时间等多种因素的影响，目前尚未在临床上应用，且这些方法均处于研究探索阶段，其临床应用的准确性、重复性及实用性等还有待进一步评估。

5. 定量超声（quantitative ultrasound，QUS） 定量超声仪是通过测量感兴趣区骨结构的声速（speed of sound，SOS）和波宽衰减（broadband ultrasound attenuation，BUA）间接地反映骨的密度和骨的质量。松质骨的衰减机制主要为散射作用，而皮质骨衰减机制主要为吸收作用。因 QUS 是通过被测物体对超声波的吸收（或衰减）以及超声波的反射来反映被测物体的几何结构，而骨的几何结构信息又有助于骨折风险的评估。众所周知骨折的危险因素取决于两个方面，即骨的强度（strength）和骨的应力（stress），但主要的是取决于骨的强度。骨的强度又取决于骨的质和量（包括骨组织的密度、分布和大小），而骨的应力则取决于骨结构的几何分布和承重因素。上述有关因素可不同程度地通过 QUS 测量结果加以反映。现已认为 QUS 测量结果不仅与骨密度有不同程度的相关，更主要的是提供了骨应力方面的信息。

超声速度（SOS）是指超声波通过被测骨的直径或长度所经过的时间，单位是米/秒（m/s）。SOS 可反映骨的密度和骨的弹性因素，且与骨密度和骨弹性因素显著相关。超声波的衰减明显地取决于所选择的超声波频率，一般用于定量超声测量的为低频率，范围在 200~600kH，其波宽衰减（BUA）的单位为 dB/MH。BUA 是由骨密度及骨小梁的数目和其排列决定的。UTV（ultrasound transmission velocity）是测量感兴趣区的厚度与超声通过时间之比，单位为米/秒（m/s），常用于跟骨测量，当所测厚度为跟骨与周围软组织的总和时，所得 UTV 称为超声速度（SOS）。不同部位的 UTV 的范围有所不同，跟骨的UTV 值范围为 1400~1900m/s，髌骨 UTV 值范围 1600~2000m/s。胫骨中段皮质骨的 UTV 较高，3300~4300m/s。若仅测量跟骨（不包括软组织）时，所得速度称为经骨超声速度（ultrasound velocity through bone，UVB）。SOS 和 UVB 的值有一定程度的重叠，但是 UVB 的值一般高于 SOS。

临床上常见定量超声测量部位是跟骨，也有测量胫骨和髌骨等其他部位。目前国内外有许多公司生产骨定量超声仪，其不同公司仪器产品的 SOS 和 BUA 精确性也明显不同，多数仪器跟骨测量的精确性SOS 为 0.3%~1.5%，BUA 测量的精确度误差为 0.9%~6.3%。

正常女性跟骨 SOS 和 BUA 随年龄增加而降低，SOS 每年约下降 1.3~4.9m/s。或以每年 5% 的速度递减，BUA 以每年 0.4~0.8kHz（0.4%~1.0%）的速度下降。在评估骨结构方面，Glüer 等报道声速与小梁间隙和骨小梁的排列及其方向密切相关；有关 QUS 与骨密度相关性报道表明：尸检标本 QUS 测量结果与 DXA 或 QCT 测量的 BMD 的相关性为 $R^2 = 0.59~0.88$，而活体 QUS 测量结果与 BMD 的相关性为$R^2 = 0.4~0.5$；另有研究表明：BUA 同腰椎骨密度相关系数为 0.33~0.83、同股骨颈骨密度的相关系数为 0.30~0.87；同跟骨 BMD 相关系数为 0.56~0.75。上述这些 QUS 与 BMD 不同的结果表明：虽 BMD尚不能解释有关 QUS 骨强度的测量信息，但从另一方面分析，这些相关性的差异可能也说明 QUS 的测量可提供 BMD 测量以外的信息。有报道，跟骨 BUA 和 SOS 可预测椎骨和髋部的骨折风险。研究结果显示：SOS 和 BUA 预估髋部骨折的能力等于或优于股骨 DXA 的预估能力。

总之，QUS 体积小、价廉、操作方便简单、无电离辐射，比较适于有骨质疏松危险因素群体的筛查。QUS 虽可提供除骨密度外影响骨折的其他信息，但它不是真正的骨密度仪，目前还不能取代已有的骨密度测量方法，因 QUS 与 BMD 的中度相关且误差较大，因此尚不能用 QUS 预测腰椎和股骨颈的BMD。而如何建立起 QUS 单独使用或和其他检查手段联合使用的指南也仍是目前临床应用所面临的具体问题。

上述主要从骨质疏松诊断角度介绍了不同骨矿含量测量方法和骨结构、形态等方面的评估方法，虽不同骨密度测量方法各有其特点，但目前能满足骨质疏松症的诊断、骨折风险性评估及随访或疗效评估的方法仍是 DXA 测量。然而，DXA 的测量虽是目前国内外最常用的方法，且其腰椎和股骨测量结果可作为骨质疏松的诊断金标准，但其具有的局限性仍有待完善。所以，了解和认识上述不同测量方法的特点和局限性，合理地选择，可有助于骨质疏松症的临床工作和药物等试验研究。

（余　卫）

参　考　文　献

[1] Kanis JA, Melton LJ, Christiansen C, et al. The diagnosis of osteoporosis. J Bone Miner Res, 1994, 9: 1137-1141.

［2］ Riis B，Hansen M，Jensen A，et al. Low bone mass and fast rate of bone loss at menopause equal risk factors for future fracture：a 15 year follow-up study. Bone，1996，19：9-12.

［3］ Gehlbach SH，Bigelow C，Heimisdottir M，et al. Recognition of vertebral fracture in a clinical setting. Osteoporos Int，2000，11：577-582.

［4］ Genant HK，Wu CY，van Kuijk C，et al. Vertebral fracture assessment using a semiquantitative technique. J Bone Miner Res，1993，8：1137-1148.

［5］ Hurxthal LM. Measurement of anterior vertebral compressions and biconcave vertebrae. Am J Roentgenol Radium Ther Nucl Med，1968，103：635-644.

［6］ McCloskey EV，Spector TD，Eyres KS，et al. The assessment of vertebral deformity：a method for use in population studies and clinical trials［see comments］. Osteoporosis Int，1993，3：138-147.

［7］ Exton-Smith AN，Millard PH，Payne PR，et al. Method for measuring quantity of bone. Lancet，1969，2：1153-1154.

［8］ 廉宗澂，吴恩惠，叶宁，等. 正常人骨量同性别和年龄的关系. 中华放射学杂志，1985，19：342-345.

［9］ Singh M，Nagrath AR，Maini PS. Changes in trabecular pattern of the upper end of the femur as an index of osteoporosis. J Bone Joint Surg Am，1970，52：457-467.

［10］ Faulkner KG，Cummings SR，Nevitt MC，et al. The association of hip axis length with wrist，humerus and vertebral fractures. Journal of Bone & Mineral Research，1994，9：S401.

［11］ Cosman F，Herrington B，Himmelstein S，et al. Radiographic absorptiometry：a simple method for determination of bone mass. Osteoporos Int，1991，2：34-38.

［12］ Yates AJ，Ross PD，Lydick E，et al. Radiographic absorptiometry in the diagnosis of osteoporosis. Am J Med，1995，98：41S-47S.

［13］ Yang S，Hagiwara S，Engelke K，et al. Radiographic absorptiometry for bone mineral measurement of the phalanges：precision and accuracy study. Radiology，1994，192：857-859.

［14］ Cameron J，JS. Measurement of bone mineral in vivo：an improved method. Science，1963，142：940-946.

［15］ Kelly TL，Crane G，Baran DT. Single X-ray absorptiometry of the forearm：precision，correlation，and reference data. Calcif Tissue Int，1994，54：212-218.

［16］ Dunn WL，Wahner HW，Riggs BL. Measurement of bone mineral content in human vertebrae and hip by dual photon absorptiometry. Radiology，1980，136：485-487.

［17］ Kelly T，Slovik D，Schoenfeld D，et al. Quantitative Digital Radiography（QDR）Versus Dual Photon Absorptiometry（DPA）of the Lumbar Spine. J Clinical Endocrinology & Metabolism，1988，67：839-844.

［18］ Nelson DA，Brown EB，Flynn MJ，et al. Comparison of dual photon and dual energy X-ray bone densitometers in a clinic setting. Skeletal Radiol，1991，20：591-595.

［19］ Cullum ID，Ell PJ，Ryder JP. X-ray dual-photon absorptiometry：a new method for the measurement of bone density. Br J Radiol，1989，62：587-592.

［20］ Genant HK，Cann CE，Ettinger B，et al. Quantitative computed tomography of vertebral spongiosa：a sensitive method for detecting early bone loss after oophorectomy. Ann Intern Med，1982，97：699-705.

［21］ Riggs BL，Wahner HW，Melton LJd，et al. Rates of bone loss in the appendicular and axial skeletons of women. Evidence of substantial vertebral bone loss before menopause. J Clin Invest，1986，77：1487-1491.

［22］ Genant HK，Boyd D. Quantitative bone mineral analysis using dual energy computed tomography. Invest Radiol，1977，12：545-551.

［23］ Gudmundsdottir H，Jonsdottir B，Kristinsson S，et al. Vertebral bone density in Iceland women using quantitative computed tomography without an external reference phantom. Osteoporos Int，1993，3：84-89.

［24］ Hopper KD，Wang MP，Kunselman AR. The use of clinical CT for baseline bone density assessment. J Comput Assist Tomogr，2000，24：896-899.

［25］ Link TM，Koppers BB，Licht T，et al. In vitro and in vivo spiral CT to determine bone mineral density：initial experience in patients at risk for osteoporosis. Radiology，2004，231：805-811.

［26］ Ruegsegger P，Elsasser U，Anliker M，et al. Quantification of bone mineralisation using computed tomography. Radiology，

1976, 121: 93-97.

[27] Wapniarz M, Lehmann R, Randerath O, et al. Precision of dual X-ray absorptiometry and peripheral computed tomography using mobile densitometry units. Calcif Tissue Int, 1994, 54: 219-223.

[28] Schneider P, Borner W, Mazess RB, et al. The relationship of peripheral to axial bone density. Bone Miner, 1988, 4: 279-287.

[29] Ito M, Tsurusaki K, Hayashi K. Peripheral QCT for the diagnosis of osteoporosis. Osteoporos Int, 1997, 7 (Suppl 3): S120-127.

[30] Ebbesen EN, Thomsen JS, Mosekilde L. Nondestructive determination of iliac crest cancellous bone strength by pQCT. Bone, 1997, 21: 535-540.

[31] Fujita T, Fujii Y, Goto B. Measurement of forearm bone in children by peripheral computed tomography. Calcif Tissue Int, 1999, 64: 34-39.

[32] Feldkamp LA, Goldstein SA, Parfitt AM, et al. The direct examination of three-dimensional bone architecture in vitro by computed tomography. J Bone Miner Res, 1989, 4: 3-11.

[33] Lang TF, Guglielmi G, van Kuijk C, et al. Measurement of bone mineral density at the spine and proximal femur by volumetric quantitative computed tomography and dual-energy X-ray absorptiometry in elderly women with and without vertebral fractures. Bone, 2002, 30: 247-250.

[34] Guglielmi G, Floriani I, Torri V, et al. Effect of spinal degenerative changes on volumetric bone mineral density of the central skeleton as measured by quantitative computed tomography. Acta Radiol, 2005, 46: 269-275.

[35] Cummings SR, Marcus R, Palermo L, et al. Does estimating volumetric bone density of the femoral neck improve the prediction of hip fracture? A prospective study. Study of Osteoporotic Fractures Research Group. J Bone Miner Res, 1994, 9: 1429-1432.

[36] Jergas M, Breitenscher M, Gluer CC, et al. Estimates of volumetric bone density from projectional measurements improve the discriminatory capability of dual X-ray absorptiometry. J Bone Miner Res, 1995, 10: 1101-1110.

[37] Crawford RP, Cann CE, Keaveny TM. Finite element models predict in vitro vertebral body compressive strength better than quantitative computed tomography. Bone, 2003, 33: 744-750.

[38] Banse X, Devogelaer JP, Munting E, et al. Inhomogeneity of human vertebral cancellous bone: systematic density and structure patterns inside the vertebral body. Bone, 2001, 28: 563-571.

[39] Liebschner MA, Kopperdahl DL, Rosenberg WS, et al. Finite element modeling of the human thoracolumbar spine. Spine, 2003, 28: 559-565.

[40] Crawford RP, Keaveny TM. Relationship between axial and bending behaviors of the human thoracolumbar vertebra. Spine, 2004, 29: 2248-2255.

[41] Crawford RP, Rosenberg WS, Keaveny TM. Quantitative computed tomography-based finite element models of the human lumbar vertebral body: effect of element size on stiffness, damage, and fracture strength predictions. J Biomech Eng, 2003, 125: 434-438.

[42] 吴胜勇, 张美超, 李景学, 等. 骨质疏松老年妇女有限元模型的建立. 中国临床解剖学杂志, 2004, 22: 661-663.

[43] Genant HK, Lang T, Fuerst T, et al. Treatment with raloxifene for 2 years increases vertebral bone mineral density as measured by volumetric quantitative computed tomography. Bone, 2004, 35: 1164-1168.

[44] Riggs BL, Melton Iii LJ, 3rd, Robb RA, et al. Population-based study of age and sex differences in bone volumetric density, size, geometry, and structure at different skeletal sites. J Bone Miner Res, 2004, 19: 1945-1954.

[45] Lang TF, Keyak JH, Heitz MW, et al. Volumetric quantitative computed tomography of the proximal femur: precision and relation to bone strength. Bone, 1997, 21: 101-108.

[46] Ito M, Ohki M, Hayashi K, et al. Trabecular texture analysis of CT images in the relationship with spinal fracture. Radiology, 1995, 194: 55-59.

[47] Majumdar S. Current technologies in the evaluation of bone architecture. Curr Osteoporos Rep, 2003, 1: 105-109.

[48] Muller R. The Zurich experience: one decade of three-dimensional high-resolution computed tomography. Top Magn Reson Imaging, 2002, 13: 307-322.

[49] Barou O, Valentin D, Vico L, et al. High-resolution three-dimensional micro-computed tomography detects bone loss and changes in trabecular architecture early: comparison with DEXA and bone histomorphometry in a rat model of disuse osteoporosis. Invest Radiol, 2002, 37: 40-46.

[50] Grampp S, Henk CB, Imhof H. CT and MR assessment of osteoporosis. Semin Ultrasound CT MR, 1999, 20: 2-9.

[51] Vande Berg BC, Malghem J, Lecouvet FE, et al. Magnetic resonance imaging of normal bone marrow. Eur Radiol, 1998, 8: 1327-1334.

[52] Majumdar S, Thomasson D, Shimakawa A, et al. Quantitation of the susceptibility difference between trabecular bone and bone marrow: experimental studies. Magn Reson Med, 1991, 22: 111-127.

[53] Link TM, Majumdar S, Augat P, et al. Proximal femur: assessment for osteoporosis with T2* decay characteristics at MR imaging. Radiology, 1998, 209: 531-536.

[54] Majumdar S, Genant HK. A review of the recent advances in magnetic resonance imaging in the assessment of osteoporosis. Osteoporos Int, 1995, 5: 79-92.

[55] Majumdar S, Kothari M, Augat P, et al. High-resolution magnetic resonance imaging: three-dimensional trabecular bone architecture and biomechanical properties. Bone, 1998, 22: 445-454.

[56] Selby K, Majumdar S, Newitt DC, et al. Investigation of MR decay rates in microphantom models of trabecular bone. J Magn Reson Imaging, 1996, 6: 549-559.

[57] Jara H, Wehrli FW, Chung H, et al. High-resolution variable flip angle 3D MR imaging of trabecular microstructure in vivo. Magn Reson Med, 1993, 29: 528-539.

[58] Majumdar S and Genant HK. High resolution magnetic resonance imaging of trabecular structure. Eur Radiol, 1997, 7: 51-55.

[59] Genant HK, Lang TF, Engelke K, et al. Advances in the noninvasive assessment of bone density, quality, and structure. Calcif Tissue Int, 1996, 59 (Suppl 1): S10-15.

[60] Wehrli FW, Ford JC, Haddad JG. Osteoporosis: clinical assessment with quantitative MR imaging in diagnosis. Radiology, 1995, 196: 631-641.

[61] Majumdar S, Link TM, Augat P, et al. Trabecular bone architecture in the distal radius using magnetic resonance imaging in subjects with fractures of the proximal femur. Magnetic Resonance Science Center and Osteoporosis and Arthritis Research Group. Osteoporos Int, 1999, 10: 231-239.

[62] Boutry N, Cortet B, Dubois P, et al. Trabecular bone structure of the calcaneus: preliminary in vivo MR imaging assessment in men with osteoporosis. Radiology, 2003, 227: 708-717.

[63] Schellinger D, Lin CS, Fertikh D, et al. Normal lumbar vertebrae: anatomic, age, and sex variance in subjects at proton MR spectroscopy-initial experience. Radiology, 2000, 215: 910-916.

[64] Kugel H, Jung C, Schulte O, et al. Age-and sex-specific differences in the 1H-spectrum of vertebral bone marrow. J Magn Reson Imaging, 2001, 13: 263-268.

[65] Shih TT, Chang CJ, Hsu CY, et al. Correlation of bone marrow lipid water content with bone mineral density on the lumbar spine. Spine (Phila Pa 1976), 2004, 29: 2844-2850.

[66] Schellinger D, Lin CS, Lim J, et al. Bone marrow fat and bone mineral density on proton MR spectroscopy and dual-energy X-ray absorptiometry: their ratio as a new indicator of bone weakening. AJR Am J Roentgenol, 2004, 183: 1761-1765.

[67] Schellinger D, Lin CS, Hatipoglu HG, et al. Potential value of vertebral proton MR spectroscopy in determining bone weakness. AJNR Am J Neuroradiol, 2001, 22: 1620-1627.

[68] 尚伟, 林强, 余卫, 等. 氢质子 MR 波谱评估骨质疏松的初步研究. 中华放射学杂志, 2007, 41: 947-951.

[69] Yeung DK, Wong SY, Griffith JF, et al. Bone marrow diffusion in osteoporosis: evaluation with quantitative MR diffusion imaging. J Magn Reson Imaging, 2004, 19: 222-228.

[70] Hans D, Fuerst T, Uffmann M. Bone density and quality measurement using ultrasound. Curr Opin Rheumatol, 1996, 8: 370-375.

[71] Genant HK, Engelke K, Fuerst T, et al. Noninvasive assessment of bone mineral and structure: state of the art. J Bone Miner Res, 1996, 11: 707-730.

[72] Schott AM, Hans D, Sornay-Rendu E, et al. Ultrasound measurements on os calcis: precision and age-related changes in a normal female population. Osteoporos Int, 1993, 3: 249-254.

[73] Waud, RL, DT B. The relationship between ultrasound and densitometric measurements of bone mass at the calcaneus in women. Calcif Tissue Int, 1992, 51: 415-418.

[74] Jergas M, Uffmann M, Muller P, et al. Ultrasound velocity measurement in the diagnosis of postmenopausal osteoporosis. Rofo Fortschr Geb Rontgenstr Neuen Bildgeb Verfahr, 1993, 158: 207-213.

[75] Stegman MR, Heaney RP, Recker RR, et al. Velocity of ultrasound and its association with fracture history in a rural population. Am J Epidemiol, 1994, 139: 1027-1034.

[76] Miller CG, Herd RJM, Ramalingam T, et al. Ultrasonic velocity measurements through the calcaneus: which velocity should be measured? Osteoporosis Int, 1993, 3: 31-35.

[77] Heaney RP, Avioli LV, Chesnut CHd, et al. Osteoporotic bone fragility. Detection by ultrasound transmission velocity. Jama, 1989, 261: 2986-2990.

[78] Faulkner KG, McClung MR, Coleman LJ, et al. Quantitative ultrasound of the heel: correlation with densitometric measurements at different skeletal sites. Osteoporos Int, 1994, 4: 42-47.

[79] Langton CM, Palmer SB, Porter RW. The measurement of broadband ultrasonic attenuation in cancellous bone. Eng Med, 1984, 13: 89-91.

[80] Gluer CC. Quantitative ultrasound techniques for the assessment of osteoporosis: expert agreement on current status. The International Quantitative Ultrasound Consensus Group. J Bone Miner Res, 1997, 12: 1280-1288.

[81] Gluer CC, Wu CY, Jergas M, et al. Three quantitative ultrasound parameters reflect bone structure. Calcif Tissue Int, 1994, 55: 46-52.

[82] Wu CY, Gluer CC, Jergas M, et al. The impact of bone size on broadband ultrasound attenuation. Bone, 1995, 16: 137-141.

[83] Bauer DC, Gluer CC, Genant HK, et al. Quantitative ultrasound and vertebral fracture in postmenopausal women. Fracture Intervention Trial Research Group. J Bone Miner Res, 1995, 10: 353-358.

[84] Agren M, Karellas A, Leahey D, et al. Ultrasound attenuation of the calcaneus: a sensitive and specific discriminator of osteopenia in postmenopausal women. Calcif Tissue Int, 1991, 48: 240-244.

[85] Baran DT. Broadband ultrasound attenuation measurements in osteoporosis [letter; comment]. AJR Am J Roentgenol, 1991, 156: 1326-1327.

[86] Zagzebski JA, Rossman PJ, Mesina C, et al. Ultrasound transmission measurements through the os calcis. Calcif Tissue Int, 1991, 49: 107-111.

[87] Massie A, Reid DM, Porter RW. Screening for osteoporosis: comparison between dual energy X-ray absorptiometry and broadband ultrasound attenuation in 1000 perimenopausal women. Osteoporos Int, 1993, 3: 107-110.

[88] Gluer CC, Vahlensieck M, Faulkner KG, et al. Site-matched calcaneal measurements of broad-band ultrasound attenuation and single X-ray absorptiometry: do they measure different skeletal properties? J Bone Miner Res, 1992, 7: 1071-1079.

[89] Herd RJ, Ramalingham T, Ryan PJ, et al. Measurements of broadband ultrasonic attenuation in the calcaneus in premenopausal and postmenopausal women. Osteoporos Int, 1992, 2: 247-251.

[90] Salamone LM, Krall EA, Harris S, et al. Comparison of broadband ultrasound attenuation to single X-ray absorptiometry measurements at the calcaneus in postmenopausal women. Calcif Tissue Int, 1994, 54: 87-90.

[91] Hans D, Fuerst T, Lang T, et al. How can we measure bone quality? Baillieres Clin Rheumatol, 1997, 11: 495-515.

[92] Baran DT, Kelly AM, Karellas A, et al. Ultrasound attenuation of the os calcis in women with osteoporosis and hip fractures. Calcif Tissue Int, 1988, 43: 138-142.

[93] Stewart A, Reid DM and Porter RW. Broadband ultrasound attenuation and dual energy X-ray absorptiometry in patients with hip fractures: which technique discriminates fracture risk. Calcif Tissue Int, 1994, 54: 466-469.

[94] Hans D, Dargent-Mollina P, Schott A, et al. Ultrasonographic heel measurements to predict hip fracture in elderly women: the EPIDOS prospective study. Lancet, 1996, 348: 511-514.

[95] Bauer D, Gluer C, Cauley J, et al. Broadband ultrasound attenuation predicts fractures strongly and independently of densi-

tometry in older women. Arch Internal Medicine, 1997, 157: 629-634.

[96] Herd RJ, Blake GM, Miller CG, et al. The ultrasonic assessment of osteopenia as defined by dual X-ray absorptiometry. Br J Radiol, 1994, 67: 631-635.

[97] Young H, Howey S and Purdie DW. Broadband ultrasound attenuation compared with dual-energy X-ray absorptiometry in screening for postmenopausal low bone density. Osteoporos Int, 1993, 3: 160-164.

[98] Gluer CC, Barkmann R. Quantitative ultrasound: use in the detection of fractures and in the assessment of bone composition. Curr Osteoporos Rep, 2003, 1: 98-104.

第三章　双能 X 线骨密度测量的临床应用及进展

　　骨质疏松及其骨折等并发症不仅影响老年人的生活质量，而且也会增加社会的经济负担。早期诊断骨质疏松并及时地给予防治干预已成为学者们倍加关注的问题。有关骨质疏松的诊断问题，目前还没有一种准确、快捷的理想诊断方法。以往通过摄取骨骼 X 线影像来诊断骨质疏松，但该方法不仅敏感性较差，且又难以量化地评估体内骨骼矿化的状况。虽然近年来研究表明血生化指标的检测已经可以反映骨内的代谢状况，但目前生化指标的检测结果还不能用于骨质疏松的诊断。然而，骨密度测量因其可量化地评估人体骨骼矿化状况，故其在骨质疏松诊断中的作用日趋重要。目前测量人体骨密度的方法较多，但其中双能 X 线骨密度（dual energy X-ray absorptiometry，DXA）测量结果已被世界卫生组织（World Health Organization，WHO）推荐为骨质疏松诊断的金标准，也是国内外最常用的骨密度（bone mineral density，BMD）测量方法。DXA 骨密度测量的目的除骨质疏松症的诊断外，还可根据其测量结果进行骨折风险性的预测、监测随访过程中骨密度和/或骨量的变化。世界卫生组织相关文件认为用骨密度值推测骨折危险性等同于用血压值去推测卒中的危险性。但在临床的应用中其测量的结果仍不如血压计测量的结果准确和稳定，影响测量结果的因素也较影响血压因素多。同血压相比，人群的骨密度差异较大，且影响 DXA 测量结果的因素也远多于影响血压测量的因素。因此，为了尽可能减少或避免这些因素对 DXA 测量影响，发挥 DXA 测量在骨质疏松症的临床或科研领域中的作用，DXA 测量的质量控制（quality control，QC，简称质控）势在必行。因了解有关 DXA 设备的测量原理、测量的应用范围、测量中的质量控制可有助于对 DXA 测量结果在临床或科研领域中的分析，据此，本文简述如下。

一、DXA 原理及应用

　　DXA 是分别在单光子吸收法（single photon absorptiometry，SPA）和双能光子吸收法（dual photon absorptiometry，DPA）基础上研发出的骨密度测量方法。SPA 是以单能的放射性同位素^{125}I 放出的光子对前臂骨进行扫描，光子经过被测骨衰减后，再经已知参照模的衰减率换算成相应的骨密度值。测量时前臂通常置于一水袋或水槽中，用以避免个体软组织差异造成的影响。SPA 的测量主要限于前臂等周围骨，这主要是因为四肢骨周围的软组织为肌肉等与水吸收值相似的软组织，进而人体前臂软组织间的差异可用水袋加以校正，而中轴骨周围的软组织含大量的脂肪和气体，不能简单地将人躯体置于水槽中以解决上述软组织的影响。这便是随后应用双能 DPA 解决上述软组织对骨密度测量影响的主要原因。DPA 基本原理是通过高低两种不同能量的放射性核素同时扫描被测部位以校正软组织因素的影响。因骨和软组织对低能量的射线吸收均高于高能量的吸收，且这种能量在骨内的吸收明显多于软组织，又因为骨和软组织对低能量吸收的差异明显地高于对高能量吸收的差异，因此可通过计算减出受测部位的软组织，进而得出相应的骨矿含量值。但 DPA 依赖于同位素，其结果受放射性核素衰变等因素的影响，且扫描时间较长，故目前已被 1987 年后出现的双能 X 线吸收仪（dual X-ray absorptiometry，DXA）所取代。DXA 不同于 DPA 之处主要是 DXA 双能的 X 线放射源取代了 DPA 双能的同位素源。DXA 通过 X 线管球放射两种不同能量的射线。因 X 线管球的辐射量明显多于同位素的辐射量，且 X 线的散射量也较少，因此 DXA 可明显地缩短扫描时间和改善测量的精确性和准确性。现已成为国内外骨质疏松症最常用方法，并广泛地应用在临床骨质疏松的诊断及药物研究和流行病学的调研中。

　　不同生产厂家的 DXA 机型成像采集方式有所不同。具体成像采集方式主要分为笔束（pencil beam）、扇束（fan beam）和锥束（cone beam）。笔束 DXA 主要是指 X 线管球发出的线束被对侧单个的探测器所接收，即"点对点"式接收，DXA 线束扫描点对点采集主要优点是测量感兴趣区的面积误差小，在此方面可提高测量的准确性，但因其是"点对点"的扫描，故扫描所需的时间相对较长；而扇束 DXA 主要指的是 X 线管球发出的线束被对侧多个的探测器所接受，即"线（或排）对点"式接收，故其主要优点是扫描时间相对短，但其感兴趣区的扫描面积误差相对较大。因此，有关厂家的高端产品均在提高扫描速度、减少感兴趣区扫描面积的误差、提高测量的精确性和/或准确性及缩短扫描采集成像所需的时间等方面进行了改进，如有的增加了非晶硒光导体构成的矩阵式排列探测器，并进行沿感兴趣区长轴的全扇形几何图像采集；另有厂家生产的 DXA 则应用了窄角扇束技术、多视角图像重建技术和 X 线高度敏感的直接数字化 CZT 探测器等进行扫描采集；笔束和扇束成像采集方式均是通过扫描并运用各向同性技术进行采集成像的。除了笔束和扇束成像采集方式外，还有的采用非扫描的"点对面"或锥束曝光式成像，这采集成像方式同常规 X 线片的成像方式相似，将其 DXA 的 X 线球管置于受测者上方、数字化平板探测器置于受测者的下方，并同时也运用各向同性技术进行成像。因这种骨密度测量仪是与常规的X 线摄片的曝光方式相同，其成像不是通过扫描方式完成，而是通过两次曝光（分别为高能和低能）完成的，理论上讲，其检查的时间可明显缩短，图像质量也相对较为清晰，有利于骨密度测量时感兴趣区的分析和侧位椎体形态的骨折判定，但因有关类型的 DXA 相对较少，其具体的测量结果仍有待于评估和推广。

　　DXA 测量的精确性和准确性除上述笔束、扇束和锥束等不同成像方式有关外，也与 DXA 校准方式、体膜种类及其正确的应用等因素有关。随着 DXA 的设备不断完善和其分析软件版本的不断更新，除改善DXA 测量的精确性和准确性外，各生产厂家根据其各自不同的特点生产出不同机型的 DXA，而这些不同机型的 DXA 功能或应用范围也有所不同，如有的 DXA 机型仅用于测量腰椎和股骨近端；有的机型可测量包括腰椎、股骨近端、前臂和全身等部位；还有的机型除具有上述全身等各部位的 BMD 测量功能外，还可进行脊椎侧位成像，据此进行椎体形态的骨密度评估；也有的机型添加专用软件用于实验动物骨密度测量和儿童骨密度的测量。近来有些厂家在其特有的机型上研发出不同测量功能的软件，如腹主动脉钙化的测量、人体成分（脂肪和/或肌肉）分析、股骨近端的几何维度测量、股骨近端人工关节或术后假体松动的评估及乳腺密度测量评估等，但这些测量结果的临床意义及在我国临床实际应用的可行性还有待实践加以认证。

　　目前临床常用的测量部位是腰椎和髋部（又称股骨近端）。正位腰椎测量感兴趣区包括椎体及其后方的附件结构，但其测量结果受腰椎的退行性改变（如椎体和椎小关节的骨质增生硬化等）和腹主动脉钙化影响。侧位腰椎测量感兴趣区仅限于椎体，故一定程度上消除了上述影响因素。但因侧位全椎体测量感兴趣区仍不可避免地包括椎体周围的骨质增生及硬化，故测量结果也受其影响。而椎体中部的测量使其感兴趣区仅限于椎体的中部，这样可避免因发生在椎体上下缘的骨质增生和硬化等退行性改变的影响；又因其测量结构主要是椎体的松质骨，故其结果与定量 CT 结果显著相关。但无论是侧位全椎体测量和椎体中部测量，其精确性均不如正位椎体测量，近年来生产的 C 形臂 DXA 通过转动 X 线管球进行侧位扫描，使受测者在仰卧位时即可测量腰椎侧位椎体的骨密度。其测量的精确性进一步提高，可达2%。另外，因 DXA 测量结果是面密度，也有作者通过 DXA 椎体的侧位测量、再通过 DXA 椎体正位椎体的横径测量，进而得出 DXA 椎体测量的体积密度，但 DXA 椎体的这种测量体积密度结果是在 DXA 椎体侧位测量的基础上进行的，因此，同 DXA 腰椎的侧位测量一样，因其侧位局限性的因素，故还未在临床骨质疏松的诊断及药物研究和流行病学调研中广泛应用。

　　DXA 的髋部测量可分别测出股骨颈、全髋、大粗隆和 Wards 三角区的骨密度。除 Wards 三角区外，其测量的结果均为小梁骨和皮质骨的总和。尽管 Wards 三角区的感兴趣区包括骨表面的骨皮质，但感兴趣区内的大部分是小梁骨，故测量结果主要反映的是小梁骨的情况。目前的研究结果表明股骨颈测量和全髋的精确性较高，虽 Wards 三角区的测量对骨折的鉴别的敏感性较强，但其测量的精确性较股骨颈差。近来研究表明股骨颈的长度也与股骨颈骨折密切相关，故可通过软件测量股骨颈的长度，这有助于预测此部位骨折的危险性。

因脊椎椎体骨折是骨质疏松症的常见并发症，且是诊断的重要依据。目前已有许多新 DXA 机型可通过一次检查同时测量骨密度、评估胸腰椎侧位椎体形态和椎体压缩骨折的程度，最快的可在 10 秒完成扫描。这种方法既可通过目视半定量判断椎体压缩骨折的程度，又能通过计算机定位进行椎体形态和椎体压缩的定量评估，因此可取代常规射线量相对较大的胸腰椎侧位 X 线摄片。同 X 线成像比较，DXA 可将胸腰椎侧位椎体呈现在同一张影像上，DXA 脊柱侧位成像具有很多优势。首先，受检者接受的效应剂量明显低于 X 线成像所接受的剂量，如 DXA 腰椎像效应剂量为 $0.2 \sim 2.0 \mu Sv$，而侧位腰椎 X 像的效应剂量则为 $700 \mu Sv$，即便是空气中的自然效应剂量 $5 \sim 8 \mu Sv$ 也高于 DXA 腰椎测量的效应剂量（$0.2 \sim 2.0 \mu Sv$），这可从受检者接受的剂量比较凸显了 DXA 在此方面测量的优越性；其次，如前所述有的 DXA 机型的扫描臂可以旋转 90°，这可在受检者仰卧位测量骨密度的同时就可以不改变体位进行脊柱侧位的成像，即受检者在行骨密度测量时，可同时摄取脊椎侧位的 X 线影像，且扇形 X 线束的 DXA，可以避免传统 X 线摄片时所产生的放大效应。目前国外已在临床研究中应用 DXA 这种特有的脊柱侧位影像功能进行椎体骨折的形态评估。值得指出的是：虽 DXA 脊柱侧位影像可同 X 线脊椎侧位成像一样进行椎体骨折的形态评估，但因 DXA 椎体侧位成像的分辨率还不如 X 线影像分辨率高，故 DXA 脊柱侧位影像同 X 线脊椎侧位成像的评估结果尚有差异，1998 年 Rea 等用 Genant 半定量法比较了 161 例绝经后妇女的 X 线脊柱侧位影像与 DXA 脊柱侧位影像评估椎体骨折的数据，结果表明对于 2 度和 3 度椎体骨折，DXA 评估准确率达 91.9%，与 X 线评估结果相似，但对于 1 度椎体骨折的评估不如 X 线影像。

二、DXA 的质量控制

因 DXA 设备及测量分析方法较为复杂，而不同人群或个体的骨密度差异又较大，个体的骨密度变化的速度较慢、所需时间较长，因此，DXA 测量结果分析和其质量控制尤为重要。DXA 测量结果的可靠与否取决于受检者的自身因素、DXA 操作者因素和 DXA 设备的本身因素。受检者的自身因素包括：是否有严重的脊椎退行性骨性关节炎、测量部位是否有骨折、髋部是否有畸形或病变等，还有受检者的体外异物、胃肠钡剂检查后的体内钡剂等这些受检者自身因素均可影响 DXA 的测量结果；操作者因素主要是指操作者的经验不足、岗前未参加过相关的培训或没有严格按照 DXA 操作手册进行工作。DXA 设备本身因素较为复杂，如年久的 DXA 设备中的机械部分老化、软件和硬件的升级、机器的位置移动，甚至是工程师维修后等均可导致 DXA 的运行和测量结果的变化，降低测量结果的重复性，这在某种程度上也影响了 DXA 测量结果的可靠性，进而影响了 DXA 在临床上的应用。为了避免或减少上述因素的影响，使 DXA 测量结果更加可靠，国外多数临床及研究机构均已将质量控制（质控）工作列入日常的 DXA 测量工作中，国内刚刚开始这方面的工作。这些质控工作主要是在克服或避免上述受检者和操作者因素的基础上对 DXA 设备测量结果的监测和分析，具体包括 DXA 设备自身的纵向质控和多中心测量的横向质控，下面简述两种不同的质控。

（一）DXA 纵向质控测量

临床及药物研究中受检者骨密度变化的评估可受 DXA 设备稳定性的影响。如 DXA 设备存在使用年限较长、其部件老化、机器的位置的变化、软件和硬件的升级等不稳定因素，其不同阶段测量的结果可能会与受检者骨密度结果的变化相似。因此，及时地通过纵向质控检出和解决这些问题以保证测量的骨密度变化是生物体真正的骨密度变化至关重要。纵向质控首先评估骨密度仪以往的运行情况，并以此作为今后校正的基线，通过资料的回顾分析随时记录找出机器漂移或位移的时间和测量漂移或位移的程度，并加以校正，这可防止其对真正骨密度变化的影响，并可定量地校正或消除影响测量的因素。具体测量是：每个工作日或每周 3 次测量标准化的骨密度体模，并将其结果与基线进行比较分析。分析的方法有：Shewhart 图表法、cumulative sum 图表法、移动平均数图表法（moving average charts）等。Lu 等率先比较了各种方法，并指出 Shewhart 图表法和 cumulative sum 图表法用于 DXA 的纵向质控结果较好。

（二）DXA 横向质控测量

现有的各厂家生产的 DXA 产品系统不同，测量差异较大，虽是同一厂家其不同机型，甚至是同一机型不同地区其测量的结果也存差异，不同的 DXA 运行情况其 DXA 的校正不同。Genant 等观察表明 Lunar、Hologic 和 Norland 三家公司的 DXA 存有差异，且提出上述三厂家的 BMD 测量的换算公式，但随着各厂家的机器更新和完善以及新的厂家和新的机型产出，这些公式已不能满足目前多中心的临床研究需要。因此，在临床药物研究中应横向校正所有参加研究的 DXA，以减少他们之间的差异。

DXA 的横向校正是将体模放在不同 DXA 仪的进行测量，具体的校正体模有许多。有的是将 Hologic 腰椎体模或欧洲腰椎体模的联合应用，有的是用不同梯度密度的体膜（如 GE-Lunar 腰椎体膜）进行不同 DXA 测量的横向校正。通过体模在不同研究单位的 DXA 仪进行测量的结果，再进行换算加以校正。

横向体模的应用也有其局限性。实际工作中也不能仅靠体模的测量来准确地区分不同厂家 DXA 测量的差异，有必要根据研究活体不同 DXA 测量结果所得的标准方程进一步校正这些差异，这种活体横向校正虽在理论上较为理想，但在临床实际工作中极为困难。

值得指出的是：无论上述横向质控还是纵向质控均是在正确的扫描和分析的基础上进行的，因此，不能忽视对扫描和分析过程的检测。如操作者的扫描和分析出现误差时，其后的横向质控和纵向质控也是毫无意义的。

另外，评估骨密度或骨矿含量活体测量的精确性也是质控的重要部分之一。这有助于评估骨质疏松的诊断和疗效，测量常用变异系数（coefficient of variation，CV%）和标准差（standard deviation，SD）来表示，并可根据精确性计算出骨密度的最小有意义变化值（least significant change，LSC）及其疗效观察所需的最短随访间隔时间，但用变异系数评估测量的精确性可低估实际精确性的 30%，因此，Glüer 等建议应用标准差平方根（root mean square of standard deviviation）进行评估。在临床活体骨矿含量测量精确性评估时，受试者的年龄因素也影响精确性的结果，因此，应根据临床研究的实际需要选择评估测量精确性的受试者年龄范围，以满足其需要。

三、DXA 的诊断标准

1994WHO 推荐 Kanis 提出的白种人女性骨质疏松症骨密度测量的诊断标准，即 BMD 或 BMC 大于青年成人平均值的-1 个标准差（standard deviation，SD）者为正常；若在平均值的-1SD 和-2.5SD 之间者为骨量减少或低骨量（osteopenia）；若低于-2.5SD 者为骨质疏松；若低于-2.5SD 且伴有 1 个部位以上的骨折者为严重骨质疏松。T 值是 DXA 测量值减去参照人群骨峰值的结果再除以参照人群骨峰值的标准差（SD）后所得的数值，用公式可表示为：

$$T\,值 = \frac{BMD\,或BMC_{(测量值)} - BMD\,或BMC_{(正常骨峰值)}}{SD_{(正常骨峰值)}}$$

DXA 测量临床上常用的推荐测量部位是腰椎、股骨颈、全髋，诊断依据其中最低的 T 值。如病人腰椎和股骨近端无法测量或其测量结果不能解释时，可测量非优力侧的桡骨远端，但目前国内各地区人群非优力侧的桡骨远端骨密度正常值的数据尚不完整，因此，诊断时应注意测量结果的分析。

Z 值：是测量值减去正常同年龄组参照值的结果除以正常同年龄组参照值的标准差（SD），用公式可表示为：

$$Z\,值 = \frac{BMD\,或BMC_{(测量值)} - BMD\,或BMC_{(正常同年龄组参照值)}}{SD_{(正常同年龄组参照值)}}$$

由此看出：Z 值用于比较与正常同龄人骨密度的差异。虽临床骨质疏松症的诊断选用 T 值，而不选用 Z 值，但 Z 值可用于儿童、绝经前妇女和小于 50 岁男性的骨矿含量评估。

值得指出的是，早在 1994 年骨质疏松诊断标准提出时其标准的适用人群范围仅限于高加索白种人绝经后妇女。2007 年的国际临床骨密度测量学会（International Society for Clinical Densitometry，ISCD）文件中扩大了该标准的诊断人群范围，分别将该标准的年龄和性别扩大至：女性围绝经期妇女及男性≥50 岁以上的人群的判定均可参照此标准。50 岁以上的男性人群参照此标准的依据主要是其评估椎体骨折和髋部骨折的风险与女性的评估结果相似。男性参照该诊断标准中的峰值选择也有不同之处：ISCD 认为男性诊断 T 值的参照峰值可为女性人群，而 IOF 则认为男性诊断 T 值的参照峰值应为男性人群。

如上所述，WHO 骨质疏松诊断标准仍有许多局限性，全球所有地区及不同人种的骨质疏松以此标准诊断的结果有所不同，这主要是不同地区、不同人种的骨量变化的特点所导致的骨密度正常值和骨密度的变化以及骨折的发生率不尽相同。因此，不同国家和地区的学者都试图找到其相应国家地区人种的骨质疏松诊断标准，国内也有学者和相关机构对建立骨质疏松诊断标准表示出极大的关注，但 WHO 推荐的骨质疏松诊断标准主要是依据所选地区人种骨密度正常分布和其生存期（lifetime）骨折危险性的数据而定，因国内尚未见到有关我国或某地区某民族人种的生存期骨折危险性的报道，故从方法学角度目前还没有足够的资料用以参照 WHO 推荐的骨质疏松诊断标准的制定方法来制定我们自己的骨质疏松诊断标准。诚然，制定本地区人种的骨质疏松诊断标准有利于指导临床实际工作，但在全球范围内各国家地区在未找到本国家地区人种的骨质疏松诊断标准时，仍采用 1994 年 WHO 推荐的骨质疏松诊断标准，国内外相关学者的临床和学术研究报道也多采用或参照此诊断标准，2003 年 WHO 骨质疏松专题组发表的文件也还沿用此诊断标准，尽管该标准存在有局限性，但作者认为在目前还未制定出我国的骨质疏松诊断标准前，上述 WHO 推荐的骨质疏松诊断标准对我们现阶段的临床和科研工作仍具有指导意义。

虽 WHO 推荐应用上述标准，但实际工作中，国内外均有报道依据上述标准判断时，骨质疏松和正常人或低骨量者仍有一定程度的重叠，进而可选择骨折风险评估工具（fracture risk assessment tool，FRAX）（http://www.shef.ac.uk/FRAX）进一步评估，这也说明上述骨质疏松的诊断标准仍有待于完善。另外，在诊断中，不宜简单地将 DXA 骨密度测量的作用绝对化，目前任何骨矿测量方法均有其各自的局限性。因骨密度测量结果在骨质疏松症的众多危险因素中权重作用较大的因素，故笔者认为：这可能是 WHO 推荐选此作为骨质疏松诊断标准的主要原因。如 80 岁妇女，仅从年龄和绝经史而不需做骨密度测量即可判断为骨质疏松，此时骨密度的测量可能不是主要用于诊断，而是进一步了解骨质疏松的程度和监测治疗后的变化。另外，个体骨密度的差异较大，许多的研究结论也多来自群体的观察，故就某组群体来说骨密度值的测量意义较大，仅就个体来说，其骨密度值的测量意义仍有一定限度。

虽然目前均认为：测量骨密度值评估骨折的意义和测量血压评估脑卒中的意义和测量血脂评估心肌梗死的意义相似，但正常人体的骨密度远不如正常体内血压那样稳定，人体骨密度随不同年龄段、不同性别、不同地区、不同人种等因素差异较大，而正常人血压相对不受上述因素影响，稳定在一定范围内。因此，在分析骨密度测量结果时不宜将其过分地简单化。

DXA 腰椎和髋部骨密度报告结果的分析

DAX 骨密度报告主要由受检者的信息、测量部位及感兴趣区定位的影像、测量结果在正常人群分布的曲线图、具体不同感兴趣区的测量结果等［如骨密度和/或骨矿含量、T 值、Z 值等］组成：其中有关测量部位及感兴趣区定位的影像的观察较为重要，可根据测量部位及感兴趣区定位的影像评估 DXA 测量结果是否可靠，如可从 DXA 的影像观察测量体位是否准确、感兴趣区定位是否正确、受检者的测量部位和感兴趣区是否有体外异物重叠、测量部位及感兴趣区是否有严重的退行性骨性关节炎或其他病变等，如有这些因素的存在，其 DXA 测量结果定会受到干扰，难以保证准确。此时，应尽量去除上述干扰因素，重复测量，如干扰因素无法去除（如测量部位及感兴趣区手术后金属或假体的置入）等，应选择其他测量方法或其他测量部位进行评估。另外，值得指出的是：目前许多厂家 DXA 的测量部位及感兴趣区的影像随着分辨率的不断提高其影像的显示也逐渐清晰。尽管这种 DXA 影像的清晰度不断提高或改进，但目前的 DXA 影像尚不足以和临床常规 X 线影像相媲美。因此，不能依据 DXA 测量部位的影像进行临床疾病的影像诊断，如在 DXA 测量部位的影像上见有可疑的异常征象，应建议进一步行常规的 X 线或其他影像方法检查，进行相应的临床影像诊断。

骨密度测量方法和测量部位的选择和应用

目前骨密度测量方法较多，其测量结果所反映的受检者骨矿和/或骨结构信息也不尽相同。不同的测量方法也受各种仪器本身测量的参数影响。尽管各种测量存在着相关性，但目前仍不能互相取代。WHO 推荐的诊断骨质疏松的标准是以双能 X 线测量的结果，双能 X 线骨密度仪测量的首选部位是腰椎和髋部，特别髋部的测量结果在老年人群的评估意义更大，这主要是因为此部位骨密度值与其骨质强度和骨折危险性密切相关，且此部位骨折的临床意义也较大。然而，无论什么部位的骨密度减低均可增加其骨折的危险性，也可以说，测量髋部骨密度预测其骨折危险性可等同于测量血压预测其卒中危险性。目前，因各厂家双能 X 线骨密度仪的差异及其正常值范围不同等因素，所测的骨密度值尚不统一。T 值仅用于 DXA 的骨质疏松诊断。其他测量方法如定量超声和定量 CT（quantitative CT，QCT）虽有助于骨折危险性的评估、外周 DXA 测量和定量超声测量可用于评估其骨折的危险性，但这些测量方法目前均尚不能选择其 T 值用于骨质疏松的诊断。

其他种类的骨矿测量方法也各有其特点，不宜简单地将一种方法的结果去取代或预估另一种方法的结果，如不能用腰椎正位 DXA 的测量值去预估 QCT 腰椎的测量值，或用 QCT 腰椎测量值去预估 DXA 腰椎正位的测量值；即使是同一受检者同一 DXA 测量，其腰椎测量结果和髋部测量结果也经常出现不一致的现象，此时，应视受检者的具体情况加以分析，不应简单地将腰椎测量结果和髋部测量混为一谈。虽目前任何一种骨密度测量方法均不可能满足临床、药物研究和流行病学调研等领域的所有需要，但根据临床、药物研究和流行病学调研等领域工作中的不同目的适当地选择相应的测量方法及对测量感兴趣区结果的评估仍很重要，如绝经后妇女因其骨质疏松是以代谢敏感的松质骨为主，故腰椎 QCT 测量可更早地反映其骨丢失的变化，并可较为敏感地监测或随访观察骨密度的动态变化；肾性骨病主要是以四肢皮质骨丢失为主，其腰椎骨密度值可为低、正常甚至增高，这样选择前臂皮质骨的测量方法可能更有助于肾性骨病骨量丢失的分析。总之，应仔细考虑所用测量方法的特点和受检者测量部位感兴趣区的特点并加以分析，可有助于最终骨质疏松的预防和诊治方案的制订。

以上仅就目前常见的 DXA 骨密度测量的临床应用和相应的质控问题加以简述，旨在引起国内学者或同道们的重视，合理地解释 DXA 的测量结果，提高 DXA 临床应用的可靠性。

（余 卫）

参 考 文 献

［1］ Kanis JA. Assessment of fracture risk and its application to screening for postmenopausal osteoporosis: a synopsis of a WHO report. Osteoporosis Int, 1994, 4: 368-381.

［2］ Genant HK, Cooper C, Poor G, et al. Interim report and recommendations of the World Health Organization Task-Force for Osteoporosis. Osteoporos Int, 1999, 10: 259-264.

［3］ Cameron JR and Sorensen JA. Measurement of bone mineral in vivo: An improved method. Science, 1963, 142: 230.

［4］ Wahner HW, Dunn WL, Mazess RB, et al. Dual-photon Gd-153 absorptiometry of bone. Radiology, 1985, 156: 203-206.

［5］ Mazess R, Collick B, Trempe J, et al. Performance evaluation of a dual-energy x-ray bone densitometer. Calcif Tissue Int, 1989, 44: 228-232.

［6］ Cecelja M, Frost ML, Spector TD, et al. Abdominal aortic calcification detection using dual-energy X-ray absorptiometry: validation study in healthy women compared to computed tomography. Calcif Tissue Int, 2015, 92: 495-500.

［7］ Schousboe JT, Wilson KE, Kiel DP. Detection of abdominal aortic calcification with lateral spine imaging using DXA. J Clin

Densitom, 2006, 9: 302-308.

[8] Setiawati R, Di Chio F, Rahardjo P, et al. Quantitative Assessment of Abdominal Aortic Calcifications Using Lateral Lumbar Radiograph, Dual-Energy X-ray Absorptiometry, and Quantitative Computed Tomography of the Spine. J Clin Densitom, 2015, 19: 242-249.

[9] Smith JA, Vento JA, Spencer RP, et al. Aortic calcification contributing to bone densitometry measurement. J Clin Densitom, 1999, 2: 181-183.

[10] Toussaint ND, Lau KK, Strauss BJ, et al. Determination and validation of aortic calcification measurement from lateral bone densitometry in dialysis patients. Clin J Am Soc Nephrol, 2009, 4: 119-127.

[11] Snijder MB, Visser M, Dekker JM, et al. The prediction of visceral fat by dual-energy X-ray absorptiometry in the elderly: a comparison with computed tomography and anthropometry. Int J Obes Relat Metab Disord, 2002, 26: 984-993.

[12] Muller MJ, Geisler C, Pourhassan M, et al. Assessment and definition of lean body mass deficiency in the elderly. Eur J Clin Nutr, 2014, 68: 1220-1227.

[13] Center JR, Nguyen TV, Pocock NA, et al. Femoral neck axis length, height loss and risk of hip fracture in males and females. Osteoporos Int, 1998, 8: 75-81.

[14] Faulkner KG, Wacker WK, Barden HS, et al. Femur strength index predicts hip fracture independent of bone density and hip axis length. Osteoporos Int, 2006, 17: 593-599.

[15] 阮建萍, 李冠武, 汤光宇, 等. DXA 髋几何力学参数评估女性股骨近端强度. 同济大学学报（医学版）, 2014, 1: 46-51.

[16] Broy SB, Cauley JA, Lewiecki ME, et al. Fracture Risk Prediction by Non-BMD DXA Measures: the 2015 ISCD Official Positions Part 1: Hip Geometry. J Clin Densitom, 2015, 18: 287-308.

[17] 周军杰, 曹成福, 庞金辉, 等. 生物型陶瓷人工双极股骨头假体的 5 年临床和放射学影像随访分析. 中华关节外科杂志: 电子版, 2013, 7: 10-14.

[18] Shepherd JA, Kerlikowske KM, Smith-Bindman R, et al. Measurement of breast density with dual X-ray absorptiometry: feasibility. Radiology, 2002, 223: 554-557.

[19] Shepherd JA, Herve L, Landau J, et al. Clinical comparison of a novel breast DXA technique to mammographic density. Med Phys, 2006, 33: 1490-1498.

[20] Maskarinec G, Morimoto Y, Daida Y, et al. Comparison of breast density measured by dual energy X-ray absorptiometry with mammographic density among adult women in Hawaii. Cancer Epidemiol, 2010, 35: 188-193.

[21] Shepherd JA, Malkov S, Fan B, et al. Breast density assessment in adolescent girls using dual-energy X-ray absorptiometry: a feasibility study. Cancer Epidemiol Biomarkers Prev, 2008, 17: 1709-1713.

[22] Yu W, Gluer CC, Fuerst T, et al. Influence of degenerative joint disease on spinal bone mineral measurements in postmenopausal women. Calcif Tissue Int, 1995, 57: 169-174.

[23] Yu W, Gluer CC, Grampp S, et al. Spinal bone mineral assessment in postmenopausal women: a comparison between dual X-ray absorptiometry and quantitative computed tomography. Osteoporos Int, 1995, 5: 433-439.

[24] Jergas M, Breitenseher M, Gluer CC, et al. Which vertebrae should be assessed using lateral dual-energy X-ray absorptiometry of the lumbar spine. Osteoporos Int, 1995, 5: 196-204.

[25] Jergas M, Breitenscher M, Gluer CC, et al. Estimates of volumetric bone density from projectional measurements improve the discriminatory capability of dual x-ray absorptiometry. J Bone Miner Res, 1995, 10: 1101-1110.

[26] Lu PW, Cowell CT, SA LL-J, et al. Volumetric bone mineral density in normal subjects, aged 5-27 years. J Clin Endocrinol Metab, 1996, 81: 1586-1590.

[27] Griffith JF, Genant HK. Bone mass and architecture determination: state of the art. Best Pract Res Clin Endocrinol Metab, 2008, 22: 737-764.

[28] Njeh CF, Fuerst T, Hans D, et al. Radiation exposure in bone mineral density assessment. Appl Radiat Isot, 1999, 50: 215-236.

[29] Kalender WA. Effective dose values in bone mineral measurements by photon absorptiometry and computed tomography. Osteoporos Int, 1992, 2: 82-87.

［30］ Huda W, Bissessur K. Effective dose equivalents, HE, in diagnostic radiology. Med Phys, 1990, 17: 998-1003.

［31］ Hind K, Birrell F, Beck B. Prevalent morphometric vertebral fractures in professional male rugby players. PLoS One, 2014, 9: e97427.

［32］ Kanterewicz E, Puigoriol E, Garcia-Barrionuevo J, et al. Prevalence of vertebral fractures and minor vertebral deformities evaluated by DXA-assisted vertebral fracture assessment (VFA) in a population-based study of postmenopausal women: the FRODOS study. Osteoporos Int, 2014, 25: 1455-1464.

［33］ Rea JA, Li J, Blake GM, et al. Visual assessment of vertebral deformity by X-ray absorptiometry: a highly predictive method to exclude vertebral deformity. Osteoporos Int, 2000, 11: 660-668.

［34］ Lu Y, Mathur AK, Blunt BA, et al. Dual X-ray absorptiometry quality control: comparison of visual examination and process-control charts. J Bone Miner Res, 1998, 11: 626-637.

［35］ Garland SW, Lees B, Stevenson JC. DXA longitudinal quality control: a comparison of inbuilt quality assurance, visual inspection: multi-rule Shewhart charts and Cusum analysis. Osteoporos Int, 1997, 7: 231-237.

［36］ Genant HK, Grampp S, Gluer CC, et al. Universal standardization for dual x-ray absorptiometry: patient and phantom cross-calibration results. J Bone Miner Res, 1994, 9: 1503-1514.

［37］ Gluer CC, Blake G, Lu Y, et al. Accurate assessment of precision errors: how to measure the reproducibility of bone densitometry techniques. Osteoporos Int, 1995, 5: 262-270.

［38］ 林强, 余卫, 秦明伟, 等. 年龄因素对中老年妇女髋部双能 X 线骨密度仪测量重复性的影响. 中国医学科学院学报, 2005, 27: 108-110.

［39］ Assessment of fracture risk and its application to screening for postmenopausal osteoporosis Technical Report Series 843. Geneva: WHO, 1994.

［40］ Kanis JA. Assessment of fracture risk and its application to screening for postmenopausal osteoporosis: synopsis of a WHO report. Osteoporos Int, 1994, 4: 368-381.

［41］ Baim S, Binkley N, Bilezikian JP, et al. Official Positions of the International Society for Clinical Densitometry and executive summary of the 2007 ISCD Position Development Conference. J Clin Densitom, 2008, 11: 75-91.

［42］ De Laet CE, Van Hout BA, Burger H, et al. Hip fracture prediction in elderly men and women: validation in the Rotterdam study. J Bone Miner Res, 1998, 13: 1587-1593.

［43］ de Laet CE, van der Klift M, Hofman A, et al. Osteoporosis in men and women: a story about bone mineral density thresholds and hip fracture risk. J Bone Miner Res, 2002, 17: 2231-2236.

［44］ De Laet CE, van Hout BA, Burger H, et al. Bone density and risk of hip fracture in men and women: cross sectional analysis. BMJ, 1997, 315: 221-225.

［45］ Wasnich RD, Davis JW, Ross PD. Spine fracture risk is predicted by non-spine fractures. Osteoporos Int, 1994, 4: 1-5.

［46］ Binkley NC, Schmeer P, Wasnich RD, et al. What are the criteria by which a densitometric diagnosis of osteoporosis can be made in males and non-Caucasians? J Clin Densitom, 2002, 5 Suppl: S19-27.

［47］ Kanis JA. An Update on the Diagnosis of Osteoporosis. Curr Rheumatol Rep, 2000, 2: 62-66.

［48］ Kanis JA, Johnell O, Oden A, et al. FRAX and the assessment of fracture probability in men and women from the UK. Osteoporos Int, 2008, 19: 385-397.

［49］ Kanis JA, McCloskey EV, Johansson H, et al. A reference standard for the description of osteoporosis. Bone, 2008, 42: 467-475.

第四章　QCT 和 pQCT 测量

定量计算机断层扫描（quantitative computed tomography，QCT）是一种三维非投射性成像技术，可以用来量化脊柱、股骨、胫骨和前臂骨密度（BMD）。QCT 起始于 20 世纪 70 年代，但最初并未得到广泛采纳，随着 CT 技术的不断发展和广泛应用，QCT 较 DXA 及其他骨密度测量技术的优势重新得到广大学者的重视。QCT 可以明确区分皮质骨和松质骨，可以选择适宜测量的区域 - 感兴趣体积（volume of interest，VOI）从而避开脊柱退行性变部位，测量数据为独特的三维结构参数，测定骨密度的单位是 mg/cm³，是真正的密度，为体积骨密度（vBMD），而双能 X 线吸收法（DXA）测定的是面积密度（aBMD），单位是 mg/cm²。QCT 在骨质疏松诊断、骨折风险预测、骨量监测、治疗效果评价方面发挥重要作用。越来越多的研究采用了 QCT 的结果，国际临床骨密度测量学会（International Society for Clinical Densitometry，ISCD）2007 年和 2015 年两次发布有关 QCT 的官方立场声明，说明这一技术目前已在国际上获得广泛认可。

一、QCT 测量 BMD 的原理

计算机断层扫描是一种以 X 射线为基础的技术，利用 X 线穿过不同物质时衰减系数不同的原理，以水衰减系数（μw）为标准，根据 CT 值与衰减系数（μ）的关系式（如下）可计算某种物质的 CT 值，以 Hounsfield 单位（Hu）表示。

$$CT \text{ 值} = \frac{\mu - \mu w}{\mu w} 1000 [Hu]$$

CT 检测时水的 CT 值是 0Hu，人体内密度最高的骨皮质 CT 值定为 +1000Hu，密度最低的空气 CT 值为 -1000Hu，其他各种组织的 CT 值介于 -1000 ~ +1000Hu。如软组织 CT 值多位于 +20 ~ +50Hu，脂肪组织多位于 -90 ~ -40Hu。

QCT 在 CT 扫描时附加外置质量控制体模和校准体模，通过软件处理将扫描图像的 CT 值转换成等效的骨密度值。QCT 技术可以在人体组织断层图像内任意选取感兴趣测量体积（VOI）进行测定，因此可以分别测量皮质骨和松质骨的 CT 值及骨密度。

二、QCT 的分类

根据测定部位和测定方法不同，可将 QCT 分为以下几类：

1. 中轴骨 QCT　主要用于测量中轴骨如脊柱和髋部，可以使用临床常规 CT 扫描机进行测定，是目前临床上使用最广泛的 QCT。

2. 外周 QCT（peripheral QCT，pQCT）　主要用于测量桡骨和胫骨的骨密度以及骨几何形态数据及生物力学参数，通常需使用专门的 CT 扫描机，近年来随着 CT 技术和专用体模的发展，常规螺旋 CT 机也可用于 pQCT 检测。

3. 高分辨外周骨定量 CT（high-resolution peripheral quantitative computed tomography，HR-pQCT）　是在显微 CT（micro-CT）技术基础上发展而来的一种通过无创的方法重建人体骨骼三维立体结构，并将皮质骨和小梁骨独立区分出来，测量体积骨密度和骨微结构定量参数，最后通过有限元分析（finite element analysis，FEA）评价骨强度的新型检测手段，它的问世有效的弥补了 DXA 测定技术的不足。测量的主要部位是桡骨远端和胫骨远端，辐射剂量低。

三、中轴骨 QCT

1. 腰椎 QCT　腰椎 QCT 的测量方法比较成熟，早期需要选取 $T_{12} \sim L_4$ 之间的 3~4 个椎体，后来由于螺旋 CT 扫描的引入，CT 的层厚从 8~10mm 减少到 1~3mm，大大提高了断层图像的空间分辨率，因此可在 $T_{12} \sim L_3$ 选择两个完整椎体，这样可以减少辐射暴露剂量，通常选择 L_1 和 L_2 椎体。北京协和医院秦明伟等完成 445 例健康人群 QCT 腰椎骨密度如下（表 4-4-1）：

表 4-4-1　445 例健康人群 QCT 腰椎骨密度（mg/cm^3）

年龄组	男性		女性	
	n	$\bar{x} \pm s$	n	$\bar{x} \pm s$
10~19	23	185.1±34.0	15	200.2±33.8
20~29	21	174.1±32.3	44	187.0±29.1
30~39	28	155.3±24.7	38	175.6±21.9
40~49	28	148.5±26.1	46	154.0±27.1
50~59	33	129.0±23.9	51	116.7±26.6
60~69	27	107.9±30.1	36	92.9±29.3
70~79	29	104.3±33.2	24	69.8±20.1
80~89	1	103.1	1	50.7

（1）腰椎 QCT 诊断骨质疏松症的标准：目前国际公认的骨质疏松症诊断标准仍是采用 DXA 测定的骨密度，DXA 的 T 值≤-2.5 诊断骨质疏松，但腰椎 QCT 的 T 值与 DXA 的 T 值对诊断骨质疏松症的敏感性和特异性并不一致，文献报道腰椎 QCT 的 T 值达到-3.8~-3.3 才相当于 DXA 的 T 值-2.5，因此不能完全照搬 DXA 的诊断标准。2007 年 ISCD 建议腰椎 QCT 参考值为：骨密度>120mg/cm^3 为骨量正常，80~120mg/cm^3 为骨量减少，<80mg/cm^3 为骨质疏松症。这样腰椎 QCT 值 120mg/cm^3 即对应 DXA 的 T 值-1.0，80mg/cm^3 即对应 T 值-2.5。国内的研究也沿用了这一标准。

（2）腰椎 QCT 用于预测骨折风险：已有多项研究证实，腰椎 QCT 测定对于椎体骨折具有一定的预测作用，对绝经后妇女的椎体骨折风险的预测能力与 DXA 基本相同，但对于男性则缺乏足够证据。而腰椎 QCT 对于预测髋部以及其他部位骨折的能力还需要进一步评估。

（3）腰椎 QCT 用于监测年龄、疾病及治疗相关的骨密度变化：研究资料表明，（从 25 岁到 75 岁）腰椎 QCT 松质骨 BMD 的峰值在 25 岁左右，之后女性每年下降 1%~1.2%（平均 1.18%），在绝经期 QCT 骨密度快速下降，与 50 岁相比下降 1.8%~2.2%/年，绝经后妇女的骨密度下降更快，达 1.5%~1.8%/年（平均 1.67%/年）。男性的骨量丢失在 0.85%~1.05%/年（平均 0.91%/年），骨丢失呈匀速下降，无明显加速，由此可以明确观察到女性和男性增龄所致的 BMD 变化。

对于药物治疗后 BMD 的观察，则需要考虑到 QCT 的精确度可能导致的数据偏差。根据发表的数据，QCT 测定椎体松质骨 BMD 的精确度在 1.3%~2.4%，计算出最小有意义变化（LSC）为 3.3%~6.6%，因此，如果要观察椎体松质骨 BMD 2%的变化，观察的时间间隔（MTI）需要 1.7~3.3 年，如仅能出现 1%的变化，MTI 将延长两倍。男性年龄相关 BMD 变化较女性小，因此观察时间需要更长。腰椎 QCT 松质骨 BMD 已经被应用于多项前瞻性抗骨质疏松药物临床试验，包括骨吸收抑制剂及骨形成促进剂，如阿仑膦酸钠、雷洛昔芬、降钙素、雌激素和 PTH 类似物等。多数研究针对绝经后妇女，而有关男性的研究也有少量，包括阿仑膦酸钠、PTH 类似物及睾酮治疗。

2. 髋部 QCT　与腰椎 QCT 相比，髋部因结构复杂，QCT 的使用起步较晚，近年研究相对增多，也已制定了相应的操作标准。QCT 扫描区域要求从股骨头开始，一直延伸至股骨干近端。

（1）髋部 QCT 诊断骨质疏松症的标准：2007 年以后髋部 QCT 的应用得到快速发展，得益于 CT 及成像软件技术的进步，其中髋部投影性 DXA 等效检测方法（projectional DXA-equivalent measures）发挥重要作用。髋部的三维 QCT 数据可以转换为投影性的 DXA 样的图像，在这张图像上，可以计算 aBMD，由此可以得出与 DXA 等效的髋部骨密度 T 值。美国 FDA 批准了相应技术的使用，CTXA 模型软件已得到应用。股骨颈部位采用 CTXA 模型计算的 DXA 等效 T 值也已整合进 WHO 的骨折风险预测模型（FRAX）用于计算 10 年的骨折概率。因此，2015 年 ISCD 指出髋部 QCT 测定的股骨颈及全髋 DXA 等效 T 值用于诊断骨质疏松症的标准与 DXA 方法相一致，T 值≤−2.5 诊断骨质疏松。

尽管髋部 QCT 的 DXA 等效 T 值可以替代 DXA 方法的 T 值，但临床并不建议仅为获取 QCT 骨密度 T 值就进行该项检查，这是因为 QCT 的辐射暴露剂量远远超过 DXA，达到 DXA 的 50~100 倍，因此只有在无 DXA 仪时或因其他原因进行该部位 CT 扫描时获取数据，用于评估骨质疏松症。

（2）髋部 QCT 用于预测骨折风险：多项研究表明，髋部 QCT 测定的 DXA 等效 T 值对绝经后妇女及老年男性髋部骨折风险的预测能力与 DXA 基本相同。也有研究认为髋部松质骨 vBMD 比全部 vBMD 对骨折的预测意义更大。

（3）髋部 QCT 用于监测年龄及治疗相关的骨密度变化：髋部松质骨或全部 BMD 均可以监测年龄及治疗相关的骨密度变化。已有多项研究显示髋部 QCT 测定的 vBMD 和 aBMD 可以反映骨密度的变化，Ages-Reykjavik 研究中，平均年龄 74 岁受试者，股骨颈 vBMD 女性下降 1.1%/年（1.0%~1.2%/年），男性下降 0.7%/年（0.5%~0.8%/年）；而股骨颈 aBMD 女性下降 1.3%/年（1.0%~1.5%/年），男性下降 0.8%/年（0.5%~1.2%/年）。

在药物治疗观察中，髋部 QCT 测定已在多项前瞻性抗骨质疏松药物临床试验中应用，包括阿仑膦酸钠、伊班膦酸、雷洛昔芬、迪诺塞麦、PTH 类似物。研究对象均是绝经后妇女，尚无男性的药物治疗研究使用髋部 QCT 的报告。

四、pQCT

专门的 pQCT 扫描仪有单层扫描和多层扫描模式之分，桡骨的测量位置可以从桡腕关节面一直到尺骨鹰嘴平面。通常单层 CT 的扫描位置为桡骨远端（桡骨长度的 4%），主要成分为松质骨；桡骨干（桡骨长度的 15%~65%），主要由皮质骨组成。多层扫描时桡骨远端可测量桡骨长度的 4%~10% 位置，桡骨干位置与单层扫描相同（图 4-4-1）。多层扫描模式测量的精确度更高，缩小扫描层的厚度，如 2~1mm，也能够大大增加几何分辨率。近年也有采用常规螺旋 CT 机及相应体模进行的 pQCT 检测。

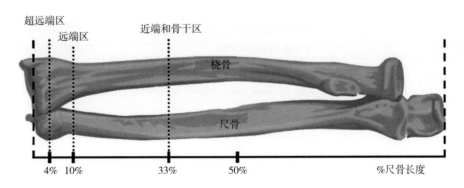

图 4-4-1　pQCT 扫描部位

有研究显示桡骨远端 pQCT 结果对于预测绝经后妇女的髋部骨折有一定价值，但对于预测椎体骨折没有帮助，另外男性资料尚少，不能评判。桡骨远端全部或松质骨 BMD 可以用于监测年龄以及治疗相关的骨密度变化。

五、高分辨外周骨定量 CT（HR-pQCT）

HR-pQCT 目前常用的扫描机器类型有 Scanco 和 Skyscan 等。在体扫描应用较多的是 Scanco（Xtreme CT Scanco Medical AG，Bruttisellen，Switzerland）。主要扫描受试者桡骨和胫骨远端，Xtreme CT Ⅱ 的分辨率为 61μm。分别在受试者非优势侧桡骨和胫骨（或无骨折侧）远端终板设定参考线，以距离参考线分别 9mm、22mm 处作为扫描起始点，扫描 10.2mm 骨骼长度，由此得到 168 个 X 线断层面，通过 168 个断层面可重建骨骼三维结构（图 4-4-2）。扫描的主要参数见表 4-4-2。北京协和医院对中国汉族人群男性、女性不同年龄段人群进行了 HR-pQCT（Xtreme Ⅱ，CT Scanco）扫描，并建立了正常参考范围（图 4-4-3）。

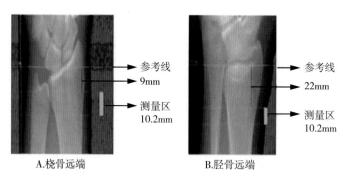

A.桡骨远端　　　　　　　　B.胫骨远端

图 4-4-2　HR-pQCT 测量的参考线设置和测量区

表 4-4-2　HR-pQCT 测量的各参数及意义

骨几何学结构参数		
Tt. Ar（mm²）	total area	骨总面积
Tb. Ar（mm²）	trabecular area	小梁骨面积
Ct. Ar（mm²）	cortical area	皮质骨面积
体积骨密度		
Tt. vBMD（mg HA/ccm）	total volumetric BMD	总体积骨密度
Tb. vBMD（mg HA/ccm）	trabecular volumetric BMD	小梁骨体积骨密度
Ct. vBMD（mg HA/ccm）	cortical volumetric BMD	皮质骨体积骨密度
骨微结构		
Tb. BV/TV（ratio）	trabecular bone volume fraction	小梁骨体积分数
Tb. N（1/mm）	trabecular number	骨小梁数量
Tb. Th（mm）	trabecular thickness	骨小梁厚度
Tb. Sp（mm）	trabecular separation	骨小梁分离度
Tb. 1/N. SD（mm）	inhomogeneity of network	小梁骨不均一性
Ct. Th（mm）	cortical thickness	皮质骨厚度
Ct. Po（%）	cortical porosity	皮质骨孔隙度

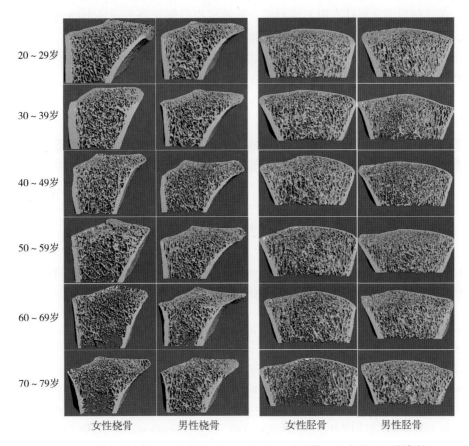

图 4-4-3　男性、女性不同年龄段 HR-pQCT 的三维图像（北京协和医院资料）

六、有关 QCT 的其他问题及注意事项

1. QCT 报告的要求　　QCT 测定如果采用的是全身 CT 扫描仪，需要提供以下参数：①仪器的型号和图像重建的参数；②扫描电压 kV 及电流 mA 数；③扫描中的校准；④床移动距离/每个螺旋；⑤床高；⑥图像重建厚度和重建增量；⑦重建内核。

QCT 如果采用专用的 pQCT 扫描仪，需要提供以下技术参数：①仪器的型号和图像重建的参数；②重建厚度；③单层或多层扫描模式；④多层扫描模式中的扫描长度。

2. 非同步校准（asynchronous calibration）　　由于 CT 是临床广泛应用的三维结构成像检查。在已经进行的腹部或盆腔 CT 图像的基础上进行 BMD 测定，既能提高性价比，又能减少辐射暴露。因此，如果 CT 扫描仪能够维持稳定，可以采用非同步体模校准的方式进行，而不需要按照以骨密度测量为目的的方式，在 CT 扫描同时就进行校准。这种非同步校准的 QCT 测定方式已被应用于多项回顾性骨质疏松研究中。另外，当 CT 扫描仪机器特异性的骨密度切点和扫描稳定性建立后，可能实现低骨量或骨质疏松病人通过其他 CT 扫描（如腹部或盆腔 CT）进行机会性筛查。

3. 治疗决策的制订　　中轴骨（包括腰椎及髋部）DXA 仍然是骨质疏松治疗决策的首要参考信息。当 QCT 和 DXA 都可以检测并且所提供的信息相当时，由于辐射剂量小，应首选 DXA 检测。当无法进行 DXA 检查时，可选择中轴骨 QCT 或桡骨远端 pQCT。

4. 有限元分析　　QCT 获得的三维数据，可以进行有限元分析（finite element analysis，FEA），评估骨骼生物力学性能。FEA 是一种在工程力学中发展起来的用于结构应力分析的技术，分析材料的刚度、强度以及在外来力量的作用下内部结构的适应性变化。QCT的三维数据可以把骨骼模拟为许多三维像素堆积成的模型，在这种数字非线性有限元模型中，能够模拟骨骼受到不同外力的测试。对于脊椎或为远端干骺端部分，模拟轴向压缩、扭转测试；对于髋部，模拟单腿站立和跌倒测试；对于桡骨，模拟三点弯曲、跌倒伸出手臂力量测试等。进而从模拟测试中获得相应骨骼的骨强度参数。FEA兼顾骨密度和骨骼几何形态的特点，在骨折风险预测、药物治疗评价中发挥重要作用。

七、小结

QCT技术方兴未艾，未来仍是快速发展的领域，在骨质疏松症临床诊断、骨折风险评估、骨密度监测和疗效评估方面将会发挥越来越重要的作用，值得我们密切关注。

（宁志伟　姜　艳　夏维波）

参 考 文 献

［1］ Lewiecki EM，Gordon CM，Baim S，et al. Special report on the 2007 adult and pediatric Position Development Conferences of the International Society for Clinical Densitometry. Osteoporos Int，2008，19（10）：1369-1378.

［2］ Engelke K，Adams JE，Armbrecht G，et al. Clinical use of quantitative computed tomography and peripheral quantitative computed tomography in the management of osteoporosis in adults：the 2007 ISCD Official Positions. J Clin Densitom，2008，11（1）：123-162.

［3］ Shepherd JA，Schousboe JT，Broy SB，et al. Executive summaryof the 2015 ISCD position developmentconference on advanced measures from DXA and QCT：Fracture prediction beyond BMD. J Clin Densitom，2015，18（3）：274-286.

［4］ Engelke K，Lang T，Khosla S，et al. Clinical use of quantitative computed tomography（QCT）of the hip in the management of osteoporosis in adults：the 2015 ISCD official positions-Part I. J Clin Densitom，2015，18（3）：338-358.

［5］ Zysset P，Qin L，Lang T，et al. Clinical use of quantitative computed tomography-based finite element analysis of the hip and spine in the management of osteoporosis in adults：the 2015 ISCD official positions-Part Ⅱ. J Clin Densitom，2015，18（3）：359-392.

［6］ Engelke K，Lang T，Khosla S，et al. Clinical use of quantitative computed tomography-based advanced techniques in the management of osteoporosis in adults：the 2015 ISCD official positions-Part Ⅲ. J Clin Densitom，2015，18（3）：393-407.

［7］ 秦明伟，余卫，孟迅吾，等. 正常人腰椎骨密度变化-445例QCT测量分析. 中国医学科学院学报，1996，18（6）：439-443.

［8］ Yu W，Glüer CC，Grampp S，et al. Spinal bone mineralassessment in postmenopausal women：a comparison betweendual X-ray absorptiometry and quantitative computed tomography. Osteoporos Int，1995，5：433-439.

［9］ Li N，Li XM，Xu L，et al. Comparison of QCT and DXA：Osteoporosis detection rates in postmenopausal women. Int J Endocrinol，2013，2013：895474.

［10］ Johannesdottir F，Aspelund T，Reeve J，et al. Similaritiesand differences between sexes in regional loss of cortical andtrabecular bone in the mid-femoral neck：the AGES-Reykjavik longitudinal study. J Bone Miner Res，2013，28（10）：2165-2176.

第五章　骨定量超声测量

定量超声（quantitative ultrasound，QUS）技术用于骨组织的研究有二十余年时间，它的出现加深了人们对骨骼这种材料特性的认识，尤其在绝经后妇女的研究领域，证实 QUS 能识别与绝经相关的骨量变化，并可评估骨脆性增加导致的骨折风险，与传统的 X 射线骨密度测定法、双能 X 射线吸收法（DXA）及定量计算机断层成像法（QCT）相比，尽管不能测定脊柱及股骨等较大骨骼，但由于其费用低、无电离辐射、操作简便、速度快和可携带等优势而引起人们的广泛关注。骨骼影响超声波的作用机制并不十分清楚，但从临床角度 QUS 已经用于超出骨质疏松之外的医疗领域，如各种代谢性骨病的研究，应用人群也扩展到绝经后妇女以外人群，如男性、百岁老人人群、儿童人群、新生儿、早产儿等领域。

第一节　物　理　原　理

超声波是一种频率超出人耳可闻阈值（>20kHz）的机械波，骨定量超声采用的频率范围在 200～1500kHz，超声波是由特殊的压电探头产生的正弦脉冲形式的横向或纵向波，一旦穿过介质可以被检测到，骨超声仪有两种不同的探头，分别用于发送和接收超声波。

一、横向传播和轴向传播

不同的 QUS 设备在性能特点上存在很大差异，主要取决于测量技术特点的不同，包括发出超声波频率的不同、超声波在骨中传播方式的不同、测量位点的不同等。

根据超声传播技术的不同可以分为两类，分为横向传播和轴向传播。

（一）超声横向传播

超声发射探头和接收探头分别放在测量骨骼部位的对侧，根据骨组织和软组织的厚度产生一个可变的测量距离，超声横向传播设备使用最广泛，主要用于跟骨和指骨的测量。

（二）超声轴向传播

超声发射器和接收器放在长骨的同侧，超声脉冲沿长骨轴向传播，由于超声波在整个长骨皮质骨厚度内传播，对皮质骨厚度的变化很敏感。因此主要用于指骨、桡骨远端、胫骨及跟骨等的测量。

（三）多位点骨 QUS 设备

少数 QUS 设备可通过使用不同的探头进行多位点测量，如可同时测量中段胫骨及桡骨远端，其主要依据在皮质骨内的超声轴向传播技术。探头中同时包含了 2 个不同的超声发射和接收器，分别作用于胫腓骨，在发射器与接收器间的距离固定后，超声经过这段长骨的变化可通过临界角测量出。

二、评价参数

骨定量超声应用宽频带、低频超声，通过测定跟骨、指骨、尺骨及桡骨远端松质骨和胫骨、桡骨骨干的超声传播速度（speed of sound，SOS）、宽带超声衰减（broadband ultrasound attenuation，BUA）和硬度指数（stiffness index，SI）等指标，定量衡量和判定骨量、骨密度和骨结构等变化。

（一）超声传播速度（SOS）

超声传播速度是指单位时间声波在介质中传播的距离，单位为 m/s。声速是描述超声场的一个特征量，同时它还决定于介质的性质（密度和弹性），所以也是表示介质声学特征的一个参数。SOS 主要反映骨的物质密度和弹性。超声波具有不同的波形，对于不同波形的超声波，其传播速度也不同。人体软组织中传播的声波是纵波，在固体中既能传播与切变有关的横波，又能传播与容变有关的纵波；在骨骼的超声检测中，一般测量的都是声波的群速度。

一般物质密度越高，其超声传播速度越快，骨骼材料的 SOS 值越高，说明骨矿物质含量越高。骨质疏松时，骨密度和弹性减小，SOS 值减小，骨骼 SOS 与 BMD 高度相关；SOS 值还与骨结构密切相关，骨质疏松时皮质骨的厚度下降，骨内的孔隙增大，松质骨内的骨小梁变稀疏、数量下降，使超声传播速度降低，因此 SOS 值在一定程度可以预测骨质疏松性骨折的危险。

（二）宽带超声衰减（BUA）

宽带超声衰减是宽带超声以不同频率穿过骨骼时测定其净衰减值。除超声频率之外，骨密度和骨骼微观结构是造成超声衰减的重要因素，包括骨小梁的数量、走向和空间分布状态。超声衰减主要由吸收和散射造成，骨密度越大，声吸收越大，松质骨的主要衰减机制为散射，致密皮质骨的主要衰减机制为吸收，正常骨小梁网分布致密，与其间骨髓的界面多，折射增加，使声衰减增大。骨质疏松时骨皮质变薄，骨小梁稀疏间隙增宽，吸收和散射减少，BUA 值则变小。

（三）硬度指数（SI）

硬度指数是由 SOS 和 BUA 的线性组合所得的指标，近似力学指标，但不等于生物机械性硬度，它是影响骨强度的因素之一。硬度指数可以用超声传播速度 SOS 和宽带超声衰减 BUA 表示为：

$$SI = 0.67 \times BUA + 0.28 \times SOS - 420$$

由于 SOS 和 BUA 的组合同时反映了松质骨的质量和构造性质，而有较高的精确度，因此 SI 比单个的 SOS 或 BUA 具有诊断价值，用来预测妇女的股骨及其他部位骨折。临床研究显示，健康人、骨质疏松症无骨折和骨质疏松症有骨折者 SOS、BUA 及 SI 测量值是递减的，三者各值间均有明显差异。

（四）其他指标

还有振幅依赖性声速（amplitude dependent speed of sound，AD-SOS）、定量超声指数（quantitative ultrasound Index，QUI）。

$$QUI = 0.41 \times (BUA + SOS) - 571$$

第二节　测量部位

QUS 技术目前研究的骨骼部位包括指骨、跟骨、桡骨和胫骨的远端干骺端，这些骨均为外周骨。

指骨是长骨，由皮质骨和松质骨组成，皮质骨决定骨骼的主要力学性能，该部位预测整个骨骼系统骨组织的情况，并预测骨质疏松性椎体、髋关节和前臂骨折风险，指骨 QUS 测定部位在干骺端、松质骨（约40%）和皮质骨（约60%），指骨干骺端的特点是骨转换高，对骨骼的变化非常敏感，无论是自然生长和衰老引起的代谢性疾病、甲状旁腺功能亢进症或药物引起的（如糖皮质激素治疗）都很敏感。

跟骨几乎全部是松质骨，其优点是几何形状中具有两个平行的表面，非常有利于超声频带穿透。一些研究已经证实跟骨对骨质疏松性骨折的预测价值较高，特别是在老年女性人群（超过65岁），尽管市场上可见到很多跟骨 QUS 测量设备，但很少有深入研究并取得一个可以接受的研究结果来证实 QUS 对骨质疏松性骨折的风险预测价值。

其他用于骨超声研究的外周骨包括胫骨和桡骨，超声波沿骨传播主要发生在外表面的皮质骨，因此胫骨和桡骨超声检查对骨膜内骨吸收比较敏感。掌骨、肱骨、桡骨和胫骨已推荐用于评价新生儿和早产儿的骨组织。

第三节 质量控制

骨组织测量的可重复性至关重要，相同设备由不同操作者测量有差别，而同一模型在不同仪器之间其结果的可重复性也存在差别。

超声技术要求经常检查超声信号发射装置的标准化以及确定探头发射脉冲的传播速度（如检查探头的功能状态）。在操作时要求进行探头的测试和校准，每个设备都有自己的校准程序，应用特定的标准化模具，后者主要是由塑料或有机玻璃。程序一般可检测到设备的功能状态，避免操作错误，并提示各种问题。一些设备还具有测定相关环境条件的设置。例如，使用水作为探针和测量点之间的耦合介质的跟骨设备，对于水温变化敏感，尽管模具测量比真人测量对温度变化更加明显，然而对模具装置质量控制的纵向研究操作起来都很麻烦，不适合临床应用。

设备校准的另一个问题是一起的交叉标准化，在多中心临床研究时需要在不同地点收集数据资料，涉及不同仪器，此时使用相同模型进行标准化非常重要。在欧洲的骨质疏松症和超声（OPUS）的多中心临床研究中，为了减少可能的测定误差，所有仪器都需要质量控制，首次尝试对所有参加研究的各个中心使用一个特定的模具监控所有设备，并且定期反复进行检测，以检查设备之间的一致性，计算重复性误差。

需要指出，尽管在仪器的可靠性方面有了很多进步，但是目前并没有关于应用骨超声装置的标准应用流程，即使对同一个骨骼部位测定也没有标准化。

第四节 人体和离体研究

已有一些研究证实，SOS 和骨密度之间的密切相关（$R=0.78\sim0.91$），SOS 似乎受矿物质密度的影响较大，而受骨的弹性系数影响较小，BUA 则受骨小梁孔隙和骨小梁结构特性的影响较大。一些研究已经表明，无论是 SOS 还是 BUA，都不能超越骨密度仪测定，提供骨组织的机械阻力特性之外的信息。

指骨的结构特点对超声波传播有特殊影响，包括速度（SOS）、形状（波峰数）和超声信号的振幅（快速波振幅）。应用人尸体的指骨骨超声、双能 X 线骨密度（DXA）和微定量计算机断层扫描（Micro-QCT）进行研究发现，超声波速度和信号的振幅与松质骨的矿化间隙和皮质骨结构联系更为紧密，而通过傅里叶分析计算的信号频率内容，与骨小梁间隙（充满骨髓和有机基质）有关。

临床研究证明，人类指骨的快速信号时间（骨超声信号的传输时间为微秒）和振幅依赖性声速（AD-SOS）能够揭示骨内膜骨吸收，并与皮质区的尺寸与骨本身的惯性矩（截面各微元面积与各微元至截面上某一指定轴线距离二次方乘积的积分）相关。这些观察结果与理论预测一致，两种类型的超声波在两相非均匀介质中传播时，在矿化材料内移动更快，在骨小梁间的髓样结构中间移动更慢，表 4-5-1 列出了 QUS 参数和骨组织的特点。

新的 QUS 技术在股骨和脊柱水平的应用近来已经有了新的进展，体外研究表明，人股骨标本 QUS 测量与骨密度（BMD）之间高度相关，如在体研究能够得到类似精度，因为它可以在轴向测量非外周部位，通常也是脆性骨折的部位。

一些研究试图采用数值模拟的方法，获得超声波通过骨组织传播的模态信息，通过分析骨小梁的不同模型，观察到的 SOS 似乎受骨体积影响更大，结构或弹性元件影响相对较小，而 BUA 似乎更受散射和黏弹性机制的影响。

表 4-5-1　实验研究发现的主要 QUS 参数及其与骨组织特性的关系

QUS 参数	骨组织特征
超声传播速度（SOS）	密度
宽带超声衰减（BUA）	骨小梁结构
峰值数	矿化基质结构的连接性
能量	弹性
快速振幅	弹性；密度
超声振幅峰值	松质骨的规格大小
骨传输时间	骨皮质区；惯性矩
振幅依赖性声速（AD-SOS）	皮质区；惯性矩；密度
傅里叶分析	髓质体积

第五节　临床研究

骨定量超声在临床中主要用于筛查骨质疏松的辅助诊断与疗效判断。

众多重要的前瞻性研究已经完成，在 EPIC-Norfolk 人群的前瞻性研究中，应用跟骨 QUS 评估英国男性和女性的骨折风险，已证明跟骨 QUS 可有效预测骨折风险，该研究纳入了 14824 名 42~82 岁者，平均随访 1.9（0.7）年，发现对男性和女性的骨折风险的重要价值，如表 4-5-2 中报告。

表 4-5-2　跟骨 QUS 预测骨折相对风险（EPIC-Norfolk 研究）

性　别	BUA		SOS	
	RR（95% CI）	P	RR（95% CI）	P
男性	1.87（1.23~2.86）	0.003	1.65（1.17~2.33）	0.003
女性	1.90（1.36~2.66）	<0.0001	1.62（1.26~2.08）	<0.0001

欧洲多中心指骨骨质疏松研究（phalangeal osteosonogrammetry study，PhOS）对 10115 名妇女进行指骨 QUS 检查，该研究人群均为女性，4.5% 存在椎体骨质疏松性骨折，16% 有腰椎双能 X 线骨密度检查，6% 有髋部骨密度检查。结果表明，QUS 方法具有很高精确度（短期和长期误差<1%），与 X 线法测定骨密度和手部 X 线片形态分析比较，可以准确预测骨质疏松症病人的脊椎或髋骨骨折危险，对接受者操作特征分析显示，没有发现操作方法的显著差异（表 4-5-3）。

表 4-5-3　指骨 QUS、轴向 DXA、QCT 和指骨 X 线形态预测椎体骨折相对风险

变　量	曲线下面积	OR（95% CI）	P
振幅依赖性声速（AD-SOS）	0.70±0.05	2.51（1.48~4.26）	<0.001
超声骨剖面指数	0.74±0.05	3.21（1.56~6.60）	<0.0001
QCT 骨密度（mg/cm³）	0.75±0.05	4.28（2.12~8.65）	<0.0001
后前位 DXA（g/cm²）	0.75±0.05	4.06（2.07~7.96）	<0.0001

变　量		曲线下面积	OR（95% CI）	P
指骨X线形态	骨皮质厚度（mm）	0.75±0.05	4.10（2.06~8.21）	<0.0001
	髓管厚度（mm）	NS	NS	NS
	骨皮质所占比例（%）	0.72±0.05	0.346（0.19~0.63）	<0.001

注：NS：无显著差异

来自欧洲的三项研究得出一致结论，Hartl 等来自巴塞尔骨质疏松研究，有 486 例绝经后妇女，年龄 65~75 岁，其中一个椎体骨折 71 例，多个椎体骨折 19 例，共 90 例（18.5 个月），研究显示，超声定量能预示一个或多个椎体骨折发生危险，以后者更优，超声测定值的硬度（stiffness）和 QUI 每降低一个标准差，椎体骨折风险分别为 3.0 和 3.8（表 4-5-4）。Glüer 等的 Osteoporosis and Ultrasound Study（OPUS）研究对象来自法国、英国和德国，2374 名 55~79 岁妇女，其中 379 例（16.0%）有一个或多个骨折，同样超声骨量对预示椎体骨折风险有价值。Krieg 等的研究有 7562 例 70~80 岁间瑞士妇女，其中髋部骨折 86 例（1.1%），观察到超声骨量对预示髋部骨折风险有意义，跟骨部位超声测量优于指骨，OR 分别为 2.1~2.7 和 1.4。

Hartl 等的研究中，跟骨 QUS 与跟骨和指骨与轴向 DXA 结果一样，可以预测脊柱骨折风险。Glüer 等的 OPUS 研究结果表明指骨和跟骨 QUS 可以在人群中有效区别开脊柱骨折病人。Krieg 等的研究评估跟骨和指骨 QUS 对髋骨折的预测能力，虽然两种方法结果都显示可以区别骨折病人，但跟骨 QUS 在老年人群中更有效。

表 4-5-4　测量仪器的类别和测量部位 QUS 预测骨折危险的三项研究比较

仪器、部位和参数	椎体骨折[6]	椎体骨折[7]	髋部骨折[8]
	OR（95% CI）	OR（95% CI）	OR（95% CI）
DXA 腰椎	2.1（1.2~3.9）	1.46（1.24~1.72）	—
DXA 股骨颈	1.9（1.0~3.3）	1.38（1.17~1.63）	—
DBM sonic AD-SOS 指骨	2.1（1.3~3.4）	1.28（1.09~1.50）	1.4（1.1~1.7）
DBM sonic UBPI	2.2（1.1~4.4）	—	—
Achilles BUA	2.7（1.5~4.8）	1.26（1.07~1.47）	2.3（1.8~3.0）
Achilles SOS	2.8（1.5~5.2）	1.52（1.28~1.80）	2.5（2.0~3.3）
Achilles stiffness	3.0（1.6~5.6）	1.44（1.22~1.69）	2.7（2.1~3.5）
Sahara BUA	3.6（1.8~7.0）	—	2.1（1.6~2.7）
Sahara SOS	3.5（1.7~7.5）	—	2.4（1.8~3.1）
Sahara QUI	3.8（1.8~8.2）	—	2.4（1.8~3.2）
DTU-1 BUA	—	1.23（1.06~1.43）	—
DTU-1 SOS	—	1.45（1.23~1.71）	—
UBIS 5000 BUA	—	1.29（1.11~1.51）	—
UBIS 5000 SOS	—	1.47（1.24~1.74）	—
QUS-2 BUA	—	1.31（1.12~1.53）	—

注：AD-SOS 振幅依赖性声速。[6]、[7]、[8] 指本章文献序号

一项来自意大利的研究结果显示，70 岁以前的短期绝经妇女指骨 QUS 对预测脊柱骨折敏感，而 70 周岁以后跟骨 QUS 更敏感。

众多临床研究文献已证明，骨定量超声与骨密度之间存在显著线性正相关（$r = 0.78 \sim 0.91$），但这不说明通过骨超声测量来确定轴向（脊柱或股骨）BMD 值。

这些观察表明，QUS 不能取代骨密度检查，而是骨密度检查的补充，病理性超声结果必须认为是独立于 BMD 以外的骨折风险因素，其临床有效性不容忽视，Kanis 基于 8502 名妇女的指骨 QUS 结果，结合年龄，预测 10 年椎体骨折发生风险。

绝经后骨质疏松症的超声研究已经证实完全有效，有大量的科学文献支持，国际临床骨密度测量学会（ISCD）公布了关于 QUS 的立场声明，根据他们的文章，市场上应用的 QUS 设备在骨质疏松性骨折的风险评估中具有不同证据水平。

一些欧洲国家科学学会在骨质疏松症指南中包括了骨超声的应用，尤其是对妇女绝经后骨质疏松性骨折的风险评估和疗效评价。在意大利，对于抗骨质疏松药物的处方指南更新中推荐，在评价 10 年骨折风险估计模型中，使用了临床危险因素和基于 QUS 与 DXA 的 T 值相结合。

第六节　骨定量超声的进一步临床应用

骨定量超声在男性骨质疏松症的应用是这一领域研究的新发展，引起很多人的兴趣，一些国家已经建立了男性人群的指骨 QUS 参考曲线。通过跟骨、指骨 QUS，区别脊柱和髋部骨折与非骨折组。

已经发现，骨传输时间（bone transmission time，BTT）和纯声速（pure speed of sound，pSOS）这两个 QUS 时间性参数是具有特殊精密和稳定性指标，不受软组织影响，在促骨形成治疗的随访研究中得到应用，在某些纵向激素替代治疗研究中，考虑到方法的精确性和测量间隔 18 个月时间的预期变异，应用指骨超声检测作为检测指标，类似应用还有观察阿仑膦酸钠、雷洛昔芬、特立帕肽和降钙素治疗后 1 年半到 2 年的研究。此外，研究证明跟骨定量超声能发现降钙素治疗和激素替代治疗 2 年的变化。

骨定量超声仪搬动方便，无电离辐射，使其在儿科领域研究骨骼成熟成为可能，一些国家已经开发出 3 ~ 18 岁指骨、尺骨、桡骨和跟骨的参考生长图表。

QUS 技术的有效性使其在儿科骨骼疾病的研究得到应用，有研究比较了患代谢性骨病儿童和青少年的指骨 QUS、腰椎 DXA 和掌骨 X 射线摄片，从而区分出病理性骨折和无骨折病人的骨定量超声改变。

桡骨和胫骨 QUS 已经用于肥胖儿童人群、一些残疾和卧床青少年、1 型糖尿病儿童，所有这些情况下 T 值均明显低于正常参考值。

QUS 也应用于新生儿和早产儿研究中，一般采用测定肱骨和胫骨。有研究发现，早产儿出生后肱骨和胫骨 QUS 指标（超声传播速度 SOS，骨传输时间 BTT）与孕龄、身长、体重等生长变量以及早产儿出生后年龄明显相关。也有队列研究评价早产儿早期身体运动干预，并发现这种干预可以有效减少早产儿的 SOS 滞后（表 4-5-5）。

表 4-5-5　QUS 参数与早产及足月产新生儿生长指标、妊娠期变量的相关性研究

作者	骨骼部位	变量	n	孕龄	体重	身长	出生后月龄	受精后月龄
Nemet	胫骨	SOS	44	$r = 0.78$ $P < 0.0005$	$r = 0.74$ $P < 0.0005$	—	$r = -0.78$ $P < 0.0005$	
Littner	胫骨	SOS	73	$r = 0.61$ $P < 0.001$	$r = 0.48$ $P < 0.001$	—		

作者	骨骼部位	变量	n	孕龄	体重	身长	出生后月龄	受精后月龄
Rubinacci	肱骨	SOS	51 早产	$r=0.50$ $P<0.0001$	$r=0.58$ $P<0.0001$	$r=0.64$ $P<0.0001$	—	$r=-0.32$ $P<0.05$
Rubinacci	肱骨	BTT	51 早产	$r=0.48$ $P<0.0001$	$r=0.56$ $P<0.0001$	$r=0.59$ $P<0.0001$	—	$r=-0.20$
Ritschl	掌骨	SOS	132	$r=0.55$ $P<0.0001$	$r=0.52$ $P<0.0001$	$r=0.47$ $P<0.0001$	$r=-0.39$ $P<0.0001$	—
Ritschl	掌骨	BTT	132	$r=0.84$ $P<0.0001$	$r=0.80$ $P<0.0001$	$r=0.76$ $P<0.0001$	$r=-0.08$	—

注：SOS：超声传播速度；BTT：骨传输时间；r：相关系数。引自参考文献2.13.14.15

该技术也应用于肾内科，一些研究应用指骨 QUS 与骨转换生化标志物，动态观察尿毒症和慢性透析病人的骨病和矿盐影响。

QUS 研究恶性骨肿瘤或急性淋巴细胞白血病幸存者已经得到应用，此外还有应用于很多疾病，如唐氏综合征、马丁贝尔综合征、糖皮质激素引起的骨质疏松的治疗、类风湿关节炎、骨软化症、成骨不全、甲状旁腺功能亢进、银屑病性关节炎、癫痫和囊性纤维化等报告。

小结

研究表明骨定量超声可反映骨量和骨质量变化，与骨密度有相关性，一定程度上预测骨质疏松性骨折风险，可用于筛查和流行病学研究，尚不能替代骨密度检查来诊断骨质疏松症，而是骨密度检查的补充，该方法的方便性使其广泛适用于所有人群，包括女性、男性、儿童、孕妇、新生儿和早产儿等。

骨超声技术也符合欧洲原子能共同体 1997 年 6 月 30 日发布的欧盟 97/43/指令要求，意大利 2005 年 5 月 26 日实施法令中指出，为使有关人员免受电离辐射与医疗照射，尽可能使用不暴露于电离辐射的替代技术。

（宁志伟）

参　考　文　献

[1] Guglielmi G, Scalzo G, de Terlizzi F, et al. Quantitative ultrasound in osteoporosis and bone metabolism pathologies. Radiologic Clinics of North America, 2010, 48 (3)：577-588.

[2] Glüer C, Wu CY, Jergas M, et al. Three quantitative ultrasound parameters reflect bone structure. Calcif Tissue Int, 1994, 55：46-52.

[3] McKelvie ML, Palmer SB. The interaction of ultrasound with cancellous bone. Phys Med Biol, 1991, 136：1331-1340.

[4] Khaw KT, Reeve J, Luben R, et al. Prediction of total and hip fracture risk in men and women by quantitative ultrasound of the calcaneus: EPIC-Norfolk prospective population study. Lancet, 2004, 363：197-202.

[5] Wüster C, Albanese C, de Aloysio D, et al. Phalangeal osteosonogrammetry study (PhOS)：age related changes, diagnostic sensitivity and discrimination power. J Bone Miner Res, 2000, 15 (8)：1603-1614.

[6] Hartl F, Tyndall A, Kraenzlin M, et al. Discriminatory ability of quantitative ultrasound parameters and bone mineral density in a population-based sample of postmenopausal women with vertebral fractures: result of the Basel Osteoporosis Study. J Bone Miner Res, 2002, 17：321-330.

[7] Glüer C, Eastell R, Reid D, et al：Association of five quantitative ultrasound devices and bone densitometry with osteoporotic vertebral fractures in a population-based sample：the OPUS Study. J Bone Miner Res, 2004, 19 (5)：782-793.

［8］ Krieg MA, Cornuz J, Ruffieux C, et al. Burckhardt. Comparison of three bone ultrasounds for the discrimination of subjects with and without osteoporotic fractures among 7562 elderly women. J Bone Miner Res, 2003, 18: 1261-1266.

［9］ Wüster C, Albanese C, de Aloysio D, et al. Phalangeal osteosonogrammetry study (PhOS): age related changes, diagnostic sensitivity and discrimination power. J Bone Miner Res, 2000, 15 (8): 1603-1614.

［10］ Rosenthall L, Tenehouse A, Camijnis J. A correlative study of ultrasound calcaneal and dual-energy X-ray absorptiometry bone measurements of the lumbar spine and femur in 1000 women. Eur J Nucl Med, 1995, 22: 402-406.

［11］ Kanis JA, Johnell O, Oden A, et al. Ten-year probabilities of clinical vertebral fractures according to phalangeal quantitative ultrasonography. Osteoporos Int, 2005, 16: 1065-1070.

［12］ Nemet D, Dolfin T, Wolach B, et al. Quantitative ultrasound measurements of bone speed of sound in premature infants. Eur J Pediatr, 2001, 160. 736-740.

［13］ Littner Y, Mandel D, Mimouni FB, et al. Bone ultrasound velocity curves of newly born term and preterm infants. J Pediatr Endocrinol, 2003, 16: 43-47.

［14］ Rubinacci A, Moro G. E, Moehm G, et al. Quantitative ultrasound (QUS) for the assessment of osteopenia in preterm infants. Eur J Endocrinol, 2003, 149 (4): 307-315.

［15］ Ritschl E, Wehmeijer K, de Terlizzi F. et al. Assessment of skeletal development in preterm and term infants by quantitative ultrasound. Pediatr Res, 2005, 58 (2): 341-346.

第六章　骨转换生化指标

骨组织代谢贯穿一生，全身骨组织的不同部位、随时发生的骨吸收和骨形成的代谢偶联，即是骨转换。随着骨转换的发生，产出一些代谢物，可作为骨转换生化标志物或骨转换标志物（biochemical markers of bone turnover；bone-turnover marker）。骨转换标志物分为骨形成标志物和骨吸收标志物，前者代表成骨细胞活动及骨形成时的代谢产物，后者代表破骨细胞活动及骨吸收时的代谢产物，特别是骨基质降解产物。在正常人不同年龄段或不同代谢性骨病时，骨转换标志物在血循环或尿液中的水平会发生不同程度的变化，反映出全身骨骼的动态代谢状况。有效检测和科学评价这种变化，对骨骼的生长发育及代谢性骨病的诊断、治疗的评价及骨折危险性的预测提供有用信息。本章将主要介绍骨转换标志物的生化、测定及其应用。

第一节　骨形成标志物

一、碱性磷酸酶（alkaline phosphatase，ALP）

体内碱性磷酸酶可分两组：一是组织特异性碱性磷酸酶（tissue specific alkaline phosphatase，TSALP），二是组织非特异碱性磷酸酶（tissue non-specific alkaline phosphatase，TNALP）。TSALP 有 3 个异构体，由位于 2 号染色体上紧密相连的 3 个基因编码，主要在胎盘、精细胞及小肠上表达，3 个异构体间核苷酸序列 90% 相同，蛋白组成有 518~535 个氨基酸，它们的特点是较严格地限制在组织内表达。

TNALP 位于 1 号染色体的基因编码，主要在骨、肝以及肾内表达，与骨代谢密切的即是该类 ALP。TNALP 分子由 524 个氨基酸组成。血清中的 TNALP 约 50% 来自骨，其余主要来自肝。骨碱性磷酸酶（bALP）由成骨细胞合成分泌，循环中 ALP 是以二聚体形式存在，在分泌入血之前则以 4 聚体形式在成骨细胞的浆膜外缘与细胞膜相连。

临床上评价成骨细胞活动状况及骨形成，测定 bALP 更具特异性。为此，人们建立了多种方法将 bALP 从 TNALP 中分开测定，如热灭活法、电泳法、麦胚凝集素凝集法、HPLC 法等。近年采用单克隆抗体建立的 bALP 免疫测定法，明显提高了对 bALP 测定的特异性，但即使如此，bALP 和肝 ALP 仍有 10%~20% 的交叉反应，说明肝和骨中的 ALP 同源性很高。因此，在多数临床情况测 TNALP 仍能提供足够的信息协助临床诊断。如 Paget 病，病人血中 TNALP 升高非常明显，这时没有必要再测 bALP。而对于患有肝病或骨转换仅有轻度增加者测 bALP 则更特异。临床上骨软化症、骨质疏松症、原发性甲旁亢、Paget 病、骨转移病可见 bALP 升高。低磷酸酶血症病人 ALP 水平和 bALP 水平均降低，甚至低于可测范围，不能测出。

二、血清骨钙素（osteocalcin，OC）

骨钙素（OC）是体内骨骼中最丰富的非胶原蛋白，由骨和牙齿中的成熟成骨细胞合成。人类 OC 基因位于 1 号染色体。OC 基因编码蛋白首先翻译成骨钙素原（proosteocalcin），由 88 个氨基酸组成，骨钙素原向成熟 OC 转变时需经历下述变化：首先移走信号肽，之后，前肽中的 γ-羧基化识别位点与维生素 K 依赖的羧基化酶结合而催化第 17、21 和 24 位的谷氨酸残基 γ-羧基化，即在谷氨酸残基的 γ 位增加一个羧基，变成 γ-羧基化谷氨酸（gamma-carboxyglutamic acid，Gla），此后前肽移走。经羧基化而成熟的 OC 泌出成骨细胞，其大部分沉积在骨基质中，小部分进入血循环。当骨基质降解时其中的 OC 便进入循环中。因此测定血中 OC，虽然能反映成骨细胞的活性，但在更大程度上反映的是骨转换水平。

骨钙素分子中形成 Gla 的特性是依赖维生素 K。OC 生理作用尚不完全清楚，但已知与骨的矿化速率有关。若 OC 分子中所含 Gla 未达正常，则会不同程度影响骨的矿化。而实际上正常成熟的 OC 分子中上述位点上的谷氨酸残基并非都被 γ-羧基化。有资料报道，第 17 位的谷氨酸残基仅有 51%~89% γ-羧基化，其余两个位置的 γ-羧基化可达 90% 以上。

羧化不全骨钙素（undercarboxylated osteocalcin）的含量随增龄而上升。在老年妇女中，羧化不全 OC 的增加可预测骨折危险性，但总 OC 水平却无此关系。这说明，在老年人群中检测血中羧化不全的 OC 水平有其临床意义。

正常时，儿童 OC 水平高于成人，青春期达高峰。妇女月经周期中间 OC 明显升高。绝经后骨质疏松症妇女血中 OC 水平显示正常、降低或升高。这些不同情况反映了骨形成速率的差别。OC 是评价骨质疏松妇女骨转换率的一个有用指标，也是检测骨质疏松症药物疗效的一个指标。高骨转换时 OC 升高。妇女绝经后，特别是绝经后的最初几年，源于雌激素降低引起骨转换率升高而致血 OC 水平增加。

在临床应用中，检测 OC 时最主要的有两点应用注意：①血中 OC 分子的非均一性。利用单克隆抗体对健康成人血中 OC 分子的不均一性研究结果是：完整分子（1~49 氨基酸）占总 OC 的 36%；N 端-中段大片段（1~43 氨基酸）占 30%；其他由 N 端、中段及 C 端的小片段组成。这些片段的生成机制目前尚不完全清楚。为使测定结果更好地反映临床实际，近年发展了专门测全分子以及能同时测定完整分子和 N 端-中段的方法。②OC 完整分子在血清中的不稳定性；如在室温、标本放置超过几小时，免疫活性明显下降，反复冻融 2~3 次可使其测定结果明显减低，溶血标本可使 OC 浓度下降 90%，不同的抗凝剂也会造成测定结果的变异。③OC 半衰期 5 分钟，有明显昼夜和季节节律，夜间高峰，午后低谷，冬春季高于夏秋季，无性别差异。临床上骨质疏松症、原发性甲旁亢、Paget 病、肾性骨营养不良及骨转移瘤可见 OC 升高，库欣综合征和甲状旁腺功能减退症血 OC 水平明显低于正常人。因为 1,25 $(OH)_2D_3$ 促进 OC 的产生，在骨软化症中 OC 水平可能下降。

近年来的研究还表明骨骼也是一个极重要的内分泌器官：骨骼产生的大量内分泌因子骨钙素可以促进胰岛素的分泌，并增加外周组织对胰岛素的敏感性，与能量代谢密切相关；还有证据表明骨钙素可以降低心血管疾病的风险，并与衰老等相关。

三、Ⅰ型原胶原前肽（propeptide of type 1 procollagcn）

Ⅰ型胶原在成骨细胞合成时，首先合成的是原胶原（procollagen）。在原胶原的 N-端和 C-端各有一延长肽，称为前肽（propeptide）。当合成的原胶原以整分子从成骨细胞分泌到胞外介质时，分子两端的前肽分别被 N-端蛋白酶（N-terminal protienase）和 C-端蛋白酶（C-terminal proteinase）酶切移去。被酶切下的前肽，除少量沉积在骨基质中，大部分进入血循环。成骨细胞的活性增强，原胶原合成增多，上述的前肽产物在血循环中的浓度越高，在骨基质蛋白中，Ⅰ型胶原占 90%，因此，原胶原的两种前肽在血中浓度的测定，自然是评价骨形成的有用指标。

Ⅰ型原胶原 N-端肽（procollagen type 1 N-terminal peptide，P1NP）和Ⅰ型原胶原 C-端肽（procollagen type 1 C-terminal peptide，P1CP），前者分子量 35kD，分子呈长柱形（150A×20A），后者 100kD，分子呈球形（100A×100A）（图 4-6-1）。它们在血中的半衰期较短，P1NP 是 1 分钟，P1CP 为 6~9 分钟，都由肝脏代谢清除。由于分子量大，它们都不能由肾脏过滤清除。因此，肝脏疾病会影响 P1NP 和 P1CP 在血中浓度，但不受肾功能影响。而尿中有些大的带有羟脯氨酸的肽段由 P1NP 裂解而来，这也是作为骨吸收标志物的尿羟脯氨酸的测定特异性不高的原因之一。

原胶原前肽除骨组织来源外，其他能合成Ⅰ型胶原的软组织，如皮肤、血管、肌腱等也能产生。但

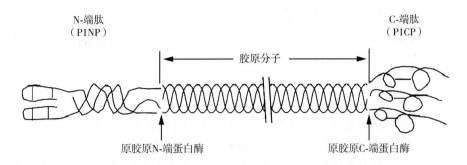

图 4-6-1　Ⅰ型胶原蛋白质分子结构图（箭头所指为酶切部位）

由于骨组织中Ⅰ型胶原含量在体内最多，且其转换率较软组织高，所以测定循环中 P1NP 和 P1CP 的含量理应反映骨的形成。对于影响胶原形成的代谢性骨病，如成骨不全症更具直接意义。

理论上，从Ⅰ型原胶原产生的 P1NP 和 P1CP 的克分子数相同，在体液中分布的克分子浓度亦应相同，但实际不然，在健康成人血中，P1CP∶P1NP ≈（2~3）∶1。另外，在不同的生理和病理情况下，上述比例也会有变化，如青春前期 P1NP 较 P1CP 浓度稍高。在活动性 Paget 病和乳腺癌骨转移时，P1NP 可以高出 6 倍。上述特点的一个重要原因是它们在循环中的清除率不同。P1NP 和 P1CP 测定，哪一种更好地反映骨形成并无定论。目前的测定技术为 RIA 和 ELISA，临床上原发性甲旁亢、Paget 病、骨软化症、肾性骨营养不良症可见 P1NP 和 P1CP 升高，一种不明原因的遗传性高 P1CP 者，血中 P1CP 浓度比其家族中正常者高 10 倍以上。库欣综合征时血 P1CP 水平下降。中国骨转换生化标志物研究（chinese bone turnover marker study，CBTMS）表明血 P1NP 水平的峰值出现在 15~19 岁，之后逐渐下降。绝经后 10 年再度升高，70 岁后再次降低。30 岁至绝经前女性的血 P1NP 平均水平为 40.42ng/ml（95%CI：17.10~102.15ng/ml），如图 4-6-2 所示。

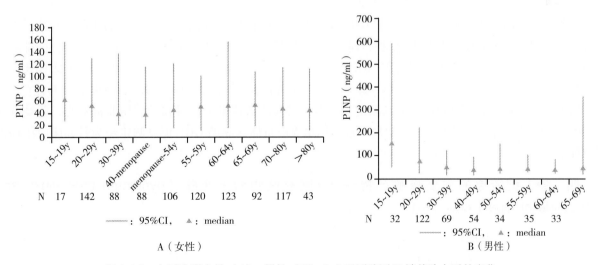

图 4-6-2　中国人群女性（A）、男性（B）血Ⅰ型原胶原 N-端前肽水平的变化

第二节　骨吸收标志物

一、尿钙（uCa）

骨吸收时，骨钙首先释放进入血循环，使血钙值增加，进而使尿钙排量上升。所以测定尿钙水平应能反映骨吸收状况，但影响尿钙水平的因素较多，如饮食中的钙含量、肠吸收钙的状态、肾功能状况等。因此尿钙作为骨吸收标志物缺乏特异性。但在某些情况下，特别是高骨转换时，尿钙水平仍具有其临床意义，加之测定方法简易，现仍被广泛采用。在使用活性维生素 D 和钙剂时，需要密切监测尿钙水平，以免发生高尿钙症和肾结石。

二、尿羟脯氨酸（hydroxyproline，HOP）

尿羟脯氨酸是最早被广泛应用的骨吸收标志物。HOP 占胶原分子中总氨基酸量的 13%~14%。HOP 是在胶原合成中，由脯氨酸经脯氨酰羟化酶修饰羟化而来。

由于各种类型胶原中都含羟脯氨酸，所以尿中 HOP 的水平反映的是全身胶原转换状况，而且由胶原降解生成的游离型 HOP 绝大部分被肾小管重吸收至肝脏代谢，其产物不能用测 HOP 的方法检测之。另外，尿 HOP 的总量中，约 10% 是源自原胶原前肽，如 P1NP 的降解。因此，尿 HOP 作为骨吸收标志物也缺乏特异性。虽然正在发展的一些更特异的骨吸收标志物测定，使 HOP 的测定有渐被淘汰之势，但这一传统的测定方法仍不时见诸国内外有关文献中。尿 HOP 检测一般用生化法，尿标本经水解后比色测定。曾有报道用 HPLC 测尿 HOP，但因费时、价昂很难在临床推广。

三、羟赖氨酸糖苷（或糖基化羟赖氨酸）

和羟脯氨酸类似，羟赖氨酸糖苷是在胶原合成中由赖氨酸被羟化而成。其中与 HOP 不同的是羟赖氨酸还要进一步被糖基化转变成两种羟赖氨酸糖苷，即单糖基化的羟赖氨酸半乳糖苷（galactosyl hydroxyl-ysine，GHL）和双糖基化的羟赖氨酸葡萄糖、半乳糖苷（glycosylglactosyl hydroxylysine，GGHL）。

虽然羟赖氨酸存在于所有胶原中，但 GHL 在骨 1 型胶原中比在皮肤中多 5~7 倍，而 GGHL 则主要在皮肤胶原中，因此，测定 GHL 应较好地反映骨胶原吸收状况。同时，GHL 在循环中不被代谢而直接排泌入尿液，也不受饮食影响，这两点显然与 HOP 不同。正常情况，检测尿 GHL 能代表 80% 的尿总 GHL，而测定尿 HOP 仅能代表尿总 HOP 的 10%~25%，说明作为骨吸收标志物测尿 GHL 较 HOP 有特异性。

尿 GHL 的测定始于 30 年前，但其测定需用离子交换层析技术，这对临床应用非常不便，后经改进用 HPLC，同样费时、价昂不能用于常规。近年用单克隆抗体建立的 GHL 免疫测定法为其临床应用提供了可能。

四、骨 l 型胶原的重要降解产物——吡啶交联物和末端肽（pyridinum cross-links and telopeptide of type 1 collagen）

（一）吡啶交联物的形成

成熟的胶原分子，在其氨基端（N-端）和羧基端（C-端）呈非螺旋的 3 条较短的肽链结构，称为端肽（telopeptide）。在胶原分子形成胶原纤维时，在赖氨酰氧化酶（lysyl oxidase）作用下和分子重排过程，毗邻的 2 个胶原分子的 N-末端肽或 C-末端肽其中的 1 条肽链上的羟赖氨酸残基与另一毗邻的胶原分子的螺旋部分上（930 位或 87 位）的羧赖氨酸残基或赖氨酸残基共价相连，形成 2 价交联物，该交联物再与另一毗邻胶原分子末端肽形成 3 价交联结构，称为胶原 3-羟吡啶交联物（3-hydroxy-pyridinum cross-links of collagen）。该交联物视螺旋部分交联位点上的氨基酸是羟赖氨酸残基还是赖氨酸残基，若是前者就称吡啶啉（pyridinoline，PYD），而后者则称脱氧吡啶啉（deoxypyridinoline，DPD）（图4-6-3）。这种交联物的形成，增强了胶原纤维的稳定性。

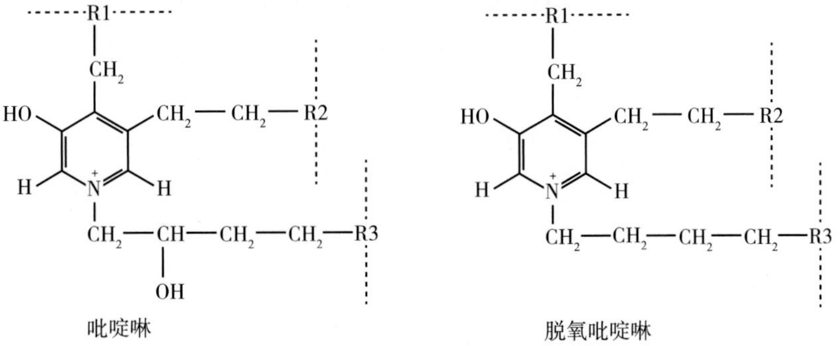

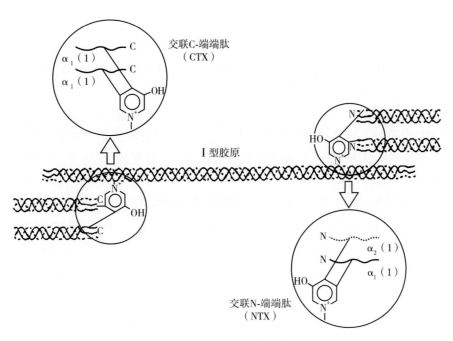

图4-6-3　吡啶啉和脱氧吡啶啉结构示意图

R1和R2代表断肽序列，R3代表螺旋系列。若是游离型交联物，R1、R2和R3＝−CH（COOH）−NH2

在骨Ⅰ型胶原中的上述吡啶交联物，并非全部是3价交联，还有所谓未成熟的2价交联物，且其数量远多于3价交联物。另外，尚有相当数量的吡咯交联物（pyrollic cross-links）以及尚未确定的交联物。

骨Ⅰ型胶原中，DPD∶PYD为1∶3.5，在软骨中该比例为1∶10，皮肤中虽然不存在DPD和PYD，但在其他软组中PYD的含量也较多。而DPD只存在于骨和牙齿中，比较牙齿和骨中DPD含量，自然是绝大部分在骨内。所以作为骨吸收标志物，DPD较PYD应有更高特异性。

（二）Ⅰ型胶原交联末端肽

1. Ⅰ型胶原交联N-末端肽（cross-linked N-telopeptide of type 1 collagen，NTX）通过3-羟吡啶交联物将相邻的2个胶原分子各自N-末端的1条肽链与毗邻的另一胶原分子螺旋处相连而成，简称NTX（图4-6-4）。

图4-6-4　胶原交联物示意图

2. Ⅰ型胶原交联 C-末端肽（cross-linked C-lelopeptide of type 1 collagen，CTX）与 NTX 类似，通过 3-羟吡啶交联物将相邻的 2 个胶原分子各自 C-末端 1 条肽链与毗邻的另一胶原分子螺旋处相连而成，简称 CTX（图 4-6-4）。NTX 和 CTX 的组成框架相似，其主要区别：NTX 的 2 条肽链中分别为 α_1（1）和 α_2（1），而 CTX 的都是 α_1（1）；另外，NTX 的螺旋交联部位在分子的 C 端 930 氨基酸处，而 CTX 的螺旋交联部位则在分子 N-端的 97 位氨基酸处。中国骨转换生化标志物研究（Chinese Bone Turnover Marker Study，CBTMS）表明血 β-CTX 水平的峰值出现在 15 ~ 19 岁，之后逐渐下降。绝经后 10 年再度升高，70 岁后再次降低。女性 30 岁至绝经前的血 β-CTX 的平均水平为 0.26ng/ml（95% CI：0.08 ~ 0.72ng/ml），如图 4-6-5 所示。

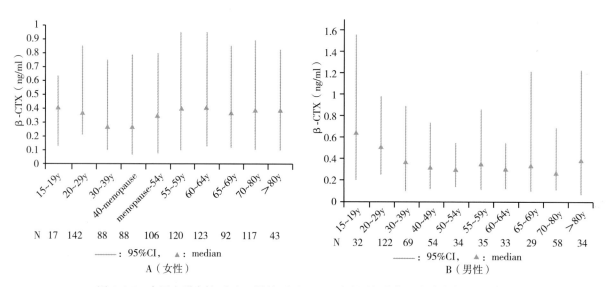

图 4-6-5　中国人群女性（A）、男性（B）血Ⅰ型胶原交联羧基末端肽水平的变化

吡啶交联物作为骨吸收指标有如下优点：吡啶交联物只来源于细胞外的胶原纤维，并非新合成的胶原分子，所以只能是胶原降解而来；交联物在血中不被降解，由肾脏排出，能直接反映骨基质胶原降解情况；骨胶原含量远高于其他组织，转换也较结缔组织快，所以更具代表性；有的食物中虽含吡啶交联物，但不被肠道吸收，不干扰测定。

尿中 DPD 和 PYD 以游离和结合（与端肽）两种形式存在，游离型约占总吡啶交联物 40%，结合型约占 60%。结合型的分子量一般都<2kD，和游离型一起都易于被肾脏清除。尿中 DPD 和 PYD 的测定早期用 HPLC 法，但不能适应临床需求，已被免疫测定取代，近年发展的化学免疫发光法测定尿 DPD，显著提高了检测效率。

用 ELISA 法测定尿 NTX，其中含 α_2（1）的 N-端肽序列 QYDGKGVG（K 代表 3 价的吡啶交联物），这是破骨细胞降解骨Ⅰ型胶原的直接产物。由于 α_2（1）链主要在骨胶原中，所以该法特异性较高，而 CTX 的肽链结构均为 α_1（1）型，为所有组织中的Ⅰ型胶原所共有，与 NTX 比，CTX 作为骨吸收标志物的特异性似稍差些，但临床实践中并未证实该结论。近年发展了一种用 RIA 测血中 CTX（ICTP），已用于临床。

免疫法测定的吡啶交联物和末端肽应用的（多克隆或单克隆）抗体所对应的抗原表位不同，前者需要 3-羟吡啶环的完整构型。后者的抗原表位在末端肽上。NTX 的抗原表位在末端肽 α_2（1）链的 8 肽序列，其测定的产物是 α_2（1）和 α_1（1）连接的 3 价吡啶交联物。CTX 测定随建立方法时采用的抗原不同而各异，有下列 3 种：①末端肽的 6 肽直链产物；②2 个 α_1（1）链末端肽中的 8 肽序列；③2 个 α_1（1）链末端肽中富含苯丙氨酸的肽链及其连接的 3 价吡啶交联物。临床上骨质疏松症、原发性甲旁

六、Paget 病以及甲亢等多种代谢性骨病可见 DPD、PYD、NTX 和 CTX 水平的升高。

五、抗酒石酸酸性磷酸酶（tartrate-resistant acid phosphonatase，TRACP）

血中的酸性磷酸酶来源于多种组织，如骨、前列腺、红细胞以及血小板等，共有 6 种同工酶，在电泳时显示 6 条泳带，骨源性（还包括肺泡细胞、巨噬细胞、脾细胞等来源）酸性磷酸酶在第 5 泳带，所以又称 5 型酸性磷酸酶（TRACP5）能抵抗酒石酸的抑制，因而称之为抗酒石酸酸性磷酸酶。

人 TRACP 基因位于 19 号染色体，已知所有 TRACP cDNA 约长 1.4kb，其编码多肽长 306~329 个氨基酸。在活化的破骨细胞内，可见 TRACP 的表达明显增加，在破骨细胞进行骨吸收过程，TRACP 起重要作用。但其机制尚不很清楚。一种较普遍的观点是当破骨细胞行骨吸收时，TRACP 由位于破骨细胞内溶酶体样结构中排泌至骨吸收表面，将骨桥蛋白以及骨连素等非胶原骨基质蛋白去磷酸化，从而有利于破骨细胞与骨吸收处表面的粘接。

5 型 TRACP 又分成两个亚型：5a 和 5b。现已证实，人破骨细胞分泌的是 TRACP5b，而 TRACP5a 的来源尚未确定。先前普遍采用生化法测血清 TRACP，而近来采用针对纯化的破骨细胞源性 TRACP5b 的两种单抗建立的双位点法免疫分析测定，明显提高了骨源性 TRACP 测定的特异性。骨质疏松症、原发性甲旁亢、Paget 病、肾性骨营养不良、骨转移瘤以及甲亢等可见 TRACP5b 值的升高。

第三节　骨转换生化标志物测定的临床应用及测定的变异

一、预测骨量丢失率

无论是妇女还是男性，在其峰值骨量维持期过后，即进入骨量丢失期，表现在相对或绝对骨吸收大于骨形成。尤其是妇女，在绝经后由于体内雌激素的明显降低，致使骨转换加快，骨吸收和骨形成标志物，特别是前者显著升高。但对于雌激素缺乏的反应，个体间存在差异，这可以反映在骨转换标志物在血、尿中的水平差别。据此，若在绝经早期将骨吸收和骨形成指标结合测定，可确定个体是快速骨量丢失者还是慢速丢失者。理论上讲，如果一名妇女被确定为正常骨量但伴快速骨量丢失，其发生骨质疏松的危险性可能要大于一个同年龄低骨量但属骨量慢速丢失者。这样可为临床采取适当干预措施提供有用信息。

二、预测骨折危险性

研究证实骨转换指标，尤其是骨吸收指标的测定，是预测绝经后骨折危险性的有用手段。一般讲，绝经开始 3 年内是快速骨量丢失期，此时常伴有高骨转换率，一项 12 年长期纵向研究发现，通过检测血 OC 水平，那些高骨转换者椎体骨折发生率明显升高。一组大样本的研究显示，基础值 CTX 和 DPD 较对照组明显升高者，其髋部骨折率亦明显增加。如 CTX 值高于绝经前正常范围上限，其髋部骨折的危险性高 2 倍，且独立于股骨骨密度（BMD）。这些预测结果与骨密度的预测作用类似。用测定骨转换标志物预测骨折危险性，应对不同部位的骨区别对待，因为不同部位的骨在骨质疏松时的病理表现是有区别的。

一般来讲，用测定骨吸收标志物预测骨折危险性要好于测定骨形成标志物。若将骨密度测定和骨转换标志物测定结合分析，则较单独用 BMD 明显提高对骨折危险性的预测力度（predictive power）强。如对一组具有低 BMD 和高 CTX 的骨质疏松妇女的研究显示，该组妇女的髋部骨折危险性较仅具低 BMD 者或高 CTX 者高 5 倍。

三、为药物疗效及个体药物治疗策略提供早期重要参考

骨转换生化标志物的测定用于评价药物疗效，这是目前最广泛的临床用途。其特点是能在用药的早期 1~3 个月，通过测定骨吸收和骨形成标志物在血、尿中水平的变化，以判断该药物是否有效，从而为继续治疗采取的策略提供早期指导性信息，尤其是对抗骨吸收药的疗效评价，能在更短时间内做出判断，这是通过测定骨密度所不能达到的。而骨密度的变化，一般至少在半年以上。

不同的抗骨吸收药物对有关的骨转换标志物会产生不同的影响。如绝经后妇女用雌激素替代治疗，能同时降低游离的与结合的吡啶交联物，但用双膦酸盐治疗 Paget 病人时，只降低结合型的，并不影响游离型的。用双膦酸盐治疗骨质疏松时 CTX 的变化较其他骨吸收标志物更显著。用双膦酸盐和 HRT 治疗老年（65~80 岁）妇女骨质疏松症时，前者使 PINP 和 NTX 的下降幅度明显都大于 HRT 组。这说明，用测定骨转换标志物评价药物疗效时需正确选择合适的待测标志物。

四、测定的变异

骨转换标志物测定标本的来源为血、尿。其中骨形成标志物全部为血样，骨吸收标志物则大部分为尿样。由于诸多因素引起的固有生物学变异和分析过程产生的误差，提醒人们在实际应用中应给予足够的重视。

在属于生物学变异源中，包括昼夜节律、天一天变异、月经周期的影响、季节影响、生长和年龄影响等。多数骨转换标志物的排泌都有明显的昼夜节律，峰值出现在早晨，低谷在下午—夜间，变动幅度达 15%~30%。在排除人为测定误差时，发现某些骨转换标志物的水平确有天—天变异，不同的标志物变异大小不一，如 TRACP 为 10%~12%，而 CTX 或 NTX 可达 13%~35%。月经周期的影响可使变异达 10%~20%，这对绝经后骨质疏松症的妇女没有意义，但对绝经前妇女代谢性骨病时的标本留取时间的选择应有所考虑。在对男、女 BALP 的测定中，发现在冬季都明显升高，这种季节影响可使 BALP 产生 12% 的变异。儿童直到青春期 BALP 与身高生长和体重增加相关，明显升高。男性 PICP 随增龄下降，但在女性直到 60 岁前并无明显改变，这种与生长、年龄、性别相关的变异提示在分析结果时应加以注意。

肝、肾功能状态是众多生化指标测定必须考虑的，骨转换生化标志物也不例外，如 PINP 和 PICP 由肝脏清除，肝疾患可致其明显升高，与其他大部分骨转换标志物不同的是，肾功能损伤并不影响其血浓度。

在实际操作中，待测骨转换标志物样本的收集、贮存是否规范化会明显影响测定结果。由于昼夜节律的存在，除收集 24 小时尿样外，都应将收集样本时间标准化；不同的标志物对温度的敏感性不一样，如 TRACP 在室温，甚至 −20℃ 时其活性都会迅速下降。相反 PYD 和 DPD 在室温中可稳定几个月，在 −20℃ 可稳定几年。虽然有的资料显示 DPD 和 PYD 样本反复冻融 10 次未见浓度有任何明显变化，但总的原则是尽量减少对标本的反复冻融，并在一定的低温下保存（表 4-6-1）。

骨转换生化标志物测定结果的恰当合理解释，应考虑到各种来源的变异，包括所测标志物本身的生物学变异、分析方法的特点以及分析检测前的影响因素。如观察抗骨质疏松药物的疗效反应时，用最小有意义变化值（least significant change，LSC）界定临床特异度（安慰剂组无反应的相对人数）和临床敏感度（治疗组有反应的相对人数），就是考虑到所测标志物的生物学和分析过程的变异，定出对某一标志物的两次成功测定之间的变化，能反映真实生物学改变的最小差别值，使结果更具科学性。

$$LSC = 1.96 \times \sqrt{2} \times \sqrt{CV_1^2 + CV_2^2}$$，CV_1 和 CV_2 分别代表两次测定的变异系数。

表 4-6-1　骨转换生化标志物的若干技术特点

标志物	稳定性和推荐贮存温度	影响浓度因素	昼夜节律
骨形成标志物			
TALP	稳定<-20℃	肝功能	不明显
BALP	稳定<-20℃	肝功能	不明显
OC	不稳定<-80℃	肾功能	明显
PICP	稳定<-20℃	肝功能	明显
PINP	稳定<-20℃	肝功能	明显
骨吸收标志物			
OHP	稳定<-20℃	肝功能、饮食	明显
PYD	稳定<-20℃	肝功能、活动性关节炎	明显
CTX	稳定<-20℃	肝功能、肾功能	明显
NTX	稳定<-20℃	肝功能	明显
ICTP	稳定<-20℃	肾功能、肝功能	明显
GHL	稳定<-20℃	肝功能	明显
TRACP	不稳定<-70℃	溶血、血凝	不明显

　　本章所述的骨转换标志物，可能没有任何一种是绝对来自骨。而一些并非骨骼疾病，如炎症、肿瘤以及肝肾疾病等，也能引起骨转换标志物的异常变化。在特殊情况下，这些标志物水平变化很难说是哪一种病所特有的改变，因此，在对测定这些标志物结果的判断时，一定要密切结合病人临床的表现进行解释。尽管像 NTX、CTX、DPD 以及 PYD 等骨吸收标志物的水平，在绝经后妇女中与骨密度有相反关系，但到目前为止，任何单独一项或多项结合的标志物测定都不足以用来诊断骨质疏松症或其他代谢性骨病。而这又促使人们不断地探索新的骨转换标志物。如近年发现的骨保护素（osteoprotegerin，OPG）是由成骨细胞合成分泌的可溶性蛋白，对骨转换的调节居中心地位。其血浓度虽然在绝经后妇女骨质疏松时变化不大，但在前列腺癌骨转移、原发性甲旁亢以及肾功能衰竭时明显升高，有望成为新的标志物。

（周学瀛　夏维波）

参 考 文 献

［1］ Harris H. The human alkaline phosphatases：what we know and what we don't know. Clin Chim Acta, 1989, 186（2）：133-150.

［2］ Smith M，Weiss MJ，Griffin CA，et al. Regional assignment of the gene for human Liver/bone/kidney alkaline phosphatase to chromosone 1p36.1-p34. Genomics, 1998, 2：139-143.

［3］ 刘波，周学瀛，孟迅吾. 血清骨型碱性磷酸酶的简易测定法及初步临床应用. 北京医学, 1993, 15（6）：337-339.

［4］ Woitge HW，Seibel MJ，Ziegler R. Comparison of tolal and bone sepecific alkaline phosphatase in skeletal and non skeletal diseases. Clin Chem, 1996, 42：1796.

［5］ Chairns JR，Price PA. Direct demonstration that the vitamin K-dependent bone Gla protein in incompletely gamma-carboxylated in humans. J Bone Mine Res, 1994, 9：1989-1997.

［6］ Deftos LJ，Wolfert RL，Hill CS，et al. Two-site assays of bone Gla protein（Osteocalcin）demostrate immunochemical heterogeneity of the intake molecule. Clin Chem, 1992, 38: 2318-2321.

[7] Kauonen SM, Hellman J, Karp M, et al. Development and evaluation of three immuno-fluometric assays that measure different forms of osteocalcin in serum. Clin Chem, 2000, 46: 332-337.

[8] 孔彦平, 孟迅吾, 周学瀛, 等. 牛骨钙素的分离、纯化和放射免疫分析法的建立. 中国医学科学院学报, 1997, 19: 257-262.

[9] Lian JB, Gundberg CM, Osteocalcin. Biochemical consideration and Clinical application. Clin Orthop Rel Res, 1988, 226: 267.

[10] Lee NK, Sowa H, Hinoi E, et al. Endocrine regulation of energy metabolism by the skeleton. Cell, 2007, 130 (3): 456-469.

[11] Saleem U, Mosley TH Jr, Kullo IJ, et al. Serum osteocalcin is associated with measures of insulin resistance, adipokine levels, and the presence of metabolic syndrome. Arterioscler Thromb Vasc Biol, 2010, 30 (7): 1474-1478.

[12] YeapBB, Chubb SA, Flicker L, et al. Reduced serum total osteocalcin is associated with metabolic syndrome in older men via waist circumference, hyperglycemia, and triglyceride levels. Eur J Endocrinol, 2010, 163 (2): 265-272.

[13] Bradburn S, McPhee JS, Bagley L, et al. Association between osteocalcin and cognitive performance in healthy older adults. Age Ageing, 2016, 45 (6): 844-849.

[14] Li M, Li Y, Deng W, et al. Chinese bone turnover marker study: reference ranges for C-terminal telopeptide of type I collagen and procollagen I N-terminal peptide by age and gender. PLoS One, 2014, 9 (8): e103841.

[15] Sorva A, Tähtelä R, Risteli J, et al. Familial high serum concentrations of the carboxyl-terminal propeptide of type 1 procollagen. Clin Chem, 1994, 40: 1591-1593.

[16] Beffica P, Taylor AK, Talbot J, et al. Clinical performances of galatosyl hydroxylysine, Pyridinoline and deoxypyridinoline in postmenopasal osteoporosis. J Clin Endocinol Metab, 1996, 81: 542-546.

[17] Risteli J, Eriksen H, Risteli L, et al. Pyrolic cross-Links as a abundant in human bone type 1 collagen as pyridinolines. J Bone Miner Res, 1994, 9 (suppl 1): S186.

[18] Uebelhart D, Schlemmer A, Johansen JS, et al. Effect of menopause and hormone replacement therapy on the urinary excretion of pyridinium cross-links. J Clin Endocrinol Metab, 1991, 72: 367-373.

[19] Robins SP, Woitge H, Hesley R, et al. Direct enzyme-linked immunoassay for urinary deoxypyridinoline as a specific marker for measuring bone resorption. J Bone Miner Res, 1994, 9: 1643-1649.

[20] 孟迅吾, 邢小平, 陈莉, 等. 血清抗酒石酸酸性磷酸酶浓度测定的初步临床应用. 中华内分泌代谢杂志, 1995, 11 (1): 9-11.

[21] Garnero P, Malmann D, Munoz F, et al. Long-term variability of bone markers of bone turnover in postmenopausal women and implicalions for their clinical utility. J Bone Miner Res, 2002, 17 (suppl 1) S-299.

[22] 王闻博, 廖二元, 邓小戈, 等. 绝经早期女性性激素、骨密度及骨代谢指标. 中华内科杂志, 2000, 39 (4): 263-264.

[23] Garnero P, Hausherr E, Chapuy MC, et al. Markers of bone resorption predict hip fracture in elderly women: the EPIDOS Prospective Study. J Bone Miner Res, 1996, 11: 1531-1538.

[24] Hansen MA, Overgaard K, Riis BJ, et al. Role of peak bone mass and bone loss in postmenopausal osteoporosis: 12 years study. Br Med J, 1991, 303: 1548-1549.

[25] Melton LJ, Khosla S, Atkinson EJ, et al. Relationship of bone turnover to bone density and fractures. J Bone Miner Res, 1997, 12: 1083-1091.

[26] Delmas PH, Hardy P, Garners P, et al. Monitoring individual response to hormone replacement therapy with bone markers. Bone, 2000, 26: 553-560.

[27] Greenspar SL, Rosen HN, Parker RA. Early changes in serum N-telopeptide and C-telopeptide cross-linked collagen type I predict long-term response to alendronate therapy in elderly women. J Clin Endocrinol Metab, 2000, 85: 3537-3540.

[28] 刘建立, 朱汉民, 黄琪仁, 等. 盐酸雷洛昔芬对绝经后骨质疏松妇女骨密度、骨代谢生化指标和血脂的影响. 中华医学杂志, 2004, 84 (4): 269-273.

[29] 孟迅吾, 詹志伟, 夏维波, 等. 益钙宁治疗绝经后骨质疏松的骨密度和骨转换指标的改变. 中华内分泌代谢杂志,

1998, 14（1）: 29-33.

[30] Garnero P, Gineyts P, Arbautt P, et al. Different effects of bisphosphonate and estrogen therapy on free and peptide bound bone cross-links excretion. J Bone Miner Res, 1995, 10: 641-649.

[31] Rosen HN, Moses AC, Garber J, et al. Serum CTX: a new marker of bone resorption that shows treatment effect more often than other markers because of low coefficient of variability and larger changes with bisphosphonate therapy. Calcif Tissue Int, 2000, 66: 100-103.

[32] EviÖ S, Tiitinen A, Laitinen K, et al. Effects of alendronate and hormone replacement therapy, alone and in combination on bone mass and markers of bone turover in elderly women with osteoporosic. J Clin Endocrinol Metab, 2004, 89（2）: 626-631.

[33] Pantighin M, Pagni F. Biological variation in bone-derived biochemical markers in serum. Scan J Clin Lab Invest, 1995, 55: 609-616.

[34] Hannan FM, Fairney A, Kyd P, et al. Serum osteoprotegerin as a novel marker of metabolic bone disease. J Bone Mine Res, 2003, 18（suppl 2）: S-129.

[35] Kraenzlin ME, Seibel MJ. Dynamics of bone and cartilage metabolism, 1st. edition, San Diego, Academic press, 1999, 414.

[36] Raisz LG, Kream BE, Lorenzo JA. Williams Textbook of Endocrinology, 10th edition, WB Saunders, 2003, 1384.

[37] Seibel MJ, Robins SP, Bilezikin JP. Priciples and Practice of Endocrinology and Metabolism, 3d. edition, Philadelphia: Lippincoh. Williams & Wilkins, 2001, 548.

第七章　骨活检和骨组织形态计量学的临床应用

一、概述

在骨组织形态计量学（histomorphometry）中，利用髂骨活检不脱钙骨样本进行组织学分析，以获得骨重建和骨结构的定量信息，是一种有价值、被公认的临床和研究工具。对于研究代谢性骨病的病因、发病机制和治疗以及药物的作用机制是其他技术不可替代的。

传统意义的骨组织形态计量学是在二维组织学水平上测量骨结构和骨重建参数，再应用标准的体视学（stereology）理论推导其三维结构。在近二十年中，骨计量学技术已经有了显著的进展，如自动图像分析与复杂的体视学软件相结合已大大地取代了人工测定。早在 20 世纪五六十年代，由于两项重要发现，使骨计量学有了显著的进步，首先是塑料包埋技术的应用使获得高质量的不脱钙骨切片成为可能；其次是荧光染料的应用，如四环素可渗入骨矿化前沿，并能在荧光显微镜下发出可见的荧光，使得骨形成的动态过程能更好地被理解。

骨代谢过程可分为两类：骨塑建（bone modeling）和骨重建（bone remodeling），这两个过程由相同的效应细胞实施，但最终的结果却根本不同。骨塑建负责生长期改变骨形状和骨量；而骨重建的主要作用则是完成旧骨的更新，维持骨质量和骨强度。骨重建过程又分为两个不同的时相：由破骨细胞对现有的矿化骨基质的吸收和随后的成骨细胞的新骨形成。这个过程发生于空间上彼此分离的骨表面，参与的细胞群叫基本多细胞单位（basic multicellular unit，BMU），活化的 BMU 的数量和单个 BMU 中被吸收和形成的骨量决定着骨转换（bone turnover）。本文简要介绍骨活检的适应证、如何获取骨活检标本、骨标本的处理和分析、骨计量学的基本参数及其意义、一些代谢性骨病的重要骨计量学特征性表现和骨计量学在药物临床试验（clinical trial）中的应用。

二、骨计量学分析前的步骤

（一）骨活检的适应证

在临床实践中，应用骨计量学检测的目的是获取信息，如建立诊断、判断预后和评估治疗的依从性及对治疗的反应，并据此作出临床决策。与其他侵入性检查一样，应权衡检查的风险、造成的痛苦和花费与可能从检查中获取信息的重要性，鉴于此，进行这项检查的临床适应证的数量是有限的，对大多数代谢性骨病（包括骨质疏松症），医生无需借助骨活检，但对某些临床情形进行四环素标记后的骨活检是必要的（表 4-7-1）。骨活检最常用于排除或确诊亚临床骨软化症、识别不同类型的肾性骨营养不良的特征。此外，骨活检对表现为骨脆性过度增加和不明原因骨痛的病人是有用的，有不能解释的低骨量或骨折而无继发性骨质疏松的年轻病人，尽管骨活检在骨质疏松症是一个宝贵的研究工具，但其临床应用是受限的，首先，对如此多的骨质疏松症病人实施骨活检显然是不切实际的；其次，骨计量学指标在个体间和个体内均有较大的变异，且这些指标在正常的绝经后女性与骨质疏松病人之间有大量的重叠。

此外，骨计量学对于评估新骨活性药（bone-active agent）的作用机制、安全性和疗效仍然是至关重要的。临床前动物研究应包括在多个部位进行系列的骨活检，并用不同颜色的荧光染料（如钙黄绿素或二甲酚橙）进行标记。每一个新骨活性药的治疗都应进行骨活检的测试，至少在一个亚组中进行。

表 4-7-1　骨计量学检查可提供有用信息的临床情形（活检指征）

1. 在有不同寻常的骨脆性增加时

2. 怀疑有矿化缺陷时

3. 为明确肾性骨营养不良的骨病变类型时

4. 为评估小肠吸收不良综合征治疗的依从性时

5. 诊断和评估维生素 D 抵抗性骨软化症和类似疾病的治疗反应时

6. 怀疑有少见代谢性骨病时

（二）四环素标记

在活检前服用四环素，它会使标记物沉积于新骨形成的部位，以便于在显微镜下观察和定量分析。四环素标记的方案各实验室不尽相同。一般来说，在预计骨活检前的 3 周，给予四环素（1000mg/d）2~3 天，10~14 天不用药，之后再次给四环素（1000mg/d）2~3 天，在最后给药天后至少 3~5 天实施活检。四环素渗入到新骨形成的部位，并不可逆地与矿化前沿（mineralization front）的羟磷灰石结合。当骨形成正好发生在实施标记的过程中则形成双标记；而当骨形成或启动于或终止于两次四环素用药之间的间歇期时，则形成单标记。

（三）骨活检方法

最常用且最好的取活检的部位是髂骨，起初有用肋骨的，但很快被髂骨取代。原则上，做骨计量学分析任何部位的骨样本均可使用，但在儿科来自非标准部位的样本常有局限性，因目前仅有髂骨的参考数据。准确的取活检的部位是髂前上棘后 2cm 处（图 4-7-1），这里取骨容易，不需大手术，且术后并发症少。骨计量学分析需要获得高质量的、完整的活检样本，这就要求经髂骨活检样本必须在标准状态下用适当的工具获得。对样本的要求是无断裂、无碎片化含完整的内外皮质骨板，骨髓和小梁骨居间。这些要求在非常小的儿童或患严重骨质疏松的儿童可能难以满足。用于骨计量学分析的骨标本是含髂骨全厚度的标本。曾经还有一种所谓的垂直取样方法，即从髂嵴垂直向下（又称 Jamshidi 路径）取材，这是一种遭质疑的方法，因为在髂嵴顶部有生长板，骨转换非常高，且生长板下皮质骨很薄，不具有代表性。因此，常用的"髂嵴活检（iliac crest biopsy）"一词其实是一种误称。实际上，活检应避开髂嵴，更准确的名称应为"经髂骨活检（transiliac biopsy）"。

最广泛应用的活检工具是 Bordier 针，这种针由 4 部分组成：瞄准套针、有锋利锯齿缘的导向套、环

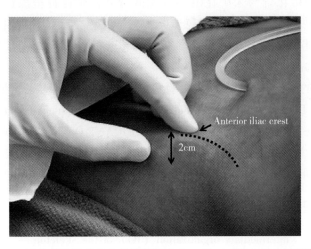

图 4-7-1　活检部位被确定在前髂嵴后方 2cm 处（虚线勾画出髂嵴位置）

钻活检针和钝性取出器（图 4-7-2）。针的内径应为 5mm（一般用于 12 岁以下的儿童）或 6mm（用于 12 岁以上的人），针径的大小非常重要，因为恰如其分的样本面积对于骨计量学分析获得有代表性的测量指标是必需的。一个较小的针径意味着获得较小的样本，会导致骨计量学分析误差范围增加。

现在，一种新型的电钻被广泛应用，它可一步完成钻孔和获取骨样本，节省时间。钻头可一次性使用，减少交叉感染的并发症，避免了钻头钝化、需要不断使之再锋利的处理（图 4-7-3）。

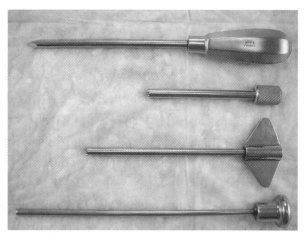

图 4-7-2　改良的 Bordier 环锯（从上至下分别是：瞄准套针、外导管或套筒、环锯活检针、钝性取出器）

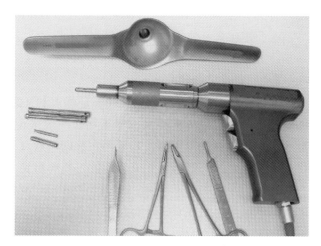

图 4-7-3　水平和垂直髂嵴活检用电钻

（四）活检样本的处理和切片的制作

活检样本取出后，应尽快放入 70% 的酒精或 10% 的磷酸盐缓冲福尔马林中固定（不同实验室所用的固定液会有不同），固定时间与样本的大小有关，至少不低于 48 小时，但最好不超过 10 天，因时间太长四环素标记物会被洗脱，值得注意的是不应用浓缩的福尔马林液固定，因其可能导致钙、铝和四环素从骨中滤出，影响荧光标记的观察和动力学指标的测定。固定过程应避光。固定结束后，标本的实验室处理包括：用不同浓度的乙醇脱水、去脂，用甲基丙烯酸甲酯包埋，用专用的硬组织切片机（microtome）切片、表片、脱塑后，就可以根据需要选择不同的染色方法进行染色。常用的染色方法有：Von Kossa 染色，很容易将矿化骨与未矿化的类骨质区分开，矿化骨呈黑色，类骨质呈红色/粉红色；Masson Goldner's Trichrome 染色，矿化骨呈绿色，类骨质呈红色/橙色，细胞核呈蓝灰色，软骨呈紫色；进行荧光标记观察的切片不能染色，需用厚切片（20~50μm），直接在荧光显微镜下观察。

（五）骨计量学指标的测量

目前，骨计量学指标的测量已经由专门的计算机软件代替以前的人工测量，常用的两款软件是 OsteoMeasure（Osteometrics, Decatur, GA）和 Bioquant Osteo II（Bioquant Image Analysis Corp., Nashville, TN），也有一些实验室用一种交互式图像分析系统（BIOQUANT OSTEO 2011 v11.2 Bone Biology Research System；BIOQUANT Image Analysis Corporation, Nashville, TN, USA），这些图像分析系统界面友好，可自动计算出 100 个以上的骨参数，使骨计量学测量更加方便、高效。

三、骨细胞群的组织结构和功能

（一）骨骼的中间结构［intermediary organization（IO）of the skeleton］

在 Frost. HM 提出的所谓"骨骼的中间结构（IO）"中，他描述了骨细胞群的四种相互独立的功能：骨生长、骨塑建、骨重建和骨折修复。尽管每一种功能都涉及成骨细胞和破骨细胞，但它们协同作用的结果却差异很大。骨生长使骨骼延长；骨塑建则是为生长期的骨骼塑形；骨重建是完成骨组织的更新，以新骨取代旧骨；骨折修复是在骨折的部位完成修复，使其愈合。

在成年期，以骨重建的中间结构（remodeling IO）占优势，其间协同作用的细胞群（即破骨细胞、成骨细胞、骨细胞和衬细胞）组成基本多细胞单位，由它们实施骨重建。基本多细胞单位（BMU）形成的新骨包（packets）就是基本结构单位（basic structural unit，BSU），所有成年发病的代谢性骨病均涉及骨重建中间结构的紊乱。

（二）骨细胞

破骨细胞（osteoclast）是一种巨细胞，通常有多个细胞核，在显微镜下呈不规则形，有丰富的泡沫状嗜酸性的胞质，附着于骨表面的细胞周边形成一封闭带，在细胞与矿化骨基质之间的含液体的腔内，破骨细胞形成刷状缘（ruffled border），破骨细胞对抗酒石酸酸性磷酸酶（tartrate-resistant acid phosphatase，TRAP）染色呈阳性反应，被视为破骨细胞的标志酶。破骨细胞吸收骨（包括基质和矿盐），它们在小梁骨表面挖掘浅坑，也出现在哈佛骨隧道（tunnels）（又称切割锥形体）的前缘。

成骨细胞（osteoblast）在骨吸收的部位形成新骨。它们产生骨基质的胶原和非胶原蛋白成分并参与矿化过程。在光学显微镜下，呈肥胖细胞被衬在未矿化的类骨质（osteoid）表面，随着成熟，成骨细胞失去它原有的肥胖形态，变成骨细胞或骨衬细胞。

骨细胞（osteocyte）由成骨细胞转变而来，随着骨重建的进展，它被包埋于原来骨重建部位的矿化骨中，它们都单个位于矿化骨中的小陷窝（lacunae）里，其胞质突起穿行于骨小管中，与其他骨细胞连接，在骨组织中形成相互连接的网。这个网可监测局部的应变环境和微损伤（microdamage），并启动骨细胞的工作以对应变的变化或微损伤做出反应。

骨衬细胞（lining cell）也来源于成骨细胞。覆盖于小梁骨和内皮质骨（endocortical）表面，在显微镜下它们呈瘦长扁平状、核染色较深。骨重建的启动和定位或许与骨衬细胞有关。

（三）骨重建过程

骨重建发生在小梁骨和哈佛骨表面，其过程首先是破骨细胞前体细胞被活化为破骨细胞，接着在骨表面挖掘一浅坑，将约 $0.05mm^3$ 的旧骨组织清除后有一短暂的静止期，随后成骨细胞前体细胞在这里激活成成骨细胞，将这个骨吸收坑填平。完成一个骨重建周期大约需要 6 个月，其中骨吸收约需 4 周，余下的是骨形成所需的时间。

健康的骨重建系统会在有利的生理环境中，利用所需的建筑材料将衰老而有微损伤的骨组织用新的强健骨组织取代。不过，过度使用会破坏系统对微损伤的修复能力（发生在运动员和新兵训练时的应力性骨折即是例子），健康的骨重建系统可修饰骨的构筑以符合应力改变的需要。不过，该系统也可及时清除失用的骨量（长期卧床、瘫痪和太空旅行就是例证）。所有的骨丢失都是通过骨重建来实现的。骨重建系统对营养、体液和力学因素均会产生反应。例如，成人维生素 D 缺乏的效应便是骨基质的矿化受损。此外，骨重建涉及复杂的细胞内和细胞间的信号处理，遗传因素引起的代谢性骨病即涉及这个层面的缺陷。

（四）基本骨计量学参数

骨计量学参数来自在显微镜下直接测量的原始数据，这些数据可以二维或三维方式分别表达为面积、周长（或边界）和宽度或体积、表面和厚度。这些参数的命名、数学推算方法和单位均于 1987 年由美国骨矿盐研究学会（American Society of Bone and Mineral Reseach，ASBMR）进行了标准化，并首次发表。25 年后于 2012 年对其进行了更新并发表。这套修改后的命名系统按照来源（即被测量的结构）、测量和参照物，表达为来源−测量/参照物（source-mesurement/referent）。但美国骨矿盐研究学会规定在同一篇论文或同一份报告中应统一使用二维或三维术语和单位。

骨计量学参数一般分为两类：结构参数和骨重建参数，后者再细分为静态参数和动态参数。标准的骨计量学测定在临床上通常限于小梁骨的分析，不过，在某些特定的情形也可对皮质骨、骨内膜和骨外膜进行分析，如研究生长期的个体和对促骨形成药物治疗的反应时。

1. 结构参数　可提供骨量和骨结构的信息，这些参数与骨的三维几何结构相关，并可从总骨面积和总骨周长的测量值来计算。骨结构的评估非常重要，因其与骨强度相关。主要的结构参数如下：

小梁骨体积（BV/TV）：小梁骨（包括矿化骨和非矿化骨）所占总骨髓腔的百分比，当这个比值降低时，表明小梁骨量明显亏耗（deficit）。

小梁骨宽度（TB. Wi）或厚度（TB. Th）：指横跨单个小梁骨的平均距离，以 μm 为单位。

小梁骨数量（Tb. N）：指每单位距离中小梁骨板的数量。

小梁骨分离度（Tb. Sp）：指小梁骨之间的平均距离，以 μm 为单位。

皮质骨宽度（Ct. Wi）：指内、外皮质骨的平均宽度，不过，处于生长发育的个体内、外皮质骨的细胞活性有差异，应分别记录。

壁宽度或厚度（W. Th）：指从水门汀线（cement line）到静止的小梁骨骨单位表面（既无类骨质也无 Howship 陷窝的表面）的平均距离，以 μm 为单位。

2. 骨重建参数　以下骨计量学参数为"静态参数"，主要提供未矿化骨（unmineralized bone）量和骨吸收腔（Howship's lacunae）的范围。

类骨质体积（OV/BV）：在特定的骨组织体积中未矿化骨所占的百分比。

类骨质表面（OS/BS）：被类骨质覆盖的表面百分比，这些表面可以有成骨细胞，也可无。

类骨质厚度（O. Th）：类骨质层的平均厚度，以 μm 为单位。

侵袭表面（ES/BS）：由骨吸收腔占据的骨表面百分比，腔内可以有破骨细胞，也可无。呈钩状的大吸收腔是甲状旁腺功能亢进症的特征性表现。

成骨细胞表面（Ob. S/BS）：由成骨细胞占据的骨表面百分比。

破骨细胞表面（Oc. S/BS）：由破骨细胞占据的骨表面百分比。

3. 动态参数　这些参数可产生骨形成率的信息，但只有当病人在活检前进行了四环素标记方能测量这些指标，测量应用未染色的厚切片在荧光显微镜进行，其基本指标有：

矿化表面（MS/BS,%）：显示有四环素标记的骨表面占据的百分比，反映活跃的骨矿化。计算双标记加一半单标记表面，并表达为总骨表面的函数，这个指标表明在四环素标记期间新骨沉积的骨表面比例，是一个非常重要的参数，因为骨形成率、骨形成时间和矿化延迟时间等指标皆由此推算得来。

矿化沉积率（MAR）：是新骨形成的线性率的测定，系双标记间的平均距离除以两次标记间的时间间隔，这个指标和其他所有厚度的测量指标均应对倾斜度（obliquity）用换算系数进行校正，这个倾斜度是指切片的切面与小梁骨表面之间形成夹角的随机性。

骨形成率（BFR/BS）：表示单位时间在单位骨表面形成的新骨量，计算方法即矿化沉积率乘以矿化表面而得。

矫正的沉积率（Aj. AR）：指单位时间在单位类骨质表面正在形成的新骨量（即平均到整个类骨质表面的骨形成率）。

矿化延迟时间（MlT）：这个指标代表类骨质形成与随后矿化之间的时间间隔，计算方法是类骨质宽度除以矿化沉积率。

激活频率（Ac. F）：提供骨重建率的一个估价，计算方法是骨形成率除以壁宽度（W. Wi），其产生的值代表在骨表面任何部位即将启动的新骨重建周期的概率，提供骨表面在同一时间两个骨重建周期被启动的频率。

四、骨计量学指标的正常值

不同人群中健康个体骨计量学指标的正常值的研究报告很少，因为在获取材料的实际困难是显而易见。Recker 等为了建立美国白种人健康绝经后女性的骨计量学静态和动态参数的参考值，分析了 34 例健康绝经后女性的活检标本，发现小梁骨体积、矿化沉积率、壁厚度和类骨质厚度均随衰老显著下降，此外，在这些健康个体间动态参数有高度的变异，有一些比较非裔美国人和美国白种人的研究显示某些种族差异，通常非裔美国人比美国白种人有更低的骨形成率和矿化表面，而且有更长的骨形成时间。在一项尸检骨计量学研究中，对 125 例不同年龄、种族的男女巴西人进行了研究，为建立骨计量学静态参数的正常值。结果发现骨结构参数和骨重建参数均随年龄、性别和种族不同存在差异。总之，骨计量学参数在健康个体间存在广泛的变异，这使得建立正常值非常困难，年龄、性别和种族诸因素均有重要影响。

五、骨计量学指标改变的意义

1. 正常骨髓腔的成分被替代　在经髂骨活检的骨标本中骨髓腔被各种造血细胞和不同比例的脂肪细胞所占据。如果这些正常的骨髓成分被纤维组织（纤维性骨炎）、成团的肿瘤细胞或大片异常造血细胞所取代，则在骨计量学检测时是非常显而易见的，目前的骨活检标本的制备技术可完好地保留细胞细节、空间关系和构筑特征。不过，骨计量学检测方法不适用于血液学诊断，因为产生一份骨计量学报告需要足够的时间（通常至少需时 4 周）。

2. 皮质骨的亏耗（deficit）　无论是取活检的角度还是活检处皮质骨厚度点对点的变异均会影响皮质骨宽度（Ct. Wi）。尽管如此，腰椎和/或股骨近端的低骨密度（BMD）常常反映在皮质骨宽度的降低。皮质骨小梁化的证据（如有特征性的粗大骨小梁的过渡带形成）表明曾经存在于邻近骨髓区的皮质骨已经丢失。

3. 小梁骨的亏耗　低的小梁骨体积（BV/TV）表明小梁骨的亏耗。普遍的小梁骨变薄（低 Tb. Th）和/或小梁骨成分的完全丢失（差的小梁骨连接）可有助于这种亏耗的识别。后一种表现（低 Tb. N 伴高 Tb. Sp）描绘了小梁骨亏耗的特征，即小梁骨连接受损使骨的脆性增加更甚于一般的骨量丢失。

4. 骨重建的改变　激活频率（Ac. f）是反映小梁骨骨重建活性总体水平的一个指标。激活频率的值与骨吸收标志物水平相关（$r = 0.71$），在取自外表健康女性的骨活检标本中，尚未见到那些遵从荧光标记方案却在骨小梁上见不到荧光标记者。不过，最近有人援引早期报告的 3 例未经治疗的绝经后骨质疏松女性标记为 0（激活频率为 0），另外，抑制骨重建的抗骨质疏松药物已受到关注，人们担心是否这些抑制骨重建的药物会将骨重建抑制到不能充分修复微损伤（microdamage）的程度。这已经导致这样的问题提出并引发广泛的讨论，即异常低的骨重建率的骨计量学定义是什么？一些学者认定人髂骨活检标本中缺乏荧光标记是骨重建异常低下的证据。

5. 异常类骨质的形态学　板层骨和编织骨的类骨质胶原纤维的排列特征是明显不同的。板层骨的胶原纤维排列有序、呈板层状，而编织骨的胶原纤维排列则是杂乱无章。髂骨标本中编织骨的形成与强刺激骨形成有关，如 Paget 骨病和肾性骨营养不良，也见于纤维性骨炎。在成骨不全，胶原异常导致不同程度的编织骨形成，但可以很轻微以致不能发现。当在染色的切片中发现骨细胞（osteocytes）数量增多和胶原排列紊乱时应怀疑有编织骨存在。不过，识别编织骨的最好方法是用偏振光镜头观察不染色切片，由于不同的折光性，编织骨和板层骨很容易区分。

6. 未矿化类骨质堆积　Parfitt 已经描述了骨形成动态指标和类骨质堆积的静态指标之间的复杂关系。类骨质表面（OS/BS）、类骨质厚度（O. Th）和矿化延迟时间（Mlt）的增加表明类骨质不能正常矿化。如果矿化被完全抑制，则无双标记可见，矿化延迟时间不能测得。

六、几种代谢性骨病的骨计量学表现

（一）骨软化症

骨软化症是一个通用术语，描述了骨有机基质的矿化缺陷。它基本上是一个组织学诊断，可以无生化和放射学的异常，其特征是骨矿化受损。骨计量学的表现是类骨质堆积，表现为类骨质厚度、表面和体积增加，而小梁骨体积是正常的。成骨细胞不断地合成和分泌骨基质，但不能矿化。通常，动态指标

分析可发现随严重程度不同而有不同的表现，轻型的表现为双标记间的距离缩小或不能发现，在最严重的病例则完全无四环素标记，表明矿化缺如。在后一种状况时，表现为矿化沉积率、矿化表面和骨形成率均下降，而矿化延迟时间则大大延长至大于 100 天。由于存在继发性甲状旁腺功能亢进症，在骨软化的早期常表现骨转换增加，这样，增加的骨转换率加上矿化缺陷会加速未矿化基质的沉积。随着类骨质层的增厚、骨转换下降，使破骨细胞到达矿化骨表面更加困难。

（二）绝经后骨质疏松症

绝经后骨质疏松症主要以整个骨小梁进行性丢失导致小梁骨体积减少为特征。表现为小梁连接减少和小梁骨变薄。皮质骨厚度降低和皮质骨内膜处小梁化（trabecularization）是常见的。不过，小梁骨骨计量学动态参数的变异很大，使得将其分层为高、正常和低转换都很困难。在一项对 50 例未经治疗的绝经后骨质疏松症女性病人的骨计量学研究中发现两个亚群：正常骨转换和高骨转换（占 30%），不过，这个结论是仅基于类骨质表面测定做出的，因为在这群病人中，基于四环素标记的骨形成率显示正常分布。另一项研究按照病人的骨转换状态对未治疗的绝经后骨质疏松症病人进行分类，当以骨形成率作为判别指标时，19% 为高转换、72% 为正常转换和 9% 为低转换。此外，另两项绝经后骨质疏松症病人的研究显示，病人中骨转换状态同样存在很大的变异，最后的结论是绝经后骨质疏松症没有重要的亚群。通常，绝经后骨质疏松症女性以组织水平骨转换异质性大和细胞水平骨形成降低为特征。值得注意的是大多数病人骨活检是在疾病晚期实施的，故或许导致骨量减少的骨代谢紊乱在活检前几年已发生，活检时已不再明显了。因此，鉴于绝经后骨质疏松症常见的骨转换的异质性，在临床上用骨活检来判断骨转换状态显然是不切实际的。应更多地应用骨转换生化标志物。

（三）甲状旁腺功能亢进症

原发性甲状旁腺功能亢进症（简称原发性甲旁亢）的骨计量学指标的变化范围可从严重到较轻的纤维性骨炎。不过，80% 以上的病人皮质骨宽度降低，小梁骨体积轻度增加，骨转换加速。表现为侵袭表面、类骨质表面和矿化表面增加，破骨细胞和成骨细胞数量及激活频率也增加。尽管原发性甲旁亢呈加速的骨重建状态，但小梁骨的骨吸收和骨形成间的平衡是保留的，因为小梁骨体积是正常的，甚至轻度增加。小梁骨的连接也被保留。尽管矿化表面增加（它反映成骨细胞骨基质的产生率下降），矿化沉积率却下降。然而，矿化表面的扩大过度代偿了下降的矿化沉积率。故总体上骨形成率是增加的。在原发性甲旁亢，与小梁骨形成鲜明的对照，皮质骨呈现显著的亏耗。皮质骨孔隙度增加，皮质骨内有明显的侵袭腔，其中含有大量的破骨细胞；骨膜下形成的吸收坑充满了破骨细胞、成纤维细胞，偶见疏松结缔组织基质；骨内膜侵袭表面增加，因为这些吸收腔较深且相互融合，使皮质骨宽度降低。在严重的甲旁亢病例，除上述所有改变外，还可见编织骨增加和骨髓纤维化。甲旁亢和维生素 D 缺乏之间的关系常受关注，值得注意的是当两者并存时，骨活检的骨计量学形态会有显著的变化。

（四）糖皮质激素性骨质疏松（glucocorticoid-induced osteoporosis，GIOP）

在使用糖皮质激素治疗的早期，激活频率（Ac. f）增加；但在治疗后期，激活频率、矿化沉积率和矿化表面均降低。在糖皮质激素引起的骨坏死病人的股骨样本中，可见大量凋亡的骨细胞（osteocyte）和骨衬细胞（lining cell）。这就引发了一些问题，即存活的骨细胞怎样不依赖骨量和/或骨重建而维持骨的力学完整性。

（五）性腺功能减退症

男女两性的性腺功能减退症均表现激活频率增加，导致小梁骨和皮质骨的亏耗。低水平的小梁骨体积（BV/TV）和/或小梁骨宽度（Tb. Th）表明有骨连接的丢失。

（六）维生素 D 缺乏性骨病（hypovitaminosis D osteopathy，HVO）

任何病因导致的维生素 D 耗竭均可发生维生素 D 缺乏性骨病（HVO）。Parfitt 将其描述为三个期，在 HVOi（即骨软化前期）激活频率和类骨质表面（OS/BS）增加，但类骨质厚度并不增加；在后两期即 HVOii 和 HVOiii（骨软化期）未矿化的类骨质堆积是其特征，表现为矿化延迟时间和类骨质厚度显著增加（即斜切矫正后 Mlt>100 天和 O. Th>12.5μm）。HVOii 期能见到一些双标记，而 HVOiii 期全然不见双标记。皮质骨亏耗也是晚期 HVO 的特征。继发性甲旁亢是常见的，骨髓腔里常见纤维组织；长期的维生素 D 不足有助于骨质疏松的发生。用抗癫痫药治疗的病人常发生低骨量和有骨软化特征的骨病。

（七）低血磷性骨病（hypophosphatemic osteopathy）

任何病因导致磷耗竭也可引起骨软化症，其骨计量学表现类似于晚期 HVO。这些病人涉及磷代谢缺陷，表现为肾小管磷重吸收的缺陷。不过，大多数病例不是由于原发性肾小管异常，而是血浆磷稳态的异常。继发性甲旁亢的发生变异较大。髂骨活检对于评价疗效非常有用。

（八）胃肠病相关骨病（gastrointestinal bone disease）

许多消化和吸收紊乱的胃肠病有 HVO 的证据。不过，这些疾病还可促进钙和其他营养成分的缺乏。吸收障碍并不是唯一的问题。例如，在无症状的乳糜泻病人的钙平衡研究显示，内源性粪钙排泄增加，似乎将体内的钙挤入肠腔。骨计量学也反映治疗的结果（糖皮质激素或手术治疗）。Parfitt 描述了其骨计量学谱：低骨转换、常有 HVO 和继发性甲旁亢的证据。表明该类疾病骨骼健康受到多重损害。

（九）肾性骨营养不良（renal osteodystrophy）

在终末期肾病病人的骨骼中至少有 3 种类型的骨计量学表现：高骨转换伴有纤维性骨炎（甲旁亢骨病）、低骨转换（包括骨软化和无动力骨病）和混合型骨营养不良，表现为高骨转换、改变的骨形成和未矿化类骨质堆积。

髂骨活检仍然是终末期肾病病人骨病治疗决策的有用"金标准"。一个明显的例子就是高钙血症慢性透析的病人骨痛和骨折的评估。如果骨活检显示高骨转换和纤维性骨炎，则可行部分甲状旁腺切除术；若活检显示几乎无骨转换（无荧光标记），有或没有广泛的铝沉积，则甲状旁腺切除是禁忌，可用螯合剂治疗。骨活检还可帮助确定维生素 D 缺乏的程度和判断维生素 D 补充治疗是否充分。

表 4-7-2　几种代谢性骨病的重要骨计量学特征

类型	骨髓腔	皮质骨	小梁骨	骨重建	类骨质形态学	类骨质矿化
绝经后骨质疏松	—	皮质骨亏耗伴骨内膜小梁化	小梁骨亏耗伴小梁骨连接受损	Ac.f 增加，但值的变化大	—	—
糖皮质激素性骨质疏松	—	皮质骨亏耗	小梁骨亏耗	Ac.f 早期增加，后期减少	—	—
原发性甲旁亢	小梁骨周围纤维化	皮质骨亏耗、皮质骨孔隙度增加骨内膜小梁化	通常改变不明显	Ac.f 增加	可见编织骨	—
性腺功能低下症（男性和女性）	—	皮质骨亏耗	小梁骨亏耗有时小梁骨连接受损	Ac.f 增加	—	—
维生素 D 缺乏性骨病	可见纤维组织	—	—	早期 Ac.f 增加	—	早期 OS/BS 增加，晚期 MLT 和 O. Th 增加双标记缺乏
低磷性骨病	可见纤维组织	—	—	—	—	MLT 和 O. Th 增加双标记缺乏
肾性骨营养不良（高转换型）	可见纤维组织	骨内膜小梁化	成骨细胞、骨细胞和小梁骨异常	骨重建活动显著增加	可见编织骨	OS/BS 增加

续　表

类型	骨髓腔	皮质骨	小梁骨	骨重建	类骨质 形态学	类骨质矿化
肾性骨营养不良 （低转换型）	—	—	—	骨重建活动 显著减少	—	OS/BS 增加（骨软化型） OS/BS 减少（无动力型）
肾性骨营养不良 （混合型）	可见纤维 组织	—	易变的 BV/TV	不协调的骨 重建活动	可见无规律 编织骨和类 骨质	OS/BS 和 O. Th 增加

七、主要抗骨质疏松药物作用的骨计量学特征

目前，抗骨质疏松药物对髂骨活检骨计量学指标影响的丰富信息更容易获得。主要是因为药监部门对新的骨活性治疗药物都要求实施骨活检，以评估其对骨骼的安全性。这也有助于在细胞水平和结构水平更好地理解这些药物的作用机制。抗骨质疏松药物主要分为两类：抑制骨吸收药物和促骨形成药物。

（一）抑制骨吸收剂

目前，上市的抗骨质疏松药物大部分属于此类，它们的主要作用机制是通过减少破骨细胞数量、抑制其活性和缩短其寿命，达到降低骨转换率、抑制骨吸收的作用。常用的有以下几类。

激素治疗（hormone therapy，HT）

已有一些激素治疗对绝经后女性髂骨活检影响的报告，主要显示骨转换受抑制的证据。侵袭表面、吸收腔大小和吸收率均下降是最常见的表现，口服或皮贴雌激素剂型的作用类似。常规剂量的激素治疗导致骨形成的抑制，表现为类骨质表面、矿化表面和骨形成率均下降，但壁宽度（W. Wi）无变化。不过，在一项横断面预防研究中，给予长时间、高剂量皮下注射雌激素处理，骨活检显示壁宽度增加而侵袭腔面积缩小。与这项观察一致，一项纵向研究用成对骨活检评估皮下注射激素治疗（雌二醇 75mg/6 个月＋口服醋酸甲羟孕酮 5mg，10 天/月），共 6 年，发现由于小梁骨厚度和数量增加使小梁骨体积显著增加，壁宽度增加而骨转换抑制。提示壁厚度的增加是成骨细胞活性刺激获得的成骨效应的证据，这种细胞水平的骨形成增加导致骨重建单位的正平衡。

选择性雌激素受体调节剂（SERM）

雷洛昔芬

选择性雌激素受体调节剂对髂骨活检影响的研究报告较其他抑制骨吸收的药物更少，MORE（Multiple Outcomes of Raloxifene Evaluation）试验结果显示，雷洛昔芬 60mg/d 可降低骨形成率，但侵袭表面和破骨细胞数量无显著变化，骨结构被保留，小梁骨体积、小梁骨厚度和皮质骨厚度均无变化。另一项研究比较了雷洛昔芬与口服激素治疗（结合雌激素 0.25mg＋安宫黄体酮 2.5mg/d）对骨骼的影响，治疗 1 年后，激素治疗组显著降低激活频率和骨形成率，雷洛昔芬组则无此改变。

双膦酸盐类：

阿仑膦酸钠

阿仑膦酸钠在绝经后骨质疏松和糖皮质激素性骨质疏松均有研究。在绝经后骨质疏松症的研究中最常见的骨计量学表现是类骨质表面和厚度、矿化表面、骨形成率和激活频率均下降，这些数据均证明骨转换受抑制。矿化沉积率不变并伴随类骨质厚度下降表明阿仑膦酸钠抑制骨转换，但在 2~3 年的治疗中并不抑制骨矿化。尽管阿仑膦酸钠治疗使骨吸收生化标志物显著降低，但对侵袭表面、侵袭深度和破骨细胞数量的影响较小，治疗 2 年后，小梁骨壁宽度显著增加伴侵袭深度减小导致骨正平衡。不过，这些效应在治疗 3 年的病人未见到。小梁骨体积在治疗组与安慰剂组之间无差别。

尽管糖皮质激素性骨质疏松症与绝经后骨质疏松症在发病机制上有相当的差别，但阿仑膦酸钠对这

两种骨质疏松症有相当类似的作用。

利塞膦酸钠

成对的骨活检设计已用于利塞膦酸钠治疗（5mg/d）对骨计量学指标的影响。与阿仑膦酸钠对髂骨的作用类似，用利塞膦酸钠治疗绝经后骨质疏松3年引起骨转换中度下降，表现为矿化表面、骨形成率和激活频率均下降。此外，类骨质表面和矿化延迟时间不变，表明维持了正常的矿化。倾向于骨平衡的改善。利塞膦酸钠治疗后骨吸收率显著下降，但侵袭表面和深度不变，在常规骨计量学观察小梁骨结构不变。

伊班膦酸钠

对参与BONE研究的女性亚组进行骨计量学研究，以评估骨质量和结构。病人被随机分配到如下各组：安慰剂组，连续每日口服伊班膦酸钠（2.5mg/d）组或间断性服用伊班膦酸钠（20mg，隔日一次，每3个月用药12次）组，他们被随机分配到治疗22个月或34个月分别进行髂骨活检。定量评估基质矿化并未受损：类骨质厚度伊班膦酸钠组类似或稍低于安慰剂组。通过激活频率和骨形成率的评估发现伊班膦酸钠连续用药组与安慰剂组比较，骨转换中度下降。当将22个月和34个月的结果汇总分析时，发现间断性用药组与安慰剂组比较小梁骨数量显著增加，而小梁骨分离度减小。最近，对用伊班膦酸钠静脉给药2年的亚组，即每2个月用2mg或每3个月3mg和安慰剂组，用骨计量学对骨质量和骨微结构进行评估。结果发现，新骨的初级矿化（primary mineralization）仍正常，表现为类骨质厚度和体积仅轻度降低，而矿化沉积率是正常的。不过，与对照组比较，骨形成率和其他动力学参数下降，3mg组下降更明显。

唑来膦酸

静脉用唑来膦酸对骨结构和骨重建的影响已经在Horizon试验后1年在152例的亚组中进行。结果显示，骨重建的骨计量学参数如激活频率、矿化表面和骨形成率与对照组比较其中位值下降63%，且类骨质体积和厚度也显著降低，而矿化沉降率轻微的增加，这就提出了是否有促骨形成的作用存在。不过，这仍有争议，因为有缺少双标记而丢失的数据被用于MAR的计算，这潜在地增加了偏倚的可能性。

迪诺塞麦（denosumab）

迪诺塞麦是一种针对RANKL的人单克隆抗体，能可逆地抑制破骨细胞介导的骨吸收，已经用于临床。在其Ⅲ期试验［The Fracture Reduction Evaluation of Denosumab in Osteoporosis every 6 Months（FREEDOM）study］中，对安慰剂组中45例和迪诺塞麦组中47例受试者分别于试验的24和/或36个月进行了髂骨活检，结果显示，迪诺塞麦组侵袭表面中位值下降80%以上，50%的活检样本中缺乏破骨细胞；骨形成率中位值下降97%，在迪诺塞麦治疗的个体，有双标记和缺乏标记者有类似的血骨转换生化标志物水平。在另一项为期12个月的随机、双盲、双模拟活性药对照的Ⅲ期临床试验（The Study of Transitioning from Alendronate to Denosumab，STAND）中，在12个月时，在先前用阿仑膦酸钠治疗者中，21例继续阿仑膦酸钠治疗，15例转为用迪诺塞麦治疗，结果显示，迪诺塞麦组骨转换指标倾向于比阿仑膦酸钠组更低，迪诺塞麦组20%的活检样本中可见双标记，而阿仑膦酸钠组90%可见标记。迪诺塞麦显著降低骨转换，也降低了骨折数。显然更长时间的随访是必要的，以便确定这样的低转换到底维持多长时间是安全的。

（二）促骨形成药物

促骨形成治疗有与抑制骨吸收药物根本不同的作用机制，它不是降低骨重建的激活频率，而是增加它。在每一个BMU中，形成的新骨大于被吸收的骨量导致骨量增加，而不是简单的维持骨的微结构。

特立帕肽（teriparatide）

特立帕肽治疗后的主要骨计量学特征是矿化沉积率和骨形成增加，表现为成骨细胞表面、类骨质表面、矿化表面、矿化沉积率和骨形成率均增加。而且，破骨细胞数和侵袭表面增加见于治疗后28天，提示治疗早期增强了骨重建单位的激活。特立帕肽治疗还显示增加单个骨形成单位的长度，即通过将骨形成表面向邻近的静止表面扩展。有早期的担忧，怀疑特立帕肽治疗会损坏皮质骨，事实上，特立帕肽治疗的病人显示皮质骨优势区骨密度下降，提示短暂增加骨重建可诱导皮质骨丢失。不过，动物和人的活检均显示皮质骨厚度的增加和骨内膜表面的骨形成刺激。此外，在髂骨骨膜表面，有基于四环素标记和胰岛素样生长因子表达这些刺激骨形成的骨计量学证据。特立帕肽对骨膜骨形成的作用可诱导骨面积的增加，有利于改善骨强度。

近年来，一项为期 12 个月的随机双盲活性药对照的横断面骨活检研究 [Skeletal Histomorphometry in Subjects on Teriparatide or Zoledronic Acid Therapy (SHOTZ) Study] 中，两组分别在基线时接受特立帕肽 (TPTD) 20μg/d，皮下注射 (n=34)；唑来膦酸 (ZOL) 5mg 静脉输注 (n=35)。共获得 58 例可供评估的骨活检样本 (TPTD=28，ZOL=30)，结果显示：TPTD 组的所有活检样本均有小梁骨双标记；而 ZOL 组仅有 16 个样本有双标记，2 个有单标记，12 个样本 (40%) 无标记；所有骨表面的双标记或单标记 TPTD 组均显著高于 ZOL 组，且每个双标记表面长度中位值 TPTD 组显著高于 ZOL 组 (TPTD=0.35mm，ZOL=0.24mm，$P=0.002$)；矿化表面中位值 TPTD 组显著高于 ZOL 组 (5.60% vs 0.16%，$P<0.001$)。其他动力学参数 TPTD 组都显著高于 ZOL 组，骨形成和骨吸收的静态参数 TPTD 组也明显高于 ZOL 组。这些结果明确了促骨形成药相对于抑制骨吸收药的骨计量学动力学特征。

八、对骨计量学的评价

自 20 世纪 50 年代塑料包埋技术的发展使骨组织不脱钙切片的制作成为可能以来，加速了对骨生理的理解；60 年代 Frost 将四环素标记技术引入使骨形成等动力学指标的测量成为可能。这两大技术的突破，使骨计量学的应用得到了较快的发展，对认识骨骼生理、代谢和各种代谢性骨病发病机制起到了很好的推动作用。到 1983 年对骨计量学的方法学和各种计算的体视学理论的总结，使骨计量学日臻完善，成为研究组织水平骨塑建和骨重建活性的标准方法。1987 年，骨计量学参数的命名、数学推算方法和单位由美国骨矿盐研究学会 (ASBMR) 进行了标准化，并首次发表。这推动了骨计量学研究的交流和统一了同行间对各种参数的含义的理解。现在骨计量学已较广泛地应用于各种代谢性骨病的研究，对于理解其发病机制、判断预后、选择治疗方法和评估治疗的反应都能提供有价值的信息；它还广泛应用于新的骨活性药的开发和评价，对理解药物的作用机制、疗效和安全性有重要的意义。但因种种原因，仍然未能更广泛地应用，首先，该检查是侵入性检查，对病人有一定的创伤和并发症的发生，影响了病人的接受度；其次是该检查对技术要求较高，组织标本的制作和测量需要专门的实验室和训练有素的专业人员；另外，正常参考值的建立非常困难；获得足够的样本量是困难的，正常个体间各种指标的变异大也是原因之一。该技术的应用近年来也遇到了一些问题，如在应用抗骨重建的药物如双膦酸盐和迪诺塞麦治疗后，由于显著抑制了骨重建，在用荧光标记计算骨重建动力学指标时，就会出现因标本中含有极少的荧光标记或完全无标记，导致在分析参数如矿化沉降率、矿化表面和骨形成率时出现统计学和其他的问题。针对这些问题也研究了一些应对措施，如在标记方案的设计上采用四重标记的方案，增加了标记的检出率。另外，骨计量学测量的新软件的开发及各种新技术与骨计量学技术的联合应用可以提供更多的信息。

(金小岚)

参 考 文 献

[1] Parfitt AM. The physiologic and clinical significance of bone histo-morphometric data. In：Recker RR (ed.). Bone histomorphometry：techniques and interpretation. Boca Raton，FL：CRC Press，USA，1983，143-244.

[2] Dempster DW，Shane ES. Bone quantification and dynamics ofbone turnover by histomorphometric analysis In：Becker KL (ed). Principles and practice of endocrinology and metabolism，3rd ed. Lippincott Williams and Wilkins，2001，541-548.

［3］ Compston JE. Bone histomorphometry. In：Feldman D，GloriexFH （eds.）. Vitamin D. 2 nd ed. Elsevier，Inc，2005，951-965.

［4］ Weinsten R. Clinical use of bone biopsy. In：Marcus R，FeldmanD，Nelson D，Rosen CJ （eds）. Osteoporosis. 3rd edition. AcademicPress，2008，448-465.

［5］ Parfitt AM. Stereologic basis of bone histomorphometry；theoryof quantitative microscopy and reconstruction of the third dimension. In：Recker RR （ed.）. Bone histomorphometry：techniques andinterpretation. Boca Raton，FL：CRC Press，USA，1983，53-85.

［6］ Malluche HM，Sherman D，Meyer W，et al. A new semiautomatic method for quantitative static and dynamic bone histology. Calcif Tiss Int，1982，34：439-444.

［7］ Frost HM. Preparation of thin undecalcified bone sections by rapid method. Stain Technol，1958，33：273.

［8］ Frost HM. Tetracycline based analysis of bone dynamic. Calcif TissRes，1969，3：211-237.

［9］ Recker RR，Kimmel DB，Parfitt M，et al. Static and tetracycline-based bone histomorphometricdata from 34 normal postmenopausal females. J Bone Miner Res，1998，3：133-143.

［10］ Joel D Hernandez，Katherine Wesseling，Renata Pereira，et al. Technical Approach to Iliac Crest Biopsy. Clin J Am Soc Nephrol，2008，3：S164-S169.

［11］ Trueba DB，Sawaya BP，Mawad H，et al. Bonebiopsy：Indications，techniques and complications. SeminDial，2003，16：341-345.

［12］ Monier-Faugere M-C，Langub MC，Malluche HH. Bone biopsies：A modern approach. In：Metabolic Bone Diseases and Clinically Related Disorders，3rd ed，edited by Avioli LV，Krane SM，San Diego，Academic Press，1998，237-273.

［13］ Frost HM. Intermediary Organization of the Skeleton. Boca Raton：CRC Press. 1986.

［14］ Frost HM. Bone Remodeling and its Relationship to Metabolic Bone Diseases. Springfi eld，IL：Charles C. Thomas，1973.

［15］ Recker RR，Kimmel DB，Parfi tt AM，et al. Static and tetracycline-based bone histomorphometric data from 34 normal postmenopausal females. J Bone Miner Res，1988，3：133-144.

［16］ Parfitt AM，Drezner MK，Glorieux FH，et al. Bone histomorphometry：Standardization of nomenclature，symbols，and units. J Bone Miner Res，1987，2：595-610.

［17］ David W Dempster，Juliet E Compston，Marc K Drezner，et al. Standardized Nomenclature，Symbols，and Units for Bone Histomorphometry：A 2012 Update of the Report of the ASBMR Histomorphometry Nomenclature Committee. J Bone Mine Res，28 （1）：1-16.

［18］ Parfitt AM. The physiologic and clinical significance of bone histomorphometric data. In：Recker RR （ed.） Bone Histomorphometry：Techniques and Interpretation. Boca Raton：CRC Press，1983，143-224.

［19］ Recker RR，Kimmel DB，Parfi tt AM，et al. Static and tetracycline-based bone histomorphometric data from 34 normal postmenopausal females. J Bone Miner Res，1988，3：133-144.

［20］ Parisien M，Cosman F，Morgan D，et al. Histomorphometric assessment of bone mass，structure，andremodeling：a comparison between healthy black and white premenopausal women. J Bone Miner Res，1997，12 （6）：948-957.

［21］ Reis LM，Batalha JR，Munoz D，et al. Brazilian normal static bone histomorphometry：effects of age，sex，and race. J Bone Miner Metab，2007，25：400-406.

［22］ Cosman R，Schnitzer MB，McCann PD，et al. Relationships betwen quantitative histological measurements and noninvasive assessments of bone mass. Bone，1992，13：237-242.

［23］ Keshawarz NM，Recker RR. Expansion of the medullary cavity at the expense of cortex in postmenopausal osteoporosis. Metab Bone Dis Relat Res，1984，5：223-228.

［24］ Recker R，Lappe J，Davies KM，et al. Bone remodeling increases substantially in the years after menopause and remains increased in older osteoporosis patients. J Bone Miner Res，2004，19：1628-1633.

［25］ Recker RR，Kimmel DB，Dempster D，et al. Issues in modern bone histomorphometry. Bone，2001，49 （5）：955-964.

［26］ Parfitt AM. Physiologic and pathogenetic significance of bone histomorphometric data. In：Coe FL，Favus M （eds.） Disorders of Bone and Mineral Metabolism，2nd ed. Philadelphia：Lippincott Williams &Wilkins，2002，469-485.

［27］ Parfitt AM. Osteomalacia and related disorders In：AVioli LV，Krane SM （eds） Metabolic Bone Disease and Clinically Related Disorders. Boston. Academic Press, 1998, 327-386.

[28] Peach H, Compston JE, Vedi S, et al. The value of plasmacalcium, phosphate and alkaline phosphatase in the diagnosis of-histological osteomalacia. J Clin Pathol, 1982, 35: 625-630.

[29] Siris ES, Clemens TL, Dempster DW, et al. Tumor induced osteomalacia. Kinetics of calcium, phosphorus, and vitamin D metabolism and characteristics of bone histomorphometry. Am J Med, 1987, 82: 307-312.

[30] Parfitt AM, Podenphant J, Villanueva AR, et al. Metabolic bonedisease with and without osteomalacia after intestinal by-pass: abone histomorphometry study. Bone, 1985, 6: 211-220.

[31] Arlot ME, Delmas PD, Chappard D, et al. Trabecular andendocortical bone remodeling in postmenopausal osteoporosis: comparison with normal postmenopausal women. Osteoporos Int, 1990, 1: 41-49.

[32] Weinsten R. Clinical use of bone biopsy. In: Marcus R, FeldmanD, Nelson D, Rosen CJ (eds). Osteoporosis. 3rd edition. Academic Press, 2008, 448-465.

[33] Eriksen EF, Hodgson SF, Eastell R, et al. Cancellous bone remodeling in type I postmenopausal osteoporosis: quantitative assessment of rates of bone formation, resorption, and bone loss at tissue and cellular levels. J Bone Miner Res, 1990, 5: 311.

[34] Eriksen EF, Mosekilde L, Melsen F. Trabecular bone remodeling andbalance in primary hyperparathyroidism. Bone, 1986, 7: 213-221.

[35] Christiansen P, Steiniche T, Brockstedt H, et al. Primary hyperparathyroidism: iliac crest trabecular bone volume, structure, remodelingand balance evaluated by histomorphometric methods. Bone, 1993, 14: 755-762.

[36] Dempster DW, Parisien M, Silverberg SJ, et al. On the mechanism of cancellous bone preservationin postmenopausal women with mild primary hyperparathyroidism. J Clin Endocrinol Metab, 1999, 84: 1562-1566.

[37] Silverberg SJ, Shane E, Dempster DW, et al. The effects ofvitamin D insufficiency in patients with primary hyperparathyroidism. Am J Med, 1999, 107: 561-567.

[38] Weinstein RS, Nicholas RW, Manolagas SC. Apoptosisof osteocytes in glucocorticoid-induced osteonecrosis ofthe hip. J Clin Endocrinol Metab, 1999, 85: 2907-2912.

[39] Audran M, Chappard D, Legrand E, et al. Bone microarchitecture and bone fragility in men: DXA and histomorphometry in humans and in the orchidectomized rat model. Calcif Tissue Int, 2001, 69: 214-217.

[40] Parfitt AM. Osteomalacia and related disorders. In: Avioli LV, Krane SM (eds.) Metabolic Bone Disease and Clinically Related Disorders. Boston: Academic Press, 1998, 327-386.

[41] Pack AM, Morrell MJ. Epilepsy and bone health in adults. Epilepsy Behav, 2004, 5: S24-S29.

[42] Antoniucci DM, Yamashita T, Portale AA. Dietaryphosphorus regulates serum fi broblast growth factor-23concentrations in healthy men. J Clin Endocrinol Metab, 2006, 91: 3144-3149.

[43] Arnala I, Kemppainen T, Kroger H, et al. Bone histomorphometry in celiac disease. Ann Chir Gynaecol, 2001, 90: 100-104.

[44] Ott SM, Tucci JR, Heaney RP, et al. Hypocalciuria and abnormalities in mineral and skeletal homeostasis in patients with celiac sprue without intestinal [symptoms. Endocrinol Metab, 1997, 4: 206.

[45] Parker CR, Blackwell PJ, Freemont AJ, et al. Biochemical measurements in the prediction of histologic subtype of renal transplant bone disease in women. Am J Kidney Dis, 2000, 40: 385-396.

[46] Pecovnik BB, Bren A. Bone histomorphometry is still the golden standard for diagnosing renal osteodystrophy. Clin Nephrol, 2000, 54: 463-469.

[47] Vedi S, Compston JE. The effects of long-term hormone replacement therapy on bone remodeling in postmenopausal women. Bone, 1996, 19 (5): 535-539.

[48] Eriksen EF, Langdahl B, Vesterby A, et al. Hormone replacement therapy prevents osteoclast hyperactivity: a histomor-phometrystudy in early postmenopausal women. J Bone Miner Res, 1999, 14 (7): 1217-1221.

[49] Vedi S, Purdie DW, Ballard P, et al. Bone remodeling and structure in postmenopausal women treatedwith long-term, high dose estrogen therapy. Osteoporos Int, 1999, 10 (1): 52-58.

[50] Khastgir G, Studd J, Holland J, et al. Anabolic effect of estrogen replacement on bone in postmenopausal women with osteo-

porosis: histomorphometric evidence in a longitudinal study. J Clin Endocrinol Metab, 2001, 86 (1): 289-295.

[51] Ott SM, Oleksis, Lu Y, et al. Bone histomorphometry and biochemical marker results of 2 year placebo-controlledtrial of raloxifene in postmenopausal women. J Bone Miner Res, 2001, 17 (2): 341-348.

[52] Weinstein RS, Parfitt AM, Marcus R, et al. Effects of raloxifene, hormone replacement therapy, and placebo on bone turnover in postmenopausal women. Osteoporosis Int, 2003, 14 (10): 814-822.

[53] Chavassieux PM, Arlot ME, Reda C, et al. Histomorphometric assessment of the long-term effects of alendronateon bone quality and remodeling in patients with osteoporosis. J Clin Investigation, 1997, 100 (6): 1475-1480.

[54] Chavassieux PM, Arlot ME, Roux JP, et al. Effects of alendronate on bone quality and remodeling inglucocorticoid induced osteoporosis: a histomorphometry analysis of transiliac biopsies. J Bone Miner Res, 2000, 15 (4): 754-762.

[55] Eriksen EF, Melsen F, Sod E, et al. Effects of longterm risedronate on bone quality and bone turnover in womenwith postmenopausal osteoporosis. Bone, 2002, 31 (5): 620-625.

[56] Recker RR, Weinstein RS, Chesnut CH, et al. Histomorphometric evaluation of daily andintermittent oral ibandronate in women with postmenopausal osteoporosis: results from the BONE study. Osteoporosis Int, 2004, 15 (3): 231-237.

[57] Recker RR, Ste-Marie LG, Langdahl B, et al. Effects of intermittent intravenous ibandronateinjections on bone quality and micro-architecture in women with postmenopausal osteoporosis: The DIVA study. BONE. 2010, 46 (3): 660-5.

[58] Recker RR, Delmas PD, Halse J, et al. Effect of intravenous zoledronic acid once yearly on bone remodeling and bone structure. J Bone Miner Res, 2008, 23: 6-16.

[59] Ian R Reid, Paul D Miller, Jacques P Brown. Effects of Denosumab on Bone Histomorphometry: The FREEDOM and STAND Studies J Bone Miner Res, 2010, 25 (10): 2256-2265.

[60] Dempster DW, Cosman F, Kurland ES, et al. Effects of daily treatment with parathyroid hormone onbone microarchitecture and turnover in patients with osteoporosis: a paired biopsy study. J Bone Miner Res, 2001, 16 (10): 1846-1853.

[61] Hodsman AB, Kisiel M, Adachi JD, et al. Histomorphometric evidence for increased bone turnover withoutchange in cortical thickness or porosity after 2 years of cyclicalhPTH (1-34) therapy in women with severe osteoporosis. Bone, 2000, 27 (2): 311-318.

[62] Ma YL, Zeng Q, Donley DW, et al. Teriparatide increases bone formation in modeling andremodeling osteons and enhances IGF-II immunoreactivity inpostmenopausal women with osteoporosis. J Bone Miner Res, 2006, 21: 855-864.

[63] Lindsay R, Zhou H, Cosman F, et al. Effects of a one-month treatment with parathyroidhormone (1-34) on bone formation on cancellous, endocorticaland periosteal surfaces of the human ilium. J Bone Miner Res, 2007, 22 (4): 495-502.

[64] David W. Dempster, Hua Zhou, Robert R. Recker, et al. Skeletal Histomorphometry in Subjects on Teriparatide or Zoledronic Acid Therapy (SHOTZ) Study: A Randomized Controlled Trial. J Clin Endocrinol Metab, 2012, 97: 2799-2808.

第八章　骨生物力学性能的测定

骨质疏松症及骨质疏松性骨折取决于骨强度，后者由骨量和骨质量组成，骨质量评估的主要方法之一是骨生物力学（bone biomechanics）。骨生物力学是生物力学的分支，它应用工程力学的原理和方法研究骨组织在各种外力（如正常外力、创伤、手术、病变等）作用下的力学特性和骨在受力后的生物学效应，可以用骨生物力学性能的参数直接评价骨质量，并能反映骨骼抗骨折的能力，是诊治骨质疏松症及其骨折，尤其是用以评估抗骨质疏松药物治疗效果的重要指标，也是研制和开发抗骨质疏松新药的一个重要方法。近年来，随着工程力学、理论力学和计算机等科学理论和技术的进展，骨生物力学性能的测定方法也不断地发展进步。

一、骨生物力学基本理论和重要参数

骨骼是人体的重要组织，人体内不同的骨骼通过关节、肌肉、韧带等组成骨骼系统，对人体重要器官起保护作用，同时对抗重力影响支撑人身体直立行走，并与肌肉、肌腱、韧带等组织协同共同完成人体的运动功能。在人体与外界环境接触和人体自身运动或活动都会对骨骼产生复杂的外力，而骨骼由此产生变形和抵抗力。骨的生物力学从两个方面进行研究：一方面，以整体解剖单位的骨骼为对象进行力学实验，研究骨结构力学特性并测定其性能参数；另一方面，对制备的骨标本为对象进行标准化的力学实验，研究骨材料力学特性并测定其性能参数。

（一）骨结构力学特性

骨结构力学主要研究完整的骨骼受外力和传递外力的规律。结构力学特性不仅受骨骼大小形状等几何结构的影响，而且与骨的材料力学特性有关，各种反映骨结构力学特性的指标可以通过对整个骨骼进行力学测试而获得。

人在日常生活与外界接触和活动中都会对骨组织产生施加复杂的外力。载荷（load）即是指作用于骨骼并使骨骼发生变形的外力，根据其作用于骨骼的方向不同，载荷分为拉伸、压缩、弯曲、剪切、扭转和复合载荷，如图 4-8-1 所示。拉伸载荷的作用方向与骨的轴线一致并使骨骼伸长，如吊环运动时上肢骨被拉伸的反作用力。压缩载荷的作用方向也与骨轴线一致但能使骨骼缩短，如举重运动中下肢骨承

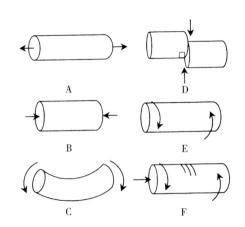

图 4-8-1　骨骼的各种负荷

A. 拉伸；B. 压缩；C. 弯曲；D. 剪切；E. 扭转；F. 复合载荷

受的压力。弯曲载荷则指能使骨沿轴线发生弯曲的外力，如为使脊柱发生前后弯曲时所施加的力。剪切载荷是指方向相反、作用方向垂直于骨轴线且相距很近的一对外力，它可使受力体的两部分沿外力作用方向发生相对错动，对于人体多发生在外伤骨折时。扭转载荷是指施加于骨上并使其沿轴线发生扭动的外力，如做转身动作或上肢的旋转时。骨骼承受压力载荷的能力最大，其次是拉力、剪切力和扭转力，生理状态下骨骼所承受的正常载荷是这些不同方向力的综合，如跌倒后发生的桡骨远端的骨折既有剪切外力的作用，也有压缩外力的作用。

受到载荷作用后骨骼会发生不同程度的变形（deformation），根据骨骼承受载荷和变形的形式，将变形分为拉伸、压缩、剪切、弯曲和扭转等变形。在一定程度的载荷内，当载荷去除后骨骼原有形状和几何结构恢复，变形消失，这种载荷下的骨变形称为弹性变形。因骨骼本身并非均质性材料，因此不具有完好的弹性，如果载荷撤除后，骨骼仍存在形变，则称为塑性变形，此时骨组织发生永久性损害。载荷越大，骨骼的变形越严重，当载荷超过了骨骼所能承受的最大载荷时则容易出现骨折。

根据作用于骨骼载荷的大小方向和相应骨骼变形的大小方向，即可画出载荷-变形曲线（load-deformation curve）（图4-8-2），根据该曲线可测量或计算出骨骼结构力学特性参数大小，从而反映完整骨的结构行为，即骨骼结构力学特性。如图4-8-2所示，纵坐标表示骨所承受的载荷值，横坐标表示在载荷作用下骨的变形大小，在力学实验中随着骨标本所承受的载荷值增加，骨标本发生弯曲、缩短或拉长等变形，其中发生弹性变形的最大值称为屈服点，在该点处可将曲线分为弹性变形区和塑性变形区，屈服点前的载荷称为弹性载荷，曲线最高点的载荷为最大载荷，即是骨折发生前所承受的最大载荷，骨折处的载荷为断裂载荷，载荷大小单位为牛顿（N），上述载荷对应的变形分为弹性变形、最大变形和断裂变形，变形大小以长度表示，单位为毫米（mm），分别称为弹性挠度、最大挠度和断裂挠度。

骨结构韧性代表引起骨折所需要的能量，通过载荷-变形曲线下面积计算，该数值大小反映整个骨骼结构抵抗骨折的能力。载荷-变形曲线中弹性变形区的斜率称为骨结构硬度，其数值大小反映了骨骼抵抗结构变形的能力。骨结构韧性和硬度，即整个骨骼抗骨折和抗形变能力，不仅取决于载荷的大小、方向和作用面积，也受骨大小形状的几何结构和骨组织的材料力学特性的影响，如骨在承受轴向力与承受弯曲或扭转力时抗变性能力即存在很大的差别，骨骼越大，骨结构硬度越大，骨的几何结构对抵抗特殊方向的力具有一定的特殊性。

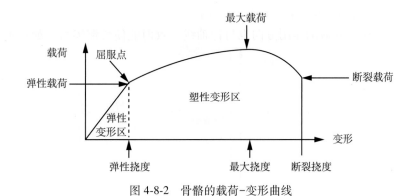

图 4-8-2　骨骼的载荷-变形曲线

（二）骨材料力学特性

骨材料力学是研究骨组织在各种外力作用下产生的应力、应变、强度和刚度等力学特性的科学，应力、应变等力学特性与骨骼的几何结构无关。在决定骨的变性和抗骨折的特性中，骨组织的材料特性起重要作用。

通过载荷-变形曲线计算出的大鼠椎体最大载荷高于同鼠龄大小鼠，但这并不能说明大鼠椎体骨质量优于小鼠，因为大鼠椎体较小鼠粗大，而骨结构力学参数的大小受骨大小和几何形状的影响，所以对骨质量分析时应将骨骼统一到相同水平，即将其标准化。骨材料力学特性参数的测定就是在结构力学的基础上，对骨的大小和骨截面惯性矩等因素标准化后得到的，这些参数不但可以比较不同骨骼的骨质量，还可以计算骨结构力学的参数。

骨材料力学特性包含了两个最基本参数，即应力（stress）和应变（strain），它们都是描述骨标本受力后内部效应。

外力作用使骨骼发生形变，其内部各部分之间因相对位置发生变化而引起的相互作用称附加内力，简称内力。内力的强度又称应力，是骨骼以变形来产生内部的阻抗以抗衡外力，应力与所施加的外力强度相等但方向相反，分散于骨的横截面，其大小是作用于骨外力与骨横断面面积之比，单位为帕（帕＝牛顿/平方米，$Pa = N/m^2$）（图 4-8-3）。根据作用于骨的载荷方向不同，骨骼内部会产生不同的应力，如压应力、拉应力、剪切应力和扭转应力等，在生理状态和力学实验中上述应力常常同时存在。应力对骨的生长和重建起重要调节作用，应力不足或过大均会导致骨萎缩，因此正常状态下存在一个适合于骨骼的最佳应力范围。

应变则指骨在外力作用下局部的变形，其大小为骨受力后长度的变化量与原长度之比，一般以百分比来表示（图 4-8-3），因此应变是一无量纲的变量，根据载荷的方向，应变分为轴向应变、剪切应变、弯曲应变和扭转应变等（图 4-8-4）。轴向应变（axial strain）是指沿骨轴线产生的拉伸或压缩长度与原长度的比值，前者称拉伸应变，后者称压缩应变，这两种应变是人体活动骨骼主要的应变形式。活动中骨骼常常会同时产生拉伸应变和压缩应变，当这两种应变不在一个方向形成角度时，会沿着骨骼的表面形成剪切应变，即骨标本初始角度的变化，剪切应变几乎存在人体每一项活动，如行走、跑步、跳舞等。弯曲应变是骨骼受到垂直于骨轴线的外力时产生的变形量，它可引起长骨一侧拉伸另一侧压缩，弯曲应变常常与轴向应变同时出现，如在复杂的跳跃中胫骨会同时出现弯曲应变和轴向应变。扭转应变是骨骼受到沿轴线发生扭转的外力时产生的变形，假设骨的轴线是0°，扭转应变的变形方向约为轴线的45°。当骨承受了很强的外力超过了骨的耐受应力与应变的极限可造成骨骼损伤、严重时骨折。一般情况下，皮质骨的应变超过 2% 即可发生骨折，而松质骨应变超过 7% 有时也不发生骨折。皮质骨抗应力能力强于松质骨，而皮质骨抗应变能力弱于松质骨。

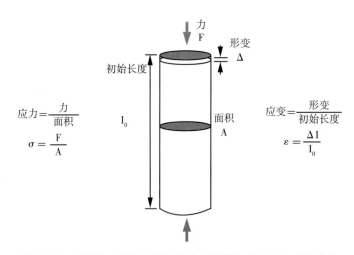

图 4-8-3　由压力、形变和样本的大小计算出应力和应变的大小

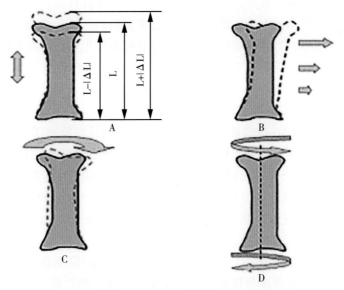

图 4-8-4　根据载荷的方向应变的分类
A. 轴向应变；B. 剪切应变；C. 弯曲应变；D. 扭转应变

在力学实验条件下，根据应力和应变之间的关系绘出应力–应变曲线（stress-strain curve），该曲线不仅反映了在外力加载过程中骨材料内力和变形之间的关系，还可以通过该曲线直接测出或计算出力学参数大小，如最大应力、最大应变、骨硬度等，从而揭示了研究对象材料力学特性，并确定其抗骨折能力，如骨脆性和骨韧性等。

通常将制备的骨标本放在专业的力学实验测定仪上施加载荷，直至骨样本被破坏，在加力过程中连续记录载荷和应变大小，绘制成应力–应变曲线（图 4-8-5），曲线纵坐标代表应力，横坐标代表应变。应力–应变曲线分为弹性变形区和塑性变形区两个区，弹性区内的载荷不会造成骨标本的损伤和骨折，此阶段中应变随应力呈线性比例增加，所发生的变形均为弹性变形，载荷撤除时骨可恢复到受力前状

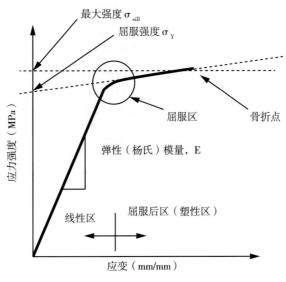

图 4-8-5　应力–应变曲线

态，变形过程中所消耗的能力也随之恢复，此时的载荷对应的弹性应力主要受骨基质中有机物的影响。弹性区末端点或塑性区初始点称屈服点，该点对应的应力又称弹性极限，是使骨标本发生弹性形变的最大应力，该值的大小主要受骨基质中无机物的影响。屈服点后的区域称为塑性变形区，该区域骨标本已出现结构的损伤和永久性变形，当载荷超过一定数值时骨标本发生骨折，此时的载荷对应的应力称为骨的最大应力或极限强度。屈服点后的应力-应变曲线反映了骨的脆性或延展性，屈服点与骨折点之间的曲线越短，骨脆性越高，延展性越差。

通过应力-应变曲线还可以得到以下骨材料力学特性参数：

1. 弹性模量　通过测量应力-应变曲线弹性区的斜率得到，它反映了骨材料抗形变的能力，即骨的内在硬度（骨刚度），与骨外在硬度不同，其大小主要受骨小梁结构和骨密度的影响，与骨大小无关。弹性模量通常是一个常数，弹性模量越大，产生应变所需的应力越大，骨材料越坚强。但骨的结构为多孔介质的各向异性体，其不同方向的力学性质不同，即骨材料具有各向异性，因此不同骨骼弹性模量差异很大。在压缩载荷或拉伸载荷下检测的弹性模量称杨氏模量，在剪切载荷下检测的称剪切模量。

2. 骨应变能量　又称骨材料韧度，它为达到极限应力时应力-应变曲线下的面积，表示骨折所需要的能量，单位是焦耳，受骨矿盐含量和骨基质成分变化的影响。韧性越大的骨骼对骨折的抵抗力越大，骨脆性越低，随年龄增加骨韧性降低，脆性增加。

3. 骨强度　是指骨在承受载荷时所具有足够的抗破坏的能力，以保证骨骼不会发生损伤。在工程力学上强度以应力表示；而在生物科学研究中，目前表示方法尚不统一。在压缩载荷力学实验中，应力-应变曲线能反映骨强度的 3 个参数是：①结构在破坏前所能承受的载荷；②结构在破坏前所能承受的变形；③结构在破坏前所能贮存的能量。

4. 泊松比（poisson ratio）　在载荷作用下，骨标本长度改变的同时骨宽度也会发生改变，因此将轴向应力所引起的横向应变与相应的轴向应变之比的绝对值称为泊松比，也叫横向变形系数，它是反映材料横向变形的弹性常数。

生活中骨的生理负荷使骨骼产生弹性变形，该负荷大小就是弹性区内骨所承受的应力大小，当外力撤除后弹性区内的能量同时被骨释放，使骨恢复原状。但当骨不断受外力重复作用时，其应变能量不能被及时完全释放，积累后就会损伤骨材料结构，严重时造成骨折，即是临床上的疲劳性骨折。在力学实验中可以模仿再现这一现象，在应力-应变曲线的弹性区范围内反复对骨标本施加周期性载荷，导致骨生物力学特性（如弹性模量、骨强度）随时间而下降，这种现象称为骨疲劳，因此生活中并不是都需要外力达到骨的极限应力时才会发生骨折。

另外，通过应力-应变曲线计算骨材料力学特性时必须先计算一个参数即骨截面惯性矩，它反映了围绕骨中性轴的骨量分布状态，具体的计算在力学测定实验中介绍。该参数随年龄增加而降低。

骨组织是一种黏弹性材料，具有弹性和黏性两种材料的力学性质，特点是变形过程中有对时间的依赖关系，因此产生 3 个重要现象——应力松弛、蠕变和滞后现象。在骨被施加载荷发生应力-应变过程中，若应变保持一定，则相应的应力将随时间的增加而下降，这种现象称为应力松弛；若令应力保持一定，物体的应变随时间的增加而增大，这种现象称为蠕变；对骨样本行周期的加载外力和卸载外力，则加载时的应力-应变曲线同卸载时的应力-应变曲线不重合，这种现象称为滞后。

二、骨生物力学性能的测定方法

通过骨生物力学实验技术测定骨生物力学性能，尤其是材料力学性能是目前反映骨质量、评估病人骨骼抗骨质疏松的能力、骨折的危险性以及评估药物抗骨质疏松药效的重要手段。骨力学性能测量的方法从研究形式上可分为实验研究方法和理论研究方法，前者包括机械测量法、电测法、光测法等，后者有有限元分析法。

（一）机械测量方法

机械测量方法是体外实验研究方法中测量外力与变形关系、应力与应变关系的主要方法，将经过处理的骨样本放置于专业的力学测量仪器中，给予骨标本施加压缩、拉伸、弯曲和扭转等人体日程生活中主要承受的载荷直至骨样本断裂，在加载荷过程中连续记录载荷和应变，绘制成载荷-变形曲线和应力-应变曲线，计算和分析在上述载荷条件下骨力学特性参数。因此机械测定方法是一种破坏性的测定，实验进行前需准备好骨样本、测试仪和游标卡尺等。生物力学特性测定准确性和性能结果分析受骨质类型（松质骨或密致骨）、取材部位、骨龄、解剖位置及试验条件的影响。

1. 实验方法

（1）压缩实验（compression test）：测定骨标本在轴向压力作用下的力学性能的实验（图4-8-6）。测试时骨受力方向与骨生理受力方向一致或相仿，因此是一种常常被采用的实验。主要用于松质骨力学特性的测定，如椎体制成标准件后进行该试验，也可用于皮质骨如长骨。压缩实验所用骨体积小，对样本要求不高，样本制作虽然方便，但制备时末端常常不平整，导致与实验台接触不严密，使骨样本受力易集中于某个局部，影响测试结果和分析，这也称为末端效应，故该实验的准确性低于拉伸实验。压缩实验记录的曲线与图4-8-2和图4-8-5相似，通过该曲线和计算分析，可得到最大压缩载荷、屈服点时的应力应变（最大应力、最大应变）、弹性模量、骨强度、最大硬度、最大能力吸收等指标对骨骼

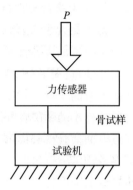

图4-8-6　椎体压缩实验示意图

进行综合性骨质量的评价。最大载荷可以从实验中直接读取，最大应力和最大应变通过计算从应力-应变曲线获得，弹性模量则是应力-应变曲线的最大斜率，骨强度是骨最大载荷与标本每毫米长度内矿盐含量的比值或最大载荷与骨密度的比值，骨最大硬度是载荷-应变曲线的最大斜率与标本每毫米长度内矿盐含量的比值或载荷-应变曲线的最大斜率与骨密度的比值，压缩破坏的最大能量吸收是应力-断裂变形曲线下的总面积。

（2）弯曲实验（bending test）：测定骨材料承受弯曲载荷时力学特性的试验。主要用于对皮质骨力学特性的测定，反映骨骼抗弯曲的强度。在该实验中，骨样本一侧给予压力载荷，该处产生压缩应力，而对侧面则引起张力应力，由于骨主要起支撑作用，承受压力载荷的能力大于张力载荷，骨折的部位常发生在受张力面。一般情况下，要求骨标本的跨度应为骨直径（或宽度）16倍，如大鼠长骨弯曲试验时跨距需达17mm以上，这样保证90%以上的骨变形由弯曲载荷产生，否则易产生剪切应力应变和断裂。弯曲试验中骨的放置、支架和载荷装置的几何形状设计非常重要，骨的安放位置应使加载载荷的方向与骨横截面短轴的方向一致，这样受力后沿长轴产生的弯曲变形与受力后长轴产生的挠度方向一致，才能保证后期的计算准确。因股骨形状较胫骨规则，弯曲试验一般选用股骨进行。在选作弯曲试验时要计算骨样本的横断面惯性矩，以获得材料在测试轴横断面上的分布和计算出相应的应力大小。

弯曲实验有三点弯曲和四点弯曲两种加载荷方式。三点弯曲实验是将标本放在一定距离的两个支撑点上，在两个支撑点中点上方向标本施加向下的载荷，标本的3个接触点形成相等的两个力矩时即发生三点弯曲，标本将于中点处发生断裂（图4-8-7A）。四点弯曲实验是指将骨样本放在一定距离的两个受力点上，在受力点的上方由两个点向样本施加压力，上下一共有四个点分别是施力点和受力点（图4-8-7B）。通过弯曲实验可以得到骨样本的结构力学和材料力学的特性参数，反映骨质量，尤其是药物抗骨折的效果。

三点弯曲实验中，计算机软件的原始数据中记录了不同时间点的载荷、挠度，并画出载荷-变形曲线，从中可以直接读取或计算弹性载荷、最大载荷、弹性挠度、最大挠度、骨结构硬度（载荷-变

形曲线下的最大斜率）和骨结构韧性等，这些参数主要反映了骨结构力学特性，骨骼大小和几何形状发生改变时这些参数也随之改变，骨材料力学特性参数的获得需通过人工或软件计算公式将载荷换算出应力，挠度换算出应变，画出应力-应变曲线。在这些换算过程中必须先测量并计算出骨样本的横截面惯性矩，截面惯性矩指截面每一微元面积与该微元面积至截面上某一指定轴距离二次方乘积的积分，它反映围绕骨中性轴的骨量分布状态，是衡量截面抗弯能力的一个几何参数，是计算骨材料力学特性必需的一个参数。因骨样本截面的形状常常不规则，因此该参数的计算方法较多，通常将骨横断面看出椭圆形（图 4-8-7），计算公式为 $J=\pi(BH^3-bh^3)/64$，式中 B 代表骨横截面外层长轴，H 代表骨横截面外层短轴，b 代表骨横截面内层长轴，h 代表骨横截面内层短轴。随着科技和计算机技术的进步，目前可以用定量计算机断层扫描（QCT）精确测量并计算出骨横截面惯性矩。测量并计算出骨样本的 J 后，根据公式人工计算或软件给出最大应力、最大应变、弹性模量、能量吸收等。

三点弯曲实验不足之处是骨中部的载荷面会产生部分剪切应力和应变，对结果有影响，四点弯曲实验则克服了上述缺点，骨样本在两个加载点之间的弯曲是纯弯状态，避免了剪切应力的产生，受力分析中易排除其他因素的干扰，测试及计算结果更为确切，但操作时要求两个加载点的载荷大小方向完全相同，对于大鼠这样小动物的骨样本，载荷控制非常困难，反而使测试和计算产生较大误差，最终结果并不一定比三点弯曲实验得到的结果好。另外，相比较而言，三点弯曲实验操作更简单方便，因此在小动物实验中更多采用了三点弯曲实验。由于三点弯曲实验中有剪切应力诱导的骨变形，因此计算出结果大于实际弯曲导致的变形，故三点弯曲实验的计算公式仅适用于弹性应变的计算，且计算的弹性模量值低于实际值，分析时应注意此误差的存在；而四点弯曲实验克服了此项不足，因此它可适用于弹性应变和屈服点之后的应变计算。另外要注意的是，这些经公式计算出的参数值相比测量仪直接给出的参数值有一定的误差，即精确度较差。

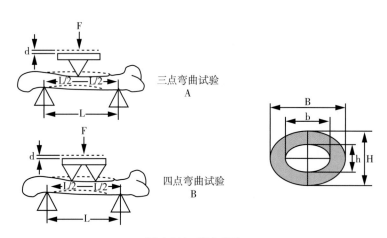

图 4-8-7　弯曲实验
A. 三点弯曲实验；B. 四点弯曲实验

弯曲实验中力学公式如下：

应力 $=FLH/8J$（三点弯曲），F 为载荷值，L 为跨距，H 为受力方向的外径

应力 $=FHA/2J$（四点弯曲），A 为同侧支点中心到同侧压缩头中心点的距离

应变 $=12dH/2L^2$（三点弯曲），d 为骨变形挠度

应变 $=6dH/2A(3L-4A)$（四点弯曲）

弹性模量（内在硬度）$=FL^3/48Jd$（三点弯曲），F 为弹性载荷值

弹性模量 $=FA^2/12Jd\times(3L-4A)$（四点弯曲）

刚性系数（外在硬度）＝FL^3/48d，F 为弹性载荷值

（3）拉伸实验（tensile test）：是指在承受轴向拉伸载荷下测定材料特性的试验方法（图 4-8-8），是一种与压缩实验力学相反的实验，其选用的力学指标和计算方法同压缩实验。一般要求骨样本具有较大的体积，长 15~20mm，宽 4~8mm，骨样本需做成标准试件，以保证应变发生在样本中心部位的横截面上。测试时要求对骨的两端固定牢固，以确保测试结果的可靠，也可制备小样本进行该试验。因骨骼主要起负重功能，即承受压力载荷，该实验中骨受力方向与生理状态的受力方向相反，因此拉伸实验在骨研究中使用较少，通常不作为评价药物对骨材料力学特性影响的方法。

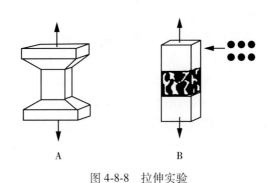

图 4-8-8　拉伸实验

（4）扭转实验（torsional test）：是测试管状长骨抗扭转能力的一种实验，反映了骨的剪切力学特性。测试前将骨两端用塑胶脂或低熔点合金进行包埋，然后用有扭转轴或有双轴（即有拉压和扭转轴功能）的材料力学机进行测试，观察在扭转力作用下样本受力和变形的状况（图 4-8-9），可以测定最大扭矩、最大扭转剪应力、最大拉应力和最大压应力等参数。当扭转力矩作用于标本时，标本中心应力为零，表面应力最大。该实验用于测定整个骨骼的强度，尤其是当压缩和弯曲实验中骨力学特性未见明显改变时应进行该实验。大鼠实验中通常采用股骨作骨样本，因为股骨的形状较其他骨的形状更接近空心圆筒，其应力分析可与空心圆筒扭转近似，其他骨的形状复杂，分析结果误差大，大鼠的胫骨、尺骨、桡骨都不宜进行该实验。

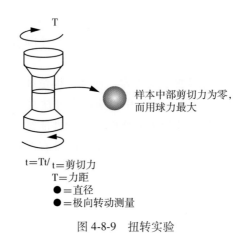

图 4-8-9　扭转实验

（5）疲劳实验（fatigue test）：该实验反映了骨骼抗疲劳性骨折的能力。骨在低于屈服点的循环载荷作用下刚度和强度会降低，当其减少 30% 时即易发生疲劳性骨折，因此实验时代表骨疲劳值是使骨样本

刚度减少30%（应力-应变曲线斜率减少30%）所需要的施加载荷的周期数。实验需一台能提供周期性载荷的力学测试机，可选用张、弯、压和扭转等载荷测定骨抗疲劳特性。施加的外力越大，导致疲劳性骨折所需的施压周期数越小。抗疲劳能力是骨力学质量的重要参数，特别适合对药物增加骨强度降低骨折风险的评估，但该实验方法对力学测试仪要求高，实验时间长，因此实际应用受限，目前疲劳实验多用来在其他常用力学实验方法测试后仍不易区分的某些力学特性的测定。随着科技发展，该方法可与其他先进的测试技术联合进行测试，减少实验操作的难度。

（6）其他实验：剪切实验（pure shear test）一般用于厚度为5~10cm皮质骨的生物力学特性的测试，该实验要求作用于骨样本两侧面的一对载荷大小相等、方向相反且作用线相距较远，沿着与合力作用面相平行的受剪面，各自推着所作用的骨样本部分发生移位，直至骨样本被破坏。为了获得纯剪切力和准确的数据，需要特殊的测试装置以减少实验误差。拔出实验（pull-out test）和阻力矩实验（torque test）并非用来测量骨骼的力学特性的实验。拔出实验是测量骨折内的固定物与骨之间或固定物之间的稳固程度。阻力矩实验是在螺钉的固定或松起时测定阻力矩大小的实验。因此一般不用在骨骼力学性能的测试。微力学实验（micromechanical test）是对大型动物骨骼内单个骨小梁和小啮齿动物骨骼的内在力学特性进行研究的方法。此实验特点是骨样本比较小，一般宽约为200μm，长约为2000μm。

2. 注意事项

（1）骨样本的制备：根据实验和研究目的，用整个骨骼作为样本或从整个骨骼局部进行取材制备所需的骨样本，后者要用慢速骨锯，在制备过程中用生理盐水加以冷却，以避免机械损伤和热效应导致骨强度的改变。

（2）骨样本的保存：骨组织离体后数小时开始自溶，从而改变骨的力学特性，另外为防止骨脱水、细菌性腐败，保持其与活体时相仿的成分，因此需将骨样本妥善处理保存，以便在积累较多样本后集中进行力学测试。获取骨样本后应用等渗生理盐水浸湿的纱布予以包裹，放置-40℃~-20℃的冰箱保存，测试前取出，室温下自然解冻。该保存方法对骨力学特性影响最小。酒精或福尔马林作为骨样本的保存剂存在争议。

（3）骨样本大小的测定：骨样本的结构力学特性与骨的形状大小有关，材料力学指标的测算也是在骨大小和骨截面惯性矩等因素标准化后才能获得，应用游标卡尺或带刻度的显微镜等仪器测量测定骨样本内外径的大小。另外，骨样本的形状不太规则，应对统一截面多方位测定。

（4）环境温度：环境温度会影响骨力学特性，最理想的温度与人体内温度一致，但实际操作很难，通常在室温下23℃左右下进行。与37℃相比，23℃环境下进行力学实验时弹性模量会增加2%~4%，尤其是疲劳实验的结果影响最大，室温下疲劳性骨折所需的应力是体温下的2倍，因此最好将样本放置于37℃环境中进行。

（5）骨骼的湿度：骨组织离体后容易脱水变干燥，使弹性模量和骨强度提高，而韧性降低、骨脆性增加，因此实验中骨样本最好处于水合状态，测试中也应用生理盐水保持骨样本的湿度。

（6）应变速率：实验中选择使用的应变速率是影响骨力学性能结果的一个重要因素，应变速率高所获得的骨强度也高，因此实验中应控制应变速率，但具体数值没有严格规定，一般可采用生理状态下的应变速率0.01~0.08/s。

（二）骨应力应变测试方法

人体骨骼属各向异性非均质材料，不仅不同骨骼的力学性能不同，就是同一骨骼不同部位的力学性能也略有差异，而且在日常生活和体育运动中人体骨骼除了受多种载荷综合作用外，还承受重力、肌肉收缩力和韧带张力，因此生理状态下骨骼所产生的形变和应变是在多种力的综合作用下产生的，而体外机械力学实验仅仅能评估实验中单纯施加于骨骼的一种外力和骨变形的关系，不能完全反映体内骨骼所受力与应变的关系，尤其是在活动或运动状态下。另外，机械性力学实验属于破坏性实验，不能直接应用于人体，只能用于体外实验，且不同实验模型间数据可比性低，而保存的骨样本只能使用一次，不能重复利用和检测。随着科学技术发展和测试理论的不断创新，应用新的工程学的应力应变测试方法也应用于生物医学中，并不断的发展和进步，这类方法可以在不破坏骨结构状况下并能在骨骼静态或动态甚至是体内生理状态下进行骨应力应变的分析，还可以较方便准确的测出骨骼受力后任一点处任意方向的应变值，因此在生物力学研究中的应用越来越广泛，尤其是在活体中。目前应力应变测试方法主要有应变电测法、光测法、声测法、磁测法等，其中以电测法和光测法应用最为广泛。

1. 应变电测法（electromotive strain method）　简称电测法，它是借助于电子仪器将应变这一非电量转为电量的测定方法，属于接触式检测方法之一，它可以用于人、动物体内测定和体外的模拟测定。电测法包括电阻、电容、电磁、电感等多种方法，其中以电阻应变测试法（resistance strain gauge method）应用最广泛，目前被认为是骨材料力学特性中应力应变测试方法的金标准，基本原理是用电阻应变片测定骨表面的线应变，再根据应变-应力关系确定骨表面应力状态的一种实验应力分析方法。方法是将电阻应变片粘贴骨表面，骨变形时电阻应变片的电阻值将随应变大小发生相应的大小变化，通过电阻应变仪将此电阻变化转换成电压（或电流）的变化，再换算成应变值或者输出与此应变成正比的电压（或电流）的信号，由记录仪进行记录，就可得到所测定的应变或应力（图4-8-10）。该方法测量灵敏度和精度高，最小应变读数可为1微应变，在常温静态测量中精度可达1%~2%，测量范围广，可测1~20000微应变。

应变仪操作和携带均简便，易于实现数字化、自动化及无线遥测，可用于模型实验、实体实验、静态实验和动态实验，因此目前该方法被成功的用于人体内实验，测出的数据可以反映人体生理状态负荷下骨骼内应力的分布真实客观状态和规律。为避免电阻应变片与骨骼直接接触粘贴造成人体内骨膜的损坏，研发了将应变片与引伸计结合形成新的传感器，这样还能减少植入应变片造成的手术侵入性皮肤损害面积。

电阻法只能测出骨骼表面各测试点的形变，当需要测出整个骨骼的应力应变变化时，必须在样本表面取大量的测试点，因此该方法不能直观得到整个骨骼应力分布的全貌，也不能反映出骨骼内部的应变。测定值易受环境如温度、湿度等影响。在电测应变实验中，应变片的粘贴和与骨表面接触好坏将直接影响电测结果的准确性，故操作过程中应注意应变片的定位和粘贴。

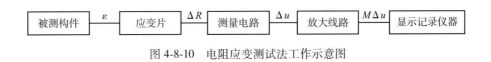

图4-8-10　电阻应变测试法工作示意图

2. 光测法　光测力学方法（photomechanics）简称光测法，是目前发展最快的应力应变测试技术，它运用光学基本原理，结合力学的理论、数学工具的推演，通过现代光学测量技术、数字图像处理技术等实验为手段对力学参数进行测量，从而研究结构内部或表面的位移、应力和应变力学特性的测试方法。测试方法包括了光弹性法、云纹法及云纹干涉法、全息或数字全息干涉、电子散斑干涉、数字图像相关法等，其中以光弹性法应用最为普遍。可以进行全场测量和三维应力分析，适用范围广，精确度和灵敏度均较高。由于很多光测图像是通过照相、摄像等方式获得资料信息，不需在结构物上直接安装传感器或其他测试装置，所以它属于非接触式测量，即非破坏性的测量。获得的图像信息能长期储存，日后反复利用，但操作和信息的读取较为复杂。

（1）光弹性法（photoelasticity）：应用光学原理研究弹性力学问题的一种实验应力分析方法。它利用具有双折射性能的透明材料制作成与实际工程结构、部件或零件几何形状相似的模型，并在模型上施加与实际部件相似的载荷，根据光弹性干涉条纹图即可计算模型边界和内部各点的应力，再由相似理论换算成原件上的应力。光弹性法可以测量几何形状与载荷条件较为复杂的构件应力，特别是可测量其他方法难于解决的应力集中及内部应力问题，因而受到学术和工程界的重视，该方法已在生命科学、机械、动力、航空等多方面科学领域得到应用。对于骨骼这种具有黏弹性、各向异性和外形不规则的材料，相比其他方法，光弹性法显示出极大优势，由于干涉条纹与骨样本内主应力的大小和方向有一定关系，因此光弹性法不仅可以测定骨样本的边界应力，还可以直接观察骨内应力分布全貌，特别是能直接观察到应力集中部位，并可迅速确定应力集中系数。光弹性实验中，等倾线及等差线是最基本的实验参数，前者可以求出模型上各点主应力的方向，后者可以定性判断模型上各点主应力的大小，因此实验中这两种数据必须准确测取。

（2）云纹法（moiremethod）及云纹干涉法（moireinterferometry）：云纹源自法语，在力学实验中，它指两个空间频率相差不大的振幅型光栅叠加在一起时所产生的明暗交错的条纹图案。通过分析云纹图案和条纹间距，可以测量物体的面内变形和应变以及三维形貌，这种方法称为云纹法，因此云纹法是通过对条纹分析可以测试和分析被测物体的位移场和应变场的实验应力分析方法，应用范围广，可用于多种材料法分析，包括骨组织，测量时设备简单，分辨率为参考栅的一个栅距，一般为 $10 \sim 1000 \mu m$，在测量弹性范围内的微小应变时缺乏足够的灵敏度与准确度。

云纹干涉法的基本原理是当一束单色准直光入射试件栅表面时，光线将从不同角度以集中能量的形式产生多级衍射波，当试件受载产生变形时，其变形信息就会载入各级衍射波中，试件表面位移的变化对应着衍射波的位相变化，则可根据衍射波干涉条纹形状及变化测量出试件表面的变形分布及其变化，其本质在于从试件栅衍射出的翘曲波前相互干涉产生代表位移等值线的干涉条纹。云纹光栅的制备是影响和制约该方法的重要关键技术，相比云纹法，更具灵敏度，还可以对面内位移进行全程实时观测，这是其他光学干涉方法难以实现的，但因需要贴光栅，并进行条纹处理，所以过程较为烦琐。

（3）全息干涉法（holographic interferometry）：是指应用全息摄影法进行干涉计量的一种技术。它利用全息摄影法将两个或若干个状态略有差异的来自同一物体的光波记录在同一块全息干版上，再现时，可以同时再现这两个或若干个略有差异的物光波，这些物光波相互干涉并形成干涉条纹。该干涉条纹反映了物体不同状态之间的差异，而这种差异正是干涉计量想得到的物理信息如变形、折射率等。全息干涉计量术根据记录方式的不同可分为双曝光法、实时法、时间平均法和频闪法等。该方法可以测出骨样本的变形和位移，测量精确度高。

3. 声测法　声测法中代表方法为超声波测试方法（ultrasonic test），超声检测技术的基本原理是利用组织的待测量的密度、强度、硬度、弹性、黏度等非声量与某些描述媒质声学特性的超声量（如声速、声衰减、声阻抗等）之间存在着直接或间接的关系，通过测量的超声量换算出组织待测的非声量的参数。超声波在材料中能以一定的速度和方向传播，遇到声阻抗不同的异质界面（如缺陷或被测物件的底面等）就会产生反射、折射和波形转换，这种现象可被用来进行超声波探骨损伤，若知道骨材料中超声波的声速，就可测出损伤的深度。另外，骨组织的硬度和强度越大，超声波的声速越大。将具有平行界面的骨样本放置于超声波发生和接收器之间，测定超声波在骨样本中传递速度、衰减度、声阻抗，不仅能反映骨密度，还对骨结构、骨强度等有很好地反映，目前被认为在骨疾病的诊断和治疗方法有广阔的应用前景。该方法不损坏骨样本结构，可以对骨样本反复多次利用，尚具有无辐射、安全性好、操作简单方便和价格便宜等优点。另外，近来有扫描声导纤维镜（scanning acoustic microscopy，SAM）方法，是一种借声能聚焦原理来测量骨组织对声的传导发射率，从而反映骨的材料力学特性的方法，可以测量 $100 \mu m^2$ 面积内的骨局部特性。

4. 磁测法　磁测法中应用于医学领域的技术主要是磁共振弹性图（magnetic resonance elastography，MRE）技术。在磁共振成像（MRI）设备中附加一套产生机械振动的装置，利用上述设备对被施加外力的组织内部质点位移或应变进行 MRI 成像，得到组织的位移图或应变图，将位移图或应变图作为输入，通过反演重建算法，得出空间和弹性参数，它是传统触诊机器化、定量化的一种手段，客观而且分辨率高，不受诊断部位的限制。CT 图像表达的是骨组织对 X 射线的衰减系数，MRI 图像表达是骨组织内部质子密度参数，而 MRE 图像表达的则正是骨组织生物力学特性参数。该技术目前主要应用于临床诊断，基础研究领域应用尚少。

（三）有限元分析方法

有限元分析（finite element analysis，FEA）是指把复杂整体的性状用分解的有限个简单单元的组合性状来进行模拟、计算、分析和预测的方法。随着计算机技术和图像处理技术发展，有限元分析法得到了快速的发展，利用有限元分析的基本原理建立计算机软件和研究对象的模型，然后根据研究目的在虚拟的设定条件下计算和分析研究对象的力学特性。这种方法最早用于工业领域的结构力学计算，自 1972 年开始应用于骨生物力的分析。目前有限元分析法已广泛地应用于骨骼的基础和临床研究，利用含有有限元分析的计算机专业软件，结合骨骼 CT 或 MRI 的扫描图像及解剖学资料，建立骨骼系统三维有限元模型，对研究的骨骼进行仿真，数字化地理论分析研究目标的结构和力学特性。

有限元分析法属于理论生物力学的主要实验方法之一，它是仿真人体结构力学功能的有效实验手段，通过建立人体有限元模型，赋予模型材料力学性质并合理模拟在体条件，可以有效地对人体结构的应力应变等进行分析，有限元模型可以重建不规则、复杂材料特性结构的应力，易于模拟复杂的边界结构静止或动态负重状态下的应力。因此，有限元分析法在一定程度上能替代生物力学实验，能对实验条件进行控制，可以将人体骨骼的结构形状、材料性能、载荷边界条件等用数学形式概括，并可通过改变其中任一参数属性或性状来观察各部分的应力分布变化，如通过有限元分析法可以得到椎体内应力、髓核内应力及脊柱的角位移等，而这些结果是其他生物力学实验无法测量的，有限元分析方法在这方面有着不可替代的作用。最重要的是该方法可以模拟活体下真实的力学特性，同时对病人无任何伤害。但有限元分析方法也存在缺点，其结果受到多种因素的影响，如模型构建、不同模型间模型外形和材质的定义不同、模型的简化和假设及载荷施加不同等。另外，该方法所需的有限元模型的构建依赖于实验研究，而计算机模型的结果完全取决于模型的构建，数据不合理结果自然不理想。由于该方法价格昂贵、计算复杂，故这种方法不能常规应用。随着人们对组织力学特性的认识、计算机技术发展和有限元软件的不断开发与应用，有限元方法能更精确地做出预测与分析，它在生物力学研究中位置越来越重要。

（四）仪器设备

不论是体外还是体内实验，不论是动物实验还是人体实验，骨力学特性测试均需具备相应的专业的力学测试仪器或测量应力和应变的仪器设备和相应计算机软件，反映力学特性的参数可以通过载荷-变形曲线和应力-应变曲线直接或间接计算获得。目前随着力学、机械学、电子计算机等技术的发展，骨力学测试设备发展越来越完备、方便、精密，操作方便，力学参数的测量也越来越精确，目前国内外的设备主要分为电子万能材料试验机、电阻应变测试系统和光学测试系统等。

1. 电子万能材料试验机　用于实施实验生物力学的主要仪器，如图 4-8-11 所示。它以伺服电机为动

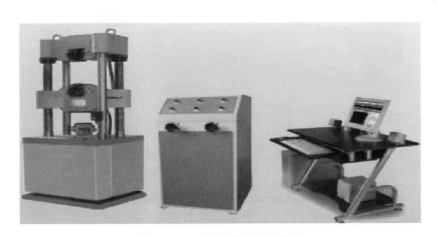

图 4-8-11　电子万能材料试验机

力源，丝杆、丝母为执行元件，实现试验机移动横梁的速度控制，可依据测试需要配不同吨位的传感器、夹具和附件，作为通用的材料实验装置，可完成拉、压、弯、剪、剥离、撕裂、扭转等功能试验，实现多种参数测试。它操作简单，对实验员要求不高，在骨力学实验中应用广泛。但也存在一定的弊端，如夹具对被测骨骼的夹持效果不好，常造成被测骨骼的滑动或破坏等。

2. 电阻应变测试系统　用于实施电测法的仪器，如图 4-8-12 所示。该设备的原理是电阻-应变效应，它是指金属导体的电阻在导体受力产生变形时的变化如伸长或缩短，电阻应变计、弹性敏感元件、补偿电阻仪器构成多种用途的电阻应变式传感器，其中最核心敏感元件为电阻应变计。将电阻应变片用专用粘合剂贴在样本表面，当试验力施加于样本时，电阻应变片在电阻-应变效应下将被测样本的应力应变以电阻率的改变形式传输到应变仪，并以电学的形式输出。相对于其他测试方法，该方法具有频率响应好、测量数值范围广、易于实现测量的数字化、自动化和无线电遥测等优点。但该设备测量精度受温度影响较大，测试精度相对较低，因此需要设计相应的温度补偿电路以提高系统测试精度。

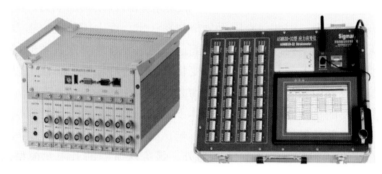

图 4-8-12　应力应变仪器

3. 光学测试系统　用于实施光测法的主要仪器，如图 4-8-13 所示。主要通过光学的反射、衍射等实现。随着光测弹性力学方法的发展，使该类仪器已有十余个品种，它们用于不同的范畴，可分静态应力分析仪及动态应力分析仪两大类。

静态应力分析仪中包括经典光弹性仪及其变形产品，如用于一般试验的简单型漫射式光弹性仪；用于现场的反射式光弹性仪及多种光弹性仪附件，如石英补偿器、条纹倍增器、斜射器等。在经典方法之外，还发展了全息光弹性仪、云纹仪、激光散斑仪等。这一类仪器都可用于测量模型或物体的表面形变。在动态应力分析仪器中，发展了如多火花动态光弹性仪、多脉冲激光全息照相机等，它们可用于拍

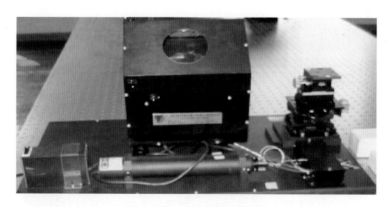

图 4-8-13　三维云纹干涉仪

摄高速动载荷作用下的模型光弹性条纹分布的变化过程。以上已形成仪器系列。正在发展中的尚有自动光弹性仪、光弹性实验数据自动采集及处理系统，它们进一步简化实验操作，缩短了实验周期和提高了实验精度，是今后发展的方向。

4. 声测法设备　主要仪器是定量超声仪，用于测量超声传播速度、振幅衰减等指标计算和评价骨硬度和强度，具有廉价、便携、操作简单、无放射辐射、精密度高等优势。扫描式声波显微镜是通过测量集中起来的声波能量来计算出传导到该区域骨的声波速度进而获得骨的力学特性的仪器。该仪器对骨的分辨率高，可对骨小梁和骨单位进行测量。

5. 其他　磁测法的主要设备为核磁共振仪。有限元分析法的关键设备是基于有限元原理的计算机专业软件和建立的模型。

骨生物力学是一个多学科交叉的研究科学，涉及力学、材料学、临床医学、化学、计算机等多个领域，随着相关科学研究的不断发展，骨生物力学理论及实验技术也不断完善，已从单一的理论研究发展到有限元仿真技术及先进测试设备相结合的多科综合性研究，力学测定方法从传统的破坏性体外机械力学实验方法发展为活体下实施无创性的应力应变测试方法，并向动态测试方法发展。根据实验目的和条件，选择合适的力学实验方法，以获得准确的力学参数，来反映骨力学特性或药物抗骨质疏松及其骨折的效果。

（矫　杰）

参　考　文　献

［1］Turner CH，BurrDB. Basic biomechanical measurements of bone：A tutorial. Bone，1993，14（4）：595-608.

［2］崔伟，刘成林. 基础骨生物力学（一）. 中国骨质疏松杂志，1997，3（4）：82-85.

［3］秦岭，梁国穗. 骨生物力学的基础与检测方法. 第四届国际骨质疏松研讨会暨第二届国际骨矿研究会议会议文集，2004，36-41.

［4］Yang PF，Bruggemann GP，Rittweger J. What do we currently know from in vivo bone strain measurements in humans？J Musculoskelet Neuronal Interact，2011，11（1）：8-20.

［5］CristofoliniL，Schileo E，Juszczyk M，et al. Mechanical testing of bones：the positive synergy of finite-element models and in vitro experiments. Philos Trans A Math PhysEng Sci，2010，368（1920）：2725-2763.

［6］马信龙，马剑雄，徐卫国，等. 骨科生物力学研究的测量方法学专家共识. 中国骨质疏松杂志，2014，20（9）：1039-1054.

［7］郭占社，房远勇，梁向党，等. 骨科生物力学参数测试理论及方法研究进展. 中国医疗器械杂志，2010，34（5）：350-354.

第九章　骨微损伤及骨折愈合

骨微损伤（bone microdamage）是指由于力学载荷变化引起骨显微结构的改变，在光学显微镜下能够观察到骨基质损害。骨组织作为最重要的运动支持组织，受到微损伤后会启动骨重建（bone remodeling），使骨组织发生适应性变化，从而适应新的力学载荷，遵循 Wolff 骨重建定律，骨微损伤的积累是骨组织分散能量的结果。骨微损伤与骨组织重建的关系密切。骨微损伤可能引起骨的机械特性和材料特性的改变。骨组织在周期性和疲劳性的负荷应力作用下可以引起骨微损伤以及微损伤的累积，活体内存在骨微损伤。健康的骨组织发生骨折多是因受到的暴力超过了骨组织极限应变能力所致。但在骨的某些相对纤细部位或骨结构形态变化大的部位易产生应力集中（stress concentration），当受到较长时间反复、集中的轻微损伤后，首先发生骨小梁骨折，并随即进入修复过程。但在修复过程中继续受到外力作用，使修复受阻，骨吸收大于骨形成。这一过程反复发生，终因骨吸收大于骨修复而导致大体结构的完全性骨折。骨承受反复载荷可导致疲劳性损伤，表现为骨微损伤的积累。骨微损伤包括：①骨疲劳；②微骨折。微骨折是由于骨基质内微裂隙得不到完全修复，损伤积累，裂隙延长，深度扩展发展为骨小梁的完全断裂。慢性积累损伤在年轻病人容易发生疲劳骨折（fatigue fracture）或应力骨折（stress fracture），好发于第 2 跖骨干和肋骨，第 3 跖骨、第 4 跖骨、腓骨远侧、胫骨近侧和股骨远侧也可发生。疲劳骨折中约 80% 发生于足部。在骨质疏松病人中，由于增龄造成的骨组织退变、骨强度下降，骨微损伤的产生和骨重建之间失去了动态平衡，使得骨微损伤逐渐积累，达到一定程度时也会发生骨折。骨量减少和骨微结构破坏可使骨组织在生理负荷下的应变量增加，导致骨抗疲劳性能下降和微损伤累积。

一、骨微损伤的机制及检测

Frost 在 1960 年提出了骨微损伤的概念，即人体在生理状态下因骨疲劳而引发的 $30 \sim 100\mu m$ 的显微裂隙（microcrack）。骨在反复应力作用下造成骨微损伤的可能发生在早期阶段，过度负荷可造成骨微损伤的累积，最终发生骨矿化相（mineral phase）和胶原蛋白相（collagen phase）骨的局部断裂。发生微损伤的胶原蛋白相的骨组织开始参与抗应力反应，从而导致骨的黏性反应（viscous response）发生改变。骨组织即使在正常的生理载荷应力反复作用下也可导致骨的微损伤，当骨组织的弹性模量减少 30% 时，在光学显微镜下可以观察到骨微损伤，多为线性裂纹；当骨组织弹性模量丢失约 15% 时，在共聚焦显微镜（confocal microscope）下可观察到骨微损伤。这些研究结果提示骨微损伤可能发生在胶原和羟基磷灰石晶体的微观水平。骨组织在反复应力作用下引起的损伤积累可引起骨的机械特性下降，如骨硬度（stiff）、强度（strength）、韧度（toughness）以及骨的黏性反应（viscous response）。也有研究认为骨的微损伤始发于胶原纤维水平，首先发生胶原纤维与骨细胞接触表面的崩裂，两者分离后又发生胶原纤维分解，当有足够多的胶原纤维分解断裂时可形成微小裂隙，更多小的裂隙积聚可形成高倍镜（>1000倍）下可观察到骨微损伤。这些裂缝不断积聚和融合逐渐形成了可以被组织学染色显示的骨微损伤，即便在低倍镜（<250 倍）下也可观察到这些损伤。如果这些骨微损伤得不到及时的重建和修复，裂缝会改变骨的应力传导从而产生更多更大的裂缝，最终发生染色后肉眼可见的骨微损伤。研究发现人体骨组织的微损伤随着年龄增高而增加。人类约从 40 岁开始股骨干和颈干处的皮质骨就产生大量线性裂纹。Schaffler 等发现人的股骨干处的骨微损伤随着年龄增加，女性的这一趋势比男性更为明显。在椎体骨也有类似的大量线性裂纹，但 Vashishth 等的研究结果显示男性椎体的弥散性损伤多于女性。

骨微损伤形成的原因一是应力反复作用，二是骨组织本身强度减弱。骨组织在周期性和疲劳性的负荷应力作用下发生骨微损伤以及微损伤不能及时修复而不断累积。骨量丢失、骨密度下降、骨组织强度减弱、骨显微结构损害和过度矿化、骨质量降低等都促进了骨微损伤的形成与加重。人体增龄时骨组织的骨矿盐过度沉积或矿化延缓，未修复的骨微损伤累积，可使骨组织的材料特性发生改变，骨的脆性增加。

目前已有多种方法可观察骨的显微损伤，如光镜、电镜、激光共聚焦显微镜和显微 CT 等。但最常用的仍是 Frost 创建并由 Burr 改良的大块骨标本染色技术。以往在病理学上难以区分骨组织的应力微损伤和人为机械切割损伤，不能确认骨微损伤存在于活体中。Frost 改进了染色技术来区分骨微损伤的来源，他在标本进行切片前先对整块标本进行染色，即大块骨标本染色（bulk staining of bone）技术，在切片前已存在的骨裂隙可以着色，而染色之后标本处理（如包埋和切片）所致的显微损伤并不染色，通过这种方法确定了骨微损伤在进行标本切片前就已经存在，从而可以将原有的骨微损伤与切片准备过程中造成的人为机械切割的微损伤区别开。Burr 等在 1990 年通过实验进一步证实了 Frost 的方法可用于区分应力微损伤和人为损伤。碱性品红是一种红色和荧光的复合染色，因此可在常光和荧光显微镜下进行观察，但荧光显微镜具有更好的分辨率，在定量时可产生更精确的效果。共聚焦显微镜不仅可显示显微损伤形态，还可显示骨内骨细胞陷窝和骨小管，还可通过叠层图像重建模拟这些结构的三维形态。

骨单位在骨微损伤中具有重要的作用。要理解骨微损伤先要理解骨单位（osteon）。骨单位又称哈佛系统（Haversian system），是在内、外环骨板之间的大量长柱状结构，为长骨中起支持作用的主要结构。骨单位呈长筒状，其方向与骨干长轴一致，长度为 3~5mm，哈佛骨板 4~20 层，故骨单位粗细不一。骨单位同心圆排列的哈佛骨板围绕中央管构成，骨板中的胶原纤维绕中央管呈螺旋状走行，相邻骨板的纤维方向互成直角。中央管和穿通管相通，穿通管内的血管、神经以及结缔组织进入中央管。有研究发现骨单位是防止裂纹延长的屏障，这种屏障作用决定了裂纹到达骨单位时的长度。不超过 $100\mu m$ 的裂纹遇到骨单位周围的黏合线时就会终止扩展，$100~300\mu m$ 的裂纹在遇到黏合线后会继续延长，但一般不穿过黏合线，而是沿着黏合线延长并很快终止。大于 $300\mu m$ 的裂纹能够穿过骨单位，并从一个哈佛系统发展到另一个哈佛系统，最终引起骨折，而并非很多小裂纹积累后导致的骨组织断裂。可见骨单位既是裂纹延长的屏障，也是应力集中的部位和骨组织的薄弱点，导致了裂纹的延长和扩展。

由于骨的微裂缝非常小（长约 $60\mu m$，宽 $<1\mu m$），因此 CT 和 MRI 对于直接发现活体的骨微损伤敏感性较差。但动物实验结果显示高分辨的 PET 检查对骨微损伤的灵敏度和特异度均较高，是一种非侵入性的骨微损伤检查方法，并可进行体内定量。病理学上的染色技术得到更为广泛的应用。目前常用多种染剂和组织学技术对整块标本进行染色，对骨微损伤进行离体检测，常用染剂包括碱式水杨酸铋品红、荧光素、矿化骨染色等。Schaffler 等对大块骨标本染色技术进行了改进，在超微结构水平上检测到了骨的微损伤。他应用铅铀酰醋酸盐（lead-uranyl acetate）进行人肋骨染色，在电子显微镜下观察到的结果与 Frost 和 Burr 等在光学显微镜下的发现类似。也有研究者使用多重荧光试剂对微损伤发生前后进行骨微损伤的体外检测。

二、骨微损伤的分类

骨组织在人体日常活动中承受大量的周期性载荷，这些反复应力作用可导致骨微损伤。在形态学上可将骨微损伤分为 3 类：线型微损伤（linear microdamage）、弥散型微损伤（diffuse microdamage）和束状微损伤（wispy microdamage）。线型微损伤通常出现在皮质骨，多为单个界限清晰的骨裂隙，可延伸到 $100\mu m$ 并在骨单位的黏合线处中断。在人的椎体上，线型微损伤在骨小梁的中央和靠近骨表面处。在骨小梁的中央时常为单个出现，多发生在黏合线和骨基质部位的裂隙；在骨小梁表面时常为多条裂隙。用大块骨标本染色时线型微损伤表现为两端锐利的线状红色深染区，周围有红晕，两端可与骨陷窝相连接。弥散型微损伤常发生于骨小梁而板层骨较少。用大块骨标本染色时弥散型微损伤为片状红染区域。

束状微损伤是骨小梁上的大量的微细裂纹，在局部形成网络状，大块骨标本染色时显微镜下可见局部面积较大的板层间束状或条索状的红色深染网状区域。在正常生理情况下，需要有数百万次以上的反复应变才能导致骨皮质断裂。不同形态的骨微损伤出现于不同的时期。弥散型微损伤多出现在早期，而线型微损伤主要出现在后期。不同应力也可使骨产生不同形态的微损伤，压应力作用时主要产生线型微损伤，张应力时主要产生弥散型、线型微损伤。不同微损伤对骨的生物力学特性的影响是不同的。尽管从形态上看弥散型微损伤面积较大且裂纹密度较高，但对骨力学强度的破坏低于线型微损伤；弥散型微损伤可起到分散应力的作用，在延长骨的抗疲劳寿命及抗暴力性骨折方面有重要作用，而线型微损伤可明显降低骨强度。除以上3种微损伤之外，也有学者认为表现为骨小梁的完全断裂的显微骨折是另一种类型，属于一种严重微损伤的形式，它是原发骨裂隙（primary crack），但可导致继发的骨的再次裂隙（secondary crack）。

三、骨微损伤的修复愈合

人体骨微损伤发生后会自动启动骨修复程序。骨微损伤的修复依赖于骨组织的感受器，骨的微损伤可以刺激感受器从而启动微损伤的修复过程。骨微损伤的修复可以通过正常的骨重建过程完成。若骨重建受到抑制、修复受阻则可发生骨微损伤的累积，从而明显降低骨强度，使骨组织的抗骨折能力显著下降。骨组织具有生物活性，骨代谢处于动态平衡中，骨组织处理骨微损伤时不同于非活性的机械材料，骨组织通过重塑和再构建来改变骨的微结构和骨量以适应新的载荷，这一过程也遵循 Wolff 骨重建定律。骨更新与再建过程也是微损伤的修复过程。人体骨组织正常生理应力范围是 100～1000 微应变（micro strain），在这个范围内骨组织的吸收和骨形成保持相对平衡。微应变表示长度相对变化量，微应变其实就是百万分之一。载荷在 1000～3000 微应变范围内，骨组织的塑形和重建活跃，增加了骨量和骨强度。当载荷超过 3000 微应变时，或骨更生率明显降低以及骨更生过速都可能导致骨组织产生积累性微损伤，进而使骨强度降低，骨微损伤产生过多，无法得到完全修复，可发展为骨小梁断裂和疲劳骨折。Shi 等对 66 名绝经后骨质疏松女性进行骨裂隙表面密度（crack surface density）和骨裂隙密度（crack density）的检测结果显示，骨微损伤的累积与低骨量、高龄和高骨转化率等因素相关，骨密度降低是骨质量下降的标志。

骨微损伤的修复主要由基本多细胞单位（basic multicellular unite，BMU）进行，它包括骨细胞、成骨细胞和破骨细胞。骨微损伤发生后骨细胞的凋亡引起破骨细胞抑制信号的通路受阻，使破骨细胞激活并募集到受损骨或陈旧骨表面，开始进行骨的重吸收，骨吸收完成后再由成骨细胞把骨胶原分泌至细胞外间隙，形成胶原网架，再经矿化过程最终在骨吸收腔内形成新骨，替代骨缺损完成修复与愈合。骨微损伤的形态影响骨修复。骨修复主要发生在线型微损伤的区域，线型微损伤可通过对骨细胞胞突的损伤和牵拉等刺激由力学信号转化为电化学信号来影响细胞的活性，进而对成骨细胞和破骨细胞产生影响，来实现对骨重建速度的控制，可见骨细胞胞突在微损伤介导的骨重建中起着力的感受与信息传递调控骨更新与骨修复的重要作用。而弥散型微损伤区域中骨细胞胞突并未增加，这个结果提示弥散型微损伤属于轻微损伤，对骨组织强度的影响相对比线型微损伤较小，弥散型微损伤发生后人体不容易产生明显的骨修复重建。RANKL-RANK-OPG 与骨重建有密切关系。RANKL 是目前发现的唯一具有诱导破骨细胞分化、激活的因子。当骨微损伤发生时受损的骨细胞会分泌巨噬细胞集落刺激因子（macrophage colony stimulating factor，M-CSF）、核因子-κB 受体活化因子配体（receptor activator of NF-κB ligand，RANKL）来刺激破骨细胞活性，在损伤区域进行骨吸收同时启动骨重建。各种骨代谢调节因子、激素等生物学因素和应力等物理学因素参与了 RANKL-RANK-OPG 轴的信号调节，通过骨更新过程调控骨微损伤的修复。

人体骨组织一直进行着新陈代谢，处于动态稳定以保持形态、结构、成分及生物物理性能的稳态。当应力环境改变、骨强度下降时可造成骨微损伤，骨微损伤同时通过骨细胞、成骨细胞和破骨细胞启动了骨修复重建程序，使骨组织结构改变产生适应性变化，以适应新的力学环境。随着分子生物学研究的发展，人们对骨代谢的认识逐步深入，从微观水平探索骨微损伤如何发生、如何引起细胞形态和功能变化以及如何启动并调控骨重建的机制将会逐渐变得更加清晰。

（黄公怡　纪　泉）

参 考 文 献

[1] Frost HM. Presence of microscopic cracks in vivo in bones. Henry Ford Hosp Med Bull, 1960, 8: 25-35.

[2] Burr DB, Stafford T. Validity of the bulk-staining technique to separate artifactual from in vivo bone microdamage. Clin Orthop Relat Res, 1990, (260): 305-308.

[3] Schaffler MB, Pitchford WC, Choi K, et al. Examination of compact bone microdamage using back-scattered electron microscopy. Bone, 1994, 15 (5): 483-488.

[4] Agcaoglu S, Akkus O. Acoustic emission based monitoring of the microdamage evolution during fatigue of human cortical bone. J Biomech Eng, 2013, 135 (8): 81005.

[5] Hardisty MR, Zauel R, Stover SM, et al. The importance of intrinsic damage properties to bone fragility: a finite element study. J Biomech Eng, 2013, 135 (1): 011004.

[6] Yamagami Y, Mashiba T, Iwata K, et al. Effects of minodronic acid and alendronate on bone remodeling, microdamage accumulation, degree of mineralization and bone mechanical properties in ovariectomized cynomolgus monkeys. Bone, 2013, 54 (1): 1-7.

[7] Chan KS, Nicolella DP. Micromechanical modeling of R-curve behaviors in human cortical bone. J Mech Behav Biomed Mater, 2012, 16: 136-152.

[8] Poundarik AA, Diab T, Sroga GE, et al. Dilatational band formation in bone. Proc Natl Acad Sci USA, 2012, 109 (47): 19178-19183.

[9] Green JO, Diab T, Allen MR, et al. Three years of alendronate treatment does not continue to decrease microstructural stresses and strains associated with trabecular microdamage initiation beyond those at 1 year. Osteoporos Int, 2012, 23 (9): 2313-2320.

[10] Skedros JG, Sybrowsky CL, Anderson WE, et al. Relationships between in vivo microdamage and the remarkable regional material and strain heterogeneity of cortical bone of adult deer, elk, sheep and horse calcanei. J Anat, 2011, 219 (6): 722-733.

[11] Green JO, Wang J, Diab T, et al. Age-related differences in the morphology of microdamage propagation in trabecular bone. J Biomech, 2011, 44 (15): 2659-2666.

[12] Sample SJ, Hao Z, Wilson AP, et al. Role of calcitonin gene-related peptide in bone repair after cyclic fatigue loading. PLoS One, 2011, 6 (6): e20386.

[13] Li ZC, Jiang SD, Yan J, et al. Small-animal PET/CT assessment of bone microdamage in ovariectomized rats. J Nucl Med, 2011, 52 (5): 769-775.

[14] van Oers RF, van Rietbergen B, Ito K, et al. Simulations of trabecular remodeling and fatigue: is remodeling helpful or harmful? Bone, 2011, 48 (5): 1210-1215.

[15] Kurata K, Heino TJ, Higaki H, et al. Bone marrow cell differentiation induced by mechanically damaged osteocytes in 3D gel-embedded culture. J Bone Miner Res, 2006, 21 (4): 616-625.

第十章　骨组织细胞培养技术

骨质疏松症的体外研究主要是针对骨组织的 3 种主要细胞进行研究。骨组织细胞主要包括 3 种：成骨细胞（osteoblast，OB）、骨细胞（osteocyte，OCY）和破骨细胞（osteoclast，OC）。也有人认为，广义而言，骨髓细胞也是骨组织细胞。OB 来源于骨髓间充质干细胞（MSC），其分泌物为骨基质、调节骨基质钙化的酶及细胞因子以及调节自身和 OC 增殖及分化的许多细胞因子。骨表面的 OB 分泌骨基质后有 3 种去向：①主动或被动地被骨基质包埋，形成树突状 OCY；②凋亡；③变成扁平的衬里细胞（或称骨衬细胞）覆盖于新形成骨的表面。所以 OCY 是 OB 分化至终末期的细胞。以往曾认为 OCY 是无功能的细胞，近年研究发现 OCY 可能具有感受并传导机械应力、将机械力学信号转换成生物化学信号以调节骨代谢的功能，该功能与 OCY 具有特殊形态的分布有关，即树突状 OCY 密布于骨基质，细胞有细长的树突，树突深入到骨小管中，树突与坚硬的骨小管壁之间有骨小管液以运输代谢物质和感受应变，借助树突 OCY 与 OCY 之间，OCY 与骨表面的 OB、OC 以及骨髓之间形成密切的立体接触。OC 来源于造血干细胞的多核-巨噬细胞系，成熟的破骨细胞由其前体细胞融合而成，一般具有 3 个或 3 个以上的胞核，该细胞体积巨大，甚至可达 $100\mu m$，主要功能是释放氢离子和蛋白酶以吸收骨基质。

在体外研究某些化学物质对上述细胞增殖、分化和信号传导（研究信号通路的学者一般用"转导"）的影响有助于探讨骨质疏松的患病机制和寻找新的防治手段，与体内研究相比，该方法具有消耗时间短和经费相对少、可以深入研究、实验条件更容易控制等优点，但体外研究结果必须经过体内研究进一步验证才能指导实践。

第一节　成骨细胞培养技术

一、简介

对于体外进行骨相关研究，有两种工具供选择：骨器官培养或骨组织细胞培养。而对于后者来说，可选择原代细胞或细胞株，与新鲜分离的细胞相比，细胞株具有可大量扩增、细胞纯度高以及相对稳定的细胞表型等优点。但如果长期培养，细胞株会在某种程度上表现出不稳定性，另外，其克隆选择会让增殖迅速的细胞占优势，这些细胞并不一定会全套表达骨特异性相关基因。也就是说，在某些实验中应优先考虑使用原代骨组织细胞而不是细胞株。

1964 年 Peck 等开创了原代成骨细胞培养技术，他们在胚胎和新生鼠颅骨正面和顶部的未钙化骨中，通过胶原酶的消化分离出原代骨组织细胞。这些细胞在体外培养过程中，具有增殖活力且能高表达成骨细胞特异性标志物碱性磷酸酶（ALP），但与其中混杂的成纤维细胞还很难区分。1974 年 Wong 和 Cohn 等用胶原酶对骨外膜外层进行分步消化，分离出纯度更高的细胞群，但是仍然不能将成骨细胞与其他细胞，如破骨细胞前体等完全分离开来。后来又有学者在对颅骨进行胶原酶消化之前，就对骨外膜外层的成纤维细胞进行了去除，以进一步提高成骨细胞的纯度，这种方法可以获得两个细胞群：一为经过长期培养后仍保持成骨特性的细胞群，二为骨外膜成纤维细胞源性群落。所有这些方法使得我们在体外可以获得知之较多的成骨细胞样细胞，它是我们目前广泛使用的研究骨生物学的基本工具。

来源于成年和新生鼠的成骨细胞特性有所差异，其分离方法间也有一定区别。例如与成年动物来源的细胞相比，新生鼠成骨细胞的 NO 基础释放量更多，并对 1, 25-双羟维生素 D_3 具有更强的反应，这与维生素 D₃ 能够刺激未成熟成骨细胞分化有关，提示这种成骨细胞具有更多未成熟、快速增殖的细胞。因此，如果计划在体外研究成年骨组织中的成骨细胞的特性，建议使用成年骨组织来源的成骨细胞为好。

由于骨组织细胞都有机械敏感性，不同部位来源的细胞的机械反应性是否会有差异？与中轴骨和肢体骨相比，颅骨受机械应力低很多，但已经证明，成年动物来源的颅骨和长骨的成骨细胞对机械刺激所产生的 NO 量并无明显差别，表明颅骨和长骨的成骨细胞对机械应力的内在反应并没有差别，任何一种细胞均可用于相关的研究。

二、原代细胞培养

（一）实验材料

实验前一天准备好所有需要的材料，当天早晨领取动物进行实验。

1. 实验用组织细胞来源　9 周龄以上的成年鼠颅骨和长骨，或者 3~4 天内的新生鼠颅骨。

2. 仪器　以下材料必须保证无菌。

（1）聚苯乙烯板和用于固定的针头。

（2）手术刀（10 号或 11 号）、剪刀、镊子和弯镊。

（3）5ml 或 10ml 的注射器、27G1/2 型针头、一次性的细胞刮刀以及 0.2μm 的滤过器。

（4）25cm² 的组织培养瓶、6 孔培养板、94/16mm 培养皿、145/20mm 培养皿。

（5）10ml 带螺旋瓶盖的锥形试管。

3. 培养基和溶液

（1）PBS：137mmol/L NaCl，1.5mmol/L KH₂PO₄，2.7mmol/L KCl，8.1mmol/L Na₂HPO₄，并调整 pH 至 7.4。

（2）DMEM 培养基：需加入 2.2gNaHCO₃/L，并调整 pH 值至 7.4。

（3）完全培养基（cCM）：向 DMEM 中补充 100U/ml 的青霉素，50μg/ml 的硫酸链霉素，50μg/ml 的庆大霉素，1.25μg/ml 的两性霉素 B，100μg/ml 的维生素 C，10% 的胎牛血清（FBS）。需要新鲜配制和经过滤除菌。

（4）胶原酶溶液：每毫升 DMEM 中加入 2mg 胶原酶 Ⅱ，需要新鲜配制和经过滤除菌。

（5）胰蛋白酶溶液：0.25% 胰蛋白酶（1：250）和 0.10% EDTA 溶解于 PBS 中，过滤除菌。

（6）消化溶液：每 4ml PBS 中加入 1ml 胰蛋白酶溶液和 3.2mg 胶原酶 Ⅱ，新鲜配制。

（7）含维生素 D 的培养基（VDM）：DMEM，补充 100U/ml 的青霉素，50μg/ml 的硫酸链霉素，50μg/ml 的庆大霉素，1.25μg/ml 的两性霉素 B，100μg/ml 的维生素 C，0.2% 牛血清白蛋白（BSA）和 10⁻⁸M 1,25-(OH)₂D₃，新鲜配制且需避开直接光线。

（8）维生素 D 对照培养基（VDCM）：除 1,25-(OH)₂D₃ 溶液被其等量的溶剂代替外，其他与 VDM 相同。

（9）BCA 蛋白分析试剂盒。

（二）培养方法

在无菌条件下完成，包括无菌培养基、通风操作台和无菌的细胞培养瓶皿等。

1. 成年小鼠长骨中原代成骨细胞的分离和培养　①通过颈椎脱臼的方法处死 1~2 只成年鼠。②将成年鼠仰面固定在聚苯乙烯板上，用 70% 乙醇清洁其腹部和四肢。③在表皮剪开一个小口，用 10 号手术刀从胸骨顶部到生殖器左右切开，接着在第一个切口处的顶部再切开至上肢的腕部，同样方法切开其他爪子。④用 11 号无菌手术刀从其四肢长骨去除肌肉组织并用刀片刮干净。将取得的长骨置于含 PBS 的培养皿中。⑤当所有长骨都取毕后，剪掉长骨上的骨骺。⑥用 PBS 将骨髓冲出（用 5ml 注射器和 27 号针头），用剪刀将骨干剪成 1~2mm 大小的碎片。⑦用 PBS 清洗后，加入 4ml 胶原酶溶液在 37℃ 摇动的水浴箱进行孵育，从而去除软组织和黏附的其他细胞。约在 1 小时后用力用手摇动消化液。2 小时后，加入 4ml 含 10% FBS 的完全培养基终止胶原酶的活性，并用完全培养基洗涤骨碎片 3 次。⑧将骨碎片转移至 $25cm^2$ 培养瓶（含 5ml 培养基），每瓶放 20~30 个骨碎片，需每周进行 3 次换液处理。⑨3~5 天后，成骨细胞会从骨碎片中迁移出来，经过 11~15 天单层细胞将覆盖全培养瓶。⑩为了获得更多的细胞，在 37℃ 用 1ml 胰蛋白酶溶液对细胞孵育消化 10 分钟。将细胞以 $2.5×10^4$/孔的浓度接种于 3ml/孔培养液的六孔板中。每周换液 3 次，7~10 天细胞接近汇合，细胞数为 $(4~6)×10^6$，可用于实验研究。

2. 成年小鼠颅骨中成骨细胞的分离和培养　①通过颈椎脱臼的方法处死 1~2 只成年小鼠，将其固定在聚苯乙烯板上。②用 70% 酒精清洁其头部，用剪刀将颅骨基底部的皮肤剪开一条水平切口。从鼻梁开始纵向切开皮肤直达颅骨基底部，从颅骨顶部掀开皮肤。用弯钳在眼眶处固定头部，用剪刀在颅骨基底部切开骨，将头盖骨游离。③将颅骨转移至含 PBS 的培养皿中，用镊子钳或刀片刮以去除软组织。④去除骨缝，并用剪刀将剩余骨组织剪成 $1~2mm^2$ 的碎片。⑤在 37℃ 震荡的水浴箱中用 4ml 胶原酶溶液孵育消化骨碎片 30 分钟。⑥去除上述消化液，加入新鲜胶原酶消化液再另外消化 30 分钟，继之用胰蛋白酶溶液进行消化。⑦胰蛋白酶消化 30 分钟后，用胶原酶进行第四次、也是最后一次消化（30 分钟）。加入 4ml 终止胶原酶活性，并用完全培养基洗涤碎骨片 3 次。⑧将骨碎片转移至 $25cm^2$ 培养瓶中，每瓶中用 5ml 培养基，并含 20~30 个骨碎片，需每周进行 3 次换液处理。3~5 天后，成骨细胞会从骨碎片中迁移出来，经过 11~15 天单层细胞将覆盖全培养瓶，在 37℃ 用 1ml 胰蛋白酶溶液对细胞孵育消化 10 分钟。⑨将细胞以 $2.5×10^4$/孔的浓度接种于 3ml/孔培养液的六孔板中。⑩每周换液 3 次，7~10 天细胞将铺满，细胞数为 $(4~6)×10^6$，可用于实验研究。

3. 新生小鼠颅骨中原代成骨细胞的分离和培养（单纯胶原酶消化法）　①取 3~4 天内的新生鼠 10~30 只（按照需要和细胞得率调整数量）。②通过断颈或氟烷吸入方式处死新生鼠，取其头部并置于含 PBS 的皿中。通过颈背抓稳其头部，用剪刀将表皮切开。用弯钳穿眼眶对其头部进行固定，切取颅盖骨，并将其移至含 PBS 的培养皿中。③用镊子固定好颅骨并用手术刀将其边缘和骨缝切除，并将颅骨转移至含 PBS 的大试管中洗涤 2 次。④在 37℃ 震荡的水浴中用 4ml 胶原酶溶液消化颅骨，隔 10 分钟用手摇动试管几秒钟。孵育 20 分钟后，将含细胞上清收集于 10ml 试管中，加入 700μl FCS 以终止胶原酶和胰酶的活性。⑤用 3ml DMEM（不含 FBS）清洗颅骨，将上清液加入到含细胞悬液的试管中，此即细胞群落 1。⑥加入新的消化液并重复上述步骤得到细胞群落 2，在水浴箱消化的过程中，同时对细胞群落 1 以 300g 离心 5 分钟，去除上清并用 1ml 完全培养基对细胞团进行重悬。另外，再加入 17ml 完全培养基，将细胞悬液以 3ml/孔接种于六孔板中。⑦重复上述步骤 4 次，从而得到细胞群落 1~4。⑧细胞被分离 1 天以后换液。5 天左右时细胞将近于汇合，在 37℃ 用 200μl/孔胰酶消化 10 分钟。⑨细胞群落 1 和 2，类似于成骨细胞前体，可以混合起来。细胞群落 3 和 4 也可以混合。后者中富含具有分化的成骨细胞生化特性的细胞，如 ALP 活性高和骨桥蛋白的表达量好，这些细胞可以用于实验研究。⑩通过这种方法分离获得的细胞数量在 $(6~10)×10^6$ 之间。

4. 新生小鼠颅骨中原代成骨细胞的分离和培养（胶原酶和 EDTA 序贯消化法）　另一种分离新生鼠颅骨中成骨细胞的方案是使用胶原酶和 EDTA 以尽可能去除矿物质，增加细胞产量。该方法的操作过程如下。①Ⅰ型胶原酶储存液：以 10mg/ml 溶解于 HBSS 中，过滤除菌后分管保存于 -20℃ 备用。使用前在 HBSS 中将其浓度稀释至 1mg/ml。由于 HBSS 中含有 Ca 离子，这将增强胶原酶的活力。②4mM 的 EDTA 溶于无钙镁 PBS，过滤除菌后保存于 4℃ 备用。③按照上节中的步骤 1~3 解剖颅骨，并将其收集于 HBSS 中。④用 1mg/ml 胶原酶消化颅骨 10 分钟（获得细胞群落 1）；以下消化都是在 25ml 离心管中加入 3ml 消化液，于 37℃ 水浴箱（震荡）进行孵育（确保颅骨完全被消化液覆盖）。⑤弃去细胞群落 1，用新鲜胶原酶消化 30 分钟，收集细胞悬液（细胞群落 2）于锥形离心管中，用 7ml PBS 清洗颅骨并将洗液加入到细胞群落 2 中。⑥加入 EDTA 溶液孵育 10 分钟，收集细胞悬液（细胞群落 3），用 7ml HBSS 清洗颅骨并将洗液加入细胞群落 3 中。加入胶原酶孵育 30 分钟（获得细胞群落 4），用 HBSS 清洗并将清洗液加入细胞群落 4 中。⑦更多的细胞可以通过重复步骤⑤和步骤⑥获得，但细胞的产量会明显减少。⑧收集完成后，将所有细胞群落以 250g 离心 5 分钟，并将所得细胞用完全培养基重悬。⑨将混合的多群落细胞或单一群落细胞（来源于 2~3 只鼠）接种于 75cm² 的培养皿中，越后消化的群落则包含越多的分化细胞。通过这种方法分离获得的细胞（混合的细胞群落 2~4）已经成功地用于产生破骨细胞的共培养体系中。⑩培养 3~4 天后细胞将会汇合。为了尽量减少其中存在的其他类型贴壁细胞，一旦成骨细胞贴壁（通常在接种 2~3 小时后），立即换液。

三、表型鉴定

通过 ALP 活性检测鉴定成骨细胞表型。原代成骨细胞的纯度并不是 100%，其中可能包含成纤维细胞和其他非成骨细胞，因此建议对培养的成骨细胞表型进行鉴定。由于维生素 D_3 能够刺激未成熟成骨细胞的分化，导致 ALP 活性增强。因此原代成骨细胞表型可鉴定如下。

1. 对六孔板中近汇合状态的细胞用 PBS 洗涤一次，加入 3ml/孔 VDM 或 VDCM 进行培养，3 天后去除培养基并用 PBS 进行洗涤。

2. 将细胞置于冰上，并加入 1ml 冷却离子水，用细胞刮收集细胞，并将细胞悬液转移至 10ml 的试管中，在冰上超声处理 10 分钟后，500g 离心 10 分钟，将上清液收集用于 ALP 活性和总蛋白含量的检测。

3. 按照 Lowry 法，在 pH 10.3 的情况下，以 P-硝基酚磷酸盐为底物，在 405nm 波长检测其吸光度，算出 ALP 活性。

4. 按照生产厂家说明书，用 BCA 蛋白检测试剂盒测定同一样品中蛋白质含量，于 570nm 处检测其吸光度值。经过 1, 25-$(OH)_2D_3$ 处理的成年鼠成骨细胞中 ALP 的产量平均达到原来的两倍；对于新生鼠来说，ALP 产量将达到原来的 6 倍。

5. 另一种处理细胞的方法：12 孔板中细胞用 PBS 洗涤 3 次后，以 0.5ml 含 0.1%（v/v）Triton X-100 的 10mmol/L TrisHCl（pH 7.5）裂解细胞。

四、注意事项

1. 向培养基中加入血清是原代成骨细胞生存和增殖所必需的。血清并不是一种稳定的同一来源的产品，血清批次的不同会明显影响细胞的生长率。因此需要对几个批次血清的促细胞增殖能力进行筛选，并恒定使用其中最好的用于培养。

2. 有时原代培养的成骨细胞中会包含成纤维细胞，而成纤维细胞的生长速度会快于原代成骨细胞。遇到这种问题时，需在开始胶原酶消化之前，去除骨组织上残留的软组织；同时还需要确定胶原酶没有到期，并且每次都新鲜配制胶原酶溶液。

3. 成年小鼠长骨和颅骨分离所得的骨组织细胞的确切的性质还不清楚。由于分离方案中用胶原酶去除软组织和所有黏附细胞，所以从骨组织中所获得的细胞可能还有骨细胞（OCY），在经过含 FCS 培养基的培养后，骨细胞的增殖能力可得到恢复，但大多数细胞还是成骨细胞。这些分离的细胞表达几种成骨细胞特异性标记。由于缺少Ⅷ因子的表达，说明培养的细胞中不包含内皮细胞。

4. 作者推荐使用胶原酶Ⅱ，但也有机构使用粗制的胶原酶ⅠA，其价格便宜，但混杂有胰蛋白酶。

5. 如果采用参考文献的方法培养成骨细胞，则分析细胞的 ALP 表达即完成对细胞的鉴定。但是，如果是新建立的成骨细胞培养法，还需要分析细胞的Ⅰ型胶原和骨钙素表达情况，在成骨细胞，这两种分子的表达都是增加的。

第二节　骨细胞（骨陷窝细胞）的培养

一、简介

骨细胞（osteocyte，OCY）又称骨陷窝细胞，是骨中数量最多的细胞。尽管单个骨细胞被孤立地埋在骨基质中，但它们彼此间以及与骨表面的细胞通过长长的细胞突起相连，这些细胞突起穿越骨基质中的骨小管，两个骨细胞的突起在一条共用的骨小管接触，缝隙连接（gap junction）提供了细胞间的接触。在很长一段时间里，骨细胞的研究一直不受重视，随着人们对机械力学调节骨代谢的兴趣增加，这个局面有了改变。现已公认骨细胞作为机械应力的感受器和效应器起了至关重要的作用，骨细胞是否还有其他功能仍有待阐明。

从解剖位置上看，骨细胞深陷于骨中，对研究其在骨代谢中的作用造成困难。骨细胞的活性和生存有赖于经骨小管弥散的氧气、激素、营养物质和废物排泄。骨组织培养方法已被成功用于成骨细胞和破骨细胞活性的研究，对评估骨细胞功能却价值甚微。考虑到必须允许营养物质进出骨细胞的沟通足够，骨组织培养所用的骨片体积严重受限，而且胎儿骨组织中骨细胞所占细胞比例很小，也不适合用于研究。因此，骨细胞的直接分离是研究骨细胞生理的可选方法。然而，还存在三个问题：第一，如何从骨基质中分离出足够数量的活的骨细胞用于研究？第二，如何能够从混杂的其他细胞中分离出骨细胞，并且如何保持这些细胞群的均一性？第三，由于细胞从三维组织结构中分离出来后有失去某些形态学特征的倾向，在培养时如何能够识别骨细胞？

本文将描述从18天龄鸡胚颅顶骨分离骨细胞的方法。使用该年龄的颅顶骨是因为此时颅盖骨的钙化程度低，可以被胶原酶消化并释放出被基质包裹的细胞。使用低浓度的EDTA和胶原酶交替处理，可以使得这些细胞的分离变得容易。选择用鸡胚非常重要，因为该物种的颅盖骨两面的骨膜相对更容易被去除，使得大多数骨膜细胞不混杂于胶原酶释放的细胞群中；此外，鸡胚颅盖骨的类骨质层较小鼠和大鼠的更厚，类骨质层含骨细胞；最后，可以获得特异性识别骨细胞的单克隆抗体，以便从混合细胞群中纯化骨细胞（免疫分离），分离过程中使用的单克隆抗体也可以用来在细胞培养中识别骨细胞。

二、原代细胞培养

（一）实验材料

在实验前一天准备好所有需要的材料。

1. 受精鸡蛋　在38.5℃湿润的空气条件下孵育鸡蛋18天。孵箱应具有规律地将鸡蛋翻转180°的功能，大约每小时10次。在孵箱内孵育成为胚胎前，受精鸡蛋可以在14~16℃条件下保存2~3周。

2. 培养基和溶液

（1）Hanks平衡盐溶液（HBSS）。

（2）磷酸盐缓冲液（PBS）137mmol/L NaCl，2.7mmol/L KCl，8.1mmol/L Na_2HPO_4 和1.5mmol/L KH_2PO_4，调整pH至7.4。

（3）分离盐溶液（ISS）70mmol/L NaCl，30mmol/L KCl，1mmol/L $CaCl_2$，10mmol/L $NaHCO_3$，25mmol/L N-2-hydroxyethylpiperazine-N'-2-ethanesulfonic acid（HEPES），5mg/ml 葡萄糖，1mg/ml 牛血清白蛋白（BSA），在37℃调整pH至7.4。

（4）分离培养基在ISS中加入7μmol/L的Na-tosyl-L-lysyl-chloromethane hydrochloride和1mg/ml Ⅰ型胶原酶（sigma），前者用来抑制蛋白酶的活性，而不会抑制胶原酶的活性。

（5）EDTA溶液 4mmol/L EDTA加入PBS。调整pH至7.0。

（6）漂洗液α-MEM含10%灭活的鸡血清。为了灭活，将血清加热至56℃，温育30分钟，200g离心 5 分钟。

（7）培养基 α-MEM 含 2% 灭活鸡血清、0.2g/L 谷氨酰胺（sigma）、0.05g/L 抗坏血酸（sigma）、0.05g/L 庆大霉素（sigma）和 1g/L 葡萄糖。

（8）胰蛋白酶-EDTA（TE）溶液 PBS 中含 0.05% 胰蛋白酶 1∶250（sigma）和 0.27mmol/L EDTA。

（9）包被磁珠混悬液将 DNA 结合的磁珠、单克隆抗体 OB7.3 和 PBS 混合，配制成终浓度 15μg IgG/8×10^7 个磁珠/ml。从 40 枚颅盖骨中分离骨细胞需使用 250μl 该混悬液。4℃ 孵育过夜，轻轻摇晃混悬液，保存在 4℃ 备用。使用前用含 2% 鸡血的 HBSS 短暂清洗磁珠 2 次。为了清洗磁珠混悬液，需将容器靠近磁铁以吸附磁珠至试管的一侧，一边移去混悬液。最后，用 250μl 含 2% 鸡血清的 HBSS 重悬 IgG 包被的磁珠。

（10）锌定影液溶解 0.5% 氯化锌和 0.5% 醋酸锌于 0.1M 的 Tris-醋酸缓冲液中，pH 4.5。

3. 单克隆抗体 OB7.3 该抗体最初是按照标准程序将从 18 天龄鸡胚颅盖骨分离获得的骨组织细胞注射入 BALB/c 小鼠而产生。在骨切片中，该抗体仅识别深埋于骨样或钙化基质的骨细胞。在鸡胚颅盖骨经酶消化分离培养的细胞中，OB7.3 仅对少部分被分离的细胞染色，染色阳性细胞显示为骨细胞样形态。

（二）培养的方法

1. 组织解剖

（1）18 天后将鸡蛋从孵箱中取出。将一个鸡蛋大头即空气室向上，敲碎蛋壳顶部，用消毒过的镊子剥去蛋壳至空气室的边缘。将另外一只镊子的一只腿刺于白色壳膜和绒毛膜尿囊的下方。夹紧镊子同时将两层膜撕去。

（2）用弯钳夹住胚胎头部的下端，提起至稍高于鸡蛋，在钳子下方剪断，胚体滑落入鸡蛋中。将头放入有盖培养皿中，倒入一些 HBSS 并置于冰上。将镊子和钳子浸入 100% 酒精中，并将酒精烧掉以重新消毒。

（3）用一把小剪刀在脖子的背面剪一个缺口。用镊子夹住嘴部以固定头部，并沿着嘴部方向撕去皮肤。沿着边缘剪下颅盖骨，并沿着中间缝将其剪成两半。

（4）将两半颅盖骨放入几滴消毒过的 HBSS，在解剖显微镜下用小解剖刀将颅骨的内外侧骨膜去除。将"裸露"的两半颅盖骨放入装有 HBSS 的有盖培养皿中，置于冰上。

（5）对所有的鸡蛋重复同样的步骤。一般来说，在一次分离过程中使用 40 个鸡蛋。太多的鸡蛋将使得解剖过程太长，过少的鸡蛋使分离得到的骨细胞数量又不够用。

2. 混合性骨组织细胞（OBmix）的分离 下述孵育过程都在 37℃ 振动的水浴箱中完成。

（1）将两片颅盖骨放入装有 3ml 分离培养基（用 ISS 稀释 10 倍，胶原酶最终浓度 0.1mg/ml）的小培养瓶中，孵育 10 分钟并丢弃上清。重复本步骤一次（丢弃的上清中主要含有被破坏的细胞和红细胞）。

（2）颅盖骨中加入 3ml 分离培养基（胶原酶终浓度为 1ml/ml）。孵育 15 分钟后丢弃上清（主要含有成纤维细胞和一些成骨细胞）。每次用 2.5ml PBS 清洗颅盖骨 3 次，丢弃 PBS 清洗液。

（3）颅盖骨中加入 4ml EDTA 溶液。孵育 10 分钟并收集上清液。

（4）对上清液在 4℃ 中以 200g 离心 3 分钟，用漂洗液重悬细胞，该细胞悬液称为成分 1。

（5）洗涤颅盖骨 3 次，一次使用 2ml PBS，另两次使用 1ml ISS。把洗过的液体加至第 4 步获得的成分 1，并置于冰上。

（6）颅盖骨中加入 4ml 分离培养基，孵育 45 分钟。收集上清液，4℃ 中 200g 离心 3 分钟。

（7）用漂洗液重悬沉淀细胞，此细胞混悬液称为成分 2。

（8）用 1ml PBS 洗涤颅顶骨 3 次，加入洗过液至第 7 步所获得的成分 2。

（9）将成分 1 和成分 2 混合，4℃ 中 200g 离心 3 分钟，用培养基重悬沉淀细胞。这就是 OBmix 细胞群。它包含成骨细胞、20%~30% 的骨细胞和少许成纤维细胞。

（10）测定细胞浓度（如用细胞计数仪），增加细胞悬液体积至细胞浓度为 2×10^6 个/ml。

（11）将 0.5ml 细胞悬液种于 50ml 的小培养瓶中，每瓶含有 3ml 的培养基。一般来说需使用 4 个培养瓶。

（12）在 37℃ 含 5% CO_2 的湿润空气中培养细胞 24 小时。

3. 骨细胞的分离

（1）次日，从培养瓶中移去培养基，用 PBS 清洗 3 次。每瓶加入 3ml TE 溶液，37℃ 下孵育 3 分钟。每瓶加入 0.3ml 的鸡血清溶液以终止胰蛋白酶的活性，在试验桌上敲击培养瓶 3 次，使瓶底的 OBmix 细胞松解。

（2）反复吹吸细胞层表面使细胞分散。

（3）用 30μm 孔径的尼龙筛网过滤细胞悬液以移去细胞团块。200g 离心 3 分钟以沉淀细胞，弃去上清，用 2ml 含有 2% 鸡血清的冷 HBSS 重悬细胞。筛滤过程非常必要以获得单个细胞悬液。OBmix 细胞，特别是其中的骨细胞容易通过缝隙连接形成细胞团块。然而，这些团块不仅包含骨细胞，而且还包含成骨细胞，后者生长速度会很快超过不发生分裂的骨细胞。将细胞悬液以 200g 离心 3 分钟，接着用 125μl 含 2% 血清的 HBSS 重悬沉淀细胞。

（4）加入 125μl 包被过的磁珠悬液，在 4℃ 摇箱（60rpm）中孵育 15 分钟。注意保证此步骤中磁珠和细胞仍处于悬浮状态。

（5）用磁体将磁珠结合的骨细胞从成骨细胞中分离开来。用含有 2% 鸡血清的 HBSS 洗涤磁珠结合的骨细胞 4 次（用磁体收集骨细胞），最后用 200μl 含有 2% 鸡血清的 HBSS 重悬骨细胞。

（6）在成骨细胞中加入一批新的 125μl 包被磁珠并重复分离步骤。

（7）将 2 次获得的磁珠结合骨细胞混合，用磁体分离细胞，再用 100μl 培养基重悬。计算单位容积中的细胞数。这些磁珠结合细胞即可以播种培养或将骨细胞与磁珠解离后培养。

（8）为了立即移去磁珠，用含 2% 鸡血清的 PBS 洗涤磁珠结合的骨细胞，用磁体将细胞分离，用 100μl 含 2% 鸡血清的 PBS 重悬细胞。

（9）加入 4μl 含 DNA 酶 50U/μl 的释放缓冲液，在 37℃ 振荡的水浴中孵育 15 分钟。

（10）用磁体将磁珠和骨细胞分离。用含 2% 鸡血清的 PBS 清洗磁珠 2 次以将磁珠上骨细胞移去，将洗过液加入已经释放的骨细胞中。最后用磁体移去磁珠。

（11）离心细胞悬液，丢弃上清，用培养基重悬骨细胞沉淀。

（12）如果不需立即使用分离的骨细胞，可非常容易地将磁珠结合的骨细胞种植于装有培养基的有盖培养皿中。次日，磁珠可以通过洗涤细胞层被容易地去除，而不必使用 DNA 酶处理。一般从 40 个颅盖骨中可分离出大约 20 万个骨细胞。

（13）用 TE 溶液短暂地处理可以将贴壁的骨细胞从支持物上分离。经过洗涤和再种植，在传代培养后骨细胞可再次获得它们典型的星形细胞形态。

（三）表型鉴定

在骨骼中，骨细胞的定义就是骨基质中的细胞。体外分离后的骨细胞则需要通过以下标志进行鉴定。①星形形态：鸟类的骨细胞在分离和贴壁后在原位可以重新获得星形形态，鼠科动物的骨细胞也是如此。②抗体：文献中已报道了 3 种骨细胞特异性单克隆抗体：OB7.3、OB37.11 和 SB5。这 3 种单抗均是鸟类骨细胞的特异性抗体，与哺乳类动物的细胞无交叉反应。最近才出现了关于 MAb OB7.3 抗原的报道，而另外两种抗原的鉴定还没有报道。目前，MAb OB7.3 是用于骨细胞分离的唯一抗体。固定液容易破坏 OB7.3 抗原，因此建议使用未固定、风干或冰冻切片进行组织中骨细胞的免疫染色。培养的细胞染色的方法有两种，一是将活细胞在室温下用含 MAb OB7.3 的 HBSS 孵育 30~60 分钟；二是先用 HBSS 洗涤后风干，再用抗体孵育。此外，用 2%~4% 多聚甲醛短时间（4℃ 10 分钟）固定细胞也能保留足够的完整抗原用于染色。最近已成功地采用了锌固定液进行培养细胞的固定和免疫染色，锌固定液对

OB7.3 抗原没有破坏作用，其更大的优势在于细胞在固定液中可保存很长时间（数天）也不会丧失抗原的免疫反应性。③蛋白产物：目前已证实在骨细胞中或骨细胞周围有几种蛋白的含量很高，如骨钙素（osteocalcin）和骨桥蛋白（osteopontin）。碱性磷酸酶（ALP）是一种细胞表面结合酶，通常在骨细胞中含量较少，特别是与成骨细胞相比。CD44 是一种膜结合糖蛋白，与细胞黏附于基质蛋白有关，通常在骨细胞表达较高，但在骨骼的其他细胞也可表达。虽然这些蛋白并非骨细胞所特有，但在骨细胞鉴定中可以作为辅助性标志物。E11 最近被鉴定为骨骼内骨细胞特异标志物，但在体外其表达失去特异性，即使成骨细胞、成纤维细胞也能表达 E11，因此笔者认为不能用于骨细胞的分离和体外鉴定。

（四）注意事项

1. 优化 OBmix 的分离　目前使用的分离流程非常依赖于胶原酶的活性。如果采用一批新的胶原酶，必须调整流程。例如，如果在步骤 2 中分离出过多的骨细胞，此步可能就需缩短。如果成分 1 中仍然含有大量的成纤维细胞，步骤 2 应重复一次。如果在重复的步骤中仍有很多细胞，特别是骨细胞被分离出来，步骤 3~6 必须重复。按照流程，从 40 只颅骨中一般可获得 $(3~4) \times 10^6$ 个 OBmix 细胞，20%~30%为骨细胞（即约 10^6 个细胞）。然而，大多数 OBmix 细胞表现为成骨细胞团、骨细胞团或成骨细胞与骨细胞的混合团块。从这些细胞群中分离的骨细胞，往往含有高增殖能力的成骨细胞。如果在免疫分离骨细胞之前用筛网过滤 OBmix 细胞群，将只能获得很少的骨细胞产量。OBmix 细胞群培养 24 小时，有利于细胞团中细胞的分散，再经过胰蛋白酶-EDTA 溶液处理后，增加单个细胞的数量，从而增加骨细胞产量。

2. 减少污染细胞的数目　通常培养基中含有 2%或更少的鸡血清，血清可以强烈刺激细胞增殖，而骨细胞属于有丝分裂后的细胞（不再分裂），因此有血清存在时，快速生长的污染细胞会超过骨细胞。但是，过低的血清浓度将损害细胞质量。考虑到这些，我们建议骨细胞被分离后应尽快用于实验。

3. 骨细胞群的纯度　如果按照常规流程分离，建议定期检查骨细胞群纯度。可以在培养皿中接种一小部分骨细胞悬液，来判断骨细胞悬液中含污染细胞数量。孵育至细胞牢固贴壁（4~6 小时），针对细胞已带有的单抗 OB 7.3 进行免疫染色。注意移去磁珠时并不能移去细胞表面的抗体，95%以上的细胞应为阳性反应。

三、细胞系的培养

Bonewald 实验室对小鼠转入骨钙素启动子-SV40 大 T 抗原癌基因，制成转基因小鼠，对其长骨分阶段消化 5 次（每次 30 分钟），收获第 3~5 阶段的细胞，进行克隆培养，建立了永生化的小鼠骨细胞系（murine long bone osteocyte，MLO-Y4）。该细胞形态、蛋白谱与天然骨细胞几乎一致，故可用于体外研究。

（一）培养材料

1. 培养瓶/皿的预处理

（1）配制鼠尾胶原液：购买 I 型 rat tail collagen（sigma），按 1mg/ml 放入 0.1M 乙酸中，用磁力搅拌棒在室温下搅拌 1~3 小时至完全溶解。

（2）对培养瓶/皿中加入若干毫升胶原液至盖满底部，在超净台内放置 30 分钟，回收胶原液至容器中，保存于 4℃可多次使用。

（3）将培养瓶/皿的盖子去除，在超净台内放置到其底部被吹干；盖好、密封包装存于 4℃待用，根据各自的实验室条件设立保存的有效期，一般为 1 个月。

2. 培养液　α-MEM 加入 5%胎牛血清（FBS）以及小牛血清（CS）。

（二）培养方法

1. 在 48 孔板中每孔植入 2000 个细胞。解冻时 50 万细胞入直径 10cm 培养皿。置 37℃、5% CO_2 中孵育，解冻的细胞一般 6 小时后可以换液。

2. 24 小时后细胞有明显突起形成，48~72 小时树突长度达到高峰值（汇合度 50%~80% 的情况下）。

3. 用 trypsin-EDTA 消化传代，每 48~72 小时传代。

4. 如细胞过度汇合，树突长度反而缩短。

（三）注意事项

1. 如果偶然一次植入未铺胶原的培养瓶/皿，对细胞形态影响不大，但不可二次或多次这样做，否则细胞树突长度会缩短。

2. 用培养皿的细胞增殖速度会快于用培养瓶。

3. 细胞培养的代数会影响树突长度，代数越老，则树突越短。

第三节　破骨细胞的培养

一、简介

破骨细胞是具有骨吸收作用的多核巨细胞，来源于造血干细胞的单核-巨噬细胞系。小鼠骨髓培养体系可以在某些骨吸收因子如 $1, 25-(OH)_2D_3$、PTH、PGE_2、IL-11 的诱导下形成破骨细胞。小鼠原代成骨细胞与造血干细胞共同培养体系可以研究破骨细胞形成的调节机制。对共培养体系进行的一系列实验表明，成骨细胞/基质细胞在调节破骨细胞分化过程中起着关键作用。巨噬细胞集落刺激因子（M-CSF）由成骨细胞/基质细胞形成，是破骨细胞前体分化为破骨细胞必需的细胞因子。核因子-κB 受体活化因子配体（RANKL）由成骨细胞/基质细胞在某些骨吸收因子刺激下合成，也是破骨细胞形成必需的细胞因子。核因子-κB 受体活化因子（RANK）是肿瘤坏死因子（TNF）受体家族成员，破骨细胞前体表达 RANK，该细胞通过与成骨细胞/基质细胞间相互作用识别成骨细胞/基质细胞表达的 RANKL，在 M-CSF 存在时分化为破骨细胞。

二、原代破骨细胞培养

（一）材料

1. 小鼠和支持细胞系

（1）小鼠（品系不限）。

（2）小鼠骨髓来源的基质细胞系 ST2 和 MC3T3-G2/PA6。

（3）人胚胎肾脏细胞系（HEK293）。

2. 试剂

（1）重组人或小鼠巨噬细胞集落刺激因子（M-CSF）。

（2）重组小鼠 TNF-α，重组人 IL-1α。

（3）$1, 25-(OH)_2D_3$、PGE_2。

（4）PTH 和 IL-11。

（5）人骨保护素（OPG），可溶性 RANKL。

（6）人工合成的鳗鱼降钙素类似物（elcatonin）。

（7）^{125}I 标记的人降钙素。

（8）NR-M2 乳剂。

（9）Rendol 显影剂。

（10）I 型胶原凝胶溶液 Cell matrix type IA（仅此胶原适合；Nitta Gelatin Co. Osaka）。

（11）细菌胶原酶。

（12）组织培养皿。

（13）细胞培养基 α-MEM、DMEM、不含钙镁的 PBS。

（14）FBS。

（15）无菌器械、注射器、针头。

（16）其他化学试剂均为分析纯。

3. 培养基和缓冲溶液

（1）含 10%FBS 的 α-MEM（用于小鼠骨髓细胞培养）。

（2）含 10%FBS 的 DMEM（用于 293 细胞培养）。

（3）PBS 溶液（用于清洗细胞）。

（4）含 0.2%细菌胶原酶的 α-MEM（用于胶原包被的皿中培养细胞的分离）。

（5）胰蛋白酶-EDTA 溶液（用于分离培养皿中的细胞）：含 0.05%胰蛋白酶、0.5mM EDTA 的 PBS 溶液。

（6）链霉蛋白酶（pronase）-EDTA 溶液（用于去除共培养体系中的成骨细胞）：含 0.001%链霉蛋白酶和 0.02%EDTA 的 PBS 溶液。链霉蛋白酶在使用前即刻溶于含 0.02%EDTA 的 PBS 溶液。

（7）含 0.1%TritonX-100 的 PBS 溶液（增加固定于 3.7%甲醛-PBS 中细胞的通透性）。

（8）TRAP 染色溶液：先将 5mg 萘酚 AS-MX 磷酸盐溶于 0.5ml N,N-二甲基甲酰胺中（用玻璃容器），再加入 30mg 坚牢红紫 LB 盐（fast red violet LB salt）和 50ml 含有 50mM 酒石酸钠的 0.1M 醋酸钠缓冲液（pH 5.0）混匀。溶液需在使用前新鲜配制。

（9）Ⅰ型胶原混合液（用于制备胶原包被的培养皿）：Ⅰ型胶原溶液、5×α-MEM、200mmol/L HEPES 酸溶液（pH 7.4，含 2.2%NaHCO$_3$）按 7:2:1（体积比）于使用前在 4℃下迅速混匀。

（10）含 1%甲醛、1%戊二醛的 0.1M 二甲砷酸盐缓冲液（pH 7.4）（用于固定细胞进行放射自显影）。

（二）培养方法

1. 骨髓培养法 小鼠骨髓培养体系主要用于研究骨吸收因子对破骨细胞形成的影响。破骨细胞形成过程中 RANKL-RANK 相互作用的发现表明，基质细胞的生长是骨髓细胞培养体系中破骨细胞发育的必需步骤。

（1）取 7~9 周雄性小鼠的胫骨，剪去骨的末端，用无菌注射器（针头 27 号）吸取 1ml α-MEM 冲洗骨髓腔。

（2）骨髓细胞用 α-MEM 清洗 1 次，悬浮于含 10%FBS 的 α-MEM 培养液中，将细胞悬液加入 24 孔培养板中，每孔 0.5ml 含 1.0×10^6 个细胞，置于含 5%CO$_2$ 温箱培养。每隔 2~3 天将孔中 0.4ml 培养液换为新鲜培养液。

（3）骨髓培养中，10^{-8}M 1,25(OH)$_2$D$_3$，100ng/ml PTH，10^{-6}M PGE$_2$，10ng/ml IL-11 可以诱导破骨细胞的形成。这些因子通常是在细胞培养的开始和每次换培养液时加入培养液中。

（4）固定细胞，TRAP 染色，具体鉴定方法见后述。在骨吸收因子存在时，TRAP 阳性的单核细胞在细胞培养 3~4 天时出现，多核细胞在 4~5 天时出现。在 6~8 天时最多。在 PTH 诱导的培养体系中 TRAP 阳性的破骨细胞只形成于 ALP 阳性的成骨细胞集落附近。OPG 能完全抑制 PTH 诱导的 TRAP 阳性细胞的形成。骨髓培养中，50ng/ml M-CSF 和 100ng/ml RANKL 也可诱导破骨细胞的形成。这种培养方式得到的破骨细胞在培养皿中分布均匀。原代成骨细胞与骨髓细胞共同培养得到的破骨细胞数目要多于骨髓细胞单独培养所得的破骨细胞。

2. 骨髓巨噬细胞培养法 骨髓培养中的巨噬细胞是破骨细胞的前体。采用改进的骨髓培养体系可获得高纯度的破骨细胞前体。

（1）骨髓细胞的培养液为含 10%FBS、100ng/ml M-CSF 的 α-MEM，在 48 孔培养板中培养，每孔 0.5ml 细胞悬液，含 3×10^5 个细胞。

（2）细胞培养 3 天，用吸管吸去全部的未贴壁细胞。贴壁细胞可明显表达巨噬细胞特异性抗原如 Mac-1、Moma-2、F4/80，因此贴壁细胞又称为"M-CSF 依赖的骨髓巨噬细胞"（M-BMMΦ——这符号的大小与前面的 M 要一样！下同）。通常，在 M-CSF 存在时，$1×10^5$ 个骨髓细胞培养 3 天获得 $1×10^4$ 个 M-BMMΦ。

（3）用 100ng/ml RANKL 和 100ng/ml M-CSF 继续培养 M-BMMΦ，3 天内可获得 TRAP 阳性的单个核细胞和多核细胞。

3. 胶原凝胶培养法　塑料培养皿中培养的破骨细胞，不论用胰蛋白酶-EDTA 溶液还是细菌胶原酶都很难与瓶壁分离。因此，为在成骨细胞共培养体系中获得有功能活性的破骨细胞，推荐使用胶原凝胶培养。

（1）在 4℃下将 4ml Ⅰ型胶原混合物覆盖于 10cm 培养皿中，然后将其置于 37℃ 的 CO_2 培养箱中 10 分钟，使液态的 Ⅰ型胶原形成凝胶。

（2）原代成骨细胞（$2×10^6$ 个细胞）和骨髓细胞（$2×10^7$ 个细胞，见上述）共同培养于胶原凝胶包被的皿中，培养液为 15ml 含 10%FBS，10^{-8}M 1,25(OH)$_2$D$_3$ 的 α-MEM。每 2~3 天换一次新鲜培养液。

（3）培养 7 天后，加入 4ml 0.2%胶原酶溶液，在 37℃ 水浴中振荡 20 分钟（60 次/分）。将培养皿小心地放在置于水面的铝箔上，以保持培养皿的无菌状态。

（4）将培养皿中的细胞的离心（250g×5 分钟），悬浮于 10ml 含 10%FBS 的 α-MEM 培养液中（破骨细胞的粗制液）。通常，10cm 凝胶培养皿中可获得 $4×10^4$ 个~$1×10^5$ 个细胞，粗制液中破骨细胞纯度为 2%~3%。

（5）破骨细胞的粗制液可用于破骨细胞生物学和生物化学方面的研究。

4. 体外培养破骨细胞的纯化　因为破骨细胞粗制液的纯度只有 2%~3%，将粗制液进一步纯化对破骨细胞的生化功能研究非常重要。将粗制液置于塑料培养皿中，用链霉蛋白酶-EDTA 溶液处理后可获得纯化的成熟的破骨细胞。

（1）10ml 的破骨细胞粗制液置于 10cm 培养皿中 6~15 小时，培养液含 10%FBS。

（2）用 α-MEM 清洗贴壁细胞，然后用 8ml 链霉蛋白酶-EDTA 溶液孵育 10 分钟。

（3）用吸管轻轻吹打并吸去悬浮的成骨细胞。培养皿中剩余的贴壁细胞有 90%以上是 TRAP 阳性的单核和多核细胞。

要获得含有较多的有功能活性破骨细胞的提取液十分困难。应用去整合素"蜂蛇血抑环肽（echistatin）"，小鼠骨髓细胞和小鼠成骨细胞样细胞 MB1.8 细胞共同培养体系在 10^{-8}M 1,25(OH)$_2$D$_3$ 诱导下，可获得高纯度的单核和双核破骨细胞前体（pOC）。经 TRAP 染色测出 pOC 在提取液中的纯度为 95%。pOC 本身不能在牙本质切片（牙片）上形成吸收陷窝，但是在 RANKL 或 IL-1 存在时可形成吸收陷窝。

（三）体外培养破骨细胞的鉴定

1. TRAP 染色　广泛用于鉴定体内外的破骨细胞。

（1）用含 3.7%（v/v）甲醛的 PBS 溶液固定细胞 10 分钟，再用乙醇-丙酮（50∶50，v/v）溶液固定 1 分钟。然后置于 TRAP 染色液中，在室温下孵育 10 分钟。

（2）TRAP 染色阳性的细胞呈红色。避免细胞在染色液中孵育时间超过 10 分钟，因为时间越长，其他非破骨细胞也会显示弱阳性。

（3）染色后用蒸馏水清洗细胞，在显微镜下 TRAP 阳性且细胞核≥3 个的细胞被认为是破骨细胞。

2. 降钙素受体的放射自显影　破骨细胞含有丰富的降钙素受体。降钙素受体是鉴定破骨细胞的最可靠指标之一。下面介绍应用放射自显影技术检测降钙素受体的方法，也有人用免疫细胞化学染色法。

（1）为了用^{125}I 标记的人降钙素进行放射自显影，细胞置于 24 孔培养板中塑料盖玻片上（直径 13.5mm）培养。

（2）用 α-MEM 清洗盖玻片上的细胞，与 α-MEM 培养液（含 0.1%BSA）中的 0.2nmol/L ^{125}I-降钙

素、含和不含 200nmol/L 未标记的鲑鱼降钙素共孵育（1 小时 20℃）。

（3）用 PBS 清洗细胞 3 次，然后用含 1%甲醛、1%戊二醛的 0.1M 二甲砷酸盐缓冲液（pH 7.4）固定细胞 5 分钟。

（4）再用乙醇−丙酮溶液固定 1 分钟，用 TRAP 染色。

（5）将盖玻片固定在载玻片上，浸入 NR-M2 乳液中，放置 4℃暗盒中。

（6）孵育 14 天后，载玻片用 Rendol 显影。因为结合了 ^{125}I-降钙素，降钙素受体聚集了致密颗粒而被识别，而这种现象在与过量未标记降钙素孵育的样品中不出现。

3. 骨陷窝分析　牙片上有破骨细胞存在时，24 小时内可以形成吸收陷窝。应用破骨细胞粗制液和牙片可建立一种可靠的骨陷窝分析法。

（1）采用象牙块用带锯机、打孔器制备牙片（直径 4mm，厚 200μm）。

（2）牙片在蒸馏水中超声清洗，70%酒精消毒，紫外线下晾干。

（3）牙片置于 96 孔培养板中，每孔放 0.1ml 含 10% FBS 的 α-MEM 培养液，每孔 0.1ml 破骨细粗制液转移到牙片上。

（4）置 37℃ 60 分钟后，将牙片移至 24 孔培养板中，用含 10% FBS 的 α-MEM 培养液培养（0.5ml/牙片/孔）。

（5）孵育 24~48 小时后，去除培养液，每孔加入 1M 的 NH_4OH 1ml 孵育 30 分钟。

（6）然后用超声波清洗牙片，用苏木精染色 35~45 秒，再用蒸馏水清洗。

（7）苏木精染色后在透射光下可清楚地观察到骨吸收陷窝。

（8）在光镜下计算牙片上骨吸收陷窝的数量。还可以用与光镜相连的图像分析系统测量陷窝的面积。

（四）注意事项

1. 骨保护素（OPG）和破骨细胞生成抑制因子（OCIF）可抑制体内和体外破骨细胞发育，1997 年两个不同的研究机构分别克隆出这两种物质。然而，OPG 和 OCIF 是同一种蛋白分子。OPG/OCIF 是 TNF 受体家族成员，但是他们没有跨膜结构。因而认为他们是循环中可溶性细胞因子。OPG/OCIF 的结合分子的 cDNA 由小鼠基质细胞系 ST2 的表达文库中分离得到，被命名为破骨细胞分化因子（ODF）。OPG/OCIF 的配体又从小鼠骨髓单核细胞系 32D 的表达文库中克隆获得，被称为 OPG 配体（OPGL）。研究发现 OPGL 和 ODF 结构完全相同。OPG/OCIF 的结合分子是 TNF 配体家族中一种膜相关蛋白。ODF/OPGL 与 TNF 相关的激活诱导的细胞因子（TRANCE）和 RANKL 结构也相同，他们分别从小鼠 T 细胞杂交瘤和小鼠树突状细胞中克隆出来。RANK 是 ODF/OPGL/TRANCE/RANKL 的跨膜受体，由破骨细胞前体和成熟的破骨细胞表达。OPG/OCIF 是 ODF/OPGL/TRANCE/RANKL 的诱饵受体。因此，ODF、OPGL、TRANCE 和 RANKL 是同一种蛋白的不同名称，是维持破骨细胞功能和促进其发育的必需物质。本文中使用 RANKL、RANK、OPG 名称是根据 ASBMR 命名委员会制定的指南确定的。在没有成骨细胞存在的情况下，脾细胞仍然可以在 M-CSF 和 RANKL 的诱导下形成破骨细胞。在促骨因子存在的骨髓培养体系中，OPG 能完全抑制破骨细胞的形成。RANKL 和 OPG 主要由骨髓培养中的基质细胞表达。骨髓培养体系中促骨因子可刺激基质细胞表达 RANKL，抑制基质细胞表达 OPG。

2. 其他种属小鼠如 BALB/c、C57BL 和 ICR 也可用于培养小鼠破骨细胞。

3. 人 M-CSF 对人和小鼠细胞均有作用，但小鼠 M-CSF 只对小鼠细胞有作用，对人细胞没有作用。

4. 因为 FBS 是影响破骨细胞形成的重要因素，建议对不同厂家、不同批次 FBS 仔细检测比较。

5. 破骨细胞的发育发生于骨骼的局部微环境。在体外用小鼠的颅盖骨成骨细胞和造血干细胞共同培养可复制体内的过程。某些小鼠骨髓基质细胞系（如 MC3T3-G2/PA6 和 ST2）和小鼠脾细胞共同培养时能够支持破骨细胞的形成。在这样的共同培养体系中，破骨细胞在许多促骨因子［如 1, 25(OH)$_2$D$_3$、PTH、PGE$_2$ 和 IL-11］诱导下形成。成骨细胞/基质细胞和破骨细胞前体间的直接接触也是诱导破骨细胞形成的前提。后来的研究发现促骨因子在体外诱导破骨细胞形成的靶细胞是成骨细胞/基质细胞。在骨髓培养中，骨髓中的基质细胞在促骨因子的诱导下支持破骨细胞前体转化为破骨细胞。因此，基质细胞的生长是骨髓培养中破骨细胞形成的决定因素之一。

6. 骨髓细胞在高浓度的 M-CSF（100ng/ml）中孵育 3 天，能够刺激巨噬细胞的增殖而不伴有基质细胞生长。M-BMMΦ（小鼠骨髓巨噬细胞）提取液中很难见到 ALP 阳性的细胞。如果缺乏 M-CSF，大部分的 M-BMMΦ 在 3 天内快速死亡。如果培养液中未加 M-CSF，即使有 RANKL 存在也不会形成 TRAP 阳性的细胞。在 M-CSF 存在时，小鼠 TNF-α（20～100ng/ml）也可刺激 M-BMMΦ 形成破骨细胞。但是人 TNF-α 诱导 M-BMMΦ 形成 TRAP 阳性细胞的作用很弱［即使在很高浓度时（100ng/ml）］。促骨激素和细胞因子［如 $1,25(OH)_2D_3$、PTH、PGE_2 和 IL-11］在 M-BMMΦ 培养体系中不能诱导破骨细胞的形成。

7. 本文中 TRAP 染色步骤与其他作者可能有所不同，但这些方法都是可用的。

8. 用大鼠降钙素受体的多克隆抗体，也可对小鼠降钙素受体进行免疫染色。

（张克勤）

参 考 文 献

［1］Bakker A，Klein-Nulend J. Osteoblast Isolation from Murine Calvariae and Long Bones. In：Helfrich MH，Ralston SH. Eds. Bone Research Protocols. 1ˢᵗedi. New Jersey：Humana Press Inc，2003，19-28.

［2］Zhang K，Chen J，Wang M，et al. The Expression of Insulin-like Growth Factor-I mRNA and Polypeptide in Rat Osteoblasts with Exposure to Parathyroid Hormone. Chin Med J，2003，116（12）：1916-1922.

［3］Nijweide PJ，Plas AVD，Alblas MJ，et al. Osteocyte Isolation and Culture. In：Helfrich MH，Ralston SH. Eds. Bone Research Protocols. 1ˢᵗedi. New Jersey：Humana Press Inc，2003，41-50.

［4］Zhang K，Barragan-Adjemian C，Ye L，et al. E11/gp38 Selective Expression in Osteocytes：Regulation by Mechanical Strain and Role in Dendrite Elongation. Mol Cell Biol，2006，26（12）：4539-4552.

［5］Takahashi N，Udagawa N，Tanaka S，et al. Generating Murine Osteoclasts from Bone Marrow. In：Helfrich MH，Ralston SH. Eds. Bone Research Protocols. 1ˢᵗedi. New Jersey：Humana Press Inc，2003，129-144.

［6］Keller J，Catala-Lehnen P，Huebner AK，et al. Calcitonin controls bone formation by inhibiting the release of sphingosine 1-phosphate from osteoclasts. Nature Communications，2014，5：5215.

第十一章　代谢性骨病动物模型构建

代谢性骨病种类多，发病机制复杂，单纯利用人本身作为实验对象难以深入研究疾病发生机制，也影响对防治措施的探索。理想的动物模型是开展代谢性骨病研究强有力的工具。利用动物模型进行研究，可以避免研究中一些有害干预因素对人体的伤害，也可模拟临床上一些不常见疾病如骨骼遗传病等，同时实验周期短、干扰因素少、可比性和重复性好。在选择动物模型时，应该考虑到模型的相似性、重复性、可靠性、适用性和可控性，这对获得准确的实验结果至关重要。目前代谢性骨病的动物模型总体上可分为两大类，一类是利用普通动物如大小鼠、兔等，制备常见的骨质疏松症等骨病模型；另一类是利用遗传修饰的模式动物如转基因/基因敲除小鼠等构建模拟人代谢性骨病甚至骨骼遗传疾病模型。本章将从这两方面进行介绍。

第一节　常用的骨质疏松症动物模型

一、模型动物及其特点

美国 FDA 对骨质疏松症研究的动物实验推荐使用两种或两种以上的模型动物，包括去势大鼠和一种非啮齿类动物。啮齿类等小型动物用于筛选，大动物模型用来观察骨皮质转换，进一步验证筛选的结果。用于骨质疏松症实验研究的小动物有大鼠、小鼠、兔等，大动物主要有狗、猪、羊和灵长类动物等。近年来斑马鱼作为重要的模式动物，也开始应用在骨质疏松症等骨病的研究领域。然而目前还没有哪种动物模型可以完全复制人骨质疏松症的所有特征。现将这些动物模型的特点进行简要介绍。

（一）大鼠

大鼠是目前骨质疏松研究中使用最多的模式动物。常用的是 SD 大鼠和 Wistar 大鼠。大鼠在骨代谢方面与人有较多的相似之处，如雌性大鼠在卵巢切除后，其骨松质的变化趋势以及给予雌激素替代治疗后的反应与人相似，这也是去卵巢大鼠模型应用最广泛的原因之一。大鼠对双膦酸盐、甲状旁腺激素和降钙素等的反应也与人相似。此外，大鼠还有体积小、方便饲养、繁殖快、费用低、建模快、重复性好等优点。在鼠龄的选择上，3~8 月龄大鼠为复制骨质疏松模型的合适年龄，7~8 月龄为最佳年龄，但采用该月龄大鼠成本较高，因此在设立对照组的前提下，可用 3~4 月龄的成年大鼠。大鼠的主要缺点是缺乏脆性骨折，同时大鼠还缺少真正的板层骨和哈弗斯系统（Haversian system），不能进行人类一样的骨骼重建，影响了对骨皮质的观察。

（二）小鼠

小鼠是医学研究中最常用的模式动物。小鼠基因组与人有高度的相似性，基因组改造技术成熟，且发育过程和生理生化与人类相似，所以疾病的小鼠模型可以基本上真实模拟人类疾病的发病过程及对药物的反应，实验的准确性和一致性高。在骨质疏松研究中，2~3 个月的小鼠骨骼生长旺盛，4~5 个月时骨代谢相对稳定，适合研究各种干预措施对小鼠骨量和骨形成的影响。此外，小鼠卵巢切除后松质骨丢失明显，且变化趋势和对雌激素的反应与大鼠类似，也可作为抗骨质疏松药物的筛选模型。小鼠是目前唯一可随年龄出现脆性骨折的动物模型。然而用小鼠做骨质疏松研究的不足在于小鼠骨骼小，可取血清少，发情期不受下丘脑-垂体轴调节。随着生物技术的飞速发展，越来越多的研究采用转基因或基因敲除小鼠，这些小鼠有不同程度或不同类型的骨代谢异常，极大地丰富了人们对代谢性骨病的认识，在未来的骨质疏松等骨代谢疾病研究中，小鼠也必定会发挥越来越大的作用。

（三）家兔

兔的自然寿命一般为4~9年，成熟期为5~8个月，能满足长期观察的需要。家兔具有完整的哈佛系统，且性成熟后不久骨骺闭合，与人相似。成熟的家兔体积较大，可以提供更多的骨骼和血液标本。因此家兔是骨质疏松研究的良好模型。多用于去卵巢和营养等因素所致的骨质疏松模型，也常用于糖皮质激素诱导的骨质疏松模型。

（四）大动物

成年后狗骨皮质和骨松质的比例与人类相似。丰富的哈弗斯系统是狗作为骨质疏松症模型的最大优势。狗主要用作失用性和激素诱导性骨质疏松动物模型。但雌性狗双侧卵巢切除后不能有效地诱导出骨质疏松，不能作为绝经后骨质疏松动物模型。

绵羊温顺，容易饲养，寿命较长，可以长期连续提供实验所需的骨组织活检样本、血液和尿液标本。雌性成年羊自动排卵，且与妇女排卵周期相似。高龄绵羊有哈弗斯系统的重建，因此绵羊适合作为骨质疏松大动物模型。但绵羊的缺点主要是食草动物，消化系统与人不同，不能口服给药。另外，羊无自然绝经期，双侧卵巢切除后引起的骨量丢失难以达到人骨质疏松症的水平。此外，绵羊的骨密度、生化、骨组织形态学等指标也有季节性波动，与人类不同。

猪的解剖结构、生理和病理生理等方面与人有很多共同点，在骨质疏松研究中一般选用小型或微型猪。猪有与人相似的发情周期，周期为18~21天和板层骨，在骨重建和骨转化方面也与人非常类似。猪骨骼大，可多次进行组织活检及取血。猪的缺点主要是其价格贵，卵巢切除手术难度大，且猪对饮食要求严格，尤其是钙的摄取，容易引起骨密度变化。

灵长类是进化中与人类最接近的动物，在生物医学研究中有很大优势。灵长类动物的组织器官系统与人类各系统最接近。很多灵长类动物身体保持直立，骨骼的生物力学特性与人相似。雌性动物出现周期性的月经，每个周期28天，且存在动情周期和绝经，这些都与人极为相似。此外，非灵长类动物与年龄相关的骨代谢及激素水平改变也与人类相仿，并存在随年龄增长的骨丢失。然而由于动物费用昂贵、实验周期长、来源以及饲养等方面存在各种制约，目前无法得以广泛应用。

（五）斑马鱼

斑马鱼是属于辐鳍鱼纲鲤科短担尼鱼属的一种硬骨鱼，因体表有蓝银相间的条纹而得名，近年来被广泛用于建立疾病模型和药物筛选。斑马鱼繁殖快、骨骼发育迅速，具有胚胎透明便于观察骨骼发育的特点。斑马鱼个体小、适合高通量化学筛选，且与人类基因有着高度同源性，目前已被成功用于骨骼相关研究。例如利用斑马鱼可制备骨质疏松症模型，如糖皮质激素性骨质疏松模型等。斑马鱼骨质疏松模型克服了哺乳动物模型用样量多，实验强度大、耗时长等不足，也克服了体外利用成骨或破骨细胞培养模型难以反映在体综合效应的缺陷。斑马鱼骨质疏松模型是一种简单、高效、灵敏、高通量的新模型，为早期、快速地筛选防治骨质疏松药物提供了新方法。

此外，由于斑马鱼的细胞标记技术、转基因技术和基因编辑技术等已经成熟，利用斑马鱼研究代谢性骨病将具有广阔的前景。

二、骨质疏松症模型

（一）去势致骨质疏松症模型

1. 手术造模　双侧卵巢切除术（ovariectomy，OVX）最常用于研究绝经后骨质疏松。雌鼠双侧卵巢切除3个月后，可观察到雌激素水平下降，破骨细胞活性增强，成骨细胞出现明显的代偿性功能增强，为高转换型骨代谢。骨松质骨量明显减少，微结构破坏，骨强度下降。OVX手术简单、重复性好、周期短，是研究绝经后骨质疏松的良好模型。雄鼠去睾丸也可复制男性骨质疏松模型，但时间较长。实验过程中发现，在双侧卵巢切除14天后即可观察到大鼠胫骨近端干骺端的骨量减少，股骨颈骨量减少一般在

30 天可观察到，而腰椎则为 60 天。但是，药物或其他因素均可能影响到造模过程，因此，造模时间最好超过 12 周。在狗和羊等动物身上并不能取得相同的造模效果，骨量下降的过程短暂；而家兔则无法用此手术成功造模。

手术去势模型具有操作简便、稳定、可重复、应用范围广泛等优点，但也有不足之处：

（1）手术本身会通过炎症和应激反应等对动物造成影响，干扰模型参数的变化。

（2）骨质疏松研究过程持续时间较长，小动物难以满足连续采集血液标本和活体组织的需要。

（3）双侧卵巢切除会引起动物体重增加，进而可能减轻骨量的丢失。

（4）卵巢切除后动物体内激素水平突然下降至极低水平，与临床上雌激素水平下降引发骨质疏松的过程有所不同。

（5）因造模时间较长，增长的月龄亦会对骨量造成影响，因此需要设立同步对照。

2. 非手术造模　非手术造模不需要摘除动物卵巢，而予影响动物内分泌的药物，抑制动物生理状态下的雌激素分泌。常用药物有布舍瑞林（buserelin）、康士得（casodex）和促性腺激素释放激素（GnRH）等。布舍瑞林是一种 GnRH 类似物，使用早期可促使 LH、FSH 和性激素分泌增加，但较长时间应用后可使性激素降低至去势水平。康士得属于非甾体类抗雄激素药物，可使体内雌二醇耗竭，从而达到去势的目的。

（二）药物致骨质疏松模型

常用的诱导骨质疏松动物模型的药物有维甲酸和糖皮质激素。

1. 维甲酸模型　维甲酸是维生素 A 的衍生物，临床上作为治疗白血病的药物，也可影响骨骼生长、发育和代谢。维甲酸不抑制成骨细胞活性，但可激活破骨细胞，促进骨吸收，骨代谢呈现高转换改变，使骨吸收大于骨形成，导致骨量减少。维甲酸主要通过灌胃给药。大鼠用维甲酸 70mg/kg 灌胃 2 周，即出现骨密度降低，骨小梁吸收增加，微结构破坏等表现，21 天后可建模成功。该模型制备简单、时间短、成功率高，是建立大鼠急性骨质疏松模型的常用方法，国内多用于研究治疗骨质疏松的中药。此模型在发病时的症状、组织形态学特点以及对雌激素治疗的反应性与人有较大的相似性，但该模型的病因与人类骨质疏松症不同。有研究者认为维甲酸造成的大鼠骨骼病变不是骨质疏松，而更似骨软化，不宜作为研究骨质疏松病理状态的动物模型。

2. 糖皮质激素模型　由于糖皮质激素在临床的广泛应用，其所致的骨质疏松症发生率在继发性骨质疏松症中居首位。该模型可用于研究人糖皮质激素引起的继发性骨质疏松。常用药物有地塞米松、泼尼松或泼尼松龙。过量的糖皮质激素也可直接抑制成骨细胞前体细胞的分化和成熟成骨细胞的功能，降低成骨细胞骨胶原的合成，促进成骨细胞和骨细胞凋亡。这是糖皮质激素引起骨质疏松的主要原因。此外，糖皮质激素也可能通过上调 RANKL/OPG 及 PTH 加速骨吸收。糖皮质激素可通过灌胃或肌内注射的方法给予。例如 3 月龄大鼠选用泼尼松龙 4.5mg/kg 灌胃，1 周 2 次，一般 90 天建立模型，小鼠大约需要 21 天。家兔对糖皮质激素诱导敏感，造模时间短。应用糖皮质激素时对剂量的选择非常重要，适量的糖皮质激素应有效引起实验动物的骨量丢失，又不会因为过强的免疫抑制导致动物死亡。但原发性骨质疏松症的病因和病程发展与糖皮质激素性骨质疏松症不一致，所以该模型不适合用来评价药物对骨吸收的抑制作用。

（三）脑源性骨质疏松动物模型

主要通过药物或手术破坏神经元或神经通路造模。常用的药物是谷氨酸单钠。谷氨酸单钠可通过损毁下丘脑弓状核引起骨质疏松，该方法操作简单，具有较高的稳定性和可重复性，可用于骨质疏松的发生、发展以及防治方法的研究。手术方法可分为下丘脑-垂体断开术和松果体切除术。前者的机制可能是通过破坏瘦素信号通路，使松质骨和皮质骨的骨量均显著下降，导致骨质疏松。后者则是阻断褪黑激素的作用引起骨质疏松。有研究人员利用羊进行松果体切除术建立脑源性骨质疏松模型，发现松果体切除术对皮质骨无影响，仅引起松质骨骨量下降。联合应用卵巢切除术可同时引起皮质骨和松质骨的改变，说明两种造模方法有明显的协同效应。

（四）营养性骨质疏松模型

营养在骨量维持中非常重要，特别是蛋白质及钙质。通过控制动物饮食中钙磷或蛋白质的量来建立骨质疏松模型，有助于探讨膳食不平衡引起骨质疏松症的发病机制。低蛋白、低钙和高蛋白、低钙与骨质疏松相关。通过给 3 月龄大鼠喂食低钙饲料、低钙联合高蛋白饲料或低钙联合低蛋白饲料可制备大鼠的骨质疏松模型，6 个月左右可造模成功。但因单独应用耗时长、成功率低，所以营养控制常作为辅助方法，可与其他骨质疏松模型联合应用。

（五）失用性骨质疏松模型

运动受限或功能障碍可引起骨量丢失。失用性骨质疏松模型是人为造成动物局部肢体处于固定或不负重状态。该模型有多种建立方法，可分为非创伤性和创伤性两类。常用方法有悬吊法、机械固定法、跟腱切除法、坐骨神经切除法等。目前广泛采用悬吊法，通过悬吊尾部使大鼠或小鼠后肢悬空，人为造成后肢失重，引起骨量丢失。失用性骨质疏松动物模型对研究如何防治长期制动和失用病人以及航空人员骨质疏松具有重要意义。对于老年人来说，除了肢体活动减少，性腺功能减退也是造成骨质疏松的重要原因。因此，为了更好模拟实际情况，很多学者主张在去势手术基础上联合制动模型。

（六）老年性骨质疏松模型

目前，在老年性骨质疏松动物模型方面，虽然有人使用过老年的动物进行实验，但相关模型还是不够的。通过小鼠之间近亲繁殖，研究人员获得了一些衰老加速的小鼠品系（senescence-accelerated mouse，SAM）。其中，SAMP3 和 SAMP6 品系是研究老年性骨质疏松的较好模型。这些小鼠在 4~5 月龄时达到峰值骨密度后骨量开始缓慢持续的丢失，从而导致严重的骨质疏松和自发骨折。但这些小鼠的表型与多个基因的突变和多态性有关，研究起来比较复杂。

另外，一种老年性骨质疏松动物模型是 Klotho 敲除小鼠。Klotho 基因编码一种跨膜蛋白，能与多种成纤维细胞生长因子受体（fibroblast growth factor receptor，FGFR）形成复合物。FGF-23 通过 α-Klotho 与 FGFR1 形成的共同受体调节血磷。Fgf23 和 Klotho 基因缺失都可以导致血磷增加和小鼠早衰。该小鼠有骨量丢失，主要表现为成骨细胞数量和骨形成降低，破骨细胞功能也降低，但成骨功能降低比破骨细胞降低得更明显，这与老年性骨质疏松症病人低转换骨骼的变化类似，因此 Klotho 敲除小鼠是良好的老年性骨质疏松模型。

第二节　遗传修饰技术在代谢性骨病动物模型中的应用

骨质疏松症模型较多，但很多代谢性骨病不能利用上述方法来制备模型。此外，利用这些方法也难以阐明某些基因在骨质疏松发病中的作用，也不能解释某些代谢性骨病的发病原因，继而也影响了对这些疾病防治措施的研究。随着遗传修饰技术及小鼠等模式动物的发展，多种代谢性骨病的动物模型采用转基因或基因敲除的方法制备成功。这种方法只对目的基因进行修饰，干扰因素明确，表型特征影响因素少，能更好地反映基因的功能，为代谢性骨病的研究提供了良好的动物模型，也极大地丰富了对骨代谢分子调控网络的认识。现将利用遗传修饰技术建立动物模型的主要方法介绍如下。

一、转基因动物模型

转基因是通过显微注射的方式将转基因载体注射入受精卵，从而改变新生动物的特定基因表达水平的方法。转基因载体由启动子、目的基因和 Poly A 组成（图 4-11-1）。启动子决定了基因的表达范围、全身或特定组织。目的基因可分为过表达和降低表达两大类。如果目的基因是 cDNA（正常或带有点突变）则过表达，如果目的基因是 RNAi 或显性负性调控序列（dominant negative，DN）则降低表达。

目前利用转基因技术建立了许多基因在体内过表达或低表达后引起骨病的动物模型。例如 Fgf23 基

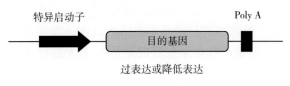

图 4-11-1　转基因载体结构示意图

因突变导致 FGF-23 降解减少，血清中 FGF-23 水平增加，降低血磷值，引起低磷性佝偻病。利用转基因技术，研究人员建立了三种 Fgf23 过表达的转基因小鼠来研究低磷性佝偻病。CAG-hFGF23 小鼠全身过表达人正常的 FGF-23 蛋白，Col1a1-hFGF23 小鼠中成骨细胞过表达人正常的 FGF-23 蛋白，两种小鼠血清中 FGF-23 含量均增加，导致低血磷症，成功模拟了人低磷性佝偻病。

Apoe3-hFGF23 * R176Q 是模拟人 FGF-23 R176Q 点突变的小鼠。该小鼠中引入了人 FGF-23 R176Q 点突变，并在肝脏特异启动子 Apoe3 的驱动下在肝脏过表达后分泌入血，小鼠也有低磷佝偻病表型。此外，一些自杀基因，如白喉毒素受体（diphtheria receptor，DTR）也可在特异启动子的驱动下表达，并将其表达细胞杀死。例如 DMP1-DTR 转基因小鼠中，DMP1 启动子驱动下 DTR 在骨细胞中表达，当体内给予白喉毒素后骨细胞即被杀死，此模型可用来研究骨细胞的功能。

转基因技术的主要优势是制备时间相对较短。最主要的缺陷是外源表达片段随机整合在基因组中，有可能破坏其他基因，影响对目的基因功能的分析。外源性片段插入基因组时可以同时插入很多拷贝，拷贝数不同，外源性基因的表达水平也不同。一般情况下，转基因小鼠会同时建立几个系进行表型分析，以便从中筛选出表达特异性好，水平高的小鼠，同时也有助于明确小鼠的表型是由外源性目的基因引起，而不是其他可能被破坏的基因引起。

转基因小鼠在应用过程中一般使用杂合子。这一方面是由于外源基因的随机插入，纯合子鉴定相对比较困难；另一方面纯合子小鼠中，随机插入的基因对所插入区域基因表达的破坏可能会更明显。另外在纯合子小鼠中，过多的目的基因的拷贝数可能会影响染色体重组和 DNA 重排，这些都会引起非依赖于目的基因的表型。

二、基因敲除/敲入动物

基因敲除技术是利用 DNA 同源重组（homologous recombination，HR）原理，使目的基因缺失或失活。胚胎干细胞（embryonic stem cell，ES cell）分离和体外培养的成功奠定了基因敲除的技术基础。哺乳动物细胞中的染色体同源重组现象的发现为基因敲除技术奠定了理论基础。1987 年利用 ES 细胞建立了首个基因敲除小鼠模型。

基因敲除按制备方法可分为传统的全身性基因敲除、条件性基因敲除。全身性基因敲入技术也是利用同源重组的原理将目的基因的点突变引入动物基因组中。

（一）全身性基因敲除/敲入技术

1. 敲除/敲入载体的组成和小鼠的构建　既往常用的敲除载体为细菌人工染色体（bacterial artificial chromosome，BAC），用来同源重组的上下游目的基因片段（同源臂）分别插入在 BAC 中，通过转入 ES 细胞，与目的基因发生同源重组。用来同源重组的载体中常含有 Neo 基因。Neo 基因可以对抗新霉素，用来破坏目的基因及筛选同源重组后有敲除载体插入的阳性 ES 细胞。此外，敲除载体进入 ES 细胞后，除发生同源重组外，更多的会发生敲除载体的随机插入，为避免随机插入对 ES 细胞筛选的影响，在构建敲除载体时常常会在一侧同源臂的外侧插入 Tk^{HSV} 基因（表达病毒胸苷激酶，可将核苷酸类似物阿昔洛韦代谢成致死性核苷）。如果敲除载体随机插入 ES 细胞的染色体中，Tk^{HSV} 基因会保留在插入的载体中而在 ES 细胞中表达，在培养基中加入阿昔洛韦后这些细胞就会死亡，而发生同源重组的细胞中 Tk^HSV 基因将被去除，从而耐受阿昔洛韦，达到筛选同源重组的 ES 细胞的目的。载体构建好后，需要利用限制性内切酶将载体线性化转染到 ES 细胞中进行同源重组，然而这一方法有时会因为基因组 DNA 的长度和缺乏合适的酶切位点而变得比较困难。近年来发展起来的基于大肠杆菌的同源重组系统（又称重组工程，recombinant technique），可以在线性化的 DNA 片段和大肠杆菌染色体和 BAC 克隆间实现同源重组，使打靶载体的构建更为高效。不论应用哪种载体构建策略，都需要提前设计好 DNA 探针来鉴定野生型和同源重组后的 ES 细胞的染色体，以进一步证明同源重组的正确性（图 4-11-2）。

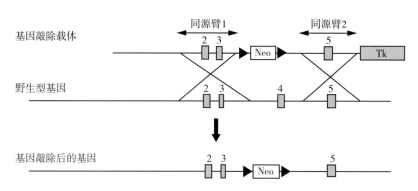

图 4-11-2　全身性基因敲除载体结构及敲除策略

注：Neo：新霉素抗性基因；Tk：疱疹病毒胸苷激酶基因；▶：LoxP 位点；▉：外显子

　　构建好的基因敲除载体通过电转转入 ES 细胞（常用的为 129/SV 品系小鼠来源），通过同源重组，位于 ES 细胞染色体上的正常目的基因被敲除载体替换。通过新霉素类似物 G418 和阿昔洛韦的双向筛选作用，含有敲除载体 Neo 基因且不含有 Tk^HSV 基因的 ES 细胞会存活下来，这些细胞即同源重组的 ES 细胞。通过 PCR 和 Southern Blot 来进一步鉴定其同源重组的正确性。通过显微注射，将筛选到的同源重组的 ES 细胞注射到不同品系的小鼠（如 C57BL/6）囊胚中，发育成嵌合体小鼠。通过嵌合体小鼠皮毛颜色中褐色（129/SV 品系小鼠皮毛颜色）和黑色（C57BL/6 小鼠皮毛颜色）的比例来判断小鼠显微注射的成功率。褐色皮毛越多，提示同源重组成功的 ES 细胞所占比例越大。嵌合体小鼠通过与野生型小鼠交配，将同源重组基因传递给后代，从而获得杂合和纯合的基因敲除小鼠。

　　利用此系统和策略，还可以制备基因敲入小鼠，将点突变引入基因组中，利用 Cre 重组酶（详细介绍见条件性基因敲除部分）将 Neo 基因剔除，获得基因点突变小鼠（图 4-11-3），模拟人类单基因遗传性疾病。

　　2. 传统基因敲除/敲入技术应用　全身敲除/敲入小鼠在骨骼研究领域应用的最为广泛。许多基因在骨骼发育和代谢中的作用都是通过全身敲除/敲入特定基因实现的，其中有部分小鼠是为了模拟人类骨骼遗传疾病而建立的。

　　婴幼儿 1, 25 (OH)$_2$D$_3$ 缺乏引起佝偻病，成年人缺乏则导致骨软化病或骨质疏松症。人 1α-羟化酶 [1α-hydroxylase, 1α (OH) ase, CYP27B1] 或维生素 D 受体（vitamin D receptor, VDR）功能缺失性突变则分别引起 I、II 型维生素 D 依赖性佝偻病（vitamin D-dependent ricket, VDDR）。通过基因敲除技术，研究者建立了一系列 VDR/CYP27B1 基因工程小鼠，发现 1, 25 (OH)$_2$D$_3$/VDR 信号通路不仅参与矿物质稳态的维持和骨骼矿化过程，而且也可以通过局部旁分泌或自分泌的方式对骨骼发育和代谢起直接的调控作用。

　　此外，利用这些技术还建立人类骨骼遗传病模型，这不仅有利于探索其发病机制，还有利于探索新的治疗方法。软骨发育不全是人最常见的侏儒，由 FGFR3 功能增强型点突变引起。研究人员利用基因敲

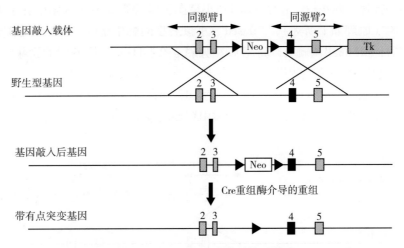

图 4-11-3　基因敲入载体结构及策略

注：Neo：新霉素抗性基因；Tk：疱疹病毒胸苷激酶基因；▶：LoxP 位点；▨：外显子；■：有点突变的外显子

入技术建立了模拟人软骨发育不全的 FGFR3G369C 点突变小鼠模型，发现 FGFR3 功能增强抑制软骨细胞增殖和分化是导致软骨发育障碍的重要原因。利用该模型，还发现了抑制 FGFR3 活性短肽和 PTH 等对软骨发育不全有治疗作用。除此之外，利用该技术还建立了其他许多骨骼疾病模型，如模拟人骨硬化（如 Clcn 7 基因敲除）、进行性肌肉骨化症（如 Acvr1 R206H 基因敲入）的小鼠模型等。

3. 全身性基因敲除/敲入技术的缺陷　一方面，一些敲除小鼠会有胚胎期死亡，不能研究特定基因在出生后骨代谢中的作用，如 Wnt 信号中的重要分子 DKK1 敲除后，小鼠由于严重颅面畸形而胚胎期死亡，不能研究 DKK1 在骨代谢中的作用。另一方面，目的基因从胚胎期时即从全身所有细胞中被剔除，难以明确目的基因在特定发育阶段及不同细胞类型中的作用。例如 FGFR3 敲除小鼠有骨质疏松的表型，但其在骨骼相关细胞中都被剔除了，不容易区分其骨质疏松发生的原因是由于 FGFR3 影响了成骨细胞还是影响了破骨细胞。

细胞间存在相互作用，全身内环境的改变也可能影响特定细胞的功能。全身敲除小鼠有可能引起全身内环境稳态异常而影响对目的基因在特定细胞中作用的研究。例如 Fgf23 敲除小鼠表现为高磷血症，同时伴有骨骼表型异常。利用此种常规的 Fgf23 敲除小鼠难以分清骨骼表型的异常是由高磷血症引起还是骨骼相关细胞中 FGF-23 缺失直接导致。

为了避免上述缺陷，科学家建立了条件性基因敲除技术。

（二）条件性基因敲除技术（conditional knockout，CKO）

条件性基因敲除技术是将需要敲除的目的基因限定在小鼠某种特定类型的细胞中或某一特定发育阶段的一种特殊的基因打靶方法。它是在全身基因打靶的基础上，利用重组酶介导的位点特异性重组技术，对基因修饰的时空范围进行调控，从而控制小鼠基因组修饰的时空特异性。

1. 条件性敲除载体的组成和小鼠的构建　通常利用来自噬菌体的 Cre/LoxP 和来自酵母的 Flp/FRT 重组酶系统来研究特定组织器官或特定细胞中靶基因敲除后所导致的表型。这两种重组酶可分别识别 34bp 的回文序列 LoxP 和 FRT 位点，可将两个相同的位点间的 DNA 序列剔除，形成一个与 LoxP 和 FRT 一样的新位点，实现基因的选择性删除。条件性基因敲除载体的结构是在常规敲除载体的基础上改进的。将两个同向排列的 LoxP 插入需要剔除的目的基因关键外显子两侧的内含子中，这样并不影响基因的正常功能，但 Cre 重组酶可以将 LoxP 间的 DNA 序列剔除掉，使目的基因失活（图 4-11-4）。

用此两侧装接上 LoxP（"floxed"）的 ES 细胞制备条件性敲除小鼠（"floxed"小鼠），然后，通过将"floxed"小鼠与特定组织表达 Cre 重组酶的转基因小鼠杂交，产生靶基因被特定方式（如特定的组织特异性）修饰的条件性敲除小鼠。在"floxed"小鼠中，虽然靶基因的两侧已各装上了一个 LoxP，但靶基因功能不受影响（原理如上所述），"floxed"小鼠表型同野生型的一样。表达 Cre 重组酶的小鼠和"floxed"小鼠交配后，Cre 重组酶就可以将靶基因剔除（图 4-11-4）。靶基因的剔除是以 Cre 的表达为前提的。Cre 的表达特异性决定了靶基因敲除的特异性：即 Cre 在机体哪个发育阶段或哪种组织细胞中表达，靶基因的敲除就发生在哪种阶段或哪种组织细胞中。Cre 的表达水平影响靶基因剔除的效率。因此只要控制 Cre 的表达水平和表达部位就可实现小鼠中靶基因剔除的程度和特异性。

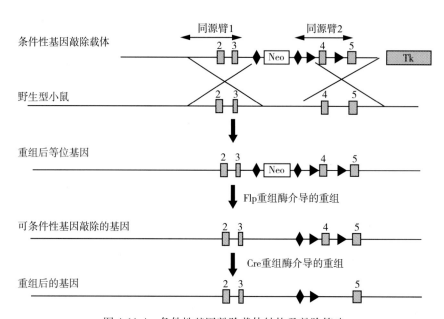

图 4-11-4　条件性基因敲除载体结构及敲除策略

注：Neo：新霉素抗性基因　Tk：疱疹病毒胸苷激酶　▶：LoxP 位点　◆：Elp 位点　▨：外显子

2. 条件性敲除技术的应用　条件性基因敲除小鼠的建立，为研究靶基因在骨骼特定发育阶段和细胞中的作用提供了良好的动物模型。例如为了明确 FGFR1 对破骨细胞的直接作用，我们利用 Fgfr1 条件性敲除小鼠，建立了在破骨细胞中剔除 Fgfr1 因的小鼠模型。发现剔除 Fgfr1 后，小鼠骨量明显增加，破骨细胞数量和骨吸收功能受到抑制，证明了 FGFR1 对破骨细胞形成和分化有直接的促进作用。目前在代谢性骨病的研究过程中，条件性基因敲除小鼠的种类相对传统基因敲除小鼠还是较少。

条件性敲除小鼠也有其自身的局限性，这种局限性主要与 Cre 基因的表达特异性和时效性有关。Cre基因的表达特异性由驱动其表达的启动子决定（骨骼研究中常用启动子见表 4-11-1），有些启动子的表达特异性并不高。如 Collagen 2a1（Col2a1）基因启动子。既往认为 Col2a1 是软骨的特异性基因，因此Col2a1 基因启动子驱动的 Cre 重组酶也特的在软骨细胞表达。然而近年来发现 Cre 重组酶在骨软骨细胞前体细胞中（可分化为成骨和软骨细胞）也有表达，利用该小鼠（Col2a1-Cre 小鼠）剔除靶基因后，不仅可以影响软骨，还可以影响成骨。此外，Cre 重组酶的表达效率也会影响靶基因的剔除效果，表达过低，靶基因不容易被剔除，从而影响对基因功能的分析。最后，Cre 重组酶表达的时间也影响对基因功能的研究。目前实验中常用的 Cre 系统从胚胎期即将靶基因剔除，一方面，这种情况也可能导致小鼠胚胎期或出生后不久就死亡，不能研究成年后骨骼代谢情况；另一方面在用来研究成年期骨骼疾病时，不能区分疾病是否是由早期基因功能改变引起。为了实现 Cre 表达的时空特异性，更好地对基因进行时空调控，建立了可诱导基因敲除系统。

三、可诱导性基因敲除

可诱导性基因敲除就是以 Cre/LoxP 系统为基础，利用调控 Cre 表达的启动子的活性或所表达的 Cre 酶活性具有可诱导的特点，通过控制诱导剂给予时间，实现 Cre 发挥酶活性的时间可控性，从而在"floxed"动物的一定发育阶段对目的基因进行剔除，弥补条件性敲除小鼠中 Cre 发挥酶活性缺乏时间调控的不足。

目前在动物中常用的可诱导系统主要有 Cre-ERT 和 tet-ON/tet-OFF 两种。

（一）Cre-ERT 系统及应用

在 Cre-ERT 系统中，Cre 重组酶基因序列与一个配体结合区关键氨基酸突变的雌激素受体（estrogen receptor，ER）基因序列融合在一起（CreERT），由特异启动子驱动表达，产生一种突变嵌合重组酶。这种突变嵌合重组酶的配体结合区可以与外源性的雌激素类似物他莫昔芬（tamoxifen，TM）或 4-羟基他莫昔芬 结合，进入细胞核发挥重组酶的活性。由于该配体结合区突变后不能与体内的生理性雌激素结合，这样就消除了内源性雌激素所造成的非特异性基因敲除。在这一系统中，通过在动物发育不同阶段体内注射他莫昔芬，实现 Cre 酶在特定的时空发挥作用，实现特定时空的基因敲除。他莫昔芬在一些研究中有一定的局限性，尤其是在对胎鼠有毒性。为了解决这一问题，建立了第二代 CreERT 小鼠（Cre-ER^{T2}）。与第一代 CreERT 小鼠相比，该小鼠对 4-羟基他莫昔芬更敏感。这一系统的不足之处在于基因表达有一定的渗漏（leaky），导致嵌合重组酶有持续微弱的表达。

可诱导表达系统也应用在骨骼研究领域。研究人员建立了些可在骨骼相关细胞中诱导表达的 Cre 小鼠模型，如可在软骨细胞表达的 Col2a1CreER^{T2} 小鼠、在成骨细胞表达的 Col1a1CreER^{T2} 小鼠等，并以此为工具研究基因在骨病中的作用。FGFR1 对关节炎作用的研究曾一直停留在细胞水平，我们利用 Fgfr1 条件性敲除小鼠和 Col2a1CreER^{T2} 小鼠，通过在成年后小鼠体内注射他莫昔芬，成功地在成年期关节软骨中剔除了 Fgfr1，避免了早期缺失 Fgfr1 引起的软骨发育和骨代谢异常对关节炎研究的影响。结果发现 Fgfr1 直接参与了关节炎的发生与发展，是关节炎发生的抑制分子。

（二）tet-ON/tet-OFF 系统及应用

Tet 系统是利用原核细胞调控元件控制真核细胞中外源基因表达的体系，是通过大肠杆菌中四环素操纵子原理来实施调控的。该系统由两个元件组成：四环素控制的反式激活因子（tetracycline-controlled transactivator，tTA or reverse tTA，rtTA）和 tTA/rtTA 依赖的控制下游基因表达启动子。在 tet-OFF 系统中，四环素或其衍生物，如多西环素（doxycycline，Dox）可以阻止 tTA 结合到四环素操纵子序列（tetracycline operator，tetO），使系统失活（图 4-11-5）。在 tet-ON 系统中，由于使用了突变的 tTA 即反向 tTA（reverse tTA，rtTA），当 Dox 存在时，该系统启动。

在体内应用该系统时，需要将分别含有上述两种元件的小鼠交配使用，即含有特异启动子驱动的 tTA/rtTA 的转基因小鼠和 tet-O 启动子驱动的表达靶基因的转基因小鼠。通过在食物或水中给予小鼠 Dox，实现对靶基因表达的时空调控。tet-ON 系统与 tet-OFF 系统相比，在不给予 Dox 时，目的基因不表达，这样对基因的调控相对简便（图 4-11-6）。可诱导表达的目的基因可以是 Cre，也可以是突变的基因、报道基因、自杀基因或 RNAi 等。目的基因为 Cre 时，可时空特异性的将"floxed"小鼠中的靶基因敲除；目的基因为自杀基因或 RNAi 时，可以时空特异性的将细胞杀死或将降低靶基因的表达；目的基因为需要研究的基因时，则可实现靶基因的时空过表达。目前该系统在骨骼研究领域应用的还比较少。

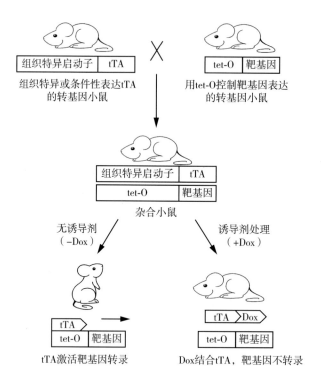

图 4-11-5 tet-OFF 系统

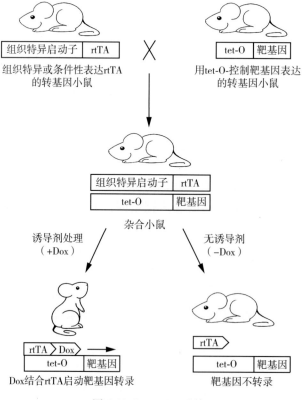

图 4-11-6 tet-ON 系统

四、新的基因敲除技术的应用

传统的基因敲除方法需要通过构建敲除载体、筛选 ES 细胞、选育嵌合体小鼠等一系列步骤进行，步骤烦琐、周期长、有可能导致突变、成功率低。近年来随着基因组编辑技术的迅速发展，基因敲除动物的制备也变得越来越快捷。

基因组编辑技术（genome editing）指将外源 DNA 元件导入细胞染色体特定位点，定点改造基因组，获得预期的生物体基因组序列发生遗传改变的技术。目前发展起来的基因组编辑工具主要有锌指核酸酶（Zinc-finger nuclease，ZFN）、转录激活因子样效应物核酸酶（transcription activator-like effector nuclease，TALENs）和来源于细菌免疫系统的 CRISPR（clustered regularly interspaced short palindromic repeats）/Cas9，前两者依赖于合成蛋白质模块识别特异性 DNA 序列，而 CRISPR/Cas9 系统利用 RNA 特异性识别 DNA 序列。利用这些方法不需要 ES 细胞，通过受精卵的显微注射、移植制备动物模型，效率高，且没有种属特异性，对于缺乏 ES 细胞的模式动物如斑马鱼等也可以广泛应用，此外也可以在现有动物模型上直接进行基因打靶。

（一）ZFN 技术制作基因敲除动物

ZFN 是一种人工改造的核酸内切酶，由一个 DNA 识别域和一个非特异性核酸内切酶（Fok Ⅰ）构成，其中 DNA 识别域决定其结合特异性，而非特异性核酸内切酶发挥剪切功能，两者结合就可使 DNA 在特定位点断裂。ZFN 能够识别并结合指定的基因序列位点，并高效精确地切断，再通过非同源末端连接（non-homologous end joining，NHEJ）或 HR 修复断裂的 DNA，从而实现 DNA 的插入、删除和修改，对基因组进行编辑。ZFN 的基因敲除效率能达到 10%，显著提高了利用同源重组方法时的敲除效率。利用这些技术进行小鼠基因的定点敲除和敲入，可以把时间从一年缩短至几个月。

在哺乳动物模型方面，2009 年 Geurts 等针对内源基因 Rab38 和 IgM 及外源基因绿色荧光蛋白（green fluorescent protein，GFP），设计了三种编码 ZFN 的 DNA 或 mRNA 片段，并通过胞质内注射或原核注射的方式将其导入大鼠胚胎中，成功获得了敲除特定基因并可稳定遗传的转基因大鼠模型。这是 ZFN 技术首次在哺乳动物胚胎中成功地应用。随后 Carbery 等利用 ZFN 技术成功建立了敲除 Notch3、Jag1、Mdr1a 三个基因的敲除小鼠模型。Whyte 等采用 ZFN 技术敲除了带有外源增强绿色荧光蛋白（enhanced green fluorescent protein，eGFP）基因的转基因猪成纤维细胞中的 eGFP 基因，获得了不能发绿色荧光的子代，成功建立了大动物的基因敲除模型。

ZNF 技术也在基因治疗中有所应用。人 hF9 基因突变可引起血液疾病乙型血友病（hemophilia B）。Li H 和 Anguela XM 等分别将表达针对突变 hF9 的 ZFN 的载体注射到小鼠肝脏或腹腔，破坏了功能异常的 hF9 基因，使患有乙型血友病的小鼠基本恢复了正常的凝血功能。

然而，ZFN 识别结构域中存在上下文依赖效应，无法实现对任意一段序列均可设计出满足要求的 ZFN，也无法实现在每一个基因或其他功能性染色体区段都能够顺利找到适合的 ZFN 作用位点。此外，ZFN 存在脱靶（off target）效应，在 DNA 序列上发生错误的切割，导致严重细胞毒性，目前这一问题仍无较好的办法解决，因此利用 ZFN 技术进行小鼠基因的遗传学修饰还无法完全取代传统技术。目前 ZFN 技术正在被 TALEN 和 CRISPR/Cas9 等技术取代。

（二）TALEN 技术制作基因敲除动物

TAL 蛋白来源于一种植物细菌——xanthomonas，其氨基酸序列与靶位点的核酸序列具有恒定的对应关系。TALEN 技术就是利用 TAL 蛋白的 DNA 结合域和人工改造的核酸内切酶的切割域（Fok Ⅰ）结合后对细胞基因组进行修饰。TALEN 的 DNA 识别域是由一些非常保守的重复氨基酸序列模块组成，每个模块由 34 个氨基酸的重复序列组成，其中第 12 和第 13 位的氨基酸决定了模块识别靶点的特异性。DNA 识别域结合到靶位点上，Fok Ⅰ 形成二聚体并发挥切割作用。在细胞 NHEJ 修复过程中，DNA 双链断口被修复的同时随机的删除和插入一定数量的碱基，造成移码导致基因失活。该技术目前已成功应用于酵母、植物、斑马鱼及大鼠和小鼠等各种模式动物的研究中。

在哺乳动物模型方面，目前利用该技术已经成功构建出十余种基因敲除小鼠（如 Lepr、Smurf、Fam73a 等）、基因敲除大鼠（Bmpr2、IgM），还有十余种基因敲除猪（如 Amely、Dmd、Gdf8）和基因敲除牛（如 Acan、Gdf8）等大动物模型。我国研究人员利用 TALEN 技术首次在猕猴和食蟹猴中成功敲除了引起人 Rett 综合征（一种主要影响儿童精神运动发育的遗传性神经系统疾病）的 MECP2 基因，MECP2 突变率在 40%~50%。这一研究证实 TALEN 技术可有效地建立非人类灵长类敲除动物模型。这些模型为研究基因功能和人类疾病提供了良好的工具。

TALEN 技术也应用在遗传疾病的基因治疗研究上。例如 β 地中海贫血是由 β 珠蛋白基因（hemoglobin beta gene，HBB）突变所致，我国科学家利用 TALEN 技术对来源于 β 地中海贫血病人的非整合型诱导性多功能干细胞（induced pluripotent stem cell，iPSC）中的突变 HBB 基因进行了校正。这些校正好的 iPSC 可以分化成造血祖细胞和成红细胞，HBB 基因在细胞中可正常的表达。这项研究提示对某些遗传性疾病而言，对病人 iPSC 中的突变基因进行原位修复可能是一种有效的治疗方法。此外，TALEN 也尝试用在慢性病毒感染性疾病中，如艾滋病、乙型病毒性肝炎等。

与 ZFN 技术相比，TALEN 的优势是它的识别切割的效率更高，不受上下游序列的影响，几乎可以靶向任何序列，且具有更好的灵活性，使基因编辑变得更加简单。然而 TALEN 技术也存在着不少可以预见的局限性，例如 DNA 识别的特异性、免疫性等。此外构建过程繁杂，普通实验室的可操作性较低，成本较高。TALEN 的蛋白质相对分子质量比 ZFN 大得多，过大的蛋白质分子会增加分子操作的难度。因此利用 TALEN 技术进行动物的基因修饰也仍然无法完全取代传统技术。

（三）CRISPR/Cas9 技术制作基因敲除动物

CRISPR/Cas9 是一种由 RNA 指导 Cas 核酸酶对靶向基因进行特定 DNA 修饰的技术。CRISPR 是细菌用来抵御病毒侵袭/躲避哺乳动物免疫反应的获得性免疫防御机制。在这一系统中，crRNA（CRISPR-derived RNA）和 tracrRNA（trans-activating RNA）通过碱基配对结合形成双链 RNA，该 tracrRNA/crRNA 复合物指导 Cas9 蛋白在 crRNA 引导序列靶定位点切断双链 DNA，然后细胞会利用 NHEJ 或 HR 机制对断裂的 DNA 进行修复，从而达到对基因组 DNA 进行修饰的目的。如果细胞利用同源重组进行修复，那么另外一段 DNA 片段填补断裂的 DNA 缺口，新序列就会插入其中。

利用 CRISPR/Cas9 系统制备遗传动物模型，也无需胚胎干细胞，可直接注射受精卵获得突变体，周期短，没有物种限制，可在人类细胞中应用。目前利用 CRISPR/Cas9 系统制备的动植物突变模型很多。目前有二十余种突变的哺乳动物，如 Rosa26、Rheb、Uhrf2 等基因敲除小鼠，Mc3r、Lepr 等基因敲除大鼠，gdf8、p65 等基因敲除猪。我国科学家也利用该技术成功建立了国际上首只基因敲除猴，敲除了 PPAR-γ 和 RAG-1 基因。由于猴与人类基因组高度的相似性，精确的在猴中进行基因敲除对建立人类疾病模型非常有利，对研究疾病的发病机制和防治措施也具有重要意义，并可大大降低药物研究的风险。

CRISPR/Cas9 技术也在疾病包括遗传性疾病的基因治疗方面进行了探索。我国研究人员采用携带有 Crygc 基因显性突变的遗传性白内障小鼠模型进行研究。研究人员设计出针对突变基因的单导向 RNA，将它与 Cas9 mRNA 一起直接注入受精卵，对突变基因进行了修复。结果 1/3 注入 CRISPR/Cas9 突变体的受精卵发育成了无白内障小鼠。这些白内障小鼠治愈后，也可通过生殖细胞将修复的基因传递给下一代。这是国际上第一次在完整动物中利用 CRISPR 来治疗疾病，是基因治疗领域的突破性进展。此后这方面的研究逐渐增多。例如有研究人员利用 CRISPR/Cas9 技术对模拟人杜氏肌肉营养不良症（X 连锁隐性遗传性疾病，由 Dystrophin 基因突变引起）的小鼠模型的受精卵进行基因组编辑，出生小鼠中突变的 Dystrophin 基因有 2% 被校正。尽管如此，这些小鼠的肌肉异常表型仍有所好转。这些研究表明对于一些遗传类疾病，还可以针对性地对受精卵进行基因修饰，从而减轻疾病的症状，甚至避免疾病的发生。除了对受精卵进行干预外，CRISPR/Cas9 也可以纠正成年动物活体内有缺陷的基因，从而对已患有遗传疾病的病人发挥治疗作用。近来科学家利用此技术纠正了模拟人遗传性酪氨酸血症的小鼠模型肝细胞中 Fah 基因的点突变。通过尾静脉注射 Cas9 和目的 RNA 的复合物后，约 1/250 的肝脏细胞表达正常的 Fah 蛋白，使肝脏损伤有所减轻，肝功能部分恢复。这一研究证明 CRISPR/Cas9 介导的基因组编辑可以在成年动物中应用，并显示出了临床应用潜力。

与 ZFN 和 TALEN 技术相比，CRISPR/Cas9 操作更简单，更高效，也更容易得到纯合子突变体，而且可以在不同的位点同时引入多个突变。Rudolf 和 Jaenisch 等将 Cas9 与 Tet1 和 Tet2 特异的 sgRNA 一同注射到小鼠的受精卵中，成功得到双基因敲除的小鼠，敲除效率高达 80%。在 ES 细胞中他们成功的一次敲除了五个基因。然而该系统也存在一定的脱靶效应。CRISPR/Cas9 技术的脱靶现象如能得到解决，将会广泛应用于动物模型的制备中，成为传统基因打靶技术的重要补充，在人类细胞中的应用也更安全，成为疾病治疗新的利器。

总之，基因组编辑技术尤其是 TALEN 和 CRISPR/Cas9 技术，开启了疾病动物模型制备和治疗的新篇章。虽然目前这些新技术还没有应用在骨骼疾病的研究领域，但它们的快速发展为代谢性骨病的研究和治疗提供了新的契机和希望。

五、代谢性骨病模型的大规模筛选

代谢性骨病如骨质疏松症或骨骼发育异常突变体也可以通过大规模筛选获得。目前用于筛选的模式动物主要是小鼠和斑马鱼。突变的方法为化学诱变，常用化学诱变剂是 ENU（N-ethyl-N-nitrosourea）。ENU 能将乙烷基转移到 DNA 碱基的氧原子或氮原子上，从而使 DNA 复制时出现错配，最终形成点突变和小片段 DNA 缺失，这些突变都是随机的。使用 ENU 进行诱变的策略可分为四种：①大规模 ENU 诱变实验，以大规模地研究基因功能为目的；②小规模的 ENU 诱变，只局限于特定的目的基因或代谢途径；③基因驱动和表型驱动研究方法相结合的 ENU 诱变方法，是将毛色基因标记突变小鼠用于 ENU 诱变研究，通过表型筛选可以分析隐性突变；④用小鼠 ES 细胞进行的 ENU 诱变，利用 ES 细胞体外定向分化系统分析突变基因在特定发育过程中的功能。ENU 诱变后产生大量的突变体，这时应首先筛选有骨骼表型的突变体，获得候选基因，然后进行基因连锁分析或测序明确突变基因。这种研究模式是表型驱动的研究，即先发现表型，后定位基因，有利于新基因的发现。

利用 ENU 诱变技术，研究人员成功筛选到了一些模拟人类骨骼遗传疾病的新的点突变小鼠模型，如具有成骨不全表型的 Col1a1 基因点突变小鼠模型；引起低磷性佝偻病的 Phex 基因点突变及导致高磷性家族性肿瘤钙化的 Galnt3 基因突变的小鼠模型等。利用 ENU 诱变技术有利于发现引起代谢性骨病的新基因。例如 Edderkaoui 等对生长激素缺乏的小鼠进行了 ENU 筛选，筛选到了一种体长变短、骨形成和骨量下降的小鼠，全基因组连锁分析将突变定位在 11 号染色体 109~119Mb 区域，但并未发现该区域已知的与骨量相关的基因突变，提示可能是新的调控骨代谢的基因发生了突变。

小鼠产仔率相对较低，骨骼表型分析周期长，基因型鉴定成本高，这些因素限制了小鼠在大规模筛选中的应用。斑马鱼繁殖快，生命周期短，胚胎透明易观察骨骼发育，并且骨骼发育的关键基因与哺乳动物高度一致，适合大规模的化学诱变和突变筛选，在骨病研究中具有广阔的前景。对斑马鱼进行基因筛选，可以在短时间内获得数量巨大的突变体。有研究人员利用钙黄绿素（可以与骨骼结合）染色的方法，在 ENU 诱变的第三代斑马鱼中筛选出了中轴骨骼矿化延迟的突变体家系，并发现家系中 Cyp26b1 基因表达明显增加。

表 4-11-1　在骨骼研究中常用的 Cre 转基因小鼠品系

细胞类型	启动子	启动子主要表达模式	Cre 类型
间充质	Dermo（Twist2）	胚胎期 9.5 天的发育期肢芽	Dermo-Cre
干细胞	Prx1	胚胎期 10.5 天的间充质成软骨前体细胞聚集区	Prx-Cre
	Sox9	胚胎期 10.5 天的肢芽间充质区	
		胚胎期 13.5 天所有软骨原基和软骨膜	
		胚胎期 17 天肢芽所有软骨细胞、软骨膜、成骨细胞	Sox9-Cre
软骨细胞	Col2a1-小鼠	胚胎期 9 天：脊索，头盖间充质	Col2a1-Cre
		胚胎期 11.5 天：软骨原基，头盖间充质	Col2a1CreER^T
		胚胎期 14.5 天：所有含软骨的组织	Col2a1CreER^{T2}
			Col2a1 DOX-Cre
	Col2a1-大鼠	胚胎期 15.5 天的生长板软骨细胞、后肢软骨	Col2a1CreER^T
	Col10a1	肥大软骨细胞，在皮肤也有少量表达	1kb Col10a1-Cre
			Col10a1-Cre（BAC）
	Aggrecan	生长板（增殖和肥大带软骨细胞）和关节软骨	Aggrecan-Cre
			Aggrecan-CreER^{T2}
成骨细胞	Runx2	骨膜细胞、成骨细胞、骨细胞、肥大软骨细胞	Runx2-CreERT
	Osx	胚胎期 14.5 天软骨膜，成骨前体细胞，在肥大软骨细胞、骨膜也有少量表达	Tet-Osx-Cre
			Osx-CreER^{T2}
	Col1a11-2.3kb	胚胎期 14.5 天颅骨和长骨骨化中心，成熟成骨细胞，成牙质细胞	2.3kb Col1a1-Cre
		所有骨骼，成牙质细胞都有表达	2.3kb Col1a1-CreER^{T2}
	Col1-3.2kb	肌腱，成骨细胞，成牙质细胞，皮肤中少量表达成骨前体细胞	3.2kb Col1-CreER^{T2}
	Col1a1-3.6kb	颅缝间充质，各阶段成骨细胞，生长板软骨有零星表达	3.6kb Col1a1-Cre
	Col1a1-2.3kb（大鼠）	成熟成骨细胞和骨细胞	2.3kb Col1a1-Cre
	Col1a1-3.6kb（大鼠）	关节软骨、肌腱，胚胎期 18 天之前的软骨	3.6kb Col1a1-Cre
	Oc-1.3kb	成骨细胞	1.3kb Oc-Cre
	Oc-2.3kb	成骨细胞	2.3kb Oc-Cre
	Oc-10kb（人）	胚胎期 17 天骨化中心，成熟的成骨细胞，骨细胞	10kb-Oc-Cre
骨细胞	Dmp1~15kb	骨细胞和牙本质细胞	15kb Dmp1-Cre；DMP-DTR
	Dmp1~10kb	骨细胞和牙本质细胞，少量在成骨细胞表达	10kb Dmp1-CreERT

细胞类型	启动子	启动子主要表达模式	Cre 类型
	TRAP	分化的破骨细胞，在软骨细胞中也有少量表达	Trap-Cre
破骨细胞	Lysozyme	髓样细胞，单核巨噬细胞	Lysozyme-Cre
	Ctsk	破骨细胞	Ctsk-Cre

注：Ctsk, cathepsin K；Col1a1, collagen 1a1；Col2a1, collagen 2a1；Col10a1, collagen 10a1；Osx, osterix；Oc, osteocalcin；Prx1, paired related homeobox 1；Runx2, runt-related transcription factor 2；Dmp1, dentin matrix protein 1；TRAP, tartrate-resistant acid phosphatase

（陈　林　苏　楠　唐玉彬）

参 考 文 献

[1] Bonucci E, Ballanti P. Osteoporosis-Bone Remodeling and Animal Models. Toxicologic pathology, 2014, 42 (6)：957-969.

[2] Su N, Jin M, Chen L. Role of FGF/FGFR signaling in skeletal development and homeostasis：learning from mouse models. Bone Research, 2014, 3：9-32.

[3] Kaplan FS, Pignolo RJ, Shore EM. From mysteries to medicines：drug development for fibrodysplasia ossificans progressive. Expert opinion on orphan drugs, 2013, 1 (8)：637-649.

[4] Weng T, Yi L, Huang J, et al. Genetic inhibition of fibroblast growth factor receptor 1 in knee cartilage attenuates the degeneration of articular cartilage in adult mice. Arthritis and rheumatism, 2012, 64 (12)：3982-3992.

[5] Kim JE, Nakashima K, de Crombrugghe B. Transgenic mice expressing a ligand-inducible cre recombinase in osteoblasts and odontoblasts：a new tool to examine physiology and disease of postnatal bone and tooth. The American journal of pathology, 2004, 165 (6)：1875-1882.

[6] Li H, Haurigot V, Doyon Y, et al. In vivo genome editing restores haemostasis in a mouse model of haemophilia. Nature, 2011, 475 (7355)：217-221.

[7] Urnov FD, Rebar EJ, Holmes MC, et al. Genome editing with engineered zinc finger nucleases. Nature reviews Genetics, 2010, 11 (9)：636-646.

[8] Niu Y, Shen B, Cui Y, et al. Generation of gene-modified cynomolgus monkey via Cas9/RNA-mediated gene targeting in one-cell embryos. Cell, 2014, 156 (4)：836-843.

[9] Wu Y, Liang D, Wang Y, et al. Correction of a genetic disease in mouse via use of CRISPR/Cas9. Cell stem cell, 2013, 13 (6)：659-662.

[10] Niu J, Zhang B, Chen H. Applications of TALENs and CRISPR/Cas9 in human cells and their potentials for gene therapy. Molecular biotechnology, 2014, 56 (8)：681-688.

[11] Chen Y, Cui Y, Shen B, et al. Germline acquisition of Cas9/RNA-mediated gene modifications in monkeys. Cell research, 2015, 25 (2)：262-265.

[12] Chen F, Guo R, Itoh S, et al. First mouse model for combined osteogenesis imperfecta and Ehlers-Danlos syndrome. Journal of bone and mineral research：the official journal of the American Society for Bone and Mineral Research, 2014, 29 (6)：1412-1423.

[13] Edderkaoui B, Kesavan C, Baylink DJ, et al. ENU mutation mapped to a distal region of chromosome 11 is a major determinant of bone size. Physiological genomics, 2013, 45 (24)：1222-1228.

[14] Xi Y, Chen D, Sun L, et al. Characterization of zebrafish mutants with defects in bone calcification during development. Biochemical and biophysical research communications, 2013, 440 (1)：132-136.

[15] 徐苓. 骨质疏松症. 上海：上海科学技术出版社, 2011, 384-393.

第十二章 单基因突变与代谢性骨病

突变（mutation）是机体正常 DNA 序列的改变，DNA 突变是遗传病的病因，一般涉及单个基因，由于影响蛋白质功能的编码区突变。单基因病的特点：①简单：是指发病模式简单，环境因素作用小（常染色体、X 与 Y 染色体、隐性、显性）；②严重：往往是严重影响蛋白功能的基因突变所致；③罕见：这些严重突变往往被自然选择淘汰。基因突变导致的代谢性骨病多在出生后或婴幼儿时期发病，严重影响骨骼生长发育，常常致残，甚至致死。单基因骨病防治难点，一在于临床：缺乏致病基因突变检测；二在于预防：缺乏有效的产前筛查与干预手段。因此，临床医师尽可能开展致病基因检测，将突变结合临床表现就可以确诊，从而开展有效治疗，同时，必须开展遗传咨询和干预才能阻止遗传病的传递。

按照 2015 修订版遗传性骨骼疾病病因学和分类，涵盖了一部分代谢性骨病。23 大类是骨硬化和相关疾病，包括 20 种疾病；24 大类是其他硬化性骨病，内含 19 种疾病；25 大类是成骨不全和低骨密度类疾病，包括 20 种疾病；26 大类是异常矿化类疾病，包括 11 种疾病；骨溶解类疾病，包括 7 种疾病。上述这些疾病遗传方式主要是常染色体显性和隐性，虽然近年借助全外显子组或全基因组测序技术，大大推进了遗传性代谢性骨病的致病基因发现的速度。表 4-12-1 至表 4-12-3 显示各类代谢性骨病和致病基因。

表 4-12-1 骨硬化及其相关疾病

分 类	遗传	MIM 号	基 因	蛋 白	备 注
骨硬化，严重新生儿/幼儿型（OPTB1）	AR	259700	TCIRG1	ATP 酶泵亚基	
骨硬化，严重新生儿/幼儿型（OPTB4）	AR	611490	CLCN7	Cl⁻ 通道 7	
骨硬化，严重新生儿/幼儿型（OPTB8）	AR	615085	SNX10	分选蛋白 10	
骨硬化，幼儿型伴神经系统损害（OPTB5）	AR	259720	OSTM1	骨硬化相关跨膜蛋白	包括伴有婴儿神经轴突性营养不良的骨硬化
骨硬化，中间型，破骨细胞减少（OPTB2）	AR	259710	RANKL（TNFSF11）	NF-κ-B 受体激动剂配体（肿瘤坏死因子配体超家族，成员 11）	—
骨硬化，幼儿型，破骨细胞减少伴免疫球蛋白缺陷（OPTB7）	AR	612302	RANK（TNFRSF11A）	NF-κ-B 受体激动剂配体	
骨硬化，中间型（OPTB6）	AR	611497	PLEKHM1	M 家族成员-1 的血小板-白血病 C 激酶底物同源结构域	
骨硬化，中间型（OPTA2）	AR	259710	CLCN7	Cl⁻ 通道 7	
骨硬化伴肾小管酸中毒（OPTB3）	AR	259730	CA2	碳酸酐酶 2	
骨硬化，迟发 1 型（OPTA1）	AD	607634	LRP5	低密度脂蛋白相关蛋白 5	包括 Worth 型骨硬化
骨硬化，迟发 2 型（OPTA2）	AD	166600	CLCN7	Cl⁻ 通道 7	
骨硬化伴外胚层发育不良与免疫缺损（OLEDAID）	XL	300301	IKBKG（NEMO）	κ 轻链抑制因子增强子激酶	
骨硬化，轻型伴白细胞黏附缺陷综合征（LAD3）	AR	612840	FERMT3（KIND3）	铁蛋白 3（整合素相互作用蛋白 3）	

分　类	遗传	MIM 号	基　因	蛋　白	备　注
骨硬化，轻型伴白细胞黏附缺陷综合征	AR	612840	RASGRP2（CalDAGGEF1）	Ras 鸟苷酸释放蛋白 2	
致密性成骨不全	AR	265800	CTSK	组织蛋白酶 K	
脆性骨硬化（骨斑点症）	AD	155950	LEMD3	LEM 结构域 3	包括 Buschke-Ollendorff 综合征
肢骨纹状肥大症伴脆性骨硬化	AD	155950	LEMD3	LEM 结构域 3	包括复合硬化性骨发育不良
先天性条纹状骨病伴颅骨狭窄（OSCS）	XLD	300373	WTX	FAM123B	
肢骨纹状肥大症	SP	155950			目前没有识别生殖细胞 LEM 结构域 3 基因突变
硬化性骨发育不全症	AR	224300	SLC29A3	溶质载体家族 29（核苷转运蛋白）	

注：AR：常染色体隐性遗传，AD：常染色体显性遗传，XL：X-连锁，XLD：X-连锁显性遗传，SP：散发性

表 4-12-2　其他硬化性骨病

分　类	遗传	MIM 号	基　因	蛋　白	备　注
颅骨干骺端发育不良症常染色体显性型	AD	123000	ANKH	同源小鼠 ANK（关节强直）基因	功能增强突变
Camurati-Engelmann 骨干发育不良	AD	131300	TGFB1	转化生长因子 β₁	
Ghosal 综合征	AR	231095	TBXAS1	血栓素 A 合酶 1	
肥大性骨关节病	AR	259100	HPGD	15α-羟基前列腺素脱氢酶	包括颅骨骨关节病和隐性的厚皮性骨膜增生症
厚皮性骨膜增生症（肥大性骨关节病，原发性，常染色体显性）	AD	167100			与隐性遗传 HPGD 缺乏症尚不清楚
眼牙骨发育不良（ODOD）轻型	AD	164200	GJA1	间隙连接蛋白 α-1	
眼牙骨发育不良（ODOD）重型	AR	257850	GJA1	间隙连接蛋白 α-1	可能为轻型纯合子
骨异常扩张症伴高磷酸酶血症（青少年 Paget 病）	AR	239000	OPG	骨保护素	
硬化性骨化病	AR，AD	269500	SOST	硬骨抑素	
		614305	LRP4	低密度脂蛋白受体相关蛋白 4	
骨内膜骨质增生，van Buchem 型	AR	239100	SOST	硬骨抑素	SOST 下游特异 52kb 缺失
毛发-牙齿-骨综合征	AD	190320	DLX3	同位序列末端缺失	
颅骨干骺端发育不良症，常染色体隐性型	AR	218400	GJA1	间隙连接蛋白 α-1	
骨干髓腔狭窄伴恶性纤维组织细胞瘤	AD	112250			又名 Hardcastle
颅骨骨干发育不良	AD	122860	SOST	硬骨抑素	显性抑制
颅骨中段骨干发育异常，缝间骨型	AR	615118			又名 Schwartz-Lelek 发育不良
骨内膜硬化伴小脑发育不良	AR	213002			
Lenz-Majewsk 骨肥厚发育不良	SP	151050	PTDSS1	磷脂酰丝氨酸合酶 1	
干骺端发育不良，Braun-Tinschert 型	AD	605946			
Pyle 病（家族性干骺端发育不良）	AR	265900			

表 4-12-3 成骨不全

分 类	遗传	MIM 号	基 因	蛋 白	备 注
成骨不全非致畸形（OI type 1）	AD		COL1A1	胶原蛋白-1-α-1 链	持续蓝色巩膜型
			COL1A2	胶原蛋白-1-α-2 链	
成骨不全围产期致死型（OI type 2）	AD，AR		COL1A1		
			COL1A2		
			CRTAP	软骨相关蛋白	见 Bruck 综合征
			LEPRE1	亮氨酸、脯氨酸富集的蛋白多糖（皮屑蛋白）1	
			PPIB	肽基脯氨酰异构酶 B（亲环蛋白 B）	
成骨不全进行性致畸形（OI type 3）	AD，AR		COL1A1		
			COL1A2		
			CRTAP		
			LEPRE1		
			PPIB		
			SERPINH1	丝氨酸蛋白酶抑制剂分枝 H，成员 1	
			BMP1	骨形成蛋白 1	
			FKBP10	FK506 结合蛋白 10	
			PLOD2	原胶原赖氨酰羟化酶 2	
			SERPINF1	丝氨酸蛋白酶抑制剂分枝 F，成员 1	
			SP7	SP7 转录因子（osterix）	
			WNT1	无翼型 MMTV 整合位点家族，成员	
			TMEM38B	横跨膜蛋白 38B	
			CREB3L1	OASIS	
			SEC24D	SEC24 相关基因家族，成员 D	
成骨不全中度（OI type 4）	AD，AR		COL1A1		
			COL1A2		巩膜一般正常
			CRTAP		
			PPIB		
			FKBP10		
			SERPINF1		
			WNT1		
			SP7		
成骨不全伴骨间膜钙化和/或巨大骨痂（OI type 5）	AD	610967	IFITM5	干扰素诱导跨膜蛋白 5	

表 4-12-4 异常矿化

分　类	遗传	MIM 号	基　因	蛋　白	备　注
低磷酸酶症，围生期致死型，幼儿和青少年型	AR	241500	ALPL	组织非特异性碱性磷酸酶（TNSALP）	家系内变异
低磷酸酶症，青少年和成人型	AD	146300	ALPL	组织非特异性碱性磷酸酶（TNSALP）	包括牙齿型低碱性磷酸酶血症
低血磷性佝偻病，X 染色体显性	XLD	307800	PHEX	X 连锁低磷血症膜蛋白酶	
低血磷性佝偻病，常染色显性	AD	193100	FGF23	成纤维细胞生长因子 23	
低血磷性佝偻病，常染色体隐性 1 型（ARHR1）	AR	241520	DMP1	牙质基质酸磷蛋白 1	
低血磷性佝偻病，常染色体隐性 2 型（ARHR2）	AR	613312	ENPP1	核苷酸内焦磷酸酶/磷酸二酯酶 1	
低血磷性佝偻病，伴高尿钙，X 染色体隐性	XLR	300554	ClCN5	Cl⁻ 通道 5	Dent 病一部分
低血磷性佝偻病，伴高尿钙，常染色体隐性（HHRH）	AR	241530	SLC34A3	磷酸钠协同转运蛋白	
新生儿甲状旁腺功能亢进，重型	AR	239200	CASR	钙敏感受体	
家族性高尿钙低血钙，伴短暂新生儿甲状旁腺功能亢进	AD	145980	CASR	钙敏感受体	
焦磷酸钙沉积病 2 型	AD	118600	ANKH	同源小鼠 ANK（关节强直）基因	功能缺失突变

注：XLR：X 连锁隐性遗传

上述各类遗传性代谢性骨病家族性或者散发均有，临床问诊时要详细询问家族史，包括是否近亲、家族中类似发病情况等，如果疑及遗传病，征得病人及其家族成员同意，尽可能取得外周血，以便进行后续 DNA 抽提和突变检测。对于这些骨病的诊断可以按如下步骤进行：

1. 如果是家族性发病，应收集所有家系成员信息，对先证者及患病家庭成员进行相关的实验室检查，包括血钙、磷、碱性磷酸酶、肝肾功能以及骨转换生化指标等，对受累骨骼进行 X 线平片以及骨核素扫描和双能 X 线吸收仪骨密度等检查。

2. 无论是家族性发病或是散发病例，根据家系图判断遗传模式，多为常染色体显性（AD）或隐性（AR）遗传，很少部分为 X 连锁。此外是散发病例（SP），明确了遗传模式，有助于选择何种致病基因检测。

3. 根据临床表现和骨骼 X 线表现确定最主要的特征，拟诊哪一个类型代谢性骨病。

4. 依据上述遗传方式与临床主要特征与已报告的遗传性骨病进行比对，可以选择资源库，包括 OMIM、2015 修订版遗传性骨骼疾病病因学和分类等，将怀疑的致病基因进行筛查。

5. 使用常规测序方法（一代测序）对已知基因的编码区进行测序，可以发现突变。

6. 使用二代测序方法对未知致病基因的样本进行全外显子组或全基因组测序，二代测序近年应用在遗传性骨病中，已经发现了数十个致病基因（表 4-12-5），其中 SCLCO2A1 导致原发性肥大性骨关节病是我们在国内外首先报道，为常隐 2 型。

表 4-12-5　2011 年以来利用二代测序技术发现涉及骨与关节病变的部分致病基因

疾病名称	致病基因	发表杂志	发表时间（年）
Hajdu-Cheney syndrome	NOTCH2	Nat Genet	2011
Terminal osseous dysplasia	FLNA	Am J Hum Genet	2011
Anauxetic dysplasia	POP1	Plos Genet	2011
KBG syndrome	ANKRD11	Am J Hum Genet	2011
Adamas-Oliver syndrome	ARHGAP31	Am J Hum Genet	2011
Acromicric and geleophysis dysplasia	FBN1	Am J Hum Genet	2011
Spondyloepimetaphyseal dysplasia with joint laxity	KIF22	Am J Hum Genet	2011
Osteogenesis imperfecta	SERPINF1	Am J Hum Genet	2011
Myhre syndrome	SMAD4	Nat Genet	2012
Cantu syndrome	ABCC9	Nat Genet／Am J Hum Genet	2012
Osteogenesis imperfecta	BMP1	Am J Hum Genet	2012
Floating-Harbor syndrome	SRCAP	Am J Hum Genet	2012
Osteogenesis imperfecta type V	IFITM5	Am J Hum Genet	2012
Genitopatellar syndrome	KAT6B	Am J Hum Genet	2012
Multicentric carpotarsal osteolysis	MAFB	Am J Hum Genet	2012
Acrodysostosis	PDE4D	Am J Hum Genet	2012
SOFT syndrome	POC1A	Am J Hum Genet	2012
Primary hypertophic osteoarthropathy	SLCO2A1	Am J Hum Genet	2012
Bent Bone Dysplasia-FGFR2 type	FGFR2	Am J Hum Genet	2012
Ehlers-Danlos Syndrome with Progressive Kyphoscoliosis, Myopathy, and Hearing Loss	FKBP14	Am J Hum Genet	2012
Multicentric Osteolysis and Arthritis Disease Winchester Syndrome	MT1-MMP	Am J Hum Genet	2012
Adams-Oliver Syndrome	RBPJ	Am J Hum Genet	2012
Hypoparathyroidism and Impaired Skeletal Development	FAM111A	Am J Hum Genet	2013
Metaphyseal Dysplasia with Maxillary Hypoplasia and Brachydactyly	RUNX2	Am J Hum Genet	2013
Autosomal-recessive osteogenesis imperfecta	WNT1	Am J Hum Genet	2013
Early-onset osteoporosis and osteogenesis imperfecta	WNT1	N Engl J Med	2013
X-linked osteoporosis with fractures	PLS3	N Engl J Med	2013
Adams-Oliver Syndrome	NOTCH1	Am J Hum Genet	2014
Spondylometaphyseal Dysplasia with Cone-Rod Dystrophy	PCYT1A	Am J Hum Genet	2014
Lenz-Majewski syndrome	PTDSS1	Nat Genet	2014
Recessive osteogenesis imperfecta	SPARC	Am J Hum Genet	2015
Cole-Carpenter syndrome 2	SEC24D	Am J Hum Genet	2015
Severe Paget Disease of Bone Associated with Giant Cell Tumor	ZNF687	Am J Hum Genet	2016
Spondyloepimetaphyseal dysplasia, Camera-Genevieve type	NANS	Nat Genet	2016

（章振林）

参 考 文 献

［1］ Bonafe L, Cormier-Daire V, Hall C, et al. Nosology and classification of genetic skeletal disorders: 2015 revision. Am J Med Genet A, 2015, 167A (12): 2869-2892.

［2］ van Dijk FS, Zillikens MC, Micha D, et al. PLS3 mutations in X-linked osteoporosis with fractures. N Engl J Med, 2013, 369 (16): 1529-1536.

［3］ Laine CM, Joeng KS, Campeau PM, et al. WNT1 mutations in early-onset osteoporosis and osteogenesis imperfecta. N Engl J Med, 2013, 368 (19): 1809-1816.

［4］ Zhang Z, Xia W, He J, et al. Exome sequencing identifies SLCO2A1 mutations as a cause of primary hypertrophic osteoarthropathy. Am J Hum Genet, 2012, 90 (1): 125-132.

第十三章　核医学技术在代谢性骨病中的应用

第一节　骨核素显像

一、原理

骨组织由有机质和无机质组成。无机质的主要成分是羟基磷灰石晶体及磷酸钙。经静脉注射的骨显像剂，通过血液循环到达骨表面，一是与羟基磷灰石晶体进行离子交换或化学吸附；二是与骨组织中有机质结合，一些磷或膦酸盐化合物与未成熟骨胶原的亲和力甚至高于化学吸附。

骨骼各部位摄取放射性的多少主要与以下因素有关：①血流量：局部骨骼血流灌注量增加，示踪剂摄取也增加，血流量增加 3~4 倍，放射性摄取可增加 30%~40%。②代谢活性：骨转换（bone turnover）率也就是骨更新速率，是决定示踪剂摄取的重要因素，骨表面的大小也与示踪剂摄取有关；另外，示踪剂摄取增加也见于生长中心和成骨细胞活跃的部位。③交感神经张力：交感神经兴奋可致毛细血管收缩；交感神经切除、中风或偏瘫的部位可致血管扩张，骨髓炎、骨折或肿瘤部位骨内的交感神经减少可致充血，这些均可引起示踪剂摄取增加。此外，细胞内外的环境、疾病的种类等因素也可以影响放射性的摄取。

总之，骨组织血流量增加、无机盐代谢旺盛、成骨细胞活跃和新骨形成时示踪剂摄取增加，呈现异常的放射性增高或浓聚区；骨组织血流量减少，无机盐代谢低下，出现溶骨病灶时示踪剂摄取减少，呈现异常的放射性减低或缺损区。由于全身各部位骨骼生理和病理状态不同，示踪剂摄取程度亦不同，可应用 γ 照相机或 SPECT 进行骨显像。

二、适应证

1. 早期发现恶性肿瘤的骨转移灶，确定疾病分期，评价治疗效果及随诊。
2. 帮助确定原发骨肿瘤的范围、转移病灶以及监测疗效。
3. 骨髓炎的诊断和鉴别诊断。
4. 辅助诊断临床疑诊的代谢性骨病。
5. 鉴别诊断骨关节疾病。
6. 应用于骨创伤检查，可定性诊断 X 线片阴性临床可疑骨折的病灶。
7. 鉴别诊断急性、陈旧性骨折和近期压缩性椎体骨折。
8. 对人工关节成形术的术后随诊。
9. 缺血性骨坏死的辅助诊断。
10. 监测移植骨存活情况。
11. 定位诊断软组织钙化和异位骨化。
12. 辅助诊断反射性交感神经营养不良综合征。

本章节主要讨论代谢性骨病的骨显像。

三、显像方法

（一）显像剂

1971 年^{99m}Tc 标记的多磷酸盐作为骨显像剂开始应用于临床，目前主要使用^{99m}Tc 标记的磷酸盐和膦酸盐化合物，均以氯化亚锡为还原剂。国内外应用最广泛的骨显像剂是^{99m}Tc 标记的亚甲基二膦酸盐（^{99m}Tc-MDP），静脉注药后 2~3 小时可被骨摄取 50%~60%，至 24 小时无明显变化，其余由泌尿系统排出。

（二）采集方法

骨显像可分为平面显像和断层显像（SPECT），平面显像包括动态显像和静态显像，前者分为三时相法和四时相法，后者分为全身显像和局部显像。

三时相法是在静脉"弹丸"式注射显像剂后于不同时间进行动态连续显像，分别获得血流相、血池相及延迟相的影像结果。血流相提示了大血管的空间变异，反映局部的血流灌注和血管通畅情况；血池相反映软组织的血液供应、新生血管的形成；延迟相反映骨的代谢活性，也就是静态显像，用于评价创伤、炎症和原发骨肿瘤等；一些软组织肿物也可用三时相法检查。四时相法是在三时相法的基础上再加一次 18~24 小时的延迟显像，常用于诊断骨髓炎、外周血管疾病或静脉功能不全时，有时也有助于鉴别病变的良恶性。

全身显像可以一次性显示前后位及后前位全身骨骼的影像，未能明确的部位则应根据病灶部位加做不同体位的局部显像。

单光子发射计算机断层（single photon emission computed tomography，SPECT）骨显像可以把被检查部位与周围组织的放射性分开，弥补平面显像因前后骨骼重叠影响定位诊断的不足，提高图像的对比度和定位的准确性，减少伪影，从而提高诊断的准确率。

（三）显像相关注意事项

1. 全身显像

（1）受检者无需特殊准备，成人剂量为^{99m}Tc-MDP 555~1110MBq（15~30mCi），儿童剂量为 9.25MBq/kg（925×10^{7}Bq/kg）（0.25mCi/kg），经静脉注入，注射部位应远离可疑有病变的部位；最好在注射后 2 小时内饮水 500~1000ml，多次排尿，特别是显像前嘱病人排尽尿液；显像前摘除身上金属物品、乳房假体等，不能摘除的假体、起搏器等应记录性质及位置；显像前 24 小时内不做消化道造影；因疼痛不能平卧者，应提前给予镇痛药物。注药后 3~6 小时行全身一次性显像。

（2）受检者采用仰卧位，使用 γ 照相机或 SPECT，探头配置低能高分辨或低能通用准直器。扫描速度 15~25cm/min。

2. 局部显像

（1）对于全身显像未能明确的部位应加做局部显像，可根据病灶部位改变体位，采用侧位、斜位或坐位（尾骨对探头），即 TOD（tail on the detector）位等。

1）双臂抬高胸部后位像：全身骨显像不能辨别病灶位于肩胛骨或肋骨时，应做双臂抬高胸部后位像。

2）胸部斜位像：胸骨和胸椎病变难以分辨或胸廓外缘有异常放射性增高或浓聚时，应做胸部斜位像。

3）下胸椎和腰椎后斜位像：下胸椎和腰椎病变的性质不明确时，应做后斜位像。

4）TOD 位像：当膀胱影遮盖了耻骨，特别是耻骨可疑有病变时，需做 TOD 位像，使耻骨与膀胱影分开。

5）双足骨显像：可以更精确的定位。

（2）病人采用仰卧位，使用 γ 照相机或 SPECT，探头配置低能高分辨或低能通用准直器，必要时还可采用针孔准直器，以观察细小或重叠部位。

3. 三时相法和四时相法动态显像　病人采用仰卧位，探头对准临床所需要部位，对侧相应部位也应包括在采集范围内，以便进行对比分析。使用"弹丸"注射技术。

（1）血流相：2~3 秒/帧，连续 60 秒。

（2）血池相：注射后 1~2 分钟采集，60 秒/帧，采集 1~5 帧。

（3）延迟相与静态骨显像相同。

（4）18~24 小时延迟相，采集 100K/帧。

4. 断层显像　病人采用仰卧位，使用 SPECT，探头包括临床关心的部位，配置低能高分辨准直器，以尽量小的旋转半径旋转 360°，根据部位不同，20~40 秒/帧，64 帧/360°。

四、图像分析

（一）正常图像

1. 全身和局部骨显像（图 4-13-1）

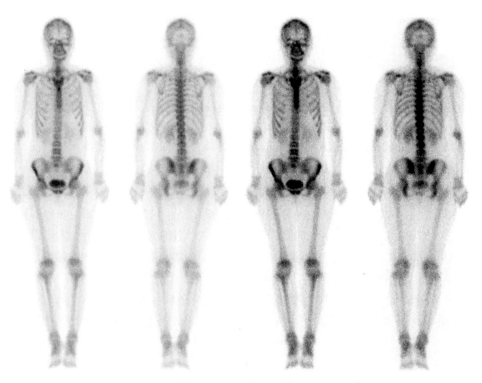

图 4-13-1　正常骨显像

（1）全身骨骼呈对称性的放射性分布，但由于不同部位骨骼的结构、代谢程度及血流状况不同，示踪剂摄取也不同。鼻咽部和副鼻窦区血流丰富，椎骨、肋骨、髂骨、颅骨板以及长骨的骨骺端等部位因含有大量代谢活跃、血运丰富的松质骨，摄取示踪剂较多，显影清晰，长骨血运不丰富，摄取示踪剂较少，显影相对欠清晰。

（2）前位检查时，可见颅骨板、锁骨、肩峰、胸锁关节、肋软骨结合处、肘关节、腕关节、髂骨翼、股骨粗隆、膝关节、踝关节等对称显影；胸骨显影清晰；肋骨条清晰可辨。

（3）后位检查时脊柱显影清晰，但由于正常生理弯曲，胸椎中下段和腰椎上段显影更为清晰；肩胛骨的喙突、肩峰、肩胛冈、肩胛下角显影较其余部分更为清晰；后肋、骶骨、骶髂关节对称显影；坐骨结节也较清晰；肾脏显影比前位清晰。

（4）各年龄段儿童的骨显像表现也不同，与正常成年人骨显像有区别。在正常儿童四肢长骨发育期，关节软骨下骨板壳形成过程中直至骺线闭合，骨骺和骨化中心周围的软骨钙化带都表现为放射性增高带，为正常骨显像表现。

2. 三时相法和四时相法动态显像（图 4-13-2）

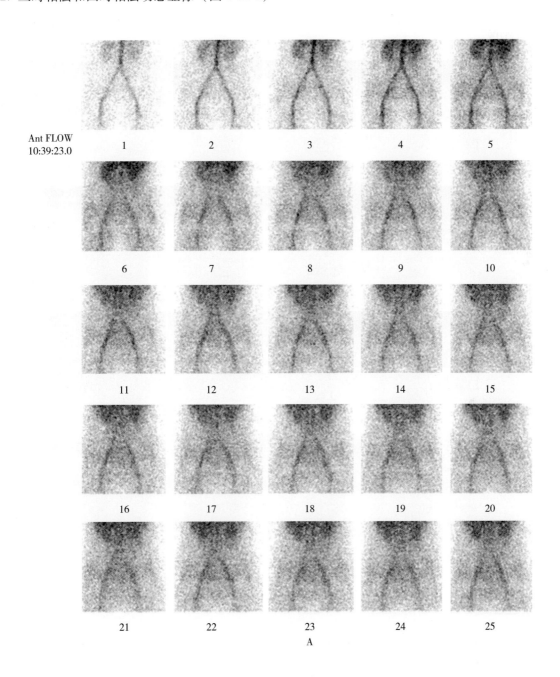

Ant FLOW
10:39:23.0

A

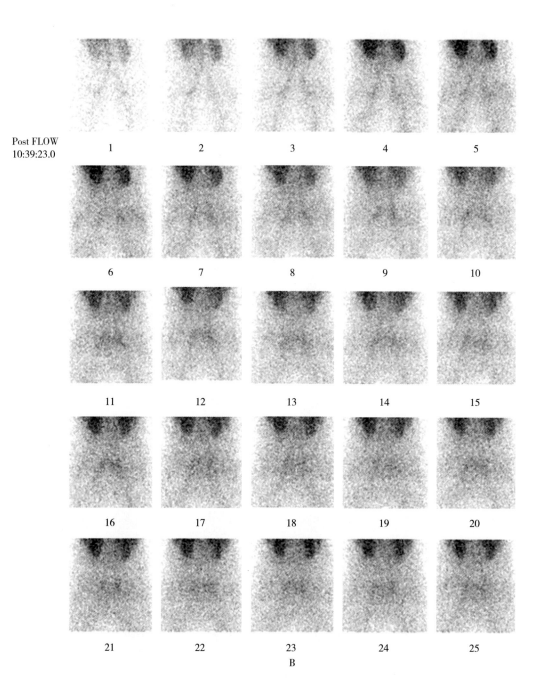

Post FLOW
10:39:23.0

B

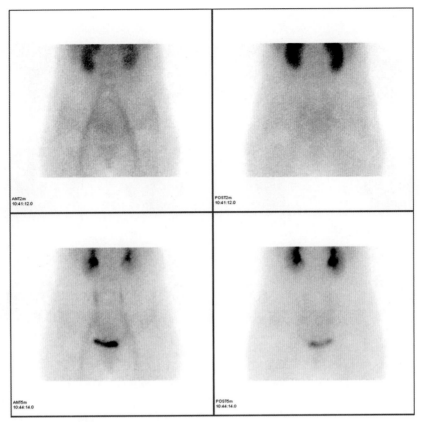

C

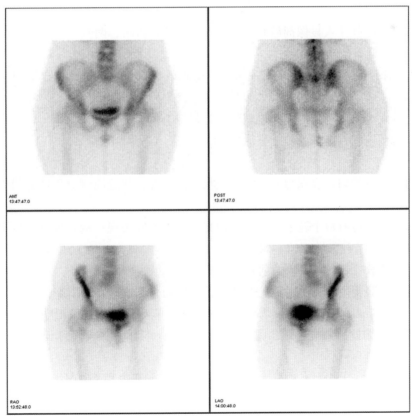

D

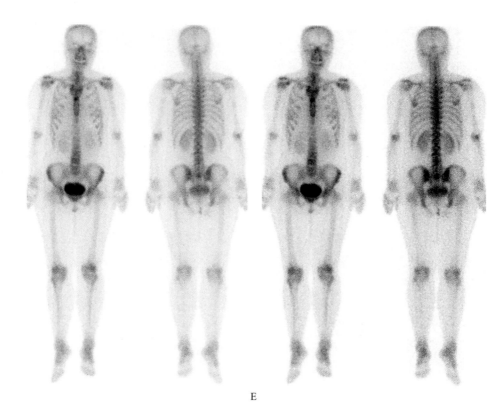

E

图 4-13-2　正常三时相骨显像

注：A. 血流相（前后位）；B. 血流相（后前位）；C. 2 分钟及 5 分钟血池相；D. 局部延迟相；E. 全身延迟相（静态像）

（1）血流相：可见静脉注入显像剂后 8~12 秒大血管显影清晰，两侧基本对称，随之可见软组织轮廓，放射性相对均匀地分布于软组织。

（2）血池相：2 分钟后为血池相，仍可见大血管影，软组织进一步显影，轮廓更为清晰，放射性分布均匀、基本对称。

（3）延迟相：2~4 小时后为延迟相，表现同静态显像。

（4）18~24 小时延迟相，基本与静态显像相同。

3. 正常变异

（1）颅骨放射性可不均匀，表现为不规则和斑状，前位像矢状缝两侧对称性放射性增加，侧位像蝶骨翼放射性增高。

（2）胸骨呈多样性，可有数个较浓的圆影，剑突尖端有不同表现；胸骨远侧可以呈鸭嘴形，中心放射性可减低；右侧胸锁关节放射性可较左侧增高。

（3）肋软骨和甲状软骨钙化，可呈放射性增高。

（4）两侧肱骨三角肌粗隆可以不对称，劳动和运动侧的骨骼放射性稍增高，约占 7%。

（5）"彩点肋"（stippling ribs）约占 7%，后位骨显像单侧或双侧有数根肋骨有局灶性放射性稍增高区，但较肩胛骨的尖端处放射性略低，是胸段髂肋肌插入所致，病人无任何症状，X 线片肋骨正常（图 4-13-3）。

（6）肋骨分叉畸形。

（7）脊柱融合不良可出现局部放射性缺损区，如腰椎 5 与骶椎 1 间的放射性缺损区是由棘突部分融合所致。

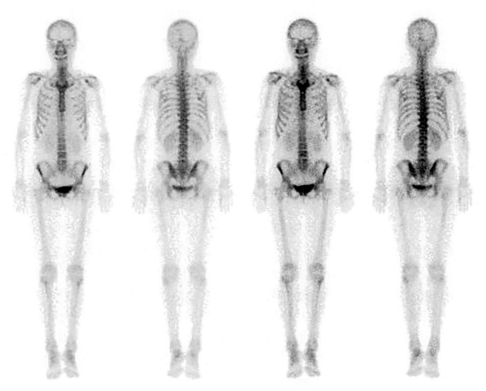

图 4-13-3　"彩点肋"（正常变异）

注：双侧第 7~11 后肋可见局限性放射性增高区，为"彩点肋"

（8）"热髋征"：双侧髋骨可呈对称性放射性增高，病人无任何症状。

（二）异常图像及其临床意义

1. 全身和局部骨显像　根据示踪剂摄取的多少分为放射性增高或浓聚区和放射性减低或缺损区；根据放射性异常的范围分为弥漫性和局限性病变；根据病变的形态分为点状、圆形、条形、不规则形、片状、团块状和炸面圈状等；根据异常数量分为单发和多发。

（1）骨异常放射性增高或浓聚区是骨显像最常见的异常表现，出现在骨组织血供增加、代谢增加或产生骨质破坏新骨形成的病变，如骨转移瘤、原发性骨肿瘤、骨折、骨髓炎和代谢性骨病等，这种异常在疾病早期有功能代谢改变时就已经出现；交感神经切除、中风或偏瘫的部位可致血管扩张，骨髓炎、骨折或肿瘤部位骨内的交感神经减少可致充血，这些均可引起该部位的放射性增高。

（2）骨异常放射性减低或缺损区出现在骨组织血供减少、代谢减低或产生溶骨的病变，如骨囊肿、骨梗死或骨坏死早期、早期股骨头缺血性坏死、多发性骨髓瘤、骨转移瘤、骨折后前几个小时以及放射治疗后，均可出现异常的放射性减低或缺损区；在骨髓炎早期，由于炎症细胞侵犯到骨髓腔，血管发生栓塞，血供中断，亦可出现放射性缺损区。

（3）骨外异常放射性浓聚区是指许多骨外病变可摄取骨显像剂，如胸水、心包积液、钙化的心瓣膜、骨化性肌炎、畸胎瘤、急性心肌梗死灶、泌尿系统结石和某些恶性肿瘤原发或转移病灶等，如结肠癌、乳腺癌和肺癌的肝转移灶的摄取；脾梗死灶的摄取；近期的脑梗死灶的摄取等；甲状旁腺功能亢进导致关节周围、皮下组织、血管壁及内脏的摄取；接受葡聚糖铁等注射治疗的药物，注射部位的摄取。

2. 三时相法和四时相法动态显像　血流相、血池相及延迟相均需两侧对比，血流相能反映大血管充盈时间、位置或形态的异常，表现为两侧不对称，放射性分布提前，出现异常的放射性增高或减低，可提示病变部位血管的空间变异、血管通畅异常以及血流灌注异常，可用于评价炎症、创伤，鉴别原发骨骼及软组织病变的良、恶性；血池相在软组织和骨内出现异常的放射性增高或浓聚区（热区）和放射性减低或缺损区（冷区），反映软组织的血液供应的异常增高或减低；延迟相的异常表现与静态显像相同。

五、临床应用

代谢性骨病（metabolic bone disease）包含了一大组系统性累及骨骼的疾病，除了骨质疏松，大部分的代谢性骨病都与甲状旁腺激素升高导致的骨转换增加有关，如营养缺乏、内分泌失调、酸碱失衡、肾脏疾病和遗传缺陷等。骨显像作为功能显像，具有较高的敏感性，并且在一次显像中可以反映出全身的情况，目前在代谢性骨病中的作用主要在于全身评估、发现局灶病变及其并发症。代谢性骨病包括很多种疾病，常见的有原发性甲状旁腺功能亢进、肾性骨营养不良、骨质疏松症、骨软化症和佝偻病、Paget病，罕见的有骨纤维异样增殖症、成骨不全、软骨发育不全、维生素D过多症、甲状腺功能亢进等。严重的代谢性骨病有一些共同特点：①中轴骨示踪剂摄取增高。②长骨示踪剂摄取增高。③关节周围示踪剂摄取增加。④颅骨和下颌骨示踪剂摄取增加，呈"黑颅"。⑤肋软骨连接处放射性增高，呈"串珠状"（beading）。⑥胸骨柄和胸骨体侧缘示踪剂摄取增加，呈"领带征"（tie sign）。⑦肾影变淡或消失，与恶性肿瘤广泛骨转移的"超级影像"有相似之处。

这些特征是因骨转换增高引起的，在轻度的骨代谢增加的病例骨显像可以表现为正常，严重的病例中可见到典型的特征。有人提出用代谢指数（metabolic index）诊断代谢性骨病，即将上述七种特征分别记分之和（0：正常；1：异常；2：显著异常）为代谢指数，>4时，诊断为代谢性骨病。

（一）原发性甲状旁腺功能亢进症（primary hyperparathyroidism）

原发性甲状旁腺功能亢进症是由于甲状旁腺激素分泌过多，使破骨细胞增生活跃、导致骨质溶解吸收并为纤维组织所替代的病理过程。骨组织中钙、磷大量进入血浆，而磷排出快，形成高血钙、低血磷，甲状旁腺激素水平明显升高。多由甲状旁腺腺瘤引起，约占80%，腺体增生约占15%，腺癌约5%。钙易在肾小管、肾盂或膀胱中形成结石，引起肾盂肾炎。骨显像特点：

1. 50%~80%的病人骨显像正常。

2. 随病情进展，可有典型的代谢性骨病的7种特征，还可有胫骨、股骨的"双轨征"，即骨皮质示踪剂摄取增加，表现为放射性增高。

3. 有时可见到软组织多发异位钙化（图4-13-4），多位于肺、胃、肾脏、心脏和关节周围，钙化灶可呈迁徙性，甲状旁腺肿物切除后可消退。

4. 有棕色瘤形成时可见类环形影，棕色瘤的形成阶段如果以破骨为主，则表现为放射性缺损，如同时有新骨生成则摄取骨显像剂，表现为放射性浓聚，X线可有其特征性的表现。

（二）骨质疏松症

骨质疏松症（osteoporosis）是一种常见病，其特征是低骨量和微结构的破坏，在轻微外伤和无外伤的情况下容易发生骨折，骨折部位以椎体、髋部和腕部为多见。分为原发性和继发性骨质疏松两类，原发者一般与以下因素有关：遗传、雌激素缺乏、PTH、降钙素、1,25-双羟维生素D、营养、运动和制动等。继发性因素主要由某些疾病、药物或其他原因导致骨量减低。骨质疏松也可分为急性失用性骨质疏松和局部迁徙性骨质疏松。X线可有典型的表现，但只有骨矿物质含量丢失30%以上时才能发现。骨密度检查也是诊断骨质疏松的重要手段。骨显像特点：

1. 病情较轻时，骨显像表现可为正常，随病情进展，脊柱中线由棘突重叠形成的条状浓聚区消失，进而表现为全身骨骼放射性摄取的减低，软组织本底增高。

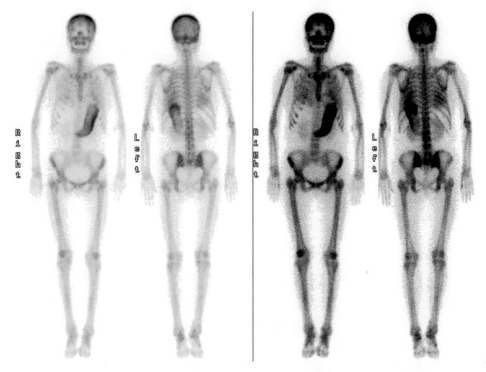

图 4-13-4　原发性甲状旁腺功能亢进所致软组织钙化（胃及双肺钙化）

女性，42 岁，反复发作泌尿系结石 5 年。甲状旁腺激素水平升高，血钙值升高，血磷值降低，临床诊断为原发性甲状旁腺功能亢进。病理：甲状旁腺增生。骨显像：全身骨骼显影异常清晰，双侧对称。颅骨、脊柱、肋骨及四肢长骨示踪剂摄取明显增高。双肺隐约显影，胃可见较多示踪剂摄取

2. 椎骨压缩性骨折呈横线型的放射性浓聚（图 4-13-5），经 6 ~ 18 个月放射性逐渐减淡，可根据放射性浓聚的程度推断骨折发生的时间；骨盆的骨折可呈 "H" 型（图 4-13-6）。

3. 老年妇女和绝经后妇女骨摄取增加尤其是颅骨摄取增加，提示出现骨质疏松。

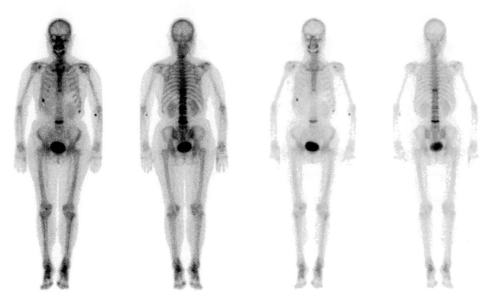

图 4-13-5　多发肋骨、椎体的急性及陈旧性骨折，呈横线型

女性，71 岁，临床诊断为骨质疏松症。骨显像：右侧第 7 前肋、左侧第 9 前肋放射性增高，考虑为骨折。第 9 胸椎、第 4 腰椎放射性浓聚，考虑为急性骨折。第 1、2 腰椎放射性增高，考虑为陈旧性骨折

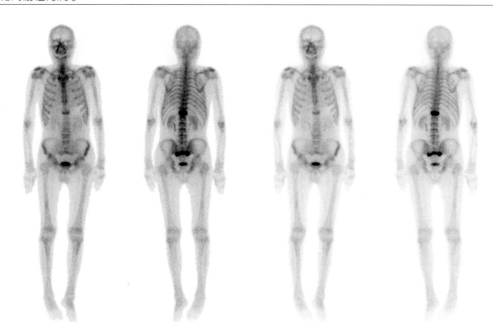

图 4-13-6　"H" 型外伤性骨折

男性，72 岁，1 个月前摔倒，臀部着地，骶尾部疼痛。骨显像：第 12 胸椎可见异常放射性浓聚区，建议摄
片检查，骶椎可见异常放射性浓聚区，呈 "H" 型。X 线：骨盆未见明显异常

4. 急性失用性骨质疏松骨显像特征为患侧的弥漫性放射性增高；局部迁徙性骨质疏松为受累关节周围的放射性增高，常见于髋关节，也可累及下肢的其他关节。

（三）肾性骨营养不良

肾性骨营养不良（renal osteodystrophy）是慢性肾衰竭病人一系列代谢和内分泌异常所致的肾性骨病，常有纤维囊性骨炎、骨软化（图 4-13-7）、骨质疏松、骨硬化及转移性钙化等多种骨质病变。

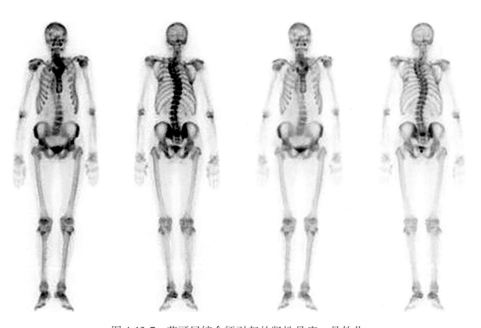

图 4-13-7　范可尼综合征引起的肾性骨病，骨软化

男性，45 岁，临床确诊为范可尼综合征。骨显像：全身骨骼显影异常清晰，脊柱侧弯，胸骨、脊柱示踪剂
摄取明显增高，颅骨及四肢长骨示踪剂摄取稍增高

骨显像特点：

1. 骨质疏松是最早最易出现的，骨显像可从阴性到多发骨折多种表现。

2. 24 小时示踪剂的全身滞留量增加，骨与软组织比增高。尤其是在发生铝中毒时，由于成骨细胞和类骨质减少，骨骼摄取明显减低，而软组织背景增高。

3. 病程长、病情重的病人约 20% 发生骨软化，多发生在脊柱、颅骨及骨盆，骨软化和继发性甲状旁腺功能亢进的骨显像可呈现代谢性骨病的特征表现，膀胱多不显影，偶尔可见到胫骨、股骨的"双轨征"。

4. 一些病人中还可见到骨硬化表现，以脊柱多见，骨显像上表现为在软组织摄取增高的背景上，椎体皮质边缘呈线状放射性摄取增高。

5. 有时也可见到异位钙化，肺、胃、肾等部位显影，在肾移植后骨显像可逐渐恢复正常。

6. 膀胱未显影有助于与其他代谢性疾病的骨显像鉴别。

（四）骨软化症和佝偻病

骨软化症（osteomalacia）和佝偻病是由维生素 D 缺乏、磷代谢异常等而导致骨基质（类骨质或称骨样组织）不能以正常的方式进行矿化的一种代谢性骨病。骨软化症发生在骨骺生长板已经闭合的成人中，佝偻病则发生在婴幼儿中，即长骨骨骺尚未闭合的骨骺软骨的矿化都有缺陷，主要累及前者，造成干骺端增宽。骨显像特点为：

1. 疾病早期骨显像可以正常，逐渐发展为典型的代谢性骨病特征表现，如关节周围区域、肋软骨连接区、脊柱、颅骨、下颌骨和胸骨的弥漫摄取增加，椎体多发横向型放射性增高和椎间隙增宽是常见的骨显像表现。对于骨软化矿化不全时为什么仍会有放射性摄取增加的原因至今不是特别清楚，有研究表明可能是由于虽然矿化不全，但大量的类骨质堆积仍使总的矿化程度增加；或者由于继发甲旁亢、新骨形成活跃的代偿机制造成。

2. 骨显像发现假骨折部位呈放射性浓聚区（图 4-13-8），X 线有其典型的特征：一种条状透明区称为 Looser 区。骨显像对假骨折线的诊断的敏感性比 X 线高，一般呈对称性分布，多发生于耻骨支、

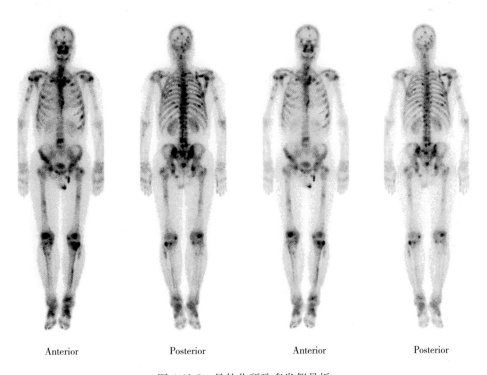

Anterior   Posterior   Anterior   Posterior

图 4-13-8　骨软化所致多发假骨折

男性，31 岁，临床已确诊骨软化症。骨显像：肋骨、锁骨、脊柱、骨盆、四肢长骨及双足跗骨可见多发点状异常放射性增高及浓聚区

坐骨支、肋骨和肩胛骨外侧缘、髂骨翼、股骨、腓骨、尺骨、桡骨上 1/3 骨干、掌骨、跖骨和趾骨，因这些部位均有供营养的动脉，血管搏动损蚀软骨日久，形成沟槽所致。其中肋骨和骨盆为最常累及的部位。

（五）Paget 病

1. Paget 病又称变形性骨炎或畸形性骨炎（osteitis deformans），是一种病因不明的慢性疾病，多见于 40 岁以上的中老年人，15%～30% 有家族史。

2. 早期为溶骨性病变，破骨细胞活动显著增强，继而骨吸收增加发展为混合期，骨质破坏和新生同时存在，骨质疏松、软化，小梁骨结构异常，以后发展为成骨活动代偿性增加，骨组织的异常生长使受累骨骼增大畸形，最终成为硬化期，成骨活动停止，骨组织无破坏与新生，但以后仍可复发。

3. 70%～80% 发生于骨盆，其次为胸腰椎，股骨、颅骨、肩胛骨、胫骨和肱骨。以多骨受累为主，单发少见，骨痛是最常见的症状，但大多数病人可无症状。

4. 血清碱性磷酸酶增高，血钙、磷正常。

5. 并发症包括病理性骨折、关节的退行性变，小于 1% 的病人可能发展为骨肉瘤。

6. X 线主要表现为海绵骨质型新生骨、无结构型新生骨和混合型。

7. 骨显像特点

（1）受累骨的全部或大部分呈异常放射性浓聚区，当病变骨骼处于成熟期时病变骨与正常骨对示踪剂的摄取之比 15～20 倍；有局限性骨质疏松时，表现为病变边缘的示踪剂摄取增高。由于病骨和正常骨骼之间界限清晰，Paget 骨病的病变通常都边界清楚。

（2）由于易累及椎体横突，椎骨病变呈倒三角形的"小鼠面"（图 4-13-9）（mouse face）征，下颌骨单骨病变呈"黑胡"（black beard）征，脊柱、骨盆和股骨上段病变呈"短裤"（short pants）征。

（3）四肢骨病变几乎总是源于关节端，向骨干进展，严重的损害可见有锐利的 V 形边缘，X 线片表现为囊性火焰形吸收。

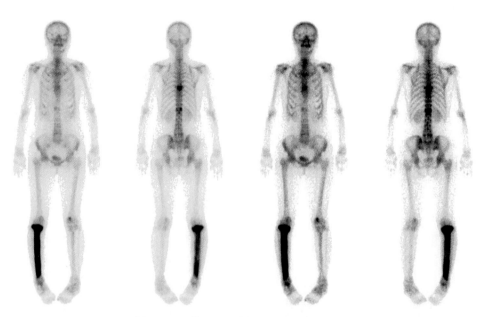

图 4-13-9　第 7、12 胸椎及右胫骨 Paget 病

女性，68 岁，右胫骨前皮温升高，右胫骨畸形 15 年。骨显像：第 7、12 胸椎可见异常放射性增高区，呈"小鼠面"征，考虑为 Paget 病所致；右胫骨示踪剂摄取异常增高且弯曲变形，考虑为 Paget 病所致；颈椎及第 5 腰椎示踪剂摄取稍增高，考虑为退行性变。

X 线：右胫骨骨密度增高，骨干粗大弯曲，骨皮质变厚，髓腔变窄，髓腔及松质骨内见粗大骨梁及骨化阴影，符合畸形性骨炎

（4）在溶骨期，骨显像更灵敏，在硬化期骨显像可能为阴性，X 线表现异常。骨显像可以监测并发症，如骨折和骨肉瘤。Paget 病中发生的骨肉瘤通常不会表现为常见的放射性浓聚，偶尔甚至表现为放射性增高背景中的冷区。

（5）经过降钙素或双膦酸盐治疗后，骨显像的表现由弥漫均匀的放射性摄取增高变为局灶、不均匀的放射性摄取。通常此种改变与生化指标的变化一致，虽然骨显像的改变可能晚于后者。

8. 由于大多数病人可能无明显症状，须注意与骨转移鉴别，必要时结合 X 线和其他影像学结果。

（六）骨纤维异常增殖症

1. 骨纤维异常增殖症（fibrousdysplasia）是一种病因不明、缓慢进展的自限性良性骨纤维组织疾病，表现为正常骨组织被吸收，而代之以均质梭形细胞的纤维组织和发育不良的网状骨骨小梁。

2. 60%发生于 20 岁以前，偶见于婴儿和 70 岁以上老年人。

3. 多分为三种类型　单骨型约占 70%，又可分为单骨单发型和单骨多发型；多骨型但不伴内分泌紊乱约占 30%；多骨型伴有内分泌紊乱（McCune Albright 综合征）约占 3%，部分病人可无临床症状，也可有局部肿胀、疼痛、肢体弯曲、颜面不对称、病理性骨折的表现。

4. X 线的典型表现　囊状改变、磨玻璃样改变、丝瓜瓤样改变以及虫蚀样改变。

骨显像表现为病变部位的放射性浓聚区（图 4-13-10），倾向于累及长骨的干骺端并影响骨骼的正常解剖形态而造成畸形，通常是不规则的，而 Paget 病的放射性浓聚是弥漫的。骨纤维异常增殖症属于良性病变，但临床应彻底切除以防复发，全身及局部骨显像可提供帮助。

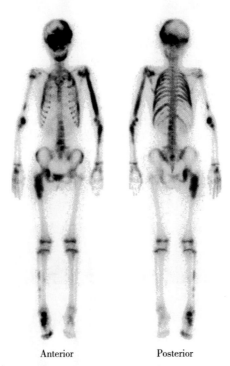

Anterior　　　　　Posterior

图 4-13-10　骨纤维异常增殖症

女性，13 岁，颜面部不对称，左上肢不适 6 年，临床确诊为骨纤维异常增殖症。骨显像：颅骨、脊柱、肋骨、骨盆及四肢长骨可见多发异常放射性浓聚区

（七）甲状腺功能亢进

甲状腺功能亢进时对骨骼系统的影响主要有两方面：由于甲状腺素的增多，成骨细胞和破骨细胞的活性都增加，破骨细胞更为明显，骨吸收超过骨形成，骨转换率增加，致骨量丢失；加之蛋白质分解代

谢过盛、负氮平衡，因此有骨量减少和骨质疏松。在骨显像上主要表现为骨质疏松的特点，如全身骨骼放射性摄取的减低，软组织本底增高（图4-13-11）。另外有的病人合并有杵状指，临床上表现为对称性手指和足趾肿胀，X线平片可见累及手足管状骨的骨膜反应，骨显像上表现为对称性的放射性摄取增加，但长骨累及少见。

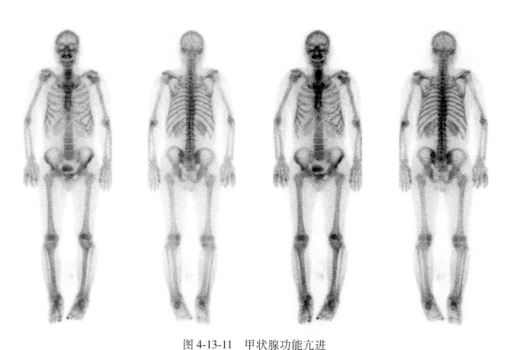

图 4-13-11　甲状腺功能亢进

男性，61 岁，心悸、多汗、多食善饥，四肢黏液性水肿 1 年。临床确诊为甲状腺功能亢进伴甲状腺相关眼病

（八）成骨不全（osteogenesis imperfect）

成骨不全是由于Ⅰ型胶原突变引起的骨量减少伴复发性骨折及骨骼畸形。骨显像上的表现没有特异性，主要表现为长骨末端和肋骨的放射性摄取增加（图4-13-12），可能原因包括骨转换的增加、吸

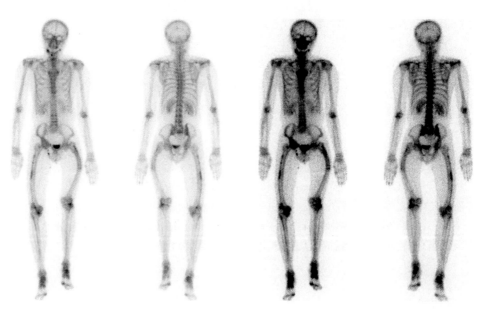

图 4-13-12　成骨不全

男性，45 岁，发现骨骼畸形 15 年，临床诊断为成骨不全

收表面面积的增加、成骨细胞数量的增加（无法清除碎片骨、编织骨数量增加）。而编织骨主要在干骺端和骨骺区域多见，因此这些部位的放射性浓聚也更明显。先天性的成骨不全可伴有严重的骨量减少、多发骨骼畸形，但顿抑型的骨骼畸形可不明显，长骨的弯曲和轻度骨质疏松可能是唯一的影像学表现。

（九）进行性骨干发育不良（progressive diaphyseal dysplasia）

进行性骨干发育不全是一种常染色体遗传的少见骨骼异常疾病，表现为长骨进行性对称性的骨干硬化。通常于儿童时期发病，管状骨骨干区域皮质明显增厚，同时累及骨外膜和内膜，伴有严重的骨骼畸形和侏儒症。骨显像表现为长骨骨干的放射性摄取增高，而不累及干骺端和骨骺（图4-13-13）。

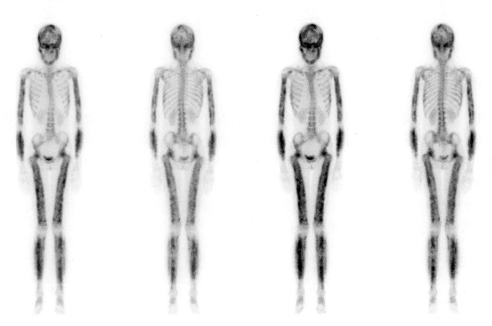

图 4-13-13 进行性骨干发育不全

男性，15岁，诊断为进行性骨干发育不良

（十）其他

其他还有一些代谢性骨病可表现为骨显像异常：

弥漫性累及：肢端肥大症、系统性组织细胞增多症、成人碱性磷酸酶减少症、骨硬化病、软骨发育不全。

局灶性累及：脆弱性骨硬化、纹状骨瘤、蜡油样骨病。

六、与其他影像技术比较

常见的影像技术除了骨显像，还包括 X 线平片、CT、MRI 和 ^{18}F-FDG PET-CT 等。

在代谢性骨病的诊治中，由于病变累及的范围较广，X 线平片一次只能检查一个部位，并且由于疾病早期还未发生结构的改变，因此其作用有限，但在与一些骨骼原发疾病尤其是肿瘤的鉴别中 X 线可以提供一些诊断信息。相比 X 线而言 CT 的解剖定位更精细，但同样存在扫描范围的问题，如果进行全身 CT 检查，病人接受的辐射剂量较大，而且 CT 检查仍属于结构成像，不利于早期发现病灶。MRI 在骨骼肌肉系统中的应用较多，尤其是骨肿瘤的诊断，还可以同时反映软组织的情况，但对于代谢性骨病而言，全身病变的评估是诊断与鉴别诊断的重要内容，而目前全身 MRI 的应用还非常有限，还有很多技术受限的因素，比如成像时间过长、费用过大等。[18]F-FDG PET-CT 作为功能显像有一定的优势，但价格较贵，而且代谢性骨病的病理生理变化主要在于骨骼，主要原理为葡萄糖代谢的 FDG 在这方面似乎没有太大的优势，其临床作用还需要进一步研究。

相比而言，骨显像在代谢性骨病的诊治方面有着独到的优势，首先，作为一次性全身显像，对于病灶的分布有着非常准确的判断，是单发还是多发、对称还是偏侧，这些信息对于诊断和鉴别诊断以及疾病的分型非常重要；其次，作为功能显像，通常可以比 X 线检查早 3 个月发现病灶，起到早期诊断早期治疗的作用；最后，辐射剂量较小，价格合理，有利于用于复查和随诊。因此，骨显像对代谢性骨病的诊断、鉴别诊断、随诊及病情监测有着重要的临床价值。

（刘轶敏　潘青青　李　方）

第二节　MIBI 显像

一、原理

^{99m}Tc-MIBI（^{99m}锝甲氧基异丁基异腈）是亲脂性一价阳离子络合物，通过被动扩散的方式进入细胞内。线粒体由于具有更大的跨膜负电位而导致^{99m}Tc-MIBI 主要结合于此。正常的甲状旁腺组织不摄取^{99m}Tc-MIBI，而功能亢进的甲状旁腺组织由于富含具有较多线粒体的嗜酸性细胞，导致对^{99m}Tc-MIBI 异常浓聚。

^{99m}Tc-MIBI 双时相技术主要是基于甲状腺对^{99m}Tc-MIBI 的清除明显快于功能亢进的甲状旁腺，而^{99m}Tc-MIBI 在病变的甲状旁腺内滞留时间相对较长，因此随时间延长甲状腺内的^{99m}Tc-MIBI 洗脱后，功能亢进的甲状旁腺病灶仍表现为异常浓聚而提示病变的存在。

二、适应证

用于定位功能亢进的甲状旁腺组织：
1. 原发性甲状旁腺功能亢进。
2. 继发性或三发性甲状旁腺功能亢进。
3. 持续性或再发性甲状旁腺功能亢进。

三、显像方法

1. ^{99m}Tc-MIBI 双时相法　静脉注射^{99m}Tc-MIBI 后 15～20 分钟及 2～3 小时分别行颈部及上胸部局部静态采集，使用平行孔或针孔准直器，采集计数 120k。注射示踪剂后 30 分钟行全身显像，配低能通用准直器，扫描速度 18cm/min。

2. 双显像剂^{99m}Tc-MIBI/^{99m}TcO4-或^{99m}Tc-MIBI/^{123}I 减影法　病人取仰卧位，固定头部，于静脉注射^{99m}Tc-MIBI 10～15 分钟后行甲状腺显像。病人体位和头部保持不动，静脉注射^{99m}TcO$_4^-$或^{123}I 后，重复甲状腺显像。两次显像除采集能峰不同外（使用^{123}I 时），其他条件应保持一致。最后应用计算机后处理软件进行剪影，最终得到甲状旁腺影像。

双时相法简便易行，但一些甲状旁腺病灶并不滞留^{99m}Tc-MIBI，有些甲状腺病灶、颈部淋巴结却摄取并滞留^{99m}Tc-MIBI，因而造成一些假阴性和假阳性。双示踪剂减影法有助于排除甲状腺病变对甲状旁腺显像的干扰。因为许多甲状腺病灶摄取^{99m}Tc-MIBI 同时也摄取^{99m}TcO$_4^-$和^{123}I，因此通过剪影法可排除干扰。尽管双时相法结合减影技术非常有效，但也有局限性，最常见的问题在于甲状腺不摄取或摄取很少的^{99m}TcO$_4^-$，导致减影无效；有时高度摄取^{99m}Tc-MIBI 的甲状旁腺病灶也可在^{99m}TcO$_4^-$显像上表现为高摄取而被误认为是甲状腺结节。另外，如果甲状旁腺病灶恰好定位于甲状腺病灶的正后方，那么甲状腺病灶摄取的^{99m}TcO$_4^-$的放射性有可能掩盖甲状旁腺病灶摄取的^{99m}Tc-MIBI 的放射性，从而产生假阴性。进行胸部和全身显像的目的在于除外存在异位功能亢进的甲状旁腺组织和棕色瘤病灶。

四、图像分析

1. 正常图像 15 分钟甲状腺显影轮廓清晰，双叶放射性摄取基本对称。2 小时甲状腺影基本洗脱，颈部及胸部均未见明确的放射性增高区（图 4-13-14）。

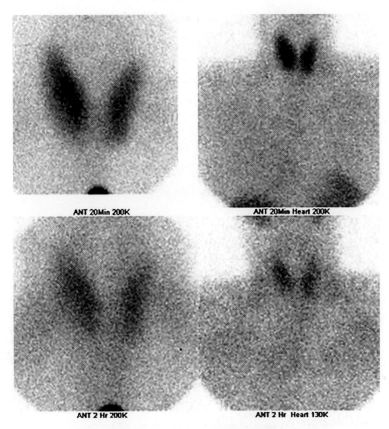

图 4-13-14 正常甲状旁腺显像

2. 异常图像及其临床意义 15 分钟或 2 小时时除正常甲状腺组织显影外，甲状腺上下极或颈胸部见异常摄取增高灶，病灶小者为放射性均匀浓聚，大者常有囊性变，甚至完全为囊肿样改变。

五、临床应用

1. 原发性甲状旁腺功能亢进 是常见内分泌系统疾病之一，由甲状旁腺腺瘤、增生或腺癌过度分泌甲状旁腺激素引起钙、磷和骨代谢紊乱的一种全身性疾病。甲旁亢的定性诊断主要通过实验室的检测来明确，病人常表现为高甲状旁腺激素（PTH）血症、高钙血症、低磷血症等。内科治疗以控制血钙、减轻症状为主；手术完整摘除病灶是治疗的关键。因此 ^{99m}Tc-MIBI 显像的目的在于提高术前定位的准确率。

（1）腺瘤一般仅累及一个腺体（下极的腺体更容易发生），两个腺体同时有腺瘤的极为少见。腺瘤有完整的包膜，有时从组织上不易与增生区分（图 4-13-15）。

（2）增生可以同时累及四个腺体，但四个腺体增生的程度并不相同，有的腺体可仅比正常略大。病变外形欠规整，无包膜，但有时增生的组织周围可形成假包膜而误诊为腺瘤（图 4-13-16）。

（3）腺癌有时病理学检查很难区别腺瘤或腺癌，当遇下列情况应考虑是腺癌：①病灶侵及血管或包膜。②有转移。③切除后复发（图 4-13-17）。

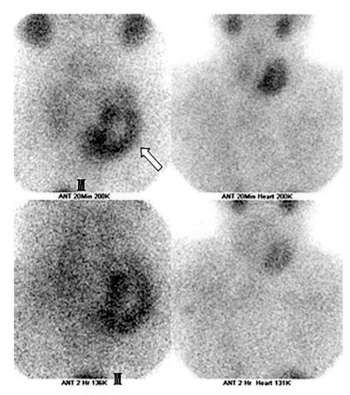

图 4-13-15　甲状腺左叶后方摄取增高灶，中央呈放射性缺失区。手术病理证实为腺瘤伴部分囊性变

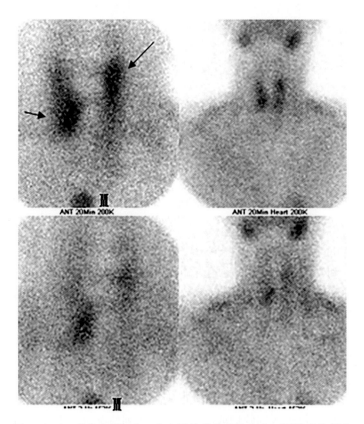

图 4-13-16　手术病理证实：左上甲状旁腺增生和右下甲状旁腺增生

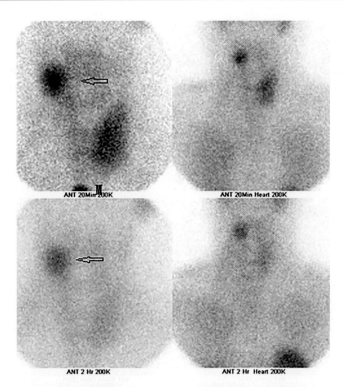

图 4-13-17 1 年前因甲状旁腺癌行病灶及右叶甲状腺切除术。近期甲旁亢症状复发，显像提示右甲状腺上极水平摄取增高病灶。手术证实为甲状旁腺癌病灶

2. 继发性和三发性甲状旁腺功能亢进 由于各种原因所致的低钙血症，其刺激甲状旁腺增生、肥大，分泌过多的 PTH，最常见于肾功能不全、骨软化症、肠吸收不良等（图 4-13-18）。三发性甲旁亢是指在继发性甲状旁腺功能亢进的基础上，由于腺体受到持久的刺激，部分增生组织转变为腺瘤，自主地

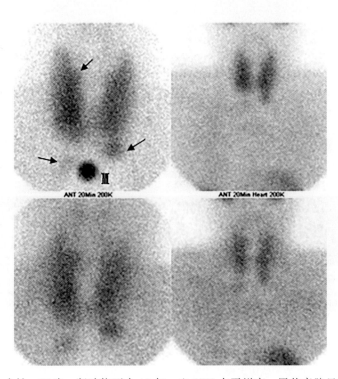

图 4-13-18 女性，56 岁，肾功能不全 10 年，血 PTH 水平增高。甲状旁腺显像示右甲状腺上极、下方和左甲状腺下极水平见功能亢进的甲状旁腺组织。手术病理结果为增生的甲状旁腺组织

分泌过多的 PTH 而导致的病变，临床上较为少见。甲状旁腺显像既有助于进行定性诊断又可以探测是否有异位的甲状旁腺组织。

由于检查方法和采集条件不同，国内外报道^{99m}Tc-MIBI 显像在原发性甲旁亢定位诊断中的敏感性和特异性有很大差异。北京协和医院使用^{99m}Tc-MIBI 双时相显像，必要时进行甲状腺^{99m}TcO$_4^-$显像，采集使用针孔型准直器，敏感性 88%~94%，阳性预测值 93.6%~100%。目前普遍认为使用平行孔的^{99m}Tc-MIBI 双时相显像在腺瘤所致的甲旁亢中敏感性为 75%~80%，特异性 90%~95%。使用剪影法敏感性达到 90%，特异性 90%~95%，如果能使用针孔采集敏感性可达 95%。对于一些异位或特殊部位的病灶，SPECT/CT 扫描既能提高病灶的检查率又能很好地了解病变及周围具体的解剖结构（图 4-13-19）。

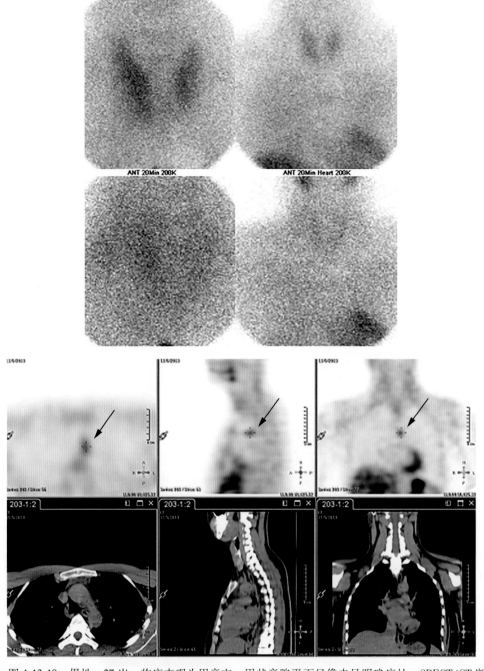

图 4-13-19　男性，27 岁，临床表现为甲旁亢，甲状旁腺平面显像未见明确病灶。SPECT/CT 断层显像提示纵隔内摄取增高灶。后经手术病理证实为异位的甲状旁腺腺瘤

文献报道血清 Ca^{2+}、PTH、维生素 D 水平以及是否使用钙通道拮抗剂均可能影响甲状旁腺显像的结果。

甲状旁腺显像时而出现假阳性或假阴性结果。假阳性最常见的原因是甲状腺的良性结节或恶性病变对示踪剂异常摄取，其他原因包括淋巴瘤、淋巴结病（转移癌、淋巴结炎症和结节病）和骨棕色瘤等。

导致假阴性有很多原因。病灶大小历来被认为是最主要原因，对于腺瘤当其重量 1g 时^{99m}Tc-MIBI 显像的阳性率可达 100%，重量为 0.5g 时^{99m}Tc-MIBI 的阳性率下降到 70%。但是也有报道在较大的病灶中出现了假阴性结果，表明体积或重量并非是唯一的决定因素。病灶的细胞成分也可能影响显像剂的摄取。甲状旁腺主要有两种实质细胞——主细胞和嗜酸性细胞，前者线粒体含量很少，后者线粒体含量丰富。功能亢进的甲状旁腺往往含有更多的嗜酸性细胞和线粒体，也就是为什么能够摄取更多的^{99m}Tc-MIBI 和清除率慢于正常的旁腺组织；反之，如果嗜酸性细胞含量偏少，则可能导致假阴性出现。然而这个结果仍有争论。一些研究没有发现^{99m}Tc-MIBI 摄取与嗜酸性细胞含量的相关性或主细胞与嗜酸性细胞百分比与显像结果的相关性。另外，P 糖蛋白基因（P-gp）或多药耐药性相关蛋白基因（MRP）表达阳性的甲状旁腺瘤病人中，^{99m}Tc-MIBI 显像常表现为假阴性的结果。

甲状旁腺由第三和第四对腮囊发育而成。在妊娠的第 6~7 周，第三和第四腮囊向内、向下移行，第四对腮囊发育为上对甲状旁腺，终止于颈部环状软骨附近；第三对腮囊发育为下对甲状旁腺，止于甲状腺叶下极附近。在甲状旁腺胚胎发育中，若移行和下降过程中发生异常则形成异位甲状旁腺，常异位于纵隔内、颈动脉鞘内和食管后。显像时如果忽略了这些部位也容易造成假阴性的结果。文献报告异位甲状旁腺 3%~20%，北京协和医院约为 11.5%（其中 71.2% 在纵隔）。

最后值得一提的是^{99m}Tc-MIBI 全身显像有助于棕色瘤病灶的发现。棕色瘤是长期高浓度甲状旁腺激素的刺激增加了破骨细胞的活性，加速骨溶解吸收，导致微骨折、出血、巨噬细胞增殖及纤维性结缔组织增生所致，^{99m}Tc-MIBI 显像可表现为阳性摄取（图 4-13-20）。

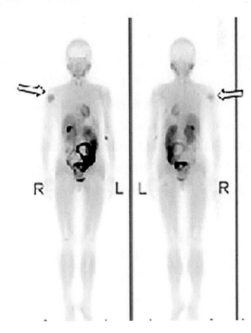

图 4-13-20 右肱骨上段棕色瘤

六、与其他影像技术比较

1. 高分辨率的颈部超声检查 表现为呈卵圆形或长椭圆形病灶，个别略呈分叶状，表面平滑，边界清楚，长轴多与甲状腺长轴一致，位于甲状腺下动脉后方，内部多呈较均匀低回声，部分可见多发小片状无回声。彩色多普勒显示丰富血流信号。对于正常位置、超过 1cm 的 PTA，高频超声可以提供可靠的诊断依据。对小于 1cm 的可疑病灶可采用超声引导下细针抽吸，检测病灶内 PTH 值，进行鉴别诊断。目前国内外研究显示，高频超声诊断甲状旁腺病变的敏感度为 68.6%~100%，特异度为 93.1%~100%，准确性为 77.3%~100%。但是超声只对颈部的病变甲状旁腺组织有帮助，对于其他异位的甲状旁腺组织（如纵隔内），超声的敏感性及特异性明显下降。

2. CT 检查 平扫时表现为软组织密度结节影，病灶边界清楚，部分病变紧邻甲状腺背面，使甲状腺欠清楚。增强扫描后病灶明显强化，比平扫时 CT 值上升 30~40Hu，在甲状旁腺腺瘤合并囊性变时增强病灶内可出现不规则低密度区。但是当病灶过小时 CT 诊断困难，并且甲状旁腺病灶容易与小血管、淋巴结和甲状腺病变混淆。

（陈黎波　牛　娜　李　方）

第三节　生长抑素受体显像

一、原理

生长抑素（somatostatin，SST）是一种由 14 个氨基酸组成的小分子肽类激素，在体内组织广泛存在，通过与分布在细胞膜表面的生长抑素受体（somatostatinreceptor，SSTR）蛋白特异性结合，发挥生物效应。生长抑素受体是一种糖蛋白，有 5 种亚型：SSTR1、SSTR2（SSTR2A 和 SSTR2B）、SSTR3、SSTR4、SSTR5。生理状况下主要分布在神经内分泌起源的细胞表面，如垂体前叶的促生长细胞和胰腺的胰岛细胞，另外某些非神经内分泌起源的细胞表面也可表达这种受体，例如淋巴细胞。在病理状态下，某些肿瘤细胞表面出现过度表达。这些肿瘤主要来源于神经内分泌系统，称为神经内分泌肿瘤，但其他某些肿瘤也表达这种受体，例如淋巴瘤、乳腺癌以及磷酸盐尿性间叶组织肿瘤等。

人工合成的 SST 类似物性质与 SST 相似，但不易被酶降解，易被放射性核素标记，能与分布于全身的肿瘤和非肿瘤部位的生长抑素受体特异性结合。将放射性示踪剂标记的生长抑素类似物引入体内，与肿瘤细胞表面的生长抑素受体高特异性、高亲和力结合，使肿瘤显像，称为生长抑素受体显像（somatostatin receptor imaging，SRI），是诊断神经内分泌肿瘤（NET）和其他 SSTR 阳性肿瘤的敏感而特异的显像技术。SRI 可应用于诊断神经内分泌肿瘤和多种 SSTR 阳性肿瘤，本章主要涉及其在肿瘤性骨软化症（tumour induced osteomalacia，TIO）方面的临床应用。国外多项研究发现，引起 TIO 的致病肿瘤主要为磷酸盐尿性间叶组织肿瘤，而大多数这类肿瘤细胞能表达生长抑素受体，为应用放射性核素标记的生长抑素受体显像寻找此类肿瘤提供了理论依据。SRI 诊断不同类型肿瘤的敏感性取决于多种因素，包括肿瘤表达的 SSTR 的类型和密度、肿瘤/本底比值、肿瘤的部位以及肿瘤的组织学特性等。

二、适应证

1. 寻找和定位神经内分泌肿瘤及其他 SSTR 阳性肿瘤原发灶。
2. 寻找神经内分泌肿瘤和其他 SSTR 阳性肿瘤转移灶，指导分期，评价预后。
3. NET 和其他 SSTR 阳性肿瘤病人手术后随访；在肿瘤特有的标志物水平升高时，监测肿瘤有无复发。
4. 监测并评价神经内分泌肿瘤和其他 SSTR 阳性肿瘤病人治疗效果，如化疗、生物治疗或放射性核素肿瘤靶向治疗等。
5. 对于活检与手术仍不能确定病理诊断的肿瘤，鉴别诊断神经内分泌肿瘤和非神经内分泌肿瘤。
6. 评价能否接受未标记放射性核素的生长抑素或者生长抑素受体介导的放射性核素肿瘤靶向治疗。

三、显像方法

（一）显像剂

^{111}In-OCT、^{99m}Tc-TOC、^{68}Ga-DOTATOC 和 ^{68}Ga-DOTATATE 等。

（二）显像方法

1. ^{111}In-OCT　一般在静脉注射 ^{111}In-OCT 111~222MBq 后 24 小时进行多部位静态平面显像，上腹部检查常需做断层显像。如见肠道放射性，宜在 48 小时复查。疑有腹部病变时，可提前到 3~4 小时检查，此时无肠道放射性干扰，但血本底较高可掩盖低受体量的肿瘤，故仍应在 24 小时检查一次。腹部检查者注射后应予清肠。

2. ^{99m}Tc-TOC　在静脉注入^{99m}Tc-TOC 350~400MBq 后 1、4 小时行前位和后位全身显像。对于可疑病灶部位，行局部前位和后位平面显像，必要时加斜位和侧位。对于阳性病变区域行断层显像。

3. ^{68}Ga-DOTATATE　病人在静脉注入^{68}Ga-DOTATATE 111~148MBq 后约 40 分钟行脑+躯干显像。对于可疑 TIO 病人，显像范围为自头至脚的全身。

四、图像分析

1. 正常图像　表达生长抑素受体的器官正常显影，包括甲状腺、肝、脾、双肾及部分病人的垂体。此外，因示踪剂主要经由双肾清除，少量经肝胆排泄，肾脏集合系统、膀胱、胆囊、肠道会有不同程度的摄取，偶尔可见到子宫显影。其中，膀胱和脾脏在图像中是放射性强度最浓的器官，其次是双肾。

2. 异常图像及其临床意义　除正常显影的组织和器官外，全身任何部位出现的放射性示踪剂的增高或浓集只要超过该部位正常组织的摄取，即为阳性病灶。一般该阳性病灶为 TIO 的致病肿瘤。

某些情况下，非肿瘤组织也会表达生长抑素受体，在 TIO 病人中出现假阳性结果。例如胆囊显影、甲状腺病变、副脾、近期心血管意外的部位、近期外科手术部位及类风湿关节炎活动时的关节摄取等。另外，放疗后胸部的放射性摄取增高，某些女性的乳腺亦可见弥漫性摄取。某些肉芽肿性疾病及自身免疫性疾病，如结节病、结核病、肉芽肿性血管炎、桥本甲状腺炎、曲菌病及 Grave 甲亢等，病变部位亦会表达生长抑素受体，表现为放射性摄取增高区，可能与淋巴细胞激活有关。因此，出现阳性结果时需要仔细询问病史结合临床，避免假阳性结果。

五、临床应用

TIO 是一种少见的由肿瘤引起的获得性低磷血症综合征。自 1947 年发现首例病例至今，全球有 300 余例相关病例报道。大多数导致骨软化症的肿瘤起源于间质，由于该类肿瘤通常体积较小，生长缓慢，位于不常见的解剖部位（软组织和骨组织），因此传统的影像学技术难以检出。而生长抑素受体显像能够有效地诊断和定位这类肿瘤。

北京协和医院核医学科对 183 例骨软化症病人进行^{99m}Tc-TOC 生长抑素受体 SPECT 显像，其中 TIO 病人 72 例，其他病因引起的骨软化症 103 例，其余 8 例不能除外 TIO，最终 TIO 病例总共为 80 例。80 例 TIO 中，69 例^{99m}Tc-TOC 生长抑素受体 SPECT 显像阳性（单发 68 例，多发 1 例，均经手术和病理证实），而 103 例其他病因所致骨软化症中 102 例为阴性结果，因此^{99m}Tc-TOC 生长抑素受体 SPECT 显像诊断 TIO 的敏感性、特异性和准确性分别为 86.3%（69/80）、99.1%（102/103）和 93.4%（171/183）。1 例假阳性结果表现为股骨放射性增高区，病理提示为骨组织的慢性炎症和坏死组织。3 例假阴性结果，可能因病灶过小未能检出（<1cm）。

此外，^{99m}Tc-TOC 生长抑素受体 SPECT 显像可监测病灶变化，监测治疗效果，评价肿瘤术后有无残留及局部复发。21 例病人多次^{99m}Tc-TOC 生长抑素受体 SPECT 显像，结果提示 7 例术后残留或复发。3 例鼻窦肿瘤术后显像与术前比较，提示病灶有少量残留，而术后 CT 显像阴性，仅提示为术后改变。术后局部解剖改变，CT 显像难以鉴别术后改变和局部残留。而^{99m}Tc-TOC 生长抑素受体 SPECT 显像不受局部解剖改变影响，可清晰地显示残余病灶。1 例右肘占位术后显像示病灶完全切除，未见残留；而超声仅提示术后改变。这是^{99m}Tc-TOC 生长抑素受体 SPECT 显像的优势，它是反映肿瘤 SSTR 分布的特异性功能显像，不受局部解剖改变的影响。

本研究中，致病肿瘤位于软组织（60%）、骨（30%）和鼻窦（10%）；软组织肿瘤中，下肢部位占90.9%，而骨肿瘤中 66.7% 位于头颈部。62.5%（50/80）TIO 病人的肿瘤病灶由^{99m}Tc-TOC 生长抑素受体 SPECT 显像首先检出，而此前的体检和传统的显像技术均未能发现病灶。其中 2 例病例在^{99m}Tc-TOC

生长抑素受体 SPECT 显像阳性病灶处触及肿物，而此前的临床查体未发现，所以仔细的临床查体非常重要。

进行 ^{99m}Tc-TOC 生长抑素受体 SPECT 显像后，仍有 7 例病人肿瘤部位的 CT 平扫为阴性，1 例病人肿瘤部位的 MRI 为阴性以及 1 例病人肿瘤部位的 CT 平扫和 MRI 均为阴性。所以，对于临床高度可疑 TIO 的病人，进行仔细的临床查体后，建议先行 ^{99m}Tc-TOC 生长抑素受体 SPECT 显像定位肿瘤，之后有针对性的行肿瘤部位的 CT 显像，如果 CT 显像阴性，则进一步行 MRI 检查。对于查体可及肿物（位于体表）的病人，^{99m}Tc-TOC 生长抑素受体 SPECT 显像联合超声即可诊断及定位肿瘤。与传统的影像学技术比较，^{99m}Tc-TOC 生长抑素受体 SPECT 显像能够有效诊断及定位隐匿部位的间质肿瘤，可作为 TIO 病人首选的最经济而有效的显像方法，使该类病人接受外科治疗成为可能。

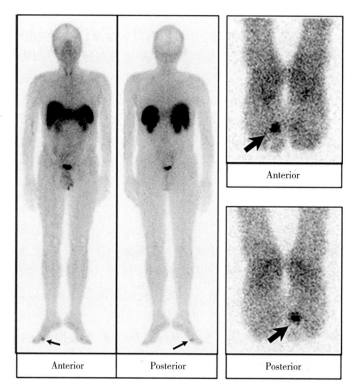

图 4-13-21　男性，29 岁，全身骨痛 1 年余。临床怀疑 TIO，但肿瘤病灶不明。^{99m}Tc-TOC 生长抑素受体显像示右足见灶性放射性浓聚区。相应部位可触及软组织结节。行手术切除，病理为磷酸盐尿性间叶组织肿瘤。手术切除肿物后病人症状缓解，血磷恢复正常

此外，有关 ^{68}Ga-DOTATATE 生长抑素受体 PET 显像诊断和定位 TIO 致病肿瘤的临床价值正在研究中。初步的研究结果表明：56 例骨软化症病人进行 ^{68}Ga-DOTATATE 生长抑素受体 PET 显像，其中阳性结果 45 例（45/56），在此 45 例阳性的病人中，经 ^{99m}Tc-TOC 生长抑素受体 SPECT 显像呈现阳性者有 40 例（40/45）。因此，对于 TIO 病人，与 ^{99m}Tc-TOC 生长抑素受体 SPECT 显像比较，^{68}Ga-DOTATATE 生长抑素受体 PET 显像的敏感性更高，能检出更多的病灶。相关研究结果还需进一步的研究证实。

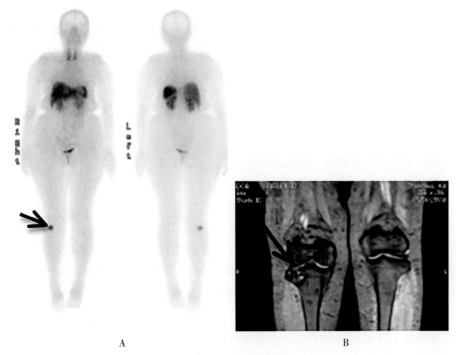

图 4-13-22 女性，53 岁，临床诊断为 TIO，但病灶部位不明。^{99m}Tc-TOC 生长抑素受体显像示右胫骨见灶性放射性浓聚区（图 A 箭头）。其后 MRI 证实右胫骨占位（图 B 箭头）。病理：右胫骨上端尿磷性间叶性肿瘤

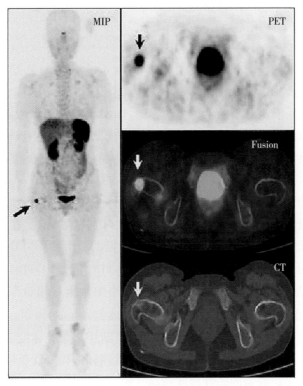

图 4-13-23 女性，38 岁，骨痛 5 年。^{68}Ga-DOTATATE PET/CT 显像提示右股骨颈放射性浓聚区（箭头所示），SUVmax 4.4。术后病理：右股骨磷酸盐尿性间叶组织肿瘤

六、与其他影像技术比较

由于致病肿瘤体积小，可发生于全身软组织和骨骼的任何部位，传统的影像学技术难以检出，定位相当困难。文献报道因为无法定位肿瘤，无法手术，延误治疗，病人的病程通常很长，最长超过 12 年。致病肿瘤的及早诊断及切除，能够减轻病人的痛苦。肿瘤的定位需要仔细的全身体格检查，观察有无可触及的肿块（特别是四肢和口腔部位），并选择合适的显像方法。文献报道，多种显像方法已应用于肿瘤的定位，包括 X 线平片、超声、CT、MRI、^{99m}Tc-MIBI 全身显像、^{99m}Tc-MDP 骨显像、^{111}In-pentetreotide 或 octreotide 显像、^{18}F-FDG PET/CT 显像等。X 线平片、^{99m}Tc-MDP 骨显像用于搜索肿瘤，对于临床可疑病变区域行 CT 和 MRI。特别是可疑病变区域 CT 阴性时，需行 MRI。尽管 MRI 在显示软组织肿物方面有优势，仍有局限性。文献推荐全身骨骼 MRI 定位肿瘤，但费用过高，并且也有 MRI 未能显示肿瘤的报道。与传统的影像学技术比较，生长抑素受体显像为针对致病肿瘤高敏感性和高特异性的显像方法，能够有效诊断及定位隐匿部位的致病肿瘤，可作为 TIO 病人首选的最经济且有效的显像方法，使该类病人接受外科治疗成为可能。同时可监测病灶变化和治疗效果，评价肿瘤术后有无残留及局部复发。对于临床高度可疑 TIO 的病人，进行仔细的临床查体后，建议先行 ^{99m}Tc-TOC 生长抑素受体 SPECT 显像定位肿瘤，之后有针对性的行肿瘤部位的 CT 显像，如果 CT 显像阴性，则进一步行 MRI 检查。对于查体可及肿物（位于体表）的病人，^{99m}Tc-TOC 生长抑素受体 SPECT 显像联合超声即可诊断及定位肿瘤。对于临床高度可疑 TIO 而生长抑素受体显像阴性的病例，需要临床查体结合其他多种显像方法共同定位肿瘤，检查的范围包括全身，才能提高肿瘤的检出率。

（李　方　景红丽）

第四节　^{18}F-FDG PET 显像

一、原理

肿瘤的恶性行为与其特殊的代谢密切相关，^{18}F 是发射正电子 H 的类似物，能够标记参与人体组织血流或代谢过程的化合物，将其注射到受检者体内参与代谢，应用正电子发射断层显像（positron emission tomography，PET）可获得肿瘤的生物化学影像。PET 可显示生物物质相应活动的空间分布、数量及其随时间的变化，可以动态定量地从分子水平观察肿瘤组织的细胞代谢等生物学特征，对于功能、代谢和受体分布等的显示具有优势，故又被称为"生化显像"和"分子成像"，因此有助于疾病的早期诊断。

^{18}F 标记的 2-脱氧葡萄糖（^{18}F-FDG）是目前最常用的肿瘤正电子断层显像（PET 或符合线路 SPECT）的显像剂。FDG 被肿瘤细胞摄取的机制，是基于多数肿瘤细胞所具有的特性，即肿瘤局部在有氧环境中存在异常旺盛的无氧葡萄糖酵解现象，应用葡萄糖的类似物 ^{18}F-FDG 所具有的与葡萄糖相似的细胞转运能力，检测肿瘤的异常葡萄糖代谢。静脉注射 ^{18}F-FDG 后，^{18}F-FDG 随血液循环到达肿瘤部位，由于肿瘤细胞表面存在高表达的葡萄糖转运蛋白，使肿瘤细胞大量摄取 ^{18}F-FDG，经细胞内己糖激酶（大多数恶性肿瘤内己糖激酶含量明显高于良性病变和正常组织）的作用，转变为 6-磷酸-^{18}F-FDG 后，不参与葡萄糖的进一步代谢而滞留在细胞内，通过正电子断层显像技术定量或半定量地测定肿瘤组织对 ^{18}F-FDG 的摄取量和摄取速率，准确判断肿瘤的葡萄糖代谢异常程度及变化。

一般来说，FDG 摄取越多，肿瘤的恶性程度越高、肿瘤的进展越快，预后也越差。必须指出，FDG 的摄取不是肿瘤所特有，在许多炎症状态下，包括急性感染、活动性肉芽肿、脓肿等 FDG 的摄取都会增多。

二、适应证

1. 恶性肿瘤与良性病变的鉴别诊断。

2. 提供较准确的临床分期，为制订治疗方案提供可靠依据。

3. 鉴别诊断治疗后肿瘤的变化（瘢痕、放射性坏死）与肿瘤复发、残余病灶。

4. 监测肿瘤治疗效果和预测预后。

5. 肿瘤转移与复发灶的寻找。

6. 对临床不明原因的恶病质病人或疑为肿瘤的病人排除肿瘤疾病。

7. 放疗生物靶区定位。

三、显像方法

（一）显像剂^{18}F-FDG

（二）显像方法

从静脉通道注射准备好的^{18}F-FDG，用约 15ml 生理盐水助推，使放射性药物完全进入体内。记录血糖值、药物注射时间及剂量。一般在 40～60 分钟后进行显像，等待过程中饮入加有泛影葡胺的水约 500ml，检查前 5 分钟饮入约 250ml 纯牛奶和 250ml 泛影葡胺水，以撑开胃部。检查时平卧于检查床上，从盆腔底部向颈部扫描。手臂尽可能置于扫描野外，以减少干扰。必要时对可疑病灶区域进行延迟显像，一般在注射药物后 3 小时进行。

（三）显像相关注意事项

PET 显像是一种功能显像，常受多种病理、生理因素的影响，受检者的准备非常重要。

1. 注射^{18}F-FDG 前病人至少禁食 6 小时，可饮适量水。

2. 注射^{18}F-FDG 前了解病人是否患糖尿病及空腹血糖水平，以确定是否注射胰岛素。

3. 注射^{18}F-FDG 前及注射后至显像的时间病人要处于十分安静的状态，可酌情给予肌松弛药。

4. 注射^{18}F-FDG 前及注射后注意保暖，避免棕色脂肪显影影响显像质量。

5. 注射^{18}F-FDG 后鼓励病人大量饮水，必要时可用利尿剂，显像前排空膀胱。

6. 显像前取走衣服内金属物品。

四、图像分析

（一）正常图像

正常影像：正常人禁食状态下，大脑葡萄糖代谢非常旺盛，肝脾可见显影，肾、输尿管及膀胱因显像剂的排泄而显影。心肌显影因人而异，大部分心肌不显影，少部分可见心肌显影。软腭和咽后壁可出现较明显的生理性摄取，形态规整、对称；胃、肠道也可出现较明显摄取，但胃的生理性浓聚一般为均匀性浓聚，肠道生理性浓聚多表现为形态曲折、柔顺、规整的条带状浓聚影，易于辨认。全身其他部位放射性分布相当低而均匀，轮廓及层次较清楚。

定量/半定量分析：在病灶区设置感兴趣区（ROI），计算

1. 病灶区标准摄取值（SUV）

$$SUV = 感兴趣区的放射性浓度（Bq/mm^3）/[注射剂量（Bq）/病人体重（g）]$$

2. 病灶区与相应正常组织 FDG 摄取比值（T/NT）。

（二）异常图像及其临床意义

根据不同脏器和不同肿瘤类型，其影像特性有所差异。一般来说，肿瘤的恶性程度与局部^{18}F-FDG 的摄取速率和浓聚量有一定的相关性。各脏器的恶性肿瘤多表现为肿瘤原发灶和转移灶摄取^{18}F-FDG 异

常增加，明显高于周围正常组织，显示出明显的异常浓集区。

五、临床应用

PET 是目前唯一可在活体上显示生物分子代谢、受体及神经递质活动的新型影像技术，现已广泛用于肿瘤的诊断与鉴别诊断、病情判断、疗效评价等方面。

（一）甲状旁腺癌

甲状旁腺癌是导致原发性甲状旁腺功能亢进的少见恶性肿瘤。有关甲状旁腺癌的^{18}F-FDG PET 显像研究不多，主要为病例报告。与其他恶性肿瘤一样，甲状旁腺癌肿瘤及其转移灶的葡萄糖代谢水平明显升高，对于这类肿瘤^{18}F-FDG PET 显像是非常敏感的诊断工具。临床应用主要包括分期、评估肿瘤局部和远处转移情况、早期探查甲状旁腺癌复发及其评价治疗后肿瘤有无残留等。

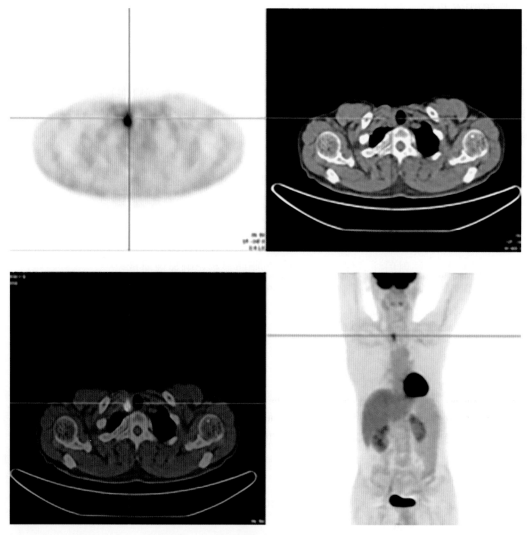

图 4-13-24　男性，44 岁，临床诊断：原发性甲状旁腺功能亢进。血 PTH 1141pg/ml，Ca 3.62mmol/L。B超及^{99m}Tc-MIBI 显像均提示甲状腺右叶下方甲状旁腺来源病灶。^{18}F-FDG PET/CT 显像示右甲状腺下方代谢增高灶（十字交叉处）。病理：甲状旁腺癌。

（二）磷酸盐尿性间叶组织肿瘤

磷酸盐尿性间叶组织肿瘤是导致 TIO 的肿瘤，通常为良性肿瘤，该类肿瘤的葡萄糖代谢水平通常不高，因此，^{18}F-FDG PET 显像对于这类肿瘤的敏感性不高。但对于恶性磷酸盐尿性间叶组织肿瘤，^{18}F-FDG PET 显像表现为葡萄糖的高摄取，对于这类病人全身病灶分布和评估有重要临床价值。北京协和医院对 111 例病人行 ^{18}F-FDG PET/CT 显像，28 例（25.2%）显像结果阳性。阳性病例中，除 4 例恶性病例（ki-67>50%，并多发转移）表现为 ^{18}F-FDG 高度摄取外，其余病例摄取不高。

六、与其他影像技术比较

作为一种无创性检查，PET 所应用的放射性核素半衰期短，放射性药物化学量极微，病人接受的辐射吸收剂量低，几乎不发生毒副作用。PET 显像原理与 X 线、B 超、CT 和 MR 等检查截然不同，是利用正电子发射体来摄取体内影像的技术。PET 在显示早期功能或代谢异常的病灶方面很灵敏，特别适合在复杂的解剖结构中发现早期肿瘤病灶。而 CT、MRI 在反映精细的解剖结构并对病灶进行定位方面具有明显的优势。将这些不同类型的图像进行融合，同时获得功能、解剖和二者的融合图像，提高了病灶定位和定性的准确性，不仅可以优势互补，还有可能通过融合发现新的有价值的信息。

至今，初步的循证医学证据已表明，PET/CT 通过对病灶更精确的定位和更准确的定性，在肿瘤的诊断、分期、治疗评估、复发监测和预后判断等多个方面都体现出了一定优势，并很可能因此而改变病人的诊疗决策，有利于指导活检、帮助制订手术方案、确定放疗野和辐照剂量、监测化疗反应以及建立个体化的治疗方案等。

（李　方　景红丽）

参 考 文 献

［1］宁志伟，王鸥，徐竞英，等. 原发性甲状旁腺功能亢进症病人术前病变甲状旁腺定位方法的评估. 中国医学科学院学报，2003，25（3）：280-284.

［2］管珩，李沛，朱预，等. 异位甲状旁腺功能亢进症的外科治疗 66 例报告. 中华普通外科杂志，2014，29（6）：455-459.

［3］周前，徐竞英，刘世贞. ^{99m}Tc-MIBI 显像定位诊断功能亢进性异位甲状旁腺. 中华核医学杂志，2003，（1）：24-26.

［4］刘轶敏，陈黎波，李焱文，等. ^{99m}Tc-MIBI 和 ^{99m}TcO$_4^-$ 显像定位诊断甲状旁腺机能亢进. 中国医学影像技术杂志，2006，（8）：1243-1246.

［5］Jiang Y, Xia WB, Xing XP, et al. Tumor-induced osteomalacia：An important cause of adult-onset hypophosphatemico-steomalacia in China：Report of 39 cases and review of the literature. J Bone Miner Res, 2012, 27（9）：1967-1975.

［6］Jing H, Li F, Zhuang H, et al. Effective detection of the tumors causing osteomalacia using ［Tc-99m］-HYNIC-octreotide（99mTc-HYNIC-TOC）whole body scan. Eur J Radiol, 2013, 82（11）：2028-2034.

［7］Jing H, Li F, Zhong D, et al. 99mTc-HYNIC-TOC（99mTc-hydrazinonicotinyl-Tyr3-octreotide）scintigraphy identifying two separate causative tumors in a patient with tumor-induced osteomalacia（TIO）. Clin Nucl Med, 2013, 38（8）：664-667.

［8］Zhang J, Zhu Z, Zhong D, et al. 68Ga DOTATATE PET/CT is an accurate Imaging modality in the detection of culprit tumors causing osteomalacia. Clin Nucl Med, 2015, 40（8）：642-646.

第五篇　甲状旁腺疾病和矿盐代谢紊乱

第一章　原发性甲状旁腺功能亢进症

甲状旁腺功能亢进症（hyperparathyroidism）简称甲旁亢，可分为原发性、继发性、三发性和假性 4 种。原发性甲状旁腺功能亢进症是由于甲状旁腺本身病变引起的甲状旁腺激素（parathyroid hormone，PTH）自主合成、分泌过多。继发性甲状旁腺功能亢进症是由于各种原因刺激甲状旁腺，使之增生肥大，分泌过多的 PTH。血清钙浓度的降低是 PTH 分泌最主要的刺激因素，常见于肾功能不全、维生素 D 缺乏和小肠吸收不良等。三发性甲状旁腺功能亢进症是在继发性甲状旁腺功能亢进症的基础上，由于腺体受到持久和强烈的刺激，部分增生转变为腺瘤，自主地分泌过多的 PTH，可见于慢性肾功能不全、肾脏移植后和长期服磷的病人。假性甲状旁腺功能亢进症是由于某些非甲状旁腺组织，如肺、肝、肾和卵巢等的恶性肿瘤，分泌甲状旁腺激素相关肽及刺激破骨细胞活性的细胞因子，致血钙水平升高。

原发性甲状旁腺功能亢进症（primary hyperparathyroidism，PHPT）是甲状旁腺分泌过多 PTH 引起的钙、磷和骨代谢紊乱的一种全身性疾病，表现为骨吸收增加为特征的骨骼病变、肾脏钙化或泌尿系结石、高钙血症和低磷血症等。

一、发病率

PHPT 在欧美多见，20 世纪 70 年代以来随着血清钙水平筛查的广泛进行，PHPT 的发现率明显提高，目前在内分泌疾病中仅次于糖尿病和甲状腺功能亢进症，发病率可达 1/（500~1000）。1983~1992 年美国的一项流行病学调查资料显示 PHPT 的年发病率为 20.8/100 000，北美地区每 1000 例门诊病人中即有 1 例 PHPT 病人，Wermers 等 2006 年根据 Rochester 的数据估计总体 PHPT 的发病率为 21.6/100000人·年。意大利 Adami 等 2002 年报告在 55~75 岁的妇女中 PHPT 患病率为 21/1000，整个人群患病率为 3/1000。我国自然发病率无确切数据，北京协和医院、上海瑞金医院的数据显示因 PHPT 就诊的病人数每年均有显著增加。自北京协和医院 1958 年诊断第一例 PHPT 后，确诊 PHPT 的例数由开始的每 10 年不足 10 例迅速增至近几年的每年近百例病人；上海瑞金医院的数据也显示每年在该院诊断的 PHPT 病例数由 2000 年的 4 例增至 2010 年的 70 余例。国内闫双通等 2005 年对进行健康体检的中老年人群进行流行病学调查，显示北京地区中老年（50 岁以上）高干人群中 PHPT 的患病率为 0.204%，考虑到该调查中男性比例（82.9%）显著高于一般人群，而 PHPT 以女性受累居多，整体人群及女性患病率实际更高，提示本病在中国人中实际也并不少见。

PHPT 的发病率随年龄增加而增加，多见于中年，儿童及青少年少见。成年病人中以女性居多，男女之比为 1∶（2~4）。

二、病因

大部分 PHPT 为散发性（sporadic PHPT），少数（国外文献报道<10%）病例为家族性（familial

PHPT) 或综合征性 (syndromic PHPT)，即有家族史或作为某种遗传性肿瘤综合征的一部分。其中，家族性/综合征性 PHPT 多为单基因病变，大部分已找到明确的致病基因（详见第五篇第四章"家族性甲状旁腺功能亢进症"）。对于散发性 PHPT，目前已知甲状旁腺腺瘤或腺癌为单克隆性的新生物，但其分子生物学发病机制尚不十分清楚。单克隆性反映了在一个甲状旁腺细胞中的原癌和/或抑癌基因发生了足够数量的改变，从而使该细胞获得了选择性的生长优势，最终形成临床可见的细胞群。目前研究较为明确的致病基因有三种。

1. MEN1　为肿瘤抑制基因，编码 menin 核蛋白，在转录调节、基因组稳定性、细胞分化及增殖中具有发挥作用。近期研究显示 Menin 与肿瘤转化因子 β（TGF-β）/Smad 信号通路相互作用，为 TGF-β 抑制甲状旁腺细胞增殖及 PTH 分泌所必需。Menin 还可与组蛋白 H3 甲基转移酶相互作用，影响特定类型细胞的基因表达模式、调节细胞增殖。不同研究中采用一代测序方法检测散发性甲状旁腺腺瘤组织中 MEN1 基因体细胞突变率为 12%～25%。近期的两项全外显子测序研究显示散发性甲状旁腺腺瘤中 MEN1 体细胞突变率约为 35%，并伴有染色体 11 的杂合缺失。MEN1 基因杂合缺失的小鼠可出现与人类相同的疾病谱，包括发生甲状旁腺肿瘤；甲状旁腺 MEN1 基因选择性失活也可导致甲状旁腺肿瘤伴高钙血症性甲旁亢。

2. CCND1　位于染色体 11q13，编码大小为 35kD 的细胞周期蛋白 D1，为首先证实参与甲状旁腺肿瘤发生的原癌基因，是细胞周期从 G_1 期（位于有丝分裂期之后）向 S 期（与 DNA 合成有关）转化的重要调节因子。在部分甲状旁腺腺瘤中，在 11 号染色体着丝粒附近发生插入，使得 PTH 基因 5′调节区重排至 CCND1 基因编码区上游，导致后者的基因表达受到 PTH 启动子/增强子的控制。由于甲状旁腺细胞中 PTH 基因为高表达，PTH-CCND1 重排就导致了 CCND1 基因的表达增强。以往研究显示 20%～40% 的散发性腺瘤中存在 CCND1 的过表达，该基因的过量表达还见于许多其他类型的肿瘤。发生该基因重排的小鼠也可出现 PHPT 的生化表型及甲状旁腺的增生。

3. HRPT2/CDC73　为肿瘤抑制基因，编码蛋白 parafibromin 为 Paf1 复合物组分，后者为 RNA 聚合酶Ⅱ复合物的一部分，在基因表达通路的多个环节具有关键作用，在多种调节细胞周期、蛋白合成、脂质及核酸代谢相关基因的表达中均需该复合物的参与。研究证实 parafibromin 的过表达可抑制癌细胞的生长，使其中止在 G_1 期，并可阻断细胞周期蛋白 D1 的表达；而应用 RNAi 技术或转染失活性突变的质粒可促进细胞进入 S 期，均证实了该蛋白抑制肿瘤生长的作用。研究证实该抑癌基因的失活参与了散发性甲状旁腺癌的发病机制，文献报道 67%～100% 的散发性甲状旁腺癌组织中存在该基因突变；免疫组化研究结果显示 parafibromin 表达的减少在确诊的甲状旁腺癌组织中诊断敏感性及特异性分别为 96% 和 99%。对北京协和医院收治的 15 例甲状旁腺癌病人进行的 HRPT2/CDC73 基因检测及 parafibromin 免疫组化研究，也提示其基因及蛋白产物水平的检测可能有助于良、恶性甲状旁腺肿瘤的鉴别。

除了上述明确的致病基因外，还有一些可能的候选基因参与了散发性 PHPT 的发生机制，如 CDKI（细胞周期蛋白依赖性抑制因子）、CTNNB1（编码原癌基因 β-catenin）、EZH2（组蛋白甲基化转移酶）、POT1（端粒稳定因子 1）等基因，尚需要进一步的人群和动物研究证实。

而一些参与钙稳态调节的相关基因的异常可能参与了本病的发生发展，如维生素 D 受体（vitamin D receptor，VDR）、PTH、CaSR、雌激素受体（estrogen receptor，ER）等，现有研究在散发性 PHPT 中并未发现上述基因的突变或失活，因此上述基因可能并非 PHPT 的致病基因，但有研究提示在病变甲状旁腺组织中存在部分基因表达数量的异常，其基因型可能与 PHPT 临床表型或严重程度相关。韩桂艳等对 1983～2009 年北京协和医院 164 例 PHPT 病人及 230 名健康对照进行了 CaSR 基因三个多态性位点基因型检测，并分析其与临床表型的相关性，结果显示 R990G 多态性在中国人群及 PHPT 病人中更为常见；携带 RR 或 RG 基因型者血钙水平较低，ALP 水平较高。GG 基因型者腰椎骨密度 T 值显著低于 RR 或 RG 基因型者。携带 R 等位基因的病人甲状旁腺增生或腺癌比例显著高于 GG 基因型者，发生骨质疏松的比例也显著升高。

三、病理生理

甲状旁腺功能亢进症的主要病理生理改变是甲状旁腺分泌过多 PTH，PTH 与骨和肾脏的细胞表面受体结合，骨钙溶解释放入血，肾小管重吸收钙的能力增强，并增加肾脏 1,25 (OH)$_2$D——活性维生素 D 的合成，后者作用于肠道增加饮食钙的吸收，导致血钙水平升高。当血钙值上升超过正常水平时，从肾小球滤过的钙增多，致使尿钙排量增多。PTH 可抑制磷在近端和远端小管的重吸收，对近端小管的抑制作用更为明显。尿磷排出增多，血磷水平随之降低。临床上表现为高钙血症、高尿钙症、低磷血症和高尿磷症。

PTH 过多加速骨的吸收和破坏，长期进展可发生纤维性囊性骨炎的病理改变（图 5-1-1、图 5-1-2），伴随破骨细胞的活动增加，成骨细胞活性也增加，故血碱性磷酸酶水平增高。骨骼病变以骨吸收、骨溶解增加为主，也可呈现骨质疏松或同时合并骨软化/佝偻病，后者的发生可能与钙和维生素 D 摄入不足有关。由于尿钙和尿磷排出增加，磷酸钙和草酸钙盐沉积而形成肾结石、肾钙化，易有尿路感染、肾功能损害，晚期发展为尿毒症，此时血磷水平升高。血钙过高导致迁移性钙化，钙在软组织沉积，引起关节痛等症状。高浓度钙离子可刺激促胃液素分泌，胃壁细胞分泌胃酸增加，形成高胃酸性多发性胃十二指肠溃疡；激活胰腺管内胰蛋白酶原，引起自身消化，导致急性胰腺炎。

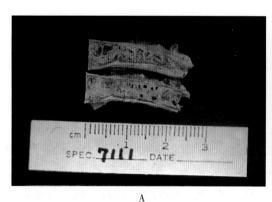
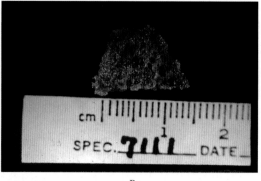

A   B

图 5-1-1 甲旁亢病人的肋骨（A）、椎体（B）

注：女性，38 岁，因意识障碍来诊，死于急诊室，诊断甲状旁腺功能亢进症危象。尸检结果：甲状旁腺增生。骨骼大体表现见骨髓被纤维组织取代，呈蜂窝状，皮质明显变薄

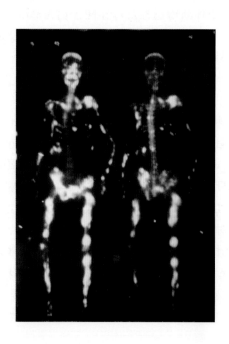

图 5-1-2 全身骨显像：多发性纤维囊性骨炎

注：女性，44 岁，多发骨折 4 年余，外院两次甲状旁腺手术未缓解，血钙 3.5mmol/L，游离钙 1.69mmol/L，PTH 升高。术后病理：甲状旁腺癌

PTH 还可抑制肾小管重吸收碳酸氢盐，使尿呈碱性，不仅可促进肾结石的形成，部分病人还可引起高氯性酸中毒，后者可增加骨盐的溶解，加重骨吸收。

四、病理

正常甲状旁腺通常分上下各一对，共 4 个腺体。在胚胎发育期由第三和第四对鳃囊与咽部分离下降而成。第三对鳃囊随胸腺下降为下甲状旁腺，第四对鳃囊发育为上甲状旁腺。腺体的数量、重量和部位可有不同。Wang 等报道 160 例尸检材料：4 个甲状旁腺者 156 例，5 个者 3 例，6 个者 1 例。腺体平均为 5mm×3mm×1mm（最大 12mm×2mm×1mm，最小 2mm×2mm×1mm）。每个腺体的重量平均为 35~40mg（10~78mg）。呈黄色、红色或棕红色。其位置多数在甲状腺背侧，2%~20% 异位，可见于纵隔，少数包埋在甲状腺内，偶见于心包。朱预等总结 1974~2009 年于北京协和医院手术的 368 例 PHPT 病人，病变位于原位者 318 例，异常位置者 50 例（13.6%），其中位于胸锁关节后方 18 例（36%）、前纵隔 13 例（26%）、中纵隔 9 例（18%）、颈总动脉周围 6 例（12%），另有 1~2 例位于右前斜角肌后方、胸锁乳突肌后方及胸骨上凹气管前方。随后管珩等总结了北京协和医院在 1982~2010 年收治的 66 例异位甲旁亢病例，占同期 PHPT 手术病例的 11.5%（66/575），异位于纵隔的发生率为 71.2%（47/66），其中前上纵隔最多 65.2%（43/66）；异位于颈部的为 28.8%（19/66）。

PHPT 的甲状旁腺病理类型有腺瘤、增生和腺癌三种。①腺瘤：近期国内文献报道占 78%~92%，大多单个腺体受累，少数有 2 个或 2 个以上腺瘤。瘤体一般较小，肿瘤重量 0.06~300g，大多数 0.2~1g。甲状旁腺腺瘤是包膜完整的良性肿瘤，但部分腺瘤缺少完整的结缔组织包膜，大多数腺瘤以主细胞为主，也可见嗜酸细胞和过渡型嗜酸细胞的混合，后者可弥漫性散在于主细胞之间，也可集中形成巢状。实质细胞排列成为实性片块或结节、梁状、滤泡样和/或腺泡样形态，也可呈菊花形团状、乳头状或假乳头状。②增生：一般 4 个腺体都增生肥大，也有以一个增大为主，主细胞或水样清细胞增生，有间质脂肪、细胞内基质的量增多，与正常甲状旁腺组织移行，常保存小叶结构，但尚没有公认的区分腺瘤和增生形态的标准。③腺癌：少见，多数西方国家报道不足 1%，印度、意大利及日本的报道中该比例为 5%~7%；统计 1958~2005 年北京协和医院 280 例散发性 PHPT 病人中腺癌的比例为 7.1%，上海瑞金医院报告在 2000~2010 年诊断的 249 例 PHPT 中腺癌比例为 5.96%，这一结果明显高于欧美国家，与印度、意大利及日本的报道相仿。一般腺癌瘤体较腺瘤大，颈部检查时常可以触及，易术后复发，早期与腺瘤鉴别困难，确诊的组织学证据包括血管侵犯、周围神经侵犯、穿透包膜并在邻近组织中生长和/或转移。带状纤维化是腺癌常见但并非恒定也非特征性的特殊形态，大多数呈实体性生长方式，瘤细胞呈弥漫性片块或密集巢状，罕见菊花形团样结构及梭形细胞生长形态。细胞类型以主细胞为主，也有嗜酸细胞或混合型及含透明细胞的肿瘤。在腺癌中核分裂活性极不相同，与腺瘤和增生有很大的重叠。远处转移以肺部最常见，其次为肝脏和骨骼。

五、临床表现

自 20 世纪 70 年代以来国外随着血清钙筛查的普遍应用，PHPT 的临床谱发生很大变化，无症状性 PHPT 占 80% 以上，而我国 PHPT 病人症状较重，骨骼、泌尿系统受累更为常见，有典型临床症状者可达 70%~90%，生化改变也更为典型。经典的 PHPT 临床表现主要包括高钙血症相关症状、骨骼病变及泌尿系统病变等三组症状。国内文献报道以骨骼病变受累为主者占 52%~61%，以泌尿系统受累为主者占 2%~12%，骨骼系统与泌尿系统均受累者占 28%~36%。

1. 高钙血症相关症状　血钙水平增高引起的症状可影响多个系统。神经肌肉系统的表现包括淡漠、嗜睡、性格改变、智力迟钝、记忆力减退、肌张力减低、易疲劳、四肢肌肉（尤其是近端肌肉）软弱等。消化系统方面，高血钙使神经肌肉激惹性降低，胃肠道平滑肌张力减低，胃肠蠕动减慢，表现为食欲减退、恶心、呕吐、腹胀腹痛、便秘、反酸等；高血钙刺激促胃液素分泌，胃酸分泌增多，可引起消化性溃疡；高血钙可激活胰蛋白酶，引起急、慢性胰腺炎。

2. 骨骼病变　临床上主要表现为广泛的骨关节疼痛及压痛，多从下肢和腰部开始，逐渐发展至全身，可出现活动受限、卧床不起。骨密度减低，严重者可有骨畸形，如肩关节下垂、驼背、身高变矮、肋骨和骨盆塌陷伴"鸡胸"及骨盆三叶草畸形。

3. 泌尿系统症状　长期高钙血症可影响肾小管的浓缩功能，尿钙和尿磷排出增多，病人常可出现多饮、多尿。发生反复的泌尿系统结石或肾脏钙化（钙磷复合物在肾间质的沉积），表现为肾绞痛、血尿、尿砂石等，易合并泌尿系统感染。病人可出现肌酐清除率的下降甚至肾功能不全。

4. 其他　软组织钙化影响肌腱、软骨等处，可引起非特异性关节痛，累及手指关节，有时主要在近端指间关节。皮肤钙盐沉积可引起皮肤瘙痒。重症病人可出现贫血，系骨髓组织为纤维组织充填所致。心血管系统可表现为心肌、瓣膜及血管钙化，心血管病死亡率增加，轻症者可仅有血管硬化程度加重。重症病人还可出现牙齿松动等。

5. 体征　部分病人颈部可触及肿物。可有骨骼压痛、畸形、局部隆起和身材缩短等。心电图示心动过速，QT 间期缩短，有时伴心律失常。高血压发病率增高。

六、辅助检查

（一）血清钙

正常人血清总钙值为 2.2～2.7mmol/L（8.8～10.9mg/dl），血游离钙值为（1.18±0.05）mmol/L（北京协和医院内分泌科）。甲旁亢时血清总钙值持续性或波动性增高，少数人可正常，需要多测几次。

血游离钙水平测定更为敏感和准确。1990 年北京协和医院孟迅吾等报道的 64 例 PHPT 病人中，8 例病人血清总钙水平正常或基本正常，其中 6 例血浆游离钙水平升高。1993 年孟迅吾等应用选择性电极法检测了 222 名正常志愿者及 329 例包括甲旁亢在内的 7 种疾病病人的血浆游离钙浓度，结果显示，对于高钙血症病人，血浆游离钙和血清总钙持续及≥50%测定次的值增高者分别为 94.5% 和 76.3%。两者呈正相关，且血浆游离钙水平不受血清蛋白水平的影响。近期 Tee 等的一项回顾性队列分析中，41 例病理学确诊为 PHPT 的病人，其游离钙水平显著升高，但血清总钙正常或仅稍有升高，游离钙水平与腺瘤体积的线性相关性要高于血清总钙。上述结果均支持对于 PHPT 的诊断，血游离钙测定较总钙更为敏感；此外，游离钙测定快速，可测定动脉血或静脉血标本，对一些特殊情况（如临界高血钙症的诊断、住院病人快速测定钙水平和病人经历生理应激后的评估等）的处理可能更有价值。

如多次测定血总钙水平正常，除了可进一步检测血游离钙水平外，还需注意是否合并维生素 D 严重缺乏、碱中毒、肾功能不全、胰腺炎、甲状旁腺腺瘤栓塞、低蛋白血症等因素。北京协和医院 1968 年收治 1 例青少年女性，15 岁，因四肢骨关节痛 5 年入院，表现为四肢骨及关节疼痛、多次病理性骨折及多个部位骨骼膨大样改变，X 线及病理符合多发纤维囊性骨炎，多次查血总钙 2.38～2.50mmol/L（9.5～10.0mg/dl），仅有一次 2.78mmol/L（11.1mg/dl），24 小时尿钙微量，查体左下颈部可扪及包块，术中见病变甲状旁腺坏死样改变，病理为坏死组织，外有纤维包膜，仅周边少量甲状旁腺组织。术后给予钙剂及维生素 D 制剂补充，骨痛明显缓解，能够从事日常工作，复查 X 线骨密度明显增加。该例病人血钙水平基本正常即考虑与甲状旁腺腺瘤栓塞坏死有关。

（二）血甲状旁腺激素

测定血甲状旁腺激素（PTH）水平并结合血钙水平可直接评估甲状旁腺功能。PTH 分泌前后在蛋白酶的作用下可产生不同的片段，在血中主要以完整（iPTH）、中段、氨基端及羧基端片段存在，其中氨基端具有生物活性，羧基端无生物活性。随年代不同，PTH 水平测定方法不同。第一代测定方法为应用放免法（RIA）测定氨基端（PTH 1-34）、中段（PTH 44-68）和羧基端（PTH 69-84）PTH 水平。第二代是目前应用最广泛的测定方法，第二代检测方法采用两种纯化抗体，分别针对人 PTH 39-84 和 PTH 13-34，为测定完整 PTH（intact PTH）的免疫放射法（IRMA）或免疫化学发光法（ICMA），该方法除了能检测 PTH

1-84 外，还会检测到大的羧基端片段（如 PTH 7-84）。第三代测定方法（whole PTH）的两种抗体分别针对 PTH 39-84 和 PTH 1-4，因此只检测血中 PTH 1-84 的水平。目前对于 PHPT 诊断，第二代检测方法已能满足临床需要。PHPT 病人典型的改变为高钙血症同时 PTH 水平升高。高钙血症时血 PTH 水平位于正常范围内中值或偏高水平者也支持 PHPT 的诊断。Wallace 等报道该中心 2005～2010 年经手术病理及术后随访证实为 PHPT 的病人中，5.5%的病人血 PTH 水平低于其正常上限（60pg/ml），其中多数在高钙血症时 PTH 为 40～60pg/ml 或在 60pg/ml 左右波动。原发性甲旁亢病人血 PTH 水平多增高，血 PTH 升高的程度与血钙浓度、肿瘤大小相平行。

（三）血清磷

甲旁亢时血磷水平降低，肾功能不全时血清磷水平可正常或增高。

（四）24 小时尿钙排量

PHPT 病人尿钙排出增加，儿童病人 24 小时尿钙 0.1～0.15mmol/kg 体重（4～6mg/kg 体重）。由于尿钙测定可受到饮食中钙含量的影响，对边缘性甲旁亢病人可做低钙试验，限制钙入量每日<3.75mmol（150mg）3～5 天（实验期间饮蒸馏水，不用牙膏刷牙），控制饮食 3 天后，测 24 小时尿钙排量>5mmol（200mg），则支持甲旁亢的诊断；若≥3.75mmol（150mg），则高度怀疑甲旁亢。PHPT 合并骨软化症时尿钙排量可相对减少，孟迅吾等总结北京协和医院 33 例 PHPT 合并骨软化症病人，与不合并骨软化症者相比，后者 100%尿钙>4.8mmol/24h，前者仅有 61%尿钙排量>4.8mmol/24h，但仍显著高于维生素 D 缺乏所致骨软化症病人的尿钙排量。对于血钙升高同时尿钙排量偏低的病人（24 小时尿 Ca<4mmol）者，可测定 24 小时尿钙清除率/肌酐清除率比值，家族性低尿钙性高钙血症病人一般该比值<0.01，PHPT 病人通常>0.01。

（五）24 小时尿磷排量

24 小时尿磷排量增高，但受饮食因素影响较大。

（六）骨转换指标

反映骨形成的指标包括血清碱性磷酸酶或骨特异性碱性磷酸酶、Ⅰ型原胶原 N-端肽（P1NP）等；反映骨吸收的指标包括血清Ⅰ型胶原羧基末端肽、抗酒石酸酸性磷酸酶，尿Ⅰ型胶原氨基末端肽、吡啶啉、脱氧吡啶啉和羟脯氨酸排泄量等。由于 PTH 促进骨的吸收，骨转换增加，上述骨转换指标水平可增高。其中，各医院均可检测的血清碱性磷酸酶主要来源于肝胆系统和骨骼，成人正常值为 34～107U/L（不同医院采用不同生化分析仪，可略有差异），儿童骨骼生长活跃，其正常值较成人高 2～3 倍。原发性甲旁亢时，排除肝胆系统病变后，血碱性磷酸酶水平增高反映骨骼病变的存在，骨骼病变愈严重，血清碱性磷酸酶水平愈高。

（七）X 线检查

骨骼表现反映了显著、广泛的破骨细胞骨吸收的增加，髓腔被纤维血管组织取代，成骨细胞活性增加。X 线平片特征包括：骨骼的广泛脱钙、骨质稀疏，常为全身性，以胸腰椎、扁骨、掌骨和肋骨最常见，显示密度减低，小梁变粗糙（由于破骨细胞对骨小梁的吸收）；特征性的骨膜下吸收，以指骨最为常见，外侧骨膜下皮质呈不规则锯齿样，可进展为广泛的皮质吸收；骨囊性变或纤维囊性骨炎，常为多发，内含棕色浆液或黏液，易发生在掌骨、肋骨骨干的中央髓腔部分或骨盆，可进展并破坏表面的皮质；棕色瘤，由大量多核破骨细胞（"巨细胞"）混杂基质细胞、基质组成，常发生在颌骨、长骨、肋骨的小梁部分；以及病理性骨折。颅骨在影像上可表现为有细小斑点的"砂砾样"改变，内外板界限消失。典型的齿槽相表现为牙槽板由于骨膜下吸收而受侵袭或消失，经常发展至邻近的下颌骨。皮质骨的侵袭及脱矿盐可导致某些骨在影像上的消失，最为显著的是远端指骨的末端、锁骨外 1/3 的下方皮质、尺骨远端、股骨颈和耻骨下缘以及胫骨近端内侧。

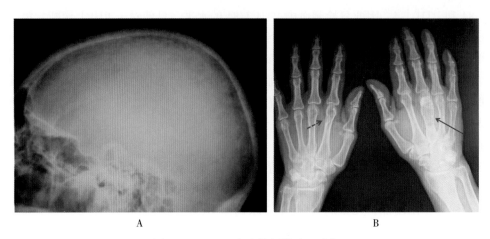

图 5-1-3　PHPT 病人的颅骨及双手像

注：病人，女性，59 岁，因左下肢无力 1.5 年就诊，伴口干、多饮、多尿、便秘，当地 X 线检查"左股骨上段结节"，切除病理符合棕色瘤，查血 Ca^{2+} 3.51mmol/L，P 0.69mmol/L，ALP 1126U/L，PTH 1754pg/ml。A. 颅骨砂砾样改变；B. 右第三掌骨纤维囊性骨炎，左第二掌骨骨膜下吸收，多发远端指骨末端吸收。手术病理证实为甲状旁腺腺瘤

（八）骨密度（BMD）测定

PHPT 是引起继发性骨质疏松的重要原因之一。PTH 对皮质骨有较强的促进骨吸收的作用，如桡骨远端 1/3 处；对于小梁骨为主的部位还有一定的促进合成的作用，如腰椎。因此在原发性甲旁亢病人中桡骨远端 1/3 部位的骨密度降低较腰椎部位更为明显，而在皮质骨和小梁骨含量相当的髋部骨密度减低则介于两者之间。缺乏典型的 X 线表现并不能除外骨骼系统的受累，部分甲旁亢病人可仅有骨密度的减低。常用的骨密度测量方法有单光子吸收法、双能 X 线吸收法（DXA）、定量计算机断层扫描测量法等。分析我院 1994~2005 年术前行 DXA 测定中轴骨 BMD 和/或超声测定胫骨超声速率（SOS）的 PHPT 病人，结果显示以皮质骨为主的胫骨部位 SOS 的 T 分数、Z 分数数值显著低于腰椎、髋部 BMD，也证实在 PHPT 时，皮质骨骨量丢失在前，且受累更为明显，联合测定胫骨 SOS 值可能有利于更早、更灵敏的发现 PHPT 病人骨骼系统的病变。

（九）定位检查

①颈部超声检查：简便快速，无创伤，但对异常位置病变的敏感性低于正常部位。北京协和医院不同时期总结报道敏感性 68.6%~85.1%，阳性预测值 89.1%，特异性 93.79%；天津大学总医院报道敏感性 45.4%，特异性 95.6%，准确性 92.2%；上海瑞金医院报道符合率为 79.4%（100/126）。②放射性核素检查：采用 ^{99m}Tc-MIBI（^{99m}Tc 甲氧基异丁基异腈）甲状旁腺扫描，可检出直径 1cm 以上病变，北京协和医院报道敏感性 94%，阳性预测值 100%；天津大学总医院报道敏感性 91.3%，特异性 100%，准确性 97.6%；上海瑞金医院报道阳性率为 93.8%（76/81）。周前等进一步分析异常位置甲状旁腺病变的病例 16 例，分别为颈动脉鞘内 3 例，下颈部延伸至胸骨后 6 例，纵隔内 7 例，^{99m}Tc-MIBI 显像可全部检出（100%）。③颈部和纵隔 CT 扫描：各中心报道阳性率不同，对手术失败的病例可用于除外纵隔病变，孟迅吾等报道北京协和医院 134 例 PHPT 中，检查 10 例位于纵隔的病变，符合率为 60%；上海瑞金医院报道阳性率为 89.4%（101/113）。④选择性甲状腺静脉取血测 PTH：分别于两侧甲状腺上、中静脉在颈内静脉开口处，左右甲状腺下静脉开口处以及左右无名静脉和上腔静脉取血。血 PTH 峰值点反映病变甲状旁腺的位置，增生和位于纵隔的病变则双侧甲状腺上中下静脉的 PTH 值常无明显差异。北京协和医院应用该方法定位正确率为 83.3%，但此方法有创伤，费用高，仅在临床高度怀疑、其他定位诊断技术结果阴性才被采用。

七、国内 PHPT 临床表现的演变及中西方 PHPT 的比较

（一）国内临床表现的演变

在西方欧美国家，随着 20 世纪 70 年代早期常规血清生化筛查的引入，发现了大量原先无症状的 PHPT 病人，其临床谱有了明显的改变，无症状 PHPT 病人比例达到 80% 以上。例如，居住在 Minnesota 的 Olmsted 县的 PHPT 病人中只有 2%，纽约一个医学中心中 121 例病人中只有 17% 有经典的临床症状。国内文献报道中大部分 PHPT 病人仍有骨骼和/或泌尿系统的受累，但随着对疾病认识的提高及体检的普及，轻症及无症状病人比例开始逐渐增高。

就北京协和医院而言，史轶蘩等 1980 年首先在国内对我院 1958～1977 年经手术证实的 23 例 PHPT 进行临床分析，所有病人均有骨骼和/或泌尿系统的受累，其中 22 例存在不同程度的骨骼病变（包括骨痛、骨畸形、病理性骨折、骨吸收改变等），9 例存在肾结石或肾脏钙化。1994 年孟迅吾等总结我院 1958～1993 年手术证实的 134 例 PHPT 中，表现为骨吸收、骨病合并尿路结石、单纯尿路结石者分别占 56%、35% 及 6%，有 3% 的病人仅表现为单纯的高钙血症。邢小平等分析的 1958～2005 年我院 18 例无症状 PHPT 病例中，4 例为 2002 年以前诊断，占同期病例的 1.9%（4/214），14 例为 2003 年以后诊断，占同期病例的 21.9%（14/64），由于仅选择了手术证实的病例，实际无症状 PHPT 的患病率可能更高。

上海瑞金医院总结了该院 2000～2010 年 PHPT 病例的临床资料，显示虽然总体上有症状的病人占 60%，而且临床表现和生化异常比欧美病人更为明显，但无症状原发性甲旁亢的比例已经从过去的 20%（2006 年前）升高到了 50%（2007～2010 年）。而在中国香港地区，无症状甲旁亢的比例也从 1973～1982 年的 5% 逐步升高至 1983～1992 年的 39% 和 1993～2002 年的 59%。刘建民等将北京协和医院 1958～1993 年、上海瑞金医院 2001～2010 年的 PHPT 临床数据进行了比较，结果显示这两个不同时期的 PHPT 病人的临床谱具有明显的变化，无症状病人比例由 3% 增至 40%，血钙水平由 12.4±1.1mg/dl 降至 11.72±1.4mg/dl，平均 PTH 水平由 1391pg/ml 降至 402pg/ml；即使是有症状的 PHPT 病人，临床表现也趋向更轻。

（二）中西方 PHPT 临床表现的比较

与同时期西方国家相比，我国 PHPT 临床表现及严重程度具有较大的不同。Bilezikian 及孟迅吾等在 2000 年对北京协和医院 1958～1993 年的 134 例 PHPT 病人和美国纽约 1984～1999 年的 143 例 PHPT 进行了比较，临床相具有显著差异，北京协和医院病人的年龄显著低于纽约（分别为 37±13 岁和 55±1 岁），病理类型中腺癌比例北京协和医院病人显著高于纽约（分别为 3% 和 0.3%）；有骨骼、泌尿系受累病人的比例北京协和医院病人也显著高于纽约（分别为 97% 和 18.4%），其中北京协和医院病人中 60.2% 具有 PHPT 典型的 X 线表现，病理性骨折也较为常见（36%），而纽约病人上述比例仅为 1.4% 和 0%。生化指标也有显著不同，北京协和医院病人与纽约地区病人相比，前者血钙水平更高（分别为 12.4±1.1mg/dl 和 10.7±0.1mg/dl），低磷血症、碱性磷酸酶升高的病人比例更高（分别为 60% 和 25%、80% 和 40%），PTH 水平更高（分别为正常上限的 21.4 倍和 1.86 倍），血清 25（OH）D 水平更低（分别为 8.8±7.2ng/ml 和 21±1ng/ml）。中国 PHPT 病人的临床表现更接近于 20 世纪三四十年代美国的情况。2006 年，邢小平等对 1958～2005 年北京协和医院诊断的 280 例 PHPT 病人进行分析，与美国纽约的数据进行比较，得到的结论相似，我院报道 PHPT 临床表型与纽约报道的病人有显著差异，病人发病年龄较小，临床症状更为突出，生化改变更为明显，腺癌比例较高，病变甲状旁腺的体积也较大。

尽管随着时间进展国内 PHPT 的临床谱也有一定变化，刘建民等近期的分析显示我国 PHPT 的临床特征仍然显著不同于美国，与美国纽约报道的 2010～2013 年的数据（n = 77）比较，上海瑞金医院 2001～2010 年的数据（n = 249）显示，中国人发病年龄仍然早于美国（分别为 51.3±15.6 岁和 66.4±

12.4岁），女性比例低于美国（F/M分别为2.01∶1和4.5∶1），病程较短（中位数分别为1年和6年），血钙、PTH、肌酐水平更高（中国分别为11.72±1.4mg/dl、402.1pg/ml和1.03mg/dl，美国分别为10.6±0.6mg/dl、67.5pg/ml和0.79mg/dl），腰椎BMD更低（分别为-1.905±1.711和-1.118±1.684），肾结石比例更高（分别为48.2%和14.3%），腺癌比例更高（分别为6%和0%）；该组中国病人中无正常血钙型PHPT（normocalcemic primary hyperparathyroidism），而美国病人中近10%的病人为正常血钙型PHPT。上述结果显示，随着血钙筛查的普及，中国人PHPT的临床表现虽然有更轻的趋势，但与西方国家相比，依然具有症状更为突出、生化改变更为明显、病情更为严重的特点。

八、特殊类型的PHPT的临床特点

（一）正常血钙型PHPT（normocalcemic PHPT，NCHPT）

在PHPT病人中，少部分病人血钙水平呈间歇性的升高，部分病人虽然血总钙水平正常，但游离钙水平升高，还有不足10%的病人血钙值持续在正常范围。对于此类病人一方面需要多次测定血钙及游离钙，还需考虑有无以下情况：①血清清蛋白降低可致血钙水平下降；②肾功能不全时，血磷值增高，可影响血钙值；③病程长，骨病变严重，骨库耗竭者，血钙水平可正常；④严重的维生素D缺乏或软骨病合并存在时；⑤复发性胰腺炎病人；⑥甲状旁腺腺瘤栓塞，组织坏死，相当于未实施手术的切除。

近10年来，NCHPT作为PHPT的一个亚型，逐渐得到关注。在2008年多个西方国家组织的关于无症状性甲旁亢处理指南的第三次国际专家研讨会上，正式对NCHPT进行了定义，与前述具有典型PHPT临床表现但由于诸多因素导致血钙正常的情况不同，NCHPT更倾向于是症状性PHPT较早时期的表现，目前有较为严格的定义：血钙（包括游离钙）水平持续正常，同时PTH水平持续性高于正常，需要进行严格的检查除外继发性甲状旁腺功能亢进症，包括：①维生素D缺乏，要求NCHPT病人血清25(OH)D水平≥30ng/ml（75nmol/L）；②肾功能不全，要求NCHPT病人eGFR≥60ml/min；③药物：包括双膦酸盐、呋塞米类利尿剂、抗癫痫药物、磷制剂等；④肾性高尿钙症；⑤影响钙吸收的吸收不良综合征，如乳糜泻、囊性纤维化等；⑥假性甲状旁腺功能减退症Ⅰb型等。大部分此类病人因评估低骨量或泌尿系结石原因而被发现，因此部分病人具有PHPT相关症状或临床表现，西方国家中报告NCHPT在PHPT中比例不足10%，人群患病率不详。近期Cusano等对两个以社区为基础的人群进行分析，NCHPT的患病率分别为0.4%和3.1%。国内尚无相关流行病学资料。有限的数据显示在中位数为1~3年的随访中，14%~19%的病人可逐渐发展为高血钙性PHPT，40%左右的病人有疾病进展的证据，包括出现肾结石、高尿钙症、骨折及骨量减少>10%等。由于临床资料有限，对NCHPT的治疗尚无针对性的共识及指南。

（二）无症状型PHPT（asymptomatic PHPT）

美国自从牛奶有维生素D强化后10年左右，于20世纪50年代开始，本病的临床表现有了明显的变迁，骨骼病变由原来的50%~60%减少至10%，严重的特异性的骨病变纤维囊性骨炎由25%~50%减少为<2%，病理性骨折由常见转为少见，泌尿系结石由50%~80%减少至<25%，肾钙化由5%~10%减少至几乎看不到，骨和肾病变混合型更由20世纪30年代的60%~80%变得非常罕见，同时甲状旁腺瘤体也见明显缩小。当今西方国家80%以上的病人无特异性PHPT的症状，仅有血钙和血PTH水平的轻度升高，称为无症状PHPT。为此美国国立卫生研究院（NIH）于1990年、2002年、2008年和2013年分别举办了无症状甲旁亢处理的专家共识会和展望21世纪无症状甲旁亢的专家讨论会，讨论对无症状甲旁亢的相应策略。专家们认为有以下情况者推荐手术：①血钙值超过正常上限0.25mmol/L（1.0mg/dl）；②骨骼方面：a.腰椎、股骨颈、全髋或桡骨远端1/3的DXA测量骨密度T值<-2.5SD；b.X线、CT、MRI或椎体骨折评估（vertebral fracture assessment，VFA）证实的椎体骨折；③肾脏方面：a.肌酐清除率<60ml/min；b.24小时尿Ca>400mg（10mmol），结石危险因素分析提示结石风险增高；c.X线、超声或CT证实的肾结石或肾脏钙化；④年龄<50岁。如不能施行手术，应加以跟踪随访，每年测定血钙及血肌酐，每1~2年测定BMD；如有临床提示（如身高缩短、背痛）应行椎体X线或VFA检查；如怀

疑肾结石，应行尿液生化分析及 CT、超声等影像学评估。

（三）有维生素 D 缺乏、骨软化或佝偻病

早在 1980 年和 1986 年史轶蘩等和尹潍等相继报道，在北京和天津的经手术证实的 PHPT 病人中，合并骨软化和佝偻病者分别占 47.8% 和 25.6%。孟迅吾等对 PHPT 合并和不合并骨软化或佝偻病者进行了比较，两组的血 25（OH）D 水平分别为 17.5±14.3nmol/L（7±5.72ng/ml，$n=18$）和 32.0±22.8nmol/L（12.8±9.12ng/ml，$n=13$），合并骨软化或佝偻病组显著低于不合并组（$P<0.05$），其中低于正常均值−2SD 即 <17.5nmol/L 者分别有 11/18 例和 4/13 例，表明 PHPT 病人存在维生素 D 的缺少，伴有骨软化或佝偻病者更为显著。临床表现方面，前者身高变矮更为明显，血钙正常或基本正常，泌尿系结石发生率较低。1992 年和 2002 年我国进行的全国营养调查中，钙的摄入量分别为 405mg/d 和 439mg/d，远远低于我国营养学会推荐量 800mg/d，农村来的 PHPT 病人钙的入量往往更低。钙和维生素 D 的营养缺少促使血 PTH 水平进一步增高，导致骨吸收病变加重，同时不少病人并有骨软化，有矿化障碍，致骨库耗竭，故血钙水平增高和尿钙排量增多常不存在或不明显（图 5-1-4）。

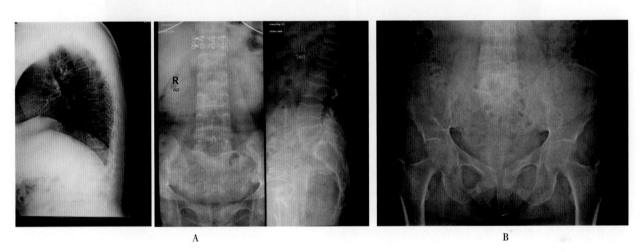

图 5-1-4　PHPT 合并骨软化

注：病人，女性，27 岁，因全身疼痛 2 年余入院，表现为腰部、双足、肩背及髋部疼痛进行性加重，伴活动受限，血 Ca 2.9～3.13mmol/L，P 1.4～0.55mmol/L，游离钙 1.52mmol/L，ALP 1239 IU/L，PTH 778～1102pg/ml；24 小时尿钙 7.98mmol，尿磷 18.48mmol。A. 脊柱正侧位相，多个椎体双凹变形，磨玻璃样改变；B. 骨盆相：骨密度减低，箭头所示为假骨折。手术病理证实为甲状旁腺腺瘤

（四）儿童 PHPT

儿童 PHPT 在国内外均少见，国外文献报道发病率为（2～5）/100000，大多数为个例或小样本报道。孟迅吾等报道了 1968～1993 年北京协和医院经手术证实的 13 例儿童 PHPT（男性 5 例，女性 8 例），发病年龄 10～14 岁，占同期 PHPT 病人的 10.3%，病程 1～9 年，多数曾被误诊，诊治时间偏晚。临床表现方面，所有病人均有骨吸收改变，同时多数（11/13 例）伴佝偻病的体征（腕部增大似手镯样、串珠肋、膝外翻或膝内翻等）和骨 X 线的特征性改变［长骨干骺端膨大，呈杯口状，边缘模糊，毛刷样（图 5-1-5），有生长障碍线和假骨折等］可能是因为儿童处于生长发育活跃期，对钙和维生素 D 的需求量高，所以骨吸收改变和骨矿化障碍两者同时存在；其中 3/13 例出现泌尿系结石或肾脏钙化；生化改变方面均表现为高钙血症（平均血钙 2.90±0.08mmol/L）和高 PTH 血症（为正常上限的 20.60±6.49 倍），血磷水平（0.90±0.06mmol/L）的降低不如成人明显，但血 ALP 水平（1451±249U/L）升高更为显著。本病需要与佝偻病引起的继发性甲旁亢鉴别，前者 X 线呈现骨吸收和骨矿化障碍，有时伴泌尿系结石，血钙、PTH 水平均增高，尿钙排量也增多；后者 X 线摄片有佝偻病矿化障碍表现，缺少骨吸收改变，血

钙水平正常或低，尿钙排量明显减少。13 例病理均为腺瘤，多发腺瘤 2 例；术后低钙血症发生频率较高（9/13），补充钙剂及维生素 D 制剂后病情恢复较成人迅速。Li 等对重庆医科大学儿童医院 2001～2011 年手术确诊的 12 例儿童 PHPT 病人（男性 5 例，女性 7 例）进行了回顾性分析，同样存在诊断较晚的情况，骨骼受累较为突出（92%），75% 存在泌尿系结石或肾脏钙化；与我院早期结果不同，血钙水平（3.82±0.16mmol/L）升高更为明显，其他生化指标改变类似。所有病人病理均为腺瘤，其中 1 例为双腺瘤，术后低钙血症亦较为普遍（83%）。

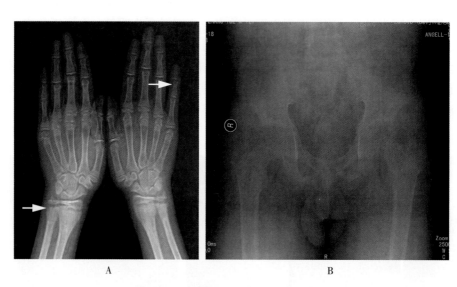

图 5-1-5　儿童 PHPT 病人的骨 X 线片

注：病人，男性，12 岁，因腰背痛、双下肢关节痛 3 年入院，腰背、下肢关节痛进行性加重，双下肢畸形，2 次骨折，身高增长减慢，血 Ca 2.90～2.96mmol/L，P 0.84～0.95 mmol/L，ALP 2868～3126 U/L，游离钙 1.47mmol/L，PTH>2500pg/ml；24 小时尿钙 12.415mmol，磷 17.55mmol。A. 双手像：指骨骨膜下吸收，尺桡骨远端干骺端膨大，杯口样，边缘模糊（箭头）；B. 骨盆像：骨盆变形，骨质密度减低，骨小梁模糊。手术病理证实为甲状旁腺腺瘤

　　国外文献中儿童甲旁亢也较少见，Belcher 等检索 Pubmed、Cochrane、OVID 等多个数据库中 1986～2012 年英文文献报道的儿童甲旁亢病例系列报告（3 例以上），仅有 13 篇回顾性分析或病例系列报告符合要求（分别纳入 4～52 例，共 230 例），其中约 10% 为 MEN 或其他家族性甲旁亢。所有病人中病理类型仍以单发腺瘤最多（80%），多腺体增生和双腺瘤分别为 16.5% 和 <1%，无腺癌报道；多腺体受累病人中家族性甲旁亢占 50%。由于诊断的延误，与西方国家成人 PHPT 不同，儿童 PHPT 临床表现更为严重，有症状病人比例较高（85%），肾脏受累和骨骼受累的比例分别为 38% 和 33%。

　　上述结果显示儿童甲旁亢较成人发病率低，并且经常存在漏诊和误诊的情况，临床表现更为严重，骨骼受累和肾脏受累可能更为常见，前者可能影响儿童生长，病理类型仍以腺瘤居多，腺癌极为罕见，仅有个例报道或与 CDC73 基因突变有关。应注意排查家族性或综合征性甲旁亢。

　　（五）甲旁亢危象

　　甲旁亢危象常发病急骤，病程凶险，不同文献和书籍中定义不同，血钙水平 ≥3.50～3.75mmol/L（14～15mg/dl），有明显的消化系和精神神经系症状，食欲减退，频频恶心呕吐，衰弱、意识模糊甚至昏迷，多饮、多尿和脱水，甚至心律失常，死亡率约 60%。

　　应按急诊病危处理，一方面急查病因，测血钙和 PTH，如 PTH 值升高则支持甲旁亢。高血钙和高 PTH 血症者，立即行病变的定位检查。另一方面予补液纠正脱水、呋塞米、降钙素和双膦酸盐以降低血钙水平，同时注意电解质和酸碱平衡，做好术前准备，为手术争取时机（详见第五篇第五章"高钙血症"）。甲旁亢危象者应高度警惕甲状旁腺癌的可能。

九、诊断及鉴别诊断

（一）诊断

原发性甲旁亢诊断分定性诊断和定位诊断两个步骤。具有骨骼病变、泌尿系统结石、高血钙的临床表现，血钙、PTH 及碱性磷酸酶水平升高，血磷水平降低，尿钙和尿磷排出增多，X 线片提示骨吸收增加等均支持甲旁亢的诊断。典型的甲旁亢临床诊断不难，轻型早期病例需测定多次血总钙及游离钙、必要时行钙负荷甲状旁腺功能抑制试验等检查。定性诊断明确后，可通过超声、放射性核素扫描、CT 等定位检查了解病变甲状旁腺的部位。

（二）鉴别诊断

1. 高 PTH 血症的鉴别诊断 ①家族性低尿钙性高钙血症：多数为钙敏感受体 CaSR 基因杂合性失活突变导致，表现为轻中度升高的高钙血症、正常范围或轻度升高的 PTH 水平及尿钙相对偏低（详见"家族性甲状旁腺功能亢进症"及"钙受体病综合征"），可通过测定 24 小时尿钙清除率/肌酐清除率比值（renal calcium clearance to creatinine clearance ration, $Ca_{Cl}/Cr_{Cl}=$[尿 Ca×尿量/血钙]/[尿肌酐×尿量/血钙]=[尿 Ca×血肌酐]/[尿肌酐×血钙]）鉴别，本病通常<0.01，PHPT 通常>0.01。基因筛查有利于明确诊断。②继发性甲旁亢：甲状旁腺受各种原因刺激而增生肥大，分泌过多的 PTH，血清钙浓度的降低是 PTH 分泌最主要的刺激因素，常见于肾功能不全、维生素 D 缺乏和小肠吸收不良等，生化特点为血钙正常或降低，PTH 水平升高。③三发性甲旁亢：在继发性甲旁亢的基础上，由于腺体受到持久和强烈的刺激，自主分泌过多 PTH，可见于慢性肾功能不全、肾脏移植后等，生化特点与 PHPT 相似，均为高钙血症伴高 PTH 血症，主要通过病史鉴别。④非甲状旁腺肿瘤异位分泌 PTH：罕见，仅有不足 30 例报道，肿瘤类型包括肺癌（小细胞肺癌、鳞癌、未确定病理类型）、卵巢癌、神经外胚叶肿瘤、胸腺瘤、甲状腺乳头状癌及髓样癌、肝癌、胆囊腺癌、胃癌、胰腺癌、鼻咽部横纹肌肉瘤、颈部神经内分泌肿瘤、颈部副神经节瘤等。⑤锂中毒：锂剂治疗双向性情感障碍时可导致血钙轻度、持续性的增高，长期治疗可出现血 PTH 水平的中度增高，超声探查可发现甲状旁腺体积增大。通常在停止锂治疗数月后，血钙与 PTH 水平会恢复正常；少数情况下发生真正的甲旁亢，病理多为甲状旁腺增生，偶有腺瘤。

2. 高钙血症的鉴别诊断 除前述 PTH 水平升高的高钙血症外，对以高钙血症为主要表现者需与其他非 PTH 依赖性高钙血症鉴别，包括恶性肿瘤、结节病、甲状腺功能亢进症、维生素 A 或维生素 D 过量等，通常有原发病相关表现或用药史，血钙升高时 PTH 分泌受抑制。

3. 骨病的鉴别诊断 以骨痛、骨折、骨畸形为主要表现者需要与骨软化症/佝偻病、肾性骨营养不良、骨纤维异常增殖症、原发性骨质疏松症、多发性骨髓瘤、骨肿瘤或肿瘤骨转移等鉴别，可根据临床表现、实验室检查等鉴别。

（1）骨软化症/佝偻病：可有血碱性磷酸酶升高，PTH 水平升高或正常，血钙水平正常或偏低，可通过血磷、血气分析、肾小管功能、维生素 D 及其代谢物水平等多种检查了解其病因。

（2）肾性骨营养不良病人骨骼病变可有纤维性囊性骨炎、骨硬化、骨软化和骨质疏松 4 种表现，血钙水平降低或正常，血磷水平增高，尿钙排量减少或正常，有肾功能损害。

（3）骨纤维异常增殖症：有特征性 X 线表现，血钙、磷、PTH 水平通常正常，疾病活动时可有血碱性磷酸酶等骨转换指标的升高。

（4）原发性骨质疏松症：通常为绝经后女性或老年人群，血清钙、磷及碱性磷酸酶水平正常，X 线无甲旁亢特征性骨吸收增加的改变。

（5）多发性骨髓瘤：可有局部和全身骨痛、骨质破坏、高钙血症，有血沉增快、血尿轻链增高、尿本周蛋白阳性，血尿免疫固定电泳有单克隆升高的免疫球蛋白，骨髓象可找到瘤细胞，血碱性磷酸酶水平通常正常，血 PTH 水平正常或降低。

4. 泌尿系结石的鉴别诊断 泌尿系结石可见于多种疾病，包括本病以及胃肠道疾病或手术、泌尿系畸形或感染、肾小管酸中毒、痛风、结节病、制动、特发性高尿钙症等，一些药物也可增加结石风险，可通过特征性的生化检验、影像学检查等鉴别。

十、治疗

（一）手术治疗

手术治疗为 PHPT 的首选也是唯一能够治愈的治疗。对于血钙水平明显升高或曾有危及生命的高钙血症病史、有症状或并发症的病人均应考虑手术治疗。对于无症状病人，国外指南推荐年龄在 50 岁以下、血钙水平高于上限 0.25mmol/L（1mg/dl）、肌酐清除率<60ml/min，或任何部位骨密度 T 值<-2.5或脆性骨折史者也进行手术。对于有经验的甲状旁腺外科医师，手术成功率在 90%~95% 以上，可通过切除病变甲状旁腺而有效地缓解病人症状，降低血钙及 PTH 水平。由于手术遗漏、病变甲状旁腺不在正常生理位置、甲状旁腺增生切除不足或甲状旁腺癌而复发或不缓解者约 10%，需要再次手术。病变甲状旁腺病理大部分为腺瘤，多数为单个，少数为 2 个或 2 个以上，少数病人为增生，可累及 4 个甲状旁腺。因此长期以来四个腺体的探查手术被认为是标准术式，对于无术前定位手段或常累及多个腺体的遗传性 PHPT、锂剂导致的甲状旁腺病变，该手术方法仍然适用。随着术前定位手段的进步及术中监测 PTH 水平的开展，微创手术或单侧探查手术目前已成为单发病变的首选术式。

朱预等 1987 年总结北京协和医院 60 例 PHPT 外科治疗经验，采用常规双侧探查术式，我院手术成功率为 95%（包括 6 例外院手术失败至我院再次手术者）。再次或多次手术的 9 例病人中，术后未缓解或复发的原因包括甲状旁腺癌 1 例、术后 12 年再发生腺瘤 1 例，病变甲状旁腺位于纵隔者 6 例，病变位于颈部病理为增生者 1 例，因此病变位置不在正常解剖位置为最常见原因，作者建议可采取低位颈部切口和充分利用胸腺甲状韧带。随着术前定位手段的进步，自 2001 年起，我院外科开展了同侧小切口的微创手术方法切除甲状旁腺腺瘤，主要用于术前定位明确为单个病变者。1974~2009 年 1 月的 368 例 PHPT 病例中，总体一次手术成功率为 94%。

对于异常解剖位置的 PHPT 病例，一次手术成功率往往低于非异位病灶，并可能因多次手术而术野粘连重，导致手术探查时间延长、副损伤增多，甚至手术再次失败。管珩等总结北京协和医院 66 例经验，均行手术治疗并取得成功，其中首次手术成功者 43 例，二次手术 17 例，三次手术 4 例，四次手术 2 例，平均手术次数为 1.47 次。其中外院手术失败转入我院手术的有 19 例，另有 1 例 1983 年在我院行胸骨上窝异位甲状旁腺切除术，19 年后因同一部位复发再次于我院行手术切除。共 7 例行甲状旁腺移植，其中 1 例术前已行三次颈部探查，第四次术中行甲状旁腺组织前臂移植，术后 11 年因前臂移植甲状旁腺功能亢进而再行手术切除。手术方式依据术前定位检查结果的解剖定位不同而不同，病灶异位至纵隔且位置较深者，需要开胸对纵隔进行探查或行胸腔镜手术；病灶定位于胸廓出口附近者，可先行颈根部横切口，在颈根部探查，若未发现病灶，可牵引甲状胸腺韧带将胸腺轻轻提到颈部，直视下寻找病灶，必要时需要开胸探查；对于颈部的异位病灶，若术前 MIBI 显像及 B 超结果相符合，可试行单侧探查，若二者不相符合，则应行横切口进行双侧探查。对于已有多次颈部手术探查史且切除甲状旁腺的病例，手术需特别谨慎，必要时行前臂甲状旁腺自体移植术以避免术后永久性甲旁减。

术后可出现低钙血症，表现为口周和肢体麻木、手足搐搦等，多为一过性，引起低钙血症的原因包括：①骨饥饿和骨修复；②剩余的甲状旁腺组织由于长期高血钙抑制而功能减退，多为暂时性；③部分骨骼或肾脏对 PTH 作用抵抗，见于合并肾衰竭、维生素 D 缺乏、肠吸收不良或严重的低镁血症。低钙血症的症状可开始于术后 24 小时内，血钙最低值出现在手术后 4~20 天。对于低钙血症的治疗，需要给予补充钙剂和维生素 D 或活性维生素 D。一般可在出现症状时口服钙剂，如手足搐搦明显也可静脉缓慢推注 10%葡萄糖酸钙 10~20ml。

（二）药物治疗

对于血钙水平升高程度较轻的无症状病人或不能耐受手术的病人需要进行随访，至少半年一次，随访过程中应监测症状和体征、血压、血钙水平、血肌酐水平及肌酐清除率等。对于无症状性或轻型PHPT，国外学者多数建议每年监测一次血清钙和肌酐水平，每1~2年行骨密度检查。不能或不愿手术治疗的病人必须注意保持足够的水化，避免制动，尽量避免使用噻嗪类利尿剂及锂剂，伴随明显呕吐或腹泻时需要进行积极的处理。饮食钙摄入量以中等度合适，应避免高钙饮食（元素钙>1g/d），尤其在血清1,25 (OH)$_2$D水平增高的病人，可出现血清钙及尿钙水平的升高；而低钙饮食可能进一步刺激甲状旁腺激素的分泌。药物治疗手段有限，对大多数病人仍缺乏跟手术效果相当的有效、安全的治疗药物。

1. 口服磷酸盐　可将血钙水平降低0.125~0.25mmol/L（0.5~1mg/dl），作用机制包括：影响饮食钙的吸收，抑制骨吸收，抑制肾脏1,25 (OH)$_2$D的合成。但由于其胃肠道反应、刺激PTH分泌的作用以及长期应用可能引起异位钙化等副作用，目前已不再推荐用于PHPT病人。

2. 雌激素　雌激素可拮抗对PTH介导的骨吸收，西方国家PHPT病人以绝经后女性多见，小样本的研究显示患甲旁亢的绝经后妇女应用雌激素可将血总钙水平降低约0.5mg/dl或使部分轻度高钙血症病人的血总钙水平降至正常，随后一项为期2年的研究（$n=42$）显示结合雌激素轻度降低血总钙水平，但不影响血游离钙及PTH水平，骨吸收指标可降低50%。对正常血钙的PHPT病人，雌激素替代治疗2年可使腰椎、股骨近段、前臂及全身BMD分别增加6.6%、3.4%、5.4%和3.6%，与手术对BMD的效果相当。副作用包括增加乳腺癌、血栓栓塞性疾病的危险，应用过程中需考虑风险/益处比值。

3. 选择性雌激素受体调节剂　对骨骼的作用与雌激素类似，对于乳腺和子宫有拮抗雌激素的作用，在PHPT中的应用非常有限。对3例绝经后无症状性PHPT女性为期12个月的观察显示雷洛昔芬60mg或120mg/d可使腰椎、股骨颈BMD分别增加3.4%和2.5%，血总钙降低约1mg/dl，但游离钙、PTH水平无显著差异；另一项研究报道18例绝经后甲旁亢妇女应用雷洛昔芬60mg/d或安慰剂治疗8周，雷洛昔芬组血总钙自2.7mmol/L（10.8mg/dl）降至2.6mmol/L（10.4mg/dl），骨转换指标显著降低，PTH水平无变化。其致乳腺癌的风险显著少于雌激素，血栓栓塞的危险性与之类似。

4. 双膦酸盐　在破骨细胞抑制法尼基焦膦酸合成酶活性，后者为参与许多重要信号分子转录后修饰的胆固醇合成通路上的关键酶，对该酶活性的抑制可破坏细胞骨架构成、细胞存活及增殖相关的通路，从而抑制破骨细胞活性并促进其凋亡，因而能够降低骨转换，已被用于多种代谢性骨病的治疗，能够有效改善原发性骨质疏松、糖皮质激素性骨质疏松等的骨密度和降低骨折风险。含氨基的双膦酸盐较不含氮的双膦酸盐作用更强。静脉双膦酸盐（包括帕米膦酸盐、伊班膦酸盐及唑来膦酸）已被成功用于PHPT相关高钙血症的急诊处理（详见"高钙血症"），也有一些临床研究观察了口服双膦酸盐在PHPT中长期治疗的效果，主要集中于阿仑膦酸钠。目前报道的随机安慰剂对照或开放临床试验中，纳入PHPT 26~44例，多为绝经后女性，均为无症状性PHPT，给予阿仑膦酸钠每日或隔日10mg，治疗1~2年，可显著增加腰椎（+3.79%~8.6%）、股骨颈或髋部（+4.01%~4.8%）骨密度，显著降低骨转换指标水平，对血清钙水平无显著影响或轻度一过性降低，PTH水平可有一过性升高或无显著变化，对尿钙排泄量无显著影响，对于骨折风险的影响尚需进一步评估。

5. 拟钙剂（calcimimetics）　通过模拟细胞外钙离子作用激活钙敏感受体，增强细胞内磷脂酶C、A活性，抑制腺苷酸环化酶活性，增强MAPK信号通路，从而抑制PTH分泌、PTH基因转录及甲状旁腺细胞增殖，发挥降低PTH水平进而降低血钙水平的作用。第一代钙类似物NPR-568被证实可呈时间、浓度依赖性地抑制PHPT病人的PTH分泌。对作用更强的另一个类似化合物西那卡塞（cinacalcet）目前进行了较多的临床研究，观察其在PHPT中的治疗效果。Shoback等在21例PHPT病人中进行了为期两周的随机双盲安慰剂对照研究，显示西那卡塞可使血清钙水平降低16%（安慰剂组升高0.3%，$P=0.004$），给药后4小时时PTH水平可降低35%~50%，8~12小时后恢复基线水平。随后Peacock等在78例PHPT病人中（基线血钙2.58~3.13mmol/L）进行了为期52周的随机双盲安慰剂对照研究，每日两次西那卡塞可使血钙降低0.13mmol/L（0.52mg/dl）或更多，使73%的病人血钙水平恢复正常，52周时空腹PTH水平降低13%，血磷水平显著升高，在该研究中未观察到尿钙水平、骨密度的显著变化；在其后的延长

4 年的开放性研究中，80% 的病人血钙水平可维持正常水平。Keutgen 等回顾性比较了 17 例西那卡塞治疗 1 年与 17 例甲状旁腺手术病人的生化指标和骨密度，药物组和手术组血钙恢复正常者分别占 70.6% 和 100%（$P=0.026$），PTH 恢复正常者分别占 35% 和 76%（$P=0.036$），股骨 BMD 改善率分别为 18.8% 和 58.8%（$P=0.032$），脊柱 BMD 改善率在两组相近（70.6% 和 82.4%，$P=0.69$）。西班牙的一项纳入 20 例病人的自身对照研究也显示西那卡塞治疗 1 年可显著改善 PHPT 生化指标。上述研究纳入的均为无症状或轻症病人，此外还有散在个案报道西那卡塞对甲状旁腺癌所致顽固性高钙血症有效。药物相关不良反应主要包括恶心、头痛及低钙血症等。此类药物的主要适应证为慢性肾衰竭继发性甲状旁腺功能亢进症，对于 PHPT，目前在欧洲西那卡塞已被批准用于不能或不适合手术的 PHPT 病人，在美国被批准用于甲状旁腺癌及无法接受手术的重症 PHPT 病人。

十一、预后

手术切除病变的甲状旁腺后高钙血症及高 PTH 血症即被纠正。骨吸收指标的水平在手术后迅速下降，而骨形成指标的水平下降较为缓慢，如血碱性磷酸酶水平恢复正常需 6~12 个月，表明在甲旁亢手术后骨吸收和骨形成之间的偶联向成骨方向偏移。术后 1~2 周骨痛开始减轻，6~12 个月明显改善。术前活动受限者大都于术后 1~2 年可以正常活动并恢复工作。骨密度在术后显著增加，以在术后第一年内增加最为明显。文献报道成功的甲旁亢手术后泌尿系统结石的发生率可减少 90%，而剩余 5%~10% 的结石复发的病人可能存在甲旁亢以外的引起结石的因素。已形成的结石不会消失，已造成的肾功能损害和高血压也不易恢复。

（孟迅吾　王　鸥　邢小平）

参 考 文 献

［1］孟迅吾，沙利进. 原发性甲状旁腺功能亢进症. //史轶蘩主编，协和内分泌代谢学. 北京：科学出版社，1999：1464-1477.

［2］Bringhurst FR, Demay MB, Kronenberg HM. Hormones and disorders of mineral metabolism. //Kronenberg HM, Williams textbook of endocrinology. 11th ed. Saunders Elsevier, 2008：1203-1268.

［3］Melton LJ. The epidemiology of primary hyperparathyroidism in North America. J Bone Miner Res, 2002, 17：N12-N17.

［4］Wermers RA, Khosla S, Atkinson EJ, et al. Incidence of primary hyperparathyroidism in Rochester, Minnesota, 1993-2001：an update on the changing epidemiology of the disease. J Bone Miner Res, 2006, 21（1）：171-177.

［5］Adami S, Marcocci C, Gatti D. Epidemiology of primary hyperparathyroidism in Europe. J Bone Miner Res, 2002, 17：N18-N23.

［6］Zhao L, Liu JM, He XY, et al. The changing clinical patterns of primary hyperparathyroidism in Chinese patients：data from 2000 to 2010 in a single clinical center. J Clin Endocrinol Metab, 2013, 98（2）：721-728.

［7］闫双通，田慧，李春霖，等. 中老年人群原发性甲状旁腺功能亢进症患病率初步调查. 中华内科杂志，2007，46（8）：651-653.

［8］Davenport C, Agha A. The role of menin in parathyroid tumorigenesis. Adv Exp Med Biol, 2009, 668：79-86.

［9］Wu X, Hua X. Menin, histone h3 methyltransferases, and regulation of cell proliferation：current knowledge and perspective. Curr Mol Med, 2008, 8（8）：805-815.

［10］Lemos MC, Thakker RV. Multiple endocrine neoplasia type 1（MEN1）：analysis of 1336 mutations reported in the first decade following identification of the gene. Hum Mutat, 2008, 29（1）：22-32.

［11］Newey PJ, Nesbit MA, Rimmer AJ, et al. Whole-exome sequencing studies of nonhereditary（sporadic）parathyroid adenomas. J Clin Endocrinol Metab, 2012, 97（10）：E1995-2005.

［12］Cromer MK, Starker LF, Choi M, et al. Identification of somatic mutations in parathyroid tumors using whole-exome sequencing. J Clin Endocrinol Metab, 2012, 97（9）：E1774-1781.

[13] Libutti SK, Crabtree JS, Lorang D, et al. Parathyroid gland-specific deletion of the mouse Men1 gene results in parathyroid neoplasia and hypercalcemic hyperparathyroidism. Cancer Res, 2003, 63（22）：8022-8028.

[14] Andrew A, Trisha MS, Sanjay MM, et al. Molecular pathogenesis of primary hyperparathyroidism. J Bone Miner Res, 2002, 17：N30-N36.

[15] Imanishi Y, Hosokawa Y, Yoshimoto K, et al. Primary hyperparathyroidism caused by parathyroid-targeted overexpression of cyclin D1 in transgenic mice. J Clin Invest, 2001, 107：1093-1102.

[16] Yart A, Gstaiger M, Wirbelauer C, et al. The HRPT2 tumor suppressor gene product parafibromin associates with human PAF1 and RNA polymerase Ⅱ. Mol Cell Biol, 2005, 25（12）：5052-5060.

[17] Howell VM, Haven CJ, Kahnoski K, et al. HRPT2 mutations are associated with malignancy in sporadic parathyroid tumours. J Med Genet, 2003, 40（9）：657-663.

[18] Shattuck TM, Valimaki S, Obara T, et al. Somatic and germ-line mutations of the HRPT2 gene in sporadic parathyroid carcinoma. N Engl J Med, 2003, 349：1722-1729.

[19] Cetani F, Pardi E, Borsari S, et al. Genetic analyses of the HRPT2 gene in primary hyperparathyroidism：germ-line and somatic mutations in familial and sporadic parathyroid tumors. J Clin Endocrinol Metab, 2004, 89：5583-5591.

[20] Tan MH, Morrison C, Wang P, et al. Loss of parafibromin immunoreactivity is a distinguishing feature of parathyroid carcinoma. Clin Cancer Res, 2004, 10：6629-6637.

[21] Wang O, Wang C, Nie M, et al. Novel HRPT2/CDC73 gene mutations and loss of expression of parafibromin in Chinese patients with clinically sporadic parathyroid carcinomas. PLoS One, 2012, 7（9）：e45567.

[22] 王春艳, 王鸥, 聂敏, 等. 散发性甲状旁腺癌一例分子遗传学分析. 中华医学杂志, 2010, 90（24）：1694-1697.

[23] Han G, Wang O, Nie M, et al. Clinical phenotypes of Chinese primary hyperparathyroidism patients are associated with the calcium-sensing receptor gene R990G polymorphism. Eur J Endocrinol, 2013, 169（5）：629-638.

[24] 董建宇, 管珩, 朱预. 368 例甲状旁腺功能亢进症的外科治疗. 中华普通外科杂志, 2011, 26（4）：289-291.

[25] 管珩, 李沛, 朱预等. 异位甲状旁腺功能亢进症的外科治疗——66 例报告. 中华普通外科杂志, 2014, 29（6）：455-459.

[26] 孟迅吾, 邢小平, 刘书勤, 等. 原发性甲状旁腺功能亢进症的诊断（附 134 例分析）. 中国医学科学院学报, 1994, 16（1）：14-19.

[27] 韩恩昆, 刘自宽, 朱理玮, 等. 原发性甲状旁腺机能亢进症 101 例分析. 中国实用外科杂志, 1998, 18（3）：147-149.

[28] 郁忠勤, 田晓年, 孙晓祥, 等. 56 例原发性甲状旁腺功能亢进症临床和病理分析. 上海医学, 2000, 23（5）：302-303.

[29] 王鸥, 邢小平, 孟迅吾, 等. 不同病理类型原发性甲状旁腺功能亢进症临床表现的比较分析. 中国实用内科杂志, 2006, 26：1798-1180.

[30] 江昌新, 谭郁彬. 甲状旁腺癌, 甲状旁腺腺瘤. //内分泌器官肿瘤病理学和遗传学. 北京：人民卫生出版社, 2006：139-149.

[31] 孟迅吾, 姚央, 刘书勤, 等. 原发性甲状旁腺机能亢进症合并骨质软化症. 中华医学杂志, 1990, 70（11）：636-638.

[32] 孟迅吾, 邢小平, 覃舒文, 等. 血游离钙浓度测定的初步临床应用. 中华内科杂志, 1993, 32（10）：664-667.

[33] Tee MC, Holmes DT, Wiseman SM. Ionized vs serum calcium in the diagnosis and management of primary hyperparathyroidism：which is superior? Am J Surg, 2013, 205（5）：591-596.

[34] Bilezikian JP, Khan AA, Potts JT Jr. Third international workshop on the management of asymptomatic primary hyperthyroidism. J Clin Endocrinol Metab, 2009, 94（2）：335-339.

[35] Wallace LB, Parikh RT, Ross LV, et al. The phenotype of primary hyperparathyroidism with normal parathyroid hormone levels：how low can parathyroid hormone go? Surgery, 2011, 150（6）：1102-1112.

[36] Arnold A, Marx SJ. Familial primary hyperparathyroidism. //Rosen CJ, eds. Primer on the metabolic bone diseases and disorders of mineral metabolism. 8th edition. USA：A John Wiley & Sons, Inc., Publication, 2013：553-561.

[37] 王鸥, 邢小平, 孟迅吾, 等. 原发性甲状旁腺功能亢进症病人骨密度及胫骨超声速率的改变. 诊断学理论与实践,

2006, 5: 499-502.

[38] 刘赫, 姜玉新, 张缙熙. 超声对甲状旁腺功能亢进症的诊断价值. 中华超声影像学杂志, 2004, 13 (8): 581-584.

[39] 宁志伟, 王鸥, 徐竞英, 等. 原发性甲状旁腺功能亢进症病人术前病变甲状旁腺定位方法的评估. 中国医学科学院学报, 2003, 25 (3): 280-284.

[40] 方文强, 贺晓燕, 陈曦, 等. 原发性甲状旁腺功能亢进症的影像学诊断. 诊断学理论与实践, 2006, 5 (6): 487-491.

[41] 周前, 徐竞英, 刘世贞. ^{99}Tcm-MIBI 显像定位诊断功能亢进性异位甲状旁腺. 中华核医学杂志, 2003, 23 (1): 24-26.

[42] 孟迅吾, 刘书勤, 杨宁, 等. 选择性颈内静脉插管取血测 iPTH 对病变甲状旁腺定位诊断的价值. 中华内分泌代谢杂志, 1989, 5 (1): 11-13.

[43] 史轶蘩, 于国宁, 张雪哲. 原发性甲状旁腺机能亢进症 23 例临床分析. 中华内科杂志, 1980, 19 (3): 196-201.

[44] 王鸥, 邢小平, 孟迅吾, 等. 无症状型原发性甲状旁腺功能亢进症临床特点分析. 中华骨质疏松和骨矿盐疾病杂志, 2010, 3 (1): 18-22.

[45] Lo CY, Chan WF, Kung AW, et al. Surgical treatment for primary hyperparathyroidism in Hong Kong: changes in clinical pattern over 3 decades. Arch Surg, 2004, 139: 77-82; discussion 82.

[46] Liu JM, Cusano NE, Silva BC, et al. Primary hyperparathyroidism: a tale of two cities revisited-New York and Shanghai. Bone Res, 2013, 1 (2): 162-169.

[47] Bilezikian JP, Meng X, Shi Y, et al. Primary hyperparathyroidism in women: a tale of two cities-New York and Beijing. Int J Fertil Womens Med, 2000, 45 (2): 158-165.

[48] 邢小平, 王鸥, 孟迅吾, 等. 北京与纽约原发性甲状旁腺功能亢进症临床表现的比较. 诊断学理论与实践, 2006, 5 (6): 483-486.

[49] 尹潍, 刘自宽, 廉宗澄, 等. 伴有骨软化的原发性甲状旁腺功能亢进性腺瘤-血钙正常或基本正常的 10 例分析. 中华内科杂志, 1986, 25 (2): 69-72.

[50] Eastell R, Arnold A, Brandi ML, et al. Diagnosis of asymptomatic primary hyperparathyroidism: proceedings of the third international workshop. J Clin Endocrinol Metab, 2009, 94 (2): 340-350.

[51] Cusano NE, Maalouf NM, Wang PY, et al. Normocalcemic hyperparathyroidism and hypoparathyroidism in two community-based nonreferral populations. J Clin Endocrinol Metab, 2013, 98 (7): 2734-2741.

[52] Silverberg SJ, Lewiecki EM, Mosekilde L, et al. Presentation of asymptomatic primary hyperparathyroidism: proceedings of the third international workshop. J Clin Endocrinol Metab, 2009, 94 (2): 351-365.

[53] Díaz-Soto G, Julián MT, Puig-Domingo M. Normocalcemic primary hyperparathyroidism: a newly emerging disease needing therapeutic intervention. Hormones (Athens), 2012, 11 (4): 390-396.

[54] Bilezikian JP, Silverberg SJ. Normocalcemic primary hyperparathyroidism. Arq Bras Endocrinol Metabol, 2010, 54 (2): 106-109.

[55] Bilezikian JP, Khan AA, Potts JT Jr. Third international workshop on the management of asymptomatic primary hyperthyroidism. J Clin Endocrinol Metab, 2009, 94 (2): 335-339.

[56] Bilezikian JP, Brandi ML, Eastell R, et al. Guidelines for the management of asymptomatic primary hyperparathyroidism: summary statement from the Fourth International Workshop. J Clin Endocrinol Metab, 2014, 99 (10): 3561-3569.

[57] Li CC, Yang C, Wang S, et al. A 10-year retrospective study of primary hyperparathyroidism in children. Exp Clin Endocrinol Diabetes, 2012, 120 (4): 229-233.

[58] Belcher R, Metrailer AM, Bodenner DL, et al. Characterization of hyperparathyroidism in youth and adolescents: a literature review. Int J Pediatr Otorhinolaryngol, 2013, 77 (3): 318-322.

[59] Kim YS. Parathyroid carcinoma with lung metastasis in a thirteen-year-old girl. J Korean Surg Soc, 2012, 82 (6): 385-388.

[60] Kelly TG, Shattuck TM, Reyes-Mugica M, et al, Arnold A, Carpenter TO. Surveillance for early detection of aggressive parathyroid disease: carcinoma and atypical adenoma in familial isolated hyperparathyroidism associated with a germline HRPT2 mutation. J Bone Miner Res, 2006, 21 (10): 1666-1671.

［61］ Kandil E, Noureldine S, Khalek MA, et al. Ectopic secretion of parathyroid hormone in a neuroendocrine tumor：a case report and review of the literature. Int J Clin Exp Med, 2011, 4（3）：234-240.

［62］ Nakajima K, Tamai M, Okaniwa S, et al. Humoral hypercalcemia associated with gastric carcinoma secreting parathyroid hormone：a case report and review of the literature. Endocr J, 2013, 60（5）：557-562.

［63］ Worcester EM, Coe FL. Clinical practice. Calcium kidney stones. N Engl J Med, 2010, 363（10）：954-963.

［64］ 朱预，张振寰，管珩，等. 原发性甲状旁腺机能亢进症的外科治疗. 中华外科杂志, 1987, 25（3）：142-145.

［65］ 朱预，管珩，张振寰，等. 原发性甲状旁腺机能亢进再次手术的经验. 实用外科杂志, 1987, 7（2）：78-81, 24.

［66］ Khan A, Grey A, Shoback D. Medical management of asymptomatic primary hyperparathyroidism：proceedings of the third international workshop. J Clin Endocrinol Metab, 2009, 94（2）：373-381.

［67］ Bollerslev J, Marcocci C, Sosa M, et al. Current evidence for recommendation of surgery, medical treatment and vitamin D repletion in mild primary hyperparathyroidism. Eur J Endocrinol, 2011, 165（6）：851-864.

［68］ Marcus R, Madvig P, Crim M, et al. Conjugated estrogens in the treatment of postmenopausal women with hyperparathyroidism. Ann Intern Med, 1984, 100：633-640.

［69］ Selby PL, Peacock M. Ethinyl estradiol and norethindrone in the treatment of primary hyperparathyroidism in postmenopausal women. N Engl J Med, 1986, 314：1481-1485.

［70］ Grey AB, Stapleton JP, Evans MC, et al. Effect of hormone replacement therapy on bone mineral density in postmenopausal women with mild primary hyperparathyroidism. A randomized, controlled trial. Ann Intern Med, 1996, 125：360-368.

［71］ Zanchetta JR, Bogado CE. Raloxifene reverses bone loss in postmenopausal women with mild asymptomatic primary hyperparathyroidism. J Bone Miner Res, 2001, 16（1）：189-190.

［72］ Rubin MR, Lee KH, McMahon DJ, et al. Raloxifene lowers serum calcium and markers of bone turnover in postmenopausal women with primary hyperparathyroidism. J Clin Endocrinol Metab, 2003, 88（3）：1174-1178.

［73］ Rossini M, Gatti D, Isaia G, et al. Effects of oral alendronate in elderly patients with osteoporosis and mild primary hyperparathyroidism. J Bone Miner Res, 2001, 16：113-119.

［74］ Chow CC, Chan WB, Li JK, et al. Oral alendronate increases bone mineral density in postmenopausal women with primary hyperparathyroidism. J Clin Endocrinol Metab, 2003, 88：581-587.

［75］ KhanAA, Bilezikian JP, KungAW, et al. Alendronate in primary hyperparathyroidism：a double blind, randomized, placebo controlled trial. J Clin Endocrinol Metab, 2004, 89：3319-3325.

［76］ Parker CR, Blackwell PJ, Fairbairn KJ, et al. Alendronate in the treatment of primary hyperparathyroid-related osteoporosis：a 2-year study. J Clin Endocrinol Metab, 2002, 87：4482-4489.

［77］ Shoback DM, Bilezikian JP, Turner SA, et al. The calcimimetic AMG 073 normalizes serum calcium in patients with primary hyperparathyroidism. J Clin Endocrinol Metab, 2003, 88：5644-5649.

［78］ Peacock M, Bilezikian JP, Klassen PS, et al. Cinacalcet hydrochloride maintains long-term normocalcemia in patients with primary hyperparathyroidism. J Clin Endocrinol Metab, 2009, 50：135-141.

［79］ Peacock M, Scumpia S, Bolognese MA, et al. Long-term control of primary hyperparathyroidism with cinacalcet HCl. J Bone Miner Res, 2006, 21（Suppl 1）：S38.

［80］ Keutgen XM, Buitrago D, Filicori F, et al. Calcimimetics versus parathyroidectomy for treatment of primary hyperparathyroidism：retrospective chart analysis of a prospective database. Ann Surg, 2012, 255（5）：981-985.

［81］ Luque-Fernández I, García-Martín A, Luque-Pazos A. Experience with cinacalcet in primary hyperparathyroidism：results after 1 year of treatment. Ther Adv Endocrinol Metab, 2013, 4（3）：77-81.

第二章　继发性甲状旁腺功能亢进症

继发性甲状旁腺功能亢进症（secondary hyperparathyroidism，SHPT）是由于各种原因刺激甲状旁腺，使之增生肥大，分泌过多的甲状旁腺激素（parathyroid hormone，PTH），血清钙浓度的降低是 PTH 分泌最主要的刺激因素，常见于肾功能不全、维生素 D 缺乏和小肠吸收不良等。

一、病因

钙、磷是人体内重要的矿盐离子，钙磷稳态的维持不仅对于骨骼矿化、维持骨量具有重要意义，还参与体内很多生理过程及组织器官的构成，细胞外液中的钙磷浓度受到精密的内分泌调控，维持在一个很窄的范围之内，甲状旁腺激素与 1,25 双羟维生素 D［1,25（OH)$_2$D］、成纤维细胞生长因子 23（fibroblast growth factor 23，FGF-23）等激素共同作用，在钙磷稳态的维持中发挥关键作用。反之，甲状旁腺激素分泌、基因表达及细胞增殖也受到该系统中钙磷离子浓度、1,25（OH)$_2$D 以及 FGF-23 等激素的调节。细胞外液钙离子与甲状旁腺细胞表面的钙敏感受体（calcium sensing receptor，CaSR）结合，其浓度变化是甲状旁腺激素水平最主要的调节因素。低钙血症可直接、快速地刺激甲状旁腺激素的分泌，并可增加 PTH 基因 mRNA 表达，增加甲状旁腺细胞数量。1,25（OH)$_2$D 对 PTH 的分泌无直接作用，但可显著抑制甲状旁腺基因的转录以及甲状旁腺细胞增殖，因此其不足或作用抵抗时可导致继发性甲旁亢。血磷水平的增高一方面可通过降低血钙及 1,25（OH)$_2$D 水平而刺激 PTH 的分泌，另一方面研究也证实磷可以直接增加 PTH 的分泌，其作用主要是通过对 PTH 基因 mRNA 水平进行调节。

由上可见，多种疾病状态或因素均可导致钙磷稳态的异常，从而刺激甲状旁腺，出现继发性甲旁亢，见表 5-2-1，其中以维生素 D 缺乏或代谢异常以及慢性肾病（chronic kidney disease，CKD）为常见病因。

表 5-2-1　继发性甲状旁腺功能亢进的病因

维生素 D 相关	肾脏相关
维生素 D 缺乏	慢性肾功能不全
日照不足（习俗、高纬度、皮肤色素等）	急性肾功能不全
严格素食	利尿剂
吸收不良	尿钠排泄增多
维生素 D 代谢或丢失加速	特发性高钙尿症
肠肝循环加速（小肠疾病）	肾小管性酸中毒
抗癫痫药物	胃肠道疾病
25-羟化异常	乳糜泻
肝脏疾病	炎症性肠病
25-羟化酶缺陷	胰腺疾病
异烟肼	囊性纤维化
1α-羟化异常	胃旁路手术
1α-羟化酶缺陷（假性维生素 D 缺乏性佝偻病）	骨饥饿综合征
FGF-23 相关性低血磷性佝偻病/骨软化	双膦酸盐治疗
维生素 D 受体抵抗	哺乳
遗传性维生素 D 抵抗性佝偻病	前列腺癌骨转移
	其他：横纹肌溶解、败血症、烧伤等

二、流行病学

多种疾病或状态可导致 SHPT，因此本病并不罕见。挪威的一项健康人群调查显示 SHPT 的患病率为 1.2%，其主要原因为低钙摄入和低的 25-羟维生素 D［25（OH）D］水平。一项对有既往脆性骨折史的老年人群中进行的研究显示，基线时 SHPT 的患病率可达到 19%。维生素 D 缺乏在全球非常普遍，以血清 25（OH）D<20ng/ml 为界定义维生素 D 缺乏，根据美国内分泌学会 2011 年关于维生素 D 缺乏评估及防治指南中的数据，美国、加拿大以及欧洲的社区老年男性和女性中维生素 D 缺乏的患病率为 20%～100%，其他年龄段人群同样存在维生素 D 缺乏的高风险。国内宁志伟等报道北京地区城区体检人群中维生素 D 缺乏的患病率可达到 87.1%，章振林等报道上海社区人群中冬季男性和女性中维生素 D 缺乏［血清 25（OH）D<20ng/ml］的患病率分别为 30% 和 46%。张巧等在 2009 年 11 月至 2010 年 2 月进行的横断面研究中，报道贵阳城区的社区成年人群中血清 25（OH）D<20ng/ml 及 30ng/ml 的比例分别为 52.3% 和 84.6%。Wat 等报道华南香港地区 50 岁以上社区人群中血清 25（OH）D<30ng/ml 者占 62.8%。上述在中国健康人群中进行的研究中也观察到血 PTH 水平与 25（OH）D 水平呈负相关，在贵阳和香港人群中继发性甲旁亢的患病率分别为 5.4% 和 6.3%。

慢性肾功能不全是 SHPT 另一常见原因。Fliser 等在不同 CKD 分期的 227 例慢性肾病病人中观察到，CKD 2 期［GFR 60～89 ml/（min・1.73m²）］即可出现 PTH 水平高于正常。近期的一篇综述复习了正式发表的相关文献，并与多个国家的肾脏病学会联系，调查了全球范围内 CKD 及 SHPT 的流行病学数据，结果显示在包括中国在内的 25 个国家中，成年人群中 CKD 3～5 期的患病率为 1%～9%，估算维持血透的人群患病率为 79/1000000 人（中国）～2385/1000000 人（日本），不同参考文献中对 SHPT 中 PTH 水平定义不同，参考 KDOQI 指南（PTH>300pg/ml），不同国家 CKD5 期肾脏替代治疗人群中 SHPT 的患病率为 11.5%～54%。

Corey 等在 158 例不同基础病所导致的终末期肝病病人中测定了血清 25（OH）D 及 PTH 水平，显示 55.1% 的病人存在维生素 D 缺乏［25（OH）D<20ng/ml］，SHPT 的患病率为 1.9%。此外，不同文献报道胃旁路减肥手术后维生素 D 缺乏的比例为 50%～80%，Costa 等将手术病人与未手术病人进行比较，手术组术后出现维生素 D 缺乏导致的 SHPT 比例为 41.7%，而对照组中仅有 5.6% 血 PTH 高于正常。

三、病理生理及发病机制

（一）维生素 D 相关疾病导致 SHPT

维生素 D 一方面可促进肠道钙的吸收而影响血钙水平，进而影响 PTH 分泌；另一方面，1,25（OH）₂D 本身可抑制甲状旁腺基因的转录以及甲状旁腺细胞增殖，从而影响 PTH 的合成。因此，维生素 D 摄入不足或缺乏即可导致 SHPT。维生素 D 代谢过程详见相关章节，皮肤合成以及胃肠道摄入的维生素 D 进入血循环中与维生素 D 结合蛋白（vitamin D binding protein，DBP）结合被转运至肝脏，在肝微粒体 25-羟化酶作用下，转变为 25（OH）D；后者由肝脏生成后再进入血循环，又被 DBP 转运至肾脏，经近曲小管上皮细胞线粒体 1α-羟化酶作用，转变为维生素 D 的活性（激素）形式：1,25（OH）₂D，后者与维生素 D 受体结合发挥作用。维生素 D 上述转运及代谢过程中的异常，或维生素 D 受体功能异常导致的维生素 D 作用抵抗即可能导致继发甲状旁腺功能亢进症。例如，慢性肝脏疾病或肝功能不全时，一方面可由于 25-羟化酶作用的缺陷影响 25（OH）D 的合成；另一方面肝脏也是合成白蛋白和 DBP 的场所，血循环中的维生素 D 中 85%～90% 是与 DBP 结合，10%～15% 与白蛋白结合，这些蛋白合成的不足可影响维生素 D 及其代谢产物的运输；此外，维生素 D 作为脂溶性维生素，肝脏合成的胆酸对脂溶性维生素在肠道的吸收也具有重要作用。上述机制共同作用，可导致 SHPT。

胃肠道疾病也可通过影响维生素 D 的吸收导致维生素 D 不足或缺乏，从而引起 SHPT。近年来胃旁路手术在肥胖病人的治疗中逐渐地位升高，可成功降低体重及改善糖脂代谢等，但并不能改善并有可能加重维生素 D 不足状态，术后能量摄入及胃容积的减少、脂肪吸收障碍以及用于吸收的小肠长度的缩短等多方面因素均可导致维生素 D 缺乏，并进而导致 SHPT。

（二）慢性肾病导致的 SHPT

慢性肾病时，SHPT 是对肾功能恶化的一种适应性改变。慢性肾病时，1α-羟化酶活性降低，$1,25(OH)_2D$ 合成减少，已知在 CKD 2 期血中 $1,25(OH)_2D$ 水平即开始降低，并随着肾功能的进一步下降而降低，因而对甲状旁腺增殖的抑制作用减弱。肾小球滤过率（glomerular filtration rate，GFR）<$60ml/(min \cdot 1.73m^2)$ 时，开始出现磷的潴留，通过直接和间接的作用进一步刺激 PTH 合成及分泌。低钙血症通常于 GFR<$50ml/(min \cdot 1.73m^2)$ 时出现，刺激 PTH 的合成和甲状旁腺细胞增殖。随着 GFR 的进一步下降，PTH 半衰期延长，羧基端 PTH 在体内蓄积，并存在靶器官对 PTH 作用的抵抗。近期研究显示，CKD 早期还出现 FGF-23 水平增加，可通过进一步抑制 1α-羟化酶活性减少 $1,25(OH)_2D$ 合成。因此，随着肾功能的逐渐降低，钙、磷及维生素 D 代谢紊乱的加重共同导致了 CKD 病人 SHPT 的发生。低钙血症导致甲状旁腺组织中 CaSR 的失活及表达减少，并随着甲状旁腺增生程度的加重表达减少更为明显，使得细胞外液钙离子抑制 PTH 分泌的能力进一步下降，PTH 的基础分泌率增高。此外，CKD 病人的甲状旁腺组织中还观察到维生素 D 受体（vitamin D receptor，VDR）表达的减少，导致其甲状旁腺细胞对钙和活性维生素 D 反应减低，加重了甲状旁腺的增生。长期高 PTH 血症可导致骨骼病变，见原发性甲状旁腺功能亢进症。高 PTH 血症还可通过激活肾素-血管紧张素-醛固酮系统导致血压升高及心血管疾病风险增加。

四、病理

长期对甲状旁腺的刺激导致甲状旁腺组织体积的增大，初期为均质、多克隆性的弥漫性增生（diffuse hyperplasia），组织中 CaSR 及 VDR 受体表达减少；随疾病进展逐渐发展为单克隆性的结节样增生（nodular hyperplasia），组织中上述受体表达进一步减少。可出现纤维囊性骨炎等骨骼病理改变。

五、临床表现

如前所述，多种疾病或病因可导致 SHPT，临床表现主要为原发疾病相关表现。骨骼系统可出现骨痛、骨骼压痛、骨畸形、身高缩短等表现。CKD 合并 SHPT 病人可出现软组织钙化的相关症状。心血管系统可表现为血管硬化程度增加，心肌、瓣膜及血管钙化，高血压患病率及心血管疾病死亡率增加。

六、实验室检查

1. 血钙　血总钙及游离钙水平正常或低于正常范围。

2. 血清 PTH　高于正常水平。

3. 血清磷　因原发病不同而不同，维生素 D 缺乏、代谢异常或受体抵抗者多降低，慢性肾脏疾病（肾功能不全）者多升高。

4. 骨转换指标　可增高，反映骨骼病变活动程度。

5. X 线及骨密度　可有原发疾病特征性的骨骼 X 线表现，治疗前可有骨密度减低。

6. 甲状旁腺定位检查　颈部超声及 ^{99m}Tc-MIBI 甲状旁腺显像也可用于 SHPT 的术前定位，但其价值存在争议。由于 SHPT 通常多个甲状旁腺均受累，国外通常推荐对 4 个甲状旁腺均进行探查并行甲状旁腺次全切除或全切+自体甲状旁腺移植手术，仅有一些小样本研究评估了这两种术前定位手段的敏感性，对于 SHPT 病人检查的敏感性低于 PHPT 病人，颈部超声的敏感性 35.9%~75%，MIBI 甲状旁腺扫描的敏感性 25%~91%。近期的一项荟萃分析纳入 24 项研究的 471 例病人，甲状旁腺显像对 SHPT 病人定位的总体敏感性为 58%。Alkhalili 等进一步评估了这两种定位检查手段对异位甲状旁腺病变的检出率，结果显示其对发现异位病灶意义有限，且其结果对现有手术方式没有显著影响，因而价值有限。

七、诊断及鉴别诊断

临床上见到多次测定血钙水平正常或偏低的同时合并高甲状旁腺激素血症时应考虑继发性甲状旁腺功能亢进症的诊断，要注意进一步寻找原发疾病。鉴别诊断方面，对于血总钙水平正常的病人，有条件应测定血浆游离钙水平明确是否确实血钙水平正常，如游离钙水平高于正常应考虑原发或继发性甲状旁腺功能亢进症；血钙水平正常的病人还应与 PHPT 中的一种特殊类型——正常血钙性 PHPT（normocalcemic PHPT，NCHPT）相鉴别，可通过钙负荷试验、氢氯噻嗪试验、纠正维生素 D 缺乏/不足后观察血 PTH 水平等方法进行鉴别诊断。

八、治疗

因原发疾病的不同而有所差异，详见相关章节。

对于维生素 D 缺乏/不足的病人，补充足量的维生素 D 及充足的钙摄入可有效降低 PTH 水平。特发性高钙尿症病人可应用氢氯噻嗪减少尿钙排泄。对于 CKD 病人的 SHPT，除了保证足够钙和维生素 D 的摄入外，由于此类病人肾脏活性维生素 D 合成的能力下降，常常需要应用活性维生素 D 或其类似物以抑制 PTH 的合成与分泌；作用于 CaSR 的拟钙剂（calcimimetics）在动物及临床前研究中均已被证实可抑制甲状旁腺细胞的增殖，其中盐酸西那卡塞（Cinacalcet）已被批准用于 CKD 病人 SHPT 的临床药物治疗。而对于药物治疗无效的病例，可考虑甲状旁腺手术，但手术方式及适应证仍存在争议。

（王　鸥）

参 考 文 献

[1] Bringhurst FR, Demay MB, Kronenberg HM. Hormones and disorders of mineral metabolism. //Kronenberg HM. Williams textbook of endocrinology. 11th ed. USA: Saunders Elsevier, 2008: 1203-1268.

[2] Brown EM. Role of the calcium-sensing receptor in extracellular calcium homeostasis. Best Pract Res Clin Endocrinol Metab, 2013, 27（3）: 333-343.

[3] Fraser WD. Hyperparathyroidism. Lancet, 2009, 374（9684）: 145-158.

[4] Saleh F, Jorde R, Sundsfjord J, et al. Causes of secondary hyperparathyroidism in a healthy population: the Tromsø study. J Bone Miner Metab, 2006, 24（1）: 58-64.

[5] Grant AM, Avenell A, Campbell MK, et al. Oral vitamin D3 and calcium for secondary prevention of low-trauma fractures in elderly people（Randomised Evaluation of Calcium Or vitamin D, RECORD）: a randomised placebo-controlled trial. Lancet, 2005, 365（9471）: 1621-1628.

[6] Holick MF, Binkley NC, Bischoff-Ferrari HA, et al. Endocrine Society. Evaluation, treatment, and prevention of vitamin D deficiency: an Endocrine Society clinical practice guideline. J Clin Endocrinol Metab, 2011, 96（7）: 1911-1930.

[7] Ning Z, Song S, Miao L, et al. High prevalence of vitamin D deficiency in urban health checkup population. Clin Nutr, 2016, 35: 859-863.

[8] Lu HK, Zhang Z, Ke YH, et al. High prevalence of vitamin D insufficiency in China: relationship with the levels of parathyroid hormone and markers of bone turnover. PLoS One, 2012, 7（11）: e47264.

[9] Qiao Z, Li-Xing S, Nian-Chun P, et al. Serum 25（OH）D level and parathyroid hormone in Chinese adult population: A cross-sectional study in guiyang urban community from southeast of China. Int J Endocrinol, 2013, 2013: 150461.

[10] Wat WZ, Leung JY, Tam S, et al. Prevalence and impact of vitamin D insufficiency in southern Chinese adults. Ann Nutr Metab, 2007, 51（1）: 59-64.

[11] Fliser D, Kollerits B, Neyer U, et al. Fibroblast growth factor 23（FGF23）predicts progression of chronic kidney disease: the Mild to Moderate Kidney Disease（MMKD）Study. J Am Soc Nephrol, 2007, 18（9）: 2600-2608.

[12] Hedgeman E, Lipworth L, Lowe K, et al. International burden of chronic kidney disease and secondary

hyperparathyroidism: a systematic review of the literature and available data. Int J Nephrol, 2015, 2015: 184321.

[13] Corey RL, Whitaker MD, Crowell MD, et al. Vitamin D deficiency, parathyroid hormone levels, and bone disease among patients with end-stage liver disease and normal serum creatinine awaiting liver transplantation. Clin Transplant, 2014, 28 (5): 579-584.

[14] Costa TL, Paganotto M, Radominski RB, et al. Calcium metabolism, vitamin D and bone mineral density after bariatric surgery. Osteoporos Int, 2015, 26 (2): 757-764.

[15] Cunningham J, Locatelli F, Rodriguez M. Secondary hyperparathyroidism: pathogenesis, disease progression, and therapeutic options. Clin J Am Soc Nephrol, 2011, 6 (4): 913-921.

[16] Cañadillas S, Canalejo A, Santamaría R, et al. Calcium sensing receptor expression and parathyroid hormone secretion in hyperplastic parathyroid glands from humans. J Am Soc Nephrol, 2005, 16: 2190-2197.

[17] Alon US, Monzavi R, Lilien M, et al. Hypertension in hypophosphatemic rickets-role of secondary hyperparathyroidism. Pediatr Nephrol. 2003, 18 (2): 155-8.

[18] 李悦芃, 王鸥, 邢小平. 甲状旁腺素与醛固酮的相互作用及其对心血管疾病的影响. 中华骨质疏松和骨矿盐疾病杂志, 2014, 7 (1): 95-100.

[19] Caldarella C, Treglia G, Pontecorvi A, et al. Diagnostic performance of planar scintigraphy using ^{99m}Tc-MIBI in patients with secondary hyperparathyroidism: a meta-analysis. Ann Nucl Med, 2012, 26 (10): 794-803.

[20] Alkhalili E, Tasci Y, Aksoy E, et al. The utility of neck ultrasound and sestamibi scans in patients with secondary and tertiary hyperparathyroidism. World J Surg, 2015, 39 (3): 701-705.

[21] Invernizzi M, Carda S, Righini V, et al. Different PTH response to oral peptone load and oral calcium load in patients with normocalcemic primary hyperparathyroidism, primary hyperparathyroidism, and healthy subjects. Eur J Endocrinol, 2012, 167 (4): 491-497.

[22] Jin J, Mitchell J, Shin J, et al. Calculating an individual maxPTH to aid diagnosis of normocalemic primary hyperparathyroidism. Surgery, 2012, 152 (6): 1184-1192.

[23] Souberbielle JC, Lawson-Body E, Hammadi B, et al. The use in clinical practice of parathyroid hormone normative values established in vitamin D-sufficient subjects. J Clin Endocrinol Metab, 2003, 88 (8): 3501-3504.

[24] Eisner BH, Ahn J, Stoller ML. Differentiating primary from secondary hyperparathyroidism in stone patients: the "thiazide challenge". J Endourol, 2009, 23 (2): 191-192.

第三章 三发性甲状旁腺功能亢进症

三发性甲状旁腺功能亢进症（tertiary hyperparathyroidism，THPT）是在继发性甲旁亢的基础上，甲状旁腺长期受到刺激，功能自主，PTH 的分泌不能被增高的血钙水平及维生素 D 制剂所抑制，导致高钙血症性甲旁亢。

一、病因及发病机制

如前所述，导致低血钙、高血磷或维生素 D 缺乏或作用缺陷的疾病均可导致继发性甲旁亢（SHPT），THPT 发生在长期 SHPT 的基础之上，最常见于长期慢性肾功能不全，肾移植术后 THPT 仍可存在。慢性肾功能不全时多种因素刺激甲状旁腺的增殖，出现甲状旁腺增生，在刺激因素持续存在的情况下，甲状旁腺出现单克隆细胞的增生，CaSR 表达减少，导致甲状旁腺分泌调定点的上调，VDR 表达也减少，因此升高的血钙水平及维生素 D 制剂不能抑制 PTH 的分泌，出现高钙血症性甲旁亢。此类病人在肾移植后，由于其甲状旁腺功能已自主，虽然高磷血症可缓解，$1,25(OH)_2D$ 合成可增加，但在甲状旁腺已明显增生的病人中并不足以抑制 PTH 的合成与分泌，因此 THPT 仍然存在。

THPT 还可见于低血磷性佝偻病/骨软化长期服用磷制剂治疗的病人，包括 X 连锁显性遗传性低血磷性佝偻病（X-linked hypophostaemic rickets，XLH）以及成年起病的低血磷性骨软化症。其发病机制包括：大剂量的口服磷制剂可增加血磷水平，导致一过性的低钙血症及 $1,25(OH)_2D$ 合成减少，可刺激 PTH 的分泌与合成；长期服用磷制剂可促进钙磷向骨骼的沉积，降低血钙水平刺激甲状旁腺激素分泌；口服磷制剂后血磷水平增高本身也可刺激 PTH 的分泌。此外，对于成纤维细胞生长因子 23（fibroblast growth factor 23，FGF-23）相关的低磷血症病人，包括 XLH 以及肿瘤性骨软化症（tumor-induced osteomalacia），FGF-23 本身可通过抑制 1α-羟化酶活性而抑制 $1,25(OH)_2D$ 合成，进一步促进甲状旁腺的增生。

二、流行病学

相关流行病学数据很少。来自丹麦的一项研究报告该中心 2000~2004 年 189 例肾移植病人中发生 THPT 的比例为 39%，而美国威斯康星大学医院报道在 1984~2001 年间行肾移植手术的近 4000 例病人中，因 THPT 手术的病人比例仅约为 2%。相对近期的一项来自挪威的回顾性研究收集到 360 例病人术后的血 PTH 数据，显示在成功的肾移植术后，52% 的病人在术后 1 年仍有高 PTH 血症，13% 的病人同时合并高钙血症（THPT）。

低血磷性佝偻病/骨软化症病人中的 THPT 几乎均为个例报道，Knudtzon 等复习文献，在 300 余例文献报道的 XLH 病例中合并功能自主性甲状旁腺腺瘤者有 17 例。姜艳等总结北京协和医院 1982~2014 年确诊的 230 例成年起病的低血磷性骨软化病人中，出现 THPT 并行手术治疗者 5 例（2.2%）。

三、病理

多数为四个甲状旁腺的增生，也有少数为腺瘤（14%~40%），罕有腺癌。

四、临床表现

症状及体征与原发性甲旁亢类似，由高 PTH 血症和高钙血症导致，可出现骨痛、病理性骨折、皮肤瘙痒、泌尿系结石、消化性溃疡、胰腺炎等相关症状，以及软组织和血管钙化、肌肉无力、精神神经异常等表现。姜艳等总结北京协和医院成人起病低血磷性骨软化长期中性磷制剂治疗后出现 THPT 的 5 例病人，均有骨痛、活动障碍，3 例出现骨折（腰椎、肋骨、足趾及踝部），4 例出现身高变矮；这些病人在诊断低血磷性骨软化症给予中性磷制剂及活性维生素 D 治疗过程中骨痛有明显改善，但在出现 THPT 时又出现骨痛加重。

五、实验室检查

1. 血钙　血总钙及游离钙水平高于正常范围。

2. 血清 PTH　高于正常水平。

3. 甲状旁腺定位检查　颈部超声及^{99m}Tc-MIBI 甲状旁腺显像可用于 SHPT 及 THPT 的术前定位，但其价值存在争议，参见第五篇第二章。

六、诊断及鉴别诊断

有长期继发性甲旁亢病史的基础上，出现骨痛加重，生化检查提示高钙血症合并高 PTH 血症时，应考虑三发性甲旁亢的可能。鉴别诊断：①与原发性甲旁亢的鉴别。两者均有高钙血症同时伴有高 PTH 血症，鉴别主要依赖于病史，THPT 最常见于长期 CKD 病人，但应注意除外 CKD 合并 PHPT 的情况。②药物因素。CKD 病人出现 SHPT 时经常需要应用活性维生素 D 制剂和钙剂的补充，可能导致高钙血症，必要时可停药观察；少数病人可能因精神疾病同时长期服用锂剂，也可出现类似生化改变。

七、治疗

关于三发性甲旁亢的治疗尚无统一指南或大样本的临床研究结果。

1. 手术　对于存在持续性高钙血症的病人，甲状旁腺切除术（parathyroidectomy，PTX）为主要治疗方式，但手术适应证并不统一，最主要的适应证为持续性高钙血症（大多数研究采用血钙>11.0mg/dl）。对于 CKD 3~5 期合并 THPT（或难治性 SHPT）的病人，2003 年 KDOQI 以及 2009 年 KDIGO 关于慢性肾脏疾病-矿物质和骨代谢紊乱（CKD-MBD）的指南均建议严重高 PTH 血症且药物治疗无效者应进行甲状旁腺切除术，上述指南及多数研究均采用 iPTH>800pg/ml 时应考虑手术，日本透析学会则将 iPTH 的界值定为>500pg/ml。甲状旁腺的体积（超声评估直径>1cm 或重量>500mg）、药物治疗无效的高钙和/或高磷血症、临床症状（不明原因的骨痛、瘙痒）、高转运骨病（ALP 水平持续升高）、X 线出现甲旁亢特征性改变、钙化防御等也都是考虑甲状旁腺切除术的参考依据。对于肾移植术后 THPT，由于移植术后 1 年内轻度高钙血症和/或高 PTH 血症较为常见，有作者建议在术后 12 个月之后考虑是否行甲状旁腺切除术，但也有作者认为术后 3~6 个月就应进行评估，通常对于明显的高钙血症［血钙>2.88mmol/L（11.5mg/dl）或 3mmol/L（12mg/dl）］或持续性高钙血症（血钙>10.2mg/dl）超过 3 个月、明显的低骨量，或者有症状性甲旁亢（乏力、瘙痒、骨痛或病理性骨折、消化性溃疡、精神状态异常、肾结石或钙化）者为手术适应证，低磷血症以及甲状旁腺体积（超声评估>500mg）有时也用于考虑是否手术。而对于低血磷性佝偻病/骨软化症长期服用磷制剂合并 THPT，目前仅有个例报道，均采用手术治疗。

手术方式包括甲状旁腺次全切除术（切除 3.5 或 3.75 个腺体，SPTX）、甲状旁腺全切术（TPTX）加/不加甲状旁腺自体移植，通常决定于外科医师的个人经验；对于单发或双腺瘤，也有作者采用局限性腺瘤切除术，Nichol 等报道在其仅切除单个或两个腺瘤的 19 例病人中，随访 16 年无复发。关于手术治疗 THPT 的效果，均为回顾性病例分析，样本量有限（手术组 14~83 例），部分研究与未手术（观察）、两项研究与药物（西那卡塞）进行了比较，随访 2 年以上，甲状旁腺手术可快速、有效并长期缓解高钙血症及其相关症状，成功率在 90% 以上，PTH 水平在术后也显著降低，显著优于对照组。Hsieh 与 Park 等比较了 SPTX 与 TPTX 的效果，前者的长期随访未发现两种手术方式在复发率或长期并发症方面有显著差异，但 TPTX 组的血钙水平显著低于 SPTX 组，而血磷水平显著高于 SPTX 组，长期随访中观察到 TPTX 组血钙水平进一步显著降低，低钙血症风险增加；后者的研究中观察到 TPTX 组术后 iPTH 水平降低更为显著，但 GFR 降低也更为明显。这两项研究样本量均很小（14 例、15 例），因此尚难以评估这两种手术方式哪种更优。

2. 药物治疗　拟钙剂西那卡塞可通过激活 CaSR 抑制 PTH 的分泌，2005 年西那卡塞上市以来，甲状旁腺手术不再是 THPT 的唯一治疗手段，但该药物用于 THPT 治疗尚属于超适应证治疗，相关研究非常有限，观察时间较短。Yang 等回顾性分析了 83 例肾移植后 THPT 的病例，其中采用西那卡塞治疗者 13 例，手术 18 例，观察 52 例，西那卡塞组治疗 1 年时的血钙水平显著低于观察组，但手术组术后 6 周、6 个月及 1 年时的血钙水平均显著低于观察组，手术组术后 6 周时血钙显著低于西那卡塞组，治疗 6 个月、1 年时血钙水平与西那卡塞组无显著差异；开始治疗后观察组、西那卡塞组及手术组存在高钙血症相关症状的病人比例分别为 25%、7.7% 和 0%。Lou 等的研究中包括单用西那卡塞者 65 例，PTX 者 21 例，观察 57 例，PTX 组平均血钙水平正常，PTH 轻度升高，西那卡塞组血钙可维持正常高限，观察组血钙高于正常水平，后两组高 PTH 血症无缓解。有限的研究提示西那卡塞对于降低 THPT 病人的血钙水平有一定效果，但需要大规模、长时间的前瞻性对照研究加以证实。

（王　鸥）

参 考 文 献

［1］ Fraser WD. Hyperparathyroidism. Lancet, 2009, 374 (9684)：145-158.

［2］ Jamal SA, Miller PD. Secondary and tertiary hyperparathyroidism. J Clin Densitom, 2013, 16 (1)：64-68.

［3］ 何晓东，夏维波，姜艳，等. 低血磷性佝偻病/骨软化症病人急性磷负荷对血磷和甲状旁腺激素水平的影响. 中华骨质疏松和骨矿盐疾病杂志，2009, 2 (4)：243-248.

［4］ Shimada T, Hasegawa H, Yamazaki Y, et al. FGF-23 is a potent regulator of vitamin D metabolism and phosphate homeostasis. J Bone Miner Res, 2004, 19 (3)：429-435.

［5］ Nielsen T, Brixen KT, Jespersen B. The incidence of tertiary hyperparathyroidism after renal transplantation. Ugeskr Laeger, 2008, 170 (4)：244-247.

［6］ Nichol PF, Starling JR, Mack E, et al. Long-term follow-up of patients with tertiary hyperparathyroidism treated by resection of a single or double adenoma. Ann Surg, 2002, 235 (5)：673-678；discussion 678-680.

［7］ Bleskestad IH, Bergrem H, Leivestad T. et al. Intact parathyroid hormone levels in renal transplant patients with normal transplant function. Clin Transplant, 2011, 25 (5)：E566-570.

［8］ Knudtzon J, Halse J, Monn E, et al. Autonomous hyperparathyroidism in X-linked hypophosphataemia. Clin Endocrinol (Oxf), 1995, 42 (2)：199-203.

［9］ 许莉军，夏维波，姜艳，等. 成人起病低血磷性骨软化症长期补充磷制剂致三发性甲状旁腺功能亢进症：5 例报告并文献复习. 中华骨质疏松和骨矿盐疾病杂志，2015, 8 (3)：196-202.

［10］ Somnay YR, Weinlander E, Alfhefdi A, et al. Radioguided parathyroidectomy for tertiary hyperparathyroidism. J Surg Res, 2015, 195 (2)：406-411.

［11］ Nasrallah MP, Fraker DL, LiVolsi VA. Parathyroid carcinoma in the setting of tertiaryhyperparathyroidism after renal transplant. Endocr Pathol, 2014, 25 (4)：433-435.

［12］ National Kidney Foundation. K/DOQI clinical practice guidelines for bone metabolism and disease in chronic kidney disease. Am J Kidney Dis, 2003, 42 (4 Suppl 3)：S1-201.

［13］ Kidney Disease：Improving Global Outcomes (KDIGO) CKD-MBD Work Group. KDIGO clinical practice guideline for the diagnosis, evaluation, prevention, and treatment of Chronic Kidney Disease-Mineral and Bone Disorder (CKD-MBD). Kidney Int Suppl, 2009, (113)：S1-130.

［14］ Fukagawa M, Yokoyama K, Koiwa F, et al. CKD-MBD Guideline Working Group；Japanese Society for Dialysis Therapy.

Clinical practice guideline for the management of chronic kidney disease-mineral and bone disorder. Ther Apher Dial, 2013, 17 (3): 247-288.

[15] Pitt SC, Sippel RS, Chen H. Secondary and tertiary hyperparathyroidism, state of the art surgical management. Surg Clin North Am, 2009, 89 (5): 1227-1239.

[16] Crowley RK, Kilbane M, King TF, et al. Hungry bone syndrome and normalisation of renal phosphorus threshold after total parathyroidectomy for tertiary hyperparathyroidism in X-linked hypophosphataemia: a case report. J Med Case Rep, 2014, 8: 84.

[17] Yang RL, Freeman K, Reinke CE, et al. Tertiary hyperparathyroidism in kidney transplant recipients: characteristics of patients selected for different treatment strategies. Transplantation, 2012, 94 (1): 70-76.

[18] Lou I, Schneider DF, Leverson G, et al. Parathyroidectomy is underused in patients with tertiary hyperparathyroidism after renal transplantation. Surgery, 2016, 159 (1): 172-179.

[19] Gawrychowski J, Mucha R, Paliga M, et al. Assessment of operative treatment of patients with tertiary hyperparathyroidism after kidney transplantation. Endokrynol Pol, 2015, 66 (5): 422-427.

[20] Dewberry LC, Tata S, Graves S, et al. Predictors of tertiary hyperparathyroidism: Who will benefit from parathyroidectomy? Surgery, 2014, 156 (6): 1631-1636; discussion 1636-1637.

[21] Sadideen HM, Taylor JD, Goldsmith DJ. Total parathyroidectomy without autotransplantation after renal transplantation for tertiary hyperparathyroidism: long-term follow-up. Int Urol Nephrol, 2012, 44 (1): 275-281.

[22] Hsieh TM, Sun CK, Chen YT, et al. Total parathyroidectomy versus subtotal parathyroidectomy in the treatment of tertiary hyperparathyroidism. Am Surg, 2012, 78 (5): 600-606.

[23] Park JH, Kang SW, Jeong JJ, et al. Surgical treatment of tertiary hyperparathyroidism after renal transplantation: a 31-year experience in a single institution. Endocr J, 2011, 58 (10): 827-833.

第四章　家族性/综合征性原发性甲状旁腺功能亢进症

原发性甲状旁腺功能亢进症（primary hyperparathyroidism，PHPT）简称原发性甲旁亢，是由于甲状旁腺本身病变引起的甲状旁腺激素（parathyroid hormone，PTH）合成、分泌过多导致的钙、磷和骨代谢紊乱的一种全身性疾病，表现为骨吸收增加的骨骼病变、泌尿系结石、高钙血症和低磷血症等。其中的一类特殊类型为遗传性 PHPT（hereditary PHPT），表现为有家族史或者作为某种综合征的一部分，在PHPT 中约占 10%，往往呈常染色体显性遗传。家族性/综合征性 PHPT 包括：多发性内分泌腺瘤病 1 型（multiple endocrine neonplasia type 1，MEN1）、MEN2A、MEN4、家族性低尿钙性高钙血症（familial hypocalciuric hypercalcemia，FHH）、新生儿重症甲状旁腺功能亢进症（neonatal severe hyperparathyroidism，NSHPT）、常染色体显性甲状旁腺功能亢进症（autosomal dominant moderate hyperparathyroidism，ADMH）、甲状旁腺功能亢进症-颌骨肿瘤综合征（hyperparathyroidism-jaw tumors syndrome，HPT-JT）、家族性孤立性原发性甲状旁腺功能亢进症（familial isolated primary hyperparathyroidism，FIHPT）（表 5-4-1）。遗传性PHPT 的致病机制、临床表现、治疗方法与散发性 PHPT（sporadic PHPT，SHPT）均有所不同。

表 5-4-1　遗传性原发性甲状旁腺功能亢进症

综合征（OMIM）	基因	编码蛋白	PHPT 的特征	其他主要表型	PHPT 的手术方式
MEN1（131100）	MEN1	Menin	高外显率（约 95%），多为轻型。多腺体受累，多为增生，也有腺瘤，腺癌罕见	PNET，垂体肿瘤	SPTX 或 TPTX 合并自体甲状旁腺移植+胸腺切除术
MEN2A（171400）	RET	RET	低外显率（20%~30%），多为轻型或无症状型，单/多腺体受累，增生或腺瘤	MTC，PCC	初次颈部手术：切除病变甲状旁腺；MTC 术后：颈部探查+切除病变甲状旁腺和/或自体移植
MEN4（610755）	CDKN1B	p27^{Kip1}	高外显率（近 100%），发病年龄较晚（约 56 岁），单/多腺体受累，增生或腺瘤	尚未确定，垂体肿瘤、PNET、肾上腺肿瘤等	尚无定论
FHH1（145980）	CaSR	CaSR	常无症状，伴低尿钙，轻度增生	—	不推荐手术治疗，无症状者仅需观察；有高钙血症症状者可选择西那卡塞；发展为症状性 PHPT 可行 SPTX
FHH2（145981）	GNA11	Gα11			
FHH3（600740）	AP2S1	AP2σ1			
NSHPT（239200）	CaSR	CaSR	出生后 6 月内威胁生命的高钙血症，伴显著的低尿钙，重度增生	无	紧急 TPTX
ADMH（601199）	CaSR	CaSR	仅一个家系报道：血钙仅轻度升高，无低尿钙，增生或腺瘤	无	根据术中颈部探查结果决定
HPT-JT（145001）	CDC73	Parafibromin	高外显率（>95%），单腺体受累多见，腺癌或不典型腺瘤风险高（21.6%），可伴囊性变	颌骨骨性纤维瘤、肾脏肿瘤、子宫肿瘤	单腺体：局限性甲状旁腺肿瘤切除术；多腺体：SPTX 或 TPTX；腺癌：肿瘤的完整扩大切除
FIHPT（145000）	CaSR，CDC73，MEN1	—	异质性强，单/多腺体受累，增生/腺瘤/腺癌	无	单腺体受累：局限性甲状旁腺肿瘤切除术；多腺体受累：SPTX 或 TPTX 合并自体移植+胸腺切除术

注：PHPT：原发性甲状旁腺功能亢进症；MEN：多发性内分泌腺瘤病；FHH：家族性低尿钙性高钙血症；NSHPT：新生儿重症甲状旁腺功能亢进症；ADMH：常染色体显性甲状旁腺功能亢进症；HPT-JT：甲状旁腺功能亢进症-颌骨肿瘤综合征；FIHPT：家族性孤立性原发性甲状旁腺功能亢进症。PNET：胰腺神经内分泌肿瘤；MTC：甲状腺髓样癌；PCC：嗜铬细胞瘤；SPTX：甲状旁腺次全切除术；TPTX：甲状旁腺全部切除术

一、MEN1

MEN1（OMIM#131100）是呈常染色体显性遗传的肿瘤综合征，致病基因为定位于染色体 11q13 上的 MEN1 基因，编码一种抑癌蛋白——Menin 蛋白，近 70% 的遗传性 PHPT 是由 MEN1 基因突变引起，人群发病率约为 0.25%。MEN1 典型的临床表现是由 PHPT、胰腺神经内分泌肿瘤、垂体肿瘤组成的三联征，其他较少见的肿瘤包括肾上腺肿瘤、脂肪瘤、类癌、血管纤维瘤等。满足以下三项中的一项即可诊断 MEN1：①临床诊断：病人有 2 个或 2 个以上 MEN1 相关肿瘤；②家系诊断：具有一个 MEN1 相关的肿瘤，同时有一级家属为 MEN1 病人；③遗传诊断：携带有 MEN1 基因突变，可无临床表现或实验室依据，如 MEN1 基因突变携带者。目前绝大部分研究未发现 MEN1 的临床表型与基因型具有明显的相关性。

PHPT 是 MEN1 最常见的内分泌疾病（国外文献报道约 95%），且超过 85% 的 MEN1 病人为以 PHPT 为首发表现，50 岁时 PHPT 的外显率近 100%。目前直接将 MEN1 相关的 PHPT（MEN1-HPT）与 SHPT 相比的研究罕见。本中心 2004 年报道了 36 例 MEN 相关 PHPT（MHPT，其中 MEN-1 型、MEN-2 型及混合型分别为 18、15、3 例）与同期收治的 210 例 SHPT 临床表现的比较，结果显示 MHPT 组骨痛（分别为 50.0% 和 89.0%）、骨畸形（分别为 6.25% 和 54.8%）、纤维囊性骨炎（分别为 16.8% 和 55.4%）等骨骼系统症状比例均显著低于 SHPT 组（P 均 <0.001），泌尿系结石（43.8% 和 45.7%）和胃肠道症状（62.5% 和 59.0%）在两组无显著差异，多饮多尿症状比例也显著低于 SHPT 组（分别为 31.3% 和 59.5%，$P<0.05$）；两组血总钙和游离钙水平无显著差异，MHPT 组血磷水平的降低不如 SHPT 组显著（分别为 0.80 ± 0.13mmol/L 和 0.71 ± 0.16mmol/L，$P<0.05$），碱性磷酸酶（ALP）和 PTH 水平升高不如 SHPT 组显著，ALP 中位数分别为 97 U/L 和 550 U/L（$P<0.001$），PTH 升高倍数的中位数分别为 3.51 和 9.98 倍（$P<0.001$）。上述结果提示 MHPT 临床表现较 SHPT 更为隐匿。Eller-Vainicher 等对 MEN1-HPT 与 SHPT 进行了比较，两者的平均起病年龄分别为 44.2 岁及 60.1 岁（$P<0.001$）；合并肾结石/钙化的比例分别为 57.8% 及 55.2%（$P=0.789$）；MEN1-HPT 病人的骨密度（bone mineral density，BMD）更低（腰椎 Z 值：-1.33 vs -0.74，$P=0.008$；股骨颈 Z 值：-1.13 vs -0.60，$P=0.002$）；但 MEN1-HPT 生化改变往往较轻（PTH：113.8 vs 173.7pg/ml，$P=0.001$）。近期，对本中心 2002～2013 年收治并行基因筛查的 40 例 MEN1-HPT 病例资料进行了总结，与同期收治的 169 例 SHPT 相比，MEN1-HPT 组发病年龄相对较轻（分别为 45.0 ± 14.0 岁和 50.7 ± 14.6 岁，$P=0.025$），具有 PHPT 典型 X 线者相对比例较低（分别为 26.3% 和 55.7%，$P=0.001$），肾脏钙化或结石比例相对较高（分别为 40.2% 和 60.0%，$P=0.024$）；生化指标的改变与前期报告相似，MEN1-HPT 组相对改变程度较轻；与国外文献报道不同，未发现两组之间腰椎及股骨颈 BMD 的 Z 值有显著差异。

MEN1-HPT 的病理类型多为甲状旁腺增生，且常为多腺体受累。本中心病例系列报道中 MHPT 与 SHPT 中多个腺体受累病人比例分别为 43.8% 和 7.6%（$P<0.001$），增生的比例分别为 62.5% 和 16.2%（$P<0.001$）。目前在 MEN1-HPT 病人中仅有 11 例甲状旁腺腺癌报道，其中 Mayo clinic 总结 348 例 MEN1-HPT 病人中仅 1 例为腺癌（0.28%）。

MEN1-HPT 病人首选手术治疗，但是由于 MEN1-HPT 病人具有多腺体受累及术后易复发等特点，国外指南推荐的首选术式为双侧颈部探查合并甲状旁腺次全切除术（subtotal parathyroidectomy，SPTX，即切除至少 3.5 个腺体），鉴于 15% 的病人甲状旁腺异位于胸腺以及 MEN1 病人可合并胸腺类癌，因此国外指南还建议行预防性胸腺切除术。对于甲状旁腺病变广泛的病人也可考虑行甲状旁腺全切术（total parathyroidectomy，TPTX）加自体甲状旁腺移植。局限性甲状旁腺肿瘤切除术后甲状旁腺功能减退症的发生率较低，但该术式术后的复发率是 SPTX 或 TPTX 的 3.11 倍（95% CI：2.00～4.84，$P<0.0001$），因此应慎重选择局限性甲状旁腺肿瘤切除术。对于无症状 MEN1-HPT 病人的手术时机选择目前仍有争议。当有手术禁忌时，可选择拟钙剂西那卡塞降低血钙。

　　MEN1 的另外两个经典的受累腺体为胰腺神经内分泌肿瘤（pancreatic neuroendocrine tumor，PNET）和垂体前叶肿瘤。PNET 在 MEN1 病人中的发生率国外文献报道为 30%~80%（不同病例系列中报道比例不同），本中心 2004 年报道的 18 例 MEN1 病例中，PNET 比例为 55.6%（包括胰岛素瘤 7 例和胃泌素瘤 7 例）；2002~2013 年的 40 例 MEN1 病例中，PNET 占 36 例（90%）。大部分 PNET 具有分泌某种激素的功能并具有相应临床表现，也有部分肿瘤为无功能性肿瘤；与散发 PNET 不同，MEN1 相关 PNET 大多为多灶性病变。其中较为常见者为：①胃泌素瘤：约占 MEN1-PNET 的 50%，以胃酸分泌显著增多、反复消化性溃疡为特征性临床表现，还可表现为腹泻及脂肪泻，也称为卓-艾综合征。MEN1 相关的胃泌素瘤通常体积较小、多发、起源于胃十二指肠黏膜深层，生长缓慢但容易转移至胰周淋巴结，少数情况下可转移至肝脏。诊断依赖于升高的空腹胃泌素水平及基础胃酸分泌增多，偶尔需进行血清素等激发试验以鉴别诊断。药物治疗首选质子泵抑制剂及生长抑素类似物以减少胃酸分泌，有时需联合 H_2 受体拮抗剂；对是否手术治疗存在争议，需参考肿瘤大小、是否转移、手术医生经验、术后可能并发症及生活质量等因素综合决定。②胰岛素瘤：占 MEN1-PNET 的 10%~30%，可表现为空腹或运动后低血糖，摄入葡萄糖可缓解，诊断依赖于低血糖发作时胰岛素和/或 C 肽水平不被抑制或升高，72 小时饥饿试验可用于诊断，并除外其他原因的高胰岛素性低血糖；定位检查包括超声内镜、MRI、CT、生长抑素受体显像等。手术为首选治疗方案，药物治疗（包括增加进餐频率、二氮嗪、生长抑素）通常疗效不满意，对于转移性病变可考虑链脲佐菌素、5-氟尿嘧啶等化疗。其他较为少见的 PNET 还包括胰高糖素瘤、血管活性肠肽（VIP）瘤等。胰高糖素瘤典型临床表现包括皮疹（坏死性移行性红斑）、体重下降、贫血、口腔炎等，转移比例较高。VIP 瘤临床表现包括水样泻、低钾血症及胃酸缺乏。这两类肿瘤多位于胰尾部，可选择手术切除；药物治疗包括生长抑素类似物，也可采用化疗及肝动脉栓塞治疗转移性病变。无功能瘤中部分为恶性，且研究显示其转移风险与肿瘤大小呈正相关，因此有作者建议肿瘤较大者（不同中心意见不同）或观察到进行性增大者进行手术，转移性病变不能手术者可选择化疗或靶向药物治疗（如 sunitinib）。

　　垂体肿瘤在 MEN1 病人中的发生率为 15%~50%，本中心 2004 年病例系列报道中该比例为 50%，包括垂体激素分泌性腺瘤（以泌乳素瘤比例最高，其次为分泌生长激素和 ACTH 的腺瘤）及无功能腺瘤。国外文献报道与散发性垂体腺瘤相比，MEN1 垂体腺瘤女性比例更多，大腺瘤比例更高（85% 和 42%，$P<0.001$），组织病理无显著差异，临床表现及相应治疗亦无显著不同。

　　MEN1 基因突变分析不仅可以协助先证者的临床诊断，还有利于早期诊治突变基因携带者，及避免对未携带突变的家系成员进行不必要的随访。因此，国外指南推荐在以下人群中尽早行 MEN1 基因检查：①临床诊断为 MEN1 的病人；②已知 MEN1 基因突变携带者的一级亲属；③MEN1 临床表现不典型但强烈怀疑该诊断者，包括甲状旁腺肿瘤的起病年龄小于 30 岁，任何年龄诊断的多腺体受累的甲状旁腺肿瘤、胃泌素瘤、多发的胰腺神经内分泌肿瘤，具有两个或以上 MEN1 相关的非典型性肿瘤（如甲状旁腺肿瘤合并肾上腺肿瘤）。

　　目前文献报道有 5%~25% 的 MEN1 病人未检测到 MEN1 基因突变，可能与以下原因相关：①突变检测方法：常规 PCR 无法检测大片段缺失突变，指南推荐常规应用多重连接探针扩增技术（multiplex ligation-dependent probe amplification，MLPA）提高 MEN1 病人突变检出率；②拟表型：拟表型是指环境因素的作用引起的表型变化类似于某一基因突变而引起的表型，如一些无家族史的散发性 MEN1 病人，这些病人的突变检出率可低于 5%；③其他未知致病基因有待发现。

二、MEN2A

　　MEN2 是由原癌基因 RET 基因激活性突变引起，该基因定位于染色体 10q11.21，编码一个跨膜酪氨酸激酶受体超家族的 ret 蛋白，其配体为称作 GDNF（glial cell line-derived neurotrophic factor）的神经营养因子。根据组织受累情况，MEN2 分为三个亚型，仅 MEN2A（OMIM#171400）可合并 PHPT，但其最常见病变为甲状腺髓样癌（medullary thyroid carcinoma，MTC）占 80%～90%，约 50% 伴有嗜铬细胞瘤（pheochromocytoma，PCC），20%～30% 伴有 PHPT。

MEN2A 中，PHPT 常在诊断 MTC 多年之后被诊断，文献报道 PHPT 的首诊年龄中位数约 38 岁（范围：12～70 岁），无症状型占 68%～84%，病理类型可为腺瘤或增生，目前尚无腺癌报道，多数为单腺体受累，多腺体受累（1%～17%）不如 MEN1 常见。MEN2A-HPT 治疗仍以手术为主，对同时患有 PCC 的病人，应先行 PCC 切除术。对于未行颈部手术的 PHPT 病人，目前推荐切除病变的甲状旁腺腺体，该术式后复发及未缓解率较低且并发症少。当 MTC 术后诊断 PHPT 时，由于术后颈部解剖结构的改变，第二次术前甲状旁腺肿瘤定位检查非常必要，美国甲状腺协会（American Thyroid Association，ATA）在 2015 年的 MTC 指南中建议选择双侧颈部探查，探查发现单个肿瘤及不少于 1 个正常甲状旁腺、且术中 PTH 结果正常时可中止手术；当探查发现单个肿瘤但无法探查到其余甲状旁腺腺体时，术中 PTH 正常时可中止手术，无条件监测术中 PTH 则可自体移植部分切除的甲状旁腺；当发现单个肿瘤且第一次颈部手术记录有 4 个甲状旁腺时，可留一部分切除的正常甲状旁腺组织于颈部或移植在其他部位，也可低温保存以备用。

MTC 是 MEN2 型中的主要病变，多为最早获得诊断（40%），在 MEN2A 病人中多出现于 15～20 岁，可表现为颈部肿块、颈痛，腹泻常见于合并远处转移病人，伴有降钙素水平的显著增高。MTC 除分泌降钙素外，还可产生多种激素及生物活性物质，包括生长抑素、前列腺素、ACTH、5-羟色胺等，临床上可表现为伴有库欣综合征、面部潮红、腹泻等症状。国外研究显示 MTC 进展情况与 RET 基因型相关，因此建议早期进行 RET 基因筛查，对高危者尽早手术或行预防性甲状腺全部切除术，但国内对预防性全甲状腺切除的必要性尚未得到充分认识。MTC 手术前应筛查 PCC，对同时有 PCC 和 MTC 的病人，应先行 PCC 切除术，否则 MTC 手术可能有诱发高血压危象或心力衰竭的风险。

约 25% 的 MEN2 型病人以 PCC 为首发表现，临床表现同散发性 PCC，可有高血压、发作性头痛、心悸、大汗、焦虑、紧张等表现，也有病人无典型发作史而仅有阵发或持续性高血压，少数病人无明显症状或体征，血压正常或偏低。24 小时尿儿茶酚胺及其代谢产物水平的测定用于定性诊断，CT 及 MRI 可用于肿瘤定位检查，^{131}I-MIBG 检查有利于多灶性病变或肾上腺外肿瘤的定位。应首先切除肾上腺嗜铬细胞瘤，术前准备同散发性 PCC，手术中应探查双侧肾上腺。98% 的 MEN2 病人携带 RET 基因突变，且 MEN2 的表型与基因型存在相关性，因此可以根据基因型判断预后及指导治疗。85% 的 MEN2 病人突变位点位于第 11 外显子（密码子 634），15% 的突变位于第 10 外显子（密码子 609、611、618 和 620），其余突变位于第 13、14、15 以及 16 外显子，C634R 或 C634Y 突变伴发 PHPT 的比例最高。RET 基因检测对于诊断、随访意义重大，可先常规筛查以上几个外显子，ATA-MTC 指南推荐携带 C634 及 A883F 突变者从 11 岁开始监测 PTH 及血钙（但也有少数文献报道 PHPT 发病早至 2 岁、6 岁、7 岁及 10 岁）；携带除 M918T、C634 以及 A883F 以外突变的病人从 16 岁开始监测 PHPT。

三、MEN4

2002 年，Fritz 等首次在大鼠中描述了一种 MEN 表型，表现为双侧肾上腺嗜铬细胞瘤、多发肾上腺外嗜铬细胞瘤、双侧甲状腺髓样细胞增生、双侧甲状旁腺增生以及垂体肿瘤，并未发现 Ret 及 MEN1 基因突变。2006 年，Pellegata 等发现该大鼠的 MEN 表型是由 Cdkn1b 基因突变引起，并首次在人类中报道 MEN1 基因阴性的 MEN 表型由 CDKN1B 基因的无义突变引起。不同于大鼠的隐性遗传方式，该表型在人类呈显性遗传，后正式将其定义为 MEN4（OMIM#610755）。该基因位于染色体 12p13，编码 196 个氨基酸的细胞周期依赖性激酶抑制剂 p27^{Kip1}（cyclin-dependent kinase inhibitor p27^{Kip1}），p27 主要功能是控制细胞从 G$_1$ 期进入 S 期。

目前为止，共报道了 14 例由 CDKN1B 基因失活性突变致病的病人，均有 PHPT，其他组分包括垂体前叶肿瘤，十二指肠、胰腺、宫颈神经内分泌肿瘤，肾上腺肿瘤，Zollinger-Ellison 综合征，子宫肌瘤等。

PHPT 常为首发表现，其特点为发病年龄较晚（约 56 岁）、单腺体受累与多腺体受累均有，由于例数太少，尚不足以对表型进行定义及分析，治疗方面亦尚无定论。由于从临床表现上难以区别 MEN4 与 MEN1，对于 MEN1 基因及 RET 基因阴性的 MEN 病人，有必要进行 CDKN1B 基因筛查。

四、FHH、NSHPT 以及 ADMH

FHH 是一种异质性疾病，呈常染色体显性遗传，目前有 3 个亚型被报道。FHH1（OMIM#145980）由 CaSR 基因杂合性失活突变所致，但也有报道发现纯合性 CaSR 基因突变也可引起 FHH1 表型，这与 CaSR 基因不同位点突变对蛋白功能影响的程度相关。CaSR 基因定位于染色体 3q21.1，编码 1078 个氨基酸的 G 蛋白偶联受体 C 家族钙敏感受体（calcium sensing receptor，CaSR）蛋白，该蛋白在甲状旁腺、肾脏及甲状腺滤泡旁 C 细胞有丰富表达，CaSR 在受到细胞外钙离子浓度刺激后，通过 G_q 和 G_{11} 亚基激活磷脂酶 C，调节细胞内钙离子浓度以调控 PTH 分泌，最终维持血钙稳态。根据 CaSR 信号传导通路，Nesbit 等在 2013 年发现了 FHH3（OMIM#600740）的致病基因为定位于染色体 19q13.3 的 AP2S1 基因，编码衔接蛋白 2（adaptor protein 2，AP2）的 σ1 亚基，该基因突变时会降低表达 CaSR 的细胞对细胞外钙离子浓度的敏感性，并降低 CaSR 的内化。该团队随后又报道了编码 G_{11} 亚基的 GNA11 基因为 FHH2（OMIM#145981）的致病基因，该基因定位于染色体 19p。FHH 病人中，大约 65% 为 FHH1，20% 以上为 FHH2，约 10% 为 FHH3。

FHH 病人的特征为持续终身的高钙血症、低尿钙症、PTH 不适当高分泌。临床表现通常无症状，少数病例可有胰腺炎、软骨钙质沉着症以及类似 PHPT 的临床表现。Hannan 等报道 FHH3 与 FHH1 相比，前者可合并认知障碍、血钙及血镁升高更显著（血钙：2.87mmol/L vs 2.76mmol/L，$P<0.001$；血镁：1.04mmol/L vs 0.95mmol/L，$P<0.01$）、尿钙/尿肌酐清除率［（24 小时尿钙/血钙）/（24 小时尿肌酐/血肌酐），UCCR］更低（0.004 vs 0.007，$P<0.01$），用 CMCR 指数（$sCa×sMg/100×UCCR$）≥5.0 来诊断 FHH3 的敏感性与特异性分别为 83%、86%。FHH 的生化表现与 PHPT 极为相似，鉴于手术不能改变 FHH 相关基因突变引起的血钙调定点的异常而无法使病人获益，应避免行甲状旁腺手术，因此临床鉴别十分重要。首先，UCCR 是重要的鉴别指标，其在 FHH 病人中往往<0.01，而 PHPT 病人常伴有尿钙升高。需要注意的是，PHPT 合并维生素 D 缺乏或肾功能不全的病人，其 UCCR 也可低于 0.01。第二，FHH 生化改变较轻，包括轻度高钙血症、PTH 多在正常参考范围内或轻度增高、轻度低磷血症。第三，由于 FHH 病人甲状旁腺组织轻度增生，因此其术前定位检查常为阴性。最后，FHH 病人无肾脏及骨骼受累。大多数 FHH 无症状，因此不需要治疗。对于有高钙血症相关症状者，学者发现调节 CaSR 构型的拟钙剂西那卡塞能有效缓解高钙血症及高 PTH 血症。当 FHH 发展为 PHPT 时，尽管存在术后持续性高钙血症的高风险，仍然推荐进行甲状旁腺次全切除术。

NSHPT（OMIM#239200）罕见，多由 CaSR 基因纯和性失活性突变引起，是 FHH1 的极重型。NSHPT 表现为出生后 6 个月内起病的威胁生命的重度高钙血症，伴 PTH 显著升高及低尿钙症，临床特征为肌张力减退、多尿、骨质脱钙、骨折以及呼吸困难等。唯一有效的治疗方法就是进行及时的甲状旁腺全部切除术，在此之前需要紧急使用静脉盐水输注及双膦酸盐类药物处理高钙血症以获取手术时机。目前也有研究发现西那卡塞能迅速、持续地降低 NSHPT 病人的血钙水平，但需要更多的实验进一步评价该药物作用于 NSHPT 病人的长期疗效及副作用。

ADMH（OMIM+601199）非常罕见，目前只有一例瑞典家系被报道，呈显性遗传，为 FHH 的不典型表现型。遗传分析发现该家系的病因为 CaSR 基因的 p. F881L 突变。该家系的 20 例病人的疾病特点为：发病年龄早（22~27 岁），血钙水平仅轻度升高（2.80±0.01mmol/L），PTH 水平不适当增高而未被高钙血症抑制，其平均值为 38.4±2.4ng/L（正常范围 12~55ng/L），尿钙不低（UCCR 为 0.0122±0.002），某些病人还有肾结石，病理类型既有增生也有腺瘤，既有单腺体受累也有多腺体受累。

五、HPT-JT 综合征

HPT-JT 综合征（OMIM#145001）较罕见，呈常染色体显性遗传，其致病基因 *CDC*73 基因（既往称作 HRPT2 基因）定位于染色体 1q31.2，编码 531 个氨基酸的抑癌蛋白 Parafibromin 蛋白，该蛋白为人类 Paf1/RNA 聚合酶Ⅱ复合体的组成部分，参与转录调控。多项研究表明 Parafibromin 蛋白缺失表达可作为鉴别甲状旁腺腺癌（parathyroid carcinoma，PC）与良性甲状旁腺病变（增生或腺瘤）的标志。CDC73 基因突变的外显率不高，临床表现多样。早发的 PHPT 是 HPT-JT 的最主要表现（>95%），仅一部分病人伴发颌骨骨性纤维瘤（ossifying fibroma）（占 30.5%），其他非内分泌器官病变有肾脏受累（占 13.3%，包括错构瘤、多囊肾、Wilms 瘤）、女性病人可合并早发子宫肌瘤或腺肌瘤样息肉（占女性病人的57.3%）。CDC73 基因突变的基因型与表型的相关性目前尚未确定。

HPT-JT/HPT 的发病年龄多在成年早期，病变较轻，病理类型为腺瘤居多且多伴囊性改变。但需要注意的是，HPT-JT/HPT 病理为腺癌或者不典型腺瘤的风险明显增高（约 21.6%），此时病人的生化改变明显，甚至可出现高钙危象。治疗方面，HPT-JT/HPT 的手术方式仍存在争议，既往认为多腺体受累以及 PC 风险增加而采用 SPTX 或 TPTX，但是现在越来越多文献报道单腺体受累更常见（约 80%），并且初次手术至复发的无病缓解时间在 10 年以上，所以认为局限性甲状旁腺肿瘤切除术可能更合适，并且此术式术后甲旁减发生风险低、且能为不可避免的再次手术提供便利。当怀疑为腺癌时，如肿瘤体积大、侵袭周边组织或者血钙或 PTH 水平明显升高时，应选择积极的肿瘤完整扩大切除术。

颌骨骨性纤维瘤应于 PHPT 引起的棕色瘤相鉴别，前者为起源于牙周膜、含有多潜能细胞的良性肿瘤，具有破坏性、致畸形性，早期往往无症状，生长缓慢，大多数仅需观察，有症状者需手术治疗；后者为严重 PHPT 引起的非肿瘤性溶骨性骨骼病变，影像学上呈骨骼内大小不等、单发或多发的囊样透明区，边界较清楚，PHPT 术后棕色瘤可自行修复，无需手术切除。

由于 HPT-JT 综合征的临床表型外显率不高，CDC73 基因筛查有助于确定诊断，适用于 PHPT 合并颌骨肿瘤、肾脏肿瘤或早发子宫肿瘤者、MEN1 基因阴性的遗传性 PHPT、起病年龄小以及临床或病理提示恶性倾向的 PHPT 病人。当发现该基因突变时，应注意随访病人以及家系其他成员的甲状旁腺、颌骨、肾脏、子宫的病变情况。

六、FIHPT

FIHPT 是指遗传性 PHPT 中无 MEN1、HPT-JT 及 FHH 特征的临床综合征，因此仅是临床诊断。FIHPT 的发病机制目前尚未完全阐述清楚，既往文献报道 22%~57% 是由 MEN1 基因突变引起，由 CaSR 基因或 CDC73 基因突变引起者较少。但是本中心对 3 个中国人 FIHPT 家系的研究发现其致病基因均为 CDC73 基因。目前认为它是 MEN1、HPT-JT 及 FHH 的不完全表现型或者是另外一种完全不同的临床综合征。例如，当携带胚系 CDC73 基因突变，但临床表现仅有 PHPT 而无颌骨肿瘤时，那么临床诊断为 FIHPT。还有很大一部分 FIHPT 未检测到相关的基因突变。根据 FIHPT 不同的遗传背景，临床表现与治疗方法不同，具体见上述各综合征部分，例如如果是由 MEN1 基因引起则选择 SPTX，如果是由 CDC73 基因引起则可考虑选择局限性的甲状旁腺肿瘤切除术。因此，在 FIHPT 病人中鉴定致病基因尤为重要。

七、总结

遗传性 PHPT 是一组异质性疾病，除 MEN1 外的遗传性 PHPT 目前研究数据较少，治疗方式尚无定论，亟需更多研究以推进个体化治疗。致病基因检测有助于对遗传性 PHPT 对其进行准确分型，以便于选择合适的治疗及随访措施；还有助于家系成员的随访。但是目前仍有一部分病例的基因检测结果为阴性，其遗传背景有待于进一步研究。

（王 鸥 孔 晶）

参 考 文 献

［1］Chandrasekharappa SC，Guru SC，Manickam P，et al. Positional cloning of the gene for multiple endocrine neoplasia-type 1. Science，1997，276：404-407.

［2］Thakker RV. Multiple endocrine neoplasia type 1（MEN1）and type 4（MEN4）. Mol Cell Endocrinol，2014，386：2-15.

［3］Brandi ML，Gagel RF，Angeli A，et al. Guidelines for diagnosis and therapy of MEN type 1 and type 2. J Clin Endocrinol Metab，2001，86：5658-5671.

［4］Turner JJ，Christie PT，Pearce SH，et al. Diagnostic challenges due to phenocopies：lessons from Multiple Endocrine Neoplasia type1（MEN1）. Hum Mutat，2010，31：E1089-E1101.

［5］Horiuchi K，Okamoto T，Iihara M，et al. Analysis of genotype-phenotype correlations and survival outcomes in patients with primary hyperparathyroidism caused by multiple endocrine neoplasia type 1：the experience at a single institution. Surg Today，2013，43：894-899.

［6］王鸥，邢小平，孟迅吾，等. MEN 病人甲状旁腺功能亢进症的临床表现. 中华内分泌代谢杂志，2004，20（4）：296-299.

［7］Eller-Vainicher C，Chiodini I，Battista C，et al. Sporadic and MEN1-related primary hyperparathyroidism：differences in clinical expression and severity. J Bone Miner Res，2009，24：1404-1410.

［8］Kong J，Wang O，Nie M，et al. Clinical and genetic analysis of multiple endocrine neoplasia type 1-related primary hyperparathyroidism in Chinese. PLoS One，2016，11（11）：e0166634.

［9］Singh ON，Sebo TJ，Thompson GB，et al. Prevalence of parathyroid carcinoma in 348 patients with multiple endocrine neoplasia type 1-case report and review of the literature. Clin Endocrinol（Oxf），2016，84（2）：244-249.

［10］Thakker RV，Newey PJ，Walls GV，et al. Clinical practice guidelines for multiple endocrine neoplasia type 1（MEN1）. J Clin Endocrinol Metab，2012，97：2990-3011.

［11］Schreinemakers JM，Pieterman CR，Scholten A，et al. The optimal surgical treatment for primary hyperparathyroidism in MEN1 patients：a systematic review. World J Surg，2011，35：1993-2005.

［12］Falchetti A，Cilotti A，Vaggelli L，et al. A patient with MEN1-associated hyperparathyroidism，responsive to cinacalcet. Nat Clin Pract Endocrinol Metab，2008，4：351-357.

［13］Mulligan LM，Kwok JB，Healey CS，et al. Germ-line mutations of the RET proto-oncogene in multiple endocrine neoplasia type 2A. Nature，1993，363：458-460.

［14］Durbec P，Marcos-Gutierrez CV，Kilkenny C，et al. GDNF signalling through the Ret receptor tyrosine kinase. Nature，1996，381：789-793.

［15］Raue F，Kraimps JL，Dralle H，et al. Primary hyperparathyroidism in multiple endocrine neoplasia type 2A. J Intern Med，1995，238：369-373.

［16］Kraimps JL，Denizot A，Carnaille B，et al. Primary hyperparathyroidism in multiple endocrine neoplasia type Ⅱa：retrospective French multicentric study. Groupe d'Etude des Tumeurs a Calcitonine（GETC，French Calcitonin Tumors Study Group），French Association of Endocrine Surgeons. World J Surg，1996，20：808-813.

［17］Scholten A，Schreinemakers JM，Pieterman CR，et al. Evolution of surgical treatment of primary hyperparathyroidism in patients with multiple endocrine neoplasia type 2A. Endocr Pract，2011，17：7-15.

［18］Wells SJ，Asa SL，Dralle H，et al. Revised American Thyroid Association guidelines for the management of medullary thyroid carcinoma. Thyroid，2015，25：567-610.

［19］陈家伟，姜晓华. 多内分泌腺肿瘤病. //陈家伦主编，临床内分泌学. 上海：上海科学技术出版社，2011：1552-1557.

［20］Frank-Raue K，Hoppner W，Frilling A，et al. Mutations of the ret protooncogene in German multiple endocrine neoplasia families：relation between genotype and phenotype. German Medullary Thyroid Carcinoma Study Group. J Clin Endocrinol Metab，1996，81：1780-1783.

［21］Margraf RL，Crockett DK，Krautscheid PM，et al. Multiple endocrine neoplasia type 2 RET protooncogene database：repository of MEN2-associated RET sequence variation and reference for genotype/phenotype correlations. Hum Mutat, 2009, 30: 548-556.

[22] Fritz A, Walch A, Piotrowska K, et al. Recessive transmission of a multiple endocrine neoplasia syndrome in the rat. Cancer Res, 2002, 62: 3048-3051.

[23] Pellegata NS, Quintanilla-Martinez L, Siggelkow H, et al. Germ-line mutations in p27Kip1 cause a multiple endocrine neoplasia syndrome in rats and humans. Proc Natl Acad Sci U S A, 2006, 103: 15558-15563.

[24] Wander SA, Zhao D, Slingerland JM. p27: a barometer of signaling deregulation and potential predictor of response to targeted therapies. Clin Cancer Res, 2011, 17: 12-18.

[25] Costa-Guda J, Marinoni I, Molatore S, et al. Somatic mutation and germline sequence abnormalities in CDKN1B, encoding p27Kip1, in sporadic parathyroid adenomas. J Clin Endocrinol Metab, 2011, 96: E701-E706.

[26] Agarwal SK, Mateo CM, Marx SJ. Rare germline mutations in cyclin-dependent kinase inhibitor genes in multiple endocrine neoplasia type 1 and related states. J Clin Endocrinol Metab, 2009, 94: 1826-1834.

[27] Georgitsi M, Raitila A, Karhu A, et al. Germline CDKN1B/p27Kip1 mutation in multiple endocrine neoplasia. J Clin Endocrinol Metab, 2007, 92: 3321-3325.

[28] Malanga D, De Gisi S, Riccardi M, et al. Functional characterization of a rare germline mutation in the gene encoding the cyclin-dependent kinase inhibitor p27Kip1 (CDKN1B) in a Spanish patient with multiple endocrine neoplasia-like phenotype. Eur J Endocrinol, 2012, 166: 551-560.

[29] Molatore S, Kiermaier E, Jung CB, et al. Characterization of a naturally-occurring p27 mutation predisposing to multiple endocrine tumors. Mol Cancer, 2010, 9: 116.

[30] Molatore S, Marinoni I, Lee M, et al. A novel germline CDKN1B mutation causing multiple endocrine tumors: clinical, genetic and functional characterization. Hum Mutat, 2010, 31: E1825-E1835.

[31] Pardi E, Mariotti S, Pellegata NS, et al. Functional characterization of a CDKN1B mutation in a Sardinian kindred with multiple endocrine neoplasia type 4 (MEN4). Endocr Connect, 2015, 4 (1): 1-8.

[32] Occhi G, Regazzo D, Trivellin G, et al. A novel mutation in the upstream open reading frame of the CDKN1B gene causes a MEN4 phenotype. PLoS Genet, 2013, 9: e1003350.

[33] Elston MS, Meyer-Rochow GY, Dray M, et al. Early Onset Primary Hyperparathyroidism Associated with a Novel Germline Mutation in CDKN1B. Case Rep Endocrinol, 2015, 2015: 510985.

[34] Tonelli F, Giudici F, Giusti F, et al. A heterozygous frameshift mutation in exon 1 of CDKN1B gene in a patient affected by MEN4 syndrome. Eur J Endocrinol, 2014, 171: K7-K17.

[35] Malanga D, De Gisi S, Riccardi M, et al. Functional characterization of a rare germline mutation in the gene encoding the cyclin-dependent kinase inhibitor p27Kip1 (CDKN1B) in a Spanish patient with multiple endocrine neoplasia-like phenotype. Eur J Endocrinol, 2012, 166: 551-560.

[36] Belar O, De La Hoz C, Perez-Nanclares G, et al. Novel mutations in MEN1, CDKN1B and AIP genes in patients with multiple endocrine neoplasia type 1 syndrome in Spain. Clin Endocrinol (Oxf), 2012, 76: 719-724.

[37] Pollak MR, Brown EM, Chou YH, et al. Mutations in the human Ca (2+) -sensing receptor gene cause familial hypocalciuric hypercalcemia and neonatal severe hyperparathyroidism. Cell, 1993, 75: 1297-1303.

[38] Szczawinska D, Schnabel D, Letz S, et al. A homozygous CaSR mutation causing a FHH phenotype completely masked by vitamin D deficiency presenting as rickets. J Clin Endocrinol Metab, 2014, 99 (6): E1146-E1153.

[39] Magno AL, Ward BK, Ratajczak T. The calcium-sensing receptor: a molecular perspective. Endocr Rev, 2011, 32: 3-30.

[40] Nesbit MA, Hannan FM, Howles SA, et al. Mutations in AP2S1 cause familial hypocalciuric hypercalcemia type 3. Nat Genet, 2013, 45: 93-97.

[41] Nesbit MA, Hannan FM, Howles SA, et al. Mutations affecting G-protein subunit alpha11 in hypercalcemia and hypocalcemia. N Engl J Med, 2013, 368: 2476-2486.

[42] Hannan FM, Howles SA, Rogers A, et al. Adaptor protein-2 sigma subunit mutations causing familial hypocalciuric hypercalcaemia type 3 (FHH3) demonstrate genotype-phenotype correlations, codon bias and dominant-negative effects. Hum Mol

Genet, 2015, 24: 5079-5092.

[43] Eastell R, Brandi ML, Costa AG, et al. Diagnosis of asymptomatic primary hyperparathyroidism: proceedings of the Fourth International Workshop. J Clin Endocrinol Metab, 2014, 99: 3570-3579.

[44] Jayasena CN, Mahmud M, Palazzo F, et al. Utility of the urine calcium-to-creatinine ratio to diagnose primary hyperparathyroidism in asymptomatic hypercalcaemic patients with vitamin D deficiency. Ann Clin Biochem, 2011, 48: 126-129.

[45] Jakobsen NF, Rolighed L, Moser E, et al. Increased trabecular volumetric bone mass density in Familial Hypocalciuric Hypercalcemia (FHH) type 1: a cross-sectional study. Calcif Tissue Int, 2014, 95: 141-152.

[46] Rasmussen AQ, Jorgensen NR, Schwarz P. Clinical and biochemical outcomes of cinacalcet treatment of familial hypocalciuric hypercalcemia: a case series. J Med Case Rep, 2011, 5: 564-568.

[47] Lyons TJ, Crookes PF, Postlethwaite W, et al. Familial hypocalciuric hypercalcaemia as a differential diagnosis of hyperparathyroidism: studies in a large kindred and a review of surgical experience in the condition. Br J Surg, 1986, 73: 188-192.

[48] Blair JW, Carachi R. Neonatal primary hyperparathyroidism-a case report and review of the literature. Eur J Pediatr Surg, 1991, 1: 110-114.

[49] Gannon AW, Monk HM, Levine MA. Cinacalcet monotherapy in neonatal severe hyperparathyroidism: a case study and review. J Clin Endocrinol Metab, 2014, 99: 7-11.

[50] Carling T, Szabo E, Bai M, et al. Familial hypercalcemia and hypercalciuria caused by a novel mutation in the cytoplasmic tail of the calcium receptor. J Clin Endocrinol Metab, 2000, 85: 2042-2047.

[51] Carpten JD, Robbins CM, Villablanca A, et al. HRPT2, encoding parafibromin, is mutated in hyperparathyroidism-jaw tumor syndrome. Nat Genet, 2002, 32: 676-680.

[52] Juhlin CC, Villablanca A, Sandelin K, et al. Parafibromin immunoreactivity: its use as an additional diagnostic marker for parathyroid tumor classification. Endocr Relat Cancer, 2007, 14: 501-512.

[53] Wang O, Wang C, Nie M, et al. Novel HRPT2/CDC73 gene mutations and loss of expression of parafibromin in Chinese patients with clinically sporadic parathyroid carcinomas. PLoS One, 2012, 7: e45567.

[54] Iacobone M, Carnaille B, Palazzo FF, et al. Hereditary hyperparathyroidism-a consensus report of the European Society of Endocrine Surgeons (ESES). Langenbecks Arch Surg, 2015, 400 (8): 867-886.

[55] Iacobone M, Barzon L, Porzionato A, et al. Parafibromin expression, single-gland involvement, and limited parathyroidectomy in familial isolated hyperparathyroidism. Surgery, 2007, 142: 984-991, 984-991.

[56] Kong J, Wang O, Nie M, et al. Familial isolated primary hyperparathyroidism/hyperparathyroidism-jaw tumour syndrome caused by germline gross deletion or point mutations of CDC73 gene in Chinese. Clin Endocrinol (Oxf), 2014, 81: 222-230.

[57] Gondivkar SM, Gadbail AR, Chole R, et al. Ossifying fibroma of the jaws: report of two cases and literature review. Oral Oncol, 2011, 47: 804-809.

[58] Cetani F, Pardi E, Ambrogini E, et al. Genetic analyses in familial isolated hyperparathyroidism: implication for clinical assessment and surgical management. Clin Endocrinol (Oxf), 2006, 64: 146-152.

[59] Pannett AA, Kennedy AM, Turner JJ, et al. Multiple endocrine neoplasia type 1 (MEN1) germline mutations in familial isolated primary hyperparathyroidism. Clin Endocrinol (Oxf), 2003, 58: 639-646.

[60] Stalberg P, Carling T. Familial parathyroid tumors: diagnosis and management. World J Surg, 2009, 33: 2234-2243.

[61] Carling T, Udelsman R. Parathyroid surgery in familial hyperparathyroid disorders. J Intern Med, 2005, 257: 27-37.

第五章　甲状旁腺功能减退症

甲状旁腺功能减退症（hypoparathyroidism）简称甲旁减，是由于甲状旁腺激素（parathyroid hormone，PTH）分泌不足或作用障碍而导致血钙水平降低、血磷水平升高。临床特征包括手足搐搦、四肢麻木、癫痫样发作，长期可能出现颅内钙化、白内障等并发症，严重威胁病人生存质量。补充钙剂、维生素 D 及其衍生物可使病情得到控制。目前关于甲旁减的流行病学研究有限。美国一项基于大型健康计划数据库研究提示所有病因导致的甲旁减的发生率约为 37/100000；丹麦一项基于全国病人登记数据库的回顾性队列研究显示，非手术后甲旁减患病率为 2.3/100000；挪威的流行病学调查认为非手术后甲旁减发生率为 3.0/100000；一项来自日本的流行病学研究显示其特发性甲旁减发生率约为 0.72/100000。而我国目前尚无甲旁减相关的流行病调查数据。

一、病因

从 PTH 合成、分泌、释放、与靶细胞受体结合到产生生理效应，这一过程中任何一个环节的作用障碍都可能引起 PTH 不足而产生相应临床表现。具体病因分类如下：

1. 甲状旁腺破坏

（1）颈部手术：颈部手术后甲旁减是最常见的引起甲旁减的病因，占全部甲旁减病因的 75% 以上。其原因主要为甲状腺或其他颈部手术导致甲状旁腺腺体损伤和/或血供障碍。手术后甲旁减分为一过性甲旁减和永久性甲旁减。一过性甲旁减相对常见，发生率为 6.9%~49%，多数病人数周或数月内可自行缓解。如术后 6 个月内甲旁减仍然无法自行缓解，则需考虑永久性甲旁减，发生率 6%~7%，手术经验丰富的研究中心发生率可低至 0.9%~1.6%。

（2）自身免疫：这是引起甲旁减的第二大病因。自身免疫性甲旁减可以孤立出现也可为自身免疫性多发性内分泌腺病（autoimmunepolyglandular syndrome，APS）的一部分。研究者在甲旁减或 APS 相关的甲旁减病人进行了钙敏感受体（calcium sensing receptor，CaSR）自身抗体的检测，阳性率为 23.0%~85.7%。近年，国外学者发现 NALP5（NACHT leucine-rich-repeat protein 5）自身抗体也可能在自身免疫性甲旁减发病中起到一定作用。

（3）其他：严重低镁血症、一些浸润或侵袭性疾病如 Wilson 病、含铁血黄素沉积症、肿瘤或放射治疗等引起。

2. 先天性或遗传性甲旁减

（1）甲状旁腺发育缺陷遗传性缺陷：可引起甲状旁腺发育不全。主要包括因 22 号染色体片段缺失或基因突变（以 TBX1 基因为代表）而导致的 DiGeorge 综合征，表现为甲状旁腺、胸腺、心脏流出道血管等发育不良；HDR 综合征（hypoparathyroidism-deafness-renal dyspepsia syndrome），是由于 GATA3 基因突变造成，以甲旁减、耳聋、肾脏发育不良为主要表现；HRD 综合征（hypoparathyroidism-retardation-dysmorphism syndrome），包括 Sanjad-Sakati 综合征和 Kenny-Caffey 综合征，是由 TBCE、FAM111A 基因突变所致。另外，有病例证实 GCMB 基因突变也与甲状旁腺发育异常相关，主要引起孤立性甲旁减。

（2）PTH 合成或分泌障碍：在前甲状旁腺激素原合成至加工为成熟的甲状旁腺激素过程中，任何环节的障碍均可引起 PTH 合成障碍，目前发现 GNA11、AP2S1、CLDN16、TRPM6、PTH 等多种基因突变所致甲旁减与此相关；另外，CaSR 基因激活性突变使得甲状旁腺主细胞的钙调定点下移，导致 PTH 分泌减少，肾脏的钙排泄增加，进一步使血钙水平降低，即导致常染色体显性遗传性低血钙伴高尿钙（autosomal dominant hypocalcemia with hypercalciuria）。

目前关于基因突变所致遗传性甲旁减的研究相对有限，主要集中于儿童或青少年起病的甲旁减病人。其中 TBX1、GATA3、TBCE、FAM111A 等基因突变引起甲旁减同时通常合并其他器官、系统受累；引起 PTH 合成或分泌障碍的基因（如 CaSR、PTH、GNA11）以及 GCMB 基因多引起孤立性甲旁减。

PTH 抵抗所致的假性甲旁减（pseudohypoparathyroidism，PHP）将在其他章节具体阐述。

3. 可逆性的 PTH 合成或分泌障碍　不同于先天性或遗传性甲旁减，此类疾病 PTH 合成或分泌的减少为可逆的，当外在因素解除时，甲状旁腺功能可恢复。如高血钙孕妇胎儿的甲状旁腺发育被高钙血症所抑制，PTH 分泌减少，出生后可表现为甲旁减；长期血液透析的肾病病人由于透析液钙浓度过高，也会抑制 PTH 分泌。

另外，镁离子是 PTH 分泌及激活靶细胞腺苷酸环化酶、产生 cAMP 发挥 PTH 生理效应所必需的，因此低镁血症会导致甲旁减；甲旁减时，肾小管重吸收镁也减少，从而加重镁缺乏，低镁血症与甲旁减形成恶性循环。低镁血症的原因包括慢性腹泻、肠吸收不良综合征、先天性肾小管重吸收镁缺陷、大面积烧伤渗出液丢失等。

4. 特发性甲旁减　在进行了系统筛查鉴别、除外其他因素后尚未明确发病原因的甲旁减归类于特发性甲旁减（idiopathic hypoparathyroidism，IHP）。

二、病理生理

PTH 不足造成血钙水平降低、血磷水平升高、尿磷排量降低。同时 PTH 减少导致骨吸收作用减弱，骨钙动员和释放减少。另外，PTH 不足导致 $1,25(OH)_2D$ 生成减少，同时肾排磷减少，血磷水平增高，反之也会抑制 $1,25(OH)_2D$ 生成，使肠钙吸收减少，加之肾小管对钙的重吸收减少。上述途径导致低钙血症。由于血钙浓度降低，故尿钙排泄量减少。PTH 不足还导致肾小管对磷的重吸收增加，故血磷水平升高，尿磷排量减少。当低钙血症或碱中毒达到一定程度时，神经肌肉兴奋性增加，出现手足搐搦、四肢麻木表现，还可导致皮肤粗糙、指甲干裂、毛发稀疏等外胚层营养不良表现，并有心电图 QT 间期延长。

三、临床表现

1. 神经肌肉症状

（1）感觉异常、肌肉痉挛及手足搐搦：低血钙引起神经肌肉兴奋性增高，初期主要表现为口周、肢端麻木、刺痛和蚁走感；有时伴有心悸、口角抽动、腓肠肌痉挛；严重者呈手足搐搦，手足呈鹰爪状或助产士手形，腕、手掌和掌指关节屈曲，拇指内收。更甚者全身肌肉收缩而有癫痫发作。一般当血清游离钙浓度 ≤0.95mmol/L（3.8mg/dl），或血清总钙值 ≤1.88mmol/L（7.5mg/dl）时可出现上述症状。也可伴有自主神经功能紊乱，如出汗、声门痉挛、气管呼吸肌痉挛及胆、肠和膀胱平滑肌痉挛等。手足搐搦可被微小刺激诱发，例如寒冷、劳累、饥饿、深呼吸、情绪波动等。重要体征主要包括：

1）面神经叩击征（Chvostek 征）阳性：即用手指叩击耳前茎突和口角连线的中外 1/3 处的面神经，同侧面肌抽动（口轮匝肌、鼻翼肌和眼轮匝肌）。单纯口轮匝肌抽动意义不大，可见于 25% 正常人，小儿更多见。

2）束臂加压试验（Trousseau 征）阳性：用血压计袖带束臂，加压到收缩压以上 20~30mmHg，以阻断血流 2~3 分钟，可诱发测试肢体侧呈助产士样手形（图 5-5-1）。

（2）神经精神症状：幼儿以此组症状为突出表现而首先就诊于神经科。有癫痫发作，其类型有大发作、小发作、精神运动性发作和癫痫连续状态。伴有肌张力增高，手颤抖。精神症状有兴奋、焦虑、妄想、幻觉和谵妄等。还可伴有智力减退、视盘水肿、颅内压增高的表现。脑电图示一般节律慢波、暴发性慢波以及有尖波、棘波、癫痫样放电改变。

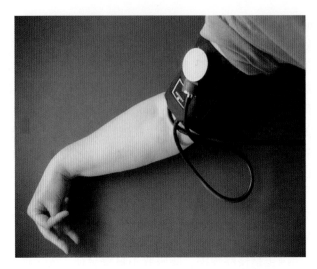

图 5-5-1 束臂加压试验（Trousseau 征）阳性

2. 外胚层组织营养变性 与微血管痉挛供血不足有关，如皮肤粗糙、脱屑、表皮皲裂；指（趾）甲变脆、有横沟；小儿的出牙延迟、牙发育不全、磨牙根变短、龋齿多，甚至缺牙；低钙性白内障在此类慢性病人中的发生率高，裂隙灯检查可早期发现。

3. 骨骼改变 关节周围组织可有异位的钙化、骨化，病程长者可有腰背疼痛。骨密度常增加或正常。北京协和医院内分泌科分析了 71 例特发性甲旁减病人的骨密度改变，与同性别健康志愿者比较，特发性甲旁减病人腰椎和股骨近端骨密度（bone mineral density，BMD）均明显增高（$P<0.001$），提示特发性甲旁减 BMD 值增高的原因为 PTH 不足；同时腰椎 BMD 值与治疗前血钙水平呈负相关，与病程正相关，即低钙血症更严重的病人 BMD 值显著高于轻度低钙血症病人，随着病程进展，腰椎 BMD 值增加。

4. 胃肠道功能紊乱 有恶心、呕吐、腹痛等。

5. 心血管异常 低钙血症刺激迷走神经可导致心肌痉挛而突然死亡。病人心率常增快或心律不齐。心电图示 QT 间期延长。重症病人可有甲旁减性心肌病、心力衰竭。

6. 转移性钙化 长期低钙血症伴高磷血症可导致基底节（苍白球、壳核和尾状核）的钙化，常呈对称分布。病情重者，小脑、齿状核、大脑的额叶和顶叶等脑实质也可见散在钙化（图 5-5-2）。其他软

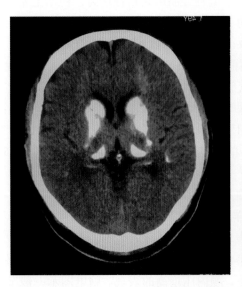
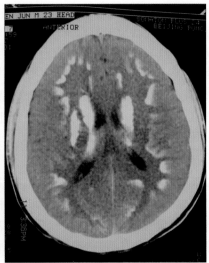

图 5-5-2 甲旁减转移性钙化灶

组织、肌腱、脊柱旁韧带等均可发生钙化。具体发生机制，目前尚不十分清楚。

北京协和医院内分泌科分别对 128 例儿童/青少年起病甲旁减和 200 例成人起病甲旁减病人进行了临床分析，结果表明：不同年龄起病的甲旁减中均有超过 80% 的病人出现手足搐搦：儿童、青少年起病病人 89.3%，成人起病病人 81.5%；癫痫样发作在两组病人分别为 66.1%（84/127）和 31%（62/200）；头颅 CT 平扫检查发现两组病人颅内钙化的发生率分别为 89.4%（101/113）和 60.9%（98/161），说明儿童时期起病病人更易有癫痫样发作和颅内钙化。曾在北京协和医院内分泌科诊治的 61 例小儿甲旁减病人中，有面神经叩击征检查记录的 49 例，阳性 40 例（81.6%）；有束臂加压征检查记录的 41 例，阳性者 23 例（56.1%）；面神经叩击征阳性或者束臂加压征阳性者的血钙值均低于 1.9mmol/L。

7. 先天性或遗传性甲旁减的特殊表现 先天性或遗传性甲旁减多因甲状旁腺发育过程中基因突变或蛋白表达异常所致，主要分为由不同基因突变导致的综合征性甲旁减和孤立性甲旁减。其中，综合征性甲旁减病人除了甲旁减表现外，还可能出现心脏、肾脏、听力、智力、外表发育等器官系统异常，即综合征性甲旁减。现就主要几类综合征性甲旁减临床特点、致病基因、遗传方式等总结如下（表 5-5-1）。

表 5-5-1 综合征性甲旁减相关致病基因及其临床特点

基因名称	染色体位置	遗传方式	导致疾病	主要临床表现
AIRE	21q22.3	常隐/常显	自身免疫性多发内分泌腺病综合征 1 型（APS-1）	甲旁减、Addison 病、念珠菌病、1 型糖尿病、原发性腺功能减退、自身免疫性甲状腺疾病、恶性贫血、慢性活动性肝炎、白癜风等
TBX1	22q11.21	常显	DiGeorge 综合征	甲旁减、免疫缺陷、先天性心脏病、唇腭裂、颜面部畸形、肾脏畸形、生长发育迟滞等
TBCE	1q42.3	常显/常隐	甲旁减-发育迟缓-畸形综合征（HRD 综合征）	甲状旁腺发育不良、矮小、智力发育迟滞、小眼、小头畸形、小手小脚、牙齿异常、长骨骨髓腔狭窄等
FAM111A	11q12.1	常显	Kenny-Caffey 综合征 2 型（KCS 2 型）	甲旁减、矮小、皮质增厚、长骨骨髓腔狭窄、囟门闭合延迟等
GATA3	10p14	常显	甲旁减-耳聋-肾发育不良综合征（HDR 综合征）	甲旁减、对称性感音性耳聋、生长及智力发育迟滞、肾脏异常等

（1）自身免疫性多内分泌腺病综合征 1 型（autoimmune polygladular syndrome-1，APS-1）：又称自身免疫性多内分泌腺病-念珠菌病-外胚层发育不良（autoimmune polyendocrinopathy-candidiasis-ectodermal dystrophy，APECED）。临床表现包括甲旁减、Addison 病、念珠菌病、部分病人还可出现 1 型糖尿病、低促性腺激素性性腺功能低减、自身免疫性甲状腺疾病、恶性贫血、慢性活动性肝炎、白癜风等。超过 80% 的病人有甲旁减表现，且可能仅有此种表现。典型病人多于儿童或青少年期起病，随后逐渐出现其他临床组分。该病在芬兰、撒丁岛、伊朗地区较为集中。该综合征为常染色体隐性遗传性疾病，亦有少数常染色体显性遗传的病例报道。致病基因为 AIRE 基因，该基因为锌指转录因子，表达于胸腺、淋巴结中，在介导中枢性免疫耐受过程中有极重要的作用。

（2）DiGeorge 综合征（DiGeorge syndrome，DGS）：是先天性甲旁减中常见的一种类型。在活产新生儿中可有 1/（4000~5000）受累。临床表现异质性强，60% 的病人可出现甲旁减，此外还可出现胸腺发育不全、先天性心脏病、腭裂、颜面发育畸形、肾脏异常、肾功受损等。大部分是由于 de novo 突变所致的散发病例，也有常染色体显性遗传的少数报道。分子生物学研究显示 70%~80% 的 DGS 病人存在 22q11.21-q11.23 区域的半合子微缺失，少数病人为 TBX1 基因的失活性突变所致；进一步研究认为

TBX1 基因编码了 T-box 转录因子，这一转录因子广泛表达于脊椎和非脊椎动物的胚胎组织中，可能与该综合征多器官受累相关。

（3）甲旁减-发育迟缓-畸形综合征（hypoparathyroidism-retardation-dysmorphism syndrome，HRD）：该综合征罕见，遗传方式为常染色体隐性遗传。主要包括两种类型：①Sanjad-Sakati 综合征（SSS）：几乎均发生于阿拉伯裔人群，临床表现包括甲状旁腺发育不良、矮小、智力发育障碍、小头小眼、小手小脚、牙齿异常等。②Kenny-Caffey 综合征（KCS）：以甲旁减、矮小、长骨骨髓腔狭窄及眼发育障碍为主要特征。上述两种综合征均是由位于 1q42-43 的 TBCE 基因突变所致。TBCE 基因编码的 TBCE 蛋白在微管蛋白折叠、形成过程中具有重要作用。另外，近年来有报道认为部分 KCS 是由于 FAM111A 基因突变所致，多为常染色体显性遗传。该基因在甲状旁腺、骨骼等组织中均有表达，可能导致 PTH 合成减少、钙稳态异常和骨骼发育不良。

（4）甲旁减-耳聋-肾发育不良综合征（hypoparathyroidism-deafness-renal dysplasia syndrome，HDR）：该综合征以甲旁减、感音神经性耳聋、肾脏发育不良为主要特征。1992 年，英国学者 Bilous 等首次在一个甲旁减家系中发现该综合征并报道。临床上，病人通常表现为无症状性的低钙血症，伴 PTH 水平降低或波动于不恰当的正常范围内。致病基因为 GATA3 基因，编码 GATA3 蛋白，在甲状旁腺、内耳、肾脏、中枢神经系统等多器官系统的发育过程中发挥重要作用。目前已报道的 HDR 综合征病人的基因突变类型有 60 余种。

四、辅助检查

1. 实验室检查　通常血总钙水平降低，游离钙水平正常或降低，绝大多数病人血磷浓度升高，仅少数病人正常。尿钙减少，但相同程度的低钙血症病人中，尿钙排量的减少在骨软化症病人较甲旁减病人更为明显，因为前者血 PTH 测定值常增高，故肾小管对钙的重吸收增加，而后者血 PTH 水平不足，故肾小管对钙的重吸收亦减少。治疗后使得血钙水平维持于正常低限时，24 小时尿钙排量正常或升高。因 PTH 抑制肾小管对磷的重吸收，PTH 不足，肾小管重吸收磷增加，因此尿磷水平减少。血碱性磷酸酶通常正常。血 PTH 多数低于正常，部分病人可以在正常范围。值得注意的是，因低钙血症对甲状旁腺是强烈刺激，当血清总钙低于 7.5mg/dl（1.88mmol/L）时，血 PTH 值应有 5~10 倍增加，因此低钙血症时，如 PTH 值仍波动于正常范围，反映甲状旁腺功能储备不足，表明存在甲状旁腺功能减退。

2. 影像学检查　骨密度水平正常或升高。长病程病人可出现颅内钙化灶，以基底节区最为常见，头颅 CT 平扫易发现病灶。

3. 眼科检查　部分病人还可出现低钙性白内障，眼科晶状体检查有助于明确诊断。北京协和医院内分泌科收治的甲旁减病人中，部分由眼科医师发现低钙性白内障而来诊。

五、诊断与鉴别诊断

1. 诊断思路

（1）首先确定低钙血症是否存在：从特有的手足搐搦、四肢麻木等临床表现和体征着手，检测血钙、磷水平，进一步通过血白蛋白计算校正后的血总钙值是否降低，血游离钙值是否低于正常参考范围。另外，呼吸性碱中毒时，游离钙可降低，因此必要时需筛查血气分析。

（2）测定血镁、25（OH）D 和 1,25（OH）$_2$D 可协助除外诊断：①低血镁引起的 PTH 分泌不足或者靶细胞对 PTH 的抵抗引起的低钙血症。②维生素 D 缺乏引起的低钙血症，通常伴有 PTH 水平升高，血磷值正常或降低；而甲旁减常 PTH 值降低或正常，血磷值升高。③维生素 D 依赖性佝偻病或骨软化症：Ⅰ型维生素 D 依赖性佝偻病为 1,25（OH）$_2$D 生成不足，血钙磷水平降低，PTH 水平升高，1,25（OH）$_2$D 水平下降；Ⅱ型由于靶细胞对活性维生素 D 抵抗，血钙磷水平降低，PTH 值升高，但 1,25（OH）$_2$D 水平有代偿性增加，临床上不难鉴别。

（3）最后根据 PTH 水平初步判断甲旁减或假性甲旁减：①PTH 水平低或不适当的正常范围：甲旁减；②PTH 水平高：假性甲旁减。

（4）同时注意询问相关疾病史协助明确病因，如颈部手术史、慢性肾脏疾病史、其他内分泌腺体受累情况及家族史，必要时可行基因检测。

2. 鉴别诊断　主要与其他可引起低钙血症的疾病做鉴别诊断，低钙血症的鉴别诊断见表 5-5-2。

表 5-5-2　可引起低钙血症的其他疾病

PTH 水平升高	维生素 D 缺乏或抵抗
	PTH 抵抗：假性甲旁减
	慢性肾脏病
	血管外钙沉积：高磷血症、成骨性骨转移、骨饥饿综合征、急性胰腺炎、败血症或者其他严重疾病
药物	骨吸收抑制剂（如双膦酸盐、降钙素）
	拟钙剂：西那卡塞
	钙离子螯合剂（EDTA、枸橼酸、乳酸盐）
	膦甲酸（在血管内与钙结合）
	化疗药物：顺铂
	氟化物中毒
镁代谢异常	低镁血症：吸收不良、慢性酒精中毒、肾脏失镁
	严重的高镁血症

六、治疗

甲旁减的治疗目标是减轻低钙血症相关临床表现，提高病人生存质量，减少并发症。因此，应尽可能维持血钙水平于正常参考范围的低限，血磷值正常，同时避免高钙尿症，减少泌尿系统钙化或结石风险。通常成人 24 小时尿钙应低于 300～350mg（7.5～8.75mmol），儿童低于 4～6mg/kg。部分病人尿钙水平难以达标时，可适当放宽治疗标准，但需密切监测泌尿系超声，避免肾脏钙化或泌尿系结石形成。2015 年欧洲内分泌学会指南推荐甲旁减病人存在低钙血症的临床表现和/或血清总钙低于 2.0mmol/L（8mg/dl）、游离钙低于 1.0mmol/L，需启动相关治疗。推荐使用钙剂和活性维生素 D 类似物作为起始治疗方案，但活性维生素 D 难以获得时，可使用普通维生素 D。不推荐常规使用 PTH 或 PTH 类似物替代治疗。

1. 钙剂　建议甲旁减病人每日摄入元素钙 800～2000mg。由于肠钙吸收每次最大量约为 500mg，因此建议病人分次口服钙剂。常用的碳酸钙需要酸性环境才能吸收，所以建议与食物同服，还同时可一定程度地降低血磷水平。左甲状腺素片、质子泵抑制剂、双膦酸盐类、喹诺酮类等药物以及纤维素、铁镁锌等食物可能影响钙剂吸收，咖啡因、盐可能导致尿钙排泄增加，服用或摄入时需注意。常用的钙剂种类为碳酸钙，与餐同服吸收效果好，常见的不良反应主要为便秘。对于胃酸缺乏和服用质子泵抑制剂的病人推荐使用柠檬酸钙，以利于钙剂吸收。

2. 维生素 D 制剂　可用于甲旁减治疗的维生素 D 及其衍生物包括普通维生素 D、骨化三醇、阿法骨化醇及双氢速变固醇（AT$_{10}$），其用药方案见表 5-5-3。

表 5-5-3　不同种类维生素 D 及其类似物在甲旁减治疗中的使用

药　　物	常用剂量	起效时间（日）	停药后作用消失时间（日）
骨化三醇	0.25~2.0μg，1~2 次/日	1~2	2~3
α 骨化醇	0.5~4.0μg，1 次/日	1~2	5~7
AT$_{10}$	0.3~1.0mg，1 次/日	4~7	7~21
普通维生素 D	2.5 万~20 万 IU/d	10~14	14~75

注：引自 2015 年欧洲内分泌学会治疗成人甲旁减指南

（1）普通维生素 D：口服维生素 D$_2$ 或维生素 D$_3$ 后，其贮存于脂肪组织和肝脏内，缓慢释放而发挥效用，服药后 1~2 周或更久才开始起效，停药 2 周~3 个月或更久，作用才完全消失。通常每日口服 1 次，每次剂量 2 万~10 万 IU，个别病人需 20 万 IU 或更大量。

（2）AT$_{10}$：其作用较维生素 D$_2$ 或 D$_3$ 强，起效时间更短，4~7 天，作用消失时间亦短，故更为有效和安全。目前由于购买困难，临床上应用相对较少。

（3）活性维生素 D 制剂：包括 1α（OH）D 和 1,25-(OH)$_2$D$_3$，即 α 骨化醇和骨化三醇。活性维生素 D 制剂起效快、半衰期短、代谢快，可随时调整剂量，以维持血钙水平，停药后作用消失也快，如服用过量，停药后症状可很快消失，因此相对安全。临床应用中，一般自小剂量开始，每周监测血钙和尿钙水平，根据化验指标酌情逐渐递增药量，当临床症状消失、血钙值达到目标值时，以此剂量作为维持剂量。另外，活性维生素 D 制剂价格相对昂贵，出于经济因素的考虑，部分病人可使用普通维生素 D 制剂或联合应用活性维生素 D 和普通维生素 D，也可将血钙水平维持于目标值。

北京协和医院内分泌科于 20 世纪 90 年代采用 α 骨化醇治疗了 19 例甲旁减病人，平均每日剂量 2.7±0.7μg，同时服元素钙 1.0g；服药后低血钙的症状和体征消失，血游离钙和总钙值显著上升，分别有 58% 和 68% 升达正常，血磷水平明显下降。10 年前，我们采用国产骨化三醇，即盖三淳治疗了 24 例甲旁减或假性甲旁减病人，平均每日剂量 1.09±0.50μg，同时服元素钙 1.2g；随访 12 周，低钙血症症状和体征改善，血钙和游离钙水平分别由基线的 1.54±0.25mmol/L 和 0.64±0.10mmol/L 上升至 2.20±0.20mmol/L 和 0.95±0.06mmol/L。近期，我们对 128 例儿童、青少年甲旁减病人的临床资料进行了分析总结，所有病人均接受钙剂和维生素 D 或其衍生物联合治疗，元素钙量为 1200（600~1800）mg；其中 82 例病人联合普通及活性维生素 D 治疗，36 例病人使用普通维生素 D（维生素 D$_2$ 或维生素 D$_3$）4.86±1.77 万 IU/d，10 例病人使用活性维生素 D（α 骨化醇/骨化三醇）0.66±0.26μg/d。同样，在 200 例成人起病的甲旁减病人中，每日元素钙量为 1200（600~1800）mg，35 例病人使用普通维生素 D（维生素 D$_2$ 或维生素 D$_3$）4.63±1.64 万 IU/d，13 例病人使用骨化三醇（罗盖全/盖三淳）0.482±0.108μg/d，仅 1 例使用 α 骨化醇 0.5μg/d 治疗，79 例病人联合普通及活性维生素 D 治疗。治疗后均取得了良好的效果。

另外，对于高磷血症，建议病人适当减少饮食磷的摄入，餐中服用钙剂可在一定程度上降低血磷水平。如有低镁血症，也应及时纠正。治疗过程中需定期监测血钙磷、24 小时尿钙水平，如出现高钙血症，及时调整治疗方案，减少钙剂或维生素 D 制剂的用量；如出现高钙尿症同时血钙水平未达标，可加用噻嗪类利尿剂以减少尿钙排泄，同时建议病人低钠饮食。注意防止低钾血症。

对于严重急性低钙血症病人，可考虑短期内给予静脉钙剂输入（见低钙血症章节）。

3. PTH 替代治疗　采用重组人甲状旁腺激素（rhPTH 1-34 或 rhPTH 1-84）替代治疗可能是甲旁减病人的理想治疗方案，可使血钙、尿钙浓度长期维持于正常范围，同时降低血磷水平，减少肾脏钙化或结石、肾功能不全的发生率。近年来，已有部分研究使用 rhPTH 治疗甲旁减。多数研究是每日 1 次皮下注射 rhPTH，由于 PTH 半衰期较短，单次给药方式无法维持生理性浓度。同时，与传统治疗方式相比，采用 rhPTH 治疗并未显著改善甲旁减病人生存质量、降低 24 小时尿钙水平或减少并发症发生风险。并且其价格明显高于传统的钙剂、维生素 D 治疗，长期使用的安全性、依从性尚不明确，因此，并不作为甲旁减治疗首选。美国内分泌协会推荐，对难以纠正的低钙血症、传统治疗药物需要量大、已经存在高钙尿症或肾钙化、合并吸收不良相关的胃肠道疾病的甲旁减病人，可考虑使用 PTH 或 PTH 类似物替代治疗。

（邢小平　李悦芃）

参 考 文 献

［1］ Powers J, Joy K, Ruscio A, Lagast H. Prevalence and incidence of hypoparathyroidism in the USA using a large claims database. J Bone Miner Res, 2013, 28: 2570-2576.

［2］ Underbjerg L, Sikjaer T, Mosekilde L, et al. The Epidemiology of Nonsurgical Hypoparathyroidism in Denmark: A Nationwide Case Finding Study. J Bone Miner Res, 2015, 30 (9): 1738-1744.

［3］ Astor MC, Løvås K, Debowska A. et al. Epidemiology and Health-Related Quality of Life in Hypoparathyroidism in Norway. J Clin Endocrinol Metab, 2016, 101: 3045-3053.

［4］ Nakamura Y, Matsumoto T, Tamakoshi A, et al. Prevalence of idiopathic hypoparathyroidism and pseudohypoparathyroidism in Japan. J Epidemiol, 2000, 10 (1): 29-33.

［5］ Bilezikian J P, Khan A, Potts JJ, et al. Hypoparathyroidism in the adult: epidemiology, diagnosis, pathophysiology, target-organ involvement, treatment, and challenges for future research. J Bone Miner Res, 2011, 26: 2317-2337.

［6］ Mayer A, Ploix C, Orgiazzi J, et al. Calcium-sensing receptor autoantibodies are relevant markers of acquired hypoparathyroidism. J Clin Endocrinol Metab, 2004, 89: 4484-4488.

［7］ Gavalas NG, Kemp EH, Krohn KJ, et al. The calcium-sensing receptor is a target of autoantibodies in patients with autoimmune polyendocrine syndrome type 1. J Clin Endocrinol Metab, 2007, 92: 2107-2114.

［8］ Alimohammadi M, Bjorklund P, Hallgren A, et al. Autoimmune polyendocrine syndrome type 1 and NALP5, a parathyroid autoantigen. N Engl J Med, 2008, 358: 1018-1028.

［9］ Tomar N, Kaushal E, Das M, et al. Prevalence and significance of NALP5 autoantibodies in patients with idiopathic hypoparathyroidism. J Clin Endocrinol Metab, 2012, 97: 1219-1226.

［10］ Shoback D. Clinical practice. Hypoparathyroidism. New Engl J Med, 2008, 359: 391-403.

［11］ Jalees Fatima, RituKaroli, Vineet Jain. Hypoparathyroidism in a case of Wilson's disease: Rare association of a rare disorder. Indian J Endocrinol Metab, 2013, 17 (2): 361-362.

［12］ Belhoul KM, Bakir ML, Saned MS et al. Serum ferritin levels and endocrinopathy in medically treated patients with β thalassemia major. Ann Hematol, 2012, 91 (7): 1107-1114.

［13］ Horwitz CA, Myers WP, Foote FW. Secondary malignant tumors of the parathyroid glands. Report of two cases with associated hypoparathyroidism. Am J Med, 1972, 52 (6): 797-808.

［14］ Winslow CP, Meyers AD. Hypocalcemia as a complication of radioiodine therapy. Am J Otolaryngol, 1998, 19 (6): 401-403.

［15］ 张凤丽, 邢小平, 王鸥, 等. 特发性甲状旁腺功能减退症骨密度改变及甲状旁腺激素缺乏对骨量的影响研究. 中国实用内科杂志, 2010, 30 (5): 429-431.

［16］ 李悦芃, 全婷婷, 王鸥, 等. 128 例儿童/青少年起病的甲状旁腺功能减退症临床分析. 中华内科杂志, 2016, 55 (10): 769-773.

［17］ 全婷婷, 李悦芃, 王鸥, 等. 成年起病的原发性甲状旁腺功能减退症 200 例临床分析. 中华内科杂志, 2017, 56 (1): 19-23.

［18］ 姜艳, 孟迅吾, 邢小平, 等. 小儿原发性甲状旁腺功能减退症 61 例分析. 中国实用儿科杂志, 2004, 19 (12): 750-752.

［19］ Bjorses P, Halonen M, Palvimo J, et al. Mutations in the AIRE gene: effects on subcellular location and transactivation function of the autoimmune polyendocrinopathy-candidiasis-ectodermal dystrophy protein. Am J Hum Genet, 2000, 66 (2): 378-392.

[20] Lankisch TO, Jaeckel E, Strassburg CP. The autoimmune polyendocrinopathy-candidiasisectodermal dystrophy or autoimmune polyglandular syndrome type 1. Sem Liver Dis, 2009, 29: 307-314.

[21] Su MA, Giang K, Zumer K, et al. Mechanisms of autoimmunity syndrome in mice caused by a dominant mutation in Aire. J Clin Invest, 2008, 118: 1712-1726.

[22] Kobrynski LJ, Sullivan KE. Velocardiofacial syndrome, DiGeorge syndrome: the chromosome 22q11.2 deletion syndromes. Lancet, 2007, 370: 1443-1452.

[23] ShlomoMelmed, Kenneth S P, Henry M K, et al. Williams textbook of endocrinology. 12th ed. Amsterdam: Elserier, 2011.

[24] Isojima T, Doi K, Mitsui J, et al. A recurrent de novo FAM111A mutation causes Kenny-Caffey syndrome type 2. J Bone Miner Res, 2014, 29 (4): 992-998.

[25] Bilous RW, Murty G, Parkinson DB, et al. Brief report: Autosomal dominant familial hypoparathyroidism, sensineural deafness and renal dysplasia. N Engl J Med, 1992, 327: 1069-1074.

[26] Kobrynski LJ, Sullivan KE. Velocardiofacial syndrome, DiGeorge syndrome: the chromosome 22q11.2 deletion syndromes. Lancet, 2007, 370: 1443-1452.

[27] http://www.hgmd.cf.ac.uk.

[28] EVOLVE Trial Investigators, Chertow GM, Block GA, et al. Effect of cinacalcet on cardiovascular disease in patients undergoing dialysis. N Engl J Med, 2012, 367: 2482.

[29] Cholst IN, Steinberg SF, TropperPJ, et al. The influence of hypermagnesemia on serum calcium and parathyroid hormone levels in human subjects. N Engl J Med, 1984, 310 (19): 1221.

[30] Jens, Bollerslev, Lars, Rejnmark, Claudio, et al. European Society of Endocrinology Clinical Guideline: Treatment of chronic hypoparathyroidism in adults. Eur J Endocrinol, 2015, 173 (2): G1-20.

[31] Straub DA. Calcium supplementation in clinical practice: a review of forms, doses, and indications. Nutr Clin Pract, 2007, 22 (3): 286-296.

[32] Shoback HD. Hypoparathyroidism. N Engl J Med, 2008, 359: 391-403.

[33] 孟迅吾, 邢小平, 周学瀛等. 1-α-羟维生素 D3 在甲状旁腺功能减退症治疗中的应用. 中华内科杂志, 1990, (6): 350-352.

[34] Wang O, Xing XP, Meng XW, et al. Treatment of hypocalcemia caused by hypoparathyroidism or pseudohypoparathyroidism with domestic-made calcitriol: a prospective and self-controlled clinical trial. Chin Med J (Engl). 2009, 122 (3): 279-283.

[35] Brandi ML, Bilezikian JP, Shoback D, et al. Management of Hypoparathyroidism: Summary Statement and Guidelines. J Clin Endocrinol Metab, 2016, 101 (6): 2273-2283.

第六章　假性甲状旁腺功能减退症与假-假性甲状旁腺功能减退症

假性甲状旁腺功能减退症（pseudohypoparathyroidism，PHP）简称为假性甲旁减，是一种罕见的遗传病，于1942年由Albright等首次报道。2000年日本学者在一项全国性的流行病学调查中报告其患病率约3.4/100万，目前我国尚无流行病学相关资料。其临床特征为甲状旁腺激素（parathyroid hormone，PTH）抵抗（低钙血症、高磷血症及相应临床症状），部分合并典型的Albright遗传性骨营养不良症（Albright hereditary osteodystrothy，AHO）。AHO临床表现包括身材矮小、肥胖、圆脸、短颈、指（趾）粗短畸形（掌骨和跖骨短小）、异位钙化及不同程度的智力发育障碍等。

假-假性甲状旁腺功能减退症（pseudo-pseudohypoparathyroidism，PPHP），简称假-假性甲旁减，具有AHO临床表现但缺乏激素抵抗证据，即无血钙磷等生化异常，也称为无PTH抵抗的AHO。可见于PHP病人亲属中，也可为散发，散发者称为AHO样综合征（AHO-like syndrome）。目前认为是假性甲旁减的亚型之一。

一、PHP与PPHP的发病机制

假性甲旁减为常染色体显性或隐性遗传，男、女性发病率比值约为1∶2，女性更多见。目前研究显示GNAS基因缺陷与假性甲旁减相关。GNAS基因编码G蛋白的α亚基（Gsα），定位于20q13，由13个外显子和12个内含子组成，约20kb，通过其上游不同的启动子和共同的2~13号外显子转录、翻译产生多种基因产物，其主要产物是Gsα，由GNAS最下游的启动子（外显子1）转录产生（图5-6-1）。亦有研究指出，假性甲旁减可能是一种多基因遗传病。

基因印记（imprinting）是一种非孟德尔遗传现象，它指在配子或合子发生期间，来自亲本的等位基因或染色体在发育过程中产生专一性的加工修饰，导致后代体细胞中两个亲本来源的等位基因有不同的表达方式，又称遗传印记或配子印记，分为起源于精子的父源基因印记和起源于卵细胞的母源基因印记两种。这种在生物进化中形成的、有规律而又受调控的基因失活是机体中基因表达调节的一种重要方式，可经体细胞分裂传至下一代细胞。目前推测DNA甲基化可能是遗传印记的分子机制之一，一些基因在精子和卵子的甲基化程度不同，高度甲基化（被印记）的基因不表达或表达程度降低，在胚胎发育过程中发生去甲基化时，这些基因即开始表达。目前研究证实GNAS基因是一种母系印记基因，其启动子区是4个外显子组成的甲基化差异表达区域（differentially methylated region，DMR），从5′端到3′端依次编码NESP55（neuroendocrine secretory protein 55）、AS（antisense transcript）、XLαs（extra-large Gsα variant）和1A（1 alternative），其中NESP55在父源等位基因发生DNA甲基化，而AS、XLαs及1A则在母源等位基因发生甲基化（图5-6-1）。尽管Gsα等位基因在人类大部分组织都是同时表达，但表达具有随机性，且不均一，即使是同胞个体，其等位基因的表达比例也不尽相同，在某些特殊激素作用的靶组织，如肾脏近端小管、甲状腺、垂体和卵巢等，Gsα以组织特异性形式印记，主要由母源等位基因表达。由于其印记性，由GNAS基因缺陷引起的疾病，遗传自父系或母系的基因突变可引起不同的临床表型。如GNAS基因突变来源于母亲，该病人则具有PHP Ⅰa型的各种临床特点；如来源于父亲，则仅有AHO畸形而无其他生化异常，即假-假性甲旁减。

PTH与近端肾小管的PTH1型受体（PTH receptor 1，PTHR1）结合后，可通过G蛋白异源三聚体中的α亚基（G-protein heterotrimer α subunit，Gsα）激活下游腺苷酸环化酶（adenylyl cyclase，AC）产生环化AMP（cyclic AMP，cAMP），细胞内高浓度的cAMP迅速激活蛋白激酶A（proteinkinase A，PKA），

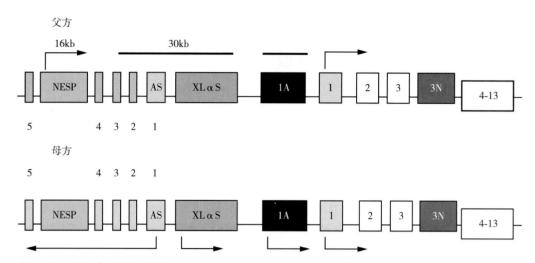

图 5-6-1　GNAS 基因：NESP, neuroendocrine secretory protein 55；AS, antisense transcript；XLαs, extra-large Gsα variant；1A, 1 alternative. NESP55 在父源等位基因发生 DNA 甲基化，而 AS、XLαs 及 1A 则在母源等位基因发生甲基化

PKA 在靶器官发生相应的作用。α 亚基固有的 GTP 酶活性使 GTP 水解为 GDP，$α_s$-GTP 使 β、γ 亚基重新与之结合从而进入新一轮的循环。

假性甲旁减病人中，Gsα 活性降低，使 cAMP-蛋白激酶通路受阻，最终导致靶器官对 PTH 反应性降低。当 PTH 刺激靶细胞时，不能产生相应的生理效应，甲状旁腺细胞可代偿性增生、肥大，主细胞合成与分泌 PTH 增加。根据靶细胞对甲状旁腺激素不反应发生在 cAMP 生成之前或者之后，PHP 分为Ⅰ型和Ⅱ型。PHP Ⅰ型是靶细胞的 PTH 受体不能与 PTH 结合，或虽结合但不能激活腺苷酸环化酶，故不能生成 cAMP。病人尿中 cAMP 减低，注射外源性 PTH 后，尿 cAMP 和尿磷排出量均不增加。根据临床表现、Gsα 活性及 GNAS 基因缺陷类型等，PHP Ⅰ型可进一步分为Ⅰa、Ⅰb、Ⅰc 3 个亚型。PHP Ⅱ型中 PTH 可与细胞膜上的受体结合，亦能生成 cAMP，但在细胞内 cAMP 却不能进一步发挥作用。病人尿中 cAMP 增高或者正常，一般不降低，注射外源性 PTH 后，尿 cAMP 进一步升高，但尿磷不增加。

二、假性甲旁减分型及其临床表现

（一）Ⅰa 型假性甲旁减（PHP Ⅰa）

PHP Ⅰa 型是由于 GNAS 基因失活性突变导致 Gsα 活性降低、功能缺陷，cAMP 合成减少，从而引起 PTH 抵抗，导致低血钙、高血磷、低尿钙、低尿磷、高 PTH 血症。除上述生化异常外，病人还可有其他肽类激素的抵抗，如促甲状腺激素（thyrotropic hormone，TSH）、生长激素释放激素（growth hormone-releasing hormone，GHRH）、促性腺激素（gonadotrophin）等，出现甲状腺功能减退、青春发育延迟等相关表现。病人具有典型的 AHO 畸形，包括身材矮小、肥胖、圆脸、短颈、指（趾）粗短，以第 4、5 掌骨或跖骨粗短畸形为典型表现，可合并智力减退。现已发现的 GNAS 突变散布于 GNAS 1～13 个外显子中（图 5-6-2），至 2015 年已有超过 340 例家系突变，约 193 种不同类型的突变被报道，其中 44.9% 是移码突变，28% 是错义突变，14% 是无义突变，9% 是剪切位点突变。其中，GNAS 第 7 外显子的 4bp 缺失突变（c.565_ 568delGACT）是伴有 AHO 体型病人的热点突变。基因突变的类型似乎对 PHP Ⅰa 病人的起病早晚、激素抵抗及 AHO 体型的严重程度等临床表现影响较小，但也有报道称 GNAS 的第 3 外显子突变者临床表现更轻，可能与其在转录时经常被剪切有关。低钙血症、高磷血症通常出生时并不出现，一般在 2 岁后出现症状，10 岁较明显，而 PTH 的升高通常出现的较早，有时伴有轻微的低钙血症。高 PTH 血症常常早于甲状旁腺功能减退的各种临床表现而出现，甚至有些病人通过新生儿的筛查即可以发现。PHP Ⅰa 型病人性腺功能障碍较为常见，如性腺功能减退或青春发育延迟，以女性病人更明显。也有报道一些 PHP Ⅰa 型病人存在对泌乳素（PRL）的抵抗。

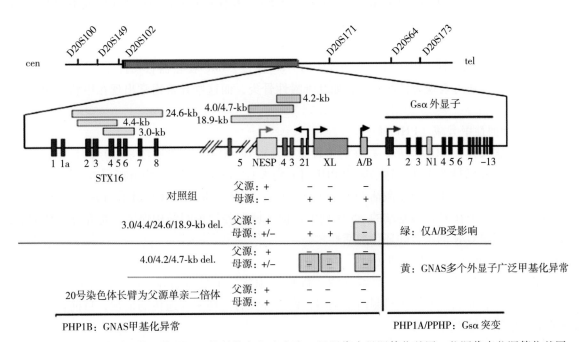

图 5-6-2　GNAS 基因及其上游 STX16 的结构与相应突变：母源代表母源等位基因，父源代表父源等位基因。+：代表甲基化，−：代表无甲基化。浅绿色方框代表的突变仅造成 A/B（或称 1A）低甲基化，黄色方框代表的突变可造成 NESP、XLas 和 A/B 的广泛甲基化异常

（二）Ⅰb 型假性甲旁减（PHP Ⅰb）

通常认为，PHP Ⅰb 在临床上缺乏典型 AHO 体型，但来自北京协和医院的研究发现部分Ⅰb 病人也可有 AHO 畸形，如身材矮小（21.3%）、脸圆（60.6%）、掌/跖骨短（25.5%）、肥胖（38.3%）。在激素抵抗方面，主要表现为 PTH 抵抗，部分可有 TSH 抵抗（44.6%），其他激素抵抗少见。既往的分子遗传学研究发现，该型病人不存在 PTH 受体缺陷，体外测定 Gsα 活性的结果正常，但也有报道指出，部分 PHP Ⅰb 病人，尤其是有短指/短趾等骨骼畸形的病人，体外测定红细胞膜 Gsα 活性可能降低，因此单纯从临床表现并不能很好地与 PHP Ⅰa 病人区分。

传统分型将 PHP Ⅰb 分为无家族史的散发型和常染色体显性遗传的家族型 PHPIB（AD-PHP Ⅰb）两种。散发型 PHP Ⅰb 被认为是单纯 GNAS 表观遗传学异常，即由其上游 4 个 DMRs 甲基化异常所致。典型改变为母源等位基因的 NESP55 过甲基化，而 AS、XLas 和 1A（或 A/B）则低甲基化（图 5-6-2）。因此 GNAS 在仅表达母源等位基因的肾小管、甲状腺等组织中转录减少，但通常不认为散发 PHP Ⅰb 有 GNAS 及其上游基因结构问题，且无家族史，不会遗传给后代。家族型 PHP Ⅰb 仅有母源等位基因的 1A 甲基化缺失，该改变源于母源 GNAS 上游 STX16 的缺失，最常见的有横跨 3~5 外显子的 3kb 缺失，其发生与 STX16 的第 2、6 内含子相似序列易发生同源重组有关，这种 STX16 的缺失可能会遗传给后代（图 5-6-2）。然而，近期有研究发现，原来认为有广泛甲基化异常而没有基因结构异常的散发型 PHP Ⅰb 也可能是由母源等位基因的 NESP55/AS 基因缺失（delNESP55/AS del3~4）或单纯 AS 缺失（delAS 3~4）、包含 NESP55 到 TH1L 的 320kb 的序列重复、父源单亲二倍体、或新发 STX16 缺失等引起。其甲基化异常程度可不同，除 4 个 DMR 区域均有甲基化异常外，还可仅有其中几个 DMRs 不同程度

的甲基化缺失，可有阳性家族史。而传统定义的家族型 PHP Ⅰb 病人除有不同的 STX16 缺失以外，还可由小至 33bp、大至 18988bp 跨越 NESP55 的缺失引起，上述缺失并不影响 AS 和 XLas 甲基化。因 PHP Ⅰb 与甲基化异常有关，有个案报道称其可与其他表观遗传学异常引起的疾病一同出现，如 Beckwith-Wiedemann 综合征（Beckwith-Wiedemann syndrome，BWS）。另有研究称，PHP Ⅰb 病人不仅在 GNAS 附近的甲基化存在异常，还可能存在多个位点如 PPIEL：Ex1-DMR、DIRAS3：Ex2-DMR、DIRAS3：TSS-DMR 和 JAKMIP1 的甲基化异常。

同 PHP Ⅰa 型病人一样，PHP Ⅰb 型病人体内 PTH 通过 cAMP 在靶器官发挥作用时存在功能缺陷，但不同的是这些病人还可表现为骨骼异常，如纤维囊性骨炎，而这些异常通常出现在甲状旁腺功能亢进病人中。

（三）Ⅰc 型假性甲旁减（PHP Ⅰc）

PHP Ⅰc 型病人具有 AHO 畸形，存在对多种激素（PTH、TSH、促性腺激素等）的抵抗，但体外采用互补实验评估 Gsα 活性为正常，这是因为 PHP Ⅰc 病人 GNAS 突变选择性影响病人的 Gsα-受体偶联功能，导致体内由配体-GPCR 结合而激活的 Gsα 功能丧失，但体外非 GPCR 受体介导激活的 Gsα 不受影响。这些突变通常集中在 Gsα 羧基端的 α5-螺旋中，该区域在各物种间结构保守，是介导受体偶联的重要区域，但并不影响 Gsα 的腺苷酸环化酶活性。

（四）Ⅱ 型假性甲旁减（PHP Ⅱ）

PHP Ⅱ 型病人临床表现为低血钙、高血磷、高 PTH 血症，手足搐搦等，仅存在对 PTH 的抵抗，无 AHO 畸形，Gsα 活性正常。其分子机制尚未阐明，由于并没有发现家族遗传的证据，目前认为该型为后天获得的受体信号转导障碍所致。

（五）其他临床表现类似的疾病及病因

临床上约有 30% AHO 体型的 PHP 病人无法找到明确的 GNAS 突变或甲基化异常。一项意大利的研究纳入 81 例有骨骼畸形被诊断为 PHP 但无 GNAS 突变的病人，发现有 9 例存在 cAMP 依赖蛋白激酶 1α 调节亚基（cAMP-dependent protein kinase type 1α regulatory subunit protein，PRKAR1A）或 4 型磷酸二酯酶（phosphodiesterase 4D，PDE4D）的激活突变。两者均存在于 Gsα 下游信号通路中，前者激活突变会降低未激活蛋白激酶 A（protein kinase A，PKA）对 cAMP 的敏感性，从而影响 PKA 激活；后者激活突变会促进 cAMP 的降解。上述异常均可导致 Gsα-PKA 信号通路中断。目前认为这两种基因突变与肢端发育不良（arodysostosis，ACRDYS）有关，该病可导致骨骼畸形如严重短指/短指、鼻和面中部发育不良、个矮、肥胖、不同程度的智力/行为/发育缺陷等表现，其中 PRKAR1A 突变所致的 ACRDYS1 型可有 GPCR 依赖的多种激素抵抗，因此在临床上可能被误诊为 PHP。

有少量家系报道 PTHR1 纯合失活突变 p. Arg186His、p. Arg25Cys 等可导致反复手足抽搐、癫痫发作、认知障碍、基底核钙化等甲状旁腺功能减退表现或无症状性低血钙出现，病人多为成年起病，PTH 正常或升高，但 AHO 体型不明显。

父源 GNAS 失活突变可导致假-假性甲旁减，表现为 AHO 畸形但无或仅有轻度激素抵抗；或是进行性异位骨化症（progressive osseous heteroplasia，POH），表现为严重的异位骨化。有研究显示，移码突变等对基因产物结构影响较大的突变在 POH 中更常见。

（六）临床表现

PHP 病人临床表现多种多样，以低钙血症相关症状或体征常见，首发症状常是反复发作的手足抽搐，发作时呈"鹰爪状"或"助产士样手"，伴手足疼痛，有些病人可伴癫痫样发作，表现为意识丧失、口吐白沫、口唇发绀，甚至昏迷，静脉给予钙剂后可迅速缓解，抽搐缓解后可遗留手足麻木症状。除上述常见的临床表现，PHP 病人也可出现白内障、牙釉质发育不全、指甲变脆、心律失常、心肌病甚至心力衰竭等症状。体检可见面神经叩击试验（Chvostek 征）及束臂加压试验（Trousseau 征）为阳性。异位钙化以大脑基底核区最多见，也可见于血管壁、皮下（以关节附近为多见）、脉络膜、视网膜和心室膜等。PHP 病人头颅 CT 的典型表现为基底节区"倒八字"征和大脑皮层下区对称性"星火样"钙化。

三、辅助检查

（一）实验室检查

1. 常规检查　通常表现为低钙血症、高磷血症、高 PTH 血症，24 小时尿钙降低；建议进行其他激素抵抗方面的评估，包括甲状腺轴、肾上腺皮质轴、性激素轴及生长激素轴功能，必要时还可进行相关激发试验评估是否有功能减退表现。

2. 特殊检查　①Ⅰ型 PHP 病人在注射外源性 PTH 后尿 cAMP 无变化，即 Ellsworth-Howard 试验反应欠佳或无反应；②PHP Ⅰa 病人体外测定红细胞膜 Gsα 活性降低；③部分研究显示，PHP 病人的骨组织对升高的 PTH 仍有反应，以 PHP Ⅰb 明显，可见骨转换指标包括骨源性碱性磷酸酶、Ⅰ型原胶原 C-端肽（procollagen type 1 N-terminal propeptide，P1NP）、Ⅰ型胶原羧基端肽交联（β cross-linked C-telopeptide of type 1 collagen，β-CTX）高于正常人及甲旁减病人；④部分 PHP 病人可有高血压，肾素-血管紧张素-醛固酮系统检查可见醛固酮升高、肾素升高/降低等表现，具体机制不明确，在给予钙剂及维生素 D 制剂治疗之后血压可逐渐下降。

（二）影像学检查

有 AHO 体型病人的手足 X 线示掌骨、指骨、跖骨和趾骨对称性不成比例缩短，尤其是第 4、5 掌骨变短为特征性改变。头颅 CT 平扫可有基底节区、大脑皮层下钙化。眼科裂隙灯检查可见白内障改变。出现青春发育迟滞的病人可能有骨龄延迟、性腺发育不良等。国外部分研究发现，PHP Ⅰb 病人的面积骨密度及体积骨密度低于甲旁减病人。同时来自北京协和医院的纵向研究发现，PHP Ⅰb 病人在给予钙剂和维生素 D 制剂治疗后，随着 PTH 水平的下降，病人的骨密度较前有增加。

四、诊断和鉴别诊断

假性甲旁减的诊断主要依据：①反复发作的手足抽搐，发作时呈"鹰爪手"。②特殊体型：身材矮小、肥胖、圆脸、短颈、指（趾）粗短。③Chvostek 征和 Trousseau 征呈阳性。④低血钙、高血磷、低尿钙、低尿磷、高 PTH 血症。⑤异位钙化：颅内钙化多见，尤其基底节区对称性的钙化。⑥智力发育障碍，青春期延迟或性腺功能减退。⑦手足 X 线示掌骨、指骨、跖骨和趾骨对称性不成比例缩短，尤其是第 4、5 掌骨变短为特征性改变。⑧无颈部手术和放疗史，排除慢性肾衰和低镁血症。

需要与以下疾病相鉴别：①甲状旁腺功能减退症（hypoparathyroidism，HP）：PHP 和 HP 均有低血钙、高血磷，但前者血 PTH 升高，给予外源性 PTH 后尿磷和 cAMP 不增加或仅有 cAMP 的轻度增加，而后者血 PTH 降低，给予外源性 PTH 后尿磷和 cAMP 均明显增加。②维生素 D 缺乏症：婴儿期多见，临床表现为低血钙、低血磷和手足抽搐，牙龈和骨骼常发育不良，有 O 形腿、X 形腿、鸡胸等佝偻病的表现，血 PTH 正常或升高。③包括生长激素缺乏症等其他原因的矮小：身材矮小的 PHP Ⅰa 型病人需与此鉴别，但这类病人智力正常，而无手足搐搦和 AHO 畸形，血钙、血磷及 PTH 值均正常。④自身免疫性内分泌功能减退综合征：PHP 合并多种激素抵抗时需与此病相鉴别，该病常存在多种自身抗体，受累的内分泌腺体包括甲状旁腺表现为功能减退，并非抵抗状态。⑤癫痫：PHP 可有癫痫发作，常被误诊为癫痫，曾有一例 PHP 病人被误诊为癫痫 16 年的报道，但癫痫病人血钙、磷及脑 CT、心电图均正常。⑥其他原因导致的颅内钙化：如 Fahr 病，脑 CT 示基底节区、丘脑、小脑齿状核和皮质下对称性钙化，临床表现可有智力低下、癫痫发作、手足抽搐、头痛，但血钙、血磷正常且无 AHO 畸形。如其他如感染、年龄、肿瘤、外伤、中毒和一些先天疾病等多种因素均可引起基底节钙化。

五、治疗

对于假-假性甲旁减，因其无低钙血症、高 PTH 血症等生化异常，无需给予钙剂及维生素 D 制剂治疗。但建议进行遗传咨询。

假性甲旁减目前尚无特效治疗方法，多需终生服用钙剂及维生素 D 制剂。急性或者严重的低钙血症需予静脉注射钙剂，目的在于控制抽搐等症状，避免严重的后果如喉头痉挛的出现，具体处理方法详见"低钙血症"章节。慢性低钙血症的病人应长期补充元素钙 1~3g/d，常用的钙剂有葡萄糖酸钙、碳酸钙、枸橼酸钙、氯化钙、乳酸钙等，所含元素钙百分比依次为 9%、40%、21%、27%、13%。除了钙剂，PHP 病人还应补充维生素 D 或其类似制剂如阿法骨化醇、骨化三醇等，前者剂量可由 0.25μg/次、2 次/天，逐渐增加剂量至 2~5μg/d；后者常用剂量可为 0.25~2μg/d；也可口服大剂量的普通维生素 D（D_2 或 D_3）（25000~100000IU/d）。与特发甲旁减及术后甲旁减病人相比，PHP 病人钙剂及维生素 D 制剂的剂量相对较少，其治疗的主要目的是使血钙浓度维持在正常范围，且尽可能降低 PTH 水平至接近正常范围，避免出现高尿钙症。

除钙剂和维生素 D 制剂，其他药物可用于对症处理，如高尿钙的病人可用噻嗪类利尿剂。生长激素可试用于身材矮小的病人，但应早期应用。Mantovani 等应用 GH 治疗了 8 例 PHP Ⅰa 型的病人，结果显示治疗的前 3 年内病人身高及生长速率均明显增加，与先天性生长激素缺乏症病人相当，但第四年以后生长速度明显减慢，最终并未达到正常成年人身高。

治疗期间需密切监测血钙、血磷、PTH、24 小时尿钙磷，定期复查骨转换指标、肾脏影像学、头颅CT、骨密度、眼科检查等，警惕肾脏钙质沉着，避免颅内钙化、白内障等慢性并发症发生或进一步加重。

（邢小平　全婷婷）

参 考 文 献

［1］Albright F, Burner CH, Smith PH. Pseudohypoparathyroidism: An example of "Seabright-Bantam syndrome". Endocrinology, 1942, 30: 922-932.

［2］Nakamura Y, Matsumoto T, Tamakoshi A, et al. Prevalence of idiopathIc hypoparathyroidism and pseudohypoparathyroidism in Japan. J Epidemiol, 2000, 10 (1): 29-33.

［3］De Sanctis L, Romagnolo D, Olivero M, et al. Molecular analysis of the GNAS1 gene for the correct diagnosis of Albright hereditary osteodystrophy and pseudohypoparathyroidism. Pediatr Res, 2003, 53 (5): 749-755.

［4］Mantovani G, Ballare E, Giammona E, et al. The gsalpha gene: predominant maternal origin of transcription in human thyroid gland and gonads. J Clin Endocrinol Metab, 2002, 87 (10): 4736-4740.

［5］Germain-Lee EL, Ding CL, Deng Z, et al. Paternal imprinting of Galpha (s) in the human thyroid as the basis of TSH resistance in pseudohypoparathyroidism type 1a. Biochem Biophys Res Commun, 2002, 296 (1): 67-72.

［6］Liu J, Erlichman B, Weinstein LS. The stimulatory G protein alpha-subunit Gs alpha is imprinted in human thyroid glands: implications for thyroid function in pseudohypoparathyroidism types 1A and 1B. J Clin Endocrinol Metab, 2003, 88 (9): 4336-4341.

［7］Sakamoto A, Liu J, Greene A, et al. Tissue-specific imprinting of the G protein Gsalpha is associated with tissue-specific differences in histone methylation. Hum Mol Genet, 2004, 13 (8): 819-828.

［8］Weinstein LS, Shuhua Y, Warner DR, et al. Endocrine manifestations of stimulatory G protein α-subunit mutations and the role of genomic imprinting. Endoc Rev, 2001, 22: 675-705.

［9］Lemos MC, Thakker RV. GNAS mutations in Pseudohypoparathyroidism type 1a and related disorders. Hum Mutat, 2015, 36 (1): 11-19.

［10］Thiele S, Werner R, Grotzinger J, et al. A positive genotype-phenotype correlation in a large cohort of patients with Pseudohypoparathyroidism Type Ⅰa and Pseudo-pseudohypoparathyroidism and 33 newly identified mutations in the GNAS gene. Mol Genet Genomic Med, 2015, 3 (2): 111-120.

［11］Ahmed Sf, Dixon PH, Bonthron DT, et al. GNSA1 mutational analysis in pseudohypoparathyroidism. Clin Endorinol

（Oxf），1998，49：525-531.

[12] Levine MA. Clinical Review：Pseudohypoparathyroidism：From bedside to bench and back. J Bone Miner Res，1999，14：1255-1260.

[13] Carlson HE，Brickman AS，Botazzo GF. Prolactin deficiency in pseudohypoparathyroidism. N Engl J Med，1977，296：140-144.

[14] Chu X，Zhu Y，Wang O，et al. Clinical and genetic characteristics of Pseudohypoparathyroidism in the Chinese population. Clin Endocrinol（Oxf），2018，88（2）：285-294.

[15] Levine M A. An update on the clinical and molecular characteristics of pseudohypoparathyroidism. Curr Opin Endocrinol Diabetes Obes，2012，19（6）：443-451.

[16] Bastepe M，Altug-Teber O，Agarwal C，et al. Paternal uniparental isodisomy of the entire chromosome 20 as a molecular cause of pseudohypoparathyroidism type Ⅰb（PHP-Ⅰb）. Bone，2011，48（3）：659-662.

[17] Turan S，Ignatius J，Moilanen J S，et al. De novo STX16 deletions：an infrequent cause of pseudohypoparathyroidism type Ⅰb that should be excluded in sporadic cases. J Clin Endocrinol Metab，2012，97（12）：E2314-E2319.

[18] Sano S，Matsubara K，Nagasaki K，et al. Beckwith-Wiedemann syndrome and pseudohypoparathyroidism type Ⅰb in a patient with multilocus imprinting disturbance：a female-dominant phenomenon?. J Hum Genet，2016，61（8）：765-769.

[19] Rochtus A，Martin-Trujillo A，Izzi B，et al. Genome-wide DNA methylation analysis of pseudohypoparathyroidism patients with GNAS imprinting defects. Clin Epigenetics，2016，8：10-21.

[20] Juppner H. Genetic and epigenetic defects at the GNAS locus cause different forms of pseudohypoparathyroidism. Ann Endocrinol（Paris），2015，76（2）：92-97.

[21] Thiele S，de Sanctis L，Werner R，et al. Functional characterization of GNAS mutations found in patients with pseudohypoparathyroidism type Ⅰc defines a new subgroup of pseudohypoparathyroidism affecting selectively Gsalpha-receptor interaction. Hum Mutat，2011，32（6）：653-660.

[22] Renuka RB，Roger T，Robert R. Pseudohypoparathyroidism with hypercalcemia. J Endoer，2001，10：347-349.

[23] Elli F M，Bordogna P，de Sanctis L，et al. Screening of PRKAR1A and PDE4D in a large Italian series of patients clinically diagnosed with Albright Hereditary osteodystrophy and/or pseudohypoparathyroidism. J Bone Miner Res，2016，31（6）：1215-1224.

[24] Guerreiro R，Bras J，Batista S，et al. Pseudohypoparathyroidism type I-b with neurological involvement is associated with a homozygous PTHR1 mutation. Genes Brain Behav，2016，15（7）：669-677.

[25] Albright F，Forbes AP，Helmeman PH. Pseudo-pseudohypoparathyroidism. Trans Assoc Am Physicians，1952，65：337-335.

[26] Kanatani M，Sugimoto T，Kaji H，et al. Skeletal responsiveness to parathyroid hormone in pseudohypoparathyroidism. Eur J Endocrinol，2001，144（3）：263-269.

[27] Underbjerg L，Malmstroem S，Sikjaer T，et al. Bone status among patients with nonsurgical hypoparathyroidism，autosomal dominant hypocalcaemia，and pseudohypoparathyroidism：A Cohort Study. J Bone Miner Res，2018，33（3）：467-477.

[28] Chu X，Zhu Y，Wang O，et al. Bone mineral density and its serial changes are associated with PTH levels in pseudohypoparathyroidism type 1B patients. J Bone Miner Res，2018，33（4）：743-752.

[29] 郑哲岚，鲁端. 假性甲状旁腺功能减退症伴纤维性骨炎一例报告. 中华内分泌代谢杂志，1991，7（1）：32.

[30] 褚雪颖，邢小平，王鸥，等. 基底节钙化的鉴别诊断. 中华骨质疏松和骨矿盐疾病杂志，2017，（2）：170-178.

[31] Shoback D. Hypoparathyroidism. N Engl J Med，2008，359：391-403.

[32] Mantovani G，Ferrante E，Giavoli C，et al. Recombinant human GH replacement therapy in children with pseudohypoparathyroidism type Ⅰa：first study on the effect on growth. J Clin Endocrinol Metab，2010，95（11）：5011-5017.

[33] Mantovani G，Bastepe M，Monk D. et al. Diagnosis and management of pseudohypoparathyroidism and related disorders：first international Consensus Statement. Nat Rev Endocrinol，2018，14（8）：476-500.

第七章　高钙血症

　　高钙血症（hypercalcemia）是内分泌临床较常见的代谢紊乱之一，轻者无症状，仅常规筛查中发现血钙升高，重者可危及生命。近几十年来，欧美国家由于检测技术的提高，可广泛地进行血钙筛查，因而无症状病人的数量成倍上升；随着我国医疗水平的提高，目前我国无症状高钙血症病人的数量也有增高趋势，但尚无确切数据。高钙血症最常见的原因为原发性甲状旁腺功能亢进症（primary hyperparathy-roidism，PHPT）和恶性肿瘤，占总致病因素的90%以上。筛查出的无症状病人高钙血症原因多为原发性甲旁亢，而住院病人的高钙血症往往由肿瘤所致。按血钙升高水平可将高钙血症分为轻、中和重度，轻度高血钙为血总钙值<3.0mmol/L；中度为3.0~3.5mmol/L；重度为>3.5mmol/L，同时可导致一系列严重的临床征象，即称高钙危象。

一、病因

　　导致高钙血症的原因很多，纳如见表5-7-1。

表 5-7-1　高钙血症的病因

原发性甲状旁腺功能亢进症	散发性
	家族性：多发性内分泌腺瘤病（MEN）1型和MEN2A型、甲旁亢-颌骨肿瘤综合征（HPT-JT）、家族性低尿钙性高钙血症（FHH）/新生儿重症甲状旁腺功能亢进症（NSHPT）、家族性孤立性原发性甲状旁腺功能亢进症（FIHPT）等
三发性甲状旁腺功能亢进症	
恶性肿瘤	局部溶骨性高钙血症（LOH）
	恶性肿瘤体液性高钙血症（HHM）
	异位甲状旁腺激素分泌
	HHM不常见的原因
内分泌疾病	甲状腺毒症、嗜铬细胞瘤、肾上腺皮质功能减退症、肢端肥大症、血管活性肠肽瘤（VIP瘤）
肉芽肿性疾病	结节病、组织胞浆菌病、球孢子菌病、结核病、肉芽肿性血管炎、放线菌病、念珠菌病、嗜酸细胞性肉芽肿、硅植入、石蜡注射等
药物	维生素D中毒、维生素A中毒、噻嗪类利尿药、碳酸锂、茶碱、铝中毒（慢性肾衰竭时）
其他	制动（尤其在生长期儿童或佩吉特病病人）、急性和慢性肾功能衰竭、乳-碱综合征、Williams综合征、Jansen骨骺软骨发育不良、慢性活动性肝病

二、发病机制

　　生理情况下血钙水平的维持主要靠骨骼、胃肠道、肾脏3个方面，任何一个部分发生功能紊乱均可导致高钙血症：①骨吸收破坏导致骨吸收性高钙血症；②某些淋巴瘤或肉芽肿可合成分泌1,25-双羟维生素D［1,25(OH)$_2$D］，导致胃肠道钙吸收能力过强造成肠吸收性高钙血症；③氢氯噻嗪（双氢克尿噻）、过量甲状旁腺激素（PTH）及PTH相关肽（PTHrP）可促进肾小管钙重吸收，而肾功能不全、血容量不足可导致尿钙排泄减少，均引发肾性高钙血症。在多数疾病中，高钙血症往往是上述几种原因综合作用的结果。

高钙血症一旦形成，便持续存在，并且可通过恶性循环不断加重。此恶性循环为：高血钙影响了抗利尿激素在肾远曲小管的作用，导致肾性尿崩，且尿钙排量的相应增多引起溶质性利尿，加之高血钙常伴恶心、呕吐，不能及时足量补充水分而导致脱水，细胞外液容量减少，使尿钙排泄下降，进一步加重了高钙血症。明确高钙血症机制有助于高钙血症个体的诊断和治疗。

不同病因导致高钙血症的机制简述如下。

（一）原发性甲状旁腺功能亢进症

甲状旁腺病变引起自主性持续过量的 PTH 分泌可导致：①破骨细胞数量和活性增加，促进骨吸收，使骨钙释放入血；②促使肾小管对钙重吸收增加；③刺激肾脏合成 1,25 (OH)$_2$D，从而增加肠道钙的吸收。

家族性低尿钙高钙血症（FHH）和新生儿重症甲状旁腺功能亢进症（NSHPT）：前者也称家族性良性高钙血症，属常染色体显性遗传，为钙敏感受体基因杂合突变引起；后者为钙敏感受体纯合突变引起。FHH 常于 10 岁以前发病，以持续终生的无症状性轻度高钙血症为特征，尿钙排量与高血钙水平不相适应，尿钙通常少于 0.1mg/mg 肌酐（而甲旁亢尿钙大于 0.2mg/mg 肌酐）。血中 PTH、磷和 1,25 (OH)$_2$D 水平正常，血镁升高，肾功能正常，无肾结石，肾对钙的重吸收能力高于原发性甲旁亢，甲状旁腺切除后高钙血症不缓解。NSHPT 则表现为危及生命的新生儿严重高钙血症、骨骼脱钙、多发骨折及呼吸窘迫等，死亡率超过 25%，血钙及 PTH 水平显著升高，血磷水平正常或降低，尿钙水平正常或偏低，甲状旁腺明显增生。

（二）恶性肿瘤——恶性肿瘤相关的高钙血症（malignancy-associated hypercalcemia，MAH）

恶性肿瘤是高钙血症的最常见原因之一，其首例报道是在 20 世纪 20 年代。1936 年 Gutman 等进行了大系列的肿瘤相关高钙血症的报道，这组病人原发病为多发性骨髓瘤和乳腺癌，有肿瘤组织广泛的骨骼侵犯，作者认为这些病人高钙血症的原因是恶性肿瘤骨转移所致。

1941 年当 Albright 报道了一例肾癌仅有一处骨转移病人出现高钙血症时，提出了恶性肿瘤相关高钙血症的假说。Albright 认为单一的骨转移灶不可能导致高钙血症，且他注意到该病人有低磷血症，而不是预期的骨组织中羟基磷灰石迅速溶解释放钙磷入血、且高钙血症抑制甲状旁腺从而出现高磷血症，Albright 认为该例病人的高钙血症病因有别于以往描述的乳腺癌和多发性骨髓瘤病人，提示高钙血症可能由于肾癌分泌 PTH 或其他类似 PTH 的体液因子所致。支持 Albright 体液理论的文章发表于 1956 年，两组未出现骨骼侵犯的恶性肿瘤经手术或其他根治方法治疗后高钙血症被逆转。此后更多报道支持"体液因子理论"。Lafferty 在 1966 年报道了 50 例体液因素介导的高钙血症，这些病人在 X 线片上未发现骨骼转移，随着肿瘤的切除高钙血症可缓解，组织学上被证实主要为肺鳞癌、肾、膀胱、妇科恶性肿瘤。20 世纪 60 年代末，MAH 的两种机制被证实：一种类型高钙血症是由于肿瘤骨骼侵犯，定义为局部溶骨性高钙血症（local osteolytic hypercalcemia，LOH），另一种类型高钙血症是由于体液因素介导所致，定义为恶性肿瘤体液性高钙血症（humoral hypercalcemia of malignancy，HHM）。研究证实，无论是 LOH 还是 HHM，其导致高钙血症的最终共同途径均是诱导破骨细胞的骨吸收。

癌症病人如果出现高钙血症提示其预后极差，有观察表明，高钙血症出现后 30 天内生存率仅 50%。据报道，20%~30% 的恶性肿瘤病人在病程中会发生高钙血症，目前随着双膦酸盐的广泛使用，多发性骨髓瘤和乳腺癌的高钙血症发生率有所下降。

尚无研究明确定义肿瘤大小与高钙血症发生的关系，但小的、隐伏的肿瘤罕有发生高钙血症。当病人有肿瘤相关的高钙血症时，仔细寻找即可发现肿瘤的存在。也有些肿瘤寻找比较困难，如腹膜后肿瘤、肾癌、淋巴瘤、胰腺肿瘤等。

高钙血症的发生与肿瘤的组织来源关系很大，但实际上，所有类型的肿瘤都有引起高钙血症的报道，只是某些肿瘤是导致高钙血症的常见类型，而某些肿瘤类型如结肠腺癌、胃腺癌、甲状腺癌和中枢神经系统恶性肿瘤等罕有高钙血症发生。

目前将恶性肿瘤相关的高钙血症分为 4 种类型：LOH；HHM；异位 PTH 分泌；HHM 不常见的原因。

1. 局部溶骨性高钙血症（LOH）　指由原发于血液系统肿瘤或非血液系统肿瘤骨转移所致直接骨侵犯引起的高钙血症。此类病人占恶性肿瘤相关的高钙血症约 20%。最常见为多发性骨髓瘤、白血病、淋巴瘤和乳腺癌骨转移。

骨侵犯和骨转移部位溶骨原因：第一为瘤细胞产生蛋白分解酶导致骨基质溶解破坏，某些肿瘤类型如燕麦细胞癌、前列腺癌引发的高钙血症与广泛破坏性骨转移有关，但这只是局部溶骨性高钙血症很罕见的原因；第二为溶骨的主要机制：骨侵犯和骨转移灶部位的瘤细胞或被瘤细胞激活的宿主免疫细胞，在骨微环境中释放某些破骨细胞刺激因子，导致局部破骨细胞增殖，继而促进溶骨。局部释放的破骨细胞激活因子包括 PTHrP、白介素（IL）-1、IL-6、肿瘤坏死因子（TNF）-β 即淋巴毒素、TNF-α、转化生长因子（TGF）-α、TGF-β 和前列腺素 E（PGE）等。与 HHM 不同的是 LOH 病人血中 PTHrP 不高。

多发性骨髓瘤病人中绝大多数具有广泛骨损害，在病程中约 1/3 合并肾小球滤过率受损的病人发生高钙血症。多发散在的溶骨性损害出现在骨髓瘤细胞沉着及聚集部位，常见于脊柱、颅骨、肋骨及长骨近端。破骨细胞聚集在骨髓瘤细胞周围，有原因不明的骨形成受损，溶骨区域没有新骨形成的表现，血碱性磷酸酶水平不升高。研究表明骨髓瘤的骨损害是由瘤细胞在骨的微环境中释放局部作用的细胞因子，刺激破骨细胞骨吸收所致，这些骨髓瘤细胞产生的细胞因子包括 TNF-β、IL-1、IL-6。目前认为，在骨髓微环境中骨髓瘤细胞和破骨细胞骨吸收之间存在着一个恶性循环，即骨髓瘤细胞越具有侵犯性，破骨细胞骨吸收越明显，而被刺激的破骨细胞本身也可产生细胞因子如 IL-6，使某些细胞因子产生过剩，促进局部骨髓瘤细胞生长，导致骨髓瘤细胞更具有侵犯性。用破骨细胞骨吸收抑制剂如双膦酸盐可阻断此恶性循环，减少骨吸收，从而延缓骨髓微循环中骨髓瘤细胞生长。1%~2% 的淋巴瘤和白血病病人可出现高钙血症，据报道与人类 T 细胞淋巴瘤/白血病病毒 I（HTLV-I）有关的淋巴瘤可以产生 PTHrP；儿童急性淋巴细胞白血病也可产生 PTHrP。

实验表明，在骨微环境中的某些转移瘤细胞具有不同于原发灶部位的瘤细胞的特性，如有些骨转移灶的瘤细胞可产生 PTHrP，溶骨部位骨髓腔内 PTHrP 浓度明显升高，但原发灶瘤细胞并不产生 PTHrP，因此周围血中测定不到 PTHrP。Southby 等的免疫组化分析表明 12/13（92%）乳腺癌骨转移灶含有 PTHrP 表达，而仅 3/18（17%）乳腺癌非骨转移灶表达 PTHrP。

另外，研究提示，作为局部骨吸收因子，乳腺癌病人的 PTHrP 可能以某种方式加速骨转移和转移瘤生长。Guise 等发现在人乳腺癌细胞系表达 PTHrP 水平有高有低，那些大量产生 PTHrP 的细胞比产生量低的细胞更易发生骨转移，而且在骨转移发生后，将会出现一个 PTHrP 诱导的局部恶性循环，即 PTHrP 诱导破骨细胞骨吸收，吸收的骨组织释放 TGF-β，局部释放的 TGF-β 进一步促进肿瘤产生 PTHrP，继而加速骨吸收。用鼠抗 PTHrP1-34 的单克隆抗体治疗有肿瘤骨转移的小鼠，发现抗体能防止骨转移继续发展，减少骨溶解范围。

一个世纪以前，Paget 认为肿瘤细胞特别易于在某些部位生长，Paget 将这些有利于肿瘤转移的环境称为"适宜的土壤"。骨基质可能就是这样一种环境，因为骨基质含有丰富的生长调节因子，当骨吸收时它们释放出来，可能会改变骨局部微环境中瘤细胞的特性，并且局部骨转换率的增加对肿瘤细胞的生长非常有利。为了证实这些假设，有研究曾用破骨细胞骨吸收活性抑制物双膦酸盐 risedronate 治疗经人乳腺癌细胞接种后有骨损害的裸鼠，发现瘤细胞的局部溶骨能力和在骨的微环境中的生长能力均被完全抑制。进一步的研究是将能够增加骨吸收的 IL-1 注射在小鼠罕有骨转移发生的颅盖骨局部，然后将人乳腺癌细胞系 MDA-231 细胞接种于小鼠左心室，发现在颅盖骨的转移瘤细胞明显增加，提示局部骨转换率的增高为瘤细胞的转移和生长提供了非常有利的条件。

2. 恶性肿瘤体液性高钙血症（HHM）　约占恶性肿瘤相关高钙血症的 80%。指由于未发生广泛骨转移的实体肿瘤或对肿瘤有反应的其他细胞分泌体液介导因子至血循环，刺激破骨细胞骨吸收及肾小管钙的重吸收，导致高钙血症。其特征是很少或无恶性肿瘤骨侵犯或骨转移，肿瘤切除或治愈后高钙血症和其他生化异常可以逆转。最常见于肺、食管、宫颈、阴道及头颈部的鳞状上皮细胞癌，其他还有肾、膀胱、卵巢及胰腺癌，而乳腺癌既可有 HHM，也可有 LOH。

自 Albright 在 20 世纪 40 年代提出 HHM 的理论以来，已有多种物质被认为是相关的体液介质。目前明确绝大多数 HHM 是由肿瘤分泌 PTHrP 所致。目前有学者将 HHM 特别定义为由 PTHrP 引起的一类特异的临床征象。而支持此理论的证据有：①HHM 相关肿瘤分泌的 PTHrP 已从相应肿瘤中纯化；②给实验动物输注 PTHrP 能再现 HHM 的主要临床特征；③循环中 PTHrP 浓度在 HHM 病人升高，但在其他类型的高钙血症或无高钙血症的癌症病人体内不高；④给实验动物输注 PTHrP 的抗血清能逆转 HHM。

PTHrP 是在氨基端与 PTH 具有类似氨基酸序列的一组蛋白，分子量常大于 PTH，能激活 PTH 受体，产生类似于 PTH 对骨和肾小管的作用。PTHrP 基因在正常人体组织广泛表达，在以下方面起较重要的生理作用：①软骨组织分化和软骨内成骨；②皮肤、乳腺、胰岛的生长和分化；③肾远曲小管、乳腺上皮细胞和胎盘的钙转运；④舒张子宫、膀胱、动脉、胃及小肠平滑肌；⑤调节免疫功能等。恶性肿瘤发生时 PTHrP 基因表达可明显增加。PTHrP 持续升高介导的 HHM 与原发性甲旁亢相同之处为：均由循环的体液因子导致高钙血症；均使肾磷阈降低，尿磷排泄增多，出现低磷血症；能增加尿 cAMP 排泄；促进破骨细胞骨吸收。重要的不同：①PTH 能显著促进肾脏产生 1, 25 (OH)$_2$D，因此，原发性甲旁亢病人血中 1, 25 (OH)$_2$D 明显增加，肠钙吸收也增加，而 HHM 病人血中 1, 25 (OH)$_2$D 及肠钙吸收均减少，原因仍不明确；②原发性甲旁亢的破骨细胞骨吸收增加，伴有骨形成也增加，两者相互偶联；HHM 病人骨活检显示破骨细胞骨吸收显著增强，成骨细胞骨形成反而减少，骨吸收和骨形成之间明显失偶联导致大量的钙从骨骼流到细胞外液，主要决定了 HHM 高钙血症的程度，这一显著失偶联的原因尚不明确。③原发性甲旁亢时血氯增高、肾小管重吸收 HCO$_3^-$ 减少致代谢性酸中毒，而 HHM 病人血氯降低、肾小管重吸收 HCO$_3^-$ 增加致代谢性碱中毒；在一些体外及动物体内试验中显示 PTHrP 均能刺激成骨细胞活性，与在人体内的观察不一致；④原发性甲旁亢病人血中免疫活性 PTH 浓度增高，而 HHM 病人 PTH 水平正常或受抑制；⑤血中免疫活性 PTHrP 水平在原发性甲旁亢是正常的，而 HHM 病人 PTHrP 水平升高。初步的临床研究提示：测定免疫活性的 PTHrP 浓度，可用于观察血中 PTHrP 水平增高的肿瘤对手术、化疗或放疗的反应。

3. 异位甲旁亢 非甲状旁腺肿瘤分泌 PTH 导致高钙血症，称为异位甲旁亢。是恶性肿瘤相关的高钙血症的罕见原因，目前有近 30 例报道。

早在 20 世纪 40~70 年代，由于免疫测定方法的不敏感、不特异，将 PTHrP 介导的高钙血症 HHM 都归于异位甲旁亢（曾称为假性甲旁亢）。80 年代测定技术的提高及使用 PTH 和 PTHrP 的分子探针发现原先所谓的异位甲旁亢是由 PTHrP 导致，由 PTH 介导的异位甲旁亢是非常罕见或可能不存在的。然而 90 年代后有几例令人信服的报道证实存在真正的异位甲旁亢，只是非常罕见。这几例异位甲旁亢包括肺小细胞癌、肺鳞癌、卵巢透明细胞腺癌、胸腺瘤、未分化神经内分泌肿瘤、甲状腺乳头状癌等。应用现代的双位点 PTH 免疫测定法测得血浆中有免疫活性的 PTH 水平升高，和/或肿瘤中有 PTHmRNA 表达。一例手术中证实在卵巢肿瘤切除前后 PTH 水平有相差 5 倍的梯度，肿瘤切除后，PTH 水平及血钙恢复正常；卵巢手术前的颈部探查发现了 4 个正常的甲状旁腺，切除 3 个半甲状腺对血清钙水平没有影响；此例病人肿瘤组织中 PTH 的 mRNA 有丰富表达，而未检测到 PTHrP 的 mRNA 表达。在该肿瘤中 PTH 过量表达有双重基础：首先，卵巢癌中 PTH 基因的一个拷贝上游区域存在克隆重排，使得该区域的沉默子失活或者包含了正常卵巢基因的一个启动子区域；其次，PTH 基因表达在肿瘤中被放大。相反，在 Yoshimoto 等的报道中，描述了由小细胞肺癌引起的异位甲旁亢，未发现这样的基因重排或放大，PTH 表达的原因还不清楚。

在临床工作中，尚需注意肿瘤同时伴发原发性甲旁亢的可能，发生率约为 1%。

4. 恶性肿瘤体液性高钙血症（HHM）不常见的原因 广义的 HHM 除 PTHrP 所介导外，还包括少数由 1, 25（OH）$_2$D 及某些细胞因子介导的高钙血症。

（1）1, 25（OH）$_2$D：许多研究提示淋巴瘤细胞可分泌 1, 25（OH）$_2$D 促进肠钙吸收；白血病细胞偶可产生 1, 25（OH）$_2$D。研究表明某些恶性淋巴瘤病人血中 1, 25（OH）$_2$D 水平显著升高，而无 PTH 或 PTHrP 水平升高的证据，淋巴瘤切除或治疗后高钙血症可恢复，1, 25（OH）$_2$D 水平降至正常。

（2）与恶性肿瘤相关的细胞因子：恶性肿瘤及对肿瘤有反应的宿主细胞能够产生一些刺激破骨细胞骨吸收活性的细胞因子，如 IL-1α、IL-1β、IL-6、TNF-β、TNF-α、TGF-α 等。有研究证实 IL-1α、IL-6、TNF-α 和 TGF-α 可导致啮齿类动物高钙血症发生。某些研究认为有些细胞因子如 IL-1α、TGF-α、TNF 可与 PTHrP 同时产生，并联合作用导致高钙血症，但这些联合作用的重要性尚不明确。HHM 病人的骨形成受抑制可能与上述细胞因子同 PTHrP 联合作用有关。

（3）前列腺素 E（prostaglandin E，PGE）：前列腺素对人的骨吸收作用尚不清楚。20 世纪 70 年代初，体外培养发现 PGE 是破骨细胞骨吸收刺激因子；随后的研究认为，PGE 是乳腺癌骨转移和 HHM 中与骨破坏有关的重要介导因子，乳腺癌细胞与骨联合培养导致的破骨细胞骨吸收能被前列腺素合成抑制剂如阿司匹林和吲哚美辛（消炎痛）所抑制。然而在 20 世纪 80 年代的研究中，用前列腺素合成抑制剂治疗一批乳腺癌骨转移病人，其结果令人失望，因此认为上述体外研究结果极可能是培养条件所致假象。偶有报道某些肿瘤病人骨吸收的增加能被吲哚美辛（消炎痛）抑制。此外，在前列腺素产生增多的动物模型中，其他导致骨吸收的因子也可能增加。目前认为，PGE 是 HHM 的罕见或次要的介导因子。

（三）内分泌疾病

1. 甲状腺毒症　甲状腺毒症常合并轻度高钙血症，为高浓度的甲状腺激素过度刺激破骨细胞活性所致，常见血碱性磷酸酶水平增高。这些病人 PTH 分泌受抑制，肾小管钙重吸收减少，继而尿钙增多。β 受体阻滞剂能减轻这类病人的高钙血症，随着甲状腺功能的改善，高钙血症能够缓解。如果甲状腺毒症合并严重的高钙血症要考虑同时存在原发性甲旁亢。

2. 嗜铬细胞瘤　嗜铬细胞瘤病人可出现轻度到严重的高钙血症，可能机制包括：①最多见与合并原发性甲旁亢的 MEN2A 型有关；②也偶有切除了嗜铬细胞瘤后高钙血症即缓解的报道，近期研究证实嗜铬细胞瘤可产生 PTHrP；③儿茶酚胺介导的甲状旁腺分泌 PTH 致甲旁亢；④儿茶酚胺介导的骨吸收。

3. 肾上腺皮质功能减退症　有报道原发和继发性肾上腺皮质功能减低病人，尤其在艾迪生危象时可出现轻度高钙血症，机制可能为血容量减少，血液浓缩，血浆清蛋白升高致血总钙水平升高，有些病人游离钙水平也升高。PTH、PTHrP、1, 25（OH）$_2$D 均受抑制。扩容和糖皮质激素治疗很快就可使血钙恢复正常。

4. 血管活性肠肽分泌肿瘤（VIP 瘤）　为良性或恶性的分泌 VIP 的胰岛细胞肿瘤，其临床特征包括：水泻、低血钾、胃酸缺乏（又称 VIP 瘤综合征或胰霍乱等）。约 50% 的这类病人有高钙血症，偶为重度高钙血症。虽然高钙血症可能是 MEN 1 中的甲旁亢所致，但事实上有些病人在外科手术切除 VIP 瘤后高钙血症也可逆转，提示高钙血症与 VIP 本身或胰岛细胞分泌的其他物质有关。

5. 其他　肢端肥大症、生长激素治疗也可引发高钙血症，机制尚不明确。

（四）结节病和其他肉芽肿病

10% 结节病病人经过常规生化检测发现有轻到重度高钙血症。以往认为高血钙和高尿钙的发生可能是结节病病人对维生素 D 过于敏感所致，夏季过多接受日照或少量服用维生素 D 均可引发结节病病人的高钙血症。近期研究发现出现高钙血症的肉芽肿性疾病病人血中的 1, 25（OH）$_2$D 水平增高，可能是结节病和其他肉芽肿组织中的巨噬细胞或与肉芽肿组织有关的其他细胞产生过量 1, 25（OH）$_2$D 的结果。

（五）药物诱导高钙血症

1. 维生素 D 中毒　维生素 D 的生理需要量为 400~800IU/d，正常人发生高钙血症所需摄入维生素 D 量通常为生理需要量的 100 倍以上。在治疗骨质疏松、甲旁减、骨软化和肾性骨病时，由于维生素 D 使用不当或个体敏感性不同可导致高钙血症。此外维生素 D 中毒可出现在维生素 D 衍生物的治疗中，如 1, 25 (OH)$_2$D 等。维生素 D 中毒使肠钙过量吸收和骨吸收增加导致高钙血症，进而诱导肾小球滤过率减少，肾钙清除减少，从而加重高钙血症。所有使用药理剂量维生素 D 制剂的病人不管血钙水平如何，血中 25 (OH) D 浓度明显升高。而在维生素 D 中毒的病人中，血中 1, 25 (OH)$_2$D 浓度无明显升高，常常为正常或降低。

一旦维生素 D 中毒的诊断被明确，即需减少维生素 D 及其衍生物的使用剂量或中止治疗，高钙血症不会再发。因 1, 25 (OH)$_2$D 生物半寿期短，在停止使用后数天内高钙血症即可缓解；而普通维生素 D 在停止使用数周后高钙血症才能缓解，这与其在脂肪组织中蓄积及释放延长有关。

2. 维生素 A 中毒　维生素 A 的每日允许推荐剂量为 50000U/d。大剂量维生素 A 摄入（50000U/d，数周至数月）可导致高钙血症，临床罕见。但目前维生素 A 类似物的广泛使用，如顺式维甲酸治疗痤疮及其他皮肤病、全反式维甲酸治疗血液系统恶性肿瘤，均可导致维生素 A 中毒性高钙血症的发生。其机制可能为过量维生素 A 刺激破骨细胞骨吸收。诊断基于有过量维生素 A 服用史，停止使用维生素 A 后高钙血症可逆转。测定血中维生素 A 及视黄酯有助于诊断。

3. 噻嗪类利尿药　与轻度高钙血症有关，可抑制尿钙排泄，增加远曲小管钙的重吸收；然而肾不仅是噻嗪类利尿药介导高钙血症的唯一脏器，对肾外器官组织的作用，如对肠钙吸收及骨转换的影响可能也参与其发病机制。

4. 锂盐治疗　接受碳酸锂治疗的病人，在剂量为 900~1500mg/d 时，约有 5% 发生高钙血症。

5. 其他药物　如氨茶碱及其衍生物、雌激素也有导致高钙血症的报道，发病机制尚不清楚。

（六）其他原因所致高钙血症

1. 制动　失重（宇航员）、长期卧床，尤其是 Paget 骨病等具有高骨转换率的病人长期卧床可出现高钙血症。制动数日到数周后可能增加破骨细胞骨吸收，减少成骨细胞骨形成。研究表明年轻病人在完全制动的几周至数月约有 30% 的骨钙丢失。制动诱导快速骨丢失的机制尚待研究。可能是骨细胞分泌的硬骨抑素增加，抑制了骨形成，导致骨分解增加。而骨骼负荷（运动）可抑制硬骨抑素的生成，促进骨形成。在制动的动物模型中行甲状旁腺切除能预防骨量的丢失，提示制动时破骨细胞活性增加必须通过 PTH 介导。开始正常负重活动后，骨吸收、高血钙及高尿钙均可迅速逆转，但被动的运动锻炼不起作用。

2. 乳碱综合征　指由于摄入过多的钙剂（每天摄入元素钙 2~8g）和可吸收的抗酸剂导致的高钙血症、高磷血症、代谢性碱中毒和肾功能不全。最早描述于 1923 年，用西皮饮食（sippy diet）即牛奶、铋、钙、碳酸氢钠混合物治疗消化性溃疡，20 天后病人出现头痛、恶心、呕吐、皮肤瘙痒、带状角膜病，检查发现碱中毒、肾功能不全和血钙水平升高。但许多病人既使摄入过多的钙和碱性药物，也不发生乳碱综合征，因此考虑个体敏感性也是一个很重要的因素。自广泛认识此病，同时使用不可吸收的抗酸剂和 H$_2$ 受体拮抗剂治疗消化性溃疡后，此病发生率明显降低。但包含有引起乳碱综合征两种因素的碳酸钙频繁用于制酸或作为代谢性骨病如骨质疏松的防治用药，可能会导致此综合征发生率增加。近期就有碳酸钙治疗甲状旁腺功能减退症时导致乳碱综合征的报道。

乳碱综合征的发病机制尚未完全明确。可能为抗酸剂的使用导致碱中毒，与摄入过多的钙剂一道引发高钙血症，使 PTH 受抑制、肾小管腔内过多钙浓缩及血容量损耗，均可增加近曲小管碳酸氢盐重吸收，从而加重碱中毒；碱中毒可抑制尿钙的排泄，并且由于呕吐和高钙血症及高尿钙可诱发肾性尿崩症导致脱水，同时高钙血症及高尿钙可发生肾间质钙化引起肾功能不全，使尿钙排泄进一步减少，加重高钙血症，造成恶性循环。

3. Jansen 骨骺软骨发育不良　罕见，由 PTH/PTHrP 受体跨膜域的点突变导致，受累病人儿童期表现为身材矮小及高钙血症。血、尿生化表现与原发性甲旁亢相同，即高钙血症、高钙尿症，低磷血症、高磷尿症，血 1, 25 (OH)$_2$D 水平升高，但 PTH 水平受抑制。骨骺结构紊乱，在 X 线片呈佝偻病样表现，骨骼可表现为纤维囊性骨炎征象。

三、临床表现

高钙血症的临床表现涉及多个系统，症状因人而异，变化较大。最常见的是中枢神经系统、胃肠道、心血管及泌尿系统症状。

由于神经系统正常功能的维持必须有合适的细胞外液钙离子浓度，因此高钙血症时可出现精神神经症状，如注意力不集中、共济失调、嗜睡、抑郁、木僵，甚至昏迷等。心血管系统表现为高血压、心动过缓、心律失常，QT 间期缩短，对洋地黄过度敏感，心脏骤停。胃肠道症状包括厌食、恶心、呕吐、便秘等，原发性甲旁亢有时可出现胰腺炎及消化性溃疡。泌尿系统表现为多尿、肾结石、肾钙化、肾小球滤过率下降。还可有近端肌病、肌无力，带状角膜病，全身迁徙性钙化及脱水等表现。

高钙血症的临床表现出现与否及轻重程度，与血钙升高的速度、程度及病人对高血钙的耐受能力有关。血钙<3mmol/L 时，大多数病人可无症状或症状较轻；当血钙中等程度升高时，多数病人有症状，某些老年病人甚至出现高钙危象时的临床表现，而有些慢性中度高血钙病人可无明显不适。血钙>3.5mmol/L 时，几乎都有明显症状，即出现高钙危象。

四、鉴别诊断

进行高钙血症鉴别诊断前，首先确定是否真正存在高血钙。需多次重复血钙测定以除外实验室误差及止血带绑扎时间过长等人为因素造成的高血钙；还需注意病人有无脱水及血浆蛋白浓度升高。

高钙血症一经确立，便可进行以下鉴别：首先从临床表现观察，由于 90% 以上的原因为原发性甲旁亢和恶性肿瘤，因此临床表现为无症状或慢性过程的可能为甲旁亢；而高血钙通常是癌症病情恶化的表现，一般高钙血症出现后，病人仅能存活数周或数月，因此如果临床表现重症、急性的，可能是恶性肿瘤。然后再结合血 PTH 测定来考虑：如果 PTH 测定值高，则考虑为原发或三发性甲旁亢（后者少见），当然要注意除外恶性肿瘤异位分泌 PTH，但非常罕见；如果 PTH 测定值低，则需根据病史、体征、各种实验室化验及影像学检查仔细筛查恶性肿瘤，确定是否为结节病等其他少见原因导致的高钙血症。

在诊治恶性肿瘤相关的高钙血症时，必须注意肿瘤病人合并其他引起高钙血症的疾病，如 Godsall 等报道的 1978~1984 年一项 133 例癌症合并高钙血症病例分析中，有 8 例病人最终被诊断患有原发性甲旁亢。

五、治疗

治疗高钙血症最根本的办法是去除病因，如手术、化疗、放疗，控制原发病、立即停止使用导致血钙升高的药物、制动病人尽可能增加负重锻炼等。但由于高钙血症造成的各系统功能紊乱会影响病因治疗，严重时高钙危象可危及生命，因此，降低血钙缓解症状、延长生命往往成为当务之急。短期治疗通常能有效地缓解急性症状、避免高钙危象造成的死亡，争取时间确定和去除病因。然而，某些高钙血症的病因不能或难以治愈，需要药物长期控制血钙水平，但由于药物的累加毒性作用或继发性失效，这种长期治疗通常效果不好或很难进行下去。

对高钙血症的治疗取决于血钙水平和临床症状。通常对轻度高血钙、无临床症状的病人，一般不需要积极采取控制血钙的措施；对有症状、体征的中度高血钙病人，需立即进行治疗，然而对于无症状的中度高血钙，需根据病因决定是否治疗和采取何种治疗，如为可治愈的甲旁亢，则控制高血钙应比对预后很差的恶性肿瘤更为积极。在血钙>3.5mmol/L 时，不管有无临床症状，均需立即采取有效措施降低血钙水平。

（一）扩容、促尿钙排泄

1. 生理盐水　高钙血症时由于恶心、呕吐、多尿引起的脱水非常多见，因此，不论何种原因的高血钙，均需首先使用生理盐水补充细胞外液容量。开始 24~48 小时每日持续静点 3000~4000ml，可使血钙降低 1~3mg/dl。生理盐水的补充一是纠正脱水，二是通过增加肾小球钙的滤过率及降低肾脏近、远曲小管对钠和钙的重吸收，使尿钙排泄增多。但老年病人及心肾功能不全的病人使用时要特别慎重。心功能受损的病人可同时从胃肠道补充盐水。我们在治疗23例高钙危象病人时均首先补充生理盐水，近几年静脉补充量为2000~4500ml/d，同时口服盐水1000~4000ml/d，每例盐水入量总计3000~6000ml/d。但单纯使用盐水往往不能使血钙降至正常，通常还需采用其他治疗措施。

2. 利尿　细胞外液容量补足后可使用袢利尿剂，如呋塞米（速尿）。呋塞米和利尿酸钠可作用于肾小管髓袢升支粗段，抑制钠和钙的重吸收，促进尿钙排泄，同时防止细胞外液容量补充过多。呋塞米应用剂量为20~40mg静脉注射；当给予大剂量呋塞米治疗（80~120mg/2~3h）时，需注意水和电解质补充，最好能监测中心静脉压、血及尿电解质，以防发生水、电解质紊乱，目前，利尿剂常与抗骨吸收药物一同使用，一般仅用1~3天，在抗骨吸收药物起效后即可停用。由于噻嗪类利尿药可减少肾脏钙的排泄，加重高钙血症，因此绝对禁忌。

（二）抑制骨吸收药物的应用

由于破骨细胞骨吸收的增加是绝大多数高钙血症病人最常见和重要的发病机制，因此，目前经常使用阻断破骨细胞骨吸收的药物降低血钙水平。此类药物的早期使用还可避免长期大量使用生理盐水和呋塞米造成的水电解质紊乱。

1. 双膦酸盐　目前是已知或怀疑主要由破骨细胞骨吸收导致严重高钙血症治疗中的首选药物，通常使用第二代或第三代双膦酸盐的静脉制剂，包括帕米膦酸钠、伊班膦酸钠和唑来膦酸。双膦酸盐起效需2~4日，达到最大效果需4~7日，60%~70%病人血钙能降至正常水平，效果可持续1~3周。国外研究显示对于恶性肿瘤引起的高钙血症，唑来膦酸要优于帕米膦酸钠。由于唑来膦酸疗效较好，且与其他双膦酸盐相比使用方便，4mg可于15分钟内完成静脉滴注，而帕米膦酸钠90mg则要求静脉滴注时间不小于2~4小时，伊班膦酸钠6mg静脉滴注时间不少于1小时。我们应用静脉双膦酸盐抢救29例次PHPT合并高钙危象的病人，在降低血钙的效果上并未发现上述三种药物间有明显差异。

应用静脉双膦酸盐后部分病人会出现急性系统性炎症反应，以发热、肌痛、关节痛等临床表现为特征。文献报道流感样症状的发生率为1%~18%，多出现于首次用药的24小时内，持续时间多不超过48小时，再次用药后减轻或消失，当由一种双膦酸盐换用另一种双膦酸盐时可再次出现上述反应，实验室检查发现血CRP水平增高。应用双膦酸盐最严重的不良反应为肾损害，唑来膦酸和帕米膦酸钠均与急慢性肾功能损害相关。唑来膦酸用药相关的肾损害的主要病理特征为肾小管坏死，电镜显示肾小管细胞刷状缘消失。帕米膦酸钠有造成肾病综合征、间质性肾炎和Fanconi综合征的报道。双膦酸盐的肾损害与用药剂量和药物静脉滴注时间相关，应在治疗前评价肾功能。其他极少见的不良事件包括颌骨坏死、结膜炎、葡萄膜炎、巩膜炎、眼睑水肿、眼眶感染和脑神经麻痹等，发生率小于0.05%。

2. 降钙素　可作用于破骨细胞上的降钙素受体，抑制破骨细胞骨吸收，同时能减少肾小管钙的重吸收，增加尿钙排泄。起效快，但效果不如双膦酸盐显著。使用降钙素2~6小时内血钙可平均下降0.5mmol/L，但不能使大多数病人的血钙水平降至正常。常用剂量：鲑鱼降钙素2~8U/kg，鳗鱼降钙素类似物0.4~1.6U/kg，均为皮下或肌内注射，每6~12小时重复注射，停药后24小时内血钙浓度回升。重复注射同一剂量的降钙素不能达到首次注射的降血钙效果，即多次注射后作用渐弱，不适于长期用药。这种降钙素的逸脱现象可能与破骨细胞上降钙素受体的快速降调节作用有关，据报道可被同时使用糖皮质激素减弱。

我们用鲑鱼降钙素治疗5例高钙危象的甲旁亢病人，用量每次100~200U，每隔6~12小时重复肌内注射一次，血钙均获不同程度降低，缓解了高钙危象症状，有利于急诊手术根治原发病；在治疗过程中也观察到了鲑鱼降钙素的逸脱现象。

降钙素的使用非常安全，少数病人仅有暂时性的轻度恶心、腹痛、肌痛及面色潮红。将降钙素与双膦酸盐联合使用能够更迅速和大幅度地降低血钙水平。

3. 地诺单抗（denosumab）骨转移时，肿瘤细胞可分泌细胞因子及生长因子促进细胞核因子-κB受体活化因子配体（RANK-RANKL）通路活化，该通路是破骨细胞分化和激活的中心环节。地诺单抗是一种人源性 RANKL 配体的单克隆抗体，干扰 RANK-RANKL 通路活化，从而抑制破骨细胞成熟、活化和功能。在延缓或预防晚期乳腺癌或其他实体肿瘤和多发性骨髓瘤病人骨骼事件的作用（120mg q4w 皮下注射）处于或不低于唑来膦酸。地诺单抗也已证实在恶性肿瘤相关的高钙血症、包括对 BP 耐药的病人中有效。在肾功能衰竭的病人，地诺单抗可替代静脉 BP。常用剂量是每周皮下注射 60mg 持续 1 个月，之后每月皮下注射 60mg。地诺单抗可引起低钙血症，故在维生素 D 缺乏、肾功能不全和甲旁减病人，需定期监测血钙水平。

（三）糖皮质激素

通过多种途径达到降低血钙水平的目的，如抑制肠钙吸收、增加尿钙排泄等；有研究报道还能使产生 $1, 25 (OH)_2D$ 的肉芽肿病病人血中的 $1, 25 (OH)_2D$ 水平降至正常。可用于治疗由于血液系统恶性肿瘤如淋巴瘤和多发性骨髓瘤导致的高血钙，也用于治疗维生素 D、维生素 A 中毒或肉芽肿性疾病导致的血钙升高。通常对实体肿瘤或原发性甲旁亢引发的高钙血症无效。常用剂量为氢化可的松 $200 \sim 300mg$ 每日静脉滴注，共用 $3 \sim 5$ 天。

（四）拟钙剂

西那卡塞（cinacalcet）是一种拟钙剂，可激活甲状旁腺上的钙敏感受体，从而抑制 PTH 分泌，使血钙水平降低。该药已被美国 FDA 批准用于甲状旁腺癌病人的高钙血症和无法进行甲状旁腺手术切除的 PHPT 严重高钙血症的治疗。在国内的适应证为慢性肾病持续透析病人的继发性甲旁亢。用药后需动态监测血钙水平，在 1 周内可观察到血钙水平变化。目前仅用于成人。口服给药，剂量为 30mg 每日 2 次。

（五）其他

1. 透析　使用低钙或无钙透析液进行腹透或血透，治疗顽固性或肾功能不全的高钙危象，可达到迅速降低血钙的目的。

2. 活动　卧床的病人应尽早活动，以避免和缓解长期卧床造成的高钙血症。

总结上述治疗：在高钙危象发生时，首先必须用生理盐水扩容，在容量补足的基础上使用速尿，需注意防止水、电解质紊乱；同时可联合使用降钙素及双膦酸盐，降钙素起效迅速，但由于作用缓和及逸脱现象，降钙效果和持续时间有限；双膦酸盐虽然起效稍慢，但降钙作用显著且持续长久；经过上述处理可缓解症状，为寻找病因及治疗争取到宝贵的时间。表 5-7-2 中总结了高钙危象治疗的常用药物。

表 5-7-2　高钙危象治疗所用药物及措施

治　疗	起效时间	作用持续时间	特　点	缺　点
生理盐水扩容	数小时	使用过程中	整个治疗过程需要的辅助治疗	心力衰竭
呋塞米	数小时	治疗过程中	快速作用	水电解质紊乱
降钙素	数小时	2~3 日	作用迅速、安全，常用于高钙危象早期辅助治疗	脸红、恶心，降钙作用弱，且迅速出现逸脱
帕米膦酸盐（静脉用）	1~2 日	10~14 日或更长	二代双膦酸盐，高效，作用持续时间长	暂时性感冒样症状：发热，寒战，肌痛；肾衰竭；偶有低钙、低磷血症
唑来膦酸（静脉用）	1~2 日	10~14 日或更长	三代双膦酸盐，高效，作用持续时间长	暂时性感冒样症状：发热，寒战，肌痛；肾功能损害；偶有低钙、低磷血症
糖皮质激素	4~10 日	数天~数周	对某些血液系统肿瘤、维生素 D 和维生素 A 中毒及结节病有效	对原发性甲旁亢及大多数实体性肿瘤无效；类库欣综合征
透析	数小时	治疗中及治疗后 24~48 小时	用于肾衰竭，迅速起效，挽救生命	操作过程复杂

（邢小平　孔　晶）

参 考 文 献

［1］ Zhao L, Liu JM, He XY, et al. The changing clinical patterns of primary hyperparathyroidism in Chinese patients：data from 2000 to 2010 in a single clinical center. J Clin Endocrinol Metab, 2013, 98：721-728.

［2］ Gutman AB, Tyson TL, Gutman EB. Serum Calcium, inorganic phosphorus and phospatase activity in hyperparathyroidism, Paget's disease, multiple myeloma and neoplastic disease of the bones. Arch Intern Med, 1936, 57：379-413.

［3］ Case records of the Massachusetts General Hospital（case 27461）. N Engl J Med, 1941, 225：789-791.

［4］ Southby J, Kissin Mn, Danks JA, et al. Immunohistochemical localization of PTHrP in human breast cancer, Cancer Res, 1990, 50：7710-7716.

［5］ Michelle MR, Andrew FS. Primer on the metabolic bone diseases and disorders of mineral metabolism. 4th Edition. USA：Lippincott-Raven, 1999.

［6］ Nabhan FA, Sizemore GW, Camacho PM. Milk-alkali syndrome from ingestion of calcium carbonate in a patient with hypoparathyroidism. Endocr Pract, 2004, 10：372-375.

［7］ 邢小平, 孟迅吾. 高钙危象的初步诊治经验. 中国医学科学院学报, 1994, 16（2）：116-121.

［8］ Godsall JW, Burtis WJ, Insogna KL, et al. Nephrogenous cyclic AMP, adenylate cyclase-stimulating activity, and the humoral hypercalcemia of malignancy. Recent Prog Horm Res, 1986, 42：705-750.

［9］ Body JJ, Lortholary A, Romieu G, et al. A dose-finding study of zoledronate in hypercalcemic cancer patients. J Bone Miner Res, 1999, 14：1557-1561.

［10］ Markowitz GS, Fine PL, Stack JI, et al. Toxic acute tubular necrosis following treatment with zoledronate（Zometa）. Kidney Int, 2003, 64：281-289.

［11］ Hillner BE, Ingle JN, Chlebowski RT, et al. American Society of Clinical Oncology 2003 update on the role of bisphosphonates and bone health issue in woman with breast cancer. J Clin Oncol, 2003, 21：4042-57.

［12］ Andrew FS. Hypercalcemia associated with cancer. N Engl J Med, 2005, 352：373-379.

［13］ Pidasheva S, Canaff L, Simonds WF, et al. Impaired cotranslational processing of the calcium-sensing receptor due to signal peptide missense mutations in familial hypocalciuric hypercalcemia. Hum Mol Genet, 2005, 14：1679-1690.

［14］ Mittelman SD, Hendy GN, Fefferman RA, et al. A hypocalcemic child with a novel activating mutation of the calcium-sensing receptor gene：successful treatment with recombinant human parathyroid hormone. J Clin Endocrinol Metab, 2006, 91：2474-2479.

［15］ Major P, Lortholary A, Hon J et al. Zoledronic acid is superior to pamidronate in the treatment of hypercalcemia of malignancy：a pooled analysis of two randomized, controlled clinical trials. J Clin Oncol, 2001, 19（2）：558-567.

［16］ Hillner BE, Ingle JN, Chlebowski RT et al. American Society of Clinical Oncology 2003 update on the role of bisphosphonates and bone health issues in women with breast cancer. J Clin Oncol, 2003, 21（21）：4042-4057.

［17］ 韩桂艳, 王鸥, 邢小平, 等. 静脉用双膦酸盐在原发性甲状旁腺功能亢进症并高钙危象中的作用. 中华内科杂志, 2009, 48（9）：729-733.

［18］ Zagzag J, Hu MI, Fisher SB, et al. Hypercalcemia and cancer：Differential diagnosis and treatment. CA Cancer J Clin, 2018, 68（5）：377-386.

［19］ Goltzman D. Nonparathyroid hypercalcemia. Front Horm Res. 2019, 51：77-90.

第八章　低 钙 血 症

血清钙主要由游离钙、蛋白结合钙和复合钙组成，其中游离钙占 48%，蛋白结合钙占 46%，复合钙占 3%，其余 3% 尚不明确。低钙血症（hypocalcemia）是指离子钙或白蛋白纠正的血清总钙降低，白蛋白纠正的血清总钙低于 2.1mmol/L，血清游离钙低于正常值（1.18±0.05mmol/L）。血钙明显降低可导致呼吸困难、心律失常、甚至因心肌痉挛猝死。常见病因为甲状旁腺激素（parathyroid hormone，PTH）减少或作用抵抗及维生素 D 缺乏或代谢异常，使骨钙释放减少，肾小管及肠钙吸收障碍，从而引起血钙水平下降。

一、病因和发病机制

低钙血症的病因可根据血中 PTH 水平进行分类：

1. PTH 水平降低的低钙血症　各种原因致使甲状旁腺功能障碍，PTH 分泌减少或不分泌，骨转换减慢，肾小管对钙重吸收减少，对磷的重吸收增加，血磷值升高；PTH 减少还使肾脏 1α-羟化酶活性降低，1, 25 (OH)$_2$D 产生减少，肠钙吸收减少。上述作用的综合结果导致低钙血症（表 5-8-1）。

表 5-8-1　PTH 水平降低的低钙血症

颈前手术/放疗后
甲状旁腺浸润性疾病
血色病
Wilson 病
肿瘤转移
遗传性甲状旁腺功能减退症（表 5-8-2、表 5-8-3）
特发性甲状旁腺功能减退
甲状旁腺功能亢进腺瘤切除术后一过性甲状旁腺功能减退
母体甲状旁腺功能亢进的新生儿暂时性甲状旁腺功能减退
急性和慢性酒精中毒
某些抗瘤药物：天冬氨酸、WR2721、WRI51327 等
PTH 分泌异常
低镁血症
呼吸性碱中毒
钙敏感受体激活突变

表 5-8-2　综合征性甲旁减相关致病基因及其临床特点

基因名称	染色体位置	遗传方式	导致疾病	主要临床表现
AIRE	21q22.3	常隐	自身免疫性多发内分泌腺病综合征 1 型（APS-1）	甲旁减、艾迪生病、念珠菌病，1 型糖尿病、原发性腺功能减退、自身免疫性甲状腺疾病、恶性贫血、慢性活动性肝炎、白癜风等
TBX1	22q11.21	常显	DiGeorge 综合征	甲旁减、免疫缺陷、先天性心脏病、唇腭裂、颜面部畸形、肾脏畸形、生长发育迟滞等

续　表

基因名称	染色体位置	遗传方式	导致疾病	主要临床表现
TBCE	1q42.3	常显/常隐	甲旁减-发育迟缓-畸形综合征（HRD 综合征）	甲状旁腺发育不良、矮小、智力发育迟滞、小眼、小头畸形、小手小脚、牙齿异常、长骨骨髓腔狭窄等
FAM111A	11q12.1	常显	Kenny-Caffey 综合征 2 型（KCS 2 型）	甲旁减、矮小、皮质增厚、长骨骨髓腔狭窄、囟门闭合延迟等
GATA3	10p14	常显	甲旁减-耳聋-肾发育不良综合征（HDR 综合征）	甲旁减、对称性感音性耳聋、生长及智力发育迟滞、肾脏异常等

注：常隐：常染色体隐性遗传；常显：常染色体显性遗传

表 5-8-3　孤立性甲旁减相关致病基因及其临床特点

基因名称	染色体位置	遗传方式	失活/激活突变	导致疾病
PTH	11p15.3	常显/常隐	/	孤立性甲旁减
GCMB	6p24.2	常显/常隐	/	孤立性甲旁减
CASR	3q13.33-q21.1	常显	激活突变	常染色体显性遗传低钙血症 1 型（ADH 1）
GNA11	19p13.3	常显	激活突变	常染色体显性遗传低钙血症 2 型（ADH 2）
AP2S1	19q13.32	尚不明确	激活突变	常染色体显性遗传低钙血症 3 型（ADH 3）
SOX3	Xq27.1	X 连锁隐性	/	孤立性甲旁减

2. PTH 水平升高的低钙血症（表 5-8-4）

表 5-8-4　PTH 水平升高的低钙血症

靶器官对 PTH 抵抗
低镁血症
假性甲状旁腺功能减退症 I 型
假性甲状旁腺功能减退症 II 型

维生素 D 缺乏及代谢障碍
维生素 D 缺乏
饮食摄入不足
吸收障碍
清除增加
肝肠循环受损
药物：抗惊厥药物、利福平
维生素 D 25-羟化异常
肝病
药物：如异烟肼
维生素 D 1α-羟化异常
肾衰竭
维生素 D 依赖性佝偻病 I 型
肿瘤性骨软化症
靶器官对维生素 D 抵抗
维生素 D 依赖性佝偻病 II 型
苯妥英钠

其他原因

续 表

快速过量的骨矿化
  成骨性骨转移癌
  骨饥饿综合征
  维生素 D 缺乏病人用维生素 D 治疗早期
钙的螯合剂
  输入含枸橼酸盐血制品
  含 EDTA 盐（乙二胺四乙酸盐）造影剂的使用
  使用治疗艾滋病和机会感染的药物 foscarnet
  氟化物的使用
  膦甲酸
  磷酸盐输注
新生儿低钙血症
  早产儿
  窒息
  母亲患糖尿病
危重症
  急性胰腺炎
  脓毒性休克
抑制破骨细胞的药物过量使用，双膦酸盐、降钙素、硝酸镓、光辉霉素、阿糖胞苷、顺铂、阿霉素等
高磷血症
  挤压伤
  溶瘤综合征
  口服、灌肠或静脉使用过多磷酸盐
  慢性肾功能不全
HIV 感染
  药物治疗
  维生素 D 缺乏
  低镁血症
  PTH 反应受损

（1）假性甲状旁腺功能减退症导致低钙血症：详见假性甲状旁腺功能减退症相关章节。

（2）严重低镁血症：低镁血症时可抑制 PTH 分泌，在更为严重的镁缺乏病人，可出现靶器官对 PTH 的抵抗，即使给予 PTH 治疗也不能纠正低钙血症，而镁补足后，这种抵抗消失。

（3）维生素 D 缺乏、代谢障碍及作用抵抗：详见相关章节。

（4）碱中毒：低钾血症、过度换气可导致碱中毒导致高磷血症，增加游离钙与血清蛋白结合，使血游离钙下降。伴随肾脏钙重吸收障碍及与之不相适应的正常的 PTH 水平。该生化表型提示 PTH 分泌异常及肾脏对 PTH 抵抗。急性碱中毒也可抑制 PTH 分泌。

（5）高磷血症与螯合作用：如挤压损伤造成急性横纹肌坏死溶解，及对化疗高度敏感的肿瘤，如淋巴瘤、急性淋巴细胞白血病等细胞被破坏后释放细胞内磷均可导致血磷水平增高，同时肌肉坏死和肿瘤分解造成肌红蛋白尿、急性尿酸性肾病可导致尿磷排泄障碍，使血磷进一步升高。胃肠道或静脉补磷时，尤其在肾功能不全补磷时，易致高磷血症。慢性肾功能不全时，由于肾磷排泄减少，也可导致高血磷。高磷血症通过与钙结合沉积于骨或软组织，致异位钙化，并降低 $1, 25 (OH)_2D$ 的合成，从而导致低钙血症。

大量输入含枸橼酸盐的血制品可引起低钙血症，可能是由于枸橼酸能络合受血者血浆中的钙。大剂量含有乙二胺四乙酸（EDTA）的造影剂能引起低钙血症。氟化氢烧伤及摄入钙与氟形成复合物，也可

引起低钙血症。

（6）严重疾病：重症急性胰腺炎经常合并低钙血症。低钙血症在急性胰腺炎发病后短期内出现，伴PTH水平增高，提示甲状旁腺功能正常。急性胰腺炎时，受损胰腺组织释放游离脂肪酸，与钙结合，形成不溶解的钙皂；同时可伴有血清蛋白减少；加之饮酒、摄入减少、呕吐导致低镁血症等均可导致低钙血症。伴发低钙血症的胰腺炎，提示病情重，预后不良。对猪胰腺炎模型的观察证实如果动物在诱发胰腺炎之前行甲状腺切除则不会发生低钙血症。这一发现提示降钙素在急性胰腺炎时低钙血症的发展中的作用，尽管临床研究显示胰腺炎时低钙血症病人降钙素水平正常。

脓毒血症或败血症可并发严重低钙血症伴低降钙素血症及低磷血症。与急性胰腺炎一样，低钙血症通常伴有血PTH水平增高，低钙血症的程度为预后不良的指标。这些病人低钙血症的机制可能是异质性的，尚不完全明确。研究认为，低钙血症可能与脓毒血症期间IL-1产生过多有关，动物实验证实，注射IL-1可导致小鼠低血钙。

急性危重病时，20%病人出现低钙血症，这种低钙血症的发生通常是多因素的，如低白蛋白血症、低镁血症、胰腺炎及慢性肾衰竭、药物治疗、输血等这些造成低血钙的原因，都可同时在危重病的发生和治疗过程中出现。

（7）快速骨骼矿化：由于骨矿沉积率明显超过骨吸收率可导致低钙血症，见于下面几种情况：

骨饥饿综合征：甲旁亢手术后PTH介导的骨吸收突然停止，继而类骨质发生持续性大量矿化可导致低钙血症。骨饥饿综合征的临床表现与术后甲旁减不易区别。

广泛成骨性骨转移：常见于前列腺癌和乳腺癌骨转移，急性白血病也有报道。肿瘤细胞分泌转化生长因子（TGF-β）、成纤维细胞生长因子、骨形态发生蛋白等一系列生长调节因子，促进成骨细胞增生、分化，从而使骨形成增加。这种新出现的骨形成不是继发于骨吸收的偶联过程，而是单独出现，钙在成骨细胞活跃区域沉积过多，导致低钙血症。

维生素D缺乏的佝偻病或骨软化症病人，在使用维生素D治疗早期，由于大量未矿化的类骨质需要矿化，钙大量沉积致血钙水平降低。

超剂量氟化物使用：由于氟化物的大量使用可促进骨形成和矿化，并且氟化物可与钙结合使血钙值降低。

（8）人类免疫缺陷病毒感染：在人类免疫缺陷病毒（HIV）感染的病人中低钙血症的病人比率比正常人高6倍，尽管低钙血症经常是抗病毒及抗生素或抗真菌治疗的后果。维生素D缺乏和低镁血症在艾滋病病人中也是常见的。甲状旁腺对低钙血症反应的障碍也已被证实。

（9）新生儿低钙血症

早期新生儿低钙血症：在出生后3天内发生，见于早产儿、糖尿病母亲的新生儿和呼吸窘迫综合征，机制尚未明确，可能与降钙素过度升高或靶器官对PTH的反应降低有关。

晚期新生儿低钙血症：在出生后5~10天内发生，常见于用牛奶喂养的婴儿，由于牛奶中磷的含量是母乳的3~4倍，而婴儿肾功能不成熟，不能有效排磷，因此可导致高磷血症，引发低钙血症。在一些病例，可能存在因肠道吸收及肾小管重吸收镁的障碍而引发的低镁血症，可使PTH分泌受损致低钙血症。另外，母体轻度维生素D缺乏也可导致新生儿晚期低钙血症的发生。有观察发现，冬季新生儿晚期低血钙的发生较夏季增多。

其他：①超晚期新生儿低钙血症：常见于早产儿，发生在出生后2~4个月，与饮食钙和维生素D缺乏有关，伴有骨骼矿化障碍；②母体甲旁亢的新生儿暂时性甲旁减：在出生后3周内发生低钙抽搐，也有在1岁时发作的报道，发病机制为母体甲旁亢导致高钙血症，致使胎儿血钙升高，抑制了胎儿甲状旁腺功能，分娩后受抑制的新生儿甲状旁腺不能维持正常血钙水平，另外，甲旁亢母亲的新生儿可有低镁血症，这些因素均导致低钙血症；③母亲有家族性低尿钙高钙血症的新生儿也可出现低钙血症。

二、临床表现

低钙血症的症状和体征主要与血钙下降的程度有关，如果血钙水平短期内迅速下降或合并碱中毒，可引起严重的临床表现。

1. 神经肌肉系统　低钙可使神经肌肉兴奋性增强，血钙轻度下降可出现口周、肢端（手指、足趾）麻木、刺痛和蚁走感，严重时自发性手足搐搦、肌肉痉挛、抽搐，甚至全身肌肉收缩而有惊厥发作。

由于交感神经兴奋性增高，平滑肌受累可出现声门痉挛、呼吸肌痉挛及胆、肠和膀胱平滑肌痉挛等。严重低钙血症或血钙短期迅速降低可导致喉痉挛。

精神症状有兴奋、焦虑、抑郁、烦躁、易激惹、意识模糊、定向障碍、记忆力减退、妄想、幻觉和谵妄等。性格改变、精神病及儿童智力障碍也可在慢性甲旁减低钙血症病例中出现。可有视盘（视乳头）水肿，颅内压增高和癫痫发作。

癫痫发作，其类型有大发作、小发作、精神运动性发作和癫痫持续状态。脑电图示慢波以及有尖波、棘波、癫痫样放电改变。伴有肌张力增高、手颤抖。癫痫发作有两种情况：一种是脑内存在病变（如钙化灶），在急性低血钙或血钙进一步下降时，降低了癫痫发作阈值，导致癫痫发作，低钙血症纠正后，癫痫发作次数可减少，脑电图仍有异常，需长期使用抗癫痫药物；另一种是低钙血症即代谢紊乱造成的症状性癫痫，低钙血症纠正后，不再有癫痫发作，可停止使用抗癫痫药物。

体征有面神经叩击征（Chvostek 征）阳性和束臂加压试验（Trousseau 征）阳性。表现为轻叩耳前面神经可致同侧面部肌肉收缩，少数正常人可有阳性反应；束臂试验（Trousseau sign），用血压计袖套绑住上臂，将压力升至收缩压之上 20～30mmHg，维持 3 分钟，造成前臂缺血，阳性为拇指内收、掌指关节屈曲、指指关节伸展，正常人无阳性反应。

2. 心血管系统　低钙血症刺激迷走神经可导致心肌痉挛而突然死亡。病人心率增快、变慢或心律不齐。心电图示 QT 间期延长，类似急性心肌梗死病人 ST 和 QRS 波改变，少数病人可出现传导异常，室性心律失常重症病人可有充血性心力衰竭。低钙血症纠正后上述表现可以逆转。

3. 消化系统　由于交感神经兴奋性增高导致胆、肠和膀胱平滑肌痉挛，病人可有吞咽困难、恶心、呕吐、胆绞痛、腹痛和便秘等临床表现。

4. 呼吸系统　呼吸困难，喘息，严重低钙血症或血钙水平急性下降时，可发生喉水肿或痉挛，甚至危及病人生命。

5. 外胚层组织营养变性　慢性长期低钙血症可出现外胚层来源组织的异常。病人皮肤干燥、毛发枯萎、指甲脆而易碎，儿童出牙延迟、牙釉质发育不全；甲旁减时还可出现皮肤湿疹、表皮剥脱性皮炎、银屑病、疱疹样脓疱病，纠正低钙血症后可改善。常见囊下白内障，与晶状体正常水化作用受干扰有关，严重可致失明。头颅 CT 检查可发现基底节、大脑皮层、小脑钙化。

三、鉴别诊断

发现低钙血症时，首先需测定血清清蛋白浓度，白蛋白每降低 1g/dl，血钙降低 0.8mg/dl，如血清白蛋白低于 4g/dl 时，则可通过公式计算出真实的血钙水平。

$$校正公式：校正 Ca = [（4-血清白蛋白 g/L）×0.8] + 实测血总钙 mg/dl$$

有条件时需测定血中游离钙水平，尤其在那些有过度换气或低钾血症的碱中毒病人，其总钙浓度虽然正常，但可出现急性低血钙表现。PTH 水平的测定可区分是否源于甲状旁腺功能受损的低钙血症。如甲状旁腺功能正常，当血钙降低时，PTH 水平会明显增高；当甲状旁腺功能减退时，血钙降低，PTH 的水平不增高，降低或在正常者范围内。高磷血症常提示甲旁减、假性甲旁减、肾衰竭，而低磷血症常见于过度骨矿化、维生素 D 代谢紊乱。血镁、25-OHD、1,25-$(OH)_2$D 和尿钙等的测定可进一步明确病因。

颈部手术史、放疗史、外伤、饮酒、腹泻、肝肾功能衰竭、抗癫痫药物等药物的使用、其他自身免疫性内分泌病史及家族遗传史等均有助于低钙血症的病因诊断。体检及 X 线检查对于假性甲旁减、成骨性骨转移、佝偻病或骨软化症的诊断也有帮助。

四、治疗

治疗目的：升高血钙水平至正常或接近正常，使病人不出现临床症状和与低钙血症直接有关的合并症，避免治疗后继发的高钙尿症、高钙血症；防止慢性低钙血症导致继发性甲旁亢造成的骨畸形；保证儿童正常的生长发育。

PTH 可促进肾小管对钙离子的重吸收，PTH 水平降低，肾小管对钙离子的重吸收减少，导致高尿钙。因此甲状旁腺功能减退症病人，肾结石风险增高。为避免形成肾结石及异位钙化，24 小时尿钙应维持在性别特异性的正常值范围内。具体治疗目标：低钙血症症状消失：血钙（白蛋白纠正后的血清总钙或离子钙）为当地实验室检测范围的低值或稍低于正常低值；白蛋白纠正的血清总钙 2.1~2.3mmol/L，离子钙 1.05~1.15mmol/L；24 小时尿钙在性别特异性正常值范围内；男性尿钙排泄量高于女性，通常建议男性尿钙 < 7.5mmol/24h（300mg/24h），女性尿钙小于 6.25mmol/24h（250mg/24h），或小于 0.1mmol/（kg·24h）[4mg/（kg·24h）]，无论男女；血磷、血镁在正常值范围内；血钙磷乘积 <4.4mmol²/L²（55mg²/dl²）：甲状旁腺功能减退症病人由于 PTH 促进尿磷排泄的作用缺乏，同时由于维生素 D 治疗，导致肠道磷吸收增加，使血磷增高，钙磷乘积增高，异位钙化的发生率增高。因此，要尽量使血磷维持在正常范围内；维生素 D 处于充足状态：血 25(OH)D 达 75mmol/L（30ng/ml）；加强病人教育，使病人了解低钙血症、高钙血症及相关并发症的临床表现。

目前低钙血症的治疗方法主要为补充钙剂和维生素 D 制剂；低钙血症治疗前，首先注意纠正低白蛋白血症和低镁血症。

（一）急性低钙血症的处理

对于有手足搐搦等低血钙症状的病人，无论其低钙血症处于何种程度，均需积极采取静脉补钙治疗。用 10% 葡萄糖酸钙 10~20ml 缓慢静脉推注（10 分钟左右），通常能使症状立即消失；如果症状复发，可在数小时后重复给药。对于症状反复多次出现难以缓解者，可持续静脉点滴钙剂，每日 500~1000mg 元素钙；可将 10% 葡萄糖酸钙 100ml（930mg 元素钙），稀释于 5% 葡萄糖液 1000ml 内按每小时 50ml 速度（45mg 元素钙）静脉点滴，钙剂溶液的最高浓度最好控制在每 100ml 溶液内元素钙小于 200mg，即 100ml 溶液稀释不超过 20ml 的 10% 葡萄糖酸钙，否则将刺激血管，如果溶液外渗，则可刺激周围软组织。输液中需定期复查血钙，以免发生高钙血症。如低钙血症仍持续存在，症状不缓解，则可同时每日口服补充 1000~2000mg 元素钙，并服用快速起效的活性维生素 D 制剂。

使用洋地黄制剂的病人应慎用静脉补钙，否则由于敏感性增加，容易出现洋地黄中毒性心律失常。

（二）慢性低钙血症的处理

治疗慢性低钙血症，通常是长期或终身的过程，因此必须根据低血钙的病因及病人的经济情况、耐受能力，选择不同类型的维生素 D 及其衍生物和钙剂。由于治疗的持久性，许多病人的顺应性较差，因而对病人的教育也相当重要，随意中断治疗或治疗不充分均可导致或加重低钙血症的并发症发生。

1. 钙剂 一般饮食钙和口服钙剂两者相加的元素钙总和每日 1000~2000mg，大剂量的钙摄入（>2000mg/d）是否有益尚不明确。大剂量钙剂在肠道可与磷结合，降低血磷水平，因此某些特定疾病病人可能需要服用大剂量钙剂。甲状旁腺功能减退症病人钙剂摄入量建议 800~2000mg/d。单次进食肠道钙的吸收能力约 500mg，建议小量分次口服。碳酸钙吸收需酸性环境，建议与餐同服。应用胃酸缺乏或服用质子泵抑制剂的病人建议服用柠檬酸钙。轻度无症状的慢性低钙血症病人，单纯口服钙剂就能使血钙恢复正常。表 5-8-5 为不同钙盐元素钙的含量。

表 5-8-5 不同钙盐元素钙的含量

钙盐	含钙量（%）	补充 1g 元素钙 所需钙盐量（g）
碳酸钙	40	2.5
氯化钙	27	3.7
枸橼酸钙	21	4.8
乳酸钙	13	7.7
葡萄糖酸钙	9	10.7

2. 维生素 D 及其衍生物 维生素 D_2 和维生素 D_3 起效较慢，10~14 天起效，作用持续时间长，长期使用可因药物剂量的累积发生毒性反应，停药后恢复较慢，作用清除需 14~75 天。优点是价格便宜且容易维持血钙稳定。部分病人仍需用大剂量维生素 D_2 或维生素 D_3 长期治疗。活性维生素 D，包括阿法骨化醇和骨化三醇，起效较快，1~2 天起效，作用维持时间短，停药后作用迅速减弱，骨化三醇停药 2~3 天作用消失，阿法骨化醇停药 5~7 天作用消失，但价格较贵，部分病人难以承受。建议采用滴定的方式确定活性维生素 D 或普通维生素 D 的剂量，使血钙达到目标值，同时低钙血症症状消失。

维生素 D 首先在肝脏在 25-羟化酶作用下羟化为 25（OH）D，然后在肾脏经 1α-羟化酶的作用，转化为 1,25（OH）$_2$D。对于肾功能不全的病人，因肾脏 1α-羟化酶功能异常，最好选用活性维生素 D，如阿法骨化醇（1α-OHD）或骨化三醇［1,25（OH）$_2$D］。而肝功能不全的病人使用 25（OH）D 及 1,25（OH）$_2$D 较为合适。肾 1α-羟化酶需经 PTH 活化才能将 25-OHD 转化为 1,25（OH）$_2$D。甲状旁腺功能减退症时 PTH 水平降低，影响活性维生素 D 的合成，因此，对于甲状旁腺功能减退症病人，活性维生素 D 是首选治疗。阿法骨化醇或骨化三醇均可应用。头对头研究显示骨化三醇的疗效约为阿法骨化醇的 2 倍，骨化三醇常用剂量 0.25~2.0μg/d，阿法骨化醇常用剂量 0.5~4.0μg/d。如果不能获得活性维生素 D 或经济问题不能长期应用，可给予普通维生素 D 治疗。

3. 低镁血症病人应注意纠正血镁水平 血镁在 PTH 的分泌及功能方面起重要作用，低镁血症通过抑制甲状旁腺分泌 PTH 及导致 PTH 作用抵抗而导致低钙血症。低镁血症可产生类似低钙血症的临床表现。因此，在补充钙剂和维生素 D 的同时要注意纠正低镁血症。

PTH 在甲状旁腺功能减退症治疗中的临床应用目前尚有局限性，不建议常规应用 PTH 或 PTH 类似物治疗。

五、随访监测

甲旁减病人由于缺乏 PTH，肾小管对钙的重吸收减少，维生素 D 和钙剂治疗后，血钙水平如果升达正常范围，尿钙排量就可能明显增高，长此以往导致肾钙化、肾结石从而使肾功能受损。因此，维生素 D 制剂需从小剂量开始补充，然后根据维生素 D 及衍生物各自达到最大作用的时间定期（1~4 周）复查血和尿钙水平，将维生素 D 和钙剂的使用调整到合适的剂量：既可使血钙接近正常（2mmol/L~正常低值），消除临床症状和体征，防止低血钙并发症出现和进展，又可将 24 小时尿钙排量维持在性别特异性正常值范围内。为了防止意外发生的维生素 D 中毒性高钙血症，建议每 3~6 个月复查血和尿钙浓度。治疗中，如果需改变维生素 D 制剂的类型，还需重新寻找合适的剂量。

噻嗪类利尿药可增加肾小管钙的重吸收，从而减少尿钙排泄并轻度升高血钙浓度，故可用于低钙血症，尤其是合并高钙尿症病人的辅助治疗，以减少维生素 D 和钙的剂量。部分甲旁减病人，用维生素 D 和钙剂治疗后血钙未达到 2.0nmol/L，症状未完全缓解，但尿钙排量已超出正常，加用氢氯噻嗪（双氢克尿噻）后可减少尿钙排泄，增加血钙水平。一般用氢氯噻嗪 25~50mg，2 次/日，使用时注意适当补充钾盐。如病人出现肾结石的症状，或血肌酐水平增高，完善泌尿系统影像学检查。对于合并肾结石的低钙血症病人，增加饮水量，使每日尿量大于2L，同时应用噻嗪类利尿剂和枸橼酸盐可降低结石的复发率。

（邢小平 韩桂艳）

参 考 文 献

［1］ Kronenberg HM，Melmed S，Polonsky KS，et al. 威廉姆斯内分泌学. 向红丁，译 .11 版. 北京：人民军医出版社，2013.

［2］ Bollerslev J，Rejnmark L，Marcocci C，et al. European Society of Endocrinology Clinical Guideline：Treatment of chronic hypoparathyroidism in adults. Eur J Endocrinol，2015，173（2）：G1-20.

［3］ Okano K，Furukawa Y，Morii H et al. Comparative efficacy of various vitamin D metabolites in the treatment of various types of hypoparathyroidism. Clin Endocrinology and Meta，1982，55：238-243.

［4］ 周仁. 低钙血症//王维力主编. 骨矿疾病. 天津：天津科技翻译出版公司，1996：82-94.

［5］ 高玉琪. 高钙血症//王维力主编. 骨矿疾病. 天津：天津科技翻译出版公司，1996：109-123.

［6］ Andrew FS. Malignancy-Associated Hypercalcemia//Les1ie J DeGroot et al. Endocrinology. 3rd Edition. USA：WB Saunders Company，1995：1061-1074.

［7］ Bundred NJ，Walls J，Ratcliffe WA. Parathyroid hormone-related protein，bone metastases and hypercalcaemia of malignancy. Ann R Coll Surg Engl，1996，78（4）：354-358.

［8］ Chisholm MA，Mulloy AL，Taylor AT. Acute management of cancer-related hypercalcemia. Ann Pharmacother，1996，30（5）：507-513.

［9］ Gregory RM. Role of cytokines，parathyroid hormone，and growth factors in malignancy. //John P. Bilezikian，et al. Principles of Bone Biology. San Diego：Academic Press Inc，1996：827-836.

［10］ Hermans C，Lefebvre C，Devogelaer JP，et al. Hypocalcaemia and chronic alcohol intoxication：transient hypoparathyroidism secondary to magnesium deficiency. Clin Rheumatol，1996，15（2）：193-196.

［11］ Hibi S，Funaki H，Ochiai-Kanai R，et al. Hypercalcemia in children presenting with acute lymphoblastic leukemia. Int J Hematol，1997，66（3）：353-357.

［12］ Kanis JA，McCloskey EV. Clodronate. Cancer，1997，80（8 Suppl）：1691-1695.

［13］ Mori H，Aoki K，Katayama I，et al. Humoral hypercalcemia of malignancy with elevated plasma PTHrP，TNF alpha and IL-6 in cutaneous squamous cell carcinoma. J Dermatol，1996，23（7）：460-462.

［14］ Murray J，Favus ed. Primer on the metabolic bone diseases and disorders of mineral metabolism. 3rd Edition. USA：Lippincott-Raven，1994.

［15］ Mundy GR，Guise TA. Hypercalcemia of malignancy. Am J Med，1997，103（2）：134-145.

［16］ Otsuka F，Hayakawa N，Ogura T，et al. A case of primary hyperparathyroidism accompanying multiple myeloma. Endocr J，1997，44（1）：105-109.

［17］ Roodman GD. Mechanisms of bone lesions in multiple myeloma and lymphoma. Cancer，1997，80（8 Suppl）：1557-1563.

［18］ Sakoulas G，Tritos NA，Lally M，et al. Hypercalcemia in an AIDS patient treated with growth hormone. AIDS，1997，11（11）：1353-1356.

［19］ See AC，Soo KC. Hypocalcaemia following thyroidectomy for thyrotoxicosis. Br J Surg. 1997，84（1）：95-97.

［20］ Szentirmai M，Constantinou C，Rainey JM，et al. Hypocalcemia due to avid calcium uptake by osteoblastic metastases of prostate cancer. West J Med，1995，163（6）：577-578.

［21］ Tal A，Graves L. Intravenous pamidronate for hypercalcemia of primary hyperparathyroidism. South Med J，1996，89（6）：637-640.

［22］ Thomas BR，Bennett JD. Late-onset neonatal hypocalcemia as an unusual presentation in an offspring of a mother with familial hypocalciuric hypercalcemia. Clin Pediatr（Phila），1997，36（9）：547-550.

［23］ Vincent JL，Bredas P，Jankowski S，et al. Correction of hypocalcaemia in the critically ill：what is the haemodynamic benefit? Intensive Care Med，1995，21（10）：838-841.

［24］ Walther MM，Patel B，Choyke PL，et al. Hypercalcemia in patients with metastatic renal cell carcinoma：effect of nephrectomy and metabolic evaluation. J Urol，1997，158（3 Pt 1）：733-739.

［25］ Uy HL，Mundy GR，Boyce BF，et al. Tumor necrosis factor enhances parathyroid hormone-related protein-induced hypercalcemia and bone resorption without inhibiting bone formation in vivo. Cancer Res，1997，57（15）：3194-3199.

［26］ Wong WK，Wong NA，Farndon JR. Early postoperative plasma calcium concentration as a predictor of the need for calcium supplement after parathyroidectomy. Br J Surg，1996，83（4）：532-534.

［27］ 中华医学会骨质疏松和骨矿盐疾病分会，中华医学会内分泌分会代谢性骨病学组. 甲状旁腺功能减退症临床诊疗指南. 中华骨质疏松和骨矿盐疾病杂志，2018，11（4）：323-338.

第九章　高磷血症与低磷血症

磷是人体所有组织必不可少的组分，参与细胞膜及核苷酸的组成、骨的矿化、细胞信号转导、酶的激活、能量储存、氧的释放等多种生命活动。人体内的磷稳态主要由成纤维细胞生长因子23（FGF-23）、活性维生素 D［1,25(OH)$_2$D］、甲状旁腺激素（PTH）等调节因子进行生理调节。

人体内的磷约 80% 在骨骼内，约 10% 在横纹肌内。细胞外液中的磷浓度，2 岁以下儿童为 1.94～2.26mmol/L（6.0～7.0mg/dl），成人为 0.81～1.45mmol/L（2.5～4.5mg/dl）。血清中的磷酸基约 90% 以游离形式存在，即 HPO_4^{2-} 和 $H_2PO_4^-$ 的形式，其相对含量受血液 pH 值的影响，因此血清中的磷酸盐浓度应以磷元素的摩尔浓度来计。血清中磷浓度受饮食、激素、血液 pH 及肾脏、骨骼和肠道功能的共同调节，调节平衡的打破就可能会导致高磷血症与低磷血症的出现。本章将重点讨论高磷血症与低磷血症及其相关的重点疾病。

一、高磷酸盐血症

在生理状态下，每天饮食摄入最多可达 4000mg 的磷都能通过近端肾小管上钠磷共转运体的功能下调，由肾脏高效地排泄出去，而只引起血清磷浓度的微小改变；另外，过多的磷钙复合物与减少的离子钙能促进甲状旁腺激素的分泌，其分泌增多也能促进肾脏对磷的排泄。

1. 高磷血症的病因　当磷进入细胞外液的速度超过肾脏对磷的排泄速度时，就可能会引起高磷血症，主要有以下 4 种情况：①大量磷酸盐的快速摄入；②细胞内磷向细胞外的再分布；③肾脏对磷的排泄减少；④分析检测方法干扰所致的假性高磷血症。引起高磷血症的原因具体见表 5-9-1。

2. 高磷血症的临床表现　急性高磷血症在临床上最常导致低钙血症和手足抽搐。随着短期内磷浓度的迅速上升，低钙血症和手足抽搐就可能会出现。而且血清中的高磷浓度抑制了肾脏 1α-羟化酶的作用，降低了循环中 1,25(OH)$_2$D$_3$ 的浓度，使得肠道对钙的吸收减少，会进一步加重低钙血症。

而慢性低磷血症则会导致软组织的钙化。高磷血症会促进血管细胞向成骨方向分化，一方面会导致冠状动脉和心脏瓣膜的钙化，可能进一步导致或加重高血压、充血性心力衰竭、冠心病和心肌梗死；另一方面也会导致外周动脉的钙化，可引起一种高发病率、高死亡率的疾病——钙化防御（calciphylaxis）。在肾功能不全的情况下，还会出现继发性甲状旁腺功能亢进和肾性骨营养不良。在慢性肾脏病（chronic kidney disease，CKD）的病人中，对矿化的抑制作用减弱，高磷血症更促进了软组织中的矿物质沉积。

3. 家族性肿瘤样钙质沉着症　家族性肿瘤样钙质沉着症（familial tumoral calcinosis，FTC）是一种以进展性的动脉旁和软组织内钙磷晶体沉积为特征的遗传疾病，包括高血磷型（HFTC）和非高血磷型（NFTC）的两型。

目前已发现该疾病的 4 个基因的突变，在非高血磷型中发现了 SAMD9 蛋白的突变，在高血磷型中发现了 GALNT3、FGF-23 及 KLOTHO 蛋白的突变，这些失活突变导致了 FGF-23 水平的降低或功能的减弱。在所检测的所有病人中均发现了双等位基因的突变，提示该疾病是常染色体隐性遗传的。

虽然该疾病的异位钙化通常无痛且进展缓慢，但是一旦钙化物质侵及周围组织器官也会引起疼痛。当钙化物质侵及皮肤、骨髓、牙齿、血管、神经及其他周围组织时，都会引起相应的并发症。除非钙化物质体积太大，否则关节活动不会受到影响。该疾病还会引起表现多样的牙齿畸形，例如球状短牙根、牙髓石、旋涡状根部牙本质等。生化方面，肾脏对磷的排泄减少，除高磷血症，还会出现 1,25(OH)$_2$D 的升高，而血钙和碱性磷酸酶水平正常。在 X 线检查中，会发现聚集的不规则的致密钙化结节。

表 5-9-1　高磷血症的原因

机　制	病　因
大量磷酸盐的快速摄入	含磷酸盐的泻药
	磷酸钠盐灌肠剂
	静脉磷酸盐给药
	肠外营养
细胞内磷向细胞外的再分布	肿瘤溶解
	横纹肌溶解
	酸中毒
	溶血性贫血
	高热
	暴发性肝炎
	全身感染
肾脏对磷的排泄减少	肾功能不全/肾衰竭
	甲状旁腺功能减退症
	假性甲状旁腺功能减退症
	肢端肥大症
	肿瘤样钙质沉着症
	双膦酸盐的应用
假性高磷血症	高球蛋白血症
	高脂血症
	溶血
	高胆红素血症

4. 高磷血症的治疗　高磷血症的治疗要依据其具体的病因分别考虑。在磷酸盐过多快速摄入的情况下，应该迅速停用相关制剂，并通过水化治疗促进肾脏对磷的排泄，纠正高磷血症；在细胞内磷大量向细胞外转移的情况下，则应该限制饮食中磷的摄入，并利尿促进排泄；在糖尿病酮症酸中毒的情况下，胰岛素治疗和针对酸中毒的治疗是必要的；在肾衰竭时，需要限制磷的饮食摄入，应用钙剂、司维拉姆、碳酸镧等磷结合剂，肾衰竭病人急性高磷血症时还可考虑血液透析治疗。

针对家族性肿瘤样钙质沉着症，需要严格限制钙磷的摄入，并予氢氧化铝药物治疗。另有研究表明，司维拉姆、碳酸酐酶抑制剂和乙酰唑胺的应用可减缓钙化的发展。当钙化导致剧烈疼痛，或严重影响功能和美观时，还可考虑手术摘除。

二、低磷酸盐血症

低磷血症比较常见，在 5% 的住院病人中都观察到低磷血症的出现。而在酗酒及严重败血症的病人中，低磷血症的发生率高达 30%~50%。

1. 低磷血症的病因　导致低磷血症的主要原因有 3 类：①细胞外磷向细胞内的再分布；②肾脏对磷的排泄增加；③肠道对磷的吸收减少。引起低磷血症的原因具体见表 5-9-2。

表 5-9-2　低磷血症的原因

机　制	病　因
细胞外磷向细胞内的再分布	胰岛素的应用
	骨饥饿综合征
	急性呼吸性碱中毒
	肿瘤消耗（白血病急变期、淋巴瘤）
	败血症
	糖类摄入（葡萄糖等）
	代谢性酸中毒恢复期
肾脏对磷的排泄增加	导致肾性失磷的一些疾病
	原发性或继发性甲状旁腺功能亢进症
	糖尿病酮症酸中毒渗透性利尿后
	某些药物的应用（钙剂、利尿剂、糖皮质激素、碳酸氢盐）
	快速容量扩增
肠道对磷的吸收减少	维生素 D 缺乏或抵抗
	营养缺乏（摄入少、日晒少）
	吸收障碍
	乳糜泻、克罗恩病
	胃切除术、肠切除术、胃绕道术后
	胰腺炎
	慢性腹泻
	慢性肝病
	慢性肾病
	代谢增加（抗惊厥治疗）
	维生素 D 受体缺陷（维生素 D 依赖性佝偻病 2 型）
	维生素 D 合成缺陷
	CYP27B1（维生素 D 依赖性佝偻病 1 型）
	CYP27A1
	营养缺乏（酗酒、厌食症、饥饿）
	服用含铝或镁的抗酸药

2. 低磷血症的临床表现　低磷血症的临床表现就是细胞内磷缺乏的直接体现，即组织器官的能量供应不足及生命活动的受限，具体取决于磷缺乏的程度和持续时间。暂时性低磷血症可见于呼吸性碱中毒、糖类摄入后等情况，此时体内的磷储备多仍正常。而严重的低磷血症常见于慢性酒精中毒、高危人群营养缺乏、糖尿病酮症酸中毒治疗后等情况，不仅可能引起骨软化，还会引起包括神经系统、肌肉骨骼、血液、肾脏、肝脏等全身各系统多器官的功能障碍。

3. 低磷血症的一般治疗　对暂时性低磷血症，体内磷储备正常，毋需补充磷酸盐，以治疗基础疾病为主。对体内磷储备减少的严重低磷血症，需要停用磷结合剂，减少尿磷的排泄，减少渗透性利尿，增加肠道对磷的吸收，必要时补充磷酸盐（口服或静脉给药）。进行磷酸盐补充治疗时，需严密监测血清钙、镁、磷等电解质水平，也需警惕腹泻、血钙降低、异位钙化、低血压、血钾或血钠增高、代谢性酸中毒等并发症。

三、引起肾性失磷的相关疾病

在引起低磷血症的病因中，引起肾性失磷的疾病占一大类，主要包括肿瘤性骨软化症（TIO）以及多种遗传性磷代谢异常疾病（表5-9-3）。本章将重点介绍TIO（关于遗传性磷代谢异常，详见本书第七篇第二章）。

表 5-9-3　引起肾性失磷的主要疾病

疾病名称	病　因	发病机制
TIO（肿瘤性骨软化症）	间叶细胞肿瘤	FGF-23 及 sFRP4、MEPE、FGF7 等调磷因子的异位过量生成
XLH（X 连锁低血磷性佝偻病）	PHEX 突变	骨生成 FGF-23 过多
ADHR（常染色体显性低血磷性佝偻病）	FGF23 突变	清除受抑制造成循环中完整 FGF23 过多
HHRH（遗传性低血磷性佝偻病合并尿钙增多）	SLC34A3 突变	NaPi II c 失活突变造成肾性失磷，而 1,25(OH)$_2$D 合成正常
ARHR1（常染色体隐性低血磷性佝偻病 1 型）	DMP1 突变	DMP1 失活造成骨细胞分化异常及 FGF-23 生成增多
ARHR2（常染色体隐性低血磷性佝偻病 2 型）	ENPP1 突变	FGF-23 生成增多
HR&HPT（低血磷性佝偻病合并甲状旁腺功能亢进）	α-KLOTHO 易位	KLOTHO、FGF-23 生成增多，FGF-23 下游通路上调
骨纤维发育不良	GNAS 突变	发育不良的骨组织生成 FGF-23 增多
线状表皮痣综合征	FGF23 生成过多	发育不良的骨组织及痣生成 FGF-23 增多
OGD（osteoglophonic dysplasia）	FGFR1 突变	发育不良的骨组织生成 FGF-23 增多
NPHLOP1（低血磷性肾结石/骨质疏松症 1 型）	SLC34A1 突变	肾性失磷，而 1,25(OH)$_2$D 合成正常
NPHLOP2（低血磷性肾结石/骨质疏松症 2 型）	SLC9A3R1 突变	PTH 介导的 cAMP 合成增强
FRTS2（范可尼肾小管综合征 2 型）	SLC34A1 突变	肾性失磷，而 1,25(OH)$_2$D 合成正常

四、肿瘤性骨软化症

肿瘤性骨软化症（tumor-induced osteomalacia，TIO）又称瘤性骨软化（oncogenic osteomalacia），是一种获得性的引起肾性失磷的副肿瘤综合征，其肾性失磷的机制类似遗传性的低血磷性佝偻病。相关肿瘤大多起源于间质细胞，肿瘤切除后其临床症状可缓解。肿瘤大多为良性，但也有恶性的报道。

尽管绝大多数病人是成人，但该病可发生于任何年龄。成人临床表现为久站后的进行性肌痛和骨痛，儿童则出现为佝偻病的特征表现，如步态异常、生长迟缓、骨骼畸形等。由于其病因和症状都具有隐蔽性，从发病到诊断的平均时间为 2.5 年，而从诊断到发现相关肿瘤的平均时间为 5 年。一般来说，成人期原有血磷水平正常支持 TIO 的诊断，但是也有极少数 ADHR 病人成人期出现血磷水平正常。必要时，需要通过检测 PHEX、FGF23、DMP1、ENPP1 等基因以排除遗传性低血磷性佝偻病。

TIO 的生化特征表现是血清磷酸盐浓度降低、高磷酸盐尿及相对异常的正常或稍低的 1,25(OH)$_2$D 水平［在低磷血症时 1,25(OH)$_2$D 本应增高］，而血钙和 PTH 水平正常。骨组织形态计量学检测可发现骨矿化延迟时间的增长和类骨质的增多，表明骨矿化缺乏，即骨软化（图 5-9-1）。肾性失磷和 1,25(OH)$_2$D 水平的异常共同导致了骨矿化不良及骨折。

与 TIO 相关的典型原发间叶细胞肿瘤生长慢，由多形态的肿瘤细胞组成，其中以促进尿磷酸盐排泄的间叶肿瘤细胞占优势，混杂有多种结缔组织类型的细胞（图 5-9-1）。相关肿瘤异位地表达和分泌 FGF-23 和其他一些调磷因子。FGF-23 是由成骨细胞和骨细胞合成的一类成纤维细胞生长因子，目前已知的主要生理作用有两个：①FGF-23 促进肾小管细胞膜表面的钠磷共同转运体向内侧面转移，从而减少磷在肾的重吸收；②FGF-23 通过降低 25-羟基-1α-羟化酶的表达来抑制 1, 25(OH)$_2$D 的生成，又通过增强维生素 D-24-羟化酶的活性来促进 1, 25(OH)$_2$D 的失活，从而抑制了低磷血症时 1, 25(OH)$_2$D 的代偿性升高。其他由肿瘤产生的调磷因子还包括 sFRP4、MEPE、FGF7 等，其作用机制还有待进一步研究阐释。

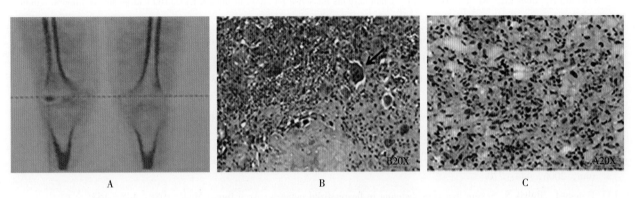

图 5-9-1　TIO 的放射学和组织学特征

A. 奥曲肽显像显示位于右股骨下端高摄取肿瘤；B. 软组织来源的 PMT 中可见大量梭形细胞，可见陈旧性出血；C. 梭形细胞中可见软骨样基质和破骨细胞样多核巨细胞（北京协和医院资料）

对肿瘤性骨软化的治疗主要是完全切除相关肿瘤，但是肿瘤体积可能很小、位置多样而使得肿瘤难以发现或切除难度大，或者肿瘤有复发或转移的可能，这使得根治肿瘤变得困难。对于肿瘤难以完全根治的病人，一方面可借助全身 MRI、奥曲肽显像、PET-CT 等手段积极发现肿瘤，另一方面可应用骨化三醇（1~3μg/d）加用中性磷制剂（1~2g/d），促进骨组织的矿化恢复。为确保治疗的安全性，需提前并定期检查甲状旁腺功能、血钙及尿钙水平、肾功能等。

五、线状皮脂腺痣综合征

线状皮脂腺痣综合征（linear nevus sebaceous syndrome）又称表皮痣综合征（epidermal nevus syndrome），是一种罕见的低血磷性佝偻病，病情多比较严重。典型表现为多发的表皮痣，放射学上表现为骨纤维发育不良。病因是发育不良的骨组织及痣生成 FGF-23 增多，治疗为规律服用骨化三醇和中性磷制剂。

（夏维波　庞　芮）

参　考　文　献

［1］Beloosesky Y，Grinblat J，Weiss A，et al. Electrolyte disorders following oral sodium phosphate administration for bowel cleansing in elderly patients. Arch Intern Med，2003，163：803.

［2］Curran MP，Plosker GL. Oral sodium phosphate solution：a review of its use as a colorectal cleanser. Drugs，2004，64：1697.

［3］McBryde KD，Wilcox J，Kher KK. Hyperphosphatemia due to fosphenytoin in a pediatric ESRD patient. Pediatr Nephrol，2005，20：1182.

［4］Topaz O，Shurman DL，Bergman R，et al. Mutations in GALNT3，encoding a protein involved in O-linked glycosylation，cause familial tumoral calcinosis. Nat Genet，2004，36：579.

［5］ Frishberg Y, Ito N, Rinat C, et al. Hyperostosis-hyperphosphatemia syndrome: a congenital disorder of O-glycosylation associated with augmented processing of fibroblast growth factor 23. J Bone Miner Res, 2007, 22: 235.

［6］ Chefetz I, Heller R, Galli-Tsinopoulou A, et al. A novel homozygous missense mutation in FGF23 causes Familial Tumoral Calcinosis associated with disseminated visceral calcification. Hum Genet, 2005, 118: 261.

［7］ Araya K, Fukumoto S, Backenroth R, et al. A novel mutation in fibroblast growth factor 23 gene as a cause of tumoral calcinosis. J Clin Endocrinol Metab, 2005, 90: 5523.

［8］ Ichikawa S, Imel EA, Kreiter ML, et al. A homozygous missense mutation in human KLOTHO causes severe tumoral calcinosis. J Clin Invest, 2007, 117: 2684.

［9］ Yancovitch A, Hershkovitz D, Indelman M, et al. Novel mutations in GALNT3 causing hyperphosphatemic familial tumoral calcinosis. J Bone Miner Metab, 2011, 29: 621.

［10］ Kurosu H, Ogawa Y, Miyoshi M, et al. Regulation of fibroblast growth factor-23 signaling by klotho. J Biol Chem, 2006, 281: 6120.

［11］ Sun Y, Xia W, Xing X, et al. Germinal mosaicism of GATA3 in a family with HDR syndrome. Am J Med Genet A, 2009, 149A (4): 776-778.

［12］ Urakawa I, Yamazaki Y, Shimada T, et al. Klotho converts canonical FGF receptor into a specific receptor for FGF23. Nature, 2006, 444: 770.

［13］ Halevy J, Bulvik S. Severe hypophosphatemia in hospitalized patients. Arch Intern Med, 1988, 148: 153.

［14］ Seikaly MG, Quigley R, Baum M. Effect of dipyridamole on serum and urinary phosphate in X-linked hypophosphatemia. Pediatr Nephrol, 2000, 15: 57.

［15］ Balal M, Paydas S, Seyrek N, et al. Dipyridamole for renal phosphate leak in successfully renal transplanted hypophosphatemic patients. Clin Nephrol, 2005, 63: 87.

［16］ Subramanian R, Khardori R. Severe hypophosphatemia. Pathophysiologic implications, clinical presentations, and treatment. Medicine (Baltimore), 2000, 79: 1.

［17］ Jiang Y, Xia WB, Xing XP, et al. Tumor-induced osteomalacia: an important cause of adult-onset hypophosphatemic osteomalacia in China: Report of 39 cases and review of the literature. J Bone Miner Res, 2012, 27 (9): 1967-1975.

［18］ Xia WB, Jiang Y, Li M, et al. Levels and dynamic changes of serum fibroblast growth factor 23 in hypophosphatemic rickets/osteomalacia. Chin Med J (Engl), 2010, 123 (9): 1158-1162.

［19］ Chi Y, Zhao Z, He X, et al. A compound heterozygous mutation in SLC34A3 causes hereditary hypophosphatemic rickets with hypercalciuria in a Chinese patient. Bone, 2014, 59: 114-121.

［20］ Sun Y, Wang O, Xia W, et al. FGF23 analysis of a Chinese family with autosomal dominant hypophosphatemic rickets. J Bone Miner Metab, 2012, 30 (1): 78-84.

［21］ Xia W, Meng X, Jiang Y, et al. Three novel mutations of the PHEX gene in three Chinese families with X-linked dominant hypophosphatemic rickets. Calcif Tissue Int, 2007, 81 (6): 415-420.

第十章　高镁血症与低镁血症

第一节　高镁血症

一、概念

高镁血症（hypermagnesaemia）是指血清镁离子浓度>1.25mmol/L（3mg/dl）。

二、病因

除少数医源性因素导致镁进入体内过多外，大多是因肾脏功能障碍引起镁排泄减少所致。

1. 镁进入体内过多　有个案报道一青年女性口服 200g 硫酸镁后出现高镁血症，同时合并低钙、低磷血症，提示高镁血症可能对 PTH 有抑制作用。另有报道肝昏迷病人应用硫酸镁灌肠剂后导致了严重高镁血症，考虑这类病人可能同时存在潜在的肾功能不全。

2. 急慢性肾衰竭　一般肾衰竭病人血镁仍能维持正常或偏高水平，且无高镁血症的临床症状，但若摄入过多或经其他途径进入体内过多，如肌注硫酸镁等，则可能导致高镁血症并出现症状。

3. 甲状腺功能减退　甲状腺素可抑制肾小管对镁的重吸收、促进尿镁排泄，故某些黏液水肿的病人可发生高镁血症。

4. 艾迪生（Addison）病　醛固酮有抑制肾小管对镁的重吸收、促进尿镁排出的作用，故 Addison 病病人可有高镁血症。

三、临床表现

当血清镁浓度未超过 2.0mmol/L（4.9mg/dl）时，临床上很难察觉。只有血清镁浓度升高至 3.0mmol/L（7.3mg/dl）或以上时，才会出现镁过多或镁中毒的症状。

1. 对神经肌肉系统的影响　表现为神经肌肉接头释放的乙酰胆碱减少，抑制神经肌肉兴奋性的传递；抑制中枢神经系统的突触传递，使中枢神经系统的活动出现障碍。当血镁增至 3.5mmol/L（8.5mg/dl）时，腱反射减弱，进一步可发展为肌肉弛缓性麻痹。血镁达到 5.0mmol/L（12.0mg/dl）时，可发生呼吸肌麻痹、嗜睡或昏迷。

2. 对心血管系统的影响　表现为抑制房室和心室内传导，降低心肌兴奋性，心电图检查出现传导阻滞和心动过缓。当血镁达到 7.5~10.0mmol/L（18.2~24.3mg/dl）时，可发生心搏停止。

3. 对血管平滑肌和血管运动中枢的作用　抑制血管平滑肌和血管运动中枢，可使小动脉、微小动脉扩张，外周阻力降低以及动脉血压下降。

4. 对内脏平滑肌的作用　抑制内脏平滑肌收缩，导致嗳气、呕吐、便秘和尿潴留。

四、实验室检查

1. 血清镁高于 1.25mmol/L（3.0mg/dl）。

2. 由肾衰竭引起者，常伴有肾功能异常。

3. 心电图出现传导阻滞和心动过缓。

五、诊断

根据病史、症状及血清学检查可以明确诊断。

六、处置

1. 因各种原因导致镁离子进入体内过多者应立即针对病因处理。

2. 有明显心血管症状者可立即注射钙剂，可用 10% 氯化钙或 10% 葡萄糖酸钙 10～20ml 静脉缓慢注射。

3. 若有呼吸抑制可应用呼吸机，吸氧纠正缺氧。

4. 若心脏和肾脏功能良好，可适当增加补液量，保持足够的尿量以利于镁的排出。

5. 可应用排钠利尿剂以降低血镁。

6. 透析是治疗高镁血症的最有效方法，应用一般透析液进行血液透析 3～4 小时后，绝大多数病人血镁可降至正常水平。如无血透设备的单位可采用腹膜透析治疗。

第二节　镁缺乏与低镁血症

一、概念

低镁血症（hypomagnesaemia）是指血清镁离子浓度低于 0.75mmol/L（1.82mg/dl），临床往往容易合并低钙血症和低钾血症。虽然低镁血症与镁缺乏（magnesium deficiency）两个术语经常互换使用，但实际上当整个机体镁耗竭时仍能维持正常的血镁浓度；而低镁血症时机体往往并不缺镁。

低镁血症在住院病人中的发生率为 7%～11%，在存在其他电解质紊乱的病人中则更常见，如低钾血症者中约 40% 存在低镁血症，低磷血症病人中约占 30%，低钙血症病人中占 23%～32%。重症病人中低镁血症的发生率则高达 20%～65%，且与危重病人的死亡率相关。

二、病因

低镁血症的发病机制主要有：①分布异常；②摄入减少；③胃肠道吸收减少，丢失过多；④肾脏丢失。其他还与内分泌因素、酒精、药物等影响有关，具体病因详见表 5-10-1。其中，基因突变致低镁血症的发现为阐明镁在胃肠道及肾脏的转运过程提供了最佳模型。

表 5-10-1　低镁血症病因

1. 镁的重新分布
重饲及胰岛素应用
骨饥饿综合征
纠正酸中毒
儿茶酚胺过量
大量输血
2. 胃肠道原因
摄入减少：静脉摄入减少（输入不含镁的液体）
饮食摄入减少（低草酸盐饮食，磷酸纤维素）

　　　　吸收减少：吸收不良综合征

　　　　慢性腹泻

　　　　肠道切除

　　　　原发性婴儿低镁血症

　　　　长期应用质子泵抑制剂

3. 肾脏丢失

　　钠重吸收减少

　　输注生理盐水

　　利尿剂

4. 肾脏疾病

　　梗阻性肾病后

　　肾移植后

　　透析

　　急性肾衰竭多尿期

　　遗传性疾病：Bartter 综合征

　　Gitelman 综合征

5. 内分泌原因

　　高钙血症：原发性甲旁亢

　　恶性高钙血症

　　甲状腺功能亢进症

　　醛固酮增多症

　　糖尿病

6. 酒精中毒

7. 药物

　　利尿剂

　　细胞毒性药物：顺铂、卡铂、硝酸镓

　　抗微生物药物

　　　　氨基糖苷类：庆大霉素、妥布霉素、阿米卡星

　　　　抗结核药物：紫霉素、卷曲霉素

　　免疫抑制剂：环孢素

　　β-肾上腺素能激动剂：茶碱、沙丁胺醇、利米特罗（rimiterol）

　　其他：两性霉素 B、喷他脒、膦甲酸、帕米膦酸、anascrine

8. 混杂因素

（一）胃肠道原因

　　一般饮食含镁量比较丰富，故只要能正常进食，机体就不致缺镁。发生低镁血症多与长期禁食、吸收不良或长期胃肠引流等因素有关，这些导致镁的摄入不足，而小量的镁仍继续随尿排出，故可发生低镁血症。

　　1. 摄入、吸收减少　完全因消化道原因导致的低镁血症罕见，低镁血症可见于不含镁的完全胃肠外营养的应用。若严格限制镁的摄入，1 周内可出现血清镁浓度的下降，尿镁的排泄量也明显减少，红细

胞内镁的浓度也降低。如果严格限制镁的摄入 5~6 周，临床上可出现低镁血症的表现。胃肠道手术后的病人禁食，仅给予一般的静脉营养，不注意补镁，可出现一过性轻度低镁血症；在危重症病人则容易出现长期摄入不足的情况，出现明显的低镁血症。严重机体营养不良或过度消耗的病人，在恢复期，由于合成代谢旺盛，机体镁的利用量增加，而摄入量相对不足，也可出现轻、中度低镁血症。哺乳期或怀孕期的妇女、婴幼儿由于对镁的需求量增加，若不注意增加镁的摄入，也可出现轻度低镁血症。

比较少见的原因尚有家族性镁吸收不良症。孤立性镁吸收不良伴低钙血症是一种先天性疾病，可儿童或成人发病。儿童病人 4~5 周岁起病，以全身抽搐为首发症状，由于广泛肠道病变导致蛋白质丢失、低蛋白血症及全身水肿。此病为 TRPM6 基因突变，该基因编码瞬时受体电位阳离子通道 6（transient receptor potential member 6，TRPM6），在整个胃肠道和肾脏远曲小管均有表达，组成镁离子可通透性通道，参与镁离子的主动转运，发生突变导致小肠镁转运障碍，病人镁的吸收由正常新生儿的 70% 下降至 35%，若将每日镁的摄入量增加至 5 倍则可缓解此病，详见遗传性低镁血症一节。

质子泵抑制剂，2006 年 Epstein 等发表了质子泵抑制剂（proton-pump inhibitor，PPI）致低镁低 PTH 血症的报道，其后随着个案报道的增多，2011 年美国食品药品监督管理局（Food and Drug Administration，FDA）发表了长期应用 PPI 可能导致低镁血症的安全声明。

PPI 致低镁血症的特征：①长期应用 PPI 者可能发生低镁血症；②血镁水平低于 0.5 mmol/L 时出现临床症状；③具体机制不清，研究发现 PPI 可能通过阻断 H^+/K^+ ATPase 活性，改变胃肠道 pH 值，抑制细胞内镁的主动转运过程，从而抑制其吸收；④常常伴发低钾血症；⑤常因 PTH 分泌异常导致低钙血症；⑥镁剂补充虽然不能即刻纠正血镁浓度，但可有效缓解症状；⑦停用 PPI 后低镁血症可缓解。

2. 经胃肠道丢失　因胃肠道疾病而发生低镁血症，临床上并不少见，但容易被忽视。导致胃肠道丢失镁过多的情况主要有以下几个方面。

（1）小肠大部分切除术后：食物通过肠道的时间显著缩短，而镁本来在肠道吸收缓慢，此时吸收量将更为减少，甚至排出量与吸收量几乎相等，结果导致低镁血症，此时尿镁排出显著减少，每天多低于 10mg。

（2）吸收不良综合征：发生脂肪泻者容易发生低镁血症。因为镁可在肠道与脂肪形成不容易被吸收的镁皂。此时若限制脂肪摄入，则镁的吸收增加。

（3）胰腺炎：在急性坏死性胰腺炎，胰腺周围脂肪坏死而形成脂肪酸，脂肪酸与镁离子、钙离子形成镁皂、钙皂，导致镁离子、钙离子吸收减少。因此在胰腺炎病人出现阶段血清镁离子、钙离子浓度下降是坏死性胰腺炎的标志。慢性胰腺炎，可导致消化酶分泌不足，脂肪消化障碍，使镁吸收不足。

（4）各种肠道炎症：如非特异性小肠炎、慢性溃疡性结肠炎、克罗恩病、细菌性痢疾、肠瘘、胆管瘘等均可引起镁吸收障碍。

（5）多种原因引起的长期呕吐、腹泻、胃肠减压引流：这些均可引起肠道镁排出增多，若同时又有镁摄入不足，可引起低镁血症。

（二）经肾脏丢失

1. 肾内因素　肾脏本身病变导致肾小管损害和/或肾间质损害，均可引起镁离子的吸收下降，引起低镁血症。

2. 肾外因素　在近端肾小管镁与钠呈同等比例的重吸收，钠重吸收的减少，如长期静脉液体输入将导致镁缺乏。其他如容量扩张、高尿钙状态、糖尿病酮症酸中毒等均可导致镁丢失。

3. 药物

（1）长期应用袢利尿剂，通过抑制髓袢升支粗段镁的转运而导致镁耗竭。噻嗪类利尿剂主要作用于远曲小管，该处仅占肾脏重吸收镁的 5%，故短期应用不会导致镁丢失，但长期应用由于继发性醛固酮增多症、钠负荷增加及与钙代谢的相互作用等因素，最终可诱发镁耗竭。

（2）顺铂的应用常常伴发急慢性低镁血症，其严重程度与顺铂的累积剂量相关。急性期进食减少及利尿剂的应用会加重低镁血症，慢性低镁血症始自化疗后的第三周，并持续数月甚至几年。顺铂诱发低镁血症的同时常伴发低钙尿症和低钾性碱中毒，其症状与 Gitelman 综合征类似。

（3）氨基糖苷类药物如庆大霉素、妥布霉素、阿米卡星，以及抗结核药物如紫霉素和卷曲霉素均可引发低镁血症。免疫抑制剂环孢素仅导致轻微的低镁血症，往往无需停药。茶碱引发的低镁血症则常常伴发低钾、低钙、低磷血症及低血糖。两性霉素 B 是一种较强的肾毒性药物，能够造成严重的低钾血症和低镁血症，但此种状态可用阿米洛利来防治。

4. 遗传性低镁血症（表 5-10-2）　通过对家族性低镁血症遗传方式的研究发现了几种镁离子重吸收相关的蛋白，找到了致病的突变基因，也为了解镁离子转运的分子调节机制提供了思路。

表 5-10-2　遗传性低镁血症

疾　病	病变部位	基　因	蛋　白	蛋白全称	血镁	尿镁	其他症状
家族性低镁血症伴高钙血症和肾钙质沉着症	TAL	Claudin-16 和 Claudin-19	Claudin-16 和 Claudin-19	Claudin-16 和 Claudin-19	↓	↑	肾钙质沉着症，视力损伤
Bartter 综合征	TAL	SLC12A1，BSND，CLCNKB，KCNJ1	SLC12A1，BSND，CLCNKB，KCNJ1	Na^+-K^+-2Cl 共转运子，Barttin，ClC-Kb Cl 通道，ROMK K 通道	↓		低钾血症性碱中毒，肾素、醛固酮增多
低镁血症伴继发性低钙血症	DCT	TRPM6	TRPM6	瞬时受体电位通道 M 型成员 6	↓	↑	癫痫，肌肉痉挛，智力缺陷
孤立性常染色体隐性遗传的低镁血症	DCT	EGF	EGF	表皮生长因子	↓	↑	癫痫，智力缺陷
常染色体显性遗传的低镁血症	DCT	KCNA1	Kv1.1	电压依赖性钾通道 1.1	↓		肌肉痉挛，手足抽搐，震颤
Gitelman 综合征	DCT	NCC	NCC	Na-Cl 共转运体	↓	↑	肌肉无力，手足抽搐，疲乏
孤立性显性低镁血症	DCT	FXYD2	Na^+-K^+-ATP 酶	Na^+/K^+-ATP 酶	↓	↑	抽搐
成人起病青少年糖尿病	DCT	HNF1B	HNF1B	肝细胞核因子 1	↓	↑	新生儿糖尿病和肾脏畸形
SeSAME 综合征	DCT	KCNJ10	Kir4.1	Kir4.1 钾通道	↓		感觉神经性耳聋，癫痫发作和智力缺陷

注：表格显示基因突变的蛋白，在肾脏表达的部位，对血和尿镁离子浓度的影响以及其他症状。TAL：髓袢升支粗段；DCT：远曲小管；↑：升高；↓：降低

（1）髓袢升支粗段镁离子重吸收障碍相关蛋白

Claudin16 和 19：Claudins 是一组小的跨细胞膜蛋白，是紧密连接屏障的最重要的组成部分，在细胞旁途径的镁重吸收中发挥关键作用（负责大部分镁离子的重吸收，吸收部位在升支粗段）。Claudin-16 基因（原来被称为 paracellin-1 基因）突变导致罕见的遗传病，家族性低镁血症伴有高钙血症和肾钙质沉着症（FHHNC）。而在瑞士和西班牙的家族中未发现 Claudin-16 突变，仅 Claudin-19 的突变出现肾钙质沉着症、进行性肾衰竭和视力损伤。Claudin16 和 19 共同定位在升支粗段形成阳离子特有的复合物，这个复合物与升支粗段细胞旁通路镁离子的被动转运有关，但对于电压依赖的细胞旁的钠离子转运也很重要。基因敲除模型显示小鼠缺乏 Claudin16 和 19 后发展为 FHHNC。Claudin16 和 19 突变特异性减弱细胞

旁通路的阳离子通道，减弱跨上皮细胞两侧的电压势能，最终，减弱了镁离子吸收的驱动力，导致 FH-HNC 病人肾脏镁消耗的特点。

Bartter 综合征相关基因：Bartter 综合征是一组常染色体隐性遗传病，特征是髓袢升支粗段盐重吸收减少，这里也是呋塞米发挥作用的部位。这些盐类消耗过多，常常与低钾血症性代谢性碱中毒、升高的肾素和醛固酮，以及低血压共同存在。已发现 5 种基因突变可导致 Bartter 综合征，第一个基因编码 Na^+-K^+-$2Cl^-$ 共转运蛋白（NKCC2），发生功能缺失突变可以导致盐重吸收减少，第二个基因编码顶端钾通道 ROMK，使钾离子循环进入管腔。第三个基因编码基底侧氯离子通道（CLC-Kb），负责基底侧氯离子的排出。第四个基因编码 Barttin，是负责调节氯离子通道（CLC-Kb）活性的蛋白。最后是钙敏感受体（calcium-sensing receptor，CaSR），通过抑制 NKCC2 活性导致 Bartter 综合征。Bartter 综合征常常伴有中等程度低镁血症，因为消耗上皮细胞管腔侧的正电压，这个电压是细胞旁通路镁离子批量吸收的驱动力。远曲小管的补偿机制，至少部分补偿镁离子批量吸收的不足。

（2）远曲小管镁离子重吸收损伤相关蛋白

瞬时受体电位通道 M 型成员 6（TRPM6）：有两个研究组均证明 TRPM6 是导致罕见的遗传性低镁血症伴继发性低钙血症（hypomagnesaemia with secondary hypocalcaemia，HSH）的致病基因，HSH 病人血清镁水平异常下降（<0.40mmol/L），间接导致低钙血症，可能源于伴发的甲状旁腺功能衰竭。病人有神经系统症状，如癫痫发作、肌肉痉挛，如果不使用高剂量的镁治疗，最终会导致死亡或神经系统损伤。

TRPM6 瞬时受体电位通道家族促进电解质的转运，TRPM6 有六个膜形成区域，其中包括孔道形成区域、细胞内 C 末端和 N 末端。在肾单位，TRPM6 的表达局限于远曲小管的顶端，然而在肠道 TRPM6 最多表达在结肠和盲肠。膜片钳技术显示 TRPM6 是一个可以通透镁离子和钙离子的阳离子通道，但是优先转运镁离子。TRPM6 形成同源四聚体，也可以与 TRPM7 形成异源四聚体。TRPM6 C 末端 α 激酶区域对其功能调节似乎有重要意义。α 激酶区域与调节因子（比如激活的 C 激酶 1RACK1 受体、抑制雌激素受体活性 REA 受体）相互作用调节 TRPM6 活性。敲除 TRPM6 基因是致命的，但是杂合子小鼠可以存活，由于肠道和肾脏 TRPM6 均表达减少，导致血清镁水平显著下降。

附：病例先证者，女性，23 岁，河南省某县农民。病人第 2 胎，足月顺产。出生时无异常，出生后第三周开始出现惊厥发作，静脉补钙后缓解；4 岁后每 3~4 个月发作 1 次，肌内注射镁盐及静脉补钙后症状可缓解；20 岁时因出现妄想等神经精神症状被诊断为精神分裂症，开始服用奋乃静和二氮嗪，但效果不佳。自幼生长发育与同龄儿无异，学习成绩一般。

体格检查：身高 145cm，体重 50kg。心肺腹未见明显异常。四肢腱反射亢进，未引出病征。Chvostek 征和 Trousseau 征阳性。

辅助检查：

（1）骨代谢指标：血钙 2.05mmol/L（2.20~2.68mmol/L），磷 1.76 mmol/L（0.97~1.62mmol/L），镁 0.45mmol/L（0.60~1.40mmol/L），碱性磷酸酶 324.9U/L（0~130U/L），甲状旁腺激素 39.44pg/ml（15~65ng/ml），骨钙素 121.6 ng/ml（11~48ng/ml），Ⅰ型原胶原 C-端肽（P1CP）0.728μg/L（1~100μg/L），Ⅰ型胶原 C 末端肽交联物（CTX）0.486ng/ml（<0.3ng/ml）。

（2）甲状腺功能：T_3 2.98nmol/L（1.01~2.95nmol/L），T_4 102.30nmol/L（55.30~160.80nmol/L），FT_3 6.67pmol/L（2.76~6.30pmol/L），FT_4 14.89pmol/L（10.40~24.30pmol/L），TSH 2.33mU/L（0.35~5.5mU/L）。

（3）心电图：未见异常。

（4）头颅、胸腰椎、双手X线片：未见异常。

（5）骨密度：正常范围。

（6）头颅CT：未见钙化。

家系成员：先证者父母无类似病史，生化检查未见异常。先证者哥哥自幼惊厥发作，于 1.5 岁时天折。先证者妹妹，20岁，自幼惊厥发作，生化提示血镁及血钙水平明显降低。

基因诊断：基因测序结果提示该病人存在 TRPM6 基因的杂合突变，其中一条染色体上 TRPM6 基因的第 10 号外显子存在缺失突变（c. 1196delC，p. A399U，fsX3）；而另一条染色体上的 TRPM6 基因第 26 号外显子存在无义突变（c. 4577 G>A，p. W1526X）此两种突变均导致截短蛋白的产生。

治疗随访：口服钙镁片 10 片／日，约计元素钙 2160mg/d，镁 1083mg/d。并停用活性维生素 D 及抗精神病药物。治疗后病人未再出现惊厥发作，3 个月后随访血钙正常，血镁仍低；6 个月后病人血镁达到正常低限；治疗 15 个月后病人生育 1 子，体健。

表皮生长因子：2005 年首次报道表皮生长因子（epidermal growth factor，EGF）可以调节镁离子重吸收，是一个接受利妥昔单抗（直接针对 EGFR 的单克隆抗体）治疗的结直肠癌病人出现症状性低镁血症。2 年后发现 EGF 与孤立性肾性低镁血症（IRH，一种罕见病，由于肾脏消耗镁导致血清镁浓度下降）有关。一个家族孤立性肾性低镁血症（IRH）全基因组连锁分析以及随后的候选基因分析确定是 EGF 基因突变，除了低镁血症之外，IRH 临床表现尚包括中等度的智力缺陷和癫痫发作。EGF 基因编码一个膜结合的前驱分子——pro-EGF，蛋白水解后释放有活性的 EGF，pro-EGF 在远曲小管的管腔侧和基底侧均表达，但 EGFR 仅在基底侧表达。

发现低镁血症是结直肠癌接受利妥昔单抗治疗的不良反应之一的作者提出，EGF 可以调节 TRPM6。之后的研究显示 EGF 增加 TRPM6 活性和膜转运，EGF 其实是第一个被发现直接调节肾脏镁重吸收的激素。EGF 表达局限于远曲小管表达 TRPM6 的部位，因此在肾脏，EGF 是一个专门调节细胞旁镁离子重吸收的激素。有人使用 EGF 抑制剂证实 EGF 通过 MEK/ERK/AP-1 途径调节镁离子重吸收，并且已经在体内证实 EGF 调节 TRPM6 表达。这种突变使人们认识到 EGF 是调节镁离子重吸收的激素，突变表现为基底侧 pro-EGF 表达异常，导致基底膜排序（sorting motif）紊乱。作为结果，TRPM6 活性和表达下降，因此远曲小管重吸收镁减少。

噻嗪类敏感的 Na^+-Cl^- 共转运子（thiazide-sensitive sodium chloride cotransporter，NCC）：Gitelman 综合征是遗传性疾病，主要损害远曲小管盐的转运，与低镁血症、低尿钙和继发性醛固酮增多症相关。病人通常患有手足搐搦、疲劳、软骨钙质沉着和肌肉无力。Gitelman 综合征是由噻嗪敏感的 Na^+-Cl^- 共转运子（NCC）基因的突变导致了蛋白质功能的丧失。NCC 负责远曲小管顶端 Na^+ 和 Cl^- 进入细胞，对噻嗪类利尿剂敏感。这一特点可被用于研究阻断 NCC 对 Ca^{2+} 和 Mg^{2+} 吸收的影响。有研究表明接受噻嗪类利尿剂治疗的小鼠远端曲管中 TRPM6 的水平表达异常低，导致低镁血症。然而，NCC 活性与 TRPM6 表达的之间协调机制尚待进一步研究。

（3）远曲小管间接减少 Mg^{2+} 转运

Kv1.1 K1 通道（voltage-gated potassium channel）：对一个常染色体显性遗传性低镁血症家系单核苷酸多态性连锁分析的结果显示存在 KCNA1（novel potassium channel）基因的突变，该基因编码 Kv1.1 K1 通道，受影响的个体有严重的低镁血症（0.40 mmol/L），并患有肌肉痉挛、强直发作、震颤和肌肉无力。Kv1.1 是一个电压门控性 K 通道，包括六个跨膜区域，其中一个（S4）是电压传感器，两个（S5/S6）形成孔隙区。免疫组织化学研究表明肾脏 Kv1.1 定位仅限于远曲小管细胞的管腔侧。在这些细胞中，Kv1.1 参与最佳膜电压的维护，是通过 TRPM6 重吸收 Mg^{2+} 的驱动力。有趣的是，Kv1.1 K1 电流可以被细胞内 Mg^{2+} 阻滞从而防止细胞内 Mg^{2+} 超载。

Na^+-K^+-γ 亚基（Na^+-K^+-ATPase gamma）：对有显著的肾性低镁血症同时伴有低尿钙和抽搐的病人进行连锁研究分析，发现 FXYD 域包含离子传输调节器 2（FXYD2）基因，编码 Na^+-K^+-ATP 酶的 γ 亚基。基底侧 Na^+-K^+-ATP 酶允许 Na 和 K 以相反的方向主动传输。γ 亚基调节 Na^+-K^+-ATP 酶介导的 Na 和 K 交换的能力。免疫组织化学证实 γa 和 γb 亚基共同定位在远曲小管基底膜上。此外，在肾单位中 Na^+-K^+-ATP 酶的活性也以此部分为最高。目前有假说指出，减少 Na^+ 运输降低跨膜电位势能，这种势能是镁吸收的内在驱动力量，因此导致镁重吸收减少。

肝细胞核因子（hepatocyte nuclear factor）1 同源框 B（HNF1B）：HNF1B 转录因子的突变与许多人类疾病如新生儿糖尿病和肾脏畸形有关，有观察显示，HNF1B 突变与一个 13 岁巴基斯坦男孩低镁血症有关。同时发现在一个 HFN1B 突变和肾畸形的队列中，44% 的 HNF1B 变异者有低镁血症、高尿镁和低尿钙。荧光素酶报告基因检测结果显示 HNF1B 刺激 FXYD2a 基因的转录表达。HNF1B 的突变抑制了 Na^+-K^+-ATP 酶的 γ 亚基活化，进一步证实了 Na^+-K^+-ATP 酶在肾脏 Mg^{2+} 重吸收中的重要性。

Kir4.1 K1 通道〔（Kir4.1）K（+）channel，KCNJ10〕：对癫痫敏感小鼠的研究发现 KCNJ10 是致病基因。最近，两个研究组证实低镁血症（< 0.6mmol/L）与癫痫发作、感音性耳聋、共济失调、精神发育迟缓和电解质失衡（SeSAME 综合征，也称为 EAST）是由 KCJN10 基因突变引起，此基因编码 Kir4.1 K^+ 通道，Kir4.1 表达于神经胶质细胞、内耳上皮与肾远曲小管细胞，它参与 K^+ 回收，对维持 Na^+-K^+-ATP 酶活性是必需的。它间接参与调节细胞内电压，该电压是 Mg^{2+} 重吸收所必需的，这也是 Kir4.1 突变病人的低血镁的原因。

（三）镁离子在细胞内外的重新分布

镁离子细胞内外重新分布可使大量细胞外镁离子转移到细胞内。

1. 甲状旁腺功能亢进伴严重骨病的病人在甲状旁腺切除术后，过量甲状旁腺激素的突然清除使大量钙离子及镁离子进入到骨细胞内，使血镁水平明显下降，称为骨饥饿综合征（hungry bone syndrome）。

2. 高热量肠外营养，镁随营养物质进入细胞内供组织修复，引起血镁下降。

3. 糖尿病酮症酸中毒经液体及胰岛素治疗后，可使大量镁离子进入细胞内导致血镁过低。

（四）内分泌因素

PTH 能够促进镁的重吸收，增加血浆、红细胞、单核细胞中镁的浓度，低镁血症可能继发于甲旁亢术后，由于骨饥饿综合征，镁向细胞内转移。恶性高钙血症亦可导致低镁血症。此外，原发或继发性醛固酮增多症病人中也有低镁血症的报道。

无论是 1 型还是 2 型糖尿病病人均是镁缺乏的常见原因，有 25%～39% 的病人受累。镁缺乏的程度与空腹血糖、糖化血红蛋白和糖尿病病程相关。

（五）其他

如酒精中毒、甲状腺功能亢进症、哺乳期、烧伤等。

三、临床表现

多数病人无症状。由于低镁血症和镁缺乏常常继发于某些疾病或药物，因此低镁血症的症状往往被原发疾病所掩盖。直至血镁低至 0.5 mmol/L 以下时，其症状和体征才得以显现。

（一）对电解质的影响

1. 低钾血症　低镁血症的病人常伴有低钾血症。虽然低钾、低镁可由同一病因引起，如腹泻、烧伤、多尿、原发性醛固酮增多症、Bartter 综合征和 Gitelman 综合征以及利尿剂的应用等，但低镁血症本身也可能引起低钾血症，其机制为低镁血症使得镁对肾脏 ATP 依赖 ROMK 通道的抑制作用降低，从而增加了钾的排泄。此外，还涉及 Na^+-K^+-ATP 酶、Na^+-K^+-Cl^- 共转运体、钾通道以及镁转运过程。低钾血症可能加重镁缺乏病人的心脏症状，但会延缓手足搐搦的发生。

2. 低钙血症　低钙血症是低镁血症的常见症状。半数以上的低镁血症病人伴有低钙血症，重症监护室病人中有 1/3 存在低钙血症。主要机制是镁离子缺乏导致 PTH 的合成和分泌障碍以及靶组织对 PTH 的抵抗。此外，镁缺乏时血中 1,25（OH）$_2$D 的水平降低，一些伴有低钙血症和低镁血症的病人对药理剂量的维生素 D 存在抵抗，产生镁依赖的维生素 D 抵抗佝偻病（magnesium-dependent vitamin D-resistant rickets）。

（二）对神经肌肉的影响

神经肌肉和神经精神障碍是低镁血症的最早期症状，往往表现为神经肌肉兴奋性增高，Chvostek 征及 Trousseau 征阳性，或者肌震颤、自发性腕足痉挛、手足搐搦，严重者可表现为癫痫大发作。有时可出现眩晕、共济失调、手足徐动症、肌无力和肌萎缩等。

（三）对心血管系统的影响

低镁血症可导致各种心律失常，包括室性期前收缩、尖端扭转性室速等，心电图表现为 PR 间期和 QT 间期延长。但应注意低镁血症导致的心律失常缺乏特异性，与低钾、低钙血症引起的心律失常相似，在处理急性或严重心律失常时，应该查血清镁，不可忽略低镁因素的存在。此外，低镁血症病人中急性缺血性心脏病、充血性心力衰竭、冠状动脉性心脏病发病率较正常人高。

（四）对神经系统的影响

1. 研究表明，尽管血清镁浓度可能不低，但半数以上偏头痛病人存在镁缺乏，镁缺乏导致皮层广泛抑制、血小板过度聚集、影响五羟色胺受体功能、影响一系列神经递质的合成及释放等，导致偏头痛。

2. 意大利一项双盲安慰剂对照临床试验表明，睡前口服褪黑激素-镁-锌制剂可有效改善失眠症病人的睡眠质量及生活质量。

四、实验室检查

1. 血清镁<0.7mmol/L，可伴血清钾和血清钙的降低。

2. 非肾性失镁者，24 小时尿镁 < 1.5mmol（36mg）；肾性失镁者，24 小时尿镁往往 > 10mmol（240mg）。

3. 心电图 QT 间期延长、ST 段压低、T 波增宽呈低而平；各种心律失常，包括室性期前收缩、尖端扭转性室性心动过速等。

五、诊断

根据症状、心电图、血清学检查可以明确诊断；病史及 24 小时尿镁检测有助于明确病因。

六、处置

1. 积极治疗原发病。无症状轻度血镁降低者可不必治疗。

2. 镁制剂　静脉或肌内注射补充镁常用硫酸镁，通常 10%硫酸镁用于静脉输液，50%的硫酸镁用于肌内注射。

口服镁制剂有多种，包括硫酸镁、醋酸镁、氯化镁、碳酸镁、氧化镁、柠檬酸镁等。因镁离子在肠道吸收缓慢，口服镁盐常容易导致渗透性腹泻，耐受性差，氧化镁（每克含镁 550mg）依从性要好于其他类型镁盐。柠檬酸镁的体外溶解度及体内胃肠道吸收率均高于氧化镁。另外，钙镁片每片可以提供 108.3mg 镁，同时含 216.7mg 钙。门冬氨酸钾镁片，每片含镁 11.8mg，钾 36.2mg。

3. 慢性镁缺乏（脂肪泻或肾镁消耗）且无胃肠道镁吸收障碍者，可用氧化镁 0.25~0.5g，每日 3~4 次口服。或氢氧化镁 0.2~0.3g，每日 3~4 次口服，以不引起腹泻为度。

4. 不能口服或较严重的低镁血症，可肌内注射 50%硫酸镁 5~10ml，第一天每 4~6 小时给药一次，随后可酌减，如每 6 小时肌内注射 50%硫酸镁 2ml。

5. 血镁严重过低（<0.5mmol/L）同时伴惊厥、抽搐者，应立即以 50%硫酸镁 2~4ml 或 25%硫酸镁 5~10ml 或 10%硫酸镁 20ml 稀释于 5%葡萄糖液 100 ml 中静脉滴注，10~15 分钟滴完。继以 10%硫酸镁 40~50ml 于 5%葡萄糖液 1000ml 中缓慢静滴。在以后的 5 天内，可每日给予 10%硫酸镁 40~50ml 于 5%葡萄糖液 2000ml 中缓慢静滴。

6. 肌内或静脉补镁时，应密切观察心脏及血压情况。如静脉给予镁剂过量，可引起血压迅速下降、肌肉麻痹、呼吸衰竭和心脏停搏。应立即静脉注射 10%氯化钙 5~10ml，必要时可重复注射。

7. 实际临床应用时极少使用上述口服制剂，多使用 25%硫酸镁溶液每天 10~20ml，于 5%葡萄糖液

1000ml 中，缓慢静脉点滴，这样既能保证疗效，又非常安全。如同治疗低钾血症一样，若想根本补足缺镁量，需在血清镁浓度恢复正常后，继续补充数天。

（裴　育）

参 考 文 献

［1］ ET Wong，RK Rude，FR Singer，et al. A high prevalence of hypomagnesemia and hypermagnesemia in hospitalized patients. Am J Pathol，1983，79：348-352.

［2］ Rubeiz GJ，Thill-Baharozian M，Hardie D，et al. Association of hypomagnesemia and mortality in acutely ill medical patients. Crit Care Med，1993，21：203-209.

［3］ Schlingmann KP，Weber S，Peters M，et al. Hypomagnesemia with secondary hypocalcemia is caused by mutations in TPRM6，a new member of the TPRM gene family. Nature Genetics，2002，31：166-170.

［4］ Epstein M，McGrath S，Law F. Proton-pump inhibitors and hypomagnesemic hypoparathyroidism. N Engl J Med，2006，355：1834-1836.

［5］ Medical letter. In brief：PPIs and hypomagnesemia. Med Lett Drugs Ther，2011，53：25.

［6］ Lodato F，Azzaroli F，Turco L，et al. Adverse effects of proton pump inhibitors. Best Practice and Research，2010，24：193-201.

［7］ Mackay JD，Bladon PT. Hypomagnesaemia due to proton-pump inhibitor therapy：a clinical case series. QJM，2010，103：387-395.

［8］ Cundy T，Mackay J. Proton pump inhibitors and severe hypomag-nesaemia. Curr Opin Gastroenterol，2011，27：180-185.

［9］ Simon DB，Lu Y，Choate KA，et al. Paracellin-1，a renal tight junction protein required for paracellular Mg21 resorption. Science，1999，285：103-106.

［10］ Konrad M，Schaller A，Seelow D，et al. Mutations in the tightjunction gene claudin 19（CLDN19）are associated with renal magnesium wasting，renal failure，and severe ocular involvement. Am J Hum Genet，2006，79：949-957.

［11］ Hou J，Renigunta A，Konrad M，et al. Claudin-16 and claudin-19 interact and form a cation-selective tight junction complex. J Clin Invest，2008，118：619-628.

［12］ Hou J，Renigunta A，Gomes AS，et al. Claudin-16 and claudin-19 interaction is required for their assembly into tight junctions and for renal reabsorption of magnesium. Proc Natl Acad Sci USA，2009，106：15350-15355.

［13］ Jeck N，Schlingmann KP，Reinalter SC，et al. Salt handling in the distal nephron：lessons learned from inherited human disorders. Am J Physiol Regul Integr Comp Physiol，2005，288：R782-R795.

［14］ Hebert SC. Bartter syndrome. Curr Opin Nephrol Hypertens，2003，12：527-532.

［15］ Walder RY，Landau D，Meyer P，et al. Mutation of TRPM6 causes familial hypomagnesemia with secondary hypocalcemia. Nat Genet，2002，31：171-174.

［16］ Schlingmann KP，Weber S，Peters M，et al. Hypomagnesemia with secondary hypocalcemia is caused by mutations in TR-PM6，a new member of the TRPM gene family. Nat Genet，2002，31：166-170.

［17］ Groenestege WM，Thebault S，van der WJ et al. Impaired basolateral sorting of pro-EGF causes isolated recessive renal hypo-magnesemia. J Clin Invest，2006，117：2260-2267.

［18］ Voets T，Nilius B，Hoefs S，et al. TRPM6 forms the Mg21 influx channel involved in intestinal and renal Mg21 absorption. J Biol Chem，2004，279：19-25.

［19］ Schrag D，Chung KY，Flombaum C，et al. Cetuximab therapy and symptomatic hypomagnesemia. J Natl Cancer Inst，2005，97：1221-1224.

［20］ Groenestege WM，Hoenderop JG，van den HL，et al. The epithelial Mg21 channel transient receptor potential melastatin 6 is regulated by dietary Mg21 content and estrogens. J Am Soc Nephrol，2007，17：1035-1043.

［21］ Ikari A，Sanada A，Okude C，et al. Up-regulation of TRPM6 transcriptional activity by AP-1 in renal epithelial cells. J Cell Physiol，2010，222：481-487.

［22］ Dimke H，van der WJ，Alexander TR，et al. Effects of the EGFR inhibitor erlotinib on magnesium handling. J Am Soc

Nephrol, 2010, 21: 1309-1316.

[23] Gamba G, Saltzberg SN, Lombardi M, et al. Primary structure and functional expression of a cDNA encoding the thiazide-sensitive, electroneutral sodium-chloride cotransporter. Proc Natl Acad Sci USA, 1993, 90: 2749-2753.

[24] Simon DB, Nelson-Williams C, Bia MJ, et al. Gitelman's variant of Bartter's syndrome, inherited hypokalaemic alkalosis, is caused by mutations in the thiazide-sensitive Na-Cl cotransporter. Nat Genet, 1996, 12: 24-30.

[25] Glaudemans B, van der WJ, Scola RH, et al. A missense mutation in the Kv1.1 voltage-gated potassium channel-encoding gene KCNA1 is linked to human autosomal dominant hypomagnesemia. J Clin Invest, 2009, 119: 936-942.

[26] Gomez-Hernandez JM, Lorra C, Pardo LA, et al. Molecular basis for different pore properties of potassium channels from the rat brain Kv1 gene family. Pflugers Arch, 1997, 434: 661-668.

[27] Ferre S, Veenstra GJ, Bouwmeester R, et al. HNF-1B specifically regulates the transcription of the gamma a-subunit of the Regulation of magnesium balance i23 Na1/K1-ATPase. Biochem Biophys Res Commun, 2011, 404: 284-290.

[28] Adalat S, Woolf AS, Johnstone KA, et al. HNF1B mutations associate with hypomagnesemia and renal magnesium wasting. J Am Soc Nephrol, 2009, 20: 1123-1131.

[29] Ferraro TN, Golden GT, Smith GG, et al. Fine mapping of a seizure susceptibility locus on mouse Chromosome 1: nomination of Kcnj10 as a causative gene. Mamm Genome, 2004, 15: 239-251.

[30] Scholl UI, Choi M, Liu T, et al. Seizures, sensorineural deafness, ataxia, mental retardation, and electrolyte imbalance (SeSAME syndrome) caused by mutations in KCNJ10. Proc Natl Acad Sci USA, 2009, 106: 5842-5847.

[31] Ito M, Inanobe A, Horio Y, et al. Immunolocalization of an inwardly rectifying K1 channel, K (AB) -2 (Kir4.1), in the basolateral membrane of renal distal tubular epithelia. FEBS Lett, 1996, 388: 11-15.

[32] Elisaf M, Merkouropoulos M, Tsianos EV, et al. Pathogenetic mechanisms of hypomagnesemia in alcoholic patients. Journal of Trace Elements in Medicine and Biology, 1995, 9: 210-214.

[33] Huang CL, Kuo E. Mechanism of hypokalemia in magnesium deficiency. J Am Soc Nephrol, 2007, 18: 2649-2652.

[34] Freitag JJ, Martin KJ, Conrades MB, et al. Evidence for skeletal resistance to parathyroid hormone in magnesium deficiency. Studies in isolated perfused bone. Journal of Clinical Investigation, 1979, 64: 1238-1244.

[35] Paunier L. Effect of magnesium on phosphorus and calcium metabolism. Monatsschr Kinderheilkd, 1992, 140 (9 Suppl 1): S17-20.

[36] Mauskop A, Varughese J. Why all migraine patients should be treated with magnesium. J Neural Transm, 2012, 119 (5): 575-579.

[37] Rondanelli M, Opizzi A, Monteferrario F, et al. The effect of melatonin, magnesium, and zinc on primary insomnia in long-term care facility residents in Italy: a double-blind, placebo-controlled clinical trial. J Am Geriatr Soc, 2011, 59 (1): 82-90.

[38] Lindberg JS, Zobitz MM, Poindexter JR, et al. Magnesium bioavailability from magnesium citrate and magnesium oxide. J Am Coll Nutr, 1990, 9 (1): 48-55.

[39] Garcia-Webb P, Bhagat C, Ffarcs T OH, et al. Hypermagnesaemia and hypophosphataemia after ingestion of magnesium sulphate. British Medical Journal. 1984, 288: 759.

[40] Collinson PO, Burroughs AK. Severe hypermagnesaemia due to magnesium sulphate enemas in patients with hepatic coma. British Medical Journal. 1986, 293: 1013-1014.

第六篇

原发性骨质疏松症

第一章 概 述

一、定义

国际上普遍采用1993年由美国骨质疏松基金会、欧美骨质疏松症和骨科疾病基金会、国际骨关节和皮肤病组织（现在的国际骨质疏松症基金会）在中国香港举办的联合会议通过的骨质疏松症（osteoporosis，OP）定义，即骨质疏松症是一种以骨量低下，骨微结构损坏，导致骨脆弱性增加，易发生骨折为特征的全身性骨骼系统疾病。其组织病理学特点是单位体积内的骨量（bone mass）降低，而骨矿盐和骨基质的比例正常。2001年美国国立卫生研究院（NIH）提出骨质疏松症是以骨强度下降、骨折风险性增加为特征的骨骼系统疾病，骨强度反映骨骼的两个主要方面，即骨密度和骨质量。此处特别强调骨强度。

骨质疏松症的主要特点是骨强度降低，骨强度取决于骨密度（骨量）和骨质量两个因素。骨密度可以通过双能X线骨密度仪进行准确测量，而骨质量是一个综合的指标，它包含骨骼的结构、骨转换率、损伤的累积、骨矿化程度以及骨材料即胶原和矿盐的特性。骨骼的结构包括骨骼的大体结构和微观结构两个方面。大体结构主要指骨骼的几何形状和骨骼的大小，比如体内长骨的主要功能是承重，对刚度的要求远高于韧性。管状皮质骨结构使骨骼的抗弯曲能力增强。而椎体骨的主要功能是缓冲压力，对韧性的要求高，其内充满了多孔海绵样网状结构的松质骨，在受压时如同弹簧那样改变原有的长度，吸收能量。微观结构是指骨骼内部的微细构造，以前骨骼的内部微细结构需要通过骨骼的有创活检，采用骨组织计量学的方法来分析。近20年来随着技术的进步，采用微CT和三维重建技术以及磁共振技术，可以通过无创的手段了解骨骼的微细结构。骨质疏松症病人骨骼内部会出现骨小梁变细、穿孔和断裂，相互连接的骨小梁断裂会严重影响骨骼的力学稳定性，易发生微骨折或骨折。骨转换率代表了骨重建的活跃程度，而骨重建是指去除局部的旧骨，代之以形成的新骨。机体经骨重建不断新陈代谢，防止骨骼老化，增加骨密度。骨重建是成熟的骨组织的一种重要更新机制，能够预防骨组织疲劳损伤的积累，从而保持生物力学特性的稳定。人体一生中有一段时期骨量保持相对稳定，骨丢失和骨积累维持平衡。骨重建单位（BMU）骨骼负平衡最终将导致骨骼结构损伤，如皮质骨变薄，皮质骨内穿孔，骨小梁变薄、断裂和骨小梁消失。这样的结构变化致骨微损伤和最终发生骨折。

- 电镜下骨质疏松症表现：

骨密度低，骨小梁脆而疏松，易发生骨折

- 电镜下正常骨微结构：

骨密度高，骨小梁壮而坚硬，不易骨折

男性松质骨丢失主要以骨小梁厚度改变为主。女性主要以骨小梁断裂为主。骨小梁断裂比骨小梁变薄所带来的椎体骨骼强度降低更为明显。绝经后妇女由于雌激素缺乏，骨重建活跃，BMU内破骨细胞和成骨细胞的寿命和功能变化，破骨细胞的生存期变长，成骨细胞的生存期变短，骨吸收多于骨形成，最终导致骨骼的负平衡，出现骨质疏松症。抗骨质疏松药物应用后，抑制过高的骨吸收达到绝经前的水平，其降低幅度以40%左右较为理想。有研究表明随着年龄的增长。骨骼内部的微损伤会进行性增加，出现微损伤累积，需要合理的骨转换来修复这些微损伤，才能维持适当的骨强度。

骨矿化需要在一个合适的范围，矿物质含量维持在65%左右，矿化过度和矿化不足均会减低骨骼的生物力学特性。当骨骼的矿物质含量过多时，骨对抗微损伤的能力就降低，典型的疾病如骨硬化症，骨矿含量明显增加，骨骼刚硬而易碎，吸收少许能量就会发生骨折。而骨矿化不足如骨软化症、佝偻病，骨骼中矿盐含量减少，骨骼的变形能力增强，轻微负荷就会出现骨骼弯曲，如佝偻病患儿下肢出现弓形改变，呈现膝内翻或膝外翻。骨材料主要有胶原和矿盐。成骨细胞在骨形成的过程中所分泌的Ⅰ型胶原，需要经一定的时间成熟后，才能有羟基磷灰石的沉积矿化。骨骼中Ⅰ型胶原的异常会严重影响骨骼的质量. 如成骨不全就是由于Ⅰ型胶原的基因突变所致的一种骨骼极易脆裂的疾病，合理的骨矿化水平同样对维持骨质量至关重要。

因此，理想的防治骨质疏松的药物既要增加骨量，又要能将骨转换维持在合理的水平，保证适度骨骼矿化，修复微损伤，改善骨骼结构，才能最终减少骨折的发生率。

二、骨质疏松症的分类

骨质疏松症分为原发性和继发性两大类。

（一）原发性骨质疏松症（primary osteoporosis，POP）

1. 绝经后骨质疏松症（postmenopausal osteoporosis，又称Ⅰ型）。

2. 老年性骨质疏松症（senile osteoporosis，又称Ⅱ型）。Ⅰ型和Ⅱ型两者均为退行性骨质疏松症（degenerative osteoporosis）。

3. 特发性骨质疏松症（idiopathic osteoporosis），包括病因不明的青少年特发性低骨量与骨质疏松症（juvenile idiopathic osteopenia and osteoporosis，JIO）。

此外，还有原发性男性骨质疏松症（primary male osteoporosis），指壮年男性进入老年期前发生的不明原因的骨质疏松症。

绝经后骨质疏松症一般发生在妇女绝经后5~10年，老年性骨质疏松症一般指70岁后男性和女性发生的骨质疏松症。总之，骨质疏松症可以发生在不同性别的任何年龄，但以绝经后妇女和老年人多见。

（二）继发性骨质疏松症　是由任何影响骨代谢的疾病和/或药物导致的骨质疏松。

三、危险因素、风险评估及骨质疏松性骨折的风险预测

原发性骨质疏松症是一种与增龄相关的骨骼疾病。目前我国60岁以上人口已超过2.1亿（约占总人口的15.5%），65岁以上人口近1.4亿（约占总人口的10.1%），是世界上老年人口绝对数最大的国家，随着人口老龄化日趋严重，骨质疏松已经成为我国面临的重要公共健康问题。骨质疏松最危险的后果是骨折，骨折常见部位于前臂、椎体和髋部，以髋部骨折最为严重，发生骨折后1年之内，死于各种并发症者达20%~30%，存活的50%致残，严重影响生活质量。国际学者指出髋骨骨折1990年全球有166万例病人，预言至2050年将超过626万例，增加近4倍，其中75%和50%将分别在发展中国家和亚洲国家。我国既是发展中国家，又地处亚洲，人口基数大，老龄人群增加速度快，我们正面临一个严峻的挑战，但相当数量的病人症状隐匿，发现骨折时才被诊断。据调查，目前我国骨质疏松症的诊断率仅为2/3左右，接受有效抗骨质疏松药物治疗者尚不足1/4，诊疗率很低，应该及早发现、及早诊断和及早防治。发现高危易感人群是关键，也就是应尽早识别和发现具有危险因素

的人群。

（一）骨质疏松症危险因素

骨质疏松症是一种受多重危险因素影响的复杂疾病，危险因素包括遗传因素和环境因素等多方面，骨折是骨质疏松症的严重后果，也有多种骨骼外的危险因素与骨折相关，因此临床上需注意识别骨质疏松症及其并发症骨折的危险因素，筛查高危人群，尽早诊断和防治骨质疏松症，减少骨折的发生。骨质疏松症的危险因素分为不可控因素与可控因素两类。

1. **不可控因素** 主要有种族、老龄化、女性绝经、脆性骨折家族史。

（1）种族：白种人最易累及，其次为黄种人，黑种人发生相对较少。

（2）老龄：骨质疏松症是一种老年退化性疾病，人的一生不断进行着骨的新陈代谢。儿童、青少年时期，骨形成大于骨吸收；20岁时形成骨量的90%；25~39岁为一生中骨量的最高时期，称骨峰值；女性45岁以后，男性60岁以后，骨吸收逐渐超过骨形成，骨量流失；女性绝经后，开始5~8年内，有快速的骨量丢失，年丢失可高达3%~5%，以后年丢失率1%~2%。男女性在65~70岁后，由于老龄、肾功能生理性减退等因素，都有较明显的骨量减少，男性的骨丢失率较低，平均年丢失率0.2%~0.3%。

（3）女性绝经：骨骼上有雌激素受体，雌激素可促进肠钙吸收，抑制破骨细胞活性，妇女绝经后雌激素快速减少，使破骨细胞活性增强，骨吸收增加，骨转换加快，导致骨量快速流失，卵巢早衰或早绝经（40岁之前绝经）和继发闭经（绝经1年）都有骨量丢失增加。

（4）母系家族史：大量研究已证实，遗传因素对骨质疏松的发生十分重要。孪生子研究显示，60%~85%的骨量、70%~85%的骨骼形态、50%~75%的骨代谢和25%~35%的骨折与遗传因素有关。有髋部骨折家族史的妇女和无髋部骨折家族史者相比，其发生骨折的危险性增加3.7倍。因此，母系有骨折家族史、尤其是髋部骨折史是发生骨折的独立危险因素。

2. **可控因素** 主要有不健康生活方式，影响骨代谢的疾病，影响骨代谢的药物。

（1）不健康生活方式：包括体力活动少、吸烟、过量饮酒、过多饮用含咖啡因的饮料、营养失衡、蛋白质摄入过多或不足、钙和/或维生素D缺乏、高钠饮食、体质量过低等。

（2）影响骨代谢的疾病：包括性腺功能减退症等多种内分泌系统疾病、风湿免疫性疾病、胃肠道疾病、血液系统疾病、神经肌肉疾病、慢性肾脏及心肺疾病等。

（3）影响骨代谢的药物：包括糖皮质激素、抗癫痫药物、芳香化酶抑制剂、促性腺激素释放激素类似物、抗病毒药物、噻唑烷二酮类药物、质子泵抑制剂和过量甲状腺激素等。

（二）骨质疏松风险评估工具

骨质疏松症是受多因素影响的复杂疾病，对个体进行骨质疏松症风险评估，能为疾病早期防治提供有益帮助，临床上评估骨质疏松风险的方法较多，这里推荐国际骨质疏松基金会（International Osteoporosis Foundation，IOF）骨质疏松风险一分钟测试题和亚洲人骨质疏松自我筛查工具（osteoporosis self-assessment tool for Asians，OSTA），作为疾病风险的初筛工具。

1. **IOF骨质疏松风险1分钟测试题** IOF骨质疏松风险1分钟测试题是根据病人简单病史，从中选择与骨质疏松相关问题，由病人判断是与否，从而初步筛选出可能具有骨质疏松风险的病人。该测试题简单快速，易于操作，但仅能作为初步筛查疾病风险，不能用于骨质疏松的诊断（表6-1-1）。

2. **亚洲人骨质疏松自我筛查工具** OSTA是基于亚洲8个国家和地区绝经后妇女的研究，收集多项骨质疏松危险因素，并进行骨密度测定，从中筛选出11项与骨密度显著相关的危险因素，再经多变量回归模型分析，得出能较好体现敏感性和特异度的两项简易筛查指标，即年龄和体质量（图6-1-1），计算方法是：OSTA指数=[体质量(kg)−年龄(岁)]×0.2，结果评定见表6-1-2。

表 6-1-1　国际骨质疏松基金会（IOF）骨质疏松症风险 1 分钟测试题

	编　号	问　　题	回　答
不可控因素	1	父母曾被诊断有骨质疏松或曾在轻摔后骨折？	是□否□
	2	父母中一人有驼背状况？	是□否□
	3	实际年龄超过 60 岁？	是□否□
	4	您是否成年后因为轻摔后发生骨折？	是□否□
	5	是否经常摔倒（去年超过一次），或因为身体较虚弱而担心摔倒？	是□否□
	6	您 40 岁后的身高是否减少超过 3cm 以上？	是□否□
	7	是否体重过轻？（BMI<19）	是□否□
	8	是否曾服用类固醇激素（例如可的松、泼尼松）连续超过 3 个月？（可的松通常为治疗哮喘、类风湿关节炎和某些炎性疾病）	是□否□
	9	是否患有类风湿关节炎？	是□否□
	10	是否被诊断出有甲状腺功能亢进症或是甲状旁腺功能亢进症、1 型糖尿病、克罗恩病或乳糜泻导致的胃肠疾病或营养不良？	是□否□
	11	女士回答：您是否在 45 岁或以前就停经？	是□否□
	12	女士回答：除了怀孕、绝经或子宫切除外，您是否曾停经超过 12 个月？	是□否□
	13	女士回答：您是否在 50 岁前切除卵巢又没有服用激素补充剂？	是□否□
	14	男性回答：是否出现过阳痿、性欲减退或其他雄激素过低的相关症状？	是□否□
生活方式（可控因素）	15	您是否经常大量饮酒（每天饮用超过两单位的酒精，相当于啤酒 1 斤、葡萄酒 3 两或烈性酒 1 两）？	是□否□
	16	有目前吸烟习惯，或曾经吸烟？	是□否□
	17	每天运动量少于 30 分钟？（包含做家事、走路和跑步等）	是□否□
	18	您是否不能食用乳制品又没有服用钙片？	是□否□
	19	您每天从事户外活动时间是否少于 10 分钟，又没有服用维生素 D？	是□否□
结果判断		上述问题，只要其中有一题回答结果为"是"，即为阳性，提示存在骨质疏松症的风险。	

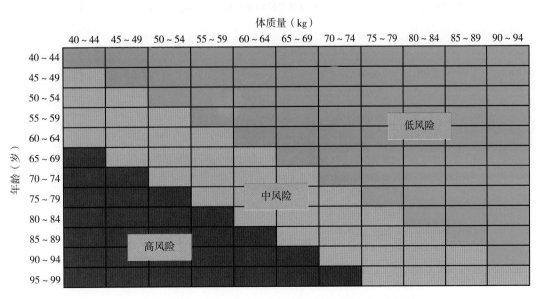

图 6-1-1　年龄、体质量与骨质疏松风险级别的关系（OSTA）

表 6-1-2　OSTA 指数评价骨质疏松风险级别

风险级别	OSTA 指数
低	>-1
中	-1~-4
高	<-4

OSTA 主要是根据年龄和体质量筛查骨质疏松的风险，但需要指出，OSTA 所选用的指标过少其特异性不高，需结合其他危险因素进行判断，且仅适用于绝经后妇女。

3. 骨质疏松性骨折风险预测

（1）世界卫生组织（World Health Organization，WHO）推荐的骨折风险预测工具（fracture risk assessment tool，FRAX），根据病人的临床危险因素及股骨颈骨密度建立模型，用于评估未来 10 年髋部骨折及主要骨质疏松性骨折（椎体、前臂、髋部或肩部）的概率，针对中国人群的 FRAX 可通过登录以下网址获得：http//www.sheffield.ac.uk/FRAX/tool.aspx?country=2。FRAX 工具的计算参数主要包括部分临床危险因素和股骨颈骨密度（表 6-1-3）。

表 6-1-3　FRAX 计算依据的主要临床危险因素、骨密度值及结果判断

危险因素	解释
年龄	模型计算的年龄是 40~90 岁，低于或超过此年龄段，按照 40 或 90 岁计算
性别	选择男性或女性
体质量	填写单位是 kg
身高	填写单位是 cm
既往骨折史	指成年期自然发生或轻微外力下发生的骨折，选择是与否
父母髋部骨折史	选择是与否
吸烟	根据病人现在是否吸烟，选择是与否
糖皮质激素	如果病人正在接受糖皮质激素治疗或接受过相当于泼尼松>5mg/d 超过 3 个月，选择是
类风湿关节炎	选择是与否
继发性骨质疏松	如果病人具有与骨质疏松症密切关联的疾病，选择是 这些疾病包括 1 型糖尿病、成骨不全症的成人病人、长期未治疗的甲状腺功能亢进症、性腺功能减退症或早绝经（<45 岁）、慢性营养不良或吸收不良、慢性肝病
过量饮酒	乙醇摄入量≥3U/d 为过量饮酒 一个单位相当于 8~10g 乙醇，相当于 285ml 啤酒、120ml 葡萄酒、30ml 烈性酒
骨密度	先选择测量骨密度的仪器，然后填写股骨颈骨密度的实际测量值（g/cm^2），如果病人没有测量骨密度，可以不填此项，系统将根据临床危险因素进行计算
结果判断	FRAX® 预测的髋部骨折概率≥3%或任何主要骨质疏松性骨折概率≥20%时，为骨质疏松性骨折高危病人，建议给予治疗 FRAX® 预测的任何主要骨质疏松性骨折概率为 10%~20%时，为骨质疏松性骨折中风险 FRAX® 预测的任何主要骨质疏松性骨折概率<10%，为骨质疏松性骨折低风险

（2）判断是否需要治疗的阈值　建议给予病人治疗的 FRAX 阈值尚存争议。有研究认为不同国家、性别、不同年龄段应有不同的干预阈值。美国指南建议 FRAX 预测的髋部骨折概率≥3%或任何主要骨质疏松性骨折概率≥20% 时为骨质疏松性骨折高危病人，建议给予治疗。而欧洲部分国家建议 FRAX 预测的髋部骨折概率≥5%为治疗阈值。鉴于 FRAX 可能低估中国人群的骨折风险，我国指南建议 FRAX 预测的髋部骨折概率≥3%或任何主要骨质疏松性骨折概率≥20%时为骨质疏松性骨折高危病人建议给予治疗。

（3）FRAX 工具应用中存在的问题与局限

1）应用人群：不需 FRAX 评估者：临床上已诊断骨质疏松症（骨密度 T 值≤-2.5）或已发生脆性骨折者，不必再用 FRAX 评估骨折风险应及时开始治疗。需要 FRAX 评估风险者：具有一个或多个骨质疏松性骨折临床危险因素，未发生骨折且骨量减少者（骨密度为 T 值-1.0～-2.5），可通过 FRAX 计算病人未来 10 年发生主要骨质疏松性骨折及髋部骨折的概率，对于 FRAX 评估阈值为骨折高风险者，建议进行骨密度测量，并考虑给予治疗。

FRAX 工具不适于已接受有效抗骨质疏松药物治疗的人群。

2）地区及人种差异：FRAX 的骨折相关危险因素基于来自欧洲、北美、亚洲、澳大利亚等多个独立大样本前瞻性人群研究和大样本的荟萃分析，因此有一定的代表性。由于针对我国骨质疏松性骨折发病率及其影响因素的大样本流行病学研究正在进行中。初步研究提示目前 FRAX 预测结果可能低估了中国人群的骨折风险。

（三）跌倒及其危险因素

跌倒是骨质疏松性骨折的独立危险因素，跌倒的危险因素包括环境因素和自身因素等，应重视对下列跌倒相关危险因素的评估及干预。

1. 环境因素　包括光线昏暗、路面湿滑、地面障碍物、地毯松动、卫生间未安装扶手等。

2. 自身因素　包括年龄老化、肌少症、视觉异常、感觉迟钝、神经肌肉疾病、缺乏运动、平衡能力差、步态异常、既往跌倒史、维生素 D 不足、营养不良、心脏疾病、直立性低血压、抑郁症、精神和认知疾患、药物（如催眠药、抗癫痫药及治疗精神疾病药物）等。

（孟迅吾）

参 考 文 献

［1］Consensus development conference：diagnosis, prophylaxis, and treatment of osteoporosis. Am J Med, 1993, 94：646-650.

［2］NIH Consensus Development Panel on Osteoporosis Prevention, Diagnosis, and Therapy, March 7～29, 2000：highlights of the conference. South Med J, 2001, 94：569-573.

［3］Cooper C. The crippling consequences of fractures and their impact on quality of life. Am J Med, 1997, 103（2A）：12S-17S.

［4］Cooper C, Campion G, Melton LJ 3rd. Hip fractures in the elderly：a world-wide projection. Osteoporos Int, 1992, 2（6）：285-289.

［5］International Osteoporosis Foundation. IOF One-minute osteoporosis risk test https：//www.iofbonehealth.org/iof-one-minute-osteoporosis-risk-test.

［6］Nayak S, Edwards DL, Saleh AA, et al. Systematic review and meta-analysis of the performance of clinical risk assessment instruments for screening for osteoporosis or low bone density. Osteoporos Int, 2015, 26：1543-1554.

［7］Kanis JA, Harvey NC, Cooper C, et al. A systematic review of intervention thresholds based on FRAX：A report prepared for the National Osteoporosis Guideline Group and the International Osteoporosis Foundation. Arch Osteoporos, 2016, 11：25.

［8］Kanis JA, Mccloskey EV, Johansson H, et al. European guidance for the diagnosis and management of osteoporosis in postmenopausal women. Osteoporos Int, 2013, 24：23-57.

［9］ Zhang Z, Ou Y, Sheng Z, Liao E. How to decide intervention thresholds based on FRAX in central south Chinese postmeno-pausal women. Endocrine. 2014; 45 (2): 195-197.

［10］ Cheung E, Cheung CL, Kung AW, et al. Possible FRAX-based intervention thresholds for a cohort of Chinese postmenopa-usal women. Osteoporos Int, 2014, 25: 1017-1023.

［11］ 中华医学会骨质疏松和骨矿盐疾病分会. 原发性骨质疏松症诊治指南（2017）. 中华骨质疏松和骨矿盐疾病杂志, 2017, 10 (5): 413-444.

第二章 骨质疏松症及其骨折的流行病学

骨质疏松症（osteoporosis，OP）是一种常见的骨骼疾病，全球大约有 2 亿人口罹患骨质疏松症，其中 80% 为绝经后女性，大约 30% 的绝经后女性会患有骨质疏松症。骨质疏松症发病率随年龄增大而逐渐增高，患病率存在种族和地理位置间差异。近年来，随着全球老龄化的进展及人类预期寿命的延长，骨质疏松症和骨质疏松性骨折的发生率在全球均呈现上升趋势。

第一节 骨质疏松症的流行病学

一、全球骨质疏松症的流行病学趋势

随着社会人口的老龄化，全球骨质疏松症的流行病学趋势逐渐加剧。美国第 3 次全国营养与健康调查（NHANES Ⅲ，1988~1994 年）显示，全国 50 岁以上男性和女性 OP 患病率分别为 4% 和 16%。低骨量男性和女性患病率分别为 28~47% 和 37~50%。目前美国有骨质疏松症病人约 1,000 万，其中大约 80% 为女性，20% 为男性。加拿大多中心骨质疏松研究（Canadian Multicenter Osteoporosis Study，CaMOs）中 6646 名受调者的数据显示，按照 WHO 规定的以 DXA 为依据的诊断标准，男性骨质疏松症患病率为 3.9%，女性为 18.8%。意大利骨质疏松发病率流行病学研究（Epidemiologic Study on the Prevalence of Osteoporosis study，ESOPO）纳入 14327 例 40~80 岁女性，骨质疏松症患病率为 23%。德国 50 岁以上女性的 OP 患病率估计为 26%，根据不同的研究报道，全国的 OP 病人在 400 万~700 万。巴西的绝经后女性 OP 患病率在 15%~33%，不同研究结果之间的差异与地区、选择人群及测定的方法及部位相关。根据 2009 年 IOF 亚洲统计，专家估计印度 2003 年骨质疏松症病人约 2600 万人，而 2013 年，该数字增加至 3600 万。日本骨质疏松症发病率约为 8.3% 左右，共有超过 1000 万骨质疏松症病人。

二、我国的骨质疏松症的流行病学趋势

中国幅员辽阔，人口众多且由多民族构成，不同地区和民族的骨质疏松症发病率有较大差异。2002 年李宁华等采用分层多段整群抽样方法对中国五大行政区（东北、华北、华东、中南和西南）5593 例 40 岁以上汉族人群进行骨密度测量和问卷调查，按照 WHO 诊断标准所得到的骨质疏松症总患病率为 16.1%，其中男性为 11.5%，女性为 19.9%。2003~2006 年由生部科教司组织的全国大规模流行病学调查结果显示：40 岁以上汉族人群骨质疏松症总患病率为 15.2%，男性和女性分别为 5.3% 和 24.4%。50 岁以上人群质疏松症总患病率为 15.7%，男性和女性分别为 8.8% 和 30.8%。按照调查估算 2006 年中国 50 岁以上人群中患有骨质疏松症者约 6944 万人，骨量减少病人约 2.1 亿人。

第二节 骨质疏松性骨折的流行病学

骨质疏松症病人的骨骼变脆，以致轻微的外力即可导致骨折，被称为骨质疏松性骨折（osteoporotic fracture）或脆性骨折（fragility fracture）。骨质疏松累及全身所有骨骼，但最常发生骨质疏松性骨折的部位为椎体、腕部和髋部，其次可见于盆骨、上臂和小腿等部位。其中，髋部骨折由于致残率和致死率均较高，对老年病人伤害最大而受到重视。

脆性骨折的发生率很高，并且在大多数人群中随着年龄的增长而增加，在女性中的发生率比男性更高。1/3 女性和 1/5 男性将在 50 岁之后的生活中遭遇一次骨折。

一、骨质疏松性骨折的发病率和患病率

2000 年，全球约有 900 万起新发脆性骨折（每 3 秒钟就有一例骨质疏松脆性骨折发生），其中 160 万起为髋部骨折，170 万起为腰部骨折，70 万起为肱骨骨折，140 万起为症状性脊椎性骨折。61% 的骨折发生于女性，其中包括 70% 的髋部骨折。一半以上的骨折病例发生在欧美，其余的大多发生于西太平洋和东南亚。美国全国骨骼健康联盟发起的调查显示，美国平均每年发生 200 万起骨质疏松性骨折，其中胸腰椎骨折约占 27%，腕部骨折约占 19%，髋部骨折约占 14%。加拿大的一项调查估计，2011 年发生在加拿大的骨质疏松性骨折约 130 万起，男女比例约为 1∶2，经年龄调整的总骨折率约为 1.41%。其中女性最常见的骨折部位为其他（38%）、腕部（23%）和髋部（19%），男性最常见的部位为其他（50%）、髋部（17%）和腕部（15%）。由于骨折引起的急诊处理、后续住院及康复治疗所带来的医疗成本估计为 46 亿美元。根据一份欧盟 27 国的调查报告，2010 年欧盟国家的新增骨折病例为 350 万起，包括约 61 万起髋部骨折，52 万起脊椎骨折，56 万起前臂骨折和 180 万起其他骨折。所有骨折中 2/3 发生于女性。德国 2010 年发生在 50 岁以上女性中的骨折例数估计为 35 万例，其中 8 万例髋部骨折，5 万例椎体骨折。巴西 BRAZOS 研究纳入来自巴西五大地理区域、150 个不同城市，共计 2420 名研究对象，在年龄>40 岁的人群中，15% 的女性和 13% 的男性有脆性骨折病史。澳大利亚 1999 年一项大规模流行病学研究调查了人群各种类型的骨折发病率，男性和女性比例为 1∶（3~4）。经年龄调整后，女性髋部骨折发病率为 250/10 万人·年，临床椎体骨折为 190/10 万人·年，前臂远端骨折为 170/10 万人·年，肱骨骨折为 100/10 万人·年；男性髋部骨折发病率为 90/10 万人·年，临床椎体骨折为 70/10 万人·年，前臂远端骨折为 40/10 万人·年，肱骨骨折为 30/10 万人·年。日本鸟取县境港市 2010~2012 年 50 岁以上人群中，髋部、桡骨远端、肱骨近端及临床椎体骨折的年发病率，在男性分别为 217/10 万人·年、82/10 万人·年、26/10 万人·年、421/10 万人·年，女性分别为 567/10 万人·年、432/10 万人·年、96/10 万人·年、1229/10 万人·年，该数据相较 20 世纪 90 年代明显上升。另一项日本佐渡市 2010 年进行的 50 岁以上人群因骨折而就诊的记录的调查，显示髋部骨折为 184/10 万人·年、椎体骨折为 306/10 万人·年、桡骨远端骨折为 143/10 万人·年、肱骨近端骨折为 37/10 万人·年。从 2004~2006 年，该地区的髋部骨折和椎体骨折发生率呈上升趋势，但 2006~2010 年维持平稳。

根据数学模型进行估计的 2010 年中国大陆共发生骨质疏松性骨折例数约为 233 万例次，其中髋部骨折 36 万例次，椎体骨折 111 万例次，其中女性和男性的比例约为 3∶1。预计到 2050 年，骨质疏松性骨折的年发生例数会增长到 599 万次。

二、髋部骨折流行病学

在各种类型的骨质疏松性骨折中，髋部骨折因其严重的后果而受到重视，有研究显示，髋部骨折后 1 年内死亡率高达 15%~33%，致残率甚至高达 50%。髋部骨折率在不同人群中的差异较大，其中白种人的发生率较其他人种高。年龄增长是髋部骨折最重要的危险因素，在绝大多数人群的研究中，髋部骨折的发病率随年龄增大呈指数方式增长，因此，随着全球老龄化的进展，髋部骨折的患病率呈现较快的增长趋势。1990 年全球发生的髋部骨折约 166 万例，其中女性 120 万例，男性 46 万例，预计 2030 年，该数字将增至 310 万，2050 年可能增至 625 万，较 1990 年 3 倍。但是近年来不同地区的发病率变化呈现不同的趋势，较多的研究显示北美和欧洲等经济发达地区的髋部骨折患病率似开始下降，可能与这些地区健康政策、生活方式等因素的改变相关；而亚洲地区仍呈现较快的增长趋势。

（一）全球髋部骨折的流行病学趋势

2006 年美国曼彻斯特地区 50 岁以上髋部骨折年发病率为 364/10 万人·年，其中男性为 209/10 万人·年，

女性为 497/10 万人·年；与 1989~1991 年同一地区的调查结果（总发病率、男性发病率和女性发病率分别为 386、210、537/10 万人·年）相比有下降趋势，以女性中下降较为明显。另外两项调查也显示，20 世纪 90 年代以来，美国年龄调整的髋部骨折发病率呈现明显的下降趋势。加拿大卫生资讯研究所（Canadian Institute for Health Information，CIHI）调查显示了 2000~2005 年因髋部骨折入院的病人，得到的全年龄段髋部骨折的年发病率为 74.4/10 万人·年，其中男性为 53.9/10 万人·年，女性为 86.4/10 万人·年。以此估计，加拿大每年发生髋部骨折约 3 万例。此外，1995~2005 年，加拿大人群的年龄调整髋部骨折发病率也呈现与美国类似的下降趋势，平均每年的下降率男性大约为 7%，女性大约为 12%。英国的综合医疗研究数据库（General Practice Research Database，GPRD）纳入了英国约 6% 的人口，对其数据研究显示，50 岁以上人群中，一生中发生髋部骨折的风险，女性为 11.4%，男性为 3.1%。髋部骨折风险的增加主要与年龄增长相关，50 岁女性的 10 年髋部骨折风险约为 0.3%，而 80 岁时，该风险增加至 8.7%。此外，欧洲的髋部骨折发病率也呈现与北美类似的下降趋势。丹麦 60 岁以上人群的髋部骨折发病率，从 1997~2006 年 10 年，男性下降了 20%，女性下降了 22%。并且这种下降的程度不能完全由抗骨质疏松药物使用率的增高来解释，研究认为可能与吸烟习惯、肥胖、大众健康水平及维生素 D 补充等多方面的因素相关。巴西一项研究综合了 1994~2002 年四个地区的流行病学调查，结果显示，40 岁以上男性的髋部骨折发病率为 54/10 万人·年，女性 120/10 万人·年，按照 2015 年巴西的人口组成计算，2015 年巴西全国发生的髋部骨折例数估计为 8 万余例，其中男性 2.3 万例，女性 5.7 万例；至 2040 年，预计髋部骨折例数将增加至 2 倍以上，达到男性 5.6 万例、女性 14 万例。墨西哥 2005 年的髋部骨折患病率为男性 98/10 万人·年，女性 169/10 万人·年；根据该数据，墨西哥 50 岁以上女性在一生中发生一次髋部骨折的概率为 8.5%，男性则为 3.8%。拉丁美洲不同国家的髋部骨折发病率相差较大，一项研究比较了各个国家的髋部骨折发病率，在同样使用 2000 年美国 50 岁以上人口比例进行调整的条件下，髋部骨折年发病率从巴西索布拉尔地区的 15.1/10 万人·年到阿根廷洛萨里奥地区的 496.8/10 万人·年。澳大利亚新威尔士地区髋部骨折的年发病率，2011 年分别为男性 139.1/10 万人·年、女性 342.9/10 万人·年，与 2000 年的数据（男性 162.2/10 万人·年、女性 438.7/10 万人·年）相比，男性下降了 14.2%，女性下降了 21.8%。非洲国家的髋部骨折流行病学数据目前较为缺乏。2005 年摩洛哥的一项调查显示，50 岁以上人群中年龄调整的髋部骨折发病率在男性和女性分别为 43.7/10 万人·年及 52.1/10 万人·年，该数据明显低于世界其他地区，但还需要非洲其他地区的流行病学数据支持这一结论。

（二）亚洲髋部骨折的流行病学趋势

据 2013 年 IOF 亚洲检查估计，中国、印度和日本每年分别发生 68.7 万、44 万和 11.79 万例髋部骨折。大部分研究显示亚洲各国家和地区髋部骨折患病率均呈持续上升趋势，根据 WHO 预测，至 2050 年，全球妇女中髋部骨折有一半发生在亚洲。据 2013 年 IOF 亚洲检查估计，日本每年发生约 11.79 万例髋部骨折。日本鸟取县 2004~2006 年的调查显示，35 岁以上人群髋部骨折的年发病率为 244.8/10 万人·年，其中男性为 99.1/10 万人·年，女性为 368.0/10 万人·年。根据此调查估计，50 岁以上人群在余生发生一次髋部骨折概率，男性和女性分别为 5.6% 和 20%。与该研究组在 1986~1988 年、1992~1994 年及 1998~2001 年的调查结果相比，35 岁以上人群髋部骨折发病率呈现显著上升趋势，尤其是在女性中（2004~2006 年为 1986~1988 年的 1.6 倍）。韩国光州市 50 岁以上人群的调查发现，2001 年髋部骨折发病率为 133/10 万人·年，其中男性为 113/10 万人·年，女性为 148/10 万人·年，与该地区 1991 年流行病学调查数据（33/10 万人·年）相比，10 年间髋部骨折年发病率上升约 3 倍。新加坡报道的髋部骨折率较亚洲其他国家高，Koh 等 1991~1998 年的研究显示，髋部骨折年发病率为男性 152/10 万人·年，女性 402/10 万人·年，与 20 世纪 60 年代相比，男性增高 1.5 倍，女性增高 5 倍。

（三）中国髋部骨折的流行病学趋势

1. 中国台湾　一项对 1996~2002 年 65 岁以上人群的髋部骨折流行病学调查显示，平均的年发病率为575.4/10万人·年，平均男女比例为1∶1.76。而在这7年间，髋部骨折患病率增高了30%，其中女性增高了36%，男性增高了22%。

2. 中国香港　1995年，中国香港地区的髋部骨折发病率约为男性50/10万人·年，女性110/10万人·年，较20世纪60年代香港的髋部骨折率在男性增高了1.7倍，女性增高了2.5倍。

3. 中国大陆　徐苓等调查了1988~1992年北京地区的76家医院的入院记录，根据ICD-9诊断标准进行髋部骨折的诊断，得出的年龄调整的髋部骨折发病率为男性97/10万人·年，女性为87/10万人·年，远远低于美国高加索人的数据。1994年辽宁沈阳市的髋部骨折流行病学调查，年龄调整的髋部骨折年发病率为男性81/10万人·年，女性67/10万人·年，与北京地区调查结果类似。

但是近期研究发现，进入21世纪以来，中国人群的髋部骨折率呈现较快的上升趋势，夏维波等比较了在1990~1992年及2002~2006年采用类似的方式进行的两次北京地区50岁以上人群髋部骨折率的调查，发现2002~2006年50岁以上人群年龄调整的髋部骨折发病率为男性129/10万，女性229/10万，较1990~1992年明显上升，其中女性上升了2.76倍，男性上升了1.61倍。中国河北省唐山市2010年的研究显示，该地区男性和女性的髋部骨折率分别为47.8/10万和50.4/10万，与1994年该地区的调查结果相比，男性髋部骨折率升高了85%，女性升高了306%。安徽合肥市的一项调查数据显示，2010年该地区人口标化的男性骨折发生率为98.2/10万，女性为151.7/10万。

根据2008年发布的骨质疏松症中国白皮书，中国50岁以上人群髋部骨折人数2006年约69万，预估2020年该人数将增至164万。

三、椎体骨折的流行病学

椎体骨折由于其发生通常不伴有外伤史、常无明显的临床表现而往往被忽略，目前椎体骨折的流行病学数据较髋部骨折少。大部分研究仍显示椎体骨折患病率及发病率随年龄增长而升高。值得关注的是，椎体骨折的判定方法在不同研究中有所差异，有的研究采用的是临床诊断，有的研究采用的是影像学诊断，影像学判定椎体骨折的方法也不同，从而使得不同研究数据之间的横向比较变得更为困难。

（一）椎体骨折患病率

美国罗切斯特地区一项纳入762名女性的研究显示，基于影像学诊断的50岁以上女性椎体骨折患病率为25.3%。加拿大多中心骨质疏松研究（Canadian Multicenter Osteoporosis Study，CaMOs）纳入7个地区、9个中心共计9424名50岁以上的调查对象，通过X线诊断的椎体骨折患病率为女性23.5%，男性21.5%。欧洲椎体骨质疏松研究（European Vertebral Osteoporosis Study，EVOS）纳入欧洲地区19个国家共计36个研究中心数据，通过随机抽样调查了15570名50~75岁的受调者进行影像学检查，得出欧洲50~79岁人群年龄标化的椎体骨折患病率，男性为12.2%，女性为12.0%，男性和女性的椎体骨折患病率都随着年龄增大而增长，其中女性的增长速度更快。2006年西班牙进行的一项多中心横断面研究，共计纳入5000名45岁以上女性，椎体骨折患病率为31.79%，其中34.08%的病人有单个椎体骨折，65.92%的病人发生了至少两个椎体的骨折。拉丁美洲椎体骨折研究（Latin American Vertebral Osteoporosis Study，LAVOS）对阿根廷、巴西、哥伦比亚、墨西哥和波多黎等多个国家的人群通过随机抽样纳入1922名50岁以上女性，通过X线诊断的椎体骨折患病率（经年龄标化后）为11.18%，其中50~59岁年龄段为6.9%，80岁以上则增加到27.8%。

（二）中国椎体骨折患病率

中国香港地区的Mr. OS（Hong Kong）和Ms. OS（Hong Kong）两项研究，通过影像学方法调查了70~75岁男性和女性各2000名，通过Genant半定量法诊断的椎体骨折患病率为男性5.0%，女性12.2%。中国香港另一项纳入了481名70~79岁妇女的研究显示，椎体骨折的患病率为29.9%。

中国大陆的椎体骨折患病率情况，1995年徐苓等对402名中国北京地区50岁以上妇女进行影像学椎体骨折诊断，得出椎体骨折患病率为15.0%，其中50~59岁年龄组为4.9%，60~69岁为16.2%，

70~79岁为19.0%，80岁以上为36.6%。夏维波等在2013年进行的北京地区绝经后妇女椎体骨折研究（Peking Vertebral Fracture Study，PK-VF研究）得出50岁以上绝经女性椎体骨折患病率为21.8%（95% CI 19.9%~23.7%），其中50~59岁年龄段患病率为11.9%，60~69岁年龄段为21.1%，70~79岁年龄段为35.2%，80岁以上为58.5%。

上述数据显示，中国与欧美人群的椎体骨折患病率相当。

（三）椎体骨折发病率

1. 临床椎体骨折　美国罗切斯特研究对341人进行了5年随访（1985~1989年），得出年龄调整后的椎体骨折发病率为117/10万人·年，其中男性为73/10万人·年，女性为145/10万人·年。始于1995年的香港骨质疏松研究（Hong Kong Osteoporosis Study），对中国南方50岁以上1810名男性及的2302名女性调查显示，平均随访的4.0±2.8年里，临床椎体骨折的发生率为男性194/10万人·年，女性508/10万人·年。

2. 影像学椎体骨折　美国罗切斯特地区一项纳入762名女性的研究显示，高加索人群中通过影像学检查估计的年发病率为1780/10万人·年，提示美国每年将有50万以上女性发生椎体骨折。欧洲EPOS（European Prospective Osteoporosis Study）的研究数据显示，在75~79岁人群中，椎体骨折的发病率：男性1360/10万人·年，女性2930/10万人·年。经年龄调整后，全年龄段的椎体骨折发病率，男性为570/10万人·年，女性为1070/10万人·年。中国目前关于椎体骨折发病率的流行病学研究数据较少，PK-VF研究对北京地区约1000名绝经后妇女进行的5年随访调查显示，年新发椎体骨折率约为1030/10万人·年。

从上述数据可见，中国的椎体骨折发病率与欧美地区相当。临床椎体骨折发病率远低于影像学诊断的椎体骨折。有研究显示，尽管椎体骨折的发生率约为髋部骨折的3倍，但其中仅有不到1/3的人会到医院就医。

根据目前的研究数据，椎体骨折患病率和发病率在世界不同地区和不同人种之间的差距较髋部骨折小，但由于不同研究所采取的椎体骨折判定方法各异，如徐苓等的研究、罗切斯特研究、CaMos、EVOS及LAVOS研究中采用的是由Eastell等制定的方法，而香港骨质疏松研究Mr. OS（Hong Kong）和Ms. OS（Hong Kong）、PK-VF研究采用的是骨质疏松性椎体骨折的Genant半定量法分级，进一步的对比还需要更大样本、相同标准的流行病学研究。

四、前臂远端骨折的流行病学

大多数前臂骨折发生在女性，其中50%发生在65岁以上的女性。前臂远端骨折的流行病学调查显示了和髋部及椎体骨折不同的年龄分布。目前研究认为，白种人女性前臂远端骨折率在45~60岁达峰，随后进入平台期；而男性的发病率较低，随年龄增长其发病率变化也不明显。

英国GPRD（General Practice Research Database）研究涵盖了英国6%的人群，其数据显示女性在50岁前发生前臂骨折的概率为16.6%，在70岁前下降到10.4%。挪威奥斯陆地区调查了1998~1999年前臂远端骨折发病率，年龄调整后的50岁以上人群前臂远端骨折发病率为女性1098/10万人·年，男性254/10万人·年，与1979年的调查数据（女性1083/10万人·年，男性235/10万人·年）相当。女性的发病率在40岁前维持较低水平，40~65岁随年龄增高呈现快速增长，65岁以后维持稳定；男性则持续在较低水平，至80岁以后才有明显升高。

但也有部分研究显示绝经后女性的前臂远端骨折率仍然呈现随年龄增长而升高的特征，例如英国另一项1991年的调查数据显示，35岁以上人群年龄调整后的前臂远端骨折年发病率为男性90/10万人·年，女性368/10万人·年，男女比例约为4.1：1。女性在绝经后前臂远端骨折率随年龄的增长逐渐升高，而男性前臂远端骨折患病率则在各个年龄段较为平均，85岁以上才出现明显的升高。丹麦2010年的流行病学调查，得出的50岁以上男性前臂远端骨折率为278/10万人·年，在各年龄段患病率变化不大；而 50 岁以上女性的前臂远端骨折率为 1110/10 万人·年，在 50 岁以后随年龄的增长发病率呈显著上升趋势。在 50 岁以前男女发病率相当，而 50 岁以上女性发病率约为男性的 4 倍。

亚洲地区前臂远端骨折的流行病学资料尚较缺乏，挪威奥斯陆研究中包含 3% 的亚裔移民，其年龄调整的 50 岁以上前臂远端骨折发病率在男性和女性分别为 170/10 万人·年和 847/10 万人·年，相较于挪威本土居民相对危险度为 0.72。

（夏维波　漆　璇）

参 考 文 献

［1］ Åkesson K，Marsh D，Mitchell PJ，et al. Capture the Fracture：a Best Practice Framework and global campaign to break the fragility fracture cycle. Osteoporos Int，2013，24（8）：2135-2152.

［2］ Rockville（MD）. Bone Health and Osteoporosis：A Report of the surgeon general. Office of the Surgeon General US，2004.

［3］ Richards JB，Leslie WD，Joseph L，et al. Changes to osteoporosis prevalence according to method of risk assessment. J Bone & Mine Res，2007，22（2）：228-234.

［4］ Piscitelli P，Brandi M，Cawston H，et al. Epidemiological burden of postmenopausal osteoporosis in Italy from 2010 to 2020：estimations from a disease model. Calcif tissue Int，2014，95（5）：419-427.

［5］ Häussler B，Gothe H，Göl D，et al. Epidemiology，treatment and costs of osteoporosis in Germany-the BoneEVA Study. Osteoporos Int，2007，18（1）：77-84.

［6］ Baccaro LF，Conde DM，Costapaiva L，et al. The epidemiology and management of postmenopausal osteoporosis：a viewpoint from Brazil. Clinical Interventions in Aging，2015，10（default）：583-591.

［7］ Mithal Ambrish. The Asiaccacific Regional Audit-pidemiology，Costs，and burden of osteoporosis in India 2013：A Report of International Osteoporosis Foundation. Indian J Endocrinol Metab，2014，18（4）：449-454.

［8］ Iki M.［Epidemiology of bone and joint disease-the present and future-. Epidemiology of osteoporosis and osteoporotic fracture in Japan. Clin Calcium，2014，24（5）：657-664.

［9］ 李宁华，朱汉民，区品中，等. 中国部分地区中老年人群原发性骨质疏松症患病率研究. 中华骨科杂志，2001，21（5）：275-278.

［10］ Johnell O，Kanis JA. An estimate of the worldwide prevalence and disability associated with osteoporotic fractures. Osteoporo Int. 2006，17（12）：1726-1733.

［11］ Burge R，Dawson-Hughes B，Solomon DH，et al. Incidence and Economic Burden of Osteoporosis-Related Fractures in the United States，2005-2025. J of Bone & Mine Rese，2007，22（3）：465-475.

［12］ Hopkins RB，Burke N，Keyserlingk C V，et al. The current economic burden of illness of osteoporosis in Canada. Osteoporos Int，2016，27：1-10.

［13］ Hernlund E，Svedbom A，Ivergård M，et al. Osteoporosis in the European Union：medical management，epidemiology and economic burden. Archives of Osteoporosis，2013，8（1~2）：251,258.

［14］ Gauthier A，Kanis JA，Jiang Y，et al. Burden of postmenopausal osteoporosis in Germany：estimations from a disease model. Arch of Osteoporosis，2012，7（1~2）：209-218.

［15］ Pinheiro MM，Ciconelli RM，Martini LA，et al. Clinical risk factors for osteoporotic fractures in Brazilian women and men：the Brazilian Osteoporosis Study（BRAZOS）. Osteoporos Int，2008，20（3）：399-408.

［16］ Sanders KM，Seeman E，Ugoni AM，et al. Age-and Gender-Specific Rate of Fractures in Australia：A Population-Based Study. Osteoporos Int，1999，10（3）：240-247.

［17］ Tsukutani Y，Hagino H，Ito Y，et al. Epidemiology of fragility fractures in Sakaiminato，Japan：incidence，secular trends，and prognosis. Osteoporos Int，2015，26（5）：1-7.

［18］ Sakuma M，Endo N，Oinuma T，et al. Incidence of osteoporotic fractures in Sado，Japan in 2010. J Bone Mineral Metabolism，2014，32（2）：200-205.

［19］ Si L，Winzenberg TM，Jiang Q，et al. Projection of osteoporosis-related fractures and costs in China：2010-2050. Osteoporosis International, 2015, 26 (7): 1929-1937.

[20] Ekman EF. The role of the orthopaedic surgeon in minimizing mortality and morbidity associated with fragility fractures. Journal of the American Academy of Orthopaedic Surgeons, 2010, 18 (18): 278-285.

[21] 中华医学会骨质疏松和骨矿盐疾病分会. 原发性骨质疏松症诊治指南（2011 年）. 中华骨质疏松和骨矿盐疾病杂志, 2011, 4 (1): 2-17.

[22] van Staa TP, Dennison EM, Leufkens HG, et al. Epidemiology of fractures in England and Wales. Bone, 2001, 29 (6): 517-522.

[23] Cooper C. Epidemiology of osteoporosis. Trends in Endocrinology & Metabolism Tem, 1992, 3 (6): 9-13.

[24] Johnell O, Kanis JA. An estimate of the worldwide prevalence, mortality and disability associated with hip fracture. Osteoporos Int, 2004, 15 (11): 897-902.

[25] Cooper C, Campion G, Iii DLJM. Hip fractures in the elderly: a world-wide projection. Osteoporos Int. Osteoporos Int, 1992, 2 (6): 285-289.

[26] Ettinger B, Black DM, Dawsonhughes B, et al. Updated fracture incidence rates for the US version of FRAX. Osteoporos Int, 2010, 21 (1): 25-33.

[27] Brauer CA, Coca-Perraillon M, Cutler DM, et al. Incidence and mortality of hip fractures in the United States. JAMA, 2009, 302 (14): 1573-1579.

[28] Wright NC, Saag KG, Curtis JR, et al. Recent trends in hip fracture rates by race/ethnicity among older US adults. J Bone & Miner Res, 2012, 27 (11): 2325-2332.

[29] Leslie WD, O'Donnell S, Lagacé C, et al. Population-based Canadian hip fracture rates with international comparisons. Osteoporos Int, 2010, 21 (21): 1317-1322.

[30] Jean S, O'Donnell S, Lagacé C, et al. Trends in hip fracture rates in Canada: An age-period-cohort analysis. J Bone & Miner Res, 2013, 28 (6): 1283-1289.

[31] van Staa TP, Dennison EM, Leufkens HG, et al. Epidemiology of fractures in England and Wales. Bone, 2001, 29 (6): 517-522.

[32] Abrahamsen B, Vestergaard P. Declining incidence of hip fractures and the extent of use of anti-osteoporotic therapy in Denmark 1997-2006. Osteoporos Int, 2010, 21 (3): 373-380.

[33] Zerbini CAF, Szejnfeld VL, Abergaria B H, et al. Incidence of hip fracture in Brazil and the development of a FRAX model. Archives of Osteoporosis, 2015, 10 (1): 1-7.

[34] Clark P, Lavielle P, Franco-Marina F, et al. Incidence rates and life-time risk of hip fractures in Mexicans over 50 years of age: a population-based study. Osteoporos Int, 2005, 16 (12): 2025-2030.

[35] Orces C H. Epidemiology of hip fractures in Ecuador. Revista panamericana de salud pública = Pan American journal of public health, 2009, 25 (5): 438-442.

[36] Rocha F ACD, Ribeiro AR. Low incidence of hip fractures in an equatorial area. Osteoporos Int, 2003, 14 (14): 496-499.

[37] Morosano M, Masoni A, Sánchez A. Incidence of hip fractures in the city of Rosario, Argentina. Osteoporos Int, 2005, 16 (11): 1339-1344.

[38] Stephens AS, Toson B, Close JCT. Current and future burden of incident hip fractures in New South Wales, Australia. Archives of Osteoporosis, 2014, 9 (1): 1-10.

[39] Maghraoui AE, Koumba BA, Jroundi I, et al. Epidemiology of hip fractures in 2002 in Rabat, Morocco. Osteoporos Int, 2005, 16 (6): 597-602.

[40] Hagino H, Katagiri H, Okano T, et al. Increasing incidence of hip fracture in Tottori Prefecture, Japan: trend from 1986 to 2001. Osteoporos Int, 2005, 16 (12): 1963-1968.

[41] Hagino H, Furukawa K, Fujiwara S, et al. Recent trends in the incidence and lifetime risk of hip fracture in Tottori, Japan. Osteoporos Int, 2009, 20 (4): 543-548.

[42] Rowe SM, Yoon TR, Ryang DH. An epidemiological study of hip fracture in Honam, Korea. International Orthopaedics, 1993, 17 (3): 139-143.

［43］ Rowe SM，Song EK，Kim JS，et al. Rising incidence of hip fracture in Gwangju City and Chonnam Province，Korea. Korean Med Sci，2005，20（4）：655-658.

［44］ Koh LKH，Saw SM，Lee JJM，et al. Hip fracture incidence rates in Singapore 1991~1998. Osteoporos Int，2001，12（4）：311-318.

［45］ Shao CJ，Hsieh YH，Tsai CH，et al. A nationwide seven-year trend of hip fractures in the elderly population of Taiwan. Bone，2009，44（1）：125-129.

［46］ Lau E，Cooper C，Fung H，et al. Hip fracture in Hong Kong over the last decade-a comparison with the UK. Journal of Public Health Medicine，1999，21（3）：249-250.

［47］ Lau EMC，Cooper C，Wickham C，et al. Hip fracture in Hong Kong and Britain. International Journal of Epidemiology，1990，19（4）：1119-1121.

［48］ Xu L，Lu A，Zhao X，et al. Very low rates of hip fracture in Beijing，People's Republic of China the Beijing Osteoporosis Project. Am J Epidemiol，1996，144（9）：901-907.

［49］ Xia WB，He SL，Xu L，et al. Rapidly increasing rates of hip fracture in Beijing，China. J Bone Miner Res，2012，27（1）：125-129.

［50］ Tian F，Zhang L，Zhao H，et al. An increase in the incidence of hip fractures in Tangshan，China. Osteoporos Int，2014，25（4）：1321-1325.

［51］ Wang J，Wang Y，Liu WD，et al. Hip fractures in Hefei，China：the Hefei osteoporosis project. J Bone & Miner Metabolism，2014，32（2）：206-214.

［52］ 中国健康促进基金会骨质疏松防治中国白皮书编委会. 骨质疏松症中国白皮书. 中华健康管理学杂志，2009，3（3）：148-154.

［53］ Iii DLJM，Lane AW，Cooper C，et al. Prevalence and incidence of vertebral deformities. Osteoporos Int，1993，3（3）：113-119.

［54］ Jackson SA，Tenenhouse A，Robertson L，et al. Vertebral fracture definition from population-based data：preliminary results from the Canadian Multicenter Osteoporosis Study（CaMos）. Osteoporos Int，2000，11（8）：680-687.

［55］ O'Neill TW，Felsenberg D，Varlow J，et al. The prevalence of vertebral deformity in European men and women：The European vertebral osteoporosis study. J Bone & Miner Res，1996，11（7）：1010-1018.

［56］ Cooper C，O'Neill T，Silman A. The epidemiology of vertebral fractures. European Vertebral Osteoporosis Study Group. Bone，1993，14（suppl 1）：S89-S97.

［57］ Herrera A，Mateo J，Gil-Albarova J，et al. Prevalence of osteoporotic vertebral fracture in Spanish women over age 45. Maturitas，2014，80（3）：288-295.

［58］ Clark P，Cons-Molina F，Deleze M，et al. The prevalence of radiographic vertebral fractures in Latin American countries：the Latin American Vertebral Osteoporosis Study（LAVOS）. Osteoporos Int，2009，20（2）：275-282.

［59］ Kwok AWL，Gong JS，Wang YXJ，et al. Prevalence and risk factors of radiographic vertebral fractures in elderly Chinese men and women：results of Mr. OS（Hong Kong）and Ms. OS（Hong Kong）studies. Osteoporos Int，2012，24（3）：877-885.

［60］ Lau EM，Chan HH，Woo J，et al. Normal ranges for vertebral height ratios and prevalence of vertebral fracture in Hong Kong Chinese：a comparison with American Caucasians. J Bone Miner Res，1996，11（9）：1364-1368.

［61］ Ling X，Cummings SR，Mingwei Q，et al. Vertebral fractures in Beijing，China：the Beijing Osteoporosis Project. J Bone Miner Res，2000，15（10）：2019-2025.

［62］ Cooper C，Atkinson EJ，Michaelo'Fallon W，et al. Incidence of clinically diagnosed vertebral fractures：A population-based study in Rochester，Minnesota，1985~1989. J Bone Miner Res，1992，7（2）：221-227.

［63］ Bow CH，Cheung E，Cheung CL，et al. Ethnic difference of clinical vertebral fracture risk. Osteoporosis international，2012，23（3）：879-885.

［64］ Felsenberg D，Silman AJ，Lunt M，et al. Incidence of vertebral fracture in Europe：results from the European Prospective Osteoporosis Study（EPOS）. J Bone Miner Res，2002，17：716-724.

［65］ Eastell R，Cedel SL，Wahner HW，et al. Classification of vertebral fractures. J Bone Miner Res，1991，6（3）：

207-215.

[66] Genant HK, Wu CY, van Kuijk C, et al. Vertebral fracture assessment using a semiquantitative technique. J Bone Miner Res, 1993, 8 (9): 1137-1148.

[67] Lofthus CM, Frihagen F, Meyer HE, et al. Epidemiology of distal forearm fractures in Oslo, Norway. Osteoporos Int, 2007, 19 (6): 781-786.

[68] O Neill TW, Cooper C, Finn JD, et al. Incidence of distal forearm fracture in British men and women. Osteoporos Int, 2001, 12 (7): 555-558.

第三章 骨质疏松症的发生机制

骨质疏松症是一种多因素疾病，其病理发生机制非常复杂。经过多年的研究，近年来对人类增龄相关的骨丢失模式和机制的理解已经有了相当的进展，但我们应该意识到任何病理机制的模式对于不同的个体而言，总可能有一套不同的机制在起作用，尽管这些机制中的每一种因素的相对贡献因人而异，但就大多数人而言，总有某些共同的机制介导衰老相关的骨丢失。显然，不论何种原因（如遗传因素等）导致未能获得理想的峰值骨量（peak bone mass，PBM）或患某些影响骨骼生长发育的疾病（如神经性厌食、使用糖皮质激素等）都可能导致骨量丢失和损害骨质量，从而增加骨折风险。成年后，女性还将面临绝经所致的骨损害和伴随发生的骨丢失；尽管男性没有类似女性的绝经状态，但他们有相对缓慢发生的性激素缺乏，这显然也将损害骨骼。此外，越来越多的证据显示骨代谢中增龄相关的变化类似于其他组织器官的增龄性变化，且这些变化加重独立于性激素缺乏的骨丢失。另外，人群中的不同个体在其生命历程中将不可避免地暴露于一些导致骨丢失的"继发因素"，如糖皮质激素的使用或患影响骨代谢的疾病（如甲状腺功能亢进症等），这将加重绝经或增龄相关的骨丢失。这些因素中的每一种都会加重骨丢失和增加骨折的风险。

绝经致雌激素水平的急剧下降无疑会导致骨丢失，促进骨质疏松症的发生。不过，雌激素缺乏和衰老的作用不可避免地会重叠，以致要区分他们在最终的骨丢失中各自的独立贡献显得非常困难。对此的认识经历了不同的阶段。

40 年前，M. Parfitt 总结别人的早期研究结果提出，始于绝经期的骨丢失期是短暂的，几年后，紧随其后的骨丢失持续终生。他提出这两个骨丢失期不仅在发生时间和骨丢失率上不同，而且在结构和力学效应，骨重建的异常、细胞缺陷和病理发生机制方面均有不同。第一期是由雌激素缺乏所致，其机制是增加破骨细胞骨吸收；第二期则是衰老的结果，机制为成骨细胞不能将破骨细胞产生的骨吸收腔填平。若干年后 L. Riggs 又提出了退化性骨质疏松的统一病理机制模式，按照他提出的理论，雌激素缺乏是绝经后女性绝经早期和后期骨丢失的主要原因，也是老年男性持续骨丢失的成因。到 2010 年，Manolagas 复习了其间出现的衰老对骨骼影响的证据，并提出这些证据提供了骨质疏松病理发生机制已从"雌激素中心说"向骨骼固有的增龄相关机制是主角的转变，而其他器官和组织的增龄相关变化会加重骨骼的变化。

通过搜索发表于 20 世纪中叶至今的题目中有"雌激素"或"衰老"和"骨质疏松症"的关键词的文章，发现这种对骨质疏松症病理发生机制认识的不同趋势始于 2002 年。这与 WHI 研究结果的发表不谋而合，这项研究结果显示在健康的绝经后女性联合使用雌激素和孕激素，其风险超过获益。这个观察提示：衰老在骨质疏松发病机制中的作用直到现在才得到重视，其次，制药业和药物流行的兴衰起落对研究方向有重要影响。

按照进化论观点，衰老是所有鸟类、哺乳类和脊椎及无脊椎类的共有特征，但在天然群体中，仅女人、虎鲸和短鳍领航鲸在绝经后存活较长时间。下面我们将复习哺乳类骨骼退化及其伴随疾病的主要原因确是"衰老"的证据，在亿万年的进化中保留下来的骨骼固有的增龄相关机制是骨质疏松症的元凶。

一、男女两性获得和丢失骨量的模式

（一）峰值骨量的获得

已经有相当的证据显示，个体生命后期的骨量在很大程度上取决于儿童期和青春发育期获得的峰值骨量（peak bone mass，PBM）。Cooper 等应用芬兰国家数据库进行了一项独特的研究，他将儿童出生和生长期的数据与后来发生髋部骨折的出院记录联系起来，共调查 7000 例男女病人，他们均于 1924～1933 年出生于赫尔辛基大学中心医院，观察指标为出生大小和儿童期 10 项身高、体重等数据。经年龄、性别调整后发现：儿童期低生长率（身高，$P = 0.006$；体重，$P = 0.01$）是晚年髋部骨折风险的主要决定因素。进一步分析显示在男童，7～15 岁身高和体重明显滞后者多发生晚年的髋部骨折；在女童，晚年发生骨折者有进行性体重不足和身高的延迟。青春期生长迸发期骨量增加显著加速，成年期峰值骨量的 25%～50% 是在此期间获得。理想的峰值骨量获得在预防成年后发生骨质疏松及其骨折至关重要，峰值骨量增加 10% 可降低髋部骨折风险 30%。有人用模拟骨重建过程的计算机模型预测峰值骨量、绝经年龄和增龄相关的骨丢失分别对骨质疏松发生的相对影响，并对上述三项指标的变化所导致的骨质疏松发病时间的推迟进行定量，结果显示：峰值骨量增加 10% 可使骨质疏松延迟发生约 13 年，而同样的绝经年龄和增龄相关的骨丢失率 10% 的变化预测可推迟骨质疏松的发生仅 2 年，提示峰值骨量是影响骨质疏松发生的单个最重要的因素。

遗传因素是峰值骨量和骨丢失的重要决定因素，根据孪生子的研究显示其对峰值骨量的贡献高达 80%。全基因组关联研究（genome-wide association stadies，GWAS）已经发现几个遗传变异体（genetic variants）调节骨量。他们是：低密度脂蛋白受体相关蛋白 5（LRP5）、硬骨抑素（SOST）、骨保护素（OPG），雌激素受体-1 和 RANK 通路的基因。迄今为止已有几十种骨质疏松易感基因被发现，但是，它们每一种对疾病易感性的贡献仅仅是少量的遗传变异，这可能是因为 GWAS 研究倾向于发现小效应的常见变异而非大效应的少见变异。进一步的研究工作正在进行中，以便确定能产生大效应的其他候选基因的少见多态性。不过，目前尚不足以知道影响临床决策的骨质疏松遗传学。

儿童期和青年期骨量增长还受其他因素的影响：激素状态，尤其是雌激素水平；环境因素如营养状态、运动和吸烟；现在已经知道，峰值骨量的调节可能在妊娠期就已经发生了，且受母体的营养状态、吸烟和运动水平的影响。

（二）骨丢失的模式

当前关于骨质疏松病理发生机制的知识大多来自鼠的实验证据。用鼠模型的好处在于简单且直截了当，可以在功能上探索基因的作用和测试某些细胞和分子机制的假说，此外，由于鼠的寿命相对较短，其用于探索其他哺乳类与衰老相关的机制时尤其有用。有实验证据表明性激素充足的鼠会随衰老发生骨量丢失和骨强度的下降，这些发现已用 μCT 检测得到证实，在 4～31 月龄的雌雄两性 C57BL6/J 鼠，其脊椎和股骨的骨密度随衰老进行性丢失，股骨干和腰椎的皮质骨厚度变薄，雌雄两性股骨远端和脊椎的小梁骨丢失也随衰老发生。在股骨的皮质内表面，雌性鼠与增龄相关的变化是破骨细胞数量增加，而壁宽度（wall width）则随增龄降低。但成骨细胞数量和骨形成率在年轻鼠与衰老鼠之间没有差别。鼠的与衰老相关的壁宽度的下降与人的壁宽度随衰老下降相符，这是老年骨质疏松症的组织学标志。与人类一样，在雌性 C57BL6/J 鼠，除了骨量随衰老下降外，发生在远近干骺端附近的皮质骨孔隙度呈进行性增加。不过，在雄性鼠皮质孔隙度并不受增龄的影响。与鼠的发现类似，用 HRpQCT 测定桡骨和胫骨发现绝经后女性比 50 岁以上男性有更高的孔隙度。在这个时段两性间皮质孔隙度的差别的原因尚不清楚，可能与男性有较高的雄激素水平有关，也可能与女性在遗传上对衰老相关的孔隙度增加比男性更敏感有关。

此外，在 6～11 月龄的老成年鼠股骨横截面上显示没有皮质内（intra-cortical）骨重建的证据，但经荧光标记显示有丰富的皮质内表面（endo-cortical）的骨重建，这是基于 BUM 的皮质内表面的骨重建，因为它可以通过用 OPG 阻断破骨细胞骨吸收而被阻断。与年轻鼠形成对照，21 月龄的衰老鼠显示广泛的皮质内的骨重建。

近年来，新的影像学技术和分析工具直接用于人的研究，正在为我们提供骨量获得和骨丢失及性激素尤其是雌激素对骨代谢的作用及增龄对男女两性骨丢失的作用的新见解。为了评估年龄和性别特异的全身多个骨骼部位的体积骨密度（vBMD）、骨骼大小、几何学和结构的变化，Riggs 等用 QCT 对按年龄、性别分层的群体（女性，373 例，男性，323 例）（年龄 20~97 岁）的中轴骨（腰椎和股骨颈）和外周骨（桡骨和胫骨远端）进行了测量，结果发现，年轻成年人，男性骨面积高于女性 35~42%，这与男性骨骼较大相符。有趣的是，男女两性的骨面积（尽管是评估的横截面）仍增加了约 15%，这与成年后仍在进行骨膜下成骨相关。令人多少有些意外的是，男女两性小梁骨 vBMD 在中年前即开始下降，并持续终生。而皮质骨 vBMD 则是在中年时开始下降（图 6-3-1）。

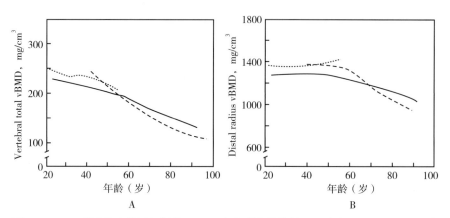

图 6-3-1　A. 明尼苏达州罗切斯特 20~97 岁人群的椎体体积骨密度（vBMD）的均值随年龄的变化；B. 同一队列桡骨远端的皮质骨体积骨密度（vBMD）的均值随年龄的变化

注：两图中，虚线表示绝经前女性；短划线表示绝经后女性；实线表示男性。所有随增龄的变化均有显著意义（$P<0.05$）

在中轴骨 20~90 岁 vBMD 的平均降幅女性（-55）高于男性（-46），但在外周骨降幅类似（-24 vs -26）。随着增龄，皮质骨面积稍有下降，皮质骨因骨膜下成骨和皮质骨内表面的骨重建而向外扩大。皮质骨 vBMD 随增龄的下降女性（-25%）高于男性（-18%），这与女性绝经引起的骨重建和骨孔隙度增加相符。这些横断面研究数据后来得到纵向研究的数据的证实，证明全身多个骨骼部位大量的小梁骨丢失发生在 20~30 岁，即发生在女性绝经前和男性发生显著性激素缺乏之前。总的来说，这些发现表明增龄相关的骨变化是复杂的，有些有利于骨强度，如骨膜下沉积（periosteal apposition）使骨骼向外生长，直径增大；而另一些则是有害的，如增加的皮质内表面骨吸收，皮质孔隙度增加和小梁骨及皮质的 vBMD 的显著下降。

近年来，高分辨周围骨 QCT（HRpQCT）用于测量桡骨和胫骨远端也提供了小梁骨和皮质骨的微结构随衰老变化的新信息。这项技术应用 89μm 大小的像素，基本上可获得这些部位"在体（in vivo）骨活检"。尽管该方法的局限性在于为了获得高分辨而需要较大的辐射剂量，因此，不能用于中轴骨扫描，但重要的是，在尸体骨上用这种方法检测的微结构参数甚至与高分辨 μCT 有极好的相关性（$r>0.95$）。而高分辨 μCT 通常被认为是一种"金标准"技术。在一项基于群体的横断面研究中，纳入调查的女性 324 例，男性 278 例（21~97 岁），应用 HRpCT 测量腕部，结果发现相对于年轻女性（20~29 岁），年轻男性有更大的小梁骨体积（BV/TV 26%）和小梁骨厚度（TbTh 28%）；但小梁骨数量（TbN）和小梁骨分离度（TbSp）在两性则是类似的。20~90 岁，BV/TV 的横截面积下降在两性是类似的（-27 vs -26）。然而，女性 TbN 显著下降（-13%），TbSp 增加（+24%），男性这些参数几乎没有净变化。不过，TbTh 的下降程度男性明显高于女性（-24% vs -18%）。这些基于群体的结构数据显示，尽管小梁骨 BV/TV 随衰老的下降在两性是类似的，但这种下降的结构基础在两性间却是完全不同的。随着增龄，女性经历骨小梁的丢失伴随骨小梁分离度（TbSp）的增加；而男性则从年轻时较厚的骨小梁经历其变薄，并无 TbN 或 TbSp 的净变化。这些变化会带来重要的生物力学后果，因为 TbN 的下降对骨强度的影响远大于 TbTh 的下降。这些发现有助于解释为何男性有低得多的终身骨折风险，特别是他们几乎可免于增龄相关的前臂骨折风险的增加。

总之，成年人骨量的大部分是在儿童期尤其是青春期生长迸发期获得。近期应用 QCT 获得的数据显示小梁骨似乎在成年早期"达峰"（尽管在不同部位获得峰值骨量的时间可能不尽相同），随后，两性小梁骨的下降早在 20~30 岁就明显发生了，尽管这种下降在女性绝经期会明显加速。相反，两性的皮质骨直到女性绝经和男性更晚些时候都保持相对稳定，随后皮质骨也下降。从微结构水平看，女性骨丢失主要通过小梁骨数量的减少（即骨小梁完全丢失），而男性则主要经历骨小梁的变薄。前者会大大损害结构稳定性，这至少可部分解释女性比男性有更高的终身骨折风险。

二、雌激素缺乏对骨骼影响的细胞和分子机制

雌激素和雄激素均可降低骨重建率，而雌激素或雄激素缺乏则可加速这一过程。细胞和生物化学研究发现这两种激素的抗骨重建效应缘于其能抑制破骨细胞的产出率并缩短其寿命。雌激素受体 α 和雄激素受体条件敲除模型已经提供了重要的性激素作用细胞靶的新视野。这项研究已经产生了两项重要而意外的发现。首先，雌雄激素对小梁骨的作用系由不同的细胞介导的。在雌性，雌激素阻止小梁骨丢失是通过直接抑制破骨细胞的作用；而在雄性，雄激素阻止小梁骨丢失则是通过作用于成熟的成骨细胞或骨细胞。其次，令人惊讶的是，在雌雄两性，雌激素单独阻止皮质骨吸收是通过作用于骨祖细胞，当然，在男性，产生这一效应的雌激素是来自雄激素的芳香化。

最近，有研究开始用从细胞靶向剔除鼠分离的 ERα 缺失细胞，以确定不同骨区域（bone envelopes）上 ERα 信号的靶基因。该方法建立一个先验或推论（a priori），即推定的靶基因是：①体内功能上已验证的细胞表达的；②在整体动物上与骨量调节相关的。这些结果提示，在雌激素缺乏状态下，增加破骨细胞的钙结合蛋白 S100A8 的表达有助于增加小梁骨的吸收，而骨祖细胞上趋化因子 SDF1 和金属蛋白酶 MMP13 表达的增加可增加皮质骨的吸收。

除了核启动作用外，雌激素可与其位于核外的同源受体亚型结合，这些受体亚型或存在于细胞膜、胞质或线粒体，当与细胞膜上的受体结合后会启动信号转导级联反应，活化胞质激酶、磷酸化底物蛋白和转录因子，从而调节基因转录。近二十多年来，已经有研究显示，合成的配基可选择性地活化 ERα 的非核启动效应，但却没有受体的核启动作用。这至少可部分复制雌激素对骨骼的有益作用而不影响生殖器官如子宫和乳腺。

迄今为止，两种类型的药物已经提供了非基因组通路选择性原理的证据。第一种是细胞膜不通透的共轭雌激素，在其分子中，E2 通过一种对水解作用稳定的连接被附着到一个惰性有正电荷且不能降解的多胺大分子上；第二种最近被称为通路优先雌激素（pathway preferential estrogen，PaPe）。这些新型雌激素来自对雌激素配基的结构改造过程，旨在保留其基本的化学物理特征，但又大大降低其对 ERα 的结合亲和力。PaPes 不能刺激生殖和乳腺组织或乳腺癌细胞，但可激发代谢组织以减轻体重和避免脂肪的堆积，同时也可作用于血管加速内皮损伤的修复。后一类对骨骼的作用尚未确定。

绝经时，雌激素缺乏和衰老的作用不可避免地会重叠，这使得各自对以后的累积骨丢失的贡献难以分开。此外，仍不清楚由衰老和雌激素缺乏导致的分子和细胞的变化是否在机制上相互作用。与人不同，鼠并不经历绝经，但是通过性腺切除造成的雌激素缺乏对皮质骨和小梁骨的影响仍是一种可靠的模型。为了分析雌激素缺乏对哺乳类骨骼退化的影响，近期一项研究分别对 4 月龄或 18 月龄的 C57BL/6J 鼠行去卵巢手术，在两个月龄组去卵巢术后 6 周，均观察到子宫重量的下降和体重的增加。至少直到 19.5 月龄仍保持雌激素充足状态（对照组），尽管如此，在 5.5~19.5 月龄的雌激素充足鼠，仍可见股骨皮质厚度和脊椎小梁骨体积下降，皮质孔隙度增加。这一发现清楚地显示衰老对骨的影响是独立于性激素状态的。年轻鼠去卵巢导致股骨皮质厚度和脊椎小梁骨体积下降，虽然，老年鼠卵巢功能的丧失并

不影响股骨皮质厚度，但仍导致脊椎小梁骨体积的下降。年轻鼠或老年鼠去卵巢后均未见对皮质孔隙度的明显影响。这些结果表明衰老对骨骼的影响在鼠是独立于雌激素状态的。

三、衰老对骨骼影响的细胞和分子机制

在 2013 年发表的里程碑式的文章中，由衰老生物学领域的权威机构提出了九大机制作为大多数衰老组织的标志：线粒体功能障碍、细胞老化、干细胞耗竭、细胞间通讯改变、基因组失稳、端粒消减、表观遗传学改变、蛋白质稳态丧失和营养传感失控。将这些机制定义为衰老标志的标准是它们都能在正常衰老时表现出来，而将其实验性恶化时会加剧衰老，相反，当其实验性改善时会延迟衰老。它们的共同特征是对生理完整性的明确的副效应（尽管在低水平时会发挥有益作用，但在高水平时则表现为有害），并随衰老同时发生。

近期，骨骼研究领域的进展也已经强烈地提示，衰老的几个标志性机制也表现在衰老骨骼上，且的确是骨骼衰老的元凶。M. Parfitt 和 Manolagas 于 8 年前已经进行了论述，即与衰老对骨骼影响密切相关的细胞一定是长命的。在人类，破骨细胞仅存活数天或数周，成骨细胞也仅存活数月。骨中的长命细胞是产生成骨细胞或破骨细胞的干细胞，骨膜细胞（目前对其所知甚少）和由终末分化的成骨细胞组成的衬里细胞-骨细胞合胞体（lining cell-osteocyte syncytium），它们是骨常驻细胞。实验证据表明，获得峰值骨量后不久骨丢失即进行性发生，尽管此时尚处于性激素充足期，提示骨丢失是独立于性激素水平的，也表明增龄是骨质疏松症发病机制中的重要因素。尽管在 50 岁以后骨丢失会加速，但事实上，衰老代表一些机制逐渐或突然紊乱，可发生于一生中不同时期。在众多影响原发性骨质疏松症发生的因素中，氧化应激、凋亡机制和自噬是最重要的。此外，这些机制的紊乱还增加衰老个体对发生继发性骨质疏松症的易感性。

（一）氧自由基和氧化应激

氧化应激是与骨质疏松症发生有关的衰老相关机制。在人的一生中，正常细胞内代谢（作为副产物）会产生活性氧（ROS），如氧自由基（O_2^-）、羟基自由基（HO^-）和过氧化氢（H_2O_2）。当过量的活性氧堆积时，氧化应激发生。而活性氧的堆积发生在 ROS 清除酶水平［如超氧化物歧化酶（SOD）、谷胱甘肽过氧化物酶（GPx）、谷胱甘肽（GSH）和过氧化氢酶（CAT）］降低时；膜相关 NADPH 氧化酶（NOX）活性增加时；也可以是线粒体呼吸链溢出的后果。随后，氧化应激可以损害大分子如细胞膜上的脂质，胞核和线粒体的 DNA 和转录因子，增加的氧化应激水平和氧化损伤的堆积伴随衰老本身和衰老相关疾病。在氧化损伤导致的早衰鼠模型中，有骨质疏松样的表型，这支持氧化应激对骨的有害作用。此外，在 SOD［Cu-Zn］（Sod1-/-）缺失鼠较野生型鼠骨密度降低，有更高的氧化应激水平及成骨细胞和破骨细胞数量的减少。

转录因子叉头框 O（FoxO）家族是对抗氧化应激和维持骨稳态所必需的。ROS 的堆积导致 FoxO 转录因子在胞核的储留，从而激活与 DNA 修复相关的靶基因（Gadd45）的转录，ROS 的解毒（Sod2、Cat）、细胞周期停滞（CyclinG2、Cdkn1a、Cdkn1b）和凋亡（Faslg、Bin1）。Foxo1、Foxo3 和 Foxo4 联合缺失鼠显示骨的氧化应激水平明显升高，小梁骨和皮质骨丢失，骨丢失系缘于成骨细胞数量减少所致的骨形成下降。此外，β-catenin 是 FoxO 转录因子必需的辅助激活因子，这就意味着在 FoxO 转录因子与 β-catenin 信号通路（一个骨稳态至关重要的通路）间存在对话机制。氧化应激随衰老增加，在衰老个体 FoxO 扣留越来越多的 β-catenin，从而大大消耗了 β-catenin 信号通路的活性。因此，这个机制可能有助于与衰老有关的骨形成下降和骨量丢失。

p53-p66shc 信号通路是一种细胞内氧化还原状态的重要调节子，关乎衰老相关的骨骼退化，p53 通过增加 p66shc 蛋白的丰度而提高 ROS 水平。这一观察在 p66shc（p66shc-/-）敲除鼠模型中得到证实。在这种鼠模型中显示氧化应激水平普遍下降伴随骨 ROS 水平的下降，与野生型鼠相比骨量更高；且与他们同窝野生型鼠相比，p66shc-/-鼠寿命增加 30%。这更加强化了这个观点，即氧化应激与衰老密切相

关，此外，p53 活性升高鼠显示早衰并发生骨质疏松症。而 p53 缺失鼠由于成骨细胞数量增加和骨形成率增加显示高骨量的表型。

（二）凋亡

凋亡是与生物体发育各个阶段都有关的，也是清除功能不良或发生癌变的细胞的基本机制。不过，衰老对凋亡的调节有不利的影响。通过它可促进骨质疏松症的发生。衰老对骨骼的不利影响主要与骨细胞（骨组织中最丰富且最长命的细胞）的死亡有关。由即将死亡的骨细胞产生大量的 RANKL，从而大大地增加老年个体骨骼的脆性，不过，在鼠的骨细胞和成骨细胞靶向删除 Bax 和 Bak1（编码 Bcl-2 蛋白家族的两个促凋亡成员）会导致这两种细胞类型的凋亡抑制。骨细胞凋亡的抑制导致小梁骨骨量增加，由于短命的成骨细胞的寿命延长，相反，成骨细胞凋亡的抑制导致增加局部的骨吸收，增加 RANKL 的表达，增加骨皮质的孔隙度，且孔洞中有大量的破骨细胞。此表型被认为是衰老对皮质中长命的骨细胞促凋亡效应的夸大所致。来自同一组的另一项研究证实了衰老对骨细胞凋亡的影响。相反，性激素对骨细胞有抗凋亡的作用，因此，绝经后雌激素缺乏会增加骨细胞凋亡，事实上，在雌激素丧失的去卵巢鼠模型中，骨细胞凋亡显著增加。

伴随骨细胞凋亡的一个现象是骨细胞陷窝的微硬化（micropetrosis）或过度矿化，骨细胞凋亡伴随陷窝周围骨的过度矿化，最终骨小管（canaliculae）被矿化结缔组织所充填，衰老骨显示过度矿化而闭锁的骨陷窝增加，骨质疏松症病人过度矿化骨陷窝比例显著增加。总之，骨细胞凋亡和微硬化增加会减少骨小管液的流动性，有损于骨细胞发现骨微损伤（microdamage）的能力，对维持骨骼的完整性产生不利影响。因此，陷窝的过度矿化会增加骨的脆性。

由于衰老引起的氧化应激水平的升高，成骨细胞同样经历凋亡。在 p66shc-/- 鼠的研究显示，p66shc 氧化还原反应蛋白是将成骨细胞的氧化信号转变成成骨细胞凋亡所需要的。这些鼠有骨中 ROS 水平下降和高骨量表型。在 Foxo1、Foxo3 和 Foxo4 同时缺失鼠模型中，骨丢失是缘于成骨细胞凋亡导致的骨形成下降和成骨细胞数量的减少。因此，p66shc 调节凋亡的可能机制是这些 FOXO 转录因子的抑制。

（三）自噬

近十年来，对自噬（macroautophagy）的认识有了长足的进步，这是在进化过程中保留下来的一种机制，可使受损的细胞器和错误折叠蛋白循环利用，以延长细胞的寿命，它是对细胞饥饿的一种主要适应性反应和对蛋白质/细胞器的基本质控。自噬效率随衰老下降是蛋白质内稳态丧失的主要组分，是衰老的标志性机制之一。Charles O'Brien 的工作显示，通过条件性删除 Dmp1 表达细胞的 *ATG7* 基因削弱骨细胞自噬功能，几乎包罗了 6 月龄衰老鼠的大部分衰老效应，包括皮质骨孔隙度增加。自噬不仅在维持细胞的功能而且在对环境或内源性压力源（如低氧或增加的氧化应激）的反应方面都是一种重要机制。一项全基因组关联研究（GWAS）认定自噬相关基因的变异与骨密度（BMD）之间的关联，随衰老发生的自噬效率下降会扰乱骨稳态。在核糖体蛋白 S6 激酶 β1（S6K1，由 Rps6kb1 编码）删除鼠获得了自噬在骨质疏松症发生中的作用的证据。S6K1 缺失的雌鼠免于衰老相关的骨丢失。尽管寿命仅增加了20%。这种核糖体蛋白限制了在营养剥夺情况下自噬的过度活化，提示 Rps6kb1-/- 鼠与野生型鼠比较更不易发生衰老相关的自噬能力下降。此外，在鼠靶向删除成骨细胞、破骨细胞和骨细胞的其他自噬相关基因（Atg7、Atg5 和 Rb1cc1）的观察进一步支持了这一观点，即这 3 种细胞的自噬功能对维持骨稳态是必需的。

四、生活方式因素

人的生活方式对骨质疏松症发病风险的影响不应被低估，并且与衰老或绝经不同，它在很大程度上是可以干预的。个人的饮食构成、运动方式和频次和吸烟饮酒等对骨质疏松症及其骨折的发生有相当的影响。有些内源性营养素仍需从营养补充或环境中获得，如维生素 D 和钙。同甲状旁腺激素（PTH）一道，维生素 D 是调节钙磷水平的内源性稳态机制的一部分，是维持骨组织矿化和骨强度的重要决定因素。当钙磷和维生素 D 补充不足时，会损害骨形成和矿化，增加骨吸收。在这些营养素摄入不足的个体，骨量和骨强度下降，骨折风险增加。此外，这些营养素缺乏会减少肌肉量和肌强度、平衡能力下降，增加跌倒和骨折风险。因此，充足的钙和维生素 D 摄入及有效的日照应向有骨质疏松症风险的病人强烈推荐。正如前面所述，与衰老相关的氧化应激增加对骨稳态是有害的，而饮食中的水果和植物化学物质（phytochemicals）有助于防御过高的 ROS 水平。一些研究表明常吃水果有利于骨骼健康，研究显示西红柿、李子、柑橘类、草莓、葡萄和苹果中的抗氧化剂特别有益于人的骨骼健康。除了抗氧化作用外，饮食蛋白也影响骨骼健康，饮食蛋白对骨量的影响可以是有利的，也可能是有害的，取决于几个因素如蛋白质的量、来源、伴随钙的摄入和饮食的酸碱平衡。总的来说，只要钙的摄入充足，高蛋白饮食比低蛋白饮食有更高的骨量和较低的骨折风险。大量摄入肉、蛋、鱼和谷类对酸碱平衡有负面影响（增加酸的负荷），而大量食用水果和蔬菜有潜在的正效应（增加碱负荷）。除了对氧化还原平衡有正效应外，增加水果和蔬菜的摄入产生的一种代谢性碱中毒状态有利于骨形成和钙平衡，预防骨丢失，减少骨质疏松性骨折的风险。

近十年来，运动在预防和减轻骨质疏松症方面的作用性已越发重要，运动可降低氧化应激水平，运动产生的应力和对全身运动系统形成的负荷，骨细胞形成的广泛而紧密的通信网络能够感知运动时产生的力学应变，骨细胞通过向骨表面的细胞发送特异的信号的方式对这些刺激作出反应，从而启动骨重建。骨细胞对应力做出反应，减少骨硬化素的分泌，骨硬化素由 SOST 基因编码，是 Wnt-β-catenin 信号的细胞外抑制子。当 Wnt 配基与由 LRP5-LRP6（低密度脂蛋白相关蛋白 5 和 6）共受体和卷曲蛋白受体形成的受体复合物结合时，Wnt 信号通路被活化，Wnt 配基激活这条通路导致 β-catenin 的稳定，激活涉及骨生成的几个靶基因转录。作为对力学载荷的反应，骨细胞减少骨硬化素分泌，导致 Wnt-β-catenin 信号通路激活，骨形成的增加和骨密度及骨强度的改善。LRP5 的各种基因突变可导致具有不同表型的单基因骨病，或表现骨量减少或表现骨量增加。已有多项试验证实 Wnt 信号通路是调节成骨细胞增殖、分化和功能的最重要的通路之一。这条通路是骨形成的重要调节子，也是骨质疏松症治疗的重要靶点。

酒精对骨代谢的影响取决于摄入量，长期过量饮酒伴有骨密度下降，增加骨折风险，这是酒精对骨代谢的直接和间接作用的结果。此外，过量的酒精摄入可通过不同的机制抑制骨形成，增加骨吸收。也有证据显示适量饮酒对骨骼健康有益。已有一些研究比较了吸烟和不吸烟对骨的影响，结果显示，吸烟与多个骨骼部位剂量依赖的骨密度下降存在关联，但这种骨丢失的机制尚不清楚，主要是因为吸烟影响多种组织和调节通路，故表现在骨骼上的效应可能是多种直接和间接作用的综合结果。尽管如此，对有骨质疏松症风险的个体应强烈推荐其戒烟，因为吸烟对骨骼的有害作用至少部分是可逆的。

五、遗传因素

表观遗传学系指可归因于除 DNA 序列变化外的某些机制稳定的、可遗传的表型或基因表达的变化。这些机制依赖于环境与基因组之间的相互作用，已经有三种表观遗传学机制被描述：组蛋白修饰、微小RNA（microRNA）介导的转录抑制和 DNA 甲基化。表观遗传学在骨稳态和骨质疏松症发病风险方面的作用尚需深入研究，就目前的研究证据提示，破骨细胞和成骨细胞的分化和活性均可能受这三种表观遗传学机制调控。

这三种机制中，或许组蛋白修饰最为复杂，组蛋白修饰是动态的，受一些酶调控，他们或者诱导某些特异性修饰，或者逆转这些修饰。例如，NDA 依赖的蛋白去乙酰化酶-1（由 SIRT1 编码）是一种组蛋白去乙酰化转移酶，它通过使 SOST 启动子去乙酰化调节骨重建，借以抑制骨硬化素的表达。骨硬化素的表达受抑制导致 Wnt-β-catenin 信号活性和骨形成增加，除了去乙酰化酶-1（sirtuin-1），还有几种其他酶通过调节成骨细胞和破骨细胞的分化影响骨重建。微小 RNA 是非编码的 RNA 小分子，被包含在 RNA诱导的沉默复合物（RNA-induce silencing complex，RISC）中，在此它可与一种目标 mRNA 结合。RISC是一种多蛋白复合物，一旦一种微小 RNA 与其互补 mRNA 结合，这种多蛋白复合物被激活，继而导致目标 mRNA 的转录抑制或被降解。大多数微小 RNA 可几个 mRNA 结合，同样，大多数 mRNA 也可成为几个微小 RNA 的结合目标。已有报道，许多微小 RNA 调节成骨细胞和破骨细胞的分化，与骨质疏松症的发病相关。

第三种表观遗传学机制是 DNA 的甲基化，它是定位于 5′-鸟嘌呤核苷残基（CpG）的胞嘧啶残基的一种可逆的修饰。DNA 甲基化通过抑制或促进蛋白与 DNA 的结合，从而抑制基因表达。有研究显示骨重建的某些调节子的表达受 DNA 甲基化的调控。例如，SOST 主要表达于骨细胞，研究显示，在成骨细胞分化为骨细胞的过程中伴随着 SOST 启动子的甲基化减少，从而促进骨细胞特异的骨硬化素的表达。RANK-RANKL-OPG 通路是骨重建的另一重要调节子。RANKL 和 OPG 均表达于成骨细胞，RANKL/OPG 比至少部分是受 RANKL 的 CpG 岛的下游和 OPG 的 CpG 岛的上游的甲基化状态调控。显然，DNA 甲基化是骨稳态的一种重要的辅助调节因子。不过，还需要更多深入的研究以阐明 DNA 甲基化对这个过程的影响。

六、对骨质疏松症防治的启示

近几十年对骨质疏松症发病机制的研究进展为其防治指明了方向。一些通路的发现提供很高的潜在治疗价值。就抑制骨吸收通路，抗-RANKL 抗体（denosumab）通过抑制骨吸收产生了很好的疗效；组织蛋白酶 K 抑制剂（odanacatib）已完成Ⅲ期临床试验，在增加骨密度和降低骨折风险的疗效方面表现很好，但因安全性方面的问题而未获批准；硬骨抑素（sclerostin）抗体（romososumab）已经过临床试验，表明抗骨质疏松症的疗效很好；甲状旁腺激素相关蛋白（PTHrP）类似物（abloparatide）已完成临床试验，获美国 FDA 批准上市。近年的研究表明，哺乳类骨骼的退化和伴随的骨退行性病变，包括骨质疏松性骨折的首要病因是衰老。骨固有机制如线粒体功能障碍、氧化应激、自噬能力下降、DNA 损伤、骨祖细胞和骨细胞衰老、SASP 和脂质过氧化均可能是元凶。骨外机制如其他器官和组织（如卵巢）和先天免疫系统的增龄相关变化则有助力作用。衰老的作用是独立于雌激素缺乏且在机制上是完全不同的，在人体这两种机制各自影响骨脆性的程度仍待确定。尽管如此，鉴于两性的进行性骨丢失均发生在其性激素变化前很长时间和进化保守的衰老机制的证据是无法改变的，绝经后骨质疏松症这个诊断需要重新评价。几类靶向衰老相关机制的新药有同时治疗一种以上衰老相关疾病（包括骨质疏松症）的潜能，非常令人兴奋的是这些靶向衰老机制的药物正在研发，如 mTOR 通路抑制剂、烟酰胺腺嘌呤二核苷酸前体和组蛋白去乙酰化酶激活剂等都显示了良好的前景，它们针对衰老，不仅对骨骼衰老也对其他组织器官的衰老。总之，随着对骨质疏松症发病机制的认识不断深化，尤其是对衰老细胞和分子机制的研究进展，将为骨质疏松症的防治提供更多的方向和药物开发的靶点，使防治更趋完善。由此看来，骨骼退化并非不可避免，的确有可能通过靶向衰老机制而得以延缓或预防。

（金小岚）

参 考 文 献

［1］ Riggs BL，Khosla S，Melton LJ. Sex steroids and the construction and conservation of the adult skeleton. Endocr Rev，2002，23：279-302.

［2］ Khosla S，Melton LJ，Riggs BL. Estrogen and the male skeleton. J Clin Endocrinol Metab，2002，87：1443-1450.

［3］ Parfitt AM. The two-stage concept of bone loss revisited. Triangle，1992，31：99-110.

［4］ Parfitt，AM. Bone effects of space flight：analysis by quantum concept of bone remodelling. Acta Astronaut，1981，8（9-10）：1083-1090.

［5］ Riggs BL，Khosla S，Melton LJ. Ⅲ. A unitary model for involutional osteoporosis：estrogen deficiency causes both type Ⅰ and type Ⅱ osteoporosis in postmenopausal women and contributes to bone loss in aging men. J Bone Miner Res，1998，13：763-776.

［6］ Manolagas SC. From estrogen-centric to aging and oxidative stress: a revised perspective of the pathogenesis of osteoporosis. Endocrine Reviews, 2010, 31 (3): 266-300.

［7］ Rossouw JE, Anderson GL, Prentice RL, et al. Risks and benefits of estrogen plus progestin in healthy postmenopausal women: principal results From the Women's Health Initiative randomized controlled trial. JAMA, 2002, 288 (3): 321-333.

［8］ Ricklefs RE. Insights from comparative analyses of aging in birds and mammals. Aging Cell, 2010, 9 (2): 273-284.

［9］ Nussey DH, Froy H, Lemaitre JF, et al. Senescence in natural populations of animals: widespread evidence and its implications for bio-gerontology. Ageing Res Rev, 2013, 12 (1): 214-225.

［10］ Cooper C, Eriksson JG, Forsen T, et al. Maternal height, childhood growth and risk of hip fracture in later life: a longitudinal study. Osteoporos Int, 2001, 12: 623-629.

［11］ Bailey DA, McKay HA, Mirwald RL, et al. A six-year longitudinal study of the relationship of physical activity to bone mineral accrual in growing children: the University of Saskatchewan bone mineral accrual study. J Bone Miner Res, 1999, 14: 1672-1679.

［12］ Bailey DA, Martin AD, McKay HA, et al. Calcium accretion in girls and boys during puberty: a longitudinal analysis. J Bone Miner Res, 2000, 15: 2245-2250.

［13］ CJ Hernandez, GS Beaupre', DR Carter. A theoretical analysis of the relative influences of peak BMD, age-related bone loss and menopause on the development of osteoporosis. Osteoporos Int, 2003, 14: 843-847.

［14］ Styrkarsdottir U, Halldorsson BV, Gretarsdottir S, et al. New sequence variants associated with bone mineral density. Nat Genet, 2009, 41: 15e17.

［15］ Ralston SH, Uitterlinden AG. Genetics of osteoporosis. Endocr Rev, 2010, 31: 629e62.

［16］ Richards JB, Kavvoura FK, Rivadeneira F, et al. Collaborative meta-analysis: associations of 150 candidate Genes with osteoporosis and osteoporotic fracture. Ann Intern Med, 2009, 151: 528e37.

［17］ Bonjour JP, Theintz G, Law F, et al. Peak bone mass. Osteoporos Int, 1994, 4: 7e13.

［18］ Bonjour JP, Chevalley T, Ferrari S, et al. The importance and relevance of peak bone mass in the prevalence of osteoporosis. Salud Publica Mex, 2009, 51: S5e13.

［19］ Winsloe C, Earl S, Dennison EM, et al. Early life factors in pathogenesis of osteoporosis. Curr Osteoporos Rep, 2009, 7: 140e4.

［20］ Halloran BP, Ferguson VL, Simske SJ, et al. Changes in bone structure and mass with advancing age in the male C57BL/6J mouse. J Bone Miner Res, 2002, 17 (6): 1044-1050.

［21］ Glatt V, Canalis E, Seadmeyer L, et al. Age-related changes in trabecular architecture differ in female and male C57BL/6J mice. J Bone Miner Res, 2007, 22 (8): 1197-1207.

［22］ Almeida M, Han L, Martin-Millan M, et al. Skeletal involution by age-associated oxidative stress and its acceleration by loss of sex steroids. J Biol. Chem, 2007, 282 (37): 27285-27297.

［23］ Piemontese M, Maria Almeida, Alexander G, et al. Old age causes de novo intracortical bone remodeling and porosity in mice. JCI Insight, 2017, 2 (17): e93771.

［24］ Parfitt AM, Villanueva AR, Foldes J, et al. Relations between histologic indices of bone formation: implications for the pathogenesis of spinal osteoporosis. J Bone Miner. Res, 1995, 10: 466-473.

［25］ Nirody JA, Cheng KP, Parrish RM, et al. Spatial distribution of intracortical porosity varies across age and sex. Bone, 2015, 75: 88-95.

［26］ Shanbhogue VV, Brixen K, Hansen S. Age-and Sex-Related Changes in Bone Microarchitecture and Estimated Strength: A Three-Year Prospective Study Using HRpQCT. J Bone Miner Res, 2016, 31 (8): 1541-1549.

［27］ Riggs BL, Melton LJ Ⅲ, Robb RA, et al. Population-based study of age and sex differences in bone volumetric density, size, geometry, and structure at different skeletal sites. J Bone Miner Res, 2004, 19: 1945-1954.

［28］ Riggs BL, Melton LJ Ⅲ, Robb RA, et al. A population-based assessment of rates of bone loss at multiple skeletal sites: evidence for substantial trabecular bone loss in young adult women and men. J Bone Miner Res, 2008, 23: 205-214.

［29］ Laib A, Ruegsegger P. Calibration of trabecular bone structure measurements of in vivo three-dimensional peripheral quantitative computed tomography with 28-microm-resolution microcomputed tomography. Bone, 1999, 24: 35-39.

［30］ Khosla S, Riggs BL, Atkinson EJ, et al. Effects of sex and age on bone microstructure at the ultradistal radius: a population-based noninvasive in vivo assessment. J Bone Miner Res, 2006, 21: 124-131.

［31］ Silva MJ, Gibson LJ. Modeling the mechanical behavior of vertebral trabecular bone: effects of age-related changes in microstructure. Bone, 1997, 21: 191-199.

［32］ Almeida M, Laurent MR, Dubois V, et al. Estrogens and Androgens in Skeletal Physiology and Pathophysiology. Physiol Rev, 2017, 97 (1): 135-187.

［33］ Nakamura T, Imai Y, Matsumoto T, et al. Estrogen prevents bone loss via estrogen receptor alpha and induction of Fas ligand in osteoclasts. Cell, 2007, 130 (5): 811-823.

［34］ Notini AJ, McManus JF, Moore A, et al. Osteoblast deletion of exon 3 of the androgen receptor gene results in trabecular bone loss in adult male mice. J Bone Miner Res, 2007, 22 (3): 347-356.

［35］ Manolagas SC, CAO'Brien, M Almeida. The role of estrogen and androgen receptors in bone health and disease. Nat Rev Endocrinol, 2013, 9 (12): 699-712.

［36］ Vanderschueren D, Laurent MR, Claessens F, et al. Sex steroid actions in male bone. Endocr. Rev, 2014, 35 (6): 906-960.

［37］ Yu X, Huang Y, Collin-Osdoby P, et al. Stromal cell-derived factor-1 (SDF-1) recruits osteoclast precursors by inducing chemotaxis, matrix metalloproteinase-9 (MMP-9) activity, and collagen transmigration. J Bone Miner Res, 2003, 18 (8): 1404-1418.

［38］ Grassi F, Cristino S, Toneguzzi S, et al. CXCL12 chemokine up-regulates bone resorption and MMP-9 release by human osteoclasts: CXCL12 levels are increased in synovial and bone tissue of rheumatoid arthritis patients. J Cell Physiol, 2004, 199 (2): 244-251.

［39］ Kollet O, Dar A, Shivtiel S, et al. Osteoclasts degrade endosteal components and promote mobilization of hematopoietic progenitor cells. Nat Med, 2006, 12 (6): 657-664.

［40］ Chambliss KL, Wu Q, Oltmann S, et al. Non-nuclear estrogen receptor alpha signaling promotes cardiovascular protection but not uterine or breast cancer growth in mice. J Clin Invest, 2010, 120 (7): 2319-2330.

［41］ Bartell SM, Han L, Kim HN, et al. Non-Nuclear-Initiated Actions of the Estrogen Receptor Protect Cortical Bone Mass. Mol Endocrinol, 2013, 27 (4): 649-656.

［42］ Madak-Erdogan Z, Kim SH, Gong P, et al. Design of pathway preferential estrogens that provide beneficial metabolic and vascular effects without stimulating reproductive tissues. Sci Signal, 2016, 9 (429): ra53.

［43］ Ucer S, Lyer S, Kim HN, et al. The Effects of Aging and Sex Steroid Deficiency on the Murine Skeleton Are Independent and Mechanistically Distinct. J Bone Miner Res, 2017, 32 (3): 560-574.

［44］ Lopez-Otin C, Blasco MA, Partridge L, et al. The hallmarks of aging. Cell, 2013, 153 (6): 1194-1217.

［45］ Manolagas SC. From estrogen-centric to aging and oxidative stress: a revised perspective of the pathogenesis of osteoporosis. Endocrine Reviews, 2010, 31 (3): 266-300.

［46］ Almeida M. CAO'Brien. Basic biology of skeletal aging: role of stress response pathways. J Gerontol A Biol Sci Med Sci, 2013, 68 (10): 1197-1208.

［47］ Manolagas SC. AM Parfitt. What old means to bone. Trends Endocrinol Metab, 2010, 21 (6): 369-374.

［48］ Almeida M. Aging mechanisms in bone. BonekEY Rep. 2012, 102: 1-7.

［49］ de Boer J, Andressoo JO, de Wit J, et al. Premature aging in mice deficient in DNA repair and transcription. Science, 2002, 296 (5571): 1276-1279.

［50］ Tyner SD, Venkatachalam S, Choi J, et al. p53 mutant mice that display early ageing-associated phenotypes. Nature, 2002, 415: 45-53.

［51］ Nojiri H, Saita Y, Morikawa D, et al. Cytoplasmic superoxide causes bone fragility owing to low-turnover osteoporosis and impaired collagen cross-linking. J Bone Miner Res, 2011, 26 (11): 2682-2694.

［52］ Smietana MJ, Arruda EM, Faulkner JA, et al. Reactive oxygen species on bone mineral density and mechanics in Cu, Zn superoxide dismutase (Sod1) knockout mice. Biochem. Biophys Res Commun, 2010, 403: 149-153.

［53］ Ambrogini E, Almeida M, Martin-Millan M, et al. FoxO-mediated defense against oxidative stress in osteoblasts is indispensable for skeletal homeostasis in mice. Cell Metab, 2010, 11 (3): 136-146.

[54] Almeida M. Unraveling the role of FoxOs in bone—insights from mouse models. Bone, 2011, 49: 319-327.

[55] Almeida M, Han L, Martin-Millan M, et al. Oxidative stress antagonizes Wnt signaling in osteoblast precursors by diverting β-catenin from T cell factor-to forkhead box Omediated transcription. J Biol Chem, 2007, 282: 27298-27305.

[56] Essers MA, de Vries-Smits LM, Barker N, et al. Functional interaction between β-catenin and FOXO in oxidative stress signaling. Science, 2005, 308: 1181-1184.

[57] Nemoto S, Finkel T. Redox regulation of forkhead proteins through a p66shc-dependent signaling pathway. Science, 2002, 295: 2450-2452.

[58] Pacini S, Pellegrini M, Migliaccio E, et al. p66SHC promotes apoptosis and antagonizes mitogenic signaling in T cells. Mol Cell Biol, 2004, 24 (4): 1747-1757.

[59] Bartell SM, Weinstein RS, Manolagas SC, et al. Deletion of the redox amplifier p66shc decreases ROS production in murine bone and increases osteoblast resistance to oxidative stress and bone mass [abstract]. J Bone Miner Res, 2011, 26 (Suppl. 1): S85.

[60] Wang X, Kua HY, Hu Y, et al. p53 functions as a negative regulator of osteoblastogenesis, osteoblast-dependent osteoclastogenesis, and bone remodeling. J Cell Biol, 2006, 172 (1): 115-125.

[61] Jilka RL, O'Brien CA, Roberson PK, et al. Dysfunctional osteocytes increase RANKL and promote cortical pore formation in their vicinity: a mechanistic explanation for the development of cortical porosity with age [abstract]. J Bone Miner Res, 2012, 27 (Suppl. 1): S348.

[62] Jilka RL, O'Brien CA, Roberson PK, et al. Dysapoptosis of osteoblasts and osteocytes increases cancellous bone formation but exaggerates bone porosity with age. J Bone Miner Res, 2014, 29 (1): 103-117.

[63] Tomkinson A, Gevers EF, Wit J M, et al. The role of estrogen in the control of rat osteocyte apoptosis. J Bone Miner Res, 1998, 13: 1243-1250.

[64] Almeida M, Han L, Martin-Millan M, et al. Skeletal involution by age-associated oxidative stress and its acceleration by loss of sex steroids. J Biol Chem, 2007, 282 (37): 27285-27297.

[65] Frost HM. Micropetrosis. J Bone Joint Surg Am, 1960, 42-A: 144-150.

[66] Busse B, Djonic D, Milovanovic P, et al. Decrease in the osteocyte lacunar density accompanied by hypermineralized lacunar occlusion reveals failure and delay of remodeling in aged human bone. Aging Cell, 2010, 9 (6): 1065-1075.

[67] Carpentier VT, Wong J, Yeap Y, et al. Increased proportion of hypermineralized osteocyte lacunae in osteoporotic and osteoarthritic human trabecular bone: implications for bone remodeling. Bone, 2012, 50 (3): 688-694.

[68] Lopez-Otin C, Blasco MA, Partridge L, et al. The hallmarks of aging. Cell, 2013, 153 (6): 1194-1217.

[69] Zhang L, Guo YF, Liu YZ, et al. Pathway-based genome-wide association analysis identified the importance of regulation-of-autophagy pathway for ultradistal radius BMD. J Bone Miner Res, 2010, 25 (7): 1572-1580.

[70] Rubinsztein DC, Marino G, Kroemer G. Autophagy and aging. Cell, 2011, 146: 682-695.

[71] Selman C, Tullet JM, Wieser D, et al. Ribosomal protein S6 kinase 1 signaling regulates mammalian life span. Science, 2009, 326 (5949): 140-144.

[72] Chang YY, Juhasz G, Goraksha-Hicks P, et al. Nutrient-dependent regulation of autophagy through the target of rapamycin pathway. Biochem Soc Trans, 2009, 37 (Pt1): 232-236.

[73] Liu F, Fang F, Yuan H, et al. Suppression of autophagy by FIP200 deletion leads to osteopenia in mice through the inhibition of osteoblast terminal differentiation. J Bone Miner Res, 2013, 28 (11): 2414-2430.

[74] Onal M, Piemontese M, Xiong J, et al. Suppression of autophagy in osteocytes mimics skeletal aging. J Biol Chem, 2013, 288 (4): 17432-17440.

[75] Bonjour J P, Kraenzlin M, Levasseur R, et al. Dairy in adulthood: from foods to nutrient interactions on bone and skeletal muscle health. J Am Coll Nutr, 2013, 32, 251-263.

[76] Christodoulou S, Goula T, Ververidis A, et al. Vitamin D and bone disease. Biomed Res Int, 2013, 396-541.

[77] Rajendran P, Nandakumar N, Rengarajan T, et al. Antioxidants and human diseases. Clin Chim Acta, 2014, 436: 332-347.

[78] Shen CL, von Bergen V, Chyu Mc, et al. Fruits and dietary phytochemicals in bone protection. Nutr Res, 2012, 32 (12): 897–910.

[79] Heaney RP, Layman DK. Amount and type of protein influences bone health. Am. J Clin Nutr, 2008, 87: 1567S–1570S.

[80] Bonjour JP. Nutritional disturbance in acid-base balance and osteoporosis: a hypothesis that disregards the essential homeostatic role of the kidney. Br J Nutr, 2013, 110: 1168–1177.

[81] Bushinsky DA. Metabolic alkalosis decreases bone calcium efflux by suppressing osteoclasts and stimulating osteoblasts. Am J Physiol, 1996, 271: F216–F222.

[82] Leeuwenburgh C, Heinecke, J W. Oxidative stress and antioxidants in exercise. Curr Med Chem, 2001, 8: 829–838.

[83] Ozcivici E, Luu YK, Adler B, et al. Mechanical signals as anabolic agents in bone. Nat Rev Rheumatol, 2010, 6 (1): 50–59.

[84] Semenov M, Tamai K, He X. SOST is a ligand for LRP5/LRP6 and a Wnt signaling inhibitor. J Biol Chem, 2005, 280: 26770–26775.

[85] Boudin E, Fijalkowski I, Piters E, et al. The role of extracellular modulators of canonical Wnt signaling in bone metabolism and diseases. Semin Arthritis Rheum, 2013, 43: 220–240.

[86] Wang Y, Li YP, Paulson C, et al. Wnt and the Wnt signaling pathway in bone development and disease. Front Biosci (Landmark Ed.), 2014, 19: 379–407.

[87] Kanis JA, Johnell O, Oden A, et al. Smoking and fracture risk: a meta-analysis. Osteoporos Int, 2005, 16 (2): 155–162.

[88] Yoon V, Maalouf NM, Sakhaee, K. The effects of smoking on bone metabolism. Osteoporos Int, 2012, 23: 2081–2092.

[89] Holroyd C, Harvey N, Dennison E, et al. Epigenetic influences in the developmental origins of osteoporosis. Osteoporos Int, 2012, 23: 401–410.

[90] Vrtacnik P, Marc J, Ostanek B. Epigenetic mechanisms in bone. Clin Chem Lab Med, 2014, 52: 589–608.

[91] Delgado-Calle J, Garmilla P, Riancho JA. Do epigenetic marks govern bone mass and homeostasis? Curr Genomics, 2012, 13: 252–263.

[92] Cohen-Kfir E, Artsi H, Levin A, et al. Sirt1 is a regulator of bone mass and a repressor of Sost encoding for sclerostin, a bone formation inhibitor. Endocrinology, 2011, 152 (2): 4514–4524.

[93] Redfern AD, Colley SM, Beveridge DJ, et al. RNA-induced silencing complex (RISC) proteins PACT, TRBP, and Dicer are SRA binding nuclear receptor coregulators. Proc Natl Acad Sci USA, 2013, 110 (16): 6536–6541.

[94] Delgado-Calle J, Sanudo C, Bolado A, et al. DNA methylation contributes to the regulation of sclerostin expression in human osteocytes. J Bone Miner Res, 2012, 27 (4): 926–937.

[95] Delgado-Calle J, Sanudo C, Fernandez AF, et al. Role of DNA methylation in the regulation of the RANKL-OPG system in human bone. Epigenetics, 2012, 7 (1): 83–91.

第四章　主要临床表现

一、临床症状

骨质疏松症初期通常没有明显的临床表现，因而被称为"寂静的疾病"或"静悄悄的流行病"。但随着病情进展骨量不断丢失，骨微结构破坏，病人会出现骨痛、脊柱变形甚至发生骨质疏松性骨折等后果。部分病人往往由于行胸、腹 X 线摄片时，发现已有胸椎和/或腰椎椎体压缩性骨折才被诊断。

1. 骨痛　最为常见的是不同程度、不同部位的骨骼疼痛，多无关节红肿和变形。常伴腰腿乏力，双下肢抽搐，弯腰、翻身、下蹲和行走等活动困难或受阻。疼痛常因脊柱弯曲、椎体压缩性骨折和椎体后突引起，夜间或活动时疼痛加重。

2. 身高缩短、脊柱变形　骨质疏松症病人有椎体压缩性骨折，致身高缩短，如与年轻时身高相比较缩短≥4cm 或较上一年缩短 2cm，应高度警惕骨质疏松症的可能。椎体压缩性骨折会导致胸廓畸形、腹部受压影响心肺功能。脊柱变形呈现驼背、弧形，又称老年圆背（round back），常渐进性加重。

3. 骨折　轻微外力作用即可造成脆性骨折，如用力咳嗽、大笑均可导致骨折，常见部位是脊柱（下胸椎、上腰椎）、桡骨远端、髋部（股骨颈、转子间）、肱骨外髁颈、踝部、肋骨和髌骨等部位。骨折常是骨质疏松症的首发症状或就诊原因，一旦发生骨质疏松性骨折，再次骨折的风险显著增加。

4. 对心理状态和生活质量的影响　骨质疏松症及其相关骨折对病人心理状态产生明显的影响，主要有恐惧、焦虑、抑郁、自信心降低等，老年病人自主生活能力下降，骨折后生活受限，与外界接触和交流减少，均给病人带来巨大的心理负担，应重视和关注骨质疏松症病人的心理异常，给予必要的开导和治疗。一旦发生骨折，尤其是髋部骨折，对机体是一个强的应激易诱发疾病和加重病情，如糖代谢异常者，出现糖尿病，冠心病病人出现心房颤动或呈现认知障碍等。糖尿病病人需增加降糖药量。总之，病人的生活质量明显下降。

二、体征

骨质疏松病人最常见的体征是脊柱后突弯曲变形，由于病人经常腰背疼痛，负重能力降低，双下肢乏力，因此身体多处于前倾状态，以减轻脊柱的负重。骨质疏松症病人还常常有椎体的压痛，多见于下胸段和上腰段椎体，髋关节外侧及胸廓，压痛部位常伴有叩击痛。如果骨质疏松性骨折愈合欠佳，骨折两端骨骼对位、对线不良，有可能发生肢体弯曲畸形、骨痛、骨骼畸形、体位异常，以及肢体乏力，还可以导致病人的体态及步态异常，活动协调性差，容易跌倒。

三、实验室检查

（一）基本实验室检查

血常规，尿常规，肝、肾功能，血钙、磷和碱性磷酸酶，血清蛋白电泳，钾、钠、氯、肌酐和骨转换标志物等。原发性骨质疏松症病人通常血钙、磷和碱性磷酸酶值处于正常范围，当有骨折时血碱性磷酸酶水平可有轻度升高，如以上检查发现异常，需要进一步检查或转至相关专科做进一步鉴别诊断。

（二）进一步检查项目

为进一步鉴别诊断的需要，可酌情选择性进行以下检查：如红细胞沉降率（血沉）、C 反应蛋白、性腺激素、血清泌乳素、25-羟维生素 D［25（OH）D］、甲状旁腺激素、甲状腺功能、尿游离皮质醇或小剂量地塞米松抑制试验、血气分析、尿本-周蛋白、血尿轻链，甚至放射性核素骨扫描、骨髓穿刺或骨活检等检查。

（三）骨转换生化标志物

骨转换标志物（bone turnover marker，BTM）详见表6-4-1，是骨组织本身的代谢（分解与合成）产物，简称骨生化标志物。骨转换标志物分为骨形成标志物和骨吸收标志物，前者反映成骨细胞活性及骨形成状态，后者代表破骨细胞活性及骨吸收水平。在正常人不同年龄段以及不同疾病状态时，血液循环或尿液中的骨转换标志物水平会发生不同程度的变化代表了全身骨骼代谢的动态状况，这些标志物的测定有助于鉴别原发性和继发性骨质疏松症、判断骨转换类型、预测骨丢失速率、评估骨折风险、了解病情进展、选择干预措施，监测药物疗效及依从性等。原发性骨质疏松症病人的骨转换标志物水平往往正常或轻度升高，如果骨转换生化标志物水平明显升高，需排除高转换型继发性骨质疏松症或其他疾病的可能性，如原发性甲状旁腺功能亢进症、畸形性骨炎及某些恶性肿瘤骨转移等。

表6-4-1　骨转换生化标志物

骨形成标志物	骨吸收标志物
血清碱性磷酸酶（alkaline phosphatase，ALP）	空腹2小时的尿钙/肌酐比值（ratio of urinary calcium to creatinine，UCa/Cr）
空腹血清骨钙素（osteocalcin，OC）	血清抗酒石酸酸性磷酸酶（tartrate-resistant acid phosphatase，TRACP）
血清骨特异性碱性磷酸酶（bone alkaline phosphatase，BALP）	空腹血清Ⅰ型胶原交联C-末端肽（serum cross-liked C-telopeptide of type 1 collagen，S-CTX）
血清Ⅰ型原胶原C-端肽（procollagen type 1 C-terminal peptide，P1CP）	尿吡啶啉（urinary pyridinoline，Pyr）
血清Ⅰ型原胶原N-端肽（procollagen type 1 N-terminal peptide，P1NP）	尿脱氧吡啶啉（urinary deoxypyridinoline，D-Pyr）
	尿Ⅰ型胶原交联C-末端肽（urinary cross-liked C-telopeptide of type 1 collagen，U-CTX）
	尿Ⅰ型胶原交联N-末端肽（urinary cross-liked N-telopeptide of type 1 collagene，U-NTX）

在以上诸多标志物中，推荐空腹血清Ⅰ型原胶原N-端肽（procollagen type 1 N-terminal peptide，P1NP）和空腹血清Ⅰ型胶原交联C-末端肽（serum C-terninal telopeptide of type 1 collagen，S-CTX）分别为反映骨形成和骨吸收敏感性较高的标志物。

（四）骨密度

常用骨密度及骨测量方法：骨密度是指单位体积（体积密度）或者是单位面积（面积密度）所含的骨量、骨密度。骨测量方法较多，不同方法在骨质疏松症的诊断、疗效监测以及骨折危险性评估中的作用有所不同。目前临床和科研常用的骨密度测量方法有双能X线吸收检测法（dual energy X-ray absorptiometry，DXA）、定量计算机断层照相术（quantitative computed tomography，QCT）、外周QCT（peripheral quantitative computed tomography，pQCT）和定量超声（quantitative ultrasound，QUS）等。目前公认的骨质疏松症诊断标准是基于DXA测量的结果。

我国已经将骨密度检测项目纳入40岁以上人群常规体检内容。临床上为诊治骨质疏松症的骨密度测定指征（表6-4-2）。

表 6-4-2　骨密度测量的临床指征

符合以下任何一条，建议行骨密度测定

女性 65 岁以上和男性 70 岁以上者

女性 65 岁以下和男性 70 岁以下，有一个或多个骨质疏松危险因素者

有脆性骨折史的成年人

各种原因引起的性激素水平低下的成年人

X 线影像已有骨质疏松改变者

接受骨质疏松治疗、进行疗效监测者

患有影响骨代谢疾病或使用影响骨代谢药物史者

IOF 骨质疏松症 1 分钟测试题回答结果阳性者

OSTA 结果 ≤ -1 者

注：IOF：国际骨质疏松基金会；OSTA：亚洲人骨质疏松自我筛查工具

1. DXA 检测骨密度　DXA 骨密度测量是临床和科研最常用的骨密度测量方法，可用于骨质疏松症的诊断、骨折风险性预测和药物疗效评估，也是流行病学研究常用的骨骼评估方法。其主要测量部位是中轴骨，包括腰椎和股骨近端，如腰椎和股骨近端测量受限，可选择非优势侧桡骨远端 1/3（33%）。DXA 正位腰椎测量感兴趣区包括椎体及其后方的附件结构，故其测量结果受腰椎的退行性改变（如椎体和椎小关节的骨质增生硬化等）和腹主动脉钙化影响。DXA 股骨近端测量感兴趣区分别为股骨颈、大粗隆、全髋和 Wards 三角区的骨密度，其中用于骨质疏松症诊断感兴趣区是股骨颈和全髋。

另外，不同 DXA 机器的测量结果如未行横向质控检测不能相互比较，新型 DXA 机器所采集的胸腰椎椎体侧位影像，可用于椎体形态评估及其骨折判定（vertebral fracture assessment，VFA）。

骨质疏松症的诊断主要基于 DXA 骨密度测量结果和/或脆性骨折。

基于骨密度测定的诊断：DXA 测定的骨密度是目前通用的骨质疏松症诊断指标。对于绝经后女性、50 岁及以上男性，建议参照 WHO 推荐的诊断标准，基于 DXA 测定结果（表 6-4-3）：骨密度值低于同性别、同种族健康成人的骨峰值 1 个标准差及以内属正常；降低 1~2.5 个标准差之间为骨量减少（或低骨量）；降低程度等于和超过 2.5 个标准差为骨质疏松；骨密度降低程度符合骨质疏松诊断标准，同时伴有一处或多处脆性骨折时为严重骨质疏松。骨密度通常用 T 值（T-Score）表示，T 值 =（实测值-同种族同性别正常青年人峰值骨密度）/同种族同性别正常青年人峰值骨密度的标准差。基于 DXA 测定的中轴骨骨密度或桡骨远端 1/3 骨密度对骨质疏松症的诊断标准是 T 值 ≤ -2.5。

表 6-4-3　DXA 测定的骨密度分类标准

分　类	T 值
正常	≥ -1.0
低骨量（骨量减少）	-2.5 ~ -1.0
骨质疏松	≤ -2.5
严重骨质疏松	≤ -2.5+脆性骨折

对于儿童、绝经前女性和 50 岁以下男性，其骨密度水平的判断建议用同种族的 Z 值表示，Z 值 =（骨密度测定值-同种族同性别同龄人骨密度均值）/同种族同性别同龄人骨密度标准差。将 Z 值 ≤ -2.0 视为"低于同年龄段预期范围"或低骨量。

2. 定量 CT　定量 CT（QCT）是在 CT 设备上，应用已知密度的体模（phantom）和相应的测量分析软件测量骨密度的方法，该方法可分别测量松质骨和皮质骨的体积密度，可较早地反映骨质疏松早期松

质骨的丢失状况，QCT 通常测量的是腰椎和/或股骨近端的松质骨骨密度。QCT 腰椎测量结果预测绝经后妇女椎体骨折风险的能力，类似于 DXA 腰椎测量的评估，QCT 测量也可用于骨质疏松药物疗效观察。

3. 外周定量 CT　外周定量 CT（pQCT）测量部位多为桡骨远端和胫骨。该部位测量结果主要反映的是皮质骨骨密度，可用于评估绝经后妇女髋部骨折的风险，因目前无诊断标准，尚不能用于骨质疏松的诊断及临床药物疗效判断。另外，高分辨 pQCT 除测量骨密度外，还可显示骨微结构及计算骨力学性能参数。

4. 定量超声（QUS）　定量超声测量的主要是感兴趣区（包括软组织、骨组织、骨髓组织）结构对声波的反射和吸收所造成超声信号的衰减结果，通常测量部位为跟骨。QUS 测量结果不仅与骨密度有不同程度的相关，还可提供有关骨应力、结构等方面的信息。目前主要用于骨质疏松风险人群的筛查和骨质疏松性骨折的风险评估，但还不能用于骨质疏松症的诊断和药物疗效判断。目前国内外尚无统一的 QUS 筛查判定标准，可参考 QUS 设备厂家提供的信息，如结果怀疑骨质疏松，应进一步行 DXA 测量。

（五）胸腰椎 X 线侧位影像及其骨折判定

椎体骨折常因无明显临床症状被漏诊，需要在骨质疏松性骨折的危险人群中开展椎体骨折的筛查。胸腰椎 X 线侧位影像可作为判定骨质疏松性椎体压缩性骨折首选的检查方法。常规胸腰椎 X 线侧位摄片的范围应分别包括胸 4 至腰 1 和胸 12 至腰 5 椎体。基于胸腰椎侧位 X 线影像并采用 Genant 目视半定量判定方法（图 4-1-13），椎体压缩性骨折的程度可以分为 Ⅰ、Ⅱ、Ⅲ 度或称轻、中和重度。该判定方法分度是依据压缩椎体最明显处的上下高度与同一椎体后高之比；若全椎体压缩，则压缩最明显处的上下高度与其邻近上一椎体后高之比；椎体压缩性骨折的轻、中、重度判定标准分别为椎体压缩 20% ~ 25%、25% ~ 40% 及 40% 以上。

另外，DXA 胸腰椎的侧位椎体成像和脊椎 CT 侧位重建影像的椎体压缩骨折的判定也可参照上述标准。如在胸腰椎 X 线侧位影像评估椎体压缩性骨折时见到其他异常 X 线征象时，应进一步选择适宜的影像学检查，进行影像诊断和鉴别诊断。

建议存在以下情况时，行胸腰椎侧位 X 线影像或 DXA 侧位椎体骨折评估（VFA），以了解是否存在椎体骨折（表 6-4-4）。

表 6-4-4　进行椎体骨折评估的指征

符合以下任何一条，建议行 X 线侧位影像学检查和 VFA
女性 70 岁以上和男性 80 岁以上，椎体、全髋或股骨颈 BMD 的 T 值 ≤ -1.0
女性 65 ~ 69 岁和男性 70 ~ 79 岁，椎体、全髋或股骨颈 BMD 的 T 值 ≤ -1.5
绝经后女性及 50 岁以上的男性，具有以下任一特殊危险因素：
成年期（≥50 岁）非暴力性骨折
较年轻时最高身高缩短 ≥4cm
一年内身高进行性缩短 ≥2cm
近期或正在使用长程（>3 个月）糖皮质激素治疗

（孟迅吾）

参 考 文 献

［1］Hu WW, Zhang Z, He JW, et al. Establishing reference intervals for bone turnover markers in the healthy shanghai population and the relationship with bone mineral density in postmenopausal women. Int J Endocrinol, 2013, 513925. DOI: 10. 1155/2013/513925.

［2］Gao C, Qiao J, Li SS, et al. The levels of bone turnover markers 25（OH）D and PTH and their relationship with bone mineral density in postmenopausal women in a suburban district in China. Osteoporos Int, 2017, 28: 211-218. DOI: 10. 1007/s00198-016-3692-6.

[3] Mei Li, Yan Li, Weimin Deng, et al. Chinese Bone Turnover Marker Study: reference ranges for C-terminal telopeptide of type I collagen and procollagen I N-terminal peptide by age and gender. PLOS ONE, 2014, 9: e103841.

[4] Mei Li, Fang Lv, Zhenlin Zhang, et al. Establishment of a normal reference value of parathyroid hormone in a large healthy Chinese population and evaluation of its relation to bone turnover and bone mineral density. Osteoporosis International, 2016, 27: 1907-1916.

[5] Shepherd JA, Schousboe JT, Broy SB, et al. Executive summary of the 2015ISCD position development conference on advanced measures from DXA and QCT: Fracture prediction beyond BMD. J Clin Densitom. 2015, 18 (3): 274-286.

[6] Genant HK, Wu CY, van Kuijk C, et al. Vertebral fracture assessment using a semiquantitative technique. J Bone Miner Res, 1993, 8: 1137-1148.

第五章 原发性骨质疏松症的诊断与鉴别诊断

一、原发性骨质疏松症的诊断

原发性骨质疏松症（primary osteoporosis，POP）是以低骨量（low bone mass，即单位体积骨量减少，矿盐和骨基质都减少，但两者的比例正常）、骨组织微细结构破坏、骨强度降低致使骨的脆性增加和容易发生骨折为特点的一种全身性骨骼疾病。原发性骨质疏松症的诊断首先应根据临床病史、症状与体征、必要的实验室检查，再排除各种原因所致的继发性骨质疏松和其他骨骼疾病，然后作出诊断。

骨质疏松的诊断主要根据骨密度测量结果和/或脆性骨折。

1. 基于骨密度测定的诊断 双能 X 线吸收检测法（DXA）测量的骨密度是目前通用的骨质疏松症 诊断指标。对于绝经后女性、50 岁及以上男性，建议参照 WHO 推荐的诊断标准，基于 DXA 测量结果：骨密度值低于同性别、同种族健康成人的骨峰值 1 个标准差及以内属正常；降低 1~2.5 个标准差为骨量减少（或低骨量）；降低等于和超过 2.5 个标准差为骨质疏松；骨密度降低程度符合骨质疏松诊断标准，同时伴有一处或多处脆性骨折为严重骨质疏松（表 6-4-3）。骨密度通常用 T 值（T-Score）表示，T 值=（实测值−同种族同性别正常青年人峰值骨密度）/同种族同性别正常青年人峰值骨密度的标准差。DXA 测量的中轴骨（腰椎 1~4、股骨颈或全髋）骨密度或桡骨远端 1/3 骨密度对骨质疏松症的诊断标准是 T 值≤−2.5。

对于儿童、绝经前女性和 50 岁以下男性，其骨密度水平的判断建议用同种族的 Z 值表示，Z 值=（骨密度测定值−同种族同性别同龄人骨密度均值）/同种族同性别同龄人骨密度标准差。将 Z 值≤−2.0 视为"低于同年龄段预期范围"或低骨量。

2. 脆性骨折的诊断 脆性骨折是指受到轻微创伤或日常活动中即发生的骨折。如髋部或椎体发生脆性骨折，不依赖于骨密度测定，临床上即可诊断骨质疏松症。而在肱骨近端、骨盆或前臂远端发生的脆性骨折，骨密度测定显示低骨量（−2.5~−1.0），也可诊断骨质疏松症。骨质疏松症的诊断标准见表 6-5-1。

表 6-5-1 骨质疏松症诊断标准

骨质疏松症的诊断标准（符合以下三条中之一者）
髋部或椎体脆性骨折
DXA 测量的中轴骨骨密度或桡骨远端 1/3 骨密度的 T 值≤−2.5
骨密度测量符合低骨量（T 值−2.5~−1.0）+肱骨近端、骨盆或前臂远端脆性骨折

注：DXA：双能 X 线吸收检测法

二、原发性骨质疏松症的鉴别诊断

原发性骨质疏松症应该与各种原因所致的继发性骨质疏松症和其他骨骼疾病相鉴别，继发性骨质疏松症可以由多种原因所致。继发性骨质疏松症与原发性骨质疏松症的主要鉴别要点：①继发性骨质疏松症除了有骨质疏松症的表现外，往往有原发病的临床表现和实验室检查异常。②继发性骨质疏松症可以发生于各年龄段，不一定只发生于绝经后妇女和老年病人。③继发性骨质疏松症的病情轻重，往往与原发病的病情相关。④当原发病缓解或治愈后，骨质疏松通常会好转。

应和下列疾病或药物引起的继发性骨质疏松症或其他骨骼疾病相鉴别。此处简要介绍，详见本书的有关章节。

（一）内分泌代谢性疾病

1. 骨软化症　骨软化症主要是新形成的骨基质（类骨质）不能正常矿化。发生在婴幼儿和儿童期，骨骺生长板闭合以前者称佝偻病；发生在成人骨骺生长板闭合以后者称为骨软化症。常有骨痛、活动障碍、骨畸形和骨折等临床表现，故在成人尤其老年人应和原发性骨质疏松症加以鉴别，骨软化症易发生在多次妊娠、哺乳、光照不足和营养不良的成年女性，血钙和血磷值正常或降低，血碱性磷酸酶和甲状旁腺素水平常增高，尿钙和磷排量减少。原发性骨质疏松症病人发生在绝经后妇女或≥65岁的老年人，血钙、磷和碱性磷酸酶值都正常，仅在骨折后近期血碱性磷酸酶有轻度升高，血甲状旁腺素水平正常或略有上升，≥70岁病人一般较正常值增高30%左右，尿钙排量正常或增多，尿磷排量正常。骨软化症病人骨密度可降低或明显降低，以皮质骨更为明显。骨X线像显示骨密度低，骨小梁纹理模糊，有磨玻璃样改变，椎体双凹变形，骨盆呈三叶草变形，有假骨折（Looser线），多见于耻骨上支或耻骨下支、股骨干上1/3和胫腓骨上段等处。而原发性骨质疏松症病人呈现骨密度降低，首先发生在骨松质，以后再累及骨皮质。骨X线像显示全身骨小梁稀疏，椎体可有楔形变。骨组织计量学在骨软化症呈现类骨质增多、宽厚，骨的总体积无异常，但骨矿盐部分有减少，矿盐和骨基质比例有改变。而原发性骨质疏松症无此种类骨质增多，主要骨小梁减少、变薄、变细，小梁与小梁间的联结减少，骨微结构有破坏，骨的容积有减少，即骨矿盐和骨基质均减少，但两者的比例正常。通过临床资料的详细分析，不难鉴别。

2. 糖皮质激素性骨质疏松　临床上分为内源性（库欣综合征）和外源性（长期糖皮质激素治疗）两种，均可引起明显的骨量丢失，常伴有骨质疏松和骨折，部分病人可发生股骨头无菌性坏死。

内源性皮质醇增多症，早在1932年Cushing首次报道此综合征时就已指出，该病有自发骨折的倾向，后被Albright确定为骨质疏松。Riggs等报道库欣综合征中至少40%伴骨质疏松，脊柱椎体骨折占16%。Nelson统计1000例库欣综合征病人中，有骨质疏松症者51%。天津医学院报道111例库欣综合征中81例（72.9%）存在骨质疏松，其中18例（16.2%）合并脊柱压缩性骨折。北京协和医院报道52例库欣综合征中40例（76.9%）有放射学可见的骨质疏松，44.2%（23例）有椎体压缩变形和/或肋骨骨折。16例椎体压缩变形中13例为椎体楔形变，3例为椎体双凹变形。共累及50个椎体，累及1个椎体4例，2、3和4个椎体者各3例，5、6和9个椎体者各1例，部位以胸椎10~12和腰椎1~2为多见。拍摄胸片的29例中，8例有肋骨骨折，共23处，有1~7根肋骨骨折均无明显外伤史。部分病人以反复多发肋骨骨折为首发症状。儿童病人和绝经后妇女更易合并严重骨质疏松。

医源性皮质醇增多症在药物导致的骨质疏松中，以糖皮质激素最为常见。已公认中等量到大剂量的糖皮质激素与骨量丢失及骨折危险性增高显著相关，骨量丢失在糖皮质激素治疗6~12个月时最为明显，用药的第一年骨密度降低约10%，以后平均每年降低3%左右。骨小梁较骨皮质更为显著，主要有骨小梁厚度变薄。糖皮质激素对骨骼的作用呈剂量和时间依赖性，研究证实全身性应用相当于泼尼松7.5mg/d以上剂量的糖皮质激素2~3个月即可导致显著的骨量丢失和骨折危险性增加，长期使用2.5mg/d的泼尼松也与骨折危险性增高相关。在预测骨量丢失的程度方面，糖皮质激素的年累积剂量较日使用剂量更为重要。停用糖皮质激素后骨折发生率迅速降低，但停药2年后其相对骨折发生危险性仍高于未应用糖皮质激素者。在相同骨密度的情况下，糖皮质激素性骨质疏松较绝经后骨质疏松者骨折发生的危险性更高，因此对其干预更应积极，防治干预措施应在用激素的早期给予。对年龄≥65岁的男女病人，曾有脆性骨折史，糖皮质激素预计治疗3个月者，在激素开始治疗时就可给予药物干预。

糖皮质激素通过促进破骨细胞介导的骨吸收及抑制成骨细胞介导的骨形成引起骨质疏松，其作用机制包括以下几个方面。

（1）影响钙稳态：糖皮质激素抑制小肠对钙、磷的吸收，抑制肾小管对钙的重吸收，增加尿钙排泄，血钙值有下降，引起继发性甲状旁腺功能亢进，持续的甲状旁腺激素（parathyroid hormone，PTH）水平增高可促进骨吸收。

（2）对性激素的作用：糖皮质激素可降低内源性垂体促性腺激素水平并抑制肾上腺雄激素合成，促黄体生成激素（LH）水平的降低引起雌激素及睾酮合成减少，引起骨质疏松。

（3）抑制骨形成：长期应用糖皮质激素可抑制成骨细胞增殖、与基质结合及其I型胶原和非胶原蛋白质的合成，促进成骨细胞和骨细胞的凋亡。

（4）其他作用：糖皮质激素引起的肌病及肌力下降也可导致骨丢失。此外，病人本身的炎性疾病及合并用药（如环孢素）也可导致骨质疏松。

皮质类固醇激素过多导致骨质疏松的主要临床表现为骨痛、活动受限和骨折，多见于中轴骨和肋骨，而四肢骨较少见，因为皮质类固醇激素增多主要累及松质骨，故松质骨含量多的部位易受累，椎体压缩性骨折和肋骨骨折较常见。儿童可见身材矮小，生长障碍。内源性皮质醇增多症病人血、尿皮质醇增多，蛋白质分解代谢增加（皮肤变薄、紫纹、低蛋白血症）、糖代谢紊乱（继发性糖尿病或糖耐量低减）、脂肪代谢紊乱（脂肪重分布，出现向心性肥胖，水牛背、满月脸和锁骨上脂肪垫），以及水电解质代谢紊乱（低钾血症、高血压等），生育年龄妇女有月经稀发或闭经，男性有性功能减退。血、尿皮质醇水平升高，小剂量地塞米松抑制试验不被抑制。外源性糖皮质激素补充有明确的用药史和上述糖皮质激素增多的征象。类固醇性骨质疏松症病人的血钙、磷值基本正常，或稍偏低，严重者有低钙血症，血碱性磷酸酶水平可轻度升高，多数病人血骨钙素（BGP）明显降低，部分呈现血25（OH）D水平下降和血PTH值的升高，尿钙和羟脯氨酸排量常增多。北京协和医院观察的52例皮质醇增多症与94例正常对照相比较，血钙分别为（2.3±0.2）mmol/L和（2.4±0.1）mmol/L（P<0.001），血碱性磷酸酶分别为（65.0±27.6）U/L和（42.6±15.6）U/L（P<0.001），血25（OH）D分别为（10.9±5.6）ng/ml和（16.2±4.6）ng/ml（P<0.001），血PTH分别为（44.6±22.4）pg/ml和（20.6±8.0）pg/ml（P<0.001），尿钙分别为（6.1±4.4）mmol/24h和（3.1±1.2）mmol/24h（P<0.001）。

北京协和医院内分泌科观察另一组库欣综合征妇女57例（年龄20~49岁）与年龄相匹配的健康志愿者49例相比较。库欣综合征女性病人BMD明显降低，以腰椎和Wards三角区下降更为明显，骨质疏松17例（29.8%），骨量减少29例（50.9%），有骨折者15例（26.3%），其中肋骨骨折5例、腰椎/胸椎压缩骨折7例，同时存在肋骨和胸椎/腰椎压缩性骨折3例，骨折病人腰椎BMD的Z值明显低于未发生骨折者，分别为-2.4和-1.2（P=0.003）。骨X线改变主要见于胸腰椎、肋骨、骨盆和颅骨等松质骨丰富的部位，椎体有楔形变或双凹变形，肋骨常有无症状的骨折，愈合时有丰富的骨痂形成。泌尿系结石的发生率高于普通人群，根据以上特点，不难做出鉴别。

3. 性腺功能减退症 各种性腺功能减退症均可引起骨质疏松。

（1）原发性性腺功能减退症：睾丸曲精小管发育不良症（Klinefelter综合征）、先天性无性腺症、先天性无睾症、Turner综合征（卵巢发育不良症）、性腺切除。

（2）继发性性腺功能减退症：下丘脑LHRH不足、Kallmann综合征（促性腺素不足、性腺功能低下、嗅觉低下症）、Laurence-Moon-Biedl综合征。

（3）垂体功能减退症：希恩综合征（Sheehan病），先天性垂体促性腺激素分泌不足，垂体肿瘤，垂体切除、感染、创伤、出血等致功能减退。

4. 继发于其他疾病 血色病（铁沉积于垂体或性腺）、营养不良——下丘脑垂体性腺轴功能减退、过度剧烈运动致闭经、神经性厌食。

原发性和继发性性腺功能减退不论性别均可合并低骨量或骨质疏松。性激素对正常骨代谢十分重要，雌激素缺少时降钙素的储备功能降低，骨吸收增加；雌激素促进1,25（OH）$_2$D$_3$的合成，间接促进肠钙吸收，雌激素不足，肠钙吸收减少；同时骨组织对PTH的敏感性增加，促进骨吸收。再者，已证实成骨细胞上有雌激素受体，说明雌激素对其有直接作用。综上所述，雌激素缺乏，骨吸收增加，骨转换增加，易合并骨质疏松。雄激素对骨代谢作用的研究较少，实验和临床研究均证实雄激素减少，易合并骨质疏松，是男性继发性骨质疏松中最常见的原因。

临床表现常有原发性疾病、性腺功能减退和骨质疏松三组征象，幼年和老年期发病者更为显著。

5. 垂体泌乳素瘤　泌乳素瘤和高泌乳素血症时伴有骨量减少，认为高泌乳素血症抑制下丘脑促性腺激素释放激素（GnRH）的分泌，从而抑制垂体促黄体生成素（LH）的分泌，导致卵巢功能的被抑制。也有认为高泌乳素血症可直接抑制卵泡成熟及卵巢内雌激素和孕酮的合成而影响排卵。雌激素减少致骨吸收增加，骨量减少。男性泌乳素瘤病人也有骨量减少、骨质疏松，严重者发生椎体压缩性骨折，也有多发性椎体压缩性骨折的报道。骨量丢失在椎体骨比皮质骨为主的肢体骨更明显。有研究提出，口服溴隐亭治疗高泌乳素血症时部分病人见骨密度有增加，但也有持不同意见者。

6. 原发性甲状旁腺功能亢进症　PTH 的主要生理功能是增强破骨细胞的活性，促进骨吸收，促使骨释放钙、磷入血，增加肾小管对钙的重吸收，减少磷的重吸收，并促进 25（OH）D_3 在肾脏转化为 1,25（OH）$_2D_3$，间接促进肠钙吸收。原发性甲状旁腺功能亢进（甲旁亢）时，PTH 分泌过多，骨转换增加，骨吸收增加，骨钙大量释放入血，同时肠钙吸收和肾小管重吸收钙增加，血 PTH 和血钙水平均增高。肾小管对磷的重吸收减少，血磷值降低，尿钙和磷排量均增多。由于处于高骨转换状态，血骨钙素和碱性磷酸酶水平都增高。而原发性骨质疏松症病人血钙、磷值正常，血碱性磷酸酶和 PTH 一般都正常，有时轻度升高，显然这两种疾病之间存在显著差异。如果绝经后妇女或老年男性病人有骨质疏松伴有血钙值增高，应警惕骨质疏松合并甲旁亢，两个疾病同时存在的可能。

我国甲旁亢病人的骨骼改变较国外严重且广泛，以骨吸收的溶骨表现为主。多数合并骨质疏松症，并有骨软化（26%~50%）。北京协和医院报道了手术病理证实的甲旁亢共 134 例，其中 129 例（96.3%）伴有骨质疏松症，31 例病人测尺桡骨远端 1/3 部位的骨密度（单光子吸收仪），发现男女两性的尺桡骨骨密度均低于同性别和同年龄的 3 个标准差以上，表明存在严重的骨量丢失，骨皮质的骨量丢失发生早且明显。甲旁亢病人骨质疏松往往骨皮质和骨松质都累及，前者更为明显，X 线检查可见骨吸收表现，如指骨骨膜下骨吸收、软骨下吸收、纤维性囊性骨炎、头颅像显示沙砾样变和牙硬板有吸收等。临床常有高钙血症的相应症状（如多饮、多尿、便秘、恶心、呕吐，严重时有精神症状等），以及肾脏受累的表现（如血尿、肾绞痛、反复多发性肾结石等）。临床上能够据此加以鉴别。

7. 甲状腺功能亢进症（甲亢）和甲状腺素替代治疗　甲状腺激素对骨组织有明显的作用，影响骨的生长、发育和成熟，同时对成熟骨组织的骨重建也有显著作用。甲状腺激素对成骨细胞的影响主要是通过直接与成骨细胞核受体和膜受体结合而发挥细胞效应；对破骨细胞的作用主要在细胞因子IL-6 的参与下才能完成。当患有甲亢和甲状腺激素替代治疗时出现高骨转换型的骨量减少或骨质疏松。

甲状腺素增多使成骨细胞和破骨细胞的活性都增加，后者更为明显，甲状腺素引起的骨形成加强不能完全代偿骨吸收的增加，骨吸收超过骨形成，骨转换率增加，致骨量丢失。甲亢病人有骨吸收增加、负钙平衡和镁的减少，加之蛋白质分解代谢过盛，负氮平衡，因此可出现骨量减少和骨质疏松。低骨量在妇女更为常见，骨折的危险性增加，发生骨折的年龄早于无甲亢史者。

北京协和医院曾报道了 38 例甲亢病人的钙磷代谢、骨转换指标和骨密度的改变。按照血清总钙值、校正钙值和游离钙值判断，分别有 2.6%、5.3% 和 32.0% 的病人有高钙血症。血游离钙水平和甲状腺素（T_4）值呈正相关。血磷水平和 24 小时尿磷排量亦高于正常对照组，血磷值与三碘甲状腺原氨酸（T_3）、游离 T_3 和游离 T_4 水平均呈正相关。骨吸收指标血清抗酒石酸酸性磷酸酶和尿羟脯氨酸排量，以及骨形成指标血清骨钙素和碱性磷酸酶水平均较正常对照组显著增高，其中尿羟脯氨酸排量和血清骨钙素水平均与游离 T_3 呈正相关，研究结果支持甲状腺激素增加，促进骨吸收和骨形成，使骨转换增加。同时发现骨量的丢失在肢体（皮质骨为主）部位较椎体（松质骨为主）出现早且更为明显。BMD 测定呈现低骨量和骨质疏松的比例，在左前臂远端 1/10 部位分别为 37% 和 21%（合计 22/38 例，58%），前臂远端

1/3 部位分别为 74% 和 8%（31/38 例，82%），L_{2-4}分别为 13% 和 3%（6/38 例，16%），股骨颈分别为 32% 和 3%（13/38 例，35%）。甲亢病人常有甲状腺激素分泌增多的高代谢症状、甲状腺肿大、有时合并突眼等体征，结合甲状腺功能测定，不难做出诊断。

甲状腺功能减退病人补充甲状腺素时，骨丢失增加，骨密度降低。一组绝经后妇女接受促甲状腺激素抑制治疗的甲状腺素剂量时，可使每年骨量丢失增加 1%。

甲亢得到有效治疗，病情控制，可使骨密度较治疗前增加。

8. 糖尿病 迄今对糖尿病（diabetes mellitus，DM）病人的矿盐代谢紊乱、低骨量、骨质疏松和骨折等问题尚存在争议。

DM 病情未有效控制，呈现高血糖时，钙、磷、镁、锌和氮均呈负平衡，病情越严重，上述物质丢失越多。钙、磷和镁等主要贮存于骨骼，蛋白质亦为骨基质生成所必需，其负平衡影响骨代谢。胰岛素参与维生素 D 代谢，DM 病人胰岛素缺乏，血清 1, 25 $(OH)_2D_3$ 及 24, 25 $(OH)_2D_3$ 水平均降低，肠钙吸收降低，影响骨的矿化。

在 1 型 DM 病人多数报道有骨量的降低；而 2 型 DM 病人则有骨量正常、升高和降低三种检测结果。1993 年 Bauer 等报道对 5430 例 65 岁左右的 2 型 DM 女性病人进行多因素分析，发现 DM 与高 BMD 密切相关。1995 年丹麦 Daele 等观察 578 例男性和女性 2 型 DM 病人，并与年龄和体质指数相匹配的对照组比较，其腰椎和股骨近端 BMD 升高 3%~4%。但 1994 年意大利 Gregorio 等检查 110 例 2 型 DM 病人见腰椎和股骨颈骨密度均降低，与糖尿病控制不佳、血糖值增高、尿排量增多、渗透性利尿、尿钙排量增多以及代偿性甲状旁腺激素水平增高致骨矿盐丢失有关，随着糖尿病病情控制，骨量有所好转。

两种类型 DM 其骨量改变不尽相同。低骨量在 1 型 DM 病人较多见，此型病人多发病于 20 岁以前，骨骼处于发育阶段，易影响峰值骨量的获得，且体型瘦者居多，常缺乏胰岛素。而 2 型 DM 病人的低骨量和骨质疏松发生较少，可能与此型病人常在 40 岁成年以后发病，骨骼发育完全，已达骨峰值或峰值后阶段，并且多数体型较胖，胰岛素水平正常或升高，它对骨有促进合成的作用。国内学者报道 2 型 DM 病人并骨质疏松的发生率较国外高，如天津王维力报道 100 例糖尿病病人中骨质疏松者占 66%，长沙伍汉文比较 51~60 岁的糖尿病妇女 BMC 降低者占 74.1%，年龄和性别相匹配的对照组为 52.0%。其原因需进一步探讨。学者们都认为老年 DM 骨折的发生高于非 DM 老人，可能和视力障碍、下肢神经血管病变、肌无力、易摔倒等因素有关。

在美国 4 个临床中心进行的骨质疏松研究，包括 9704 例年龄 ≥65 岁的白种人妇女，平均随访 9.8 年。期间共发生桡骨远端骨折 527 例次，总的骨折发生率为 7.3/1000 人·年，其中关节内骨折占 27%，关节外骨折占 73%。影响骨折的独立危险因素有 BMD 降低（*RR* 1.6，95%CI 1.2~2.0）和 50 岁以后的骨折史（*RR* 1.6，95%CI 1.1~1.6）。伴糖尿病者关节内骨折的发生率为普通人群的 2 倍以上，说明 2 型 DM 为腕部骨折重要危险因素。另一组绝经妇女（32089 人）13 年（1986~1998 年）中髋部骨折共发生 490 次（160/10 万），绝经年龄、吸烟、BMI 和雌激素治疗等因素校正后，发现 1 型 DM 病人髋部骨折的危险性较非 DM 者高 12.3 倍（95%CI 5.1~29.7），2 型 DM 病人高 1.7 倍（95%CI 2.2~11.4），1 型和 2 型 DM 病人均见髋部骨折的危险性明显增加。一旦 DM 病人发生肢体神经病变，肌力和骨强度下降，跌倒危险性增加，骨折的危险性随之增加，同时 DM 病人易合并眼底血管病变，视力衰退，也是易跌倒和诱发骨折的危险因素。

（二）慢性疾病和骨质疏松

1. 胃切除术后 胃切除术后的远期并发症之一是骨质疏松和骨软化症。随着研究的深入，发现随胃切除术后时间的延长和年龄的增加，骨质疏松症发生率逐渐上升。

文献报道的发病率很不一致，约 30%（10%~70%）。有报道胃切除术后病人有近 25% 出现腰椎骨量减少，明显高于未手术的消化性溃疡病人。也有报道在部分性胃切除术的男性病人中有 19% 发生腰椎骨折，而在年龄相匹配的对照组中只有 4%。随着检查手段的进步，有 50%~70% 的病人发现骨质疏松症。

在胃切除的病人中，Billroth Ⅱ式手术后骨质疏松的发病率要比 Billroth Ⅰ式手术高。随着年龄的增加，骨质疏松症的发生更多，尤其多见于女性。胃大部切除术后骨病可始于手术后 3~10 年。

维生素 D 和/或钙的吸收不良可能是发生胃大部切除术后骨病的主要原因。另外，Billroth Ⅱ式手术使胃肠道重建方式造成解剖结构改变而发生功能性无十二指肠参与的钙吸收障碍可能是另一个主要原因。

胃切除术后，胃容量减少，食物在胃内通过过快，得不到充分消化，影响钙和维生素 D 的吸收。胃酸分泌减少影响胃蛋白酶及胰蛋白酶的分泌，而使食物的消化及吸收受到影响。迷走神经切断后，影响胃的排空及小肠对食物的吸收功能，造成病人出现严重腹泻及脂肪痢。Billroth Ⅱ式手术也影响胰液和胆汁分泌减少，造成营养物质的吸收明显减少。维生素 D、钙、磷及脂肪吸收减少，久之出现骨质疏松。

血钙、磷、碱性磷酸酶及维生素 D 等的变化：可见血钙、磷值降低，尿钙排量降低，碱性磷酸酶水平轻度升高，25（OH）D$_3$ 水平有所降低，1,25（OH）$_2$D$_3$ 水平正常或轻度升高，多数病人甲状旁腺激素水平正常。北京协和医院内分泌科对十二指肠球部溃疡病人施行 Billroth Ⅱ式胃大部切除术后 10 年以上的 20 例病人进行了随访，男 17 例、女 3 例，平均年龄 47±6 岁（39~56 岁），女性月经规则。手术后随访 11~19 年，平均术后（14.0±2.5）年。病人与相匹配的健康志愿者 20 人相比较，血游离钙分别为（1.10±0.04）mmol/L 和（1.14±0.05）mmol/L（$P<0.01$），血总钙分别为（2.10±0.35）mmol/L 和（2.23±0.10）mmol/L（$P<0.05$），血 25（OH）D 分别为（10±7）ng/ml 和（26±10）ng/ml（$P<0.01$），两组的血磷和碱性磷酸酶水平无显著差异。可见胃大部切除术后有血钙和 25（OH）D 水平的降低，存在钙和维生素 D 吸收不良。

骨 X 线表现主要为骨密度降低，横行骨小梁减少或消失，纵行骨小梁稀疏，骨骼变形。有报道胃切除术后病人在术后 2~5 年 BMD 有显著降低。

鉴于以上特点和胃切除手术史，临床易鉴别。

2. 胃肠吸收功能障碍　胃肠吸收功能障碍引起的骨病常常是由于一系列消化和吸收障碍，影响维生素 D 和钙的吸收而致。除了胃切除术后，常见于胆囊和胆管系统严重感染、肠脂肪泻（celiac disease）、克罗恩病（Crohn disease）、空肠回肠分流术（jejuno-ilea bypass）以及胰腺外分泌功能不足等疾病。

脂肪泻是小肠对脂肪的吸收减少，而维生素 D 是一种脂溶性维生素，脂肪泻时维生素 D 吸收减少，继而肠钙吸收减少，此类病人血钙水平及尿钙排量常降低，血 ALP 水平及尿羟脯氨酸排量增加，血 25（OH）D$_3$ 水平明显降低。常见骨量减少，亦可见腰椎及肋骨骨折。骨组织形态学研究发现存在骨质软化和骨质疏松。

炎性肠病，包括克罗恩病和溃疡性结肠炎，常可合并严重的骨病。其原因是多方面的，尤其是进行肠切除术、空肠回肠分流术以及全胃肠道外营养（TPN）。近 50% 的病人有骨量丢失，与维生素 D 和钙的吸收障碍有关。

慢性胰腺炎所致胰腺功能不全，可引起吸收不良综合征和糖尿病。胰腺疾病常可因外分泌不足而引起较严重的脂肪泻，影响肠道对维生素 D、钙、磷和蛋白质的吸收。

3. 慢性肝病　慢性肝病与骨质疏松之间有很密切的联系。其中以原发性胆汁淤积性肝硬化（primary biliary cirrhosis，PBS）、慢性活动性肝炎（chronic active hepatitis）和酒精性肝硬化（alcoholic cirrhosis）这三种肝病较常见。有关慢性肝病并发代谢性骨病的病因、发病机制，以及治疗等均尚不十分清楚。目前认为有以下几个方面：①肝脏具有将维生素 D 转化为 25（OH）D$_3$ 的能力。②肝脏具有产生维生素 D 转运蛋白（DTP）、白蛋白和维生素 D 结合蛋白（DBP）的能力。③胆汁促进维生素 D 和钙吸收。原发性胆汁淤积性肝硬化因胆汁淤积，以及慢性活动性肝炎和酒精性肝硬化均可致肝功能受损，维生素 D 在肝脏的转化及代谢以及维生素 D 转运蛋白（DTP）、白蛋白和维生素 D 结合蛋白（DBP）在肝脏的产生都减少，引起维生素 D 功能降低致使钙吸收障碍。有认为在 PBS 可发生骨软化，也可发生骨质疏松。但大多数报道是发生骨质疏松。

大多数 PBS 病人胆汁淤积表现明显，骨密度降低同时骨折的发生率较高，并多见于松质骨为主的骨骼部位如椎骨和肋骨，常在受到轻微或无外伤的情况下发生。一组报道 PBC 病人骨质疏松发生率在 8%~49%。酒精性肝硬化者骨病伴骨折是常见的，其发生率明显高于其他类型的肝病，肋骨和椎体的骨折发生率约为 30%。45 岁以后的病人骨折的发生更见明显增加。也可出现身高变矮、腰背痛等症状。国内一组报告慢性肝病病人髂骨病理变化的观察发现 82.5%肝硬化病人出现轻重不同的骨质疏松。血钙水平及尿钙排量正常或轻度降低，血磷水平降低，血 ALP 活性增加，但此来源于肝而非骨骼；血 25 (OH) D_3 水平在轻症时可正常，重症病人降低。血 1, 25 (OH)$_2$D$_3$ 水平正常。慢性活动性肝炎合并骨病的病人 25 (OH) D_3 水平降低与维生素 D 结合蛋白（DBP）水平降低有关。血 PTH 水平下降，亦有报道 PTH 水平是上升的。

有慢性肝病的临床表现，不难与 POP 相鉴别。

4. 慢性肾脏疾病

（1）肾性骨营养不良：肾脏对矿盐的稳定具有重要的作用：①维持钙、磷和镁在体内的代谢平衡。②为甲状旁腺激素作用的靶组织，也是 PTH 降解和清除的器官。③近端肾单位是 1, 25 (OH)$_2$D 和 24, 25 (OH)$_2$D 生成的场所。④肾脏是铝和 β-微球蛋白等清除的重要途径，这些物质在血中浓度升高时会有损骨和矿盐的代谢。因此，当肾功能进行性减退，肾小球滤过率<60ml/min（慢性肾病 3 期）时，会引起钙、磷代谢紊乱——高磷血症和低钙血症，甲状旁腺增生及 PTH 继发性合成及分泌增多，活性维生素 D 合成减少，产生多种骨骼疾病，有骨软化症、纤维囊性骨炎、骨质疏松和骨硬化症四种病变，可以一种病变单独出现，也可以混合出现。常有血钙水平降低，血磷、碱性磷酸酶和 PTH 水平的升高。有慢性肾病史、肾功能损害，甚至酸中毒和软组织转移性钙化等特点，临床上与 POP 不难鉴别。

（2）肾小管性酸中毒：Ⅰ型（病变累及远端肾小管）和Ⅲ型（近端和远端肾小管均受累）肾小管性酸中毒病人，由于远端肾小管酸化功能障碍，尿可滴定酸和氨排出减少，碳酸氢盐持续丢失，故产生酸中毒。因细胞外液浓缩，氨排出减少、肾小管再吸收 NaCl 增加，呈现高氯性酸中毒。病人常有食欲不振、恶心、呕吐、乏力和消瘦等症状，儿童常有生长发育障碍。血 pH、碳酸氢根和储备碱浓度都降低，但由于肾小管排酸功能障碍，尿呈中性或碱性，pH≥5.5。70%的病人有低钾血症，半数有肾结石或肾钙化以及骨骼改变。酸中毒时动用骨骼的钙盐；与酸性产物结合从尿中排出，发生低钙血症；肾小管对磷的重吸收减少，低钙血症致继发性甲状旁腺功能亢进，更增加尿磷的排出，造成血磷值降低。由于血钙和血磷水平降低及酸中毒，使矿盐沉积于骨基质减少，日久儿童发生佝偻病、成人发生骨软化症。因为骨量丢失或伴有骨质疏松，临床上有骨痛、活动障碍和身高缩短等。血钙水平多数正常，血磷值正常或降低，血 ALP 水平有不同程度地升高。X 线相显示骨密度降低、骨盆变形、假骨折和椎体双凹变形等改变。血 ALP 水平增高与骨病变的活动性相关。非晚期病人其肾小球功能常在正常范围。相当数量的病人为继发性肾小管性酸中毒，常继发于干燥综合征、慢性肾盂肾炎、慢性活动性肝炎、药物和重金属中毒等。因为这类病人存在原发病的临床表现。一般不难与 POP 病人相鉴别。

（3）范可尼综合征：部分为常染色体隐性遗传，主要有近端肾小管功能障碍、磷酸盐、葡萄糖和氨基酸重吸收障碍，尿磷酸盐增多、糖尿和氨基酸尿。也可累及水、碳酸氢盐、钾和钙的重吸收，呈现高氯性酸中毒、低钾血症和肾脏浓缩功能减退。尿 pH 可呈酸性、中性或碱性。慢性代谢性酸中毒可严重影响骨的生长发育。在酸性环境下，软骨细胞体积明显减少，软骨细胞表达的 IGF-1 受体和 GH 受体数目显著下降，软骨对 IGF-1 和 GH 存在抵抗，软骨内成骨过程被抑制。由于氨基酸能螯合钙而阻碍了钙的沉着，故一般不发生肾钙化。由于尿钙和磷丢失多，血钙、磷水平降低或正常偏低，有佝偻病、骨软化和骨量减少、骨质疏松。本病多数发生在儿童，大多数为胱氨酸沉着于内脏，一般 10 岁内死于肾衰竭，预后不良。成人发病的范可尼综合征预后较好。这种继发性骨质疏松症较易和 POP 鉴别。

5. 类风湿关节炎　早在 1865 年 Barwell 等就已观察到类风湿关节炎（rheumatoid arthritis，RA）可以出现骨质疏松症。1905 年 Odery 等对 RA 病人进行全身 X 线检查，客观地证明了骨质疏松的存在。RA 的骨质疏松可分为局部和全身的。局部的骨质疏松是由于患病关节的疼痛、关节功能受限引起的失用性萎缩，以及关节周围血运障碍而造成的。RA 全身性骨质疏松的原因有许多假设，有认为是某种化学介质，如前列腺素产生破骨细胞活化因子（OAF）使破骨细胞活性增加；亦有认为免疫系统异常或由此产生的体液因子对骨形成及骨吸收有影响；还有人报道 RA 病人存在继发性甲状旁腺功能亢进症，血中 PTH 水平增加，血骨钙素（BGP）浓度也增加，而 25（OH）D_3，24, 25（OH）$_2D_3$ 随骨病变的进展下降。此外，钙摄入不足、营养不良、日晒时间少、年龄的增加都是造成 RA 全身性骨质疏松的原因。

类风湿关节炎的 X 线表现，早期有软组织肿胀，骨质疏松；中期同时有关节间隙狭窄，软骨边缘腐蚀和软骨下骨质囊性变；晚期关节严重破坏，骨质吸收，出现脱位、畸形、纤维性或骨性强直。而原发性骨质疏松不存在类风湿关节炎中期到晚期的特征性改变。治疗上主要以关节炎本身为重点，并辅以骨质疏松的治疗。

（三）恶性肿瘤

肿瘤相关性骨质疏松症见以下几个方面。

1. 原发于骨组织的肿瘤　可导致骨组织破坏和局限性骨质疏松症如多发性骨髓瘤。

2. 肿瘤骨转移　引起广泛骨质疏松，如乳腺癌、睾丸肿瘤、肺癌、肾癌、淋巴瘤、急性淋巴细胞白血病等，肿瘤细胞可以转移至骨骼，直接浸润破坏骨组织，还可以分泌甲状旁腺激素相关肽等激素或促进破骨细胞活性的细胞因子，加快骨溶解。骨质破坏、骨膜受累、骨组织血运异常均可导致骨痛。恶性肿瘤的骨痛部位常常固定于肿瘤浸润或转移部位，骨痛进行性加重，难以控制，有时恶性肿瘤还伴有严重的高钙血症。

3. 肿瘤治疗后产生的治疗相关性骨质疏松　最常见的原因是肿瘤治疗引起的性腺功能减退，激素依赖型肿瘤如乳腺癌、卵巢癌等要求性腺功能低下，以抑制肿瘤的发展和复发，如芳香化酶抑制剂［阿那曲唑（anastrozole）、来曲唑（letrozole）、依西美坦（exermestane）］，促性腺激素释放激素类似物，通过拮抗雌激素的作用或抑制雌激素的产生，而抑制骨形成，增加骨吸收。对非激素依赖性肿瘤应用的化疗药物如环磷酰胺、甲氨蝶呤、氟氧嘧啶和多柔比星等也可引起性腺功能减退。又如甲氨蝶呤、异环磷酰胺和干扰素都有报道对骨的影响，见骨密度下降，甚至骨折，可能是抑制骨的形成所致。肿瘤的放射治疗也可导致骨质疏松，直接作用是减少成骨细胞数量和骨小梁周围纤维化；间接作用是照射性腺导致性腺功能减退；照射头颅导致生长激素缺乏；进而引起骨量减少和骨质疏松。

4. 恶性肿瘤往往有原发病的表现　多伴有贫血、消瘦、脊髓或神经根压迫症状，以及其肿瘤原发症状，预后较差。一般还伴有淋巴结、肺和肝等转移的征象，血和尿肿瘤标志物检查，骨扫描和 CT、MRI 等影像学检查，有助于鉴别。

（四）药源性骨质疏松症

1. 糖皮质激素　详见糖皮质激素性骨质疏松。

2. 甲状腺激素　详见甲状腺功能亢进症和甲状腺素替代。

3. 抗癫痫药物　30 年前已描述长期服抗癫痫药对骨和矿盐代谢的影响。此类药物可引起骨质疏松和骨软化症。

引起骨病的发病机制有不同看法，一般认为：①药物对于肝微粒体酶的诱导：肝脏细胞色素 P450 酶系统介导药物氧化反应和加强类固醇激素在肝脏的转换，包括维生素 D 代谢产物，排泄于尿和胆汁中。苯妥英钠、苯巴比妥和卡马西平等抗癫痫药诱导肝微粒体酶的活性，使维生素 D 及其活性代谢产物的灭活与排泄加速，血 25（OH）D 水平下降，有报道占 8%～33%，甚至高达 70%。血 1, 25（OH）$_2$D 水平在服药早期为正常或升高，服药后期则降低。②直接影响肠道和骨组织对钙的吸收，有报道约 56% 的长期服抗癫痫药病人存在肠钙吸收异常。苯妥英钠、苯巴比妥可选择性地使维生素 D 及

25（OH）D$_3$ 促进小肠对钙的主动吸收减少 30%~70%，苯妥英钠还可直接对抗甲状旁腺激素和 25（OH）D$_3$ 促进肠道及骨组织对钙的吸收作用。长期服抗癫痫药的病人血甲状旁腺激素（PTH）水平有升高。血钙水平降低，明显低钙血症 3%~30%，高碱性磷酸酶血症 10%~70%。另外，维生素 D 进量不足和光照少的病人也易患骨质疏松。

骨形成和骨吸收的生化指标，前者有血骨钙素（BGP）、骨源性碱性磷酸酶（ALP），后者有血 I 型胶原交联 C-末端肽（cross-linked C-telopeptide of type 1 collagen，CTX）和 I 型胶原交联 N-末端肽（cross-linked N-telopeptide of type 1 collagen，NTX）、尿吡啶啉（pyridinoline，PYD）、脱氧吡啶啉（deoxypyridinoline，DPD）水平都增高，反映了病人有高骨转换率的骨丢失。

长期服抗癫痫药的病人可伴有骨折。单光子吸收仪测桡骨中段骨密度，较正常对照组降低 10%~30%。骨组织计量学显示骨小梁轻度减少. 破骨细胞活性增加，骨吸收增加，类骨质增加。

长期服抗癫痫药可导致一系列维生素 D、矿盐和骨代谢紊乱。最常见的异常有低钙血症、血碱性磷酸酶和 PTH 水平升高。血 25（OH）D$_3$ 水平下降，骨密度下降，骨折发生率增加和骨软化的组织学改变，加之有长期服抗癫痫药的历史，临床上不难与 POP 鉴别。

4. 抗凝药 肝素具有抗凝作用，除了引起出血外，很少出现其他不良反应。1965 年 Griffith 等首次报道肝素引起骨质疏松，并与大剂量、长期使用有关。接受肝素每日 15000~30000U 6 个月以上者，有自发性椎体或肋骨骨折的发生。有报道肝素治疗者骨折发生率 2.2%~24%，其中椎体骨折者尤为多见。

肝素引起的骨质疏松发生机制尚不十分清楚。可能是骨形成降低与骨吸收增加的联合作用。骨组织形态学证实有明显骨吸收和骨胶原溶解。肝素能增强甲状旁腺激素对骨质的溶解作用。肝素抑制新骨形成，可能通过直接对骨的影响。有报道肝素可直接作用在 1α-羟化酶而减弱 25（OH）D$_3$ 转化为 1,25（OH）$_2$D$_3$，引起 1,25（OH）$_2$D$_3$ 水平降低。近年来发现肝素可使血降钙素浓度降低，而降钙素的减少很可能是骨质疏松发生的原因之一。

病人有明确的大剂量肝素治疗史，背痛常是首发症状。骨折以胸腰椎多见，椎体压缩变形，脊椎可侧凸、后凸，身材变矮，重者不能站立。也可出现肋骨骨折。

药源性骨质疏松症有原发病的临床表现，长期或较长期使用此类药物的历史，应详细询问病史，有助于鉴别诊断。

（五）失用性骨质疏松症

失用性骨质疏松是多种原因引起的骨骼承受的应力减少导致骨吸收超过骨形成，出现低骨量及骨组织微结构退变为特征。力学刺激的减少抑制了成骨细胞介导的骨形成，促进了破骨细胞介导的骨吸收，导致失用性骨质疏松。外伤性脊髓损伤造成的瘫痪是引起此类骨质疏松最常见的原因，其次是一些器质性疾病引起活动功能障碍，如脊髓灰质炎引起的软瘫，以及衰老或骨折卧床、太空飞行引起的失重等原因，导致一段时间内活动明显减少，均可造成失用性骨质疏松。

骨骼的发育和骨量的多少与运动有密切关系。运动员骨矿含量明显增加，体重与骨密度也呈现正相关。卧床使双下肢、躯干处于完全不负重状态，肢体及躯干运动量明显减少，肌肉收缩减少，对骨的刺激和应力减少。骨骼处在无负荷、无应力刺激的状态，骨量就会逐渐减少。有报道观察成年男性健康者卧床的变化，观察到卧床 24~36 周，跟骨骨矿丢失 25%~45%，胫骨和腓骨骨量亦有不同程度地丢失。

截瘫病人骨密度减少明显，长期观察截瘫病人骨质疏松的发病率可达 100%。大多数脊髓损伤造成瘫痪的病人骨量丢失多在伤后最初 1 年，亦有报道骨量丢失可一直持续到瘫痪 15 年之久。骨量丢失程度与瘫痪的程度有关。有学者报道在中枢性瘫痪的病人中，软瘫病人因运动功能减退或丧失，骨质疏松的发生率高；而尚有残存不全运动功能的高位痉挛性瘫痪者，骨矿盐含量下降较少。截瘫病人骨质疏松的主要原因就是长期卧床及瘫痪肢体无肌肉收缩应力所致。有报道在外伤性脊髓损伤而造成的瘫痪病人全身骨骼肌活动量减少时，机体出现钙代谢变化，可出现血钙升高及尿钙增加，尤以尿钙增加为著。尿羟脯氨酸的变化与尿钙排量基本相同。血钙值在成年病人与正常值无明显差别，而在儿童和青春发育期则可出现高钙血症。血 ALP 升高，一般发生在瘫痪 5~9 周后，并与尿羟脯氨酸的变化呈正相关，说明骨形成与骨吸收均增加，而骨吸收大于骨形成。骨组织形态学研究可见髋骨的骨小梁减少，与瘫痪时间相关。松质骨比皮质骨的变化更明显。

偏瘫病人的偏瘫肢体发生骨质疏松的概率也很高。有报道偏瘫病人发病 2 个月为骨丢失的高危阶段。偏瘫病人的骨量变化随瘫痪时间而变化，当偏瘫恢复，活动量渐增后，骨量丢失常可逆转。

脊髓灰质炎病人下肢肌肉麻痹越严重，受累肢体的骨骼发育就越差，肢体骨骼变细、变短，骨皮质变薄，骨质疏松就越严重。

下肢骨长时间不负重或负重减少都可引起骨量减少、骨质疏松。这是骨折后最常见的并发症。骨折后肢体被固定的范围越广，时间越长，骨质疏松就越严重。

不论任何内科、外科和妇科疾病，只要长期卧床就会引起骨矿物质丢失，造成骨质疏松。卧床时间越长，肢体运动能力越差，引起骨质疏松的程度就越严重。失用性骨质疏松症常有原发疾病和相当长时间制动的历史。

（孟迅吾　邢小平）

参 考 文 献

［1］Consensus Development Conference. Prophylaxis, and treatment of osteoporosis. Am J Med, 1993, 94：646-650.

［2］NIH Consensus Development. Panel on osteoporosis prevention, diagnosis and therapy. JAMA, 2001, 285：785-795.

［3］Kanis JA, Melton LJ, Christiansen C, et al. The diagnosis of osteoporosis. J Bone Miner Res, 1994, 9：1137-1141.

［4］中华医学会骨质疏松和骨矿盐疾病分会. 原发性骨质疏松症诊治指南（2017 年版）. 中华骨质疏松和骨矿盐疾病杂志, 2017, 10（5）：413-444.

［5］孟迅吾，刘书勤，张克勤，等. 皮质醇增多症并发骨质疏松病人的钙磷代谢改变. 中华内科杂志, 1989, 28：548-551.

［6］姜艳，孟迅吾，陆召麟，等. 库欣综合征病人与正常妇女骨密度比较研究. 中华医学杂志, 2007, 87（24）：1695-1697.

［7］孟迅吾，邢小平，刘书勤，等. 原发性甲状旁腺功能亢进症的诊断（附 134 例分析）. 中国医学科学院学报, 1994, 16（1）：13-19.

［8］赵新宇，孟迅吾，白耀，等. 甲状腺功能亢进症病人的钙、磷和骨代谢改变. 中华内科杂志, 1998, 37（3）：175-178.

［9］Janghorbani M. Prospective study of diabetes and risk of hip fracture：the Nurses' Health Study. Diabetes Care, 2006, 29（7）：1573-1578.

［10］张伯红，孟迅吾，宋利群，等. Billroth Ⅱ式胃大部切除术后远期血钙和 25 羟维生素 D 水平的追随. 北京医学, l996, 18（3）：137-140.

［11］Klaus J, Armbrecht G, Sternkamp M, el a1. High prevalence of osteoporotic vertebral fracture in patients with Crohn's disease. Gut, 2002, 5l（5）：654-658.

［12］Menon KV, Angulo P, Weston S, et al. Bone disease in primary biliary cirrhosis：independent indicators and rate of progression. J Hepatol, 200l, 35（3）：316-323.

［13］Domrongkitchaiporn S, Pongsakut C, Stitchantrakul W, et al. Bone mineral density and distal renal tubular acidosis. Kidney Int, 2001, 59（3）：1086-1093.

［14］Pfeilschifter J, Diel IJ. Osteoporosis due to cancer treatment. pathogenesis and management J Clin Oncol, 2000, 18：1570-1593.

第六章 骨质疏松症的防治原则及基础措施

骨质疏松症的预防应贯穿于人的一生，绝不是成年期或老年期才应关注。因为骨骼的生长发育自幼开始，骨量的 90% 在 20 岁前积累，30 岁左右达到骨量峰值，骨峰值是一生中最高的骨量值。它决定于遗传因素（70%~80%）和环境因素（20%~30%），前者不可改变，后者已证实与自幼的钙摄入量和运动密切相关。女性在绝经前已有骨量丢失，绝经后 5~8 年呈现快速丢失，以后存在持续地缓慢丢失。而男性骨量丢失的发生年龄晚于女性。

一、骨质疏松症的防治原则

（一）努力获得理想的骨峰值

饮食中足量钙的摄入、适量光照和运动均有利于形成理想的骨峰值。有证据表明获得理想骨峰值者，出现低骨量和骨质疏松的时间较晚，程度也较轻；相反骨峰值低者，出现低骨量和骨质疏松的时间较早，也较严重。

（二）积极预防骨量丢失、早发现、早诊治

身材瘦小、低体重、有髋部骨折家族史、月经稀少或不规则和嗜烟、酗酒等都是发生低骨量和骨质疏松症的高危因素。应加强锻炼，建立健康的生活方式，减少骨量的丢失。有条件可去医院检查骨密度，一旦发现异常，应尽早诊治，进行非药物干预，必要时在医师指导下选用药物治疗。

（三）对低骨量或骨质疏松者应预防其骨折的发生

由于骨量丢失、骨质量降低致骨强度下降，易发生脆性骨折，轻微外力或咳嗽等即诱发骨折，严重影响生活质量，增加病残率和死亡率。应让病人和家属都掌握防治疾病的基础措施和药物治疗，定期进行监测。

（四）预防比治疗更为重要

迄今各种措施和药物仅能使受累的骨小梁厚度、变宽、小孔得以修补，但尚不能使已断裂的骨小梁再连接。因此应重视预防、着眼早期，较晚期处理更为重要。

二、基础措施

原发性骨质疏松症的防治包括基础措施和药物治疗两个方面，都很重要。基础措施是基本的，花费少，收效大，专业人员和一般群众都应掌握。

（一）足量钙、低盐、适量蛋白质和富含维生素的膳食

骨质疏松症的发生与一生中骨峰值和骨量的丢失密切相关。从小就应进富含钙的饮食，如牛奶、奶制品、奶酪、豆制品、芝麻酱、虾皮和深色蔬菜，争取获得理想的骨峰值，可以使老年出现骨质疏松的时间推迟，程度减轻。补充足量的钙能减少成年后骨量丢失。南斯拉夫的一项早期研究曾报道 2 个地区不同钙摄入量居民的骨密度和骨折情况，高钙摄入（940mg/d）者较低钙摄入（445mg/d）者掌骨骨密度更高，股骨骨折率更低，表明高钙摄入量者骨密度较高，股骨骨折率降低。但目前普遍存在钙和维生素 D 摄入量不足，2011 年加拿大一项包括 28 406 名 ≥50 岁受试者的健康调查显示，按美国医学研究所新制定的钙和维生素 D 摄入标准（50~70 岁男性钙摄入量应该为 800mg/d，≥71 岁男性和 ≥50 岁妇女钙摄入量均为 1000mg/d；维生素 D 为 400IU/d），有 45%~69% 的人钙摄入不足，54%~66% 的人维生素 D 摄入不足。我国预防医学科学院分别于 1992 和 2002 年进行的全国饮食中钙摄入量的调查结果显示分别

为 405mg/d 和 389mg/d，说明钙摄入量不足广泛存在，应予重视。

主张低钠（低盐）饮食是由于钠和钙在肾脏近曲小管再吸收，属同一转运系统，排钠机制与排钙机制相同，进高钠饮食，尿钠排出多，尿钙的流失也会增多。反之，摄入低盐饮食，尿钠和尿钙排出都会减少，因此低盐饮食有利于身体保留钙，减少尿钙的丢失。

蛋白质和氨基酸是骨骼有机质合成的重要原料。长期低蛋白饮食，将导致营养不良和骨基质蛋白合成不足，不利于骨的生长、发育和维持，但高蛋白饮食会促使尿钙排出增多，蛋白质摄入量增加 1 倍，尿钙排出增加 50%，多余蛋白质的摄入将增加负钙平衡。目前主张蛋白质日摄入量为 1.0g/kg（体重）。

维生素 K 是谷氨酸 γ 羧化酶的辅酶，参与骨钙素中谷氨酸的 γ 位羧基化，从而促进骨矿盐沉积，促进骨形成。维生素 K 还可通过降低尿钙的排出影响骨代谢，肾脏中的肾钙素（nephrocalcin）也是一种 γ 羧基谷氨酸蛋白，其谷氨酸残基 γ 羧基化同样需要维生素 K 的参与。有研究认为绝经后妇女每天补充维生素 K 后，其尿钙和羟脯氨酸排量明显降低。维生素 K 可通过抑制骨吸收激活因子，如前列腺素 E_2、白介素-1（IL-1）、白介素-6（IL-6）抑制破骨细胞活性，从而抑制骨吸收。有研究证实维生素 K 摄入量与骨密度和骨折发生的危险性密切相关。Feskanich 等对美国72327名护士（年龄 38~63 岁）进行饮食问卷调查，分析饮食中维生素 K 摄入与髋部骨折的关系，结果显示随访 10 年中共发生髋部骨折 270 例，维生素 K 摄入超过 109μg/d 的护士经年龄调整后发生髋部骨折相对危险度下降 30%，差异有统计学意义。近期美国医学会已将饮食中维生素 K 摄入量参考值标准提高了 50%，即>19 岁的女性为 90μg/d，男性为 120μg/d。四烯甲萘醌（menatetrenone）是维生素 K_2 的一种同型物，具有促进骨形成和抑制骨吸收的双重作用，临床试验证实可以减少骨质疏松病人的骨量流失和缓解骨痛。日本一项随机对照临床试验结果显示，241 例绝经后骨质疏松妇女服用维生素 K_2 15mg/次，3 次/天，连续治疗 2 年对降低髋、椎体、非椎体骨折有益，并可减少骨量流失。

维生素 C 是参与骨组织中蛋白质、骨胶原、氨基多糖等代谢的重要物质之一，且对酶系统有促进催化作用，有利于钙的吸收和向骨骼中沉积。缺乏维生素 C 将影响骨组织、毛细血管等的代谢，使骨基质、骨胶原合成减少、影响骨骼正常发育，导致骨质疏松、骨脆弱、易骨折。多吃新鲜蔬菜和水果（包括可食的野菜、野果），合理加工烹制，可以防治维生素 C 缺乏。

维生素 E 是脂溶性维生素，有抗氧化性能。抗氧化的维生素 C 和维生素 E 与不抽烟的绝经后妇女骨吸收指标 I 型胶原羧基末端肽水平呈负相关，可能抑制骨吸收。目前已有维生素 E 增加骨密度和降低骨折风险的报道。

（二）规则的运动应贯穿人的一生

多项研究证实补充足量的钙和规则运动是获得理想骨峰值的重要环境因素。

骨的力学变化决定骨的形态和构建，局部重力和肌肉收缩可使骨细胞的功能随负荷形式及其大小发生相应的改变。适量运动尤其是负重运动可以增加骨峰值和减少及延缓骨量丢失。

青春前期和青春期是骨发育的关键时期，提倡进行负重运动。运动可以提高睾酮和雌激素水平，增加钙的吸收和利用，还可增加骨皮质血流量。骨对机械负荷的反应在骨生长期最明显，青春前期和青春发育早期远高于骨发育成熟后。老年期由于骨细胞数量和活力、骨基质蛋白的形成和骨矿盐含量都随增龄而减少，骨组织对机械负荷反应也会减弱。

肌肉对骨骼具有一种机械力影响，肌肉发达则骨骼粗壮，骨密度高。相反活动减少，肌力降低，则骨密度低，因此加强运动应自幼做起，并贯穿一生，这是构建理想骨峰值和预防骨量丢失的一个重要措施。有文献报道太极拳是一项很好的全身运动，可以增加骨密度，降低骨折的危险性，但也有不同的研究结果。

Babatunde 等对 6 项研究进行了荟萃分析，该研究共纳入绝经前妇女 256 人，年龄 18~50 岁，与对照组相比，运动组股骨颈骨密度增加（$P<0.01$），大粗隆骨密度亦增加（$P=0.04$），而腰椎骨密度差异

无统计学意义。结果提示运动能加强绝经前妇女的骨健康。

Kemmler 等观察了绝经 1~8 年、骨量减少的德国妇女 85 例，分为运动组和对照组，共观察 12 年，结果显示运动组腰椎和股骨颈骨密度降低程度低于对照组，2 组间差异有统计学意义（$P = 0.002$）。Korpelainen 等观察了 70~73 岁、坚持运动 30 个月的北欧老年骨量减少妇女 124 人，共观察 7 年。结果显示，与对照组比较，运动组体位摇摆减少（$P < 0.005$）、步速较快（$P < 0.001$）、大腿肌力较强（$P = 0.04$），一年骨折发生率 0.05/1000 人比 0.08/1000 人，髋部骨折分别为 0/1000 人比 5/1000 人（$P = 0.02$），表明运动能改善平衡功能，增强肌力，降低发生跌倒和骨折的危险性。

运动和补充足量钙剂对儿童、青少年和绝经后妇女的骨量更有利，Specker 等分析了 17 项临床试验结果，认为运动的同时 1000mg/d 的钙摄入量是必需的，优于单一补充钙剂。

建议：儿童可以进行高强度活动包括跳跃运动等，2 次/天，每次 10 分钟，每周至少 3 次；成人进行中至高强度活动，如跳跃运动，每天 30~60 分钟，3~5 次/周，负重运动 2~3 次/周。应注意安全。

适量运动，因人而异，运动后微微发汗、全身舒爽是合适的。如运动后十分疲劳，说明过量，应循序渐进。运动的强度、频率、时间和方式也应因人而异，老年人应考虑心血管功能、肺功能和肌肉、关节及神经系统的协调状态。运动应从低强度做起，逐渐适应，注意安全性。

（三）适量光照和户外活动

人体内的维生素 D 包括维生素 D_3 和维生素 D_2，维生素 D_3 绝大部分由皮肤自身合成，占 90% 以上，维生素 D_2 可从食物中获得。皮肤合成维生素 D 主要依靠阳光的紫外线（波长 290~315nm）和皮肤温度，经肝脏 25-羟化酶作用生成 25（OH）D，后经肾脏 1α-羟化酶作用生成 1，25（OH）$_2$D，后者发挥生理效应。1，25（OH）$_2$D 具有促进肠钙和磷吸收，促进骨矿化、骨形成的作用。新近研究结果显示，1，25（OH）$_2$D 可增加 2 型肌纤维的面积和长度，增强肌力，改善平衡，减少跌倒，从而减少骨质疏松性骨折的发生。它还具有调节免疫机制，抑制细胞异常增殖和促进细胞分化等骨外的重要作用。晒太阳可以增加人体自身合成维生素 D，预防维生素 D 缺乏。光照生成维生素 D 的影响因素有纬度、季节、年龄、种族、肤色、服装和户外活动等。在北纬 40° 以上地区冬天和早春的 4 个月，人们的皮肤几乎不能合成维生素 D。日光照射时间每天应 20~30 分钟，上午 10 时至下午 3 时最合适。如果平时难以在该时间段接受光照，可以在周末或假期加以补充，皮肤经光照生成的维生素 D 可以储存在脂肪组织，缓慢向血中释放以供机体需要。冬天隔玻璃窗晒太阳不能促使皮肤生成维生素 D。不少人为了防止发生皮肤癌，外出用遮阳伞和防晒霜，涂防晒霜可使皮肤合成维生素 D 减少 90% 以上。维生素 D 缺乏和不足是全球普遍存在的一个公共健康问题，应予充分的重视。

（四）建立健康的生活方式

不良的生活方式包括酗酒、嗜烟、过量饮用咖啡或含咖啡因的碳酸饮料；盲目减重、追求苗条，久之影响性腺功能，易诱发骨质疏松症；偏食、不吃肉食、不吃奶制品，影响钙和维生素 D 的吸收。

1. 酗酒　酒精中毒易并发肝硬化，影响 25（OH）D 在肝脏的生成，血清 25 羟维生素 D 和 1，25（OH）$_2$D 水平均可降低，从而影响肠钙的吸收。

Ganry 等将饮酒分为轻、中、重 3 度，分别为 1~10g/d、11~30g/d 和 >30g/d 乙醇。过量饮酒，≥3 个单位/天是髋部骨折的危险因素。3 个单位为白酒 30ml、开胃酒 60ml、葡萄酒 120ml 和啤酒 285ml。

关于骨重建方面，对骨转换指标的报道甚少。骨形成和骨吸收失偶联，存在骨形成降低，抑制成骨细胞的增殖和活性；骨吸收指标在大部分研究中见到升高。但也有报道骨重建降低，血骨钙素、CTX 和 NTX 水平均有降低。

骨密度（BMD）方面，不同量乙醇对 BMD 的影响结果不一。低剂量酒精摄入者有报道对绝经后妇女可使腰椎和髋部 BMD 有所增加；对绝经前妇女的 BMD 也有所增加；但也有报道与不饮酒者比较，未见有区别；在男性亦有 BMD 增加的结果。中等量酒精摄入，绝经后妇女和男性均见有腰椎或髋部的

BMD 增加；后者也有报道见 BMD 降低；在绝经前妇女有髋部、前臂骨折危险性增加的观察结果。慢性长期和大量饮酒者，如日摄入 100~200g，在绝经后妇女和男性均见腰椎或髋部 BMD 值降低，后者有髋部骨折的危险性增加。在一组绝经前妇女见 BMD 正常，雌激素水平呈正常高限，因此可能是雌激素水平的保护作用。

骨的微结构决定骨的强度、骨质量和生物力学性能。有报道酗酒者骨小梁容积和厚度减少。有一例男性黑种人患有乙醇所致骨病和胰腺炎。见骨皮质变薄，骨小梁厚度和体积减少，骨形成率和矿化沉积率均降低，其侵袭表面有增加。

慢性酗酒者发生骨折 4 倍于年龄相匹配的不饮酒者。酗酒者不仅骨质量降低，且易跌倒，诱发骨折，还能抑制新骨形成，导致骨愈合缓慢，增加并发症的发生。

有研究纳入 77 例嗜酒者，平均日乙醇 204g，持续 28 年。当戒酒 2 周时就有血骨钙素水平快速上升。在戒酒 6 个月时见前臂和盆骨有骨量的增加，血骨钙素和维生素 D 水平明显上升。戒酒后饮食习惯的改变，进食量增多和机体活动的增加，都有利于骨量和骨形成指标的改善，后者在戒酒后保持 5 年。

慢性重度摄入乙醇对骨的作用机制：乙醇对骨的作用已知有降低皮质骨和松质骨的 BMD 和骨矿含量（BMC），主要是由于骨形成的降低，其作用机制尚未完全阐明。有直接和间接两方面的作用机制。直接作用机制多数是动物实验或细胞培养，研究显示乙醇对成骨细胞可能降低其活性和分化。大量乙醇作用于破骨细胞致骨吸收增加。乙醇增加骨细胞凋亡。间接作用机制有以下研究：身体成分的组成由于嗜酒者热卡的限制，脂肪组织和瘦肉组织均有减少，两者与 BMD 均有正相关。瘦素由白色脂肪组织分泌，调节食物进量和体重，也调节骨量，嗜酒者瘦素水平降低，成骨细胞生长减少，骨髓中脂肪生成增多。生长激素和胰岛素样生长因子 1 （insulin-like growth factor-1，IGF-1）：生长激素对骨生长有重要的生理调节作用，对成人骨重建也有调节作用，抑制骨髓脂肪的堆积，生长激素对细胞的作用经 IGF-1 介导。长期嗜酒者 IGF-1 水平降低，影响生长激素促进骨生长和松质骨形成的作用。嗜酒者维生素 D 缺少和 PTH 水平降低。维生素 D 对成骨细胞的功能和分化有促进作用，当维生素 D 缺少时，肠钙吸收不良，血钙值下降，从而钙的获得来源于骨吸收，见骨吸收有增加。嗜酒者血睾酮水平降低，在妇女呈血雌二醇水平下降，此为导致骨丢失的重要因素。相反在少量饮酒者的妇女和男性有雌激素水平增加，这可能部分解释少量饮酒者有 BMD 的增加。大量饮酒者还见有血镁和磷水平的降低这也引起骨丢失，血镁水平下降可改变 PTH 水平或影响骨对 PTH 的反应。

2. 嗜烟　男性和女性嗜烟均可增加椎体骨和肢体骨骨折危险性，是髋部骨折的危险因素之一，与抽烟量有关。嗜烟者骨量丢失率为正常人的 1.5~2.0 倍。吸烟可使肠钙吸收减少，常致早停经，有抗雌激素作用，且减弱肾上腺雄激素在外周组织向雌激素的转化。有文献报道吸烟者体重较低，血清 25 （OH） D 和骨钙素水平较低，甲状旁腺激素水平较高，氧自由基（O_2^-）浓度增加，可引起骨吸收、骨量丢失，增加骨折风险。

2001 年 Ward 等进行了吸烟与骨折发生危险的荟萃分析，包括 86 项临床研究，共纳入 40 753 人。现今吸烟者比从不吸烟者，腰椎骨折风险男女分别升高 30% 和 13%，髋骨骨折风险分别升高 40% 和 31%。Kanis 等于 2005 年进行的荟萃分析包括 10 项前瞻性研究，纳入 59232 名男性和女性受试者，吸烟的男性和女性骨质疏松性骨折 RR 分别为 1.54 和 1.01，髋部骨折 RR 分别为 1.69 和 1.55。停止吸烟后骨折发生减少。

Shen 等于 2015 年报道吸烟妇女与髋部骨折关系的荟萃分析，共 10 项研究，来自欧洲和北美，纳入 359468 人，年龄 20~93 岁。正在抽烟妇女与不抽烟者相比较髋部骨折风险增加（RR = 1.30），日吸烟≥15 支者较多见。随访 0.5~13 年，髋部骨折的发生在停止吸烟 10 年以上者，与正在吸烟者比较风险降低（RR = 0.7），表明吸烟妇女髋部骨折发生较多见，戒烟后有改善。

以色列 Rom 等报道了 41 例平均年龄（44±12）岁吸烟者，随访 1 年，发现戒烟一年和继续吸烟者比较，体重增加 4.43kg，瘦肉量增加 1.26kg，骨骼肌肉指数增加 0.37kg/m²，四肢骨骼肌肉指数增加

0.27kg/m²，脂肪量增加 3.15kg，脂肪量比例 2.48kg，BMC 增加 48.76g，BMD 增加 0.024g/cm²，握力增加 3.6kg，停止吸烟后体重增加，对肌肉量、肌肉强度和骨健康具有利作用。但需更大样本量的研究来证实。

3. 摄入过多的咖啡和咖啡因可使尿钙和内源性粪钙丢失增加　有文献报道，若每日喝 2 杯或 2 杯以上咖啡，应额外补充钙剂。一项研究结果显示，让健康青年男性（22~29 岁）连续 10 天，日饮可口可乐 2.5L，洗脱期 10 天，再连续 10 天饮牛奶 2.5L/d，检查结果表明饮可口可乐较饮牛奶时血磷、1,25 (OH)₂D、PTH 和骨钙素水平均显著上升，骨吸收指标血 CTX 和尿 NTX 值亦上升，表明大量饮用可口可乐可增加骨转换。对另一组老年妇女（1410 人）的研究显示，每周饮用含咖啡因的可乐 5 份者，其髋部骨密度（全髋、大粗隆和股骨颈）均较对照组明显降低，但椎体骨密度无差别。

4. 建立健康的审美观　当前减重是时尚，尤其青年女性过分控制饮食，不懂得平衡膳食的重要性，会造成月经稀发、月经紊乱、性腺功能减退。众所周知，年龄和体重是决定骨密度和骨折发生最重要的两个因素，体型偏瘦的老年女性是骨质疏松的高危人群，体重低、体质指数［体重（kg）/身高（m²）］≤19 是骨质疏松的危险因素，体重过低者，往往骨密度降低。应建立健康的审美观念，保持体重适中，过瘦和过胖都不利于健康。

膳食要均衡，糖、蛋白质和脂肪应合理分配，如果偏食，长年素食，不吃含脂肪的荤菜，那么维生素 A、维生素 D、维生素 E 和维生素 K 等脂溶性维生素就不能很好吸收。国人乳糖酶不耐受者较多，喝牛奶可能出现腹胀、腹泻，可尝试改喝酸奶，因为奶制品含钙量多，且容易被肠道吸收，每 1ml 奶含钙约 1mg。

（五）跌倒的危险因素及其预防

跌倒是指突发、不自主的、非故意的体位改变，倒在地上或者更低的平面上。

2006 年我国疾病监测系统死因监测数据显示：65 岁以上老年人跌倒死亡率男性为 49.56/10 万，女性为 52.80/10 万。

我国已进入老龄化社会，≥65 岁老年人已超过 1.3 亿。按 30% 的发生率估算每年将有 4000 多万老年人至少发生一次跌倒。≥80 岁人群有 50% 每年发生 1 次跌倒，1%~10% 的跌倒会导致骨折。跌倒是 90% 以上髋部骨折的直接诱因，也是非椎体骨折的最常见诱因（约 50%）。严重威胁老人的身心健康、日常生活和独立生活能力，必须加以重视和积极预防。

老年人跌倒是内在和外在危险因素交互作用的结果。内在危险因素有生理因素：步态的稳定性下降和平衡功能受损是引发老年人跌倒的主要原因。感觉系统包括视觉、听觉、触觉、前庭和本体感觉，通过影响传入中枢神经系统的信息，影响机体的平衡功能。中枢神经系统的退变影响智力、肌力、肌张力、反应能力、平衡能力、步态及协同运动能力，使跌倒的危险性增加。老年人的骨骼、关节、韧带及肌肉的结构、功能损害和退化也是引发跌倒的常见原因，如股四头肌力量的减弱和跌倒有相关性，跌倒导致髋部骨折的危险性增加。病理因素，常见的有脑卒中、帕金森病、直立性低血压；影响视力的疾病，如白内障、黄斑变性和糖尿病眼底病变等；还有眩晕、认知能力差和老年性痴呆等。药物因素：很多药物可以影响人的神志、精神、视觉、步态和平衡而引起跌倒，如抗抑郁药、抗焦虑药和催眠、镇静、镇痛药等与跌倒的关联性较强，抗高血压药、扩血管药和降糖药等关联性较弱。外在危险因素与环境密切有关，如昏暗的灯光、湿滑的、不平坦的路面，在步行途中的障碍物，松软不平的地毯，卫生间没有扶栏、把手等都可能增加跌倒的风险。雨雪天气、道路泥泞、人群拥挤和不合适的鞋都易诱发跌倒。

老年人跌倒的发生，不是一种意外，而是存在潜在的危险，因此老年人跌倒应该是可以预防和控制的。积极地开展老年人跌倒的干预，将有助于降低老年人跌倒的发生，减轻老年人跌倒所致伤害的严重程度，降低骨折发生的危险性。

跌倒干预措施：首先增强防跌倒意识，加强防跌倒知识和技能学习。坚持参加有规律的体育锻炼，增强肌力协调性、平衡能力、步态稳定性，适合老年人的运动有太极拳和散步等。适当日照和户外活动，进足量的维生素 D 和钙剂。选择适当的辅助工具，使用合适长度、顶部面积较大的拐杖（稳定性好），放在触手可及的位置。衣着要舒适，穿鞋尤为重要，穿防滑的鞋，避免穿高跟鞋、拖鞋和鞋底过于柔软的鞋。调整生活方式：避免有过陡的楼梯和台阶；上下楼梯、如厕时尽可能使用扶手；转身和转头时动作一定要慢、起身、下床或从蹲位站立等改变体位时速度也要慢；避免睡前饮水过多致夜间多次排尿；经常使用的物品放置于伸手可及的地方，尽量不要登高取物；搭乘交通工具时，应等车辆停稳后再上下车；下雨下雪天不外出；避免去人多、地面湿滑不平的地方。跌倒易发生在夜间，往往因急于排尿或接电话等诱发，夜间处理问题时要先开床边灯，再沉着应对。据调查，老年人的跌倒有一半以上是家中发生的，因此家庭内部环境的干预十分重要。老年人对照明度的要求比年轻人高 2~3 倍，应改善家中照明，光线充足；入口和通道应畅通，不设台阶门槛和堆放杂物；合理安排室内家具高度和位置，摆放位置不要经常变动；电线要装好或固定在角落。卫生间是老年人活动最频繁的场所，也是最容易跌倒的地方，因此要特别关注，地面宜防滑、平整和干燥；最好使用坐厕而不使用蹲厕；马桶旁和浴缸旁安装扶手，浴缸内应备防滑垫，卫生间安装节能夜灯。原卫生部组织制定"老年人跌倒干预技术指南"十分必要。因为老年人跌倒控制工作是一项社会系统工程，其措施通过个人、家庭和社区 3 个不同层面来实施。

（六）骨健康基本补充剂

骨的营养补充剂主要有钙剂和维生素 D 制剂。我国营养学会制定钙剂成人（<50 岁）推荐量为 800mg/d，≥50 岁者为 1000mg/d。美国 NOF 指南（2014 年）分别为 1000mg/d 和 1200mg/d，欧洲 IOF 指南（2013 年）>50 岁为 1000mg/d；日本骨质疏松防治指南（2011 年）推荐 700~800mg/d。我国营养学会制定补充最大允许量为 2000mg/d，美国和欧洲均定为 2500mg/d。钙剂分次服用比一次口服的吸收率高。钙剂在胃酸分泌多的时候最容易吸收，为避免饭后立刻服用钙剂影响铁锌等其他微量元素的吸收，可以在饭后休息一段时间或进食小点心后再服用钙剂。2011 年美国医学研究所和美国内分泌学会临床实践指南委员会颁布的不同年龄维生素 D 的生理需要量详见表 6-6-1，推荐维生素 D 缺乏病人补充维生素 D 的剂量和其上限剂量详见表 6-6-2，必须在医师指导下用药，同时应监测血钙、磷和 25 羟维生素 D 水平以及尿钙排量。

表 6-6-1　不同年龄维生素 D 的生理需要量（IU/d）

年　龄	维生素 D 生理需要量	维生素 D 补充上限
0~1 岁		
0~6 个月	400	1000
6~12 个月	400	1500
1~18 岁		
1~3 岁	600	2500
4~6 岁	600	3000
9~18 岁	600	4000
19~50 岁	600	4000
51~70 岁	600	4000
>70 岁	800	4000

表6-6-2　推荐维生素D缺乏病人补充维生素D的剂量和上限剂量（IU/d）

年　龄	维持25（OH）D>30ng/ml	纠正维生素D缺乏补充上限剂量
0~1岁	400~1000	2000
1~18岁	600~1000	4000
19~50岁	1500~2000	10000
51~70岁	1500~2000	10000
>70岁	1500~2000	10000

维生素D的补充：中国大陆2017年版骨质疏松症防治指南推荐成人400IU/d，≥65岁600IU/d，作为防治骨质疏松800~1200IU/d，最高摄入量2000IU/d；中国香港指南（2013年）推荐≥800IU/d，安全上限为4000IU/d；美国IOF指南<50岁者400~800IU/d，>50岁800~1000IU/d；欧洲IOF推荐800IU/d，日本指南推荐400~800IU/d。

老年人维生素D补充量应高于青年人，因为老年人经皮肤合成的维生素D仅占青年人的25%，老年人肠道维生素D受体数量和1,25（OH)$_2$D亲和力均减低，肾功能生理性减退，导致肾脏生成1,25（OH)$_2$D减少，最终造成老年人肠道对维生素D和钙的吸收降低，故必须比青年人补充更多的维生素D。

妊娠期和哺乳期妇女维生素D生理需要量为600IU/d，上限为4000IU/d，为维持血清25（OH）D>30ng/ml，维生素D的补充量应为1500~2000IU/d。

国际学者和我国原发性骨质疏松症诊疗指南，都认为补充钙剂和维生素D是防治骨质疏松症的重要基础措施。钙盐是构成骨骼的主要无机盐，维生素D不仅能促进肠钙吸收，还能促进骨矿化和骨形成，增强肌力，改善平衡，减少跌倒，降低骨质疏松性骨折发生的危险。多项临床试验证实钙剂联合维生素D可减少椎体和非椎体的骨折危险，补充维生素D 700IU/d以上者、血清25（OH）D升至30ng/ml者和血PTH有部分被抑制者有效，在干预前维生素D缺少明显者效果更佳。但病情严重或已有骨折者，钙剂和维生素D仅能作为辅助手段，还应加用作用强的抗骨质疏松药物才能奏效。

综上所述，骨质疏松症应尽早发现，尽早诊断，积极治疗，预防发生骨折。识别骨质疏松症及明确骨折和跌倒的危险因素有助于发现易感人群，早期诊断，并采取相应措施，积极预防。提倡健康的生活方式，进食富含钙、低盐和适量蛋白质的均衡饮食，坚持运动，保证充足的光照，克服不良生活习惯，补充适量钙剂和维生素D，以达到提高人们晚年生活质量的目的。

（孟迅吾　王　鸥）

参　考　文　献

［1］Garriguet D. Bonehealth：Osteoporosis, calcium and vitamin D. Health Rep, 2011, 22：7-14.

［2］Feskanich D, Weber P, Wlliet WC, et al. Vitamin K intake and hip fractures in women：a prospective study. Am J Clin Nutr, 1999, 69：74-79.

［3］Shiraki M, Shiraki Y, Aoki C, et al. Vitamin K2（menatetrenone）effectively prevents fractures and sustains lumbar bone mineral density in osteoporosis. J Bone Miner Res, 2000, 15：515-521.

［4］Lee MS, Pittler MH, Shin BC, et al. Taichi for osteoporosis：a systematic review. Osteoporos Int, 2008, 19：139-146.

［5］Babatundeoo, Forsyth JJ, Gidlow CJ. A meta-analysis of brief high-impact exercises for enhancing bone health in premenopausal women. Osteoporos Int, 2012, 23：109-119.

［6］Kemmler W, Stengel SV, Bebenek M, et al. Exercise and fractures in postmenopausal women：12-years results of the Erlangen Fitness and Osteoporosis Prevention Study（EFOPS）. Osteoporos Int，2012，23：1267-1276.

［7］ Korpelainen R，Keinanen-Kiukaanniemi S，Nieminen P，et al. Long-term outcomes of exercise. Arch Intern Med，2010，170：1548-1556.

［8］ Specker BL. Evidence for an interaction between calcium intake and physical activity on changes in bone mineral density. J Bone Miner Res，1996，11：1539-1544.

［9］ Ganry O，Baudoin C，Fardellone P. Effect of alcohol intake on bone mineral density in elderly women：the EPI-DOS study. Am J Epidemiol，2000，151：773-780.

［10］ Maurel DB，Boisseau N，BenhamouCL，et al. Alcohol and bone：review of does effects and mechanisms. Osteoporos Int，2012，23：1-16.

［11］ Ward KD，Kiesges RC. A meta-anaiysis of the effects of cigarette smoking on bone mineral density. Calcif Tissue Int，2001，68：259-270.

［12］ Kanis JA，Johnell O，Oden A，et al. Smoking and fracture risk：a meta-anaiysis. Osteoporos Int，2005，16：155-162.

［13］ Dimai HP，Chandran M. Official positions for FRAX clinical regarding smoking. J Clin Densitom，2011，14：190-193.

［14］ Shen GS，Li Y，Zhao GY，et al. Cigarette smoking and risk of hip fracture in women：A meta-analysis of prospective cohort studies. Injury，2015，46：1333-1340.

［15］ Rom O，Renick AE，Keidar Z，et al. Smoking cessation related weight gain-beneficial effects on muscle mass，strength and bone health. Addiction，2014，110：326-335.

［16］ Kristensen M，Jensen M，Kudsk J，et al. Short-term effects on bone turnover of replacing milk with cola beverages：a 10-day interventional study in young men. Osteoporos Int，2005，16：1803-1808.

［17］ Tucker KL，Morita K，Oiao N，et al. Coias but not other carbonated beverages，are associated with low bone mineral density in older women：The Framingham Osteoporosis Study. Am J Clin Nutr，2006，84：936-942.

［18］ Holick MF，Binkley NC，Bischoff-Ferrari HA，et al. Evaluation，treatment，and prevention of vitamin D deficiency：an Endocrine Society clinical Practice Guideline. J Clin Endocrinol Metab，2011，96：1911-1930.

［19］ 中华医学会骨质疏松和骨矿盐疾病分会. 原发性骨质疏松症诊疗指南. 中华骨质疏松和骨矿盐疾病杂志，2017，10（5）：413-444.

［20］ Bischoff-Ferrari HA，Willett WC，Wong JB，et al. Fracture prevention with vitamin D supplementation：a meta analysis of randomized controlled trials. JAMA，2005，293：2257-2264.

第七章　钙　　剂

　　钙是骨组织矿化相的重要组成元素，全身99%的钙存在于骨骼、牙齿等硬组织中。人体一生中骨骼处于生长、发育和成年后的不断骨重建（bone remodeling）更新中。在生长发育期，骨骼不断长大和骨塑建（bone modeling），大量的钙盐沉积于骨骼，此时，骨矿盐的代谢处于正平衡。当骨骼发育成熟达到峰值骨量（peak bone mass）后，骨代谢以骨重建为主要的代谢方式完成骨组织的更新、修复和参与全身钙磷代谢的调节。在骨重建的骨形成相需要钙盐的沉积，通常，每日约有5nmol（200mg）的钙从成人骨骼中移出和被置换，为了补充这部分丢失的钙，人体每日至少需要摄入600mg的钙，因为钙在肠道的吸收效率不高。钙还可通过影响骨重建率影响骨量。当钙摄入不足时，肠钙吸收的减少致循环中低离子钙浓度，会刺激甲状旁腺激素（parathyroid hormone，PTH）的分泌。PTH是强有力的骨吸收因子，可促进骨吸收，增加骨转换率，从而导致骨量丢失。高骨转换率还是骨折的独立危险因素。高水平的饮食钙摄入（通常在1000mg/d以上）可降低老年男性骨重建率达10%~20%，且这种抑制程度似乎呈剂量相关。这种骨重建率的下降可以解释发生在用钙剂治疗12~18个月时的骨密度增加。随着衰老，男女两性均会发生钙吸收效率的下降，这可能与肠道维生素D受体的减少或受体对1, 25（OH）$_2$D作用的抵抗有关。此外，饮食成分、季节和种族等因素也影响肠钙的吸收效率。

　　基于以上的认识，多年来，一直有一种普遍认同的观念：钙对于骨骼健康至关重要，健康成人补钙可预防骨折，且无严重的不良反应，价廉。尽管在不同人群的研究有不一致的结果，来源于多个随机对照试验的荟萃证据表明，联合补充钙和维生素D可降低骨折风险12%。而在某些人群如养老院的老年人和缺少充足的钙摄入者，补钙的获益大于独立生活且有充足饮食钙摄入者。补钙的潜在的非骨骼获益仍有争议。然而，Bolland等在2010和2011年发表的两篇荟萃分析指出：补钙会增加冠状动脉和脑血管事件，此后情况发生了相当的变化。回顾世界各国政府和一些权威专业学术机构对膳食钙理想摄入量的推荐的变迁，可以看到，钙的理想摄入量和钙缺乏在骨质疏松症发病机制中的作用一直存有争议。早在1940年，Albright就提出，虽然钙和维生素D缺乏将导致骨软化，但绝经后骨质疏松是性激素缺乏的结果，与钙营养状态无关。与这个观点比较相符的是，在钙摄入非常低的人群，似乎并没有骨骼健康明显恶化或骨折率大大增加的证据。1953年，美国和加拿大将推荐的钙摄入量从原来的1000mg/d降至800mg/d。世界卫生组织（World Health Organization，WHO）和联合国粮农组织（Food and Agriculture Organization of the United Nations，FAO）在1962年的一份报告中确认"世界上，大多数看似健康的人，其饮食钙摄入范围在300~1000mg/d时能满意地生长发育和生活，迄今为止尚无令人信服的证据表明，在没有营养性疾病，尤其是维生素D状态充足的情况下，即使钙摄入在300mg/d以下或1000mg/d以上是有害。"基于这个报告，1972年，FAO和WHO将成人钙推荐量降低至400~500mg/d。

　　这个报告发表后数十年间，观念发生了转变，尤其在北美，将钙摄入不足视为骨质疏松症发病机制中的重要因素。一系列有影响的钙平衡试验结果表明，在女性低于1000~1500mg/d的钙摄入不足以补充钙丢失。紧随这些研究后一些试验显示补钙对骨密度的获益和钙加维生素D对降低骨折风险的获益。结果，在1997年美国和加拿大对年龄在50岁以上的成人将推荐的充足钙摄入量提高至1200mg/d。2002年FAO和WHO对绝经后女性和65岁以上的男性推荐钙摄入量是1300mg/d。不过，在英国对所有成人推荐的钙摄入量仍然是700mg/d。这些推荐的钙摄入量均超过大多数老年人饮食钙的摄入量，故导致钙剂的广泛热销。近年来，由于补充钙剂的安全性问题受到关注，焦点又回到将饮食钙作为最佳的钙源上。于是，在向骨质疏松性骨折风险高的病人建议时，获得理想的饮食钙摄入又成为中心问题。下面先复习一下与饮食钙需要量的一些相关的证据和钙剂应用的一些基本问题。

一、理想的钙摄入量是多少？

近些年，许多政府和专业学术机构关注公众的骨骼健康，对理想的钙摄入量作出了进一步的推荐。但这些推荐大多基于钙平衡试验的结果。最著名的要算 2010 年美国医学研究所（Institute of Medicine, IOM）的推荐，这个推荐很大程度上也是依赖于钙平衡试验的数据。

（一）钙平衡试验

Heaney 及其同事的钙平衡试验尤具影响，他们在 168 例围绝经期的修女中发现钙平衡与钙摄入密切相关，其实，这也不奇怪，因为这个平衡直接来自钙摄入减去钙流失。当按绝经状态和雌激素的使用情况分组，与 0 平衡相关的钙摄入在绝经前和未经治疗的绝经后女性分别为 990mg/d 和 1504mg/d。这后一数据来自一些绝经早期女性的研究，现在成了对所有绝经后女性的普遍推荐。

最近，Hunt 和 Johnson 分析了一组钙平衡试验的数据，共有 73 例女性，年龄 20~75 岁（平均年龄 47 岁）和 82 例男性，年龄 19~64 岁（平均年龄 28 岁），预测产生中性钙平衡的钙摄入是 741mg/d，不论年龄和性别。尽管有一半的女性年龄超过 50 岁，但这个值与早先钙平衡研究提出的绝经后女性的 1500mg/d 相差甚远。于是，Hunt 和 Johnson 确信，在饮食钙摄入的较宽的范围中（415~1740mg/d，所有 9 岁以上的女性儿童和成人钙摄入的第 25~95 百分位）钙平衡对钙摄入的变化高度抵抗。换言之，钙代谢稳态机制似乎在典型的饮食钙摄入的较宽的变化范围内起作用。以最小化钙丢失和堆积。

因为，骨折发生率是临床终点，它可能受钙摄入的影响，也可能不受其影响，假如能显示钙摄入与骨折的关系的话，钙平衡只不过是一种有效的替代测定。尽管假定正负钙平衡分别反映骨密度的增加和降低，但事实上提示这种关系的直接证据很少。20 世纪 80 年代随着骨密度仪的问世，精确地测量骨密度成为可能，且骨密度的确能预测骨折风险。骨密度检测显示，尽管有高钙摄入，绝经后女性仍然有骨丢失；反之，钙平衡研究提示，绝经后女性钙摄入 >1500mg/d 时，会达到正钙平衡；而当摄入达 2000mg/d 时，将获得 460mg/d 的正钙平衡。如果这些结果是正确的话，则几年后会导致体内总钙翻一番。从这些情况看，钙平衡似乎并不能反映骨平衡。或许因为钙平衡的计算有偏差，或钙堆积到骨骼外，尤其在老年人和肾功能不全的病人。

（二）钙摄入与骨密度

由于确定理想饮食钙摄入对于预防骨质疏松症的公共卫生政策的重要性，需要更多的除钙平衡以外的技术。从大量横断面研究结果显示，几乎没有钙摄入与骨密度之间关系的证据。随时间变化连续测量骨密度可直接评估骨平衡，避免了用钙平衡作为代用指标存在的问题。将骨平衡与钙摄入关联起来，为确定理想钙摄入量提供了更坚实的基础，大量研究评价了成人膳食钙摄入与骨丢失的关系（表 6-7-1）。但大多数研究并没有发现钙摄入与任何部位骨丢失之间存在关系。其中一项研究显示仅在腰椎与钙摄入存在弱的负相关关系，在其他部位（如股骨颈）则无此关系。而在其他一些显示存在正相关关系的研究中，则多在一个部位存在这种关系，而在其他部位则无此关系；或在绝经前女性存在此关系，而绝经后女性无此关系。

表 6-7-1 在一些前瞻性队列研究中钙摄入与骨丢失的关系

研 究	时间 （年）	病例数	平均年龄 （岁）	平均钙摄入 （mg/d）	骨骼部位	效 应
Riggs，1987	4	45（绝经前）	41	991	桡骨	无
					腰椎	无
		61（绝经后）	64	871	桡骨	无
					腰椎	无
Dawson-Hughes，1987	0.6	76（绝经后）	60	198~1416[a]	腰椎	正相关
Van Beresteijn，1990	8	154（围绝经期）	53	750 和 1520[b]	桡骨	无
Hansen，1991	12	121（绝经后）	51	1184	前臂[c]	无
Reid，1994	2	122（绝经后）	58	762	全身	无
					腰椎	无
					股骨颈	无
					转子	无
					Ward 区	无
Hosking，1998	2	394（绝经后）	53	876	腰椎	无
					全髋	无
					全身	无
					前臂	无
Burger，1998	2	1856（男性）	67	1156	股骨颈	无
		2452（绝经后）	67	1116	股骨颈	无
Dennison，1999	4	173（男性）	66	719	腰椎	无
					股骨颈	无
					转子间	无
					Ward 区	无
					腰椎	负相关
		143（绝经后）	66	642	股骨颈	无
					转子间	无
					转子	无
					Ward 区	无
Hannan，2000	4	278（男性）[d]	74	810	股骨颈	无
					转子	无
					腰椎	无
		486（绝经后）[d]			股骨颈	无
					转子	无
					桡骨	无
					腰椎	无
Sirola，2003	6	182（围绝经期）曾经吸烟	54	778	腰椎	无
					股骨颈	无
Macdonald，2004	6	891（围绝经期）	47	1055	股骨颈	正相关
					腰椎	无

续　表

研　究	时间（年）	病例数	平均年龄（岁）	平均钙摄入（mg/d）	骨骼部位	效　应
Ho，2004	1.5	398（绝经后）	55	536	全身	正相关
					腰椎	无
					股骨颈	无
					转子	无
					转子间	无
					Ward 区	正相关
Unsi-Rasi，2008	10	133（绝经前）	28	1370 和 650[e]	股骨颈[c]	无
					转子[c]	正相关
		134（绝经后）	63	1520 和 660[e]	股骨颈[c]	无
					转子[c]	无
Nakamura，2012	6	389（绝经后）	73	619	前臂	无

注：a：饮食钙摄入的范围；b：第一、第三分位的平均饮食钙摄入（mg/d）；c：骨矿含量部位；d：在671例男女性亚组中饮食钙摄入；e：饮食钙摄入的高（>1200mg/d）和低（<800mg/d）两组（引自参考文献 No. 22）

（三）奥克兰钙研究

为了回答钙摄入是否会影响骨平衡的问题，对"奥克兰钙研究（Auckland calcium study）"的数据进行了再研究，采用这个 5 年临床研究的安慰剂组的数据，共 570 例年龄在 55 岁以上的健康绝经后女性（绝经 5 年以上）被纳入分析，她们都未接受过抗骨质疏松治疗，也未补钙。5 年中共对腰椎、髋部和全身的骨密度进行了 3 次测量，全组平均钙摄入（根据食物频率问卷）是 840mg/d，钙摄入的第一和第五分位的均数分别是 425mg/d 和 1344mg/d。数据再分析的结果显示，任何部位的骨密度均与钙摄入的五个分位无关；各部位的骨丢失与钙摄入的五分位也无关；全身骨密度的变化也与个体的钙摄入无关（$P=0.53$）；5 年的随访期间共发生 109 例骨折，但骨折发生率也与钙摄入的五个分位无关。这个试验的结果提示计算的钙平衡并不能反映实际的骨矿平衡。在这个试验中有趣地注意到，绝经后女性钙摄入与循环中 PTH 水平呈反相关（$P<0.01$），钙摄入与 PTH 水平而非骨丢失率相关，这一事实反映了相关的钙稳态机制发挥的效能。PTH 经促进维生素 D 的羟化调节肠钙吸收，增加低钙摄入者的肠钙吸收。这一结论与前述的 Hunt 和 Johnson 得到的结果非常类似，即稳态机制将骨骼健康与不同的饮食钙摄入的影响隔离开来。从国际上看，亚洲和非洲人群尽管饮食钙摄入（300~400mg/d）较低，但仍能维持着良好的骨骼健康；而欧洲人群因大量食用奶制品，钙摄入高出 4~5 倍，却能免于钙过载的后遗症（软组织钙化和肾结石）。

这个研究连同其他已发表的数据提供的大量证据表明，钙摄入 400~1500mg/d 时，并不影响绝经后女性的骨丢失率。与这个结果相一致，钙摄入一般并未被用于骨折风险的预测。这也反映在临床常用的骨折风险评估工具（FRAX）中无钙摄入项。

二、补钙的获益

（一）钙对骨密度的影响

钙和维生素 D 在儿童和青春期支持骨骼的生长发育，而在成年人和老人则能降低骨丢失率，不过，似乎钙的摄入与骨量的关系受维生素 D 状态的影响。美国第三次国家健康和营养调查（NHANES Ⅲ）数据显示：20 岁以上的男女性成人中，高钙摄入与高股骨颈骨密度相关是在血清 25（OH）D 水平低于 20ng/dl（50nmol/L）时显现，而当 25（OH）D 水平在 20ng/dl（50nmol/L）以上者则未见到这种关系。一项纳入了 15 项研究的荟萃分析结果显示，单用钙剂在成人可使腰椎、髋部和桡骨远端骨密度分别较基线增加 1.7%、1.6% 和 1.9%；另一项纳入 23 项随机对照试验（RCT），入组受试者 41419 例，年龄在 50 岁以上，加用或不加用维生素 D 的荟萃分析确认，髋部和脊椎的骨丢失率分别下降 0.54% 和 1.19%；但也有一些研究并未证实钙剂补充可增加骨密度。其原因是多方面的，如入组人群的选择、是否加用维生素 D、基线维生素 D 水平及入组前私人补钙的情况和依从性，这些均影响试验结果的解释。

（二）钙对骨折率的影响

补充钙剂是否能降低骨折的风险是一个备受关注的问题。大量的研究结果也不一致，有的结果显示可降低骨折风险，有些结果则并未显示有此结果。究其原因多与试验设计和病人的依从性方面的问题有关。Tang 等进行了一项荟萃分析，对单纯补钙或钙加维生素 D 联合应用的试验分别进行分析，其中以骨折为终点的 17 项 RCT，共入组 50 岁以上的受试者 52625 例，大部分为钙加维生素 D 联合应用的试验（46108 例），少部分为单纯补钙的试验（6517 例），作者进行了敏感性分析，比较了两种治疗方式的作用，结果显示，在钙加维生素 D 联合应用试验中，所有类型骨折的风险 1-6（RR）是 0.87，即骨折风险降低 13%（RR 0.87，95%CI 0.77~0.97，$P = 0.0004$）；而单用钙剂的试验中相对风险是 0.90（95%CI 0.80~1.00），尽管两种补充方式的效应量（effect size）是类似的，单用钙剂的骨折相对风险轻度下降，其统计学显著性处于边缘水平。而 Bischoff-Ferrari 等的荟萃分析，将髋部骨折作为结局，发现单用钙剂有潜在增加髋部骨折的风险，尽管受试者数量相对较少。Bolland etal 对钙摄入与骨折风险的关系进行了广泛的系统评价和荟萃分析，作者共纳入 26 个试验（共计 69107 例受试者），分别包括单纯补钙［饮食钙和/或钙补充剂］、钙加维生素 D 或这两种补充方式的析因设计（factorial design），结果显示，除髋部骨折外，不同干预类型（单纯补钙与钙加维生素 D）之间统计学上没有显著的相互作用［单纯补钙 RR 1.51（95%CI 0.93~2.48）；钙加维生素 D RR 0.84（95%CI 0.74~0.96）；$P = 0.02$］，这样，在单纯补钙的 26 项随机对照试验中，所有类型骨折的风险降低 11%［RR 0.89（95%CI 0.81~0.96）］，椎体骨折降低 14%［RR 0.86（95%CI 0.74~1.0）］，但髋部骨折（RR 0.95；95%CI 0.76~1.18）和前臂骨折［RR 0.96（95%CI 0.85~1.09）］并不降低。这个荟萃分析的结论是饮食钙摄入与骨折风险不相关，没有临床试验证据表明增加饮食钙摄入可预防骨折；补充钙剂预防骨折的证据是弱的，且不一致。

近期，美国国家骨质疏松基金会（National Osteoporosis Foundation，NOF）对补充钙加维生素 D 与降低骨折风险的相关性的随机对照试验进行了荟萃分析，对 2011 年 7 月 1 日至 2015 年 7 月 31 日的 PubMed 数据库进行了文献检索，从英文文献中选出补充钙加维生素 D 对骨折发生率有影响的 RCT 提取定性和定量资料，进行随机-效应荟萃分析获得全部骨折和髋部骨折的合并相对危险度估值（summary relative risk estimate，SRRE）。采用 Cochran Q 检验和 I^2 统计值评估统计异质性，并评估可能的发表偏倚。在符合主要分析纳入标准的 8 项研究中，共有 30970 例受试者，共报告发生 195 次髋部骨折和 2231 次全部骨折，基于所有研究的荟萃分析表明，补充钙加维生素 D 可使全部骨折风险显著降低 15%（SRRE 0.85；95% CI 0.73~0.98），髋部骨折风险降低 30%（SRRE 0.70；95% CI 0.56~0.87）（图 6-7-1）。多个敏感性和亚组分析均获得相似的汇总关系。该研究的不足之处是采用了妇女健康初探（Women's Health Initiative，WHI）研究亚组分析的数据。最近，我国学者在美国医学杂志（*JAMA*）发表了一篇荟萃分析，研究钙、维生素 D 或钙与维生素 D 联合应用是否能降低社区居住的 50 岁以上人群骨折发生率。研究以关键词"钙、维生素 D 和骨折"进行检索，收集至 2016 年 12 月 24 日的 PubMed、Cochrane 图书馆和 EMBASE 的数据库的数据，同时，还收集了近期发表的（2012 年 7 月 16 日至 2017 年 7 月 16 日）随机试验进行荟萃分析，用随机效应模型计算了风险比（risk ratio，RR）、绝对风险差值（absolute risk difference，ARD）和 95% CI，共纳入 33 个随机试验（$n = 51145$），结果显示，钙或维生素 D 与髋部骨折之间并无显著的关联（钙：RR-1.53；95% CI

0.97～2.42；*ARD*-0.01；95%CI -0.00～0.00），（维生素 D：*RR* 1.21；95%CI 0.99～1.47；*ARD* 0.00；95%CI，-0.00～0.01）；钙与维生素 D 联合应用与髋部骨折无显著关联（*RR* 1.09；95%CI-0.85～1.39；*ARD*-0.00；95%CI，-0.00～0.00）；并未发现钙、维生素 D 或钙和维生素 D 联合补充与非椎体、椎体和总骨折发生率之间的关联；亚组分析显示，不论补充钙或维生素 D 的剂量、性别、骨折史、饮食钙摄入和血清基线 25（OH）D 的浓度，这些结果都是一致的。这个荟萃分析的结论是补充钙、维生素 D 或钙加维生素 D 并不能降低社区居住的老年人的骨折风险，因此，并不支持在社区居住的老年人中常规应用这些补充剂。不过，这项研究的结果引起了广泛的热议，国内外的一些学术机构对这项研究给予了各自的评价。

　　从目前的许多研究结果看，单纯补充钙或维生素 D 并不能降低骨折风险，但钙与维生素 D 联合应用能否降低骨折的风险，结论是不一致的（表 6-7-2）。

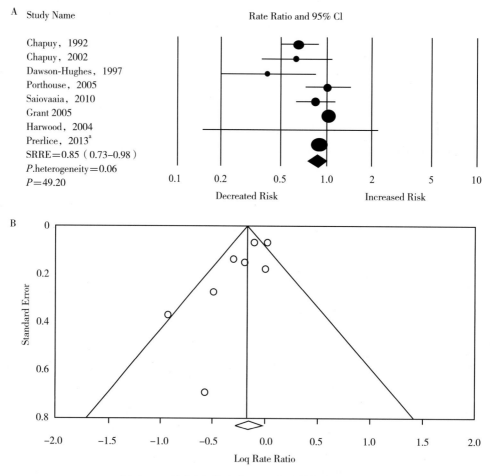

图 6-7-1　补充钙+维生素 D vs 安慰剂与全部骨折

注：A. 基于 8 项 RCT 的荟萃分析。B. 补充钙+维生素 D 与全部骨折风险的标准误/log 率比的漏斗图。A 以 Prentice 等表 6-7-6 中依从于研究所分配药物、且未使用个人补充剂亚组的数据为基础。CI：可信区间；SSRE：合并相对危险度估值（引自参考文献 No. 30）

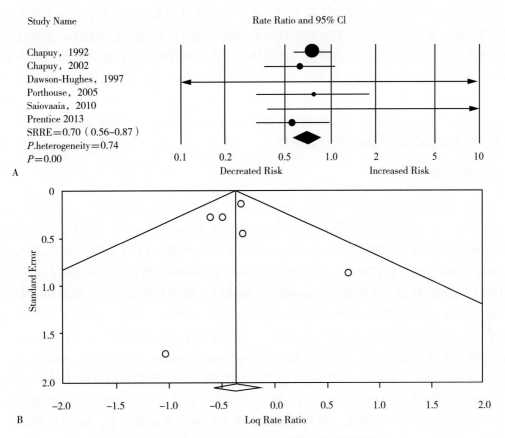

图 6-7-2 补充钙+维生素 D vs 安慰剂与髋部骨折

注：A. 基于 6 项 RCT 的荟萃分析。B. 补充钙+维生素 D 与髋部骨折风险的标准误/log 率比的漏斗图。CI：可信区间；SSRE：合并相对危险度估值

表 6-7-2 补充钙和维生素 D 是否有益于降低骨折风险的荟萃分析

人 群	样本量	结果/结论	研 究
成人	19 项 RCT 和 28 项观察性研究（$n=52919$）	单纯补充维生素 D 无法降低骨折风险，联合补充钙和维生素 D 显著降低总体骨折风险 12%	Chung M, et al. Ann Intern Med, 2011
≥50 岁	29 项 RCT（$n=63897$）	钙剂或钙剂联合维生素 D 可降低总体骨折风险达 12%	Tang BM, et al. Lancet, 2007
中老年	22 项 RCT（$n=76497$）	单纯补充维生素 D 无法降低髋部骨折风险，联合补充钙和维生素 D 显著降低髋部骨折风险 16%	Bolland MJ, et al. Lancet Diabetes Endocrinol, 2014
中老年	8 项 RCT（$n=30970$）	联合补充钙和维生素 D，可降低髋部骨折风险 39%，降低总体骨折风险 14%	Weaver CM, et al. Osteopors Int, 2016
≥50 岁社区居住的老年人	33 项 RCT（$n=51145$）	补充钙和/或维生素 D，降低社区老年人骨折发生率	Zhao JG, et al. JAMA, 2017

多数研究的结果显示能降低骨折风险，但仍有研究没有发现这样的关系。之所以得到不一致的结果，原因是多方面的，不同研究选择的人群不同，基线维生素 D 营养状态不同，阳光照射影响、社区居住或养老机构居住、是否为骨质疏松病人和治疗的依从性差别等可能是研究结果不一致的主要原因。另外，值得注意的是，许多阴性结果来自欧美人群的研究，这些人群的基线钙摄入和维生素 D 营养状态多较高，所得出的结论是否适合钙摄入和维生素 D 营养状态相对不足的中国人群，需谨慎对待。总的来说，有证据支持用钙联合维生素 D 降低骨折风险，而非单独用钙或维生素 D，并且，这种降低骨折的效力相对较弱。因此，干预最好针对有钙和维生素 D 缺乏高风险的群体。常规补充钙和维生素 D 作为预防骨折的群体性健康策略尚未得到足够的证据支持。

三、钙的需要量

理想的每日钙的需要量正如上述仍有不一致的意见，各国权威机构制定的钙的推荐摄入水平也有一定的差异（表6-7-3），首套推荐膳食供应量（recommended dietary allowance，RDA）于 1941 年发布后，1994 年美国国家科学院医学研究所（Institute of Medcine，IOM）启动了膳食参考摄入量（dietary reference intake，DRI）的开发，接着，一套新范式（new paradigm）被开发（表6-7-4），用以取代和扩展 RDA。DRI 应用风险描述、概率模型（probability model），强调人群营养需求的分布，而非像先前的 RDA 一样仅为单个值，认识和应用 DRI 有赖于对这个新范式的理解。RDA 是指满足 97.5% 的人群的摄入需求值，尽管它在计划个体的摄入量时是有用的，但它并不适用于评估个体摄入的充足度，因为，这样多半会高估特定个体的需求。而估计平均需求量（estimated average requirement，EAR）更适用于评估个体摄入的充足度。当涉及人群时，RDA 也不适用，而 EAR 和可耐受最高摄入量（tolerable upper intake level，UL）是更有用的值。EAR 的概念认为人群对营养素的需求有一个分布，因而模型应当是概率模型，当用于人群时，EAR 是一个标准，即其可满足一半人群对营养素的需求，而 RDA 则表示几乎整个人群的摄入都是充足的。理解 DRI 新范式有助于减少对 IOM 的报告认识的分歧和 RDA 的滥用。

表 6-7-3　国际骨质疏松症权威指南对钙摄入的推荐

指　南	推　荐
2017 NOGG 指南	每日建议摄入 700~1200mg 钙。尽量通过膳食达到推荐的摄入量，必要时使用补充剂 骨折风险增加的绝经后妇女和老年男性（≥50 岁）应每日摄入 800IU 胆钙化醇（维生素 D₃）
2017 中华医学会骨质疏松和骨矿盐疾病分会指南	成人每日钙推荐摄入量为 800mg（元素钙），50 岁及以上人群每日钙推荐摄入量为 1000~1200mg。尽可能通过膳食摄入充足的钙，膳食中钙摄入不足时，可给予钙剂补充 营养调查显示我国居民每日膳食约摄入元素钙 400mg，故尚需补充元素钙 500~600mg/d 维生素 D 用于骨质疏松症防治时，剂量可为 800~1200IU/d
2016 AACE/ACE 指南	建议病人保持充足的膳食钙摄入，以使得年龄 ≥50 岁的女性每天钙摄入量达到 1200mg/d（包括日常膳食及必要时的钙补充剂） 每日补充维生素 D 至少 1000IU
2014 NOF 指南	终身摄入充足的钙对获得峰值骨量及维持骨骼健康是必要的 年龄 50~70 岁的男性应每天摄入 1000mg 钙 年龄 51 岁以上的女性和 71 岁以上的男性每天摄入 1200mg 钙 年龄 50 岁以上人群每日摄入 800~1000IU 维生素 D
2014 加拿大妇产科协会指南	补充充足的钙和维生素是预防进行性骨流失的关键 绝经后女性每天应从膳食和钙剂中补充 1200mg 钙，以及 800~2000IU 的维生素 D 单独补充钙和维生素 D 无法有效预防骨质疏松病人骨折

表 6-7-4　膳食参考摄入量（DRI）的组成

EAR	反映估计的需求，尤其适用于计划和评估某些人群的摄入
RDA	来源于 EAR，覆盖人群的 97.5%的需要
AL	当 EAR/RDA 不能开发时基于观察或试验的摄入
UL	多半不会导致风险的最高平均摄入

2010 年 11 月 30 日 IOM 发布了一份新钙和维生素 D 膳食需求的公共卫生报告，更新了 1997 年的报告。这份报告根据近 10~15 年对这些营养素的大量研究结果，回答了 3 个方面的问题：①哪些健康结局（health outcomes）受维生素 D 和/或钙的摄入的影响？②要获得理想的健康结局需要多少钙和维生素 D？③多少是太多？DRI 的制定过程涉及与目标营养素存在一致且有因果关联的健康结局的认定；确定 EAR，计算 RDA（EAR 加两个标准差）和可耐受最高摄入量（UL）。当开发 EAR/RDA 的证据不充分时，可代之以充足摄入（adequate intake，AI）水平的估算，这个报告为确定钙和维生素 D 在北美的人群需求，对骨骼和骨外的健康结局的影响的证据进行了综合评估，断定现有的科学证据支持钙和维生素 D 对骨骼健康有关键的作用，存在一致的因果关系，为确定这些营养素的摄入需求提供了坚实的基础。而对骨外的健康结局如癌症、心血管疾病、糖尿病和自身免疫性疾病的证据是不一致的，因果关系不确定，不足以告知营养需求量。事实上，为了就骨质疏松症防治中膳食钙和维生素 D 补充的若干问题达成共识，2007 年 ESCEO 组织专家举行了一个圆桌讨论会，其中第一个问题就是"给绝经后女性补充钙和维生素 D 有依据吗？"专家们认为设定钙和维生素 D 的摄入阈值是必要的，即当这些营养素的摄入低于此阈值时，骨骼健康将受损。而最理想的办法是建立营养素的摄入与可检测到的骨骼健康指标之间关系，基于这样的考虑，膳食钙摄入的可接受阈值其实远不够清楚，各国推荐的范围差别也很大（400~1500mg/d），因为，几乎很少有证据提示低膳食钙摄入的国家有更高的骨质疏松性骨折的风险，也缺乏长期研究的数据来回答这个问题。为此，专家们一致认为尚缺乏充足的证据支持向非骨质疏松高危人群补充膳食钙。

IOM 在制定这份报告时，广泛而深入地审查了钙和维生素 D 与各种健康结局之间关系的证据，美国医疗保健研究和质量控制机构（Agency for Health Care Research and Quality，AHRQ）的两份重要的系统回顾报告被采用，它们提供了钙和维生素 D 与骨骼和骨外慢性病结局之间关系的循证证据。基于骨骼健康，主要对骨骼健康结局指标如骨矿含量（BMC）和骨密度（BMD），骨折风险、佝偻病/骨软化的证据进行了评估，经评估后，断定骨骼健康是唯一能满足作为"指针"的标准的健康结局，因为这些骨骼健康指标与摄入的营养素（钙）之间有明确的因果关系，已获得的"剂量-反应"关系的证据足以支持其被用以 DRI 的开发。DRI 过程确定了 ERA（相当于人群的中位摄入需求），计算了 RDA（摄入水平至少可满足人群 97.5%的需求，相当于 ERA+2SD），也规定了 UL（不会出现风险的最高日摄入量），当证据不足以开发 ERA/RDA 时，可代之以 AI 水平的评估，并按不同性别和年龄段分别给予推荐（表 6-7-5）。

表 6-7-5　钙的膳食参考摄入量

年龄分组	估计平均需要量 （EAR）	推荐膳食供应量 （RDA）	可耐受最高摄入量 （UL）
0~6 个月	※	※	1000
0~12 个月	※	※	1500
1~3 岁	500	700	2500

续 表

年龄分组	估计平均需要量 （EAR）	推荐膳食供应量 （RDA）	可耐受最高摄入量 （UL）
4~8 岁	800	1000	2500
9~13 岁	1100	1300	3000
14~18 岁	1100	1300	3000
19~30 岁	800	1000	2500
31~50 岁	800	1000	2500
51~70 岁	800	1000	2000
51~70 岁（女性）	1000	1200	2000
71 岁以上	1000	1200	2000
14~18 岁（妊娠/授乳）	1100	1300	3000
19~50 岁（妊娠/授乳）	800	1000	2500

注：※：指尚无充分数据证据

重要的是，这个 DRI 是为北美人群的"正常健康人"开发的，而不是针对特定的疾病状态的个体或特殊群体。表中的 DRI 是基于以骨骼健康为健康结局的膳食需求，与 1997 年的报告相比，2011 年的报告中已有的证据足以评估除 1 岁以下的婴儿的各个年龄段的 ERA/RDA，而在前一个报告时，证据还不足以开发 ERA/RDA，故各年龄段均用 AI。对于钙，2011 年的 DRI 对 1 岁以下的婴儿主要依据母乳的钙含量，而 1~50 岁则主要依据钙平衡试验，50 岁以上依据观察性和临床试验证据。

四、补钙的安全性

在 Bolland 发表补钙致心血管事件增加的研究结果之前，与补钙相关的潜在不良反应是胃肠道症状和肾结石风险增加。的确，WHI 研究表明，补钙导致肾结石的风险增加 17%，但肾结石的发生率是否有这么高也有一些不同的报道，不过，补钙与肾结石发生之间的关系应引起重视；胃肠道不良反应在补钙时相对常见，主要表现为便秘、腹痛、腹胀和一些上消化道症状。Lewis 等复习了 7 项研究中胃肠道不良反应的风险，发现在单纯补钙或钙加维生素 D 组胃肠道不良反应增加 43%（RR 1.43，95%CI 1.28~1.59，$P<0.001$），按绝对数计算，安慰剂组发生胃肠道不良反应为 506/5046 例，发生率 10%，而补钙组为 716/5082 例，发生率 14.1%。尽管这项研究并未对所用的钙剂类型和剂量进行分析，但的确发现上下胃肠道不良反应增加的证据。一份来自澳大利亚的出院记录的分析，以胃肠道症状为主诉入院的病人中，补钙治疗的病人发生胃肠道症状者（$n=50$）占 6.8%，而安慰剂组仅有 26 例发生胃肠道症状，占 3.6%（RR 1.92，95%CI 1.21~3.05，$P=0.006$）。因此，显然胃肠道不良反应是在应用钙剂时应该注意的问题。

近年来，补钙可能导致心血管事件的风险增加的担忧受到关注，2010 年和 2011 年 Bolland 等发表了两篇荟萃分析，断定补钙会增加冠脉和脑血管事件，第一个荟萃分析汇总了 15 项安慰剂对照试验，发现单纯补钙增加心肌梗死的风险 31%，且有显著统计学意义（$P=0.04$）；卒中的风险增加 20%（$P=0.11$）。这些研究发表后受到广泛的关注，但也因种种设计上的缺陷遭到质疑，如将钙加维生素 D 的治疗排除在外，心血管终点不一致，缺乏剂量-反应关系等。事实上，基于基线钙摄入的分层分析发现，治疗前有高钙摄入者（中位数在 805mg/d 以上）补钙相关的心肌梗死风险增加，而在治疗前较低钙摄入者则没有这样的增加（$P=0.01$）。随后，有大量的基础研究和荟萃分析发表。有一项研究观察了补钙对颈总动脉中膜厚度（CCA-IMA）和颈动脉动脉粥样硬化的影响，发现补钙并不增加颈总动脉中膜厚度或颈动脉粥样硬化的风险，相反，高钙摄入可降低这个心血管风险的代用指标。但也有不一致的研究报道，一项瑞典的前瞻性纵向队列研究，对长期饮食钙和钙剂摄入与全因死亡率和心血管病之间的关系进行了研究。接受调查的61433例女性（生于1914~1945年）随访中位时间为19年，主要评价终点是全因死亡率、心血管病、缺血性心脏病和卒中，饮食钙摄入通过食物频率问卷（food frequency questionnaire，FFQ）进行评估，总钙摄入为饮食钙与钙剂之和。结果显示，饮食钙摄入的风险模式是非线性的，较高的风险集中在最高钙摄入（>1400mg/d）的周围。与钙摄入在600~1000mg/d相比，钙摄入在1400mg/d以上者伴有较高的全因死亡率（*HR* 1.40，95%CI 1.17~1.67），心血管病（*HR* 1.49，95%CI 1.09~2.02），缺血性心脏病（*HR* 2.14，95%CI 1.48~3.09）；但卒中并不增加（*HR* 0.73，95%CI 0.33~1.65），应用边际结构模型的敏感性分析后，低饮食钙摄入（<600mg/d）或低和高总钙摄入的较高死亡率不再明显。结论是高钙摄入女性伴有较高的全因死亡率和心血管病，但卒中并不增加。一些荟萃分析的结果也不支持补钙增加心血管风险的结论。因此需要大型随机对照试验来进一步澄清这个问题。

　　基于当前的证据，国际骨质疏松基金会（International Osteoporosis Foundation，IOF）推荐钙和维生素D的补充适用于钙和维生素D缺乏的高风险人群和正在接受抗骨质疏松治疗的病人。鉴于中国大陆居民膳食钙摄入水平低的现状（不足400mg/d），为维护国人的骨骼健康和防治骨质疏松症，应将充足的钙摄入置于重要的地位。

（金小岚）

参 考 文 献

[1] Rosen CJ. Primer on the metabolic bone disease and disorders of mineral metabolism. Eighth Edition US. J John Wiley&Sons，2013.

[2] Elders PJ, Lips P, Netelenbos JC, et al. Long-term effect of calcium supplementation on bone loss in perimenopausal women. J Bone Miner Res, 1994,; 9 (7): 963-970.

[3] Chung M, Lee J, Terasawa T, et al. Vitamin D with or without calcium supplementation for prevention of cancer and fractures: an updated meta-analysis for the U. S. Preventive Services Task Force. Ann Intern Med, 2011, 155 (12): 827-38.

[4] Fortmann SP, Burda BU, Senger CA, et al. Vitamin and mineral supplements in the primary prevention of cardiovascular disease and cancer: an updated systematic evidence review for the U. S. Preventive Services Task Force. Ann Intern Med, 2013, 159 (12): 824-834.

[5] Bolland MJ, Avenell A, Baron JA, et al. Effect of calcium supplements on risk of myocardial infarction, cardiovascular events: meta-analysis. BMJ, 2010, 341: c3691.

[6] Bolland MJ, Grey A, Avenell A, et al. Calcium supplements with or without vitamin D and risk of cardiovascular events: reanalysis of the Women's Health Initiative limited access data set and meta-analysis. BMJ, 2011, 342: d2040.

[7] Anon. Recommended dietary allowances, 1953. Nutr Rev, 1954, 12: 240-242.

[8] Recommended dietary allowances, 1953. Nutr Rev, 1954, 12 (8): 240-242.

[9] World Health Organisation, Food and Agriculture Organisation of the United Nations 1962 Calcium requirements: report of an FAO/WHO Expert Group, Rome, Italy, 23 to 30 May 1961. In: World Health Organisation, ed. vol. 230, Geneva.

[10] Passmore R, Nicol BM, Rao MN. Handbook on Human Nutritional Requirements. FAO Nutr Stud, 1974, (28): 1-66.

[11] Heaney RP, Recker RR, Saville PD. Calcium balance and calcium requirements in middle-aged women. Am J Clin Nutr, 1977, 30: 1603-1611.

[12] Heaney RP, Recker RR, Saville PD. Menopausal changes in calcium balance performance. J Lab Clin Med, 1978, 92: 953-963.

[13] Dawson-Hughes B, Dallal GE, Krall EA, et al. A controlled trial of the effect of calcium supplementation on bone density in

postmenopausal women. N Engl J Med, 1990, 323: 878-883.

[14] Reid IR, Ames RW, Evans MC, et al. Effect of calcium supplementation on bone loss in postmenopausal women. N Engl J Med, 1993, 328: 460-464.

[15] Chapuy MC, Arlot ME, Duboeuf F, et al. Vitamin-D3 and calcium to prevent hip fractures in elderly women. N Engl J Med, 1992, 327: 1637-1642.

[16] Dawson-Hughes B, Harris SS, Krall EA, et al. Effect of calcium and vitamin D supplementation on bone, density in men and women 65 years of age or older. N Engl J Med, 1997, 337: 670-676.

[17] Food and Nutrition Board and Institute of Medicine Standing Committee on the Scientific Evaluation of Dietary Reference Intakes 1997 Dietary Reference Intakes for Calcium, Phosphorous, Magnesium, Vitamin D and Fluoride. Washington National Academy Press, 1997.

[18] Food and Agriculture Organisation of the United Nations, World Health Organisation 2002 Human vitamin and mineral requirments. Report of a joint FAO/WHO expert consultation, Bangkok, Thailand. In: World Health Organisation, ed. Rome.

[19] Committee on Medical Aspects of Food and Nutrition Policy 1998 Report on Health and Social Subjects 49: Report of the Subgroup on Bone Health, Working Group on the Nutrition Status of the Population of the Committee on Medical Aspects of Food and Nutrition Policy. In: Department of Health, ed. London, 1998.

[20] Hunt CD, Johnson LK. Calcium requirements: new estimations for men and women by cross-sectional statistical analyses of calcium balance data from metabolic studies. Am J Clin Nutr, 2007, 86: 1054-1063.

[21] Spiegel DM, Brady K. Calcium balance in normal individuals and in patients with chronic kidney disease on low-and high-calcium diets. Kidney Int, 2012, 81: 1116-1122.

[22] Reid IR, Bristow SM, Bolland MJ. Calcium supplements: benefits and risks. J intern Med, 2015, 278 (4): 354-368.

[23] Bolland MJ, Grey AB, Ames RW, et al. Fat mass is an important predictor of parathyroid hormone levels in postmenopausal women. Bone, 2006, 38: 317321.

[24] Bischoff-Ferrari HA, Kiel DP, Dawson-Hughes B, et al. Dietary calcium and serum 25-hydroxyvitamin D status in relation to BMD among U. S. adults. J Bone Miner Res, 2009, 24 (5): 935-942.

[25] Shea B, Wells G, Cranney A, et al. Ⅶ. Meta-analysis of calcium supplementation for the prevention of postmenopausal osteoporosis. Endocrine Rev, 2002, 23 (4): 552-559.

[26] Tang BM, Eslick GD, Nowson C, et al. Use of calcium or calcium in combination with vitamin D supplementation to prevent fractures and bone loss in people aged 50 years and older: a meta-analysis. Lancet, 2007, 370: 657-666.

[27] Tang BM, Eslick GD, Nowson C, et al. Use of calcium or calcium in combination with vitamin D supplementation to prevent fractures and bone loss in people aged 50 years and older: a meta-analysis. Lancet, 2007, 370: 657-666.

[28] Bischoff-Ferrari HA, Dawson-Hughes B, Baron JA, et al. Calcium intake and hip fracture risk in men and women: a meta-analysis of prospective cohort studies and randomized controlled trials. Am J Clin Nutr, 2007, 86: 1780-1790.

[29] Bolland MJ, Leung W, Tai V, et al. Calcium intake and risk of fracture: systematic review. BMJ, 2015, 351: h4580.

[30] Weaver CM, Alexander DD, Boushey CJ, et al. Calcium plus vitamin D supplementation and risk of fractures: an updated meta-analysis from the National Osteoporosis Foundation. Osteoporos Int, 2016, 27: 367-376.

[31] Zhao JG, Zeng XT, Wang J, et al. Association Between Calcium or Vitamin D Supplementation and Fracture Incidence in Community-Dwelling Older Adults A Systematic Review and Meta-analysis. JAMA, 2017, 318 (24): 2466-2482.

[32] Bolland MJ, Grey A, Gamble GD, et al. The eff ect of vitamin D supplementation on skeletal, vascular, or cancer outcomes: a trial sequential meta-analysis. Lancet Diabetes Endocrinol, 2014, 2: 307-320.

[33] Ross AC, Manson JE, Abrams SA, et al. The 2011 Report on Dietary Reference Intakes forCalcium and Vitamin D from the Institute of Medicine: What Clinicians Need to Know J Clin Endocrinol Metab, 2011, 96 (1): 53-58.

[34] Cranney A, Horsley T, O'Donnell S, et al. Effectiveness and safety of vitamin D in relation to bone health. Evid Rep Technol Assess (Full Rep), 2007, 158: 1-235.

[35] Chung M, Balk EM, Brendel M, et al. Vitamin D and calcium: a systematic review of health outcomes. Evid Rep Jechnol Assess (Full Rep), 2009, 183: 1-420.

[36] Lewis JR, Zhu K, Prince RL. Adverse events from calcium supplementation: relationship to errors in myocardial infarction

self-reporting in randomized controlled trials of calcium supplementation. J Bone Miner Res, 2012, 27: 719-722.

［37］Lewis JR, Zhu K, Thompson PL, et al. The Effects of 3 Years of Calcium Supplementation on Common Carotid Artery Intimal Medial Thickness and Carotid Atherosclerosis in Older Women: An Ancillary Study of the CAIFOS Randomized Controlled Trial J Bone Miner Res, 2014, 29: 534-541.

［38］Karl Michaëlsson, Håkan Melhus, Eva Warensjö Lemming. Long term calcium intake and rates of all cause and cardiovascular mortality: community based prospective longitudinal cohort study BMJ 2013; 346: f228 doi: 10.1136/bmj. f228.

［39］Harvey NC, Biver EKaufman JM, et al. The role of calcium supplementation in healthy musculoskeletal ageing Osteoporos Int, 2017, 28 (2): 447-462.

［40］Prentice RL, Pettinger MB, Jackson RD, et al. Health risks and benefits from calcium and vitamin D supplementation: Women's Health Initiative clinical trial and cohort study. Osteoporos Int, 2013, 24: 567-580.

［41］顾景范.《中国居民营养与慢性病状况报告（2015）》解读. 营养学报, 2016, 38 (6): 525-529.

［42］Balk EM, Adam GP, Langberg, et al. VN. Global dietary calcium intake among adults: a systematic review. Osteoporos Int, 2017, 28: 3315-3324.

第八章　维生素 D 和维生素 D 类似物

维生素 D 最早被认为是一种脂溶性维生素，随着研究的深入之后，发现维生素 D 的活性代谢产物——1, 25 (OH)$_2$D 的生成受负反馈机制的自身调节，其受体（VDR）存在于靶组织的细胞核内，1, 25 (OH)$_2$D 与其受体结合后发挥生物活性作用，这些均符合激素的固有特性。它不是一种维生素，而是重要的一种类固醇激素，其分子的基本结构是一种开环式类固醇（secosteroid）。

一般维生素 D 必须在肝脏和肾脏先后经过两次的羟化后，才转变为具有生物活性的 1, 25 (OH)$_2$D。肾脏中 1, 25 (OH)$_2$D 的生成受甲状旁腺激素（PTH）及血磷水平的调节。1, 25 (OH)$_2$D 主要的生理作用是通过增加小肠钙吸收，促使多能干细胞向成熟破骨细胞分化，动员骨骼中的储存钙进入血液循环，维持血钙水平在正常范围。基于 1, 25 (OH)$_2$D 可通过促进肠道和肾小管吸收钙，升高血钙值，降低甲状旁腺激素的水平；还可直接作用于骨，促进骨形成和骨矿化；以及增加肌量，加强肌力，防止跌倒等作用，已被应用于治疗原发性骨质疏松症、佝偻病、骨软化症、肾性骨营养不良和甲状旁腺功能减退症等疾病。

一、维生素 D 研究概况

发现维生素 D 已有九十余年。早在 17 世纪，人们已认识佝偻病，描述了其骨骼畸形的特点，但病因不明。1922 年 Mccollum 等通过实验证实一种脂溶性因子是新发现的抗佝偻病因子且系外源性，将其命名为维生素 D。随后学者们用紫外线照射酵母和皮肤分别获得了维生素 D$_2$ 和维生素 D$_3$。1932 年 Windaus 和 Askew 分别鉴定了维生素 D$_2$ 的化学结构，命名为麦角骨化醇（ergocalciferol）；1936 年 Windaus 等确定了紫外线照射 7-脱氢胆固醇所获得的抗佝偻病因子的化学结构，并命名为维生素 D$_3$，即胆骨化醇（cholecalciferol）。1944 年 Irving 等发现维生素 D 作用的特点是服用后到发挥作用要经过一段时间，推测其可能在某些脏器发生一定的改变才发挥其生理作用。1942 年北京协和医院刘士豪和朱宪彝等发现慢性肾衰竭病人常有软骨病表现，并命名为肾性骨营养不良（renal osteodystrophy）发表在 *Science* 杂志上，后被广为接受，且一直沿用。他们还首先证实了应用较大剂量的维生素 D 或双氢速变固醇可使肾性骨营养不良好转。这对维生素 D 及其代谢物的深入研究起到明显的启迪作用。1971 年美国 Holick 和 Deluca 发现维生素 D 的活性代谢产物 1, 25 (OH)$_2$D$_3$ 在肾脏生成便是一明证。20 世纪 60 年代末被第一个分离出来的维生素 D 代谢物是 25-羟化酶作用在肝脏生成的 25 (OH) D。70 年代初发现了 1, 25 (OH)$_2$D 在肾脏生成，由此阐明了维生素 D 的体内代谢途径。随着 80 年代维生素 D 受体核内定位的确立，对其作用机制有了进一步的认识。1994 年 Morrison 等发现维生素 D 受体基因的多态性及其与骨密度的关系。近二十多年来对维生素 D 及其衍生物的作用、作用机制以及临床应用又有了更深入的研究。

二、维生素 D 的生成、结构和代谢

人体内维生素 D 来自内源性和外源性两个途径，而主要是靠内源性的维生素 D$_3$，即皮肤受阳光照射，吸收紫外线（UVB 290~315nm）作用将其内的 7-脱氢胆固醇转化为前维生素 D$_3$，再依靠皮肤温度于数小时之内使其发生异构，转化为维生素 D$_3$，由淋巴等转运吸收入血液。维生素 D$_2$ 由摄入的某些食物供给，饮食中的维生素 D$_2$ 和维生素 D$_3$ 经肠道吸收后包裹在乳糜微粒中经淋巴系统进入血液循环。两种来源的维生素 D，都能够贮存于脂肪细胞中，在机体需要时释放出来。它们进入血液后，与维生素 D 结合蛋白相结合，主要入肝经肝内线粒体的 25-羟化酶作用，在还原型辅酶 I 和氧参与下转变成

25（OH）D，这是体内含量最高的维生素 D 代谢产物，检测血 25（OH）D 的浓度，有助于判断维生素 D 的营养状态是否正常、不足或过多。血 25（OH）D 约有 80% 和维生素 D 结合蛋白结合，0.03% 为游离的，其余的与白蛋白结合，其半衰期约 20 天。25（OH）D 的生物活性低，当它转运至肾近端小管上皮细胞的线粒体内时，在 P450 单氧化酶 25（OH）D-1α-羟化酶作用下生成活性最强的 1,25（OH）$_2$D，又称活性维生素 D。1,25（OH）$_2$D 的 85% 与维生素 D 结合蛋白结合，0.4% 为游离的，其余与白蛋白相结合，半衰期为 6~10 小时。它对促进肠钙吸收的作用较 25（OH）D 强 100~200 倍，对骨吸收的作用较 25（OH）D 强 50~100 倍，对 1α-羟化酶有负反馈作用，这对防止维生素 D 中毒有重要意义。除了肾脏外，体内有关的其他细胞也可产生 1,25（OH）$_2$D$_3$，如骨骼和皮肤细胞、胎盘等。

一般认为维生素 D$_2$ 和维生素 D$_3$ 具有相同的生物学效能，只在结构上存在差别，即 D$_2$ 在 C22 位和 C23 位之间有双链，C24 位有一个甲基。这种化学结构上的明显差异，是否蕴含某种或某些生物学上的区别，有待证实。

皮肤受过多的紫外线 B 照射后不会出现维生素 D$_3$ 中毒，因为前维生素 D$_3$ 形成后还会吸收日光中的紫外线转化为非生物活性的光化产物，如光化固醇和速变固醇。此外皮肤中的维生素 D$_3$ 对日光敏感，过度照射时会将多余的维生素 D$_3$ 转变为过照固醇 1、过照固醇 2 和 5,6 反式维生素 D$_3$。

许多因素会影响体内维生素 D$_3$ 的生成，皮肤黑色素可认为是最天然的防晒剂，能与 7 脱氢胆固醇竞争紫外线中的光子。黑色素沉着使皮肤维生素 D$_3$ 的光化作用减低，因此肤色深者比浅者需接受更多的日照才能产生等量维生素 D$_3$。老年人表皮中 7 脱氢胆固醇含量显著减少，明显影响维生素 D$_3$ 的生成。70 岁以上老年人与青年人同受日照时，皮肤生成的维生素 D$_3$ 同比约为青年人的 25%。人群所处的纬度、每天的不同时段和不同季节都会影响皮肤维生素 D$_3$ 的生成。如美国波士顿位于北纬 42°，在 11 月至次年 2 月的光照下皮肤不易生成维生素 D。而在加拿大的爱德蒙顿（Edmonton）则时间更长，从 10 月至次年 3 月。儿童和青年在春、夏和秋季皮肤能生成足量的维生素 D$_3$，储存于脂肪，以供冬季需要；但老年人则不然，所以应补充维生素 D 以预防其缺少。使用皮肤防晒霜尽管可以防止皮肤灼伤和皮肤癌，但是会显著减少维生素 D$_3$ 的生成。

食物中含维生素 D$_2$ 或维生素 D$_3$ 的量都甚少，蔬菜、蕈类食物含有少量维生素 D$_2$，鱼肝油、蛋黄和乳类含有限量的维生素 D$_3$，摄入后均在小肠上端被吸收。食品可进行维生素 D 强化，如麦片、面包和牛奶等。在美国和加拿大的调查结果，约 80% 的每夸脱（946ml）牛奶中维生素 D 量不足 400IU 或 600IU，几乎 50% 的牛奶中的维生素 D 量达不到盒装牛奶标量的 50%，15% 脱脂奶中检测不到维生素 D。1997 年美国医学会制订维生素 D 的推荐量：在 51~70 岁者 400IU/d（10μg/d），>70 岁者 600IU/d（15μg/d），如缺光照，应再增加 200IU/d。2010 年分别推荐量增为日 600IU/d 和 800IU/d。生长期、妊娠、哺乳妇女，其 1,25（OH）$_2$D$_3$ 生成亦增加。1,25（OH）$_2$D$_3$ 生成主要受甲状旁腺激素（PTH）和血磷浓度的影响，PTH 为 1,25（OH）$_2$D$_3$ 生成的促激素，1,25（OH）$_2$D$_3$ 增多又可抑制甲状旁腺 PTH 的分泌。低磷血症时，1,25（OH）$_2$D$_3$ 生成增多，高磷血症则生成减少。一些药物也可影响维生素 D 的代谢，如苯妥英钠和巴比妥类药物均为强有力的肝微粒体酶诱导物，促进肝微粒体酶的活性，加速维生素 D 和 25（OH）D 在肝内的代谢，导致血 25（OH）D$_3$ 的浓度降低。锶和镉可抑制肾 1α-羟化酶的活性。双膦酸盐也可抑制肾 1,25（OH）$_2$D$_3$ 的合成。与骨骼生长发育和钙调节有关的激素，如雌激素、降钙素、生长激素和催乳素等间接地增加肾脏生成 1,25（OH）$_2$D$_3$。老年人和骨质疏松病人 PTH 促使肾脏生成 1,25（OH）$_2$D$_3$ 的上调能力降低，这可帮助解释肠钙吸收随增龄而降低。酮康唑（ketoconazole）干扰 1α-羟化酶活性，使血 1,25（OH）$_2$D$_3$ 水平降低，呈现剂量依赖关系。1,25（OH）$_2$D$_3$ 在靶组织中代谢，有小肠、骨、肾和肝等。现已有 40 余种维生素 D 代谢物被证实，只有 1,25（OH）$_2$D$_3$ 被公认为对骨和钙的代谢最具有生物学作用，24,25（OH）$_2$D$_3$ 对骨形成和骨折愈合过程中的作用正在继续研究中。维生素 D 的代谢如图 6-8-1。

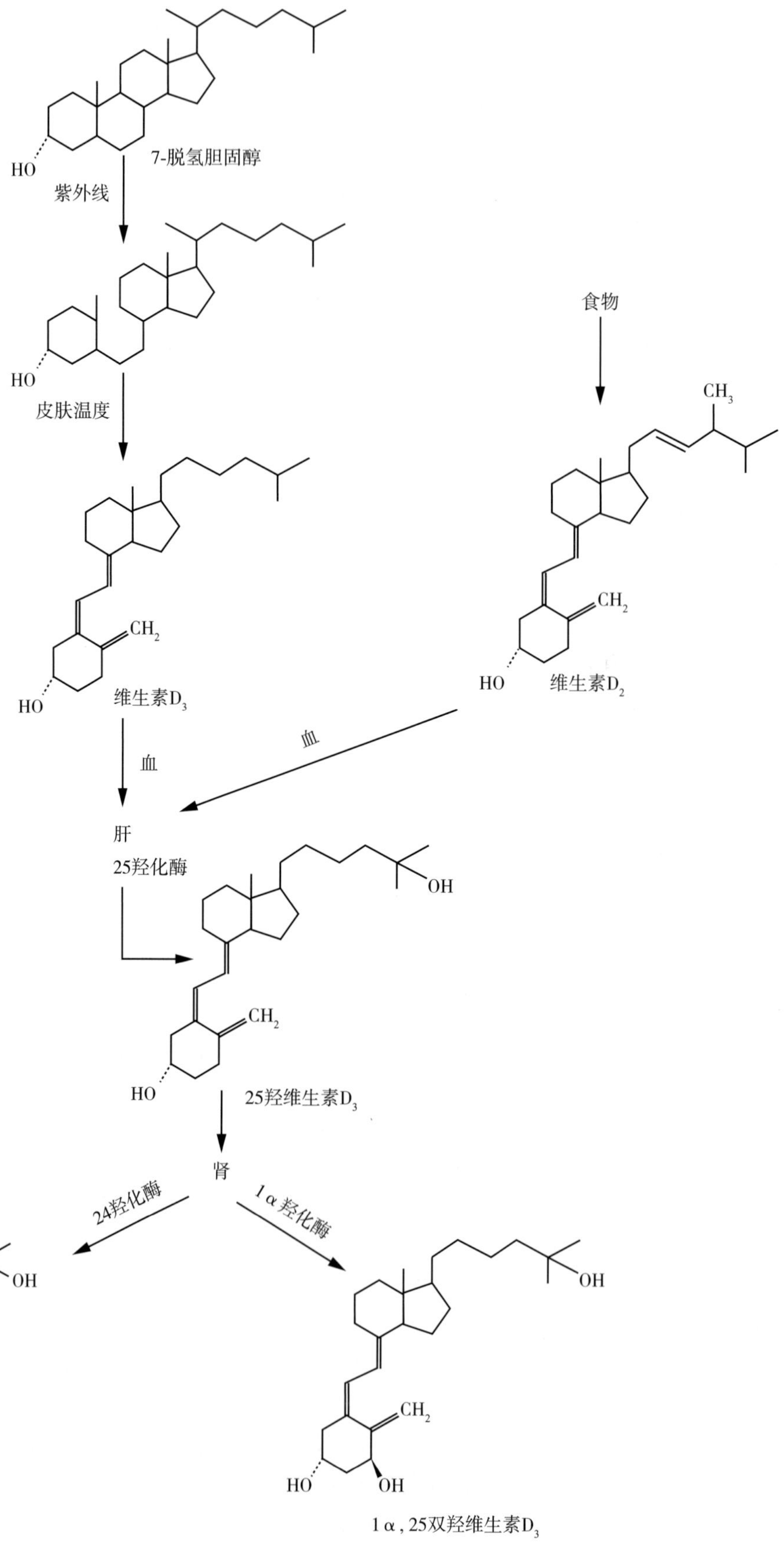

图 6-8-1　维生素 D 的代谢

三、维生素 D 的分子生物学

维生素 D 一经双羟化，水溶性会增强，但还是以脂溶性为主。如同雌激素等类固醇激素的作用机制相似。$1, 25 (OH)_2 D$ 也是通过其核受体而发挥作用的，$1, 25 (OH)_2 D$ 与维生素 D 受体（VDR）的亲和力是 $25 (OH) D$ 的 1000 倍。

VDR 与 $1, 25 (OH)_2 D$ 结合前首先需与视黄酸受体结合形成异源二聚体，一旦形成复合物将与 DNA 上的维生素 D 反应元件相互作用。VDR 上的 N 末端是有与 DNA 结合的锌指结构。维生素 D 反应元件上包含有重复排列的六核苷酸序列，其间夹有 3 个碱基。以上作用导致基因的翻译和一些蛋白质 mRNA 合成。目前已经被确认的特定蛋白质有成骨细胞上的骨钙素、骨连素和碱性磷酸酶，以及小肠中的钙结合蛋白等。VDR 基因有 9 个外显子，包括 N 末端的 DNA 结合域和 C 末端的激素结合域。特定外显子的突变会出现维生素 D 抵抗，导致维生素 D 依赖性佝偻病 II 型。还有一些外显子或内含子的基因变化导致了维生素 D 基因的多态性，此种多态性并未引起 VDR 构成中氨基酸序列的任何变化。这对 VDR 基因的翻译很重要，并可能与 VDR mRNA 的稳定性有关。有的研究表明 VDR 基因的多态性会影响其在小肠和骨骼对 $1, 25 (OH)_2 D$ 的反应，在骨峰值的形成和骨质疏松症的发病中起一定的作用。如用 Bml 内切酶的许多研究认为具有 bb 或 TT 基因型者相对应的骨密度较高。但我国的一些研究资料并非全然如此。

四、维生素 D 的生理作用

几乎体内所有器官和组织都有 VDR，主要在靶细胞核内，维生素 D 的生理作用主要表现在 $1, 25 (OH)_2 D$ 与 VDR 结合后发挥的生物学效应上：

（一）对小肠的作用

促进肠钙的吸收，已发现小肠全段黏膜细胞中都有 $1, 25 (OH)_2 D_3$ 的受体蛋白，其中以十二指肠的浓度最高。$1, 25 (OH)_2 D_3$ 进入肠黏膜细胞与受体结合成复合物，在细胞核内影响 DNA 的转录过程，促进钙结合蛋白及刷状缘中的 ATP 酶合成，使 ATP 分解供给能量，促进肠钙的主动吸收。在基础状态，正常成人空肠部位的净钙吸收是回肠的 3 倍。如给予 $1, 25 (OH)_2 D$ 1 周后，空肠和回肠的吸收都显著增加，回肠的钙吸收率可达到空肠水平。当维生素 D 缺乏的动物给予单一剂量 $1, 25 (OH)_2 D_3$ 静脉注射时，呈现双相反应，快速反应开始于 2 小时，峰值在 6 小时；另一反应开始于 12 小时后，峰值在 24 小时，提示肠钙吸收可能存在几种机制。$1, 25 (OH)_2 D_3$ 也可促进肠磷吸收，可能随肠钙吸收时伴肠磷吸收，或直接促进肠磷吸收，从而血磷水平升高，肠磷转运功能主要在空肠和回肠。

（二）对骨代谢的作用

维生素 D 对骨代谢呈双相作用，既能促进骨形成，又能刺激骨吸收。$1, 25 (OH)_2 D_3$ 促进肠钙的吸收，为骨的矿化提供钙的来源，这是对骨形成的间接作用。$1, 25 (OH)_2 D_3$ 通过成骨细胞内特异受体促进成骨细胞合成和分泌骨钙素（BGP），BGP 可增加骨的矿化速率，它还促进骨桥蛋白（osteopontin）和胶原的合成，显示 $1, 25 (OH)_2 D_3$ 对骨形成的直接作用。体外实验表明，$1, 25 (OH)_2 D_3$ 能增加转移生长因子 β（TGF-β）的合成和胰岛素样生长因子（IGF-I）受体的数量。而 TGF-β 和 IGF-I 都是刺激成骨细胞增殖和分化的重要细胞因子，有促骨形成的作用。目前，尚未发现破骨细胞上存在 $1, 25 (OH)_2 D_3$ 受体。因此，维生素 D 促进骨吸收可能是一种间接作用，而 $1, 25 (OH)_2 D_3$ 刺激成骨细胞产生某种（些）溶骨因子，促进骨吸收。在人体生理剂量时，通过肠钙的吸收和抑制 PTH 的分泌而抑制骨吸收。体外研究证实高剂量 $1, 25 (OH)_2 D_3$ 能直接促进破骨细胞前体细胞向成熟的破骨细胞转化，增加破骨细胞的数量而促进骨吸收。当饮食钙不足以维持正常血钙水平时，$1, 25 (OH)_2 D_3$ 可动员骨钙的释放，以利血钙水平的维持。

（三）对肾的作用

$1, 25 (OH)_2 D_3$ 与肾小管细胞上的 VDR 结合，可促进其对钙和磷的重吸收，特别是近曲小管。

血 1, 25 (OH)$_2$D$_3$ 的增加可抑制 25 (OH) D$_3$ 1α-羟化酶的活性，使 1, 25 (OH)$_2$D$_3$ 生成减少，当其血浓度降低时，肠钙吸收减少，血钙水平下降，甲状旁腺激素分泌增多，促肾脏生成 1, 25 (OH)$_2$D$_3$ 增多，此即 1, 25 (OH)$_2$D 在肾脏的负反馈调节。

（四）对甲状旁腺的作用

活性维生素 D 通过增加肠钙吸收，提高血钙水平，间接抑制 PTH；也可直接抑制甲状旁腺细胞增生和通过降低 PTHmRNA 合成速率，干扰 PTH 基因转录，从而抑制 PTH 合成和释放。若血清 1, 25 (OH)$_2$D 浓度降低，致 1, 25 (OH)$_2$D 削弱对 PTH 的正常抑制作用，发生继发性甲状旁腺功能亢进使骨吸收增加。

（五）对骨骼肌的作用

骨骼肌也是活性维生素 D 的靶器官。临床与实验研究显示在各种维生素 D 缺乏的状态中，如骨质疏松症、吸收不良综合征、胃切除后及慢性肾脏疾病时会出现肌无力、肌肉收缩和肌肉松弛异常。老年性骨质疏松妇女肌肉力量减弱是除了骨密度因素以外的另一髋骨骨折的危险因素。1, 25 (OH)$_2$D 一方面通过其在肌细胞的受体，调控肌母细胞向肌小管优化细胞的形态转化，诱导神经生长因子的合成。另一方面通过在肌细胞上的 Ca^{2+} 通道，调控蛋白激酶 A 及 C 信号转导的非基因途径以影响肌肉的钙代谢。

近年的许多研究证明，除了对上述 5 个经典靶器官的钙磷代谢作用外，1, 25 (OH)$_2$D 还具有更广泛的非经典作用，如对免疫系统调节，促进细胞分化、抑制细胞增殖以及刺激胰岛素分泌等作用。有研究指出，维生素 D 调控体内 200 余基因，足见其对多方面的作用，远不止以上所述，但该现象多数基于流行病学的观察结果，其确切机制尚需深入研究。

五、药代动力学

维生素 D 经口服和注射后均易吸收，吸收后多以脂蛋白复合体形式在乳糜微粒中经淋巴系统进入血液循环。普通维生素 D 的血浆半衰期为 19~20 天，能长期以微量 25-羟化维生素 D$_3$ 脂肪酸形式储存于脂肪组织中。维生素 D 及其代谢物葡萄糖醛酸酯由胆汁排泄，少量自尿中和乳汁中排泄。

活性维生素 D 骨化三醇［1, 25 (OH)$_2$D$_3$］和人工合成的阿法骨化醇［1α (OH) D$_3$］，其生物利用度分别为 70% 和 40%。在小肠内很快地被吸收，1, 25 (OH)$_2$D$_3$ 在服用后 4~6 小时达到血药浓度高峰，半衰期为 6~10 小时，主要从粪便中排出。单一剂量的药理作用持续 3~5 天，如因服药后发生高钙血症，则在停药 3~6 天逐渐消失。

阿法骨化醇系人工合成的维生素 D 代谢物，口服吸收入血后，需在肝脏经 25-羟化酶作用转化为活性维生素 D。此外它也可以在骨骼中经成骨细胞形成的 25-羟化酶实现羟化。服用阿法骨化醇后，血 1, 25 (OH)$_2$D$_3$ 浓度显示缓慢升高，在 8~18 小时出现较宽的峰值域。1α (OH) D$_3$ 在体内可连续不断地转化为活性代谢物，并以生理剂量恒定地分布到很多器官，特别是骨和甲状旁腺组织中，而且与药物在骨骼中直接被激活有关。

双氢速变固醇（dihydrotachysterol，DHT）是较早合成的维生素 D 类似物，早先曾设想其分子 A 环上的 3β-OH 位置进行假性 1α 羟化，如 1α-D$_3$ 那样在肝脏活化为 25 羟化双氢速变固醇［25 (OH) DHT］，其作用是维生素 D 活性的 450 倍。用 DHT 治疗甲状旁腺功能减退症，维持血钙浓度较普通维生素 D 更好。DHT 经 25 羟化后变为 25 (OH) DHT，它在小肠和骨骼中均具有活性，这似表明 25 (OH) DHT 毋需在肾脏进行 1α 羟化，因为从立体化学结构上来看，DHT 上的 A 环呈 180° 旋转时，使其碳-3 位联同其上的羟基似取代了 A 环上碳-1 位的羟基。但这种 25 (OH) DHT 毋需再经 1α 羟化而与 1, 25 (OH)$_2$D$_3$ 的受体发生作用的假说深受质疑，相反，在而后的一些研究结果证实，因为病人肾功能明显减退，DHT 在体内经肝脏 25-羟化后，很可能经肾外组织在自分泌和/或旁分泌的调节下，进一步 1α 羟化（和/或 1β 羟化）而发挥其临床疗效。当然 DHT 的疗效机制仍需进一步确证。

六、维生素 D 缺乏

1997 年美国食品和营养委员会、美国医学会确定血清 25（OH）D 水平为检测体内维生素 D 营养状态的功能指标。

（一）维生素 D 缺乏的定义

目前有三种意见。

1. Heaney 等于 2003 年报告对 24 例绝经后妇女补充 25（OH）D 20μg 隔日服，共 3 周，平均血 25（OH）D 34.6ng/ml（86.5nmol/L）与另一组不补维生素 D 的志愿者，与平均血 25（OH）D 20.1ng/ml（50.2nmol/L）相比较，钙的吸收增加 45%~65%。当血甲状旁腺激素降至低平台，肠钙吸收最大时的血 25（OH）D 水平对机体是合适的。

Chapuy 等发现血 25（OH）D 为 28~44ng/ml 时血 PTH 水平最低。血 25（OH）D 水平和甲状旁腺激素水平呈负相关，直到 25（OH）D 水平达到 30~40ng/ml（75~100nmol/L）。此时，甲状旁腺激素水平开始持平（达到其低值）。认为此时血 25（OH）D 浓度的范围对机体是合适的。

Holick 于 2007 年定义：维生素 D 缺乏，血 25（OH）D<20ng/ml（50nmol/L）；维生素 D 不足，血 25（OH）D-21~29ng/ml（52~72nmol/L）；维生素 D 充足，血 25（OH）D-≥30ng/ml（≥75nmol/L）；维生素 D 中毒，血 25（OH）D->150ng/ml（>375nmol/L）。2011 年在"评价、治疗和预防维生素 D 缺乏的内分泌学临床实践指南"中，关于维生素 D 缺乏和不足的定义仍同上所述（表 6-8-1）。

表 6-8-1　维生素 D 缺乏的分级

维生素 D 的状态	血清 25（OH）D	
	nmol/L	ng/ml
维生素 D 缺乏（vitamin D deficiency）	<50	<20
维生素 D 不足（vitamin D insufficiency）	52.5~72.5	20~29
维生素 D 充足（vitamin D sufficiency）	≥75	≥30

注：1nmol/L=0.4ng/ml，1ng/ml=2.5nmol/L

2. 2011 年美国学者 Aloia JF 在美国临床内分泌和代谢杂志上撰文回顾了美国医学会（Institute of Medicine，IOM）2010 年的研究报告"维生素 D 膳食参考摄入量（dietary reference intake，DRI）及其临床意义"。提出基于 DRI 的血清 25（OH）D 水平的截点（cut-point）值评价维生素 D 摄入状态所带来的结果（表 6-8-2）：维生素 D 摄入缺乏（deficiency）危险性增加，是指 25（OH）D 的截点值<12ng/ml（<30nmol/L），维生素 D 摄入不足（inadequacy）危险性增加；该截点值<16ng/ml（<40nmol/L），维生素 D 摄入足够（adequacy）；该截点值>20ng/ml（>50nmol/L）和维生素 D 摄入过多（excess UL）危险性增加；该截点值>50ng/ml（>125nmol/L）。推荐的维生素 D 膳食摄入标准 1~70 岁 600IU/d，相当于至少 20ng/ml（50nmol/L）的血清 25（OH）D 水平；>70 岁 800IU/d，相当于血 25（OH）D 29.2ng/ml（73nmol/L）。认为当今美国、加拿大人群的维生素 D 的摄入量适当，成人摄入量上限为 4000IU/d。认为健康的美国人群应用 DRI 是合适的。

表 6-8-2　基于 DRI 血清 25（OH）D 的截点值

维生素 D 摄入的状态	血清 25（OH）D	
	nmol/L	ng/ml
缺乏危险增加 （increased risk of deficiency）	<30	<12
不足危险增加 （increased risk of inadequacy）	<40	<16
足够（adequacy）	>50	>20
过多危险性增加 （increased risk of excess）	>125	>50

3. 2013 年荷兰学者 Lips 等在《代谢性骨病和矿盐代谢紊乱入门（primer on the metabolic bone disease and disorders of mineral metabolism（第 8 版）》对维生素 D 缺乏的定义和分级，以及相应的血 25（OH）D 和 PTH 水平及骨组织学的改变（表 6-8-3）作了描述。

表 6-8-3　维生素 D 缺乏的分级

维生素 D 状态	血清 25（OH）D ng/ml（nmol/L）	1, 25（OH)$_2$D	PTH 增加	骨组织学
严重缺乏（severe deficiency）	<5（<12.5）	相对低	>30%	类骨质增多骨质软化
缺乏（deficiency）	5~10（12.5~25）	正常	15%~30%	高骨转换
不足（insufficiency）	10~20（25~50）	正常	5%~15%	正常或高骨转换
充足（replete）	>20（>50）	正常		正常

（二）维生素 D 缺乏的患病情况

通常认为青年和中年人有充足的户外活动和膳食摄入量，不存在维生素 D 缺乏的危险性。但 Holick 等发现美国波士顿地区（北纬 42°）18~29 岁的健康人在冬季末，血 25（OH）D<20ng/ml（<50nmol/L）者有 32%。Nesby O'Dells 报道 15~49 岁的美国非洲裔在冬季末有 42% 血 25（OH）D<16ng/ml，这可能和非洲裔人种乳糖酶缺少，对奶制品不耐受和皮肤色素多致生成维生素 D 减少等有关。Holick 等还报道了美国波士顿地区老年人 8 月末，血 25（OH）D<20ng/ml 者在自由散居的白种人、西班牙人和黑种人中分别有 30%、42% 和 84%，这与老年人户外活动、光照少和维生素 D 摄入量低，皮肤生成维生素 D 仅为青年人的 1/4，加之肠道 VDR 的数量和亲和力减低，肠道对维生素 D 吸收减少以及随着增龄生理性肾功能减退，肾脏生成 1, 25（OH)$_2$D$_3$ 减少等诸因素有关。

2005 年世界多地区报道了骨质疏松病人存在维生素 D 缺乏和不足的情况。Blau 等选取美国南加州 252 例绝经后骨质疏松妇女，平均年龄 71 岁（45~91 岁），其中白种人、亚裔、西班牙裔和非裔分别有 78%、8%、4%、2%。于 2003 年 11 月至 2004 年 4 月均在用药治疗前采血，测得 25（OH）D 平均值为 29±13ng/ml（5~70ng/ml），其中<9ng/ml、<15ng/ml、<20ng/ml、<25ng/ml、<30ng/ml 者分别有 4%、13%、29%、42% 和 53%。Siris 等研究了北美接受治疗的骨质疏松妇女共 1536 人，92% 为白种人，居住于北纬 42°者有 35%、<35°者 24%，平均年龄 71 岁（47~103 岁），于 2003 年 11 月至 2004 年 3 月采血，测得 25（OH）D 为（30±12.8）ng/ml，其中<20ng/ml、<25ng/ml 和<30ng/ml 者分别有 18%、36% 和 52%。Eis 等对欧洲、中东、亚太地区和拉丁美洲 18 个国家的 1163 例绝经后骨质疏松妇女，平均年龄

67.7 岁（42~92 岁），于 2004 年 5 月和 9 月间采血，测得 25（OH）D 为 28.3±12.6ng/ml，其中 <20ng/ml、<25ng/ml 和<30ng/ml 者分别有 26%、43% 和 58%。上述 3 项研究结果均显示，绝经后骨质疏松妇女有半数以上存在维生素 D 的缺乏和不足 [25（OH）D<30ng/ml]。

2011 年 Sai AJ 等报告有 79 项临床实验研究血 25（OH）D 和 PTH 的相关，血 25（OH）D 水平致 PTH 达低平台，从 12~50ng/ml，多数<30ng/ml，其中 7 项未见到这种阈值。

关于小肠对钙的吸收，老年人主要因肾功能随增龄呈生理性减退，1, 25（OH）$_2$D 生成减少，致肠钙吸收降低，当血 25（OH）D 降达 12ng/ml 时会影响肠钙的吸收。按血 25（OH）D 水平<20ng/ml 为维生素 D 缺乏和不足，美国第三次营养调查受试者（NHANES）中缺乏和不足分别为 8% 和 24%，67% 是充足的，另 1% 存在过量的危险。

北京协和医院内分泌科孟迅吾等于 1983 年 12 月和 1984 年 7 月分别测定了北京地区 71 名（平均年龄 36 岁，17~67 岁）健康志愿者的血 25（OH）D 和 PTH 水平。结果发现，血 25（OH）D 水平分别为 13.2±3.8ng/ml 和 18.9±6.5ng/ml；血 PTH 分别为 23.5±10.2pg/ml 和 19.2±7.7pg/ml（均 $P<0.01$），血 25（OH）D 水平，冬天低于夏天，光照是一重要因素，相反，血 PTH 水平，冬天高于夏天，表明血 25（OH）D 和 PTH 水平均有冬夏季节差别，而且前者绝对值较低，与美国波士顿地区检测健康志愿者 25（OH）D 为 24ng/ml，PTH 为 10pg/ml，相比 [两地用相同的方法和试剂，25（OH）D 采用竞争蛋白结合法，PTH 采用氨基端放射免疫法] 可见，处于北纬 40° 的北京人群血 25（OH）D 水平较低，而 PTH 水平增高 1 倍，提示存在钙和维生素 D 的缺少。

北京协和医院内分泌科周学瀛等比较了北京地区与西藏拉萨地区人群的 25（OH）D 水平：拉萨地区人群平均 25（OH）D 水平为 30.5±14.5ng/ml，而北京地区人群平均血 25（OH）D 水平仅为 18.9±6.5ng/ml，具有显著差异，主要是由于两个地区纬度不同和海拔高度不同造成的。北京和拉萨的纬度分别是北纬 39°54′ 和 29°36′，海拔高度分别是 43m 和 3658m，拉萨光照明显多于北京。上述结果同时也显示了中国人群中维生素 D 不足的患病率较高。充足的日光照射对提高维生素 D 水平很有帮助，但是，即使在日照充足地区，由于人们大多使用防晒用品，维生素 D 缺乏依然普遍。人体皮肤局部使用防晒霜时，维生素 D 生成量将下降 95%。

2013 年 9 月北京协和医院检验科高慧玲等采用放射性核素稀释超高压液相色谱-串联质谱法（ID-UPLC/MS/MS）对北京、大连和乌鲁木齐三个城市的健康志愿者 1540 名检测（三城市分别 522 名，518 名和 500 名）男性 744 人，女性 796 人，平均年龄（42.0±14.0）岁。血清 25（OH）D 平均值为 18.8±6.7ng/ml，三个城市分别为 16.3±6.1ng/ml、21.7±6.5ng/ml 和 18.4±6.6ng/ml。其中大连为最高，与北京和乌鲁木齐比较有显著差别（$P<0.01$）。有 57 例测到 25（OH）D$_2$。维生素 D 缺乏（<20ng/ml）在三个城市中北京最高 73.8%，其次乌鲁木齐 65%，大连最低 41.5%。三城市合计 60.1%。男性的血 25（OH）D 值高于女性（20.6±6.6ng/ml vs 17.1±6.2ng/ml，$P<0.01$）。发现血 25（OH）D 与血 PTH 水平呈反相关。（$r=-0.283$，$P<0.01$），与血钙值呈正相关，与血磷值呈负相关。

中国骨转换标志物研究（Chinese bone turnover marker study，CBTMS）纳入我国北京、上海、武汉、广州、重庆五座城市健康居民 1436 人，结果表明 57.0% 和 31.3% 的受试者分布存在维生素 D 缺乏或不足，仅 11.7% 受试者维生素 D 充足，研究显示血清 25（OH）D 水平与甲状旁腺激素（parathyroid hormone，PTH）浓度呈明显负相关，且血 PTH 浓度与血 I 型胶原羧基端肽交联（carboxy-telopeptide of type 1 collagen，β-CTX）浓度呈正相关，与腰椎及股骨颈密度呈显著负相关，6.9% 受试者具有高 PTH 血症，提示存在继发性甲状旁腺功能亢进。上海健康人群研究显示，76% 的健康受试者存在维生素 D 不足或缺乏，仅有 24% 的受试者维生素 D 充足。湖南长沙 578 名城市绝经后女性的研究显示，72.1% 的女性处于维生素 D 缺乏状态。济南 686 例 60 岁以上的人群研究显示，81.6% 的男性和 85.6% 的女性存在维生素 D 不足或缺乏。兰州中老年城市居民的研究显示，62.8% 的 50 岁以上人群存在维生素 D 不足或缺乏，其中 6.3% 具有血清 PTH 水平升高。由此可见，我国人群维生素 D 缺乏状态十分普遍，在 OP 防治工作中，应重视给予维生素 D 制剂，以纠正维生素 D 缺乏对机体的不良影响。

Heaney 提出血 25（OH）D 浓度与骨病的相关性，≥32ng/ml（≥80nmol/L）对应正常骨骼，8~32ng/ml（20~80nmol/L）对应骨量减少和骨质疏松，<8ng/ml（<20nmol/L）者患有佝偻病或骨软化症。临床医师可参考血 25（OH）D 测定浓度和临床全面情况再做出客观判断。

1990 年 Parfitt 提出低维生素 D 骨病，即根据维生素 D 的减少程度分为 3 期：I 期为肠钙吸收减少，骨矿盐量减少，有骨量减少、骨质疏松，骨组织计量学未见骨软化表现；II 期除肠钙吸收减少和骨量减少外，骨活检有早期骨软化改变，类骨质覆盖面增加和矿盐积累率降低，临床和实验室尚未见骨软化症象；III 期呈现持续的肠钙吸收减少和骨量丢失，临床、生化和组织学均有骨软化证据。

维生素 D 缺少相当普遍且危害严重，但往往不被及时诊治，分析其原因如下：①在美国等地区，光照和饮食摄入充足，不少食品和饮料有维生素 D 强化，认为不会有维生素 D 缺少。②血钙值正常，就推测维生素 D 是足够的。③不少医师以血 1,25（OH）$_2$D$_3$ 水平来判断维生素 D 营养状态，这是不可靠的，因为当维生素 D 缺乏，血钙水平下降，血 PTH 值增加，肾脏生成 1,25（OH）$_2$D$_3$ 常呈现正常或较高水平。血 25（OH）D 的浓度约为 1,25（OH）$_2$D$_3$ 的 1000 倍，半衰期约 20 天，且其不受血钙、磷和 PTH 水平影响，与临床疾病表现有较好的相关性，测定方法较稳定，所以检测血 25（OH）D 水平作为评价维生素 D 营养状态的指标已成共识。

综上所述，血 25（OH）D 浓度的影响因素很多，与日照、地域、季节、纬度、性别、年龄、皮肤颜色、生活习惯、衣着后皮肤的暴露面、药物（如类固醇激素、抗癫痫药等）密切有关。因此有相应合适的本地区血 25（OH）D 水平，利于对总体健康、骨骼强壮、提高免疫机制和预防慢性病的评估。而在上述诸多影响因素中，有关日照问题无疑是最重要的。

七、维生素 D 缺乏与骨质疏松

（一）维生素 D 与骨转换指标

维生素 D 缺乏时有继发性甲状旁腺功能亢进和高骨转换。如当选择性雌激素受体调节剂 bajedoxifene 治疗绝经后骨质疏松妇女 7441 例，血 25（OH）D 从<10ng/ml 升至 30ng/ml，血骨钙素（骨形成指标）由 34.1ng/ml 降至 30.8ng/ml，CTX（骨吸收指标）由 0.56ng/ml 降至 0.32ng/ml（$P<0.001$），表明骨转换降低。同时观察到腰椎和髋部骨密度值上升。荷兰的一项长期老年研究观察到血 25（OH）D 水平低时，血骨钙素和尿脱氧吡啶啉水平升高，表明骨转换升高；当 25（OH）D 上升至 16ng/ml 呈平台时，血骨钙素和尿脱氧吡啶啉值均有下降。

在 330 例老年妇女以安慰剂为对照的研究中，若维生素 D$_3$ 400IU/d，可致血骨钙素水平轻度下降，若给维生素 D$_3$ 1000IU/d 和钙剂 1500mg/d，尿 NTX 值下降 50%，血骨钙素水平下降 20%。相似的研究，在老年妇女补充维生素 D 800IU/d 和钙 1000mg/d，治疗 3 月和 6 月后，尿 CTX 分别下降 40% 和 50%，当停服维生素 D 和钙剂，骨转换指标又上升至治疗前水平。显示补充维生素 D 和钙剂对一些骨转换指标量变是有影响的。

（二）维生素 D 与骨密度

1,25（OH）$_2$D 能够通过直接刺激肠钙和磷的吸收，为骨骼矿化提供原料。如果没有维生素 D，饮食中只有 10%~15% 的钙和 60% 的磷能够吸收。当维生素 D 足够时，小肠对钙的吸收增至 30%~40%，对磷的吸收增至 80% 左右。低钙膳食导致甲状旁腺激素分泌增加，从而促进钙的吸收增加达 50%~80%。

多个横断面研究显示血 25（OH）D 水平与髋骨 BMD 呈正相关。在荷兰阿姆斯特丹的 330 名老年妇女中已观察到能使 BMD 发生改变的 25（OH）D 水平阈值。当 25（OH）D<12ng/ml 时，BMD 就与之正相关，但高于这一水平之后此种正相关性不复存在。还有研究显示当血 25（OH）D 为 8ng/ml 或 4ng/ml 时，股骨颈的骨密度将分别低于平均值 5% 和 10%。在英国中年妇女（45~65 岁）和新西兰老年妇女人群中，也观察到了 25（OH）D 水平与髋骨 BMD 的正相关性。

Bischoff-Ferrari HA 等报道在白种人、黑种人和墨西哥男性人群中 25（OH）D 水平与 BMD 具有直接相关性，当 25（OH）D 为 40ng/ml 时，BMD 值达到最高。可见血维生素 D 水平与 BMD 值有明显相关性。

（三）维生素 D 受体基因多态性与 BMD 的关系

众所周知，BMD 与遗传有很大关系。对双胞胎和母女的研究证明遗传对骨密度变化的影响可高达 70%。1994 年 Morrison 等通过在澳大利亚男性和女性双胞胎的研究，报道了维生素 D 受体（VDR）的等位基因变异能够解释 3/4 的 BMD 遗传效应。同时他们对 311 名澳大利亚妇女群体的研究也得出相同结论。以内切酶 Bsml 为例 VDR 基因型人为标识为存在（b）和不存在（B）限制性内切酶位点，有两种纯合子（BB and bb）和一种杂合子（Bb）。在纯合子中，较常见的等位基因 b 与较高的 BMD 相关，而不常见的等位基因 B 与较低的 BMD 相关。在双胞胎中，等位基因型的差异会对腰椎和髋骨 BMD 分别造成 13% 和 9% 的影响。由此作者认为，b 等位基因与较高的 BMD 相关。

1997 年，北京协和医院内分泌科赵金秀等报道了中国人群中 VDR 多态性的研究。选取三个限制性内切酶（Bsml、Apal 和 Taql）。在中国人群的 223 名研究对象中，"b，a，T" 等位基因的频率较高，分别为 95%、75% 和 95%，与高加索人差异明显。如在青年女性中，等位基因 "BB" 或 "AA" 倾向于较高的 BMD，而在绝经后妇女中，"bb" 或 "aa" 基因型与股骨颈及大转子低骨密度相关。Kung 等报道了中国南部香港 144 名正常健康绝经前（30～40 岁）妇女中 Bsml，Apal 和 Taql 等位基因频率，及其峰值骨量与 VDR 基因型的相关性。VDR 基因型分析显示携带 BbAaTt 和 BbAATt 单倍体型的个体峰值骨量最低。尽管近期一些研究显示 VDR 多态性与 BMD 基础水平之间无显著相关性，但当对维生素 D 缺乏的老年人进行维生素 D 补充后，其 BMD 值的增加则似与 VDR 的基因型特征相关。有研究表明携带有 BB 和 Bb 等位基因的病人在补充维生素 D 后股骨颈 BMD 增加了 3%，而携带 bb 等位基因的病人在补充维生素 D 后股骨颈 BMD 值无明显变化。另有研究显示，补充维生素 D 的病人较安慰剂组，其 BMD 平均增长量较基础值有显著差异（$P=0.03$），携带 BB 等位基因的病人 BMD 增长 4.4%（$P=0.04$）；携带 Bb 等位基因的病人 BMD 增长 4.2%（$P=0.007$）；携带 bb 等位基因的病人其 BMD 减低 0.6%（$P=0.61$）。这说明 VDR 基因多态性与补充维生素 D 后的骨量变化可能具有相关性。事实上，在 VDR 基因多态性与 BMD 等关系的研究中，不乏一些相互不一致的报道（此处不赘述）。对此人们看到了其紧密又复杂的关系，如 VDR 基因内的不同结构与功能关系；VDR 基因与其他基因，特别是相邻基因之间关系；VDR 基因与环境因素之间关系；VDR 与不同人群关系等。因此，面对众多不确定因素，人们必须探索机制，进行深入研究。

（四）维生素 D 与老年人肌肉功能和跌倒的关系

1. 维生素 D 与老年人下肢肌肉功能　1985 年 Simpson 等证实动物肌肉组织中有 1,25（OH）$_2$D 受体（VDR）及其活性，2001 年 Bischoff 等首次报告应用免疫组化方法证实人骨骼肌肉组织中有 VDR，此后又发现随着增龄，骨骼肌肉细胞中 VDR 的数量有减少。VDR 对用生理浓度的 1,25（OH）$_2$D 作用机制，会引起 II 型肌肉纤维面积的增加。老年人皮肤合成维生素 D 能力仅为青年人的 25%，并且肾脏生成 1,25（OH）$_2$D$_3$ 随肾功能的逐渐生理性减退而减少，因此伴随增龄，肌肉组织中的 II 型肌肉纤维面积逐渐减少，肌力降低，尤其是负重的下肢肌力下降。

许多研究指出，维生素 D 对老年人肌力有明显的影响。瑞士 Bischoff 等纳入 319 人，女性 103 人、平均年龄 74.2 岁，男性 216 人、平均年龄 76.7 岁。有 12% 的妇女和 18% 的男性血 25（OH）D 水平降低（<12ng/ml）。年龄越大，伸腿肌力越差（女性 $r=-0.35$，$P=0.001$；男性 $r=-0.48$，$P<0.0001$）。男性的血 25（OH）D 和 1,25（OH）$_2$D 水平均与小腿伸展肌力呈正相关（$r=0.2$，$P=0.001$；$r=0.14$，$P=0.045$）。而女性仅见 1,25（OH）$_2$D 水平与小腿伸展肌力呈正相关（$r=0.22$，$P=0.034$）。研究认为老年人随着增龄，下肢肌力下降，男女两性的肌力均与 1,25（OH）$_2$D 水平呈正相关，男性肌力还与血 25（OH）D 水平呈正相关。美国第三次国家健康和营养调查（NHANES III）观察了下肢功能试验和血 25（OH）D 水

平的关系，共 4100 人，平均年龄 71.4±7.9 岁，女性占 49%。下肢功能试验包括 2.4 米的走步速度和站立-坐下 5 次的速度，结果显示血 25（OH）D 水平在 16.0~37.6 ng/mL 范围者比<16ng/mL 者具有较好的骨骼肌肉功能，经年龄、种族、钙剂摄入量及体力活动等因素校正后，差异依然存在。

荷兰 Visser 等对 1008 例≥65 岁的老年人测握力，331 例测肢体骨骼肌肌量，3 年后追踪复查。发现血 25（OH）D_3 水平<10ng/ml 者比>20ng/ml 者更多出现肌减少症（肌减少症指握力下降>40% 或肌量丢失>3%），其中基于握力检查的 $OR = 2.57$（95%CI 1.4~4.7），基于肌量测定的 $OR = 2.14$（95% CI 0.73~6.33）；同时发现血甲状旁腺激素（PTH）水平高（≥4pmol/L）者比水平低（<3pmol/L）者更易有肌减少症。基于握力检查的 $OR = 1.71$（95% CI 1.07~2.73）和肌量测定的 $OR = 2.35$（95% CI 1.05~5.28）。研究认为：低水平的血 25（OH）D_3 和高水平的 PTH 都增加老年人握力下降和骨骼肌量减少的危险性。维生素 D 缺乏可使肌肉纤维蛋白退化。PTH 可能直接作用于骨骼肌，使肌肉细胞内离子钙浓度增加，影响肌肉功能。

Fuleihan 等报告 362 名 10~17 岁青少年，补充维生素 D 1400IU/w、14000IU/w 和安慰剂三组，疗程 1 年，肌肉量分别增加 8.7%、9.0% 和 5.7%（$P<0.05$），说明补充维生素 D 是可增加肌肉量。

北京协和医院内分泌科夏维波等对 150 例>65 岁的骨量减少或骨质疏松妇女，予日骨化三醇 0.25μg 并元素钙 600mg 和对照组单纯元素钙 600mg/d，干预 1 年，观察到两组平衡试验和跨距与基线比较均有显著增加，但组间未见明显差别。

2. 维生素 D 与跌倒　Gallagher JC 等提出跌倒与肾功能减退，骨化三醇合成不足有关，肌酐清除率<60ml/min 组与肾功能正常组相比较，血 1, 25（OH）$_2$D 水平较低，跌倒风险增加 $OR = 1.6$，给予骨化三醇治疗跌倒风险显著降低 50%（$P = 0.01$），作者认为骨化三醇有上调 VDR 的作用，增加肌肉和脑神经内 VDR 活性，增强肌力，改善平衡功能。Pfeifer 等研究了 148 名欧洲老年妇女平均年龄 74±1 岁，血 25（OH）D 均<20ng/ml，设维生素 D 800IU 并元素钙 1200mg 和单纯元素钙两组，干预 8 周，随后观察 1 年。干预组血 25（OH）D 上升 72%（$P<0.0001$），血 PTH 下降 18%（$P = 0.043$），身体摇摆改善 9%（$P = 0.043$），跌倒次数 0.24 vs 0.45（$P = 0.034$），表明补充维生素 D 组跌倒次数明显减少，分析其与血 25（OH）D 水平增高、肌力增强，身体摇摆减少和平衡功能改善有关。

以往鲜有研究同时评价临床指标、实验室指标和骨密度（BMD）来更准确地确定这些指标对老年人跌倒的影响。Machado 等报道了一项基于人群的前瞻性队列来研究社区老年人的各项骨骼指标与经常跌倒之间的相关性。共纳入 705 名老年人（448 名女性，257 名男性），对该人群的临床指标、BMD 及基线和随访后的骨骼检查情况进行评估。平均随访时间为 4.3±0.8 年。经常跌倒（从第二次评价之日起，过去 1 年内跌倒≥2 次）的个体被视为长期跌倒者。以逻辑回归模型确定经常跌倒的独立风险因素。结果：长期跌倒者的比例为 16.5%。在多变量分析中，经常跌倒的风险因素包括视觉障碍比值比（OR）= 2.49（95%CI 1.30~4.74，$P = 0.006$）、使用精神药物（$OR = 2.78$，95%CI 1.33~4.49，$P = 0.003$）、临床骨折（$OR = 2.78$，95%CI 1.48~5.20，$P = 0.001$）、持续性低 25（OH）D 水平（<20ng/ml）（$OR = 1.71$，95% CI 1.10~2.64，$P = 0.016$）及全髋骨密度丢失（每下降 4%，$OR = 1.21$，95%CI 1.17~1.25，$P = 0.035$）。结论：除了传统的跌倒临床危险因素外，髋部 BMD 下降和维生素 D 缺乏也与社区老年人经常出现跌倒相关。因此，认识到这些因素对于防止跌倒和改善该人群的预后很重要。

（五）维生素 D 与骨质疏松性骨折

维生素 D 缺少是骨质疏松性骨折的主要危险因素之一。

骨质疏松性骨折主要由于存在：①骨量减少或骨质疏松——骨脆性增加；②跌倒常是其直接诱因。维生素 D 缺少既影响骨形成和骨结构，又造成肌无力，易跌倒，因此维生素 D 缺少是骨折的主要危险因素之一。

Simonelli C 报道 82 例轻微外伤所致骨折，年龄 52~97 岁，97% 为髋部骨折，80 例的血

25（OH）D<30ng/ml。英国一组髋部骨折病人，95%存在维生素 D 缺少。挪威 Meyer 报告，低维生素 D 摄入（<100IU/d）者，髋部骨折的相对危险（RR）3.9（95%CI 1.7~9.3）。

2010 年美国 Cauley JA 等报道 6 个临床中心的 1608 例男性病人，随访 5.3 年，非椎体骨折 436 例，其中 81 例是髋部骨折。髋部骨折组与对照组血 25（OH）D 分别为 21.5 ±7.9ng/ml 和 25.2 ±7.8ng/ml。每下降 1 个 SD，髋部骨折危险性增加 1.6 倍。四分位法最低<20ng/ml 组和最高>28ng/ml 组相比较，髋部骨折在 25（OH）D 最低组增加 2.36 倍。（95%CI 1.08~5.15，$P=$ 0.009）。由于血清 25-羟维生素 D 水平与骨折风险的一系列前瞻性研究的结果存在分歧。2013 年 Looker 等旨在探讨美国老年人群的血清 25（OH）D 水平与重要部位骨质疏松性骨折（髋部、脊柱、桡骨、肱骨）发生风险之间的关系。这是一个汇总队列研究，受试者主要来自第三次全美营养与健康普查（NHANES Ⅲ，1988~1994）和 2000~2004 年进行的全美营养与健康普查（NHANES 2000~2004）。共纳入 4749 名年龄≥65 岁的受试者，使用两次普查所提供的与受试者相关死亡率以及受试者的医疗记录来判断骨折事件的发生。两项调查均使用酶联免疫法来测定血清 25（OH）D 的水平。使用 Cox 比例风险模型分析不同血清 25（OH）D 水平人群发生骨折的相对危险度（RR）。结果有 525 例重要部位骨质疏松性骨折发生，其中有 287 例髋部骨折。发现对于随访期不到 10 年的受试者，血清 25（OH）D 水平与重要部位骨质疏松性骨折以及髋部骨折的发生风险呈线性相关，研究认为可用血清 25（OH）D 水平来预测 10 年内二者的发生风险。但值得注意的是 25（OH）D 与重要部位骨质疏松性骨折为直线相关，与髋部骨折则是二次元曲线相关。对于随访期<10 年的受试者，血清 25（OH）D 每降低一个标准差，其重要部位骨质疏松性骨折的发生风险将上升 26%~27%。因此在本研究人群中，无论是单独统计髋部骨折还是将所有重要部位的骨质疏松性骨折一起计算，均与 25（OH）D 水平呈显著负相关。但当随访期≥10 年，则失去了预测价值。

Swanson CM 等于 2015 年报道了血 25（OH）D 和 1,25（OH）$_2$D 与骨密度、骨密度变化及非椎体骨折事件的相关性研究，在骨质疏松性骨折男性人群中选取 1000 名受试男性（74.6±6.2 岁），其中 537 名有曾用纵向双能 X 线骨密度仪测定的资料（平均随访 4.5 年）。在队列病例研究中试用 Cox 比例风险模型对维生素 D 水平与非椎体及髋部骨折事件发生概率的关系进行检验。利用线性回归模型评估维生素 D 与骨密度基线数据及变化量的关系。每个病例均检验 1,25（OH）$_2$D 与 25（OH）D 水平。最终平均随访 5.1 年，其中有 432 名男性发生非椎体骨折，含有 81 例髋部骨折。研究发现血 25（OH）D 水平较高的人群骨密度基线水平更高，骨密度丢失速度更慢，髋部骨折发生概率更低。与此相反的是，1,25（OH）$_2$D 水平更高的男性群体骨密度基线水平更低，但 1,25（OH）$_2$D 的水平与骨密度的丢失速率以及非椎体骨折发生概率之间并无相关性。经调整骨密度后发现高水平 1,25（OH）$_2$D 对髋部骨折发生还具保护作用。但研究表明，25（OH）D 与 1,25（OH）$_2$D 相比，前者与骨骼系统疾病预后的关系更加密切。

2014 年瑞典 Buchebner 等报道了旨在探讨慢性维生素 D 缺乏与 80~90 岁时发生骨质疏松性骨折的相关性。在老年人中，维生素 D 缺乏十分常见，但是维生素 D 长期缺乏对骨折影响却知之甚少。在本研究中，共有 1044 例的瑞士老年女性，平均年龄 75.2±0.1 岁（75.0~75.9 岁）接受了基线评估。715 例病人完成了 5 年随访。在基线和 5 年随访时，分别获得 1011 例和 640 例病人血清 25（OH）D 检查结果，分类：<20ng/ml 为低水平、20~30ng/ml 为中等水平、>30ng/ml 为高水平。这些老人在 80~85 岁时（入组 5~10 年），其基线和第 5 年随访时 25（OH）D 水平都<20ng/ml 的人群中，髋部骨折的发生率更高（低水平组：22.2%；中等水平组：10.5%；高水平组：6.6%。$P=0.028$ 和 $P=0.003$）。在 80~90 岁时（入组 5~15 年），那些在过去 5 年中 25（OH）D 水平持续很低的髋部骨折的比例几乎是高水平组的两倍（27.9% vs 12.3%；$P=0.006$）。50%的长期低水平病人在入组 5 年内发生骨质疏松性骨折的比例为 50%，而长期高水平组中这一比例仅为 34%（$P=0.004$）。同时还发现，25（OH）D 低水平组的 10 年内骨质疏松性骨折发生率显著高于中水平组（50% vs 34%，$P=0.020$），但与高水平组相比，差异没有统

计学意义（$P=0.053$）。此外，25（OH）D 低水平组的 10 年髋部骨折相对风险几乎是高水平组的三倍，而骨质疏松性骨折风险则几乎是高水平组的两倍（HR 分别是 2.7 和 1.7；P 值分别是 0.003 和 0.023）。作者还根据单一测定时间点的 25（OH）D 水平分组，对这一人群进行了分析。分别以 75 岁或 52 岁时的 25（OH）D 水平作为分组标准（即将该时间点视为基线），评估了各组人群在随后 5 年和/或 10 年中的骨折发生率。对于 75 岁时进行血 25（OH）D 水平测定的女性，低水平组在随后 5 年中的髋部或主要部位骨折发生率与高水平组比较差异无统计学意义，但是椎体骨折发生率是高水平组的两倍以上（$P=0.018$）。对这一人群的 10 年后结果分析发现，髋部骨折发生率在每个组中都表现出逐步下降的趋势，尽管从统计学上看没有差异，但在 85 岁时对 25（OH）D 测定结果看，低水平组在随后 5 年中的髋部骨折发生率分别是高水平和中水平组女性的两倍（低水平组 vs 高水平组：14.8% vs 6.5%，$P=0.01$；低水平组 vs 中水平组 14.8% vs 6.9% $P=0.019$），并且除桡骨以外的其他部位骨折的发生率在高水平组病人中普遍更低。据此，作者认为老年女性长期 25（OH）D 缺乏与其发生髋部和主要部位骨质疏松性骨折密切相关。

八、维生素 D 和活性维生素 D 在骨质疏松症中的应用

（一）动物实验

有许多采用维生素 D 代谢物治疗骨质疏松症的动物实验研究，包括使用骨化三醇、阿尔法骨化醇和维生素 D 等。有的动物实验研究结果已经在临床研究中得到了验证，但有的动物实验结果与临床研究结果并不一致。多数的动物研究表明骨化三醇对骨质疏松有正性作用，如 Faugere 等报告每日注射骨化三醇治疗 14 周，可同时使去卵巢大鼠的松质骨和皮质骨的骨量增加，尽管使其松质骨的骨量增加明显，达到未治疗组的 3 倍，但仍不能到达假手术组的水平。该研究的组织计量学和生化指标均表明骨化三醇使骨吸收抑制。

一项关于骨化三醇治疗去卵巢大鼠骨质疏松症的研究表明：在去卵巢后 3 月予以骨化三醇 [0.025μg/（kg·d）和 0.01μg/（kg·d）加或不加钙剂] 治疗研究，发现治疗 3 个月后骨小梁面积显著增加，高剂量加钙剂组的矿化周径明显增加，破骨细胞数目显著减少。说明骨化三醇可有效治疗去卵巢大鼠的骨质疏松症，这可能主要是通过对骨骼的直接作用。有动物研究表明，使大鼠发生实验性闭合股骨骨折后，标记的 H^3-1,25（OH）$_2$D$_3$ 主要分布在骨折处，而非其他骨中。同时，在骨折后 36 小时的整个骨痂及骨折后 7 天和 13 天的软、硬骨痂中均可检测到 1,25（OH）$_2$D$_3$ 受体 mRNA 的表达。这表明在骨折早期，血清中的 1,25（OH）$_2$D$_3$ 即快速地聚集在骨折骨痂中，调节骨折处软骨和骨的形成。另有报道，在鸡胚骨骨折的修复骨痂中提取的膜碎片上，发现了 1,25（OH）$_2$D$_3$ 受体/结合蛋白的存在。这也证实了 1,25（OH）$_2$D$_3$ 参与了骨折的修复。详细机制尚待进一步研究。

（二）在骨质疏松症中的临床应用

1. 普通维生素 D

（1）生理剂量的补充：使用生理剂量的维生素 D，校正体内缺乏的亚临床状态。最为生理的补充方法是让长期居于室内的老年人增加日光照射。Reids 等的研究表明老年人每日室外接受日照 30 分钟，可使血清 25（OH）D 水平增加 30%，同时使肠钙吸收显著增加。口服补充不同剂量的维生素 D 会使血中的 25（OH）D 水平出现不同程度的变化。

作为预防和治疗骨质疏松症及其骨折，中华医学会骨质疏松和骨矿盐疾病分会制定的指南提出（2017 年版），推荐 800~1000IU/d，且联合钙剂效果优于单独应用，因为老人摄入钙量少和维生素 D 缺乏同时存在居多。治疗反应和开始治疗前的维生素 D 基础情况密切有关，若开始时低于参考的正常血 25（OH）D 水平，给维生素 D 每 40IU 可使血 25（OH）D 值增加 0.48ng/ml（1.2nmol/L）左右，若开始时 25（OH）D 水平约为 28ng/ml 时，给维生素 D 每 40IU 可使血 25（OH）D 值增加 0.28ng/ml（0.7nmol/L）左右，可见血 25（OH）D 水平改变的治疗反应与其开始时的水平状态呈反相关。一般补

充维生素 D 100IU，可使血 25（OH）D 水平升高 0.7~1.2ng/ml，但个体差异较大。补充 600~800IU/d，血 25（OH）D 可达 20ng/ml，1600~2000IU/d 血 25（OH）D 可达 ≥30ng/ml。在一项大样本的研究中观察到日 400IU 维生素 D，在社区独立居住人群和养老院人群中分别见血 25（OH）D 增至 22ng/ml 和 25ng/ml，后者的较高水平可能与其依从性较好有关。多数学者认为补充维生素 D 的上限日 4000IU 是合适的。连续 5 个月补充 4000IU/d，血 25（OH）D 达 40ng/ml，血钙和尿钙值均在正常范围。服用方法以每日一次或每周一次，对维持血 25（OH）D 水平较佳，不主张每月一次或每年一次。一般维生素 D_3 和维生素 D_2 1000IU/d 的效力相近，如每月以相等用量的维生素 D_2 和维生素 D_3 各 50000IU 应用，则血 25（OH）D_2 水平比 25（OH）D_3 水平约低 5ng/ml，这可能与维生素 D_2 的半衰期较短有关。

（2）随机临床试验和荟萃分析

1）预防跌倒的作用：Bischoff-Ferrari 于 2004 年进行维生素 D 补充对跌倒影响的荟萃分析，入选 1960 年 1 月至 2004 年 2 月符合随机双盲对照的临床研究共 5 项，研究对象 1237 人，年龄>70 岁，女性占 81%，治疗时间 2 个月至 3 年。维生素 D 或其类似物治疗与单纯钙剂或安慰剂相比较，经校正的 OR 为 0.78（95%CI 为 0.64~0.92）。5 项研究中 2 项采用维生素 D 800 IU/d+元素钙 1200mg/d，对照组为单纯元素钙 1200mg/d；1 项为 1α-(OH)D_3 1μg/d；1 项采用 1,25（OH）$_2D_3$ 0.5μg/d；上述 4 项研究结果都显示干预后使跌倒的发生减少>22%。仅有 1 项研究采用维生素 D 400 IU/d 和元素钙 800~1000mg，未见跌倒有明显减少。荟萃分析结果提示，维生素 D 800 IU/d 和活性维生素 D 补充可降低老年人跌倒的危险。2009 年该作者又对 10 项研究做了荟萃分析，8 项应用维生素 D_2 或维生素 D_3，2 项应用活性维生素 D，服用维生素 D 者 700~1000IU/d 共 1921 人，其跌倒的相对危险 RR 0.81，下降 19%，而<700IU 者 505 人 RR 1.1，两组比较差异显著（$P=0.02$）。血 25（OH）D≥24ng/ml，RR 0.77；<24ng/ml，RR 1.35，两组比较 $P<0.005$。活性维生素 D 624 人，跌倒发生 RR 0.78，降低 22%。表明维生素 D 剂量≥700IU，血 25（OH）D 升达≥24ng/ml 显示降低跌倒的危险，与服用活性维生素 D 的效果相近。Broe KE 报道一组平均年龄 89 岁美国老人，补充维生素 D 分为 4 组 200、400、600 和 800IU/d 共 5 个月，仅见 800IU 组较安慰剂组跌倒降低 72%。

Sato 等报道脑卒中后病人 96 例，平均 74 岁，补充维生素 D_2 1000IU/d 共 2 年，干预组前后比较，肌力增加（4.7±1.8 vs 6.9±1.1，$P<0.001$），跌倒人数 24 vs 11，跌倒总数 44 vs 22，血 25（OH）D 20±1ng/ml vs 33±3ng/ml，Ⅱ型肌纤维直径由 12.6±2.9μm 增至 24.3±4.4μm。安慰剂组前后比较，肌力有减退，跌倒人数 25 vs 33，跌倒总数 46 vs 136，25（OH）D 10±1ng/ml vs 5±1ng/ml。Ⅱ型肌纤维直径 12.7±2.8μm vs 9.8±2.3μm。两组比较，补充维生素 D 前后比较都有明显差异（$P<0.0001$）。

Murad MH 等于 2011 年报道了维生素 D 对跌倒影响的系统复习和荟萃分析，共 26 项临床试验，45782 人，平均年龄 76 岁，78% 为女性，半数以上入组前有跌倒史。应用维生素 D 时长，3~62 个月（中位数 12 个月），跌倒危险减少 14%，OR 0.86（95%CI 0.77~0.96）。在干预前维生素 D 缺少者，与钙剂合用者，效果明显。

2）对骨密度的影响

A. 单一补充维生素 D 对骨密度的影响

单一补充维生素 D 能影响骨密度吗？2014 年 Reid IR 等报告检索了截至 2012 年 7 月 8 日的所有评估维生素 D（维生素 D_2 或维生素 D_3，不包括维生素 D 代谢物）对骨密度影响的随机对照研究，其中 23 项研究被纳入分析（平均研究周期 23.5 个月，共 4082 例受试者，92% 为女性，平均年龄 59 岁）。19 项研究主要纳入白种人群。8 项研究受试者平均基线 25（OH）D 低于 20ng/ml（$n=1791$）；11 项 25（OH）D 20~30ng/ml（$n=1860$）；1 项（$n=187$）25（OH）D>30ng/ml。有 10 项研究（$n=2294$）受试者每日维生素 D 补充剂量少于 800IU。另 13 组研究对象（$n=1788$）每日补充≥800IU。每项研究都对腰椎、股骨颈、全髋、转子、全身或前臂位置中的 1~5 个部位的骨密度进行了检测。共进行了 70 项统计学显著性检验，6 项发现有显著获益，主要在股骨颈骨密度有轻度但显著意义的上升（加权平均变化为 0.8%，95% CI 0.2～1.4）；2 项研究认为有显著损伤；其余未发现有统计学差异。作者认为本项荟萃分析结果提示社区居住成年人在没有维生素 D 缺乏的特异性危险因素时，广泛持续使用维生素 D 以预防骨质疏松似乎不合适。

B. 维生素 D 加钙剂和不加钙剂对骨密度的影响

荷兰 Lips P 等于 2011 年报道了 11 项随机临床对照研究，4 项 BMD 值有显著上升，+0.7%～+7%（$P<0.01$ 或 <0.001）；1 项呈上升趋势，5 项上升 1%～3%（但与对照组未见显著差别），1 项未见与对照组有差别（剂量 20000～24000IU/d）。主要见髋部和股骨颈 BMD 有升高，多数剂量 700～1000IU/d（表 6-8-4）。

表 6-8-4　维生素 D（和钙）随机临床试验中对 BMD 的影响

作者，发表年份	病人数	维生素 D 剂量	钙剂量（mg/d）	BMD 的增加
Chapuy, 1992	56, 女	800IU/d	1200	total hip +7%, $P<0.001$
Ooms, 1995	348, 女	400IU/d	—	femoral neck +2.2%
Dawson-Hughes, 1995	247, 女	700IU/d	500	femoral neck +1.5%, $P<0.01$
Dawson-Hughes, 1997	318, 男+女	700IU/d	500	femoral neck +1%, $P<0.001$
Chapuy, 2002	114, 女	800IU/d	1200	femoral neck +2.5%, $P=0.09$
Harwood, 2004	150	800IU/d	1000	+3%
Jackson, 2006	2431, 女	400IU/d	1000	total hip +1%
Zhu, 2008	120, 女	1000IU/d	1200	total hip +2%
Karkainen, 2010	593, 女	800IU/d	1000	total body +0.7%, $P=0.01$
Moschonis, 2010	66, 女	900IU/d	1200	total body +1%～2%
Jorde, 2010	421, 男+女	2000～40000IU/周	500	hip NS

注：①total hip：全髋；②femoral neck：股骨颈；③Total body：全身；④NS：无显著差别

3）预防骨折发生危险的作用：Lips P 等综述 18 项临床对照研究，维生素 D 伴钙剂或不伴钙剂对预防骨折发生的作用（表 6-8-5），其中 7 项（No.1、2、4、5、7、8、12）显示有降低骨折发生的危险；1 项（No.12）妇女健康初探（Womens Health Initiative，WHI）分析显示有降低骨折发生的作用（维生素 D_3 400IU/d 和钙剂 1000mg/d，依从性达 ≥80% 者）。8 项未显示骨折有明显降低，另两项（No.15、No.17）在服维生素 D 组见骨折发生有增加。

表 6-8-5　维生素 D（和钙）随机临床试验中对骨折发生危险的作用

	作者，发表年份	病人数	维生素 D 剂量	钙剂量（mg/d）	血 25（OH）D（nmol/L）	骨折危险性的降低
1	Chapuy, 1992	3270	800IU/d	1200	71	全髋：-43%*，非椎体骨折：-32%*
2	Heikinheimo, 1992	799	150000～300000IU/年相当 411～821IU/d	—		骨折：-24%*
3	Lips, 1996	2578	400IU/d	—	54	全髋：NS，非椎体骨折：NS
4	Dawson-Hughes, 1997	389	700IU/d	500	99	非椎体骨折：-50%*，$P=0.02$

续　表

作者，发表年份	病人数	维生素 D 剂量	钙剂量（mg/d）	血 25（OH）D（nmol/L）	骨折危险性的降低
5　Chapuy，2002	583	800IU/d	1200	80	非椎体骨折：$P = 0.07$，髋部：−31%*
6　Meyer，2002	569	400IU/d	—		全髋：NS，非椎体骨折：NS
7　Trivedi，2003	2686	100000IU/4 月（相当 833IU/d）	—	74	非椎体骨折：−22%（$P = 0.04$）腕、椎体、髋：−33%（$P = 0.02$）
8　Larsen，2004	9605	400IU/d	1000	47	非椎体骨折：−16%*
9　Harwood，2004	150	800IU/d	1000	52	非椎体骨折：NS，跌倒：−52%*
10　Grant，2005	5292	800IU/d	1000	62	全髋：NS，非椎体骨折：NS
11　Porthouse，2005	3454	800IU/d	1000		全髋：NS，非椎体骨折：NS
12　Jackson，2006	36282	400IU/d	1000		全髋：−29%*
13　Flicker，2005	625	1000IU/d	600		非椎体骨折：NS，跌倒：−27%*
14　Lyons，2007	3440	100000IU/4 月	—	80	非椎体骨折：NS
15　Smith，2007	9440	300000IU/年（相当 821IU/d）			髋部骨折：+20%
16　Pfeifer，2009	242	800IU/d	1000	84	非椎体骨折：NS，跌倒：−27%*
17　Sanders，2010	2256	500000IU/年（相当 1369IU/d）	—	120	骨折：+26%*，跌倒：+15%*
18　Salovaara，2010	3195	800IU/d	1000	75	骨折：−13% NS

注：NS：无显著差别；*：$P<0.05$

　　法国 Chapuy MC（No.1）1992 年报告住护理院 3270 名妇女，平均年龄 84 岁，干预组每日给予维生素 D 800IU+元素钙 1200mg，对照组为安慰剂，共 3 年，观察 18 个月时治疗组非椎体骨折的发生减少 32%（66 例 vs 97 例，$P<0.015$），髋部骨折的发生减少 43%（22 例 vs 37 例，$P = 0.043$），治疗组的股骨近端 BMD 增加 2.7%，而安慰剂组下降了 4.6%。3 年结束时，治疗组的非椎体和髋部骨折的发生率分别减少 24% 和 29%（$P<0.01$）。血 25（OH）D 治疗前两组分别为 13ng/ml 和 16ng/ml，表明存在维生素 D 缺乏，同时钙摄入量<800mg/d。治疗 18 个月时治疗组 25（OH）D 水平提高至 40~42ng/ml，血 PTH 由 54pg/ml 降至 30pg/ml；而安慰剂组 PTH 水平稍有升高，表明老年人群存在维生素 D 缺乏和继发性甲状旁腺功能亢进。补充维生素 D 800IU/d 和元素钙 1200mg/d，共 3 年，纠正了维生素 D 缺乏和继发性甲状旁腺功能亢进，改善骨脆性和骨质量，使非椎体骨折和髋部骨折显著减少。该作者于 2002 年的第二项临床试验（No.5），583 例老年妇女，维生素 D 800IU/d 和元素钙 1200mg/d，血 25（OH）D 9ng/ml（基线时）和 30ng/ml（2 年试验末），非椎体骨折虽未见显著减少，但髋部骨折下降 31%（$P<0.05$）。英国一组 2686 例男女两性 65~85 岁住社区老人（No.7），干预组维生素 D 每 4 个月 10 万 IU 口服（平均 833IU/d），对照组服安慰剂，研究 5 年，部分测血 25（OH）D，干预组和对照组分别为 29ng/ml 和

21ng/ml，全身骨折下降22%（$P=0.04$）；腕部、椎体和髋部多部位骨折共下降33%（$P=0.02$）。美国波士顿社区389例男性和女性（No.4），平均74岁，研究3年，干预组维生素D_3 700IU/d，并元素钙500mg/d（枸橼酸钙），血25（OH）D基线平均值为30ng/ml，试验末平均值44ng/ml，50%以上达32ng/ml。治疗3年非椎体骨折下降50%（$P=0.02$），维生素D+钙剂组非椎体骨折为5.9%（11/187例），安慰剂组为12.9%（26/202例）。

上述临床试验结果和Tang等报告很相近，他报告单纯钙剂或钙剂加维生素D预防骨折风险的荟萃分析，共17项研究，52625人，以预防骨折为首要终点，平均年龄67.8岁（均在50岁以上），92%为女性，平均治疗3.5年。所有骨折风险下降12%（$P=0.0004$）；依从性好，服药≥80%者，骨折风险下降24%（$P<0.0001$）；联合钙剂1200mg/d与未服用钙剂或<800mg/d相比，RR 0.80 vs 0.94（$P=0.06$）；维生素D剂量≥800IU/d vs<800IU/d（$P=0.03$）；年龄≥70岁者优于<70岁者（$P=0.003$）；血25（OH）D<10ng/ml vs 正常范围，骨折下降更多RR 0.86 vs 0.94（$P=0.06$）；钙进量低（<700mg/d）与进量高于此值相比RR 0.80 vs 0.95（$P=0.008$）。

总之维生素D预防骨折风险，适用于≥70岁老年人，原进钙量和光照少，基线时血25（OH）D水平低，维生素D剂量≥800IU/d，联合钙剂，依从性好，治疗后血25（OH）D上升，同时血PTH下降者效果较好。

未见骨折有明显降低的8项临床试验中，3项（No.9、No.13和No.16）跌倒减少，分别降低52%、27%和27%。未见受益的2项（No.10、No.11）都是英国老人病情较重者，其100%和58%的病人有骨折史，观察24个月时服药仅55%，依从性较差。NO.10试验中仅60例（1.1%小样本）测定了血25（OH）D，治疗前的基线值为15.2±6.5ng/ml，治疗1年后升高了9.6ng/ml；No.11未交待血25（OH）D和PTH的检测结果，因此不能判断治疗方案中的维生素D 800IU/d和元素钙日1000mg是否足以升高25（OH）D和抑制PTH值至适宜的水平。说明病情严重，以往有骨折史，应用维生素D和钙剂预防再次骨折的发生是远远不足够的，应再选用抑制骨吸收或促进骨形成的抗骨质疏松药物。No.3、No.6两项维生素D仅400IU/d同时未加钙剂。骨折发生有增加的No.15和No.17这两项试验应用高剂量维生素D，每年一次。No.15的临床试验，有9440老年病人，1年一次30万IU维生素D（相当822IU/d），对照组为安慰剂，结果髋部骨折比对照组增加20%。NO17澳大利亚的临床试验，2556人，1年一次维生素D 50万IU（相当于1370IU/d），对照组为安慰剂，跌倒和骨折发生分别增加了15%和26%，跌倒主要发生在开始的3个月，该时血清25（OH）D>48ng/ml。

4）预防髋部骨折发生的作用：Weaver CM于2016年发表了钙剂加维生素D对骨折发生率影响的随机对照试验，对2011年7月1日至2015年7月31日期间的PubMed等文献的检索。8项研究包括3092例受试者，195例髋部骨折，总骨折2231例。补充维生素D加钙剂使总体骨折的风险降低15%，有统计学意义$SRRE$为0.85，（95%CI 0.73~0.98）；髋部骨折的风险降低30%，SRRE为0.70，（95%CI 0.56~0.87）。研究的局限性是该研究使用的是来自妇女健康初探研究（WHI）的亚组分析数据。结论认为随机对照试验进行这项荟萃分析支持维生素D加钙补充剂作为居住在社区和养老院中的老年人降低骨折风险的干预措施。

美国Leytin V等于2011年收集了5项系统复习和3项荟萃分析（表6-8-6），观察到高剂量维生素D（≥800IU/d）特别联合钙剂有益于降低髋部骨折的风险。45项随机临床试验中，基于9项试验（24794参加者），单独维生素D对预防髋部骨折发生无益，但8项试验（445658参加者），维生素D+钙剂（与安慰剂组比较）髋部骨折的发生明显减少。其他三项系统复习显示高剂量维生素D+钙剂有益于降低髋部骨折，而在低剂量时不存在有益作用。一项荟萃分析包括29项随机试验（63897参加者），各类型骨折降低12%（包括髋部骨折），尤其在>70岁高龄、体重较低、补充高剂量钙≥1200mg/d、维生素D≥800IU/d时效果较明显，依从性好。近期一项荟萃分析显示维生素D+钙剂优于单独用维生素D。系统复习和最近的荟萃分析对维生素D+钙剂 vs 单独维生素D对髋部骨折发生危险的预防（表6-8-6）。

临床研究结果并不完全一致，但多数学者认为维生素 D 剂量日 800IU 优于 400IU，联合钙剂优于不加钙剂，维生素 D 加钙剂也优于单用维生素 D。治疗前基线钙摄入量低，有维生素 D 缺乏者，高龄（≥70 岁）依从性佳，则治疗反应好，住养老院和护理院者优于住社区者。

（3）维生素 D 的安全性：补充生理剂量的维生素 D 是非常安全的，目前推荐量 51～70 岁老年人 400～800IU/d，骨质疏松病人 800～1200IU/d。只有同时患有原发性甲状旁腺功能亢进症的病人会出现高钙血症。对药理剂量的安全性很难判断，长期使用后肾衰竭病人有出现高钙血症的报道，维生素 D 中毒出现高钙血症的原因有肠钙吸收增加和骨钙动员增加两个方面。由于维生素 D 在体内的半衰期长，出现中毒高钙血症往往要维持较长的时间，平均 7 周左右，最长达 16 周。同时考虑到药理剂量的维生素 D 对骨质疏松症无明显益处，所以不主张使用大剂量维生素 D 治疗骨质疏松症。妇女健康初探试验（WHI）给予维生素 D 400IU/d 和钙剂 1000mg/d，为期 7 年，泌尿系结石的发生 17%，但不少临床试验未见泌尿系结石发生的增加。不过应同时多饮水，并定期进行泌尿系的 B 超检查，警惕泌尿系统结石的发生很有必要。

表 6-8-6　维生素 D+钙与否对髋部骨折发生危险的预防

作者，发表年份	RCT 总结	单独维生素 D	维生素 D+钙剂	结　果
Avenell 等，2009	45 项 RCT 的系统复习	无益	有益	老人在养老院居住推荐维生素 D+钙剂 对社区居住老人不明
Izaks 等，2007	11 项 RCT 系统复习	无益（低剂量）	有益	维生素 D 高剂量和钙剂对养老院病人能降低骨折风险，低剂量维生素 D 无效，单独高剂量维生素 D 数据不足
MacLean 等，2008	7 项 RCT 复习	有益	有益	维生素 D+钙剂，维生素 D 单用均降低非椎体骨折风险，单钙补充 1 项，无效
Sawka 等，2007	7 项 RCT 系统复习	有益	有益	高剂量维生素 D+钙剂，高剂量维生素 D 单用，均降低髋部骨折的风险
Tang 等，2007	29 项 RCT 荟萃分析	未研究	有益	维生素 D+钙剂，钙剂单用都预防骨折发生的危险，高剂量时效果更显著
Bischoff-Ferrari 等，2005	7 项 RCT 系统复习	不能确定	有益	高剂量维生素 D+钙剂在社区和养老院均降低髋部和非椎体骨折发生的危险
Jackson 等，2007	9 项 RCT 荟萃分析	无益	无益	有降低骨折的趋势 但未达到明显差别
Bergmana 等，2010	8 项 RCT 荟萃分析	未研究	有益	维生素 D_3+钙剂 vs 安慰剂 降低髋部骨折的发生

注：RCT：randomized clinical trial 随机临床试验

2. 阿法骨化醇

（1）对骨转换标志物的影响：阿法骨化醇［1α（OH）D_3］是人工合成并于 1α 位羟化的维生素 D 类似物，口服或经胃肠外给药后，会迅速于肝脏在其 25 位羟化转化成骨化三醇。因此，阿法骨化醇的作用与骨化三醇相似，它促进肠钙吸收，每日给予 1μg 使血、尿钙浓度上升，循环 PTH 水平下降。应用阿法骨化醇治疗的病人骨转换生化指标如 CTX、NTX 和尿羟脯氨酸值下降，PTH 水平也常降低。因此，与骨化三醇相似，传统剂量的阿尔法骨化醇对骨代谢的作用是抗骨吸收，而高剂量的阿尔法骨化醇的作用是促进骨吸收。

（2）肌肉力量和平衡功能的改善：2012 年 Schaeht E 等报道阿法骨化醇改善老年人肌肉力量、肌肉功能和平衡的一项多中心开放性试验，2097 人，绝经后妇女 87.1%，男性 12.9%，平均年龄 74.8 岁，平均体质指数 26.3，75.3% 诊断为骨质疏松，81% 跌倒危险性增加，70.1% 肌酐清除率（Crcl）<65ml/min。阿尔法 $D_3 1\mu g/d$，于服药前服药后 3 个月和 6 个月测试肌肉功能和肌肉力量。服药前和服药 6 个月测试：①走步时间试验（timed up and go test，TUG）：共步行 3m，测试肌肉功能、步速和平衡功能。②站立坐下试验（chair rising test，CRT）：坐椅上，站立-坐下共 5 次所需时间，测试臀部肌肉力量。③交替步行试验（tandem gait test，TGT）：两脚前后交替步行，一足足尖放另一足的足跟后，但不能相碰，步行至少 8 步，测试平衡功能（表 6-8-7）结果显示，补充阿法骨化醇，肌力和平衡功能改善，跌倒减少，显示其对骨折发生危险的预防作用。

表 6-8-7　阿法骨化醇治疗后对肌肉功能改善的影响

治疗时间	测试达标的病人数比例		
	TUG≤10 秒（%）	CRT≤10 秒（%）	TGT≥8 步（%）
基线（病人合格%）	24.6	21.7	36.0
3 个月（病人合格%）	35.7	34.3	
最后数量（病人合格%）	46.3	44.2	58.6
P 值	<0.0001	<0.0001	<0.0001

（3）随机对照临床研究：阿法骨化醇研究是 1977 年由 Sorenson 等首先完成，将 26 例至少存在两处椎体骨折并伴有严重背痛的骨质疏松妇女随机分为两组，一组给予 $2\mu g/d$ 的阿法骨化醇，另一组为安慰剂，3 个月后，所有病人再用 3 个月该药 $1\mu g/d$。结果发现阿法骨化醇组病人背痛明显缓解，血钙水平上升，PTH 浓度下降。而在前 3 个月的治疗中，前臂骨矿含量稳步上升，平均达 14%，髂骨活检未见已矿化的骨量改变，但类骨质的体积及面积均有下降。因此，作者认为许多病人并发骨软化症，骨矿含量及骨组织学的持续变化也证实了这一观点。由于并非所有对治疗有反应的病人均有 25-羟维生素 D 的不足，推测治疗前可能存在 25-羟维生素 D 向骨化三醇的转化不足，而阿法骨化醇的作用可能是使骨化三醇浓度达到正常范围所致。

英国 Franci 等对有椎体压缩性骨折妇女的研究，年龄平均 69 岁（65～80 岁）。分为 1α（OH）D_3 0.25μg 每日 2 次和 500～1000IU 维生素 D 两组，观察到 3 个月时，1α（OH）D_3 组病人的肠钙吸收由 0.52±0.08 增加到 0.72±0.10（$P<0.05$）；而维生素 D 组仅由 0.51±0.05 增加到 0.56±0.08（$P>0.05$）。治疗 6 个月时 1α（OH）D_3 组病人的血 PTH 水平从 2.35±0.31pmol/L 降到 2.10±0.26pmol/L（$P<0.05$）；而维生素 D 组仅由 2.58±0.24pmol/L 降低到 2.39±0.25pmol/L（$P>0.05$）。作者认为 1α（OH）D_3 优于维生素 D，可以促进肠钙吸收，降低甲状旁腺激素水平，从而减少骨吸收。一个比较大样本多中心的研究来自日本 Fujita 研究组（1990 年），300 例骨质疏松病人随机分为阿法骨化醇（0.75μg/d）和安慰剂两组，为期 7 个月。治疗 3 个月时两组间比较，掌骨厚度出现 1% 的变化，第二掌骨骨密度在治疗组较对照组增加 5%，作者认为 1α（OH）D_3 的治疗对于日本骨质疏松妇女的肢端骨有较大益处。1993 年，该组发表了另一个大样本双盲研究，内容涉及 1α（OH）D_3 和两个剂量的依替膦酸钠（etidronate）治疗后病人骨密度及骨折率的改变。病人服用 1α（OH）D_3 1μg/d、依替膦酸钠 200mg/d 或 400mg/d 2 周后，休息 10 周为一疗程。生化指标的改变证实 1α（OH）D_3 及依替膦酸钠均有抗骨吸收作用，但依替膦酸钠的作用强于 1α（OH）D_3。实验进行到 48 周时，腰椎骨密度在 1α（OH）D_3 组未见明显降低，而 200mg/d 和 400mg/d 依替膦酸钠组分别增加了 2.4% 和 3.4%。三组病人的骨折率分别为 1α（OH）D_3 组 15%，200mg/d 依替膦酸钠组 6.9%，400mg/d 依替膦酸钠组 5.4%。可见双膦酸盐类药物的疗效强于阿法骨化醇。但由于此研究未设安慰剂组，故不能显示阿法骨化醇的绝对作用。1994 年 Menczel 等报告了一项为期 3 年的研究，将骨质疏松病人随机分为 1α（OH）D_3 用药组及安慰剂组，用药组每日

1α（OH）D$_3$ 0.25μg，每日2次。两组病人均补充钙剂500mg 2次/日。3年中，1α（OH）D$_3$+钙剂组桡骨远端BMC保持不变，而安慰剂+钙剂组平均每年降低2.6%。Orimo等1994年报道了一项前瞻性双盲安慰剂对照研究，用药组1α（OH）D$_3$为1μg/d，疗程12个月，DEXA测定腰椎骨密度在用药组上升0.65%，安慰剂组下降1.14%（$P=0.04$），股骨大转子的骨密度用药组上升4.20%，安慰剂组下降2.37%（$P=0.06$）。治疗前用药组有25例病人有骨折史，治疗中新骨折的发生有2例；安慰剂组上述两项指标分别为28例和8例。骨折率显示：用药组为75/1000人·年，而安慰剂组为277/1000人·年（$P=0.03$）。再次提示阿法骨化醇在治疗骨质疏松中有增加BMD和降低骨折发生的作用。

（4）安全性：正如骨化三醇一样，应用阿法骨化醇的主要风险在于治疗过程中的高尿钙症和高钙血症，其发生率主要受剂量和是否伴随钙剂补充的影响。Lund（1975年）及Marshall（1977年）认为2μg/d阿法骨化醇和1000mg/d钙剂将导致一半的病人出现高钙血症。

日本人单独应用每日1μg的阿法骨化醇的耐受性较好，不伴血钙值的上升，而欧洲人在应用阿法骨化醇时则更容易出现血尿钙水平的升高。

阿法骨化醇有多种商品名，阿尔法迪三、萌格旺、药友立庆、盖诺真和霜叶红等。

3. 骨化三醇［1,25（OH）$_2$D$_3$］

（1）对骨转换生化指标的影响：骨化三醇刺激小肠钙吸收，并呈剂量依赖性，出现作用的最小剂量是0.25μg/d。一般，<0.5μg/d的剂量不至于诱发高钙血症，但是当剂量增加到0.5~1.0μg/d时出现高钙血症的趋势增加，是否出现高钙血症取决于食物中的钙摄入量，比如北欧地区人群易出现高钙血症，而日本地区则较少发生。在骨化三醇每日0.25μg时空腹尿钙排出所受影响不大，但当剂量再增加时，尿钙的排出将会上升。多数研究认为服用骨化三醇会出现较为一致的骨转换受抑制，但在机体摄入高剂量的骨化三醇会使尿羟脯氨酸的排出增加和相应的骨吸收增加。以上结果表明骨化三醇在剂量为0.5μg/d时，主要表现为抑制骨吸收，其作用间接依赖于肠钙吸收增加和使甲状旁腺激素所诱发的骨吸收得以抑制。

（2）对骨密度的影响：Peppone等综合了骨化三醇治疗骨量减少和骨质疏松的19项临床试验，疗程1~3年，11项显示BMD较安慰剂组有明显上升，主要在腰椎和髋部，每年上升幅度1%~2%，而对照组有BMD值下降；5项与安慰剂组无显著区别，另3项与双膦酸盐、阿法骨化醇等比较也无明显差别。

（3）随机对照临床试验：有许多骨化三醇的随机对照临床研究。Gallagher等完成了一项比较研究，对至少有一处非创伤性椎体骨折的妇女予以骨化三醇0.5μg/d或安慰剂，治疗6~8个月后，治疗组的骨转换指标降低，钙吸收提高，但是骨活检指标和桡骨远端BMC无变化。继续治疗到2年时，治疗组的肠钙吸收仍然维持在高水平，但并未对钙平衡改善。髂骨活检松质骨体积由11.3%增加到16.0%，但桡骨远端骨密度无改变，以上结果表明骨化三醇可用于治疗骨质疏松症。

来自Mayo Clinic和Creighton大学的合并研究结果表明，对椎体骨折的妇女随机分为骨化三醇治疗组（0.5μg/d，逐渐增加剂量）和安慰剂对照组，Creighton大学在治疗仅12个月就发现骨折率显著减少，而Mayo Clinic的病人骨折发生率无显著变化。一年时将所有完成骨化三醇和安慰剂的资料分析表明骨化三醇可降低骨折发生的危险。

1988~1989年有三项美国的相似研究方案，入选病人至少存在一处椎体骨折，随机分为安慰剂组和骨化三醇治疗组，骨化三醇的开始剂量为0.5μg/d，后逐渐增加剂量直到出现高钙血症和高尿钙症发生。尽管研究设计相似，但所得结果却各不相同。Aloia等所用骨化三醇剂量最大（平均0.8μg/d），全身钙量、桡骨远端骨密度、腰椎骨密度和掌骨密度在治疗组均显著增加，而安慰剂组无明显变化。尽管该研究所采用的骨化三醇的剂量较大，但考虑到副作用，建议采用低剂量治疗。Gallagher等所用骨化三醇的平均剂量为0.62μg/d，由于饮食中的钙剂在600mg/d以下，双能X线吸收仪所测得全身骨密度在治疗组保持稳定，而安慰剂组则有减少，两组新骨折的发生率无区别。Ott和Chesnutt所完成的研究规模较大，剂量较小（0.43μg/d），安慰剂组骨密度的增加更显著。治疗组桡骨远端的骨矿含量显著降低，而安慰剂组无显著变化。作者认为骨化三醇对已经形成的绝经后骨质疏松症无效。日本 Fujita 等对骨化三醇（0.5μg/d）和阿法骨化醇（1μg/d）的大样本双盲比较研究，其中有 6% 的男性病人，结果证实治疗 7 个月两种药物对增加掌骨骨密度的作用相似。

骨化三醇治疗骨质疏松症最令人鼓舞的研究是新西兰 Tilyard 等于 1992 年对 622 例曾有 1 处或多处椎体压缩性骨折妇女进行为期 3 年的多中心研究，分为骨化三醇治疗组（罗盖全 0.25μg/次，每日 2 次，$n=314$）和对照组（元素钙 1g，$n=308$）。治疗组第二年和第三年每 100 人中的骨折年发病率为 9.3% 和 9.9%。而对照组同期骨折的年发病率为 25.0% 和 31.5%（$P<0.001$）。外周骨折数的发生也有明显差异，治疗第 1 年治疗组 11 例发生了 11 处，对照组 22 例发生了 24 处，降低 53%（$P<0.05$），治疗组于第 2 年和第 3 年椎体骨折分别降低了 63% 和 69%（$P<0.001$）。结果表明骨化三醇长期连续治疗可以减少骨质疏松症妇女新椎体和肢体骨折的发生。

2000 年 Sairaneu 等报告对一组 55 名均为 66 岁的健康绝经后妇女口服骨化三醇 0.5μg/d。其中 18 例服药长达 4 年，余 37 例为对照组，钙摄入量 800mg/d。经 4 年观察骨化三醇组股骨颈骨密度增加 3%，而对照组下降 1.65%（$P<0.01$）；腰椎分别增加 2.3% 和 0.9%（$P=0.067$）。治疗 2 年，肠道吸收锶增加 57%（$P<0.001$）；尿钙排泄量增加 1 倍，血 PTH 水平降低 27%（$P<0.001$），骨吸收标志物 I 型胶原 C 末端肽（CTX）下降 33%（$P=0.05$）。2 例出现暂时性高钙血症。作者认为 1,25(OH)$_2$D$_3$ 促进肠钙吸收，抑制甲状旁腺功能，降低骨转换，从而增加骨密度。

Peppone 等综合了单用骨化三醇对骨折影响的 10 项临床试验，2 项与以往比较骨折的发生有显著减少；1 项大数据报告 3 年治疗，骨折 12/100 人·年而钙剂对照组 40/100 人·年，差别显著；另 1 项骨折发生 297/1000 人·年比安慰剂组 823/1000 人·年显著降低；在器官移植的病人中，骨化三醇组仅 1 例骨折，而对照组为 22 例（$P<0.05$），骨折发生明显减少；另一项试验骨折发生 3.4% vs 13.6%，但差异无统计学意义；另有 4 项试验未见两组有明显差别。

我国的一项研究对 485 名绝经后女性的前瞻性研究表明，每天基于 0.25μg 骨化三醇和 600mg 元素钙治疗 24 个月，能够降低骨吸收指标 β-CTX 和 PTH 水平。另外，我国大样本人群的荟萃研究结果显示，联合使用骨化三醇与碳酸钙治疗，能够使病人腰椎和股骨近端骨密度明显增加，且优于单纯使用碳酸钙治疗组。

（4）安全性：2000 年泰国 Domrongkitchaiporn 前瞻性地研究了泰国绝经后骨质疏松妇女补钙（750mg/d，碳酸钙）或钙（750mg/d，碳酸钙）加骨化三醇（0.5μg/d）后草酸钙性肾结石发生的危险性。用药 3 个月后，大多数妇女并不增加草酸钙性肾结石的危险性。但作者认为，为避免草酸钙结石生成危险性的增加，所有补钙和/或骨化三醇的绝经后骨质疏松妇女都必须间断地检测尿钙排量。一般讲 1,25(OH)$_2$D$_3$ 的剂量不超过 0.5μg/d 是安全的。此剂量如果不再补充钙剂，可呈现轻度尿钙量增加。但是如果钙剂和骨化三醇合用，或者增加骨化三醇的剂量，将会出现显著的高尿钙症和高钙血症。此类病人需要监测，必要时调整剂量。

4. 骨化三醇和阿法骨化醇主要性能的比较（表 6-8-8）

表 6-8-8　骨化三醇和阿法骨化醇重要性能的比较

主要性能	骨化三醇（calcitriol）（1,25(OH)$_2$D$_3$）	阿法骨化醇（alfacalcitol）[1α(OH)D]
结构	1α,25 位羟化	1α 位羟化
体内代谢	进入体内直接发挥作用	进入体内再经 25-羟化后生成 1,25(OH)$_2$D$_3$ 才发挥作用
小肠吸收	较快	较慢
血药浓度高峰（小时）	4~6	8~12

主要性能	骨化三醇（calcitriol）（1, 25（OH）$_2$D$_3$）	阿法骨化醇（alfacalcitol）［1α（OH）D］
半衰期（小时）	6～10	14～18
主要排泄途径	胆汁	胆汁
升血钙作用所需时间（天）	3～6	6～14
停药后作用消失时间（天）	3～6	3～6

5. 普通维生素 D 和活性维生素 D 主要性能的比较

普通维生素 D（维生素 D）：①营养补充；②仅维生素 D 缺乏者有效；③对维生素 D 水平正常者，一般不会使血 1, 25（OH）$_2$D 水平进一步升高；④对 1α-羟化酶缺陷的活性维生素 D 缺乏者和/或 VDR 缺陷者无效。

活性维生素 D：①药物治疗；②对维生素 D 缺乏或充足者均有效升高靶器官活性维生素 D 水平；③可升高 1, 25（OH）$_2$D 浓度，降低 PTH 水平和骨吸收，促进骨形成，增强肌力，减少跌倒，降低骨折发生的风险；④对活性维生素 D 缺乏或有抵抗者均奏效。

2008 年 Richy 等比利时和瑞士学者对活性维生素 D 和普通维生素 D 降低跌倒危险性的比较荟萃分析（1995 年 1 月至 2007 年 5 月），共 14 项研究，21268 人，在两组 RR 分别为 0.79（95%CI 0.64～0.96）和 0.94（95%CI 0.87～1.01），两组间比较有显著差异（$P=0.049$）。

2005 年 3 月 Richy 等报道了活性维生素 D 和维生素 D 在预防骨量丢失和骨质疏松相关性骨折中作用的比较性荟萃分析，均为随机、双盲、对照研究，从 1985 年 1 月至 2003 年 1 月，涉及维生素 D 14 项、阿法骨化醇 9 项、骨化三醇 10 项。骨量丢失以作用大小（effect size，ES）表示，骨折发生以比率差异（rate difference，RD）表示。合并活性维生素 D 和阿法骨化醇为一组，似乎其对原发性骨质疏松症预防骨量丢失和降低骨折率疗效更佳。对于椎体和髋部的 BMD，和安慰剂相比，前两者的 ES 值为 0.36（$P<0.0001$），而维生素 D 的 ES 值为 0.17（$P<0.001$），两者之间的差异亦有统计学意义（$P<0.05$）。如只限于椎体 BMD，两组的 ES 值分别为 0.43（$P=0.002$）和 0.21（$P=0.01$），差异有统计学意义（$P=0.047$）。以校正的骨折相关危险性评估活性维生素 D 与阿法骨化醇一起和维生素 D 时，与安慰剂相比较，RD 值分别为 10% 和 2%，前两者预防骨折的疗效更为显著。对椎体骨折的分析提示，治疗 24 个月时，前两者和维生素 D 的 RD 值分别为 15% 和 1.6%（$P<0.001$）。在治疗中位数为 36 个月时，对非椎体骨折率的分析提示，前两者和维生素 D 的 RD 值分别为 8% 和 2%，结果表明前两者比维生素 D 更能有效的降低椎体和非椎体骨折的危险性，分别超出 13.4% 和 6%。初步证实对原发性骨质疏松症病人，活性维生素 D 及阿法骨化醇在预防骨量丢失与椎体和/或非椎体骨折更具优越性。但今后应设立前瞻性、较长期、头对头的比较研究（包括无活性对比剂），然后确定两者预防跌倒和骨折的疗效及其确切作用。

总之，维生素 D 及其代谢物用于治疗骨质疏松症是一个尚具争论的领域。而这种防治，主要是基于如下认识，比如绝经后妇女在 60 岁以后存在肠钙吸收不良更为老年的绝经后妇女，如 70 或 80 岁以后出现明显的维生素 D 缺乏和继发性甲旁亢，由此会出现过度骨丢失，使用维生素 D 制剂预防或治疗维生素 D 缺乏有益于减轻骨量丢失和预防骨折发生。维生素 D 缺乏应采用生理剂量的维生素 D 补充，既经济又安全。可能由于绝经后和老年妇女骨质疏松症的不同发病机制，所以出现了维生素 D 制剂对骨质疏松症干预的不同研究结果。但是较为一致的认识是在 60 岁以上的老年人中补充生理剂量的活性维生素 D 是有益的。多数来自日本以及个别欧洲的研究结果认为阿法骨化醇对低钙摄入人群的骨密度和骨折均有益。从日本的对比研究可知，骨化三醇和阿法骨化醇在治疗方面同样有效，研究表明骨化三醇对意大利妇女的骨质疏松症的作用可能也与其低钙摄入有关。西方妇女如果摄入高于 0.5μg/d 剂量的骨化三醇可能会增加骨密度，但是会遇到诸如尿钙增加或高钙血症等副作用，需要严格监测，防止肾脏结石和异位钙化。

（孟迅吾　夏维波　周学瀛）

参 考 文 献

［1］Liu SH，Chu HI. Renal Osteodystrophy：studies of calcium and phosphorus metabolism with special refgerence to pathogenesis and effects of dihgdrotachy sterol（AT10）and iron. Science，1942，95（2467）：388-389.

［2］Holick，MF，Schnoes HK，Deluca HF，et al. Isolation and identification of 1, 25-dihydroxycholecalciferol. A metabolite of vitamin D active in intestine. Biochemistry，1971，10（14）：2799-2804.

［3］Morrison NA，Qi JC，Tokita A，et al. Prediction of bone density from vitamin D receptor alleles. Natrue，1994，367：284-287.

［4］Heaney RP，Dowell S，Hale CA，et al. Calcium absorption varies within the reference for serum 25-hyaroxyvitamin D. J American College of Nutrition，2003，22（2）：142-146.

［5］Holick MF. Vitamin D deficiency. N Engl J Med，2007，357：1980-1982.

［6］Holick M F，Binkley NC，Bischoff-Ferrari HA，et al. Evaluation treatment and prevention of vitamin D deficiency：an Endocrine Society Clinical Practice Guideline. J clin Endocrinol Metab，2011，96（7）：1911-1930.

［7］Aloia JF. The 2011 report on dietary reference intake for vitamin D：where do we go from here? J Clin Endocrinol Metab，2011，96（10）：2989-2996.

［8］Lips P，van Schoor NM，Bravenboer N. Vitamin D related disorders Primer on the Metabolic bone Diseaced and Disorders of Mineral Metabolism. 8th ed. Singapore：John Wiley and Sons，2013.

［9］孟迅吾，刘书勤，周学瀛，等. 正常人血 25-羟维生素 D 和甲状旁腺激素的季节变化. 中华内分泌代谢杂志，1986，2（2）：77-80.

［10］周学瀛，孟迅吾，刘书勤，等. 拉萨地区正常成人血中 25-羟维生素 D 水平观察. 中华医学杂志，1994，75（5）：261.

［11］方慧玲，禹松林，韩延华，等. 中国北方健康人群血清 25 羟维生素 D_3 和 25 羟维生素 D_2 水平. 中华骨质疏松和骨矿盐疾病杂志，2014，7（3）：199-205.

［12］Li M，Lv F，Zhang Z，et al. Establishment of a normal reference value of parathyroid hormone in a large healthy Chinese population and evaluation of its relation to bone turnover and bone mineral density. Osteoporos Int，2016，27（5）：1907-1916.

［13］Hu WW，Zhang ZH，Jin WH，et al. Establishing reference intervals for bone turnover markers in the healthy Shanghai population and the relationship with bone mineral density in postmenopausal women. Int J Endocrinol，2013，2013（1）：ID513925.

［14］Li S，Y Ou，Zhang H，et al. Vitamin D status and its relationship with body composition，bone mineral density and fracture risk in urban central south Chinese postmenopausal women. Ann Nutr Metab，2014，64（1）：13-19.

［15］ZhenD，Liu L，Guan C，et al. High prevalence of vitamin D deficiency among middle-aged and elderly individuals in northwestern China：Its relationship to osteoporosis and lifestyle factors. Bone，2015，71：1-6.

［16］Zhao JX，Zhou XY，Meng XW，et al. Polymorphisms of vitamin D receptor gene and its association with bone mineral density and osteocalcin in Chinese. Chin Med J（Engl），1997，110（5）：366-371.

［17］Bischoff HA，Borchers M，Gudat F，et al. In situ detection of 1, 25-dihydroxyvitamin D receptor in human skeletal muscle tissue. Histochem J，2001，33（1）：19-24.

［18］Bischoff-Ferrari HA，Dietrich T，Oraw EJ，et al. Higher 25-hydroxy vitamin D concentrations are associated with better low-extremity function in both active and inactive persons aged>or=60y. AMJ Clin Nutr，2004，80（3）：752-758.

［19］Visser M，Deeg DJ，Lips P，et al. Longitudinal Aging Study Amsterdam low vitamin D and high parathyroid hormone levels as determinants of loss of muscle strength and muscle mass（sarcopenia）：The longitudinal aging study Amsterdam. J Clin Endocrinol Metab，2003，88：5766-5772.

［20］Xia WB，Zhang ZL，Wang HF，et al. The efficacy and safety of calcitriol and/or Caltrate D in elderly Chinese women with low bone mass. Acta Pharmacol Sin，2009，30（3）：372-378.

［21］Gallagher JC. The effects of calcitriol on falls and fractures and physical performance tests. J Steroid Biochem Mol Biol，2004，89：497-501.

［22］Pfeifer M，Begerow B，Minne HW，et al. Effects of a short-term vitamin D and calcium supplementation on body sway and secondary hyperparathyroidism in elderly women. J Bone Miner Res，2000，15（6）：1113-1118.

［23］Machado KL，Domiciano DS，Machado LG，et al. Persistent hypovitaminosis D and loss of hip bone mineral density over time as additional risk factors for recurrent falls in a population-based prospective cohort of elderly persons living in the community. The São Paulo Ageing & Health（SPAH）Study. Osteoporos Int，2015，26（5）：1535-1542.

［24］Cauley JA，Parimi N，Ensrud KE，et al. Serum 25-hydroxyvitamin D and the risk of hip and nonspine fractures in older men. J Bone Miner Res，2010，25（3）：545-553.

［25］Looker，AC. Serum 25-hydroxyvitamin D and risk of major osteoporotic fractures in older U. S. adults. J Bone Miner Res，2013，28（5）：997-1006.

［26］Swanson CM，Srikanth P，Lee CG，et al. Associations of 25-hydroxy vitamin D and 1,25-Dihydroxy vitamin D with bone mineral density，bone mineral density change，and incident nonvertebral fracture. J Bone Miner Res，2015，30（8）：1403-1413.

［27］Buchebner D，Mcguigan F，Gerdhem P，et al. Vitamin D insufficiency over 5 years is associated with increased fracture risk-an observational cohort study of elderly women. Osteoporos Int，2014，25：2767-2775.

［28］中华医学会骨质疏松和骨矿盐疾病分会. 原发性骨质疏松症诊疗指南（2017）. 中华骨质疏松和骨矿盐疾病杂志，2017，10（5）：413-444.

［29］Bischoff-Ferrari HA，Willett WC，Wong JB，et al. Prevention of nonvertebral fractures with oral vitamin D and dose dependency：a meta-analysis of randomized controlled trials. Arch Intern Med，2009，169（6）：551-561.

［30］Sato Y，Iwamoto J，Kanoko T，et al. Low-dose vitamin D prevents muscular atrophy and reduces falls and hip fractures in women after stroke：arandomized controlled trial. Cerebrovasc Dis，2005，20（3）：187-192.

［31］Lips P，Vanschoor NM. The effect of vitamin D on bone and ostroporosis. Best Practice & Research Clinical Endocrinology & Metabolism，2011,25（4）：585-591.

［32］Tang，Benjamin MP，Eslick GD，Nowson C，et al. Use of calcium or calcium in combination with vitamin D supplementation to prevent fractures and bone lose in people aged 50 years and older：a mata-analysis. Lancet，2007，370（9588）：657-666.

［33］Weaver CM，Alexamder DD，Boushey CJ，et al. Calcium plus vitamin D supplementation and risk of fractures：an updated meta-analysis from the National Osteoporosis Foundation. Osteoporos. Int，2016，27（8）：2643-2646.

［34］Leytin V，Beaudoin FL. Reducing hip fractures in the elderly. Clin Interv Aging 2011，6：61-65.

［35］Schacht E，Ringe JD. Alfacalcidol improves muscle power，muscle function and balance in elderly patients with reduced bone mass. Rheumatol Int，2015，32（1）：207-215.

［36］Tilyard MW，Spears GF，Thomson J，et al. Treatment of established postmenopausal osteoporosis with calcitriol or calcium. N Engl J Med，1992，326（6）：357-362.

［37］Gao LH，Zhu，WJ，Liu，YJ，et al. Physical performance and life quality in postmenopausal women supplemented with vitamin D：a two-year prospective study. Acta Pharmacol Sin，2015，36（9）：1065-1073.

［38］Liao RX，Yu M，Jiang Y，et al. Management of osteoporosis with calcitriol in elderly Chinese patients：a systematic review. Clin Interv Aging，2014，9（1）：515-526.

［39］Richy F，Dukas L，Schacht E. Differential effects of D-hormone analogs and native vitamin D on the risk of falls：a comparative meta-analysis. Calcif. Tissue Int，2008，82（2）：102-107.

［40］Richy F，Schacht E，Bruyere O，et al. Vitamin D analogs versus native vitamin D in preventing bone loss and osteoporosis-related fractures：acomparative meta-analysis. Calcif Tissue Int，2005，76（3）：176-186.

第九章　雌　激　素

一、雌激素对骨代谢的影响

已知雌激素有明确促进钙吸收和抑制骨吸收的功能，从而对骨骼有重要的保护作用。雌激素对骨代谢调节和骨保护作用的相关过程非常复杂，包括：①促进前破骨细胞的凋亡。②抑制破骨细胞活性。③通过成骨细胞刺激胶原的合成。④促进胃肠对钙的吸收。⑤调节甲状旁腺激素的分泌。⑥改善中枢神经系统功能，从而降低摔倒倾向。⑦增加流经骨骼的血流。

这种作用在男性女性中均可以得到证实。无论男女，各种原因所致的性腺发育不全或性腺功能低下的青春期少年，其骨骼发育明显落后于同龄人，骨密度也明显低于同龄人。因此，性激素低下是骨质疏松的一个重要病理因素。男性女性在获得骨峰值后，随年龄增长骨代谢将逐渐出现负平衡致使骨缓慢丢失，以至于一些人老年后发生骨质疏松。在女性，伴随绝经所致的雌激素水平降低，对破骨活性的抑制减少，骨吸收增加，导致绝经后的一段时间（特别是绝经的前 3~5 年）骨量快速丢失。这一过程导致女性比男性更早出现骨质疏松。

二、绝经后骨质疏松

基于雌激素对骨代谢影响的机制，不难理解绝经后骨质疏松就是由于卵巢衰退后雌激素水平低下促进了骨丢失所致。绝经后骨质疏松主要指发生在绝经 10 年内的骨丢失，特别是绝经后的头 3~5 年是骨量快速丢失期。从进入绝经过渡期，骨吸收开始相对明显增强，骨丢失加快。一项临床观察研究显示，在 41~50 岁的同龄妇女中，进入绝经过渡期者腰椎松质骨（L_{2-5}，QCT）的丢失比月经正常者快 2.5 倍左右，绝经后组则快 3.5 倍左右。该研究同时显示无论是皮质骨或者是松质骨，均在绝经的头 3 年内丢失速度最快，丢失骨量最多。从骨峰值期至 71 岁，皮质骨共丢失了峰值骨量的 30.1%，而在绝经头 3 年内的丢失占总丢失量的 2/3；同期腰椎松质骨共丢失了峰值骨量的 53.7%，而在绝经头 3 年内即丢失了 41.5%，占总丢失量的 3/4。绝经最初 5 年内腰椎松质骨骨量平均每年下降 2.8%~6.3%。绝经有关的骨丢失持续 10 年左右。因此，妇女的骨量要比男性多丢失 15%~20%，妇女一生约丢失松质骨 50%，男性为 30%，因此妇女较男性更早更多地发生骨质疏松症。与同龄自然绝经者相比，人工绝经妇女的骨量丢失更快，其骨量与年长 5~10 年的自然绝经者相当。曾有报道人工绝经妇女在术后 1 个月内，骨丢失可高达 9%。

三、绝经激素治疗（menopause hormone therapy，MHT）与绝经后骨质疏松症

早在 1935~1941 年，Albright 和 Reifenstein 提出雌激素可预防骨质疏松症。半个多世纪以来，大量研究也充分证明了其明确的疗效。不仅能维持或增加骨密度，甚至能降低骨折风险。在欧洲甚至有很多研究显示，骨折风险显著下降出现在激素治疗被广泛应用的年代。

（一）MHT 对骨密度的影响

大量关于激素治疗对骨密度（BMD）影响的随机对照研究结果几乎没有例外，一致表明与安慰剂组相比，激素治疗能抑制绝经后妇女的骨丢失，从而维持甚至提高 BMD。激素治疗防止骨丢失有以下特点：

1. MHT 疗效与激素治疗的剂量有关　有研究显示，与安慰剂组比较，小剂量雌激素组（相当于

0.3mg 结合雌激素）治疗后 BMD 升高。但当小剂量与大剂量组（相当于 0.9mg 结合雌激素）相比，大剂量组的 BMD 升高更显著。小剂量组 BMD 升高在脊柱平均为 3.9%，前臂 3.1%，股骨颈 2%；大剂量组 BMD 的升高：在脊柱平均为 8.0%，前臂 4.5%，股骨颈 4.7%。其他雌激素对 BMD 的影响也存在这种剂量依赖关系。国内一些研究也有相似的结果，如在绝经早期对骨量低下的妇女用 1.0mg/d 戊酸雌二醇（E_2V）与 2mg 安宫黄体酮（MPA）1 年，相对于对照组，腰椎 L_{2-4} BMD（DEXA 法）增高 5%，而 1.5mg/d 戊酸雌二醇组腰椎 BMD 增高 6.2%。

2. MHT 疗效　在以松质骨为主的骨骼部位更加显著　人体中的松质骨占总体骨量的 20%，但骨转换率为 80%，而皮质占总体骨量的 80%，但骨转换率仅为 20%。由于雌激素能明显抑制骨转换，所以，在以松质骨为主的骨骼部位，如脊椎骨，对雌激素治疗的反应更好。双盲、随机、安慰剂平行对照的临床研究报道指出，雌激素治疗（ET）能明显增加老年妇女各部位的 BMD。相对于安慰剂组，0.625mg 结合雌激素组椎体 BMD 增加最明显，达 6.6%，总髋部增加 3.1%，股骨颈增加 3.2%。

3. 激素治疗结束后，治疗的保护作用也消失　停止激素治疗后，骨转换及骨丢失将继续以其绝经后的速度进展。所以对不能继续用激素治疗的妇女，停用激素后，如仍有防治骨质疏松的需要，应改换其他抗骨丢失的治疗措施。

（二）激素治疗对预防骨折的作用

许多研究都证实了长期使用雌激素可以使髋部、椎体及前臂骨折的风险下降，以降低脊椎骨折风险的效果最显著。

在妇女健康启动项目（Women's Health Initiative，WHI）2002 年中期研究报告中，尽管雌/孕激素分支的数据显示了激素治疗对心血管、乳腺癌等负面结果，但不管是单用雌激素分支还是雌/孕激素分支都毫无争议地肯定了激素治疗对防治骨质疏松的正面效果。接受激素治疗明显降低了椎体、非椎体及髋部骨折的风险，总体骨折率下降了 24%，RR 0.76（95%CI 0.69~0.83）。一项关于替勃龙防治老年绝经妇女骨质疏松的大型临床试验结果也得出了类似的结果。该研究对 4538 例患有骨质疏松的绝经后妇女分别使用替勃龙和安慰剂 4 年，结果显示使用替勃龙的妇女不仅腰椎和髋部骨密度都比安慰剂组妇女明显增加，而且骨折风险也显著降低。椎体骨折风险下降了 45%（RR 0.55，95%CI 0.41~0.74，$P<0.001$），非椎体骨折风险下降了 26%（RR 0.74，95%CI 0.58~0.93，$P=0.01$）。另外一些较长期的研究也显示激素治疗 2~5 年后非椎体骨折率降低了 38%~71%，髋骨骨折平均下降了 31%。还有研究表明，在绝经 5 年内开始激素治疗并仍在使用者，其在降低髋骨骨折风险方面更受益（RR 0.29，95%CI 0.09~0.92）。总之，已有足够证据表明激素治疗能非常有效地预防和治疗绝经妇女骨质疏松，降低各部位骨折风险。迄今为止，在全球几乎所有关于绝经后骨质疏松的诊治指南中，雌激素治疗依然置于抑制骨吸收药物的行列中。

四、绝经激素治疗的利弊分析

（一）绝经激素治疗利弊之争的前世今生

尽管绝经激素治疗（MHT）防治骨质疏松的效果毋庸置疑，但在临床应用中却遇到不小的阻力。在所有防治骨质疏松的药物中，关于激素治疗的困惑和争议最多。长达 70 多年的历史长河中，关于 MHT 的利弊之争从来没有停止过。自 20 世纪 40 年代第一个雌激素产品问世以来，因其有效缓解绝经的不适症状而受到很多妇女青睐。但随后发现用雌激素的妇女子宫内膜癌风险明显增加，雌激素的应用经历了第一次风波。直到 20 世纪 70 年代，人们认识了孕激素对子宫内膜有保护作用，对有子宫的妇女在应用雌激素的同时需要加用孕激素，子宫内膜癌的风险不再增加了。大量的研究证据已毫无争议地证明了雌+孕激素的方案对子宫的安全性，对子宫内膜癌的担心也得到了明确而彻底的解决。随着一些观察性研究发现使用激素治疗可以降低心血管病风险，为了充分证明这一点，在 20 世纪 90 年代开展了系列 RCT 研究，其中最具代表性的是美国国立卫生研究院（NIH）启动的以绝经后妇女为研究对象，以激素治疗为预防慢病基础干预措施为目的的大型随机对照研究。参加研究的对象为 50~79 岁绝经后妇女。16680 例有子宫的绝经后妇女随机分配接受口服结合雌激素（CEE）0.625mg/d+安宫黄体酮（MPA）2.5mg/d 或安慰剂；另 10739 例已切除子宫者随机分配接受单用 CEE 0.625mg/d 或安慰剂。研究的主要终点指标是冠心病（包括非致死性心肌梗死和死亡），其他指标包括浸润性乳腺癌、脑卒中、肺栓塞、子宫内膜癌、结肠癌、髋部骨折及其他原因死亡。研究期限预计为 8 年（2007 年结束）。但是在研究进行到第 5 年时，有子宫一组的研究被安全监控部提前终止，理由是发现应用激素治疗组的一些风险比安慰剂组增加了。在 2002 年 7 月发表了这项研究的中期报道。这项研究报道中肯定了 MHT 可以降低椎体、非椎体及髋部骨折的风险，这是 MHT 对骨骼作用有力的循证医学证据。但该试验同时提出与安慰剂组比较，应用 CEE+MPA 的妇女冠心病、脑卒中、肺栓塞、静脉血栓、浸润性乳腺癌的风险增加，该报道的结论是 MHT 后激素治疗总体评估弊大于利。这一数据对人们的认识产生了广泛的负面影响，再次掀起了人们对激素治疗的更大恐慌。

在女性健康研究（WHI）的首批结果发表十年之后，关于 MHT 的证据越来越多，人们对其的认识也变得更为理性。国际绝经学会（IMS）在 2011 年、2013 年、2016 年多次发布了关于 MHT 的推荐意见并反复更新和补充。2012 年 11 月，国际绝经学会在法国巴黎主持了一个多学科的研讨会，参会代表分别来自美国生殖医学会、亚太绝经联盟、内分泌学会、欧洲男女更年期学会、国际骨质疏松基金会、北美绝经学会及其他相关医学组织。此次会议就绝经激素治疗的观点达成了一个代表多学科的全球性共识，该共识已同步发表在 *Climacteric* 和 *Maturitas* 杂志上。该共识声明也得到了以上各学会的支持并分别发表在上述各学会的学术刊物上。2016 年，又发表了该共识的更新版。国际绝经学会关于 MHT 的推荐意见以及 MHT 的全球共识，清晰地阐明了绝经激素治疗的利与弊以及应用规范，代表了当今关于绝经激素治疗最新进展和最权威的观点。

关于 MHT 最新进展的关键是认识到绝经激素治疗启动年龄的重要性，肯定了在绝经早期（如 60 岁以下，或绝经<10 年）的女性中具有良好的安全性。

（二）关于绝经激素治疗的利弊分析

1. MHT 的获益

（1）血管舒缩症状：MHT 是治疗血管舒缩症状和泌尿生殖道萎缩最有效的疗法，在 60 岁前或绝经后 10 年内开始启用获益最多。其他绝经相关主诉如关节肌肉痛、抑郁、睡眠障碍和阴道萎缩等，可以在 MHT 期间得到改善。个体化应用 MHT（包括必要时使用雄激素）可以同时促进性生活和总体生活质量。

（2）绝经后骨质疏松症：MHT 能有效预防绝经引起的骨转换加速和骨丢失。MHT 可以降低包括脊柱和髋部在内的所有骨质疏松症相关的骨折发生率，对并非骨折高危的女性也有预防作用。对于具有骨折危险因素且 60 岁以下或绝经 10 年内的绝经后女性，MHT 可以考虑作为预防和治疗骨质疏松症相关骨折的一线方法。考虑到 MHT 长期应用的潜在风险（如乳腺癌）可能超过获益，所以不推荐 60 岁以后单纯为预防骨折而开始使用 MHT。当 60 岁以后以预防骨折为唯一目的时，应该权衡 MHT 的特定剂量和用药途径可能存在的长期获益和风险，并与其他非激素疗法进行比较。

MHT 对骨密度的保护效应在治疗停止后会有不同程度的下降。尽管在某种程度上对骨折的保护作用不会在停药后立即消失，但如果评估病人在停 MHT 之后仍然存在骨折的风险，则应该考虑服用其他保护骨骼的药物。

（3）心血管疾病：心血管疾病是绝经后女性致病致死的主要原因。主要的一级预防措施包括戒烟、减重、降压、规律的有氧运动及糖尿病和血脂的控制。MHT 可以通过改善血管功能、胆固醇水平和血糖代谢而降低心血管风险。有证据表明，在绝经前后开展雌激素治疗，会对心血管有保护作用。

WHI 研究显示，在较年轻女性（50~59 岁）或绝经<10 年的女性中，MHT 倾向降低冠状动脉疾病的风险。在单用雌激素试验中，随访 10 年，心肌梗死和冠状动脉事件显著减少，死亡率降低。在雌激素-孕激素分支中，虽然没有达到统计学意义，但其结果也提示风险降低的趋势。在包括 WHI 在内的随

机对照临床研究的荟萃分析表明，进一步确认了单纯接受 CEE 的较年轻女性（60 岁以下）冠状动脉疾病（CAD）和死亡率显著降低。丹麦骨质疏松症预防研究（DOPS），是一项开放的随机对照研究。该研究对较年轻女性从绝经一开始就给予标准剂量的雌二醇和醋酸炔诺酮治疗，治疗期长达 10 年并随访 16 年。结果发现，与不用激素治疗相比，接受治疗的妇女心肌梗死和充血性心力衰竭的死亡率和住院率均显著降低。鉴于以上信息，对于 60 岁以下、刚刚绝经且无心血管疾病迹象的女性，启动单纯雌激素治疗可以降低冠状动脉心脏疾病的发病率和死亡率。虽然雌-孕激素联合应用的证据不如前者有力，但它很可能对这些较年轻的女性也具有心脏保护作用。60 岁后是否继续 MHT 治疗，应通过整体的风险-获益分析来决定，不过 60 岁以上女性应用 MHT 的长期随机对照研究资料较少。

至此，随机对照研究及观察性研究均提供了强有力的证据表明：标准剂量的雌激素单独应用可以降低 60 岁以下、绝经 10 年以内女性的冠状动脉疾病和全因死亡。在同样人群中雌-孕激素治疗的结果呈相似的趋势，但证据精确度稍低。总而言之，绝经激素治疗不增加 60 岁以下或绝经 10 年以内健康女性的冠状动脉事件。有研究显示，老年或绝经超过 10 年的女性启动 MHT 可能增加冠状动脉事件风险，尤其是在应用的前 2 年内。一些数据表明，60 岁以上的女性开始使用 MHT 时，如果同时使用他汀类药物可以降低冠脉事件风险。无论如何，对于 60 岁以后的女性，不推荐以心血管一级预防为唯一目的而启动 MHT。

（4）其他获益：全身 MHT 和局部雌激素应用均可有效改善泌尿生殖道雌激素缺乏的状况，保持阴道健康。局部用药更安全、作用更显著，而且没有严格的年龄限制。对于具有阴道干涩、性交不适以及反复泌尿系感染的绝经后妇女，局部低剂量雌激素治疗是首选。

2. MHT 潜在的风险　关于激素治疗与子宫内膜癌的风险在加用孕激素后已得到明确的解决，所以当前关于 MHT 的风险主要集中在乳腺癌、静脉栓塞事件、脑卒中和冠状动脉事件。

（1）乳腺癌：乳腺癌的发病的影响因素是复杂的，不同国家、不同人种乳腺癌的发病率也不尽相同。乳腺癌与绝经后 MHT 的相关程度还存在很大争议。乳腺癌风险增加可能与 MHT 相关性很小（每年少于 0.1%，即每 1000 妇女使用 MHT 1 年，乳腺癌发生不到 1 人），这个数据小于一般生活方式，如体育活动少、肥胖和饮酒，所带来的风险。

来自 WHI 的随机对照数据表明，在初次使用 MHT 的病人中在应用的最初 5 年内不会增加乳腺癌风险。WHI 研究甚至还显示，对子宫切除女性单独使用 CEE 治疗 7.1 年，其乳腺癌发病和死亡的风险反而比安慰剂组更低。WHI 的受试者绝大多数超重或肥胖，这可能会影响其乳腺癌的基础风险。所以这个结果无法可靠地外推至更年轻和不太肥胖的女性。然而，在 WHI 研究中雌激素+孕激素组的结果表明应用雌、孕激素治疗 5 年后，乳腺癌的风险增加了 26%。这提示乳腺癌风险的增加可能与加用了孕激素有关，或许和孕激素的种类有关。

一项关于法国妇女大规模队列研究表明，与人工合成的孕激素相比，微粒化孕酮或地屈孕酮与口服或透皮雌二醇联合使用乳腺癌风险更低。芬兰的一项注册研究也指出，使用地屈孕酮至少在 5 年内未发现乳腺癌风险增加，而使用合成孕激素风险有小幅度增加。

此外，口服和经皮雌激素之间似乎不存在风险差别。基线乳腺 X 线密度是乳腺癌风险的一个独立危险因素。

通过选择基线风险较低的妇女（例如无基线或治疗引起的乳房密度增加）及提供有关生活方式预防措施的培训（减轻体重、饮酒量、增加运动）可部分降低因 MHT 引起的乳腺癌风险增加。

综上所述，当前关于绝经激素治疗与乳腺癌的风险可总结如下：①50 岁以上女性乳腺癌风险与 MHT 相关性较复杂。②乳腺癌风险增加主要与雌激素治疗中加入孕激素及持续使用的时间有关。③MHT 相关的乳腺癌绝对风险很小，停止治疗后风险就降下来。④缺乏乳腺癌幸存者应用 MHT 的安全性数据，所以，乳腺癌被认为是激素治疗的禁忌证。

（2）血栓栓塞和脑血管事件：随着年龄的增长，MHT 相关的严重静脉血栓栓塞风险会增加（尽管

60 岁前风险性很小），并与肥胖、吸烟及血栓形成呈正相关。

基于多项观察性研究和临床对照研究发现 VTE 的发生风险与应用口服雌激素有关。因为口服雌激素有肝脏的首过效应，激活凝血因子。而经皮雌激素的吸收避免了肝脏首过效应，可以避免口服相关的 VTE 风险。因此，对于血栓高风险女性应考虑经皮给药治疗。孕激素类型和持续应用时间也可能影响血栓栓塞事件的风险。一些口服的人工合成孕激素如醋酸甲羟孕酮（MPA）可能增加风险。连续联合给药方案与序贯给药方案相比风险也更大。在年轻女性中，VTE 的绝对风险很小。WHI 研究显示，在 50~59 岁组应用雌、孕激素治疗的妇女中，VTE 绝对风险为每 10 万名女性年额外增加 11 例，单用雌激素治疗增加 4 例；二者均远远低于正常妊娠过程中的 VTE 风险。

脑卒中风险也与年龄有关，在 60 岁之前属罕见事件。MHT 增加脑卒中的风险，在 60 岁以后风险变得更明显。在 WHI 研究中，风险是每 10 万名女性年增加 1~2 例。

来自英国的一项大规模观察性研究结果表明，经皮雌激素的剂量≤50μg 不会增加缺血性脑卒中的风险，而大剂量雌二醇经皮给药和口服雌激素均显示增加风险。因此，应用低剂量经皮制剂更安全。

总之，口服 MHT 增加静脉 VTE 和缺血性卒中风险，但对于 60 岁以下的女性，绝对风险罕见。观察性研究指出低剂量经皮治疗的风险更低。

3. 关于 MHT 安全性其他关注的问题　除上面提到的关于 MHT 获益（缓解绝经症状、预防绝经后骨质疏松性骨折、降低年轻绝经女性冠心病风险、改善泌尿生殖道萎缩症状）与风险（乳腺癌、血栓与卒中事件）的明确共识外，还有些问题及困惑需要澄清。

（1）MHT 与体重：自然情况下，多数女性的体重随年龄的增长而增加。从青春期至绝经，平均每年体重增加 0.5kg，因此总体情况是绝经后妇女的体重比年轻时增加。这一部分是由于生活方式、体力活动的改变，也有一部分原因是绝经后由于缺乏了雌激素而引起的代谢变化，特别是脂肪分布的变化。这一现象表明体重增加与雌激素缺乏有一定关系。绝经后 MHT 会带来血脂参数的有利变化，调节脂肪分布，特别是使用天然雌激素制剂和不影响代谢的孕激素制剂，不会造成体重的额外增加。多项随机对照临床试验也证实了，与使用 MHT 的妇女比较，不用 MHT 的妇女体重增加更明显。其实，绝经后妇女不管是否应用 MHT，都应坚持健康的生活方式，才是保持理想体重的重要措施。

（2）MHT 与妇科恶性肿瘤

1）MHT 和乳腺癌：关于 MHT 和乳腺癌的关系已在上文阐述。现将主要观点重申如下：①不同国家的乳腺癌发病率不同，而 MHT 相关的乳腺癌风险增加很小。②WHI 研究结果证实，子宫切除女性应用无拮抗的雌激素（CEE）7 年后乳腺癌的诊断风险和死亡率不但没有增加，反而略有降低。③有子宫的妇女长期应用 MHT，乳腺癌风险可能有轻度增加，这种风险增加与孕激素及用药时间的长短有关。有研究表明，不同种类的孕激素对乳腺的影响是不同的。一些研究表明，微粒化孕酮或地屈孕酮与雌二醇合用与不用 MHT 的妇女比较，没有增加乳腺癌风险，而使用人工合成的孕激素乳腺癌风险有所增加。所以国际绝经学会建议有子宫的妇女在应用 MHT，选择微粒化孕酮或地屈孕酮与雌二醇合用对乳腺更安全。④还需要更多的数据评估不同类型、剂量和给药途径的雌激素、孕激素和雄激素对乳腺癌发病率的影响。⑤基线乳腺 X 线密度与乳腺癌风险密切相关，但这和 MHT 相关的乳腺癌无关。只是乳腺 X 线密度增加可能妨碍对乳房 X 线片的解读。

2）MHT 与子宫内膜癌：①单用雌激素治疗（不联合孕激素）与子宫内膜增生和子宫内膜癌风险增高有关，并呈时间和剂量依赖关系。②停止治疗后，这种风险的增加仍然持续多年。③孕激素可以防止雌激素对子宫内膜的增殖作用。④内膜保护需要使用足够剂量和时间的孕激素。合理加用孕激素，子宫内膜癌的风险不再增加。⑤雌、孕激素连续联合用药的方案比非 MHT 人群内膜癌风险还低。⑥低剂量方案具有更少的内膜刺激和更少的子宫出血。⑦孕激素子宫内给药是一种合理的给药方式，并且能提供有效的内膜抑制。⑧关于替勃龙对子宫内膜影响的随机对照试验数据显示，它与雌、孕激素连续联合治疗具有相似的影响。⑨他莫昔芬对子宫内膜具有雌激素效应，而雷洛昔芬和其他新型 SERM 对子宫没有明显的影响。⑩通常不推荐将 MHT 用于内膜癌的后续治疗。

3）MHT 与卵巢癌：①多数研究一致证明，绝经之前应用复方口服避孕药明显降低卵巢癌发病风险。②WHI 研究是唯一的一项关于 MHT 和卵巢癌风险的随机对照研究。在接受联合 MHT 的女性中，风险没有显著性的增加。③散在的几项病例对照和人群研究显示，MHT 妇女卵巢癌风险有所增加，但是不同治疗时间和类型的效果在研究中差别很大。在一项大规模研究中，停药后增加的风险在两年内回到正常水平，表明其可能只具有促进作用而不是诱导作用。④总体观点是，长期单一的雌激素治疗可能与较小的卵巢癌归因危险度相关，其值为 0.7/1000 人/用药 5 年，而在雌激素加孕激素治疗的病人中其风险增高的可能性更小甚至没有。

4）MHT 与宫颈癌：①长期队列研究表明，使用 MHT 不增加宫颈癌的风险。②WHI 的随机对照研究显示，使用 MHT 不增加宫颈癌的风险。

5）MHT 与结、直肠癌：①绝大多数观察性研究显示，口服 MHT 可以降低结、直肠癌风险。②荟萃分析的结果显示，MHT 停止 4 年后仍然对结、直肠癌风险降低具有益作用。既往使用 MHT 者患结、直肠癌的 RR 为 0.80（95%CI 0.74~0.86），而正在使用者的 RR 是 0.66（95%CI 0.59~0.74）。③一项关于绝经后妇女应用替勃龙的 RCT 研究（LIFT）表明，替勃龙可降低 60~79 岁女性的结肠癌风险。④WHI 研究证实，单独雌激素治疗对结、直肠癌风险没有影响；而雌激素和孕激素使用者结、直肠癌风险有所降低（RR 0.56，95%CI 0.38~0.81）。⑤仅仅是为预防结直肠癌，不应用 MHT。⑥目前还没有非口服 MHT 对结、直肠癌风险有影响的数据。

6）MHT 与上消化道癌：①男性。其原因还不清楚。②对照研究显示，在 MHT 使用者中，胃癌的发病率降低（RR 0.48；95%CI 0.29~0.79）但对食管癌没有影响。③已知口服 MHT 会对胆囊功能产生影响，观察性研究显示 MHT 使用者中胆囊切除的比例增加。④关于 MHT 应用与胆囊癌增加，仅有一项小规模病例对照研究的报道，发现 MHT 的使用增加胆囊癌风险，并随应用时间延长风险增加（RR 3.2，95%CI 1.1~9.3）。

（3）MHT 与神经系统：人脑是雌激素和其他甾体激素的靶器官。雌激素通过直接影响神经元与胶质细胞，间接影响氧化应激、炎症、脑血管及免疫系统，从而影响神经功能与神经系统疾病。

1）MHT 与认知功能：①对于中年女性的观察性研究提示，自然绝经对记忆或其他认知功能没有持续的影响。在围绝经期，有些女性会经历一些暂时的问题，但并不严重。②在绝经过渡期和绝经后早期开始 MHT 对认知的长期影响仍不清楚。迫切需要在该领域深入研究。

2）MHT 与阿尔茨海默病：①对于因阿尔茨海默病而痴呆的女性，有限的临床试验证据证实 MHT 并不能改善痴呆症状或延缓疾病进程。②有限的临床试验证据提示，绝经后晚期启动 MHT 增加所有原因所致的痴呆风险。③观察性证据显示，在较年轻的绝经女性中启动 MHT 与阿尔茨海默病的低风险相关。一些观察性研究的结果支持治疗时间窗这一观点，中年女性使用 MHT 对降低老年痴呆症风险有益，而老年女性使用 MHT 则有害。

3）MHT 与抑郁症：①绝经前和绝经后抑郁症患病率相似。然而，绝经过渡期和绝经后早期的抑郁症风险可能增加。②多个临床试验证据表明，绝经过渡期采用短期雌激素治疗可显著改善抑郁症。③有限的临床研究证据提示，绝经后晚期雌激素治疗对抑郁没有影响。④为了更进一步评估雌激素（不管是单雌治疗还是联合治疗）对绝经过渡期抑郁症的潜在益处，有待开展更大规模的研究。

4）MHT 与其他神经系统疾病：①MHT 对帕金森病的发病率和症状的潜在影响仍未知。②一项小规模临床试验显示，联合使用 MHT 可能增加绝经后癫痫女性的癫痫发作频率。③绝经前孕激素治疗对癫痫发作频率没有明显影响，但能否推广至绝经后癫痫女性尚不清楚。④绝经后头痛患病率比绝经前低。有限的观察数据表明，正在应用的 MHT 与头痛频率增加呈正相关。⑤多发性硬化可能受激素水平影响。目前还不清楚 MHT 是否会影响多发硬化的症状或疾病进程。

总之，基于对激素治疗利与弊全面并且循证的分析后，总体观点正如国际绝经学会（IMS）在关于

MHT 的最新推荐中指出：激素治疗是维持绝经后妇女健康总体策略的一部分，如同关于饮食、运动、吸烟和饮酒等生活方式的推荐。激素治疗的安全性很大程度上取决于年龄。小于 60 岁的健康妇女应用激素治疗基本上不用考虑安全性问题。这是国际绝经学会关于激素治疗科学的、明确的定位。这一阐述大大澄清了许多人对激素治疗的盲目恐惧。当然，激素治疗也不能滥用。在临床应用中严格掌握激素治疗的适应证和禁忌证是保证利大于弊的基础，合理规范的个体化应用能做到利更大、弊更小。

五、MHT 的规范化应用

（一）MHT 启用时机

关于激素治疗启用时机已有当前最新的共识，即启用激素治疗的时间宜早不宜迟。MHT 的全球共识以及国际绝经学会均提倡女性 60 岁以前或绝经不到 10 年开始启用激素治疗受益远远大于风险。在绝经早期开始激素治疗不仅能有效缓解绝经相关的症状，还能获得对心血管的保护作用，而且这个时期也是阻止绝经早期阶段骨量的快速丢失，预防绝经后骨质疏松症的最佳时机。对于 60 岁以后的绝经妇女，如果仅以预防骨折为唯一目的时是否应用激素治疗需根据个体情况进行利弊评估，考虑对远期健康的可能影响酌情而定，原则上不推荐 60 岁以上的妇女，以预防骨折为唯一目的时开始使用激素治疗。

（二）激素治疗的规范

1. 严格把握激素治疗的适应证和禁忌证

适应证：

（1）具有因卵巢功能减退出现的绝经相关症状，如潮热、出汗等血管舒缩症状及睡眠、情绪障碍等。

（2）泌尿生殖道萎缩症状，如阴道干涩、烧灼感、性生活困难、反复发作的老年性阴道炎及反复性泌尿系感染等。

（3）低骨量或骨质疏松高危妇女。

禁忌证：

（1）已知或怀疑妊娠。

（2）原因不明的阴道出血或子宫内膜增生。

（3）已知或怀疑患有乳腺癌。

（4）已知或怀疑患有性激素相关的恶性肿瘤。

（5）活动性静脉或动脉血栓栓塞性疾病。

（6）严重肝肾功能障碍。

（7）血卟啉症、耳硬化症。

（8）脑膜瘤是孕激素的禁忌证。

慎用情况：

（1）子宫肌瘤。

（2）子宫内膜异位症。

（3）子宫内膜增生史。

（4）尚未控制的糖尿病及高血压。

（5）血栓史及血栓形成倾向。

（6）胆囊疾病。

（7）癫痫、偏头痛、哮喘。

（8）系统性红斑狼疮。

（9）乳腺良性疾病。

（10）乳腺癌家族史。

2. 国内常用的绝经激素治疗制剂

（1）雌激素制剂：卵巢分泌的雌激素有雌酮、雌二醇、雌三醇。其中雌二醇的活性最强，雌酮与雌二醇可以互相转化，而雌三醇是前者的代谢产物。临床上常用的雌激素制剂如下。

1）口服雌激素制剂

【结合雌激素类】

结合雌激素（conjugated estrogen，CEE）又称妊马雌酮、共轭雌激素，是最早用于绝经激素治疗的雌激素，已有 70 多年历史。1941 年，第一个天然 CEE 研制成功，由妊娠母马尿液中提取，成分复杂，45% 为硫酸雌酮，55% 为其他各种雌激素。1942 年获美国食品药品监督管理局（FDA）批准用于治疗绝经相关症状。因其历史最悠久，所以国际上发表的大多数关于激素治疗的研究都是来自 CEE 的应用。现在国内已有结合雌激素的仿制品。

成分：结合雌激素

商品名：倍美力（primarin）

规格：进口药有两种规格：0.625mg/片和 0.3mg/片，每盒 28 片；国产药有三种规格：0.625mg/片、0.3mg/片和 0.45mg/片，每盒 28 片。

用法：一般常规剂量 0.3~0.625mg/d，有子宫的妇女根据周期用还是连续用方案酌情加用孕激素。

【戊酸雌二醇】

戊酸雌二醇是微粉化和脂化的雌二醇，口服后迅速水解为雌二醇和戊酸，戊酸再进一步代谢为二氧化碳和水排出体外。因此戊酸雌二醇的药代和药效等同于雌二醇，属于天然雌激素。

成分：戊酸雌二醇

商品名：补加乐（progynova）

规格：1 mg/片，每盒 21 片。

用法及剂量：用于绝经激素治疗的常用剂量为口服 0.5~1mg/d，有子宫的妇女根据周期用还是连续用方案酌情加用孕激素。

【17β 雌二醇】

17β 雌二醇与卵巢分泌的雌二醇结构相同，故属于天然雌激素。17β 雌二醇制剂的常用剂量为每日 1~2mg。目前国内尚无 17β 雌二醇单方片剂，临床上广泛使用的是 17β 雌二醇与孕激素组成的雌、孕激素序贯复方制剂（商品名：芬吗通），每盒包装 28 片。每片含 17β 雌二醇 1mg（芬吗通 1/10）或每片含 17β 雌二醇 2mg（芬吗通 2/10），两种复合制剂的后 14 片都添加了孕激素（地屈孕酮 10mg）。

【其他口服雌激素】

合成雌激素如己烯雌酚（diethylstilbestrol，DES）、乙炔雌二醇（ethinyl estradiol，EE）和乙炔雌三醇环戊醚（尼尔雌醇，nylestriol），也曾用于缓解绝经症状，但因可能的不良反应以及缺乏长期应用受益风险的研究证据，一般已不再推荐使用。

2）经皮吸收雌激素制剂：经皮 17β 雌二醇制剂有皮贴及凝胶二种。因经皮吸收，避免了肝脏首过效应；经皮吸收直接入血，生物利用度高，因而总摄入低，对凝血活性影响较小，使血栓风险更低。对血栓风险高及肝脏功能不好的绝经妇女应用经皮吸收雌激素制剂更有优势。

【半水合雌二醇皮肤贴剂】

成分：17β 雌二醇

商品名：松奇

规格：1.5mg/贴剂，每盒 4 贴。

用法和用量：每次应用半贴至 1 贴，每周更换一次，贴在除乳房、外阴和肚脐以外任何较为平坦、富于脂肪的皮肤上，如下腹部、大腿处。

【雌二醇凝胶】

成分：17β 雌二醇（酒精水化的凝胶）

商品名：爱斯妥凝胶

规格：每支 40g，每克凝胶含 17β 雌二醇 0.6mg。

用法和用量：每日用 1.25~2.5mg 凝胶，均匀涂抹于远离乳房及外阴的皮肤处。涂抹在皮肤上后经皮吸收入血。用药期间应避免使用任何影响皮肤的药物或强烈清洁剂。

3）经阴道吸收雌激素制剂：经阴道应用的雌激素制剂为局部给药方式，除避免了肝脏首过效应外，同时也限制了全身性吸收，副作用小，相对安全。主要用来改善绝经妇女泌尿生殖道萎缩症状。不受"窗口期"限制，可以用于绝经后的任何年龄。国内应用的经阴道吸收雌激素制剂有结合雌激素软膏、雌三醇软膏和普罗雌烯胶囊/乳膏。

【结合雌激素软膏】

成分：结合雌激素

商品名：进口药商品名为倍美力软膏，国产药商标名为佳加软膏。

规格：每支 15g，每克软膏中含活性成分结合雌激素 0.625mg。

用法和用量：阴道内用。初始剂量 0.5g，每日一次，连续应用 2 周后可酌情减为每周 2~3 次。

【雌三醇软膏】

成分：雌三醇

商品名：鸥维婷

规格：每支 15g，每克软膏中含活性成分雌三醇 1mg。

用法和用量：阴道内用。初始剂量 0.5g，每日一次，连续应用 2 周后可酌情减为每周 2~3 次。

【普罗雌烯胶囊/乳膏】

成分：普罗雌烯，为严格局部作用得雌激素，几乎没有全身作用。

商品名：更宝芬

规格：有 2 种剂型，胶囊和乳膏。胶囊每粒含普罗雌烯 10mg，每盒 10 粒。乳膏每支 15g，每克乳膏中含活性成分普罗雌烯 10mg。

用法和用量：阴道内用。胶囊每日一粒，症状好转后可改为 2~3 天放一粒。乳膏初始剂量 1g，每日一次，涂抹于阴道口，连续应用 2 周后可酌情减为每周 2~3 次。

（2）孕激素制剂：有子宫的妇女在补充雌激素的同时，必须加用孕激素，以保护子宫，对抗雌激素对子宫内膜的刺激，预防子宫内膜癌的发生。国内应用的孕激素制剂有以下几种。

1）天然孕激素制剂

【黄体酮】 又称孕酮，与卵巢黄体分泌的天然孕激素相同。

成分：黄体酮

商品名：黄体酮

规格：黄体酮油剂，每支 20mg。

用法和用量：肌内注射。因长期注射不方便，所以该制剂多用于调经和保胎，基本上不用于绝经激素治疗的长期应用。

【微粒化黄体酮】

成分：黄体酮

商品名：国内有三种制剂

安琪坦（进口商品名）：微粒化黄体酮软胶囊，100mg/粒，每盒 30 粒。用于雌孕激素周期序贯治疗的后半周期，每日 200mg，连用 10~14 天；用于雌孕激素连续联合治疗时，每日 100mg，连续服。该制剂即可口服也可阴道给药。经阴道给药吸收迅速且避免肝脏首过效应。

琪宁（国产商品名）：微粒化黄体酮胶丸，100mg/丸，每盒 6 粒。用于雌孕激素周期序贯治疗的后半周期，每日 200mg，连用 10～14 天；用于雌孕激素连续联合治疗时，每日 100mg，连续服。该制剂同样即可口服也可阴道给药。

益玛欣（国产商品名）：微粒化黄体酮胶囊，50mg/粒，每盒 20 粒. 用于雌孕激素周期序贯的后半周期，每日 200mg，连用 10～14 天；用于雌孕激素连续联合治疗时，每日 100mg，连续服。该胶囊只用于口服，不可阴道用药。

2）合成孕激素制剂：合成孕激素制剂很多，这里只简单介绍常用于绝经激素治疗的几种。

【地屈孕酮】

地屈孕酮是反转的孕酮衍生物。虽为合成孕激素，但其成分及药理特点最接近天然孕激素。该药最突出的特点是其所有的代谢产物除保持单纯的孕激素活性外，没有其他孕激素可能具有的雌激素、雄激素及糖皮质激素等活性作用，所以又称中性孕激素。这一特点奠定了该孕激素的安全性和单一性，可安心地用于保护子宫内膜而不担心其他不良反应。特别是乳腺的安全性。绝经激素治疗相关的乳腺癌风险与使用的孕激素种类有关。几项大型队列研究表明，与其他合成的孕激素相比，地屈孕酮与雌二醇合用，对乳腺癌的风险更小。

成分：地屈孕酮

商品名：达芙通

规格：10mg/片，每盒 20 片。

用法：口服。用于雌孕激素周期序贯的后半周期，每日 10mg，连用 10～14 天；用于雌孕激素连续联合治疗时，每日 5mg，连续服。

【醋酸甲羟孕酮】

醋酸甲羟孕酮是孕酮的衍生物。除孕激素活性外，有弱雄激素和糖皮质激素活性。WHI 研究显示在单用雌激素分支的妇女，治疗超过 7 年，没有发现乳腺癌风险增加，而雌孕激素联合应用分支中 5 年后发现乳腺癌风险增加了，而这个分支妇女所用的孕激素正是醋酸甲羟孕酮，提示醋酸甲羟孕酮的应用可能与乳腺癌风险增加有关。鉴于这一点，并考虑到其长期应用对糖代谢和肝功能的影响，在绝经激素治疗时，尽量不建议长期使用该药。

成分：醋酸甲羟孕酮

商品名：安宫黄体酮

规格：2mg/片，每盒 100 片。

用法：口服。用于雌孕激素周期序贯治疗时，在周期的后半周期，每日 6mg，连用 10～14 天；用于雌孕激素连续联合治疗时，每日 2mg，连续服。

【左炔诺孕酮】

左炔诺孕酮又称左旋 18-甲基炔诺酮（levonorgestrel，LNG），是一种孕激素活性极强的合成孕激素。该药的口服制剂不用于绝经激素治疗。近年来，左炔诺孕酮宫内缓释系统（LNG-IUS）正在被越来越多的妇女接受。该系统置于宫腔内，每天向宫腔释放 LNG 20μg，极少入血，使子宫内膜局部的药物浓度为血浆浓度的千倍以上，全身影响很小，直接起到了保护子宫内膜的作用，代替了口服孕激素，全身安全性更好，有效期 5 年。

成分：左炔诺孕酮

商品名：曼月乐

规格：该系统含左炔诺孕酮 52mg，每天向宫腔平稳释放 LNG 20μg。

用法：置于宫腔内，有效期 5 年。

（3）雌、孕激素复合制剂：既然有子宫的妇女补充雌激素时一定要配上孕激素，所以雌、孕激素复合制剂服用更简便，依从性更好。

1）雌、孕激素序贯制剂：这种序贯制剂的基础是模仿正常月经周期中雌、孕激素的变化模式，即月经的前半周期只有雌激素，后半周期（相当于排卵后）是雌激素和孕激素相伴而行。停止激素后，子宫内膜脱落，子宫出血，相当于月经。临床使用此种方式可建立预知的"月经周期"。国内常用的有2种：

【戊酸雌二醇/醋酸环丙孕酮片】

成分：戊酸雌二醇、醋酸环丙孕酮

商品名：克龄蒙

规格：每盒21片，前11天的片剂中每片含戊酸雌二醇2mg，后10天的片剂中每片含戊酸雌二醇2mg和醋酸环丙孕酮1mg。

用法：口服。用于符合激素治疗条件且希望有周期性出血的女性。月经第5天开始服，每日1片，连服21天。停药7天左右，期间可能有"月经"，然后，再开始服下一盒。

【雌二醇/地屈孕酮片】

成分：17β雌二醇、地屈孕酮

商品名：芬吗通

规格：有1/10和2/10两种规格。均为每盒28片包装。1/10包装规格指每盒中前14天的片剂中每片含17β雌二醇1mg，后14天的片剂中每片含17β雌二醇1mg及地屈孕酮10mg；2/10包装规格指每盒前14天的片剂中每片含17β雌二醇2mg，后14天的片剂中每片含17β雌二醇2mg及地屈孕酮10mg。

用法：口服。用于符合激素治疗条件且希望有周期性出血的女性。每日1片，连续服用，无需停药。

2）雌、孕激素连续联合制剂

【雌二醇/屈螺酮片】

成分：17β雌二醇、屈螺酮

商品名：安今益

规格：每盒28片，每片含17β雌二醇1mg和屈螺酮2mg。

用法：口服。用于符合激素治疗条件且不希望有周期性出血的绝经后女性。每日1片，连续服用。

（4）其他制剂

【替勃龙】

替勃龙不是雌激素，也不是孕激素，是一种组织选择性雌激素活性调节剂。其有效成分是7-甲基异炔诺酮，口服后在体内迅速代谢为3α-羟基替勃龙、3β-羟基替勃龙和Δ4-异构体三种化合物。3α-羟基替勃龙3β-羟基替勃龙能与雌激素受体结合，表现为雌激素样作用；而Δ4-异构体与孕激素和雄激素受体结合，表现为孕激素和弱雄激素活性。因此有子宫的妇女应用替勃龙时不用额外加用孕激素。用于绝经后不希望有周期出血的妇女，能有效缓解绝经相关症状，预防骨质疏松，治疗泌尿生殖道萎缩问题，改善性欲、提高绝经妇女生活质量。

成分：7-甲基异炔诺酮

商品名：利维爱（进口）；紫竹爱维（国产）

规格：每片2.5mg，每盒7片。

用法：口服。每日1.25~2.5mg，连续服。

3. 雌孕激素的选择　尽量选择天然制剂。需要加用孕激素时，尽量选择对乳腺影响更小的孕激素。国际绝经学会的最新推荐中指出：已有的研究表明与合成的孕激素相比，微粒化黄体酮和地屈孕酮与天然雌二醇联合应用，对乳腺癌的风险更小。对有肥胖、高血压、糖尿病、高血脂等血栓高危妇女，推荐选择非口服激素治疗，如经皮雌激素，经阴道或子宫局部应用的孕激素。

4. 个体化制订激素治疗方案

（1）局部用药与全身用药：只是泌尿生殖道萎缩症状、没有全身症状者，建议采用阴道局部应用小剂量雌激素，有效且安全；需要全身用药时，有子宫妇女应用雌激素同时应加用适当剂量的孕激素，以对抗雌激素对子宫内膜的刺激，保护子宫内膜；无子宫或已行子宫切除的妇女只需用雌激素，不需要加孕激素。

（2）周期用药与连续用药：较年轻的绝经妇女（包括卵巢早衰者）及绝经 1~2 年之内的妇女可采用雌、孕激素周期治疗，即模仿月经周期，每天都给雌激素，后半周期加用孕激素，停用孕激素后就会有类似月经样的规律的周期出血。对于年龄较长、绝经时间较长的妇女，不希望再有周期出血者，可根据妇女意愿采用雌、孕激素连续联合方案，即每天同时服用雌激素和孕激素，子宫内膜不会增厚，也没有周期性变化，因而不会有周期性子宫出血。

（3）应用最低有效剂量：以绝经症状得到明显改善，又没有出现如乳房胀痛、不规则阴道出血等不良反应，病人自觉舒服为最适宜剂量。若这个剂量不足以阻止骨丢失，不建议增加雌激素的剂量，可另外加用其他非激素抗骨质疏松药物。

（4）坚持进行规范的安全性评估：开始激素治疗后应定期进行有效性和安全性监测，以评估是否有禁忌证出现，尤其关注乳腺、子宫以及血栓倾向等。这样的监测至少每年进行一次，在重新评估利弊后，对是否需要和能否继续应用激素治疗做出决策。一般妇女每年一次常规的健康体检基本可以满足以上评估的需求。一些有高危因素的妇女应适当增加检查的频率、缩短检查的间隔，可以 6 个月做一次重点评估。这些妇女包括有乳腺癌家族史、较重度的乳腺增生及乳腺良性结节、乳腺密度较高，子宫肌瘤等。血栓高危的妇女应很好控制血栓相关的肥胖、高血压、高血脂、糖尿病等。

（5）关于治疗期限：绝经激素治疗全球共识和国际绝经学会阐明的观点是：没有理由强行限制 MHT 的应用期限。应根据病人情况进行个体化决定。任何时候只要发现不适合继续使用或妇女本人不愿意继续使用激素时，随时可以停用。WHI 试验和其他众多研究的数据显示，60 岁前开始 MHT 的健康女性，至少在使用 5 年内是安全的。至于是否继续治疗并无绝对限制。应根据病人的治疗目的和需求以及每位妇女的个人风险谱对继续治疗的风险与获益进行客观评估。由妇女及其医生在充分知情后作出审慎的决定。实际上，有些健康的绝经妇女在使用 5 年后也可以适当继续使用并继续受益。

（徐 苓）

参 考 文 献

[1] Albright F, Smith PH, Richardson AM. Postmenopausal osteoporosis. JAMA, 1941, 116：2465-2474.

[2] Lindsay R, Aitken JM, Anderson JB, et al. Long-term prevention of postmenopausal osteoporosis by oestrogen：evidence for an increased bone mass after delayed onset of oestrogen treatment. Lancet, 1976, 1：1038-1041.

[3] 黄公怡. 骨重建与骨质量//徐苓. 骨质疏松症. 上海：上海科学技术出版社, 2011：47-51.

[4] Bartl R, Frisch B. Osteoporosis：diagnosis, prevention, therapy, 2ed. Springer-Verlag Berlin Heidelberg, 2009：119-124.

[5] 路军丽, 林守清, 张李松, 等. 戊酸雌二醇与甲羟孕酮联合应用预防绝经近期低骨量妇女骨丢失的作用. 中华医学杂志, 2001, 82（23）：1593-1598.

[6] 中华医学会骨质疏松和骨矿盐疾病分会. 原发性骨质疏松症诊治指南（2011 年）. 中华骨质疏松和骨矿盐疾病杂志, 2011, 4（1）：2-17.

[7] Compston J, Cooper A, Cooper C, et al. The National Osteoporosis Guideline Group（NOGG）. UK clinical guideline for the prevention and treatment of osteoporosis. Arch Osteoporos, 2017, 12（1）：43-66.

[8] Camacho PM, Petak SM, Binkley N, et al. Endocrinologists and American College of Endocrinology Clinical Practice Guidelines for the Diagnosis and Treatment Postmenopausal Osteoporosis-2016. Endocr Pract, 2016, 22（Suppl 4）.

[9] Writing Group for Women's Health Initiative Investigators. 2002 Risks and benefits of estrogen plus progestinin healthy postmenopausal women：principal results from the women's health initiative randomized controlled trial. JAMA, 2002, 288：321-333.

[10] Cummings SR, Ettinger B, Delmas PD, et al. The effects of tibolone in older postmenopausal women N Engl J Med, 2008, 359（7）：697-708.

［11］Villiers TJ，Hall JE，Pinkerton JV，et al. Revised global consensus statement on menopausal hormone therapy. Maturitas，2016，91：153-155.

［12］Baber RJ，Panay N，Fenton A，et al. the IMS Writing Group. 2016 IMS. Recommendations on women's midlife health and menopause hormone therapy Climacteric，2016，19：2：109-150.

［13］Farr JN，Khosla S，Miyabara Y，et al. Effects of estrogen with micronized progesterone on cortical and trabecular bone mass and microstructure in recently postmenopausal women. J Clin Endocrinol Metab，2013，98（2）：E249-E257.

［14］中华医学会妇产科分会绝经学组. 绝经过渡期和绝经后期激素补充治疗临床应用指南（2009 版）. 中华妇产科杂志，2010，45（8）：635-638.

［15］中华医学会妇产科分会绝经学组. 绝经相关激素补充治疗的规范流程（2013 版）. 中华妇产科杂志，2013，48（2）：155-158.

［16］徐苓. 激素补充治疗与骨质疏松. //郁琦. 绝经学. 北京：人民卫生出版社，2013：345-351.

第十章　选择性雌激素受体调节剂——雷洛昔芬

雷洛昔芬（raloxifene）是苯骈噻吩类化合物，属于第二代选择性雌激素受体调节剂（selective estrogen receptor modulator，SERM），其对骨骼和脂代谢具有雌激素样作用，而对乳腺和子宫则呈现雌激素拮抗作用。研究显示其不仅具有防治骨质疏松的作用，还有降低乳腺癌的发生率和降低血胆固醇水平等作用，故而引起人们的重视。

一、雷洛昔芬的化学结构和作用机制

SERM 是指一组结构不同的人工合成的非类固醇化合物，其与雌激素受体结合后在不同靶组织分别产生类雌激素样和拮抗雌激素的作用。雷洛昔芬在 20 世纪 80 年代早期合成，属非类固醇的苯噻吩（benzothiophene）的化合物，其化学名为[6-羟基-2-(4-羟苯基)苯并（b）噻酚-3-基]-[4-[2-(1-哌啶基)乙氧基]-苯基]-盐酸甲酮，和雌激素受体结合，起 17β-雌二醇的作用，而六氢吡啶侧链为抗雌激素区域。其雌激素激动样作用主要表现在骨转换和降血胆固醇与低密度脂蛋白胆固醇水平的保护作用。

雷洛昔芬的分子式 $C_{28}H_{27}NO_4S \cdot HCl$，分子量 510.15，化学结构见图 6-10-1。

雌激素受体主要分布于对雌激素反应组织的细胞核上，主要有 ER-α 和 ER-β 两个亚型，当雌激素与其受体结合后形成二聚体复合物，之后同雌激素反应元件（estrogen response-element，ERE）的特定 DNA 序列结合。在不同组织中雌激素与特定的 ER 结合后，和不同的基因反应元件作用，而对基因的表达产生激活或抑制作用。

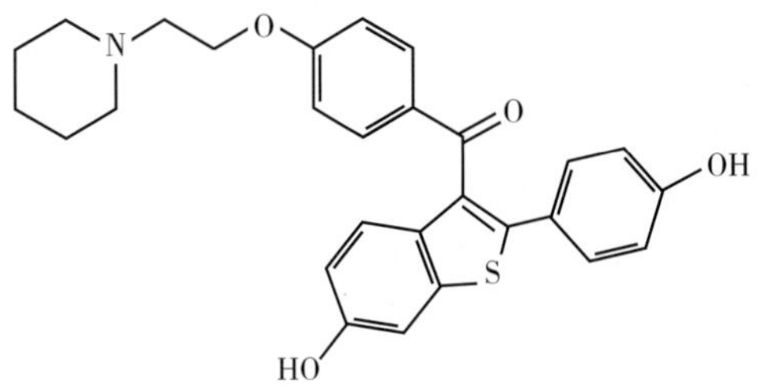

雷洛昔芬产生雌激素样激动作用的确切机制尚不清楚，当雷洛昔芬与雌激素受体结合后会诱发配体诱导的受体构象变化，此种复合物通过与不同的 ERE 转

图 6-10-1　雷洛昔芬的化学结构

录元件结合激活基因的转录。许多基因的 DNA 序列上具有雷洛昔芬的反应域如在转化生长因子 3（transforming growth factor 3，TGF-3）的启动子区域。该启动子区同样会对雌激素与 ER 的复合物产生反应。有研究表明雌激素和雷洛昔芬均可以刺激 TGF-3 的合成，明显抑制破骨细胞的分化与功能。与雌激素相似，雷洛昔芬也可降低白介素 6（IL-6）的表达，此种细胞因子可显著抑制破骨细胞的骨吸收。去卵巢实验动物骨丢失的同时血 IL-6 水平升高，而雷洛昔芬和雌激素治疗会使之逆转。雷洛昔芬和雌激素在体外都能抑制低密度脂蛋白（LDL）的氧化。

在乳腺和子宫中，雷洛昔芬与雌激素竞争性结合雌激素受体，产生雌激素拮抗的作用。在这些组织中雷洛昔芬与雌激素受体的复合物不能诱发相应基因的转录活性，这样阻止了雌激素对经典雌激素反应元件 ERE 的刺激作用，如雷洛昔芬在骨骼和血脂方面为雌激素样（estrogen agonistic）作用，而在乳腺和子宫起抗雌激素样（estrogen antagonistic）。

雷洛昔芬和雌激素与雌激素受体结合的部位相同，但两者和受体的结合力，结合机制及导致受体结构变化的差异是不同基因转录的原因。雌激素和雷洛昔芬对靶器官不同作用的其他原因，还和受体多种亚型，不同受体亚型的激活和对抗作用，以及受体亚型选择性的表达有关。比如 17β 雌二醇激活雌激素 α 受体，抑制雌激素 β 受体，雷洛昔芬对雌激素 β 受体有刺激作用。雌激素受体 α 和 β 的 mRNA 水平在不同组织中是不同的，例如在子宫、睾丸、肾上腺和垂体上可检出雌激素 α 受体的 mRNA，而卵巢、睾丸、前列腺、脾脏和胸腺中可检出雌激素 β 受体的 mRNA，成骨细胞，乳腺上皮细胞有雌激素 α 和 β 受体的 mRNA 表达。

二、雷洛昔芬药代动力学

（一）概述

雷洛昔芬的药代动力学在至少 1500 名妇女的临床试验中做过研究（表 6-10-1），主要参加者为绝经后白种人妇女，病人间的变异约为 30%。

表 6-10-1　雷洛昔芬的药代动力学

给药方式	平均 Cmax （ng/ml）/（mg/kg）	平均 $t_{1/2}$ （范围），h	平均 AUC （ng x h/ml）/（mg/kg）	平均 CL/F （L/HR）	平均 V/F [L/（kg·h）]
单次用药	0.5	27.7（10.7~273）	27.2	44.1	2348
多次用药	1.36	32.5（15.8~86.6）	24.2	47.4	2853

注：数据经剂量（mg）和体重（kg）校正，Cmax＝最大血浆浓度，$t_{1/2}$＝半衰期，AUC＝浓度-时间曲线下面积，CL＝清除率，F＝生物利用度，V＝分布容积

（二）吸收

雷洛昔芬自胃肠道快速吸收再经首过效应后，大约 60% 的口服剂量被葡萄糖醛基化。但由于进入循环前大部分被葡萄糖醛基结合，绝对生物利用度只有 2%。个体间生物利用度的不同可能源于葡萄糖醛基化形成和肝内循环率的差异。四名健康志愿者一次摄入雷洛昔芬盐酸盐 185mg，0.5 小时内的最大血浆浓度（Cmax）为 12.5 mg/L。单次摄入 60 mg 的被推荐剂量平均 Cmax 为 0.5ng/ml，多次摄入 60mg 的被推荐剂量产生的 Cmax 可达 1.36 ng/ml。虽然多次用药血浆浓度-时间曲线下面积（AUC）无显著改变，但从 30 mg 到 150 mg 剂量递增时会造成 AUC 轻度增加。有高脂肪饮食时摄入雷洛昔芬 Cmax 和 AUC 会分别增加 28% 和 16%，而对其临床作用却无关紧要。因此，摄入雷洛昔芬无需考虑饮食的影响。

（三）体内分布

雷洛昔芬广泛地分布在不同的组织中，单次摄入 30~150mg 剂量后体内的分布容积（V）为 2348L/kg。采用放射性标记的研究表明雷洛昔芬主要分布在肝脏、肺和肾脏。在以下组织中将药转变为活性的代谢物，包括肝脏、肺、脾、骨、子宫和肾脏。雷洛昔芬与其结合物在体外 95% 与白蛋白和单酸的糖蛋白结合。雷洛昔芬不与性激素类固醇-结合球蛋白结合。雷洛昔芬可进入乳汁中，哺乳妇女不应使用。雷洛昔芬在妊娠妇女中也禁忌使用。

（四）代谢和排泄

雷洛昔芬主要经首过效应被代谢，结合形式包括：4-葡萄糖醛基、6-葡萄糖醛基，和 6,4-双葡萄糖醛基。在循环只有极小量的自由雷洛昔芬（<1%的剂量）被检出。未发现雷洛昔芬的其他代谢产物，说明其不被 P450 色素同工酶转化。虽然雷洛昔芬在某些组织中可能被转换成其原形，但似乎在主要的靶器官中并不出现，例如子宫和骨骼，因此，雷洛昔芬组织选择性不是由于不同组织中解离出原形代谢产物。健康绝经后妇女给予雷洛昔芬 400mg/d 共 5 天，其消除率为 51.5~128.3L/（h·kg），随月经周期有波动。妇女稳定状态的分布容积为 4135L/kg，性别、种族或年龄（42~84 岁）对雷洛昔芬的消除无显著的影响。

雷洛昔芬的体内半衰期为 15.8 到 86.6 个小时，平均 32.5 小时。一项对 14 名健康的绝经后妇女和 14 名健康的男性的研究表明雷洛昔芬 $t_{1/2}$ 为 11~27 小时。单次口服雷洛昔芬的消除率是 44.1L/（h·kg）。长期给药雷洛昔芬的 $t_{1/2}$ 可能被延长到 27.7 个小时。

雷洛昔芬主要在粪便中排泄，葡萄糖醛基化代谢产物主要经胆管排除，经细菌分解为药物原形。少于 0.2% 的雷洛昔芬原形在尿中被排泄；不足 6% 经葡萄糖醛基结合经尿排泄。

肾脏的损害：因为只有很少的雷洛昔芬在尿中原形排出，临床研究未见到雷洛昔芬及其结合物浓度在肌酐清除率低至 23ml/min 的病人与正常肾功能对照者之间有任何差异。

肝脏的损害：有肝脏的损害（Child-Pugh 分级 A 的肝硬化和总胆红素浓度 $10 \sim 34$ μmol/L）的病人比健康人的血浆雷洛昔芬浓度高 2.5 倍，胆汁中的雷洛昔芬浓度与血浆中的水平相关。在肝脏损害的病人中使用雷洛昔芬的经验尚不足，需进一步研究。

三、雷洛昔芬与骨骼

骨质疏松症是一种以骨量减少和骨组织微结构破坏为特征的全身性疾病，骨骼的脆性增加和易发生骨折。因此防治骨质疏松的主要目的是减缓骨量丢失，维持骨骼结构的完整性，最终目的是防止骨质疏松性骨折。雌激素的降低或缺乏是绝经后骨质疏松的主要病因之一，正是由于雌激素对骨骼具有良好的保护作用，激素替代治疗（hormone replacement therapy，HRT）被广泛地用于绝经后骨质疏松症的防治。但妇女健康初探（Women Health Initiative，WHI）研究结果显示雌孕激素联合使用的 HRT 可使健康绝经后妇女以下疾病的风险度增加，如脑卒中（41%）、心脏事件（29%）、血栓性疾病（200%）、乳腺癌（26%）。同时 HRT 使髋部骨折降低 34%，直结肠癌降低 37%，说明 HRT 对人体的健康具有正负作用的两面性。WHI 的研究结果给人们的重要启示之一就是寻找新的性激素受体调节剂，理想的药物应具有更大的骨骼保护作用，同时避免对生殖组织和其他组织器官的不良作用。雷洛昔芬正好兼具此类多种优势，其对骨骼的作用如下。

（一）雷洛昔芬防治骨质疏松的动物实验研究

动物实验研究表明雷洛昔芬能够预防去卵巢诱发的大鼠骨丢失，大鼠在去卵巢后予以雷洛昔芬 $0.1 \sim 10$ mg/(kg·d) 治疗 5 周，股骨远端和胫骨近端的骨密度（bone mineral density，BMD）可保持在正常大鼠的 90% 左右。此种作用同使用乙炔雌二醇 0.1 mg/(kg·d) 的作用相近。并且经过雷洛昔芬治疗 BMD 的增加作用可以保持 1 年，说明长期使用雷洛昔芬治疗可以使 BMD 长期保持。雷洛昔芬治疗使 OVX 大鼠 BMD 增加的作用在不同的研究中经单光子、双能 X 线吸收仪和定量 CT 等多种检测 BMD 方法得以证实。雷洛昔芬使 OVX 动物骨密度增加的同时，骨骼的生物力学强度也显著增加。研究表明 OVX 大鼠经雷洛昔芬 3mg/(kg·d) 治疗 6 个月，股骨颈和腰椎的抗骨折能力显著增加，显著高于未经治疗的 OVX 大鼠（$P<0.01$），而与乙炔雌二醇治疗组无显著差异。通过骨组织计量学研究表明 OVX 大鼠使用雷洛昔芬对骨形成的抑制作用并不如乙炔雌二醇那样明显。除预防性用药的作用显著外，对去卵巢 2 个月后已经出现骨量减少的 OVX 大鼠予以雷洛昔芬和乙炔雌二醇治疗后还可以防止骨量的进一步丢失。

（二）雷洛昔芬防治骨质疏松的临床研究

1. 雷洛昔芬对骨密度的影响　有三项较大规模的临床研究观察了雷洛昔芬对 BMD 的影响，其中两项为预防性用药，治疗性用药的评价雷洛昔芬多项效果（multiple outcomes of relaxifene evaluation，MORE）研究是将 BMD 作为研究的疗效指标之一。这三项研究的基本情况详见表 6-10-2：

前两项预防性用药的临床研究的研究终点为观察雷洛昔芬治疗后 BMD 的改变。经过 36 个月治疗后第一项研究中雷洛昔芬 30mg、60mg 和 150mg 组的腰椎骨密度分别增加 0.71%、1.28% 和 1.20%。而安慰剂对照组腰椎 BMD 降低 1.32%，结果提示，雷洛昔芬可保护骨量。

国际研究中共有 619 例病人入选，分别予以雷洛昔芬 60mg/d（$n=152$）、150mg/d（$n=157$）和结合雌激素 0.625mg/d（$n=158$）及安慰剂（$n=152$）。研究表明经过 2 年的治疗雷洛昔芬 60mg 组腰椎和髋部的 BMD 都明显增加 2.4%±0.4%，而在同样部位单纯钙剂和安慰剂对照组 BMD 都降低 0.8%±0.3%。该研究还观察了受试者全身骨量，雷洛昔芬治疗组全身骨量增加 1%，而安慰剂对照组骨量减少 0.6%。该结果说明雷洛昔芬治疗后局部的骨量增加并非由于体内矿物质发生了重新分布。

表 6-10-2 雷洛昔芬的临床研究情况

研究名称	病例数 （治疗组/对照组）	研究时间 （年）	平均年龄（SD） 绝经年限（SD） LS-BMD g/cm² （SE）T值	干 预	结果判断	失访病例 （%）
预防研究	1145 859/286	3	54.6（0.34） 4.8（2.0） 0.94（0.01） -1.0	雷洛昔芬 30mg、60mg 和 150mg vs 安慰剂钙 400~600mg/d	BMD：腰椎，全髋，前臂远端和全身	423/1145 37%
国际研究	619 309/152 158*	3	53.0 6.0 — -2.5~2.0	雷洛昔芬 60mg 和 150mg vs 安慰剂钙剂 400~600mg/d	BMD：腰椎和全髋	179/619 28.9%
MORE 研究	7705 5129/2576	4	66.5（6.9） 18.7（8.1） 0.76（0.12） -2.6	雷洛昔芬 60mg 和 120mg vs 安慰剂钙剂 1000mg 及维生素 D 400~600IU/d	BMD：腰椎和全髋 骨折：椎体和非椎体	2013/7705 26.1%

注：*：158 例服用结合雌激素 0.625mg/d

　　MORE 研究也观察了雷洛昔芬对骨量的影响。研究表明雷洛昔芬治疗 1 年腰椎和髋部的 BMD 即显著增加，并且持续到服药的第 4 年。第 4 年时雷洛昔芬 60mg 组腰椎和股骨颈 BMD 分别较治疗前增加 2.6% 和 2.1%，雷洛昔芬 120mg 组上述两个部位 BMD 分别增加 2.5% 和 2.3%，与安慰剂组比较有非常显著差异（$P<0.001$）。其中股骨颈骨密度的改变在第 2、3 年之间仍有显著差异，而第 3 年和第 4 年之间无显著差异。该研究说明骨量减少病人予以雷洛昔芬治疗可在第 1 年即见骨量显著增加，用药的第 2、3 年骨量呈持续增加的趋势，在治疗的第 4 年骨量仍得以维持。Siris 等对 MORE 研究延长 4 年，于治疗 7 年时，386 例行 BMD 检查，雷洛昔芬组（$n=259$）、安慰剂组（$n=127$）。与 7 年前基线比较，腰椎和股骨颈的 BMD 分别增加 +4.3% 和 +1.9%。与安慰剂组比较，腰椎和股骨颈 BMD 分别增加 +2.2% 和 +3.0%，表明延伸 4 年治疗骨密度能维持且有所增加。

　　虽然长期服用雷洛昔芬明显增加骨量，但停药后骨量却不能维持。Neele 等跟踪观察了服用雷洛昔芬（60m/d 或 150mg/d）5 年后停用的绝经后骨质疏松妇女 1 年，期间监测了骨密度的变化，雷洛昔芬 60mg/d 组 BMD 下降 2.4%，150mg/d 组下降 2.6%，对照组下降 1.6%，结果表明雷洛昔芬服用 5 年停药后骨量继续丢失，其骨量丢失率与对照组相似。

　　2. 雷洛昔芬对骨转换的影响　绝经后骨质疏松症的基本病理生理改变为骨转换增高，骨重建失偶联所致的骨量丢失。降低骨转换，抑制骨吸收是防治绝经后骨质疏松症的重要手段之一。一项 8 周的短期安慰剂对照研究观察 10~200mg/d 不同剂量雷洛昔芬对绝经后妇女骨转换指标的影响，研究表明雷洛昔芬在 50~200mg 剂量可显著降低血骨特异性碱性磷酸酶水平，200mg 组可使血骨钙素水平显著降低。Draper 等对 251 例绝经后骨质疏松的病人随机双盲给予 200mg/d 或 600mg/d 雷洛昔芬观察 8 周，结果显示雷洛昔芬可以降低骨转换标志物。MORE 研究治疗 4 年时雷洛昔芬 60mg/d 组及 120mg/d 组的骨钙素和骨特异性碱性磷酸酶分别降低了 26.2%、31.1%（骨钙素）和 35.2%、35.6%（骨特异性碱性磷酸酶）。尿 I 型胶原羧基末端肽/肌酐排泄率分别降低 34.2% 和 31.7%，与安慰剂组均有显著差别（$P<0.001$），表明长期服用雷洛昔芬可降低骨转换率。如前所述，该研究还观察到了骨量的持续增加。

　　同样钙平衡试验表明健康绝经后妇女予以雷洛昔芬和周期性使用雌孕激素联合治疗，在治疗后的第

4、33 周，两个治疗组均呈现正钙平衡，而安慰剂对照组仍为负钙平衡状态。Ⅲ期临床中的 51 例随机分组的病人，其中有 10 例雷洛昔芬治疗组、8 例雌激素治疗组的病人进行了髂骨活检（基线和服药 6 月），结果表明雷洛昔芬治疗 6 个月时骨组织结构正常、未见到矿化缺陷、编织骨或骨髓纤维化等情况。一组双盲试验，59 例绝经妇女于基线和治疗 2 年后（安慰剂，雷洛昔芬 60mg/d 和 120mg/d）未见骨质软化、细胞损害、编织骨或骨髓纤维化等异常。

3. 雷洛昔芬对骨折的影响　MORE 研究是首项以骨折为终点关于雷洛昔芬的临床研究，这是一项为期 4 年的随机、双盲、安慰剂对照的临床研究，由 25 个国家的 180 个临床中心参加，共筛选了 7705 例病人入选研究，年龄 31~80 岁，入选条件为绝经 2 年以上的妇女伴有骨质疏松（符合 WHO 标准）或椎体骨折。共分为两个大组：第一组为骨质疏松组，腰椎或股骨颈骨密度 T 值≤−2.5；第二组椎体骨折组，即低骨量同时伴有一到多处的中至重度的椎体骨折，或两处至多处的轻度椎体骨折或不论其骨量如何伴有至少两处的中度椎体骨折。其中椎体骨折的分度：轻度为椎体的高度较预期值降低 20%~25%，中度为椎体高度较预期值降低 25%~40%，降低>40% 为重度。入组病人随机分为雷洛昔芬 60mg/d 组、120mg/d 组及安慰剂组，所有病人均服用钙剂 500mg 和维生素 D 400~600IU。主要研究终点为临床椎体骨折的发生。有 6828 例在研究开始，及治疗后的第 2、3、4 年分别拍脊柱 X 线片，比较观察了椎体骨折情况（表 6-10-3）。次级研究终点为椎体以外的骨质疏松性骨折的发生。

表 6-10-3　MORE 研究中随诊过 X 线照相的 6828 例绝经后妇女入组时的基本情况[a]

指 标	安慰剂 ($n=2292$)	雷洛昔芬 60mg/d ($n=2259$)	雷洛昔芬 120mg/d ($n=2277$)	P 值[b]
年龄（岁）	66.6±7.0	66.4±6.9	66.2±7.1	0.168
绝经年限	18.7±8.3	18.6±8.5	18.2±8.2	0.129
体质指数	25.3±4.0	25.3±4.0	25.2±4.0	0.994
伴有椎体骨折	36.4%	37.9%	37.9%	0.477
股骨颈 BMD[c]（g/cm²）	0.62±0.08	0.62±0.08	0.62±0.08	0.264
T 值	−2.3±0.55	−2.32±0.55	−2.34±0.54	0.441
腰椎 BMD[c]（g/cm²）	0.81±0.14	0.82±0.13	0.81±0.13	0.552
T 值	−2.58±1.14	−2.55±1.09	−2.58±1.10	0.546
4 年内至少使用 1 种骨活性的药物[d]	315（16.4%）	243（12.3%）	253（12.7%）	<0.001

注：a：数据以均数±标准差表示；b：P 为全组间的比较；c：BMD，随机分组时的 BMD；d：不得使用雌激素

研究结果表明雷洛昔芬 60mg/d 组治疗第 1 年就呈现椎体骨折降低的良好效果，临床椎体骨折的危险性降低 68%（RR 0.32，95%CI 0.20~0.87），以往有骨折史者，新椎体骨折发生风险下降 66%（RR 0.34，95%CI 0.23~0.89）。第 2 年降低 46%（RR 0.54，95%CI 0.34~0.86）。雷洛昔芬 120mg/d 组于第 1、2 年分别降低 79%（RR 0.21，95%CI 0.07~0.62）和 65%（RR 0.35，95%CI 0.20~0.59）。观察 3 年时在无椎体骨折史组，60mg/d 和 120mg/d 组与安慰剂组比较，就椎体骨折发生危险分别为 RR 0.5（95%CI，0.3~0.7），下降 50% 和 RR 0.6（95%CI，0.4~0.9），下降 40%。在有椎体骨折史组，日 60mg 和 120mg 组与安慰剂组比较，就椎体骨折发生危险分别为 RR 0.7（95%CI，0.6~0.9），下降 30% 和 RR 0.5（95%CI，0.4~0.6），下降 50%。差异有明显的统计学意义，说明无论以往有无骨折史，雷洛昔芬两个剂量组，至 3 年治疗均较安慰剂组新的椎体骨折的发生危险有显著降低。而非椎体骨折发生危险的预防至雷洛昔芬 3 年治疗，与安慰剂组比较两组间无明显差异。将所有入组病人合并分析治疗

4 年时两种剂量的雷洛昔芬治疗组新发椎体骨折的累积相对危险性均显著减低，同时也分别使椎体骨折组和非椎体骨折组两组的新发椎体骨折的累积相对危险性均显著降低。在治疗 4 年期间两种剂量的雷洛昔芬治疗组之间新发椎体骨折的累积相对危险的降低无差异。

该研究的第 4 年允许病人根据病情使用其他影响骨代谢的药物，分析表明安慰剂组使用其他影响骨代谢药的病人数更多。考虑到此类药物可能会影响骨折的发生，因此又特意对未使用此类药物的 5507 例病人进行了分析，其在降低累积新发椎体骨折危险性与整体研究人群分析的结果相似。4 年中多发性（≥2）新椎体骨折的累积相对危险性在雷洛昔芬 60mg 组为 0.54（95%CI 0.38～0.77），雷洛昔芬 120mg 组为 0.39（95%CI 0.26～0.58），两个不同剂量治疗组之间无显著差异。已有椎体骨折组的相对危险性，在雷洛昔芬 60mg 组为 0.63（95%CI 0.43～0.91），120mg 组为 0.40（95%CI 0.26～0.62）；以往无椎体骨折组的相对危险性雷洛昔芬 60mg 组和 120mg 组分别为 0.12（95%CI 0.03～0.50）和 0.29（95%CI 0.11～0.77）。

如果单独分析雷洛昔芬治疗第 4 年新发椎体骨折的危险性，结果表明仅第 4 年雷洛昔芬 60mg/d 和 120mg/d 组新发椎体骨折的危险性均降低 39%。雷洛昔芬在降低新发椎体骨折危险性方面与前 3 年比较差异无统计学意义。综上如 MORE 研究所见，雷洛昔芬治疗的 4 年中，自第一年开始即见椎体骨折的危险性显著降低，并能持续到整个治疗的 4 年。

基线时椎体骨折的严重程度，数量和骨密度（T 值≤-3）可以预测以后新的椎体骨折发生的危险性。在 MORE 研究中 Delmas PD 等又分析了基线时有严重椎体骨折的病人（$n=614$），在安慰剂组（$n=196$），雷洛昔芬 60mg/d（$n=197$）和 120mg/d（$n=221$），于 3 年治疗时新的椎体骨折分别降低 26%（$P=0.048$），RR 0.74（95%CI 0.54～0.99）和 34%（$P=0.01$）RR 0.66（95%CI 0.48～0.91）提示雷洛昔芬 60mg/d 和 120mg/d 分别治疗 10 例和 8 例，3 年时间可以预防 1 例新椎体骨折的发生。3 年治疗时非椎体骨折的发生（锁骨，肱骨，桡骨，骨盆，髋部和肢体）在安慰剂组，雷洛昔芬 60mg/d 和 120mg/d 组分别为 27 例（13.8%）、16 例（8.1%）和 15 例（6.8%），与安慰剂相组比较，分别下降 47%［（$P=0.046$），RH 0.53（95%CI 0.29～0.99）］和下降 52%［（$P=0.024$），RH 0.48（95%CI 0.26～0.91）］，提示雷洛昔芬 60mg/d 和 120mg/d 分别治疗 18 例和 14 例，3 年可以预防 1 例新的非椎体骨折，在已有严重骨质疏松的病人，3 年雷洛昔芬治疗可以降低新发椎体骨折，也可以降低新的非椎体骨折发生的危险。

四、雷洛昔芬骨骼以外的作用

（一）雷洛昔芬与乳腺癌

雷洛昔芬在乳腺组织和细胞中均呈现雌激素拮抗作用，可以完全阻断雌激素诱发的 ER 依赖性乳腺肿瘤 MCF-7 细胞的增殖，并能抑制大鼠雌激素依赖性乳腺癌组织的生长。

在 MORE 研究中，同时也监测了乳腺癌的发生率，资料表明随访 40 个月后雷洛昔芬组的 5129 例绝经后骨质疏松妇女有 13 例浸润性乳腺癌发生，安慰剂对照组 2576 例中有 27 例乳腺癌发生（$P<0.001$）。雷洛昔芬治疗中乳腺癌发生危险性降低 76%（RR 0.24，$P<0.001$）。对雌激素受体阳性的乳腺癌降低 90%（RR 0.10，$P<0.001$），而对雌激素受体阴性的浸润性乳腺癌无影响（RR 0.88），不同剂量间未见有显著差别，60mg/d 组 RR 0.22，120mg/d 组 RR 0.26。观察 4 年随访结果，浸润性乳腺癌在雷洛昔芬 5129 例中有 22 例，安慰剂组 2576 例中有 32 例，雷洛昔芬组新发浸润性乳腺癌降低 76%（$P<0.01$，RR 0.24，95%CI 0.13～0.44）。根据这一数据推测每 126 例骨质疏松妇女使用雷洛昔芬治疗 4 年可预防 1 例浸润性乳腺癌的发生。雷洛昔芬相关的继续研究结果（Continuing Outcomes Relevant to Evista，CORE 研究），MORE 研究 4 年，再延长 4 年，共计 8 年。雷洛昔芬组（$n=3510$），安慰剂组（$n=1703$），8 年末乳腺癌的发生分别为 31 例（0.9%）和 30 例（1.8%），危险比（hazard ratio，HR）= 0.50，经雷洛昔芬治疗新发乳腺癌的危险下降 50%（$P<0.005$），浸润性乳腺癌分别为 24 例（0.7%）和 28 例（1.6%），$HR=0.41$，下降 59%（$P<0.001$）。其中雌激素受体阳性者分别为 15 例（0.4%）和 21 例（1.2%），

$HR=0.34$，下降 66%（$P<0.001$）；而雌激素受体阴性者分别为 7 例（0.2%）和 3 例（0.18%），$HR=1.13$，两组间差异无统计学意义（$P=0.86$），同时非浸润性乳腺癌的发生在两组间也差异无统计学意义，分别为 7 例（0.2%）和 2 例（0.1%），$HR=1.78$（$P=0.47$）。CORE 研究观察 8 年的结果表明雷洛昔芬可以预防浸润性乳腺癌的发生，尤其是雌激素受体阳性者效果较优。而对雌激素受体阴性者和非浸润性乳腺癌的发生无影响。

2006 年 Barrett-Connor 等报告雷洛昔芬应用于心脏的研究（Raloxifene Use For The Heart，RUTH）。国际多中心（26 个国家，177 个研究中心）的随机、双盲、安慰剂对照研究，同时也观察了雷洛昔芬对浸润性乳腺癌的预防作用。分为雷洛昔芬组（日 60mg，$n=5044$）和安慰剂组（$n=5057$），平均年龄 67.5 岁，84% 为白种人妇女，随访时间中位数 5.6 年。乳腺癌的发生在雷洛昔芬组和安慰剂组分别为 52 例（1.0%）和 76 例（1.5%）（$HR=0.67$），经雷洛昔芬治疗乳腺癌的发生危险下降 33%（$P=0.03$），浸润性乳腺癌的发生分别为 40 例（0.8%）和 70 例（1.4%），$HR=0.56$，下降 44%（$P=0.003$），其中雌激素受体阳性者分别为 25 例（0.5%）和 55 例（1.1%），$HR=0.45$，下降 55%（$P<0.001$），而雌激素受体阴性者分别为 13 例（0.3%）和 9 例（0.2%），$HR=1.44$（$P=0.40$），两组之间差异无统计学意义，非浸润性乳腺癌分别为 11 例（0.2%）和 5 例（0.1%），$HR=2.17$（$P=0.14$），两组之间差异无统计学意义。RUTH 研究结果和 MORE 及 CORE 研究结果近似，表明雷洛昔芬可以预防乳腺癌的发生，主要对浸润性乳腺癌，尤其是雌激素受体阳性者有效，表 6-10-4 可见 MORE、CORE 和 RUTH 三项研究都显示雷洛昔芬对浸润性乳腺癌和雌激素受体阳性的乳腺癌的发生危险性分别能降低 76% 和 90%、59% 和 66%、44% 和 55%，而对浸润性乳腺癌雌激素受体阴性者和非浸润性乳腺癌的发生无影响。

（二）预防乳腺癌的发生——雷洛昔芬和他莫昔芬的比较

他莫昔芬又称三苯氧胺为第一代选择性雌激素调节剂，早已知它能预防乳腺癌的发生，已被美国 FDA 批准用于预防乳腺癌的发生。表 6-10-5 的两项研究，第一项为国家外科乳腺和肠病辅助治疗项目（National Surgical Adjuvant Breast Bowel Project，NSABP）乳腺癌预防临床研究（Breast Cancer Prevention Trial，BCPT-P1），是随机、双盲、安慰剂对照研究，分为他莫昔芬组（20mg/d，$n=6576$）和安慰剂组（$n=6599$），纳入乳腺癌高危妇女，年龄>35 岁，随访时间 54.6 个月（中位数）。乳腺癌的发生情况：乳腺癌发生总的人数在两组分别为 124 例和 244 例，浸润性乳腺癌两组分别是 89 例和 175 例，相当发生率/1000 妇女一年为 22.0/1000 vs 43.4/1000，相对危险性（RR 0.51，服他莫昔芬组浸润性乳腺癌发生的危险性比安慰剂组降低 49%（$P<0.00001$），其中雌激素受体阳性者在两组分别为 41 例和 130 例，相当 1.58/1000 和 5.02/1000，$RR=0.31$，口服他莫昔芬组乳腺癌发生危险降低 69%。而雌激素受体阴性者分别为 38 例和 31 例，相当 1.46/1000 和 1.20/1000，$RR=1.22$，表明两组之间差异无统计学意义。非浸润性乳腺癌两组分别有 35 例和 69 例，相当 7.7/1000 和 15.9/1000，$RR=0.50$，他莫昔芬组乳腺癌的发生危险性较安慰剂组降低 50%（$P<0.002$），研究结果表明他莫昔芬口服 6 年左右，与安慰剂组比较可以降低浸润性和非浸润性乳腺癌发生的危险性，下降 50%，雌激素受体阳性的乳腺癌发生的下降的更为明显，下降达 69%。而雌激素受体阴性者不受影响。

接着又进行了他莫昔芬和雷洛昔芬的比较研究（Study of Tamoxifen And Raloxifene，STAR-P2 研究），即他莫昔芬和雷洛昔芬预防乳腺癌发生危险性和重要不良反应的头对头比较研究，为期 6 年，分为他莫昔芬 20mg/d（$n=9726$）和雷洛昔芬 60mg/d（$n=9745$）两组，观察到两组受试者乳腺癌发生危险性的降低十分相近，浸润性乳腺癌的发生，两组危险比（risk ratio，RR）为 1.02，其中雌激素受体阳性者 RR 为 0.93。而非浸润性乳腺癌在他莫昔芬组较少，1.51/1000 vs 2.11/1000，RR 为 1.40（$P=0.052$），差异无统计学意义，但有此趋势。结合在乳腺癌预防试验中他莫昔芬可减少非浸润性乳腺癌的发生，比安慰剂对照组减少 50%，所以 STAR 研究结果表明他莫昔芬可以减少浸润性乳腺癌和雌激素受体阳性乳腺癌发生的危险性，也有可能减少非浸润性乳腺癌发生的危险性。而雷洛昔芬可降低浸润性乳腺癌和雌激素受体阳性乳腺癌发生的危险性（表 6-10-5）。

表 6-10-4　雷洛昔芬降低绝经后妇女乳腺癌的发生

	MORE 研究，Cumming SR 等，1999 年				CORE 研究，Martino S 等，2004 年				RUTH 研究，Barrett-Connor E 等，2006 年			
	安慰剂组	雷洛昔芬组 60mg/d, 120mg/d	RR (95%CI)	P	安慰剂组	雷洛昔芬组 60mg/d	HR (95%CI)	P	安慰剂组	雷洛昔芬组	HR (95%CI)	P
受试人数	2576	5129			1703	3510			5044	5057		
年龄（岁）	66.9											
疗程（月）	40				48+48				67			
浸润性乳癌例数（%）	27	13	0.24 (0.13~0.44)	<0.001	28 (1.6)	24 (0.7)	0.41 (0.24~0.71)	<0.001	40 (0.15)	70 (0.27)	0.56 (0.38~0.83)	0.003
发病率/1000人·年	3.6	0.9			5.2	2.1						
ER 阳性例数（%）	20	4	0.10 (0.04~0.24)	<0.001	21 (1.2)	15 (0.4)	0.34 (0.18~0.66)	<0.001	25 (0.10)	55 (0.21)	0.45 (0.28~0.72)	<0.001
发病率/1000人·年					3.9	1.3						
ER 阴性例数（%）	4	7	0.88 (0.26~3.00)		3 (0.18)	7 (0.20)	1.13 (0.29~4.35)	0.86	13 (0.05)	9 (0.03)	1.44 (0.61~3.36)	0.40
发病率/1000人·年					0.55	0.61						
ER 状态不明例数（%）	3	2			4 (0.23)	2 (0.06)	0.24 (0.04~1.30)	0.071	2 (0.007)	6 (0.02)	0.33 (0.07~1.63)	0.15
发病率/1000人·年					0.74	0.17						
非浸润性乳癌例数（%）	5	9			2 (0.1)	7 (0.2)	1.78 (0.37~0.81)	0.47	11 (0.04)	5 (0.02)	2.17 (0.75~6.24)	0.14
发病率/1000人·年	3.6	0.9	0.24 (0.13~0.44)		0.37	0.61						
乳癌总数（%）	32	22	0.35 (0.21~0.58)	<0.001	30 (1.8)	31 (0.9)	0.50 (0.30~0.82)	0.005	52 (0.20)	76 (0.29)	0.67 (0.47~0.96)	0.03
发病率/1000人·年	4.3	1.5			5.5	2.7						

注：ER：雌激素受体；RR：reletive risk；HR：hazard ratio

表 6-10-5　他莫昔芬和雷洛昔芬预防乳腺癌发生和主要不良反应的比较

	乳腺癌预防试验，BCPT-P-1 研究，1998 年				STAR-P-2 研究，他莫昔芬 vs 雷洛昔芬，2006 年			
	安慰剂组	他莫昔芬组	RR（95%CI）	P	他莫昔芬日 20mg	雷洛昔芬日 60mg	RR（95%CI）	P
年龄（岁）	47 中位数	>35，>60（44%）			58.5			
治疗时间（月）	69				72			
受试人数	6599	6576			9726	9745		
浸润性乳腺癌病人数	175	89			163	168		
率/1000 妇女·年	43.4	22.0	0.51（0.39~0.66）	<0.00001	4.30	4.31	1.02（0.82~1.28）	0.96
雌激素受体阴性	130	41			115	109		
率/1000 妇女·年	5.02	1.58	0.31（0.22~0.45）		3.04	2.86	0.93（0.72~1.24）	
雌激素受体阳性	31	38			44	51		
率/1000 妇女·年	1.2	1.46	1.22（0.74~2.03）		1.16	1.34	1.15（0.75~1.77）	
不明	14				4	8		
非浸润性乳腺癌病人数	69	35			57	80		
率/1000 妇女·年	15.9	7.7	0.50（0.33~0.77）	<0.002	1.51	2.11	1.40（0.98~2.00）	
乳腺癌总人数	244	124			220	248		
子宫内膜癌人数（率/1000）	15（5.4/1000）	36（13.0/1000）	2.53（1.35~4.97）	<0.003	36（2.00/1000）	23（1.25/1000）	0.62（0.35~1.08）	0.07
静脉血栓栓塞			1.60（0.91~2.86）		141（3.71/1000）	100（2.61/1000）	0.70（0.54~0.91）	0.01
深静脉血栓栓塞	22（0.84/1000）	35（1.34/1000）			87（2.29/1000）	65（1.69/1000）	0.74（0.53~1.03）	
肺栓塞	6（0.23/1000）	18（0.69/1000）	3.01（1.15~9.27）		54（1.41/1000）	35（0.91/1000）	0.64（0.41~1.00）	

注：RR：risk ratio；NSABP：National Surgical Adjuvant Breast and Bowel Project；BCPT：Breast Cancer Prevention Trial；STAR：Study of Tamoxifen And Raloxifene

NSABP-BCPT-P1 和 STAR-P2 两项研究可观察到重要的不良反应：①子宫内膜癌的发生：以往 NSABP-BCPTP-1 研究中口服他莫昔芬组较安慰剂组子宫内膜癌的发生增加 2.53 倍，STARP-2 研究显示子宫内膜癌在他莫昔芬组和雷洛昔芬组分别为 2.00/1000 妇女一年 vs 1.25/1000 妇女一年，$RR = 0.62$（$P = 0.07$）他莫昔芬组比雷洛昔芬组增加 38%，同时发现前者子宫内膜增生明显增多，两组分别为 4.69/1000 妇女一年 vs 0.76/1000 妇女一年，$RR = 0.16$（95%CI 0.09~0.29），他莫昔芬组增多 84%。在 MORE、CORE 和 RUTH 等研究中雷洛昔芬组与安慰剂组比较子宫内膜癌的发生都未见增多。②静脉血栓栓塞、深静脉血栓和肺栓塞（表 6-10-5 和表 6-10-7）以往 MORE、CORE 和 RUTH 研究显示雷洛昔芬组和安慰剂组比较明显增多 1.44~3.1 倍。NSABP-BCPTP-1 研究中他莫昔芬组和安慰剂组比较，他莫昔芬组明显增加，增多 1.6~3.01 倍。STAR-P2 研究中此种不良反应，他莫昔芬组比雷洛昔芬组有所增多，静脉血栓栓塞在他莫昔芬组 vs 雷洛昔芬组分别为 3.71/1000 vs 2.61/1000 [$RR = 0.70$（0.54~0.91），$P < 0.07$]，深静脉血栓栓塞分别为 2.29/1000 和 1.69/1000，$RR = 0.74$，肺栓塞分别为 1.41/1000 vs 0.91/1000，$RR = 0.64$。因此有血栓形成或栓塞史的病人不应口服他莫昔芬和雷洛昔芬。

综上，他莫昔芬和雷洛昔芬均可预防乳腺癌发生的危险，主要是浸润性乳腺癌，尤其是雌激素受体阳性者，但值得注意的是他莫昔芬服用会增加子宫内膜癌的发生，应予监测，两者均可能增加静脉血栓栓塞事件发生。他莫昔芬发生此种不良反应比雷洛昔芬更多些，虽然都少见，但一旦出现情况十分严重，可能危及生命。有血栓形成和栓塞史的妇女不推荐服用他莫昔芬和雷洛昔芬。

（三）雷洛昔芬与血脂、心血管事件

动物研究表明雷洛昔芬可以降低 OVX 大鼠血总胆固醇、低密度脂蛋白胆固醇水平，抑制高胆固醇喂养的兔子的动脉粥样硬化形成。国内郑淑蓉等报告了一项雷洛昔芬对绝经后妇女血脂影响的随机、双盲、安慰剂对照研究，由北京大学第一医院、北京医院和解放军总医院共同完成。受试者平均年龄 63 ± 9 岁，分为雷洛昔芬组（$n = 101$，60mg/d）和安慰剂组（$n = 101$）两组，疗程 1 年，雷洛昔芬组总胆固醇（TC）和低密度脂蛋白胆固醇（LDL-C）分别降低 6.4%（$P < 0.05$），34.6%（$P < 0.05$），而安慰剂组则分别增高 1.4% 和降低 19.1%，两组比较，差异非常显著（$P < 0.001$）。而血高密度脂蛋白胆固醇（HDL-C）和甘油三酯（TG）水平在两组间比较，未见显著差异。研究结果提示雷洛昔芬治疗 1 年降低血 TC 和 LDL-C 水平而 HDL-C 和 TG 水平无明显影响。

另一项研究由刘建立等在北京解放军总医院、上海华东医院和上海第六人民医院完成的多中心、随机、双盲、安慰剂对照的临床试验，共纳入 204 例绝经后骨质疏松妇女，分为雷洛昔芬组（$n = 102$，60mg/d）和安慰剂组（$n = 102$）两组，平均年龄 66 岁，疗程 1 年。血 TC 在雷洛昔芬组下降 0.03mmol/L 而安慰剂组上升 0.04mmol/L（基线 vs 1 年治疗，$P < 0.05$），两组比较差异有统计学意义（$P < 0.001$）；血 LDL-C 水平在雷洛昔芬组呈现显著降低（$P < 0.05$），而安慰剂组见上升，两组间绝对值变化有显著差异（$P < 0.001$）。血 HDL-C 和 TG 水平两组间的改变未见显著差别。研究结果提示雷洛昔芬治疗 1 年血 LDL-C 水平有降低，血 TC 水平经雷洛昔芬治疗虽无明显降低，但与安慰剂组的显著上升相比差异有显著意义，血 HDL-C 水平在两组都略有上升，血 TG 水平在两组均未见明显改变。

目前临床证据支持雷洛昔芬可以降低血 LDL-C 和 TC 水平，对血 HDL-C 和 TG 无影响。

雷洛昔芬和联合连续 HRT 的比较研究表明，服用雷洛昔芬 60mg/d 和 120mg/d 共 3 个月，两个剂量雷洛昔芬组的 LDL-C 水平都显著降低（-11%，$P \leq 0.05$）。雷洛昔芬对血脂影响及其与其他雌激素类药物比较的临床研究结果如表 6-10-6 所示。雷洛昔芬的心血管保护作用还包括降低血纤维蛋白原水平、甘油三酯和血清同型胱氨酸的水平（动脉硬化的独立危险因素），所以雷洛昔芬可能降低心血管疾病的发生。

在 MORE 临床研究中，同时也观察了雷洛昔芬对绝经后骨质疏松妇女心血管事件的影响。4 年的随诊中，60mg/d 与 120mg/d 的雷洛昔芬治疗组心血管事件的发生率（3.2%，3.7%）与对照组（3.7%）无明显差异。

另一项雷洛昔芬应用于心脏（Raloxifenne Use in the Heart RUTH）研究，纳入 8039 例冠心病高危的绝经后妇女，分为安慰剂组（$n=5057$）和雷洛昔芬组（$n=5044$）日 60mg，平均年龄 67.5 岁，治疗时间 5.6 年（中位数）。研究终点：心血管疾病，死于冠心病，两组分别有 273 例（5.4%）和 253 例（5.0%），HR 0.92（95%CI 0.77~1.09），$P=0.31$；非致命性心肌梗死，分别有 208 例（4.1%）和 183 例（3.6%），HR 0.87（95%CI 0.71~1.06），$P=0.16$；因急性冠状综合征住院分别有 185 例（3.7%）和 169 例（3.4%），HR 0.90（95%CI 0.73~1.11），$P=0.34$。研究证实长期雷洛昔芬治疗并不改变总体心血管事件的发生。而在 1035 例入组时即有心血管疾病风险的妇女中，雷洛昔芬可以显著降低心血管事件的发生率，RR 为 0.6（95%CI 0.38~0.95），结果提示雷洛昔芬可显著降低治疗前已有心血管疾病风险的妇女发生心血管事件的可能。

（四）雷洛昔芬与女性生殖系统

与雌激素和其他 SERM 相比，尽管雷洛昔芬能与子宫颈上的 ER 结合，但并不诱发子宫内膜的增生，并且可以完全阻滞 OVX 大鼠由雌激素诱发的子宫湿重增加，呈现出雌激素拮抗的作用。Cohen FJ 报告了一项健康绝经后妇女服雷洛昔芬对子宫内膜影响的研究，年龄 45~60 岁，绝经 2~8 年，共 969 人入组，分为雷洛昔芬日 30mg、60mg、150mg 及安慰剂共 4 组，疗程 3 年，每 6 个月经阴道 B 超测量子宫内膜厚度。基线时有 123 例（12.7%），经阴道超声子宫内膜>5mm，3 年后厚度在四组间无显著差别。共 102 名（10.5%）妇女接受子宫内膜活检，其中 15 名（1.5%）因阴道出血，78 名（8.0%）因内膜厚度超过 5mm，9 名（0.9%）由于其他原因，各组间在内膜活检原因，病理诊断上无显著差异。观察期间有 3 例发生子宫内膜癌，2 例在雷洛昔芬 30mg 组，分别发现用药 6、9 个月，1 例为 150mg 组，发现于用药 19 个月时，作者认为子宫内膜癌的发生和服雷洛昔芬无关。

Nicrelsen T 等对健康绝经后妇女，进行随机、双盲、安慰剂对照研究，比较雌激素，雷洛昔芬和安慰剂对子宫内膜的影响，共纳入 415 人，47~60 岁，分为结合雌激素 0.625mg/d（CEE），雷洛昔芬日 60mg、150mg 及安慰剂共 4 组，基线时均不存在子宫内膜增生，治疗 12 个月复查，经阴道超声检查发现结合雌激素组 88 例中有 23 例（26.1%）子宫内膜厚 5.5mm（$P=0.01$），雷洛昔芬 60mg/d 和 150mg/d 较前分别增加 0.2mm 和 0.1mm，安慰剂组降低 0.1mm，后三组治疗前后比较均 $P>0.05$。经子宫内膜活检（358 名妇女）发现有子宫内膜增生组织（proliferative tissue）在 CEE 组有 35 例（39.8%），雷洛昔芬 60mg/d 和 150mg/d 组分别有 3 例（3.6%）和 0，安慰剂组有 2 例（2.1%）。在雷洛昔芬 60mg/d 和安慰剂组的 5 例子宫内膜有增生组织者，其体质指数（BMI）都>29。CEE 治疗组还有阴道出血者，而其他 3 组不存在该不良反应。研究结果表明雌激素引起子宫内膜增生近 40%，而雷洛昔芬组仅 3.6%，且多为肥胖妇女。

Delmas 等两年的研究显示，150mg/d 的雷洛昔芬对子宫内膜厚度无影响。Cummings 等进行的 MORE 3 年研究中，雷洛昔芬组发生子宫内膜癌 6 例（0.25%），安慰剂组 4 例（0.2%），RR 为 0.8（95%CI 0.2~2.7）；雷洛昔芬组子宫内膜厚度增加 0.01mm，安慰剂组减少了 0.27mm。在 MORE 研究的 4 年观察中，60mg/d 与 120mg/d 雷洛昔芬两个治疗组（4536 例）和对照组（2292 例）分别有子宫内膜癌 9 例（0.2%）和 5 例（0.3%）。该结果表明长期服用雷洛昔芬不具有诱发子宫内膜癌的危险性。

对子宫肌瘤的影响：Palomba 等将 70 例自然绝经有子宫肌瘤者随机分为两组，雷洛昔芬日 60mg 和安慰剂组，每 3 个月检测子宫和子宫肌瘤的大小。安慰剂组的子宫和子宫肌瘤体积与用药前相比无明显变化。而雷洛昔芬组在用药后 6、9 和 12 个周期（每周期 28d），子宫肌瘤体积减小的情况有 13 例（41.9%）、24 例（77.4%）和 26 例（83.9%），提示雷洛昔芬可减少子宫肌瘤的体积。

五、雷洛昔芬的不良反应

在大量的临床试验中，被认为与雷洛昔芬有关的常见不良反应为轰热、面部潮红、腿部肌肉痉挛、肢体水肿等，多为轻到中等度，主要发生在治疗初 6 个月。前者考虑可能与血管扩张有关（表 6-10-7）。

表6-10-6 雷洛昔芬对血脂影响的临床研究

病人数和研究时间	总胆固醇			LDL-C			HDL-C			TG		
	P	R	E	P	R	E	P	R	E	P	R	E
n=601 2年	-1.2±0.8	-6.4±1.1[b]	NA	-1.0±1.5	-10.1±1.4[b]	NA	-4.7±1.1	-3.7±0.8	NA	0.0±2.1	3.2±3.1	NA
n=143 1年	-2.8±1.4	-7.0±1.5[b]	NA	-3.7±1.9	-11.4±2.3[b]	NA	-0.8±1.8	4.7±2.1	NA	0.4±4.6	1.5±7.4	NA
n=390 6个月	NA	NA	NA	1.0±3.0	-11.0±2.0[d]	-13±1.0[c]	1.0±2.0	1.0±2.0[d]	11.0±2.0	0.0±2.0	-4.0±2.0[b]	20±5.0[d]

注:a:中位数±标准差;b:与安慰剂比较差异有统计学意义($P<0.05$),c:与安慰剂比较差异有统计学意义($P<0.01$);d:与雌激素比较差异有统计学意义($P<0.001$);P=安慰剂,R=雷洛昔芬,E=结合雌激素,NA=无资料

表6-10-7 雷洛昔芬的不良反应

	MORE研究(3年)			MORE+CORE研究(8年)			RUTH研究(5.6年)		
	安慰剂组	雷洛昔芬组	P值	安慰剂组	雷洛昔芬组	P值	安慰剂组	雷洛昔芬组	P值
受试人数	2576	5129		1286	2725		5057	5044	
疗程(月)	36	36			96			67	
潮热数(%)	165(6.4)	691(13.5)	<0.001	89(6.92)	342(12.55)	<0.01	244(4.8)	401(8.0)	<0.001
下肢肌肉痉挛数(%)	96(3.7)	356(6.9)	<0.001	152(11.82)	407(14.94)	0.008	341(6.7)	489(9.7)	<0.001
肢体水肿数(%)	114(4.4)	302(5.9)	0.01	120(9.33)	288(10.57)	0.24	610(12.1)	725(14.4)	<0.001
阴道出血数(%)	62(3.1)	123(2.4)	0.99	14(1.36)	27(1.25)	0.87			
子宫内膜癌数(%)	4(0.2)	6(0.1)	0.67	4(0.39)	7(0.32)	0.75	17(0.4)	21(0.5)	0.53
静脉血栓栓塞数(%)	8(0.3)	49(1.0)	0.002	13(1.01)	47(1.72)	0.094	71(0.27)	103(0.39)	0.02
深静脉栓塞数(%)	5(0.2)	38(0.7)	0.002	10(0.78)	31(1.14)	0.32	47(0.18)	65(0.24)	0.10
肺栓塞数(%)	3(0.1)	17(0.3)	0.08	2(0.16)	17(0.62)	0.048	24(0.09)	36(0.14)	0.13

注:HR:Hazard ratio;静脉血栓栓塞、深静脉血栓栓塞和肺栓塞事件在MORE研究中雷洛昔芬较安慰剂组增加了3.1倍,相对危险性$RR=3.1$(95%CI 1.5~6.2);在CORE研究中增加2.17倍,$RR=2.17$(95%CI 0.83~5.70),在RUTH研究中雷洛昔芬组血栓栓塞和肺栓塞也有所增加,但与安慰剂组比较有增加幅度较小。

雷洛昔芬治疗唯一的严重不良反应是静脉血栓栓塞、深静脉血栓和肺栓塞，在 MORE 研究中，服雷洛昔芬组较安慰剂组增加 3.1 倍，延伸试验 CORE 研究 8 年观察，雷洛昔芬组增加 2.7 倍。在 RUTH 研究中，口服雷洛昔芬组较安慰剂组也见增多，但比前两项研究发生的危险较少，详见表 6-10-7。这种较少见但严重的不良反应最可能发生在治疗后的 4~6 个月，这期间应严密观察。因此，对存在静脉血栓危险因素者，需权衡利弊，谨慎对待，对有静脉血栓栓塞历史的病人不推荐使用。

六、使用方法和剂量

防治绝经后骨质疏松妇女日服一次，一次 1 片（60mg），其不受时间和饮食的影响，任何时间均可服用。

1. 由于雷洛昔芬是通过肠肝循环而不是细胞色素 P450 系统而代谢，因此很少有重要的药物相互作用。只有考来烯胺不能与雷洛昔芬同时服用，因为该药会使单剂雷洛昔芬的吸收和肠肝循环减少 60%。

2. 同时服用华法林和雷洛昔芬会使凝血酶原时间降低 10%，因此在开始或停止雷洛昔芬治疗时，对服用华法林的妇女应严密监测凝血酶原时间。

3. 在长期制动之前至少 72 小时和制动期间（如长途旅行或长期卧床）应停服雷洛昔芬。

七、适应证

雷洛昔芬日 60mg 适用于治疗和预防绝经后骨质疏松妇女。

八、禁忌证

1. 不能用于妊娠、哺乳期妇女。
2. 不能用于绝经前妇女或可能妊娠的妇女，因可致流产、胎儿心脏畸形。
3. 禁用于活动性静脉血栓栓塞性疾病或有深部静脉血栓、肺栓塞和视网膜血栓形成既往史者。
4. 不宜作为降脂药物应用，虽雷洛昔芬使血总胆固醇和 LDL-C 浓度降低 6%~11%，但对 HDL-C 或甘油三酯无影响。

综上所述，雷洛昔芬在不同的组织器官中分别呈现雌激素样作用和雌激素拮抗的作用。适用于绝经后妇女骨质疏松的防治。大型随机、双盲、安慰剂对照的临床研究充分证实雷洛昔芬可以降低骨转换，可增加绝经后骨量正常、骨量减少和伴发椎体骨折妇女的骨量，有效减少椎体骨折发生的危险性，降低血脂水平，同时在乳腺和生殖组织又有拮抗雌激素的作用，不诱发子宫内膜增生、子宫内膜癌和乳腺癌。相反，对浸润性乳腺癌，尤其雌激素受体阳性的乳腺癌病人有预防作用。但在临床应用时需要注意雷洛昔芬有增加静脉血栓形成等副作用，对有血栓倾向的病人需要谨慎使用，有血栓栓塞者不宜推荐。

（孟迅吾　姜　艳　夏维波）

参　考　文　献

［1］McDonnell DP，Clemm DL，Hermann T，et al：Analysis of estrogen receptor function in vitro reveals three distinct classes of antiesestrogens. Mol Endocrinol，1995，9（6）：659-669.

［2］Yang NN，Hardikar S，Kim J，et al. Raloxifene an "anti-estrogen" simulates the effects of estrogen on inhibiting bone resorption through regulating TGFβ-3 expression in bone. J Bone Miner Res 1993，8（suppl 1）：S118.

［3］Knadler MP，Lantz RJ，Gillespie TA，et al. The disposition and metabolism of 14C-labeled raloxifene in humans. Pharm Res，1995，12（suppl）：372.

［4］Ni L，Allerheiligen SRB，Basson R，et al. Pharmacokinetics of raloxifene in men and post-menopausal women volunteers. Pharm Res，1996，13（suppl）：430.

［5］Risks and benefits of estrogen plus progestin in healthy postmenopausal women. Results from the Women's Health Initiative randomized controlled trial. Writing Group for the Women's Health Initiative investigators. JAMA, 2002, 288（3）：321-333.

［6］ Turner CH, Sato M, Brant HU, et al. Reloxifene preserves bone strength and bone mass in ovariectomized rats. Endocrinology 1994, 135（5）：2001-2005.

［7］ Tohnston CC Jr, Bjar nason NH, Cohen FJ, et al. Long-term effects of raloxifene on bone mineral density, bone turnover, and serum lipid levels in early postmenopusal women：three year data from 2 double-blind, randomized, placebo-controlled trial. Arch Intern Med, 2000, 160（22）：3444-3450.

［8］ Delmas PD, Bjarnason NH, Mitlak BH, et al. Effects of raloxifene on bone mineral density, serum cholesterol concentrations, and uterine endometrium in postmenopausal women. N Engl J Med, 1997, 337（23）：1641-1647.

［9］ Delmas PD, Ensrud K E, Adachi J, et al. Efficacy of raloxifene on vertebral fracture risk reduction in postmenopausal women with osteoporosis：four-year results from a randomized clinical trial. J Clin Endocrinol Metab, 2002, 87（8）：3609-3617.

［10］ Siris E S, Harris S T, Eastell R, et al Skeletal effects of raloxifene after 8 years：results from the continuing outcomes relevant to Evista（CORE）study. J Bone Miner Res, 2005, 20（9）：1514-1524.

［11］ Neele SJ, Evertz R, De Valk-De Roo G, et al. Effect of 1 year of discontinuation of raloxifene or estrogen therapy on bone mineral density after 5 years of treatment in healthy postmenopausal women. Bone, 2002, 30（4）：599-603.

［12］ Ettinger B, Black DM, Mitlak BH, et al. Reduction of vertebral fracture risk in postmenopausal women with osteoporosis treated with raloxifene：results from a 3-year randomized clinical trial. JAMA, 1999, 282（7）：636-645.

［13］ Heaney RP, Draper MW. Raloxifene and estrogen comparative bone-remodeling kinetics. J Clin Endocrinol Metab, 1997, 82（10）：3425-3429.

［14］ Fuchs-Young R, Glasebrook Al, Short LL, et al. Raloxifene is a tissue selective agonist/ant agonist that function through the estrogen receptor. Ann NY Acad Sci, 1995, 761：355-360.

［15］ Cumming SR, Eckert S, Krueger KA. The effect of raloxifene on risk of breast cancer in postmenopausal women：results from the MORE randomized trial. Multiple Outcomes of Raloxifene Evaluation. JAMA, 1999, 281（23）：2189-2197.

［16］ Cauley JA, Norton L, Lipman ME, et al. Continued breast cancer risk reduction in postmenopausal women treated with raloxifene：4 year results from the MORE trial. Breast Cancer Res Treat, 2001, 65（2）：125-134.

［17］ Martino S, Cauley JA, Barrett-Connor, et al. Continuing outcomes relevant to Evista：Breast cancer incidence in postmenopausal osteoprotic women in a randomized trial of raloxifene. J Nat Cancer Ins, 2004, 96（23）：1751-1761.

［18］ Barrett-Connor E, Mosca L, Collins P, et al. Effects of raloxifene on cardiovascular events and breast cancer in postmenopausal women. N Engl J Med, 2006, 355（2）：125-136.

［19］ Fish B, Costantino JP, Wickenham D L, et al. Tamoxifen for prevention of breast cancer：Report of the National Surgical Adjuvant Breast and Bowel project p-1 study. J Natl Cancer Inst, 1998, 90（18）：1371-1388.

［20］ Vogel VG, Costantino JP, Wickerham DL, et al. Effects of tamoxifen vs raloxifene on the risk of developing invasive breast cancer and other disease outcomes. JAMA, 2006, 295（23）：2727-2741.

［21］ 郑淑蓉，吴宜勇，张忠兰，等. 雷洛昔芬对绝经后妇女骨密度、骨代谢生化指标和血脂影响的随机对照研究. 中华妇产科杂志，2003, 38（4）：226-229.

［22］ 刘建立，朱汉民，黄琪仁，等. 盐酸雷洛昔芬对绝经后骨质疏松妇女骨密度、骨代谢生化指标和血脂的影响. 中华医学杂志，2004, 84（4）：269-273.

［23］ Lufkin EG, Whitaker MD, Nickelsen T, et al. Treatment of established postmenopausal osteoporosis with raloxifene：a randomized trial. J Bone Miner Res, 1998, 13（11）：1747-1754.

［24］ Walsh BW, Kuller LH, Wild RA, et al. Effects of raloxifene on serum lipids and coagulation factors in healthy postmenopausal women. JAMA, 1998, 279（18）：1445-1451.

［25］ Cohen FJ, Watt S, Shah A, et al. Uterine effects of 3-year raloxifene therapy in postmenopausal women younger than age 60. Obstet Gynecol, 2000, 95（1）：104-110.

［26］ Nicklsen T, Lufkin EG, Riggs BL, et al. Raloxifene hydrochloride, a selective estrogen receptor modulator：safety assessmemt of effect on cognitive function and mood in postmenopausal women. Psychoneuroendocrinology, 1999, 24（1）：115-128.

第十一章 双膦酸盐

20世纪60年代末瑞士学者Fleisch等首先报道双膦酸盐（bisphasphonates 或 diphosphonates）能够抑制骨吸收，20世纪70年代早期双膦酸盐开始用于治疗骨质疏松症，但由于骨质疏松症的病理生理和双膦酸盐药理等方面的复杂性，以及骨质疏松症的防治需要长期观察，使得此类药物于20世纪80年代中期以后被系统性应用。至今已有10余种双膦酸盐制剂陆续上市，其防治骨质疏松的效果获得了丰富的临床证据，其适应证也逐渐扩展到肿瘤骨转移、畸形性骨炎（变形性骨炎，Paget骨病）、高钙血症和其他骨病。目前双膦酸盐类药物已经成为防治多种骨骼疾病的有效药物。

双膦酸盐类药物分为三代：第一代药物，如依替膦酸二钠；第二代药物，含氮的双膦酸盐，如阿仑膦酸钠和帕米膦酸钠；第三代药物，侧链具有杂环结构的含氮双膦酸盐，如唑来膦酸和利塞膦酸钠。

双膦酸盐是焦磷酸盐的类似物，在结构上是P-C-P的碳原子（C）取代了焦磷酸盐P-O-P中的氧原子（O），P-C-P可防止双膦酸盐被水解酶水解，使其在体内能稳定存在。碳原子上还连有两条侧链（R1和R2基团），通常R1较短，参与双膦酸盐与矿化的骨基质结合，R1为羟基（OH）的药物与骨骼的亲和力增高，如R1有氢原子（H）或氯原子（Cl），则其与骨骼的结合力降低。R2侧链决定药物对骨吸收抑制作用的效力，R2侧链带有氮原子或环状结构时，能使双膦酸盐抑制骨吸收的特异性和强度显著增加，R2位置结构上的微小变化，会对骨吸收的抑制作用产生很大的影响。

一、结构

目前临床上常见的双膦酸盐类药物有羟乙膦酸钠（etidronate，EHDP）、氯甲双膦酸盐（clodronate，又称骨膦）、帕米膦酸钠（pamidronate）、阿仑膦酸钠（alendronate）、利塞膦酸钠（residronate）、伊班膦酸钠（ibandronate）和唑来膦酸（zoledronate）等，其结构详见图6-11-1。还不断有新的双膦酸盐类药物正被研究和开发中。

二、作用机制

双膦酸盐类药物都与焦磷酸盐结构类似，能够与磷酸钙结合，从而以高浓度覆盖于羟磷灰石表面，呈剂量依赖的方式抑制羟磷灰石结晶的生长和溶解。双膦酸盐类药物对骨骼的主要作用是抑制破骨细胞介导的骨吸收以及抑制骨和软骨的矿化。不同双膦酸盐类制剂，由于碳原子上连接的侧链结构不同，其抑制骨吸收的能力有显著差异（表6-11-1）。双膦酸盐在体内可有效地抑制钙化，口服或胃肠道外给药均可以减少骨骺的形成。若摄入剂量过大，双膦酸盐还可能抑制骨组织的正常矿化，导致易于骨折和骨折愈合延迟。但是除了EHDP外，多数双膦酸盐抑制骨吸收作用的剂量明显低于抑制骨矿化的剂量，因此在药物抑制骨吸收作用时，罕有对骨骼矿化的不良影响。

双膦酸盐抑制破骨细胞介导的骨吸收可能有三种机制：首先，干扰成熟破骨细胞的功能，抑制破骨细胞在骨表面募集；其次，其在骨表面浓度梯度足以抑制初期破骨细胞的激活；最后，其影响破骨细胞最后形成和活化有关的骨基质特性。双膦酸盐中的P-C-P可与磷竞争抑制多种酶反应。根据双膦酸盐的分子结构中是否含有氮原子，其作用机制不同：①非含氮类的双膦酸盐（如氯甲双膦酸盐）在细胞内代谢成具有细胞毒性的ATP类似物，能够有效地抑制线粒体ADP和ATP转位酶，影响破骨细胞的能量代谢，最终导致细胞膜破裂，触发破骨细胞凋亡。②含氮双膦酸盐可抑制胆固醇通路上的法尼基焦磷酸合成酶，抑制蛋白质的异戊二烯化，影响破骨细胞微骨构架的形成；抑制破骨细胞释放酸性物质和酶类，诱导破骨细胞凋亡，降低破骨细胞活性。在结构上距离轴位碳原子 3~5 位存在氮原子尤为重要。

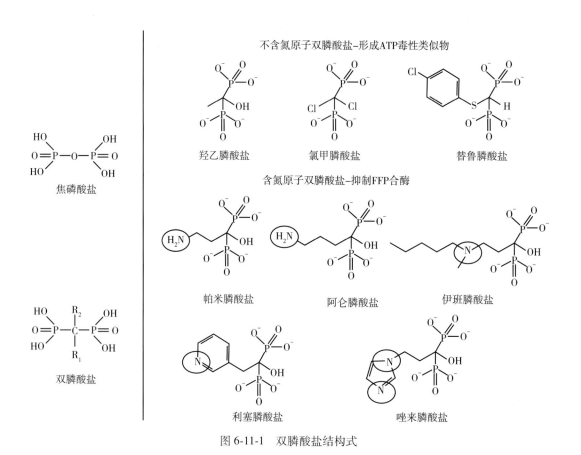

图 6-11-1 双膦酸盐结构式

表 6-11-1 双膦酸盐类制剂在大鼠体内抑制骨吸收效能的比较

制　剂	相对潜力
羟乙膦酸钠（etidronate）	1
氯甲双膦酸盐（clodronate）	10
帕米膦酸盐（pamidronate）	100
阿仑膦酸钠（alendronate）	500~1000
利塞膦酸钠（residronate）	1000~5000
伊班膦酸钠（ibandronate）	1000~10000
唑来膦酸钠（zoledronate）	>10000

　　组织培养体外研究显示双膦酸盐类药物抑制骨吸收、减少骨破坏的作用是由许多因子介导，包括甲状旁腺激素、甲状旁腺激素相关蛋白、前列腺素和细胞因子等。大量体外生化研究表明，双膦酸盐类药物可能通过抑制破骨细胞的糖原分解、溶酶体酶产生、前列腺素合成以及影响质子泵而减少酸性物质产生，还有证据表明伊班膦酸钠和阿仑膦酸钠可诱导成骨细胞分泌破骨细胞骨吸收的抑制因子，从而影响破骨细胞介导的骨吸收作用。近年来有报道阿仑膦酸钠快速作用，影响破骨细胞融合带对钙离子的通透性，从而改变破骨细胞褶皱缘或细胞骨架的形成。此外，阿仑膦酸钠长期干预体外混合培养细胞体系，

能够抑制多核破骨细胞形成，使破骨细胞前体转化为成熟破骨细胞受阻，同时，骨髓中破骨细胞数目增加，提示破骨细胞由骨髓进入骨表面被抑制，双膦酸盐类药物还能够诱导破骨细胞凋亡，因此该类药物长期作用能够从多个环节减少破骨细胞数目。可见，双膦酸盐类抑制骨吸收的机制较为复杂。

三、药理学与药代动力学

由于目前缺乏对循环双膦酸盐浓度的敏感检测方法，此类药物的药代动力学研究面临挑战，多数信息来自以 ^{3}H 或 ^{14}C 标记的临床前研究。

双膦酸盐类药物的药代动力学较为复杂，由于此类药物都带有两个高电荷的磷酸基团，显著降低了药物的膜通透性，使药物的胃肠道吸收率较低，仅为摄入量的 1%~5%，羟乙膦酸钠、氯甲双膦酸盐、帕米膦酸钠和阿仑膦酸钠的口服生物利用度分别为 1.5%~3.5%、1.0%~2.2%、<1% 和 0.76%。食物和钙剂等其他药物明显减少双膦酸盐类药物的吸收。血中双膦酸盐类药物清除较快，阿仑膦酸钠在口服后6 小时内，90%以上药物被清除，其他双膦酸盐类药物的血半衰期在 20~120 分钟不等。由于 P-C-P 键在体内不被分解，这使双膦酸盐类药物具有代谢稳定性，人和动物体内均未发现其代谢产物。此类药物进入体内约 6 小时内，20%~80%的药物浓集于骨骼，其余药物均以原型从尿中排泄，少量从胆汁排出。

双膦酸盐类药物吸收入人体或动物体内，通常在 24~48 小时就可检测到其抑制骨吸收的作用，约历时 3 个月在骨吸收和骨形成间达到一个新的平衡。放射自显影技术研究显示，大鼠约有 10%的骨表面结合阿仑膦酸钠，其中 70%分布于破骨细胞表面，可见骨组织中破骨细胞表面有高浓度的阿仑膦酸钠聚集，提示骨组织对阿仑膦酸钠的摄取呈不均匀性。对于抑制骨吸收能力较弱的双膦酸盐类药物，其在骨骼中的潴留量相对较低（如氯甲双膦酸盐和羟乙膦酸盐，占 20%~30%），其分布在破骨细胞表面的比例也相对较低，可见双膦酸盐类药物在骨组织中的潴留和分布与其抑制骨吸收的作用密切相关。

双膦酸盐类药物由于包埋于骨组织中，其 P-C-P 键又不被分解，因此药物在骨骼中存留时间很长。潴留骨骼的药物取决于骨转换率、活性部位和药物结构等，从骨骼中释出缓慢，人体需要几个月至数年时间。据报道，阿仑膦酸钠在骨骼中存留时间可超过 10 年，这提示双膦酸盐类药物对骨骼疾患可能有长期作用。

四、临床应用

双膦酸盐类药物能够抑制骨吸收，降低骨转换率，从而使骨矿盐密度增加，骨折危险性降低，因而主要用于防治骨转换增加尤其是骨吸收增加的疾病。其适应证有：①防治原发性和继发性骨质疏松症；②畸形性骨炎；③高钙血症；④肿瘤骨转移等。

（一）羟乙膦酸钠

第一代双膦酸盐类药物，国产药名为邦得林和依膦，最早用于治疗骨质疏松症和畸形性骨炎等。由于其治疗剂量时会引起骨骼矿化障碍，目前主张采用间歇性、周期性羟乙膦酸钠治疗方案。通常以 3 个月为一疗程，每个疗程开始时连续服用羟乙膦酸钠 14 天，每天 400mg，分两次服用，然后停用 2.5 个月，直至下个周期开始。

1990 年 Watts 等报道的羟乙膦酸钠双盲安慰剂多中心研究，纳入 429 例骨质疏松症伴椎体骨折的妇女，随机分为：①安慰剂+安慰剂；②磷+安慰剂；③安慰剂+羟乙膦酸钠；④磷+羟乙膦酸钠。磷1.0g/d，第 1~3 天，羟乙膦酸钠 400mg/d（分两次服），第 4~19 天，元素钙 500mg/d，第 18~91 天，每 3 个月为一个周期，总疗程两年，结果服用羟乙膦酸钠（3 组和 4 组）的两组治疗末，椎体骨密度分别较服药前增加 4.2%±0.8%（$P<0.017$）和 5.2%±0.7%（$P<0.017$），两组病人新发椎体骨折率为29.5/1000 人·年，明显低于未服用羟乙膦酸钠两组病人的 62.9/1000 人·年（$P=0.043$）。Storm 等同期对 66 例绝经后椎体骨折的骨质疏松病人也采用间歇性、周期性羟乙膦酸钠治疗，并在治疗期间持续服用元素钙 500mg/d 和维生素 D 400IU/d，治疗 3 年，羟乙膦酸钠组椎体骨矿盐含量增加 5.3%，安慰剂组

下降 2.7%（$P<0.01$），新发椎体骨折率治疗组为 6/100 人·年，安慰剂组为 54/100 人·年（$P<0.05$），在治疗前、服药 60 周和 150 周，分别进行骨组织活检，观察骨组织形态计量学改变，羟乙膦酸钠治疗组未见类骨质表面和厚度的增加，也未见矿化延迟时间的增加，未发现有骨质软化的征象。羟乙膦酸钠治疗 60 周时，骨转换明显降低，下降 58%（$P<0.02$），治疗 150 周时骨转换恢复至基础值（$P>0.05$）。安慰剂组 60 周时骨转换无改变，150 周时增加 79%（$P<0.02$）。1997 年法国的 Pouilles 等又观察了羟乙膦酸钠对 109 例绝经 5 年内的白种人妇女（年龄 45~60 岁）进行间歇性、周期性治疗 2 年的效果，间歇期均补充元素钙 500mg/d，结果在治疗组，腰椎骨密度较安慰剂组上升 2.53%±1.07%（$P=0.01$），腕部和髋部骨密度无明显差异。此后还有两项研究报道，对于接受糖皮质激素治疗的病人，周期性口服羟乙膦酸钠治疗，髋部和椎体骨密度明显高于安慰剂组，表明羟乙膦酸钠对于糖皮质激素诱发的骨质疏松症也有效。由于羟乙膦酸钠价格相对较低廉，治疗有效，因此适合我国国情。

国内已被国家食品药品监督管理总局（China Food and Drug Administration，CFDA）批准的适应证为原发性骨质疏松症、绝经后骨质疏松症和药物引起的骨质疏松症。

剂量和用法：间歇性、周期性服药，每日 400mg，分两次服，共 14 天，停药 10~11 周，3 个月为一疗程，停 EHDP 间歇期，服钙剂和维生素 D。

（二）氯甲双膦酸盐

氯甲双膦酸盐（商品名为骨膦）能抑制骨吸收，在治疗剂量时不影响骨矿化。

1. 健康志愿者和病人静脉注入氯甲双膦酸盐药代动力学参数详见表 6-11-2。

2. 采用氯甲双膦酸盐治疗骨质疏松症的研究较少，一项对年龄 42~79 岁妇女的研究，采用口服氯甲双膦酸盐 400mg/d 治疗 30 天，停药 60 天，周期性治疗 1 年后，腰椎骨密度增加 4%。另一项研究，对绝经后骨质疏松妇女，每 3 周静脉注射 200mg 氯甲双膦酸盐，治疗 6 年后，腰椎骨密度增加 6%。

3. 不良反应较少。肠胃道反应：上腹不适、恶心、呕吐和腹泻 1.8%，暂时性低钙血症 3.0%，暂时性血肌酐升高 0.6%。

静脉制剂推荐骨膦 200mg 溶于生理盐水 250ml，静脉点滴 3~4 小时。

表 6-11-2　健康志愿者和病人静脉输注氯甲双膦酸盐药代动力学参数

参考文献年	健康志愿者或病人（No）	剂 量	半衰期（h）	分布容积（L/kg）	曲线下面积［mg/（L·h）］	肾脏清除率（L/h）
Conrad 等，1981	健康者（6）	3mg/kg[a]	1.8	0.27	29.8	5.0
		6mg/kg[a]	2.0	0.30	58.3	5.6
		10mg/kg[a]	1.7	0.25	102.7	5.0
Yakatan 等，1982	健康者（10）	200mg[a]	2.0	0.21	29.6	
Hanhijarvi 等，1989	畸形性骨炎，前列腺癌（6）	300mg[b]	1.3	0.35	21.7	
O'Rourke[▲]	肿瘤骨病（20）	300mg[b]	5.6	0.67	62.5	2.5
Pentikainen 等，1989	乳腺癌转移（6）	200mg[a]	2.3	0.23	35.1	4.8

注：▲：肌酐清除率 13~112ml/min；a. 静脉注入 5~30 分钟；b. 静脉输入 2~3 小时

O'Rourke 报道的一组病人有肾功能减退，半衰期延长一倍多，提示肾功能减退时应慎用、减少药量，明显肾功能减退者忌用

（三）帕米膦酸钠

帕米膦酸钠（海王制药有限公司生产，商品名为博宁；诺华制药有限公司生产，商品名为阿可达），

能抑制骨吸收，在治疗剂量时不影响骨骼矿化。由于帕米膦酸钠口服制剂的不良反应较常见，有报道引起严重的食管炎，故目前临床上使用的都是静脉制剂。有报道静脉滴注 30mg（溶于葡萄糖液 500ml，滴注 4 小时），可以有效减少骨吸收，增加骨密度。对畸形性骨炎、肿瘤骨转移和高钙血症均有较好疗效。由于帕米膦酸钠在骨组织中半衰期较长，一般短期用药，疗效可以维持较长时间。

不良反应：有发热、乏力、全身酸痛等感冒样症状，有时现皮疹，常为一过性副作用。

（四）阿仑膦酸钠与阿仑膦酸钠加维生素 D 复方制剂

1. 阿仑膦酸钠　阿仑膦酸钠（河北制药集团生产商品名为固邦，海南曼克星制药厂生产商品名为天可，美国默沙东公司生产商品名为福善美）是侧链带有氮原子的含氮双膦酸盐类药物，具有较强的抑制骨吸收作用，它抑制骨吸收的效力是羟乙膦酸钠的 500~1000 倍，在治疗剂量的 6000 倍以上，才影响骨矿化，因此应用治疗量时不会引起骨的矿化障碍。

（1）阿仑膦酸钠的药理作用：在组织水平，阿仑膦酸钠吸收后与骨组织的矿化成分羟磷灰石结晶有很强的亲和力，与之牢固结合，增加骨矿物质密度和降低骨转换。

在细胞水平，阿仑膦酸钠在骨吸收时被破骨细胞摄取，抑制破骨细胞活性，并增加破骨细胞凋亡。阿仑膦酸钠能抑制转换过程，使骨重建部位骨吸收降低，延长有效矿化时间，从而使骨密度逐渐增加。

（2）阿仑膦酸钠的作用机制：阿仑膦酸钠特异性结合于骨吸收活跃部位，与骨组织结合，被破骨细胞摄取进入细胞内，抑制法尼基焦磷酸合成酶（FPPS 酶），抑制蛋白质的异戊二烯化，减少破骨细胞微骨架形成，进行抑制破骨细胞褶皱缘形成以及酸性物质和酶类的分泌，降低破骨细胞骨吸收功能，并加速破骨细胞凋亡，减少破骨细胞数量，抑制骨吸收。

（3）阿仑膦酸钠的药代动力学：空腹及标准早餐前 2 小时口服阿仑膦酸钠 5~70mg，女性生物利用度平均为 0.64%，男性口服阿仑膦酸钠 10mg，生物利用度为 0.6%，男、女性接近。当胃中存在食物或二价离子如钙剂，可降低其生物利用度。咖啡、橙汁比用白开水送服药物的吸收率降低约 60%，胃液 pH 值上升可增加药物的生物利用度。阿仑膦酸钠口服后很快分布于血浆中。静脉给药后约 95% 在 6 小时内清除，其余的再过 6 小时将不可测出。阿仑膦酸钠仅从尿液中以多相形式排泄，在骨组织可存留 10 年以上。人体尚未发现阿仑膦酸盐的代谢产物，表明其具有代谢稳定性。阿仑膦酸钠约 44% 从尿排出。静脉注射阿仑膦酸钠的肾脏清除率（在转移性乳腺癌妇女中测定）为每分钟 71ml（每小时 4.2L），72 小时内在尿中可发现约 50%（40%~56%）药量的排出。

（4）防治骨质疏松症的疗效：1991 年 Toolan 等对于去卵巢大鼠和狒狒的骨质疏松症动物模型，采用阿仑膦酸钠治疗，可使骨吸收率明显低于对照组，腰椎和髋部骨密度显著增加，骨组织计量学和生物力学研究表明阿仑膦酸钠能够显著抑制骨吸收，改善骨骼生物力学性能，未观察到骨骼矿化异常。

Hosking 等研究了阿仑膦酸钠预防绝经早期妇女（年龄≤60 岁）骨量丢失的效果，结果表明日服阿仑膦酸钠 5mg，治疗 2 年，可使椎体、髋部和全身骨密度较安慰剂组增加 3.5%±0.2%、1.9%±0.1% 和 0.7%±0.1%（P 均<0.001），表明阿仑膦酸钠可有效预防绝经后骨量丢失。阿仑膦酸钠防治骨质疏松症已进行了大样本的较为长期的研究。Devogelear、Liberman 和 Tucci 三组共报告 1875 例病人，均为多中心安慰剂对照研究，分成四组：安慰剂、福善美 5mg/d、10mg/d 共 3 年或 20mg/d ×2 年，之后 5mg/d × 1 年，发现以 10mg/d 组 BMD 上升明显，同时不良反应少。三位作者报道，与安慰剂比较，治疗组腰椎 BMD 分别增加 7.4%、8.8% 和 10.4%，股骨颈 BMD 增加 5.5%、5.9% 和 6.2%，大转子 BMD 增加 7.3%、7.8% 和 8.2%，全身 BMD 增加 2.6%、2.5% 和 2.4%，三组的结果十分接近。

国内北京协和医院、解放军总医院和上海华东医院及上海妇产医院于 1996 年 6 月至 1997 年 9 月应用阿仑膦酸钠对 81 例绝经后妇女骨质疏松症的防治进行了为期 1 年的临床验证，腰椎 2~4 骨密度于治疗 3 个月、6 个月和 12 个月均较治疗前基线明显增高，改变率分别为 2.8%、4.1% 和 6.3%，服药 6 个月较 3 个月、12 个月较 6 个月都有进一步增高，表明腰椎骨密度随着服药时间的延长而进行性增加，股骨颈、Wards 三角、大转子三个部位的骨密度在治疗 12 个月时也明显增加，比治疗前分别上升 1.6%、

2.2%、2.6%。不良反应有腹胀、胃灼热和上腹不适，共 3 例。

（5）阿仑膦酸钠对各种类型骨折预防的效果：已有多项大型临床研究证明阿仑膦酸钠对各种类型骨折的预防效果，包括阿仑膦酸钠国际性研究（FOSIT）、骨折干预试验（FIT）、FIT 研究的延长研究（FLEX）和十年研究，其中后两项研究均长达 10 年。

1）FOSIT 研究是一项关于阿仑膦酸盐的随机、双盲、对照的研究，在 34 个国家、153 个中心1908 例绝经妇女中进行的为期 1 年的临床研究。该研究观察了阿仑膦酸钠（$n=950$）与安慰剂（$n=958$）对临床非椎体骨折累积发生率的影响，受试者都是绝经后骨量低下的妇女。结果显示，阿仑膦酸钠治疗 1 年后非椎体骨折累积发生率为 2.4%，对照组为 4.4%，风险降低 40%（95%CI 0.18~0.97）。

2）骨折干预研究（fracture intervention trial，FIT）包括两项（3 年期研究和 4 年期研究）在绝经后女性中进行的随机、双盲、多中心研究。在 3 年期研究中，纳入 2027 例基线有 ≥1 处椎体骨折的病人（阿仑膦酸钠，$n=1022$；安慰剂，$n=1005$），随访 3 年。结果显示：与安慰剂比较，阿仑膦酸钠能够使新发 X 线片显示的椎体骨折的风险降低 47%（$P<0.001$）、临床椎体骨折的风险降低 55%（$P<0.001$）、髋部骨折风险降低 51%（$P<0.001$）。在 4 年期研究中，纳入 4432 名基线有低骨量但无椎体骨折的女性（阿仑膦酸钠，$n=2214$；安慰剂，$n=2218$），平均随访 4.2 年。合并分析 3 年期病人和 4 年期股骨颈 T 值≤−2.5 的病人数据显示，与安慰剂相比，阿仑膦酸钠治疗 12 个月临床椎体骨折风险下降 59%（$P<0.001$），治疗 18 个月髋部骨折风险下降 63%（$P<0.014$），治疗 24 个月非椎体骨折风险下降 26%（$P<0.011$）

3）FLEX 研究是将完成 FIT 试验的病人纳入骨折干预研究的延长研究，共纳入采用 FIT 试验方案治疗平均 5 年的病人 1099 例，病人在随后的 5 年中随机接受安慰剂、阿仑膦酸钠（10mg/d）以及阿仑膦酸钠（5mg/d）治疗，结果显示，对于所有病人，阿仑膦酸钠继续治疗 5 年可使临床椎体骨折风险降低 55%（95%CI 0.24~0.85）；对于股骨颈 T<−2.5 的病人（$n=184$），继续治疗 5 年，非椎体骨折风险降低 50%（95%CI 0.26~0.96）。

4）十年研究是两个研究设计完全一致的、安慰剂对照、双盲、多中心的研究（美国和多国研究），纳入 994 例根据腰椎骨密度而诊断为骨质疏松的绝经后妇女。对两项研究初始 3 年的汇总分析显示，与安慰剂组相比，阿仑膦酸钠组发生了一次或多次新发椎体骨折的比例显著下降，阿仑膦酸钠组和安慰剂组椎体骨折发生率分别为 3.2% 和 6.2%，相对危险度下降 48%（$P=0.03$）。新发椎体骨折总数量也有所下降（分别为每 100 例病人 4.2 和 11.3 例）。阿仑膦酸钠 10mg/d 治疗病人在第 6~10 年中非椎体骨折的发生率与阿仑膦酸盐合并组在试验最初 3 年中的发生率相似。

2002 年发表的荟萃分析结果显示，在 9 项临床试验中，阿仑膦酸钠治疗的 9360 例妇女椎体骨折的相对危险度为 0.52（95%CI 0.43~0.65）；在 6 项临床试验的 3723 例中，非椎体骨折的相对危险度为 0.51（95%CI 0.38~0.69）；11 项临床试验的 11808 例髋部骨折的相对危险度为 0.63（95%CI 0.43~0.92）。上述结果表明，阿仑膦酸钠在椎体、非椎体和髋部 3 个部位骨折发生的风险分别较对照组降低 48%、49% 和 37%，可见，口服阿仑膦酸钠增加骨量的同时，使新形成的骨骼质量得以保持，骨折危险性显著降低。

A. 对骨密度的影响：十年研究结果显示，服用阿仑膦酸盐 10mg/d 10 年组病人，腰椎、股骨粗隆、股骨颈、全髋和全身骨密度累积增加 13.7%、10.3%、5.4%、6.7% 和 2.9%（与基线比较，$P<0.001$）。5mg/d 组骨密度增加幅度较小。服用阿仑膦酸盐 5 年中止治疗后（中止治疗组），药物作用逐渐减弱，但病人在第 10 年测量时，腰椎、股骨颈、全髋和全身骨密度仍然高于基线水平。

B. 长期治疗对骨转换调节的影响：十年研究显示，在初始 3 年治疗中，阿仑膦酸钠使骨转换标志物降到稳定低水平，10 年治疗期间，这种作用得到维持。在 10mg/d 组，尿 I 型胶原蛋白 N-端肽的平均水平从基线时的 66.6nmol（骨质胶原蛋白当量）/μmol（肌酐）下降到第 10 年末的 22.0nmol/μmol，较基线下降了 67%；血清骨特异性碱性磷酸酶的平均值在基线时为 17.8ng/ml，在第 10 年末为 9.1ng/ml，较基线下降了49%。虽然终止阿仑膦酸盐治疗后，骨标志物水平在1年内增加27%，但平均值依然在基线以下。

C. 对骨质量和骨结构的影响：对阿仑膦酸钠5~20mg/d治疗2~3年的55~159例绝经后妇女进行骨组织活检的多项临床研究显示，阿仑膦酸钠治疗后新生骨具有正常的骨组织板层结构，治疗后类骨质（新的或尚未矿化的有机骨基质）体积不变，与安慰剂相比，可显著降低骨转换而无可测得的骨体积增加。基于这些证据可以推断阿仑膦酸钠增加骨强度主要是由于其增加骨矿化程度。一项在53例绝经后骨质疏松病人中进行的髂嵴活组织学研究，证实了该推论。这些研究结果与长期接受阿仑膦酸钠治疗的大鼠、犬和狒狒中所观察到的骨组织学评估结果一致。

（6）阿仑膦酸钠的安全性：总体上，如果按照正确的方法服药，阿仑膦酸钠具有良好的胃肠道安全性，长达10年的临床研究显示阿仑膦酸钠上消化道不良反应发生率与安慰剂相似。

FLEX研究结果显示，安慰剂组报道的上消化反应发生率为35.7%，阿仑膦酸钠治疗组为29.8%。两组间特异的上消化道反应如腹痛、反酸、食管炎、食管溃疡、胃或十二指肠溃疡等发生率相似。

十年研究显示，在第8~10年期间，所有阿仑膦酸盐治疗组（10mg/d和5mg/d）和中止治疗组（阿仑膦酸盐服用5年后中止）的上消化道不良事件的发生率相似。在第8~10年期间，所有组都有30%~36%的病人使用阿司匹林，41%~53%使用非固醇类或糖皮质激素类抗炎药。这些药物与阿仑膦酸盐之间似乎没有不良的交互作用。

阿仑膦酸钠可能对上消化道黏膜有刺激作用，应慎用于患有活动性上消化道疾病，如吞咽困难、食管疾病（包括已知的巴雷特食管）、胃炎、十二指肠炎、溃疡或1年内有胃肠道病史者。

在服用阿仑膦酸钠的病人中，曾经报道食管不良事件，因此，应该警惕可能发生食管反应的任何症状和体征，应指导病人如果出现吞咽困难、吞咽痛、胸骨后疼痛或新发胃灼热加重，应停用本药并就医。

目前无临床研究证实阿仑膦酸钠会影响骨折愈合。动物研究显示，用阿仑膦酸钠治疗，不论是在骨折愈合前、骨折愈合期还是两个时间同时用药，均不会抑制骨质形成或骨质钙化，骨折愈合速度正常。临床研究亦观察了阿仑膦酸钠治疗骨质疏松骨折的骨密度变化和骨折愈合的时间，结果显示骨质疏松骨折病人服用阿仑膦酸钠后，可增加骨密度，不影响骨折愈合天数。对骨的影响和心房颤动在本节末尾一并叙述。

阿仑膦酸钠具有较好的肾脏安全性。老年或伴有轻至中度肾功能不全的病人（肌酐清除率>35ml/min）不需要调整剂量。因缺乏相关用药经验，对于更严重的肾功能不全病人（肌酐清除率<35ml/min）不推荐使用本品。

（7）服用方法和剂量：阿仑膦酸钠必须在每周固定的一天，晨起空腹时口服70mg/次。为尽快将药物送至胃部，降低对食管的刺激，本品应在清晨用一满杯白水（175~250ml）送服（不能用牛奶、饮料和矿泉水等送服），病人应避免躺卧，上半身保持直立体位（站位、坐位或活动位），以免药物反流而增加发生食管不良反应的危险；同时在服此药后至少30分钟之内，不能进食和服用其他药物，以免降低其吸收率。

由于阿仑膦酸钠对胃肠道黏膜具有刺激性，而阿仑膦酸钠（福善美片剂）表面有保护层可以防止黏膜刺激，因此不能分成半片服用，更不能咀嚼服用。

阿仑膦酸钠每周口服一次，每次70mg，以及每周口服2次，35mg/次，已经证实12个月的治疗效果与10mg/d相近，腰椎骨密度分别增加5.2%、5.1%和5.4%，每天服药组严重上消化道不良反应发生率为1.4%，而每周1次及2次治疗组未观察到严重的食管及胃的不良反应。因此，每周1次阿仑膦酸钠70mg治疗是依从性良好的有效治疗方案。

（8）适应证：国内已于1998年被SFDA批准治疗绝经后骨质疏松症，后又批准用于男性骨质疏松症和糖皮质激素诱发的骨质疏松症。美国FDA于1995年相继批准用于绝经后骨质疏松症的防治、男性和类固醇性骨质疏松症的治疗。

（9）禁忌证：导致食管排空延迟的食管异常，例如狭窄或弛缓不能，胃及十二指肠溃疡，反流性食管炎者慎用；不能站立或坐直至少30分钟者；低钙血症对本产品任何成分过敏者。

2. 阿仑膦酸钠加维生素 D_3 复方制剂

（1）为什么要研发福美加复方制剂：阿仑膦酸钠加维生素 D_3 制成阿仑膦酸钠维 D_3（福美加）的必要性体现于以下几点：

1）维生素 D 不足或缺乏非常普遍，且是成人骨折的高风险因素：目前全球约有 10 亿人患有维生素 D 不足或缺乏，超过 50% 的绝经后妇女为维生素 D 不足状态，40% 以上的欧美社区老人维生素 D 缺乏。2012 年美国骨科医师学会（AAOS）学术年会上，Cirst 公布了其对成年骨创伤病人血 25（OH）D 水平的回顾性研究，结果显示存在维生素 D 缺乏和不足的病例占总数的 77.4%，其中缺乏者为 39%。

2）维生素 D 是骨质疏松症治疗的基本补充剂：维生素 D 有利于促进钙的吸收、对骨骼健康、保持肌力、改善身体稳定性、降低骨折风险有益。维生素 D 缺乏可导致继发性甲状旁腺功能亢进，增加骨吸收，从而引起或加重骨质疏松。

3）维生素 D 充足可使双膦酸盐获得更佳疗效：经研究提示，良好的血清 25（OH）D 水平可以使阿仑膦酸钠获得更理想的疗效。充足的维生素 D 水平可加强阿仑膦酸钠疗效的发挥。

两项研究直接评估了血清 25（OH）D 与抗骨吸收治疗（包括阿仑膦酸钠、利塞膦酸钠和雷洛昔芬）的关系，结果均显示，维生素 D 充足病人抗骨吸收药物的治疗效果更理想。

在美国 2011 年内分泌学年会（ENDO）和美国骨矿盐研究学会（ASBMR）年会上两项研究显示为使双膦酸盐获得最佳疗效，血清 25（OH）D 水平应达到 33ng/ml。

国际上公认采用血清 25（OH）D 浓度作为人体维生素 D 营养状况的功能指标，因其浓度相对不受其他因素影响，半衰期长，与临床疾病表现有较好的相关性，而且测量方法也较为成熟。目前维生素 D 水平不足和缺乏的临界值因检测方法不同尚不统一。国外研究显示，为达到肠钙吸收和 PTH 抑制的合适水平，血 25（OH）D 浓度应该达到 30ng/ml（75nmol/L）。老年人达到降低跌倒风险的血清 25（OH）D 浓度应不低于 24ng/ml（60nmol/L），为降低骨折风险，血清 25（OH）D 浓度至少需 30ng/ml（75nmol/L），也有认为需 20ng/ml（50nmol/L）。

4）复方制剂有利于提高病人的依从性：有研究显示每天补充维生素 D 的依从性较差，福美加中含有合适剂量的维生素 D_3，每周一次服用可简化治疗方案，有效提高维生素 D 补充的依从性。

（2）骨质疏松病人维生素 D 的推荐摄入量：国际骨质疏松基金会（IOF）建议：对于常规接受日照的老年人，每日需补充维生素 D 800~1000IU（20~25μg）；对于肥胖、骨质疏松症病人、日照较少以及吸收障碍者，日需补充维生素 D 应加大剂量，可加至 2000IU/d（50μg/d）。

欧洲骨质疏松和骨关节炎临床与经济学会（ESCEO）推荐：骨质疏松病人至少摄入 800IU/d 的维生素 D。美国骨质疏松基金会（NOF）对于 ≥50 岁的绝经后女性和男性，建议每日维生素 D 摄入量为 800~1000IU。

根据中国 2017 年原发性骨质疏松症诊治指南，建议成年人维生素 D 日摄入量为 200IU（5μg），老年人缺乏日照以及摄入和吸收障碍常有维生素 D 缺乏，故推荐维生素 D 日摄入量为 400~800IU（10~20μg）。用于治疗骨质疏松症时，剂量可为 800~1200IU，还可与其他药物联合使用。

（3）阿仑膦酸盐和维生素 D_3 复方试剂与单组分药物有生物等效性：针对福美加复方制剂，一项开放标记、随机、多中心、交叉研究分析了阿仑膦酸钠/维生素 D_3 复合制剂与相应单组份在健康成年志愿者中的生物等效性。该项研究分为两个部分、两期进行。一期针对阿仑膦酸钠/2800IU 维生素 D_3 复合制剂，二期针对阿仑膦酸钠/5600IU 维生素 D_3 复合制剂。第一部分是分析阿仑膦酸钠/维生素 D_3 与 70mg 阿仑膦酸钠的生物等效性，以阿仑膦酸钠不同时间尿排泄量为指标，结果显示无论一期或二期，阿仑膦酸钠/维生素 D_3 与 70mg 阿仑膦酸钠具有生物等效性。第二部分为分析阿仑膦酸钠/维生素 D_3 与维生素

D_3 的生物等效性，以血浆维生素 D_3 药时曲线下面积、峰浓度以及达峰时间为指标，复方制剂与单组份维生素 D_3 药代动力学参数相似，二者具有生物等效性。

因此，目前的药代动力学研究显示，福美加（阿仑膦酸钠/维生素 D_3）口服后与单用阿仑膦酸钠具有生物等效性，与单用维生素 D_3 亦具有生物等效性，阿仑膦酸钠与维生素 D_3 制成复合剂型未影响各组分的生物利用度。

（4）临床疗效研究

1）提高骨密度：FOCUS-D 试验旨在比较阿仑膦酸钠和维生素 D_3 联合应用对绝经后维生素 D 不足妇女的影响。FOCUS-D 试验是一项多中心、国际性（24 个国家 77 个中心）的随机对照试验，受试组接受阿仑膦酸钠 70mg/维生素 D_3 5600IU 片剂，口服，每周 1 次。常规治疗则包括接受其他治疗，包括双膦酸盐（阿仑膦酸钠、利塞膦酸钠、伊班膦酸钠或者唑来膦酸）、锶盐、活性维生素 D、雷洛昔芬或者单独补充钙剂或维生素 D。结果显示，阿仑膦酸钠/维生素 D_3 受试组和常规治疗组在 12 个月时全髋骨密度和腰椎骨密度均明显升高，但受试组升高更为明显（两组相比，腰椎 $P=0.047$；全髋 $P=0.035$）。与常规治疗组比较，阿仑膦酸钠/维生素 D_3 组 12 个月时骨转换标志物测定结果显示，尿 NTX 和 BALP 值均降低明显（P 均<0.001）。12 个月试验期间，发生至少 1 次或 2 次跌倒的病人在受试组和常规治疗组之间没有明显差异。

2）FOCUS-D 试验研究结果显示，治疗 6 个月后阿仑膦酸钠/维生素 D_3 组与常规治疗组血清 25（OH）D<20ng/ml 的病人比例分别为 8.6% 和 31.0%，显示阿仑膦酸钠/维生素 D_3 可显著提高血清 25（OH）D_3 水平（$P<0.001$）。治疗 12 个月后也有相似的结果，两组病人维生素 D 不足的比例分别为 11.3% 和 36.9%（$P<0.001$）。治疗 12 个月后阿仑膦酸钠/维生素 D_3 组病人血清 25（OH）D_3 升高明显，为 12.7ng/ml；常规治疗组仅为 8.4ng/ml。提示阿仑膦酸钠/维生素 D_3 治疗较常规治疗在改善维生素 D 不足方面更为有效。鉴于钙和维生素 D 补充治疗时病人依从性低，联合治疗对于改善维生素 D 不足更有意义。

一项为期 15 周的随机对照、多中心（11 个国家 55 个中心）的研究纳入了男性和绝经后妇女共计 708 例骨质疏松症病人，分析福美加复方制剂（阿仑膦酸钠 70mg/维生素 D_3 2800IU，$n=357$）与单用阿仑膦酸钠（福善美，$n=351$）对维生素 D_3 水平的影响。结果显示，单用阿仑膦酸钠组血清 25（OH）D_3 自基线水平的 22.2ng/ml 降低至 18.6ng/ml；福美加复方制剂组则由 22.1ng/ml 升高至 23.1ng/ml；福美加复方制剂降低维生素 D 不足风险达 64%，降低维生素 D 缺乏风险为 91%。

另一项为期 15 周的随机对照研究分析了阿仑膦酸钠 70mg/维生素 D_3 2800IU 是否额外加用维生素 D_3 2800IU（阿仑膦酸钠 70mg/维生素 D_3 5600IU）对骨质疏松症病人维生素 D 缺乏的改善作用。结果显示两组均能有效改善维生素 D 缺乏，阿仑膦酸钠 70mg/维生素 D_3 2800IU 组血清 25（OH）D_3 <20ng/ml 的病人比例为 6%，阿仑膦酸钠 70mg/维生素 D_3 5600IU 组则为 3%；但两组间差异没有统计学意义（$P=0.115$）。

3）降低骨折风险：一项针对绝经后女性的前瞻性研究直接分析了双膦酸盐治疗效应与血清 25（OH）D_3 水平的关系，该研究纳入 1515 例意大利绝经后女性，接受抗骨吸收治疗（阿仑膦酸钠、利塞膦酸钠和雷洛昔芬）13 个月，结果显示，维生素 D 充足病人髋部、腰椎以及股骨颈骨密度增加明显，骨折发生明显低于维生素 D 不足病人（8.8% 与 13.2%）。

研发阿仑膦酸钠和维生素 D_3 的复合制剂主要是因为维生素 D 不足和缺乏非常普遍，尤其在老年人，是骨折发生的高风险因素，维生素 D 是骨质疏松症治疗的基本补充剂，当维生素 D 充足时可使双膦酸盐获得更佳疗效，同时复方制剂可以提高病人的依从性。

（5）安全性：FOCUS-D 试验研究结果显示，耐受性和特异不良反应发生率在阿仑膦酸钠/维生素 D_3 组与常规治疗组相似；严重的药物相关不良事件发生率分别为 0.8% 和 0.4%；因药物相关的不良事件而中止治疗比例分别为 1.6% 和 1.2%。特异性的不良反应包括骨折、牙科问题、上呼吸道疾病等。

应用阿仑膦酸钠治疗同时补充维生素 D_3 在提高维生素 D 水平的同时并没有引起高钙血症的增加。来自前述 15 周的随机双盲对照（阿仑膦酸钠/维生素 D_3 与阿仑膦酸钠）研究数据显示，阿仑膦酸钠/维生素 D_3 组病人的血清钙水平相对于基线小幅、有统计学意义的下降［从 2.37mmol/L（9.49mg/dl）降至 2.36mmol/L（9.43mg/dl）］，数值略低于阿仑膦酸钠组（从 9.48mg/dl 降至 9.38mg/dl），但两组之间差异无统计学意义。两组均没有高血钙及高尿钙发生。

目前的大型临床研究显示，阿仑膦酸钠/维生素 D_3 具有良好的耐受性和安全性。

（6）服用方法和剂量：服用方法与阿仑膦酸盐相同，剂量每周一次，每次一片，每片含阿仑膦酸钠 70mg+维生素 D_3（2800IU 或 5600IU），商品名有福美加和固邦佳。

（7）适应证和禁忌证：与阿仑膦酸盐相同。

注意：若病人有 1, 25（OH）$_2$D 过度生成相关的疾病（如白血病、淋巴瘤、肉状瘤病和结节病等），补充较低剂量维生素 D_3 也可能会加重高钙血症和/或高钙尿症。

（五）利塞膦酸钠

利塞膦酸钠（residronate）是侧链具有环状结构含氮的双膦酸盐，在大鼠体内抑制骨吸收效能较羟乙膦酸钠强 1000～5000 倍。其生物利用度低，不经过全身代谢，不诱导或抑制肝微粒体细胞色素 P450 酶，主要通过肾脏以原形排出。

1. 临床研究 已有 3 项大样本的临床试验，探讨了此药的有效性和安全性。

（1）1999 年美国 Harris 等发表了利塞膦酸钠的随机、双盲、安慰剂对照临床试验，利塞膦酸钠治疗椎体骨折有效性的研究（vertebral efficacy with risedronate therapys study，VERT）。美国有 11 个研究中心参加，纳入 2458 例严重绝经后骨质疏松妇女，年龄 ≤85 岁，有 ≥2 处影像学椎体骨折，或 1 处椎体骨折伴腰椎骨密度 BMD T 值 <-2.0。全部受试者均给予钙剂 1000mg/d，测血 25（OH）D，如 <16ng/ml，口服维生素 $D_3$500IU/d。分为利塞膦酸钠和安慰剂两组，前者开始一年分为 2.5mg/d 和 5mg/d 两个不同剂量，1 年后停 2.5mg/d，改为 5mg/d，服用方法与阿仑膦酸钠相同。观察 1 年，新椎体骨折分别为 3.8%（23/618 例 2.5mg/d 组）、2.4%（16/669 例 5.0mg/d 组）和 6.4%（42/660 例安慰剂组），服药组比安慰剂组新发椎体骨折分别下降 46%（$P=0.02$）和 65%（$P<0.001$）。治疗 3 年新发椎体骨折分别为 11.3% 和 16.3%，降低 41%（95%CI 0.18～0.58，$P=0.003$）。非椎体骨折经 3 年治疗两组分别为 5.2% 和 8.4%，降低 39%（95%CI 0.06～0.61，$P=0.02$）。多部位骨密度均有显著升高，与基线相比腰椎骨密度增幅分别为 +5.4% vs +1.1%（利塞膦酸钠组 vs 安慰剂组）；股骨颈 +1.6% vs -1.2%，大转子 +3.3% vs -0.7%，治疗组与基线比较有显著升高，与安慰剂组比较亦有显著升高，桡骨中段 BMD+0.2% vs -1.4%。前者 3 年治疗与基线比较能维持骨密度。但安慰剂组历经 3 年有显著骨量丢失（$P<0.05$），服利塞膦酸钠组优于安慰剂组。

骨转换指标血 BALP 在 5mg/d 组和安慰剂组较基线时最低下降幅度分别为 35% 和 12%，治疗 3 年时两组分别较基线下降 33% 和 7%；骨吸收指标尿 Dpyd/Cr 在 6 个月时分别较基线降低 38% 和 8%，治疗 3 年时分别为降低 26% 和升高 1%。

两组各有 31 例于基线和 3 年末进行了骨活检，未发现骨骼矿化异常的证据。利塞膦酸钠组与安慰剂组比较：前者骨转换降低 50%，后者无改变；骨重建单位前者成正性平衡，后者为负性（+4.0 vs -4.6 μm）；皮质骨厚度分别为轻度增加和皮质变薄（+20% vs -11%）；皮质的多孔性在两组都有所增加（分别为 17% 和 8%）。作者认为皮质骨增厚和多孔性增加是由于骨重建的延长，提示利塞膦酸钠能保持骨结构。

利塞膦酸钠与安慰剂组不良反应的发生率相近，药物的不良反应分别为 34% 和 29%，因不良反应造成停药者均为 17%，胃肠道不良反应分别为 30% 和 27%，其中为中等度至严重的胃肠道不良事件均为 13%，消化不良 13% 和 11%，腹痛为 13% 和 12%，胃炎为 4% 和 3%，食管炎为 1% 和 2%。

该临床试验表明利塞膦酸钠能有效降低椎体和非椎体的新发骨折风险，增加多个部位骨密度，骨结构未见有矿化障碍,安全性和耐受性好。

2008 年该组又观察了停用利塞膦酸钠 1 年的情况。原利塞膦酸钠组 398 例,原安慰剂组 361 例,停用利塞膦酸钠 1 年,完成观察的分别为 309 例和 290 例。骨转换标志物:血骨特异性碱性磷酸酶(BALP)和尿 I 型胶原交联 N-末端肽(NTX)在利塞膦酸钠治疗 3 年时较基线安慰剂组均见到有明显下降,停药 1 年有明显上升,与安慰剂组比较已无区别,血 BALP 与基线 BALP 水平也无区别;但尿 NTX 值仍低于基线。各部位骨密度停药后均有降低,腰椎、股骨颈和大转子分别下降 -0.83%、-1.23% 和 -1.5%,但仍明显高于 4 年前的基线(P<0.001)和安慰剂组(P<0.001)。新发生的椎体形态骨折,在停药 1 年组比安慰剂 4 年组下降 46%(P=0.009),而新的非椎体骨折在两组近似,结果表明服利塞膦酸钠 3 年随后停药 1 年,在降低椎体骨折风险方面仍有获益;骨密度开始下降,但还明显高于基线和安慰剂组;骨转换标志物从降低,迅速转为上升,血 BALP 值和尿 NTX 值与安慰剂组比较已无区别,血 BALP 与基线值也无区别,而尿 NTX 值仍低于基线。表明停药 1 年,利塞膦酸钠对于降低椎体骨折风险和增加多部位骨密度仍有后续效应。

(2)2000 年 Reginster 等发表了在欧洲和澳大利亚进行的随机、双盲、安慰剂对照的临床试验,共 80 个研究中心参加,纳入 1226 例严重绝经后骨质疏松妇女,年龄不超过 85 岁,均有 ≥2 个椎体骨折。均给予元素钙 1000mg/d,如基线血 25(OH)D<16ng/ml,补充维生素 D_3 500IU(占 35% 的受试者),分为利塞膦酸钠组和安慰剂组。前者开始 2 年分别为 2.5mg/d 和 5.0mg/d 两个不同剂量组,2 年后都予 5.0mg/d,疗程 3 年。有 542 例病人完成了 3 年的观察。胸腰椎侧位相(T_4~L_4)每年检查一次,骨密度每 6 个月测量一次。结果显示新椎体骨折在第 1 年,利塞膦酸钠 2.5mg/d 和 5.0mg/d 较安慰剂组分别下降 50%(P=0.012)和 61%(P<0.001),2 年后两种剂量组结果相仿,3 年下降 49%(P<0.001),非椎体骨折 3 年降低 33%(P=0.06)。骨密度结果与基线比较,开始 6 个月时就有显著上升,能维持 3 年,与基线相比 BMD 的变化率分别为椎体 +5.9%(P<0.001)、股骨大转子 +6.4%(P<0.001)、股骨颈 +3.1%(P<0.001)、桡骨中段 +2.1%(P<0.001);安慰剂组椎体 BMD 亦有升高,股骨颈 BMD 无明显改变,大转子和桡骨中段 BMD 均有降低。骨形成指标(骨特异性碱性磷酸酶)和骨吸收指标〔尿脱氧吡啶啉和肌酐比值(Dpd/Cr)〕都有降低,分别降低 37% 和 33%。开始于服药后 1 个月,3 年内能维持,在安慰剂组仅有轻度下降。

不良反应均为轻度、一过性,利塞膦酸钠组和安慰剂组相近。与美国进行的一项临床试验相仿。

此项临床研究又伸延了 2 年,共计 5 年观察。为随机双盲安慰剂对照研究,入组 265 例,利塞膦酸钠组和安慰剂组分别为 135 例和 130 例,完成 2 年延伸试验者共 220 例(115 例和 105 例)。结果显示两组新的椎体骨折分别为 13.8% 和 28.2%,利塞膦酸钠组较安慰剂组减少 59%(P<0.01),非椎体骨折分别为 5.2% 和 8.5%,差异无统计学意义(P>0.05,病例数太少)。利塞膦酸钠组骨密度在 5 年末较基线的变化率分别为腰椎 +9.3%、股骨颈 +2.2% 和大转子 +5.7%,较基线和安慰剂组均有显著差异。5 年末股骨颈和大转子 BMD 比安慰剂组高 4.5% 和 7.9%。骨转换标志物血 BALP 和尿 NTX 于治疗 5 年时能保持治疗 3 年时的低骨转换水平,5 年时 BALP 和 NTX 在治疗组仍较基线时明显降低(P<0.001),也显著低于安慰剂组(P<0.001),表明延伸 2 年治疗,总计 5 年用药是有效和安全的。

该文还对 689 例有基线和随访期胸腰椎 X 线片的病人进行了分析,利塞膦酸钠治疗组椎体骨折风险降低 50%(95%CI 0.30~0.64,P<0.001),非椎体骨折风险下降 37%(95%CI 0.06~0.58,P=0.022)。

(3)利塞膦酸钠治疗减少髋部骨折发生:McClung 等观察了 5445 例年龄在 70~79 岁的骨质疏松妇女,其中 3886 例 ≥80 岁,具有至少一个非椎体骨折危险因素。随机分为利塞膦酸 2.5mg/d、5.0mg/d 和安慰剂组,疗程 3 年。其中一个亚组观察 BMD 的改变,发现 BMD 在利塞膦酸钠治疗 6 个月开始就明显高于对照组。髋部骨折发生风险显著降低,减少 30%。其中两种剂量利塞膦酸钠治疗 70~79 岁女性髋部骨折的发生率为 1.9%,而安慰剂组为 3.2%,降低了 41%(P=0.009);在 80~89 岁组利塞膦酸钠治疗骨折率无显著降低。

2. 服用方法和剂量

服用方法：与阿仑膦酸钠相同。

已有利塞膦酸钠 35mg/w、50mg/w 和 5mg/d 对骨密度影响的比较研究，结果表明，3 种剂量均能使 BMD 增加，治疗 12 个月时，3 种剂量对腰椎 BMD 分别增加 3.9%（35mg/w）、4.2%（50mg/w）和 4.0%（5mg/d），同时髋部、股骨颈和大转子区 BMD 较治疗前均显著增加，在 3 种剂量间无显著差异。

3. 适应证和禁忌证

适应证：国内已被 SFDA 被批准用于治疗绝经后骨质疏松症和糖皮质激素性骨质疏松症。有些国家也批准用于男性骨质疏松症。

禁忌证：与阿仑膦酸盐相同。

（六）伊班膦酸钠

伊班膦酸钠（ibandronate，IB）系含氮的第三代双膦酸盐（bisphosphonates，BP）药物。IB 能强效抑制破骨细胞活性，诱导破骨细胞凋亡，从而抑制骨吸收过程，在大鼠体内抑制骨吸收效能较羟乙膦酸钠强 1000~10000 倍，已广泛用于预防和治疗恶性肿瘤骨转移。IB 能增加骨密度和预防骨质疏松性骨折的风险。IB 是既能口服又能静脉用药的 BP 药物。罗氏药厂生产的伊班膦酸钠已被美国 FDA、欧盟等多个国家批准用于治疗绝经后骨质疏松症。国产的伊班膦酸钠也被我国食品药品监督管理局（CFDA）批准用于治疗绝经后骨质疏松症。治疗方法有每日口服、每月一次口服和每 3 个月一次静脉注射。尤其是 IB 每月一次口服和每 3 个月一次静脉注射，延长了用药间隔时间，减少了用药次数，体现了 IB 的高效能，也改善了病人的依从性，同时，IB 的耐受性良好。

1. 每日连续口服或间断口服治疗绝经后骨质疏松症　Chesnut Ⅲ CH 等报道，在一项随机、双盲、安慰剂对照的研究中，共 2946 例绝经后骨质疏松妇女，腰椎（L_1~L_4）BMD T 值 ≤ -2.0，至少有一处椎体骨折，随机接受安慰剂或口服 2.5mg IB 每日 1 次或间断口服 IB（20mg，每 3 个月用 12 次）。治疗 3 年后的结果表明 IB 能显著减低新椎体骨折风险，新椎体骨折发生率在 IB 2.5mg 连续口服组为 4.7%，IB 20mg 间断口服组为 4.9%，而安慰剂组为 9.6%。与安慰剂组比较，IB 连续口服和间断口服能使椎体骨折发生率分别下降 62%（$P=0.0001$）和 50%（$P=0.0006$）。IB 两种用药方法比安慰剂更能有效增加腰椎骨密度，分别为 +6.5%、+5.7% 和 +1.3%；全髋骨密度的增加、骨转换速率的降低也明显优于安慰剂组，身高的降低明显少于安慰剂组。在 3 年治疗中，IB 两组病人非椎体骨折的发生率相当，分别为 9.1% 和 8.9%，与安慰剂组（8.2%）比较差异无统计学意义。然而后期效力分析显示，IB 连续口服能显著降低高危人群（股骨颈 BMD T 值 < -3.0）非椎体骨折的发生率（下降 69%，与安慰剂比较 $P=0.012$）。IB 两种给药方法均有良好的耐受性。这是首次证实间断服用（间隔时间 > 2 个月）双膦酸盐药物也具有显著的抗骨折疗效。在分层检验中发现，IB2.5mg/d 口服疗程 2 年还能预防绝经后无骨质疏松妇女的早期骨丢失（与安慰剂组比较，椎体和全髋骨密度分别增加 3.1% 和 1.8%，$P<0.001$），因此，2003 年 FDA 批准了伊班膦酸钠 2.5mg 每日口服用于预防和治疗绝经后骨质疏松症。

2. 每月口服一次治疗绝经后骨质疏松症　每月口服一次伊班膦酸钠治疗绝经后骨质疏松症 MOBILE（Monthly Oral Ibandronate Therapy In Postmenopausal Osteoporosis）研究采用随机、双盲法，是一项为期 2 年的 Ⅲ 期非劣效临床试验。共入组绝经后骨质疏松症妇女 1609 例，随机接受下列四种治疗方案之一：2.5mg 每日口服；50mg/50mg 连续两天口服，每月 1 次；100mg 每月 1 次和 150mg 每月 1 次口服。治疗 1 年后腰椎骨密度较基线的变化率分别为 +3.9%、+4.3%、+4.1% 和 +4.9%。所有每月 1 次服药的疗效不劣于 2.5mg 每日连续口服的效果，相反，IB 150mg 每月 1 次增加骨密度的疗效还优于 2.5mg 每日连续口服。所有每月 1 次服药的病人全髋骨密度的增加也高于 2.5mg 每日连续口服。按提前设定的腰椎骨密度（增加 6%）和股骨颈骨密度增加标准（增加 3%），每月口服 IB 100mg 和 150mg 组比 2.5mg 连续口服组有更多的病人达到了上述标准，各组病人均良好耐受相应治疗。结果表明，IB 每月 1 次口服治疗绝经后骨质疏松症至少与 2.5mg 连续口服等效，且耐受性良好。美国 FDA 于 2005 年批准了伊班膦酸钠

150mg 每月 1 片，治疗绝经后骨质疏松症。

MOBILE 试验进行到 2 年时，腰椎骨密度分别增加 5.0%（2.5mg 连续）、5.3%（50mg/50mg 每月 1 次）、5.6%（100mg 每月 1 次）和 6.6%（150mg 每月 1 次）。同样，每月 1 次用药组疗效不劣于与 2.5mg 每日用药组，且 150mg 每月 1 次比 2.5mg 每日口服更为有效（$P<0.001$）。股骨近端（全髋、股骨颈和大转子）的骨密度增加幅度也显示 150mg 每月 1 次优于 2.5mg 每日口服（$P<0.05$）。多数受试者（70.5%~93.5%）的骨密度（腰椎或全髋或两者均有）与基线相比显著增加。骨吸收指标血清 CTX 水平于治疗 3 个月时显著下降，并持续整个研究过程，其中 150mg 组 CTX 的抑制程度强于 100mg 组和 2.5mg 连续口服组，与其更明显的腰椎和全髋骨密度增加相一致。表明每月 1 次口服 IB 至少与 2.5mg 连续口服等效。每月 1 次服药对病人更加方便，可进一步改善治疗的依从性，优化治疗疗效。

随后进行了每月一次、每次 100mg 或 150mg、持续 2 年的延伸试验（合计服药 5 年），均能维持 BMD 和抑制骨转换指标（CTX 和 P1NP），耐受性好。

3. 静脉 IB 治疗骨质疏松症　双膦酸盐口服吸收率低（一般<1%），服药时要求完全空腹，至少上半身直立，服药后至少半小时以上才能进食，用牛奶、果汁、咖啡等送服会进一步降低甚至阻断药物的吸收。这样严格的给药程序会大大降低病人的依从性。静脉用双膦酸盐能 100% 进入人体，不会造成胃肠道刺激，而且也会明显减少用药次数，是有前途的治疗骨质疏松症的方法。研究表明，静脉 IB 比每日口服能更有效地降低非椎体骨折率（3mg IB 每三个月 1 次静脉注射与 2.5mg 每日口服相比，非椎体骨折的发生率下降 38%）。

一项为期 2 年的双盲双模拟Ⅲ期临床试验中（Dosing Intravenous Administration，DIVA）共入组 1395 例绝经后骨质疏松症病人（55~80 岁，腰椎 BMD T 值<-2.5），除每天补充 500mg 钙剂和 400IU 维生素 D 外，还随机接受下述治疗方法中的一种：2.5mgIB 每日口服（$n=377$）；2mgIB 每 2 个月静脉注射 1 次（$n=353$）；3mg IB 每 3 个月静脉注射 1 次（$n=365$）。治疗 1 年后，腰椎骨密度平均增加分别为 3.8%、5.1% 和 4.8%。两组静脉用药的疗效不仅不劣于甚至还优于 IB 连续口服组（$P<0.001$），全髋骨密度的增加也呈现上述改变。静脉用药耐受性良好，未见肾功能损害的情况。FDA 于 2006 年批准了伊班膦酸钠 3mg 每 3 个月静脉注射一次，治疗绝经后骨质疏松症。

治疗 2 年后，腰椎骨密度的增加分别为 6.4%（2mg，静脉注射）；6.3%（3mg，静脉注射）和 4.8%（2.5mg，口服），两组静脉用药的疗效优于连续口服组（$P<0.001$），静脉组全髋骨密度的改变也同样优于连续口服组。三组病人血 CTX 的水平均明显低于基线，各组的变化相似，平均下降 53.4%~59.9%。所有病人的耐受性也相似。据此认为，静脉注射 IB 治疗绝经后骨质疏松症至少与 2.5mg/d IB 连续口服等效，可以替代口服用药。

在探讨不同剂量 IB 静脉注射抑制骨吸收的作用时发现，1mg 静脉注射抑制骨吸收的时间不超过 1 个月，而 2mg 静脉注射抑制骨吸收的时间可长达 4 个月，结论为 1mg 静脉注射不能每 3 个月 1 次治疗骨质疏松症，而 2mg 静脉注射至少可以间隔 3 个月用药一次治疗骨质疏松症。

肾移植病人术前就存在肾性骨病，手术的创伤和术后免疫抑制剂的使用都会明显加速骨丢失。Grotz 等对此采用伊班膦酸钠 2mg 每 3 个月 1 次与安慰剂的对比观察中发现，IB 不但很好的保护了骨质，而且还能预防骨折的发生。

国产 IB 的临床研究于 2005 年 1 月开始，2006 年 8 月结束，采用多中心随机对照开放性临床试验，由北京协和医院牵头，中国人民解放军总医院和上海交通大学附属第六人民医院共同参加。国内伊班膦酸钠治疗绝经后骨质疏松症的临床试验结果显示，治疗 1 年后，腰椎、股骨颈和大转子的骨密度分别增加 4.33%、3.58% 和 2.70%，对照组（阿仑膦酸钠口服 70mg/w）上述部位骨密度增加分别为 4.06%、2.7% 和 3.06%（$P>0.05$）。从治疗的总有效率来看，伊班膦酸钠组分别为 85.3%、85.3% 和 68%，阿仑膦酸钠组为 84.5%、71.1% 和 65.8%。两组病人的不良反应及依从性相当。为此，我国 CFDA 于 2009 年批准国产伊班膦酸钠（艾本）2mg 静脉滴注，每 3 个月一次，治疗绝经后骨质疏松症。

PRIOR 研究中，纳入了 543 例此前因胃肠道不良反应而停用每日口服或每周口服双膦酸盐药物的绝经后骨质疏松症或骨量减少的病人。采用多中心、前瞻性、非随机、开放性、非劣效研究方法，为期一年。由病人自由选择接受每月 1 片或每 3 个月静脉注射伊班膦酸钠。结果表明，147 例（27.1%）选择每月口服疗法；396 例（72.9%）选择静脉用药，两组比较，有更高比例人群选择静脉用药（$P<0.001$），而且有 69.7% 的口服病人和 82.9% 的静脉用药病人完成了试验，比以前的每日或每周口服疗法具有更高的依从性。

4. 不良反应　口服 IB 常见的不良反应与其他口服双膦酸盐药物相似，主要是胃肠道反应，包括恶心、消化不良、食管炎等，多数研究显示该不良反应的发生率与安慰剂相当。静脉伊班膦酸钠常见的不良反应主要是骨骼肌肉疼痛、发热，多数情况只出现于首次用药时，一般症状轻微，毋需特殊处理即可自行缓解，严重时可使用解热镇痛类药物缓解症状。其他不良反应，如下颌骨坏死极其罕见。无论是肿瘤相关疾病大剂量使用和骨质疏松症的相关的研究均表明，伊班膦酸钠是安全的双膦酸盐类药物。

总之，伊班膦酸钠治疗绝经后骨质疏松症不但能有效增加骨密度，更能明显降低椎体与非椎体骨折的发生率。尤其是静脉用伊班膦酸钠会使治疗间隔时间更长、不受复杂给药步骤的限制和生物利用度的影响，能改善病人的依从性。

5. 服用方法和剂量　应用方法有口服和静脉滴注。口服有 2.5mg/d、100mg/月或 150mg/月，空腹清水一杯 250ml 左右送服，服药后 30 分钟上身保持直立（坐位或站立位），不能平卧，至少 30 分钟后才能进食或口服其他药物。静脉滴注 IB 2mg 溶于 200ml 5% 葡萄糖液或生理盐水中，点滴持续 2 小时。

伊班膦酸钠国外由罗氏制药有限公司生产，国内伊班膦酸钠注射液由河北医科大学生物医学工程中心（艾本）和南京恒生制药厂（佳诺顺）生产。

6. 适应证和禁忌证

适应证：国内已被 CFDA 批准治疗绝经后骨质疏松症。

禁忌证：与阿仑膦酸盐相同。

（七）唑来膦酸

唑来膦酸（zoledronate）含双氮和咪唑环状侧链，其抑制骨吸收的效能较羟乙膦酸钠强 10000 倍以上（大鼠动物实验）。静脉注射生物利用度 100%，61% 与骨组织结合，主要浓集在骨重建活跃的部位，39% 不经过体内代谢，以原型经肾排出，24 小时由尿排出。

1. 唑来膦酸防治骨质疏松症的临床疗效

已有两项大样本的临床研究：①唑来膦酸一年一次降低关键部位骨折发生的临床试验（health outcomes and reduced incidence with zoledronic acid once yearly-pivotal fracture trial，HORIZON-PFT）；②唑来膦酸盐一年一次降低再发骨折的临床试验（zoledronic acid in reducing clinical fracture and mortality after hip fracture，HORIZON-RFT，即 recurrent fracture trial）。

（1）HORIZON-PFT 于 2007 年发表，有 275 国家，239 个研究中心参加的随机、双盲、安慰剂对照临床试验。纳入绝经后骨质疏松妇女共 7736 例，年龄 65~89 岁，入组者股骨颈 BMD T 值≤-2.5，伴有或不伴有骨折；或 BMD≤-1.5，伴 2 处轻微椎体骨折或 1 处中度椎体骨折。分为两组：唑来膦酸组每年一次，每次 5mg 静脉滴注（$n=3875$）和安慰剂组（$n=3861$）。两组均补充钙剂 1000~1500mg/d，维生素 D 400~1200IU/d。疗程 3 年。3 年观察结束时：

1）对骨折风险预防的作用：a. 新发临床椎体骨折，在唑来膦酸组（Z_3）为 0.5%，安慰剂组（P_3）为 2.6%，唑来膦酸组骨折风险降低 77%（$P=0.001$）；b. 椎体形态骨折的发生，于第 1 年开始唑来膦酸组较安慰剂组就显著减少，观察 3 年，两组分别为 3.3% 和 10.9%，唑来膦酸组骨折发生风险降低 70%（$P<0.0001$）；c. 髋部新发骨折分别为 1.44% 和 2.4%，唑来膦酸组相对骨折风险降低 41%（$P=0.002$）；d. 非椎体骨折风险分别为 7.97% 和 10.71%，唑来膦酸组骨折风险降低 25%（$P=0.0002$，包括髋部骨折）。进一步分析发现唑来膦酸治疗还显著降低多发形态椎体骨折风险（2 处以上骨折者），两组骨折发

生率分别为 0.2% 和 2.3%（$P<0.001$），唑来膦酸组降低骨折风险 89%；同时也显著降低病人临床多发骨折风险（2 处以上骨折），两组骨折发生率分别为 8.4% 和 12.8%（$P<0.001$），唑来膦酸组发生风险降低 33%。

2）对骨密度的影响：唑来膦酸组 BMD 值显著升高，在椎体、全髋和股骨颈分别较基线增加 +6.7%、+6.0% 和 +5.0%，与安慰剂组比较有显著差别（均 $P<0.001$）。

3）骨吸收和骨形成标志物：血 I 型胶原羧基末端肽（β-CTX），骨源性碱性磷酸酶（BALP）和血 I 型原胶原 N-端肽（P1NP）分别下降 59%、30% 和 58%（12 个月时 $P<0.001$），均降至绝经前水平并能维持，未见进行性下降。

（2）HORIZON-PFT 3 年延伸试验于 2012 年发表。对已接受唑来膦酸盐治疗 3 年的 1233 例绝经后骨质疏松妇女，随机双盲分为继续治疗 3 年（Z_6，$n=616$）和安慰剂（Z_3P_3，$n=617$）两组。

1）椎体形态骨折：开始 3 年唑来膦酸组较安慰剂组降低 70%（$P<0.001$，Z_3 vs P_3）；延伸试验 3 年，在 6 年观察结束时，唑来膦酸盐和安慰剂组分别为 3.0% 和 6.2%，骨折风险降低 52%（$P=0.034$，Z_6 vs Z_3P_3）。

2）其他临床骨折、临床椎体骨折、髋部骨折和非椎体骨折风险两组相近，无显著差别。

3）股骨颈 BMD 在唑来膦酸组较安慰剂组升高 1.04%（$P=0.0009$）。髋部和腰椎 BMD 6 年治疗组较入组时基线有显著上升。

（3）2015 年 Black 又发表了第 2 个 3 年延伸试验，将给药时间延长至 9 年，对于治疗 6 年的绝经后骨质疏松妇女，随机双盲分为两组，Z_9 组（$n=95$）和 Z_6P_3 组（$n=95$），前组继续唑来膦酸每年 1 次，每次 5mg 静脉滴注，后组滴注安慰剂，疗程 3 年。Z_9 和 Z_6P_3 组的全髋骨密度平均变化率分别为 0.54% 和 1.31%（差异为 0.78%，$P=0.183$）；与持续治疗 9 年的病人比较，接受治疗 6 年后停药病人的骨转换标志物水平略有升高，但无显著差异；两组病人的骨折次数均有减少，但组间无显著差异，入组人数太少，有局限性。总体安全性好，但 Z_9 组心律失常的发生率略升高（包括严重和不严重）。结果提示，每年输注一次唑来膦酸盐，治疗 6 年在维持明显收益的情况下可以考虑停药 3 年。

此项唑来膦酸给药 9 年的延伸试验结果显示，继续治疗 6 年然后停药 3 年，与接受唑来膦酸治疗 9 年病人之间的疗效相比较几乎无差异。总之，为期 9 年的研究表明，唑来膦酸的降低骨折风险和升高骨密度的延留效应，持续存在，但随着继续用药，延留效应逐渐减弱。唑来膦酸每年给药一次，治疗 3 年可在减少骨折风险方面大获收益；6 年治疗与 3 年治疗相比，骨折风险方面收益适中；继续治疗 3 年达 9 年，与 6 年治疗相比，未发现明显收益。9 年长期给药的耐受性和安全性良好。其他双膦酸盐也呈现类似情况。因此，接受 6 年治疗的病人可以考虑停药，有可能继续收益于药物的后续延留反应。长期用此类药物的安全性在后面不良反应中再详细叙述。

152 例骨活检结果显示，除 1 例标本外，所有样本都有四环素标记，提示都存在骨的重建。

（4）唑来膦酸 5mg 每年一次预防再发骨折的研究：唑来膦酸 5mg 每年一次预防再发骨折的研究，简称 HORIZON-RFT 预防再发骨折研究，为一项随机双盲安慰剂对照研究，有 23 个国家 148 个临床研究中心参加，受试共 2127 人，年龄 >50 岁，包括男性和女性，髋部脆性骨折手术后 90 天内入组，随机分为两组，一年一次唑来膦酸 5mg（$n=1065$）或安慰剂（$n=1062$）静脉滴注。起始时给予一次维生素 D 50000~125000IU，随后维生素 D 800~1200IU/d；钙剂 1000~1500mg/d。疗程 3 年，试验结果：

1）临床骨折：髋部骨折后各部位的再发骨折风险均有减少。①临床骨折降低 35%（$P=0.001$），唑来膦酸组和安慰剂组的新骨折发生率分别为 8.6% 和 13.9%；②唑来膦酸组临床椎体骨折降低 46%（$P=0.02$），唑来膦酸组和安慰剂组分别为 1.7% 和 3.8%；③唑来膦酸组非椎体骨折降低 27%（$P=0.03$），两组新非椎体骨折发生分别 7.6% 和 10.7%，有显著差别。

2）骨密度的改变：唑来膦酸组观察到 3 年治疗后椎体、全髋和股骨颈骨密度均有上升，分别为 +6.7%、+6.0% 和 +5.0%（均 $P<0.0001$），明显升高始于第 1 年，以后第 2 和第 3 年进一步升高。

3）骨转换标志物的改变：2 项骨形成指标中，血 BALP 基线和用药后每 6 个月检测 1 次，唑来膦酸组有显著降低，达到绝经前水平，与安慰剂组比较（$P<0.0001$）有显著差别；血 PINP 每 12 个月测 1 次，也呈现明显降低，达绝经前水平，且能维持，与安慰剂组比较（$P<0.0001$）有显著差别。反映骨吸收的生化标志物血 β-CTX，同样有降低，达绝经前水平，与安慰剂组比较亦有显著差别（$P<0.0001$），表明唑来膦酸能抑制骨转换。

综上所述，唑来膦酸每年一次，每次 5mg 静脉滴注连续 3 年，可以在已有髋部骨折的病人降低其新的再发骨折（包括临床骨折、临床椎体骨折和非椎体骨折），同时观察到多个部位的骨密度升高和骨转换标志物有下降，降达绝经前水平，与安慰剂组相比，均有显著差异，而且死亡率较安慰剂组降低 28%。

2015 年的一项唑来膦酸盐的荟萃分析，从 52 篇文献中挑选符合随机、双盲、对照研究，骨折是主要终点，同时有 BMD 检测结果者，纳入 3 项研究，观察到在 2~5 年的治疗期后，唑来膦酸可较安慰剂显著降低椎体（$RR=0.24$，95%CI $0.15~0.40$，3 项研究）和非椎体（$RR=0.76$，95%CI $0.67~0.86$，2 项研究）骨折风险。3 项研究均测定了 BMD，唑来膦酸治疗 2 年后 BMD 在全髋、股骨颈和腰椎部位均有明显上升（$+2.1\%~+6.7\%$，$P<0.001$），骨生化标志物血 β-CTX 和血 BALP 均有显著降低，提示药物抑制骨转换。

我国 CFDA 已于 2009 年和 2007 年批准唑来膦酸治疗绝经后骨质疏松症和畸形性骨炎（Paget 骨病）。

2. 用法和剂量　唑来膦酸有 4mg 和 5mg 两种制剂，前者治疗肿瘤骨转移，后者治疗骨质疏松症。唑来膦酸 5mg 溶于 100ml 生理盐水中，缓慢静脉点滴，不少于 15 分钟，一般大于 15 分钟至 1 小时，输唑来膦酸前和后都用生理盐水冲洗输液器，保证 5mg 药物均能进入体内。

瑞士诺华制药有限公司生产的唑来膦酸，商品名密固达；国产唑来膦酸由正大天晴药业集团股份有限公司生产，商品名为天晴依固。

五、双膦酸盐的不良反应

（一）急性期反应（表 6-11-3）

静脉注射双膦酸盐的急性期反应，主要有发热、肌痛、关节痛和头痛类似流感样症状。在 HORI-ZON-PFT 研究 3 年期间统计急性期反应在唑来膦酸盐组（$n=3862$）和安慰剂组（$n=3852$）的发生情况，发热分别有 16.1% 和 2.1%（$P<0.001$），肌痛分别有 9.5% 和 1.7%（$P<0.001$），流感样症状分别有 7.8% 和 1.6%（$P<0.001$），头痛分别有 7.1% 和 2.3%（$P<0.001$），关节痛分别有 6.3% 和 1.9%（$P<0.001$）；出现在第一次注射后分别有 31.6% 和 6.2%（$P<0.001$），第 2 次注射后分别有 6.6% 和 2.1%（$P<0.001$），第 3 次注射后分别有 2.8% 和 1.1%（$P<0.001$）。

表 6-11-3　HORIZON-PFT 临床试验一年期急性期反应

项　目	≤3 天		>3 天	
	唑来膦酸 5mg ［例（%）］	安慰剂 ［例（%）］	唑来膦酸 5mg ［例（%）］	安慰剂 ［例（%）］
例数	3562	3852	3862	3852
流感样症状	301（7.8）	61（1.6）	54（1.4）	44（1.1）
肌痛	365（9.5）	66（1.7）	122（3.2）	85（2.2）
关节痛	245（6.3）	76（1.9）	739（19.1）	744（19.3）
发热	621（16.1）	79（2.1）	120（3.1）	107（2.8）
头痛	273（7.1）	90（2.3）	247（6.4）	243（6.3）

在 HORIZON-RFT 研究 3 年期间急性期反应在唑来膦酸组（$n=1054$）和安慰剂组（$n=1057$）的发生情况少于 PFT 试验，其分布情况，发热分别有 6.9% 和 0.9%（$P<0.001$），肌痛分别有 3.1% 和 0.9%（$P<0.001$），流感样症状分别有 1.6% 和 0.3%（$P>0.05$），头痛分别有 1.5% 和 0.9%（$P>0.05$），关节痛分别有 3.1% 和 2.2%（$P>0.05$）。发热尤多出现在滴注药物后次日发生，历时 1 天为多见，一般 2~3 天消失，容易发生在第一次滴注后，第二、三次滴注后甚少见。

瑞士学者 Sieber P 等于 2013 年对 272 例骨质疏松病人静脉滴注唑来膦酸盐和伊班膦酸盐后出现的急性期反应进行了分析（表 6-11-4）。肌痛等诸不适在流感样症状中出现的情况。

表 6-11-4　骨质疏松病人静脉滴注唑来膦酸和伊班膦酸钠出现急性期反应

项　目	唑来膦酸 5mg/年 ［例（%）］	伊班膦酸钠 3mg/3 个月 ［例（%）］
例数	127	145
年龄（岁）	68.6±9.4	69.1±9.0
流感样症状	69（54.3）	48（33.1）
肌痛	48（69.6）	31（64.6）
头痛	24（34.8）	13（27.1）
关节痛	45（65.2）	33（68.8）
发热	22（31.9）	6（12.5）

此种急性期反应在唑来膦酸和伊班膦酸钠静脉滴注后分别出现在平均 3.8 天和 3.5 天，持续时间最长分别为 7 天或 7~14 天，症状严重者可以用解热镇痛剂。急性不良反应出现在临床实践时多于临床研究试验中。医务人员要做好准备和耐心解说，以获得病人和家属的充分合作。

（二）监测肾功能

1. 短期肾脏效应　静脉滴注唑来膦酸治疗可能诱导肾功能短期变化，血清肌酐值升高的病人比例很小。HORIZON-PFT 研究中，唑来膦酸盐组中 1.3% 的病人出现一过性肌酐值升高，27/31 则在 1 个月内恢复正常，所有病人在下一年输注前肾功能均能恢复。

2. 长期肾脏效应　对肾功能无累积影响。3 年中计算平均肌酐清除率无变化，3 年中肌酐清除率 <30ml/min 的病人数亦无变化。但要强调的是肌酐清除率低于 35ml/min 的病人不推荐使用双膦酸盐类药物。

（三）低钙血症

在 HORIZON-PFT 全球多中心临床试验中，首次给药后（9~11 天）出现低钙血症的比例占 2.3%（49/2114 例），第 2 次给药后有 0.1%（2/1663 例），第 3 次给药后 0.3%（5/1559 例）。均为无症状、一过性反应，给药后几小时或数天出现，补充维生素 D 和钙剂后可完全缓解，上市后的发生率为 16 例/10 万人·年。对血 25（OH）D 缺乏或不足者，最好用双膦酸盐前就补充维生素 D_3 或维生素 D_2。在 HORIZON-RFT 临床试验时，用唑来膦酸前给予一次大剂量维生素 D（治疗剂量 50000~125000IU）以预防低钙血症的发生。一旦出现低钙血症，可补充活性维生素 D（骨化三醇或阿法骨化醇）和钙剂，可快速纠正低钙血症。

（四）非典型转子下骨折和股骨干骨折

2010 年 11 月 Shane 等撰写了美国骨和矿盐学会关于非典型转子下和股骨干骨折（atypical subtrochanteric and diaphyseal femoral fracture，AFF）的特别工作组工作报告。专家委员会包括 28 名专家，涉及临床和基础研究领域，包括骨生物学、内分泌学、流行病学、放射学、生物力学和骨科学等。特别工作组的主要任务是：①制定非典型转子下和股骨干骨折的暂时性定义；②仔细复习已有的信息，评价非典型转子下和股骨干骨折与双膦酸盐的相关性；③发展非创伤性和影像学诊断方法，提高对该病诊断和了解水平；④制订计划，阐明非典型转子下和股骨干骨折的发生率、病理生理和病因及其与 BP 可能的相关性；⑤按已有的信息推荐对该病的骨科和内科处理方法。

2013 年 Gedmintas L 等发表了双膦酸盐与转子下骨折和股骨干骨折以及非典型股骨骨折（AFF）发生风险的系统综述及荟萃分析。共纳入 11 项研究：5 项病例对照研究以及 6 项队列研究（1990~2012年），纳入对象来自美国、加拿大、欧洲及中国台湾。参与者各国从 477 人到 1521131 人，多数为女性，平均年龄 68~84 岁，大部分为口服制剂。双膦酸盐的使用与转子下、股骨干骨折的发生危险提高有关，调整后风险比为 1.70（95%CI 1.22~2.37）。亚组分析发现，如果采用 ASBMR 标准定义 AFF，使用双膦酸盐后发生 AFF 的相对风险度为 11.78（95%CI 0.39~359.69），高于采用 ICD 诊断编码定义标准定义 AFF 的研究，使用双膦酸盐后发生 AFF 的相对风险度为 1.62（95%CI 1.18~2.22）。对双膦酸盐使用时间不少于 5 年的研究进行亚组分析，结果显示调整后风险为 1.62（95%CI 1.29~2.04）。本荟萃分析结果提示应用双膦酸盐病人其转子下骨折、股骨干骨折及 AFF 的发生风险增加。对于长期使用双膦酸盐的病人 AFF 发生风险的相关研究目前数据资料极为有限，有待未来进一步研究。

与非典型骨折 AFF 相比较，脆性骨折的危害更大，BP 可显著降低脆性骨折发生的危险。多项研究结果均显示双膦酸盐降低骨质疏松妇女椎体和非椎体（包括髋部）骨折。FIT 和 HORIZON-PFT 两项临床试验结果如表 6-11-5 所示，用双膦酸盐治疗 3 年，治疗 90 人预防 1 例次髋部骨折，治疗 35 人预防 1 例次非椎体骨折。估计治疗 1000 例骨质疏松妇女 3 年，可预防 100 例次任何骨折，71 例次椎体骨折和 29 例次非椎体骨折（包括 11 例次髋部骨折）（表 6-11-5）。

表 6-11-5　双膦酸盐治疗 3 年预防 1 例骨折所需治疗的病人数以及增加 1 例粗隆下或股骨干骨折的假设病例数

骨折类型和假设相对危险性	需要治疗的病人数	事件/治疗 1000 病人
骨折类型		
任何骨折		100
任何非椎体骨折	35	29
仅髋部骨折	90	11
椎体骨折（形态学）	14	71
粗隆下或股骨干骨折的假设相对危险性		
1.5	2899	0.3
2.0	1449	0.7
3.0	725	1.4

2014 年 Shane 等发表了"非典型转子下骨折及非典型股骨干骨折"美国骨与矿物质研究学会（ASBMR）专题工作组的第二次研究报告。回顾了自 2010 年以来关于 AFF 的流行病学、发病机制及治疗的研究。新的证据表明 AFF 是一种应力性骨折或不全骨折。早期定义主要依赖于影像学特点以及横向移位因素来区别骨质疏松性股骨干骨折。骨折通常是非粉碎性骨折，也可以是轻度粉碎性骨折。骨折处的骨膜反应具有从小到大的变化特点。影像学研究一直认为 AFF 和 BP 应用之间存在相关性，虽然这种关系的强度及效应等级尚不明确。服用 BP 的病人 AFF 相对危险度高（2.11~66.9），但绝对危险度低，为 0.0032%~0.05%，3.2~50 例/100000 人·年，长期使用骨折危险性增加，应用 5 年或甚至 9 年，可达 0.11%（110/100000 人·年）。停止应用 BP 有报道风险下降 70%/年。BP 沉积的部位容易发生应力性骨

折，抑制骨折处皮质骨的重塑，从而影响应力性骨折部位的正常愈合。下肢骨的形状和亚裔血统可能会增加 AFF 的发生率。虽然工作组认为 BP 和 AFF 之间的因果关系尚未建立，但自 2010 年以来关联的证据在不断增加。

工作组对 AFF 的疾病定义进行了修改，强调了其作为应力性骨折的特点以及与传统老年人低创伤性骨质疏松性转子下和股骨干骨折的区别，有助于更清楚地认识到 AFF 的病理生理学特征。

AFF 修订的定义详见表 6-11-6：

表 6-11-6　ASBMR 工作小组 2013 年重新修订的 AFF 病例定义

符合 AFF 诊断标准的骨折部位必须在小转子远端至股骨髁上膨大区近端

此外在下列 5 个主要特征中，必须有 4 个符合：不一定要符合次要特征，但骨折有时会伴随次要特征

　主要特征[a]

　　无创伤或仅由轻微创伤引起，如从站立高度或更低位置跌倒

　　骨折线源于外侧骨皮质，起源是横行的，但也有可能呈短斜型，且向内侧延伸穿过股骨

　　完全骨折延伸经过两个骨皮质，且内侧骨皮质可能出现一个尖端，若是不完全骨折则仅涉及外侧骨皮质

　　骨折部位无粉碎或轻微粉碎

　　骨折部位的外侧骨皮质出现局部骨膜反应或骨内膜增厚（鸟嘴状或火焰状）

　次要特征

　　骨干的骨皮质广泛增厚

　　出现单侧或双侧的前驱症状，如腹股沟或大腿钝痛或酸痛

　　双侧股骨干不全或完全骨折

　　骨折延迟愈合

注：ASBMR=美国骨与矿物质研究学会；AFF=非典型股骨骨折

a：“此外需排除股骨颈骨折、股骨转子间骨折合并延伸到转子下部位、植入物周围骨折、合并原发性肿瘤、转移性肿瘤以及各种骨病（如 Paget 骨病、纤维性增生不良）的病理性骨折”

AFF 是随着时间推移逐步发展的，由最早皮质骨膜的"肿块样（bump）"增厚，到最终增厚部位的横行皮质透光线（骨折），也有可能发生完全性骨折。工作组意见一旦通过 DXA 扫描或平片发现有增厚的表现，应进一步影像学检查来判断是否出现了与骨膜增厚伴随的皮质透光区，行 MRI 可以检测皮质骨折线以及骨和骨髓水肿充血这些应力性骨折的特点。如无法行 MRI，则 CT 也可以发现皮质骨折或透亮带以及伴随的新骨形成。骨核素扫描可以发现骨和骨髓充血，但特异性不如 MRI 和 CT。如果发现了皮质透亮带，则表明已发生了不全 AFF。如没有透亮带仅有骨髓的水肿，可能仅是应力反应。

在 2010 年最初的工作报告中总结了对于不全 AFF 的治疗方案。对应力反应、应力性骨折，以及不全或完全转子下或股骨干骨折病人，应停用所有可能的抗骨吸收药物。应当评估病人饮食中的钙和维生素 D 的状况，并进行充足的额外补充。对于伴有疼痛的不全骨折（有皮质透亮带），推荐预防性髓内钉内固定。如果病人具有轻微的疼痛，则可以进行保守治疗，包括限制下肢负重，使用拐杖或助步器。然而，如经 3 个月的保守治疗后症状和影像学表现没有改善，则应强烈考虑进行预防性的髓内钉固定，因为这类病人很有可能发展为完全性骨折。如果病人是无痛性的不全骨折，或有骨膜增厚但没有透亮带，则应继续限制负重并且避免剧烈运动，直到 MRI 检查显示无骨水肿，或骨扫描显示没有活动性才可以恢复运动。

目前 ASBMR 于 2014 年发表的工作报告对 AFF 的治疗方案推荐：停用 BP，充足的钙剂和维生素 D，对保守治疗未能愈合的病人可改为使用特立帕肽（TPTD）治疗。关于特立帕肽（即基因重组甲状旁腺激素 1~34）治疗效果有不同的报道。日本学者 Miyokoshi N 等于 2015 年进行了一项回顾性分析，35 例骨质疏松病人，发生 AFF45 例次，年龄>77 岁，有应用阿仑膦酸盐或利塞膦酸钠 1 年以上（平均 4.2 年）的历史，发生骨折实施手术后分为特立帕肽治疗（20μg/d 皮下注射）和未给特立帕肽治疗（$n=$

24）两组。骨折愈合时间分别为 5.4±1.5 个月（2~7 个月）和 8.6±4.7 个月（3~24 个月），$P=0.014$。给予特立帕肽治疗组，骨折延迟愈合（>6 月）和不愈合（>2 年）分别为 1 例和 0 例；而未用特立帕肽组，分别有 8 例和 1 例。结果提示特立帕肽有促进此类骨折愈合的作用，但仍需大样本前瞻性的进一步研究。

国内 AFF 病例罕有报告，2012 年丁悦等报道了国内第一例 AFF 病例，病人女性，66 岁，1996 年出现全身骨痛，未予治疗；2000 年骨痛症状加重，经生化及影像学检查确诊为原发性甲状旁腺功能亢进症，行甲状旁腺腺瘤切除术，复查血 PTH 等生化指标恢复正常，因骨质疏松症服用阿仑膦酸钠 10mg/d 约 11 年，同时服用阿法骨化醇及钙剂，骨密度逐渐升高。2010 年开始出现右侧股骨干处隐痛，未予诊治。2012 年 1 月病人因与他人发生轻微碰撞后行走受限 1 天入院，入院后诊断为右侧股骨上段横行骨折（图 6-11-2A），予右股骨干钢板内固定加异体植骨术（图 6-11-2B）。术后 1 周骨密度检查结果示：腰椎骨密度 T 值−1.42。术后 4 月复查 X 线片示骨折处未见骨痂形成，移植的异体骨已吸收（图 6-11-2C）。

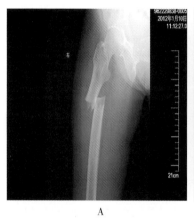 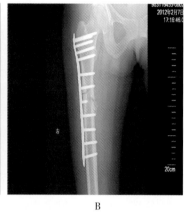 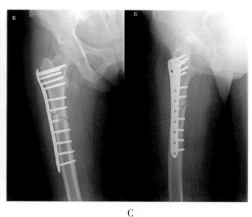

图 6-11-2　非典型性骨折 X 线表现

（五）下颌骨坏死

2015 年 Khan 等撰写了关于下颌骨坏死的诊断与管理国际共识。

下颌骨坏死（osteonecrosis of the jaw，ONJ）被认为与氨基双膦酸盐和迪诺塞麦（denosumab，又称地舒单抗）的使用有关。绝大多数的 ONJ 案例都发生在接受静脉注射双膦酸盐药物或皮下使用迪诺塞麦的肿瘤病人中。ONJ 国际特别工作组对 ONJ 的定义如下：

1. 颌面部出现暴露骨骼，并且在临床医师诊断后 8 周内仍未愈合。

2. 接受抗骨吸收药物（双膦酸盐或迪诺塞麦）治疗，并且颌面部没有接受放疗的病史。

ONJ 在骨质疏松人群中的发生率极低，预计为 1~90 例/100000 病人暴露年（0.001%~0.090%）。有文献显示，在接受口服或静脉注射的氨基双膦酸盐药物的骨质疏松病人中，ONJ 的发生率为 0.001%~0.01%，略高于普通人群中 ONJ 的发生率，后者为 0.001%。接受口服双膦酸盐治疗的骨质疏松病人的 ONJ 发生率范围为 1.04~69/100000 人·年。接受静脉注射双膦酸盐治疗的骨质疏松病人的 ONJ 发生率范围为 0~90 例/100000 人·年。接受迪诺塞麦治疗的骨质疏松病人中，ONJ 的发生率范围为 0~30.2 例/100000 人·年。而接受低剂量双膦酸盐或迪诺塞麦治疗的骨质疏松病人中，ONJ 的发生率极低，0.15%~0.001% 病人暴露年。肿瘤病人中，ONJ 的发生与暴露剂量和时间有关，其发生率预计高达 18.6%。

除了抗骨吸收药物，目前还发现一系列 ONJ 危险因素，包括存在牙周病、口腔手术中有拔出或植入的过程、放疗、化疗、糖尿病、使用糖皮质激素以及吸烟。

ONJ 可以通过以下方式得以预防：优化口腔卫生、使用抗菌口腔冲洗以及系统性抗生素治疗。在骨质疏松或代谢性骨病的病人中，需要同时权衡脆性骨折的风险和 ONJ 的风险。对保守治疗没有反应的病人或者 ONJ 晚期的病人应该考虑接受手术。过去数年已有手术在 ONJ 人群中成功应用的数据报道。如果脆性骨折风险低或中等，在手术部位愈合前可以中断双膦酸盐或迪诺塞麦的治疗。但是，如果脆性骨折风险高，而 ONJ 的风险也很明显，那么需要考虑改换为特立帕肽治疗（前提是对特立帕肽没有禁忌证）。已发表的骨质疏松且无治疗禁忌证的病例报道中显示，特立帕肽可促进骨愈合，但其疗效需要进一步研究证实。一些实验性治疗研究已经开展。这些实验性治疗包括使用骨髓干细胞进行病灶内移植、局部使用血小板衍生生长因子、高压氧、组织移植和小剂量激光疗法。

ONJ 是罕见的情况，并且其病理与多种风险因子有关。随着我们对其病理了解的增加，未来有望发展，进而提出能在骨质疏松和肿瘤病人中有效地预防和治疗 ONJ 的方案。从绝大部分病理中可以认识到，抗骨吸收药物的获益远胜过潜在的 ONJ 风险。通过回顾最新的低剂量抗骨吸收治疗在骨质疏松和骨转移恶性肿瘤病人中的治疗路径，以及通过正确使用抗菌口腔冲洗和对口腔感染的积极管理来改善病人的口腔卫生情况，未来有望进一步改善病人的风险获益比。

（六）食管癌

2009 年 1 月，Wysowski DK 在致新英格兰杂志的一封信中阐述了美国食品药品监督管理局（Food and Drug Administration，FDA）在 13 年中（1995 年~2008 年 5 月）收到的 23 例口服双膦酸盐病人发生食管癌的报告。其中 18 例为女性，19 例年龄中位数为 74 岁，14 例中有 8 例口服阿仑膦酸钠 10mg/d，5 例为 70mg/w，1 例为 1 次/周。16 例从服用阿仑膦酸钠至诊断为食管癌的时间是 2.1 年（0.5~10.0 年，平均 3.0 年）；1 例有食管反流史；6 例病变发生在食管远端并侵犯胃，组织学检查显示 7 例为腺癌，1 例为鳞状上皮细胞癌。

欧洲和日本报道了 31 例服用双膦酸盐后诊断为食管癌者，其中疑为因服用阿仑膦酸所致 21 例，利塞膦酸（actonel P&G）、伊班膦酸（boniva roche）、依替膦酸（didronel P&G）或联合用药所致 6 例。6 例已死亡。22 例（71%）为女性，25 例年龄中位数为 68.5 岁。药物剂量：服用阿仑膦酸者中 9 例为 10mg/d，8 例为 70mg/w；服用利塞膦酸钠者中 5mg/d 和 35mg/w 各 1 例；1 例服用羟乙膦酸 1 年后，服伊班膦酸 150mg/次。21 例病人从服药至诊断为食管癌间期的中位数为 1.3 年（0.3~8.0 年，平均 2.2 年），3 例有食管反流，8 例侵犯食管远端，4 例累及胃，6 例为腺癌，5 例为鳞状上皮细胞癌。

若不按医嘱规定服用药物，双膦酸盐易引起浸润性食管炎，持续的黏膜异常有致癌的倾向，临床医师应避免给食管反流病人应用双膦酸盐。Wysowski DK 的信引发了争议，Solomon 等指出，口服双膦酸盐和其他抗骨质疏松药在食管癌的发生率上差异无统计学意义（表 6-11-7）。

表 6-11-7 食管癌发生率和发生率比值

对 象	发生率（100000 人）	发生率比值（95%CI）
口服双膦酸盐者	26.7	—
口服其他抗骨质疏松药 *	48.4	0.55（0.06~4.72）
SEER 注册者 **	23.7	1.12（0.26~4.84）

注：*：其他抗骨质疏松药为雷洛昔芬、降钙素；**：Surveillance，Epidemiology，and End Resualts，SEER：监督流调和最后结果

Abrahamsen 等报道，欧洲国家注册（1995~2005 年）13678 例骨折病人曾口服双膦酸盐，另 27 356 例骨折病人未服用双膦酸盐，平均年龄为（74.3 ±8.8）岁，89.1% 为女性，骨折类型亦相近。随访中位数为 2.2 年（平均 2.8 年），双膦酸盐疗程中位数 1.5 年（平均 2.1 年）。发生的不良事件中食管癌 37 例、胃癌 48 例/128300 人（年）。服用双膦酸盐者的食管癌或胃癌风险并未增加（风险比 HR 0.78；95%CI 0.49~1.26）。食管癌的危险性降低（HR 0.35；95%CI 0.14~0.85；$P=0.02$），而胃癌的发生率

在服用双膦酸盐组与对照组之间差异无统计学意义（HR 1.23；95%CI 0.68~2.22；$P=0.49$）。

有学者指出，服用双膦酸盐与发生食管癌的诊断仅相隔 2.2 年，如此短时间内能诱发癌症难以解释。2010 年 Cardwell 等在英国全科医疗研究数据库（UK General Practice Research Database，GPRD）中抽取病例，比较 1996 年 1 月至 2006 年 12 月间口服双膦酸盐者与对照者食管癌和胃癌发病率的差异。2 组共纳入 41826 例病人，平均年龄为（70.0 ±11.4）岁，平均随访 4.5 年和 4.4 年。双膦酸盐组有 79 例发生食管癌、37 例发生胃癌（共 116 例），对照组有 72 例发生食管癌、43 例发生胃癌（共 115 例）。2 组食管癌和胃癌的发病率一致，均为 0.7/1000 人·年。食管癌发病率在 2 组间差异无统计学意义（0.48/1000 人·年 vs 0.44/1000 人·年）。校正吸烟、酒精摄入、体质指数等因素后，差异仍无统计学意义。食管癌发病率与口服双膦酸盐种类、服药时间和反流性食管炎史等均无相关，因此得出结论：食管癌危险与口服双膦酸盐无明显相关。

然而，也有不同研究，Green 等自另一项在英国 GPRD 中抽取病例进行的巢式病例对照研究（nested case-control analysis）。1995~2005 年，在 >40 岁的男性和女性病人中，确诊食管癌 2954 例，胃癌 2018 例，肠癌 10641 例。比较 2 组中食管癌、胃癌和肠癌的发病率，平均观察时间 7.5 年。结果显示，口服双膦酸盐超过 3 年（平均 5 年）的病人与未服双膦酸盐组相比，食管癌危险性显著增高（$RR=2.24$）。口服双膦酸盐者食管癌发生率升高（$RR=1.30$，$P=0.02$），长期口服双膦酸盐者食管癌发生率增加（$RR=1.93$，$P=0.002$）。口服双膦酸盐与胃癌和肠癌的发生无相关性，结论：口服双膦酸盐可增加食管癌发生的风险。

目前，口服双膦酸盐与食管癌的关系尚不明确。

（七）心房颤动（atrial fibrillattion，AF）

2007 年 Black 等报道了 1 项临床随机双盲安慰剂对照试验：静脉输注唑来膦酸 5mg，1 次/年、连续 3 年。受试者为 7736 例绝经后骨质疏松妇女，平均年龄（73±5）岁。结果显示，降低椎体、髋部和非椎体骨折的风险分别为 77%、41% 和 25%。发生不良事件——严重 AF 的情况，用药组和安慰剂组分别为 50 例（0.64%）和 20 例（0.25%）（$P<0.001$），AF 均发生在用药 30 天后。

AF 在普通人群中患病率和发生率是多少？AF 是否与 BPs 应用有关？欧洲 1 项研究纳入 6808 人，均为 >55 岁人群，其中出现 AF 者 376 例，发病率为 5.5%，55~59 岁为 0.7%，>85 岁为 17.8%。对 6432 人平均随访 6.9 年，AF 有 437 例，发病率 9.9/1000 人（年），55~59 岁为 1.1/1000 人（年），80~84 岁升至 20.7/1000 人（年）。男性多于女性，提示 AF 患病率和发病率均随年龄增长而增高，男性高于女性。美国的研究显示，目前有 230 万例 AF 病人，随年龄增长病人人数增多，80~89 岁人群患病率为 9%，男性为女性的 1.5 倍。

Cummings 等报道，在阿仑膦酸盐的骨折干预研究中，共纳入 6459 例女性，平均年龄 69 岁，共观察 4 年，在阿仑膦酸钠组和安慰剂组发生 AF 者分别为 81 例（1.2%）和 71 例（1.1%），HR 为 1.14（95%CI 0.83~1.57；$P=0.42$），发生严重 AF 者分别为 47 例（0.7%）和 31 例（0.5%），HR 为 1.51（95%CI 0.97~2.4，$P=0.07$），作者认为 AF 的发生与服阿仑膦酸盐不相关。

2008 年 SOrensen 等报道了 1 项来自丹麦的人群病例对照研究（1999~2005 年）结果，有 13586 例 AF 和心房扑动病人，68054 例对照者。其中 435 例病人（3.2%）和 1958 例对照者（2.9%）用双膦酸盐治疗骨质疏松症。原来服用双膦酸盐和未用者经校正后相对风险 RR 为 0.95（95%CI 0.84~1.07），新用双膦酸盐者 RR 0.75（95%CI 0.49~1.16）。作者对 15000 例病人随访 3 年，安慰剂组发生 AF 者为 1.4%，应用利塞膦酸 2.5mg/d 和 5mg/d 组分别为 1.3% 和 1.4%。AF 在静脉滴注唑来膦酸组为 14 例/1065 例，安慰剂组为 12 例/1062 例，未见有明显差异。

Abrahamsen 等报道了 1995~2005 年丹麦另一组来自国家医院出院登记和国家处方数据库的资料。骨折病人应用双膦酸盐者有 1795 例；年龄、性别相匹配未用双膦酸盐的对照组有 31590 人。前者 AF 发生率为 20.6/1000 人·年；后者为 16.5/1000 人·年。HR 为 1.29（95%CI 1.17~1.41），经校正 HR 为

1.18，结果提示服用双膦酸盐后 AF 的风险有所增加。

2008 年 11 月 12 日美国 FDA 颁布了双膦酸盐与 AF 相关性的公告，该公告基于 4 项对照安慰剂研究数据的回顾性分析，未发现双膦酸盐的使用与 AF 存在明确关联。该回顾性分析包括 19687 例应用双膦酸盐治疗者和 18358 例安慰剂使用者。结论：双膦酸盐治疗受益大于风险。

2011 年 Barrett-Connor E 等进行荟萃分析，共 32 项研究，服用阿仑膦酸钠 9518 人，安慰剂 7773 人，AF 的 RR 为 1.16（95% CI 0.87 ~ 1.55，$P = 0.33$），AF 严重事件 RR 为 1.25（95% CI 0.82 ~ 1.93，$P = 0.33$），表明应用阿仑膦酸钠未观察到 AF 发生的增加。

小结：长期应用 BP 所致不良事件中，肯定与 BP 有关者包括少数病人出现食管刺激和上消化道反应，严格按规定的服药方法用药，可以减少或避免此种不良事件的发生。

可能与 BP 有关者：①ONJ 主要发生在肿瘤病人，多见于大剂量、静脉滴注双膦酸盐者；②不典型粗隆下或股骨干骨折，罕见，正在进一步研究。

与 BP 可能无关者：①AF；②食管癌。

综上所述，BP 可以降低原发性和继发性骨质疏松性骨折发生的危险性，30 余年的实践证明其利大于弊。但任何一种药物都是双刃剑，长期应用的安全性值得重视并进一步探讨。应严格掌握 BP 的服用方法、适应证和禁忌证，合理应用双膦酸盐。

六、临床用药注意事项

1. 给药前应纠正低钙血症。

2. 用药期间应辅以钙剂和维生素 D 治疗。

3. 肾功能不佳者，应谨慎用药，监测肾功能。肌酐清除率 <35ml/min 不推荐用本类药品。

4. 口服药应空腹服用，服药后至少 30 分钟方可进食，口服药应 250ml 清水送服，采取坐位、立位或活动位，保持上半身直立至少 30 分钟，避免药物反流增加食管黏膜刺激，忌咬碎或融化后服用。

5. 静脉途径用药可能出现肾功能损害，应比口服药更严格掌握适应证。

6. 静脉用药时，应补充充足的水分，鼓励多饮水。

七、长期双膦酸盐药物治疗的骨质疏松病人管理

双膦酸盐类药物是最常见的抗骨质疏松药物。由于对长期 BP 治疗的关注越来越多，美国骨与矿物质研究学会（American Society for Bone and Mineral Research，ASBMR）工作组在 2013 年召集了一次多学科国际会议，主要讨论了双膦酸盐长期治疗骨质疏松病人的管理。这项报告从风险/获益的角度为 BP 治疗时长提供了指导意见。

1. 治疗时长　两项研究为 BP 长期使用提供了证据。在骨折干预研究长期延长研究（Fracture Intervention Trial Long-term Extension，FLFX）中，与接受阿仑膦酸钠治疗 5 年后改为安慰剂治疗的绝经后妇女相比，接受阿仑膦酸钠治疗了 10 年的绝经妇女中临床椎体骨折发生率更低。而唑来膦酸HORIZON延长研究中，接受了 6 次（1 次/年）唑来膦酸治疗的女性较仅接受 3 年治疗后改为安慰剂的对照组女性而言，形态学椎体骨折的发生率更低。同时较低的髋部 T 值（FLEX 为 -2.5 ~ -2；HORIZON 为 <-2.5）可以预测病人对持续 BP 治疗的获益反应。工作组建议病人接受 5 年口服 BP 或 3 年注射 BP 后，需要进行风险重新评估。高风险女性例如老年女性；髋部 T 值较低或骨折风险评分较高；有主要部位骨质疏松骨折病史或正在接受骨折治疗的病人，需要考虑将 BP 治疗继续维持至 10 年（口服）或 6 年（注射）以上，并进行定期评估。

2. 可能风险/获益　非典型股骨骨折（atypical femoral fracture，AFF）风险随 BP 治疗的时间延长而增加，但下颌骨坏死（osteonecrosis of the jaw，ONJ）则不确定。不过 AFF 发生率极低。在高风险人群中，AFF 的风险可以被椎体骨折风险下降的获益抵消。而对于 BP 治疗 3~5 年后骨折风险不高的女性，

应考虑一个 2~3 年的药物假期。值得注意的是，对于大部分接受骨质疏松治疗的病人而言，尽管目前仅有椎体骨折方面的证据，但是 5 年 BP 药物相关的骨折风险降低的获益大于病人发生 ONJ 或 AFF 的风险。BP 治疗 5 年可以减少 175 次髋部骨折/10 万人·年；1470 次椎体骨折/10 万人·年和 945 次腕部骨折/10 万人·年（共 2590/10 万人·年），而相应的治疗相关 AFF 的发生率为 16/10 万人·年。对于 5~10 年的 BP 应用尚缺乏足够的数据，因此无法估计 5~10 年 BP 治疗所能避免的骨折发生数。

3. 管理路径　推荐了关于 BP 长期使用的管理路径（图 6-11-3）。这一路径是基于椎体骨折风险的下降，且研究人群主要为白种人绝经后妇女的有限证据，不能替代临床评估。这一路径进行一定调整后也可适用于男性骨质疏松病人和糖皮质激素引起的骨质疏松病人。

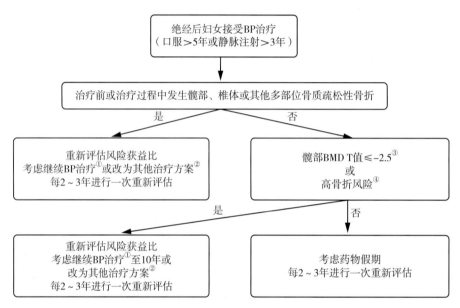

图 6-11-3　绝经后妇女长期双膦酸盐治疗管理路径

①注册临床研究明确显示，5 年双膦酸盐治疗的获益大于风险。而口服双膦酸盐药物 10 年研究（FLEX 延长研究）和静脉注射双膦酸盐 6 年研究（HORIZON 延长研究）中，用于预计风险获益的支持证据则较弱。对于骨折后正在接受治疗的病人，需要评估依从性，并排除骨质疏松的继发性因素。②长期双膦酸盐治疗后，改为其他抗骨折治疗的获益尚未得到充分研究。③基于两项延长研究均来自白种人女性，可能不适用于其他种族人群。④高骨折风险的定义是老年（70~75 岁），其他较强的骨折风险因子或 FRAX 骨折风险评分超过国家特定阈值。重新评估包括临床评估、风险评估和骨密度测定（至少每 2 年进行一次）

Brown JB 等撰文双膦酸盐应用 3~5 年后应再评估病人发生骨折的危险性，如果低危险者和部分中度危险者可以考虑药物假期，停药 2~3 年，如为高危险者应继续用药，可以继续 BP，或者用其他抗骨质疏松药物。

低危险者：骨折危险-10 年危险<10%。不存在重要的骨折临床危险因素。可以停药，予药物假期；预期将来骨折危险性低应停药，延伸 3~5 年监测。

中危险者：骨折危险-10 年危险 10%~20%。应评估临床骨折危险因素，测股骨颈 BMD，摄椎体侧位像，判定有否临床椎体骨折。如发现椎体骨折，视为高度危险者，继续双膦酸盐治疗，或选用其他抗骨质疏松药物。

如果以往无椎体脆性骨折，可以考虑药物假期，如股骨 BMD T 值降低不足-2.5，也无其他重要的临床危险因素，也可以考虑给予药物假期。

高危险者：骨折危险>20%或以往有脆性椎体或髋部骨折史或 40 岁以后有>1 处脆性骨折。此种情况不考虑停药，不给药物假期。继续双膦酸盐治疗或转换应用其他抗骨质疏松药，如特立帕肽

（teriparatide）或迪诺塞麦（denosumab）等。

（孟迅吾　李　梅　王　鸥）

参 考 文 献

［1］ Fleisch H, Russoll RGG, Francis MD. Diphosphonates inhibit hydroxyapatite dissolution in vitro and bone resorption in tissue culture and in vivo. Science, 1969, 165：1262-1264.

［2］ Watts NB, Harris ST, Gerant HK, et al. Intermittent cyclical etidronate treatment of postmenopausal osteoporosis. N Engl J Med, 1990, 323（2）：73-79.

［3］ Storm T, Thamsborg G, Steiniche T, et al. Effect of intermittent cyclical etidronate therapy on bone mass and gracture rate in women with postmenopausal osteoporosis. N Engl J Med, 1990, 322：1266-1271.

［4］ 孟迅吾, 朱汉民, 刘建立, 等. 阿仑膦酸钠防治原发性骨质疏松症（附 81 例分析）. 中华内分泌代谢杂志, 1998, 14（5）：295-298.

［5］ Pols HA, Felsenberg D, Hanley DA, et al. Multinational, placebo-controlled, randomized trial of the effects of alendronate on bone density and fracturen risk in postmenopausal women with low bone mass：results of the FOSIT Study. Osteoporos Int, 1999, 9：461-468.

［6］ Liberman UA, WeissSR, Broil J, et al. Effect of three years' treatment with oral alendronate on fracture incidence in women with postmenopausal osteoporosls. N Engl J Med, 1995, 333：1437-1443.

［7］ Black DM, Cummings SR, Karpf DB, et al. Randomised trail of effect of alendronate on risk of fracture in women with existing vertebral fractures. Fracture Intervention Trial Research Group. Lancet, 1996, 348（9041）：2077-2082.

［8］ Black DM, Thompson DE, Bauer DC, et al. Fracture risk reduction with alendronate in women with osteoporosis：The Fracture Intervention Trial. J Clin Endocrinol Metab, 2000, 85：4118-4124.

［9］ Schwartz AV, Bauer DC, Cummings SR, et al. Efficacy of continued alendronate for fractures in women with prevelent fractures：The FLEX Trial. J Bone Miner Res, 2012, 25（5）：976-982.

［10］ Bone HG, Hosking D, Devogelaer JD, et al. Tears' experience alendronate for osteoporosis in postmenopausal women. N Engl J Med, 2004, 350：1189-1199.

［11］ Schnitzer T, Bone HG, Grepaldi G, et al. Therapeutic equivalence of alendronate 70 mg once-weekly and alendronate 10mg daily in the treatment of osteoporosis. Alendronate Once-Weekly Study Group. Aging（Milano）, 2000, 12（1）：1-12.

［12］ Denker AE, Lazarus N, Porras A, et al. Bioavailability of alendronate and vitamin D_3 in an alendronat/vitamin D_3 combination tablet. J Clin Pharmacol, 2011, 51：1439-1448.

［13］ Ralston SH, Binkley N, Boonen S, et al. Randomised tial of alendronat plus vitamin D_3 versus standard care in osteoporotic postmenopausal women with vitamin D insufficiency. Calcif Tissue Int, 2011, 88：485-494.

［14］ Recker R, Lips P, Felsenberg D, et al. Alendronat with and without cholecalciferol for osteoporosis：results of a 15-week randomized controlled trial. Curr Med Res Opin, 2006, 22（9）：1745-1755.

［15］ Binkley N, Ringe JD, Reed JI, et al. Alendronate/Vitamin D_3 70 mg/2800IU with and without additional 2800IU Vitamin D_3 for osteoporosis：Results from the 24-week extension of a 15-week randomized, controlled trial. Bone, 2009, 44：639-647.

［16］ Shapses SA, Kendler DL, Robson R, et al. Effect of alendronate and vitamin D_3 on fractional calcium absorption in a double-blind, randomized, placebo-controlled trial in postmenopausal osteoporotic women. J Bone Miner Res, 2011, 26（8）：1836-1844.

［17］ Harris ST, Watts NB, Geanat HK, et al. Effects of risedronate treatment on vertebral and nonvertebral fractures in women with postmenopausal osteoporosis. JAMA, 1999, 282：1344-1352.

［18］ Reginster JY, Minne HW, Sorensen OH, et al. Randomized trial of the effects of risedronate on vertabral fractures in women with established postmenopausal osteoporosis. Osteoporos Int, 2000, 11：83-91.

［19］ Watts NB, Chines A, Olszgnski WP, et al. Fracture risk remains reduced one year after discontinuation risedronate. Osteoporos Int, 2008,（19）：365-372.

［20］ Sorensen OH，Grawford GM，Mulder H，et al. Long-term efficacy of risedronate：a 5 year placebo-controlled clinical experience. Bone，2003，32：120-126.

［21］ Mcclung M，Geusens P，Miller P，et al. Effect of risedronate on the risk of hip fracture in elderly women. N Engl J Med，2001，344：333-340.

［22］ Chesnut CH，Skag A，Christiansen C，et al. Effects of oral ibandronate administered daily or intermittently on fracture risk in postmenopausal osteoporosis. J Bone Miner Res，2004，19（8）：1241-1249.

［23］ Eisman JA，Civitelli R，Adami S，et al. Efficacy and tolerability of intravenous ibandronate injections in postmenopausal osteoporosis：2-year results from the DIVA study. J Rheumatol，2008，35（3）：488-497.

［24］ Li M，Xing XP，Zhang ZL，et al. Infusion of ibandronate once every 3 months effectively decreases bone resorption markers and increases bone mineral density in Chinese postmenopausal osteoporotic women：a 1-year study. J Bone Miner Metab，2010，28（3）：299-305.

［25］ Black DM，Delmas PD，Eastell R，et al. Once yearly zoleronic acid for treatment of postmenopausal osteoporosis. N Engl J Med，2007，356（18）：1809-1822.

［26］ Black DM，Reid IR，Bconen S，et al. The effect of 3versus 6 years of zoledronic acid treatment of osteoporosis：A randomized extension of the HORIZON-Pivotal Fracture Trial（PFT）. J Bone Miner Metab，2012，27（2）：243-252.

［27］ Black DM，Reid IR，Cauley JA，et al. The effect of 6 versus 9 years of zoledronic acid treatment in osteoporosis：a randomized second extension to the HORIZON-Pivotal Fracture Trial（PFT）. J Bone Miner Metab，2015，30（5）：934-944.

［28］ Lyles KW，Colon Emeric CS，Magaziner JS，et al. Zoledronic acid in reducing clinical fracture and mortality after hip fracture. N Engl J Med，2007，357（18）：1799-1807.

［29］ Sieber P，Lardelli P，Kraenzlin CA，et al. Intravenous bisphosphonates for postmenopausal osteoporosis：safety profiles of zoledronic acid and ibandronate in clinical practice. Clin Drug Investig，2013，33（2）：117-122.

［30］ Gedmintas L，Solomon DH，Kim SC. Bisphosphonates and risk of subtrochanteric，femoral shaft，and atypical femur fracture：a systematic review and meta-analysis. J Bone Miner Res，2013，28（8）：1729-1737.

［31］ Shane E，Burr D，Abrahamsen B，et al. Atypical subtrochanteric and diaphyseal femoral fractures：second report of a task force of the American Society for Bone and Mineral Research. J Bone Miner Res，2014，29（1）：1-23.

［32］ 丁悦，余楠生，官志平. 双膦酸盐相关性非典型骨折：病例报告及文献复习. 中华骨质疏松和骨矿盐疾病杂志，2012，5（3）：230-232.

［33］ Khan A，Morrison A，Cheung A，et al. Osteonecrosis of the jaw（ONJ）：diagnosis and management in 2015. Osteoporos Int，2016，27（3）：853-859.

［34］ Adler RA，El-Hajj Fuleihan G，Bauer DC，et al. Managing osteoporosis in patients on long-term bisphosphonate treatment：Report of a Task Force of the American Society for Bone and Mineral Research. J Bone Miner Res，2016，31（1）：16-35.

第十二章　降　钙　素

1961 年降钙素由加拿大生理学家 Copp 等发现，1963 年 Kuinar 和 Foster 等研究证实降钙素来源于甲状腺，后发现其由甲状腺滤泡旁细胞分泌。在人类和哺乳动物胚胎发生期，甲状腺除上皮细胞和间质细胞外，还有与上皮细胞紧密连接或散在间质细胞之间的明亮细胞，称滤泡旁细胞（parafollicular cell），即甲状腺 C 细胞。该细胞来源于神经嵴，分泌降钙素。甲状旁腺、胸腺亦有少量分泌。在低等脊椎动物比如鱼类，则由后部鳃腺分泌降钙素。

位于人类第 11 号染色体上的降钙素基因家族（human calcitonin gene family），其编码产物有降钙素 I、降钙素 II、降钙素基因相关肽-1（CGRP-1）和 CGRP-2 四种。甲状腺 C 细胞首先合成前降钙素原（含 141 个氨基酸），经内质网酶切成为降钙素原（含 116 个氨基酸），再经蛋白酶分解生成成熟的降钙素，即由 32 个氨基酸组成的肽类激素。而降钙素基因相关肽的基因不仅存在于甲状腺 C 细胞，神经组织（中枢神经、脊髓等）也能转录与翻译相应的 CGRP。

一、降钙素的分泌与调节

降钙素原由内质网合成后，经过高尔基体蛋白水解加工，最后形成分泌囊泡，以胞吐的方式分泌。降钙素的分泌主要受血钙水平的调节，与 PTH 及维生素 D 共同参与体内钙磷代谢的调节。C 细胞上存在钙受体（CaR），放射免疫法测定证实，当血钙水平达到 2.37mmol/L 时，降钙素开始分泌，在此水平以上，降钙素的分泌与血钙水平呈正相关。随着血钙进一步增高，降钙素分泌增加以降低血钙。与 PTH 相比，降钙素对血钙的调节作用快速而短暂，即启动快，在 1 小时内即可达到高峰，但是持续时间较短，很快被 PTH 的代偿作用所抵消。由于该特点，降钙素能快速调节高钙饮食所引起的血钙升高，将餐后血钙水平降至正常。进食后，胃肠激素如促胃液素、缩胆囊素、胰高血糖素以及促胰液素等可以刺激降钙素的分泌，其中促胃液素作用最强。胃肠激素促进降钙素分泌的生理意义可能在于防止餐后高血钙的发生。此外，糖皮质激素、CGRP、高镁血症、β 受体激动剂等也是降钙素分泌的刺激因素。

抑制降钙素合成分泌的主要因素是低血钙、生长抑素、西咪替丁类 H_2 受体阻滞剂、烟酸等。甲状腺 C 细胞还合成和分泌生长抑素并可抑制自身细胞降钙素的分泌。$1,25(OH)_2D$ 则抑制降钙素基因的转录。

二、降钙素的生理作用

降钙素受体分布于骨骼和肾脏，通过以下方式降低血钙浓度：①抑制小肠对钙离子的吸收；②抑制破骨细胞（osteoclast）活性，减少骨钙动员入血；③抑制肾小管对钙磷的重吸收，增加钙离子自尿中排泄。

（一）对骨的作用

降钙素抑制破骨细胞活性，降低骨吸收，大剂量的降钙素在 15 分钟内便可使破骨细胞活性减弱 70%。降钙素应用 1 小时左右则出现成骨细胞活动增强，持续几天之久。降钙素通过减弱溶骨过程，相对增强成骨过程，使骨组织释放的钙磷减少，钙磷沉积增加，使得血钙与血磷水平降低。

成人降钙素对血钙的调节作用较小，因为降钙素引起的血钙浓度下降，可强烈地刺激 PTH。PTH 的作用完全可以超过降钙素的效应。另外，成人的破骨细胞每天只能向细胞外液提供 0.8g 钙，因此，抑制破骨细胞的活动对血钙的影响很小。然而，儿童骨的更新速度很快，破骨细胞活动每天可向细胞外液提供 5g 以上的钙，相当于细胞外液总钙量的 5~10 倍，因此，降钙素对儿童血钙的调节尤为明显。

1. 对破骨细胞的作用　降钙素可显著抑制破骨细胞的骨吸收，这一作用早在该激素发现之后不久即已作出推断，但直到 20 世纪 80 年代 Chambers 等首次成功地体外培养出破骨细胞之后才得以证实。此后，不少研究者将破骨细胞培养于去活骨片上，研究降钙素对破骨细胞骨吸收的影响，进一步证明了降钙素对破骨细胞骨吸收的直接抑制作用。

降钙素受体在破骨细胞分化的晚期才出现，此阶段破骨细胞形成多核，并获得骨吸收能力。成熟降钙素是骨吸收的关键调节剂，破骨细胞在降钙素作用下，形态迅速发生改变，在数分钟内细胞停止代谢，随后骨表面的刷状缘皱缩，最终形成小体积、圆形、不能运动的细胞。降钙素还可以抑制破骨细胞的其他成分，如酸性磷酸酶、碳酸酐酶 II 等。有研究显示，降钙素可阻断 RANKL 的促破骨细胞分化作用，并可减少 RANK 阳性细胞的数量。另外，降钙素还可使破骨细胞数量减少，推测降钙素可使破骨细胞分裂为单核细胞，使其寿命缩短，或通过阻止骨髓单核细胞（即其前细胞）的融合而降低破骨细胞的形成率，使骨吸收得到抑制。

2. 对成骨细胞的作用　降钙素对成骨细胞也有直接作用，可以增加成骨细胞碱性磷酸酶的活性，促进骨的形成和矿化过程。能使 I 型胶原增多，从而刺激成骨细胞增殖和分化，增强成骨细胞黏附能力，同时它还会促使骨保护素基因表达，阻止成骨细胞的凋亡，使成骨细胞数量增加，以维持骨量。

3. 对血钙的影响　降血钙的基础是对破骨细胞的急性抑制作用，减少骨钙溶出入血。对于成人，外源性降钙素调节血钙的作用很弱，因为血钙水平下降，会强烈刺激 PTH 分泌，PTH 分泌可抵消降钙素的效应。例如，甲状腺髓样癌病人血清降钙素浓度很高，但并不引起低钙血症，甲状旁腺切除导致低血钙的病人，血降钙素水平也没有显著变化。有人提出，在钙代谢方面，降钙素的主要功能是防止新生儿的餐后高血钙，在机体需要钙量时，保持骨质的钙磷含量，减少流失以保护骨骼的钙磷储备。

4. 药理剂量的降钙素可完全抑制破骨细胞的骨吸收作用，降低胞质钙浓度，使骨钙流出减少，同时使成骨作用增强，钙磷沉积增加，血钙和血磷水平下降。其作用受降钙素的种类、剂量、给药途径及骨转换状态等的影响。骨转化率增高的疾病如 Paget 病，注射降钙素后血钙明显下降。但骨转换率正常的成人则无上述反应。

5. 降钙素生理作用的脱逸　降钙素对骨吸收的抑制作用存在"脱逸"现象。1972 年，研究者观察到，在骨组织培养中，使用降钙素治疗高钙血症和其他高骨转换状态的骨病如 Paget 病时，予以降钙素后出现骨吸收被抑制，继续予以最大抑制效应的降钙素浓度时，则抑制效应消失。降钙素预处理的破骨细胞在继续予以降钙素干预时，会产生"抵抗"。脱逸的机制尚不明确，可能与骨细胞等靶细胞上受体活性降低，即靶细胞对降钙素作用的抵抗有关。

（二）对肾脏的作用

肾脏是降钙素降解的主要部位。一般认为生理剂量的降钙素对肾脏无作用，药理剂量的降钙素抑制肾小管对钙、磷、钠、氯等离子的重吸收，使尿中钙和磷的排泄增加，血钙水平也随之下降。1981 年鼠实验证明降钙素能刺激肾近曲小管 1α-羟化酶的活性，增加 1, 25 (OH)$_2$D 的产生，在妊娠、生长、哺乳状态时，有重要的生理作用。

（三）对胃肠道的作用

小剂量降钙素抑制小肠钙的吸收，大剂量降钙素促进小肠钙吸收，可能与调节 1α-羟化酶的活性有关。在人体，生理剂量的降钙素不影响胃肠道钙和磷酸盐的重吸收。药理剂量的降钙素可增加胃酸和胃蛋白酶的分泌，减少胰淀粉酶和多胰肽的分泌，调节小肠的蠕动。降钙素可减少血清促胃液素、胰岛素、胰高糖素的水平，增加生长抑素的水平。

（四）对呼吸系统的作用

正常肺组织的降钙素总量超过其他组织（甚至包括甲状腺）。降钙素存在于肺的神经内分泌细胞，该细胞位于基底膜附近。新生儿和胎儿存在大量神经内分泌细胞，降钙素在肺成熟及支气管树的软骨形成中起一定的作用。降钙素在肺内起旁分泌的作用，抑制前列腺素和血栓素的合成，抑制内皮细胞产生前列环素。

（五）对中枢神经系统的作用

降钙素在中枢神经系统有特殊的结合位点。骨转移癌引起骨痛的病人，注射降钙素可引起痛觉减轻。降钙素的镇痛机制不十分清楚，其作用与中枢胆碱能递质的整合作用有关。还可能包括降钙素受体直接介导或经内啡肽间接介导的机制。大脑的某些核团，如中缝核和网状核等的5-羟色胺能神经元上含有丰富的降钙素受体，提示5-羟色胺途径也参与了降钙素的止痛作用。降钙素还可作用于丘脑、下丘脑的特定区域，导致体温升高。在人体，大剂量的降钙素可能作用于下丘脑，进而导致睾酮、泌乳素、黄体生成素和卵泡刺激素浓度下降。

三、降钙素的测定与正常值

正常男性血降钙素<36pg/ml（ng/L）；女性<17pg/ml，一般均应<75pg/ml。

临床意义：

升高：见于孕妇、儿童、甲状旁腺功能亢进、血促胃液素过多、肾衰竭、慢性炎症、泌尿系感染、急性肺损伤、甲状腺髓样癌、白血病、骨髓外骨髓增殖症、肺癌、食管癌、乳腺癌等。降钙素增高主要用于甲状腺髓样癌（C细胞癌）（medullary thyroid carcinoma，MTC）的诊断，是MTC较敏感且特异的肿瘤标志物，在MTC 90%呈阳性表达且水平升高，而且表达程度与MTC分化程度和侵袭生长能力有关。在未经刺激的情况下，血清降钙素>100pg/ml，则提示可能存在MTC。对甲状腺结节病人进行血清降钙素筛查有利于早期诊断MTC。降钙素也可作为甲状腺髓样癌治疗效果的指标，当治疗有效时降钙素浓度明显下降。近年发现其他一些恶性肿瘤也可使血中降钙素值增加，降钙素可能成为一个有价值的肿瘤标志物，如肺小细胞癌（燕麦细胞癌）、乳腺癌、白血病等，尤其伴有骨转移时。

降低：见于降钙素缺乏，见于甲状腺先天发育不全、甲状腺全切、绝经后妇女、低血钙、老年性骨质疏松等。

四、降钙素剂型与给药方式

许多物种的降钙素都对人体有效，1969年Guttmann等首次利用液相片段法合成了鲐鱼降钙素。细胞实验证明某些鱼类降钙素作用在人降钙素受体上，所产生的第二信使cAMP的量远远大于人降钙素的作用。如鲑鱼降钙素与人降钙素受体的亲和力高（是人降钙素的40倍），且清除速率缓慢，因此临床上作为药用的降钙素主要是鲑鱼降钙素和鳗鱼降钙素。降钙素制剂于1975年始用于临床，1985年美国FDA批准了降钙素用于治疗骨质疏松症。1995年美国完成了鲑鱼降钙素鼻喷剂疗效的研究工作。2012年欧洲药品管理局人用药机构委员会通过荟萃分析发现长期使用（6个月或更长时间）鲑鱼降钙素口服或鼻喷剂型与恶性肿瘤风险轻微增加相关，但无法肯定该药物与恶性肿瘤之间的确切关系。因此，降钙素类制剂应用疗程要视病情及病人的其他条件而定。鉴于鼻喷剂型鲑鱼降钙素具有潜在增加肿瘤风险的可能，鲑鱼降钙素连续使用时间一般不超过3个月。

现有的降钙素可通过皮下、肌内和鼻内以及直肠途径给药，总体安全性良好，少数病人使用后出现面部潮红、恶心等不良反应，偶有过敏现象。可按照药品说明书的要求确定是否做过敏试验。不同剂型间也存在其他差异：如鼻用鲑鱼降钙素的生物利用度约为肌内注射鲑鱼降钙素的25%，因此肌内注射鲑鱼降钙素50U的生物学效应与鼻用鲑鱼降钙素200U相当；经鼻给予时，恶心、呕吐和潮红的副作用相对少见；且鼻用鲑降钙素的镇痛作用相对更加有效。

依降钙素（鳗鱼降钙素）：国家食品药品监督管理总局（CFDA）批准治疗骨质疏松症和骨质疏松引起的疼痛等。增加骨质疏松症病人腰椎和髋部骨密度，降低椎体骨折风险。依降钙素注射剂，20U/支，20U肌内注射，每周1次；依降钙素注射剂，10U/支肌内注射，每周2次。少数病人注射药物后出现面部潮红、恶心等不良反应，偶有过敏现象，可按照药物说明书的要求确定是否做过敏试验。对依降钙素或本品中任何赋形剂过敏者禁用。

鲑鱼降钙素：CFDA批准预防因突然制动引起的急性骨丢失和由于骨质溶解、骨量减少引起的骨痛，其他药物治疗无效的骨质疏松症等。增加骨质疏松症病人腰椎和髋部骨密度，降低椎体及非椎体（不包括髋部）骨折的风险。鲑鱼降钙素鼻喷剂，2ml（4400U）/瓶，200U鼻喷，每日或隔日1次；鲑鱼降钙素注射剂，50U/支，50U或100U皮下或肌内注射，每日1次。少数病人注射药物后出现面部潮红、恶心等不良反应，偶有过敏现象，可按照药物说明书的要求确定是否做过敏试验。对鲑降钙素或本品中任何赋形剂过敏者禁用。

五、降钙素制剂的临床应用

降钙素（calcitonin）是一种钙调节激素，能抑制破骨细胞的生物活性、减少破骨细胞数量、减少骨量丢失并增加骨量。降钙素类药物的另一突出特点是能明显缓解骨痛，对骨质疏松症及其骨折引起的骨痛有效。

（一）骨质疏松症

降钙素可用于骨质疏松症的治疗，在一项关于降钙素对骨质疏松效果的研究中，208例骨量减少妇女接受了钙及以下任一方案治疗持续2年，包括鼻用安慰剂、鲑鱼降钙素50U/d、鲑鱼降钙素100U/d或鲑鱼降钙素200U/d。鲑鱼降钙素增加了脊柱平均BMD，并呈现剂量依赖性，采用200U/d时的疗效最佳。鲑鱼降钙素组的骨折发生率也明显低于安慰剂组，而这一结论也已得到了其他研究的证实。

降钙素治疗骨质疏松的最大型试验是一项为期5年的研究，1255例腰椎T值<-2.0，且至少发生过1次椎骨骨折的女性被随机分配至接受安慰剂或者鼻用降钙素100U/d、200U/d或400U/d治疗。结果显示，各组的脊椎BMD均有小幅升高（1.0%~1.5%）。与安慰剂相比，鲑鱼降钙素鼻喷剂的200IU剂量显著降低了新脊椎骨折的风险33%（RR 0.67，95%CI 0.47~0.97，P=0.03）。在有1~5处椎体骨折的妇女中，危险性降低了36%（RR 0.64，95%CI 0.43~0.96，P=0.03）。100IU（RR=0.85，95%CI 0.60~1.21）和400IU（RR=0.84，95%CI 0.59~1.18）组的椎体骨折与安慰剂组相比差异无统计学意义。有关降钙素对脊柱之外部位的作用，当前数据并不一致。

降钙素治疗绝经后骨质疏松的效果不及双膦酸盐类药物。例如，一项安慰剂对照随机试验比较了阿仑膦酸钠（10mg/d）和鼻内给予降钙素（200U/d）治疗12个月的效果。研究发现，与降钙素组相比，阿仑膦酸钠组病人的髋部和脊椎BMD增高幅度更加明显。

（二）缓解骨痛

降钙素在缓解椎骨骨折病人的急性疼痛方面具有较快速和显著的效果，一篇荟萃分析比较了降钙素（经鼻或肠外给药）与安慰剂对骨质疏松压缩性骨折所致的急性（骨折发生10日内）或慢性（超过3个月）疼痛的作用。治疗1周后，对于接受降钙素治疗急性疼痛的病人，其静息时（3项试验，196例病人）和活动时（4项试验，228例病人）的疼痛评分有显著改善。开始治疗后2周、3周和4周时的疼痛评分亦有显著改善。相比之下，降钙素对慢性疼痛病人不如急性疼痛那么明显。观察显示，无论是肠外给药还是经鼻给药，降钙素均能对骨痛产生益处。一项研究显示，经鼻给予降钙素比肠外给药对于缓解疼痛更加有效，但这一观察结果需要进一步的证实。

降钙素能够缓解疼痛是其有别于其他抗骨质疏松药物的特征。因此，对于严重骨质疏松症伴急性疼痛的病人，可短期联合降钙素及其他抗骨吸收作用更强的药物，能较快缓解骨痛，亦期望共同预防再次骨折的可能。

此外，长期使用降钙素治疗骨质疏松症可能会导致癌症发病率的增加。欧洲药品管理局（European Medicines Agency，EMA）根据公司所提供的数据、上市后安全性数据和一些随机试验进行的评价，显示与使用安慰剂的受试者相比，长期接受（＞6个月）降钙素类药物治疗的病人发生癌症（包括基底细胞癌等多种类型的癌症）的比例轻度增加，口服和鼻吸剂型的癌症患有率分别增加了0.7%和2.4%。由于降钙素的抗骨质疏松作用较弱，而且在预防骨丢失和骨折方面有更加有效的药物。基于鼻喷剂在欧洲唯一适应证是治疗骨质疏松症，对于治疗骨质疏松，降钙素的益处并未超过其风险。人用药品管理委员会（Committee for Medicinal Products for Human Use，CHMP）建议鼻喷剂撤出这一适应证的决定，但同时肯定降钙素注射或输注在以下适应证应用的获益大于风险：①预防急性制动引起的急性骨丢失，如近期骨质疏松骨折的病人，建议治疗时间为2周，最长疗程4周；②治疗Paget病，降钙素应限于对替代疗法无效或不适合其他治疗的二线使用，除特殊情况可延长至6个月外，正常情况下治疗时间不应超过3个月，如考虑潜在获益超过风险，可以间断重复给予；③肿瘤引起的高钙血症。

在一些关于口服降钙素（一种正处于研发阶段的剂型）的临床试验观察到有关前列腺癌的安全性信息后，美国食品药品监督管理局（Food and Drug Administration，FDA）针对所有降钙素的试验进行一项内部评价。对20项试验（17项鼻喷剂型，3项口服剂型）进行的荟萃分析显示，与安慰剂组相比，降钙素治疗组发生恶性肿瘤的风险更高（4.2% vs 2.9%；*OR* 1.4，95%CI 1.1~1.7）。该项荟萃分析受到了试验异质性和部分试验的高退出率的限制，故难以确立直接的因果关系。尽管如此，FDA的顾问小组同样得出结论认为：作为骨质疏松治疗药物，降钙素的潜在益处未超过其风险。如需使用降钙素，应将其使用时间限制在6个月以内。

降钙素进入中国20余年，所有不良反应自发报告数据显示，只有2例肿瘤相关事件，发病率并不高于正常人群肿瘤发生率。2012年8月，我国专家就降钙素达成专家共识：尊重并重视欧洲药品管理局的决定，同时提出关于降钙素与肿瘤风险增加的关系证据尚不充分，目前仍应以SFDA适应证为用药依据。建议降钙素用于治疗骨质疏松、缓解溶骨疼痛以及预防手术制动后急性骨丢失的疗程不应该超过3个月。

降钙素的其他不良反应包括：超敏反应（如支气管痉挛、舌或喉水肿和全身性变态反应）、低钙血症、鼻部不良反应（如鼻炎和鼻出血）以及形成降钙素抗体。数项关于绝经后女性使用经鼻降钙素的临床试验显示，最常见的不良反应为鼻炎和鼻出血，这两者的发生率分别为12%和4%。

（三）治疗高钙血症

用于中重度高钙血症、高钙危象的治疗，能快速降低血钙水平。药理剂量的降钙素可通过增加肾脏钙排泄、减少骨吸收、降低骨钙动员来降低血清钙浓度。鲑鱼降钙素（4U/kg）通常每12小时肌肉注射或皮下注射给药1次；剂量可增至最多每6小时6~8U/kg。降钙素的鼻喷剂对于高钙血症疗效不佳。尽管降钙素疗效相对较弱，但它起效快，用药后4~6小时内开始起效，可使血清钙浓度降低1~2mg/dl（0.3~0.5mmol/L）。因此，降钙素与补液联合作为重度高钙血症的初始治疗方法是有效的。即使重复给药，降钙素也仅在最初48小时内有效，这提示产生了快速耐受，原因可能是受体下调。由于效力持续时间有限，降钙素在联合补液和静脉双膦酸盐类药物用于有症状、血钙水平＞14mg/L（3.5mmol/L）的病人时效果较好。降钙素和补液治疗可以快速降低血清钙浓度，而双膦酸盐类药物疗效更持久。

（四）变形性骨炎

只用于不能耐受双膦酸盐的Paget骨病的病人，而不作为首选。初始剂量50~100U，能够耐受，则给予通常50~100U/1~3天。治疗需要长期维持，因为停药通常会导致疾病活动性复发。一项研究报道了85例病人输注鲑鱼降钙素的疗效。骨转换指标，如血清碱性磷酸酶、尿羟脯氨酸较基线下降约50%。然而，尽管持续用药，仅有22例（26%）病人上述指标恢复到基线水平。几乎所有的病人都有高效价的抗降钙素抗体。此外，还有其他获益，如骨疼痛缓解、听力减退的改善以及其他神经功能缺陷的减轻，减少骨血管分布。不良反应是恶心、呕吐或潮红，且并不少见，但睡前给药及缓慢加量可以避免或减少这些副作用。降钙素的鼻内制剂也可用于 Paget 骨病的治疗，并且易于管理。

（裴 育）

参 考 文 献

[1] Freidman J, Raisz LG. Thyrocalcitonin: inhibitor of bone resorption in tissue culture. Science, 1965, 150 (3702): 1465-1467.

[2] Robinson CJ, Mart in TJ, Mat thews, et al. Mode of action of thyrocalcitonin. J Endocrinol, 1967, 39 (1): 71-79.

[3] Zheng MH, Fan Y, Wyaoxki S, et al. Carbonic anhydrase II gene transcript in cultured osteoclasts from neonatal rats: effect of calcitonin. Cell Tissure Rwa, 1994, 276 (1): 248-249.

[4] Feldman RS, Krieger NS, Tashjian AH. Effects of parathyroid hormone and calcitonin on osteoclast formation in vitro. Endocrinology, 1980, 107 (4): 1137-1143.

[5] Overgaard K, Agnusdei D, Hansen MA, et al. Dose-response bioactivity and bioavailability of salmon calcitonin in premenopausal and postmenopausal women. J Clin Endocrinol Metab, 1991, 72 (2): 344-349.

[6] Carstens JH Jr, Feinblatt JD. Future horizons for calcitonin: a U. S. perspective. Calcif Tissue Int, 1991, 49 (2): S2-6.

[7] Overgaard K, Riis BJ, Christiansen C, et al. Effect of salcatonin given intranasally on early postmenopausal bone loss. BMJ, 1989, 299 (6697): 477-479.

[8] Zhang L, Zhao WG, et al. Effects of calcitonin on femoral fracture healing in ovariectomized rats. Chin J Osteoporos, 2007, 13 (5): 330-333.

[9] Tian QX, Huang GY, Zhou JL, et al. Effects of calcitonin on osteoblast cell proliferation and OPG/RANKL expression: experiment with mouse osteoblasts. Natl Med J China, 2007, 87 (21): 1501-1505.

[10] Reginster JY, Meurmans L, Deroisy R, et al. A 5-year controlled randomized study of prevention of postmenopausal trabecular bone loss with nasal salmon calcitonin and calcium. Eur J Clin Invest, 1994, 24 (8): 565-569.

[11] Tashjian AH, Wright DR, Ivey JL, et al. Calcitonin binding sites in bone: relationships to biological response and "escape". Rec Prog Horm Res, 1978, 34: 285-334.

[12] Overgaard K, Hansen MA, Jensen SB, et al. Effect of salcatonin given intranasally on bone mass and fracture rates in established osteoporosis: a dose-response study. BMJ, 1992, 305 (6853): 556-561.

[13] Chesnut CH 3rd, Silverman S, Andriano K, et al. A randomized trial of nasal spray salmon calcitonin in postmenopausal women with established osteoporosis: the prevent recurrence of osteoporotic fractures study. PROOF Study Group. Am J Med, 2000, 109 (4): 267-276.

[14] Gruber HE, Ivey JL, Baylink DJ, et al. Long-term calcitonin therapy in postmenopausal osteoporosis. Metabolism, 1984, 33 (4): 295-303.

[15] Downs RW Jr, Bell NH, Ettinger MP, et al. Comparison of alendronate and intranasal calcitonin for treatment of osteoporosis in postmenopausal women. J Clin Endocrinol Metab, 2000, 85 (5): 1783-1788.

[16] Knopp-Sihota JA, Newburn-Cook CV, Homik J, et al. Calcitonin for treating acute and chronic pain of recent and remote osteoporotic vertebral compression fractures: a systematic review and meta-analysis. Osteoporos Int, 2012, 23 (1): 17-38.

[17] Gennari C, Agnusdei D, Camporeale A. Use of calcitonin in the treatment of bone pain associated with osteoporosis. Calcif Tissue Int, 1991, 49 (2): S9-13.

[18] European Medicines Agency recommends limiting long-term use of calcitonin medicines http://www.ema.europa.eu/ema/index.jsp? curl = pages/medicines/human/public _ health _ alerts/2012/07/human _ pha _ detail _ 000065. jsp&mid = WC0b01ac058001d126(Accessed on October 17,2012).

[19] Background Document for Meeting of Advisory Committee for Reproductive Health Drugs and Drug Safety and Risk Management Advisory Committee. http://www.fda.gov/downloads/Advisory Committees/Committees Meeting Materials/Drugs/Reproductive Health Drugs Advisory Committee/UCM341779.pdf(Accessed on March 06,2013).

［20］Austin LA，Heath H 3rd. Calcitonin：physiology and pathophysiology. N Engl J Med，1981，304（5）：269-278.

［21］Deftos LJ，First BP. Calcitonin as a drug. Ann Intern Med，1981，95（2）：192-197.

［22］Dumon JC，Magritte A，Body JJ. Nasal human calcitonin for tumor-induced hypercalcemia. Calcif Tissue Int. 1992，51（1）：18-19.

［23］Bilezikian JP. Clinical review 51：Management of hypercalcemia. J Clin Endocrinol Metab，1993，77（6）：1445-1449.

［24］Wisneski LA. Salmon calcitonin in the acute management of hypercalcemia. Calcif Tissue In，1990，46：S26-30.

第十三章 地舒单抗（迪诺塞麦，denosumab）

一、OPG/RANKL/RANK 系统

Simonet 等在 1997 年报道了一种新的调节骨转换的分泌糖蛋白，它是肿瘤坏死因子受体（TNFR）超家族新成员，命名为骨保护素（osteoprotegerin，OPG）。在体内，转基因鼠中肝脏表达 OPG 导致严重的非致死型骨硬化，缺少破骨细胞后期分化，如果在正常鼠中使用了重组 OPG，也会有同样效果。在体外，破骨细胞从前体细胞分化被重组 OPG 剂量依赖性阻滞。进一步，OPG 能阻止鼠的卵巢切除相关性骨丢失。Lacey 等用 OPG 做探针，发现了 OPG 的同源配体，称其为 OPG 配体，是破骨细胞分化和活化的因子。美国骨矿盐研究学会于 2002 年将其统一命名为核因子-κB 受体活化因子配体（receptor activator of nuclear factor-κB ligand，RANKL）。RANKL 最初在树突细胞中检测到，已经被证实是破骨细胞终末分化及激活的重要因子。遗传研究表明，小鼠破坏 RANKL 基因后会导致严重的骨硬化症和缺乏破骨细胞。在早期临床研究中，抑制 RANKL 是用其诱导剂受体 OPG，作为天然的 RANKL 抑制剂/拮抗剂。Nakagawa 等提出 RANK 是破骨细胞形成时破骨细胞分化必需的信号受体。因此，阻断 OPG/RANKL/RANK 系统，为治疗骨质疏松症及骨吸收为特征的代谢性骨病带来新的思路。

二、地舒单抗（迪诺塞麦）的 I 期和 II 期临床研究

地舒单抗（迪诺塞麦，denosumab）是 Amgen 公司研发的人 RANKL 的单克隆抗体，是基于对 OPG/RANKL/RANK 系统深刻认识基础上研发的新型骨吸收抑制剂。迪诺塞麦对破骨细胞的作用机制有别于双膦酸盐，它通过绑定 RANKL 的受体 RANK 来抑制 RANKL，从而抑制破骨细胞的发育、激活和生存，这有别于双膦酸盐的作用机制。双膦酸盐通过绑定骨矿物质，被从事骨吸收区域的破骨细胞摄取，从而抑制破骨细胞的功能。

迪诺塞麦最早被研发时，初始命名为 AMG162，最初的 I 期临床研究是在 49 例绝经后妇女中随机双盲安慰剂对照进行的剂量递增的单剂量研究，目的是观察 AMG162 的抗骨吸收能力和安全性。一共 6 组不同剂量，每个剂量组 8~9 例，以 3∶1 随机分在 AMG162 组和安慰剂组，剂量分别 0.01、0.03、0.1、0.3、1.0、3.0mg/kg，3 个低剂量随访 6 个月，3 个较高剂量随访 9 个月。结果显示：在皮下单剂注射 AMG162 后，能迅速并持久（6 个月）进行剂量依赖性降低尿 I 型胶原交联 N-末端肽（cross-linked N-telopeptide of type 1 collagen，NTX）。在 6 个月时，AMG162 的 3.0mg/kg 组 NTX 下降 81%，而骨形成指标 BALP 在注射 1 个月后才开始下降，表明 AMG162 主要是抗吸收作用，也没有相关的严重不良反应，这个研究表明 AMG162 治疗骨质疏松症有效，且使用方便。在一个用迪诺塞麦 ［（AMG162）］ 治疗低骨密度（bone mineral density，BMD）绝经后妇女的 II 期临床研究中，共招募 412 例低 BMD（腰椎 T 值 -1.8~-4.0，股骨颈或全髋 T 值 -1.8~-3.5）的绝经后妇女，随机分成 9 组，分别为安慰剂组，6mg、14mg、30mg 每 3 个月组，14mg、60mg、100mg、210mg 每 6 个月组，以及开放的阿仑膦酸钠 70mg 每周组，治疗 1 年后，迪诺塞麦增加腰椎 BMD 3%~6.7%（阿仑膦酸钠组增加 4.6%，安慰剂组下降 0.8%），髋部 BMD 上升 1.9%~3.6%（阿仑膦酸钠组增加 2.1%，安慰剂组下降 0.6%）。皮下注射迪诺塞麦后 3 天 CTX 下降最大，并呈剂量依赖性抑制骨转换。2 年后，迪诺塞麦增加所有测量部位的 BMD，降低骨转换指标。迪诺塞麦增加腰椎部位 BMD 4.13%~8.89%，迪诺塞麦 30mg 每 3 个月疗效与 60mg 每 6 个月疗效相当，类似，在有些观察对象中较阿仑膦酸钠组 BMD 增加幅度更大。这些组间不良反应相类似，

第二年的效果与第一年类似。

三、地舒单抗（迪诺塞麦）3 年的 FREEDOM 研究及其 7 年的延期研究

有一项评估迪诺塞麦减少绝经后骨质疏松妇女骨折为期 3 年的研究（Fracture Reduction Evaluation of Denosumab in Osteoporosis Every 6 Months，FREEDOM），这是一个国际多中心双盲安慰剂对照 Ⅲ 期的临床研究，入选了来自北美、欧洲、拉丁美洲和澳大利亚 214 个中心的 7868 例 60~90 岁腰椎或髋部 BMD 的 T 值在 −2.5~−4.0 的绝经后妇女，研究对象被随机分为每 6 个月皮下注射迪诺塞麦组和安慰剂组。3 年 FREEDOM 研究结束后，迪诺塞麦组较安慰剂组椎体骨折减少 68%，髋部骨折减少 40%，非椎体骨折减少 20%。在 FREEDOM 试验中，同时评估了非椎体骨折后，开始或继续使用迪诺塞麦对骨折愈合的影响，在 667 例研究对象（303 例迪诺塞麦组和 364 例对照组）共发生 851 例次非椎体骨折（386 例次迪诺塞麦组和 465 例次对照组），包括 199 例次需要手术的骨折（70 例次迪诺塞麦组和 120 例次对照组），7 例病人发生骨折延迟（2 例迪诺塞麦组和 5 例对照组），包括 1 例对照组发生骨折不愈合。研究表明，每半年注射 60mg 迪诺塞麦不会使得骨折愈合延迟或其他并发症，即使使用迪诺塞麦与骨折时间非常近。

FREEDOM 研究中还有个亚组专门评估用迪诺塞麦治疗后，骨转换指标的变化。该亚组包含了 160 例妇女，随机分在迪诺塞麦组和安慰剂组。骨吸收的生化指标血清 Ⅰ 型胶原羧基端肽（C-telopeptide of type 1 collagen，CTX）和抗酒石酸酸性磷酸酶（tartrateresistant acid phosphatise，TRACP-5b）以及骨形成指标血清 Ⅰ 型原胶原 N-端肽（procollagen type 1 N-terminal propeptide，P1NP）和骨碱性磷酸酶（bone alkaline phosphatase，BALP）在基线时、1、6、12、24、36 个月检测。结果显示 CTX 下降较 P1NP 和 BALP 下降更迅速，下降幅度更大。在注射 1 个月后，所有迪诺塞麦组 CTX 水平降到绝经前参考值以下。研究中，下降到绝经前水平以下者的 CTX 下降幅度 51%~79%，46% 的观察对象 CTX 始终低于绝经前水平，31% 的观察对象 P1NP 始终低于绝经前水平。迪诺塞麦组中，CTX 下降与 BMD 上升显著相关（$r = -0.24 \sim -0.44$）。

在完成 FREEDOM 研究的参与者中的 4550 例妇女，继续 2 年的延长研究，原来迪诺塞麦组继续使用迪诺塞麦 2 年（长期组），安慰剂组也换用迪诺塞麦 2 年（交叉组）。在长期组中，5 年治疗迪诺塞麦后腰椎和全髋 BMD 分别增加了 13.7% 和 7.0%；在交叉组，2 年治疗迪诺塞麦后，腰椎和全髋 BMD 分别增加了 7.7% 和 4.0%；两组每年骨折发生率均低于过去 FREEDOM 研究期间的对照组。

FREEDOM 研究经 2 年的延期研究后，继续延长 5 年，一共延长到 10 年，最终 2626 例完成了 10 年的研究（1343 例长期组，1283 例交叉组）。经暴露因素校正后，使用迪诺塞麦个体的不良事件发生率从 165.3/100 人·年下降到 95.9/100 人·年，而严重不良事件保持稳定，从 11.5/100 人·年至 14.4/100 人·年。在长期组中，较 FREEDOM 研究的 BMD 基线值腰椎上升 7%~21%，全髋上升 2%~9%，股骨颈上升 5%~16%，桡骨 1/3 上升 2%~7%；在交叉组中，较延展期研究 BMD 基线值腰椎上升 5%~16%，全髋上升 4%~7%，股骨颈上升 1%~7%，桡骨 1/3 上升 2%~3%。总之，在长达 10 年的迪诺塞麦治疗观察研究中，有较低的不良事件发生率、低的骨折发生率及持续的 BMD 增加，尚未达到平台稳定期。

亚组研究迪诺塞麦对股骨皮质骨量、多孔性及腰椎骨小梁的作用

在 FREEDOM 研究中的一个亚组选了 80 例妇女（40 例迪诺塞麦组和 40 例对照组）从基线、12、24 和 36 个月均进行扫描双侧髋部 CT，检测皮质骨厚度三维图及皮质质量表面密度。迪诺塞麦治疗 12 个月后，股骨皮质质量表面密度及厚度增加明显。3 年后，迪诺塞麦组较安慰剂组增加股骨皮质质量表面密度 5.4%，其中 1/3 增加皮质骨密度，而另外 2/3 增加皮质骨厚度。3 年后，在主要部位，如股骨粗隆侧面皮质质量表面密度及厚度较安慰剂组增加 12%。因此骨质疏松性皮质骨对迪诺塞麦反应迅速，尤其在股骨粗隆部位迪诺塞麦能快速增加股骨关键部位皮质骨量。

FREEDOM 研究中的另一个亚组选了 50 例妇女（28 例迪诺塞麦组和 22 例对照组）分别在基线和 36 个月时用多探测器 CT 的 StrAx1.0 软件定量分析多孔性及有限元分析来评估强度。在基线时，血清吸收指标

CTX 越高，总的皮质多孔就越大（$r=0.34$，$P=0.02$），髋部骨强度就越低（$r=-0.31$，$P=0.03$）。在用迪诺塞麦治疗 36 个月后，全部皮质多孔性较基线减少 3.6%，较安慰剂组减少了 5.3%；在紧密部分的皮质减少了 7.9%，在外侧过渡期减少 5.6%，在内侧过渡期减少 1.8%（所有 $P<0.01$）。髋部强度较基线增加 7.9%（$P<0.0001$）与全部皮质多孔性减少相关（$r=-0.41$，$P=0.03$）。总之，迪诺塞麦减少股骨干近端皮质骨多孔性，从而增加矿化矩阵体积，增加骨强度，可能有助于减少髋部和非椎体骨折。

在另一个 FREEDOM 亚组研究中，选了 285 例该研究中的妇女（157 例迪诺塞麦组和 128 例对照组），在基线、12、24 和 36 个月用双能 X 线吸收仪（DXA）检测腰椎骨小梁分数（Trabecular bone score，TBS）。基线 TBS 是 1.2 ± 0.101。在 Denosumab 组，TBS 在 12、24 和 36 个月较基线上升 1.4%、1.9% 和 2.4%。TBS 变化百分比较基线和安慰剂组均有统计学显著差异（$P<0.001$，$P\leqslant0.014$），且独立于 BMD。在骨质疏松症的绝经后妇女中，迪诺塞麦显著增加 TBS，且独立于 BMD。

亚组研究停用迪诺塞麦对骨丢失的影响

在 FREEDOM 研究中，一个亚组研究停药后的骨丢失，包含 797 例（470 例安慰剂组，327 例迪诺塞麦组），在使用 2~5 次迪诺塞麦后，观察停药 7 个月至 3 年的实验期结束。研究发现在停止迪诺塞麦治疗后，两组新发骨折率没有明显差别，治疗组较安慰剂组没有更快地出现骨丢失。

四、亚洲有关迪诺塞麦的研究

迪诺塞麦治疗日本绝经后妇女及男性骨质疏松的研究（Denosumab Fracture Intervention Randomized Placebo Controlled Trial，DIRECT），是一个随机、双盲、安慰剂对照并用开放标签的活性药物对照组作为参考的试验。共招募了 1262 例 50 岁以上有 1~4 个椎体骨折史的日本骨质疏松症病人，随机分成每 6 个月安慰剂组（500 例）、迪诺塞麦 60mg 组（511 例）、口服阿仑膦酸钠 35mg 每周（251 例）组。观察 24 个月后，迪诺塞麦组较安慰剂组新发或更严重椎体骨折的发生。结果发现，迪诺塞麦较安慰剂组显著降低新发椎体骨折或更严重椎体骨折 65.7%，两组间不良事件无明显差异。这个研究显示迪诺塞麦 60mg 每半年对于日本骨质疏松症病人有效且安全的。

在韩国的一个评估迪诺塞麦在韩国骨质疏松绝经后妇女的研究中，6 个月随机双盲，6 个月开放延期研究，招募了 60~90 岁腰椎或髋部 BMD Z 值 -2.5~-4 的韩国骨质疏松妇女，在 6 个月的双盲期时随机用 60mg 的迪诺塞麦（62 例）或安慰剂（64 例），然后在后 6 个月延长期时均使用 60mg 的迪诺塞麦。研究结果同样显示迪诺塞麦可以良好耐受，在 12 个月治疗韩国绝经后妇女后可以增加 BMD，降低骨转换指标。

五、迪诺塞麦与特立帕肽联用或序贯使用

特立帕肽和迪诺塞麦在绝经后骨质疏松症妇女中单独或联用的 DATA 研究随机试验，将病人随机分配，最后入选 100 例绝经后妇女，随机按照 1∶1∶1 比例接受 20μg/d 特立帕肽组（36 例）、每 6 个月 60mg 迪诺塞麦组（34 例）或两者联用组（30 例）。在基线、3、6、12 个月测量 BMD。在 12 个月时，两者联用组的腰椎 BMD 增加 [9.1%（标准差 3.9）]，超过了特立帕肽组 [6.2%（4.6），$P=0.0139$] 和迪诺塞麦组 [5.5%（3.3），$P=0.0005$]；股骨颈 BMD 也是联用组最高 [4.2%（3.0）]，超过了特立帕肽组 [0.8%（4.1），$P=0.0007$] 和迪诺塞麦组 [2.1%（3.8），$P=0.0238$]；同样全髋 BMD 也是联用组最高 [4.9%（2.9）]，超过了特立帕肽组 [0.7%（2.7），$P<0.0001$] 和迪诺塞麦组 [2.5%（2.6），$P=0.0011$]。因此，特立帕肽和迪诺塞麦联用较单用其中一种均显著增加 BMD，而且较既往报道的药物治疗均更显著疗效，提示联用这两种药物可能对骨折高危病人有效。

在 DATA-Switch 研究中，来自 DATA 研究的 83 例绝经后骨质疏松妇女，77 例完成了基线后的至少一次随访。原来分配在特立帕肽组的接受迪诺塞麦治疗，原来迪诺塞麦组的改用特立帕肽治疗，两组联用组则继续 2 年的迪诺塞麦治疗。BMD 和骨转换指标在 6、12、18、24 个月均检测。48 个月以后，腰椎

BMD 在 27 例特立帕肽转到迪诺塞麦组上升 18.3%（95%CI 14.9~21.8），27 例迪诺塞麦转到特立帕肽组上升 14.0%（10.9~17.2），23 例联用组转到迪诺塞麦组上升 16.0%（14.0~18.0），组间上升无差异。全髋 BMD 在特立帕肽到迪诺塞麦组上升（6.6%［95%CI 5.3~7.9］），超过了迪诺塞麦到特立帕肽组［上升 2.8%（1.3~4.2），$P=0.0002$］，而联用组到 Denosumab 组上升最多（8.6%［7.1~10.0］；$P=0.0446$ 与特立帕肽到迪诺塞麦组比，$P<0.0001$ 与迪诺塞麦到特立帕肽组比）。类似地，股骨颈 BMD 在特立帕肽到迪诺塞麦组上升（8.3%［95%CI 6.1~10.5］）以及联用组到迪诺塞麦组（9.1%［6.1~12.0］），超过了迪诺塞麦到特立帕肽组（4.9%［2.2~7.5］；$P=0.0447$ 特立帕肽到迪诺塞麦组与迪诺塞麦到特立帕肽组，$P=0.0336$ 联用组到迪诺塞麦组和迪诺塞麦到特立帕肽组）。1 例迪诺塞麦到特立帕肽组发生了肾结石，考虑与治疗有关。在该研究中，绝经后骨质疏松妇女从特立帕肽转换成迪诺塞麦治疗，BMD 持续增加；然而，从迪诺塞麦转换成特立帕肽治疗，导致渐进或短暂的骨丢失。当治疗绝经后骨质疏松病人选择初始及随后的方案时，需要考虑这些结果。

迪诺塞麦可以使得甲状旁腺激素（parathyroid hormone，PTH）上升刺激早期骨形成，有一个研究通过比较迪诺塞麦和特立帕肽在骨组织形态测量和骨转换指标来判定迪诺塞麦是否通过改变完整 PTH 导致早期的骨形成。这是一个开放的随机研究，61 例绝经后骨质疏松妇女，特立帕肽 20μg/d 6 个月或迪诺塞麦 60mg 一次皮下注射，在治疗前及治疗后 3 个月做髂骨骨活检，测量多孔状的矿化表面/骨表面（cancellous mineralizing surface/bone surface，MS/BS），骨组织形态计量学指标在 4 部分骨外壳中；在基线、1、3、6 个月测量骨转换指标及 iPTH。结果显示迪诺塞麦治疗后，iPTH 在第一个月达到峰值，然后开始下降，到 6 个月时仍高于基线值；特立帕肽治疗后，iPTH 在所有时间点均下降。3 个月时，多孔的 MS/BS 治疗特立帕肽后增加，而迪诺塞麦治疗后下降。骨转换指标在用特立帕肽治疗后 1 个月 P1NP 水平增高，CTX 在第 3 个月增加；用迪诺塞麦治疗后，P1NP 和 CTX 均较基线下降。迪诺塞麦治疗增加 iPTH 水平，但抑制骨形成指标；相反，特立帕肽治疗后减少 iPTH 水平，但促进骨形成指标，这些发现与原先对迪诺塞麦早期间接骨形成效果的假设不一致。

六、迪诺塞麦与双膦酸盐

在一个国际多中心、随机双盲研究，招募 504 例 55 岁以上的绝经后妇女，BMD 的 T 值 -2.0~-4.0，至少用阿仑膦酸钠 6 个月。研究对象接受开放标签的阿仑膦酸钠每周一次 1 个月，然后随机分配在继续每周口服阿仑膦酸钠组或每 6 个月皮下注射迪诺塞麦 60mg 组，随访 12 个月，评估 BMD 及骨转换指标。在转向迪诺塞麦组的研究对象，全髋 BMD 在 12 个月时增加 1.9%，超过了继续使用阿仑膦酸钠组的 1.05%（$P<0.0001$）。在 12 个月时，迪诺塞麦组的腰椎、股骨颈和 1/3 桡骨 BMD 增高均超过阿仑膦酸钠组（所有 $P<0.0125$）。阿仑膦酸钠组血清 CTX 水平在基线值附近，而迪诺塞麦组下降更明显。两组间不良反应相类似。从阿仑膦酸钠改用迪诺塞麦，较持续使用阿仑膦酸钠在所有骨骼部位有更多 BMD 增加、更降低骨转换指标。

另一个国际多中心、随机对照双盲研究是比较口服双膦酸盐病人转换成迪诺塞麦或唑来膦酸对 BMD 及骨转换指标的效果。共 643 例既往口服双膦酸盐治疗的绝经后骨质疏松病人，随机 1:1 分成每半年皮下注射迪诺塞麦 60mg 加静脉注射安慰剂，或唑来膦酸 5mg 静脉点滴一次加每 6 个月皮下注射安慰剂，共 12 个月。12 个月后，Denosumab 组 BMD 变化较唑来膦酸组更大，腰椎（3.2% vs 1.1%；$P<0.0001$）、全髋（1.9% vs 0.6%；$P<0.0001$），股骨颈（1.2% vs -0.1%，$P<0.0001$），以及 1/3 桡骨（0.6% vs 0.0%，$P<0.05$）。迪诺塞麦组较唑来膦酸组在 10 天后 CTX 下降幅度更大，1 个月后 P1NP 开始下降，3 个月后下降幅度更大，iPTH 在 3 个月和 9 个月时均显著高于唑来膦酸组。两组间不良反应类似，3 例非典型股骨骨折发生（2 例迪诺塞麦组、1 例唑来膦酸组）。因此，在既往口服双膦酸盐的绝经后骨质疏松妇女中，迪诺塞麦较唑来膦酸在骨骼的各个部位更高地增加 BMD，更强地抑制骨转换指标。

有研究评估低骨量绝经后妇女皮下注射迪诺塞麦或口服阿仑膦酸钠的依从性。共 250 例妇女随机分在 6 个月迪诺塞麦 60mg 治疗 1 年、再每周口服阿仑膦酸钠 70mg 治疗 1 年（126 例），另一组的顺序换一下（124 例）。药品问卷数据在基线时、6、12、18 和 24 个月收集。结果显示，参与者在治疗时更偏爱迪诺塞麦，这些看法与更好的依从性有关。

七、迪诺塞麦预防病人糖皮质激素性骨质疏松

过去的研究表明使用糖皮质激素在开始使用的几个月 BMD 下降 8%～12%，以后每年下降 2%～4%。在一个 2014 年的前瞻性队列研究，预防糖皮质激素性骨质疏松（glucocorticoid-induced osteoporosis，GIO）初始用口服双膦酸盐。36 例病人被招募，治疗从口服双膦酸盐改成每 6 个月皮下注射迪诺塞麦 60mg 一年。在 12 个月随访后，腰椎 BMD 增加 3.2%，而髋部 BMD 无显著增加。在随访到 28 个月时，25 例病人仍在该研究中，股骨 BMD 从 12～28 个月时有显著增加。这个研究证实迪诺塞麦对 GIO 也有较好的效果。

八、不良反应

1. 下颌骨坏死　在著名的 FREEDOM 研究的第一个继续 2 年的延长研究中，原来安慰剂组 3 年换用迪诺塞麦 2 年（交叉组），在交叉组中有 2 例 ONJ 不良事件。FREEDOM 研究经 2 年的延期研究后继续延长 5 年，一共延长到 10 年，1343 例长期组，1283 例交叉组。ONJ 长期组中发生 7 例，交叉组中发生 6 例。

在一个比较迪诺塞麦和唑来膦酸治疗有骨转移的癌症病人的随机对照试验中，剂量为每月 120mg 皮下注射。结果报道在 888 例研究对象中有 10 例下颌骨坏死（osteonecrosis of the jaws，ONJ）发生。同时，在每月静脉用唑来膦酸 4mg 的 888 例研究对象中，有 11 例 ONJ 发生。ONJ 的发生与用药间隔时间以及累积剂量有关。法国的一项回顾性研究中评估了迪诺塞麦相关的 ONJ，分析了 5 年中连续使用迪诺塞麦的 141 例肿瘤病人，曾经使用过双膦酸盐或口面部放疗的病人除外。在这 141 例病人中，有 10 例发生了迪诺塞麦相关 ONJ，发生率与随访时间相关，随访第一年发生率 3%，第二年发生率 7%，第 30 个月发生率 8%。除了拔牙外，没有其他相关的危险因素。

2. 非典型股骨骨折　FREEDOM 研究 3 年后，继续延长 7 年，1343 例长期组，1283 例交叉组，在延长到 10 年期间，两组各发生 1 例非典型股骨骨折（atypical femoral fracture，AFF）。在一个评估 AFF 在转移性骨病病人中的发生率的回顾性研究，包含了 253 例接受最低剂量 12 次 120mg 的迪诺塞麦，其中 66 例病人至少使用了 21 次 120mg 的迪诺塞麦，所有病人拍摄了股骨侧位片。结果发现 1 例未诊断的 AFF 及 2 例亚临床不典型股骨应激反应。在该研究中 AFF 发生率为 0.4%（1/253；95%CI 0.1%～2.2%），基于片子的不典型股骨应激反应 4.5%（3/66；95%CI 1.6%～12.5%），临床医生需要意识到临床前驱症状以及前驱片子与 AFF 相关的变化。也有报道在肿瘤病人中 AFF 有时被误以为肿瘤骨转移的病理性骨折，需要注意鉴别。

3. 骨硬化　1 例 10 岁男孩在骶骨上骨巨细胞瘤，使用迪诺塞麦治疗，第 8 天和第 15 天每次皮下注射 120mg 负荷剂量，以后每个月 120mg 皮下注射；在第七次注射后，由于骨巨细胞瘤控制良好且发现生长板硬化，几乎所有的干骺端都有骨硬化表现，因此停用迪诺塞麦。但停药 5 个月后，骨巨细胞瘤复发，继续用迪诺塞麦治疗 4 个月，控制肿瘤并手术，手术前复查 X 线片显示干骺端双层硬化带。

4. 停用迪诺塞麦后可能增加多发椎体骨折的发生　与双膦酸盐不同，迪诺塞麦没有并入骨基质，在它停用后骨转换指标不再被抑制，近期有报道停用迪诺塞麦后会导致多发椎体骨折的风险增加。欧洲钙组织学会（European Calcified Tissue Society，ECTS）成立了一个工作组完成一个在现存的文献中停用迪诺塞麦的后果进行系统检查，并提供管理建议。在一些 Ⅱ 期及 Ⅲ 期临床研究中，强调了停用迪诺塞麦后发生显著的 BMD 下降和骨转换指标的反弹性增高。临床病例分析报道了在停用迪诺塞麦后有多发椎体骨折的发生。FREEDOM 及其延期研究提示，尽管没有证实，但由于停用迪诺塞麦后骨吸收的反弹可能会增加椎体多发骨折的风险。临床医生和病人都应该知道停用迪诺塞麦的潜在风险。基于可获得的数

据，使用迪诺塞麦治疗 5 年后需要重新评估病人情况。有骨折高风险的病人，可以继续使用迪诺塞麦到 10 年或者选择其他替代治疗。如果骨折低风险的病人，可以考虑停用迪诺塞麦，但应该考虑使用双膦酸盐来减少或预防骨转换指标的反弹。然而，由于目前尚未知晓何种双膦酸盐在停用迪诺塞麦后使用最佳，可以考虑继续使用迪诺塞麦，直至有关试验结果出来。基于目前数据，为了预防快速 BMD 下降以及可能椎体骨折风险的反弹，在没有考虑相应的替代治疗前，不要停用 Denosumab。

5. 其他

（1）与感染无关：FREEDOM 研究 3 年后，感染的严重不良事件包括胃肠道系统、泌尿系统和心内膜炎的发生在迪诺塞麦组要多于安慰剂组，但未有显著差异，未发现感染的严重不良事件与迪诺塞麦的使用相关。

（2）心血管风险未增加：FREEDOM 研究中选择了 2363 例绝经后妇女（1142 例安慰剂，1221 例迪诺塞麦组）评估是否迪诺塞麦治疗影响大动脉钙化（aortic calcification，AC）的进展以及心血管（cardiovascular，CV）不良事件的发生。AC 评分用半定量方法评估脊柱侧位片。AC 进展定义为 AC 评分>0。两组间基线特征、CV 危险因素和 AC 评分都相似。3 年后，AC 进展频率两组间无显著差异（安慰剂组 22%，迪诺塞麦组 22%，$P=0.98$），CV 频率不良事件在两组间无显著差异（安慰剂组 40%，迪诺塞麦组 38%，$P=0.26$）。因此，迪诺塞麦治疗对 AC 进展及 CV 发生率与安慰剂组比较无差异。

（3）在肾功能受损的病人中使用：这是一个为期 16 周的研究，评估 55 例从肾功能正常到需要依赖透析的观察对象用一次剂量 60mg 迪诺塞麦的药物动力学和药效学。结果发现不同肾小球滤过率不需要对迪诺塞麦进行剂量调整。最主要的不良事件是低血钙（15%）、肢体疼痛（15%）和恶心（11%）。7 例病人最低血清钙在 1.9~2.0mmol/L，5 例病人最低血清钙<1.9mmol/L，2 例病人需要住院静脉使用葡萄糖酸钙。因此，在肾功能受损的骨质疏松症病人中，迪诺塞麦是有益的治疗选择，强烈建议病人使用迪诺塞麦后补充钙和维生素 D，尤其在肾功能受损的病人中。

（4）与胰岛素抵抗及血脂参数：这个研究中，探究了在非糖尿病妇女中，使用迪诺塞麦后糖代谢参数、胰岛素抵抗及血脂的变化情况。48 例绝经后骨质疏松症妇女皮下注射迪诺塞麦 60mg，在基线、4、12 和 24 周后，测量胰岛素抵抗及总胆固醇、甘油三酯及高密度脂蛋白等参数。使用 Denosumab 后，除了第 4 周后稳态模式评估胰岛素抵抗略微降低外，空腹血糖及血胰岛素或胰岛素抵抗指数均无显著变化，血脂参数也无显著变化，骨钙素变化也与血糖标志无关。因此，在其他方面健康的骨质疏松症绝经后妇女中，迪诺塞麦与胰岛素抵抗的调节及血脂变化无关。

九、国外上市产品

1. 地舒单抗（PROLIA，普罗力，denosumab，迪诺塞麦）　2010 年在美国上市，其适应证：治疗骨折高风险的绝经后骨质疏松症妇女；骨折高风险的骨质疏松男性用来增加骨量；具有高骨折风险的去雄激素治疗非转移性前列腺癌的男性用来增加骨量；具有高骨折风险的辅助芳香化酶抑制剂治疗乳腺癌的女性用来增加骨量。2020 年 6 月已获我国 CFDA 批准，用于骨折高风险的绝经后骨质疏松症的治疗。

剂量和用法：应该由专业健康护理来管理使用，每半年使用 60mg，皮下注射在上臂、股上方或腹部。病人每日使用钙 1000mg、维生素 D 400IU。

不良反应：不能重复使用同样产品 XGEVA；过敏，一旦临床显著反应，永远停用；低钙血症，好发于肾功能不全者，使用前纠正低钙状态；下颌骨坏死；非典型股骨骨折，关注大腿疼痛或腹股沟疼痛；多发椎体骨折可能发生在停用后；严重感染，包括皮肤感染、蜂窝织炎；皮肤反应：皮炎、发疹、湿疹；严重的骨、关节、肌肉疼痛；过度抑制骨转换。

2. XGEVA　2010 年在美国上市，其适应证：预防实体瘤发生骨转移病人的骨相关事件；治疗成人以及骨骼成熟的青少年无法切除或手术切除会导致严重致残的骨巨细胞瘤；治疗恶性肿瘤用双膦酸盐难以治疗的高钙血症。不建议用 XGEVA 预防多发性骨髓瘤的骨相关事件。

剂量和用法：皮下注射在上臂、大腿上方或腹部。预防实体瘤发生骨转移病人的骨相关事件：每 4 周 120mg；骨巨细胞瘤：每 4 周 120mg，第 1 个月的第 8 天和第 15 天额外各用 120mg；治疗恶性肿瘤高钙血症：每 4 周 120mg，第一个月的第 8 天和第 15 天额外各用 120mg。

不良反应：过敏、低钙血症、下颌骨坏死、非典型股骨骨折、停药后再发高钙血症、对胚胎、胎儿毒性。

（张　浩　章振林）

参 考 文 献

［1］Simonet WS, Lacey DL, Dunstan CR, et al. Osteoprotegerin：a novel secreted protein involved in the regulation of bone density. Cell, 1997, 89 (2)：309-319.

［2］Lacey DL, Timms E, Tan HL, et al. Osteoprotegerin ligand is a cytokine that regulates osteoclast differentiation and activation. Cell, 1998, 93 (2)：165-176.

［3］Anderson DM, Maraskovsky E, Billingsley WL, et al. A homologue of the TNF receptor and its ligand enhance T-cell growth and dendritic-cell function. Nature, 1997, 390 (6656)：175-179.

［4］Kong YY, Yoshida H, Sarosi I, et al. OPGL is a key regulator of osteoclastogenesis, lymphocyte development and lymph-node organogenesis. Nature, 1999, 397 (6717)：315-323.

［5］Cundy T, Davidson J, Rutland MD, et al. Recombinant osteoprotegerin for juvenile Paget's disease. N Engl J Med, 2005, 353 (9)：918-923.

［6］Bekker PJ, Holloway D, Nakanishi A, et al. The effect of a single dose of osteoprotegerin in postmenopausal women. J Bone Miner Res, 2001, 16 (2)：348-360.

［7］Nakagawa N, Kinosaki M, Yamaguchi K, et al. RANK is the essential signaling receptor for osteoclast differentiation factor in osteoclastogenesis. Biochem Biophys Res Commun, 1998, 253 (2)：395-400.

［8］Baron R, Ferrari S, Russell RG. Denosumab and bisphosphonates：different mechanisms of action and effects. Bone, 2011, 48 (4)：677-692.

［9］Bekker PJ, Holloway DL, Rasmussen AS, et al. A single-dose placebo-controlled study of AMG 162, a fully human monoclonal antibody to RANKL, in postmenopausal women. J Bone Miner Res, 2004, 19 (7)：1059-1066.

［10］McClung MR, Lewiecki EM, Cohen SB, et al. Denosumab in postmenopausal women with low bone mineral density. N Engl J Med, 2006, 354 (8)：821-831.

［11］Lewiecki EM, Miller PD, McClung MR, et al. Two-year treatment with denosumab (AMG 162) in a randomized phase 2 study of postmenopausal women with low BMD. J Bone Miner Res, 2007, 22 (12)：1832-1841.

［12］Cummings SR, San Martin J, McClung MR, et al. Denosumab for prevention of fractures in postmenopausal women with osteoporosis. N Engl J Med, 2009, 361 (8)：756-765.

［13］Adami S, Libanati C, Boonen S, et al. Denosumab treatment in postmenopausal women with osteoporosis does not interfere with fracture-healing：results from the FREEDOM trial. J Bone Joint Surg Am, 2012, 94 (23)：2113-2119.

［14］Eastell R, Christiansen C, Grauer A, et al. Effects of denosumab on bone turnover markers in postmenopausal osteoporosis. J Bone Miner Res, 2011, 26 (3)：530-537.

［15］Papapoulos S, Chapurlat R, Libanati C, et al. Five years of denosumab exposure in women with postmenopausal osteoporosis：results from the first two years of the FREEDOM extension. J Bone Miner Res, 2012, 27 (3)：694-701.

［16］Bone HG, Wagman RB, Brandi ML, et al. 10 years of denosumab treatment in postmenopausal women with osteoporosis：results from the phase 3 randomised FREEDOM trial and open-label extension. Lancet Diabetes Endocrinol, 2017, 5 (7)：513-523.

［17］Poole KE, Treece GM, Gee AH, et al. Denosumab rapidly increases cortical bone in key locations of the femur：a 3D bone mapping study in women with osteoporosis. J Bone Miner Res, 2015, 30 (1)：46-54.

［18］Zebaze R, Libanati C, McClung MR, et al. Denosumab Reduces Cortical Porosity of the Proximal Femoral Shaft in Postmenopausal Women With Osteoporosis. J Bone Miner Res, 2016, 31 (10)：1827-1834.

［19］ McClung MR，Lippuner K，Brandi ML，et al. Effect of denosumab on trabecular bone score in postmenopausal women with osteoporosis. Osteoporos Int，2017，28（10）：2967-2973.

［20］ Brown JP，Roux C，Torring O，et al. Discontinuation of denosumab and associated fracture incidence：analysis from the Fracture Reduction Evaluation of Denosumab in Osteoporosis Every 6 Months（FREEDOM）trial. J Bone Miner Res，2013，28（4）：746-752.

［21］ Nakamura T，Matsumoto T，Sugimoto T，et al. Clinical Trials Express：fracture risk reduction with denosumab in Japanese postmenopausal women and men with osteoporosis：denosumab fracture intervention randomized placebo controlled trial（DIRECT）. J Clin Endocrinol Metab，2014，99（7）：2599-2607.

［22］ Koh JM，Chung DJ，Chung YS，et al. Assessment of denosumab in Korean postmenopausal women with osteoporosis：randomized，double-blind，placebo-controlled trial with open-label extension. Yonsei Med J，2016，57（4）：905-914.

［23］ Tsai JN，Uihlein AV，Lee H，et al. Teriparatide and denosumab，alone or combined，in women with postmenopausal osteoporosis：the DATA study randomised trial. Lancet，2013，382（9886）：50-56.

［24］ Leder BZ，Tsai JN，Uihlein AV，et al. Denosumab and teriparatide transitions in postmenopausal osteoporosis（the DATA-Switch study）：extension of a randomised controlled trial. Lancet，2015，386（9999）：1147-1155.

［25］ Dempster DW，Zhou H，Recker RR，et al. Differential effects of teriparatide and denosumab on intact PTH and bone formation indices：AVA Osteoporosis Study. J Clin Endocrinol Metab，2016，101（4）：1353-1363.

［26］ Kendler DL，Roux C，Benhamou CL，et al. Effects of denosumab on bone mineral density and bone turnover in postmenopausal women transitioning from alendronate therapy. J Bone Miner Res，2010，25（1）：72-81.

［27］ Miller PD，Pannacciulli N，Brown JP，et al. Denosumab or zoledronic acid in postmenopausal women with osteoporosis previously treated with oral bisphosphonates. J Clin Endocrinol Metab，2016，101（8）：3163-3170.

［28］ Kendler DL，Macarios D，Lillestol MJ，et al. Influence of patient perceptions and preferences for osteoporosis medication on adherence behavior in the Denosumab Adherence Preference Satisfaction study. Menopause，2014，21（1）：25-32.

［29］ Ishiguro S，Ito K，Nakagawa S，et al. The clinical benefits of denosumab for prophylaxis of steroid-induced osteoporosis in patients with pulmonary disease. Arch Osteoporos，2017，12（1）：44.

［30］ Henry DH，Costa L，Goldwasser F，et al. Randomized，double-blind study of denosumab versus zoledronic acid in the treatment of bone metastases in patients with advanced cancer（excluding breast and prostate cancer）or multiple myeloma. J Clin Oncol，2011，29（9）：1125-1132.

［31］ Kyrgidis A，Toulis KA. Denosumab-related osteonecrosis of the jaws. Osteoporos Int，2011，22（1）：369-370.

［32］ Egloff-Juras C，Gallois A，Salleron J，et al. Denosumab-related osteonecrosis of the jaw：a retrospective study. J Oral Pathol Med，2018，47（1）：66-70.

［33］ Yang SP，Kim TW，Boland PJ，et al. Retrospective review of atypical femoral fracture in metastatic bone disease patients receiving denosumab therapy. Oncologist，2017，22（4）：438-444.

［34］ Austin DC，Torchia MT，Klare CM，et al. Atypical femoral fractures mimicking metastatic lesions in 2 patients taking denosumab. Acta Orthop，2017，88（3）：351-353.

［35］ Kobayashi E，Setsu N. Osteosclerosis induced by denosumab. Lancet，2015，385（9967）：539.

［36］ Tsourdi E，Langdahl B，Cohen-Solal M，et al. Discontinuation of Denosumab therapy for osteoporosis：A systematic review and position statement by ECTS. Bone，2017，105：11-17.

［37］ Watts NB，Roux C，Modlin JF，et al. Infections in postmenopausal women with osteoporosis treated with denosumab or placebo：coincidence or causal association？Osteoporos Int，2012，23（1）：327-337.

［38］ Samelson EJ，Miller PD，Christiansen C，et al. RANKL inhibition with denosumab does not influence 3-year progression of aortic calcification or incidence of adverse cardiovascular events in postmenopausal women with osteoporosis and high cardiovascular risk. J Bone Miner Res，2014，29（2）：450-457.

［39］ Block GA，Bone HG，Fang L，et al. A single-dose study of denosumab in patients with various degrees of renal impairment. J Bone Miner Res，2012，27（7）：1471-1479.

［40］ Lasco A，Morabito N，Basile G，et al. Denosumab Inhibition of RANKL and Insulin Resistance in Postmenopausal Women with Osteoporosis. Calcif Tissue Int，2016，98（2）：123-128.

第十四章　甲状旁腺激素及其类似物

　　甲状旁腺激素（parathyroid hormone，PTH）是 84 个氨基酸的多肽激素，是调节钙、磷代谢及骨转换最为重要的肽类激素之一，它能够精细调节骨骼的合成代谢及分解代谢过程。早在 1929~1937 年，北美的不同实验室就报道 PTH 有明显促进骨形成、增加骨量及改善骨生物力学性能方面的动物实验及临床研究，并取得了突破性进展。PTH 类制剂目前已成为最有前景的骨形成促进剂，已开始用于原发性骨质疏松症的防治。

　　PTH 与受体结合后，通过活化 cAMP 依赖的蛋白激酶 A 及钙离子依赖性蛋白激酶 C 信号转导途径发挥生物作用，PTH 氨基端 1-34 片段［hPTH（1-34）］，具有全分子 PTH 与受体结合的能力及生物活性，被广泛用于研究 PTH 的结构和功能。大量研究表明 PTH 促进骨骼合成代谢作用取决于低剂量及间歇用药方式，国外学者采用不同剂量 PTH、不同用药模式，对多种属的骨质疏松动物模型进行了深入研究，现将其实验研究和临床研究进展简介如下。

一、PTH 的动物实验研究

　　hPTH（1-34）促骨合成代谢的分子生物学机制尚不清楚，有研究认为与其调节成骨细胞、骨细胞、骨髓造血细胞的早期反应基因——IGF-1、c-fos、c-jun 及 IL-6 表达可能有关，与调节成骨细胞增殖与活性的 Wnt 信号途径也密切相关。

　　hPTH（1-34）治疗去卵巢（OVX）大鼠的常用方案通常是 10~80μg/kg，每周注射 3~7 次。一项大鼠 PTH（1-34）对去卵巢大鼠松质骨短期合成作用的研究，6 月龄雌性大鼠切除卵巢 6 周后，皮下注以 rPTH（1-34）［20μg/（kg·d）］，每周 6 天，用药 1、2、3、4、6、8 周时分别处死大鼠，发现胫骨小梁骨面积百分比逐渐增加（由 16.8% 升至 24.1%），骨形成率（BFR）增加（由 $0.308μm^3/μm^2/d$ 升至 $1.659μm^3/μm^2/d$），骨矿化表面（由 15.5% 升至 42.7%）和矿盐沉积率（由 1.88μm/d 至 3.55μm/d）增加。骨形成以第 1 周最明显，小梁骨的增加主要是小梁骨厚度的加宽（由 55.3μm 至 80.5μm），而不伴有小梁骨数量的增加，小梁骨有多数双标记，并观察到小穿孔的修补。股骨小梁骨的生物力学也明显增加（由 20.5N 增至 46.1N）。结果表明间歇 PTH 治疗使骨形成增加；小梁骨面积增加，主要是其厚度加宽，因此可以改善股骨端的生物力学强度，而并不伴有小梁数量的增加。

　　日本的一项研究采用每周注射 1 次 10μg/kg 或 90μg/kg 体重 hPTH（1-34），治疗去卵巢 Wistar 大鼠 3 个月后，大鼠被分为两组，一组再继续治疗 3 个月，一组改为安慰剂注射。结果表明每周 10μg/kg 或每周 90ug/kg hPTH（1-34）均能够显著增加松质骨和骨膜内面骨形成率，避免去卵巢所致的腰椎骨密度下降，并且使股骨皮质骨骨量明显增加；而停用 hPTH（1-34）后，腰椎及股骨中段的骨密度均下降，其中每周 90μg/kg 剂量组下降较每周 10μg/kg 剂量组快，但两组骨强度仍高于安慰剂对照组，表明 hPTH（1-34）每周 1 次的治疗方案与常用方案同样有效，hPTH（1-34）不仅能够增加骨密度，也能够增加骨强度。

　　另一项研究，分别予 1.1nmol/kg、4.2nmol/kg 或 15.9nmol/kg 体重的 hPTH（1-34）或 hPTH（1-84），其均能呈时间、剂量依赖性的增加 L_2 ~ L_4、股骨及下颌骨部位骨密度，且 hPTH（1-34）较 hPTH（1-84）具有更强的促进骨形成的作用。

　　美国一项研究采用 80μg/kg 每周注射 5 次 hPTH（1-34）的方案，治疗 4 月龄去卵巢大鼠，研究显示治疗 6 周后，大鼠胫骨近段干骺端、第 1 腰椎、胫骨远端干骺端及第 5 尾椎骨形成率显著增加，分别达

177%、309%、679%及833%，骨量分别增加191%、47%、56%及22%，提示hPTH（1-34）明显增加松质骨骨量，与骨骼中红、黄骨髓的分布无关。

一项hPTH（1-34）［80μg/（kg·d）］联合骨吸收抑制剂雷洛昔芬［3μg/（kg·d）］的治疗研究显示，hPTH（1-34）及雷洛昔芬治疗3个月可显著增加老年OVX大鼠腰椎、股骨及胫骨骨密度，当hPTH（1-34）减量后，雷洛昔芬可协助维持该大鼠的骨量，提示hPTH（1-34）可以与骨吸收抑制剂联合使用。一项长达2年的研究显示，予5~8周龄雌鼠每天皮下注射0μg/kg、5μg/kg、30μg/kg或75μg/kg的hPTH（1-34），结果表明hPTH（1-34）呈剂量依赖性地增加骨钙素水平和股骨重量，但6个月或更短期的治疗较长期治疗有利，长期治疗虽显著增加椎体及股骨近端的刚度和强度，但股骨干强度降低，脆性增加，骨结构及骨生物力学特性异常。

hPTH（1-34）促进骨合成代谢作用在其他种属动物中也被证实。一项对59月龄雌性白兔的研究显示［10μg/（kg·d）］hPTH（1-34）治疗35天或70天，均能够显著增加皮质骨骨形成表面及骨强度，提示hPTH（1-34）治疗对骨生物力学性能有积极影响。而另一项对成熟新西兰白兔的研究显示，剂量为10或40μg/（kg·d）的hPTH（1-34）治疗140天，兔股骨干成孔性明显增加，且呈剂量依赖性，但其对骨生物力学性能的影响较小。一项对16~20月龄狗的研究显示，0.375μg/（kg·d）的hPTH（1-34）每周注射3次，可明显增加松质骨骨量，并使皮质骨与松质骨的连接得以改善，对掌骨皮质骨厚度及成孔性无影响。

一项对OVX骨质疏松猴的研究显示，1μg/（kg·d）或5μg/（kg·d）的hPTH（1-34）治疗12个月后，猴血清游离钙及尿钙水平无明显改变，内源性PTH水平降低，1,25（OH）$_2$D浓度增加，且5μg/（kg·d）治疗组椎体、全身及胫骨近端骨密度分别增加14.3%、8.6%及10.8%，提示hPTH（1-34）治疗1年明显增加猴的骨密度，且无明显高钙血症及高尿钙出现。另一项研究采用相同剂量hPTH（1-34）治疗猴12个月或18个月，结果显示PTH治疗显著增加中轴骨及外周骨松质骨骨量，改善骨骼力学特性。

国内李梅等报道，单纯hPTH（1-34）40μg/（kg·d）（P）、阿仑膦酸钠（Alen）100μg/（kg·d）和hPTH（1-34）+阿仑膦酸钠（Alen）联合应用（P+A），疗程8周。凹入试验显示，PTH组、Alen组和P+A组股骨远端（松质骨为主），最大载荷［（36.3±9.2）、（42.7±13.0）、（44.3±18.2）N］和骨刚度［（160.7±48.0）、（122.9±35.6）、（105.2±58.4）N/mm^2］均高于OVXe组（治疗末对照组）［（19.5±8.5）N、（83.2±37.7）N/mm^2 $P<0.01$或$P<0.001$］。三点弯曲试验显示，PTH组、Alen组和P+A组股骨中段（皮质骨为主）最大载荷和弹性载荷均高于OVXe组（P分别<0.05，<0.01或<0.001）。Alen组和P+A组增加股骨远端刚度不如PTH组明显（$P<0.05$）；Alen组增加股骨中段最大载荷、弹性载荷及能量吸收不如PTH组和P+A组（$P<0.05$），P+A组和Alen组最大应力改善也不如PTH组（$P<0.05$）。结论：PTH（1-34）和阿仑膦酸钠均有效改善骨质疏松大鼠骨力学性能，但阿仑膦酸钠和两药联合应用效果不如PTH（1-34），提示可能阿仑膦酸钠明显抑制骨转换，减弱了PTH促进骨形成的作用，因此这两种药物不宜同时应用。

二、甲状旁腺激素及其类似物的临床应用研究

（一）合成药物甲状旁腺激素治疗骨质疏松症的作用机制

从PTH结构和功能的研究，阐明了在全分子PTH（1-84）中具有生物学活性的片段，主要在氨基端PTH（1-34），重组DNA来源的甲状旁腺激素rhPTH（1-34）命名为特立帕肽（teriparatide），尤其第1、2位氨基酸是生物学活性所必需的。全长PTH（1-84）和它的活性片段PTH（1-34）可通过与在成骨细胞表面表达的G蛋白偶联PTH受体相互作用，从而激活cAMP依赖的蛋白激酶A及钙依赖的蛋白激酶C信号通路并调节成骨细胞功能，PTH还可激活MAK激酶及磷脂酶A及D信号通路。另外还有多种机制调控PTH信号传导，如调控PTH受体内吞与输入蛋白（importin）的结合，核转位等。在啮齿类动物中

进行的临床前研究表明，PTH 的疗效呈剂量依赖和给药方式依赖（即间歇给药对持续给药）：高剂量 PTH 持续给药可导致分解代谢，低剂量间歇给药可导致单纯的合成代谢，PTH 的骨合成代谢作用可通过抑制成骨细胞凋亡、激活骨衬细胞和增强成骨细胞分化来介导，这一作用最终可使成骨细胞活性和数量的增加，从而激活骨转换代谢，增加骨小梁和骨膜表面的骨质沉积。持续 PTH 给药可导致分解代谢的激活（PTH 常见的生理作用）。然而，间歇低剂量给药可导致单纯的合成代谢，这一成骨效应先于破骨细胞的激活。合成代谢窗（anabolic window）是指骨形成作用大于骨吸收作用，这为治疗骨质疏松提供了机会。PTH（1-84）治疗绝经后骨质疏松妇女的临床试验表明间歇给药可提高骨密度，并减少骨折发生的风险。在相似人群中进行的研究表明 PTH（1-34）活性片段间歇给药亦可迅速促进骨形成，并提高骨密度，降低骨折风险。PTH（1-34）间歇给药治疗男性骨质疏松也可提高骨密度，以上结果均提示，PTH 间歇给药的骨合成代谢作用与病人性别及 PTH 片段长短无关。

1980 年英国的 Reeve 首先报告，用 hPTH（1-34），每日皮下注射 6~24 个月，配对的骨活检显示髂骨骨小梁体积增加，有新骨形成，观察到骨形成率和骨吸收率的分离。随之开展了多项临床试验，2002 年 11 月 rhPTH（1-34）已被美国 FDA 批准为具有合成作用治疗骨质疏松的新药而正式上市。研究观察到 PTH 刺激骨形成是增加成骨细胞的数量和活性，通过骨重建率的增加，每个重建单位的骨量、骨小梁厚度增加，骨重建基于骨形成（remodeling-based formation），直接刺激骨形成，之前不需要骨吸收，骨形成和骨吸收失偶联，不仅增加骨小梁厚度，也增加骨小梁之间的联结，从髂骨活检、微量 CT 三维结构上可以看到这种骨微结构的改善，也观察到有骨皮质内重建的增加，皮质直径的增加。

抗骨吸收药的作用机制与其不同，最初作用是快速抑制骨吸收，随后也抑制骨形成，两者紧密偶联，从而骨转换降低，骨重建率降低。通过重建空间体积的减少而改善骨密度；保持松质骨的结构；骨吸收腔数量减少；单位体积骨矿盐量的增加；皮质骨多孔性的减少。

（二）绝经后骨质疏松症

1. 骨折风险　研究表明 PTH 可预防、阻断及部分逆转动物及人体的骨丢失。动物研究还显示 PTH 可同时增加骨量和骨强度，提示在人体中也可能有预防骨折的作用。迄今最大的一组 Neer 等报道的一项安慰剂对照、双盲、多中心的骨折预防试验（Fracture Prevention Trial，FPT）共 1673 例已发生过骨折且未接受抗骨吸收药物治疗的绝经后妇女，随机分为 3 组：分别接受安慰剂、特立帕肽 20μg/d 或特立帕肽 40μg/d 的治疗。年龄 69~71 岁，绝经年限 21~24 年。结果显示与安慰剂相比特立帕肽 20μg/d 和特立帕肽 40μg/d 可分别降低 65% 和 69% 的椎体骨折风险以及降低 53% 和 54% 的新发非椎体骨折的风险，并分别增加 9% 和 13% 的腰椎骨密度以及 3% 和 6% 的股骨颈骨密度。FPT 的亚组分析显示，安慰剂组病人的新发骨折风险随既往骨折次数和严重程度的增加而升高，但是特立帕肽组病人则未发现此相关性。而且，特立帕肽组中相对骨折风险的降低与年龄大小、骨密度基线值、已有椎体骨折、治疗前骨转换率或肾功能状态无关。此外，在 FPT 中停止特立帕肽治疗后椎体骨折风险的下降可持续至少 18 个月，非椎体骨折风险的下降可持续至少 30 个月。

2. 骨密度和骨代谢标志物　在亚裔人群（包括中国、日本和其他亚洲国家）中进行的临床试验得出了类似的结果，接受特立帕肽治疗的绝经后骨质疏松妇女的骨密度显著增加。这 5 项临床试验（1 项为安慰剂对照，4 项为降钙素对照），受试人数 63~327，疗程均为 6 个月，年龄 66~72 岁，绝经年限 18~22 年。由于这些试验疗程过短，因此无法进行骨折风险的评估。但是，与安慰剂或降钙素相比，在 6 个月的治疗期内，特立帕肽组病人的腰椎骨密度提高，骨形成标志物水平迅速升高。与此结果类似，一项历时 2 年的在日本完成的研究（共 207 例绝经后妇女，中位年龄 70 岁）同样得到骨密度和骨转换标志物水平升高的结果，在接受特立帕肽治疗后，可使病人早期骨形成标志物升高，这与随后骨密度或骨折风险的变化程度相关。接受治疗后的第 1 个月和第 3 个月骨形成标志物I型原胶原蛋白 C-端肽（procollagen type 1 C-terminal peptide，P1CP）与I型原胶原蛋白 N-端肽（procollagen type 1 N-terminal peptide，P1NP）水平升高均可作为 18 个月时腰椎骨密度增加的预测因子（0.65 和 0.61，$P<0.05$），早期骨形成标

志物的升高还与骨微结构的改善相关。一项桥接试验报告比较了三项疗程为 12 个月的日本人群中的研究与 FPT 研究，结果显示接受特立帕肽治疗的病人骨密度和骨代谢标志物的改善与 FPT 病人人群相似，同时，降低骨折风险也相近。

3. 骨质量　虽然骨密度可作为特立帕肽治疗后椎骨骨折风险下降的预测因子但研究显示接近 70% 的骨折风险下降是骨强度增加的结果。

2000 年 Hodsman 报道了周期性注射 PTH 后的骨组织计量学改变，29 例严重骨质疏松妇女（多发椎体骨折），67±7 岁，接受 50μg/d hPTH（1-34）治疗 28 天，继之降钙素 75U/d 治疗 42 天，停药 20 天。3 个月为 1 个周期，治疗 2 年，于开始治疗 28 天和 2 年取骨活检；对照组为 15 例未接受治疗的绝经后骨质疏松妇女。结果显示治疗组于 2 年时腰椎骨密度增加为 10%（$P<0.001$）；骨小梁侵入表面（ES/BS）在对照组为 5%，治疗组 28 天和 2 年分别为 10% 和 12%（均 $P<0.01$）；激活频率（d×10^{-4}）分别为 15、56（$P<0.01$）36（$P<0.05$）；骨形成率（EFR/BS，每年 $μm^3/μm^2$）分别为 11、31（$P<0.01$）33（$P<0.05$）；骨小梁壁厚度（μm）分别为 22、22 和 28（$P<0.01$）；皮质骨的厚度（μm）分别为 522、638 和 680（$P<0.05$）。结果表明 PTH 治疗 2 年松质骨骨转换增加，骨重建正平衡，有促进松质骨和皮质骨的合成作用。

对 FPT 亚组病人进行髂骨活检的骨组织形态学检测和微量 CT 扫描的随访分析后发现特立帕肽治疗组病人的骨微结构（包括骨小梁、骨皮质厚度和骨小梁连接性）明显改善。对部分病人进行活检分析结果发现特立帕肽治疗可使骨基质的矿化、骨矿物质的结晶和胶原交联比例明显降低，增强骨骼稳定性和骨皮质厚度，并且增加股骨颈和股骨粗隆区域骨轴向和抗弯曲的强度，特立帕肽治疗可增加骨构建和骨重建骨单位的成骨活性，增强远端桡骨干的机械强度。

4. 背痛　椎体骨折相关的背痛可影响骨质疏松病人的生活质量，特立帕肽疗程与非椎体骨折和背痛发生率的改善相关（与安慰剂相比，特立帕肽 20μg/d 分别减少 7.3% 和 8.3%）。一项荟萃分析显示与阿仑膦酸钠、激素替代治疗或安慰剂治疗相比，特立帕肽可降低新发背痛或背痛加重的发生率。另一项 Meta 分析显示特立帕肽组病人的背痛缓解可持续 30 个月，观察性研究［包括欧洲复泰奥观察性研究（EFOS）在内］结果显示，在接受特立帕肽治疗期间和治疗中止后的 18 个月内，病人背痛和骨折风险明显下降。

综上，证实对临床疗效和生活质量而言，特立帕肽是治疗绝经后妇女骨质疏松的有效药物，其疗效与病人年龄和疾病严重程度无关。

（三）男性骨质疏松

PTH（1-34）还可用于男性骨质疏松的治疗，与安慰剂相比 PTH（1-34）400U（25μg）/d 治疗男性特发性骨质疏松在 18 个月时可使病人腰椎骨密度增加 13.5%，且血清骨特异性碱性磷酸酶和骨钙素可持续升高约 6 个月，在部分男性病人中 PTH（1-34）的作用至少有一部分是通过其增强病人的骨微结构和增加骨小梁体积的效应来介导的，在 PTH（1-34）治疗中止后，与不接受任何治疗的病人相比，使用双膦酸盐病人的骨密度仍可持续升高。但是，另一项研究表明与女性病人相比，男性病人在特立帕肽治疗结束后并非一定需要用抗骨吸收药物维持。另一项临床试验对比了 40μg/d PTH（1-34）与 10mg/d 阿仑膦酸钠或两者联合治疗男性骨质疏松的疗效，结果显示 PTH（1-34）单药治疗组病人的血清碱性磷酸酶与腰椎和股骨颈骨密度的升高明显高于其他两组的病人。与之相似，与阿仑膦酸钠单药治疗组和联合治疗组病人相比，PTH（1-34）单药治疗组病人骨转换标志物水平明显较高。总之，这些结果均证实阿仑膦酸钠可抑制 PTH（1-34）的合成代谢作用。一项在男性骨质疏松病人中进行的大型随机试验显示，与安慰剂相比，特立帕肽 20μg/d 或 40μg/d 可提高病人腰椎和股骨颈的骨密度。随后的安全性分析显示，在治疗中止后的 30 个月内，特立帕肽 20μg/d 组或 40μg/d 组，病人椎体骨折的发生率明显较低（分别为 5.4% 和 6.0%，vs 安慰剂组 11.7%），与安慰剂组相比，虽然差异无统计学意义（$P=0.07$），但两组特立帕肽病人的新发椎体骨折的风险可下降约 51%，研究结果表明与绝经后骨质疏松女性相似，特立帕肽同样可用于治疗男性骨质疏松。

（四）糖皮质激素性骨质疏松

糖皮质激素性骨质疏松（glucocorticoid-induced osteoporosis，GIOP）是药物引起继发性骨质疏松中最常见的，它引起骨量丢失和骨折，主要由于抑制骨形成和糖皮质激素干扰成骨细胞的生成，诱导成骨细胞凋亡，从而抑制骨形成，同时抑制肠钙吸收，导致继发性甲状旁腺功能亢进和破骨细胞吸收增加。骨组织计量学呈现骨小梁体积减少、骨小梁变薄和骨形成率降低。

长期使用糖皮质激素可导致严重的骨质疏松症，病人在开始治疗的 3~6 个月内出现迅速的骨丢失，开始治疗的 6 个月内骨折风险明显增加。

Lane 等报道一项随机对照临床试验，为期 12 个月，对低剂量糖皮质激素和雌激素替代治疗的绝经后骨质疏松妇女，应用 rhPTH（1-34）治疗。入组者为慢性非感染性炎症疾病，BMD 低于 −2.5SD（腰椎或股骨颈），至少绝经 3 年，服结合雌激素（倍美力）0.625mg/d 或相当剂量的其他雌激素 1 年以上，用泼尼松 1 年，平均每天剂量 5.0~20mg，拟继续糖皮质激素治疗至少 1 年。分为两组，一组 rhPTH（1-34）25μg（400U）/d 皮下注射+雌激素（PTH$^+$E，$n=28$），另一组单用雌激素（E 组，$n=23$），两组钙摄入量 1500mg/d，维生素 D 800IU/d。经 12 个月治疗，PTH$^+$E 治疗组较 E 组病人的腰椎 BMD 分别增加 33.5%（定量计算机断层测量 QCT）和 9.8%，两组有显著差异（$P<0.001$），髋部和前臂 BMD 在两组组内的前后比较、组间比较均未见显著差异。在 PTH 治疗 1~3 个月时骨形成指标（骨源性碱性磷酸酶和骨钙素）增加 150%，骨吸收指标（尿脱氧吡啶啉）增加 100%，后者出现较晚。治疗期间新骨折的发生，椎体骨折在 PTH$^+$E 组（0/26），E 组（1/18），非椎体骨折在两组各有 2 例。E 组有 3 例退组，完成 12 个月观察的共 48 例。注射初期有轻度头痛，1~2 个月后消失。

一项大型头对头、双盲临床试验中，研究者对比了特立帕肽 20μg/d 与阿仑膦酸钠 10mg/d 治疗男性和绝经后妇女的 GIOP 的疗效。此项研究中病人腰椎骨密度获得了明显改善，在治疗的第 6 个月时，特立帕肽组病人增高了 7.2%，阿仑膦酸钠组增高 3.4%（$P<0.001$），虽然两组病人的非椎体骨折发生率相似（5.6% vs 3.7%，$P=0.36$），但特立帕肽组病人椎体骨折的发生率（0.6%）较阿仑膦酸钠组（6.1%）更低（$P=0.004$），且上述疗效与病人的绝经状态或性别无关。持续治疗至 36 个月时，与阿仑膦酸钠组相比，特立帕肽组病人腰椎（11.0% vs 5.3%）、全髋（5.2% vs 2.7%）和股骨颈（6.3% vs 3.4%）的骨密度增高更明显，椎体骨折的发生率更低（1.7% vs 7.7%）。在这一研究结束时，特立帕肽组与阿仑膦酸钠组相比有更多病人发生血钙水平升高。亚组分析显示，特立帕肽组病人血清骨形成标志物（骨钙素和 P1NP）分别升高了 92% 和 108%，阿仑膦酸钠组病人分别降低 40% 和 53%。与基线值相比，治疗 1 个月和 6 个月时特立帕肽组病人骨标志物的变化幅度与治疗 18 个月时骨密度改善相关。在另一项针对此 36 个月研究的回顾性分析中，当病人按照糖皮质激素剂量进行分层后，低剂量糖皮质激素病人腰椎骨密度的增高更为明显。总之，与阿仑膦酸盐相比，在骨形成、骨密度增高程度和椎体骨折风险下降方面，接受特立帕肽治疗病人的疗效更为显著。

（五）特立帕肽降低髋骨和其他部位脆性骨折风险的实际效果

美国 Burge 等于 2017 年报道 Truven Market Scan 研究数据库（2004~2014 年）提供了使用特立帕肽的 ≥18 岁病人的数据，包括特立帕肽处方前 12 个月至处方后 24 个月这段时间内病人的连续数据。根据治疗依从性（药物持有率，MPR）将病人分为持有率高（≥0.80）、中（0.50≤MPR<0.80）和低（<0.50）三组。持久用药病人的两次处方间隔时间可以 ≤90 天，分为 1~6 个月、7~12 个月、13~18 个月和 19~24 个月 4 组。分析病人的骨折发生率，使用方差分析和 Logistic 回归模型进行比较；用 Cox 比例风险模型（包含特立帕肽暴露量的时间依赖性协变量）评估持久用药的作用。结果：共 14284 例用特立帕肽的受试者，平均年龄 68.4 岁，89.8% 为女性，29.6% 在之前 1 年内有骨折；MPR 的各组病人和持久用药的各组病人中，这些特征均相似。对于除腕骨骨折（$P≥0.125$）以外的所有骨折类型，坚持治疗和持久用特立帕肽治疗均有显著作用，结果有统计学意义（$P<0.001$）。Logistic 回归分析显示，与治疗依从率

低的病人相比，治疗依从率高的病人中所有骨折（$OR=0.67$；$P<0.001$）、椎体骨折（$OR=0.64$；$P<0.001$）、非椎体骨折（$OR=0.71$；$P<0.001$）和髋骨骨折（$OR=0.52$；$P<0.001$）的风险均明显降低；与持续治疗时间比较短（1~6个月）的病人相比，持久治疗时间比较长（19~24个月）的病人中所有骨折（$OR=0.63$，$P<0.001$）、椎体骨折（$OR=0.56$；$P<0.001$）、非椎体骨折（$OR=0.69$，$P<0.001$）和髋骨骨折（$OR=0.48$，$P<0.001$）的风险明显降低。Cox 模型分析显示，与治疗依从率低的病人相比，治疗依从率高的病人中所有骨折（$OR=0.69$，$P<0.001$）、椎体骨折（$OR=0.60$，$P<0.001$）、非椎体骨折（$OR=0.77$，$P<0.001$）和髋骨骨折（$OR=0.55$，$P<0.001$）的风险显著降低。结论：随着特立帕肽的治疗依从率升高和持续治疗时间延长，病人髋骨等多部位的骨折发生率都显著降低。

（六）PTH（1-84）的临床研究

1. 有效性评估　Greenspan SL 等报告一项随机、双盲、平行对照研究（TOP 研究），为期 18 个月，涵盖多中心（9 个国家的 168 个机构），纳入 2532 例绝经后严重骨质疏松女性。分为两组：试验组（$n=1286$）给予 PTH（1-84）100μg/d 皮下注射，对照组（$n=1246$）给予安慰剂，所有受试者均给予元素钙 700mg/d+维生素 D_3 400IU/d。结果显示：PTH（1-84）治疗组新发椎体骨折发生率较对照组下降 58%（1.4% vs 3.4%，$P=0.006$），两组非椎体骨折发生率则无显著差异（分别为 5.6% 和 5.8%）；PTH（1-84）治疗组在第 18 个月腰椎 BMD 上升 6.5%，全髋 BMD 上升 2.1%，股骨颈 BMD 上升 2.5%，桡骨远端 BMD 较基线降低，而在对照组上述 4 个部位 BMD 均较基线水平下降，PTH 治疗组椎体和髋部骨密度改善程度明显高于对照组；PTH 治疗 6~12 个月时，骨形成指标（ALP）和骨吸收指标（CTX）均达峰值，随后逐渐下降，治疗结束时（18 个月）骨转换指标仍高于基线水平；治疗组副作用包括高钙尿症、高钙血症、恶心，发生率分别为 24%、23% 和 14%。因此，研究结果显示 PTH（1-84）治疗可改善椎体和髋部的骨密度，可明显降低椎体新发骨折的发生率，但对非椎体骨折的影响不大。

在为期 18 个月的 OLES 研究（TOP 开放性延伸研究）中，对 781 例 TOP 研究中接受 18 个月 PTH（1-84）治疗的病人，继续给予 PTH 治疗 18 个月，结果显示：继续治疗的 6 个月内（PTH 累积治疗的第 18~24 月）腰椎及股骨颈 BMD 均继续上升，但增长幅度较前减小，PTH 累积治疗的第 24~36 个月，腰椎及股骨颈 BMD 呈下降趋势。在 Zanchetta 等报告的 TOP/OLES 后续延伸研究中，受试者进行 18 个月 PTH 治疗后暂停 2 个月，再次进行 18 个月 PTH 治疗。研究发现，暂停治疗的 2 个月间腰椎和股骨颈 BMD 稍有下降，后续治疗的 18 个月中 BMD 继续升高直至 PTH 累积治疗的第 24 个月随后一直维持至第 36 个月。

2. PTH（1-84）与骨折愈合研究　Peichl 等 2011 年报道一项随机对照临床试验，观察 hPTH（1-84）对绝经后骨质疏松女性骨盆骨折愈合情况的影响，共纳入 65 例，入组者年龄>70 岁，BMD 低于-2.5SD（腰椎或股骨颈），近半年未使用过抗骨质疏松的药物，因新发生骨盆骨折而就诊。分为两组，试验组包括 21 例病人，自就诊后 2 天内开始 100μg/d PTH（1-84）皮下注射，其余 44 例为对照组，试验组和对照组均给予 1000mg/d 元素钙+800IU/d 维生素 D 制剂。治疗开始后每 4 周对受试者进行骨盆 CT 扫描，直至骨折愈合，同时使用 VAS 评分对受试者进行骨痛评估。研究结果显示：PTH（1-84）治疗组平均骨折愈合时间明显低于对照组（7.8 周 vs 12.6 周，$P<0.001$），第 8 周时，PTH（1-84）治疗组所有受试者骨折均愈合，而对照组仅有 4/44 例（9.1%）骨折愈合；第 8 周时 PTH（1-84）治疗组的 VAS 评分和定时 up and go 测试结果均得到改善（$P<0.001$）。因此，研究表明对于绝经后骨质疏松妇女，PTH（1-84）的治疗可有效加速骨质疏松性骨折的愈合、减轻疼痛及改善运动功能。

3. 联合治疗　目前临床上主要使用抑制骨吸收的药物进行抗骨质疏松治疗，由于骨形成促进剂和骨吸收抑制剂在治疗机制方面的不同，两者联合使用效果可能更佳。文献报道一项 PTH（1-84）和 HRT 的联合治疗，以及一项 PTH（1-84）和阿仑膦酸钠的联合治疗。Fogelman 等进行了一项多中心、随机双盲对照研究（POWER 研究），以评估 PTH（1-84）联合 HRT 治疗绝经后骨质疏松妇女的疗效。共纳入 187 例绝经后骨质疏松妇女，历时 24 个月，分为两组，一组在 HRT 治疗的基础上接受 100μg/d PTH

（1-84）注射治疗（$n=90$），另一组仅进行 HRT 治疗。结果显示：PTH$^+$HRT 组腰椎骨密度上升 7.9%，单独 HRT 组腰椎骨密度上升 1.5%，且从治疗的第 6 个月开始至治疗 24 月结束，PTH$^+$HRT 组腰椎骨密度改善情况一直明显优于单独 HRT 组，但髋部和桡骨远端 BMD 在两组中无显著差异。虽然 PTH$^+$HRT 组发生高钙尿症、高钙血症、恶心呕吐、食欲减退、头晕的比例较单独 HRT 组高，但整体来说可以耐受。研究结果表明 PTH（1-84）联合 HRT 治疗绝经后骨质疏松妇女可以有效提升腰椎骨密度。美国的 Black 等报道了一项多中心、随机双盲研究（PaTH 研究），以评估 PTH（1-84）联合阿仑膦酸钠与两者单独用药相比治疗绝经后骨质疏松的疗效和安全性。共纳入 238 例绝经后骨质疏松妇女，为期 24 个月，分为 3 组，一组接受 PTH（1-84）100μg/d+阿仑膦酸钠 10mg/d 联合治疗（$n=59$），一组给予单独 PTH（1-84）100μg/d 治疗（$n=119$），一组给予单独阿仑膦酸钠 10mg/d 治疗（$n=60$）。结果显示：治疗 1 年后，PTH+ALN 组、PTH 单独治疗组和 ALN 单独治疗组腰椎 BMD 增长分别为 6.1%、6.3%和 4.6%，全髋 BMD 增长分别为 1.9%、0.3%、2.9%，PTH 单独治疗组全髋增长明显低于另外两组；在桡骨远端，PTH 单独治疗组下降 3.4%，下降程度明显高于 PTH+ALN 组和 ALN 单独治疗组。PTH 治疗组 P1NP 水平明显增加，PTH+ALN 组的 P1NP 水平在治疗开始 3 个月增加，随后下降至基线水平以下，ALN 单独治疗组在治疗期间 P1NP 水平一直在基线水平以下；和 ALN 单独治疗组 CTX 水平变化与 P1NP 类似，PTH 单独治疗组治疗后第一个月 CTX 无明显变化，随后升高，PTH+ALN 联合治疗组的 CTX 在开始治疗的第一个月下降 50%左右，随后一直维持。三组药物不良反应（恶心、呕吐、乏力、头痛、眩晕）的发生率无明显差异。

4. 安全性评估　PTH（1-84）治疗后的不良反应主要包括高钙血症、高钙尿症以及药物注射相关不良反应。

（1）高钙血症和高钙尿症：PTH（1-84）治疗过程中，高钙血症和高钙尿症相对常见，但通常较轻，既往临床试验中高钙血症和高钙尿症发生率详见表 6-14-1。高钙血症多发生在开始治疗的 3 个月内，治疗过程中，高钙血症和高钙尿症的发生与基线血钙和尿钙水平相关，治疗过程中多次检测血钙和尿钙，常可观察到指标恢复正常。若出现高钙血症和高钙尿症，钙剂和维生素 D 制剂的减量或停用常可使上述生化指标恢复。

（2）药物不良反应：包括恶心、呕吐、头晕、头痛、乏力、肢体酸痛等，上述反应一般可以耐受，无需停药。

表 6-14-1　高钙血症和高钙尿症发生率

研　究	高钙血症（%）		高钙尿症（%）	
	PTH 组	其他组	PTH 组	其他组
TOP	27.8	4.5（安慰剂组）	46	23（安慰剂组）
POWER	14.4	0（HRT 组）	43.3	16.7（HRT 组）
PaTH	12.0（PTH 组）	0（ALN 组）	8.0（PTH 组）	0（ALN 组）
	14.0（PTH+ALN 组）		11.0（PTH+ALN 组）	

（七）双膦酸盐相关的非典型股骨骨折的治疗

骨质疏松症病人长期使用双膦酸盐类药物可能与股骨转子下和股骨骨干区域的应力性骨折有关联，即"非典型股骨骨折（atypical femur fracture，AFF）"。其具体的诊断标准包括 5 大特征。5 个特征中符合 4 个即可诊断 AFF。5 个特征：①骨折伴有轻度创伤或无创伤，从一站立位高度或低于其高度跌倒后发生；②骨折线源于外侧骨皮质，横行穿过股骨；③完全骨折穿越双侧皮质骨，不完全侵犯一侧皮质骨；④骨折为非粉碎性或轻微粉碎；⑤骨折部位外侧骨皮质出现局部骨膜反应或骨内膜增厚（鸟嘴状或火焰状）。一旦发生完全性骨折，最佳的手术治疗是闭合复位和髓内钉固定。发生 AFF 后应当立即停用双膦酸盐类药物。应当评估饮食钙和维生素 D 摄入情况，并足量补充。联合使用全身性骨合成代谢药物治疗的原理有很大争议。特立帕肽对骨骼具有合成代谢作用，可预防骨质疏松性骨折。现有的临床前数据和临床数据也表明特立帕肽有增强骨折愈合的作用，特立帕肽对骨折愈合受阻或 AFF 等特定临床病症可能也有裨益。有作者提出，根据 MRI 检查结果，对双膦酸盐类药物应用引起的不完全性应力骨折采用不同的药物治疗。骨合成代谢药物可能对预防 AFF 病人的骨愈合并发症和促进不完全 AFF 保守治疗过程中的骨愈合均有良好前景。还需要更多的临床研究来证实这一假设。Chiang 等报道澳大利亚这项研究的目的是确定特立帕肽治疗是否有助于骨折愈合，并改善双膦酸盐相关非典型股骨骨折 AFF 病人的骨质量。一项前瞻性研究纳入 14 例连续 2 年出现 AFF 的病人，单侧股骨骨折 6 例，双侧股骨骨折 8 例，排除禁忌证后所有病人均接受特立帕肽治疗。招募年龄和性别匹配的对照受试者，没有脆性骨折或抗骨吸收治疗。使用软件（StrAx1.0，StrAxCorp，澳大利亚）在基线和特立帕肽治疗 6 个月后分析远端桡骨和远端胫骨的高分辨率外周微计算机断层扫描（HRpQCT），扫描皮质骨组织矿化密度。每天皮下给予 $20\mu g$ 特立帕肽 6 个月，14 例病人中的 5 例血 CTX 增加 196%（$P=0.057$），血 P1NP 增加 343%（$P=0.01$），骨转换生化标志物与骨重建生化标志物增加 $2\sim3$ 倍，且 5 例中有 2 例骨折愈合并疼痛消失。在桡骨远端，较低密度矿化骨的比例增加了 29.5%（$P=0.01$），较老的骨组织中，较高密度矿化骨的比例减少了16.2%（$P=0.03$）。在远端胫骨观察到类似的结果。保守或手术治疗未接受特立帕肽的 9 例病人中，7 例骨折愈合不良且持续疼痛，1 例出现对侧股骨非典型骨折，1 例 1 年后骨折愈合疼痛消失。特立帕肽增加骨重建，去除旧的、矿化程度较高的骨基质，并用新的不完全矿化的骨基质取代它而改善骨折愈合。手术固定不能保护对侧股骨免于骨折。虽然这些研究结果缺乏随机双盲安慰剂对照试验的严谨性。但它们确实支持特立帕肽在对不完全性非典型股骨骨折采取手术时应用对骨折愈合和恢复骨的质量可能是一种合理的治疗选择。Greenspan 等报道 13 例 AFF 女性病人随机分为即刻骨折发生（2 周内）与延迟骨折发生（6 个月后）特立帕肽治疗组，随访 12 个月。主要结果包括放射检查骨折愈合的个体和综合评估［评分 1 分（无愈合）至 4 分（完全愈合）］在 6 个月和 12 个月时。次要结果包括未骨折的对侧髋关节、脊柱、1/3 远端桡骨的 BMD 和不良事件。研究结果显示：即刻组较延迟组在骨愈合综合评分（6 个月时为 12.6 vs 11.2；12 个月时为 15.4 vs 13.2），和桡骨远端 1/3 的 BMD 下降（12 个月变化，-1.9 vs -6.1%）在即刻组均显现优势。不良事件两组间未见差异。延迟组中有一个植入失败。结论：一个初步信号表明，即刻使用特立帕肽治疗与延迟治疗相比，前者可以使 AFF 病人更多获益。然而由于 AFF 是罕见的事件，仅包括少数病人，因此必须谨慎解释此结果。

美国 Watts 等在以前用过双膦酸盐类药物治疗的 AFF 病人中进行了一项前瞻性、开放研究，纳入 14 例，年龄 $52\sim83$ 岁，探讨了用特立帕肽治疗 24 个月，对骨密度（BMD）、骨小梁评分（TBS）、骨转换标志物（BTM）、骨折愈合以及骨组织形态计量测定的效果。研究了 14 例病人，其基线 BMD、BTM 和 TBS 差异很大。初始骨活检时，14 例病人中有 12 例显示了四环素标记，但除 2 例外，其余病人的矿化表面/骨表面之比均低于已发表的正常值。第 24 个月时的腰椎 BMD 显著增加（$6.1\%\pm4.3\%$，与基线相比，$P<0.05$），但全髋 BMD 和 TBS 无显著变化。BTM 变化与以前所报道的用双膦酸盐类药物治疗后再用特立帕肽治疗的无 AFF 病人中的变化相仿。第 24 个月时，6 例病人的骨折愈合，3 例部分愈合，1 例轻度愈合，2 例无变化，1 例骨不连（单侧完全骨折），1 例病人有 2 处骨折，用特立帕肽治疗前发生的骨折转归为愈合，但特立帕肽治疗期间发生的骨折仅为部分愈合。用过双膦酸盐类药物治疗的 AFF 病人的骨转换表现不一。特立帕肽治疗可使 BTM 和腰椎 BMD 增加，与无 AFF 病人中所报道的结果一样。特立帕肽对髋部 BMD、矿化表面/骨表面之比（MS/BS）以及 TBS 均无显著影响，对骨折愈合的作用也不一致。作者认为用双膦酸盐类药物治疗后发生了 AFF 的病人，用特立帕肽治疗 24 个月有望增加 BMD 和 BTM（而且很可能会降低骨质疏松所引起的骨折风险），但不能靠其促进 AFF 的愈合。

（八）特立帕肽和地舒单抗（迪诺赛麦）联合治疗的研究

Tsai 等 2013 年报道了特立帕肽与迪诺塞麦单独或联合治疗绝经后骨质疏松妇女的随机研究（2009 年 9 月至 2011 年 1 月），骨质疏松症的绝经后妇女纳入随机对照试验。病人按 1∶1∶1 的比例分配，每日接受 20μg 特立帕肽，每 6 个月接受 60mg 迪诺塞麦，或联合使用。在第 0、3、6 和 12 个月时测量 BMD。在基线后完成至少一次研究访视的病人进行治疗分析的评估。研究发现：100 名符合条件的女性中有 94 名（94%）在基线后完成了至少一次研究访视。12 个月时，腰椎部位 BMD，在联合组增加 9.1±3.9%，比特立帕肽组增加 6.2%±4.6%（$P=0.0139$），或迪诺塞麦组增加 5.5%±3.3%（$P=0.0005$），显示 BMD 值增加得更多。股骨颈部位 BMD，在联合组增加 4.2%±3.0%，比特立帕肽组增加 0.8%±4.1%（$P=0.0007$），比迪诺塞麦组的 2.1%±3.8% 也有增加（$P=0.0238$）。全髋 BMD 在联合组增加 4.9%±2.9%；特立帕肽组增加 0.7%±2.7%（$P<0.0001$），迪诺塞麦增加 2.5%±2.6%，（$P=0.0011$）。研究结论：联合特立帕肽和迪诺塞麦比单独使用任何一种药物都更明显增加了 3 个部位的 BMD。联合治疗可用于治疗有高度骨折风险的病人。接着 Leder 等于 2014 年报告了此一项的延伸试验（随机对照试验）接受特立帕肽（每日 20μg），迪诺塞麦（每 6 个月 60mg）或两种药物联合使用治疗 24 个月。纳入 94 例患有骨质疏松症的绝经后妇女，观察指标：测量腰椎、股骨颈、全髋和远端桡骨 BMD 和骨转换的血清标志物。结果：在 24 个月时，联合用药组腰椎 BMD 增加 12.9%±5.0%，比特立帕肽组增 9.5%±5.9%（$P=0.01$）或迪诺塞麦组增 8.3%±3.4%（$P=0.008$）增加更多。联合用药组在股骨颈 BMD 增加 6.8%±3.6%，也比特立帕肽组增 2.8%±3.9%（$P=0.003$）或迪诺塞麦组增 4.1%±3.8%（$P=0.008$）增加更多。同样，联合用药组在总髋骨 BMD 增加 6.3%±2.6% 比特立帕肽组增 2.0±3.0% 或迪诺塞麦组增 3.2%±2.5% 更高（两者都 $P<0.001$）。虽然所有组的脊柱和髋部 BMD 在第二年继续增加，但是这两项 BMD 在第二年的增加幅度，在各组之间没有差异。在迪诺塞麦组和联合组中，P1NP 和 CTX 同样被抑制。结论：两年的特立帕肽和迪诺塞麦联合治疗比单独使用任何一种药物治疗增加 BMD 效果更佳。这种联合治疗可能是高危骨折病人的重要治疗选择。2015 年 Leder 等报道本研究迪诺塞麦和特立帕肽延伸试验，最初被分配接受特立帕肽治疗 24 个月的妇女转为继续接受 24 个月迪诺塞麦治疗，而最初随机分配到接受迪诺塞麦的妇女则转为接受 24 个月的特立帕肽治疗。最初同时接受这两种药物的受试者仅接受另外 24 个月的迪诺塞麦。在药物转变后的第 6、12、18、24 个月测量髋，脊柱和腕部的 BMD 以及骨转换的生化标志物。研究发现：从特立帕肽或联合治疗转变为迪诺塞麦可进一步增加 BMD，而从迪诺塞麦转换为特立帕肽会导致脊柱和髋部的短暂骨质流失以及桡骨干的骨质逐渐流失。48 个月后，特立帕肽转迪诺塞麦，迪诺塞麦转特立帕肽和联合用药转迪诺塞麦组的脊柱骨密度分别增加了 18.3%±8.5%，14.0%±6.7% 和 16.0%±4.1%（$P=NS$，用于组间比较）。相反，联合用药转-迪诺塞麦组的全髋 BMD 增加最多（8.6%±3.0%），其次为特立帕肽转迪诺塞麦组（6.6%±3.3%），迪诺塞麦转特立帕肽组最少（2.7%±3.3%）（所有组间比较 $P<0.05$）。股骨颈 BMD 的变化与全髋部的变化相似。48 个月后，特立帕肽转迪诺塞麦组的桡骨 BMD 保持不变（0.0%±2.9%），迪诺塞麦转特立帕肽组的桡骨 BMD 降低（-1.8%±5.9%）；联合用药转迪诺塞麦组中的桡骨 BMD 增加 2.8%±3.2%。联合用药转迪诺塞麦组与其他两组相比（$P<0.01$）。结论：从特立帕肽转换为迪诺塞麦的绝经后骨质疏松女性中，BMD 持续增加，而从迪诺塞麦转为特立帕肽导致进行性或短暂的骨丢失。特立帕肽联合迪诺塞麦治疗 24 个月后，单独使用迪诺塞麦治疗 24 个月，可使髋部和腕部 BMD 在 4 年治疗周期内获得最大幅度的增加。

（九）特立帕肽和双膦酸盐治疗骨质疏松症疗效的比较

2017 年 Malouf-Sierra 等报道了近期转子间髋骨骨折的老年病人用特立帕肽或利塞膦酸钠治疗的效果。这是一项为期 78 周的随机临床试验，研究目的是比较转子间髋骨骨折手术后 2 周内开始用特立帕肽 20μg/d 或利塞膦酸钠 35mg 每周 1 次治疗的效果。骨密度（BMD）T 值 ≤-2.0 且 25（OH）D ≥ 9.2ng/ml 的病人随机分组，进行 26 周的双模拟治疗并补充钙和维生素 D，之后用同样的指定活性药物开放治疗 52 周。主要终点为 78 周时腰椎（LS）骨密度与基线相比的变化幅度。次要终点和探索性终点为股骨近端骨密度的变化、功能、髋骨疼痛［Charnley 评分和 100mm 视觉模拟量表（VAS）］、生活质量（健康调查 36 项简表）、放射检查结果和安全性。用重复测量数据的混合模型（MMRM）和 logistic 回归对数据进行分析。总共 224 例病人进行随机分组；其中 161 例（特立帕肽组：80 例，利塞膦酸钠组：81 例）纳入疗效分析（平均年龄：77±7.7 岁，77% 女性）。基线腰椎、股骨颈（FN）和全髋（TH）T 值的平均值分别为−2.16、−2.63 和−2.51。78 周时，特立帕肽组和利塞膦酸钠组比较腰椎（分别为+11.08% 和+6.45%；$P<0.001$）和股骨颈（分别为+1.96% 和−1.19%；$P=0.003$）骨密度在特立帕肽组增幅显著大于利塞膦酸钠组，两组全髋骨密度无显著差异。6、12、18、26 周时特立帕肽组完成起立行走计时（TUG）试验显著较快（差值：−3.2~−5.9；总体差异 $P=0.045$）。18 周 TUG 试验后立即用视觉模拟量表评定疼痛程度，特立帕肽组病人报告疼痛程度比利塞膦酸钠组轻（校正的差值：−11.3 mm，$P=0.033$；12 和 26 周分别为−10.0mm 和−9.3mm，总体差异的 p 值=0.079）。两个治疗组的其他次要终点和探索性终点无差异。特立帕肽组有 2 例新发髋骨骨折，而利塞膦酸钠组有 7 例（$P=0.171$），特立帕肽组的高钙血症和高尿酸血症比利塞膦酸钠组多见。研究结果提示，与利塞膦酸钠相比，特立帕肽治疗 78 周可显著增加病人腰椎和股骨颈的骨密度，病人疼痛较轻，完成 TUG 试验的速度较快。

Kendler 等 2018 年报道了特立帕肽与利塞膦酸钠对于患有严重骨质疏松症（VERO）的绝经后女性新发骨折的影响。这是一项多中心、双盲、双模拟、随机对照临床试验，一项头对头对照临床试验，入组病人为至少有两处中度或一处重度椎骨骨折且骨密度 T 值评分≤−1.50 的绝经后女性。随机接受特立帕肽（每日一次，每次 20μg）联合安慰剂（每周一次，口服）治疗或者利塞膦酸钠（每周一次，每次 35 mg，口服）联合安慰剂（每日一次，注射）治疗，共持续 24 个月。主要终点为新发的影像学椎体骨折，次要终点包括新发及加重的影像学椎体骨折、临床骨折（由非椎体骨折与症状性椎体骨折所组成的合并终点）以及非椎体骨折。研究结果：每组入组病人 680 例。在 24 个月时，特立帕肽组与利塞膦酸钠组分别有 28/516（5.4%）例和 64/533（12.0%）例病人出现了新发放射学椎体骨折（相对风险 0.44；95%CI 0.29~0.68；$P<0.0001$）。特立帕肽组与利塞膦酸钠组分别有 30 例（4.8%）例和 61 例（9.8%）病人出现了临床骨折（风险比 0.48；95%CI 0.32~0.74；$P=0.0009$）。特立帕肽组与利塞膦酸钠组分别有 25 例（4.0%）例和 38 例（6.1%）病人出现了非椎体脆性骨折（风险比 0.66；95%CI 0.39~1.10；$P=0.10$）。结论：在患有严重骨质疏松症的绝经后妇女中，接受特立帕肽治疗的病人出现新发椎体骨折及临床骨折的风险显著性低于接受利塞膦酸钠治疗的病人。

Liu 等 2017 年报道了特立帕肽与双膦酸盐类药物治疗骨质疏松症的直接比较。一项荟萃分析对来自 8 项随机对照试验，共 1967 例病人进行了分析，研究终点包括腰椎、股骨颈和全髋的骨密度、椎骨和非椎骨骨折及各种不良事件。按照骨质疏松症的病因（即糖皮质激素诱发的骨质疏松症或绝经后骨质疏松症）对治疗效果进行了亚组分析。结果：特立帕肽治疗使腰椎、股骨颈和全髋骨密度增加的幅度大于双膦酸盐类药物。特立帕肽治疗的病人发生椎骨骨折的风险也低于双膦酸盐类药物治疗的病人，但两组发生非椎骨骨折的风险（或不良事件）未见差异。糖皮质激素诱发的骨质疏松症亚组中，特立帕肽治疗的病人腰椎、股骨颈和全髋骨密度增加的幅度大于双膦酸盐类药物治疗的病人。绝经后骨质疏松症亚组中，特立帕肽治疗的病人腰椎骨密度的增幅大于双膦酸盐类药物治疗的病人。糖皮质激素诱发的骨质疏松症亚组中，特立帕肽治疗发生椎骨骨折的可能性低于双膦酸盐类药物治疗，而绝经后骨质疏松症亚组无此发现。相比之下，这两个亚组中两类治疗药物的非椎骨骨折的发生率无显著差异。结论：特立帕肽可显著增加腰椎、股骨颈和全髋的骨密度，特别是对于糖皮质激素诱发的骨质疏松症病人。与双膦酸盐类药物相比，特立帕肽未能降低非椎骨骨折的风险。

（十）促进骨折愈合的探讨

特立帕肽用于加速人体骨折修复：对 102 例绝经后远端桡骨骨折女性进行的一项前瞻性、随机、双盲研究。动物实验显示特立帕肽对骨骼修复有显著改善。假设重组特立帕肽会加速人体骨质疏松性骨折的修复。绝经后妇女（45~85 岁）发生背侧成角的桡骨远端骨折在 10 日内，需要闭合复位但不进行手术，随机分配至 3 组：①每日一次注射安慰剂组（$n = 34$）；②特立帕肽 20μg/d（$n = 34$）；③特立帕肽 40μg/d（$n = 34$）。对于安慰剂和特立帕肽 20μg 和 40μg，从骨折到第一次影像学检查显示在四个皮质骨面中有三个面以上完全骨性桥接的估计中值时间分别为 9.1、7.4 和 8.8 周（总体 $P = 0.015$）。特立帕肽 40μg 与安慰剂组之间无显著差异（$P = 0.523$）。在事后分析中，特立帕肽 40μg 与 20μg 之间没有显著差异（$P = 0.053$），然而，特立帕肽 20μg 的愈合时间比安慰剂短（$P = 0.006$）。不支持特立帕肽 40μg 缩短皮质桥接时间的主要假设。与安慰剂相比，特立帕肽 20μg 治愈时间缩短仍可能表明特立帕肽可以加速骨折修复，但这一结果应谨慎解释，值得进一步研究。

特立帕肽改善骨折愈合和早期功能恢复治疗骨质疏松性股骨转子间骨折。

骨质疏松性股骨转子间骨折导致严重的健康问题，并降低与健康相关的生活质量（HRQoL）。更快的愈合时间对于早日恢复日常活动和减少并发症非常重要。特立帕肽已被证明可以加速骨折愈合，但相关文献较少。2016 年 Huang 等探讨特立帕肽是否能加速骨折愈合。2008~2014 年，接受手术治疗的骨质疏松性股骨转子间骨折病人参加了这项回顾性队列研究。第 1 组包括在骨折前未接受任何骨质疏松症药物且术后仅接受钙和维生素 D 治疗的病人；第 2 组病人在骨折前未接受任何骨质疏松症药物治疗，术后接受特立帕肽、钙和维生素 D 治疗。第 3 组病人是在骨折前接受阿仑膦酸盐治疗的病人，骨折后接受特立帕肽以及钙和维生素 D。对人口统计学、愈合时间、HRQoL［简短健康调查（SF）-12 物理部分总结（PCS）和 SF-12 心理部分总结（MCS）］、组间的发病率、死亡率、影像学和功能结果进行了比较。共有 189 例病人参加了本研究。第 1 组有 83 名病人，第 2 组有 47 名病人，第 3 组有 59 名病人。特立帕肽治疗组的平均愈合时间明显缩短（3 组平均分别为 13.6、12.3 和 10.6 周，$P = 0.002$）。关于 SF-12 PCS，特立帕肽治疗组在 3 个月（三组平均值分别为 19、28 和 29，$P = 0.002$）和 6 个月（三组平均值分别为 28，37 和 38，$P = 0.008$）的评分更好。在比较疼痛评分、房间内移动、移动到户外的能力以及在 3 个月和 6 个月购物的能力时，可观察到与上述相似的组间差异。特立帕肽治疗组的并发症和死亡率也显着降低。术后使用特立帕肽治疗 6 个月似乎是骨质疏松性股骨转子间骨折病人治疗的有效辅助治疗方法。然而，由于研究的能力有限，仍需要一项前瞻性、随机、大规模的队列研究来确定特立帕肽的疗效。

（十一）不良反应和注意事项

1. 抗体的产生　对每日 hPTH（1-34）20μg 皮下注射后产生抗体约 3%，但这些抗体的产生并未见不良影响，注射 PTH（1-84）后未见有抗体产生。

2. PTH 注射后的不良反应　注射 hPTH（1-34）后头痛 8%、恶心 8%，并不比对照组有明显增多。眩晕 9%、下肢抽搐 3%，而对照组发生较少，分别为 6% 和 1%，一般在注射后数小时内出现。血尿酸水平的上升在 hPTH（1-34）约 3%，全分子 PTH 注射后血尿酸水平升高也相近，数例发生急性痛风。

3. 高钙血症和高尿钙症　注射 hPTH（1-34）后，血清 hPTH（1-34）水平在 30 分钟内增加至约 170pg/ml（较基线增加 10 倍），快速下降，半衰期约 1 小时，4 小时后下降达基线。在注射后 4~6 小时为血钙水平的峰值，但其水平保持在正常生理范围内，增加约 0.2mmol/L（0.8mg/dl）。增加的血钙水平在日间维持，次日注射时回到基线。注射后血钙水平高于正常上界至少 1 次者 11%［hPTH（1-34），20μg/d］。如果持续增高，钙剂的补充应减量或停止。PTH 剂量减半者只有 3% 的病人，由于血钙水平持续增高导致停止注射者，在 541 病人中有 1 例、其他临床试验中也有同样的一过性血钙水平增高，8%~10% 病人出现轻度高尿钙症，24 小时尿钙增多。因此，5 年内有高尿钙症，肾结石者不纳入临床试验。发生了高尿钙症，需要减少钙剂的补充。

在特立帕肽治疗后，部分病人有血钙和血尿酸的升高，但与 PTH（1-84）注射者相比出现较轻，可能由于特立帕肽能快速吸收和清除，仅有 4 小时药物暴露时间。

4. 成骨肉瘤　由于动物致癌实验发现注射 PTH 后大鼠出现成骨肉瘤，因此 3 项临床试验被中断。这项动物研究有 344 只大鼠注射 hPTH（1-34）8 周~2 年，剂量为日 30~4500ug，相当于 60kg 的成人剂量。各种剂量均有成骨肉瘤发生。在较低剂量组于治疗 20 月时被发现。PTH 造成骨小梁松质骨过速增长，完全占领干骺端和骨干的骨髓空间。在 PTH（1-84）致癌动物试验研究中也有类似结果。低剂量 [10μg/（kg·d）] 与对照组比较无差别，在中剂量（50μg）和高剂量（100μg）注射 2 年时，见成骨肉瘤的发生与剂量有关。临床上高浓度、长期 PTH 分泌未见有成骨肉瘤发生（如肾性骨营养不良）。迄今甲状旁腺功能亢进症有 4 例同时患有成骨肉瘤的报道，其原因和相关的作用尚不明。在 Neer 等大样本临床试验的病人中未见成骨肉瘤的发生。一个独立的肿瘤顾问委员会认为大鼠致癌发现与人应用 hPTH（1-34）很不相似。在美国 FDA 批准其疗程限于 2 年之内。相关厂家报告一项上市 10 年的监察项目，自 2002 年上市以来，全球约 90.6 万例接受特立帕肽的病人中有 2 例发生骨肉瘤，并不能排除骨肉瘤和特立帕肽的相关性。但 ≥60 岁的人群每年骨肉瘤的发病率为 1/25 万，可见接受特立帕肽治疗病人骨肉瘤的发病率和总体人群相似，目前特立帕肽治疗与骨肉瘤相关性尚无定论。

5. 其他注意事项

（1）由于动物试验应用 hPTH（1-34）而致癌——成骨肉瘤，提出警示：对成骨肉瘤高危者应避免用 hPTH（1-34）和其他的 PTH。此外，骨和肾脏许多正常组织表达 PTH/PTHrP 受体，包括上皮的和内皮的器官，也见于某些实性肿瘤，包括乳腺癌和透明细胞肾癌等有此种受体，在 PTH 治疗期间，提出诱导非骨性肿瘤理论上的可能性。在临床试验中已除外肿瘤病人入组，未见试验后近期有患此类肿瘤者。在 hPTH（1-34）临床Ⅲ期试验中，非骨源性肿瘤发生共 40 例妇女。安慰剂组（4%），较日 20μg（2%）和 40μg（2%）为高。谨慎起见，以往 5 年内有肿瘤史者不推荐应用 PTH。

（2）有肾结石和痛风史者避免应用 PTH。除非小心监测血、尿钙或尿酸。

（3）Hadsman 等指出在 PTH 开始治疗前，对维生素 D 营养状态应有估价。测血清 25（OH）D 水平，维生素 D 缺乏（<40nmol/L，即 16ng/ml）和维生素 D 不足（<80nmol/L，即 32ng/ml）是相当普遍的。特别对十分低的 BMDT 评分<-3.5，应除外营养性骨软化症。显然，其他代谢性骨病，包括原发性甲状旁腺功能亢进、肾性骨营养不良等都不能应用 PTH 治疗。

（4）美国 FDA 建议，PTH 制剂不能用于难以解释的高钙血症和/或高碱性磷酸酶血症、畸形性骨炎、骨骼放射治疗史、转移癌、骨骺未愈合、肾小球滤过率<35ml/min 的病人。

（十二）临床应用

治疗绝经后骨质疏松妇女的临床试验较多，男性骨质疏松症或糖皮质激素性骨质疏松症的临床试验也有报道。

1. 推荐 PTH 治疗者

（1）骨质疏松性骨折者：hPTH（1-34）已证实可降低椎体和非椎体骨折发生的危险性。

（2）非常低的骨密度：已有证据表明 hPTH（1-34）能迅速地促进骨形成，用药 3 个月骨密度就开始有显著增高。因此对骨密度降低明显，T 值-3.0 或更低者采用更合适。

（3）对抗骨吸收药物反应不满意者：如对经常使用的抗骨吸收药物治疗效果不理想、出现不良反应或难以坚持者，可以改用 PTH，但是如果已用过较长期的双膦酸盐类药物者，有可能会减弱 PTH 的促骨形成作用。

2. 不宜应用 PTH 者 生育年龄妇女、妊娠妇女、青少年骨骺未闭合者（可能较成人易患成骨肉瘤）、老年畸形性骨炎病人或以往接受外电离辐射者，也不适用于畸形性骨炎，不明原因的血碱性磷酸酶升高、甲状旁腺功能亢进、肾性骨营养不良、高钙血症、原发骨肿瘤和肿瘤骨转移等。

3. 治疗的监测 高钙血症的发生较少见，hPTH（1-34）20μg/d 注射者，出现多次高钙血症约 3%，一般为轻度高于正常，易发生在注射后 4~6 小时。如有持续高钙血症，应限制钙的摄入量，1000mg/d。如血钙水平仍高，PTH 可以减为半量，改为隔日注射，必要时停药。近期 FDA 批准 PTH 应用时不包括血钙水平的常规监测。但有些医师认为谨慎起见在用药 1 个月时监测空腹血钙水平。有时见尿钙排量增多，24 小时尿钙应<350mg。未见肾结石和肾钙化的报道。

应用 hPTH（1-34）和 hPTH（1-84）时，有血尿酸水平升高的报道。

骨密度的监测和其他抗骨质疏松药物相同。肢体骨桡骨远端骨密度在第 1 年有轻度下降，但并不伴有腕部骨折的危险性增加。

4. 用药疗程　hPTH（1-34）应用的时间被批准为 2 年。因为尚无更长时间的随机双盲安慰剂对照研究的数据。大鼠发生成骨肉瘤与剂量和疗程有关。

5. PTH 和抗骨吸收药的联合应用　PTH 治疗骨质疏松症问世后提出问题：病人已用过抗骨吸收药物，再注射 PTH，是否会影响其效果？是否 PTH 可联合其他药物共同使用？

6. 以往用过抗骨吸收药物或 PTH 和抗骨吸收药物同时应用的影响　应用抗骨吸收药物使体内骨重建率降低，可能会损害 PTH 刺激成骨细胞活性和新骨形成。在动物实验结果中报道不一致。有报道先用过降钙素或雌激素并不影响随后 PTH 的促骨形成作用。

（1）雌激素和雷洛昔芬（raloxifene）：绝经后骨质疏松妇女长期雌激素替代治疗，随后雌激素+hPTH（1-34）联合治疗，观察 3 年所获结果，两药联合组 BMD 值的升高优于单纯雌激素治疗组，前者与 PTH 单纯应用的报道相近。另一组绝经后骨质疏松妇女应用雷洛昔芬 1 年，然后单用 hPTH（1-34），可见骨形成生化指标的增加和骨密度的上升，都说明雷洛昔芬并不阻碍 PTH 的促合成作用。

（2）双膦酸盐：数项研究显示先服阿仑膦酸钠可能阻碍 PTH 对骨转换和骨密度的效果，但有持不同意见。

（3）PTH 治疗结束后应用抗骨吸收药物：停用 PTH 后 BMD 趋于下降，有报道先注射 hPTH（1-34），随后服阿仑膦酸钠效果可获维持，另有报道先用 hPTH（1-34）再用阿仑膦酸钠导致椎体 BMD 上升 14.6%，股骨骨密度也显著增高。上述证据有局限性，最后回答用药的先后顺序和联合治疗问题，应有大样本的临床试验，尤其是观察骨折的数据，显著的疼痛减轻和生活质量改善等。

（孟迅吾　李　梅　王文博）

参 考 文 献

［1］Meng, XW, Liang XG. Birchman, et al. Temporal expression of the anabolic action of PTH in cancellous bone of ovariectomized rats. Bone Miner Res, 1996, 11：421-429.

［2］李梅，矫杰，孟迅吾，等. 阿仑膦酸钠减弱甲状旁腺素片段对骨质疏松大鼠骨生物力学性能的改善. 中华内科杂志，2006，45（2）：104-107.

［3］Neer RM, Arnaud CD, Zanchetta JR, et al. Effect of parathyroid hormone（1-34）on fractures and bone mineral density in postmenopausal women with osteoporosis. N Engl J Med, 2001, 344：1434-1441.

［4］Gallagher JC, Genant HK, Crans GG, et al. Teriparatide reduces the fracture risk associated with increasing number and severity of osteoporotic fractures. J Clin Endocrinol Metab, 2005, 90（3）：1583-1587.

［5］Jiang Y, Zhao JJ, Mitlak BH, et al. Recombinant human parathyroid hormone（1～34）［Teriparatide］improves both cortical and cancellous bone structure. J Bone Miner Res, 2003, 18（11）：1932-1941.

［6］Paschalis EP, Glass EV, Donley DW, et al. Bone mineral and collagen quality in iliac crest biopsies of patients given teriparatide：new results from the fracture prevention trial. J Clin Endocrino Metabol, 2005, 90（8）：4644-4649.

［7］Dempster DW, Cosman F, Kurland ES, et al. Effects of daily treatment with parathyroid hormone on bone microarchitecture and turnover in patients with osteoporosis：a paired biopsy study. J Bone Mier Res, 2001, 16（10）：1846-1853.

［8］Kaufman JM, Orwoll E, Goemaere S, et al. Teriparatide effects on vertebral fractures and bone mineral density in men with osteoporosis：treatment and discontinuation of therapy. Osteoporos Int, 2005, 16（5）：510-516.

［9］Lane NE, Sanchez S, Modin GW, et al. Parathyroid hormone treatment can reverse corticosteroid-induced osteoporosis：results of a randomized controlled clinical trial. J Clin Invest, 1998, 102（8）：1627-1633.

［10］Saag KG, Shane E, Boonen S, et al. Teriparatide or alendronate in glucocorticoid-induced osteoporosis. N Engl J Med, 2007, 358：2028-2039.

[11] Saag KG, Zanchetta JR, Devogelaer JP, et al. Effects of teriparatide versus alendronate for treating glucocorticoidinduced osteoporosis: thirty-six-month results of a randomized, double-blind, controlled trial. Arthritis Rheum, 2009, 60: 3346-3355.

[12] Burge RT, Disch DP, Gelwicks S, et al. Hip and other fragility fracture incidence in real-world teriparatide-treated patients in the United States. Osteoporos Int, 2017, 28 (3): 799-809.

[13] Greenspan S L, Bone H G, Ettinger M P, et al. Effect of recombinant human parathyroid hormone (1-84) on vertebral fracture and bone mineral density in postmenopausal women with osteoporosis: a randomized trial. Ann Intern Med, 2007, 146 (5): 326-339.

[14] Zanchetta JR, Bogado CE, Cisari C, et al. Treatment of postmenopausal women with osteoporosis with PTH (1-84) for 36 months: treatment extension study. Curr Med Res Opin, 2010, 26 (11): 2627-2633.

[15] Peichl P, Holzer LA, Maier R, et al. Parathyroid hormone 1-84 accelerates fracture-healing in pubic bones of elderly osteoporotic women. J Bone Joint Surg Am, 2011, 93 (17): 1583-1587.

[16] Fogelman I, Fordham JN, Fraser WD, et al. Parathyroid hormone (1-84) treatment of postmenopausal women with low bone mass receiving hormone replacement therapy. Calcif Tissue Int, 2008, 83 (2): 85-92.

[17] Black DM, Greenspan SL, Ensrud KE, et al. The effects of parathyroid hormone and alendronate alone or in combination in postmenopausal osteoporosis. N Engl J Med, 2003, 349 (13): 1207-1215.

[18] Antoniucci DM, Sellmeyer DE, Bilezikian JP, et al. Elevations in serum and urinary calcium with parathyroid hormone (1-84) with and without alendronate for osteoporosis. J Clin Endocrinol Metab, 2007, 92 (3): 942-947.

[19] Chiang CY, Zebaze R, Ghasem-zadeh A, et al. Teriparatide improves bone quality and healing of atypical femoral fractures associated with bisphosphonate therapy. Bone, 2013, 52 (1): 360-365.

[20] Greenspan SL, Vujevich K, Britton, C, et al. Teriparatide for treatment of patients with bisphosphonate-associated atypical fracture of the femur. Osteoporos Int, 2018, 29 (2): 501-506.

[21] Watts NB, Aggers D, McCarthy EF, et al. Responses to treatment with teriparatide in patients with atypical femur fractures previously treated with bisphosphonates. J Bone Miner Res, 2017, 32 (5): 1027-1033.

[22] Tsai JN, Uihlein AV, Lee H, et al. Teriparatide and denosumab, alone or combined, in women with postmenopausal osteoporosis: the DATA study randomized trial. Lancet, 2013, 382 (9886): 50-56.

[23] Leder BZ, Tsai JN, Uihlein AV, et al. Two years of denosumab and teriparatide administration in postmenopausal women with osteoporosis (The DATA Extension Study): A randomized controlled trial. J Clin Endocrino Metab, 2014, 99 (5): 1694-1700.

[24] Leder BZ, Tsai JN, Uihlein AV, et al. Denosumab and teriparatide transitions in postmenopausal osteoporosis (The DATA-Switch Study): a randomized controlled trial. Lancet, 2015, 386 (9999): 1147-1155.

[25] Malouf-Sierra J, Tarantino U, García-Hernández PA, et al. Effect of teriparatide or risedronate in elderly patients with a recent pertrochanterichip fracture: final results of a 78-week randomized clinical trial. J Bone Miner Res, 2017, 32 (5): 1040-1051.

[26] Kendler DL, Marin F, Zerbini CAF, et al. Effects of teriparatide and risedronate on new fractures in post-menopausal women with severe osteoporosis (VERO): a multicentre, double-blind, double-dummy, randomized controlled trial. Lancet, 2018, 391 (10117): 230-240.

[27] Liu CL, Lee HC, Chen CC, et al. Head-to-head comparisons of bisphosphonates and teriparatide in osteoporosis: a meta-analysis. Clin Invest Med, 2017, 40 (3): E146-E157.

[28] Aspenberg P, Genant HK, Johansson T, et al. Teriparatide for acceleration of fracture repair in humans: a prospective, randomized, double-blind study of 102 postmenopausal women with distal radial fractures. J Bone Miner Res, 2010, 25 (2): 404-414.

[29] Huang TM, Chuang PY, Lin SJ, et al. Teriparatide improves fracture healing and early functional recovery in treatment of osteoporotic intertrochanteric fractures. Medicine, 2016, 95 (19): 1-9.

[30] Miller PD, Bilezikian JP, Diaz Curiel M, et al. Occurrence of hypercalciuria in patients with osteoporosis treated with teriparatide. J Clin Endocrinol Metab, 2007, 92: 3535-3541.

［31］ Satterwhite J, Heathman M, Miller PD, Pharmacokinetics of teriparatide（rhPTH［1-34］）and calcium pharmacodynamics in postmenopausal women with osteoporosis. Calcif Tissue Int, 2010, 87: 485-449.

［32］ Vahle JL, Sato M, Long GG, et al. Skeletal changes in rats given daily subcuaneous injections of recombinant human parathyroid hormone（1-34）for 2 years and relevance to human safety. Toxicol Pathol, 2002, 30: 312-321.

［33］ Harper KD, Krege JH, Marcus R, et al. Osteosarcoma and teriparatide? J Bone Miner Res, 2007, 22: 334.

［34］ Subbiah V, Madsen VS, Raymond AK, et al. Of mice and men: divergent risks of teriparatide-induced osteosarcoma. Osteoporos Int, 2010, 21: 1041-1045.

第十五章 甲状旁腺激素相关肽类似物——abaloparatide

abaloparatide（Tymlos™）国内译名为阿巴洛肽，是一种新合成的甲状旁腺激素相关蛋白（human parathyroid hormone-related protein，PTHrP）类似物，用于促进骨形成。它与 PTHrP 1-34 有 76% 同源性，与甲状旁腺激素 1-34（parathyroid hormone 1-34，PTH 1-34）有 41% 同源性。类似于特立帕肽，它是甲状旁腺激素受体 1（parathyroid hormone receptor 1，PTHR1）的激动剂。研究发现，特立帕肽（rhPTH 1-34）虽能显著提高腰椎骨密度，但其发挥作用较慢，一般在治疗第二年才能看到显著疗效，还可导致高钙血症的发生。而 abaloparatide 能够克服这些方面的缺点，不仅能显著提高腰椎骨密度，而且可以提高髋部和股骨颈骨密度，显著降低椎体和非椎体骨折风险，并减少高钙血症的发生率。2017 年 4 月 28 日 abaloparatide 被美国食品药品监督管理局（Food and Drug Administration，FDA）批准用于绝经后女性骨质疏松症的治疗。

一、药代动力学

皮下注射 abaloparatide 80μg，血药浓度可在半小时后达高峰，其在健康女性的生物利用度为 36%。体外实验表明 abaloparatide 与血浆蛋白的结合率约 70%，容积约 50L。abaloparatide 在体内经非特异性蛋白水解途径分解成小的肽段后，经肾脏排出，半衰期约 1.7 小时。

临床研究发现，虽然重度肾功能障碍的病人 abaloparatide 血药浓度和血药浓度曲线下面积分别较肾功能正常者增加 1.4 倍和 2.1 倍，但轻中重度肾功能障碍的病人不需要调整 abaloparatide 的使用剂量。另外 abaloparatide 的药代动力学不受年龄或种族的影响。

目前尚无关于 abaloparatide 与其他药物之间相互作用的研究，但体外研究证实，治疗剂量的 abaloparatide 不会影响细胞色素 P450 酶系的活性。

二、作用机制

动物实验和临床研究均证明，abaloparatide 主要作用于成骨细胞，促进骨形成，其促进骨吸收的能力小于特立帕肽。Hattersley 等以去卵巢大鼠为研究对象探讨 abaloparatide 治疗 12 个月后增加骨量的机制研究发现，abaloparatide 治疗去卵巢大鼠 12 个月后，骨形成标志物骨钙素（osteocalcin）和 I 型原胶原 N-端肽（procollagen type 1 N-terminal propeptide，P1NP）水平较未治疗组显著增加（$P<0.05$），而骨吸收标志物 I 型胶原交联 C-端肽（cross-linked C telopeptide of type 1 collagen，CTX）和脱氧吡啶啉（urine deoxypyrodinoline，uDPD/Cr）的水平与治疗组间的差异无统计学意义。骨组织活检结果显示，第 3 腰椎成骨细胞占骨表面的百分比较未治疗组增加约 2 倍，骨形成速率较未治疗组增加约 3 倍，但破骨细胞占骨表面的百分比、类骨质体积、厚度等与未治疗组之间的差异无统计学意义。该研究表明，骨形成加快是 abaloparatide 使骨量增加的原因。一项跨国多中心、双盲、随机、安慰剂对照的 II 期临床研究发现，特立帕肽治疗 24 周后骨形成标志物水平较 abaloparatide 增加 50%，骨吸收标志物水平较 abaloparatide 增加 100%，因此 abaloparatide 这种促进骨形成大于骨吸收的特点是 abaloparatide 组病人骨密度增加的程度明显大于特立帕肽组的原因，尤其是髋部骨密度增加的程度。ACTIVE 研究发现，与特立帕肽相比，abaloparatide 治疗 18 个月能显著增加骨质疏松症病人髋部骨密度，通过检测受试者第 1、3、6、12、18 个月的骨转换标志物水平发现，与安慰剂组相比，abaloparatide 组和特立帕肽组的骨形成标志物 P1NP 和骨吸收标志物 CTX 水平均显著增加，但两组骨转换标志物的变化趋势是不一致的。abaloparatide 组的骨形成标志物在第 1 个月时的水平较基础水平增加 94.6%，第 3 个月已逐渐下降，

至第 18 个月时的水平较基础水平增加 45%。骨吸收标志物的水平在第 3 个月时达峰值，较基础水平增加 43%，然后逐渐下降，至第 18 个月时的水平较基础水平增加 20%。与特立帕肽组相比，abalo-paratide 组中骨转换标志物增加的程度均显著小于特立帕肽组。随后的骨组织活检也显示，abaloparatide 组的骨组织侵蚀面明显小于对照组。以上研究均证明，abaloparatide 促进骨形成的能力大于骨吸收。

从分子水平上来说，abaloparatide 和 PTH 类似，其作用的受体为 PTHR1。PTHR1 主要表达于骨骼和肾脏，属于 G 蛋白偶联受体家族，包括两种构象：介导长时程信号反应的 G 蛋白非依赖高亲和性构象（R^0）和介导短暂信号反应的 G 蛋白依赖构象（RG）。研究发现，当配体与 PTHR1 的 R^0 构象亲和力更高时，主要发生长时程信号反应；当配体与 PTHR1 的 RG 构象结合更紧密时，主要发生短暂信号反应。PTHR1 受体激活后，可促进间充质干细胞向成骨细胞分化，促进成骨细胞的成熟，抑制成骨细胞凋亡，最终使成骨细胞数量增加，功能增强。临床上对原发性甲状旁腺功能亢进症（primary hyperparathyroidism，PHPT）病人骨组织进行形态计量学分析时发现，PHPT 病人骨转换加快，成骨细胞数量增加，骨形成速率加快，但骨吸收的速度大于骨形成。进一步的研究发现，PTH 与成骨细胞 PTHR1 的 R^0 构象结合紧密，导致长时程信号反应的发生，成骨细胞表达 RANKL 增加，RANKL 可与破骨细胞上的 RANK 结合，进而激活破骨细胞，加快骨吸收。而 abaloparatide 可选择性地与 PTHR1 的 RG 构象结合，导致短暂信号反应的发生，使成骨细胞表达 RANKL 减少，骨吸收能力减弱，最终使其促进骨形成的能力超过骨吸收，同时减少骨钙释放入血。

三、在骨质疏松症中的作用

abaloparatide 能显著降低骨质疏松症病人椎体和非椎体骨折风险，改善骨微结构，增加腰椎、髋部和股骨颈骨密度，尤其在增加皮质骨骨密度方面的疗效明显优于特立帕肽。

（一）抗骨折作用

abaloparatide 能显著降低骨质疏松症病人椎体和非椎体骨折风险。

ACTIVE 是一项在 10 个国家 28 个中心完成的随机、双盲、安慰剂对照的 III 期临床研究，该研究纳入 2463 例绝经后骨质疏松症妇女（平均年龄 68.8 岁）。这些病人随机分配接受安慰剂、80μg abaloparatide 或 20μg 特立帕肽 18 个月的治疗，评价 abaloparatide 在降低骨质疏松症病人骨折风险方面的疗效。结果显示，治疗 18 个月后，安慰剂组病人新发椎体骨折发生率为 4.22%，abaloparatide 组新发椎体骨折发生率为 0.58%，因此与安慰剂组相比，abaloparatide 使新发椎体骨折风险降低了 86%（$P<0.001$）。abaloparatide 组非椎体骨折、临床骨折、主要部位骨折 Kaplan-Meier 估计发生率分别为 2.7%、4.0%、1.5%。与安慰剂组相比，abaloparatide 使非椎体骨折风险下降了 43%（$P=0.049$），主要部位骨折风险下降了 70%（$P<0.001$），临床骨折风险下降了 43%（$P=0.02$）。特立帕肽组新发椎体骨折发生率为 0.84%，它使新发椎体骨折风险下降了 80%（$P<0.001$），但其他骨折发生率在特立帕肽组与安慰剂组无明显差异。因此该研究表明，abaloparatide 能显著降低骨质疏松症病人椎体和非椎体骨折风险，尤其与特立帕肽相比，能显著降低主要部位骨折风险（$P=0.03$）。

有研究显示，促骨形成药物序贯联合抗骨吸收药物有利于骨量的维持，因此 ACTIVExtend，即 ACTIVE 的延伸研究，评价了 abaloparatide 治疗 18 个月后序贯使用阿仑膦酸钠 6 个月在预防绝经后骨质疏松症女性骨折风险方面的疗效。该研究中已完成 ACTIVE 研究的 1139 例骨质疏松症病人（安慰剂组、abaloparatide 组）继续接受 20μg 阿仑膦酸钠 6 个月。结果显示，与安慰剂组相比，abaloparatide 组在原先基础上继续给予阿仑膦酸钠治疗 6 个月后新发椎体骨折风险下降 87%，非椎体骨折风险下降 52%，主要部位骨折风险下降 58%，临床骨折风险下降 45%。因此该研究表明，在 abaloparatide 停药的情况下，序贯使用阿仑膦酸钠有助于维持对骨折风险的降低作用。

（二）增加骨密度的作用

abaloparatide 能显著提高骨质疏松症病人腰椎、股骨颈和髋部骨密度。

一项为期 24 周、纳入 222 例 55~85 岁绝经后骨质疏松症女性的 II 期临床研究评价了不同剂量 abaloparatide（20μg，40μg，80μg）对于提高椎体和非椎体骨密度的疗效。结果发现，abaloparatide 40μg 组、80μg 组、特立帕肽组和安慰剂组分别使腰椎骨密度增加 5.2%、6.7%、5.5%、1.6%。腰椎骨密度的变化在 80μg 组和特立帕肽组间差异无统计学意义。与安慰剂组相比，3 个剂量组中只有 80μg 组使股骨颈骨密度增加的程度显著大于安慰剂组（3.1%、0.8%）。80μg 组使股骨颈骨密度增加的程度与特立帕肽组相比无显著差异（3.1%、1.1%）。abaloparatide 80μg 组使髋部骨密度增加的程度显著大于安慰剂组和特立帕肽组（2.6%、0.4%、0.5%）。因此 abaloparatide 能显著增加腰椎、股骨颈、髋部骨密度，尤其是使髋部骨密度增加的程度显著大于特立帕肽。

评价 abaloparatide 临床疗效的 ACTIVE 研究每 6 个月对受试者进行一次骨密度检测。结果显示，abaloparatide 治疗 18 个月后腰椎、髋部、股骨颈骨密度分别较基线水平增加 11.2%、4.2%、3.6%。与安慰剂组相比，腰椎、髋部和股骨颈骨密度增加的程度均显著大于安慰剂组（$P<0.001$）。特立帕肽组治疗 18 个月后腰椎、髋部、股骨颈骨密度分别较基线水平增加 10.49%、3.26%、2.66%，这 3 个部位骨密度的变化也显著大于安慰剂组（$P<0.001$）。abaloparatide 治疗 18 个月后使髋部和股骨颈骨密度增加的程度均显著大于特立帕肽（$P<0.001$），而腰椎骨密度的变化在两组之间差异无统计学意义（$P=0.17$）。该研究同样表明，abaloparatide 可显著增加腰椎、髋部和股骨颈骨密度，尤其与特立帕肽相比，能显著增加髋部和股骨颈骨密度。

研究报道，促骨形成药物特立帕肽的使用不能超过 24 个月，且序贯使用抗骨吸收药有助于骨量的维持。因此为了观察 abaloparatide 序贯联合抗骨吸收药治疗骨质疏松症病人的疗效，ACTIVExtend 分别给予已完成 18 个月治疗的安慰剂组和 abaloparatide 组病人 70mg 阿仑膦酸钠继续治疗 6 个月，ACTIVE 结束和 ACTIVExtend 的开始中间相隔 1 个月。结果显示，第 25 个月的腰椎、髋部、股骨颈骨密度分别较 ACTIVE 基线水平增加 12.8%、5.5%、4.5%。因此该研究表明，abaloparatide 序贯使用阿仑膦酸钠有助于维持增加的骨量。

（三）改善微结构，提高骨强度的作用

骨质疏松症模型动物研究显示，abaloparatide 的促骨形成作用，能够显著改善小梁骨微结构和皮质骨几何结构。

Hattersley 等探讨 abaloparatide 增加骨量的机制研究显示，不同剂量 abaloparatide（1μg/kg、5μg/kg、25μg/kg）治疗去卵巢大鼠 12 个月后，治疗组大鼠第 3 腰椎小梁骨体积分数较未治疗组分别增加 80%、130%、150%，骨小梁厚度、骨小梁数量均显著高于未治疗组，骨小梁分离度小于未治疗组。治疗组胫骨近端干骺端小梁骨微结构也显著优于未治疗组。胫骨骨干皮质骨厚度和皮质骨面积在接受 abaloparatide 治疗 12 个月后也较未治疗组显著增加，呈剂量依赖性，最大值分别较未治疗组增加 80%、50%。该研究表明，abaloparatide 治疗去卵巢大鼠 12 个月后，不仅能显著改善治疗组小梁骨密度和微结构，还能增加皮质骨体积和骨密度。

Hatterslry 等使用 MicroCT 评价 abaloparatide 在改善骨微结构和骨强度方面疗效的研究发现，给予 abaloparatide（5μg/kg、20μg/kg）治疗 6 周后去卵巢大鼠股骨远端 Tb. BV/TV 分别较未治疗组增加 145% 和 270%，骨小梁厚度和数量均显著大于未治疗组，骨小梁分离度小于未治疗组，即 abaloparatide 使治疗组小梁骨从"杆状骨"变为"板状骨"。皮质骨方面，股骨远端皮质骨面积、皮质骨厚度也都显著大于未治疗组（$P<0.001$）。

另外，动物力学实验也证实，abaloparatide 能显著改善骨的生物力学特性，股骨干三点弯曲试验显示，与未治疗组相比，abaloparatide 使股骨干最大负荷能力和刚度提高 9%~12%（$P<0.05$）。

四、治疗剂量和不良反应

abaloparatide 适用于骨折风险较高的绝经后骨质疏松症妇女，即有骨质疏松性骨折史、多个骨折风险因素、其他抗骨质疏松治疗失败和对其他抗骨质疏松药物不敏感的人群。但对于有骨肉瘤、Paget 骨病、骨转移或者骨恶性肿瘤发生风险的人群，或使用过其他甲状旁腺激素类似物如特立帕肽连续两年以上的人群不推荐使用 abaloparatide。

1. 治疗剂量　美国指南推荐 abaloparatide 80μg，脐周部位皮下注射，每日一次，使用时间最多不超过 2 年，同时如果饮食中钙摄入不足，可适当补充钙剂和维生素 D。

对于有肾功能障碍的病人，无需根据肾功能分级调整 abaloparatide 的剂量。但由于重度肾功能障碍的病人使用同等剂量的 abaloapratide 后血药浓度高于正常人，因此这部分病人不良反应的发生风险会增高，在使用 abaloparatide 时要注意预防不良反应的发生。

2. 副作用　abaloparatide 常见的不良反应包括：头晕、恶心、头痛、关节痛、背痛、上呼吸道感染、高血压、心悸、便秘、高钙尿症等症状，程度轻至中度。ACTIVE 显示，这些常见的不良反应在 abaloparatide 组中的发生率（9.9%）要高于特立帕肽（6.8%）和安慰剂组（6.1%），是导致 ACTIVE 中 abaloparatide 组病人中途退出的常见原因。在临床研究的第 1 个月，接受 abaloparatide 治疗的骨质疏松症病人注射部位会出现红、肿、痛等症状，这些症状在 abaloparatide 组中的发生率高于安慰剂组（58% vs 28%，10% vs 3%，9% vs 7%）。

由于 abaloparatide 在促进骨形成的同时会激活骨吸收，动员骨钙释放入血，导致高钙血症的发生，因此部分使用 abaloparatide 的骨质疏松病人会出现高钙血症。但 ACTIVE 显示，abaloparatide 组高钙血症的发生率（3.4%）显著低于特立帕肽组（6.4%）（$P=0.006$）。

动物研究报道，abaloparatide 会导致雌性或雄性大鼠发生骨肉瘤，且呈剂量依赖性，但目前还未有使用 abaloparatide 治疗骨质疏松症病人时发生骨肉瘤的报道。

（刘建民　侯艳芳）

参 考 文 献

[1] Neer RM, Arnaud CD, Zanchetta JR, et al. Effect of parathyroid hormone (1-34) on fractures and bone mineral density in postmenopausal women with osteoporosis. N Engl J Med, 2001, 344 (19): 1434-1441.

[2] Shirley M. Abaloparatide: First Global Approval. Drugs, 2017, 77 (12): 1363-1368.

[3] Varela A, Chouinard L, Lesage E, et al. One year of Abaloparatide, a selective activator of the PTH1 receptor, Increased bone formation and bone mass in osteopenic ovariectomized rats without increasing bone resorption. J Bone Miner Res, 2017, 32 (1): 24-33.

[4] Leder BZ, O'Dea LS, Zanchetta JR, et al. Effects of abaloparatide, a human parathyroid hormone-related peptide analog, on bone mineral density in postmenopausal women with osteoporosis. J Clin Endocrinol Metab, 2015, 100 (2): 697-706.

[5] Miller PD, Hattersley G, Riis BJ, et al. Effect of Abaloparatide vs placebo on new vertebral fractures in postmenopausal women with osteoporosis: A randomized clinical trial. JAMA, 2016, 316 (7): 722-733.

[6] Moreira CA, Fitzpatrick LA, Wang Y, et al. Effects of abaloparatide-SC (BA058) on bone histology and histomorphometry: The ACTIVE phase 3 trial. Bone, 2017, 97: 314-319.

[7] Dean T, Vilardaga JP, Potts JJ, et al. Altered selectivity of parathyroid hormone (PTH) and PTH-related protein (PTHrP) for distinct conformations of the PTH/PTHrP receptor. Mol Endocrinol, 2008, 22 (1): 156-166.

[8] Hoare SR, de Vries G, Usdin TB. Measurement of agonist and antagonist ligand-binding parameters at the human parathyroid hormone type 1 receptor: evaluation of receptor states and modulation by guanine nucleotide. J Pharmacol Exp Ther, 1999, 289 (3): 1323-1333.

[9] Lombardi G, Di Somma C, Rubino M, et al. The roles of parathyroid hormone in bone remodeling: prospects for novel therapeutics. J Endocrinol Invest, 2011, 34 (7): S18-S22.

[10] Stewart AF. Hyperparathyroidism, humoral hypercalcemia of malignancy, and the anabolic actions of parathyroid hormone and parathyroid hormone-related protein on the skeleton. J Bone Miner Res, 2002, 17 (5): 758-762.

［11］ Hattersley G，Dean T，Corbin BA，et al. Binding selectivity of Abaloparatide for PTH-type-1-receptor conformations and effects on downstream signaling. Endocrinology，2016，157（1）：141-149.

［12］ Dean T，Vilardaga JP，Potts JJ，et al. Altered selectivity of parathyroid hormone（PTH）and PTH-related protein（PTHrP）for distinct conformations of the PTH/PTHrP receptor. Mol Endocrinol，2008，22（1）：156-166.

［13］ Cosman F，Miller PD，Williams GC，et al. Eighteen months of treatment with subcutaneous Abaloparatide followed by 6 months of treatment with Alendronate in postmenopausal women with osteoporosis：Results of the ACTIV extend trial. Mayo Clin Proc，2017，92（2）：200-210.

［14］ Black DM，Bilezikian JP，Ensrud KE，et al. One year of alendronate after one year of parathyroid hormone（1-84）for osteoporosis. N Engl J Med，2005，353（6）：555-565.

［15］ Eastell R，Nickelsen T，Marin F，et al. Sequential treatment of severe postmenopausal osteoporosis after teriparatide：final results of the randomized，controlled European Study of Forsteo（EUROFORS）. J Bone Miner Res，2009，24（4）：726-736.

［16］ Jolette JV AAB. Comparing the incidence of bone tumors in rats chronically exposed to abaloparatide（BA058）or PTH（1-34）. J Bone Miner Res，2014，（29）：S373.

第十六章　四烯甲萘醌（维生素 K_2）

四烯甲萘醌（menatetrenone）是维生素 K_2 的一种同型物。维生素 K 是具有叶绿醌生物活性的脂溶性维生素，自然界的维生素 K 包括维生素 K_1（叶绿醌，phylloquinone），存在于绿色植物中；维生素 K_2（甲基萘醌，menaquinone），由肠道细菌合成，在纳豆（一种发酵黄豆）、凝乳及奶酪中含量较多。维生素 K 是 γ-羧化酶的辅酶，在 γ-羧基谷氨酸的形成过程中起着重要的作用。

一、维生素 K 的作用

1929 年丹麦科学家 Carl Peter Henrik Dam 首先在胆固醇的研究中发现了维生素 K，之后美国科学家 Edward A. Doisv 发现了维生素 K_1 和 K_2 的差异，并于 1939 年人工合成维生素 K。1943 年，这两位科学家共同获得诺贝尔生理学或医学奖。

维生素 K 缺乏可致凝血时间延长，继发性出血如伤口出血、皮下出血和颅内出血，其经典作用是维持机体的正常凝血。维生素 K 是凝血因子 γ-羧化酶的辅酶，是凝血因子Ⅶ、Ⅸ、Ⅹ 和凝血酶原的激活所必需的。羧化后的凝血因子拥有对血小板表面带有负电荷的磷脂的亲和力，发挥促进血液凝固的作用。

研究发现，除了维持机体的正常凝血功能外，维生素 K 还具有维持骨健康，防治骨质疏松的临床作用。维生素 K 是 γ-羧化酶的辅酶，在细胞内将骨钙素（osteocalcin，OC）中的 3 个谷氨酸（Glu）残基转化为 γ 羧化谷氨酸（Gla 蛋白），从而使 OC 转变为 γ-羧化 OC。如果羧化过程不全，OC 为羧化不全 OC（undercarboxylated OC，ucOC），结构不够完整，不能与羟磷灰石矿物质相结合，无法发挥促进骨骼矿化的作用。研究表明血 ucOC 水平升高是老年女性髋部骨折的独立预测因子。OC 的羧化反应是细胞内反应，已分泌出细胞的 OC 不能被羧化。γ-羧化谷氨酸是骨钙素发挥正常生理功能所必需的结构。

多项研究显示，维生素 K 摄入不足与老年女性和男性髋部骨折增加有关。在美国的一项 120701 名注册女护士参加的长达 10 年的前瞻性研究中，通过饮食调查问卷获得受试者饮食维生素 K 的摄入量，发现维生素 K 摄入量在五分位法分组中第 2~5 组与第 1 组（即最低组）（摄入量<109μg/d）相比，髋部骨折风险明显降低（RR 0.70；95%CI 0.53~0.93），在膳食维生素 K 摄入量贡献最大的食物是莴苣，莴苣摄入多者与摄入少者相比，髋部骨折的风险降低（RR 0.55；95%CI 0.40~0.78）。由于日本人的传统食物纳豆中含有丰富的维生素 K_2，在日本进行了一些纳豆摄入量（即维生素 K 摄入量）与骨质疏松与骨折关系的研究。在日本 2002 年国家髋部骨折调查和营养调查中发现，日本东部地区的纳豆摄入量超过西部地区，东部地区的髋部骨折发生率低于西部地区，维生素 K 的摄入量与男性及女性髋部骨折的发生率呈负相关（男性 $r=-0.844$，$P=0.001$；女性 $r=-0.834$，$P=0.001$）。在另一项 1662 名 65 岁以上日本老年男性参加的研究中，纳豆摄入量多的人群（每天一包或更多）与摄入量低的人群（小于每天一包）相比，全髋和股骨颈的骨密度（bone mineral density，BMD）更高，BMD 的 T 值<-1 的比例更低。纳豆摄入量多的人群其血 ucOC 的水平也相应较低。

二、四烯甲萘醌抗骨质疏松的作用机制

（一）促进骨形成

四烯甲萘醌作为维生素 K_2 的一种同型物-MK4（图 6-16-1），是 γ-羧化酶的辅酶，协助 OC 的 γ-羧化，从而使 OC 转变为 γ-羧化 OC，与羟磷灰石矿物质相结合，发挥促进骨形成的重要作用，促进骨矿盐沉积，提高力学特性，改善骨质量。在促进 OC 羧化的同时，四烯甲萘醌使血液循环中 ucOC 水平下降。

另外，四烯甲萘醌还可能通过类固醇及异质物受体（steroid and xenobiotic receptor，SXR）诱导成骨细胞骨形成相关基因和细胞外基质相关基因的转录，上调成骨，促进细胞及基质的相互作用，增加Ⅰ型胶原的聚集、酶性交联和基质的矿化，促进骨基质的形成，起到促进骨形成的作用。在人成骨肉瘤MG-63细胞培养中，加入四烯甲萘醌后，胶原生成明显较多，胶原聚集增加。

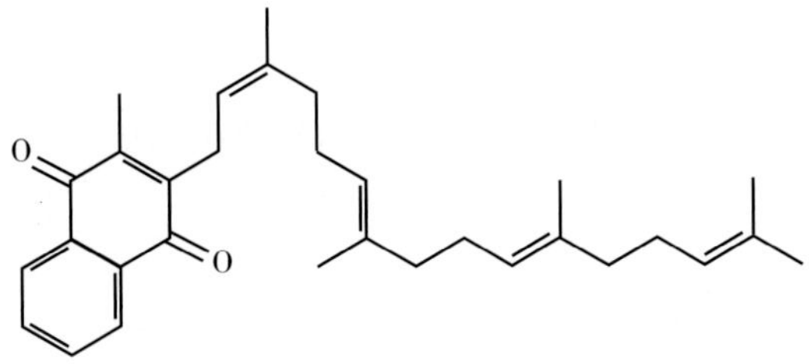

图 6-16-1　四烯甲萘醌的化学结构图

（二）抑制骨吸收

除了促进骨形成之外，维生素K也能够通过多种途径抑制破骨细胞活性，减少骨吸收。维生素K抑制炎症因子白介素-1（IL-1）的产生，抑制前列腺素 E_2 的合成和环氧化酶2（COX2）的表达，还可抑制其他多种骨吸收激活因子如核因子-κB（NF-κB）等，从而影响骨吸收。在小鼠颅盖骨的培养体系中，$3 \times 10^{-6} \sim 3 \times 10^{-5}$ mmol/L浓度的四烯甲萘醌可抑制1，25（OH）$_2$D或PGE$_2$诱导的骨吸收作用。在小鼠骨髓细胞培养体系中，$3 \times 10^{-6} \sim 3 \times 10^{-5}$ mmol/L浓度的四烯甲萘醌可抑制1，25（OH）$_2$D引起的破骨细胞的释放，研究显示其侧链在抑制骨吸收过程中可能发挥重要作用。

（三）改善骨骼微结构

在去卵巢大鼠的动物模型中，给予30mg/kg的四烯甲萘醌或安慰剂治疗8周，采用micro CT方法观察胫骨近端骨骼微结构变化。与安慰剂组相比，四烯甲萘醌组小梁骨体积、分形纬数（fractal dimension）及连接密度明显增加（$P<0.01$）。

三、四烯甲萘醌的临床应用

四烯甲萘醌于1995年在日本上市，用于治疗绝经后骨质疏松症，之后又陆续在泰国、韩国、缅甸、老挝、柬埔寨及越南上市。2011年在中国上市，适应证为骨质疏松症。

Shiraki等在241名日本绝经后骨质疏松妇女中进行了为期2年研究。四烯甲萘醌组（15mg，3次/日）与无治疗组相比，腰椎骨密度能够维持（-0.5% vs -3.3%，$P<0.05$），临床椎体骨折减少（10.9% vs 30.3%，$P<0.05$），血Glu-OC（ucOC）水平明显降低（1.6 ± 0.1ng/ml vs 3.0 ± 0.3ng/ml，$P<0.0001$）。韩国60岁以上的78名绝经后妇女6个月的临床研究同样显示，与单纯补充维生素D（400IU/d）和钙剂（315mg，2次/日）相比，加用四烯甲萘醌（15mg/次，3次/日）能够更好地增加腰椎骨密度，降低血ucOC水平。在日本进行的Ⅳ期临床试验中，共入组4378例50岁以上绝经后骨质疏松妇女，给予四烯甲萘醌（15mg/次，3次/日）及钙剂治疗或单纯钙剂治疗3年，两组的椎体骨折发生情况无差异，但在治疗前曾有过5次以上椎体骨折的亚组分析中显示，四烯甲萘醌及钙剂治疗组新发椎体率明显降低（$P=0.029$）。

在中国绝经后骨质疏松妇女中进行了一项多中心、随机双盲、双模拟、阳性药物对照的临床试验。236例受试者随机分为两组，分别采用四烯甲萘醌胶囊（15mg/次，3次/日）及阿法骨化醇胶丸（0.25μg/次，2次/日）治疗12个月，两组均服用钙剂（元素钙500mg/d）。研究显示：与基线相比，治疗12个月四烯甲萘醌组腰椎和大转子的骨密度较基线分别升高1.2%和2.7%（$P<0.001$），阿法骨化醇组腰椎和大转子的骨密度较基线分别升高2.2%和1.8%（$P<0.001$），两组股骨颈骨密度均无明显变

化。两组相比骨密度变化差异无统计学意义。与基线相比，治疗 12 个月四烯甲萘醌组 OC 和 ucOC 的分别降低 38.7% 和 82.3%（$P<0.001$），阿法骨化醇组 OC 和 ucOC 的分别降低 25.8% 和 34.8%（$P<0.001$），四烯甲萘醌组 OC 和 ucOC 的改变较阿法骨化醇组更明显（$P<0.001$）。两组之间新发骨折和跌倒相比均差异无统计学意义。

　　还有多项临床研究显示四烯甲萘醌能够轻度增加骨质疏松病人的骨密度（表 6-16-1），减少骨折的发生（表 6-16-2）。2006 年的一项荟萃研究，共纳入 13 项 RCT 研究，研究人群多样化，包括绝经前或绝经后妇女、合并脑卒中、帕金森病、肾病或肝硬化的人群，分析显示四烯甲萘醌治疗能够增加骨密度，降低椎体及非椎体骨折的风险。但在同质性较好的绝经后骨质疏松妇女的 RCT 荟萃分析中未见到如此显著的减少骨折的作用。

表 6-16-1　绝经后骨质疏松妇女 RCT 研究中四烯甲萘醌对骨密度的影响

作者及时间	分组及例数	研究设计	结　果
Shiraki，2000	四烯甲萘醌（120），无治疗（120）	开放标签 RCT，日本（45mg，2 年）	腰椎 BMD 丢失减轻，四烯甲萘醌 -0.5%，无治疗 -3.3%
Iwamoto，2000	四烯甲萘醌（22），阿法骨化醇（29），联合治疗（21），钙剂（22）	开放标签 RCT，日本（45mg，2 年）	腰椎 BMD 维持，四烯甲萘醌 +0.9%，钙剂 -0.79%
Iwamoto，2001	四烯甲萘醌（22），依替膦酸（25），钙剂（24）	开放标签 RCT，日本（45mg，2 年）	前臂远端 BMD 维持，四烯甲萘醌 -0.1%，钙剂 -1.1%
*Ushiroyama，2002	四烯甲萘醌（43），阿法骨化醇（43），联合治疗（43），无治疗（43）	开放标签 RCT，日本（45mg，2 年）	腰椎 BMD 增加，四烯甲萘醌 +1.37%，无治疗 -4.05%
Ishida，2004	四烯甲萘醌（66），雌二醇（66），依替膦酸（66），鳗鱼降钙素（66），阿法骨化醇（66），无治疗（66）	开放标签 RCT，日本（45mg，2 年）	前臂远端 BMD 丢失减轻，四烯甲萘醌 -1.9%，无治疗 -3.3%
Purwosunu，2006	四烯甲萘醌（30），安慰剂（30）	双盲 RCT，印度尼西亚（45mg，1 年）	腰椎 BMD 增加，四烯甲萘醌 +1.74%，安慰剂 -0.18%
Jiang，2014	四烯甲萘醌（118），阿法骨化醇（118）	双盲 RCT，中国（45mg，1 年）	腰椎 BMD 增加，四烯甲萘醌 +1.2%，阿法骨化醇 +2.2%

注：*：入组人群包括骨质疏松和骨量减少的绝经后妇女

表 6-16-2　绝经后骨质疏松妇女 RCT 研究中四烯甲萘醌对骨折的影响

作者及时间	分组及例数	研究设计	结　果
Shiraki，2000	四烯甲萘醌（120），无治疗（120）	开放标签 RCT，日本（45mg，2 年）	临床骨折（主要是腰椎骨折）减少，四烯甲萘醌 10.9%，无治疗 30.3%
Iwamoto，2001	四烯甲萘醌（22），依替膦酸（25），钙剂（24）	开放标签 RCT，日本（45mg，2 年）	椎体骨折减少，四烯甲萘醌 8.7%，钙剂 25%
Ishida，2004	四烯甲萘醌（66），雌二醇（66），依替膦酸（66），鳗鱼降钙素（66），阿法骨化醇（66），无治疗（66）	开放标签 RCT，日本（45mg，2 年）	椎体骨折减少，四烯甲萘醌 14%，无治疗 26%
Inoue，2009	四烯甲萘醌（2193），无治疗（2185）	开放标签 RCT，日本（45mg，3 年）	对椎体骨折无影响，四烯甲萘醌 5.87/100 人·年，无治疗 5.74/100 人·年

四、与其他药物联合治疗

（一）与双膦酸盐联合治疗

研究显示四烯甲萘醌可以和依替膦酸、阿仑膦酸钠或利塞膦酸钠联合治疗骨质疏松症。在一项48例绝经后骨质疏松病人的研究中，随机分为阿仑膦酸钠（5mg/d）单药治疗组和维生素 K_2（45mg/d）加阿仑膦酸钠（5mg/d）联合组，疗程为1年。治疗后两组腰椎2~4的骨密度较治疗前均有明显上升，且两组上升幅度无明显差异；股骨颈的骨密度在联合治疗组较治疗前上升，而阿仑膦酸钠单药治疗组与术前相比未见明显变化，联合治疗与单药治疗相比，股骨颈的骨密度上升更加明显（ $P=0.03$ ）。联合治疗比阿仑膦酸钠单药治疗对骨吸收指标尿脱氧吡啶啉（DPD）的抑制作用更强，使 ucOC 水平的下降更加明显。在另一项随机双盲的老年（平均年龄81岁）阿尔茨海默病病人的1年研究中，共入组231例病人，四烯甲萘醌与利塞膦酸钠联合治疗与利塞膦酸钠单药治疗相比，不但腰椎骨密度升高更加显著，还能够有效减少非椎体骨折的发生。

（二）与维生素 D 类似物联合治疗

四烯甲萘醌也可以和维生素 D 类似物联合治疗骨质疏松。一项为期24个月的随机对照临床研究，评估了四烯甲萘醌（45mg/d）联合阿法骨化醇（1μg/d）对绝经后骨量减少和骨质疏松妇女的治疗效果，共入组172例平均年龄54.4岁的绝经后妇女，研究显示联合治疗与四烯甲萘醌单药治疗相比，骨密度较基线上升更加明显（ $4.92\%\pm7.89\%$ vs $0.135\%\pm5.44\%$ ）。另一项为期24个月在92例绝经后骨质疏松妇女中进行的随机对照临床研究，评估了四烯甲萘醌（45mg/d）联合阿法骨化醇（0.75μg/d）治疗的效果，同样显示，联合治疗组与阿法骨化醇单药和维生素 K 单药治疗组相比，骨密度较基线上升更加明显（ $P<0.05$ 和 $P<0.01$ ）。

五、四烯甲萘醌的不良反应、禁忌证及注意事项

四烯甲萘醌的不良反应较轻微，常见有胃部不适、腹痛、皮肤瘙痒、水肿和转氨酶水平轻度升高。在我国进行的临床试验中的不良反应：便秘（1.71%）、腹痛（0.85%）、腹胀（1.71%）、食管烧灼感（0.85%）、胃肠功能不良（1.71%）、胃炎（0.85%）、呃逆（0.85%）、血 ALT 或 AST 升高（1.71%）、一过性高钙血症（0.85%）、一过性白细胞减少（0.85%）。

华法林抗凝作用机制在于阻断维生素 K 的代谢循环，维生素 K 治疗会使华法林的抗凝作用减弱，有报道发现只需1mg的维生素 K_2 即可抵消华法林的抗凝作用，因此禁用于服用华法林的病人。

四烯甲萘醌为脂溶性药物，空腹服用时吸收较差，需要饭后服用，增加药物生物利用度。一次15mg，饭后服用，3次/日。

六、小结

四烯甲萘醌是维生素 K_2 的同型物，是 γ-羧化酶的辅酶，协助 OC 羧化，促进骨形成，抑制骨吸收，提高骨质疏松病人骨量，并且副作用小，耐受性良好。

（姜　艳　孟迅吾）

参 考 文 献

［1］ Vermeer C，Schurgers LJ. A comprehensive review of vitamin K and vitamin K antagonists. Hematol Oncol Clin North Am，2000，14（2）：339-353.

［2］ Iwamoto J. Vitamin K_2 therapy for postmenopausal osteoporosis. Nutrients，2014，6（5）：1971-1980.

［3］ Vergnaud P，Garnero P，Meunier PJ，et al. Undercarboxylated osteocalcin measured with a specific immunoassay predicts hip fracture in elderly women：the EPIDOS Study. J Clin Endocrinol Metab, 1997, 82（3）：719-724.

［4］ Feskanich D, Weber P, Willett WC, et al. Vitamin K intake and hip fractures in women：a prospective study. Am J Clin Nutr, 1999, 69（1）：74-79.

［5］ Yaegashi Y, Onoda T, Tanno K, et al. Association of hip fracture incidence and intake of calcium, magnesium, vitamin D, and vitamin K. Eur J Epidemiol, 2008, 23（3）：219-225.

［6］ Fujita Y, Iki M, Tamaki J, et al. Association between vitamin K intake from fermented soybeans, natto, and bone mineral density in elderly Japanese men：the Fujiwara-kyo Osteoporosis Risk in Men（FORMEN）study. Osteoporos Int, 2012, 23（2）：705-714.

［7］ Booth SL, Tucker KL, Chen H, et al. Dietary vitamin K intakes are associated with hip fracture but not with bone mineral density in elderly men and women. Am J Clin Nutr, 2000, 71（5）：1201-1208.

［8］ Sato Y, Honda Y, Hayashida N, et al. Vitamin K deficiency and osteopenia in elderly women with Alzheimer's disease. Arch Phys Med Rehabil, 2005, 86（3）：576-581.

［9］ Kaneki M, Hodges SJ, Hosoi T, et al. Japanese fermented soybean food as the major determinant of the large geographic difference in circulating levels of vitamin K_2：possible implications for hip-fracture risk. Nutrition. 2001, 17（4）：315-321.

［10］ Tabb MM, Sun A, Zhou C, et al. Vitamin K_2 regulation of bone homeostasis is mediated by the steroid and xenobiotic receptor SXR. J Biol Chem, 2003, 278（45）：43919-43927.

［11］ Ichikawa T, Horie-Inoue K, Ikeda K, et al. Steroid and xenobiotic receptor SXR mediates vitamin K_2-activated transcription of extracellular matrix-related genes and collagen accumulation in osteoblastic cells. J Biol Chem. 2006, 281（25）：16927-16934.

［12］ 陶天遵，杨小清，陶树清，等. 维生素 K 与骨代谢. 国外医学内分泌学分册. 2005, 25（5）：298-301.

［13］ Hara K, Akiyama Y, Nakamura T, et al. The inhibitory effect of vitamin K_2（menatetrenone）on bone resorption may be related to its side chain. Bone, 1995, 16（2）：179-184.

［14］ Mawatari T, Miura H, Higaki H, et al. Effect of vitamin K_2 on three-dimensional trabecular microarchitecture in ovariectomized rats. J Bone Miner Res, 2000, 15（9）：1810-1817.

［15］ Shiraki M, Shiraki Y, Aoki, C, et al. Vitamin K_2（menatetrenone）effectively prevents fractures and sustains lumbar bone mineral density in osteoporosis. J Bone Miner Res. 2000, 15（3）：515-521.

［16］ Je SH, Joo NS, Choi BH, et al. Vitamin K supplement along with vitamin D and calcium reduced serum concentration of undercarboxylated osteocalcin while increasing bone mineral density in Korean postmenopausal women over sixty-years-old. J Korean Med Sci, 2011, 26（8）：1093-1098.

［17］ Inoue T, Fujita T, Kishimoto H, et al. Randomized controlled study on the prevention of osteoporotic fractures（OF study）：a phase IV clinical study of 15-mg menatetrenone capsules. J Bone Miner Metab, 2009, 27（1）：66-75.

［18］ Jiang, Y, Zhang, ZL, Zhang, ZL, et al. Menatetrenone versus alfacalcidol in the treatment of Chinese postmenopausal women with osteoporosis：A multicenter, randomized, double-blinded, double-dummy, positive drug-controlled clinical trial. Clin Interv Aging, 2014, 9（1）, 121-127.

［19］ Iwamoto J, Takeda T, Ichimura S. Effect of combined administration of vitamin D_3 and vitamin K_2 on bone mineral density of the lumbar spine in postmenopausal women with osteoporosis. J Orthop Sci, 2000, 5（6）, 546-551.

［20］ Iwamoto J, Takeda T, Ichimura S. Effect of menatetrenone on bone mineral density and incidence of vertebral fractures in postmenopausal women with osteoporosis：a comparison with the effect of etidronate. J Orthop Sci, 2001, 6（6）, 487-492.

［21］ Ushiroyama T, Ikeda A, Ueki M. Effect of continuous combined therapy with vitamin K_2 and vitamin D_3 on bone mineral density and coagulofibrinolysis function in postmenopausal women. Maturitas, 2002, 41（3）, 211-221.

［22］ Ishida Y, Kawai S. Comparative efficacy of hormone replacement therapy, etidronate, calcitonin, alfacalcidol, and vitamin K in postmenopausal women with osteoporosis：The Yamaguchi Osteoporosis Prevention Study. Am J Med. 2004, 117（8）, 549-555.

［23］ Purwosunu Y, Muharram, Rachman IA, Reksoprodjo, S.；Sekizawa, A. Vitamin K_2 treatment for postmenopausal osteoporosis in Indonesia. J Obstet Gynaecol Res, 2006, 32（2）, 230-234.

［24］ Cockayne S, Adamson J, Lanham-New S, et al. Vitamin K and the prevention of fractures：systematic review and meta-analysis of randomized controlled trials. Arch Intern Med, 2006, 166 (12): 1256-1261.

［25］Huang ZB, Wan SL, Lu YJ, et al. Does vitamin K₂ play a role in the prevention and treatment of osteoporosis for postmenopausal women: a meta-analysis of randomized controlled trials. Osteoporos Int, 2015, 26 (3): 1175-1186.

［26］Hirao M, Hashimoto J, Ando W, et al. Response of serum carboxylated and undercarboxylated osteocalcin to alendronate monotherapy and combined therapy with vitamin K₂ in postmenopausal women. J Bone Miner Metab, 2008, 26 (3): 260-264.

［27］Sato Y, Honda Y, Umeno K, et al. The prevention of hip fracture with menatetrenone and risedronate plus calcium supplementation in elderly patients with Alzheimer disease: a randomized controlled trial. Kurume Med J, 2011, 57 (4): 117-124.

第十七章 硬骨抑素单克隆抗体（sclerostin monoclonal antibodies）

骨质疏松症是一种以骨量减少和骨组织微结构破坏为特征的骨骼疾病，可导致骨脆性增加和易发生骨折。随着世界人口的增加和老龄化，骨质疏松症成为一个日益增长的全球健康问题。据估计，50 岁以上人群中 1/2 的女性和 1/5 的男性将在其有生之年经历骨质疏松性骨折。目前在发现和研发有效的治疗骨质疏松症的药物方面已取得了重大进展。目前常用的抗骨质疏松症药物的机制主要包括：作用于破骨细胞抑制骨吸收、骨破坏（骨吸收抑制剂）或作用于成骨细胞刺激骨形成，从而促进骨量增加及骨结构重建（骨形成促进剂）。已被批准上市的骨吸收抑制剂包括雌激素、双膦酸盐、选择性雌激素受体调节剂（SERMS）和迪诺塞麦（RANKL 抗体）。Ⅱ 期临床试验已表明，组织蛋白酶 K 抑制剂（一种新型的骨吸收抑制剂）具有抑制骨吸收、增加骨密度（BMD）的作用。在对选择性组织蛋白酶 K 抑制剂 odanacatib 进行的 Ⅲ 期临床试验的结果显示，odanacatib 可显著降低绝经后妇女的骨折风险。然而由于其不良反应，odanacatib 将无法推广应用于骨质疏松症的临床治疗。尽管部分骨吸收抑制剂在减少骨吸收、增加骨密度和降低脆性骨折风险方面发挥了良好的功效，但仍需进一步研发能刺激骨形成，并重建骨结构、骨强度，以期达到健康年轻人骨密度水平的药物。目前被批准用于治疗骨质疏松症的骨形成促进剂仅有人甲状旁腺激素 ［rhPTH（1-34）］（特立帕肽），部分地区还有 hPTH（1-84）和人甲状旁腺激素相关肽类似物（hPTHrP）获批。临床前和临床研究的结果显示，PTH 及 PTHrP 可同时刺激骨形成和骨吸收，其最终作用可增加骨密度，降低骨折风险。临床上，PTH 或 PTHrP 用于治疗时的给药方式为每日皮下注射，在对大鼠的长期毒理研究中观察到 rhPTH（1-34）用药后骨肉瘤发病率增加，因此建议用药疗程不超过 2 年。因此，研发新一代能长期用药的骨形成促进剂具有重要的临床意义。新一代骨形成促进剂应具备简化用药方式，增加用药获益，降低用药风险的特点，以利于更好地治疗骨质疏松症或其他代谢性骨病。

最新研究表明，Wingless 型 MMTV 整合位点（Wnt）通路是调节骨形成的关键途径之一。Wnt 的协同受体低密度脂蛋白受体相关蛋白（LRP）5 和 LRP6 发生失活突变后可导致骨密度降低，而 LRP5 的激活突变已证实可导致啮齿动物和人类的骨密度增加。分泌型 Wnt 抑制剂如硬骨抑素与协同受体 LRP5/6 结合后抑制它们与 Wnt 的结合，而分泌型卷曲蛋白及其他 Wnt 抑制剂如 Wnt 抑制因子-1 直接与 Wnt 相互作用，从而阻断 Wnt 与卷曲受体及 LRP5/6 相结合。

硬骨抑素（sclerostin），由骨硬化蛋白基因（SOST）编码，是一种分泌型糖蛋白。在部分遗传性疾病如硬化性骨病（OMIM 269500）病人中可观察到由于硬骨抑素基因（SOST）的失活突变引起的骨量增多。van Buchem 病（OMIM 239100）为另一种遗传性疾病，具有与硬化性骨病相似的高骨量表型，由基因组 DNA 的缺失而致病。在小鼠模型中，由于骨形成率较低，硬骨抑素的过表达可导致骨形成降低而引起骨量下降。相反，硬骨抑素缺失则导致骨形成增加从而引起骨量和骨强度增加。

研究结果证实 Wnt 通路激活可促进骨形成，也使 Wnt 通路成为骨骼疾病如骨质疏松症具有吸引力的治疗靶点。本章总结了现有文献中有关 Wnt 抑制剂硬骨抑素在骨骼生理学中的作用，以及针对硬骨抑素的单克隆抗体在治疗与低骨量相关的疾病如骨质疏松症方面的潜在用途。

一、硬骨抑素的作用机制

硬骨抑素最早被认为是骨形态发生蛋白（BMP）的拮抗剂，主要基于其结构与 DAN 家族胱氨酸结蛋白质具有同源性，然而目前已证实，硬骨抑素可以调节 Wnt 信号通路。硬骨抑素与 LRP5 和 LRP6 上的胞外结构域相互作用以竞争性拮抗各种 Wnt 配体与这些共受体结合（图 6-17-1），从而抑制 Wnt 信号传导。成骨细胞系中 Wnt 信号通路的抑制可导致成骨细胞骨形成的减少。最新的研究数据表明，硬骨抑素也通过了与 LRP4 的结合而起到对 LRP5/6 信号传导进行负调控的作用。

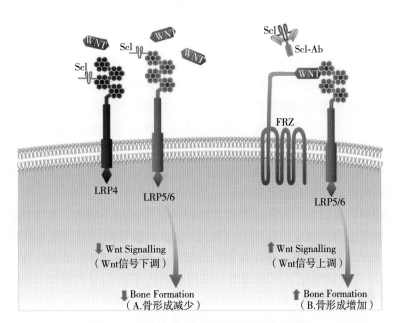

图 6-17-1　硬骨抑素在细胞表面的作用机制

A. 硬骨抑素与 Wnt 协同受体脂蛋白受体相关蛋白（LRP）5/6 结合后阻断 Wnt 信号通路介导的骨形成的减少。硬骨抑素与 LRP5/6 的第一个 β 螺旋结构结合，阻断 Wnt1 类 Wnt 信号传导。硬骨抑素与 LRP4 结合后增强其活性，具体机制尚不明确，而硬骨抑素、LRP4、LRP5/6 之间是否形成了一个三元复合体目前也不明确。B. 硬骨抑素单克隆抗体（Scl-Ab）阻断了硬骨抑素与 LRP5/6 间的相互作用，从而使 Wnt1 类 Wnts 可与第一个 β 螺旋结构结合。Wnts 与卷曲受体（FRZ）、LRP5/6 形成复合体，介导胞内信号传导导致骨形成增加

二、硬骨抑素的表达、调控和突变

（一）硬骨抑素的表达

硬骨抑素在胚胎发育过程中在肢芽中表达，硬骨抑素 LRP6 基因互补实验中举例说明了硬骨抑素参与胚胎骨架的发育过程。硬骨抑素表达继续发生在已建立的骨架中，其中各种内在和外在的因素也调节硬骨抑素对正常及病理生理状态下骨骼的作用。硬骨抑素在成人骨骼中的表达部位相对较局限，最先是在骨细胞中发现了硬骨抑素的局部表达。硬骨抑素在骨外的表达已在发育中的胚胎和新生儿心脏的特定区域中也可观察到，然而在成人心脏组织中未检测到硬骨抑素的表达。最近的研究发现，硬骨抑素表达随着小鼠血管平滑肌细胞钙化的增加而增加，并且在 Enpp1 −/−小鼠的钙化主动脉中观察到硬骨抑素的表达。然而，硬骨抑素在心血管系统中的功能尚未确定，目前暂无在硬化性骨病或 van Buchem 病病人中心脏或血管功能受损的报道。类似地，在大鼠肾脏中已观察到硬骨抑素有较弱的表达，但该表达的功能相关性尚不清楚。另外，在大鼠关节软骨细胞中也发现了硬骨抑素的表达。

（二）硬骨抑素表达的调控

多种因素如 BMP、性激素、糖皮质激素、炎性因子以及糖尿病、骨质疏松症等疾病参与了硬骨抑素的表达调控。本章将讨论年龄、骨密度和机械环境对硬骨抑素表达的调控。

1. 衰老和骨密度　衰老导致的骨量流失与骨壁厚度减少有关，这是衡量成骨细胞重新填充骨重构间隙能力的一个指标。一些研究表明，随着骨量下降，循环中的硬骨抑素水平随着年龄的增长而增加。然而，在绝经后骨质疏松症病人的髂骨活检中，硬骨抑素表达水平与正常骨密度的绝经后妇女相比降低了

60%，表明硬骨抑素表达的减少可能是对骨骼脆性增加的一种代偿性反应，或者提示样本中较低的骨密度反映了骨细胞的减少。这些结果与经年龄和性别校正后的健康成人中腰椎骨密度与硬骨抑素表达量呈正相关的报道相一致。

2. 机械环境　骨骼是一个能感知并响应其应力环境的变化的器官，失用会导致骨量丢失，而应力过载则会导致骨量增加。虽然骨骼的机械感应过程并未得以明确，但骨骼中的骨细胞及其网状结构被认为是可能的感受器。在感受到机械环境的改变后，骨细胞通过调节骨表面的骨形成来进行响应。研究骨内Wnt 信号通路和硬骨抑素在不同机械应力条件下的表达，为深入理解分子水平上的骨骼机械转导机制提供了证据。这些数据表明，调节 LRP5/6 配体的表达，可介导骨形成对于运动和其他形式机械应激的反应，所述配体包括在骨细胞中表达的硬骨抑素，现已成为机械转导信号研究的首要候选分子。在啮齿动物尺骨进行应力负荷的条件下，尤其是在应力最大的区域，硬骨抑素蛋白和 mRNA 表达量均下降，这支持了硬骨抑素是骨细胞来源的介导机械转导的分子的假说。硬骨抑素在机械负荷下表达水平的降低不仅限于长骨，在牙齿移动的大鼠模型中，牙槽骨的高应力区域的骨细胞中也发现硬骨抑素表达量降低。在暴露于体外流体剪切负荷的成骨细胞上也观察到了类似的作用。

尽管机械应力的减少或骨骼失用对硬骨抑素表达的确切作用尚不明确，但有限的数据表明硬骨抑素表达量上调。在正常小鼠去除机械应力 3 天后（悬尾试验），胫骨中硬骨抑素 mRNA 的表达增加，且发生于骨形成和骨体积减少之前。然而，硬骨抑素蛋白似乎不受悬尾试验的影响。随后的研究表明，硬骨抑素敲除（KO）的小鼠在失重情况下不表现出与失用相关的 Wnt 信号传导减少和骨丢失，由此证明硬骨抑素通过 Wnt 信号传导途径介导了机械传导的关键过程。这些结果引出了最新的理论模型，该模型利用硬骨抑素作为主要的调节因子，通过刺激小梁骨结构来适应应力条件。不同条件的骨骼应力负荷可改变内源性硬骨抑素的表达，这一研究表明硬骨抑素的活性抑制剂可通过与正常生理条件（如运动）中观察到的类似的方式增加骨量，从而为研发新的治疗途径提供了理论依据。

（三）硬骨抑素突变及其骨骼表型

1. 硬化性骨病和 van Buchem 病　硬化性骨病是一种极为罕见的常染色体隐性遗传疾病，主要特征为高骨量表型，主要分布在南非的荷兰人以及世界其他地区的一些个体和家系中。硬化性骨病病人通常具有身材高大、并指（趾）畸形，骨密度过高，以及整个骨骼中骨皮质增厚。该过程进行性发展，可导致颅内压增高，面部麻痹，听觉、视觉、嗅觉的丧失等并发症。下颌骨过度生长导致并发症，包括牙齿发育迟缓，咬合不正，牙齿形状不规则以及拔牙困难。骨组织切片显示病人骨的质量和微结构属于正常范围，因此高骨量的骨骼对外伤有抵抗力，受累病人中无骨折发生的报道。

分析硬化性骨病病人的骨转换有助于进一步明确该病的特征。早期研究显示，硬化性骨病中非特异性骨形成标志物碱性磷酸酶升高，特别是在硬化性骨病的患儿中。最近的一项研究表明，骨形成标志物Ⅰ型原胶原 N-端肽（P1NP）的血清水平比健康对照高约 3 倍，而骨吸收标志物Ⅰ型胶原 C-末端肽水平（CTX-1）则在正常范围内。较有限的组织形态计量学数据已被报道。一项研究报道，骨硬化症病人的骨形成率高于正常范围上限约 4 倍，而每个骨组织区域的破骨细胞数量则在正常范围以内，与生化结果一致。这些数据表明，硬化性骨病主要是由成骨细胞介导的过度骨形成引起的，而骨吸收的变化则较有限。

两项独立的遗传图谱研究显示，硬化性骨病是由 SOST 基因失活突变引起的。SOST 基因位于染色体17q12-21 上。硬化性骨病病人在所有的骨骼部位，包括腰椎、全髋和前臂，均有显著的骨密度增加，这与 X 线的观察结果一致。在携带 SOST 杂合子突变的病人中，已报道与性别和年龄匹配的健康受试者相比，男性携带者的骨密度在正常范围，而女性携带者的骨密度高于正常参考上限。突变携带者的血清P1NP 水平显著高于健康受试者。这些发现使硬骨抑素及其通路成为骨质疏松症和其他骨病新的潜在治疗靶点。

van Buchem 病是另一种非常罕见的表现为高骨量的隐性遗传性疾病，主要在一个荷兰渔村的人群中发现。van Buchem 病在影像学上的表现与硬化性骨病非常相似，其程度较轻。但与硬化性骨病病人不同，van Buchem 病病人身材正常，无并指（趾）畸形。在 van Buchem 病病人中，骨形成标志物如 P1NP 和骨钙素的血清水平升高。但是，与硬化性骨病不同，van Buchem 病病人的骨吸收标志物尿 I 型交联 N-末端肽（U-NTX）的水平高于杂合子携带者。在 van Buchem 病病人中未检测到 SOST 基因突变，但在位于 SOST 下游 35kb 的区域中出现 52kb 的基因片段缺失，导致出生后硬骨抑素表达的缺失，进一步强化了硬骨抑素在调节骨形成中的关键作用。

此外，SOST 基因多态性也与老年男性和女性的骨密度降低相关，支持了 SOST 的表达与 BMD 之间的因果关系。

2. 硬骨抑素敲除小鼠模型　与人体硬骨抑素失活类似，硬骨抑素基因缺失的小鼠（SOST 基因敲除小鼠）的整个骨骼骨密度增加，而并指畸形的发生率较低。早在 1 月龄的 SOST 基因敲除小鼠中发现了 BMD 的显著增加。体内双能 X 线骨密度（DXA）的纵向分析显示，腰椎 BMD 从 1 月龄至 6 月龄逐渐增加，并且在 4 至 18 个月龄期间以较慢的速度持续增加（图 6-17-2A），而整体下肢 BMD 从 1 月龄到 12 月龄逐渐增加，然后在雌性 SOST 敲除小鼠中维持高达 18 月龄的峰值骨密度水平（图 6-17-2B）。与 SOST 敲除小鼠相反，野生型（WT）对照小鼠在 4 个月后腰椎和下肢部位显现了与年龄相关的 BMD 降低（图 6-17-2A、图 6-17-2B）。这些结果总体上与其他报道中 SOST 敲除小鼠的股骨 BMD 结果相一致。微型计算机断层扫描（microCT）或静态组织形态计量分析显示，在雄性和雌性 SOST 敲除小鼠中，股骨远端的骨小梁体积和骨小梁厚度均增加 1 倍以上。其他一些研究显示，骨小梁的数量也显著增加。此外，SOST 敲除小鼠中由于骨内膜周长减少和骨外膜周长增加而导致股骨干的骨皮质区域较前增加 1 倍。图 6-17-2C 显示了 18 月龄的 SOST 敲除雌性小鼠中骨小梁体积和骨皮质厚度的增加。

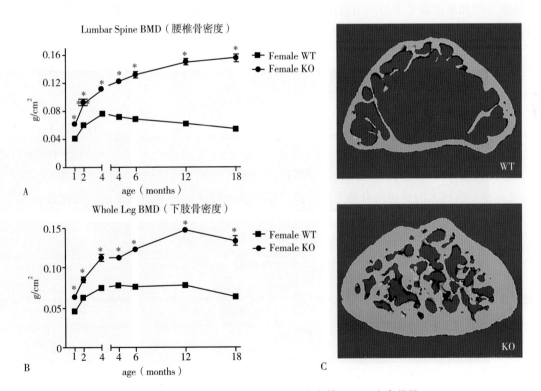

图 6-17-2　SOST 基因敲除（KO）小鼠模型呈现出高骨量

注：雌性野生型（WT）和 SOSTKO 小鼠分别在 1，2，4，6，12 及 18 月龄时的腰椎面积骨密度（A）及下肢面积骨密度（B）。数据以均数±标准差显示。第一组小鼠模型中每组 5~9 个样本，月龄 <4 个月。第二组小鼠模型中每组 5~6 个样本，月龄 <18 个月。

* P<0.05 指与月龄相匹配的野生型小鼠对比。（C）18 月龄的雄性野生型（WT）和 SOST 基因敲除（KO）小鼠股骨远端的微计算机断层图像显示，与野生型小鼠相比，SOST 敲除小鼠的骨小梁体积和骨皮质厚度更大

在 SOST 敲除小鼠中，动态组织形态计量分析揭示了骨小梁表面和骨皮质的内外骨膜表面的骨形成均有显著增加。SOST 敲除小鼠中血清骨钙素水平也显著较高。SOST 敲除小鼠中骨小梁破骨细胞的面积与野生对照组间没有差异，而且破骨细胞数量的标志物抗酒石酸酸性磷酸酶-5b（TRACP-5b）也没有改变。与骨形成和骨量的增加一致，通过对长骨和腰椎的力学测定证实了在雄性和雌性 SOST 敲除小鼠中骨强度也有显著的增加。来自 SOST 敲除小鼠中的这些研究数据证实了硬骨抑素在抑制骨形成过程中的关键作用。

与硬骨抑素蛋白失活后 Wnt 信号传导的预期增加一致，SOST 敲除小鼠的骨细胞中出现了更大百分比的 β-catenin 免疫组化染色阳性，在 SOST 敲除小鼠骨骼中 Wnt 靶基因 LEF-1 的表达也有升高。此外，SOST 敲除小鼠中骨细胞凋亡显著减少，这可能反映了硬骨抑素在调节骨细胞寿命中的作用。

三、骨病动物模型中硬骨抑素单克隆抗体的作用

在啮齿动物模型的实验中，我们使用啮齿动物硬骨抑素单克隆抗体（Scl-Ab）来研究其机制和药效；在非人灵长类动物模型及人类临床试验中，我们用人源硬骨抑素单抗罗务苏塞麦（romosozumab）进行研究。

（一）硬骨抑素单克隆抗体（Scl-Ab）对骨量和骨强度的作用

Scl-Ab 对硬骨抑素的药理学抑制作用被认为可解除硬骨抑素对 Wnt 信号传导的抑制作用，从而引起骨形成和骨量增多（图 6-17-1B）。Scl-Ab 已在各种骨病动物模型中进行过试验，如骨丢失、成骨不全症、骨折愈合、植入物固定和其他骨病模型。在这些动物模型中，Scl-Ab 可在多个骨骼部位增加骨形成、骨量和骨强度。

最初发表的关于 Scl-Ab 对硬骨抑素药理学抑制作用的报道着重于研究 Scl-Ab 在雌激素缺乏、老年、卵巢切除（OVX）的大鼠中的疗效。在该研究中，Scl-Ab 治疗 5 周后 OVX 诱导的骨丢失可完全逆转，骨量和骨强度可增加至比假手术对照组更高的水平。现已证实在 OVX 大鼠模型中 Scl-Ab 介导的 BMD 增加是剂量依赖性的。在 11.5 个月龄的 OVX 大鼠（OVX 后 3.5 个月）中，给予 25mg/kg 剂量的 Scl-Ab 治

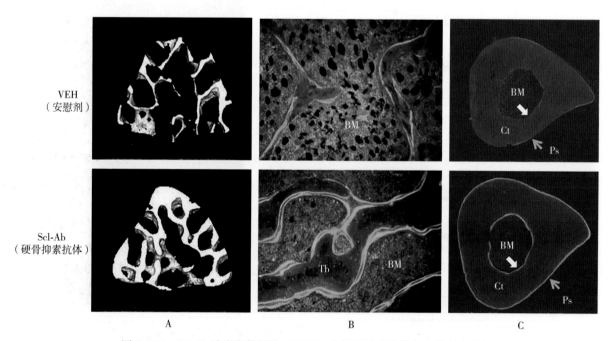

图 6-17-3 Scl-Ab 治疗卵巢切除（OVX）大鼠可导致骨体积和骨形成增加

注：给予 11.5 月龄的卵巢切除（OVX）大鼠（OVX 后 3.5 个月）以安慰剂（VEH）或 Scl-Ab 治疗，剂量 25mg/kg，皮下注射，每周 1 次，持续 6 周。A：第 5 腰椎骨小梁的代表性微型 CT 图像显示，相较于安慰剂组，Scl-Ab 治疗可导致椎体具有更大的骨小梁体积和更厚、更多的板状骨小梁。B：第 2 腰椎椎体骨小梁的荧光显像显示 Scl-Ab 治疗后骨形成增加。C：在胫骨骨干，荧光图像显示骨皮质体积的增加是由于骨皮质内（白箭头）和骨膜（绿色箭头）表面的骨形成增加。BM＝骨髓；Ct＝骨皮质；Ps＝骨膜表面；Tb＝骨小梁

疗 6 周后显示出更高的骨小梁容积（图 6-17-3）。此外，当给予 10 个月龄的雌性大鼠 Scl-Ab 治疗 4 周或在成年大鼠卵巢切除后立即给予 Scl-Ab 治疗，骨小梁和骨皮质的骨量均有增加。这些短期治疗的研究结果表明，Scl-Ab 可以在雌激素缺乏的不同阶段和性腺完整的成年雌性大鼠中增加骨量并重建骨结构。来自一项已建立低骨量的 OVX 大鼠模型的 26 周的研究结果显示 Scl-Ab 可随治疗时间的延长逐渐增加骨量和骨强度。类似地，在一项 OVX 大鼠中进行的关于骨质量的 52 周的研究显示，Scl-Ab 可显著增加骨量和骨强度，并可维持骨质量和机械性能。在一项用 Scl-Ab 治疗的 OVX 大鼠研究中显示，停药 16 周后，经 8 周 Scl-Ab 治疗后增加的 BMD 再次降至 OVX 对照水平（图 6-17-4）。与股骨-胫骨部位相比，腰椎 BMD 下降更明显。这些研究结果表明，Scl-Ab 治疗引起的骨密度增加是可逆的。

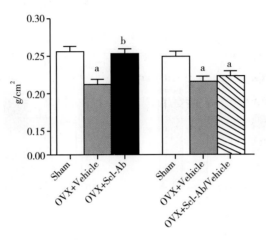

图 6-17-4　LS-BMD 变化

注：Scl-Ab 治疗后引起的骨密度（BMD）增加是可逆的。前三项柱形图代表假手术组（sham），去卵巢＋安慰剂组（OVX＋Vehicle），去卵巢＋硬骨抑素抗体 12.5mg/kg 皮下注射，每周 1 次，连续 8 周（OVX＋Scl-Ab）。后三项柱形图代表停止 Scl-Ab 治疗 16 周后的腰椎骨密度。停药 16 周后，腰椎 BMD 降至 OVX 对照组水平。数据以均数±标准误表示。每组 $n = 8 \sim 10$。[a]$P < 0.05$ 指与假手术组相比，[b]$P < 0.05$ 指与卵巢切除大鼠组相比

除了验证在绝经后骨质疏松症的动物模型中的疗效之外，Scl-Ab 还在雄性骨质疏松症的动物模型中进行了试验。在 16 月龄的性腺完整的雄性大鼠中，Scl-Ab 治疗 5 周可使其骨量和骨强度增加至年轻大鼠的水平，进一步证实了 Scl-Ab 的骨重建潜力。此外，在由睾丸切除诱导的雄激素缺乏的啮齿动物模型中，Scl-Ab 治疗 6 周可使其骨量和骨强度恢复至与假手术对照组相似的水平。

如上所述，硬骨抑素似乎在机械负荷反应中起作用。因此，单克隆抗体对硬骨抑素的抑制作用可防止由骨骼失用或骨骼失重造成的骨质流失。在大鼠下肢失重模型中，Scl-Ab 可引起皮质骨和松质骨的骨量增加。在小鼠中，Scl-Ab 也能有效预防悬尾试验、空中飞行或肉毒素（肉毒杆菌毒素）诱导的小鼠肌肉麻痹引起的骨质流失。这些结果表明，通过 Scl-Ab 抑制硬骨抑素能够在骨失用或骨骼失重的动物模型中防止骨丢失。

类似地，在糖皮质激素诱导的骨丢失、慢性炎症诱导的骨丢失、2 型糖尿病相关的骨丢失和成骨不全症的啮齿动物模型中已经报道了 Scl-Ab 具有增加骨形成和骨量的作用。

据报道，除啮齿动物模型外，在青春期性腺完整的非人类灵长类动物中使用 Scl-Ab 罗务苏塞麦（romosozumab）治疗 10 周可增加骨小梁和骨皮质表面的骨形成，导致骨小梁和骨皮质骨量和骨强度的增加。这些研究表明，相对短期的罗务苏塞麦治疗可使非人类灵长类动物的骨量有所增加。长期（12 个

月）骨质量研究的结果显示，罗务苏塞麦增加骨量和骨强度，同时能在与临床关系更密切的大型动物模型 OVX 食蟹猴（cynos）模型中维持骨质量。

（二）Scl-Ab 对骨形成和骨吸收的作用

用 Scl-Ab 治疗已建立低骨量表型的 OVX 大鼠，骨形成指标在第 6 周达峰，并在第 26 周研究结束时逐渐降至基线水平。图 6-17-5 显示了 Scl-Ab 治疗 6~26 周期间，小梁骨（Tb）骨量（BV/TV）持续增加。尽管使用 Scl-Ab 连续治疗，骨小梁矿物质沉积率（MAR）（骨形成指标）在第 6 周显著增加而在第 26 周恢复至对照水平。在人类临床试验中进一步证实了 Scl-Ab 长期治疗后骨量增加，而骨形成相对维持正常。Scl-Ab 长期治疗减弱骨形成反应的机制目前仍处于持续研究中，需要更深入的理解。最新的实验结果表明，其他 Wnt 拮抗剂如 DKK1 的增加可能解释上述的机制。

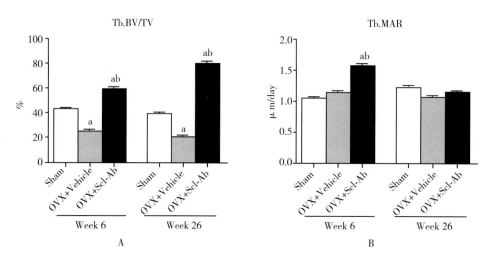

图 6-17-5　Scl-Ab（硬骨抑素抗体）对 OVX（去卵巢）大鼠小梁骨的骨量及成骨细胞活性的时间效应

注：使用 Scl-Ab（25mg/kg，皮下注射，每周 1 次）治疗卵巢切除（OVX）大鼠 6 周或 26 周后的（A）小梁骨体积/骨组织体积（Tb. BV/TV）和（B）骨小梁矿盐沉积率（Tb. MAR）。与第 6 周相比，BV/TV 在第 26 周持续增加，而 MAR 随治疗时间增加逐渐降低，并在第 26 周恢复到卵巢切除对照组的水平。数据以均数±标准误表示。每组 $n=12$。$^a P<0.05$ 与假手术组（Sham）相比，$^b P<0.05$ 指与卵巢切除大鼠组相比

在 OVX 大鼠模型中，骨小梁、骨内膜、骨外膜表面观察到骨形成均有增多（图 6-17-3）。在老年 OVX 大鼠中，骨小梁、骨内膜、骨外膜表面的骨形成率/骨表面积（BFR/BS）均有显著增加。矿物质沉积速率（MAR）和矿化面积的增加继而导致了 BFR/BS 的增加，表明 Scl-Ab 治疗增加了成骨细胞的数量和活性。类似的，在年老的雄性大鼠中、性腺完整的成年雌性大鼠和制动的雌性大鼠中均观察到了骨形成指标有所增加。Scl-Ab 对骨形成的作用似乎并不依赖于骨转换状态，因为在啮齿动物模型中，已显示出在较低和较高的骨转换状态中 Scl-Ab 均可增加骨形成。在雌性大鼠的红骨髓和黄骨髓（脂肪）部位，Scl-Ab 均可导致 BFR/BS 显著升高，说明骨骼的骨髓成分并不影响 Scl-Ab 对成骨的刺激作用。

在一项短期研究中，在尾悬浮小鼠模型中，使用 Scl-Ab 治疗 1 周后，血清 P1NP、集落形成单位（CFU）的数量、碱性磷酸酶阳性的集落形成单位和钙化结节均有增加，表明尽管缺乏机械应力的刺激，Scl-Ab 仍可迅速激活骨祖细胞诱导新骨的形成。

在青少年食蟹猕猴中，Scl-Ab 使血清骨形成标志物 P1NP 和骨钙素水平增加，同时也相应增加了椎体骨小梁、股骨干骨内膜和骨外膜表面组织学上的骨形成。骨形成增加主要是由于骨矿化表面的增加，尽管在矿物质沉积速率（MAR）也在治疗后的雌性猕猴中有所增加。

与 Scl-Ab 对骨形成的明确作用对比，在啮齿动物和非人灵长类动物研究中，Scl-Ab 对骨吸收的影响结果不太一致。在用 Scl-Ab 治疗 8 周的 OVX 大鼠中，停药 16 周后，BMD 水平恢复至 OVX 对照水平，这与血清 TRACP-5b（一种反映破骨细胞数目的标志物）增加和骨钙素水平降低相关（数据未发表）。这表明停用 Scl-Ab 治疗后，骨吸收增加，骨形成减少，导致 BMD 下降。在其他啮齿动物模型中，Scl-Ab 治疗后 TRACP-5b 通常降低或不变。Scl-Ab 治疗 5 周后，大鼠骨中 TRACP-5b 和组织蛋白酶 K 的转录水平降低。然而，在老年雄性大鼠和 OVX 大鼠中血清 CTx-1 水平不受 Scl-Ab 治疗的影响。在用 Scl-Ab 治疗的食蟹猕猴骨折愈合模型中，血清 CTx-1 在雌性中相对保持不变，而在雄性中略微升高。破骨细胞面积（骨吸收的组织学指标）在 Scl-Ab 治疗后降低或保持不变。在制动的大鼠和正常负荷的大鼠以及雄性食蟹猕猴中，经 Scl-Ab 治疗后，骨侵袭面（骨吸收的另一种组织学指标）也有所减少。目前尚不清楚骨侵袭面减少是由 Scl-Ab 对破骨细胞的直接作用还是由骨形成面积明显增加所导致。

在老年 OVX 大鼠中，Scl-Ab 治疗导致皮质骨孔隙度降低，但在食蟹猕猴中未发现一致的治疗效果。与上述结果不一致，用 PTH（1-84）或 PTH（1-34）治疗 16 个月后的 OVX 灵长类模型中，观察到了皮质骨孔隙度增加，显示了在猴子和人类中，PTH 治疗可确切地刺激骨吸收以及骨形成。

硬骨抑素信号通路与骨吸收信号通路相互作用的机制可能与 OPG-RANKL 轴相关，因为破骨细胞抑制剂 OPG 被认为是 Wnt/β-catenin 信号通路的下游靶点。然而，证实 Scl-Ab 对血清 OPG 水平有影响的体内试验数据目前较有限，来自一项体内研究的数据显示，Scl-Ab 对结肠炎小鼠模型中的血清 RANKL 或 OPG 水平没有影响。因此，Scl-Ab 治疗对动物模型和人类中的 OPG-RANKL 轴的影响有待进一步研究证实。

骨形成可以在有或无骨吸收预激活的情况下发生，分别作为骨重建和骨塑建过程的一部分。在成年啮齿动物模型和人类中，绝大多数骨形成发生在骨重建过程中，在骨表面同一个位点上，骨形成发生于骨吸收之后。使用 Scl-Ab 治疗 OVX 大鼠和青春期雄性食蟹猕猴，静止期骨表面上骨小梁的骨形成增加，表明 Scl-Ab 刺激骨形成的过程不需要通过预先激活骨吸收。在猕猴 L_2 椎体中，Scl-Ab 治疗 10 周后可使基于骨塑建的骨矿化面积从总骨表面的 0.4% 增加至 27%，而对于基于骨重建的骨矿化表面（17% ~ 20%）无显著作用。Scl-Ab 激活基于骨重建的骨形成机制是将持续研究的一个领域。已有的骨重建部位也可能受到 Scl-Ab 的影响，因为观察到治疗 8 周期间出现了更大比例的骨重建面积。这种骨形成的延展可导致骨骼的正平衡。

（三）Scl-Ab 在与骨吸收抑制剂序贯治疗中的应用

促骨形成剂常用于迅速重建严重骨质疏松症病人的骨量。在骨重建早期可观察到对骨形成标记物和骨量的最大作用。这也同时提出了问题，后续的效果是否可通过转换为骨吸收抑制剂来维持。在 OVX 大鼠中已有试验证实使用 Scl-Ab 治疗来重建骨量，此后换用骨吸收抑制剂来维持重建的骨量。已证实，转换为一种 RANKL 抑制剂（OPG-Fc）在维持 Scl-Ab 治疗后重建的骨量方面是有效的。这些前期临床数据表明，使用 Scl-Ab 和骨吸收抑制剂进行序贯治疗可能对骨质疏松症病人治疗有效。

四、Scl-Ab 在人体中的作用

在人类中，已经在与低骨量和高脆性骨折风险相关疾病中开展了包括硬骨抑素抗体（romosozumab）（AMG785，EVENITY）、blosozumab 和 setrusumab（BPS804）这几种 Scl-Ab 的研究。这些疾病包括绝经后骨质疏松症（romosozumab 和 blosozumab）、男性骨质疏松症（romosozumab）、成人低碱性磷酸酶血症（setrusumab）和成人中度成骨不全症（setrusumab）。在上述 3 种 Scl-Ab 中，硬骨抑素抗体在绝经后骨质疏松症和男性骨质疏松症中的研究数据最广泛。此外，已经报道了 blosozumab 在绝经后骨质疏松症中的Ⅰ期和Ⅱ期临床试验的数据，而在低碱性磷酸酶血症或成人中度成骨不全症病人中报道了 setrusumab 的初步临床数据。

在一项 45~59 岁健康男性或绝经后妇女中进行的随机、双盲、安慰剂对照、单剂量研究中观察到，单次皮下注射（sc）硬骨抑素抗体（AMG 785，剂量范围为 0.1~10mg/kg）可呈剂量依赖性地增加血清骨形成标志物 P1NP、骨钙素和 BSAP 的水平，并呈剂量依赖性地降低血清骨吸收标志物 CTX，从而导致男性和女性的腰椎和全髋骨密度显著增加。Scl-Ab 治疗的早期反应表现为同时增加骨形成和减少的骨吸收。

在临床Ⅱ期和Ⅲ期的研究中，绝经后骨质疏松症妇女每月接受硬骨抑素抗体（210mg，sc，治疗 12 个月）可迅速增加骨形成指标，治疗 14 天达峰，6~9 个月后恢复至基线水平。相反，如图 6-17-6 所示，骨吸收标志物血清 CTX 在整个 12 个月的治疗期间保持在降低的水平。这些血清骨转换标志物的变化与从Ⅲ期试验中获得的骨组织形态学的数据是一致的。该项研究显示，治疗第 2 个月时髂骨骨活检中组织形态学骨形成指标明显增加，在第 12 个月时恢复至基线水平。两个时间点的骨吸收指标均显著降低。值得注意的是，对硬骨抑素抗体的早期反应与每日一次的特立帕肽〔rhPTH（1~34）〕和每周一次的阿仑膦酸盐治疗效果是不同的。特立帕肽可同时升高血清骨形成和骨吸收标志物，而阿仑膦酸盐则同时减少骨形成和骨吸收标志物（图 6-17-6）。这种骨形成和骨吸收的特征可以解释硬骨抑素抗体单抗相较于特立帕肽或阿仑膦酸盐在增加 BMD 方面的作用更加显著。一项单独的临床研究显示，在已接受至少 3 年口服双膦酸盐治疗的绝经后骨质疏松症妇女（全髋、股骨颈、腰椎的 BMD T 值≤−2.5，有骨折史）中，12 个月的硬骨抑素抗体治疗在增加腰椎骨密度方面的作用优于特立帕肽。在这项研究中，硬骨抑素抗体治疗显著增加了全髋和股骨颈的 BMD，而特立帕肽治疗却显著降低了上述部位的 BMD。

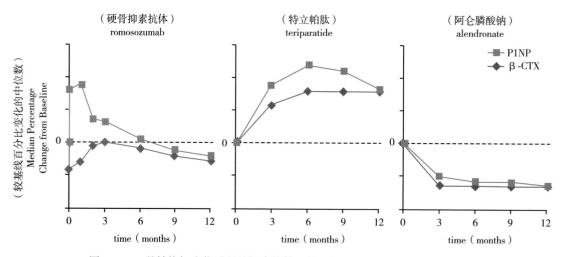

图 6-17-6　骨转换标志物对硬骨抑素抗体、特立帕肽和阿仑膦酸钠治疗的反应

注：绝经后妇女分别接受硬骨抑素抗体（210mg，皮下注射，每月 1 次），特立帕肽〔hPTH（1~34），20μg，皮下注射，每日 1 次〕以及阿仑膦酸钠（70mg，口服，每周 1 次）治疗 12 个月后血清骨形成标志物，即Ⅰ型原胶原 N-端肽（P1NP）和骨吸收标志物，即血清 $β_1$ 型胶原 C 末端肽（CTX）的水平。这些数据阐释了 Scl-Ab 与骨吸收抑制剂如阿仑膦酸钠以及骨形成促进剂特立帕肽对骨形成和骨吸收在作用机制上的差异

由于增加骨形成和减少骨吸收的双重作用，一项为期 12 个月的硬骨抑素抗体临床试验中（210mg，每月一次，皮下注射）报道了 Scl-Ab 治疗，与特立帕肽或阿仑膦酸盐相比，可使腰椎、全髋、股骨颈的骨密度增加更为显著。在 12 个月的Ⅲ期临床试验中，与安慰剂相比，硬骨抑素抗体显著增加 BMD 的作用导致新发椎体骨折和临床骨折显著减少（分别较安慰剂组降低 73% 和 36%）。经过 12 个月硬骨抑素抗

体单抗或安慰剂的治疗后，两组均转换为迪诺塞麦（denosumab，RANKL 单抗）再继续治疗 12 个月。在治疗第 24 个月时，与安慰剂组相比，romosozumab-to-denosumab 组的椎体骨折风险降低了 75%。这些数据说明了先使用促骨形成剂构建骨骼基础，再使用骨吸收抑制剂治疗，在防止脆性骨折的发生方面具有重要作用。这些数据进一步得到了为期 24 个月的 III 期临床试验的支持，该试验证明试验组经硬骨抑素抗体单抗治疗 12 个月后转换为阿仑膦酸继续治疗 12 个月，与阿仑膦酸钠单药治疗组相比，新发的椎体、非椎体、全髋和其他临床骨折明显减少（分别为-48%、-19%、-38%和-27%），均有显著差异。该试验中观察到了在试验的第一个 12 个月期间，两组中严重心血管不良事件的发生比例不同（硬骨抑素抗体组为 2.5%，阿仑膦酸盐组为 1.9%）。这一发现提出了另一个问题，在这类病人人群中阿仑膦酸钠治疗是否可降低心血管风险，或者硬骨抑素抑制剂 Scl-Ab 是否会增加心血管风险的作用。在硬骨抑素抗体单抗的大型安慰剂对照试验中未报道这种心血管风险发生的不平衡。

与绝经后骨质疏松症中的硬骨抑素抗体试验一致，在 12 个月的男性骨质疏松症病人中应用硬骨抑素抗体单抗治疗也具有增加骨形成和减少骨吸收的双重作用，从而显著增加了椎体和全髋部位的骨密度。这些数据表明，硬骨抑素抑制剂在男性和女性中都可以减少骨质疏松性骨折的发生，从而发挥保护骨骼的作用。

在 2019 年 1 月和 4 月，日本和美国 FDA 已相继批准硬骨抑素单克隆抗体 romosozumab（罗务苏塞麦，EVENITY）用于治疗骨质疏松症。

五、总结

来自人类遗传学的初步研究使得我们对于 Wnt 信号分子与骨形成之间的重要关系得以明确，为研发潜在的新型治疗骨骼疾病的促骨形成药物开创了新的时代。在明确受体-配体相互作用、抑制剂-配体相互作用以及该通路在调节骨代谢特别是骨形成中的下游信号传导方面，已取得了许多较新的进展。探究基础的作用机制为寻求更好的骨形成促进剂，从而更好地治疗骨疾病如骨质疏松症等提供了契机。因此，硬骨抑素已经成为促骨形成剂的重要研究对象。硬骨抑素主要在骨骼表达，并在年龄增长中维持其表达。硬骨抑素的单抗已证实在各种骨疾病动物模型中具有增加骨形成、骨量和骨强度的功效。在男性和绝经后妇女中进行的关于 Scl-Ab 的研究证实，Scl-Ab 治疗具有特征性，因其可同时增加骨形成生化标志物并减少骨吸收生化标志物，从而导致 BMD 快速而显著地增加，脆性骨折的发生显著减少。这些结果表明，硬骨抑素单克隆抗体是治疗骨骼疾病的一种新型有效药物。

[柯华珠（Hua Zhu Ke），Xiaodong Li，Michael S，Ominsky，Andreas Grauer 著，池玥译]

参 考 文 献

[1] 1993 Consensus development conference：diagnosis，prophylaxis，and treatment of osteoporosis. Am J Med，1993，94：646-650.

[2] Harvey N，Dennison E，Cooper C. Epidemiology of osteoporotic fractures. In：Rosen CJ，ed. Primer on the Metabolic Bone Diseases and Disorders of Mineral Metabolism. 7th ed. Washington，DC：The American Society for Bone and Mineral Research，2008，198-202.

[3] Kawai M，Modder UI，Khosla S，et al. 2011 Emerging therapeutic opportunities for skeletal restoration. Nat Rev Drug Discov，2011，10（2）：141-156.

[4] Rachner TD，Khosla S，Hofbauer LC. Osteoporosis：now and the future. Lancet，2011，377：1276-1287.

[5] Christina Lovato and E. Michael Lewiecki. Emerging anabolic agents in thetreatment of osteoporosis. Expert Opinion on Emerging Drugs，2017，DOI：10. 1080/14728214. 2017. 1362389. http://dx.doi.org/10. 1080/14728214.2017. 1362389.

[6] Bone HG，McClung MR，Roux C，et al. Odanacatib，a cathepsin-K inhibitor forosteoporosis：a two-year study in postmenopausal women with low bone density. J Bone Miner Res，2010，25：937-947.

［7］ Eisman JA，Bone HG，Hosking DJ，et al. Odanacatib in the treatment of postmenopausal women with low bone mineral density：three-year continued therapy and resolution of effect. J Bone Miner Res，2011，26：242-251.

［8］ Engelke K，Nagase S，Fuerst T，et al. The effect of the cathepsin K inhibitor ONO-5334 on trabecular and cortical bone in postmenopausal osteoporosis：the OCEAN study. J Bone Miner Res，2014，29：629-638.

［9］ Bone HG，Dempster DW，Eisman JA，et al. Odanacatib for the treatment of postmenopausal osteoporosis：development history and design and participant characteristics of LOFT，the Long-Term Odanacatib Fracture Trial. Osteoporos Int，2015，26（2）：699-712.

［10］ O'Donoghue M，Bonaca M，Wiviott S，et al. The long-term odanacatib fracture trial（LOFT）：cardiovascular safety results，2016，Presentation Number：1155. ASBMR 2016 Annual Meeting. http：//www. asbmr. org/education/AbstractDetail? aid=8c23bf70-634f-4d37-9414-42b6b54a369c.

［11］ Miller PD，Hattersley G，Riis BJ，et al. Effect of abaloparatide vs placebo on new vertebral fractures in postmenopausal women with osteoporosisA randomized clinical trial. JAMA，2016，316（7）：722 - 733. DOI：10.1001/jama. 2016. 11136

［12］ Cosman F. Abaloparatide：a new anabolic therapy on the horizon. BoneKey，2015，Reports 4，article 661，doi：10. 1038/bonekey. 2015. 28.

［13］ Baron R，Kneissel M. WNT signaling in bone homeostasis and disease：from human mutations to treatments. Nat Med，2013，19：179-192.

［14］ Baron R，Rawadi G. Targeting the Wnt/beta-catenin pathway to regulate bone formation in the adult skeleton. Endocrinology，2007，148：2635-2643.

［15］ Hoeppner LH，Secreto FJ，Westendorf JJ. Wnt signaling as a therapeutic target for bone diseases. Expert Opin Ther Targets，2009，13：485-496.

［16］ Johnson ML，Kamel MA. The Wnt signaling pathway and bone metabolism. Curr Opin Rheumatol，2007，19：376-382.

［17］ Paszty C，Turner CH，Robinson MK. Sclerostin：a gem from the genome leads to bone-building antibodies. J Bone Miner Res，2010，25：1897-1904.

［18］ Canalis E. Novel anabolic treatment for osteoporosis. Eur J Endocrinol，2018，178（2）：R33-R44.

［19］ Boyden LM，Mao JH，Belsky J，et al. High bone density due to a mutation in LDL-receptor-related protein 5. N Engl J Med，2002，346：1513-1521.

［20］ Little RD，Carulli JP，Del Mastro RG，et al. A mutation in the LDL receptor-related protein 5 gene results in the autosomal dominant high-bone-mass trait. Am J Hum Genet，2002，70：11-19.

［21］ Gong YQ，Slee RB，Fukai N，et al. LDL receptor-related protein 5（LRP5）affects bone accrual and eye development. Cell，2001，107：513-523.

［22］ Babij P，Zhao WG，Small C，et al. High bone mass in mice expressing a mutant LRP5 gene. J Bone Miner Res，2003，18：960-974.

［23］ Balemans W，Ebeling M，Patel N，et al. Increased bone density in sclerosteosis is due to the deficiency of a novel secreted protein（SOST）. Hum Mol Genet，2001，10：537-543.

［24］ Brunkow ME，Gardner JC，Van Ness J，et al. Bone dysplasia sclerosteosis results from loss of the SOST gene product，a novel cystine knot-containing protein. Am J Hum Genet，2001，68：577-589.

［25］ Balemans W，Patel N，Ebeling M，et al. Identification of a 52 kb deletion downstream of the SOST gene in patients with van Buchem disease. J Med Genet，2002，39：91-97.

［26］ Kramer I，Loots GG，Studer A，et al. Parathyroid hormone（PTH）-induced bone gain is blunted in SOST overexpressing and deficient mice. J Bone Miner Res，2010，25：178-189.

［27］ Loots GG，Kneissel M，Keller H，et al. Genomic deletion of a long-range bone enhancer misregulates sclerostin in Van Buchem disease. Genome Res，2005，15：928-935.

［28］ Winkler DG，Sutherland MK，Geoghegan JC，et al. Osteocyte control of bone formation via sclerostin，a novel BMP antagonist. EMBO J，2003，22：6267-6276.

［29］ Brommage R，Liu J，Suwanichikul A，et al. High bone mass in sclerostin-deficient knockout mice. J Musculoskelet

Neuronal Interact, 2006, 6: 392.

[30] Li X, Ominsky MS, Niu QT, et al. Targeted deletion of the sclerostin gene in mice results in increased bone formation and bone strength. J Bone Miner Res, 2008, 23: 860-869.

[31] Lin C, Jiang X, Dai Z, et al. Sclerostin mediates bone response to mechanical unloading through antagonizing Wnt/beta-catenin signaling. J Bone Miner Res, 2009, 24: 1651-1661.

[32] Ten Dijke P, Krause C, de Gorter DJ, et al. Osteocyte-derived sclerostin inhibits bone formation: its role in bone morphogenetic protein and Wnt signaling. J Bone Joint Surg Am, 2008, 90 Suppl 1: 31-35.

[33] UniProt. (http://www.uniprot.org/uniprot/O75197) and LRP6 (http://www.uniprot.org/uniprot/O75581). Accessed Jan 25,2018.

[34] Leupin O, Piters E, Halleux C, et al. Bone overgrowth-associated mutations in the LRP4 gene impair sclerostin facilitator function. J Biol Chem, 2011, 286: 19489-19500.

[35] Collette NM, Genetos DC, Murugesh D, et al. Genetic evidence that SOST inhibits WNT signaling in the limb. Dev Biol, 2010, 342: 169-179.

[36] Poole KE, van Bezooijen RL, Loveridge N, et al. Sclerostin is a delayed secreted product of osteocytes that inhibits bone formation. FASEB J, 2005, 19: 1842-1844.

[37] van Bezooijen RL, Roelen BA, Visser A, et al. Sclerostin is an osteocyte-expressed negative regulator of bone formation, but not a classical BMP antagonist. J Exp Med, 2004, 199: 805-814.

[38] Didangelos A, Yin XK, Mandal K, et al. Proteomics characterization of extracellular space components in the human aorta. Mol Cell Proteomics, 2010, 9: 2048-2062.

[39] van Bezooijen RL, DeRuiter MC, Vilain N, et al. SOST expression is restricted to the great arteries during embryonic and neonatal cardiovascular development. Dev Dyn, 2007, 236: 606-612.

[40] Zhu D, Mackenzie NC, Millan JL, et al. The appearance and modulation of osteocyte marker expression during calcification of vascular smooth muscle cells. PLoS One, 2011, 6: e19595.

[41] Chan BY, Fuller ES, Russell A, et al. Increased chondrocyte sclerostin may protect against cartilage degradation in osteoarthritis. Osteoarthritis Cartilage, 2011, 19: 874-885.

[42] Ke HZ, Richards WG, Li X, et al. Sclerostin and Dickkopf-1 as therapeutic targets in bone diseases. Endocr Rev, 2012, 33: 747-783.

[43] Amrein K, Amrein S, Drexler C, et al. Sclerostin is associated with age, BMI, and bone mineral content, but not gender or physical activity in healthy adults. J Bone Miner Res, 2011, 26 (Suppl 1). Available at: http://www.asbmr.org/Meetings/AnnualMeeting/AbstractDetail.aspx?aid=fdd4ed26-0534-4207-b5a2-6ff2957be966.

[44] Ardawi MS, Al-Kadi HA, Rouzi AA, et al. Determinants of serum sclerostin in healthy pre-and postmenopausal women. J Bone Miner Res, 2011, 26 (12): 2812-2822.

[45] Modder UI, Hoey KA, Amin S, et al. Relation of age, gender, and bone mass to circulating sclerostin levels in women and men. J Bone Miner Res, 2011, 26: 373-379.

[46] Jemtland R, Holden M, Reppe S, et al. Molecular disease map of bone characterizing the postmenopausal osteoporosis phenotype. J Bone Miner Res, 2011, 26: 1793-1801.

[47] Frost HM. Bone "mass" and the "mechanostat": a proposal. Anat Rec, 1987, 219: 1-9.

[48] Price JS, Sugiyama T, Galea GL, et al. Role of endocrine and paracrine factors in the adaptation of bone to mechanical loading. Curr Osteoporos Rep, 2011, 9: 76-82.

[49] Hens JR, Wilson KM, Dann P, et al. TOPGAL mice show that the canonical Wnt signaling pathway is active during bone development and growth and is activated by mechanical loading in vitro. J Bone Miner Res, 2005, 20: 1103-1113.

[50] Kiel DP, Ferrari SL, Cupples LA, et al. Genetic variation at the low-density lipoprotein receptor-related protein 5 (LRP5) locus modulates Wnt signaling and the relationship of physical activity with bone mineral density in men. Bone, 2007, 40: 587-596.

[51] Kim-Weroha NA, Ferris A, Holladay B, et al. In vivo load activated propagation of B-catenin signaling in osteocytes through coordinated downregulation of inhibitors of Lrp5. J Bone Miner Res, 2008, 23: S13.

［52］ Sawakami K, Robling AG, Ai M, et al. The Wnt co-receptor LRP5 is essential for skeletal mechanotransduction but not for the anabolic bone response to parathyroid hormone treatment. J Biol Chem, 2006, 281 (33): 23698-23711.

［53］ Saxon LK, Jackson BF, Sugiyama T, et al. Analysis of multiple bone responses to graded strains above functional levels, and to disuse, in mice in vivo show that the human Lrp5 G171V High Bone Mass mutation increases the osteogenic response to loading but that lack of Lrp5 activity reduces it. Bone, 2011, 49: 184-193.

［54］ Bonewald LF, Johnson ML. Osteocytes, mechanosensing and Wnt signaling. Bone, 2008, 42: 606-615.

［55］ Robling AG, Niziolek PJ, Baldridge LA, et al. Mechanical stimulation of bone in vivo reduces osteocyte expression of Sost/sclerostin. J Biol Chem, 2008, 283: 5866-5875.

［56］ Zhao N. Sost/Sclerostin expression in alveolar osteocytes during orthodontic tooth movement 2nd Meeting of IADR Pan Asian Pacific Federation (PAPF) and the 1st Meeting of IADR Asia/Pacific Region (APR); Sep 22-24, 2009.

［57］ Papanicolaou SE, Phipps RJ, Fyhrie DP, et al. Modulation of sclerostin expression by mechanical loading and bone morphogenetic proteins in osteogenic cells. Biorheology, 2009, 46: 389-399.

［58］ van Oers RF, van Rietbergen B, Ito K, et al. A sclerostin-based theory for strain-induced bone formation. Biomech Model Mechanobiol, 2011, 10: 663-670.

［59］ Beighton P, Durr L, Hamersma H. The clinical features of sclerosteosis. A review of the manifestations in twenty-five affected individuals. Ann Intern Med, 1976, 84: 393-397.

［60］ Beighton P, Cremin BJ, Hamersma H. The radiology of sclerosteosis. Br J Radiol, 1976, 49: 934-939.

［61］ Hamersma H, Gardner J, Beighton P. The natural history of sclerosteosis. Clin Genet, 2003, 63: 192-197.

［62］ van Bezooijen RL, Bronckers AL, Gortzak RA, et al. Sclerostin in mineralized matrices and van Buchem disease. J Dent Res, 2009, 88: 569-574.

［63］ Epstein S, Hamersma H, Beighton P. Endocrine function in sclerosteosis. S Afr Med J, 1979, 55: 1105-1110.

［64］ van Lierop AH, Hamdy NA, Hamersma H, et al. Patients with sclerosteosis and disease carriers: human models of the effect of sclerostin on bone turnover. J Bone Miner Res, 2011, 26: 2804-2811.

［65］ Stein SA, Witkop C, Hill S, et al. Sclerosteosis: neurogenetic and pathophysiologic analysis of an American kinship. Neurology, 1983, 33: 267-277.

［66］ Gardner JC, van Bezooijen RL, Mervis B, et al. Bone mineral density in sclerosteosis: affected individuals and gene carriers. J Clin Endocrinol Metab, 2005, 90: 6392-6395.

［67］ Wergedal JE, Veskovic K, Hellan M, et al. Patients with Van Buchem disease, an osteosclerotic genetic disease, have elevated bone formation markers, higher bone density, and greater derived polar moment of inertia than normal. J Clin Endocrinol Metab, 2003, 88: 5778-5783.

［68］ Staehling-Hampton K, Proll S, Paeper BW, et al. A 52-kb deletion in the SOST-MEOX1 intergenic region on 17q12-q21 is associated with van Buchem disease in the Dutch population. Am J Med Genet, 2002, 110: 144-152.

［69］ Huang QY, Li GH, Kung AW. The-9247 T/C polymorphism in the SOST upstream regulatory region that potentially affects C/EBPalpha and FOXA1 binding is associated with osteoporosis. Bone, 2009, 45: 289-294.

［70］ Uitterlinden AG, Arp PP, Paeper BW, et al. Polymorphisms in the sclerosteosis/van Buchem disease gene (SOST) region are associated with bone-mineral density in elderly whites. Am J Hum Genet, 2004, 75: 1032-1045.

［71］ Yerges LM, Klei L, Cauley JA, et al. High-density association study of 383 candidate genes for volumetric BMD at the femoral neck and lumbar spine among older men. J Bone Miner Res, 2009, 24: 2039-2049.

［72］ Harland R, Murugesh D, Loots G, et al. Increased WNT signaling in sclerostin/Sostdc1 double knockouts causes preaxial polydactyly. J Bone Miner Res, 2011, 26 (Suppl 1).

［73］ Krause C, Korchynskyi O, de Rooij K, et al. Distinct modes of inhibition by sclerostin on bone morphogenetic protein and Wnt signaling pathways. J Biol Chem, 2010, 285: 41614-41626.

［74］ Li X, Ominsky MS, Warmington KS, et al. Sclerostin antibody treatment increases bone formation, bone mass, and bone strength in a rat model of postmenopausal osteoporosis. J Bone Miner Res, 2009, 24: 578-588.

［75］ Tian X, Jee WS, Li X, et al. Sclerostin antibody increases bone mass by stimulating bone formation and inhibiting bone resorption in a hindlimb-immobilization rat model. Bone, 2011, 48: 197-201.

［76］Li X, Warmington KS, Xia X, et al. Sclerostin antibody prevents bone loss and increases bone formation in female rats with high turnover due to ovariectomy. J Bone Miner Res, 2011, 26（Suppl 1）. Available at: http://www. asbmr. org/Meetings/AnnualMeeting/AbstractDetail.aspx?aid=cf6a6ee7-542c-4330-8fdf-c5055df39ded.

［77］Li X, Niu QT, Warmington KS, et al. Progressive increases in bone mass and bone strength in an ovariectomized rat model of osteoporosis after 26 weeks of treatment with a sclerostin antibody. Endocrinology, 2014, 155: 4785-4797.

［78］Ominsky MS, Boyce RW, Li X, et al. Effects of sclerostin antibodies in animal models of osteoporosis. Bone, 2017, 96: 63-75.

［79］Li X, Warmington KS, Niu QT, et al. Inhibition of sclerostin by monoclonal antibody increases bone formation, bone mass, and bone strength in aged male rats. J Bone Miner Res, 2010, 25: 2647-2656.

［80］Li X, Ominsky MS, Villasenor KS, et al. Sclerostin antibody reverses bone loss by increasing bone formation and decreasing bone resorption in a rat model of male osteoporosis. Endocrinology, 2018, 159（1）: 260-271.

［81］Robling A, Warden S, Paszty C, et al. Sclerostin antibody protects the skeleton from disuse-induced bone loss. J Bone Miner Res, 2010, 25（Suppl 1）. Available at: http://www. asbmr. org/Meetings/AnnualMeeting/AbstractDetail. aspx?aid=df49ba34-fe14-47ac-9d1d-f42e67757692.

［82］Spatz JM, Eliman R, Cloutier AM, et al. Sclerostin antibody inhibits skeletal deterioration in mice exposed to partial weight-bearing. Life Sci Space Res, 2017, 12: 32-38.

［83］Bouxsein ML, Bateman TA, Hanson A, et al. Sclerostin antibody treatment improves bone mass, microarchitecture and mechanical properties in mice exposed to microgravity: results from the STS-135 shuttle mission. J Bone Miner Res, 2012, 27（Suppl. 1）. Available at: http://www. asbmr. org/Meetings/AnnualMeeting/AbstractDetail. aspx? aid = 7973771c-37d4-443c-8363-3e269b6d807e.

［84］Marenzana M, Greenslade K, Eddleston A, et al. Sclerostin antibody treatment enhances bone strength but does not prevent growth retardation in young mice treated with dexamethasone. Arthritis Rheum, 2011, 63: 2385-2395.

［85］Eddleston A, Marenzana M, Moore AR, et al. A short treatment with an antibody to sclerostin can inhibit bone loss in an ongoing model of colitis. J Bone Miner Res, 2009, 24: 1662-1671.

［86］Hamann C, Hoehna Y, Rauner M, et al. Sclerostin inhibition prevents low bone mass associated with type 2 diabetes mellitus in rats. J Bone Miner Res, 2011, 26（Suppl 1）. Available at: http://www. asbmr. org/Meetings/AnnualMeeting/AbstractDetail.aspx?aid=9653e6eb-3079-4679-a861-479708e81053.

［87］Devogelaer JP, Behets C, Ammann P, et al. Sclerostin antibody increased bone mass and reduced fractures in osteogenesis imperfecta mice. J Bone Miner Res, 2011, 26（Suppl 1）: Available at: http://wwwasbmrorg/Meetings/AnnualMeeting/AbstractDetailaspx?aid=772fad5b-f794-4148-9d87-1abb05c3372c.

［88］Sinder BP, Eddy MM, Ominsky MS, et al. Scl-Ab improves skeletal parameters in a Brtl/+mouse model of osteogenesis imperfecta. J Bone Miner Res, 2013, 28: 73-80.

［89］Grafe I, Alexander S, Yang T, et al. Scl-Ab treatment improves the bone phenotype of Crtap（-/-）mice, a model of recessive osteogenesis imperfecta. J Bone Miner Res, 2016, 31: 1030-1040.

［90］Ominsky MS, Li C, Li X, et al. Inhibition of sclerostin by monoclonal antibody enhances bone healing and improves bone density and strength of nonfractured bones. J Bone Miner Res, 2011, 26: 1012-1021.

［91］Ominsky MS, Vlasseros F, Jolette J, et al. Two doses of sclerostin antibody in cynomolgus monkeys increases bone formation, bone mineral density, and bone strength. J Bone Miner Res, 2010, 25: 948-959.

［92］Ominsky MS, Boyd SK, Varela A, et al. Romosozumab improves bone mass and strength while maintaining bone quality in ovariectomized cynomolgus monkeys. J Bone Miner Res, 2017, 32: 788-801.

［93］Holdsworth G, Greenslade K, Stencel Z, et al. Dampening of the bone formation response following repeat dosing with sclerostin antibody in mice is associated with up-regulation of Wnt antagonists. Bone, 2017, 107: 93-103.

［94］Tian X, Setterberg RB, Li X, et al. Treatment with a sclerostin antibody increases cancellous bone formation and bone mass regardless of marrow composition in adult female rats. Bone, 2010, 47: 529-533.

［95］Shahnazari M, Wronski T, Chu V, et al. Early response of bone marrow osteoprogenitors to skeletal unloading and sclerostin antibody. Calcif Tissue Int, 2012, 91: 50-58.

［96］ Li X, Warmington K, Niu QT, et al. Increases in BMD observed with anti-sclerostin antibody treatment are reversible: a longitudinal OVX rat study. J Bone Miner Res, 2008, 23: S60.

［97］ Stolina M, Dwyer D, Villasenor KS, et al. Temporal changes in systemic and local expression of bone turnover markers during six months of sclerostin antibody administration to OVX rats. Bone, 2014, 67: 305-313.

［98］ Fox J, Miller MA, Newman MK, et al. Effects of daily treatment with parathyroid hormone 1~84 for 16 months on density, architecture and biomechanical properties of cortical bone in adult ovariectomized rhesus monkeys. Bone, 2007, 41: 321-330.

［99］ Turner CH, Burr DB, Hock JM, et al. The effects of PTH (1-34) on bone structure and strength in ovariectomized monkeys. Adv Exp Med Biol, 2001, 496: 165-179.

［100］ Glass DA, Bialek P, Ahn JD, et al. Canonical wnt signaling in differentiated osteoblasts controls osteoclast differentiation. Dev Cell, 2005, 8: 751-764.

［101］ Holmen SL, Giambernardi TA, Zylstra CR, et al. Decreased BMD and limb deformities in mice carrying mutations in both Lrp5 and Lrp6. J Bone Miner Res, 2004, 19: 2033-2040.

［102］ Holmen SL, Zylstra CR, Mukherjee A, et al. Essential role of beta-catenin in postnatal bone acquisition. J Biol Chem, 2005, 280: 21162-21168.

［103］ Wei W, Zeve D, Suh JM, et al. Biphasic and dosage-dependent regulation of osteoclastogenesis by beta-catenin. Mol Cell Biol, 2011, 31: 4706-4719.

［104］ Erben RG. Trabecular and endocortical bone surfaces in the rat: modeling or remodeling? Anat Rec, 1996, 246: 39-46.

［105］ Lindsay R, Cosman F, Zhou H, et al. A novel tetracycline labeling schedule for longitudinal evaluation of the short-term effects of anabolic therapy with a single iliac crest bone biopsy: early actions of teriparatide. J Bone Miner Res, 2006, 21: 366-373.

［106］ Ominsky MS, Niu QT, Li C, et al. Tissue-level mechanisms responsible for the increase in bone formation and bone volume by sclerostin antibody. J Bone Miner Res, 2014, 29: 1424-1430.

［107］ Li X, Warmington KS, Niu QT, et al. Increased bone mass by sclerostin antibody is maintained by a RANKL inhibitor in ovariectomized rats with established osteopenia. J Bone Miner Res, 2012, 27 (Suppl. 1). Available at: http://www. asbmr.org/Meetings/AnnualMeeting/AbstractDetail.aspx?aid=def517c4-f9f1-47bc-8ee7-c4bebb45f6de.

［108］ McColm J, Hu L, Womack T, et al. Single-and multiple-dose randomized studies of blosozumab, a monoclonal antibody against sclerostin, in healthy postmenopausal women. J Bone Miner Res, 2014, 29: 935-943.

［109］ Recker RR, Benson CT, Matsumoto T, et al. A randomized, double-blind phase 2 clinical trial of blosozumab, a sclerostin antibody, in postmenopausal women with low bone mineral density. J Bone Miner Res, 2015, 30: 216-224.

［110］ Seefried L, Baumann J, Hemsley S, et al. Efficacy of anti-sclerostin monoclonal antibody BPS804 in adult patients with hypophosphatasia. J Clin Invest, 2017, 127: 2148-2158.

［111］ Glorieux FH, Devogelaer JP, Durigova M, et al. BPS804 anti-sclerostin antibody in adults with moderate osteogenesis imperfecta: results of a randomized phase 2a trial. J Bone Miner Res, 2017, 32: 1496-1504.

［112］ Padhi D, Jang G, Stouch B, et al. Single-dose, placebo-controlled, randomized study of AMG 785, a sclerostin monoclonal antibody. J Bone Miner Res, 2011, 26: 19-26.

［113］ Padhi D, Allison M, Kivitz AJ, et al. Multiple doses of sclerostin antibody romosozumab in healthy men and postmenopausal women with low bone mass: A randomized, double-blind, placebo-controlled study. J Clin Pharmacol, 2013, 54: 168-178.

［114］ McClung MR, Grauer A, Boonen S, et al. Romosozumab in postmenopausal women with low bone mineral density. N Engl J Med, 2014, 370: 412-420.

［115］ Cosman F, Crittenden DB, Adachi JD, et al. Romosozumab treatment in postmenopausal women with osteoporosis. N Engl J Med, 2016, 375: 1532-1543.

［116］ Saag KG, Petersen J, Brandi ML, et al. Romosozumab or alendronate for fracture prevention in women with osteoporosis. N Engl J Med, 2017, 377: 1417-1427.

［117］ Chavassieux P, Chapurlat R, Portero-Muzy N, et al. Bone-forming and antiresorptive effects of romosozumab in postmenopausal women with osteoporosis: bone histomorphometry and microcomputed tomography analysis after 2 and 12 months of treatment. J Bone Miner Res, 2019, 34 (9): 1597 –1608.

[118] Langdahl BL, Libanati C, Crittenden DB, et al. Romosozumab (sclerostin monoclonal antibody) versus teriparatide in postmenopausal women with osteoporosis transitioning from oral bisphosphonate therapy: a randomized, open-label, phase 3 trial. Lancet, 2017, 390: 1585–1594.

[119] Lewiecki E, Horlait S, Blicharski T, et al. Results of a phase 3 clinical trial to evaluate the efficacy and safety of romosozumab in men with osteoporosis. Arthritis Rheumatol, 2016, 68 (Suppl. 10) (2016) Abstract 321.

第十八章　骨质疏松症的联合治疗与序贯治疗

　　骨质疏松症是一种以骨强度受损、骨折危险性增加为特点的代谢性骨病。随着对骨质疏松症发病机制的深入了解，防治骨质疏松症药物研发有了长足的进展。临床上现有的药物可使骨质疏松症病人骨折的危险性减少一半或者更多，然而，这些治疗还不能使骨质疏松症痊愈以及完全杜绝骨折或使骨折危险性降为零。

　　为取得最大疗效之目的，促使人们寻求联合治疗（combination therapy）或序贯治疗（sequential therapy）的方法防治骨质疏松症。联合治疗包括药物干预和非药物干预的联合（"广义的联合治疗"）以及不同防治骨质疏松药物的联合（"狭义的联合治疗"）。防治骨质疏松药物的序贯治疗是基于对骨重建周期的认识，而采用不同药物或干预措施的依次和周期性使用。本章注重介绍防治骨质疏松药物的联合和序贯治疗。

　　对 1966 年 1 月至 2016 年 5 月在 MEDLINE 上收录的有关骨质疏松联合治疗的随机对照研究（randomized clinical controlled trail，RCT）进行检索，共检出了 470 余篇，经选择符合条件的针对原发性骨质疏松治疗的 RCT 共 60 余篇。同时检索了同期的针对骨质疏松的序贯治疗 RCT 共 60 余篇，其中符合条件的不足 10 篇。

　　防治骨质疏松的药物可以分为骨吸收抑制剂（R）、骨形成促进剂（F）和其他类型药物（O），后者可能兼具促进骨形成和抑制骨吸收的双重作用。因此联合治疗可能包括以下几种联合类型：抗骨吸收药物间的联合治疗（R+R）、抗骨吸收药物和促进骨形成药物间的联合治疗（R+F）、抗骨吸收药物和其他类型药物的联合治疗（R+O）及促进骨形成药物和其他类型药物的联合治疗（F+O）。防治骨质疏松症药物的序贯治疗首先是由 Frost 基于对骨重建周期的认识在 20 世纪 70 年代提出的 ADFR 的序贯治疗的观点，即激活（activate，A）、抑制（depression，D）、停药（free，F）和重复（repeat，R）。如今随着骨形成药物 PTH 的使用，序贯治疗的观念发生了衍变，即在促进骨形成药物的激活期（A）后使用抑制骨形成的药物（D）。

第一节　抗骨吸收药物的联合治疗

　　抗骨吸收药物主要包括雌激素、选择性雌激素受体调节剂（SERM）、降钙素和双膦酸盐。这些药物均可抑制骨吸收，但是每类药物的作用机制又不同，其抑制骨吸收的作用环节不一。为了扩大防治骨质疏松的疗效，学者们试图探索不同抗骨吸收药物之间的联合治疗。这些抗骨吸收药物间的联合治疗是否具有协同作用呢？下面复习这些不同药物联合的临床证据，其中主要集中在激素替代和双膦酸盐的联合治疗。

　　针对绝经后妇女的激素替代治疗（HRT）包括单纯使用雌激素和雌孕激素联合治疗两种。双膦酸盐可以抑制破骨细胞的活性，进而抑制骨吸收。其中阿仑膦酸钠是目前临床上应用最为广泛的一种。HRT和阿仑膦酸钠联合防治骨质疏松症主要 RCT 有四项研究（表 6-18-1），所针对的对象分别为低骨量、子宫切除术后、绝经后骨质疏松和老年妇女。所有的研究均采用阿仑膦酸钠 10mg/d，HRT 采用结合雌激素（CEE）0.625mg/d 或微粒化雌激素 2mg，加用或不加用甲羟孕酮（安宫黄体酮）2mg/d。四项研究均表明 HRT 加用阿仑膦酸钠在增加腰椎部位骨密度方面具有协同作用，即联合治疗组腰椎骨密度显著高于单独治疗组。而联合治疗组在股骨颈和大转子部位的骨密度增加的结果不一。激素替代和双膦酸盐的联合治疗组的耐受性和不良事件的发生较单药治疗组无显著差异。

其他类型的双膦酸盐与骨吸收抑制剂联合治疗的研究较少，间断使用羟乙膦酸盐（400mg/d，共14天，每12周为一个周期）与HRT（CEE 0.625mg/d加安宫黄体酮周期使用）联合治疗绝经后骨质疏松症的研究表明：联合治疗对增高髋部和腰椎的骨密度具有叠加作用。同时联合治疗具有降低新发椎体骨折的趋势。

表 6-18-1　HRT 和阿仑膦酸钠联合治疗的主要临床研究

作者和出处	对象	治疗方法	主要结果
Lindsay, et al. J Clin Endocrinol Metab, 1999	428 例绝经后骨质疏松妇女（BMD T 值<-2）已接受 HRT 1 年	继续 HRT 加用或不加用阿仑膦酸钠 10mg/d，共 12 个月	联合治疗组的腰椎、髋部大转子较单用 HRT 组增加，但是股骨颈部位的骨密度无差异
Bone, et al. J Clin Endocrinol Metab, 2000	425 例子宫切除后的低骨量的绝经后妇女	阿仑膦酸钠 10mg/d vs CEE 0.625mg/d vs 联合治疗 vs 安慰剂（钙剂），共 2 年	阿仑膦酸钠组与 CEE 组的骨密度增加相似，但在大转子部位的骨密度增加更显著。联合治疗组腰椎和股骨颈处的骨密度增加高于单用阿仑膦酸钠或 CEE。联合治疗组大转子和全髋部的骨密度增加与阿仑膦酸钠组相当，但高于 CEE 组。所有的治疗组均高于安慰剂组
Tiras, et al. 2000. Hum Reprod 2000	120 例绝经后骨质疏松妇女	微粒化 17β-雌二醇 ETA vs 阿仑膦酸钠 10mg/d vs 联合治疗每日一次，共 12 个月	所有组的腰椎和股骨颈的骨密度均显著增加，但阿仑膦酸钠组和联合治疗组腰椎的骨密度增加更为显著。股骨颈部位的骨密度在三组之间无差异
Greenspan SL. JAMA, 2003	373 例社区居住的年龄在 65 岁以上的老年妇女	采用 2×2 因素的设计，HRT（CEE 0.625mg/d，加或不加 MPA 2.5mg/d）和阿仑膦酸钠 10mg/d，两者联合或均不使用。共治疗 3 年	联合治疗组的腰椎正位、侧位和总髋部的骨密度均显著高于单药治疗组。阿仑膦酸钠组的骨密度高于 HRT 组

注：醋酸甲羟孕酮（medroxy progesterone acetate，MPA）

第二节　抗骨吸收药物和促骨形成药物的联合治疗

抑制骨吸收和促进骨形成是防治骨质疏松症的两大基石。采用这两种治疗联合以达到双管齐下的目的。现有的骨形成促进剂主要有甲状旁腺激素（PTH）及其类似物和氟制剂。氟制剂由于其增加骨密度的作用和减少骨折的效果分离，现在临床使用较少。PTH 制剂近 20 年才用于临床，由于其良好地增加骨密度和降低骨折的效果，许多学者试图将其与骨吸收抑制剂联合用于治疗严重骨质疏松症的病人，以取得最大的治疗效果。但是现有的研究结果并不完全支持此种联合治疗。

一、双膦酸盐与 PTH 的联合治疗

此类联合治疗见于两个主要 RCT 研究，分别针对绝经后骨质疏松症和男性老年性骨质疏松症（表 6-18-2）。使用 PTH（1-84）100μg/d 皮下注射或 PTH（1-34）40μg/d 皮下注射与阿仑膦酸钠 10mg/d 联合治疗。观察了单药治疗和联合治疗对骨密度的作用。两项研究均说明单用 PTH 治疗组增加骨密度的作用最为显著，尤其是对容积骨密度的作用达到阿仑膦酸钠组和联合治疗组的近 2 倍。该

结果说明阿仑膦酸钠与 PTH 联合治疗时削弱了 PTH 的作用。骨转换生化指标也证明联合治疗组的骨形成指标显著低于 PTH 单药治疗组。这一研究结果提示在促骨形成药物 PTH 与抗骨吸收药物阿仑膦酸钠联合应用时，由于阿仑膦酸钠对骨吸收的抑制作用，遏制了 PTH 的促进骨形成的作用。因此在临床上不建议将此两种药物联合。

表 6-18-2 PTH 和阿仑膦酸钠联合治疗的主要临床研究

作者和出处	对　象	治疗方法	主要结果
Black DM, et al. N Engl J Med, 2003	238 例绝经后骨质疏松症妇女（髋部或椎体骨密度 T 值<-2.5，或 T 值<-2.0 伴有骨质疏松危险因素）	随机分 3 组分别使用 PTH（1-84）（100μg，119 例），阿仑膦酸钠（10mg；60 例），或合用（59 例）随访 12 个月	所有治疗组的骨密度均显著增加，尤其是容积骨密度增加更为显著。PTH 治疗组容积骨密度的增加是阿仑膦酸钠组和联合治疗组的 2 倍。骨形成的增加在 PTH 组显著高于联合治疗组。骨吸收在联合治疗组和阿仑膦酸钠组显著降低
Finkelstein JS, et al. N Engl J Med, 2003	83 例年龄 46~85 岁的低骨量男性病人	阿仑膦酸钠 10mg/d（28 例），PTH 40μg/d（27 例），皮下注射或两者联合（28 例）	单独使用 PTH 治疗组的腰椎骨密度增加较联合治疗组和单用阿仑膦酸钠组更为显著。股骨颈骨密度在 PTH 治疗组也显著高于联合治疗组和单用阿仑膦酸钠组。联合治疗组的腰椎骨密度高于单用阿仑膦酸钠组。治疗后 PTH 组血清碱性磷酸酶的水平显著高于阿仑膦酸钠和联合治疗组

二、HRT 与 PTH 的联合治疗

HRT 与 PTH 联合治疗的 RCT 仅见于 Ste-Marie 等 2006 年发表的研究。该研究的目的是为了观察 PTH 在增加骨密度方面是否对 HRT 具有叠加的作用。将绝经后骨量减少或骨质疏松随机分为每日皮下注射安慰剂加 HRT 组（$n=125$）或 PTH（1-34）40μg 加 HRT（TPTD40+HRT，$n=122$）。约一半的病人在入组前已经接受 HRT，这些病人同时服用钙剂和维生素 D。与单用 HRT 相比，TPTD40+HRT 组增加腰椎骨密度更为显著（3% vs 14%，$P<0.001$），全髋和股骨颈骨密度增加也高于单用 HRT 组（1.6% vs 5.2%）和（2% vs 5.2%）。血清骨源性碱性磷酸酶和尿 NTX 在联合治疗组显著增加。无论入组前是否接受 HRT，TPTD40+HRT 对骨密度的作用都相当。该研究说明 TPTD40+HRT 联合治疗对 HRT 具有叠加作用。同时骨转换指标的变化说明 TPTD40+HRT 组的骨形成和骨吸收指标显著高于单用 HRT 组，表明当 TPTD40+HRT 联合时，HRT 没有完全遏制 PTH 的促进骨形成的作用。但是该研究的缺点是没有设立单独的 PTH 治疗组。是否存在 HRT 部分降低 PTH 的作用尚不清楚。

三、SERMs 与 PTH 的联合治疗

仅有一项为期 6 个月的 RCT 研究观察了 PTH 与 SERM（雷洛昔芬）联合治疗绝经后骨质疏松。研究目的是比较单用特立帕肽［rhPTH（1-34）］和特立帕肽与雷洛昔芬联合治疗对骨转换和骨密度的效果。其中特立帕肽加雷洛昔芬组 69 例，单用特立帕肽组 68 例。治疗 6 个月后，骨形成指标（Ⅰ 型原胶原 N-端肽，P1NP）在两组的增加幅度相似，但是骨吸收指标［CTX］）在联合治疗组显著低于特立帕肽组。特立帕肽组的腰椎骨密度增加 5.19%±0.67%，联合治疗组增加 6.19%± 0.65%，全髋骨密度在联合治疗组也显著高于特立帕肽组。安全性在联合治疗组和特立帕肽组相似。该研究提示联合组可以增加特立帕肽的作用，说明雷洛昔芬可以提高特立帕肽的促进骨形成的作用。该研究没有设立单用雷洛昔芬治疗组，对照的设立并不严格。此外此种联合治疗对降低骨折的效果尚不清楚。

四、迪诺塞麦与 PTH 的联合应用：

迪诺塞麦是一种特异性靶向核因子-κB 受体活化因子配体（RANKL）的完全人源化单克隆抗体（IgG2 单抗），阻止 RANKL 和其受体物质结合，抑制破骨细胞活化和发展，减少骨吸收，增加骨密度的一种新型药物。

在一项 DATA 研究中，纳入了 94 例绝经后骨质疏松症妇女，最终 82 例病人完成该项研究。受试者 51~91 岁，她们被随机分配接受特立帕肽（20μg/d 皮下注射）、迪诺塞麦（60mg/6 个月皮下注射），以及两种药物联合应用共 24 个月。研究中定义 BMD 增加>3% 为治疗有效，>6% 为治疗效果显著。总髋部的 BMD 增加>3% 的病人在各组分别为 36%（特立帕肽）、53%（迪诺塞麦）、92%（联合治疗组），增加>6% 人数分别为 11%（特立帕肽）、17%（迪诺塞麦）、50%（联合治疗组）。股骨颈 BMD 的变化率与总髋部的 BMD 类似。腰椎的 BMD 增加>3% 人数分别为 85%（特立帕肽）、93%（迪诺塞麦）、100%（联合治疗组），腰椎 BMD 增加的程度在单药组与联合治疗组的比较差异没有统计学意义。腰椎的 BMD 增加>6% 人数分别为 63%（特立帕肽）、78%（迪诺塞麦）、100%（联合治疗组），其联合治疗组较单用特立帕肽或迪诺塞麦的疗效均更显著。该项研究提示绝大多数病人接受联合治疗后，在总髋部和股骨颈 BMD 获益要优于单一用药者。接受联合治疗的全部病人在腰椎 BMD 均有获益。该研究结果表明特立帕肽和迪诺塞麦的效果具有叠加作用。

五、降钙素和生长激素

降钙素是由甲状腺滤泡旁 C 细胞分泌的含 32 个氨基酸的多肽，其作用于破骨细胞上的特异性降钙素受体，抑制破骨细胞活性，并能阻止破骨细胞前体向破骨细胞转化，减少破骨细胞的数量。生长激素（GH）能激活骨重建进而刺激骨形成。将生长激素和降钙素联合治疗骨质疏松的 RCT 有三项，均是针对骨质疏松妇女为期 2 年的研究。采用降钙素和生长激素隔日交替皮下注射或在使用生长激素 7 天后周期注射。结果表明在增加桡骨、脊柱和髋部的骨密度方面，联合治疗组较单用降钙素组不具优势，甚至联合治疗对桡骨远端和股骨干骨量具有不利作用。

六、雷洛昔芬和单氟磷酸盐

氟制剂是骨形成的诱导剂，可显著增加骨密度，所形成的新骨可能存在结构不良，导致骨折危险性增加。尤其在剂量大时所产生的不良反应更为明显。由于氟制剂有效治疗窗狭窄，因此趋向于将氟制剂和其他药物联合应用，以提高疗效和减少不良反应。单氟磷酸盐（MFP）和雷洛昔芬（Relox）联合治疗研究共入选了 596 名绝经后骨量减少妇女，其中 300 例接受雷洛昔芬加用单氟磷酸盐（Relox+MFP），296 人单用单氟磷酸盐（MFP），共观察 18 个月。Relox+MFP 和单用 MFP 组骨密度的变化：股骨颈（1.37% vs 0.33%；$P=0.004$），全髋（0.89% vs −0.42%，$P<0.001$）。与 MFP 相比，Relox 加 MFP 组 BMD 增加更多，腰椎（8.80% vs 5.47%，$P<0.001$）。Relox+MFP 组骨折危险性降低，Relox+MFP 组有 16 例 17 次骨质疏松骨折；MFP 组：22 人 34 次骨质疏松骨折（$P=0.313$）。Relox+MFP 组有 1 例多发骨折，MFP 组有 8 例多发骨折（$P=0.020$）。该研究结果表明雷洛昔芬和单氟磷酸盐的效果具有叠加。

第三节　抗骨吸收药物和其他药物的联合治疗

活性维生素 D 的直接作用是促进肠钙吸收和尿钙、磷的重吸收，同时作用于骨形成和骨吸收两个环节，兼有抑制骨吸收和刺激骨形成的双重作用，这些作用相对较弱。因此可与其他抗骨吸收和促进骨形成药物联合使用。主要见于活性维生素 D 和抗骨吸收药物间的联合，其中 RCT 有 3 篇。骨化三醇和周期性羟乙膦酸盐联合治疗（E+C）与单独周期性羟乙膦酸盐治疗（E）对绝经后骨质疏松妇女的研究表明，联合治疗对腰椎和股骨颈骨密度的影响优于单独周期性羟乙膦酸盐的治疗。其中 E+C 腰椎骨密度平均增加 5.2%（95%CI 3.4~7，$n=24$），显著高于 E 组的 2.7%（95%CI 1.3~4.1，$n=23$）（$P<0.05$）。股骨颈骨密度 E+C 组增加 2.0%（95%CI 0.8~3.2），显著高于 E 组的-0.4%（95%CI -2.4~1.6）。HRT 和骨化三醇（C）联合治疗预防增龄相关性骨丢失的研究，共有 489 名正常骨量的老年妇女参加。随机分为四组，分别予以 HRT/ERT［结合雌激素 0.625mg/d 或加用醋酸甲羟孕酮（安宫黄体酮）2.5mg/d］、骨化三醇（0.25μg 每日 2 次）、联合 HRT/ERT 和骨化三醇及安慰剂。治疗 3 年后 HRT/ERT 组骨密度变化为股骨颈 2.98%±5.45% 和腰椎 4.36%±6.42%，骨化三醇组为股骨颈 0.10%±4.27% 和腰椎 1.65%±4.83%，联合治疗组为股骨颈 3.80%±4.95% 和腰椎 4.91%±6.0%。这三组的骨密度均较安慰剂组显著增加。而且，联合治疗组较单独使用 HRT/ERT 组全髋和大转子骨密度显著增加。另有一项为期 2 年的随机开放对照研究，观察了低剂量 HRT 和 HRT 联合阿法骨化醇对老年妇女骨量的影响。研究表明 HRT 组的腰椎 BMD 在治疗 12、18 和 24 月时分别增加 3.37%［95%CI 1.6%~5.2%］、4.00%（95% CI 1.6%~6.4%）和 2.32%（95%CI -0.7%~5.3%）。联合治疗组在 12、18、24 个月时腰椎 BMD 分别增加 6.18%（95% CI 3.9%~8.5%）、7.17%（95% CI 4.3%~10.0%）和 8.75%（95% CI 6.0%~11.5%）。24 个月时联合治疗组腰椎骨密度的增加显著高于单纯 HRT 组，提示使用阿法骨化醇可能对 HRT 有叠加作用。以上三项关于联合使用活性维生素 D 的研究均说明活性维生素 D 可以作为部分抗骨吸收药物的辅助用药。

另有一些研究观察了合成固醇类激素、双膦酸盐等和其他抗骨吸收药物间的联合治疗的效果，但是这些药物在临床上并不常用，这里不做赘述。

对联合治疗的评价：必须从药物疗效、依从性、不良反应和费用等多方面来考虑。理想的联合治疗应该是两种或者更多的药物一起使用能够产生尽可能多的叠加作用和协同作用，达到最大疗效的目的，即 1+1>2。由前述的一些药物联合治疗的临床研究回顾可以看出，部分联合治疗达到了叠加的效果，即 1+1>1。这些包括双膦酸盐和 HRT、活性维生素 D 和其他抗骨吸收药物、PTH 和 HRT、PTH 和 SERM、PTH 与迪诺塞麦，以及 HRT 和单氟磷酸盐等。而部分药物的联合治疗的效果不仅没有叠加，反而相互遏制，如 PTH 和阿仑膦酸钠的联合治疗。特别指出的是这些治疗观察的主要指标是骨密度，远期治疗对于骨折的影响尚不清楚。尤其是几种抗骨吸收药物联合应用时，在抑制骨吸收方面的作用可能叠加，导致骨吸收被过度抑制，可能会带来骨质量下降。关于联合治疗的不良反应，多数研究没有发现不良反应增加，但是必须强调联合治疗可能会增加不良反应的风险，同时会降低对治疗的依从性。由于多数的有效联合治疗仅见骨密度增加的少量叠加，这部分的有益作用的获得同加用药物的花费相比是否值得，即是否符合药物经济学的原则尚值得进一步探讨。

加拿大骨质疏松防治指南认为阿仑膦酸钠和雌激素联合治疗较单独用药有效。这种联合治疗尽管可以增加骨密度，但缺少降低骨折的证据。美国临床内分泌学会绝经后骨质疏松指南指出尚无证据表明两种抗骨吸收联合治疗能有降低骨折发生率的叠加作用（如双膦酸盐加 HRT 或雷洛昔芬、雌激素加降钙素），仅观察到联合治疗可以降低骨转换和增加骨密度的结果。联合 PTH 同抗骨吸收药物，随着药物的不同对骨密度的效果各异。该学会不推荐使用将抗骨质疏松药物联合应用。中华医学会骨质疏松和骨矿盐疾病分会（CSOBMR）的骨质疏松症诊疗指南指出：钙剂及维生素 D 作为基础治疗药物，可以与骨吸收抑制剂或骨形成促进剂联合使用。不建议联合应用相同作用机制的药物。个别情况为防止快速骨丢失，可考虑两种骨吸收抑制剂短期联合使用，如绝经后妇女短期使用小剂量雌/孕激素替代与雷洛昔芬、降钙素与双膦酸盐短期联合使用。联合使用甲状旁腺激素类似物等骨形成促进剂和骨吸收抑制剂，可增加骨密度，改善骨转换水平，但缺少对骨折疗效的证据，考虑到治疗的成本和获益，通常不推荐。仅用于骨吸收抑制剂治疗失败，或多次骨折需积极给予强有效治疗时。

第四节　骨质疏松症的序贯治疗

骨质疏松症的序贯治疗首先是由 Frost 基于对骨重建周期的认识在 20 世纪 70 年代提出的。一个完整的骨重建单位可包括静止期、活化期、骨吸收期、骨形成期和矿化期 5 个过程。这 5 个过程的程序化发生会影响骨重建的结果。如干预骨重建的过程，势必影响骨重建。因此 Frost 提出了 ADFR 的序贯治疗的观点，即激活（activate，A）、抑制（depression，D）、停药（free，F）和重复（repeat，R）。首先使用 PTH、甲状腺素（T$_4$）、生长激素（GH）或 1, 25（OH）$_2$D$_3$ 治疗 3~4 天作为骨重建的激活期（A），之后使用骨转换抑制剂如双膦酸盐（羟乙膦酸盐或氯甲膦酸盐）治疗 14 天作为抑制期（D），再后，仅补充钙剂不使用其他骨骼活性的药物约 70 天作为停药期（F），最后重复上述过程（R），如此反复完成 ADFR。这样的观点似乎非常合理，但是最终的临床研究结果却不尽人意，其作用并未优于单用抗骨吸收药物的疗效。

随着促进骨形成药物 PTH 的使用，序贯治疗的观念发生了衍变。临床研究表明 PTH（1-34）治疗后可以显著的提高骨密度，治疗 20 个月可使腰椎骨密度增加 13%，股骨颈骨密度增加 5% 左右，同时使新发椎体骨折的危险性降低 69%。尽管 PTH 具有巨大的增加骨密度和降低骨折的潜力，但是此类药物的使用不宜超过 2 年。经 PTH 治疗后停药的病人在数月内便会出现显著的骨丢失，因此需要对 PTH 的疗效进行巩固。新的序贯治疗概念便应时而生，即在促进骨形成药物的激活期（A）后使用抑制骨吸收的药物（D）。Black 等进行了 PTH 治疗 1 年后再用阿仑膦酸钠 1 年治疗骨质疏松症的研究。该研究表明老年骨质疏松妇女在使用 PTH 治疗 1 年后加用阿仑膦酸钠 10mg/d 可使腰椎松质骨的骨密度增加 31%，显著高于 PTH 治疗后使用安慰剂的妇女（14%）。该研究提示阿仑膦酸钠不仅保持了 PTH 治疗所获得的骨量，并且还发挥了其自身的骨量增加作用，其增幅与未接受治疗病人短期阿仑膦酸钠治疗的效果相似。

Cosman 对 126 名已接受至少 1 年阿仑膦酸钠治疗的绝经后妇女，随机分为阿仑膦酸钠加 PTH（1-34）每日皮下注射组，阿仑膦酸钠加 PTH（1-34）周期用药组（用药 3 个月，停药 3 个月）和连续阿仑膦酸钠单药治疗组共治疗 15 个月。两个 PTH 治疗组的骨形成指标迅速增加，周期治疗组在 PTH 停药期间骨形成降低。每日用药组的腰椎骨密度增加 6.1%，而周期用药组的骨密度增加 5.4%。与单药阿仑膦酸钠治疗组具有显著差异。从理论上来说早期使用 PTH 激活骨形成可能对最终骨密度的获得更为重要，所以采用周期使用 PTH 可能会事半功倍。该研究的确证实周期治疗组 PTH 用量仅为每日用药组的 60%，但在增加腰椎骨密度方面两组并无差异。实际而言，这是一项阿仑膦酸钠与 PTH 联合治疗的研究，其中一组的 PTH 采用周期性给药的序贯过程，提示 PTH 周期性给药的第二个周期同初次使用 PTH 所诱发的骨形成相似。但是研究者未设立单用 PTH 的亚组，难以阐明是否阿仑膦酸钠与 PTH 联用会遏制 PTH 的作用。

在一项观察性研究中，观察了日常使用特立帕肽治疗后转向双膦酸盐或迪诺塞麦后，分析骨密度及血清骨转换指标的变化来判断哪一种序贯治疗更加有效。该研究纳入人数为 78（71 名绝经后妇女和 7 名男性病人），随机分为 A 组 "switch-to-BP" 组（$n = 36$，19 人为每周 35mg 的阿仑膦酸钠、12 人为 17.5mg 利塞膦酸钠，5 人每月 50mg 的米诺膦酸）和 B 组 "switch-to-DMAb" 组（$n = 42$；每 6 个月 60mg 的迪诺塞麦）。经 12 个月的治疗后，两组间在骨密度增加方面有显著的变化，B 组明显优于 A 组，腰椎 BMD（6.2% vs 2.6%；$P < 0.01$），总髋关节（4.2% vs 1.1%；$P < 0.05$），股骨颈（3.5% vs 1.4%；$P < 0.05$）。此外，病人的血清 TRACP-5b 指标 B 组下降明显的大于 A 组（−55.8% vs −32.8%；$P < 0.01$）和血清 ucOC 在 B 组的减少明显优于 A 组（−85.5% vs −65.0%；$P < 0.001$）。在该项观察性研究中使用特立帕肽后转换为迪诺塞麦的序贯治疗在增加骨密度和降低骨转换指标等方面明显优于转换为双膦酸盐的治疗，为此给我们提供了一项在使用特立帕肽后转换治疗的更有效的选择方案。

Leder 等对 2011 年 9 月 27 日至 2013 年 1 月 28 日曾参加 DATA 研究者中选取了适合者进行了 DA-

TA-switch 的研究。该研究是在特立帕肽与迪诺塞麦之间互相转换以及联合应用上述两种药物后再转换为迪诺塞麦治疗，对腰椎、全髋部以及股骨颈骨密度影响。该项研究开始由 83 名受试者，其中 77 人完成了随访。在为期 48 月的治疗后，在 A 组（27 名女性由特立帕肽转向迪诺塞麦治疗）腰椎的骨密度增加了 18.3%（95%CI 14.9~21.8），B 组（27 名女性由迪诺塞麦转为特立帕肽）增加 14.0%（95%CI 10.9~17.2）和 C 组（23 名女性由特立帕肽与迪诺塞麦联合治疗转向迪诺塞麦组）增加 16.0%（95%CI 14.0~18.0）。腰椎骨密度的增加虽然在 C 组高于 A、B 组，但在 A、B、C 组间没有显著差异。全髋骨密度的增加在 A 组〔6.6%（95%CI 5.3~7.9）〕优于 B 组〔2.8%（95%CI 1.3~4.2）P=0.0002〕，但是在 C 组变化最大〔8.6%（95%CI 7.1~10.0）；P=0.0446（C 组 vs A 组），P<0.0001（C 组 vs B 组）〕。股骨颈骨密度增加在 A 组〔8.3%（95%CI 6.1~10.5）〕和 C 组〔9.1%（95%CI 6.0~12.0）〕均优于 B 组〔4.9%（95%CI 2.2~7.5），P=0.0447（A 组 vs B 组），P=0.0336（C 组 vs B 组）〕。48 月后，桡骨骨密度在 A 组没有改变〔0.0%（95%CI -1.3~1.4）〕，在 B 组是减少的〔-1.8%（95%CI -5.0~1.3）〕，在 C 组增加〔2.8%（95%CI 1.2~4.4）；P=0.0075（A 组 vs C 组）；P=0.0099（B 组 vs C 组）〕，这表明联合治疗后转换为迪诺塞麦对桡骨骨密度增加更明显。这个研究结果显示了在迪诺塞麦联合特立帕肽治疗后给予转换为迪诺塞麦治疗对全身骨密度增加优于其他两种序贯治疗。

　　将不同类型的抗骨吸收药物依次序贯治疗尚缺少足够的证据说明其合理性。临床实践中经常遇到的案例是：在绝经的早期使用 HRT/ERT，之后使用双膦酸盐、SERM 或降钙素；在骨折新发期使用降钙素之后转为其他的抗骨吸收药物。这些序贯治疗的有效性和安全性尚不确定。未来随着 PTH 等促进骨形成药物的广泛使用，可能还会出现促进骨形成-抑制骨吸收-促进骨形成-抑制骨吸收……（A-D-A-D……）的不同序贯治疗方案。如中华医学会骨质疏松和骨矿盐疾病分会在 2017 年版原发性骨质疏松症诊疗指南中所述：尚无明确证据指出禁忌各种抗骨质疏松药物序贯应用。特别是如下情况要考虑药物序贯治疗：①某些骨吸收抑制剂治疗失效、疗程过长或存在不良反应时；②骨形成促进剂（PTH 类似物）的推荐疗程仅为 18~24 个月，此类药物停药后应序贯治疗。推荐在使用甲状旁腺激素类似物等骨形成促进剂后序贯使用骨吸收抑制剂，以维持骨形成促进剂所取得的疗效。尽管序贯治疗的理论已经提出了 30 余年，但真正的临床实践却刚刚起步，未来的探索之旅仍充满期待。

（夏维波　闫丽娜）

参 考 文 献

［1］ Lindsay R, Cosman F, Lobo RA, et al. Addition of alendronate to ongoing hormone replacement therapy in the treatment of osteoporosis: a randomized, controlled clinical trial. J ClinEndocrinolMetab, 1999, 84（9）: 3076-3081.

［2］ Bone HG, Greenspan SL, McKeever C, et al. Alendronate and estrogen effects in postmenopausal women with low bone mineral density. Alendronate/Estrogen Study Group. J ClinEndocrinolMetab, 2000, 85（2）: 720-726.

［3］ Leder BZ, T sai JN, Neer RM, et al. Response to therapy with teriparatide, denosumab, or both in postmenopausal women in the DATA（denosumab and teriparatide administration）study randomized controlled trial. J Clin Densitom, 2016, 19（3）: 346-351.

［4］ Tiras MB, Noya, n V, Yildiz A, et al. Effects of alendronate and hormone replacement therapy, alone or in combination, on bone mass in postmenopausal women with osteoporosis: a prospective, randomized study. Hum Reprod, 2000, 15（10）: 2087-2092.

［5］ Greenspan SL, Resnick NM, Parker RA. Combination therapy with hormone replacement and alendronate for prevention of bone loss in elderly women: a randomized controlled trial. JAMA, 2003, 289（19）: 2525-2533.

［6］ Black DM, Greenspan SL, Ensrud KE, et al. The effects of parathyroid hormone and alendronate alone or in combination in postmenopausal osteoporosis. N Engl J Med, 2003, 349（13）: 1207-1215.

［7］ Finkelstein JS, Hayes A, Hunzelman JL, et al. The effects of parathyroid hormone, alendronate, or both in men with osteoporosis. N Engl J Med, 2005, 353（6）: 555-565.

［8］ Ste-Marie LG, Schwartz SL, Hossain A, et al. Effect of teriparatide ［rhPTH（1-34）］ on BMD when given to postmenopausal women receiving hormone replacement therapy. J Bone Miner Res, 2006, 21（2）: 283-291.

［9］ Deal C, Omizo M, Schwartz EN, et al. Combination teriparatide and raloxifene therapy for postmenopausal osteoporosis: results from a 6-month double-blind placebo-controlled trial. J Bone Miner Res, 2005, 20（11）: 1905-1911.

［10］ Aloia JF, Vaswani A, Meunier PJ, et al. Coherence treatment of postmenopausal osteoporosis with growth hormone and calcitonin. Calcif Tissue Int, 1987, 40（5）: 253-259.

［11］ Aloia JF, Vaswani A, Kapoor A, et al. Treatment of osteoporosis with calcitonin, with and without growth hormone. Metabolism, 1985, 34（2）: 124-129.

［12］ Gonnelli S, Cepollaro C, Montomoli M, et al. Treatment of post-menopausal osteoporosis with recombinant human growth hormone and salmon calcitonin: a placebo controlled study. ClinEndocrinol（Oxf）, 1997, 46（1）: 55-61.

［13］ Reginster JY, Felsenberg D, Pavo I, et al. Effect of raloxifene combined with monofluorophosphate as compared with monofluorophosphate alone in postmenopausal women with low bone mass: a randomized, controlled trial. Osteoporos Int, 2003, 14（9）: 741-749.

［14］ Masud T, Mulcahy B, Thompson AV, et al. Effects of cyclical etidronate combined with calcitriol versus cyclical etidronate alone on spine and femoral neck bone mineral density in postmenopausal osteoporotic women. Ann Rheum Dis, 1998, 57（6）: 346-349.

［15］ Gallagher JC, Fowler SE, Detter JR, et al. Combination treatment with estrogen and calcitriol in the prevention of age-related bone loss. J Clin Endocrinol Metab, 2001, 86（8）: 3618-3628.

［16］ Ebina K, Hashimoto J, Kashii M, et al. The effects of switching daily teriparatide to oral bisphosphonates or denosumab in patients with primary osteoporosis. J Bone Miner Metab, 2016, Dio 10 1007/S00774-015-0731-X.

［17］ Leder BZ, Tsai JN, Uihlein AV, et al. Denosumab and teriparatide transitions in postmenopausal osteoporosis（the DATA-Switch study）: extension of a randomized controlled trial. Lancet, 2015, 386（9999）: 1147-1155.

［18］ Mizunuma H, Shiraki M, Shintani M, et al. Randomized trial comparing low-dose hormone replacement therapy and HRT plus 1alpha-OH-vitamin D3（alfacalcidol）for treatment of postmenopausal bone loss. J Bone Miner Metab, 2006, 24（1）: 11-15.

［19］ Jacques P. Brown, Robert G. Josse, for the Scientific Advisory Council of the Osteoporosis Society of Canada 2002 clinical practice guidelines for the diagnosis and management of osteoporosis in Canada. CMAJ, 2002, 167（10 Suppl）: S1-34.

［20］ AACE Osteoporosis Task Force: American association of Clinical Endocrinologists Medical Guidelines For Clinical Practice For The Prevention And Treatment Of Postmenopausal Osteoporosis: 2001 Edition, With Selected Updates For 2003. Endocrine Practice, 2003, 9（6）: 544-564.

［21］ Frost HM. Treatment of osteoporoses by manipulation of coherent bone cell populations. Clin Orthop Relat Res, 1979,（143）: 227-244.

［22］ Cosman F, Nieves J, Zion M, et al. Daily and cyclic parathyroid hormone in women receiving alendronate. N Engl J Med, 2005, 353（6）: 566-575.

第十九章　抗骨质疏松药物效果评估

抗骨质疏松药物应用过程中需定期随访监测，以评估药物依从性、不良反应及疗效。其中疗效评估包括症状改善程度、骨转换指标变化、骨密度的变化以及是否有新发骨折发生等。

一、症状改善

大部分原发性骨质疏松症病人早期并没有特异性症状，故被称为"静悄悄的流行病"，直至出现脆性骨折。部分病人存在不同程度的腰背疼痛，骨折后尤为明显，严重者活动障碍、不能行走、影响生活质量，甚至出现畸形、影响心肺功能等，抗骨质疏松药物的应用在短期（数周至数月）内可改善疼痛、增加活动耐力，对于增加病人战胜疾病的信心，改善病人用药的依从性具有重要意义。因此，随访过程中可针对疼痛评分、活动耐力情况、生活质量测评等进行量表评估。

二、骨转换标志物

骨转换标志物（bone turnover marker，BTM）变化虽然不能作为抗骨质疏松药物最终疗效的判断标准，但由于其变化迅速，是判断病人用药依从性的客观指标，可以帮助在骨密度还未出现明显变化前提高病人的依从性，保证治疗的进行。BTM 也是预判治疗反应是否出现，了解药物是否起效的最佳标志。此外，BTM 还可以用于高低转换类型骨质疏松症的辅助判断，以及更换治疗方案的辅助参考。

BTM 包括骨形成指标及骨吸收指标，目前国内外指南推荐骨形成指标血清 I 型原胶原 N-端肽（procollagen type 1 N-terminal propeptide，P1NP）及骨吸收指标血清 I 型原胶原 C 末端肽（serum C-terminal telopeptide，S-CTX）作为首选指标。应在治疗开始前检测基线值，应用促骨形成药物 1~3 个月，应用抑制骨吸收药物 3~6 个月后进行复测。为避免 BTM 生物变异的影响，应采集禁食过夜标本，复测时应在相同时间采集标本并在同一实验室进行检测。

当应用抗骨吸收药物治疗时，BTM 于数月内迅速降至较低平台期，且 BTM 的短期快速下降与后续持久的骨密度变化和骨折风险下降相关；而应用促骨形成药物如特立帕肽，早期的骨形成标志物的升高预示着随后骨密度增加。监测过程中需要注意的是，BTM 的变化超过最小有意义变化值（least significant change，LSC）时，才具临床意义。LSC 是将 BTM 测定的精确度误差乘以 2.77 得到的。通常来说，若使用抗骨吸收药物的病人骨吸收指标的降低大于 30%~50%、使用促骨形成药物的病人骨形成指标的升高>30%，说明治疗有效。

三、骨密度的监测

研究表明双能 X 线骨密度仪（dual energy X-ray absorptiometry，DXA）和定量 CT（quantitative computed tomography，QCT）测量的骨密度（bone mineral density，BMD）与骨骼的生物力学强度之间存在正相关，抗骨质疏松治疗后骨折风险减低程度与 BMD 上升程度也显著相关，因此 BMD 可在一定程度上反映抗骨质疏松治疗后骨折风险降低的情况。

中轴骨 DXA 或腰椎松质骨 QCT 均可用于骨质疏松疗效监测，尚无足够证据支持外周 BMD 测量方法可用于疗效监测。DXA 骨密度检测是目前最常用的抗骨质疏松疗效的监测方法，推荐于治疗前及治疗开始后每年检测 1 次 BMD，在 BMD 达到稳定后可以适当延长 BMD 检测间隔，例如 2 年检测 1 次。对于特殊情况，如糖皮质激素诱导的骨质疏松症可以酌情每 6 个月检测 1 次。最好使用同一台机器监测 BMD 变化，随访监测的扫描条件、感兴趣区应与既往保持一致，便于前后结果比较。抗骨质疏松药物治疗后BMD的反应灵敏度在各部位有所不同，灵敏度从高到低的部位是：腰椎>全髋>股骨颈>前臂远端，治疗开始后的前6~12个月BMD升高最快，随后趋于缓慢。

判断BMD变化是否有临床意义，要看该变化值是否超过LSC。LSC是除去操作误差、仪器误差等因素后评判BMD是否真正有变化的阈值，是指同一位技术人员在某一个特定的时间里在同一台机器上进行评估的结果。每个操作人员的LSC范围不同，对于结果解读可能带来影响。BMD精确度评估及LSC计算方法如下：测量15例病人，每例3次，或者30例病人，每例2次，每次测量都应重新摆位，依据这些数据计算标准差（SD），进一步计算出变异系数（CV）。CV =［标准差（SD）÷平均值（Means）］×100%。LSC = 2.77×CV。要加强整个检测团队内部培训，提高精确度，减少操作人员之间的精确度差异，使团队测定的LSC最低化，每个检测中心需要在随访的BMD报告中注明相应的LSC值。

虽然经典的临床试验研究均采用DXA检测BMD作为抗骨质疏松疗效判断的标准，但抗骨质疏松药物长期应用的抗骨折效果是否依赖于BMD的上升程度尚有争议。研究显示BMD增加仅能解释双膦酸盐治疗相关的骨折风险下降的7%~18%，雷洛昔芬治疗相关的脊椎骨折风险下降的4%，迪诺塞麦治疗36个月全髋骨密度变化可解释其降低新发椎体骨折风险的35%和降低非椎体骨折风险的84%，促骨形成药物如特立帕肽引起脊椎BMD增加可解释脊椎骨折风险下降的30%~41%。提示BMD变化对解释骨折风险的下降在不同的药物是不同的，也表明BMD以外的其他因素对骨折风险下降也非常重要。

四、新发骨折

抗骨质疏松治疗的目的主要是预防初次骨折的发生或降低再次骨折的风险。到目前为止，抗骨质疏松药物都必须使用足够大的样本完成前瞻性的、随机的、安慰剂对照的临床试验，以证明其能明显降低骨折发生率，虽然实行这样用安慰剂对照的研究尚有争议，但这已经成为评估药品的基石。骨折率是否降低只有通过对群体的观察才能进行判断，在日常的临床工作中，某一种药物的降低骨折的能力可能不适用于具体的某一例病人，因为每例病人对药物的反应、伴随疾病及相关治疗可能会有所不同。通常需要较长时间有效的抗骨质疏松药物治疗才可以显著降低临床或影像学骨折的发生率。

目前的抗骨质疏松药物治疗不能消除而只能降低骨折风险，相关药物的临床研究显示优良的药物治疗只能降低40%~70%的骨折风险（表6-19-1、表6-19-2），而且通常需要使用较长时间才能达到该效果，

表 6-19-1 绝经后骨质疏松症常用的治疗方法的抗骨折效果，与钙和维生素 D 同时使用，数据来源于随机对照试验

	对椎体骨折风险的影响		对非椎体骨折风险的影响	
	骨质疏松症	有骨折史的骨质疏松症[a]	骨质疏松症	有骨折史的骨质疏松症[a]
阿仑膦酸钠	+	+	NA	+（包括髋部）
利塞膦酸钠	+	+	NA	+（包括髋部）
伊班膦酸钠	NA	+	NA	+[b]
唑来膦酸	+	+	NA	+[c]
绝经激素治疗	+	+	+	+（包括髋部）
雷洛昔芬	+	+	NA	NA
特立帕肽	NA	+	NA	+
地舒单抗	+	+[c]	+（包括髋部）	+[c]

NA：没有可用的证据；+：有效药物

a：有椎体骨折病史的女性

b：仅在病人的亚组中的分析结果，post hoc 分析（研究结束后针对非终点事件再分析）

c：伴有或不伴有椎体骨折的混合组病人

表 6-19-2　绝经后骨质疏松症主要治疗药物研究的具体内容和抗骨折疗效 [相对风险 (RR) and 95%置信区间 (CI)], 与钙和维生素 D 同时使用, 数据来源于随机对照试验

药物干预	研究者/发表年	入组标准	平均年龄 (岁)	随机抽取病人人数	3 年以上骨折发生率 (%) [a]		RR	95%CI
					安慰剂	药物		
a. 椎体骨折 (高风险人群)								
阿仑膦酸钠 5~10mg	Black 1996	椎体骨折, BMD≤0.68g/m²	71	2027	15.0	8.0	0.53	0.41~0.68
利塞膦酸钠 5mg	Harris 1999	两处椎体骨折或一处椎体骨折且 T 值≤-2.0	69	2458	16.3	11.3	0.59	0.43~0.82
利塞膦酸钠 5mg	Reginster 2000	大于或等于两处椎体骨折—没有 BMD 入组标准	71	1226	29.0	18.0	0.51	0.36~0.73
雷洛昔芬 60mg	Etinger 1999	椎体骨折—没有 BMD 入组标准	66	7705	21.2	14.7	0.70	0.60~0.90
特立帕肽 20μg[b]	Neer 2001	椎体骨折 (轻度 2 个或中度 1 个) 且股骨颈或腰椎 T 值≤-1.0	69	1637	14.0	5.0	0.35	0.22~0.55
依班膦酸 2.5mg	Chesnut 2004	椎体骨折且腰椎 BMD-5.0<T 值≤-2.0	69	2946	9.6	4.7	0.38	0.22~0.55
依班膦酸 20mg	Delmas 2004	椎体骨折且腰椎 BMD-5.0<T 值≤-2.0	70	708	9.6	4.9	0.50	0.34~0.74
唑来膦酸 5mg	Black 2007	FN T 值≤-2.5, ±椎体骨折, 或 T 值≤-1.5 且 2+轻度或 1 处中度椎体骨折	73	7765	10.9	3.3	0.30	0.24~0.38
b. 椎体骨折 (低风险人群)								
阿仑膦酸钠 5~10mg[c]	Cummings 1998	FN T 值≤-2.0 (BMD 值≤0.680g/cm²)	68	4432	3.8	2.1	0.56	0.39~0.80
阿仑膦酸钠 5~10mg[c]	Cummings 1998	女性亚组, T 值≤-2.5	NA	1631	4.0	2.0	0.50	0.31~0.82
雷洛昔芬 60mg	Etinger 1999	FN or LS T 值≤-2.5, ±椎体骨折	66	7705	4.5	2.3	0.50	0.40~0.80
迪诺塞麦 60mg	Cummings 2009	TH or LS≤-2.5 and >-4; 60~90 岁	72	7868	7.2	2.3	0.32	0.26~0.41
c. 髋部骨折								
阿仑膦酸钠 5~10mg	Black 1996	椎体骨折伴 BMD≤0.68g/m²	71	2027	2.2	1.1	0.49	0.23~0.99
阿仑膦酸钠 5~10mg[c]	Cummings 1998	FN T 值≤-2[d]	68	4432	0.8	0.7	0.79	0.43~1.44
阿仑膦酸钠 5~10mg[c]	Cummings 1998	FN T 值≤-2.5[d] (subgroup analysis)	NA	1631	1.6	0.7	0.44	0.18~1.97
利塞膦酸钠 2.5mg, 5mg	McClung 2001	T 值<-3[d] or <-2[d] 且 ≥髋部骨折的非骨骼危险因素 (亚组分析 70~79 岁骨质疏松病人)	77	9331	3.2	1.9	0.60	0.40~0.90
雷洛昔芬 120mg	Etinger 1999	FN or LS T 值≤-2.5, ±椎体骨折	66	7705	0.7	0.8	1.10	0.60~1.90
唑来膦酸 5mg	Black 2007	FN T 值≤-2.5 或更少, ±椎体骨折, or T 值≤-1.5 且 2+轻度或 1 处中度椎体骨折	73	7765	1.4	2.5	0.50	0.42~0.83
迪诺塞麦 60mg	Cummings 2009	TH or LS≤-2.5 且>-4; 年龄 60~90 岁	72	7868	1.2	0.7	0.60	0.37~0.97

FN 股骨颈, TH 全髋, LS 腰椎, NA 没有数据　引自 2019 年欧洲绝经后骨质疏松症诊治指南 [参考文献 No. 5]

a. 除非在第一栏中注明
b. 20 个月的研究
c. 4.2 年的研究
d. BMD 根据美国健康与营养状况调查 (National health and nutrition examination survey, NHANES) 人群进行调整

且影响骨折的因素复杂，既有骨骼本身因素也有骨外作用因素，所以不能简单地将治疗过程中发生的骨折与治疗失败等同起来。应在全面评估各种因素并与其他检测指标相互印证的前提下，做出综合判断。

髋部、椎体和前臂等部位发生新的骨折，意味着相同部位或者其他部位再发骨折风险明显升高。其中椎体骨折往往被忽视，因此每 1~2 年进行脊椎影像学检查。同时进行精确的身高测定对于判断有无新发椎体骨折、评估骨质疏松症治疗疗效非常重要，尤其是当一年内病人身高缩短 2cm 以上、出现新的腰背痛、形体变化或在作胸部 X 线检查时偶然发现新的脊椎畸形者，应再次行相应的脊椎影像学检查。若病人考虑停药（或进入药物假期），也应重复进行脊椎影像学检查以明确有无新发椎体骨折。

五、疗效再评估

骨质疏松症是一种慢性疾病，其治疗是一个长期的过程。抗骨质疏松药物疗程应个体化，所有治疗应至少坚持 1 年以上，在最初 3~5 年治疗期后应该全面评估病人发生骨质疏松性骨折的风险，包括骨折史、新出现的慢性疾病或用药情况、身高变化、胸腰椎 X 线摄片检查、骨密度变化、骨转换生化指标水平等。

抗骨质疏松药物治疗虽然可以降低骨折发生的风险，但由于骨折风险的降低在个体不易监测，而且部分病人临床症状不明显，无法直观地观察治疗效果，因此通过合适的临床评估和监测方法确定药物疗效是增加医师和病人信心、改善病人依从性的重要手段。目前常用的疗效监测与评估内容包括随访（不良反应、规范服药、基础措施钙和维生素 D 的摄入是否充足、新出现的可能改变治疗预期效果的共患病以及骨折风险因子再评估等）、新发骨折评估（临床骨折、身高降低和影像学检查）、BMD 测量和 BTM 检测，以及基于这些数据的综合再评估等（如图 6-19-1，引自《原发性骨质疏松症干预的疗效监测与评估专家意见》）。

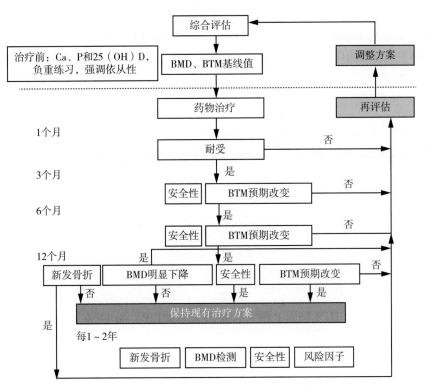

图 6-19-1 骨质疏松药物疗效监测与评估流程

（张克勤 裴 育）

参 考 文 献

［1］ Cheng XG，Nicholson PH，Boonen S，et al. Prediction of vertebral strength in vitro by spinal bone densitomy and calcaneal ultrasound. J Bone Miner Res. 1997，12（10）：1721-1728.

［2］ Wasnich RD，Miller PD. Antifracture efficacy of antiresorptive agents are related to changes in bone density. J Clin Endocrinol Metab，2000，85（1）：231-236.

［3］ 周沛然，洪霞，夏维波，等. 阿仑膦酸钠对绝经后骨质疏松症病人生活质量的影响. 中华骨质疏松和骨矿盐疾病杂志，2013，6（3）：207-212.

［4］ 中华医学会骨质疏松和骨矿盐疾病分会. 原发性骨质疏松症诊疗指南（2017）. 中华骨质疏松和骨矿盐疾病杂志，2017，10（5）：413-443.

［5］ Kanis JA，Cooper C，Rizzoli R，et al. European guidance for the diagnosis and management of osteoporosis in postmenopausal women. Osteoporos Int，2019，30（1）：3-44.

［6］ 廖二元，徐苓，朱汉民，等. 原发性骨质疏松症干预的疗效监测与评估专家意见. 中华骨质疏松和骨矿盐疾病杂志，2015，8（1）：1-6.

［7］ Cummings SR，Karpf DB，Harris F，et al. Improvement in spine bone density and reduction in risk of vertebral fractures during treatment with antiresorptive drugs. Am J Med. 2002，112（4）：281-289.

［8］ Chapurlat RD，Palermo L，Ramsay P，et al. Risk of fracture among women who lose bone density during treatment with alendronate. The Fracture Intervention Trial. Osteoporos Int，2005，16（7）：842-848.

［9］ Austin M，Yang YC，Vittinghoff E，et al. Relationship between bone mineral density changes with denosumab treatment and risk reduction for vertebral and non vertebral fractures. J Bone Miner Res. 2012，27（3）：687-693.

［10］ Chen P，Satterwhite JH，Licata AA，et al. Early changes in biochemical markers of bone formation predict BMD response to teriparatide in postmenopausal women with osteoporosis. J Bone Miner Res. 2005，20（6）：962-970.

［11］ Bjarnason NH，Sarkar S，Duong T，et al. Six and twelve months changes in bone turnover are related to reduction in vertebral fracture risk during 3 years of raloxifene treatment in postmenopausal osteoporosis. Osteoporos Int. 2001，12（11）：922-930.

［12］ Eastell R，Barton I，Hannon RA，et al. Relationship of early changes in bone resorption in fracture risk with risedronate. J Bone Miner Res. 2003；18（6）：1051-1056.

［13］ Bauer DC，Black DM，Garnero P，et al. Change in bone turnover and hip，non-spine，and vertebral fracture in alendronate treated women：the Fracture Intervention Trial. J Bone Miner Res. 2004，19（6）：1250-1258.

第二十章　骨质疏松性骨折的特点及外科处理

骨质疏松性骨折是骨质疏松症最严重的后果，常是骨质疏松病人的首发症状和就诊原因。骨质疏松症导致的骨折是脆性骨折，由于骨强度降低，日常生活活动中的轻微损伤，一般指平地行走中或在人体高度跌倒时发生的轻微暴力可造成的骨折。骨质疏松性骨折的患病率与年龄、性别、种族等因素密切相关，约每 30 秒，全球会有一例骨质疏松性骨折发生。欧洲骨质疏松协会报告，欧洲女性人群一生中发生骨质疏松性骨折的危险性为 30%～40%，男性为 10%～15%。据统计，美国每年约有 150 万例病人发生骨质疏松性骨折，约 20% 的骨折病人在 1 年内因骨折后卧床不起而并发呼吸、心、脑血管疾病，最终导致死亡，约 1/3 的髋部骨折病人失去了独立生活能力。骨质疏松性骨折不仅导致病人疼痛、残疾和生活质量下降，并且由于疼痛以及对跌倒的畏惧，病人长期卧床，不愿活动，与社会隔离，容易患上老年抑郁症。同时，随着身体机能的整体下降，病人失去生活自理能力，需要家庭成员或社会机构照顾。给病人本人带来痛苦，也增加了家庭及社会的负担。因此，对骨质疏松症和骨质疏松性骨折进行早期干预和规范化诊治越来越受到全社会重视。

一、骨质疏松性骨折的特点

1. 在老年人中患病率较高，常见的骨折部位是髋部、胸腰段脊椎、肱骨近端、桡骨远端，美国的统计资料显示其中脊柱骨折约占 1/3，髋部骨折约占 1/5，腕部骨折约占 1/6，其余部位的骨折约占 1/6。

2. 病人多为老年人，因此全身健康状况衰退，常合并其他疾病，如心脑血管病、糖尿病、呼吸系统病变与肾功能减退等；免疫功能低下，机体代偿功能较差；骨折及外科干预性治疗的并发症发生率高；增加了治疗的复杂性与风险性。

3. 骨质疏松性骨折发生的性别构成比具有较显著的临床特征。其中女性占 68.32%，男性占 31.68%，女性明显高于男性，主要原因是女性绝经以后，随着雌激素水平的下降，骨量迅速丢失，而男性则呈缓慢丢失过程。这种因男女性激素的不同改变导致骨代谢的不同变化，形成了骨质疏松性骨折的性别特征。

4. 增龄所致骨量减少、骨脆性增加、力学强度降低、骨承受和抵抗外力的能力降低是造成骨质疏松性骨折多为粉碎性骨折的内因。由于骨的质量差，骨折后内固定物及植入物固定的牢固程度差，易发生松动、脱出，植骨易被吸收等。

5. 由于破骨活跃、成骨迟缓，骨小梁退变所致骨接触面减少，导致骨质疏松性骨折愈合期延长；胶原排列紊乱、骨基质矿化减慢、新骨质量降低、骨形成与骨痂成熟迟缓，易发生骨折延迟愈合，甚至不愈合。此外，卧床制动期将发生快速骨丢失，骨质疏松症本身使再次骨折的风险明显增大，髋部骨折病人一年内再次发生骨折可达 20%。

6. 骨质疏松性骨折严重威胁老年人身心健康，降低生存期生活质量，尤其是髋部骨折及椎体多发骨折，致残率及病死率均显著增高。

二、骨质疏松性骨折的治疗

骨质疏松性骨折病人的治疗包括对急性骨折的外科处理以及原发病的治疗。整复、固定、功能活动和必要的药物治疗是治疗骨质疏松性骨折的基本原则，理想的骨折治疗是将四者有机地结合起来。不加重局部损伤而将骨折整复，不妨碍肢体活动而将骨折固定，适当的功能练习以及配合用药，从而达到预防并发症、降低死亡率、提高康复水平、改善生活质量、预防再次骨折的目的。

1. 基础措施

(1)调整生活方式：均衡膳食，进食富含钙、低盐和适量蛋白质的食物；戒烟，减少饮酒，慎用影响骨代谢的药物；适当参加户外活动，以负重运动和抗阻运动为主，如快步走、哑铃操、举重、划船、蹬踏运动等；采取防止跌倒的各种措施，减少跌倒的风险。

(2)基本补充剂：推荐每日补充适量的钙剂，骨质疏松性骨折围手术期的钙摄入量可略增加。老年人容易合并维生素 D 缺乏或不足，补充钙剂的同时应补充普通维生素 D，纠正维生素 D 缺乏状态，使病人的血清 25（OH）D 达到正常水平。

2. 抗骨质疏松治疗　重视围手术期抗骨质疏松治疗。大量的动物实验和临床研究显示，现有的多数抗骨质疏松药物对骨折修复和骨折愈合无不良影响。抗骨吸收抑制剂可能会使骨折修复过程中的骨痂变大，此种大骨痂也可能提供了更高的生物力学刚度和强度。规范化的常规剂量双膦酸盐对骨折愈合无不利影响，可考虑序贯治疗。甲状旁腺激素（PTH 1-34）和维生素 K_2 有利于成骨。鲑鱼降钙素能减少急性骨丢失、缓解骨质疏松性骨痛，必要时可采用间歇性重复给药。

绝经后骨质疏松症的骨质吸收迅速，骨代谢转换率高，为高转换型，治疗可考虑应用骨吸收抑制剂；部分老年性骨质疏松症为低转换型，可考虑联合应用骨形成促进剂，以改善骨微结构及促进骨量形成，降低再骨折风险。病人具体属于何种转换类型，可通过测定骨代谢指标帮助判定。

3. 骨质疏松性骨折的整复和固定　骨折的整复和固定在施行上有两种方法，即手术和非手术治疗，应根据骨折部位、损伤程度和病人全身健康状况而定，应以简便、安全、有效为原则。无论选择哪种治疗方法，都应以不影响骨折愈合为前提。对骨质疏松性骨折的整复和固定标准应以关节功能不受影响，生活能够自理为目的，即使对位稍差，留有轻度畸形并不重要，因为骨质疏松病人的组织修复能力差，不能强求骨折的解剖复位而加重组织创伤。

4. 骨质疏松性骨折的功能康复　从骨折到骨折端完全愈合，需要一个相当长的过程。肢体在相当一段时间内暂时丧失功能，这段时期需进行必要的康复治疗，主要通过物理疗法和运动锻炼，以促进血液循环，增加新陈代谢，有利于软组织肿胀的消退。

(1)物理疗法：物理疗法简便、无创、有效而安全，对骨折愈合有促进作用。常用的物理治疗方法有电、光、热、超声波疗法及磁疗、水疗、空气负离子疗法等，这些治疗不仅有镇痛的作用，还可以扩张血管、促进血液循环、改善局部营养代谢，从而加速骨折愈合。

(2)康复训练：骨质疏松性骨折的恢复慢，康复期长。在不影响骨折制动及骨折愈合的前提下，应尽早开始康复训练。目的是恢复关节运动功能，减少肌肉萎缩，增强肌肉力量，促进骨折愈合和防止再发骨折。建议采用主动运动与被动运动相结合，以主动运动为主的运动方式。循序渐进，制定个体化的运动处方，因人而异的选择运动方式、频率、时间以及强度，避免粗暴操作。

三、骨质疏松性骨折常见部位的外科处理

1. 脊柱骨折　脊柱压缩性骨折是最常见的骨质疏松性骨折，多发于胸腰段，为非暴力骨折。常表现为持续腰背、胸背部疼痛，可伴胸胁部痛。因此，易漏诊或误诊为腰背肌劳损。

(1)非手术治疗：适用于症状及体征较轻；影像学检查为轻度椎体压缩骨折；无法耐受手术者可采用非手术治疗，疼痛明显者可予镇痛药。

(2)微创手术治疗：适用于非手术治疗无效、疼痛明显；不宜长时间卧床者；不稳定压缩骨折；骨折块不愈合或内部囊性变、椎体坏死；能耐受手术。可选经皮椎体后凸成形术（PKP）或经皮椎体成形术（PVP）。

(3)开放手术治疗：适用于有神经压迫症状、体征或需截骨矫形的病人，以及不适合微创手术的不稳定骨折病人，可考虑开放手术治疗。

2. 髋部骨折　髋部骨折属老年常见骨折，包括股骨颈骨折和股骨转子间骨折，我们主张在病人健康状况允许前提下尽早采取手术治疗。非手术治疗主要用于不能耐受麻醉和手术的病人，包括卧床、牵引、支具固定、营养支持等治疗措施。

（1）股骨颈骨折：常用的手术方式有空心加压螺钉内固定、动力髋螺钉、人工股骨头或人工全髋关节置换等。

（2）股骨转子间骨折：常用手术方式有髓内固定、髓外固定、人工全髋关节置换等，应尽早手术并推荐早期部分或完全负重活动。

3. 桡骨远端骨折　桡骨远端骨折是指桡骨远端 3cm 内的松质骨骨折，多为间接暴力所致。常呈粉碎性；累及关节面；造成前臂、腕关节和手部功能障碍。

（1）非手术治疗：对于可恢复关节面平整及正常掌倾角和尺偏角，以及能够恢复桡骨茎突高度的桡骨远端骨折，可采用手法复位、石膏固定等非手术治疗。

（2）手术治疗：对复位后桡骨短缩超过 3mm、侧位 X 线片示背侧成角超过 10°、关节面台阶超过 2mm 的病人推荐手术治疗。以恢复关节面的平整及相邻关节面之间的吻合关系，重建关节的稳定性。以螺钉或克氏针固定为主要手术方式。

4. 肱骨近端骨折　肱骨近端骨折多见于中老年人，多为间接暴力产生，因常残留有肩关节功能障碍而预后不佳，是骨质疏松性骨折常见发生部位之一。

（1）非手术治疗：适用于无移位或轻度移位的骨折，或不能耐受麻醉或手术的体弱病人，可选择颈腕吊带悬吊治疗。

（2）手术治疗：有移位的病人，主张早期手术，术后肩关节应进行早期功能锻炼。常见的手术方式有：张力带、拉力螺钉、经皮克氏针、锁定接骨板固定、髓内钉固定等，必要时可行人工肱骨头置换术。

总之，骨质疏松性骨折属于病理性骨折范畴。在治疗骨折的同时，更重要的是重视骨质疏松本身的诊断和治疗。加强对骨折的病因基础进行干预，避免再骨折的发生。治疗的目的是减少骨质疏松性骨折病人的残疾，甚至死亡，提高病人的生活质量。

（王以朋）

参 考 文 献

[1] 邱贵兴，裴福兴，胡侦明，等. 中国骨质疏松性骨折诊疗指南（骨质疏松性骨折诊断及治疗原则）. 中华骨与关节外科杂志，2015，8（5）：85-88.

[2] Kanis JA, McCloskey EV, Johansson H, et al. European guidance for the diagnosis and management of osteoporosis in postmenopausal women. Osteoporos Int, 2012, 24（1）：23-57.

[3] Cosman F, De Beur SJ, LeBoff MS, et al. Clinician's Guide to Prevention and Treatment of Osteoporosis. Osteoporos Int, 2014, 25（10）：2359-2381.

[4] Larsen ER, Mosekilde L, Foldspang A. Vitamin D and calcium supplementation prevents osteoporotic fractures in elderly community dwelling residents：a pragmatic population-based 3-year intervention study. Bone and mineral research, 2004, 19（3）：370-378.

[5] Moyer VA. Vitamin D and calcium supplementation to prevent fractures in adults：U. S. preventive services task Force recommendation statement. Annals of Internal Medicine, 2013, 158（9）：691-696.

[6] Papadimitropoulos E, Wells G, Shea B, et al. Meta-analyses of therapies for postmenopausal osteoporosis. Ⅷ：Meta-analysis of the efficacy of vitamin D treatment in preventing osteoporosis in postmenopausal women. Endocrine Reviews, 2002, 23（4）：560-569.

[7] Black DM, Schwartz AV, Ensrud KE, et al. Effects of continuing or stopping alendronate after 5 years of treatment：the Frac-

ture Intervention Trial Long-term Extension (FLEX): a randomized trial. JAMA, 2006, 296 (24): 2927-2938.

[8] Bone HG, Hosking D, Devogelaer JP, et al. Ten years' experience with alendronate for osteoporosis in postmenopausal women. The New Engl J Med, 2004, 350 (12): 1189-1199.

[9] Zhang ZL, Liao EY, Xia WB, et al. Alendronate sodium/vitamin D-3 combination tablet versus calcitriol for osteoporosis in Chinese postmenopausal women: a 6-month, randomized, open-label, active-comparator-controlled study with a 6-month extension. Osteoporos Int, 2015, 26 (9): 2365-2374.

[10] Chen, JF, Yang KH, Zhang ZL, et al. A systematic review on the use of daily subcutaneous administration of teriparatide for treatment of patients with osteoporosis at high risk for fracture in Asia. Osteoporos Int, 2015, 26 (1): 11-28.

[11] Neer RM, Arnaud CD, Zanchetta JR, et al. Effect of parathyroid hormone (1~34) on fractures and bone mineral density in postmenopausal women with osteoporosis. New Engl J Med, 2001, 344 (19): 1434-1441.

[12] FahrleitnerPammer A, Langdahl BL, Marin F, et al. Fracture rate and back pain during and after discontinuation of teriparatide: 36-month data from the European Forsteo Observational Study (EFOS). Osteoporos Int, 2011, 22 (10): 2709-2719.

第二十一章　椎体成形术的利与弊

骨质疏松性椎体压缩骨折（osteoporotic vertebral compression fracture，OVCF）通常是指由于原发性骨质疏松症导致脊柱椎体骨密度和骨质量下降，骨强度减低，使椎体在轻微外伤甚至没有明显外伤的情况下即发生压缩骨折。其特征性表现为持续腰背、胸背部疼痛，可伴胸胁部痛，伴或不伴下肢神经症状，因此易漏诊或误诊为腰背肌劳损。椎体压缩骨折可呈楔形骨折、双凹骨折和垂直压缩性骨折，Genant 影像分型为：①轻度压缩骨折，在原椎体高度上压缩 20%～25%；②中度压缩骨折，在原椎体高度上压缩 25%～40%；③重度压缩骨折，在原椎体高度上压缩>40%。

OVCF 是骨质疏松症最常见的并发症，约占所有骨质疏松性骨折的 40%。根据我国 2010 年人口普查数据和 50 岁以上人口 OVCF 发病率估算，我国目前 OVCF 例数已达 4449 万，而且正以每年 181 万例的数量增加，相当于每 17.4 秒就增加 1 例骨质疏松性脊柱骨折。OVCF 使骨折椎体高度丢失，导致后凸畸形，产生顽固性背痛。脊柱后凸畸形使病人肺功能显著下降，导致肺炎和慢性阻塞性肺疾病、胃肠功能紊乱，严重影响病人生活质量。由于疼痛、卧床、活动减少，病人骨量进一步丢失，持续的骨量丢失加上后凸畸形导致的身体重心前移，再骨折的概率也大大增加，从而陷入恶性循环，许多病人最终因并发症而死亡。据报道 OVCF 保守治疗 4 年死亡率高达 50%。OVCF 不仅给病人本人带来痛苦，也增加了家庭及社会的负担，还耗费了大量的医疗资源。

一、骨质疏松性椎体压缩骨折的治疗

目前针对 OVCF 主要采取包括非手术治疗和手术治疗在内的综合治疗。非手术治疗包括药物镇痛、支具保护、卧床休息和抗骨质疏松治疗等。但非手术治疗需要长期卧床，容易发生压疮、肺部感染、血栓形成等严重并发症，甚至导致死亡。随着微创技术的发展，经皮椎体后凸成形术（percutaneous kyphoplasty，PKP）或经皮椎体成形术（percutaneous vertebroplasty，PVP）已成为治疗 OVCF 安全、有效的微创治疗技术，能够迅速缓解疼痛，使病人早期下床活动，恢复日常生活。

1. 非手术治疗

（1）适应证：对症状和体征较轻，影像学检查显示为轻度椎体压缩骨折、不能耐受手术者可选择非手术治疗，但需要定期 X 线片检查以了解椎体压缩是否进行性加重。

（2）治疗方法：卧床休息，腰背部垫枕，厚度需根据骨折损伤程度决定，以保持局部过伸，卧床期间可配合理疗及腰背部、四肢功能锻炼。4~6 周骨折基本稳定后可根据情况下床活动，活动时建议佩戴支具。对疼痛明显者，可给予镇痛药物。

2. 微创手术治疗　PKP/PVP 是目前首选的微创手术方式。通过经皮微创手术，向骨折椎体注射骨水泥，能够迅速缓解疼痛，增强病椎的强度和刚度，防止椎体进一步塌陷和畸形，并且没有传统开放手术内固定带来的手术创伤以及远期可能出现的内固定失败。PKP 还可以通过球囊扩张使压缩骨折得到一定程度的复位，球囊取出后在椎体内形成的空腔有利于骨水泥低压力注入，有效降低骨水泥渗漏率。

（1）适应证：非手术治疗无效，疼痛剧烈；不稳定的椎体压缩骨折；椎体骨折不愈合或椎体内部囊性变、椎体坏死；不宜长时间卧床者；能耐受手术者。

（2）禁忌证

1）绝对禁忌证：不能耐受手术的病人；无痛的、陈旧的 OVCF；凝血障碍性疾病病人；对椎体成形器械或材料过敏者。

2）相对禁忌证：椎体严重压缩骨折，椎管内有骨块；有出血倾向者；身体其他部位存在活动性感染者；与椎体压缩无关的神经压迫引起的根性痛；同时需要治疗3个以上节段者。

（3）治疗方法：PKP/PVP是最常用的微创手术治疗方法，需要选择专用的造影剂和骨水泥。造影剂应既可用于静脉造影，也可用于椎管内造影；骨水泥应含有一定比例的显影剂，但不影响骨水泥的生物力学性能。PVP和PKP均能确切缓解病人的疼痛症状，骨质疏松病人疼痛缓解率均超过90%。PVP费用较低，操作相对简单；但PVP在高压下注射骨水泥，渗漏率高达23%~73%。PKP在低压下注射骨水泥，渗漏率为8.4%，安全性高；但PKP骨扩张器价格昂贵。如经济条件许可，可选择PKP。

3. 开放手术治疗　对有神经压迫症状和体征，或严重后凸畸形，需截骨矫形的病人，以及不适合微创手术的不稳定椎体骨折的病人，可考虑行开放手术治疗。必要时可采用在椎弓根螺钉周围局部注射骨水泥或其他方式进行钉道强化、加长和加粗椎弓根钉、特制椎弓根钉，增强内固定的稳定性。

二、椎体成形术的利与弊

椎体成形术的优势十分明确，其能够使病人仅受到较小创伤的情况下，快速缓解疼痛（术后即刻缓解率可以达到50%），并且可以增加椎体的强度和稳定性，部分恢复椎体的高度。而PKP手术则在PVP术的基础上还可以改善椎体压缩骨折后造成的脊柱后凸畸形。相反在一项RCT研究中证实，保守治疗还有可能因病人椎体塌陷加重而导致神经受压损伤。微创手术可以提高OVCF病人生存率已经得到了多个研究的证实，据文献报道，微创手术可以使OVCF病人的四年生存率由保守治疗的50%上升至60.8%。从经济学角度及病人花费上来看，手术所增加的治疗费用也被减少的住院时间所产生的花费所抵销。但椎体成形术也存在其局限性，在适应证方面，如果椎体骨折合并椎弓根的损伤，则其无法应用，成形效果也较差。另外其对椎体骨折造成的脊髓损伤没有帮助，如操作不当，可能产生相应并发症。

椎体成形术的严重并发症很少见，精确的手术操作，严格把握适应证，可以有效减少并发症的发生。由于病人多合并严重骨质疏松，所以在手术摆放体位时容易出现肋骨骨折，轻柔操作和合适的体位垫有利于避免这种情况的发生。在手术穿刺的过程中可能会造成一些副损伤，如神经、脊髓的损害，椎弓根的损伤等。骨水泥的泄漏是椎体成形术常见也是最严重的并发症，骨水泥在注射过程中渗透到椎体周围的组织，甚至可能对脊髓造成热损伤和压迫。如果渗漏至硬脊膜和椎间孔区域，需要急诊行减压术减轻神经损伤。所以如果所在医院不具备后路切开椎管减压手术的能力，则不能开展此手术。如果骨水泥泄漏或被误注射入血液，则可能发生肺栓塞或脑栓塞，但是多项研究证实其出现症状的概率不足2%。需要特别注意的是，对于骨质疏松的病人，在一个椎体行椎体成形术后，由于此椎体的强度高于相邻椎体，脊柱应力结构发生改变，相邻椎体更易发生骨折，约20%的病人出现此并发症，骨水泥渗漏入椎间盘可增加此并发症发生的概率。

三、椎体成形术相关并发症的预防

1. 熟练掌握穿刺技术　选用PKP、囊袋等有效减少骨水泥渗漏率。扩张球囊应置于椎体前中1/3，以减少骨折块移位风险。骨水泥选择在面团期推注，以增加黏滞性及降低对灌注剂推注力。

2. 选择适当的灌注剂量和方法　骨水泥通过导管经椎弓根灌注至椎体前部，不充盈椎体后缘部。尽量避免穿破椎弓根内壁，以免骨水泥沿针道渗漏至椎管内；椎体后壁严重破坏者，骨水泥容易向椎管内渗漏，应慎用；少量骨水泥渗漏进入椎管很少出现或出现较轻神经症状。一旦发现骨水泥渗漏进入椎管且出现脊髓或神经根压迫症状应立即手术减压，不要存在侥幸心理。对于复杂的病例，如椎体周壁破损的爆裂性骨折，PKP比PVP手术更具优势。可采用温度梯度灌注、分次调制灌注等技术，以降低骨水泥渗漏等并发症的发生率。X线监视下发现骨水泥进入骨折缝隙或椎体内血管且有溢出椎体周壁倾向时应立即暂停，待其黏稠度有所增加致封堵了骨折缝隙或血管后再注射；骨水泥黏度要适度，推注的压力不可过大；避免注射针插入静脉丛，必要时在操作前进行静脉造影；进行实时双平面监视，一旦发现渗漏即停止注射；使用螺旋加压注射器或 1ml 注射器，一旦发现渗漏可随时停止。

目前在全球 PKP/PVP 的手术已经成为首选的 OVCF 治疗方案，2015 年美国 AAOS 调查发现，PKP/PVP 手术的病人满意度最高。在我国，PKP/PVP 手术开展也日益普及。随着手术量的不断增加，为避免因不规范的手术操作造成对病人的严重伤害，在"中国健康促进基金会骨病专项基金"的资助下，由全国 OVCF 领域的权威专家共同讨论制定了《骨质疏松性椎体压缩骨折规范化诊治白皮书》，旨在使广大病人和医务人员对 OVCF 这一危害公众健康的常见疾病形成正确的认识，促进 OVCF 的预防和控制，规范 OVCF 的诊断和治疗，保证医疗安全，让所有参与方均受益。

总体来看，由于大多 OVCF 病人年龄大、基础疾病多、全身情况差，积极规范的外科微创治疗有助于病人康复，且利大于弊。椎体成形术对骨质疏松性椎体压缩骨折的镇痛效果明确，手术速度快、创伤小，能够改善因骨折造成的脊柱后凸畸形，病人能够较好耐受，有益于提高病人生活质量。如果能够严格把握手术指征和禁忌证，其风险相对较小。但是，手术只针对骨折局部病变，而全身骨骼发生再骨折的风险并未改变。因此，我们不但要积极治疗骨折，还需要评估全身骨骼的健康程度，进行系统地抗骨质疏松治疗，防止再骨折发生。

（王以朋）

参 考 文 献

[1] 杨惠林，刘强，唐海. 重视我国骨质疏松性椎体压缩骨折的规范化诊疗. 中华医学杂志，2016，96（48）：3857-3861.

[2] Wardlaw D, Cummings SMJ, Bastian L, et al. Efficacy and safety of balloon kyphoplasty compared with non-surgical care for vertebral compression fracture（free）：a randomised controlled trial. Lancet, 2009, 373（9668）：1016-1024.

[3] Wang CH, Ma JZ, Zhang CC, et al. Comparison of high-viscosity cement vertebroplasty and balloon kyphoplasty for the treatment of osteoporotic vertebral compression fractures. Pain Physician, 2015, 18（2）：187-194.

[4] Jensen ME, Evans AJ, Mathis JM, et al. Percutaneous polymethylmethacrylate vertebroplasty in the treatment of osteoporotic vertebral body compression fractures：technical aspects. Ajnr Am J Neuroradiol, 1997, 18（10）：1897-1904.

[5] Deramond H, Depriester C, Galibert P, et al. Percutaneous vertebroplasty with polymethylmethacrylate. Technique, indications, and results. Radio Clin North Am, 1998, 36（3）：533-546.

[6] Filippiadis DK, Marcia S, Masala S, et al. Percutaneous vertebroplasty and kyphoplasty：current status, new developments and old controversies. Cardiovasc Intervent Radiol, 2017, 40（12）：1815-1823.

[7] Edidin AA, Ong KL, Lau E, et al. Mortality risk for oper-ated and nonoperated vertebral fracture patients in the medicare-population. J Bone Miner Res, 2011, 26（7）：1617-1626.

[8] Zampini JM, White AP, McGuire KJ, et al. Comparison of 5766 vertebral compression fractures treated with or without kyphoplasty. Clin OrthopRelat Res, 2010, 468（7）：1773-1780.

[9] Clark W, Bird P, Gonski P, et al. Safety and efficacy of vertebroplasty for acute painful osteoporotic fractures（VAPOUR）：a multicentre, randomised, double-blind, placebo-controlled trial. Lancet, 2016, 388（10052）：1408-1416.

[10] 杨惠林，顾晓晖，陈亮，等. 后凸成形术治疗骨质疏松性脊柱骨折的选择性与个体化. 中国医学科学院学报，2005，（2）：174-178.

[11] 王根林，汪李军，杨惠林，等. 椎体后凸成形术治疗骨质疏松性椎体骨折的随访分析. 苏州大学学报（医学版），2012，32（6）：865-867.

[12] Wang G, Yang H, Chen K. Osteoporotic vertebral compression fractures with an intravertebral cleft treated by percutaneous balloon kyphoplasty. J Bone and Joint Surg Br, 2010, 92（11）：1553-1557.

[13] Mao H, Zou J, Geng D, et al. Osteoporotic vertebral fractures without compression：Key factors of diagnosis and initial outcome of treatment with cement augmentation. Neuroradiology, 2012, 54（10）：1137-1143.

第二十二章 男性骨质疏松症

随着我国社会人口老龄化，男性骨质疏松症患病率逐年增加。骨质疏松症是骨强度下降，导致以骨折危险性增加为特征的疾病。在 50 岁以上男性中，骨质疏松症是常见疾病。一项研究荟萃分析了我国 38 个城市的 91 项研究，包括51 906名男性和88 006名女性，基于骨密度结果，获得 50 岁以上人群年龄标化后的腰椎和股骨颈部位骨质疏松的患病率，男性分别为 3.2 ％ 和 5.3%，女性分别为 23.9% 和 12.5%。我国南方一项研究，纳入 2433 名男性，行骨密度测量，结果显示 50～85 岁男性基于不同部位骨密度的骨质疏松患病率为 4.3%～27.7%。流行病学研究显示，全球所有骨质疏松性骨折中，1/3 发生在男性，男性骨折有45%是骨质疏松性骨折。我国研究显示，与女性相似，近年来男性髋部骨折患病率显著增加。值得注意的是，虽然男性骨质疏松症患病率低于女性，但男性骨质疏松性骨折后所致的死亡率高于女性。然而，男性骨质疏松症未被充分认识，疾病的诊断率和治疗率较低。继发性骨质疏松症在男性也较为常见，包括前列腺癌雄激素剥夺治疗、糖皮质激素治疗、过度饮酒等，临床工作中，对男性骨质疏松症病因的鉴别诊断有待完善。在治疗方面，临床研究显示双膦酸盐类、雄激素类、甲状旁腺激素氨基端片段等药物，能够通过调控骨转换，增加男性骨质疏松症病人骨密度，但临床工作中如何恰当使用上述药物，上述的药物安全性等问题，仍存在不少误区。为此，本章节将针对中老年男性的常见、但诊治十分不足的疾病——骨质疏松症，进行系统阐述。

一、男性骨质疏松症的发病机制

男性骨质疏松症是受多因素影响的复杂疾病，与峰值骨量的获得，此后的骨量变化密切关联，而上述过程受遗传、内分泌和环境因素的精细调控。

1. 峰值骨量　峰值骨量（peak bone mass）是成年期达到的骨量最高值，反映骨强度的峰值，受骨质量、密度、微结构、骨骼微修复和骨几何形状的共同影响，骨峰值是与中老年时期骨量密切相关的重要因素。遗传学研究显示峰值骨量的变异 60%～80% 由遗传因素决定，20%～40% 的峰值骨量受生活方式和性激素水平的影响。全基因组研究表明儿童骨骼发育与性别特异性位点相关，也有 GWAS 研究显示儿童的骨密度与成骨细胞 Wnt 通路基因和破骨细胞分化、增殖的调控基因变异相关。

在儿童期和青少年期，骨骼的生长发育还受性腺激素和生长激素轴的调控，青春期启动时间也可能对峰值骨量造成影响。雄激素水平将影响皮质骨的周径和厚度，使得青春期男性面积骨密度和骨骼大小都高于女性，而雌激素通过作用于成骨细胞的 ERα 受体，对男性皮质骨和松质骨密度发挥重要作用，且雌激素还调控骨骺关闭时间，对骨骼的纵向生长也起到重要作用。

研究显示，峰值骨量还与生活方式和营养摄入密切相关。充足蛋白质的摄入，有利于青少年的骨骼发育。青年男性负重运动有利于增加骨密度和皮质骨的横截面积，而增加骨强度，无论是通过食物还是药物的钙剂补充，均可促进儿童和青少年骨量的获得，骨密度增幅可达 1.0%～5.0% 。大样本的荟萃分析表明，吸烟对男性各部位的骨密度均有不利影响，过多饮用含咖啡因的饮料也不利于男性骨量的获得。

2. 骨量随年龄的变化　随着年龄增加，骨转换率会逐渐发生变化，尤其 40 岁后，男性逐渐出现骨吸收大于骨形成，引起骨量、骨骼大小、几何形状和微结构出现明显变化，骨强度逐渐下降。而在年龄相关的骨强度下降过程中，内分泌激素变化发挥重要作用。从青春期到老年，性激素是决定骨转换的主要因素，生物活性的雄激素和雌激素水平随增龄而下降，有研究显示男性骨量丢失率与生物活性的雌激素水平相关，男性骨折风险也与老年男性血清雌激素水平相关。也有研究显示，老年男性跌倒的发生并非与雌激素水平，而是与低雄激素水平相关。此外，随着年龄增加，生长激素分泌和脉冲逐渐下降，肝脏产生的 IGF-1 减少，IGF-1 浓度与健康男性的骨密度呈正相关。IGF-1 下降，骨骼的合成代谢降低，骨量下降。此外，随着年龄增加，肾功能逐渐下降、维生素 D 不足和钙吸收减少，甲状旁腺激素分泌增加，也加快了骨吸收和骨量丢失。

3. 肌少症与跌倒 随着年龄的增加，肌少症与骨质疏松症如影随形，相互伴发又相互影响。研究显示，肌肉量、强度、肌力与年龄老化过程中的活动减少、蛋白摄入不足、雄激素及生长激素水平下降等内分泌机制相关。肌少症与老年男性骨密度降低相关，骨骼受到的肌肉力学负荷减少，将导致骨吸收增加、骨形成降低，此外，肌肉分泌的多种局部细胞因子也会影响骨骼细胞的生物活性。肌少症不仅与老年男性骨密度相关，还与跌倒风险密切关联，而跌倒是骨折的独立危险因素。因此，肌少症与骨质疏松症共同导致老年男性骨折风险的增加。

4. 其他继发性因素 男性骨质疏松症还与其他多种继发性因素有关。性腺功能减退（常见于前列腺癌的雄激素剥夺治疗）、内源性或外源性糖皮质激素过量的疾病、肿瘤、慢性肝肾疾病、肠道吸收不良等疾病，可致继发性骨质疏松症。研究显示，前列腺癌雄激素剥夺治疗第一年可引起腰椎和髋部骨密度丢失 2%~4%，与未接受雄激素剥夺治疗的前列腺癌病人相比，骨折风险增加 50%。此外，长期接受过量甲状腺素制剂、抗癫痫药物、抗抑郁药物、质子泵抑制剂、抗病毒药物等也不利于骨骼健康。长期过量饮酒、饮含咖啡因饮料等不良生活习惯也可致继发性骨质疏松症。

二、男性骨质疏松症的诊断

1. 男性骨质疏松症的评估及注意事项 目前骨质疏松症的主要诊断依据包括是否有脆性骨折史，或依据双能 X 线骨密度仪测量的腰椎或股骨颈骨密度。对于 50 岁以上男性，参照世界卫生组织的诊断标准，即骨密度（BMD）或骨矿含量（BMC）在低于正常青年人骨量峰值的 1.0 个标准差（T 值>1.0）之内为正常；BMD 或 BMC 低于正常青年人骨量峰值 1.0~2.5SD（T 值-1.0~2.5）之间为低骨量或骨量减少（osteopenia）；BMD 或 BMC 低于正常青年人骨量峰值的 2.5SD 以上（T 值≤-2.5）为骨质疏松症；严重骨质疏松症为 BMD 或 BMC 低于正常青年人平均值的 2.5SD 以上，且伴有 1 个或多个骨折。对于 50 岁以下男性，BMD 或 BMC 低于同龄、同性别人平均骨量的 2.0SD 以上（Z 值≤-2.0），为低骨量。

美国内分泌协会 2012 年推荐处于骨质疏松危险年龄、有过骨折史或其他骨质疏松危险因素的人，应进行骨密度测量。下列骨折危险因素与男性骨折相关，应行骨密度测量（表 6-22-1）。

表 6-22-1 男性骨质疏松性骨折的危险因素

危险因素	骨折的相对危险度
年龄（连续变量）	1.12
年龄（每增加 5~10 岁）	1.29
年龄（>70 岁）	1.52
种族（与白种人比较）	
黑种人	0.69
西班牙裔	1.05
嗜酒（每天或 10 个单位/周）	1.28
吸烟（现在）	1.49
长期使用糖皮质激素	1.29

续　表

危险因素	骨折的相对危险度
以往骨折史	2.08
父亲骨折史	1.18
母亲骨折史	1.32
父母亲骨折史	1.30
过去 1 年内跌倒	2.11
性腺功能减退	1.76
性腺功能减退（非药物性）	2.77
性腺功能减退（药物诱发）	1.53
脑卒中史	3.73
糖尿病	1.57
哮喘	1.01
心血管疾病（慢性心力衰竭或心肌梗死）	1.07
阿尔茨海默病	2.84
骨性关节炎	1.03
类风湿关节炎	1.46

值得注意的是，老年男性常常脊柱罹患骨性关节炎、骨质增生，这可能降低了椎体骨密度的准确性和对骨折的预测价值，此时可考虑采用髋部骨密度或前臂远端 1/3 的骨密度测量值，前臂远端 1/3 骨密度值对于原发性甲状旁腺功能亢进症和前列腺癌雄激素剥夺治疗的病人尤其适用，因为此时桡骨远端骨密度值能很好地预测老年男性的骨折风险。对于已发生过椎体压缩性骨折或进行过椎体强化治疗的病人，腰椎骨密度感兴趣区的选择上，应注意排除发生过压缩性骨折或进行过椎体强化治疗椎体的影响。

在没有条件测量骨密度时，也可考虑使用世界卫生组织推荐的骨折风险评估工具，例如 FRAX®，其通过相应的临床骨折危险因素和骨密度值，可计算未来 10 年内主要骨质疏松性骨折和髋部骨折的风险。但由于该软件主要基于欧美人群骨质疏松性骨折发生率及其危险因素的流行病学调查，而我国男性骨质疏松症的流行病学研究十分匮乏，该软件计算的骨折干预阈值是否适用于我国男性，尚需进一步研究考证。

2. 男性骨质疏松基础疾病的评估　由于男性中继发性骨质疏松比较常见，临床工作中应注意基础疾病的筛查，尤其要注意识别恶性肿瘤骨转移和其他代谢性骨病的可能，包括前列腺癌、肺癌、血液系统肿瘤等累及骨骼的可能，还应该排查甲状旁腺功能亢进症、性腺功能减退、库欣综合征、骨软化、畸形性骨炎、低磷抗维生素 D 软骨病等内分泌疾病的可能。

建议病人进行血常规、血钙磷、碱性磷酸酶、肝肾功能、雄激素、25（OH）D、24 小时尿钙水平的检查，此外，还应考虑进行血尿免疫电泳、甲状旁腺激素、甲状腺和肾上腺皮质功能检查，前列腺特异性抗原等肿瘤标志物的检查，进行骨骼影像学评估，必要时还应酌情考虑行骨穿、骨髓活检或骨活检等检查，以明确导致骨质疏松的基础疾病。

三、男性骨质疏松症的治疗

男性骨质疏松症防治的目的在于降低骨折发生率、改善病人生活质量。目前治疗措施主要包括生活方式的调整、基础药物治疗、抗骨质疏松药物治疗、发生骨折时需要外科手术治疗。

1. 生活方式调整　对于男性骨质疏松病人或具有骨质疏松危险因素者，调整生活方式有助于改善骨密度、降低骨折风险。观察性研究显示，坚持锻炼能够降低骨折风险，尤其负重和阻抗运动，有助于增加骨密度，此外，平衡和力量锻炼，有助于降低跌倒风险。

此外，过量饮酒与老年男性骨密度降低、跌倒和骨折相关，建议减少每天饮酒量，以防止骨折风险的增加。吸烟与骨密度降低相关，对于具有骨质疏松或骨折风险的男性，建议戒烟。此外，病人应注意合理膳食，多摄入含钙丰富的食物，避免静止的生活方式，保证充足阳光照射，停用或减少影响骨骼健康的药物，注意避免摔跤和外力冲撞。警惕性腺功能低减及相关疾病，尽早开始治疗，对于预防男性骨质疏松症也非常主要。

2. 基础药物治疗　对于男性骨质疏松症，钙剂和维生素 D 制剂是重要的基础治疗药物，可以与其他抗骨质疏松药物联合使用。

对于钙摄入或吸收不足者，更需要钙剂的补充。我国营养学会推荐 50 岁以上男性每日从饮食及药物中补充元素钙量应达到 800～1200mg。临床常用钙剂的钙元素含量：碳酸钙（40%）>氯化钙（27%）>枸橼酸钙（21%）>乳酸钙（13%）>葡萄糖酸钙（9%）。

适当应用维生素 D 制剂有助于增加胃肠道和肾脏对钙的重吸收，同时促进骨骼矿化。常用的维生素 D 制剂包括普通维生素 D、1α（OH）维生素 D、1,25（OH)$_2$维生素 D 等。老年人推荐普通维生素 D 的剂量为 400～800IU/d。一项随机对照研究的荟萃分析显示，钙剂和维生素 D 补充治疗，能够使总体骨折降低 15%，髋部骨折降低 30%。2009 年一项对 20 个随机安慰剂对照的研究进行荟萃分析，其中 11% 的研究对象是男性，结果表明每天>400 IU 的维生素 D 能使非椎体和髋部骨折分别降低 20% 和 18%。建议根据血清 25（OH）D 浓度，调整普通维生素 D 的补充剂量，建议骨质疏松症或具有骨折高风险的男性病人，将血清 25（OH）D 补充至 30ng/ml 为宜。也可选用活性维生素 D 制剂，骨化三醇剂量为 0.25μg-0.5μg/d；α-骨化醇为 0.5μg-1.0μg/d。应注意个体差异和安全性，定期监测血钙和尿钙水平，以调整维生素 D 制剂剂量。

3. 抗骨质疏松药物治疗　目前骨质疏松症的治疗药物主要包括骨吸收抑制剂和骨形成促进剂两大类。对于具有骨折高风险的男性骨质疏松症病人，应给予强有效的抗骨质疏松药物治疗，包括有过轻微外力下髋部或椎体骨折的男性；脊柱、髋部或股骨颈骨密度 T 值≤-2.5 的男性；FRAX® 软件预测未来 10 年髋部骨折风险≥3%，或任何骨折风险≥20%者。

双膦酸盐类药物，尤其阿仑膦酸钠、唑来膦酸等双膦酸盐是适用于男性骨质疏松症的首选治疗；对于性腺功能低减的病人，没有禁忌证的情况下，雄激素替代治疗十分重要，而性腺功能正常男性不必要给予雄激素治疗；对于不适合双膦酸盐治疗或治疗效果欠佳的病人，可考虑采用特立帕肽或降钙素治疗。

（1）双膦酸盐类药物：双膦酸盐类药物是焦磷酸盐的类似物，结构上以碳原子（C）取代了焦磷酸盐 P-O-P 中的氧原子（O），碳原子连有两条侧链（R1 和 R2 基团），当 R1 链为羟基（OH）时亲和力增高，R2 决定药物抑制骨吸收的效力。双膦酸盐主要通过在骨表面募集，影响破骨细胞微骨架的形成或能量代谢，抑制破骨细胞的功能，促进破骨细胞凋亡，从而减少骨吸收，增加骨密度、降低骨折率。

目前我国 SFDA 批准第二代双膦酸盐阿仑膦酸钠应用于防治男性骨质疏松症。阿仑膦酸钠是侧链带有氮原子的双膦酸盐类药物。一项为期 2 年的随机安慰剂对照双盲研究，对 241 例 31～87 岁男性原发性骨质疏松症病人，进行阿仑膦酸钠 10mg/d（146 例）和安慰剂（95 例）治疗，同时每日给予元素钙 500mg 和维生素 D 400IU。病人中 35% 有性腺功能低减，50% 以往有骨折史，结果治疗 2 年后阿仑膦酸钠组病人腰椎、股骨颈和大转子 BMD 分别增加 7.1%、2.5% 和 4.4%，而安慰剂组上述部位 BMD 分别增加 1.8%（两组比较 $P = 0.02$）、0.1% 和 0.6%（两组比较均 $P < 0.001$），阿仑膦酸钠治疗组椎体骨折率（0.8%）明显低于对照组（7.1%）（$P = 0.02$），可见阿仑膦酸钠能够有效增加男性骨质疏松症病人 BMD，降低骨折率。北京协和医院于 2005 ~ 2007 年前瞻性纳入 20 例男性原发性骨质疏松症病人，以 20 名正常男性为对照。骨质疏松症病人每周服用阿仑膦酸钠 70mg，且每日服用钙尔奇 D1 片，疗程为 18 个月，正常男性不予干预。研究开始时和 18 个月时检查骨密度，结果显示骨质疏松症组治疗前骨密度明显低于正常对照组，阿仑膦酸钠组治疗 18 个月时，与治疗前比较，腰椎、股骨颈、大转子、全髋骨密度分别增加 6.3%、2.5%、5.8%、3.5%（P 均 < 0.05）。骨转换生化指标碱性磷酸酶（ALP）和 β-CTX 血清浓度治疗 6 个月时即显著下降，此后维持在较低水平，治疗 18 个月后 ALP 降低 33.6%，β-CTX 下降 66.7%（P 均 < 0.01），骨吸收指标较骨形成指标下降更明显。正常对照组骨密度和骨转换生化指标在 18 个月期间无明显变化。病人对阿仑膦酸钠的耐受性良好。可见，阿仑膦酸钠能够明显增加男性原发性骨质疏松症病人的骨密度、降低骨转换生化指标，且安全性良好。为增加阿仑膦酸钠的生物利用度，减少胃肠道不良反应，建议药物正确口服方法：空腹用至少 250 毫升白开水送服，注意不能以茶、饮料、牛奶、咖啡或矿泉水送服。服药后 30 分钟内，采用坐位或立位，不能平卧，且不能同时服用其他药物或进食。常用剂量每次 70mg，每周 1 次。由于双膦酸盐被吸收入体内后，约 50% 的药物以原形从肾脏排泄，因此，用药前需评估肾功能，当肌酐清除率 < 35ml/min 禁忌使用此类药物。

目前美国 FDA 也批准第三代双膦酸盐唑来膦酸用于治疗男性骨质疏松症，该药为每年静脉输注一次，每次 5mg，近期该药也获得我国 CFDA 批准，可以用于治疗骨质疏松。大样本临床研究表明，该药能够增加男性病人腰椎和髋部骨密度，并且降低骨折率。在一项头对头的临床试验中，原发性男性骨质疏松症病人每年接受静脉输注 5mg 唑来膦酸或每周口服 70mg 阿仑膦酸钠，治疗 24 月后，唑来膦酸和阿仑膦酸钠组分别增加腰椎骨密度 6.1% 和 6.2%，两组骨转换生化指标明显下降。在一项多中心随机、双盲、安慰剂对照研究中，对 1199 例男性原发性骨质疏松症或性腺功能减退相关骨质疏松症的 50 ~ 85 岁病人，分别给予静脉注射 5mg/y 唑来膦酸或安慰剂治疗，治疗 24 个月期间，安慰剂组新发形态学椎体骨折率是 4.9%，而唑来膦酸组只有 1.6%（$P = 0.002$），且唑来膦酸组发生中重度椎体骨折人数更少（$P = 0.03$），病人身高下降也更少（$P = 0.002$），唑来膦酸组病人治疗后的骨密度更高，骨转换生化指标水平更低。上述研究提示，静脉输注唑来膦酸是治疗男性骨质疏松症安全和有效的药物。需要注意的是，首次静脉输注双膦酸盐后，部分病人可能出现发热、全身酸痛等类似流感样症状，必要时可给予非甾体类抗炎镇痛药，以减轻此不良反应。同样，用药前需评估肾功能，当肌酐清除率小于 35ml/min 禁忌使用此类药物。

（2）雄激素类制剂：对于男性性腺功能减退的骨质疏松症病人，应考虑采用雄激素进行替代治疗，雄激素不仅能够抑制骨吸收、促进骨形成，还能够增加蛋白质合成代谢，增加肌力。研究显示，对于性腺功能正常的男性，补充雄激素没有获益，且雄激素相关的不良反应增加，建议血清睾酮水平低于 10.4nmol/L 病人，才考虑雄激素替代治疗。有研究将 108 例 65 岁以上老年男性随机分为雄激素贴剂或安慰剂贴剂治疗组，疗程为 36 个月。结果显示雄激素治疗组血清睾酮水平从治疗前的 367±79ng/dl 升高到治疗 6 个月的 635±249ng/dl（$P < 0.001$），且此睾酮水平一直保持到治疗结束。治疗结束时，安慰剂组和睾酮治疗组腰椎 BMD 均增加，分别升高 2.5%±0.6% 和 4.2%±0.8%，两组间没有明显差异，但是线性回归分析显示，治疗前睾酮浓度越低，治疗末腰椎 BMD 升高越显著（$P = 0.02$），提示将老年男性血清睾酮水平升高到青年男性的中等水平，并不升高全体病人腰椎 BMD，但对于睾酮水平降低的病人，补充雄激素能够明显增加腰椎 BMD。

对于性腺功能低减的骨质疏松症病人，连续长期雄激素替代治疗能够纠正并维持病人的骨密度。此外，雄激素具有重要的骨骼外作用，其对于维持男性性功能、减少情绪低落、减少代谢综合征的发生、促进蛋白质合成代谢、减少肌少症、提高机体免疫能力、促进骨髓造血，都具有重要的作用。可见，对于性腺功能减低的男性骨质疏松症病人，在没有禁忌证的情况下，可考虑采用雄激素替代治疗。雄激素治疗的禁忌证包括：红细胞增多症、严重睡眠呼吸暂停综合征、严重的心功能或肝功能衰竭、前列腺增生伴有严重下尿路梗阻症状、可能发展为前列腺癌的高危病人。

常用的雄激素类药物包括：丙酸睾酮：每支 25mg，常用剂量为 25～50mg/次，肌内注射，每 2 周 1 次；庚酸睾酮：每支 250mg，常用剂量为 250mg/次，肌内注射，每周 2～3 次；十一酸睾酮：每支 250mg，常用剂量为 250mg/次，肌内注射，每月 1 次；安雄（十一酸睾酮口服制剂）：40mg/胶囊，40mg/次，3 次/日。用药过程中，应注意药物性肝损害、体重增加、水钠潴留、红细胞增多症、性欲亢进等不良反应，同时应注意检测血清睾酮水平，以调整药量。

（3）降钙素类制剂：破骨细胞具有丰富的降钙素受体，降钙素能够直接与受体结合，快速抑制破骨细胞活性，抑制骨吸收，降低骨转换，对骨骼起保护作用。降钙素具有中枢性和外周性镇痛作用，尤其是对于骨骼相关的疼痛，具有较好的疗效。由于降钙素长期使用，可能存在逃逸现象，且近期有研究显示其具有轻微增加肿瘤风险的潜在作用，因此，降钙素对于男性骨质疏松症病人主要用来短期镇痛，适用于其他药物存在禁忌或不耐受时，且建议一次疗程不超过 3 个月。

我国目前有注射或鼻喷用鲑鱼降钙素（密盖息），注射用鳗鱼降钙素（益盖宁）制剂。推荐骨质疏松症病人的密钙息剂量为 50U 隔日或每日肌内注射 1 次，鼻喷剂每日 200U，鼻喷。益盖宁剂量为 20U/次，1 次/周，肌内注射或 10U/次，每周注射 2 次。

（4）甲状旁腺激素制剂：甲状旁腺激素（PTH）制剂是一种合成的多肽激素，目前上市的药物有特立帕肽（人甲状旁腺激素 1-34 氨基酸片段），小剂量间歇使用该药物能够促进骨形成，增加骨密度。一项随机、双盲、安慰剂对照研究，对于 437 例平均 59 岁的腰椎或髋部骨密度 T 值低于−2.0SD 的男性病人，分别给予安慰剂、PTH 20μg/d 和 PTH 40μg/d 治疗 11 个月，结果上述三组腰椎骨密度改变率分别为 0.5%、5.9%、9.0%，股骨颈 BMD 改变率分别为 0.3%、1.5%、2.9%，三组间差别具有显著性，表明 PTH 制剂能够快速、显著增加男性骨质疏松症病人的骨密度，且病人的耐受性较好。

目前 PTH（1-34）制剂已经被美国 FDA 批准用于治疗男性骨质疏松症，每日 20μg，皮下注射，总疗程不超过两年。值得注意的是该药有如下禁忌证：活动性或者新近发生的肾结石；肿瘤骨转移或者有骨恶性肿瘤病史；除骨质疏松症以外的代谢性骨病；骨骺开放者；畸形性骨炎；高钙血症；接受过骨骼放射治疗；碱性磷酸酶不明原因增高；有骨肉瘤风险者。

（5）其他治疗药物：近期临床研究显示，RANK 配体抑制剂迪诺塞麦，作为单克隆抗体，能够特异性靶向抑制破骨细胞分化与成熟，从而减少骨吸收，增加骨密度。但是否其能够用于治疗男性骨质疏松症，尚需大样本的临床研究的证实。一项多中心Ⅲ期临床试验，纳入 228 例骨质疏松症男性，第一年给予随机安慰剂对照干预，受试者接受每 6 个月皮下注射 60mg 迪诺塞麦治疗或安慰剂治疗；第二年进入开放期研究。结果显示迪诺塞麦组治疗 24 个月腰椎、全髋、股骨颈和大转子骨密度分别增加 8.0%、3.4%、3.4% 和 4.6%，骨转换生化指标明显降低，且显著优于安慰剂组，两组的不良事件发生率相似。可见，迪诺塞麦也是治疗男性骨质疏松症的安全有效的药物。

此外，近来有报道雄激素受体调节剂是可能治疗男性骨质疏松症的有效口服药物，还可能改善肌少症和性功能，而且对前列腺的不良影响较少。

近年来，还有新型的骨质疏松治疗药物正在研发中，包括甲状旁腺相关蛋白氨基端类似物、骨硬化素单克隆抗体等，其用于男性骨质疏松症的治疗，也同样值得期待。

4. 骨质疏松性骨折处理　骨折是骨质疏松症最为严重的后果，应该积极处理。急性疼痛可选用非甾体类抗炎药物或降钙素，必要时可以应用麻醉药物，以缓解疼痛。根据骨折的部位和类型的差异，选择恰当的骨科复位和固定手术十分必要。骨折的治疗原则包括复位、固定、功能锻炼。男性常见的骨质疏松性骨折主要有三种类型：髋部骨折、脊柱骨折、桡骨远端骨折。髋部骨折最常发生，常见的髋部骨折包括股骨颈骨折和股骨转子间骨折，由于髋部骨折病人具有死亡率高、坏死率高及不愈合率高、医疗花费高的特点，积极有效治疗髋部骨折十分重要，髋部骨折多主张采取手术治疗。脊柱骨折治疗包括非手术疗法、椎体强化治疗和内固定术，应根据骨折发生的时间、压缩的程度和对椎体稳定度的影响，由骨科医生选择恰当的治疗方式。骨折后积极防治坠积性肺炎、泌尿系感染、压疮、下肢深静脉血栓形成、肺栓塞、脂肪栓塞等骨质疏松性骨折的并发症非常重要。此外，骨质疏松病人骨折后再骨折的发生率非常高，病人骨折后应积极给予强有效的抗骨质疏松药物治疗，建议组织多学科的骨折联动服务，以切实减少再骨折的发生。

综上所述，骨质疏松症是中老年男性重要的常见疾病，但未被充分诊断与治疗。重视男性骨质疏松症高危人群的筛查，进行骨密度测量，重视排查继发性骨质疏松症的原因，给予病人科学合理的治疗，不仅能够增加病人的骨密度、降低骨折率，而且能够改善病人的生活质量，减轻社会经济负担。因此，临床医生应提高对男性骨质疏松症的认识，在实际工作中加强对男性骨质疏松症的诊治。

（李　梅）

参 考 文 献

［1］ NIH Consensus Development Panel on Osteoporosis Prevention, Diagnosis and Therapy. Osteoporosis prevention, diagnosis, and therapy. JAMA, 2001, 285：785-795.

［2］ Zhang ZQ, Ho SC, Chen ZQ, et al. Reference values of bone mineral density and prevalence of osteoporosis in Chinese adults. Osteoporos Int, 2014, 25 (2)：497-507.

［3］ Wu XP, Hou YL, Zhang H, et al. Establishment of BMD reference databases for the diagnosis and evaluation of osteoporosis in central southern Chinese men. J Bone Miner Metab, 2008, 26 (6)：586-594.

［4］ Johnell, O. & Kanis, J. A. An estimate of the worldwide prevalence and disability associated with osteoporotic fractures. Osteoporos Int, 2006, 17：1726-1733.

［5］ Sambrook, P. & Cooper, C. Osteoporosis. Lancet, 2006, 367：2010-2018.

［6］ Xia WB, He SL, Xu L, et al. Rapidly increasing rates of hip fracture in Beijing, China. J Bone Miner Res, 2012, 27 (1)：125-129.

［7］ Bliuc D, Nguyen ND, Milch VE, et al. Mortality risk associated with low-trauma osteoporotic fracture and subsequent fracture in men and women. JAMA, 2009, 301 (5)：513-521.

［8］ Haentjens, P. et al. Meta-analysis：excess mortality after hip fracture among older women and men. Ann Intern Med, 2010, 152，380-390.

［9］ Wang O, Hu Y, Gong S, et al. A survey of outcomes and management of patients post fragility fractures in China. Osteoporos In, 2015, 26 (11)：2631-2640.

［10］ Berger, C. et al. Peak bone mass from longitudinal data：implications for the prevalence, pathophysiology, and diagnosis of osteoporosis. J Bone Miner Res, 2010, 25：1948-1957.

［11］ Weaver CM, Gordon CM, Janz KF, The National Osteoporosis Foundation's position statement on peak bone mass development and lifestyle factors：a systematic review and implementation recommendations. Osteoporos Int, 2016, 27 (4)：1281-1386.

［12］ Estrada, K. styrkarsdottir U, Evangelou E, et al. Genome-wide meta-analysis identifies 56 bone mineral density loci and reveals 14 loci associated with risk of fracture. Nat Genet, 2012, 44：491-501.

［13］ Chesi A, Mitchell JA, Kalkwarf HJ. A Genomewide Association Study identifies two sex-specific loci, at SPTB and IZUMO3, influencing pediatric bone mineral density at multiple skeletal sites. J Bone Miner Res, 2017, 32 (6)：1274-1281.

［14］ Medina-Gomez C, Kemp JP, Estrada K, et al. Meta-analysis of genome-wide scans for total body BMD in children and adults reveals allelic heterogeneity and age-specific effects at the WNT16 locus. PLoS Genet, 2012, 8 (7)：e1002718.

［15］ Lei SF, Wu S, Li LM, An in vivo genome wide gene expression study of circulating monocytes suggested GBP1, STAT1 and CXCL10 as novel risk genes for the differentiation of peak bone mass. Bone, 2009, 44 (5)：1010-1014.

［16］ Russell M, Breggia A, Mendes N, et al. Growth hormone is positively associated with surrogate markers of bone turnover during puberty. Clin. Endocrinol (Oxf.), 2011, 75：482-488.

［17］ Lorentzon M, Swanson C, Andersson N, et al. Free testosterone is a positive, whereas free estradiol is a negative, predictor of cortical bone size in young Swedish men：the GOOD study. J Bone Miner Res, 2005, 20 (8)：1334-1341.

［18］ Dirk Vanderschueren, Michaël R. Laurent, Frank Claessens, et al. Sex Steroid Actions in Male Bone. Endocr Rev, 2014, 35 (6)：906-960.

［19］ Vincenzo Rochira, Elda Kara, Cesare Carani. The endocrine role of estrogens on human male skeleton. Int J Endocrinol, 2015, 2015：165215.

［20］ M. Nilsson, C. Ohlsson, D. Mellström, et al. Sport-specific association between exercise loading and the density, geometry, and microstructure of weight-bearing bone in young adult men. Osteoporos Int, 2013, 24 (5)：1613-1622.

［21］ Kenneth D. Ward and Robert C. Klesges. A meta-analysis of the effects of cigarette smoking on bone mineral density. Calcif Tissue Int, 2001, 68 (5)：259-270.

［22］ JA Ruffing, F Cosman, M Zion, et al. Determinants of bone mass and bone size in a large cohort of physically active young adult men. Nutr Metab (Lond), 2006；3：14-23.

［23］ Joel S. Finkelstein, Hang Lee, Benjamin Z. Leder, Gonadal steroid-dependent effects on bone turnover and bone mineral density in men. J Clin Invest, 2016, 126 (3)：1114-1125.

［24］ Claes Ohlsson, Anna E Börjesson, Liesbeth Vandenput. Sex steroids and bone health in men. Bonekey Rep, 2012；3：1-7.

［25］ Vandenput L, Mellström D, Laughlin GA, Low testosterone, but Not estradiol, is associated with incident falls in older men：The International MrOS Study. J Bone Miner Res, 2017, 32 (6)：1174-1181.

［26］ Janssen JA, Burger H, Stolk RP, et al. 1998. Gender-specific relationship between serum free and total IGF-1 and bone mineral density in elderly men and women. Eur J Endocrinol, 1998, 138：627-632.

［27］ Li M, Lv F, Zhang Z, et al. Establishment of a normal reference value of parathyroid hormone in a large healthy Chinese-population and evaluation of its relation to bone turnover and bone mineral density. Osteoporos Int, 2016, 27 (5)：1907-1916.

［28］ Arabi A, Baddoura R, El-Rassi R, PTH level but not 25 (OH) vitamin D level predicts bone loss rates in the elderly. Osteoporos Int, 2012, 23 (3)：971-980.

［29］ 金小岚, 侯建明, 李梅. 肌少症与骨质疏松及骨折, 中华骨质疏松和骨矿盐疾病杂志, 2016, 9 (3)：247-250.

［30］ Cooper, C. were w, Evans w, et al. Frailty and sarcopenia：definitions and outcome parameters. Osteoporos Int, 2012, 23：1839-1848.

［31］ Verschueren S. et al. Sarcopenia and its relationship with bone mineral density in middle-aged and elderly European men. Osteoporos Int, 2013, 24：87-98.

［32］ Shahinian, V. B., Kuo, Y. F., Freeman, J. L. et al. Risk of fracture after androgen deprivation for prostate cancer. N Engl J Med. 2005, 352：154-164.

［33］ Schuit, S. C. klift M vander, Weel AEAM, et al. Fracture incidence and association with bone mineral density in elderly men and women：the Rotterdam Study. Bone, 2004, 34：195-202.

［34］ Liu, G. et al. Effect of osteoarthritis in the lumbar spine and hip on bone mineral density and diagnosis of osteoporosis in elderly men and women. Osteoporos. Int, 1997, 7：564-569.

［35］ Watts NB, Adler RA, Bilezikian JP, Osteoporosis in men：an Endocrine Society clinical practice guideline. J Clin Endocrinol Metab. 2012, 97 (6)：1802-1822.

［36］ Bolam KA, van Uffelen JG, Taaffe DR. The effect of physical exercise on bone density in middle-aged and older men：a systematic review. Osteoporos Int, 2013, 24 (11)：2749-2762.

［37］ C. M. Weaver, D. D. Alexander, C. J. Boushey, et al. Calcium plus vitamin D supplementation and risk of fractures：an updated meta-analysis from the National Osteoporosis Foundation. Osteoporos Int, 2016, 27：367-376.

［38］ Bischoff-Ferrari HA, Willett WC, Wong JB, Prevention of nonvertebral fractures with oral vitamin D and dose dependency：a meta-analysisof randomized controlled trials. Arch Intern Med, 2009, 169 (6)：551-561.

［39］Dawson-Hughes B，Looker AC，Tosteson AN，et al. The potential impact of the national osteoporosis foundation guidance on treatment eligibility in the USA：an update in NHANES 2005~2008. Osteoporos Int，2012，23：811-820.

［40］Orwoll E，Ettinger M，Weiss S，et al. Alendronate for the treatment of osteoporosis in men. N Engl J Med，2000，343（9）：604-610.

［41］李梅，胡莹莹，夏维波，等. 阿仑膦酸钠治疗男性原发性骨质疏松症临床研究，中国实用内科杂志，2009，29（3）：222-224.

［42］Orwoll ES，Miller PD，Adachi JD，et al. Efficacy and safety of a once-yearly i. v. Infusion of zoledronic acid 5mg versus a once-weekly 70-mg oral alendronate in the treatment of male osteoporosis：a randomized，multicenter，double-blind，active-controlled study. J Bone Miner Res，2010，25（10）：2239-2250.

［43］Boonen S. Reginster JY，Kaufman JM. et al. Fracture risk and zoledronic acid therapy in men with osteoporosis. N Engl. J Med，2012，367：1714-1723.

［44］Snyder PJ，Peachey H，Hannoush P，et al. Effect of testosterone treatment on bone mineral density in man over 65 years of age. JCEM，1999，84：1966-1972.

［45］Basaria，S. Coriello，AD. Travison，TG. et al. Adverse events associated with testosterone administration. N Engl J Med，2010，363：109-122.

［46］Orwoll ES，Scheele WH，Paul S，et al. The effect of teriparatide ［human parathyroid hormone（1~34）］ therapy on bone density in menwith osteoporosis. J Bone Miner Res，2003，18（1）：9-17.

［47］Orwoll，E. Teglbjaerg，CS. Langdahl，BL. et al. A randomized，placebo-controlled study of the effects of denosumab for the treatment of men with low bone mineral density. J Clin Endocrinol Metab，2012，97：3161-3169.

［48］Miner JN，Chang W，Chapman MS，An orally active selective androgen receptor modulator is efficacious on bone，muscle，and sex function with reduced impact on prostate. Endocrinology，2007，148（1）：363-373.

［49］Miller PD，Hattersley G，Riis BJ，et al. Active Study Investigators. Effect of Abaloparatide vs Placebo on new vertebral fractures in postmenopausal women with osteoporosis：A randomized clinical trial. JAMA，2016，316（7）：722-733.

［50］Cosman F，Crittenden DB，Adachi JD，et al. Romosozumab treatment in postmenopausal women with osteoporosis. N Engl J Med，2016，375（16）：1532-1543.

第二十三章　青少年特发性骨质疏松症

原发性骨质疏松症主要见于绝经后妇女及老年人，受到人们广泛关注，特发性骨质疏松症相对少见，主要发生在青少年阶段，病因尚不明。青少年特发性骨质疏松症（idiopathic juvenile osteoporosis, IJO）在临床上较罕见，最早由 Dent 等于 1965 年报道，此后陆续有少量报告，其诊断较为困难，必须除外其他疾病如成骨不全、继发性骨质疏松症方可以诊断。IJO 一般是良性过程，多数病人的临床症状在儿童期进入青春期后自行缓解。

一、临床表现

IJO 发生于既往身体健康、青春发育前的儿童，发病年龄 2~16 岁，以 7~10 岁居多。男女之间发病无差异。多数病例报告显示 IJO 无家族遗传史。

病人缓慢起病，症状有弥漫性的疼痛（包括后背、足、髋部），行走困难，步态异常，生长减慢，身材矮小。可以发生长骨骨折，常见于干骺端处，也有椎体的压缩性骨折，严重者使上下部量的比例改变，身长的中点降至耻骨联合以下，出现脊柱后突及各种畸形。X 线上可以看到明显的骨量减少，椎体双凹变形、压缩变形，在新骨形成的干骺端有时可见透亮区，长骨的骨折也多在此发生。IJO 有自发缓解倾向，进入青春期后，随着性激素水平升高，身高快速增长，BMD 逐渐增加，接近同龄人水平，骨痛症状也相应缓解。

二、诊断与鉴别诊断

骨质疏松症是骨矿盐和骨基质等比例地丢失，儿童及青少年的骨质疏松症不能仅依赖于骨密度（bone mineral density, BMD）测量，还必须结合重要部位的骨折病史。而在儿童青少年阶段，骨折并不少见，在健康儿童中，1/2 的男孩和 1/3 的女孩会在 18 岁之前发生骨折，1/5 的儿童还可能发生 2 处以上的骨折。因此，对骨折病史的询问应尽量详细，IJO 的诊断应慎重。国际临床骨密度测量学会（the International Society for Clinical Densitometry, ISCD）2013 年有关儿童及青少年骨质疏松的诊断标准见表 6-23-1。

表 6-23-1　儿童及青少年骨质疏松症诊断标准（ISCD 2013）

1. 在无疾病或高能量外伤的情况下发生一次或多次椎体压缩性骨折（椎体高度压缩>20%）
2. 在无椎体骨折的情况下，需同时具备以下两条主要标准：
A. BMC 或 BMD 低于年龄、性别及体重相匹配人群的 2.0 个标准差以上，即 Z 值≤-2.0
B. 10 岁以内出现 2 次及以上长骨骨折，或 19 岁以内出现 3 次及以上长骨骨折

注：具备 1 或 2 即可诊断为儿童/青少年骨质疏松。BMC（bone mineral content）：骨矿含量；BMD（bone mineral density）：骨密度

而 IJO 的诊断更必须排除成骨不全（osteogenesis imperfecta, OI）和其他继发性因素，包括营养不良，长期制动，长期糖皮质激素治疗，青少年特发性关节炎，白血病，恶病质，库欣综合征，甲状腺功能亢进症、麦胶性肠病、高胱氨酸尿症和其他严重肝、肾疾病等。

（一）与成骨不全鉴别

其中尤应注意与成骨不全（OI）相鉴别（参见第九篇第四章）。OI 是一组异质性较强的疾病，其特

点为容易出现骨折，又称为"脆骨症"。多有家族史，常有多发长骨骨折、蓝巩膜、牙质生长不良，而IJO 无这些表现（表 6-23-2）。

表 6-23-2　IJO 与 OI 的鉴别要点

要点	OI	IJO
家族史	通常阳性	阴性
起病年龄	出生时或儿童期发现	青春期前 2~3 年
病程	终身	一般 1~4 年
体征	蓝巩膜、牙本质发育不良、听力下降、关节韧带松弛等	一般无异常体征
生化指标	骨转换指标升高 胶原合成指标下降	急性期可有负钙平衡
影像学表现	骨骼畸形、长骨变窄、椎体压缩性骨折、颅骨缝间骨等	可有干骺端骨折和椎体压缩性骨折表现
生长速度	减慢或正常	通常正常

（二）继发性骨质疏松的因素

1. 营养因素　骨骼健康最重要的营养素是维生素 D 和钙。然而，其他一些营养物质，如蛋白质、镁、磷、钾、氟、铁、铜、锰、锌和维生素 A、维生素 K 和维生素 C 都是骨形成所必需的。维生素 D 缺乏在儿童中并不少见，与低骨密度及骨组织形态计量学改变有关。患有慢性疾病的儿童更加容易缺乏维生素 D，因为吸收不良，有限的阳光照射或饮食限制。疾病导致饮食紊乱（包括神经性厌食症和神经性疾病）或吸收不良（如麦胶性肠病、炎症性肠病、胰腺外分泌功能障碍等），往往会导致复杂的营养问题，包括蛋白质、脂肪、脂溶性维生素和钙缺陷。

2. 运动减少或制动　当骨骼的机械负荷不足时，骨量出现快速丢失，即使短期制动即可造成严重骨量丢失，甚至导致高钙血症和高尿钙症。当运动量不足时，骨骼肌量减少，进一步加重骨量丢失，常见于一些神经肌肉疾病的患儿。

3. 内分泌因素　一些内分泌激素直接影响骨转换和骨量积累。青春发育前，骨骼生长主要依靠生长激素，而性激素在青春发育期骨量快速增加发挥重要作用。生长激素缺乏的患儿不但身材矮小，而且骨量减少，当给予生长激素治疗后，身高增长，骨量增加。性激素缺乏者骨密度下降，骨折风险增加，给予性激素补充后，骨密度明显提高。可见于原发性性腺功能减退，如特纳综合征，或某些慢性疾病导致青春发育延迟。另外，甲状旁腺功能亢进症、甲状腺功能亢进、库欣综合征及糖尿病也可造成骨质疏松。

4. 药物和疾病　对于患有慢性病的儿童，对原发病的控制是预防和治疗骨质疏松症的基石。与此同时，应考虑治疗药物可能潜在对骨骼不良影响，尤其应避免过量使用糖皮质激素。由于其抗炎和免疫抑制特性，糖皮质激素（GC）被广泛应用于多种儿科疾病，但 GC 对骨骼产生直接和间接的不良作用，包括破骨细胞活性增加，骨吸收增加，成骨细胞数量减少、凋亡增加，使骨形成减少；并且引起肠钙吸收减少，尿钙增加，促性腺激素、性激素和 IGF-I 合成减少，导致骨质疏松。

其他一些儿科药物也有潜在的不良骨骼作用。治疗肿瘤时使用大剂量氨甲蝶呤可导致骨量丢失。钙调磷酸酶抑制剂与骨质疏松有关。酶诱导抗癫痫药物使血 25-羟维生素 D 降解增加，口服抗凝剂拮抗维生素 K 的作用，影响骨钙素的羧化，促性腺激素释放激素类似物用于治疗儿童性早熟，改善成年身高，但可出现骨量减少。

儿童血液系统肿瘤常出现骨质疏松和骨折，可因治疗药物如 GC 引起或是白血病浸润病所致。接受造血干细胞移植或实体器官移植的病人，因移植、糖皮质激素、免疫抑制药物使用、矿物质平衡异常和继发性肾功能不全等因素出现骨量低下。儿童免疫系统疾病，如系统性红斑狼疮、青少年特发性关节炎等由于疾病和治疗相关的风险，对骨骼产生不良影响，包括糖皮质激素使用、营养不良、体力活动减少，慢性炎症因子如 IL-1β、TNF 和 IL-6，使骨形成和骨吸收之间失衡，导致在全身和关节周围骨量丢失（表 6-23-3）。

表 6-23-3 儿童及青少年骨质疏松症的继发因素

营养因素	药物因素
日照不足	糖皮质激素
维生素 D 摄入不足	抗癫痫药物
营养不良	抗凝剂
吸收不良	促性腺激素释放激素类似物
进食障碍	钙调磷酸酶抑制剂
	甲氨蝶呤
运动不足或制动	疾病及其他
肌无力	白血病
负重活动减少	地中海贫血
神经功能损伤	青少年特发性关节炎
神经肌肉疾病	系统性红斑狼疮
内分泌疾病	慢性炎症
生长激素缺乏	肾功能不全
性激素缺乏	肝功能不全
青春发育延迟	低氧血症
甲状腺功能亢进	器官移植
甲状旁腺功能亢进	干细胞移植
库欣综合征	高胱氨酸尿症
糖尿病	

三、发病机制

IJO 病人常规生化指标如血钙、磷、肝肾功能基本于正常范围，鉴于青少年时血碱性磷酸酶及尿脱氧吡啶啉水平较成人是升高的，IJO 病人此两项指标也在同年龄的正常范围。目前 IJO 的发病机制尚不清楚，病人一般没有相关家族史，遗传因素不明确。以下原因可能导致 IJO。

（一）骨形成不足

IJO 病人骨密度明显下降，采用腰椎定量 CT（QCT）以及外周定量 CT（pQCT）的方法检测，均显示不论在中轴骨还是四肢骨，其骨密度的下降以小梁骨更为明显。研究表明 IJO 病人小梁骨的骨形成下降更加明显。Rauch 对 IJO（9 例）和与之年龄相匹配的正常儿童（12 例）、成骨不全（11 例）儿童进行了骨组织计量学的研究。结果显示 IJO 与正常组比较，小梁骨容积（BV）明显降低。骨小梁厚度（Tb. Th）下降了 34%，骨小梁数量（Tb. N）下降了 37%。骨形成率（BFR/BS）仅有正常对照组的 38%。骨形成速度由两个因素决定：①单位时间募集的成骨细胞组，由激活频率（Ac. f）表示，为对照组的 54%。②每个成骨细胞组产生的平均骨基质体积，由平均骨壁厚度（W. Th）表示，为对照组的 70%。这说明 IJO 与对照组比较，被募集的成骨细胞组减少，并且骨形成能力也降低，骨形成不足。进一步的研究表明，骨重建的周期启动减少，且在每一个周期中形成的小梁骨的数量均减少，这导致骨小梁稀疏，并可能使干骺端的骨小梁形成减少。

骨吸收方面，在骨组织计量学研究中反映骨吸收的指标是降低的，破骨细胞数量（N. Oc）、骨侵袭面积（Oc. S）均是对照组的 70%，因此，骨吸收减弱。而 Tb. Th 和 Tb. N 的下降可能是由于骨形成较骨吸收减少更为显著。随着青少年的生长发育，骨所承受的机械负荷逐渐加大，而小梁骨形成相对不足，使椎体和长骨干骺端等富含小梁骨的部位骨力学稳定性下降，因此，这些部位易发生骨折。

（二）负钙平衡

研究发现 IJO 病人血钙正常而尿钙排出增加，存在负钙平衡，但并非全部 IJO 均有负钙平衡，也有报告为尿钙排量正常，未见负钙平衡。

（三）维生素 D 和降钙素异常

1. 维生素 D 有报道 IJO 病人存在 $1,25(OH)_2D$ 缺乏。Saggese 等发现 IJO 患儿 $1,25(OH)_2D$ 基础值降低，给予低钙饮食［钙摄入量 $<2mg/(kg \cdot d)$］3 天后血游离钙降低，血甲状旁腺激素水平增加，而 $1,25(OH)_2D$ 水平未见相应升高。但也有观察发现，IJO 病人血 $25(OH)D$ 和 $1,25(OH)_2D$ 水平均是正常的。

2. 降钙素（CT） Jackson 等发现 IJO 病人血 CT 水平降低。Saggese 等对 4 例 IJO 儿童和 10 例正常儿童的观察显示血 CT 水平正常，在葡萄糖酸钙静脉推注后 10 分钟，IJO 病人血游离钙增加，血 CT 水平也相应升高，表明 IJO 儿童有正常 CT 储备和释放。

（四）青春期前骨骼生长加速

IJO 发生在青春前期，说明骨骼快速生长是 IJO 症状显现的激发点。Glastre 等对 135 名正常儿童进行了 DEXA 检查，BMD 值随年龄增加而增加，男女无显著差异，以青春期特别是青春发育后期增加更为显著。青春发育后期 BMD 值是 2 岁时的 2 倍，较峰值水平仅低 14%。Smith 的研究也发现在青春期骨密度快速增加，随着青春发育 Tanner 分期越高，腰椎及全身的骨密度值增加越显著，青春期生长激素和性激素均明显升高，它们对骨密度的增加都有正性作用，IJO 病人青春期后症状自行缓解可能与此有关。

四、治疗和预后

IJO 是自限性疾病，病人多在进入青春期即起病后 3~5 年自行缓解，疼痛等症状消失，骨密度增加，身高快速增长，多数可以接近同龄人水平，X 线上双凹变形的椎体能够明显改善甚至完全恢复正常，但严重的畸形如脊椎后突等往往残留。

IJO 治疗的目标是减少骨折发生，改善活动能力和脊柱畸形，减轻疼痛。另一个目标是改善椎体形态。椎体骨折可造成腰背疼痛、脊柱畸形、活动障碍和身高缩短。而儿童的骨骼与成人不同，仍在进行着拉伸和塑建，因此有文献报道 IJO 治疗后骨折的椎体有再塑形的可能。治疗的重点是支具保护、防止骨折，给予基本的钙和维生素 D 的支持，多数病人不需特殊治疗。药物以双膦酸盐治疗为主，双膦酸盐治疗 IJO 从 1985 年开始即有报道，可以增加骨量，减少骨折发生风险。静脉用药如帕米膦酸钠 0.5~1mg/(kg·d) 使用 3 天，每 3 个月一次；唑来膦酸 0.025~0.05mg/kg，每 6 个月一次；奈立膦酸 2mg/kg，每 6 个月一次。口服用药如阿仑膦酸钠均可以改善临床症状、增加骨量，尤其是在使用双膦酸盐治疗后，有骨折椎体重塑的报道，更好改善患儿生活质量。骨化三醇的治疗同样取得较好效果，有报道骨化三醇 0.25~0.50μg/d 治疗 12 个月使病人的骨矿含量增加，骨折发生减少，而未用药者 6 个月后发生 2 次干骺端骨折，骨矿含量增加不明显。降钙素和钙剂治疗也可以增加 IJO 病人的骨密度，减少骨折发生率。但也有报告骨化三醇和降钙素治疗的效果不明显。迪诺塞麦是新型骨吸收抑制剂，主要用于成人骨质疏松症，其安全性和有效性已在儿童 OI 病人中得到初步认可，其在 IJO 的应用仍需要进一步研究。

五、小结

IJO 在青少年中很少见，它发生在青春前期，可以出现骨骼疼痛、行走困难，严重者出现长骨干骺端骨折和椎体的双凹变形。IJO 的诊断必须排除各种原因引起的继发性骨质疏松。IJO 病人的症状在青春期后可以自行缓解，双膦酸盐治疗可能增加骨量，减少骨折风险。对于青春期前的健康儿童出现骨质疏松甚至骨折，应注意积极寻找病因，并长期追随，以免漏诊和延误治疗。

（姜　艳）

参 考 文 献

［1］ 中华医学会骨质疏松和骨矿盐疾病分会. 原发性骨质疏松症诊治指南（2017 年）. 中华骨质疏松和骨矿盐疾病杂志，2017，10（5）：413-443.

［2］ Dent CE, Friedman M. Idiopathic juvenile osteoporosis. Q J Med, 1965, 34, 177-121.

［3］ Kauffman RP, Overton TH, Shiflett M, et al. Osteoporosis in children and adolescent girls: case report of idiopathic juvenile osteoporosis and review of the literature. Obstet Gynecol Surv, 2001, 56（8）：492-504.

［4］ Smith R. Idiopathic juvenile osteoporosis: experience of twenty-one patients. Brit J Rheumatol, 1995, 34（1）：68-77.

［5］ Rauch F, Travers R, Norman ME. Norman et al. Deficient bone formation in idiopathic juvenile osteoporosis: a histomorphometric study of cancellous bone. J Bone Miner Res, 2000, 15（5）：957-963.

［6］ James T, Cassidy. Osteopenia and osteoporosis in children. Clin Exp Rheumatol, 1999, 17（2）：245-250.

［7］ Kämpe AJ, Mäkitie RE, Mäkitie O. New Genetic Forms of Childhood-Onset Primary Osteoporosis. Horm Res Paediatr, 2015, 84（6）：361-369.

［8］ Mayranpaa MK, Makitie O, Kallio PE. Decreasing incidenceand changing pattern of childhood fractures: a population-basedstudy. J Bone Miner Res, 2010, 25（12）：2752-2759.

［9］ Bishop N, Arundel P, Clark E, et al. Fracture prediction and the definition of osteoporosis in children and adolescents: the ISCD 2013 Pediatric Official Positions. J Clin Densitom, 2014, 17（2）：275-280.

［10］ Pekkinen M, Viljakainen H, Saarnio E, et al. Vitamin D is a major determinant of bone mineral density at school age. PLoS ONE, 2012, 7（7）：e40090.

［11］ Mager DR, Qiao J, Turner J. Vitamin D and K status influences bone mineral density and bone accrual in children and adolescents with celiac disease. Eur J Clin Nutr, 2012, 66（4）：488-495.

［12］ Jesudason D, Clifton P. The interaction between dietary protein and bone health. J Bone Miner Metab, 2011, 29（1）：1-14.

［13］ Henderson RC, Berglund LM, May R, et al. The relationship between fractures and DXA measures of BMD in the distal femur of children and adolescents with cerebral palsy or muscular dystrophy. J Bone Miner Res, 2010, 25（3）：520-526.

［14］ Stevenson RD, Conaway M, Barrington JW, et al. Fracture rate in children with cerebral palsy. Pediatr. Rehabil, 2006, 9（4）：396-403.

［15］ Högler W, Shaw N. Childhood growth hormone deficiency, bone density, structures and fractures: scrutinizing the evidence. Clin Endocrinol（Oxf）, 2010, 72（3）：281-289.

［16］ Gahlot M, Khadgawat R, Ramot R, et al. The effect of growth hormone deficiency on size-corrected bone mineral measures in pre-pubertal children. Osteoporos Int, 2012, 23（8）：2211-2217.

［17］ Pitukcheewanont P, Numbenjapon N, Safani D, et al. Bone size and density measurements in prepubertal children with Turner syndrome prior to growth hormone therapy. Osteoporos Int, 2011, 22（6）：1709-1715.

［18］ Palmert MR, Dunkel L. Clinical practice. Delayed puberty. N Engl J Med, 2012, 366（5）：443-453.

［19］ Mäkitie O. Causes, mechanisms and management of paediatric osteoporosis. Nat Rev Rheumatol, 2013, 9（8）：465-475.

［20］ Jilka RL, Noble B, Weinstein RS. Osteocyte apoptosis. Bone, 2013, 54（2）：264-271.

［21］ Huber AM, Gaboury I, Cabral DA, et al. Prevalent vertebral fractures among children initiating glucocorticoid therapy for the treatment of rheumatic disorders. Arthritis Care Res, 2010, 62（4）：516-526.

［22］ Helenius I, Remes V, Salminen S, et al. Incidence and predictors of fractures in children after solid organ transplantation: a 5-year prospective, population-based study. J Bone Miner Res, 2006, 21（3）：380-387.

［23］ Nakhla M, Scuccimarri R, Duffy KN, et al. Prevalence of vertebral fractures in children with chronic rheumatic diseases at risk for osteopenia. J Pediatr, 2009, 154（3）：438-443.

［24］ Bacchetta J, Wesseling-Perry K, Gilsanz V, et al. Idiopathic juvenile osteoporosis: a cross-sectional single-centre experience with bone histomorphometry andquantitative computed tomography. Pediatr Rheumatol Online J, 2013, 11: 6-13.

［25］ Hou JW, Wang TR. Idiopathic juvenile osteoporosis: five-year case follow-up. J Formos Assoc, 1995, 94 (5): 277-280.

［26］ Hoekman K, Papapoulos SE, Peters AC, et al. Characteristics and bisphosphonate treatment of a patient with juvenile osteoporosis. J Clin Endocri Metab, 1985, 61 (5): 952-956.

［27］ Smith R. Idiopathic juvenile osteoporosis in young. J Bone Joint Surg, 1980, 62B, 417-427.

［28］ Saggese G, Bertelloni S, Baroncelli GI, et al. Mineral Metabolism and calcitriol therapy in idiopathic juvenile osteoporosis. Am J Dis Child, 1991, 145 (4): 457-462.

［29］ Jackson EC, Strife CF, Tsang RC, et al. Effect of calcitonin replacement therapy in idiopathic juvenile osteoporosis. Am J Dis Child, 1988, 142 (11): 1237-1239.

［30］ Glastre C, Braillon P, David L, et al. Measurement of bone mineral content of the lumbar spine by dual energy X-ray absorbtiometry in normal children: correlations with growth parameters. J Clin Endocri Metab, 1990, 70 (5): 1330-1333.

［31］ Boot AM, de Ridder MA, Pols HA, et al. Bone mineral density in children and adolescents: Relation to puberty, calcium intake and physical activity. J Clin Endocri Metab, 1997, 82 (1): 57-62.

［32］ Munns CF, Rajab MH, Hong J, et al. Acute phase response and mineral statusfollowing low dose intravenous zoledronic acid in children. Bone, 2007, 41 (3): 366-370.

［33］ Ooi HL, Briody J, Biggin A, et al. Intravenous zoledronic acid given every 6 months in childhood osteoporosis. Horm Res Paediatr, 2013, 80 (3): 179-184.

［34］ Saraff V, Högler W. ENDOCRINOLOGY AND ADOLESCENCE: Osteoporosis in children: diagnosis and management. Eur J Endocrinol, 2015, 173 (6): R185-197.

［35］ Villaverde V, De Inocencio J, Menrino R, et al. Difficulty walking. A presentation of idiophathic juvenile osteoporosis. J Rheumato, 1998, 25 (1): 173-176.

［36］ Hoyer-Kuhn H, Franklin J, Allo G, et al. Safety and efficacy of denosumab in children withosteogenesis imperfecta-a first prospective trial. J Musculoskelet Neuronal Interact, 2016, 16 (1): 24-32.

第七篇

继发性骨质疏松症

第一章　糖皮质激素所致骨质疏松症

糖皮质激素（glucocorticoid，GC）应用于临床已经有六十余年，由于其强有力的免疫抑制和抗炎作用，临床上广泛用于治疗炎症性和过敏性疾病。GC会引起许多代谢性副作用，包括胰岛素抵抗、高血糖、高血压和骨质疏松等。其中糖皮质激素性骨质疏松症（glucocorticoid-induced osteoporosis，GIOP）可导致椎体和非椎体骨折，严重影响病人生活质量并增加社会负担，是GC治疗的严重并发症之一。

一、流行病学

1932年，Harvey Cushing首次描述了库欣病病人的骨骼脱钙现象，反映了内源性GC过多对骨骼的影响。1954年，外源性GC对骨代谢的影响被发现。随着GC的广泛应用，更多病人面临骨量丢失和骨折的风险。据统计美国约1%的人口使用GC，且随着年龄的增长GC的使用比例增加，30岁人群为3.0%，50岁人群为3.7%，80岁人群高达5.2%，50岁以上人群长期接受GC治疗的比例为1%~3%。2000年发表的文献中显示英国18岁以上人群口服GC的病人数量为244235，占总体人群的0.9%，其中70~79岁年龄组服用GC的比例高达2.5%，估计英国总体人群中约有350000人面临GC所致的骨折风险。

虽然超过50%的GC使用者合并骨量丢失及骨折，并且长期应用GC的病人30%~40%会出现放射学证实的椎体骨折，但多数病人起始或接受长期GC治疗时并未评估骨骼健康状况，而且部分具有预防或治疗指征的病人亦未采取相应措施。前述研究中，英国18岁以上口服GC的病人服用期间同时应用雌激素、双膦酸盐、维生素D或降钙素任何一种抗骨质疏松药物的仅占4.0%~5.5%。

GC的广泛应用及GIOP防治的不足大大增加了GIOP的患病率。迄今，GIOP的患病率仅次于绝经后骨质疏松症，成为最常见的继发性骨质疏松症，为20~45岁人群骨质疏松症的最常见原因之一。GIOP的防治已经成为临床上亟待解决的问题。

二、发病机制

1. GC发挥作用的机制　　GC通过基因及非基因途径发挥作用，GC的大部分治疗作用是通过结合于胞质的GC受体（cGCR）通过基因途径发挥作用。

（1）基因途径：GC与cGCR结合后，GC/cGCR复合物转位到与特定细胞因子绑定的细胞核上，诱导或抑制特定基因的转录，即转录激活或转录抑制。GC/cGCR复合物通过直接作用于转录因子激活蛋白1（AP-1）和核因子-κB发挥其对许多炎症基因的重要调节作用。GC的大部分治疗作用是通过转录抑制来实现，而其大部分代谢性副作用是通过转录激活诱发的。

（2）非基因途径：GC通过非基因途径发挥快速的临床效果，包括下述3种截然不同的机制：①GC通过cGCR介导实现的作用：GC和cGCR结合触发信号分子的释放，导致快速的、非细胞核活性。②GC 通过近期发现的膜结合 GC 受体介导发挥的作用：GC 和膜结合受体结合后在数分钟内改变转导旁路，导致细胞凋亡。③非常大剂量的 GC 引起 GC 和细胞膜之间的物理化学相互作用可以引起非特异的效果：GC 通过直接和细胞膜接触影响血浆细胞离子的运输，通过直接和线粒体膜接触引起质子泄漏。

2. GIOP 的发病机制　早期关于 GIOP 发病机制的资料主要基于应用大剂量 GC 而未应用保护性抗骨质疏松药物病人的组织形态计量学资料。这些研究发现 GIOP 病人的骨形成减少，以与成骨细胞减少有关的低矿化率为特点，而骨吸收没有改变甚至增加。GIOP 的骨代谢改变包括成骨细胞和骨细胞凋亡增加、成骨细胞分化受损和破骨细胞寿命延长。

成骨细胞和骨细胞凋亡的机制尚未完全阐明，可能与半胱氨酸天冬氨酸蛋白酶-3（caspase-3）和糖原合酶激酶 3β（GSK3β）的激活有关，后者在 Wnt 信号通路中发挥重要作用。Wnt 信号通路在骨代谢尤其成骨细胞分化中发挥重要作用。GC 还可以通过增加 Dkk-1（Wnt 信号通路抑制剂）的产生进而抑制 Wnt 信号通路。成骨细胞凋亡增加导致骨形成显著减少，推测骨细胞数量的减少导致骨细胞-微管网样结构破坏，从而不能对骨损伤发生反应，最终可导致骨强度的降低。

除了增加成骨细胞凋亡，GC 还通过多个途径损害成骨细胞功能。GC 可通过干扰骨形成蛋白（bone morphogenetic protein，BMP）通路和 Wnt 信号通路，抑制成骨细胞的分化。

此外，骨髓基质细胞是成骨细胞的前体细胞，GC 刺激骨髓基质细胞向脂肪细胞分化，而减少其向成骨细胞的分化。该作用主要通过 GC 增加 PPAR-γ2 的表达和抑制成骨转录因子 Runx2 而实现。大剂量 GC 通过抑制 AP-1 引起骨髓基质细胞向脂肪细胞生成的变化，AP-1 的转录抑制不仅介导抗炎作用，亦降低了骨强度。

GC 治疗期间，破骨细胞的凋亡减少。由于核因子-κB 受体活化因子配体（receptor activator of NF-κB ligand，RANKL）的上调节和骨保护素（osteoprotegerin，OPG）受抑制，破骨细胞寿命延长。GC 可能通过 Wnt 信号通路抑制 OPG。GC 对破骨细胞的直接效果是抑制其骨吸收能力，包括干扰皱褶缘形成和细胞骨架破坏等，破骨细胞寿命延长的同时可能伴随着功能的降低。

除上述影响骨代谢的机制，GC 还通过下述机制导致 GIOP：①影响钙稳态：GC 通过抑制小肠对钙、磷的吸收及增加肾脏尿钙排泄，引起继发性甲状旁腺功能亢进，进而促使破骨细胞的活化、导致骨丢失。②GC 所致肌肉含量减少及类固醇肌病引起跌倒风险增加，间接增加了 GC 的骨折风险。③GC 可减少雌激素及睾酮的合成，影响性腺激素水平，进而引起骨质疏松。

综上所述，GIOP 的发病机制是多因素的，其中骨形成受抑制是主要因素，而骨吸收的变化是不确定的。

三、GC 对骨量的影响

GC 对骨骼无安全剂量，即使长期小剂量 GC 吸入治疗，也可导致骨量丢失。GC 所致的骨量丢失在治疗早期即可出现，呈双时相性，起始 GC 治疗的 3~6 个月内，由于骨吸收增加，骨量丢失迅速，第一年骨量丢失可达 12%~20%；在随后的 GC 治疗中，由于骨形成减少，骨量丢失相对缓慢但稳定，每年丢失约 3%。停用 GC 后骨量可部分恢复，但已发生 GIOP 相关性骨折不可恢复。

GC 对骨密度（bone mineral density，BMD）的影响与应用时间和剂量有关，应用时间越长，剂量越高，骨量丢失越明显，且骨量丢失以小梁骨受累最为显著。大剂量 GC（≥40mg 泼尼松）治疗 2 个月，腰椎、股骨颈 BMD 显著降低，降幅达 1%~3%，其中腰椎最显著。GC 对不同部位骨骼 BMD 影响的差异与小梁骨和皮质骨的不同含量有关。

关于应用 GC 后椎体骨折的 BMD 切点值的研究结果存在争议，大部分研究认为 GC 使用者椎体骨折的 BMD 切点值显著高于绝经后骨质疏松人群，未出现严重骨质疏松时即可出现骨折。van Staa 等的前瞻性研究也证实，在任何 BMD 水平，GC 使用者新发椎体骨折的发生率皆显著高于未应用者，提示 GC 引起骨强度下降和骨折危险性增加的原因不单纯是 BMD，还有其他原因。但亦有研究未发现应用与未应用 GC 椎体骨折 BMD 切点值的差异，这也许与分析结果时没有考虑基础疾病和 GC 用药时间、剂量等对骨折的影响有关。

四、GC 对骨折危险性的影响

GC 增加骨折风险，尤其椎体和髋部骨折风险。英国 GPRD 研究是迄今关于 GC 骨折风险最大规模的研究，该研究为回顾性队列研究，分析了 244 235 例口服 GC 18 岁以上人群的骨折风险，在调整了共患疾病、伴随用药、基线骨折史或腰背疼痛等混杂因素的影响后，与年龄、性别相匹配的对照组相比，GC 组非椎体骨折的 RR 为 1.33（95%CI 1.29~1.38），髋部骨折的 RR 为 1.61（95%CI 1.47~1.76），前臂骨折的 RR 为 1.09（95%CI 1.01~1.17），椎体骨折的 RR 为 2.60（95%CI 2.31~2.92）。提示 GC 增加椎体和非椎体骨折风险，且对椎体和髋部骨折的影响比前臂明显。GC 所致骨折风险的增加与性别无关，随年龄增加，骨折风险增加。

关于用药时间与骨折风险的关系，GC 用药早期骨折危险性即迅速增加。根据 van Staa 的研究，早在应用 GC 3 个月时椎体骨折风险即已经增加，新发椎体骨折于用药第 3~6 个月内迅速达到高峰，此后维持在这个水平，髋部、前臂和非椎体骨折的情况与此类似。

GC 诱发的椎体骨折可于 BMD 降低之前出现，当校正了 BMD 对骨折危险性的影响后，与 GC 相关的骨折 RR 为 1.6~2.0，提示 GC 增加骨折危险性的机制不完全依赖于对 BMD 的影响。GC 用药早期骨折危险性增加的原因也许与其诱导的成骨细胞和骨细胞凋亡增加、成骨细胞形成减少及骨骼微结构和骨质量改变有关。骨细胞活力是独立于 BMD 的骨强度的重要决定因素，骨细胞网也许参与了感知并传递骨微损伤信号，并通过骨重建促进骨修复的过程，骨细胞凋亡将减弱这一机制，导致微损伤积聚增加骨脆性。GC 对成骨细胞形成的负面影响进一步减少了微损伤的修复，降低骨强度。另有研究观察到 GC 治疗 2 个月反映机体肌肉含量的瘦体重（lean body mass，LBM）即显著减少，肌肉含量减少及类固醇肌病导致跌倒危险性增加也是早期骨折危险增加的原因之一。

停止 GC 治疗后 1 年内，上述增加的骨折风险迅速回落至基线水平，但 GC 剂量>1g 时，骨折风险回落至基线水平的时间将>15 个月。这种伴随 GC 的起始和停药，骨折风险迅速增加和快速回落现象，也支持 GC 所致的骨折风险在某种程度上独立于 BMD。

关于 GC 剂量与骨折风险的关系。以往认为，日平均剂量≥7.5mg 的泼尼松或者等效剂量的 GC 为骨质疏松的危险因素。van Staa 的研究提示<2.5mg/d 的泼尼松或等效剂量 GC 和椎体骨折风险增加有关，提示更小的 GC 剂量即可增加骨折风险。提示对于骨折风险而言，GC 无安全阈值，GC 治疗是明确的骨折危险因素。

另有研究提示骨折风险的增加似乎呈 GC 剂量依赖性，高日剂量与高累积剂量均增加骨折风险，高日剂量比高累积剂量与骨折风险的相关性可能更高。GPRD 研究中泼尼松剂量<2.5mg/d 时，髋部骨折的 RR 为 0.99（95%CI 0.82~1.20）；泼尼松剂量 2.5~7.5mg/d 时，髋部骨折的 RR 上升为 1.77（95%CI 1.55~2.02）；泼尼松剂量≥7.5mg/d 时，髋部骨折的 RR 为 2.27（95%CI 1.94~2.66）；与上述剂量相对应的椎体骨折 RR 分别为 1.55（95%CI 1.20~2.01）、2.59（95%CI 2.16~3.10）和 5.18（95%CI 4.25~6.31）。随着泼尼松日剂量的增加，椎体骨折风险增加 2~5 倍，髋部骨折风险增加 1~2.5 倍。前臂未发现此种剂量关系。2003 年 van Staa 等的另一项前瞻性研究再次证实，在校正了年龄、基线 BMD、既往椎体骨折史、身高、体重等的影响后，GC 使新发椎体骨折风险增加 6 倍；且 GC 日剂量、而非累积剂量，是椎体骨折的强预测因子。

五、骨折风险及其预测工具

由于 BMD 呈年龄依赖性，难以精确地反映骨质量，且 GC 诱发的骨折可发生于 BMD 显著降低前，仅检测 BMD 并不能充分反映 GC 使用者的骨折风险。和 BMD 相比，全面考虑骨骼因素、跌倒因素和基线危险因素等的骨折风险评估能更加准确地反映病人的骨折危险。因此预计 GC 用药时间≥3 个月者，建议用药前评估骨折风险，并根据不同的骨折风险采取相应防治措施，危险因素越多，防治应越积极。

目前，可用于评估 GIOP 骨折风险的公式有多种，大部分以 GC 的日剂量和 BMD 测量的髋部或脊柱的 T 值为基础。2005 年基于 GPRD 研究提出的 FIGS（Fracture in GIOP Score）模型，可以计算髋部、脊柱和腕部 3 个部位 5 年和 10 年的骨质疏松性骨折风险。这个模型的优点是考虑了基础疾病、GC 剂量和跌倒风险，缺点是计算比较复杂。

世界卫生组织（World Health Organization，WHO）和国际骨质疏松基金会（International Osteoporosis Foundation，IOF）推荐采用骨折风险评估工具（fracture risk assessment，FRAX）评估 GC 使用者的骨折风险。FRAX（https://www.shef.ac.uk/FRAX/tool.jsp）根据病人临床危险因素及股骨颈骨密度建立模型，评估病人未来 10 年髋部骨折及主要骨质疏松性骨折的概率。针对中国人群的 FRAX 可通过登录以下网址获得：http://www.sheffield.ac.uk/FRAX/tool.aspx?country=2。

FRAX 主要适用于未发生过骨折又有骨量减少（骨密度 T 值为−2.5～−1）的 40～90 岁人群。不适用于已有骨质疏松（T 值≤−2.5）、已发生脆性骨折和已接受有效抗骨质疏松治疗者。纳入 FRAX 评估的骨折危险因素包括年龄、性别、低骨密度、低 BMI（≤19）、既往脆性骨折史（尤其髋部、尺桡骨远端及椎体骨折史）、父母亲髋骨骨折史、GC 治疗（任何剂量，口服 3 个月以上）、吸烟、过量饮酒、是否合并类风湿关节炎、是否合并其他引起继发性骨质疏松的疾病，包括 1 型糖尿病、成骨不全症的成人病人、长期未治疗的甲状腺功能亢进症、性腺功能减退症或早绝经（<45 岁）、慢性营养不良或吸收不良、慢性肝病。根据 FRAX 计算结果按照低、中、高危险程度对病人进行不同干预。

FRAX 考虑了家族史和 BMD，是其独特之处。但目前 FRAX 尚存在许多局限性和不足。FRAX 存在地区和人种的差异，FRAX 的骨折相关危险因素基于来自欧洲、北美、亚洲、澳大利亚等多个独立大样本前瞻性人群研究和大样本的荟萃分析，因此有一定的代表性；FRAX 没有考虑同是骨折危险因素的跌倒风险和是否存在椎体畸形；FRAX 列入了部分影响骨代谢的疾病，包括类风湿关节炎、1 型糖尿病等，但尚需进一步完善；FRAX 的危险分级是专家组意见，而不是基于循证医学证据。FRAX 不是专门针对 GIOP 建立的，FRAX 以 GC 2.5～7.5mg/d 为标准来计算 10 年骨折风险，未充分考虑 GC 使用的剂量和疗程，对于服用高剂量和低剂量者，结果可能会低估或高估。

2017 年美国风湿病学会（American College of Rheumatology，ACR）指南建议对于年龄≥40 岁预计长期使用 GC 病人，应用 FRAX 工具评估骨折风险，并列表说明了年龄≥40 岁和年龄<40 岁成年病人的低、中、高骨折风险情况（表 7-1-1）。由于 FRAX 工具未充分考虑 GC 剂量，指南建议如果泼尼松剂量>7.5mg/d，FRAX 工具计算的主要骨质疏松性骨折（包括临床脊柱骨折、髋部骨折、手腕骨折或肱骨骨折）风险增加为 1.15 倍、髋部骨折风险增加为 1.2 倍。

表 7-1-1　GC 治疗病人的骨折风险分类

分类	年龄≥40 岁成年人	年龄<40 岁成年人
高骨折风险	既往骨质疏松性骨折史	既往骨质疏松性骨折史
	髋部或腰椎 BMD 检测 T 值≤−2.5 的绝经后女性和年龄≥50 岁以上男性	
	FRAX△ 评估 10 年主要骨质疏松性骨折*风险≥20%	
	FRAX△ 评估 10 年髋部骨折风险≥3%	

分类	年龄≥40 岁成年人	年龄<40 岁成年人
中骨折风险	FRAX△ 评估 10 年主要骨质疏松骨折风险 10%～19%	继续 GC 治疗剂量≥7.5mg/d 且时间≥6 个月的病人存在下述一种情况： 髋部/腰椎 BMD 检测 Z 值<-3 或快速骨量丢失（髋部/腰椎骨量丢失>10%/年）
低骨折风险	FRAX△ 评估 10 年髋部骨折风险 1%～3% FRAX△ 评估 10 年主要骨质疏松性骨折风险<10% FRAX△ 评估 10 年髋部骨折风险≤1%	除 GC 治疗外，无上述其他危险因素

注：△：FRAX 评分需要按照 GC 剂量做如下调整：如泼尼松剂量>7.5mg/d，主要骨质疏松性骨折风险增加为 1.15 倍，髋部骨折风险增加为 1.2 倍（举例：如果 FRAX 工具得出髋部骨折风险为 2.0%，2.0%×1.2，即调整后髋部骨折风险为 2.4%）

＊：主要骨质疏松性骨折包括临床脊柱骨折、髋部骨折、前臂骨折或肱骨骨折

六、临床表现

GIOP 的临床表现与原发性骨质疏松症基本相同，许多病人早期无明显症状，骨折后经 X 线或骨密度检查才发现已有骨质疏松。疼痛、脊柱变形和发生脆性骨折是骨质疏松症最典型的临床表现。

1. 疼痛　病人可有腰背疼痛或周身骨骼疼痛，负荷增加时疼痛加重或活动受限，严重时翻身、起坐及行走有困难。

2. 脊柱变形　骨质疏松严重者可有身高缩短和驼背，脊柱畸形和伸展受限。胸椎压缩性骨折会导致胸廓畸形，影响心肺功能；腰椎骨折可能会改变腹部解剖结构，导致便秘、腹痛、腹胀、食欲减低和过早饱胀感等。

3. 骨折　脆性骨折是指低能量或者非暴力骨折，如从站高或者小于站高跌倒或因其他日常活动而发生的骨折为脆性骨折。因为脊柱和肋骨以小梁骨为主，是 GC 治疗后早期出现骨量丢失及骨折的常见部位。其他部位亦可发生骨折。发生过一次脆性骨折后，再次发生骨折的风险明显增加。

七、体格检查及监测项目

所有病人用药之初均需进行体格检查，测量去鞋身高、体重、检查肌力。评估是否存在其他临床未发现的骨折迹象，如脊柱压痛、畸形、下肋骨与骨盆上端间隙缩小等。患类固醇肌病的病人理论上跌倒风险增加，应评估跌倒风险。跌倒风险的评估方式包括询问病人既往跌倒情况和观察病人步态，也可采用文献记录的其他评估方法。

服药前检测项目包括血 25（OH）D 水平，成年人检测 BMD。对于年龄<40 岁的成年人，如果有骨质疏松性骨折史，或者存在其他骨质疏松危险因素，而处于骨折高风险状态，BMD 检测应尽早进行，并且最迟于 GC 起始治疗 6 个月内检测。

所有病人 GC 治疗期间应监测身高、血 25（OH）D 水平，监测脆性骨折发生情况及抗骨质疏松药物的依从性。GC 用药时间≥3 个月者，建议根据病人情况定期监测 BMD。影响 BMD 监测频率的因素：病人年龄、是否有骨质疏松性骨折史、并存的其他骨折危险因素、是否已经开始抗骨质疏松治疗、先前的 BMD 结果、GC 的剂量和 BMD 改变的速度等。

八、预防及治疗

GC 在临床上应用广泛，由于基础炎症性疾病的活动、GC 对骨骼直接和间接的负性作用及其引起的肌肉萎缩等因素，使长期应用 GC 病人的骨折风险增加。GIOP 所致骨折，尤其髋部骨折，增加死亡风

险。GIOP 所致骨折及其共存疾病降低病人生活质量，增加社会负担。现有抗骨质疏松治疗药物可显著减少 GIOP 所致骨折。各国指南均建议预计 GC 用药时间≥3 个月者，评估骨折风险，并酌情采取相应防治措施。GIOP 的防治措施包括基础措施、骨折风险评估和药物干预。

（一）基础措施

GIOP 的发病是多因素的，其防治也需要多方面干预。基础措施包括积极治疗基础疾病、尽量减少 GC 的剂量和用药时间、调整生活方式和骨健康基本补充剂。

1. 积极治疗基础疾病，尽量减少 GC 的剂量和用药时间　基础炎症性疾病的控制可以减少 GC 用量，减少骨量丢失。对于骨量减少和骨折而言，GC 无安全剂量，即使生理剂量的 GC 也可引起骨量减少，因此在控制病情的前提下，尽量减少 GC 的剂量和用药时间是减少骨质疏松危险的重要策略之一。

2. 调整生活方式　所有接受 GC 治疗的病人都需要调整生活方式，建议摄入富含钙、低盐和适量蛋白质的均衡膳食，保持充足日照，保持合理体重，戒烟，限制饮酒，避免饮用含过多咖啡因的饮料，定期进行负重或抗阻力训练等。运动可改善机体敏捷性，减少跌倒风险，有助于增加骨密度。建议病人进行新的运动项目前咨询医生，评估是否合适。

3. 骨健康基本补充剂　对于服用 GC 的成年病人，不考虑 GC 剂量和用药时间，建议补充钙剂和维生素 D 制剂。推荐元素钙的摄入量为 1000~1200mg/d，补充普通维生素 D 600~800IU/d，维持血 25（OH）D 水平≥20ng/ml。4~17 岁人群建议补充元素钙 1000mg/d，维生素 D 600IU/d。部分病人需要的维生素 D 剂量高于上述剂量才能维持血 25（OH）D 水平达标，这也许与病人户外活动少或者 GC 干扰维生素 D 的吸收有关。

（二）骨折风险评估

1. 治疗之初的初始骨折风险评估　2017 年 ACR 指南建议，对于所有成年和儿童病人，应用任何剂量的 GC，在起始长期 GC 治疗后的 6 个月内尽快完成骨折风险初始评估。评估内容包括获取详细的 GC 使用信息（剂量、疗程和给药方式）、评估跌倒或脆性骨折的风险、其他临床合并疾病情况及是否存在其他骨质疏松危险因素。其他骨质疏松危险因素包括营养不良、严重的体重下降或低体重、性腺功能减退、继发性甲状旁腺功能亢进症、甲状腺疾病、髋部骨折家族史、吸烟史或过量饮酒等。乙醇摄入量≥3U/d 为过量饮酒，一个单位相当于 8~10g 乙醇，相当于 285ml 啤酒、120ml 葡萄酒、30ml 烈性酒。

2. 治疗期间的骨折风险再评估　继续 GC 治疗的所有成年和儿童病人，每 12 个月需进行骨折风险再评估，下面分别是不同年龄组病人的再评估建议。

（1）年龄≥40 岁病人的骨折风险再评估：年龄≥40 岁，除钙剂和维生素 D 制剂外，未应用其他抗骨质疏松药物者，建议每 1~3 年应用 FRAX 工具再次评估，如果可以，评估时尽量检测 BMD。

年龄≥40 岁，接受非常大剂量 GC 治疗（初始日剂量≥30mg/d 或等效剂量，前一年累积剂量>5g，下同），或者有骨质疏松性骨折史者，再次评估应在 1~3 年内更早地进行。

年龄≥40 岁，应用小剂量 GC 且无其他骨质疏松危险因素者，再次评估可以在 1~3 年内晚些进行，BMD 检测频率也可适当降低。

年龄≥40 岁，除钙剂和维生素 D 制剂外，已应用一种抗骨质疏松药物，且存在骨质疏松高风险者，建议治疗期间每 2~3 年检测 BMD。存在下述任一情况，认为骨质疏松高风险：非常大剂量 GC 治疗；抗骨质疏松药物（不包括钙剂和维生素 D 制剂）治疗 18 个月后出现骨质疏松性骨折；服药依从性差或吸收差；存在其他骨质疏松危险因素。

年龄≥40 岁，曾接受一种抗骨质疏松药物（不包括钙剂和维生素 D 制剂）治疗，但目前除钙剂和维生素 D 外，未应用其他抗骨质疏松药物者，建议每 2~3 年检测 BMD。在此时间范围内，对于大剂量 GC 治疗和有骨折既往史或低 BMD 者，建议尽早检测 BMD；对于小剂量 GC 治疗，高 BMD 且无其他骨质疏松危险因素者，BMD 检测可以晚些进行。

（2）年龄<40 岁病人的骨折风险再评估：年龄<40 岁，且处于骨折中~高风险的病人，建议 2~3 年

检测 BMD。存在下述任一情况，为骨折中至高风险：既往骨折史；BMD 检测 Z 值<-3；非常大剂量 GC 治疗；服药依从性差或吸收差；存在多个骨质疏松危险因素。

九、药物干预

（一）治疗药物概述

1. 双膦酸盐类　双膦酸盐（bisphosphonates，BP）是焦磷酸盐的稳定类似物，能够高度亲和力地与骨骼羟基磷灰石结合，通过影响破骨细胞微骨架和皱褶缘的形成，抑制破骨细胞释放酸性物质及酶类，抑制骨吸收、增加骨密度，从而治疗骨质疏松症。有研究证实，阿仑膦酸盐、利塞膦酸钠和唑来膦酸用药 3~5 年治疗原发性骨质疏松症可减少椎体、非椎体骨折（包括髋部骨折）发生率。

双膦酸盐类药物是目前指南推荐的防治 GIOP 一线用药。研究证实阿仑膦酸盐和利塞膦酸盐可预防 GC 引起的骨量丢失，增加腰椎 BMD，并减少椎体骨折，对于非椎体骨折的影响差异没有统计学意义。唑来膦酸盐与利塞膦酸盐预防和治疗 GIOP 的多中心、双盲双模拟随机临床研究结果显示，唑来膦酸的疗效至少与利塞膦酸盐相当，甚至可能优于利塞膦酸盐。伊班膦酸钠关于心脏移植术后接受免疫抑制治疗男性病人的研究，亦证实其可以预防 GC 引起的骨量丢失并减少椎体骨折。

双膦酸盐总体安全性良好，不良反应包括胃肠道反应、一过性"流感样"症状、肾脏毒性、下颌骨坏死（osteonecrosis of the jaw，ONJ）和非典型股骨骨折（atypical femur fracture，AFF）。GIOP 病人骨形成受到 GC 抑制，双膦酸盐进一步抑制已经降低的骨形成，长期治疗可能会导致骨形成活性非常低，理论上有导致骨骼脆性增加可能性，易发生 AFF，需引起重视。

2. 甲状旁腺激素氨基端 1-34 片段　甲状旁腺激素（parathyroid hormone，PTH）是甲状旁腺主细胞分泌的肽类激素，小剂量、间断 PTH 可促进成骨细胞生成与活性。特立帕肽（teriparatide，TPTD）是重组人甲状旁腺激素氨基端 1-34 活性片段。TPTD 能刺激成骨细胞活性，促进骨形成，降低椎体和非椎体骨折的发生风险，目前主要用于骨质疏松症的治疗。

一项为期 36 个月的 RCT 研究观察了 TPTD 与阿仑膦酸钠对 428 例 GC 治疗病人的疗效，与活性对照药物阿仑膦酸钠比较，TPTD 显著增加腰椎、全髋和股骨颈 BMD，显著减少新发椎体骨折发生率，非椎体骨折发生率两者差异无统计学意义。

GIOP 的主要发病因素为骨形成降低，TPTD 促进骨形成，针对 GIOP 主要病因治疗。由于其高昂的药费，许多国家将其作为 GIOP 的二线治疗药物，用于双膦酸盐治疗期间再发骨折，或由于双膦酸盐吸收差、胃肠道反应、依从性差等不适合用双膦酸盐的病人。除价格和每日注射用药不方便，TPTD 使用时间不超过 24 个月，为避免停药后的快速骨量丢失，停药后需应用抗骨吸收药物。

3. RANKL 抑制剂　骨保护素（osteoprotegerin，OPG）/RANKL/RANK 通路是调节破骨细胞增殖与活性的重要信号通路，是抗骨质疏松药物治疗靶点之一。地诺单抗（denosumab），是人源性 RANKL 单克隆抗体，能抑制 RANKL 和 RANK 结合，降低破骨细胞活性，增加骨密度，从而降低骨折风险。研究证实迪诺塞麦减少绝经后女性椎体和非椎体骨折风险。美国 FDA 批准该药用于治疗有较高骨折风险的绝经后骨质疏松症。

有研究证实 GIOP 病人双膦酸盐治疗 2 年再改为迪诺塞麦治疗 1 年，腰椎 BMD 进一步增加。另一项前瞻性研究观察了迪诺塞麦治疗 29 例长期应用 GC 病人的疗效，其中 18 例病人之前接受双膦酸盐治疗，地诺单抗 60mg 基线及 6 个月各用药一次，一年后所有病人腰椎及股骨颈 BMD 皆显著增加。研究同时发现迪诺塞麦治疗后骨转换标志物水平显著而持续地降低，认为迪诺塞麦是现有抗骨质疏松药物中强有力的骨吸收抑制剂之一。应用地诺单抗前必须纠正低钙血症，主要不良反应为低钙血症和感染。长期应用可能会过度抑制骨吸收，而出现下颌骨坏死或 AFF。美国 ACR 建议地诺单抗用于不适合应用双膦酸盐或双膦酸盐效果不好 GIOP 病人的顺序备选药物。

4. 选择性雌激素受体调节剂类　选择性雌激素受体调节剂（selective estrogen receptor modulator，

SERM），SERM 与雌激素受体结合，在不同靶组织导致受体空间构象发生不同改变，从而在不同组织发挥类似或拮抗雌激素的不同生物效应。SERM 抑制剂雷洛昔芬在骨骼与雌激素受体结合，发挥类雌激素的作用，抑制骨吸收，增加骨密度，降低椎体骨折发生风险，在乳腺和子宫发挥拮抗雌激素的作用，不刺激乳腺和子宫。用于治疗绝经后骨质疏松症。

1 项 RCT 研究在 114 例应用 GC 的绝经后女性中观察了雷洛昔芬的效果，与基线相比，1 年后雷洛昔芬组骨形成和骨吸收标志物水平显著降低，腰椎 BMD（1.3%±0.4%，$P=0.004$）和全髋 BMD（1.0%±0.4%，$P=0.01$）显著增加，股骨颈 BMD 差异无统计学意义，而安慰剂组 BMD 显著降低，提示雷洛昔芬对绝经后女性 GIOP 病人腰椎及全髋 BMD 有保护作用。2017 年 ACR 指南推荐雷洛昔芬用于不适合应用双膦酸盐、TPTD 和迪诺塞麦的绝经后女性。雷洛昔芬安全性良好，国外研究提示有增加静脉栓塞的危险性，国内未见报道。

5. 未来可能的新型治疗药物展望 硬骨抑素单克隆抗体：在健康人群，硬骨抑素由骨细胞特异表达，可抑制 BMP 诱导的成骨细胞增殖及异位骨形成，还可通过与 LRP5/6 而抑制 Wnt/β_2 结合连环蛋白通路。romosozumab 是一种硬骨抑素单克隆抗体，研究提示其大幅度增加骨形成指标水平，与活性对照药物特立帕肽相比，显著增加腰椎及全髋 BMD。对硬骨抑素抑制剂的研究可促进骨形成药物研发，为 GIOP 治疗的新靶点。

（二）治疗药物推荐

2017 年 ACR 指南根据病人不同年龄（≥40 岁或<40 岁）及 FRAX 工具评分骨折风险高低，推荐相应初始防治药物。针对特殊人群，如育龄女性、妊娠女性、4~17 岁人群、器官移植后应用多种免疫抑制剂的病人等，也分别推荐了初始治疗措施。对于初始治疗失败的病人推荐后续治疗方案，抗骨质疏松药物停药前处理也做了详细的阐述。

1. 初始药物治疗推荐

（1）年龄≥40 岁病人的药物治疗：对于年龄≥40 岁男性、年龄≥40 岁无生育要求女性，且处于骨折中-高风险的病人，口服双膦酸盐治疗。存在下述任一情况，为骨折中至高风险：骨质疏松性骨折史；男性≥50 岁或绝经后女性 BMD 检测髋部或者腰椎 T 值≤-2.5；FRAX 主要骨质疏松性骨折 10 年风险≥10%；FRAX 髋部疏松性骨折 10 年风险>1%；非常大剂量 GC。

由于并存疾病、病人意愿或口服药物依从性差等原因不适合应用口服双膦酸盐的病人，可静脉应用双膦酸盐。不适合应用双膦酸盐的病人，建议应用特立帕肽。不适合应用上述两药物的病人，建议应用迪诺塞麦。不适合应用上述 3 种药物的绝经后女性，建议应用雷洛昔芬。上述几种药物的治疗推荐顺序是基于有效性（骨折减少）、毒性和成本的比较而得出的。如果不能应用某种药物，建议病人依推荐顺序选择下一种药物，而不是单纯应用钙剂和维生素 D 制剂治疗。

（2）年龄<40 岁病人的药物治疗：年龄<40 岁男性和无生育要求女性，如果存在下述任一种情况，为处于骨折中至高风险：有骨质疏松性骨折史；继续 GC 治疗（时间≥6 个月，剂量≥7.5mg/d），且髋部/腰椎 BMD 检测 Z 值<-3；继续 GC 治疗（时间≥6 个月，剂量≥7.5mg/d），且经 DXA 评估髋部/腰椎骨量丢失≥10%/年，建议口服双膦酸盐治疗。不适合应用口服双膦酸盐的病人，建议按照年龄≥40 岁病人的治疗推荐顺序选择药物，注意雷洛昔芬不能用于男性和绝经前女性。

（3）特殊人群的药物治疗：年龄<40 岁有生育要求的女性，如果存在下述任一情况，为处于骨折中至高风险：骨质疏松性骨折史；髋部/脊柱 BMD 检测 Z 值<-3；髋部/腰椎 BMD 骨量丢失>10%/年；非常大剂量 GC；其他骨质疏松危险因素。如果病人近期没有妊娠计划、性生活不活跃且已采取有效避孕措施，建议口服双膦酸盐；如病人不适合应用双膦酸盐，建议应用特帕立肽。由于缺乏相应安全性数据和在动物试验中迪诺塞麦潜在的胎儿伤害，静脉双膦酸盐和迪诺塞麦仅限于不能应用口服双膦酸盐和特帕立肽的骨折高风险病人。且需要告知意外妊娠时药物可能带来的风险，获得病人许可才可以使用。

对于妊娠期女性，由于缺乏现有抗骨质疏松药物妊娠期间的安全性数据，除生活方式调整、钙剂和维生素 D 补充外，指南未包含抗骨质疏松药物预防和治疗的推荐。

年龄≥30 岁，接受非常大剂量 GC 治疗的病人，建议口服双膦酸盐治疗。如果不适合口服双膦酸盐，按照年龄有关的推荐顺序先后考虑静脉双膦酸盐、特帕立肽和迪诺塞麦治疗。注意有生育要求的女性在选择药物时还要参考指南其他相应推荐。

器官移植后 GC 治疗的成年人：如果病人肾小球滤过率≥30ml/min，且无代谢性骨病，建议按照未器官移植的男性/女性的年龄相关推荐治疗。接受肾移植成年人在抗骨质疏松药物治疗前建议先由代谢性骨病专家评估。由于缺乏使用多种免疫抑制剂人群应用迪诺塞麦的安全性数据，指南不建议该人群应用迪诺塞麦。

4~17 岁人群的药物治疗：除钙剂和维生素 D 制剂外，如果病人已经有骨质疏松性骨折，GC 剂量≥0.1mg/(kg·d)，且治疗时间≥3 个月，建议口服双膦酸盐治疗。如果不能耐受口服，静脉应用双膦酸盐制剂。

2. 后继药物治疗推荐（follow-up treatment recommendations）

（1）初始治疗失败：年龄≥40 岁病人，口服双膦酸盐治疗 18 个月后出现骨折，或者口服双膦酸盐治疗 1 年后 BMD 下降≥10%，为初始治疗失败。如果失败原因为口服药物吸收差或者依从性差，建议静脉双膦酸盐治疗；如果不是上述原因，换用特立帕肽或者迪诺塞麦治疗。

（2）双膦酸盐治疗后仍存在骨折中至高风险：年龄≥40 岁病人，口服双膦酸盐治疗 5 年后，评估仍处于中至高骨折风险，建议继续抗骨质疏松药物治疗。如果治疗中不存在口服药物吸收差和依从性差等问题，建议继续口服双膦酸盐治疗 7~10 年；如果存在吸收差和依从性差等问题，建议转为静脉双膦酸盐，或者其他抗骨质疏松药物治疗（特立帕肽或者迪诺塞麦）。选择后继治疗方案时要考虑病人对初始双膦酸盐治疗的反应（BMD 改变及骨折），并考虑罕见副作用（颌骨坏死及不典型股骨骨折）、增加抗骨吸收药物治疗时间等因素。

（3）停止 GC 治疗时抗骨质疏松治疗的处理：年龄≥40 岁病人，在停止 GC 治疗时，除钙剂和维生素 D 制剂，如果还应用其他抗骨质疏松药物，此时其他抗骨质疏松药物是否停用，需评估骨折风险后决定。如果评估后处于低骨折风险，可以终止其他抗骨质疏松药物治疗，否则需要继续抗骨质疏松治疗，直至评估处于骨折低风险，才可以停药；处于骨折高风险的病人，强烈推荐继续抗骨质疏松药物治疗。

综上所述，GC 应用广泛，GIOP 及其所致骨折，严重危害病人健康及生活质量，亟待防治。GIOP 发病机制、防治药物及 FRAX 骨折风险预测工具的研究，近年来取得了长足的进展。目前双膦酸盐类药物作为 GIOP 防治的一线用药，特立帕肽、迪诺塞麦、雷洛昔芬按推荐作为后续选择药物，能够增加骨密度，降低骨折风险，有效防治 GIOP。但限于 FRAX 工具的若干局限性，目前尚不能准确预测不同地区、不同人种和应用不同 GC 剂量人群的骨折风险。FRAX 工具也不适用于绝经前女性及年龄 40 岁以下男性，这部分人群 GIOP 防治的证据还很有限，其长期接受 GIOP 药物治疗的安全性，既往或当前药物暴露对胎儿的危害等，都尚未明确。上述问题有待大样本、长期前瞻性临床研究和大样本流行病学研究进一步探讨。

（邢小平　张凤丽）

参 考 文 献

[1] Feldstein AC, Elmer PJ, Nichols GA, et al. Practice patterns in patients at risk for glucocorticoid-induced osteoporosis. Osteoporos Int, 2005, 16 (12): 2168-2174.

[2] Cushing H. The basophil adenomas of the pituitary body and their clinical manifestations (pituitary basophilism). Obesity Research, 1994, 2 (5): 486-508.

[3] Curtis PH, Clark WS, Herndon CH. Vertebral fractures resulting from prolonged cortisone and corticotropin therapy. JAMA, 1954, 156 (5): 467-469.

［4］ Fardet L, Petersen I, Nazareth I. Monitoring of patients on long-term glucocorticoid therapy: a population-based cohort study. Medicine (Baltimore), 2015, 94 (15): e647.

［5］ Kanis JA, Johansson H, Oden A, et al. A meta-analysis of prior corticosteroid use and fracture risk. J Bone Miner Res, 2004, 19 (6): 893-899.

［6］ Van Staa TP, Cooper C, Abenhaim L, et al. Use of oral corticosteroids in the United Kingdom. QJM, 2000, 93 (2): 105-111.

［7］ Vestergaard P, Rejnmark L, Mosekilde L. Fracture risk associated with systemic and topical corticosteroids. J Intern Med, 2005, 257 (4): 374-384.

［8］ Angeli A, Guglielmi G, Dovio A, et al. High prevalence of asymptomatic vertebral fractures in post-menopausal women receiving chronic glucocorticoid therapy: a cross-sectional outpatient study. Bone, 2006, 39 (2): 253-259.

［9］ Van Staa TP, Leufkens HG, Cooper C. The epidemiology of corticosteroid-induced osteoporosis: a meta-analysis. Osteoporos Int, 2002, 13 (10): 777-787.

［10］ McKay LI, Cidlowski JA. Cross-talk between nuclear factor-kappa B and the steroid hormone receptors: mechanisms of mutual antagonism. Mol Endocrinol, 1998, 12 (1): 45-56.

［11］ Vayssiere BM, Dupont S, Choquart A, et al. Synthetic glucocorti-coids that dissociate transactivation and AP-1 transrepression exhibit antiinflammatory activity in vivo. Mol Endocrinol, 1997, 11 (9): 1245-1255.

［12］ Buttgereit F, Straub RH, Wehling M, et al. Glucocorti-coids in the treatment of rheumatic diseases: an update on the mechanisms of action. Arthritis Rheum, 2004, 50 (11): 3408-3417.

［13］ Weinstein RS, Jilka RL, Parfitt AM, et al. Inhibition of osteoblastogenesis and promotion of apoptosis of osteoblasts and osteocytes by glucocorticoids. Potential mechanisms of their deleterious effects on bone. J Clin Invest, 1998, 102 (2): 274-282.

［14］ Ohnaka K, Tanabe M, Kawate H, et al. Glucocorticoid suppresses the canonical Wnt signal in cultured human osteoblasts. Biochem Biophys Res Commun, 2005, 329 (1): 177-181.

［15］ Wang FS, Ko JY, Yeh DW, et al. Modulation of Dickkopf-1 attenuates glucocorticoid induction of osteoblast apoptosis, adipocytic differentiation, and bone mass loss. Endocrinology, 2008, 149 (4): 1793-1801.

［16］ Pereira RC, Delany AM, Canalis E. Effects of cortisol and bone morphogenetic protein-2 on stromal cell differentiation: correlation with CCAAT-enhancer binding protein expression. Bone, 2002, 30 (5): 685-691.

［17］ Shi XM, Blair HC, Yang X, et al. Tandem repeat of C/EBP binding sites mediates PPARgamma2 gene transcription in glucocorticoid-induced adipocyte differentiation. J Cell Biochem, 2000, 76 (3): 518-527.

［18］ Carcamo-Orive I, Gaztelumendi A, Delgado J, et al. Regulation of human bone marrow stromal cell proliferation and differentiation capacity by glucocorticoid receptor and AP-1 crosstalk. J Bone Miner Res, 2010, 25 (10): 2115-2125.

［19］ Hofbauer LC, Gori F, Riggs BL, et al. Stimulation of osteopro-tegerin ligand and inhibition of osteoprotegerin production byglucocorticoids in human osteoblastic lineage cells: potential paracrine mechanisms of glucocorticoid-induced osteoporosis. Endocrinology, 1999, 140 (10): 43824389.

［20］ Kondo T, Kitazawa R, Yamaguchi A, et al. Dexamethasone promotes osteoclastogenesis by inhibiting osteoprotegerin through multiple levels. J Cell Biochem, 2008, 103 (1): 335-345.

［21］ Kim HJ, Zhao H, Kitaura H, et al. Glucocorticoids suppress bone formation via the osteoclast. J Clin Invest, 2006, 116 (8): 2152-2160.

［22］ Natsui K, Tanaka K, Suda M, et al. High-dose glucocorticoid treatment induces rapid loss of trabecular bone mineral density and lean body mass. Osteoporos Int, 2006, 17 (1): 105-108.

［23］ Laan RF, van Riel PL, van de Putte LB, et al. Low-dose prednisone induces rapid reversible axial bone loss in patients with rheumatoid arthritis: a randomized, controlled study. Ann Intern Med, 1993, 119 (10): 963-968.

［24］ Lane NE, Lukert B. The science and therapy of glucocorticoid-induced bone loss. Osteoporos, 1998, 27 (2): 465-483.

［25］ Van Staa TP, Laan RF, Barton IP, et al. Bone density threshold and other predictors of vertebral fracture in patients receiving oral glucocorticoid therapy. Arthritis Rheum, 2003, 48 (11): 3224-3229.

［26］ TKaji H, Yamauchi M, Chihara K, et al. The threshold of bone mineral density for vertebral fracture in female patients with glucocorticoid-induced osteoporosis. Endocr J, 2006, 53 (1): 27-34.

[27] Selby PL, Halsey JP, Adams KRH, et al. Corticosteroids do not alter the threshold for vertebral fracture. J Bone Miner Res, 2000, 15 (5): 952-956.

[28] Van Staa TP, Leufkens HG, Abenhaim L, et al. Use of oral corticosteroids and risk of fractures. J Bone Miner Res, 2005, 20 (8): 1487-1494.

[29] Van Staa TP, Leufkens HG, Abenhaim L, et al. Oral corticosteroids and fracture risk: relationship to daily and cumulative doses. Rheumatology (Oxford), 2000, 39 (12): 1383-1389.

[30] Ton FN, Gunawardene SC, Lee H, et al. Effects of low-dose prednisone on bone metabolism. J Bone Miner Res, 2005, 20 (3): 464-470.

[31] Gallacher SJ, Fenner JA, Anderson K, et al. Vertebral fractures in steroid dependent asthma and involutional osteoporosis: A comparative study. Thorax, 1992, 47 (3): 207-208.

[32] Manolagas SC. Corticosteroids and fractures: a close encounter of the third cell kind. J Bone Miner Res, 2000, 15 (6): 1001-1005.

[33] Weinstein RS, Powers CC, Parfitt AM, et al. Preservation of osteocyte viability by bisphosphonates contributes to bone strength in glucocorticoid-treated mice independently of BMD: an unappreciated determinant of bone strength. J Bone Miner Res, 2002, 17 (Suppl 1): S156.

[34] Cooper C, Coupland C, Mitchell M. Rheumatoid arthritis, corticosteroid therapy and hip fracture. Ann Rheum Dis, 1995, 54 (1): 49-52.

[35] Van Staa TP, Geusens P, Pols HA, et al. A simple score for estimating the long-term risk of fracture in patients using oral glucocorticoids. QJM, 2005, 98 (3): 191-198.

[36] Buckley L, Guyatt G, Fink HA, et al. 2017 American College of Rheumatology Guideline for the prevention and treatment of glucocorticoid-induced osteoporosis. Arthritis Care Res (Hoboken), 2017, 69 (8): 1095-1110.

[37] Kanis JA, Burlet N, Cooper C, et al. European guidance for the diagnosis and management of osteoporosis in postmenopausal women. Osteoporos Int, 2008, 19 (4): 399-428.

[38] Gillespie LD, Robertson MC, Gillespie WJ, et al. Interventions for preventing falls in older people living in the community. Cochrane Database Syst Rev, 2012, 12 (9): CD007146.

[39] Ganz DA, Bao Y, Shekelle PG, et al. Will my patient fall? JAMA, 2007, 297 (1): 77-86.

[40] Overman RA, Gourlay ML, Deal CL, et al. Fracture rate associated with quality metric-based anti-osteoporosis treatment in glucocorticoid-induced osteoporosis. Osteoporos Int, 2015, 26 (5): 1515-1524.

[41] Lekamwasam S, Adachi JD, Compston JE. Joint IOF-ECTS GIO Guidelines Working Group. A framework for the development of guidelines for the management of glucocorticoid-induced osteoporosis. Osteoporos Int, 2012, 23 (9): 2257-2276.

[42] Grossman JM, Gordon R, Ranganath VK, et al. American College of Rheumatology 2010 recommendations for the prevention and treatment of glucocorticoid-induced osteoporosis. Arthritis Care Res (Hoboken), 2010, 62 (11): 1515-1526.

[43] 中华医学会骨质疏松和骨矿盐疾病分会. 原发性骨质疏松症诊疗指南 (2017). 中华骨质疏松和骨矿盐疾病杂志, 2017, 10 (5): 413-443.

[44] Ross AC, Manson JE, Abrams SA, et al. The 2011 report on dietary reference intakes for calcium and vitamin D from the Institute of Medicine: what cli-nicians need to know. J Clin Endocrinol Metab, 2011, 96 (1): 53-58.

[45] Kidney Disease: Improving Global Outcomes (KDIGO) CKD-MBD Work Group. KDIGO clinical practice guideline for the diagnosis, evaluation, prevention, and treatment of Chronic Kidney Disease-Mineral and Bone Disorder (CKD-MBD). Kidney Int Suppl, 2009, (113): S1-130.

[46] Lems WF, Geusens P. Established and forthcoming drugs for the treatment of osteoporosis. Curr Opin Rheumatol, 2014, 26 (3): 245-251.

[47] Adachi JD, Saag KG, Delmas PD, et al. Two-year effects of alendronate on bone mineral density and vertebral fracture in patients receiving glucocorticoids: a randomized, double-blind, placebo-controlled extension trial. Arthritis Rheum, 2001, 44 (1): 202-211.

［48］ Reid DM, Hughes RA, Laan RF, et al. Efficacy and safety of daily risedronate in the treatment of corticosteroid-induced osteoporosis in men and women: a randomized trial. European Corticosteroid-Induced Osteoporosis Treatment Study. J Bone Miner Res, 2000, 15 (6): 1006-1013.

［49］ Reid DM, Devogelaer JP, Saag K, et al. Zoledronic acid and risedronate in the prevention and treatment of glucocorticoid-induced osteoporosis (HORIZON): a multicentre, double-blind, double-dummy, randomised controlled trial. Lancet, 2009, 373 (9671): 1253-1263.

［50］ Fahrleitner-Pammer A, Piswanger-Soelkner JC, Pieber TR, et al. Ibandronate prevents bone loss and reduces vertebral fracture risk in male cardiac transplant patients: a randomized double-blind, placebo-controlled trial. J Bone Miner Res, 2009, 24 (7): 1335-1344.

［51］ Teitelbaum SL, Seton MP, Saag KG. Should bisphosphonates be used for longterm treatment of glucocorticoid induced osteo-porosis? Arthritis Rheum, 2011, 63 (2): 325-328.

［52］ Shane E, Burr D, Abrahamsen B, et al. Atypical subtrochanteric and diaphyseal femoral fractures: second report of a task force of the American Society for Bone and Mineral Research. J Bone Miner Res, 2014, 29 (1): 1-23.

［53］ Saag KG, Zanchetta JR, Devogelaer JP, et al. Effects of teriparatide versus alendronate for treating glucocorticoid-induced osteoporosis: thirty-six-month results of a randomized, double-blind, controlled trial. Arthritis Rheum, 2009, 60 (11): 3346-3355.

［54］ Rifkin WD. Denosumab in postmenopausal women with low bone mineral density. N Engl J Med, 2006, 354 (22): 2390-2391.

［55］ Cosman F, de Beur SJ, Leboff MS, et al. Clinician's guide to prevention and treatment of osteoporosis. Osteoporos Int, 2014, 25 (10): 2359-2381.

［56］ Mok CC, Ho LY, Ma KM. Switching of oral bisphosphonates to denosumab in chronic glucocorticoid users: a 12-month randomized controlled trial. Bone, 2015, 75 (6): 222-228.

［57］ Mok CC, Ying KY, To CH, et al. Raloxifene for prevention of glucocorticoid-induced bone loss: a 12 month randomized double-blinded placebo-controlled trial. Ann Rheum Dis, 2011, 70 (5): 778-784.

［58］ McClung MR, Grauer A, Boonen S, et al. Romosozumab in postmenopausal women with low BMD. New Engl J Med, 2014, 370 (5): 412-420.

第二章　垂体疾病与骨质疏松症

一、概述

垂体是位于蝶鞍内的重要内分泌腺体，腺垂体受到下丘脑激素的调节分泌促性腺激素（follicle-stimulating hormone/luteinizing hormone，FSH/LH）、促肾上腺皮质激素（adrenocorticotropic hormone，ACTH）、促甲状腺激素（thyroid stimulating hormone，TSH）生长激素（growth hormone，GH）和泌乳素（prolactin，PRL），上述激素分别作用于相应的内分泌腺体如性腺、肾上腺、甲状腺等，调节内分泌腺体激素的分泌，而 GH 和 PRL 等激素可以直接作用于靶器官发挥重要的生理功能。神经垂体储备来自下丘脑室旁核和视上核分泌的抗利尿激素（ADH）调节机体渗透压平衡。鞍区疾病种类多样，包括常见的垂体腺瘤（功能性和无功能性）、感染性或自身免疫相关炎症、创伤、颅咽管瘤、Rathke 囊肿、生殖细胞肿瘤、其他系统恶性肿瘤转移等。功能性垂体腺瘤常常导致某种（少数为多种）垂体激素呈高分泌状态，从而导致相应的靶腺功能亢进或相关激素高分泌带来的一系列临床表现，如垂体 GH 细胞腺瘤导致的肢端肥大症、泌乳素细胞腺瘤导致的高泌乳素血症等。而更多的垂体疾病会导致垂体功能障碍，出现一种或多种垂体激素分泌减少的相关临床表现。越来越多的基础和临床研究证实垂体激素本身的高分泌或缺乏状态以及靶腺激素水平的异常与骨骼健康密切相关，可导致继发性的骨质疏松症、增加骨折风险，影响病人的生存质量，因此应重视垂体疾病相关的骨代谢疾病的诊断、治疗和随访。

二、垂体疾病与骨质疏松症

（一）肢端肥大症与骨质疏松症

垂体 GH 细胞腺瘤发生在骨骺闭合前、后分别导致巨人症和肢端肥大症，占垂体腺瘤病人的15%～20%。病人常起病隐匿，临床表现包括身材高大、面容粗陋、手足增大等，易合并高血压、继发性糖尿病和呼吸睡眠暂停综合征等，垂体 GH 大腺瘤病人可出现头痛、视功能障碍以及垂体前叶其他轴功能低减的临床表现。临床诊断根据相关临床表现，口服葡萄糖 GH 抑制试验中血清 GH 水平不能被抑制到 1ng/ml 以下、血清 IGF-1 水平高于同性别同年龄正常人参考水平高限，垂体磁共振显像（MRI）有助于发现垂体腺瘤。手术治疗（经鼻蝶垂体腺瘤切除术，必要时开颅手术）、药物治疗（长效生长抑素类似物和培维索孟等）和放射治疗能够有效治疗垂体 GH 细胞腺瘤的病人。

肢端肥大症病人高 GH 分泌通过刺激肝脏合成过多的 IGF-1 进而导致相关的临床表现。GH 和 IGF-1 对成骨细胞、破骨细胞以及胶原合成等都具有重要的生理调节作用，在儿童青少年时期促进长骨生长、维持成人期的正常骨代谢。GH 可直接和通过 IGF-1 间接刺激成骨细胞的增殖。GH 也刺激骨形态发生蛋白（bone morphogenetic protein，BMP）的表达，BMP 对成骨细胞的分化和骨形成至关重要。IGF-1 对成骨细胞的分化及功能具有双重作用。成骨细胞分化早期，IGF-1 通过活化 AMP 介导的蛋白激酶活化诱导自噬。IGF-1 可通过活化 PI3K-Akt-mTOR 通路对成骨细胞的分化发挥作用，mTOR 已经成为重要的细胞迁移和趋化调节因子。在骨重建过程中，IGF-1 发挥了募集间充质干细胞的作用。除了促进成骨细胞的分化，IGF1 也参与调节成熟成骨细胞的功能。IGF-1 上调 I 型胶原的转录，减少胶原酶 3 和基质金属蛋白酶 13 的合成，以保证骨基质和骨量在适当水平。虽然已知破骨细胞也表达 IGF-1R，但其对破骨细胞的作用研究较少。

肢端肥大症（肢大）病人血清中过量的 GH/IGF-1 通过增加骨吸收和影响骨微结构导致椎体骨折

（vertebral facture，VF）的风险显著增加。肢大病人的骨转换水平显著增加。荟萃研究证实肢大病人与正常对照者的骨形成和骨吸收指标的标准均数差（standard mean difference，SMD）分别是 1.49 和 1.57，且这种差异与性别和性激素水平无关。骨重建研究发现，肢大病人虽然骨形成也增加，但骨吸收更加显著，提示肢大病人骨量减少是骨转换失衡的结果。GH/IGF1 可刺激肾脏合成活性维生素 D，但肢大病人因维生素 D 结合蛋白水平的显著增加导致游离维生素 D 水平显著降低。GH 过量可使甲状旁腺激素（parathyroid hormone，PTH）脉冲分泌的时相延长，脉冲分泌量增加。过量的 GH 刺激小肠钙磷的吸收，抑制远端肾小管磷的排泄，活动期肢大病人常表现出轻度的钙磷代谢异常，包括轻度的高磷血症和独立于 PTH 水平的血钙水平偏高。

肢大病人的骨密度（bone mass density，BMD）测定常受到其他肢大相关因素的影响。如关节退行性病变、韧带增生和钙化导致腰椎骨密度测量值过高。肢大病人的骨骼增大也会影响骨密度测量的准确性。GH 刺激骨膜钙化可致皮质骨的密度增加，但病理性的 GH 和 IGF1 水平升高影响骨小梁微结构。DXA 测定 BMD 不能区分皮质骨和小梁骨，因此骨密度测定的结果也因不同部位两种骨组织比例不同而不同。多数研究发现肢大病人腰椎 BMD 正常，而股骨颈和全髋的 BMD 轻度增加。但合并性腺轴功能减退的病人腰椎 BMD 降低，股骨颈 BMD 的降低更加显著。回顾性研究并未发现肢大病人临床骨折风险增加，但放射学检查中发现肢大病人的形态学 VF 患病率显著增加。Bonadonna 等首次报道，绝经后肢大女性病人的 BMD 结果提示不足 30% 的病人能够诊断为骨质疏松症，但超过半数病人存在椎体骨折（VF）。肢大病人较正常对照的 VF 患病率高出 3~8 倍。且性腺功能减退的肢大病人发生骨折的风险高于性腺功能正常病人。肢大病人的 VF 更易发生在胸椎，前缘压缩性骨折常见，因此肢大病人易发生驼背。对肢大病人的前瞻性研究发现，随访 3 年后 42% 的病人发生 VF，活动性肢大病人的 VF 发生率更高，病程更长、伴有性腺功能减退病人 VF 发生率也更高。研究发现活动期病人比控制后病人骨折发生率高 3 倍。2002 年 Ueland 等通过肢大病人的髂骨骨组织活检结果发现肢大病人小梁骨的连结减少，生物力学性能下降。此后 HR-pQCT 的方法也验证了肢大病人骨微结构的参数异常（包括 BV/TV、Tb、平均小梁骨分离度等）。因此肢大病人 GH/IGF1 过量通过损伤骨微结构导致骨折风险显著增加，应避免单纯 DXA 进行 BMD 测量而延误骨折的诊断和治疗。肢大病人诊断后应进行骨转换指标、骨密度、椎体的 X 线和高分辨定量 CT（HR-pQCT）检查，并且在积极治疗垂体疾病的同时和随访过程中监测上述指标。

肢大病人治疗后 GH/IGF1 水平控制正常后骨转换水平显著下降，但 BMD 的转归研究结果并不一致，而骨微结构异常持续存在。肢大病人活动期的病程是 VF 发生的主要决定因素。部分肢大控制的病人如合并性腺功能减退，仍存在较高的骨折风险。肢大药物治疗对骨骼的直接作用尚无定论。

（二）垂体泌乳素细胞腺瘤

垂体泌乳素细胞腺瘤是临床最常见的功能性垂体腺瘤，约占垂体腺瘤的 40%。育龄期的女性更常见（成年男性与女性患病率约 1∶10）。循环中正常水平的 PRL 对乳腺、性腺功能具有重要的生理作用。但垂体 PRL 细胞腺瘤病人的高泌乳素血症能够抑制性腺轴的功能，导致病人出现低促性腺激素型性腺功能减退，临床上女性病人出现月经紊乱或闭经、泌乳，男性病人出现性腺功能低下。临床诊断除生化测定血清 PRL 水平，还依赖垂体 MRI 的定位诊断。多巴胺受体激动剂如溴隐亭、卡麦角林是垂体泌乳素瘤病人的首选治疗方法，能够有效控制大多数病人的泌乳素水平，缩小肿瘤。部分药物抵抗或者不能耐受药物相关不良反应的病人需要接受手术治疗。

研究发现成骨细胞能表达泌乳素受体（PRLR），PRL 抑制前成骨细胞的增殖和分化成熟，同时也抑制成骨细胞功能，表现为骨钙素的表达和碱性磷酸酶（ALP）水平的降低。高 PRL 血症通过直接刺激肠道对钙的吸收和刺激骨细胞参与骨重建，但同时也因抑制性激素合成分泌间接影响骨骼健康。也由于性激素的影响，高 PRL 血症对骨骼直接作用的体内研究困难。

1980 年 Klibanki 等首次报道垂体泌乳素细胞腺瘤病人出现 BMD 降低。这些病人发生骨质疏松症的机制与高泌乳素血症、低性腺激素水平直接相关，部分大腺瘤病人同时合并垂体前叶其他激素（如 GH

等）的缺乏会进一步加重骨量丢失。存在高泌乳素血症的病人骨转换水平增加。尽管临床研究结果不一致，仍有部分研究发现垂体泌乳素细胞腺瘤病人的血清骨形成和骨吸收标志物水平的显著增加，如骨钙素、Ⅰ型胶原交联 N-末端肽（NTX）等，且与血清 PRL 水平以及病程密切相关。男性和女性泌乳素瘤病人都会发生骨量减少，80% 的男性病人存在腰椎骨质疏松，仅有 30% 存在股骨颈的骨量减少，提示泌乳素对小梁骨的破坏要早于皮质骨。同样在女性垂体泌乳素瘤病人中，32% 的绝经前病人 BMD 的 Z 值低于 -2SD，其中腰椎骨量的丢失较髋部更严重。儿童及青年病人的骨量丢失更加严重，推测可能是因为影响了峰值骨量的获得。

泌乳素瘤病人的骨量丢失是因性腺激素减低还是高泌乳素血症本身对骨骼影响存在争议。研究发现病人 BMD 与血清 PRL 水平、骨转换指标和病程显著相关，而与男性睾酮水平不相关，与女性雌激素水平以及是否同时存在闭经也不相关。但也有研究发现闭经的高泌乳素血症女性病人的椎体 BMD 显著低于月经正常的女性病人。

临床研究并未发现泌乳素瘤病人临床骨折发生率显著增高，提示实际临床诊疗过程中低估了骨代谢相关并发症。Vestergaard 等研究发现泌乳素瘤病人在诊断前比对照组骨折发生率增加 60%，随访过程中的年骨折率在诊断前后分别是 1.4% 和 1.2%，而对照组分别是 0.9% 和 1.0%。近期研究发现泌乳素瘤病人存在较高的影像学 VF 的风险。32.6% 的女性泌乳素瘤病人发生 VF，绝经后女性（22/40）比绝经前女性（3/38）发生率更高。绝经后女性病人骨折率较年龄匹配的正常女性也显著增高，骨折的发生与高泌乳素血症的病程（OR 1.16，95%CI 1.04~1.30）相关，与发生高泌乳素血症的年龄无关（OR 0.72，95%CI 0.4~3.6）。而 37.5% 的男性泌乳素瘤病人存在 VF，较正常对照组高 5 倍，性腺轴功能正常或减退的男性病人 VFs 患病率差异无统计学意义。目前尚无有关泌乳素瘤病人 VF 发病率的随访研究。

大多数泌乳素瘤病人接受多巴胺受体激动剂治疗后能够有效控制 PRL 水平，性腺轴功能得以恢复，同时发现病人的 BMD 部分改善，但仍低于正常对照人群。Vestergaard 等发现诊断泌乳素瘤后年临床骨折发生率降低 14%，多巴胺受体激动剂治疗能够显著降低包括 VF 在内的骨折风险（OR 0.25，95%CI 0.11~0.59）。

泌乳素瘤病人临床诊断时和随后的治疗随访阶段应当监测血清骨转换指标、骨密度和腰椎 X 线等检查，及早发现可能的 VF，必要时给予积极的抗骨质疏松治疗。

（三）垂体促甲状腺激素细胞腺瘤

垂体促甲状腺激素（TSH）细胞腺瘤较为罕见，不足垂体腺瘤的 1%。来源于腺垂体促甲状腺激素细胞的腺瘤分泌过多的 TSH，刺激甲状腺合成分泌过多的甲状腺激素，临床表现为隐匿起病的怕热、多汗、心悸、消瘦等甲状腺功能亢进症（甲亢）表现。临床诊断是根据典型的甲亢相关的高代谢临床表现、血清甲状腺激素水平升高而 TSH 未被抑制，以及 MRI 发现垂体占位，但注意与甲状腺激素抵抗综合征的病人进行鉴别诊断。诊断明确的病人常需要接受生长抑素类似物或短期的抗甲状腺药物治疗控制甲状腺功能后接受垂体瘤的手术治疗，必要时需要联合放射治疗。

TSH 是分子量为 28~30kD 的糖蛋白分子，TSHR 在骨细胞有表达，特别是在成骨细胞和破骨细胞形成的早期和中期。TSH 能够直接抑制破骨细胞形成，抑制骨吸收。动物研究发现 TSH 具有骨骼保护作用。TSHR 敲除的小鼠存在严重骨质疏松，而且给予甲状腺激素纠正甲状腺功能减低症并不能纠正骨质疏松，小梁骨的减少和骨强度的降低显著。也有证据表明在人体 TSH 直接参与骨重建。Mazziotti 等首次报道绝经后女性因甲状腺癌全切甲状腺并接受放射性核素治疗后的病人常规给予左甲状腺素钠稳定治疗的情况下，予 rTSH 后血清 CTX 水平显著降低，ALP 轻度增加。位于正常参考区间内的 TSH 水平也和 BMD 相关，甲状腺功能正常的绝经后女性中，TSH 水平在 0.5~1μU/ml 的人群较 TSH 水平 >0.95μU/ml 的人群 BMD 更低，VF 的风险增加 3 倍，而 TSH 和 BMD 的这种相关性与甲状腺激素水平无关。但垂体 TSH 瘤病人常伴有继发性甲亢，而甲状腺激素本身对骨代谢的显著影响导致 TSH 的作用变得不显著。甲状腺激素可刺激成骨细胞和破骨细胞活性的增加，而破骨细胞活性增加更为明显。同时甲状腺激素因影

响 $1,25(OH)_2$ 维生素 D 的生成和胃肠道钙吸收等多种机制导致骨量减少甚至骨质疏松症。由于 TSH 瘤罕见，有关骨代谢研究相对较少，少数临床研究提示 TSH 瘤病人的骨吸收生化指标与原发性甲亢的病人一致，与甲状腺激素水平显著相关。而 TSH 瘤病人经过治疗有效控制甲状腺功能后，骨转换指标水平可以恢复。因此对垂体 TSH 瘤病人诊治前后应当关注骨密度、骨转换指标的变化。

（四）垂体促肾上腺皮质激素细胞腺瘤

详见第七篇第四章"库欣综合征与骨质疏松"。

（五）垂体前叶功能减退症

先天垂体发育不良、垂体大腺瘤、炎症、创伤、接受手术或放射治疗等原因均可导致垂体前叶部分或全部功能减低，从而会导致相应垂体靶腺轴功能减退的临床表现。例如儿童期起病的生长激素缺乏症（growth hormone deficiency，GHD），妊娠女性分娩期大出血导致的垂体缺血坏死，从而引起产后无乳、闭经，甚至合并继发性甲状腺轴、肾上腺轴功能减低（希恩综合征）等。腺垂体分泌的激素中 GHD 对骨健康的影响最严重，常导致病人的 BMD 下降和脆性骨折风险的显著增加。GHD 病人的骨转换水平显著降低。骨、肠和肾对 PTH 出现轻度抵抗状态，加之 PTH 分泌节律异常，都会影响骨重建。GHD 病人骨量减少的程度与病程、发病年龄以及 GH 缺乏的严重程度显著相关。儿童起病的 GHD 病人的椎体 BMD 显著降低，多数病人 T 值位于 $-1SD \sim -2SD$，而约 1/3 的病人 T 值低于 $-2.5SD$。成人起病的 GHD 病人的椎体 BMD T 值通常高于 $-1SD$。这与儿童起病病人峰值骨量的获得不足有关。儿童起病 GHD 病人身材矮小，骨骼体积相对较小，虽然总的体积 BMD 在正常范围，但计算的面积 BMD Z 值显著降低（$-1.8SD \sim -3.0SD$）。北京协和医院采用 HR-pQCT 的方法研究了 20 例儿童起病的中国成人男性 GHD 病人的骨微结构和体积骨密度，发现与年龄匹配的正常对照组相比，这组未接受 rhGH 治疗的病人血清 CTX、ALP 水平显著升高，皮质骨和小梁骨体积骨密度显著降低，皮质骨面积和厚度均显著降低。校正年龄、体质指数、睾酮和游离甲状腺素水平后，血清 IGF1 水平与上述骨计量学指标显著正相关，提示儿童起病成人 GHD 病人的骨微结构、体积骨密度和骨强度显著降低。小于 30 岁起病的成人 GHD 病人 BMD 显著降低，而超过 55 岁起病病人的骨量与健康对照人群并无显著差异。库欣病导致的 GHD 病人的 BMD 显著低于其他病因导致的 GHD 病人。

无论是否合并其他垂体前叶激素的缺乏，GHD 病人发生脆性骨折风险较正常人群高 2~5 倍。通过问卷和数据库等获得的回顾性数据提示外周骨脆性骨折的发生率显著增加，但未发现 VF 发生率的增加。Mazziotti 等发现成人 GHD 病人影像学诊断 VF 的患病率显著增加。超过 60% 的病人存在 VF，其中多发和中重度 VF 病人比例分别是 50% 和 30%。这些 VF 的病人除了影像学诊断外，超过半数的骨折病人具有一种以上相关症状和体征。另有前瞻性研究发现超过 40% 未治疗的成人 GHD 病人在 6 年随诊观察中发生 VF。

垂体前叶功能减退的病人也常合并多种垂体激素的缺乏。GH 和促性腺激素是垂体疾病时最容易受累的激素。而 40%~65% 的垂体疾病病人合并继发性甲状腺功能减低，1/3 病人合并继发性肾上腺皮质功能减退。除了 GH 对骨代谢的严重影响，性腺激素的缺乏也发挥了重要的作用。性腺轴功能减退病人较年龄匹配的对照组人群的 BMD 显著降低，而其中低促性腺激素型性腺功能减退的病人较高促性腺激素型性腺功能减退者的 BMD 更加显著降低。临床研究发现合并性腺功能减退的 GHD 病人虽然 IGF1 水平更低，腰椎和股骨颈 BMD 也更低，但无论性腺激素水平正常与否，成人 GHD 病人的脆性骨折发生率都显著增加。总之，在垂体前叶功能减退的病人中 GHD 是影响骨骼健康最重要的因素。GHD 导致低骨转换性的骨质疏松，椎体和非椎体骨折的风险都显著增加。

充分的循证医学证据证实 rhGH 替代治疗能够剂量依赖性地显著增加 GHD 病人的骨转换水平。但值得注意的是 rhGH 对骨重建的作用是双向的，rhGH 治疗 3 个月时骨吸收达到最大作用，骨形成的最大作用是治疗后 6 个月，并能在相当长的时间内维持骨形成的作用。因此 rhGH 治疗 3~6 个月后可观察到血钙和尿钙水平增高，可能是由于其增加了 PTH 的敏感性，促进骨钙动员，增加肠道和肾脏钙的重吸收；

通过增加肠道磷的吸收并减少肾磷的排泄，显著增加血磷水平。儿童起病的 GHD 病人，如果至成人的转化期治疗越滞后，股骨颈的矿化越差，而年纪越大罹患 GHD 的病人经过 rhGH 治疗腰椎 BMD 改善越明显。男性病人的 BMD 获益显著大于女性病人，但女性 GHD 病人治疗后仍然能够降低骨折风险。大剂量 rhGH 治疗的起始阶段，BMD 下降更显著，因此生理剂量的 rhGH 足以使 BMD 获益。队列研究发现 rhGH 治疗能显著降低椎体和非椎体骨折的风险，这种作用与诊断与启动治疗时间差显著相关。Mo 等发现 rhGH 替代治疗较不治疗的 GHD 病人临床骨折发生率下降 40%。但是已经发生骨质疏松的 GHD 病人治疗与否都不影响骨折风险，提示 rhGH 对于骨量丢失严重病人并不具备同等的骨保护作用。

三、垂体疾病病人的抗骨质疏松药物治疗

所有垂体疾病导致的继发性骨质疏松症病人都应先积极治疗原发病，必要时给予恰当的生理剂量的激素替代治疗。多种不同靶点的抗骨质疏松症治疗药物在垂体疾病病人的使用临床证据有限。针对 GHD 病人使用双膦酸盐的治疗目前有一些临床证据，Valk 等发现 GHD 病人使用帕米膦酸盐后，骨转换指标增加的幅度显著降低，抑制了 rhGH 治疗第 1 个月 BMD 的降低。6 个月 rhGH 联合帕米膦酸盐治疗病人的腰椎 BMD 显著增加 3%。rhGH 联合阿仑膦酸盐治疗 1 年也能够显著增加 GHD 病人腰椎 BMD 4.4%，而单用 rhGH 的病人该指标下降 0.7%。联合治疗 3 年后，腰椎和股骨颈的 BMD 分别增加了 8.7% 和 3.5%，显著高于单独 rhGH 治疗。这些研究提示双膦酸盐联合 rhGH 能够预防 rhGH 治疗后的骨量减少。

综上所述，对于垂体疾病病人在诊断和积极治疗原发疾病的同时，应早期客观全面的评价骨转换水平、骨密度和骨骼影像学检查和随访，必要时及早给予适当的激素替代治疗和抗骨质疏松治疗以降低骨折的发生风险。

（朱惠娟）

参 考 文 献

[1] 史轶蘩. 协和内分泌和代谢学. 北京：科学出版社，1999：621-735.

[2] Mazziotti G, Chiavistelli S, Giustina A. Pituitary diseases and bone. Endocrinol Metab Clin North Am, 2015, 44 (1): 171-180.

[3] Bassett JH, Williams GR. Role of thyroid hormones in skeletal development and bone maintenance. Endocr Rev, 2016, 37 (2): 135-187.

[4] Abu EO, Bord S, Horner A, et al. The expression of thyroid hormone receptors in human bone. Bone, 1997, 21 (2): 137-142.

[5] Mazziotti G, Formenti AM, Frara S, et al. High prevalence of radiological vertebral fractures in women on thyroid-stimulating hormone-suppressive therapy for thyroid carcinoma. J Clin Endocrinol Metab, 2018, 103 (3): 956-964.

[6] Vasikaran SD, Chubb SA. The use of biochemical markers of bone turnover in the clinical management of primary and secondary osteoporosis. Endocrine, 2016, 52 (2): 222-225.

[7] Wasnich RD. Vertebral fracture epidemiology. Bone, 1996, 18 (3 Suppl): 179S-183S.

[8] Giustina A, Mazziotti G, Canalis E. Growth hormone, insulin-like growth factors, and the skeleton. Endocr Rev, 2008, 29 (5): 535-559.

[9] DiGirolamo DJ, Mukherjee A, Fulzele K, et al. Mode of growth hormone action in osteoblasts. J Biol Chem, 2007, 282 (43): 31666-31674.

[10] Ueland T, Bollerslev J, Flyvbjerg A, et al. Effects of 12 months of GH treatment on cortical and trabecular bone content of IGFs and OPG in adults with acquired GH deficiency: a double-blind, randomized, placebo-controlled study. J Clin Endocrinol Metab, 2002, 87 (6): 2760-2763.

[11] Xian L, Wu X, Pang L, et al. Matrix IGF-1 maintains bone mass by activation of mTOR in mesenchymal stem cells. Nat Med, 2012, 18 (7): 1095-1101.

［12］DeMambro VE, Clemmons DR, Horton LG, et al. Gender-specific changes in bone turnover and skeletal architecture in ig-fbp-2-null mice. Endocrinology, 2008, 149 (5): 2051-2061.

［13］Coss D, Yang L, Kuo CB, et al. Effects of prolactin on osteoblast alkaline phosphatase and bone formation in the developing rat. Am J Physiol Endocrinol Metab, 2000, 279 (6): E1216-E1225.

［14］Seriwatanachai D, Krishnamra N, van Leeuwen JP. Evidence for direct effects of prolactin on human osteoblasts: inhibition of cell growth and mineralization. J Cell Biochem, 2009, 107 (4): 677-685.

［15］Cle ment-Lacroix P, Ormandy C, Lepescheux L, et al. Osteoblasts are a new target for prolactin: analysis of bone formation in prolactin receptor knockout mice. Endocrinology, 1999, 140 (1): 96-105.

［16］Piyabhan P, Krishnamra N, Limlomwongse L. Changes in the regulation of calcium metabolism and bone calcium content during growth in the absence of endogenous prolactin and during hyperprolactinemia: a longitudinal study in male and female Wistar rats. Can J Physiol Pharmacol, 2000, 78 (10): 757-765.

［17］Makanji Y, Zhu J, Mishra R, et al. Inhibin at 90: from discovery to clinical application, a historical review. Endocr Rev, 2014, 35 (5): 747-794.

［18］Sorvillo F, Mazziotti G, Carbone A, et al. Recombinant human thyrotropin reduces serum vascular endothelial growth factor levels in patients monitored for thyroid carcinoma even in the absence of thyroid tissue. J Clin Endocrinol Metab, 2003, 88 (10): 4818-4822.

［19］Klein M, Brunaud L, Muresan M, et al. Recombinant human thyrotropin stimulates thyroid angiogenesis in vivo. Thyroid, 2006, 16 (6): 531-536.

［20］Zhang W, Zhang Y, Liu Y, et al. Thyroid-stimulating hormone maintains bone mass and strength by suppressing osteoclast differentiation. J Biomech, 2014, 47 (6): 1307-1314.

［21］Mazziotti G, Sorvillo F, Piscopo M, et al. Recombinant human TSH modulates in vivo C-telopeptides of type-1 collagen and bone alkaline phosphatase, but not osteoprotegerin production in postmenopausal women monitored for differentiated thyroid carcinoma. J Bone Miner Res, 2005, 20 (3): 480-486.

［22］Karga H, Papaioannou G, Polymeris A, et al. The effects of recombinant human TSH on bone turnover in patients after thyroidectomy. J Bone Miner Metab, 2010, 28 (1): 35-41.

［23］Kim DJ, Khang YH, Koh JM, et al. Low normal TSH levels are associated with low bone mineral density in healthy postmenopausal women. Clin Endocrinol (Oxf), 2006, 64 (1): 86-90.

［24］Morris MS. The association between serum thyroid-stimulating hormone in its reference range and bone status in postmenopausal American women. Bone, 2007, 40 (4): 1128-1134.

［25］Noh HM, Park YS, Lee J, et al. A cross-sectional study to examine the correlation between serum TSH levels and the osteoporosis of the lumbar spine in healthy women with normal thyroid function. Osteoporos Int, 2015, 26 (3): 997-1003.

［26］Leader A, Ayzenfeld RH, Lishner M, et al. Thyrotropin levels within the lower normal range are associated with an increased risk of hip fractures in euthyroid women, but not men, over the age of 65 years. J Clin Endocrinol Metab, 2014, 99 (8): 2665-2673.

［27］Aubert CE, Floriani C, Bauer DC, et al. Thyroid Studies Collaboration. Thyroid function tests in the reference range and fracture: individual participant analysis of prospective cohorts. J Clin Endocrinol Metab, 2017, 102 (8): 2719-2728.

［28］Mazziotti G, Porcelli T, Patelli I, et al. Serum TSH values and risk of vertebral fractures in euthyroid post-menopausal women with low bone mineral density. Bone, 2010, 46 (3): 747-751.

［29］Giustina A, Casanueva FF, Cavagnini F, et al. Pituitary Society and the European Neuroendocrine Association. Diagnosis and treatment of acromegaly complications. J Endocrinol Invest, 2003, 26 (12): 1242-1247.

［30］Mazziotti G, Maffezzoni F, Frara S, et al. Acromegalic osteopathy. Pituitary, 2017, 20 (1): 63-69.

［31］Tabolli S, Bigi F, Valtorta C, et al. Normal calcitonin secretion in acromegaly. Horm Res, 1987, 25 (1): 1-4.

［32］Jockenhövel F, Rohrbach S, Deggerich S, et al. Differential presentation of cortical and trabecular peripheral bone mineral density in acromegaly. Eur J Med Res, 1996, 1 (8): 377-382.

［33］Scillitani A, Chiodini I, Carnevale V, et al. Skeletal involvement in female acromegalic subjects: the effects of growth hormone excess in amenorrheal and menstruating patients. J Bone Miner Res, 1997, 12 (10): 1729-1736.

[34] Bolanowski M, Daroszewski J, Medra 's M, et al. Bone mineral density and turnover in patients with acromegaly in relation to sex, disease activity, and gonadal function. J Bone Miner Metab, 2006, 24 (1): 72-78.

[35] Mazziotti G, Biagioli E, Maffezzoni F, et al. Bone turnover, bone mineral density, and fracture risk in acromegaly: a meta-analysis. J Clin Endocrinol Metab, 2015, 100 (2): 384-394.

[36] Mazziotti G, Maffezzoni F, Giustina A. Vitamin D-binding protein: one more piece in the puzzle of acromegalic osteopathy? Endocrine, 2016, 52 (2): 183-186.

[37] Mazziotti G, Cimino V, De Menis E, et al. Active acromegaly enhances spontaneous parathyroid hormone pulsatility. Metabolism, 2006, 55 (6): 736-740.

[38] Constantin T, Tangpricha V, Shah R, et al. Calcium and bone turnover markers in acromegaly: a prospective, controlled study. J Clin Endocrinol Metab, 2017, 102 (7): 2416-2424.

[39] Ueland T, Fougner SL, Godang K, et al. Serum GH and IGF-I are significant determinants of bone turnover but not bone mineral density in active acromegaly: a prospective study of more than 70 consecutive patients. Eur J Endocrinol, 2006, 155 (5): 709-715.

[40] Mazziotti G, Bianchi A, Bonadonna S, et al. Prevalence of vertebral fractures in men with acromegaly. J Clin Endocrinol Metab, 2008, 93 (12): 4649-4655.

[41] Mazziotti G, Bianchi A, Porcelli T, et al. Vertebral fractures in patients with acromegaly: a 3-year prospective study. J Clin Endocrinol Metab, 2013, 98 (8): 3402-3410.

[42] Matsuyama J, Eshima N, Fukunaga T, et al. Various risks of osteoporosis in patients with pituitary adenomas. J Bone Miner Metab, 2003, 21 (2): 91-97.

[43] Wassenaar MJ, Biermasz NR, Hamdy NA, et al. High prevalence of vertebral fractures despite normal bone mineral density in patients with long-term controlled acromegaly. Eur J Endocrinol, 2011, 164 (4): 475-483.

[44] Claessen KM, Kroon HM, Pereira AM, et al. Progression of vertebral fractures despite long-term biochemical control of acromegaly: a prospective follow-up study. J Clin Endocrinol Metab, 2013, 98 (12): 4808-4815.

[45] Dalle Carbonare L, Micheletti V, Cosaro E, et al. Bone histo-morphometry in acromegaly patients with fragility vertebral fractures. Pituitary, 2018, 21 (1): 56-64.

[46] Giustina A, Mazziotti G. Growth hormone replacement therapy and fracture risk. Lancet Diabetes Endocrinol, 2015, 3 (5): 307-308.

[47] Mirza F, Canalis E. Management of endocrine disease: secondary osteoporosis: pathophysiology and management. Eur J Endocrinol, 2015, 173 (3): R131-R151.

[48] Shaarawy M, El-Dawakhly AS, Mosaad M, et al. Biomarkers of bone turnover and bone mineral density in hyperprolactinemic amenorrheic women. Clin Chem Lab Med, 1999, 37 (4): 433-438.

[49] Di Somma C, Colao A, Di Sarno A, et al. Bone marker and bone density responses to dopamine agonist therapy in hyperprolactinemic males. J Clin Endocrinol Metab, 1998, 83 (3): 807-813.

[50] Cann CE, Martin MC, Genant HK, et al. Decreased spinal mineral content in amenorrheic women. JAMA, 1984, 251 (5): 626-629.

[51] Klibanski A, Neer RM, Beitins IZ, et al. Decreased bone density in hyperprolactinemic women. N Engl J Med, 1980, 303 (26): 1511-1514.

[52] Klibanski A, Biller BM, Rosenthal DI, et al. Effects of prolactin and estrogen deficiency in amenorrheic bone loss. J Clin Endocrinol Metab, 1988, 67 (1): 124-130.

[53] Mazziotti G, Porcelli T, Mormando M, et al. Vertebral fractures in males with prolactinoma. Endocrine, 2011, 39 (3): 288-293.

[54] Vestergaard P, Mosekilde L. Hyperthyroidism, bone mineral, and fracture risk—a meta-analysis. Thyroid, 2003, 13 (6): 585-593.

[55] Persani L, Preziati D, Matthews CH, et al. Serum levels of carboxyterminal cross-linked telopeptide of type 1 collagen (ICTP) in the differential diagnosis of the syndromes of inappropriate secretion of TSH. Clin Endocrinol (Oxf), 1997, 47 (2): 207-214.

[56] Doga M, Bonadonna S, Gola M, et al. Growth hormone deficiency in the adult. Pituitary, 2006, 9 (4): 305-311.

[57] Sartorio A, Conti A, Monzani M, et al. Growth hormone treatment in adults with GH deficiency: effects on new biochemical markers of bone and collagen turnover. J Endocrinol Invest, 1993, 16 (11): 893-898.

[58] Ohlsson C, Bengtsson BA, Isaksson OG, et al. Growth hormone and bone. Endocr Rev, 1998, 19 (1): 55-79.

[59] Molitch ME, Clemmons DR, Malozowski S, et al. Evaluation and treatment of adult growth hormone deficiency: an Endocrine Society clinical practice guideline. J Clin Endocrinol Metab, 2011, 96 (6): 1587-1609.

[60] Holmes SJ, Economou G, Whitehouse RW, et al. Reduced bone mineral density in patients with adult onset growth hormone deficiency. J Clin Endocrinol Metab, 1994, 78 (3): 669-674.

[61] Degerblad M, Bengtsson BA, Bramnert M, et al. Reducedbone mineral density in adults with growth hormone (GH) deficiency: increased bone turnover during 12 months of GH substitution therapy. Eur J Endocrinol, 1995, 133 (2): 180-188.

[62] Johannsson G, Rose 'n T, Bosaeus I, et al. Two years of growth hormone (GH) treatment increases bone mineral content and density in hypopituitary patients with adult-onset GH deficiency. J Clin Endocrinol Metab, 1996, 81 (8): 2865-2873.

[63] Kann P, Piepkorn B, Schehler B, et al. Effect of long-term treatment with GH on bone metabolism, bone mineral density and bone elasticity in GH-deficient adults. Clin Endocrinol (Oxf), 1998, 48 (5): 561-568.

[64] Fernholm R, Bramnert M, Hägg E, et al. Growth hormone replacement therapy improves body composition and increases bone metabolism in elderly patients with pituitary disease. J Clin Endocrinol Metab, 2000, 85 (11): 4104-4112.

[65] Arwert LI, Roos JC, Lips P, et al. Effects of 10 years of growth hormone (GH) replacement therapy in adult GH-deficient men. Clin Endocrinol (Oxf), 2005, 63 (3): 310-316.

[66] Radovick S, DiVall S. Approach to the growth hormone-deficient child during transition to adulthood. J Clin Endocrinol Metab, 2007, 92 (4): 1195-1200.

[67] de Boer H, Blok GJ, van Lingen A, et al. Consequences of childhood-onset growth hormone deficiency for adult bone mass. J Bone Miner Res, 1994, 9 (8): 1319-1326.

[68] Kaufman JM, Taelman P, Vermeulen A, et al. Bone mineral status in growth hormone-deficient males with isolated and multiple pituitary deficiencies of childhood onset. J Clin Endocrinol Metab, 1992, 74 (1): 118-123.

[69] Wüster C, Abs R, Bengtsson BA, et al. The influence of growth hormone deficiency, growth hormone replacement therapy, and other aspects of hypopituitarism on fracture rate and bone mineral density. J Bone Miner Res, 2001, 16 (2): 398-405.

[70] Bravenboer N, Holzmann PJ, ter Maaten JC, et al. Effect of long-term growth hormone treatment on bone mass and bone metabolism in growth hormone-deficient men. J Bone Miner Res, 2005, 20 (10): 1778-1784.

[71] Mazziotti G, Bianchi A, Bonadonna S, et al. Increased prevalence of radiological spinal deformities in adult patients with GH deficiency: influence of GH replacement therapy. J Bone Miner Res, 2006, 21 (4): 520-528.

[72] Finkelstein JS, Klibanski A, Neer RM, et al. Osteoporosis in men with idiopathic hypogonadotropic hypogonadism. Ann Intern Med, 1987, 106 (3): 354-361.

[73] Choi HR, Lim SK, Lee MS. Site-specific effect of testosterone on bone mineral density in male hypogonadism. J Korean Med Sci, 1995, 10 (6): 431-435.

[74] Behre HM, Kliesch S, Leifke E, et al. Long-term effect of testosterone therapy on bone mineral density in hypogonadal men. J Clin Endocrinol Metab, 1997, 82 (8): 2386-2390.

[75] Valk NK, Erdtsieck RJ, Algra D, et al. Combined treatment of growth hormone and the bisphosphonate pamidronate, versus treatment with GH alone, in GH-deficient adults: the effects on renal phosphate handling, bone turnover and bone mineral mass. Clin Endocrinol (Oxf), 1995, 43 (3): 317-324.

[76] Biermasz NR, Hamdy NA, Janssen YJ, et al. Additional beneficial effects of alendronate in growth hormone (GH) -deficient adults with osteoporosis receiving long-term recombinant human GH replacement therapy: a randomized controlled trial. J Clin Endocrinol Metab, 2001, 86 (7): 3079-3085.

[77] Hongbo Yang, Kemin Yan, Yuping Xu, et al. Bone microarchitecture and volumetric bone density impairment in young male adults with childhood-onset growth hormone deficiency. European J Endocrinol, 2019, (180): 145-153.

第三章 甲状腺疾病与骨质疏松

甲状腺激素可以调节体内所有的器官系统的代谢。它发挥作用主要是通过甲状腺激素受体（thyroid hormone receptors，TR），这是一种核受体，具有 α 和 β 两种亚型。TR 的所有亚型，都可以表达在多种骨组织细胞上，如成骨细胞、破骨细胞等。甲状腺激素不但可以调节骨代谢，还可以影响骨重建。因此，骨是甲状腺激素主要的靶器官之一。甲状腺激素不论是缺乏还是过量，都可影响到正常的骨代谢，导致骨质流失，严重时形成骨质疏松。骨质疏松是一种以低骨量、骨骼微结构受损和骨骼脆弱为特征的常见疾病，可导致脆性骨折的风险增加，是骨重建失衡的结局。

一、甲状腺激素对骨的生理作用

骨骼是一种处于动态变化中的器官，不断进行着重建再生。骨的重建是一个破骨细胞对旧骨吸收，成骨细胞形成新骨的连续过程。正常成年人的骨吸收和骨形成紧密偶联，因此骨量保持平衡。当骨形成与骨吸收失偶联时，或高或低的重建速率可与骨量的减少或增加相关。破骨细胞功能活跃，骨形成不能匹配骨吸收，从而导致小梁结构丧失，骨骼变薄，骨量减少，严重时骨质疏松。许多全身性调节因子都可以影响骨组织中各种细胞的生成、死亡和功能，而甲状腺激素就是重要的全身性调节因子之一。

甲状腺激素对于骨骼的作用机制较为复杂，包括间接作用和直接作用。破骨细胞和成骨细胞，都存在各种亚型 TR 的表达，可以接受甲状腺激素的直接作用。甲状腺激素作用于成骨细胞，可促进碱性磷酸酶（alkaline phosphatase，ALP）和骨钙素（bone Gla protein，BGP）的表达，也使 I 型原胶原 N-端肽（procollagen type 1 N-terminal propeptide，P1NP）产生增加，促进骨形成，并且缩短骨形成后的矿化时间间隔。甲状腺激素作用于破骨细胞，使尿羟脯氨酸、尿胶原吡啶啉以及 β-I 型胶原羧基端肽（beta-isomerized C-telopeptide，β-CTX）的水平增高，促进骨吸收。甲状腺激素既能促进骨形成，也能促进骨吸收，总体效应是使骨转换加快。

此外，甲状腺激素可以通过一些途径间接发挥作用。甲状腺激素可以调节生长激素（growth hormone，GH）基因的转录，增加垂体 GH 的分泌。GH 一方面作用于肝细胞，使血胰岛素样生长因子-1（insulin-like growth factor-1，IGF-1）的水平增高，另一方面可直接作用于骨细胞，使其产生IGF-1增多，促进骨生长。

二、甲状腺功能亢进症与骨质疏松

甲状腺功能亢进症（甲亢）对骨骼的不良影响早已明确。早在 1891 年，von Recklinghausen 就报道了一例死于甲亢的年轻女性的长骨出现"虫蚀样"改变。此后，对于甲亢导致骨质疏松的临床结局已经比较清楚。过量甲状腺激素对于破骨细胞的刺激超过成骨细胞，骨吸收超过骨形成，导致高骨转换的骨质疏松。因此骨形成指标及骨吸收指标均可升高，但以骨吸收指标升高更为明显。多项研究证实，甲亢病人的 ALP、BGP、P1NP、β-CTX 等骨转换指标均较正常人升高，而且其水平与 FT_3 水平呈正相关。甲状腺激素刺激骨吸收可导致负钙平衡、高钙尿，罕见情况下还可导致高钙血症。有研究比较了甲亢病人与甲状腺功能正常者，除骨转换指标外，甲亢病人的血钙水平也显著高于正常对照。高钙血症抑制甲状旁腺激素的合成，从而抑制肾脏 1α-羟化酶的活性，使 1,25（OH)$_2$D 合成减少。另外甲亢时机体处于负蛋白氮代谢平衡，蛋白质分解增加，骨基质胶原蛋白合成减少，影响骨形成。多种证据表明，甲亢是继发性骨质疏松的重要原因之一。

并非所有甲亢病人均出现骨质疏松。研究发现，在不同的人群中，甲亢合并骨质疏松的比例差别很大。黄灵等观察 163 例 Graves 病病人，平均年龄 47±1 岁，骨质疏松的病人比例为 22.7%，远高于一般人群研究中 10% 左右的骨质疏松患病率报道。另一项研究中纳入初诊甲亢病人 32 例，平均年龄 32.60±6.36 岁，骨质疏松的病人仅 1 例（3.1%）。而在一项纳入 43 例老年病人的研究中（平均 65.4±10.3 岁），并发骨质疏松者 32 例，高达 74.42%。骨质疏松患病率的差异与甲亢的病程长短，以及病人的年龄阶段不同有很密切关系。甲状腺激素增多本身导致高骨转换的骨质疏松，在骨质疏松的好发人群，如老年病人、绝经后女性，同时存在性激素缺乏、GH 不足，以及营养缺乏等因素，可使骨质疏松的比例明显增高，且更为严重。有研究对比了绝经期及生育期的女性甲亢病人的骨密度，发现甲亢女性病人的骨密度显著低于正常的健康女性，尤其是绝经后病人更明显。回归分析结果显示：绝经年限、病程、FT_3 可能是导致女性甲亢病人并发骨质疏松的独立危险因素。其他研究认为，Graves 病对女性的骨健康状况，尤其对前臂骨影响更显著。

除性别、起病年龄外，甲亢引起的骨丢失程度，与甲亢的严重程度、持续时间相关。临床甲亢时，甲状腺激素水平明显增高，破骨细胞的骨吸收受到刺激，与成骨细胞的再矿化不成比例，可引起骨质疏松，以及骨折率增加。且骨皮质受累较骨小梁更明显。大多数关于甲亢病人的研究中，骨密度降低的程度为 10%~20%。骨转换标志物的水平以及骨密度的下降程度，与甲亢的严重程度往往成正比。有研究报道：去除混杂因素后，甲亢病人 BGP、P1NP、β-CTX 水平与 FT_3 水平呈正相关，若根据 FT_3 水平四分位数分组，随着 FT_3 的升高，各组 BGP、P1NP、β-CTX 水平逐渐上升，支持高骨转换速率是 Graves 病合并骨质疏松病人的显著特征，而高甲状腺激素水平是影响其骨转换速率和骨质疏松的重要因素。甲亢程度越重，持续时间越长，则骨质疏松的程度越重，骨转换指标的异常也越明显。

亚临床甲亢是甲亢的早期及轻症阶段，甲状腺激素尚在正常范围内，仅 TSH 水平降低。但亚临床甲亢对骨密度依然有不良影响，也是骨质疏松症的危险因素。一份报告显示，亚临床甲亢女性的前臂骨密度下降，其骨密度与血清游离 T_4 浓度呈负相关。另一项研究提示，亚临床甲亢女性在椎体（4.5%）和髋部（2.0%）这两个部位均存在骨丢失。内源性亚临床甲亢病人的骨折风险高于甲状腺功能正常者，其中 TSH<0.1mU/L 者骨折风险更高。而 TSH>0.5mU/L 的甲亢病人，骨密度与对照组比较差别无统计学意义。亚临床甲亢病人骨质疏松的原因，与虽然在正常范围内、但相对高水平的甲状腺激素相关，也可能存在着独立于甲状腺激素之外的 TSH 单独的作用。研究发现，成骨细胞与破骨细胞均可表达 TSH 受体。在体外研究中，TSH 抑制破骨细胞骨吸收陷窝，促进其凋亡；TSH 可以通过结合前成骨细胞和破骨细胞上的 TSH 受体，抑制破骨细胞的形成和存活，抑制成骨细胞的分化和 I 型胶原的产生，对骨重建过程发挥负性调节作用。绝经后女性，正常参考值范围内的 TSH 水平亦与骨密度状态相关。在除外混杂因素后，TSH>1.8mU/L 者，骨质疏松和骨量减少的患病率都显著降低；在正常参考值范围内，随着 TSH 水平的升高，骨密度亦明显升高，提示 TSH 对绝经后女性具有独立的骨保护作用。因此，TSH 降低，对骨重建的负性调节作用减弱，也是亚临床甲亢骨密度下降的可能原因。

甲状腺激素对于骨代谢的影响，与激素水平本身相关，而与激素来源无关。无论是内源性或外源性激素，只要甲状腺激素水平相当，包括 TSH 水平相当，其对骨代谢的影响是一致的。外源性应用甲状腺激素治疗，只要 TSH 水平正常，不是骨折的危险因素。但如果激素过量，导致 TSH 水平开始下降，则骨质疏松的风险就开始增高。甲状腺激素的替代治疗不会造成骨质疏松，但甲状腺激素抑制治疗，则是骨质疏松的风险因素。

对于甲亢导致的骨质疏松在甲状腺功能恢复正常后能否完全恢复、改善的程度，以及需要多长时间，仍存在着争议。有报道甲亢病人腰椎骨密度下降 12%~13%。然而，经过 1 年的治疗之后，骨密度仅升高 3.7%~6.6%。对于 43 例 60~88 岁的老年 Graves 病病人，抗甲状腺药物 ATD 治疗控制甲状腺功能正常后半年，复查骨密度，无论是腰椎还是股骨，病人骨密度均有恢复，但无法达到对照者的水平。但也有报道，甲亢治疗 2 年后，骨密度完全恢复正常。有研究报道，甲状腺功能恢复正常后 38 个月，骨密度才能完全恢复正常。因此，骨密度是否能够恢复，可能与甲状腺功能恢复正常的时间有关。尽管骨密度的研究结果各不相同，但即使骨密度能完全恢复正常，由于骨密度仅代表骨矿含量，只是判断骨折风险的因素之一，同时影响骨折风险的还有骨质量、骨微结构等多方面的因素；而且已有组织形态学研究发现甲亢病人骨量的丢失是不可逆的。因此有研究显示，即使不是活动性甲亢，具有甲亢史仍然是之后发生髋部骨折的危险因素。

甲亢的不同治疗方案对于骨折的风险有不同的影响。首先，不同治疗方案的最终目标都是恢复甲状腺激素以及 TSH 的正常。多项研究证实，甲亢病人予抗甲状腺药物或手术治疗后，随着甲状腺功能的恢复，骨折风险可下降。有研究对比了两种抗甲状腺药物治疗对于骨密度的不同影响，46 例甲亢初发病人，随机分为 2 组，分别服用甲巯咪唑及丙硫氧嘧啶治疗，随诊 1~2 年，比较治疗前后腰椎、股骨颈骨密度指标。2 组病人的骨密度指标均有明显改善，但甲巯咪唑组病人腰椎的骨密度改善较丙硫氧嘧啶组明显（$0.877\pm0.146g/cm^2\rightarrow0.947\pm0.131g/cm^2$ vs. $0.876\pm0.147g/cm^2\rightarrow0.928\pm0.133g/cm^2$，$P<0.05$）。甲巯咪唑较丙硫氧嘧啶能够更好地改善甲亢继发骨质疏松病人的骨代谢状态。但是 ^{131}I 治疗的甲亢病人，多项研究结论并不一致。有研究认为，单独进行 ^{131}I 治疗后，随着甲状腺功能的恢复，骨折风险并没有下降，反而增加（$OR=2.7$，95%CI 1.2~6.0），联合抗甲状腺药物治疗，病人骨折风险并没有增加（$RR=1.5$，95%CI 0.7~3.2）。其原因并不明确，且年轻病人较老年病人更明显，可能与 ^{131}I 治疗后，促甲状腺激素受体抗体持续增高，刺激成骨细胞及破骨细胞的 TSH 受体所致。但也有研究，比较绝经前女性接受放射碘、手术及 ATD 治疗甲亢，并且甲状腺功能维持正常 2 年以上的病人，未发现 ^{131}I 治疗增加骨折风险，也未发现 ^{131}I 与 ATD 或手术治疗对改善甲亢病人骨密度和骨代谢指标存在优劣性的显著差异。不同的研究结论不一致，可能与研究设计、入选人群等相关，需要更大样本量的试验进一步验证。

对于甲亢继发骨质疏松的治疗，有研究比较了 65~75 岁的老年男性病人，单独应用甲巯咪唑治疗 1 年，腰椎骨密度改善为 2.0%，同时合并应用阿仑膦酸钠 10mg/d 治疗 1 年，则腰椎骨密度改善 6.2%。因此，在维持甲状腺功能正常的基础上，补充钙剂及维生素 D，给予双膦酸盐，在抑制骨吸收、增加骨矿含量的同时，还能改善骨质量，降低椎体、非椎体骨折风险，对于高转换型的骨质疏松症，是首选治疗药物。尤其是对于老年病人，绝经后女性以及具有其他骨质疏松危险因素的病人，即使仅为亚临床甲亢，不能只专注于甲亢本身的治疗，而需要及时予以抗骨质疏松的协同治疗。

三、甲状腺功能减退症与骨质疏松

鉴于甲状腺激素对于骨的代谢和重建有着重要的生理作用，若甲状腺激素不足且未能及时补充，在儿童期可引起生长停滞，骨骼闭合延迟，身材矮小。而在成年人中，甲状腺激素是骨矿物质代谢的调节因素之一。甲状腺激素水平不足，通过多种机制导致骨质疏松。首先，甲状腺激素缺乏，对成骨细胞的直接刺激作用明显减少。其次，甲状腺激素水平下降，可通过多种细胞因子介导，可使破骨细胞的活性显著减弱；骨吸收减慢的同时骨矿化也减慢，机体处于低转换性骨代谢异常，骨形成降低。同时，甲状腺功能减退症（甲减）时胃肠道蛋白质吸收障碍，同时体内蛋白质合成障碍，导致营养不良，骨的形成受阻，可影响骨量。甲减时肾脏黏液性水肿，$1,25(OH)_2D$ 的合成受到影响，也可导致骨质疏松。甲减病人常伴有性功能减退，或伴有高泌乳素血症，可能也参与骨质疏松的发生。

有关甲减病人的骨密度水平变化，目前仍缺乏大型的流行病学资料。部分研究认为，甲减可引起骨量丢失，骨密度下降。但甲减引起骨质疏松需要较长的时间。有研究观察了甲状腺癌术后短期甲减的病人，即使甲减程度很严重，但骨密度水平并无显著改变，支持短期甲减并不会对骨量造成明显影响。

甲减时骨质疏松的出现，除了甲状腺激素水平降低，TSH 升高也是很重要的原因。成骨细胞及破骨细胞都可以表达 TSH 受体，过量 TSH 可以抑制破骨细胞的合成和促进其凋亡，抑制成骨细胞分化，对骨重建过程发挥负性调节作用，促进骨质疏松形成。此作用可能独立于甲状腺激素的作用之外。但是亚临床甲减，尤其是 TSH 在 10mU/L 以内的病人，对于骨质疏松的影响存在争议。在骨质疏松的好发人群中，与甲状腺功能正常的人群相比，亚临床甲减人群骨质疏松风险增高。有文献报道，与甲状腺功能正常者相比较，汉族老年亚临床甲减病人骨密度测定结果显示有不同程度的骨质疏松改变，但在维吾尔族老年人群中结论不一致。

对于绝大多数甲减病人，都需要长期的甲状腺激素替代治疗。替代治疗的目的是维持甲状腺功能正常，改善因为甲状腺激素异常所带来的代谢异常。对于临床甲减病人，替代治疗是必要的，并且只要采用适合的药物剂量进行治疗，保持甲状腺激素、包括 TSH 在正常水平，对骨代谢无明显不良影响。但也有研究发现，经甲状腺激素替代治疗后，血清骨钙素和尿脱氧吡啶酚排出增加，提示甲状腺激素替代治疗可能会增加骨转换水平。因此，对于临床甲减必须替代治疗的病人，建议监测骨转换指标及骨密度。对于亚临床甲减的病人，尤其是 TSH 在 10mU/L 以内者，是否需要替代治疗，需要考虑病人的骨转换状况。对于年龄>60 岁的轻度亚临床甲减病人应尽量避免治疗，因为没有证据表明这些病人经过左甲状腺素治疗后生活质量提高。对于是 TSH>10mU/L 的高龄病人，替代治疗需要个体化，骨代谢及骨量状态是需要考虑的因素之一，可以考虑监测骨转换指标及骨密度。

甲状腺激素通过多种途径，作用于成骨细胞、破骨细胞，影响骨的吸收、形成，调节骨重建。甲状腺激素的异常，无论是增多还是减少，都可以导致骨重建的异常，引起骨质疏松。甲亢可导致高骨转换性骨质疏松，而甲减可以导致低骨转换性的骨质疏松。针对甲亢的治疗，维持甲状腺功能正常，同时予以抗骨质疏松的治疗，可以纠正或缓解骨质疏松。而针对甲减的替代治疗，需要尽量维持 TSH 指标正常，避免加重骨流失。

（连小兰　柴晓峰）

参 考 文 献

［1］吴佩娴，张帆，蓝薇，等. 初诊甲亢病人骨密度和骨代谢标记物的变化. 中国实用医药，2015，10（15）：20-21.

［2］黄灵，李晓牧，凌雁，等. Graves 病病人骨质疏松患病情况及骨转换指标特征. 中华内分泌代谢杂志，2011，27（11）：906-910.

［3］胡斌，成莉霞，徐建莉，等. 老年 Graves 病病人治疗前后骨密度与骨代谢指标的变化. 中国老年学杂志，2014，22（34）：6316-6318.

［4］张红，叶爱玲，廖二元，等. 女性甲状腺功能亢进症病人的骨密度变化. 中南大学学报，2008，33（5）：452-455.

［5］陈玮，吴玉洁，董林，等. 女性毒性弥漫性甲状腺肿病人骨密度特点. 中国临床保健杂志，2013，16（2）：153-155.

［6］文莉，张波，易念华. 绝经前后甲状腺功能亢进病人骨密度影响因素相关性分析. 医学综述，2014，20（23）：4394-4395.

［7］Mudde AH, Reijnders FJ, Kruseman AC. Peripheral bone density in women with untreated multinodular goitre. Clin Endocrinol（Oxf），1992，37（1）：35-39.

［8］Kumeda Y, Inaba M, Tahara H, et al. Persistent increase in bone turnover in Graves' patients with subclinical hyperthyroidism. J Clin Endocrinol Metab，2000，85（11）：4151-4161.

［9］Flynn RW, Bonellie SR, Jung RT, et al. Low serum thyrotropin level and duration of suppression as a predictor of major osteoporotic fractures-the OPENTHYRO register cohort. J Bone Miner Res，2014，29（9）：2040-2050.

［10］Blum MR, Bauer DC, Collet TH, et al. Subclinical thyroid dysfunction and fracture risk: a meta-analysis. JAMA，2015，313（20）：2055-2065.

［11］Svare A, Nilsen TI, Bjøro T, et al. Hyperthyroid levels of TSH correlate with low bone mineral density: the HUNT 2 study. Eur J Endocrinol，2009，161（5）：779-786.

［12］Krølner B, Jørgensen JV, Nielsen SP. Spinal bone mineral content in myxoedema and thyrotoxicosis. Effects of thyroid hormone（s）and antithyroid treatment. Clin Endocrinol（Oxf），1983，18（5）：439-446.

［13］Diamond T, Vine J, Smart R, et al. Thyrotoxic bone disease in women: a potentially reversible disorder. Ann Intern Med，1994，120（1）：8-11.

［14］项旻，曾伟伟，叶成夫，等. 甲巯咪唑与丙基硫氧嘧啶对甲亢继发骨质疏松病人骨密度的影响. 实用药物与临床，2014，17（11）：1431-1434.

［15］Vestergaard P，Rejnmark L，Weeke J，et al. Fracture risk in patients treated for hyperthyroidism. Thyroid，2000，10（4）：341-348.

［16］随华，耿秀琴，周艳红，等. 药物、^{131}碘和手术治疗对甲状腺功能亢进病人骨密度以及骨代谢指标的影响. 中国骨质疏松杂志，2015，21（2）：460-462.

［17］张金赫，尹吉林，邓伟民，等. 甲状腺癌术后短期甲状腺机能减退对骨密度及脂肪分布的影响. 中国骨质疏松杂志，2014，20（7）：747-749.

［18］梁杰，孙喜风，崔蕴文，等. 维吾尔族、汉族老年人群亚临床甲状腺功能减退症与骨质疏松的相关性研究. 中国临床保健杂志，2014，17（4）：343-345.

［19］Lupoli GA1，Fittipaldi MR，Fonderico F，et al. Methimazole versus methimazole and diphosphonates in hyperthyroid and osteoporotic patients. Minerva Endocrinol，2005，30（2）：89-94.

第四章　库欣综合征与骨质疏松

库欣综合征（Cushing syndrome，CS）皮质醇增多症，是一组因下丘脑-垂体-肾上腺轴调控失常，肾上腺糖皮质激素分泌过多，导致以向心性肥胖、多血质、高血压、糖尿病及骨质疏松等症状为表现的临床综合征。1932 年，Cushing 首先报道了 CS 的病例，骨质疏松为其临床表现之一。美国及欧洲报告 CS 中骨质疏松患病率在 50% 左右，30%~50% 的病人可出现非暴力性骨折，其中绝大多数是椎体骨折。日本文献报道 CS 骨质疏松发生率为 37%~70%，非暴力性骨折为 16%~26%。北京协和医院 1989 年报告中国 CS 病人中骨质疏松占 50%~78%，44.2% 发生椎体或肋骨骨折。

一、发生机制

高皮质醇血症可对骨骼产生直接和间接作用引起骨质疏松。

首先，高皮质醇血症对骨骼产生直接作用。骨形成下降是糖皮质激素所致骨质疏松与绝经后骨质疏松重要的不同之处。CS 时，由于 DKK1 表达增多，Wnt 信号通路受抑制，使骨形成减少，成骨细胞增殖与分化减弱，凋亡增加，成骨细胞合成 I 型胶原、非胶原蛋白（如骨钙素）的能力下降；高皮质醇血症能影响骨细胞的数量和功能，引发凋亡，减少骨矿基质并使间隙增宽。CS 时，由于骨保护素（OPG）表达下降，RANKL 表达增加，破骨细胞的骨吸收能力增强，寿命延长。上述机制共同作用使骨量丢失，造成骨质疏松乃至骨折。

其次，高皮质醇血症还通过影响其他系统和激素水平间接影响骨代谢。高皮质醇血症抑制胃肠道的钙吸收，并且减少肾小管对钙的重吸收，使骨形成的原料减少，继发甲状旁腺功能亢进使骨吸收增强；高皮质醇血症使蛋白分解加速、造成肌无力、肌肉丢失，骨骼肌收缩作用减弱，对骨的刺激作用下降；CS 病人性腺功能减退，生长激素分泌受到抑制。以上间接作用均能引起或加重 CS 病人的骨量丢失、骨质疏松。

二、临床表现

CS 的骨质疏松表现常常隐匿起病，缓慢进展，后期可有明显骨痛、骨折及骨骼畸形，绝大多数骨折发生在椎体，也可见到肋骨及其他部位骨折。CS 病人在疾病早期即可出现椎体骨折，有研究显示半数 CS 病人的椎体骨折发生于起病后一年内，值得重视。各个年龄阶段的 CS 病人均可发生骨量丢失。北京协和医院曾将 57 例 20~50 岁的 CS 妇女依年龄分层，与同年龄健康女性对比，发现 CS 妇女的骨密度较正常妇女明显降低，以腰椎骨密度下降更为显著，CS 妇女年龄越小，骨密度 Z 值越低，骨量减少越明显，说明年轻 CS 妇女骨量丢失较年长者更明显。另外，CS 的病因不同，骨密度的下降程度略有区别。肾上腺性 CS 骨密度下降较垂体性 CS 更加明显，推测与脱氢表雄酮水平不同有关。CS 病人由于尿钙排出增加，在骨质疏松的同时，还容易出现泌尿系结石（15%~20%），也是其特点之一。

三、治疗

CS 的骨质疏松是糖皮质激素分泌过多造成的，因此理想的治疗手段是纠正内源性高皮质醇血症，使骨骼恢复健康。但在临床上，高皮质醇血症的纠正是比较困难的。例如，CS 或异位 ACTH 综合征的确诊和治疗需要经过相当长的时间，并且容易复发。此外，即使内源性高皮质醇血症得以纠正，但丢失的骨量难以得到快速而完全的恢复，在一些已治愈的 CS 病人中骨折风险仍然很高。

由于糖皮质激素的广泛应用，外源性皮质醇增多症导致的骨质疏松与骨折日益受到重视，多个国家及组织推出糖皮质激素性骨质疏松症（glucocorticoid-induced osteoporosis，GIOP）的诊疗指南。但 CS 为内源性皮质醇增多症，其治疗建议尚无指南可循。

因此，在治疗中首先应注意改善与 CS 共存的可能增加骨质疏松骨折风险的因素。例如，适当补钙剂和维生素 D 是必需的。而对于 CS 病人性腺功能减退，生长激素分泌受抑制采取性激素补充治疗及生长激素治疗尚存在争议。

对于是否加用抗骨质疏松治疗药物，GIOP 指南一般建议结合 FRAX 骨折危险因素模型进行评估，给予相应的治疗。对于 CS 病人，应充分考虑高皮质醇血症是否能够尽快通过手术得以纠正。对于能够快速得到纠正的 CS 病人，例如肾上腺性 CS 病人，可仅给予钙和维生素 D 的治疗，这种治疗在手术后应坚持较长时间，因为术后骨基质形成以及骨骼矿化仍需要充足的钙和维生素 D。对于不能很快通过手术纠正的 CS 病人，可结合 FRAX 模型进行评估，有学者建议，对于已存在椎体或髋部骨折、年龄>70 岁、BMD 的 T 值<-1.5SD，或存在严重高皮质醇血症（如异位 ACTH 综合征）者，应给予积极抗骨质疏松治疗，包括骨吸收抑制剂及骨形成促进剂。骨吸收抑制剂中双膦酸盐在内源性和外源性皮质醇增多症中均有证据显示对骨骼有益。阿仑膦酸钠及氯屈膦酸显示能够增加 CS 病人的骨密度，但对减少骨折尚无证据。地诺单抗是 RANKL 单克隆抗体，起到抑制骨吸收的作用，其治疗作用已在 GIOP 病人得以验证，并且起效迅速，值得在 CS 病人中尝试使用。但对于 CS 来说，骨形成下降是导致骨质疏松最主要的原因，骨吸收抑制剂并不能解决这个问题，反而可能使骨转换进一步下降。特立帕肽作为骨形成促进剂，能够直接作用于成骨细胞，增加骨形成，从理论上是治疗 CS 骨质疏松的最佳药物，虽已有部分有益的研究数据，但仍资料有限，需要进一步扩大人群验证。

（姜　艳）

参 考 文 献

［1］Cushing H. The basophil adenomas of the pituitary body and their clinical manifestations（pituitary basophilism）. Obes Res, 1994, 2（5）: 486-508.

［2］Mancini T, Doqa M, Mazziotti G, et al. Cushing syndrome and bone. Pituitary, 2004, 7（4）: 249-252.

［3］Ohmori N, Nomura K, Ohmori K, et al. Osteoporosis is more prevalent in adrenal than in pituitary Cushing's syndrome. Endocr J, 2003, 50（1）: 1-7.

［4］孟迅吾, 刘书琴, 张克勤, 等. 皮质醇增多症并发骨质疏松病人的钙磷代谢改变. 中华内科杂志, 1989, 28（9）: 548-551.

［5］Canilis E, Bilezikian JP, Angeli A, et al. Perspective on glucocorticoid-induced osteoporosis. Bone, 2004, 34（4）: 593-598.

［6］Hayashi K, Yamaguchi T, Yano S, et al. BMP/Wnt antagonists are upregulated by dexamethasone in osteoblasts and reversed by alendronate and PTH: potential therapeutic targets for glucocorticoid-induced osteoporosis. Biochem Biophys Res Commun, 2009, 379（2）: 261-266.

［7］Rizzoli R, Adachi J D, Cooper C, et al. Management of glucocorticoid-induced osteoporosis. Calcif Tissue Int, 2012, 91（4）: 225-243.

［8］Morelli V, Eller-Vainicher C, Salcuni AS, et al. Risk of new vertebral fractures in patients with adrenal incidentaloma with and without subclinical hypercortisolism: a multicenter longitudinal study. J Bone Miner Res, 2011, 26: 1816-1821.

［9］姜艳, 孟迅吾, 陆召麟, 等. 库欣综合征病人与正常女性骨密度比较研究. 中华医学杂志, 2007, 87（24）: 1695-1697.

［10］Ohmori N, Nomura K, Ohmori K, et al. Osteoporosis is more prevalent in adrenal than in pituitary Cushing's syndrome. Endocr J, 2003, 50（1）: 1-7.

［11］Minetto M, Reimondo G, Osella G, et al. Bone loss is more severe in primaryadrenal than in pituitary-dependent Cushing's syndrome. Osteoporos Int, 2004, 15 (11): 855-861.

[12] Faggiano A, Pivonello R, Filippella M, et al. Spine abnormalities and damage in patients cured from Cushing's disease. Pituitary, 2001, 4 (3): 153-161.

[13] Grossman JM, Gordon R, Ranganath VK, et al. American college of rheumatology 2010 recommendations for the prevention and treatment of glucocorticoid-induced osteoporosis. Arthritis Care Res (Hoboken), 2010, 62 (11): 1515-1526.

[14] Lekamwasam S, Adachi JD, Agnusdei D, et al. Joint IOF-ECTS GIO guidelines working group. A framework for the development of guidelines for the management of glucocorticoid-induced osteoporosis. Osteoporos Int, 2012, 23 (9): 2257-2276.

[15] Scillitani A, Mazziotti G, Di Somma C, et al. Treatment of skeletal impairment in patients with endogenous hypercortisolism: when and how? Osteoporos Int, 2014, 25 (2): 441-446.

[16] Di Somma C, Colao A, Pivonello R, et al. Effectiveness of chronic treatment with alendronate in the osteoporosis of Cushing's disease. Clin Endocrinol (Oxf), 1998, 48 (5): 655-662.

[17] Tauchmanova L, Guerra E, Pivonello R, et al. Weekly clodronate treatment prevents bone loss and vertebral fractures in women with subclinical Cushing's syndrome. J Endocrinol Invest. 2009, 32 (5): 390-394.

[18] Lasco A, Catalano A, Morabito N, et al. Adrenal effects of teriparatide in the treatment of severe postmenopausal osteoporosis. Osteoporos Int, 2011, 22 (1): 299-303.

第五章　性腺疾病与骨质疏松

骨骼的生长及衰老受多种激素调节，包括生长激素（growth hormone，GH）/胰岛素样生长因子-1（insulin-like growth factor-1，IGF-1）、甲状腺激素、甲状旁腺激素（parathyroid hormone，PTH）、降钙素（calcitonin，CT）、糖皮质激素（glucocorticoid，GC）、性激素等。其中，性激素对骨生长发育和骨量维持有至关重要的作用。正常成年两性骨大小及骨强度均有明显差异，与其生理性激素水平差异相关。本章将重点探讨雄激素和雌激素在峰值骨量获取、骨量维持两方面对骨健康的重要作用，同时利用性腺疾病的病理模型阐述不同性激素对骨密度和形态的不同影响。

一、性激素对骨代谢的影响及两性骨结构和骨强度的差异

（一）性激素的合成和代谢

性激素包括雄激素和雌激素，其主要是在肾上腺和性腺，以胆固醇为原料，经一系列酶促反应合成的甾体类激素。雄激素主要包括硫酸脱氢表雄酮（dehydroepiandrosterone sulfate，DHEAS）、脱氢表雄酮（dehydroepiandrosterone，DHEA）、雄烯二酮（androstenedione，AD）、睾酮（testosterone，T）和双氢睾酮（dihydrotestosterone，DHT）。虽然 DHEAS、DHEA 和 AD 在循环中大量存在，但生理效应弱，需要转化为 T 或 DHT 才能发挥其雄激素效应。雌激素主要包括雌酮（estrone，E_1）、雌二醇（estradiol，E_2）和雌三醇（estriol，E_3），其中 E_2 生理效应最强。50%~60%的循环中的 T 和 E_2 与性激素结合球蛋白（sex hormone-binding globulin，SHBG）结合，40%~50%非特异地与白蛋白和其他蛋白疏松结合，仅 1%~3% 处于非结合的游离状态。其中，与非 SHBG 疏松结合的激素和游离激素统称为活性性激素，即生物可利用性激素。

成年女性血清中95%的雌激素由卵巢分泌，其余部分由外周组织转化而来。血清睾酮25%由卵巢分泌、25%由肾上腺分泌、50%来自雄烯二酮在外周组织的转化。绝经后女性由于卵巢功能衰退、雌激素合成显著降低，血清中雌激素主要来源于外周组织的转化。成年男性95%的 T 由睾丸分泌，其余5%在肾上腺由 DHEA 转化产生。T 在外周组织通过 5α-还原酶转化为生理作用更强的 DHT，也可以通过芳香化酶（CYP19A1）转化为 E_2。随着年龄增长，男性体内总 T 和 E_2 水平会略有下降，但由于 SHBG 水平升高，导致其游离 T 和 E_2 水平下降，但不会出现绝经期女性激素水平的显著下降。

（二）性激素对骨代谢的影响

雌激素主要是通过作用于组织细胞的雌激素受体（estrogen receptor，ER）而发挥作用。雌激素的受体分布于子宫、阴道、乳房、皮肤、骨骼、盆腔、膀胱、尿道和大脑等多种组织，主要包括雌激素受体 α 及 β（ERα、ERβ）两种亚型。ERα 和 ERβ 在骨组织中均有表达，但雌激素主要通过与 ERα 作用发挥骨代谢调节功能。雌激素可作用于成骨细胞，促进其分化和增殖，抑制其凋亡，促进胶原合成，刺激骨形成。同时可以抑制破骨细胞分化，促进其凋亡，从而减少骨吸收（图 7-5-1）。此外，在青春期后期，较高浓度的雌激素（而不是雄激素）可以刺激骨骺生长板的软骨细胞，促进骨骺的关闭。

在骨骼，雄激素发挥生理作用分两种渠道，一是其本身通过与成骨细胞、破骨细胞的雄激素受体（androgen receptor，AR）结合起作用，二是转化为 E_2，通过 ER 起到调节骨代谢的作用。雄激素可促进成骨细胞的分化和增殖、促进骨基质蛋白的合成、抑制破骨细胞的分化，进而促进骨形成，抑制骨吸收（图 7-5-1）。此外，雄激素也可通过促进肌肉生长，间接对骨骼更好地支持和保护。

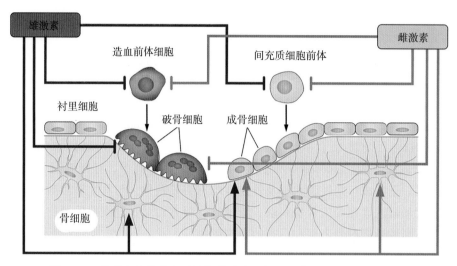

图 7-5-1　雄激素和雌激素对骨代谢影响示意图（⊣：抑制，→：促进）

（三）两性骨结构和骨强度的差异：男性骨结构及骨强度比女性更优

成年人的骨量主要取决于两个因素：一是人体生长过程中所能达到的骨量最大值，即骨峰值；二是伴随增龄骨丢失的速度和程度。在骨骼生长发育阶段（峰值骨量获取前），男性比女性骨结构及骨强度更优，表现为长骨更长、骨宽更大、强度更高。男性平均身高比女性高 10%，且男性在青春期和成年早期骨膜扩张更显著，皮质骨离骨中轴更远，骨宽更大（校正骨长后）。男性骨矿物质含量（bone mineral content，BMC）峰值也比女性高约 25%，骨小梁更厚，小梁峰值体积更大。Riggs 等通过定量 CT（QCT）测定发现，在基于年龄和性别分层的横截面样本中，成年男性中轴（腰椎、股骨颈）和外周（桡骨远端、胫骨远端）横截骨面积比成年女性大 25%~33%，差异不随年龄变化；男性全身小梁骨体积骨密度（volumetric bone mineral density，vBMD）比女性更高，而皮质骨 vBMD 与女性差异不大。

骨量达峰时两性皮质厚度相似，女性围绝经期前年龄相关 vBMD 及骨微观结构变化与男性差距不大。但在围绝经期，女性巨大的激素水平变化导致小梁骨和皮质骨的 vBMD 减少比同龄男性更明显。相比之下，男性皮质骨 vBMD 的明显减少发生在 75 岁左右。

（四）男性骨结构及骨强度比女性更优的原因

男性骨结构及骨强度比女性更优，主要与两性体内性激素水平不同相关。女性调节骨骼生长的性激素主要为雌二醇，而男性通过睾酮、双氢睾酮、雌二醇等多种性激素促进骨骼生长发育，同时雄激素增加肌肉含量间接对骨骼更好地支持和保护。

由于男性血清 T 与 E_2 水平显著相关，故很难区分 T 和 E_2 水平降低对老年男性骨量减少的贡献，但现有研究倾向于 E_2 水平的降低起主导作用。大量横断面、前瞻性研究都证实，E_2 可维持成年和老年男性骨量，血清总 E_2 水平与男性骨密度强相关。一组纳入明尼苏达州罗切斯特市老年男性的研究显示，桡骨和尺骨的骨密度每年下降 0.49%~0.66%，与游离 E_2 水平相关性最强。因此，血游离 E_2 水平是老年男性骨量维持的关键影响因素。相比于女性围绝经期雌激素水平的巨幅下降，男性性激素水平下降相对缓慢，故骨量丢失也比女性缓慢。对于雌激素水平相对正常的老年男性，雄激素缺乏是否对年龄相关的骨代谢异常产生独立影响，暂缺乏相应证据。

骨生长发育除受性激素直接影响，与性别差异这一遗传因素也有关。研究对两性骨骼的遗传度差异进行卡方检验，发现两性全髋的骨密度、骨骼大小遗传度存在显著的性别差异。故推测，性别差异本身就可造成两性骨质差异，可能与男性 Y 染色体上的基因有关。

（五）其他激素水平差异也是两性骨密度及骨形态差异的参与因素

男性的骨结构及骨强度比女性更优，除性激素差异外，同时与男性睾丸间质细胞能产生胰岛素样因子3（INSL3）及表达25-羟化酶相关。INSL3作用于成骨细胞，促进其增殖与分化，同时促进基质矿化相关蛋白的表达，如碱性磷酸酶、骨黏连蛋白等；25-羟化酶促进维生素D的25-羟基化，间接调控钙稳态及骨矿化。此外，与男性青春期开始更晚、生长期更长有关。整个青春期，PTH、IGF-1、骨钙素水平变化显著，女孩和男孩分别在Tanner Ⅱ期及Ⅲ期达峰。研究指出，青春早期IGF-1水平与骨量增长强相关，二者达峰时间一致，女孩和男孩分别在11～15岁、13～17岁。由于男性青春期开始以及PTH、IGF-1、骨钙素水平达峰较女性更晚，故骨骼生长期更长，骨量峰值比女性更高。

除性激素外，IGF-1水平差异也与老年两性骨量差异有关。骨细胞可产生IGF-1，是脆性骨折的潜在预测因子之一，血清IGF-1降低提示骨细胞凋亡、骨生成减少及骨吸收增加。老年两性间骨密度及骨形态差异与IGF-1差别相关，一项纳入1833例中国台湾社区老年人（年龄>50岁）的横断面研究显示，IGF-1随年龄增长而下降，而LogIGF-1与BMD正相关，男性血清IGF-1水平较高与其更高的BMD独立相关。

综上，男性比女性骨结构及骨强度更优的原因分三方面：①女性调节骨骼生长的性激素主要为雌二醇，而男性通过睾酮、双氢睾酮、雌二醇等多种性激素促进骨骼生长发育；②雄激素增加肌肉含量间接对骨骼更好地支持和保护；③睾丸间质细胞产生INSL3及25-羟化酶，且男性青春期开始以及PTH、IGF-1、骨钙素水平达峰较女性更晚、生长期更长。

二、病理模型证实性激素促进骨骼生长发育

（一）性腺功能减退症

性腺功能减退症根据发病机制可以分为高促性腺激素性性腺功能减退症和低促性腺激素性性腺功能减退症。Klinefelter综合征是最常见的导致男性高促性腺激素性性腺功能减退症的先天性疾病。此类病人青春发育早期可有轻度睾丸体积的增大和第二性征的发育。但在青春发育中后期，睾丸内曲细精管逐渐发生玻璃样硬化。最终表现为LH和FSH水平升高，雄激素水平处于正常低限或偏低水平。研究表明Klinefelter病人睾酮水平与BMD成正比，在青春发育早期Klinefelter病人BMD与正常同龄人无明显差异；而在青春发育晚期及成年后，未经治疗的病人BMD均明显低于正常对照。外周定量CT（pQCT）显示Klinefelter病人相较于正常对照，小梁骨数量减少，分离度增大，而皮质骨厚度稍低，孔隙度与正常对照无差异，说明病人松质骨丢失更为明显，这也说明睾酮对松质骨的影响更大。而在经过3年的睾酮替代治疗后，病人的骨密度可以有明显的改善，但髋部结构分析及骨小梁评分无明显提高，提示睾酮治疗可能对骨小梁微结构及股骨强度无明显影响。但一项研究纳入12例于16岁前行睾酮替代治疗的Klinefelter综合征病人，平均睾酮替代治疗时间约为13年，结果显示病人胫骨的皮质骨面积和厚度低于正常对照，其他指标与正常对照无差异，提示对Klinefelter病人尽早开始睾酮替代治疗能较好地改善骨健康。

Turner综合征是女性高促性腺激素性性腺功能减退症常见的病因。病人临床主要表现为身材矮小及原发性卵巢功能不全。15%～30%的病人可有乳房发育或在青春期发育后出现继发性闭经。未治疗时，Turner综合征病人的BMD低于正常对照，其BMD与Tanner分期成正比。进一步证实了性激素暴露对骨健康的作用。经过1年的雌激素替代治疗，Turner综合征病人骨密度可有明显的提高，以髋部及股骨颈BMD升高更为明显，提示激素替代治疗可以有效地改善Turner病人骨密度，而雌激素对皮质骨作用更为显著。

先天性低促性腺激素性性腺功能减退症（congenital hypogonadotropic hypogonadism，CHH）是由于下丘脑促性腺激素释放激素（GnRH）神经元功能受损，GnRH合成、分泌或作用障碍，导致垂体分泌促性腺激素减少，进而引起性腺功能不足的先天性疾病。根据嗅觉，CHH可分为Kallmann综合征（伴嗅觉缺失，图7-5-2）和嗅觉正常的低促性腺激素性性腺功能减退症。这类病人体内性激素水平也是低下的；而与Klinefelter综合征病人不同，其LH和FSH水平正常或低于正常水平。未经治疗的CHH病人腰椎、

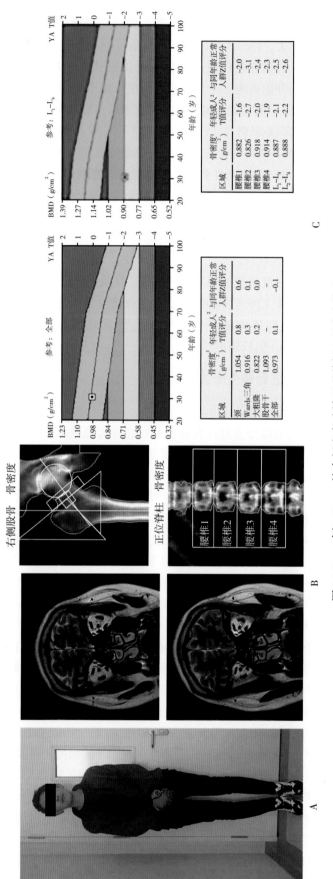

图7-5-2 一例Kallmann综合征患者嗅神经磁共振和骨密度检查

A. Kallmann综合征患者；B. 嗅神经磁共振：嗅球及嗅束发育不良；C. 骨密度：股骨颈骨密度正常，而腰椎骨密度低于同年龄正常人群-2.5SD

右侧股骨 骨密度

区域	骨密度¹ (g/cm²)	年轻成人² T值评分	与同年龄正常 人群Z值评分
颈	1.054	0.8	0.6
Wards三角	0.916	0.3	0.1
大粗隆	0.822	0.2	0.0
股骨干	1.093	–	–
全部	0.973	0.1	-0.1

正位脊柱 骨密度

区域	骨密度¹ (g/cm²)	年轻成人² T值评分	与同年龄正常 人群Z值评分
腰椎1	0.882	-1.6	-2.0
腰椎2	0.826	-2.7	-3.1
腰椎3	0.918	-2.0	-2.4
腰椎4	0.914	-1.9	-2.3
L₁-L₄	0.887	-2.1	-2.5
L₂-L₄	0.888	-2.2	-2.6

股骨及髋部 BMD 均低于正常对照。经过睾酮替代治疗后，病人 BMD 可有明显改善，在腰椎 BMD 上改善更为明显。一些研究发现 Klinefelter 综合征病人基线 BMD 高于 CHH 病人，推测可能与 Klinefelter 综合征的病人睾丸功能呈进行性下降，青春发育早期通常有部分雄激素的暴露有关，而另外一些研究认为可能与高水平的 FSH 或 LH 可能对骨骼具有一定的保护作用相关。

（二）雄激素不敏感综合征

完全性雄激素不敏感综合征（complete androgen insensitivity syndrome，CAIS）病人，雄激素不能发挥作用，是研究雄激素对骨密度影响的天然病理模型。青春期后未行性腺切除术的染色体 46,XY 的 CAIS 病人，血清睾酮通常处于正常成年男性的正常高值至略微升高的水平，雌二醇处于正常男性参考值范围的正常高值水平。具有完整性腺的 CAIS 病人的腰椎 BMD 低于同年龄同性别正常人群的-2.5SD，而股骨颈的 BMD 多正常或略大于同年龄同性别正常人群的-2.5SD。而切除了性腺的 CAIS 病人，腰椎及股骨颈 BMD 均低于同年龄同性别正常人群的-2.5SD，通常以腰椎 BMD 降低更显著。由于松质骨和皮质骨分别是腰椎椎体前部和股骨颈的主要组成部分，故 CAIS 病人模型证实，雄激素可促进小梁骨生长，对皮质骨的影响不大。而切除性腺经雌激素替代治疗的 CAIS 病人，股骨颈 BMD 多可达正常范围，而腰椎 BMD 低于正常水平，这也证明雌激素主要作用于皮质骨。

（三）5α 还原酶缺乏症

5α 还原酶由两种基因编码——SDR5A1 和 SRD5A2，在人体骨骼中，1 型 5α 还原酶（SRD5A1）在成骨细胞中有表达，负责不可逆地将 T 转化为更有效的 AR 激活剂——DHT。因此在正常人群，睾酮可通过直接或转换为 DHT 两种形式作用于成骨细胞。Srd5a1 基因缺陷的小鼠相比于野生小鼠皮质骨 BMC 减少。去势的野生小鼠和 Srd5a1$^{-/-}$ 小鼠接受 4 周的睾酮替代治疗后，显示 Srd5a1$^{-/-}$ 小鼠皮质骨的 BMC 和 vBMD 改善较野生型去势小鼠皮质骨弱。这些结论表明，DHT 对小鼠皮质骨有促进合成作用。Sofia 等也报道 DHT 治疗可以增加睾丸切除小鼠的骨量，DHT-AR 复合物比 T-AR 复合物具有更长的半衰期和更高的 DNA 结合亲和力，DHT 的有效剂量比 T 达到相同水平诱导所需剂量低 10 倍。但临床研究与小鼠模型所获结果有差异，5α 还原酶缺乏症病人的骨密度没有体现出类似动物实验的明显差异。一项纳入 16 名 5α 还原酶缺乏症病人研究显示，这些病人 L$_{2\sim4}$ 及股骨颈 BMD 与对照组均不具有统计学差异，提示在骨密度方面，5α 还原酶缺乏症病人与正常对照人群无显著差异。综上，小鼠模型证实 DHT 对皮质骨合成有促进作用，但在人体缺少相关证据，推测原因可能是人体 DHT 缺乏造成的骨量流失被 T 直接作用于成骨细胞 AR 所代偿。

（四）雌激素受体抵抗

雌激素受体（estrogen receptor，ER）包含 ERα 和 ERβ 两种亚型。ERα 主要表达于皮质骨，而 ERβ 主要表达于松质骨，研究认为雌激素主要通过与 ERα 作用发挥作用。ERα 基因（Esr1）敲除的雌性和雄性小鼠均表现为完全不育，股骨变短，直径缩小，骨密度降低。而 ERβ 基因（Esr2）功能尚不十分明确，动物实验表明 Esr2 基因敲除雌性小鼠表现为不育或生殖能力下降、骨矿物质含量及密度增加，而雄性小鼠生殖能力正常或降低、骨代谢正常。

雌激素受体抵抗是由于 ER 基因突变导致 ER 表达减少或活性降低，从而导致雌激素不能发挥生理作用。该类病人主要表现为身材高大，线性生长缓慢，骨骼延迟成熟和骨质疏松，激素水平检查显示雌激素及促性腺激素水平升高。Esr1 基因突变的病人骨小梁体积和厚度均减低，小梁骨和皮质骨 vBMD 均下降。研究发现 Esr2 基因突变病人表型与 Esr2 基因敲除小鼠表现不同，女性病人表现为不育，腰椎及股骨 BMD 降低，而男性病人可表现为 46,XY 性发育异常（DSD）。

（五）芳香化酶缺乏

CYP19A1 编码芳香化酶，催化 T 转化为 E$_2$。该基因敲除的雌性和雄性小鼠较同窝正常小鼠均表现为骨吸收增加，腰椎骨量减少，股骨长度减小，且组织学上，小梁体积和小梁厚度均显著降低。CYP19A1 基因突变病人临床表现与 Esr1 基因突变病人临床表现相似，表现为骨骼延迟成熟和早发的骨质疏松，激素水平检查显示雌激素水平低下，促性腺激素水平升高。病人由于缺乏雌激素通常会出现骨龄的落后及身材极高，这也证实了雌激素在骨骺闭合方面的重要作用。芳香化酶缺乏非常罕见，北京协和医院曾报道 1 例 CYP19A1 基因突变导致芳香化酶缺乏的男性 24 岁病人（图 7-5-3），该病人因身高持续增长 24 年、双下肢畸形 2 年就诊，查 X 线片显示骨骺尚未完全闭合，腰椎 BMD 水平低下（Z 值 -2.9），骨转换指标水平升高，促性腺激素及睾酮水平正常而雌二醇低于可测下限。使用雌激素替代治疗 6 个月后，腰椎 BMD 改善显著，达到正常范围。

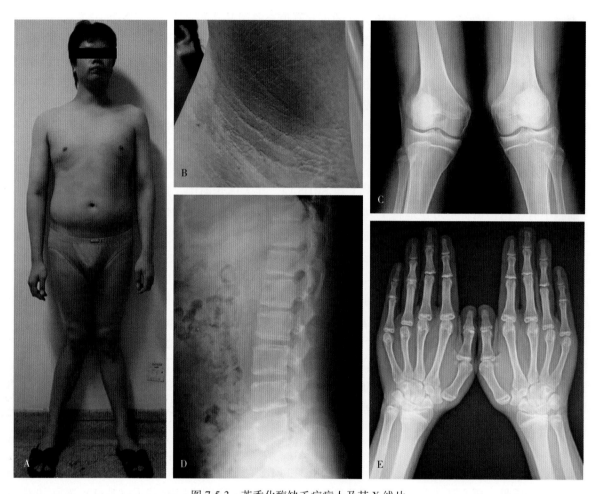

图 7-5-3　芳香化酶缺乏症病人及其 X 线片

A. 芳香化酶缺乏症病人：长臂，腹部脂肪堆积，膝外翻；B. 腋下黑棘皮征；C. 膝关节 X 线片示膝外翻、胫腓骨骨骺未完全闭合；D. 腰椎侧位片示骨质疏松；E. 双手像示骨骺未完全闭合

（六）性别转换病人模型

性别转换病人通常在青春发育早期可应用促性腺激素释放激素类似物（GnRHa）抑制第二性征的发育，在 16 岁左右时可开始应用跨性别激素的替代治疗。因此，性别转换病人模型是研究性激素对骨健康作用的良好的病理模型。对于青春期开始治疗的病人，Klink Daniel 等研究发现无论是男性还是女性病人在应用 GnRHa 治疗后骨密度均有不同程度降低。女性变男性（female to male，FTM）病人经雄激素替代治疗后，腰椎 BMD 有明显改善，而股骨颈 BMD 无变化。而男性变女性（male to female，MTF）病人经雌激素替代治疗后，股骨颈 BMD 有明显的改善，而腰椎 BMD 降低。在成年后进行跨性别激素替代治疗的病人，Volt 等研究发现 MTF 病人经雌激素替代治疗后腰椎和股骨颈骨密度均有提高，以腰椎改善更为

明显；FTM 病人经雄激素替代治疗后，腰椎 BMD 略有升高，而股骨颈 BMD 下降（图 7-5-4）。一项关于性别转换病人性激素替代治疗对骨密度影响的荟萃分析共纳入 392 例 MTF 和 247 例 FTM 病人，研究显示经过两年的跨性别激素替代治疗后，FTM 病人 BMD 无明显改善，而 MTF 病人腰椎 BMD 明显增加。

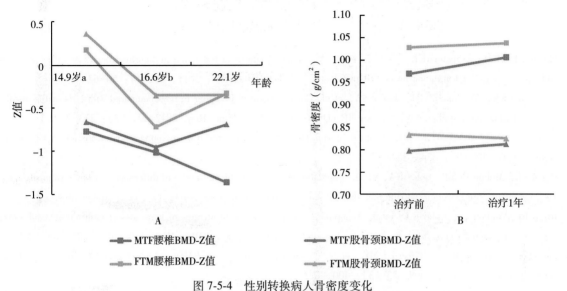

图 7-5-4　性别转换病人骨密度变化

A. 青春期开始治疗病人：a 开始 GnRHa 治疗；b 开始跨性别激素替代治疗；B. 成年病人

（伍学焱　于冰青）

参 考 文 献

[1] Riggs BL, Khosla S, Melton LJ. Sex steroids and the construction and conservation of the adult skeleton. Endocr Rev，2002，23（3）：279-302.

[2] Venken K, De Gendt K, Boonen S, et al. Relative impact of androgen and estrogen receptor activation in the effects of androgens on trabecular and cortical bone in growing male mice：a study in the androgen receptor knockout mouse model. J Bone Miner Res，2006，21（4）：576-585.

[3] Kaufman JM, Vermeulen A. The decline of androgen levels in elderly men and its clinical and therapeutic implications. Endocr Rev，2005，26（6）：833-876.

[4] Labrie F, Cusan L, Gomez JL, et al. Comparable amounts of sex steroids are made outside the gonads in men and women：strong lesson for hormone therapy of prostate and breast cancer. J Steroid Biochem Mol Biol，2009，113（1-2）：52-56.

[5] Finkelstein JS, Lee H, Leder BZ, et al. Gonadal steroid-dependent effects on bone turnover and bone mineral density in men. J Clin Invest，2016，126（3）：1114-1125.

[6] Borjesson AE, Lagerquist MK, Liu C, et al. The role of estrogen receptor alpha in growth plate cartilage for longitudinal bone growth. J Bone Miner Res，2010，25（12）：2690-2700.

[7] Almeida M, Laurent MR, Dubois V, et al. Estrogens and Androgens in Skeletal Physiology and Pathophysiology. Physiol Rev，2017，97（1）：135-187.

[8] Vanderschueren D, Laurent MR, Claessens F, et al. Sex steroid actions in male bone. Endocr Rev，2014，35（6）：906-960.

[9] Khosla S, Riggs BL, Atkinson EJ, et al. Effects of sex and age on bone microstructure at the ultradistal radius：a population-based noninvasive in vivo assessment. J Bone Miner Res，2006，21（1）：124-131.

［10］Burghardt AJ, Kazakia GJ, Ramachandran S, et al. Age-and gender-related differences in the geometric properties and bio-mechanical significance of intracortical porosity in the distal radius and tibia. J Bone Miner Res, 2010, 25（5）：983-993.

［11］Hansen S, Shanbhogue V, Folkestad L, et al. Bone microarchitecture and estimated strength in 499 adult Danish women and men：a cross-sectional, population-based high-resolution peripheral quantitative computed tomographic study on peak bone structure. Calcif Tissue Int, 2014, 94（3）：269-281.

［12］Kirmani S, Christen D, van Lenthe GH, et al. Bone structure at the distal radius during adolescent growth. J Bone Miner Res, 2009, 24（6）：1033-1042.

［13］Macdonald HM, Nishiyama KK, Kang J, et al. Age-related patterns of trabecular and cortical bone loss differ between sexes and skeletal sites：a population-based HR-pQCT study. J Bone Miner Res, 2011, 26（1）：50-62.

［14］Nishiyama KK, Macdonald HM, Moore SA, et al. Cortical porosity is higher in boys compared with girls at the distal radius and distal tibia during pubertal growth：an HR-pQCT study. J Bone Miner Res, 2012, 27（2）：273-282.

［15］Walsh JS, Paggiosi MA, Eastell R. Cortical consolidation of the radius and tibia in young men and women. J Clin Endocrinol Metab, 2012, 97（9）：3342-3348.

［16］Riggs BL, Melton Iii LJ, Robb RA, et al. Population-based study of age and sex differences in bone volumetric density, size, geometry, and structure at different skeletal sites. J Bone Miner Res, 2004, 19（12）：1945-1954.

［17］Riggs BL, Melton LJ, Robb RA, et al. A population-based assessment of rates of bone loss at multiple skeletal sites：evidence for substantial trabecular bone loss in young adult women and men. J Bone Miner Res, 2008, 23（2）：205-214.

［18］Lauretani F, Bandinelli S, Griswold ME, et al. Longitudinal changes in BMD and bone geometry in a population-based study. J Bone Miner Res, 2008, 23（3）：400-408.

［19］Longcope C, Kato T, Horton R. Conversion of blood androgens to estrogens in normal adult men and women. J Clin Invest, 1969, 48（12）：2191-2201.

［20］Kuchuk NO, van Schoor NM, Pluijm SM, et al. The association of sex hormone levels with quantitative ultrasound, bone mineral density, bone turnover and osteoporotic fractures in older men and women. Clin Endocrinol（Oxf）, 2007, 67（2）：295-303.

［21］Araujo AB, Travison TG, Leder BZ, et al. Correlations between serum testosterone, estradiol, and sex hormone-binding globulin and bone mineral density in a diverse sample of men. J Clin Endocrinol Metab, 2008, 93（6）：2135-2141.

［22］Paller CJ, Shiels MS, Rohrmann S, et al. Relationship of sex steroid hormones with bone mineral density（BMD）in a nationally representative sample of men. Clin Endocrinol（Oxf）, 2009, 70（1）：26-34.

［23］Woo J, Kwok T, Leung JC, et al. Sex steroids and bone health in older Chinese men. Osteoporos Int, 2012, 23（5）：1553-1562.

［24］Laurent M, Antonio L, Sinnesael M, et al. Androgens and estrogens in skeletal sexual dimorphism. Asian J Androl, 2014, 16（2）：213-222.

［25］Khosla S, Melton LJ, Atkinson EJ, et al. Relationship of serum sex steroid levels to longitudinal changes in bone density in young versus elderly men. J Clin Endocrinol Metab, 2001, 86（8）：3555-3561.

［26］Ng MY, Sham PC, Paterson AD, et al. Effect of environmental factors and gender on the heritability of bone mineral density and bone size. Ann Hum Genet, 2006, 70（Pt 4）：428-438.

［27］Haymana C, Sonmez A, Aydogdu A, et al. Effect of testosterone replacement therapy on vitamin D and FGF-23 levels in congenital hypogonadism. Endokrynol Pol, 2017, 68（3）：311-316.

［28］Matar M, Al-Shaar L, Maalouf J, et al. The relationship between calciotropic hormones, IGF-1, and bone mass across pubertal stages. J Clin Endocrinol Metab, 2016, 101（12）：4860-4870.

［29］Theintz G, Buchs B, Rizzoli R, et al. Longitudinal monitoring of bone mass accumulation in healthy adolescents：evidence for a marked reduction after 16 years of age at the levels of lumbar spine and femoral neck in female subjects. J Clin Endocrinol Metab, 1992, 75（4）：1060-1065.

［30］Javaid MK, Cooper C. Prenatal and childhood influences on osteoporosis. Best Pract Res Clin Endocrinol Metab, 2002, 16（2）：349-367.

［31］Chen LY, Wu YH, Liu LK, et al. Association among serum insulin-like growth factor-1, frailty, muscle mass, bone mineral density, and physical performance among community-dwelling middle-aged and older adults in Taiwan. Rejuvenation Res, 2018, 21 (3): 270-277.

[32] Ferlin A, Schipilliti M, Foresta C. Bone density and risk of osteoporosis in Klinefelter syndrome. Acta Paediatr, 2011, 100 (6): 878-884.

[33] Shanbhogue VV, Hansen S, Jorgensen NR, et al. Bone geometry, volumetric density, microarchitecture, and estimated bone strength assessed by HR-pQCT in Klinefelter syndrome. J Bone Miner Res, 2014, 29 (11): 2474-2482.

[34] Tahani N, Nieddu L, Prossomariti G, et al. Long-term effect of testosterone replacement therapy on bone in hypogonadal men with Klinefelter Syndrome. Endocrine, 2018, 61 (2): 327-335.

[35] Wong SC, Scott D, Lim A, et al. Mild deficits of cortical bone in young adults with klinefelter syndrome or anorchia treated with testosterone. J Clin Endocrinol Metab, 2015, 100 (9): 3581-3589.

[36] Nadeem M, Roche EF. Bone mineral density in Turner's syndrome and the influence of pubertal development. Acta Paediatr, 2014, 103 (1): e38-42.

[37] Li L, Qiu X, Lash GE, et al. Effect of hormone replacement therapy on bone mineral density and body composition in chinese adolescent and young adult turner syndrome patients. Front Endocrinol (Lausanne), 2019, 00377.

[38] Antonio L, Caerels S, Jardi F, et al. Testosterone replacement in congenital hypogonadotropic hypogonadism maintains bone density but has only limited osteoanabolic effects. Andrology, 2019, 7 (3): 302-306.

[39] Maione L, Colao A, Young J. Bone mineral density in older patients with never-treated congenital hypogonadotropic hypogonadism. Endocrine, 2018, 59 (1): 231-233.

[40] Li CX, Tang ST, Zhang Q. Changes in bone mineral density and metabolic parameters after pulsatile gonadorelin treatment in young men with hypogonadotropic hypogonadism. Int J Endocrinol, 2015: 324524.

[41] Gioia A, Ceccoli L, Ronconi V, et al. Vitamin D levels and bone mineral density: are LH levels involved in the pathogenesis of bone impairment in hypogonadal men? J Endocrinol Invest, 2014, 37 (12): 1225-1231.

[42] Schubert M, Bullmann C, Minnemann T, et al. Osteoporosis in male hypogonadism: responses to androgen substitution differ among men with primary and secondary hypogonadism. Horm Res, 2003, 60 (1): 21-28.

[43] Danilovic DL, Correa PH, Costa EM, et al. Height and bone mineral density in androgen insensitivity syndrome with mutations in the androgen receptor gene. Osteoporos Int, 2007, 18 (3): 369-374.

[44] Bertelloni S, Meriggiola MC, Dati E, et al. Bone mineral density in women living with complete androgen insensitivity syndrome and intact testes or removed gonads. Sex Dev, 2017, 11 (4): 182-189.

[45] Han TS, Goswami D, Trikudanathan S, et al. Comparison of bone mineral density and body proportions between women with complete androgen insensitivity syndrome and women with gonadal dysgenesis. Eur J Endocrinol, 2008, 159 (2): 179-185.

[46] Cantagrel V, Lefeber DJ, Ng BG, et al. SRD5A3 is required for converting polyprenol to dolichol and is mutated in a congenital glycosylation disorder. Cell, 2010, 142 (2): 203-217.

[47] Stiles AR, Russell DW. SRD5A3: A surprising role in glycosylation. Cell, 2010, 142 (2): 196-198.

[48] Windahl SH, Andersson N, Borjesson AE, et al. Reduced bone mass and muscle strength in male 5alpha-reductase type 1 inactivated mice. PLoS One, 2011, 6 (6): e21402.

[49] Moverare S, Venken K, Eriksson AL, et al. Differential effects on bone of estrogen receptor alpha and androgen receptor activation in orchidectomized adult male mice. Proc Natl Acad Sci U S A, 2003, 100 (23): 13573-13578.

[50] Kawano H, Sato T, Yamada T, et al. Suppressive function of androgen receptor in bone resorption. Proc Natl Acad Sci U S A, 2003, 100 (16): 9416-9421.

[51] Lindberg MK, Moverare S, Skrtic S, et al. Two different pathways for the maintenance of trabecular bone in adult male mice. J Bone Miner Res, 2002, 17 (4): 555-562.

[52] Sims NA, Clement-Lacroix P, Minet D, et al. A functional androgen receptor is not sufficient to allow estradiol to protect bone after gonadectomy in estradiol receptor-deficient mice. J Clin Invest, 2003, 111 (9): 1319-1327.

[53] Kousteni S, Bellido T, Plotkin LI, et al. Nongenotropic, sex-nonspecific signaling through the estrogen or androgen receptors: dissociation from transcriptional activity. Cell, 2001, 104 (5): 719-730.

[54] Sobel V, Schwartz B, Zhu YS, et al. Bone mineral density in the complete androgen insensitivity and 5alpha-reductase-2 de-

ficiency syndromes. J Clin Endocrinol Metab, 2006, 91 (8): 3017-3023.

[55] Lang-Muritano M, Sproll P, Wyss S, et al. Early-onset complete ovarian failure and lack of puberty in a woman with mutated estrogen receptor beta (ESR2). J Clin Endocrinol Metab, 2018, 103 (10): 3748-3756.

[56] Khosla S, Monroe DG. Regulation of bone metabolism by sex steroids. Cold Spring Harb Perspect Med, 2018, 8: a031211.

[57] Smith EP, Boyd J, Frank GR, et al. Estrogen resistance caused by a mutation in the estrogen-receptor gene in a man. N Engl J Med, 1994, 331 (16): 1056-1061.

[58] Smith EP, Specker B, Bachrach BE, et al. Impact on bone of an estrogen receptor-alpha gene loss of function mutation. J Clin Endocrinol Metab, 2008, 93 (8): 3088-3096.

[59] Khalil R, Kim NR, Jardi F, et al. Sex steroids and the kidney: role in renal calcium and phosphate handling. Mol Cell Endocrinol, 2018, 465 (4): 61-72.

[60] Oz OK, Zerwekh JE, Fisher C, et al. Bone has a sexually dimorphic response to aromatase deficiency. J Bone Miner Res, 2000, 15 (3): 507-514.

[61] Miyaura C, Toda K, Inada M, et al. Sex-and age-related response to aromatase deficiency in bone. Biochem Biophys Res Commun, 2001, 280 (4): 1062-1068.

[62] Miedlich SU, Karamooz N, Hammes SR. Aromatase deficiency in a male patient-Case report and review of the literature. Bone, 2016, 93 (12): 181-186.

[63] Chen Z, Wang O, Nie M, et al. Aromatase deficiency in a Chinese adult man caused by novel compound heterozygous CYP19A1 mutations: effects of estrogen replacement therapy on the bone, lipid, liver and glucose metabolism. Mol Cell Endocrinol, 2015, 399: 32-42.

[64] Hembree WC, Cohen-Kettenis PT, Gooren L, et al. Endocrine treatment of gender-dysphoric/gender-incongruent persons: an endocrine society clinical practice guideline. J Clin Endocrinol Metab, 2017, 102 (11): 3869-3903.

[65] Klink D, Caris M, Heijboer A, et al. Bone mass in young adulthood following gonadotropin-releasing hormone analog treatment and cross-sex hormone treatment in adolescents with gender dysphoria. J Clin Endocrinol Metab, 2015, 100 (2): E270-275.

[66] Vlot MC, Wiepjes CM, de Jongh RT, et al. Gender-affirming hormonal treatment decreases bone turnover in trans women and older trans men. J Bone Miner Res, 2019, 34 (10): 1862-1872.

[67] Singh-Ospina N, Maraka S, Rodriguez-Gutierrez R, et al. Effect of Sex Steroids on the Bone Health of Transgender Individuals: A Systematic Review and Meta-Analysis. J Clin Endocrinol Metab, 2017, 102 (11): 3904-3913.

第六章 糖尿病与骨质疏松

糖尿病和骨质疏松是两种常见病。1948 年 Albright 和 Reifenstein 首先报道两者可共同存在，但迄今为止，两者之间的关系仍不明确。糖尿病时糖代谢异常，晚期糖基化终产物（advanced glycation end products，AGE）堆积、胰岛素及胰岛素样生长因子（IGF-1）水平的变化、肥胖及脂肪因子及氧化应激等多种因素均可影响骨密度。

一、糖尿病骨代谢异常的机制

1. 糖代谢异常对钙磷代谢的影响　钙-维生素 D-甲状旁腺轴的异常在糖尿病骨骼病变中发挥作用。大鼠模型研究和糖尿病病人研究均提示糖尿病骨量减少者中存在维生素 D-甲状旁腺轴功能受损。首先，糖尿病病人尿中钙、磷、镁离子排出增多：血糖控制不佳时，高血糖导致大量葡萄糖从尿液排出，渗透性利尿作用将大量钙、磷、镁离子排出体外而使其血液浓度降低；同时，低钙血症刺激甲状旁腺，使甲状旁腺激素分泌增加，导致骨吸收增加，加重骨丢失。其次，维生素 D 代谢及作用异常：动物研究显示，糖尿病大鼠十二指肠的钙结合蛋白 D-9K（Calbindin D-9K）水平降低，十二指肠黏膜的维生素 D 受体表达明显减少，肠钙吸收降低。此外，糖尿病鼠由于胰岛素不足、IGF-1 水平降低，使肾 1α-羟化酶活性降低，血维生素 D 结合蛋白水平降低，导致体内活性维生素合成不足，血 $1,25(OH)_2D$ 水平降低。研究发现 1 型糖尿病病人血 25（OH）D 水平也低于对照组。

2. 糖代谢异常对骨代谢的影响　骨转换指标、骨组织计量学和生物力学的研究表明糖尿病病人骨的基本特征是低转换，表现为成骨细胞数目减少、类骨质形成不足，骨矿盐沉积速度减慢。可能的机制与如下因素有关：

（1）AGE 堆积：AGE 是一组在蛋白质、脂肪酸或核酸的氨基基团与还原糖的醛基之间发生非酶促糖基化反应（又称 Maillard 反应）所形成的一系列具有高度活性终产物的总称，其结构具有高度异质性。AGE 在糖尿病病人骨量减少的发病中发挥重要作用。间充质干细胞具有多向分化潜能，前成骨细胞、成骨细胞和骨细胞均起源于间充质干细胞。间充质干细胞的分化障碍、增殖降低与年龄相关的成骨细胞数目减少和功能异常有关，研究显示 AGE 特别是 AGE-2 和 AGE-3 可抑制间充质干细胞的增殖，促进其凋亡，抑制其分化为成骨细胞和骨细胞。链脲霉素诱导的糖尿病大鼠，AGE 修饰的 I 型胶原可以通过特异性的受体影响成骨细胞的分化，以剂量依赖的方式抑制成骨细胞表型的表达。高浓度的 AGE 可使成骨细胞增殖作用减弱，且抑制成骨细胞分化，导致成骨细胞的数量减少、活性降低，成骨作用减弱，从而导致骨量减少和骨质疏松。糖尿病病人骨胶原内 AGE 堆积，胶原网的硬度增加，导致与年龄相关的骨脆性增加，骨折风险增高。1 型糖尿病小鼠模型开颅手术后颅骨愈合延迟，其愈合速度是非糖尿病小鼠的 40%。AGE 还可通过促进单核-巨噬细胞产生白介素-1（IL-1）、IL-6、肿瘤坏死因子等细胞因子，增强破骨细胞活性，加速骨吸收。

AGE 堆积与骨基质及骨生物力学的性能呈负相关。与正常酶催化的骨基质交联相比，糖基化的交联脆性高，变形性降低。戊糖素是目前研究最多的糖基化终产物，糖尿病大鼠戊糖素含量增高，与正常大鼠相比生物力学性能降低。股骨颈骨折病人皮质骨和松质骨戊糖素含量增高，2 型糖尿病病人尿戊糖素的含量与椎体骨折风险相关。

AGE 可通过抑制 I 型胶原和骨钙素的合成，降低骨形成。内源性分泌的 AGE 受体活化剂可与 AGE 受体结合，阻断 AGE 的作用。合并椎体骨折的 2 型糖尿病病人内源性分泌的 AGE 受体活化剂与 AGE 的比值低于无椎体骨折的 2 型糖尿病病人。

体外研究显示高血糖对成骨细胞有直接作用，急性高血糖和其导致的高渗状态可抑制骨钙素以及其他成骨细胞成熟相关基因的表达。慢性高血糖可降调节骨钙素基因表达，抑制成骨细胞钙离子的摄取。高血糖和氧化应激使活性氧（reactive oxygen species，ROS）产生增加，促使间充质干细胞向脂肪细胞分化。高血糖影响糖尿病病人骨髓脂肪组织含量。研究显示超重的绝经后女性 2 型糖尿病病人骨髓脂肪组织的含量与骨密度呈负相关。女性糖尿病病人中，当糖化血红蛋白水平>7.0%时，其骨髓脂肪含量明显高于糖化血红蛋白水平<7.0%的病人。活性氧社区动脉粥样硬化风险研究（the atherosclerosis risk in communities，ARC）和中国台湾一项研究均发现血糖控制差与糖尿病病人骨折风险增高相关，糖化血红蛋白水平降至 8.0%以下，可以降低糖尿病病人骨折风险。

（2）胰岛素和 IGF-1：胰岛素有促进骨细胞摄取氨基酸、合成蛋白质的作用。成骨细胞表面有胰岛素受体和 IGF-1 受体表达，胰岛素可通过与细胞表面的受体结合而促进成骨细胞增殖，促进成骨细胞内氨基酸蓄积、骨胶原合成，分泌骨基质。胰岛素缺乏影响成骨细胞的增殖和分化，使骨形成降低、成骨细胞功能不足和胶原合成障碍，进而导致骨质疏松。成骨细胞或成骨细胞样细胞系暴露于生理浓度的胰岛素时，骨形成指标，如胶原合成、碱性磷酸酶的产生及糖的摄取增高。局部胰岛素的释放可通过促进骨形成加速小鼠骨折愈合。胰岛素缺乏的动物模型骨密度降低。胰岛素受体基因敲除的动物模型由于成骨细胞形成受损，骨形成减低，出生后松质骨形成受损。3 周龄和 6 周龄胰岛素基因突变小鼠与野生型小鼠相比松质骨量降低 47%，同时成骨细胞数量减少，骨形成率降低约 30%。胰岛素的信号通路和成骨细胞功能的转录控制是通过降调节 Runx2 对 Twist2 和 FoxO1 的抑制作用相偶联的。FoxO1 位于成骨细胞上胰岛素信号通路的下游，使肝脏、脂肪组织及胰岛 B 细胞胰岛素敏感性降低。

应用胰岛素治疗可改变糖尿病大鼠骨组织形态学指标。链脲霉素诱导的糖尿病大鼠股骨长度、股骨横截面积和骨密度均降低，应用胰岛素治疗后上述指标恢复，且吸收能量、最大负重、极限应力和骨韧性均高于非胰岛素治疗的糖尿病大鼠。儿童 1 型糖尿病病人胰岛素治疗后 Ⅰ 型原胶原 C-端肽（procollagen type 1 C-terminal propeptide，P1CP）水平明显增高，Ⅰ 型胶原羧基端肽（collagen type 1 C-terminal telopeptide，C1TP）水平明显降低。良好的代谢控制和胰岛素治疗使骨基质形成增多，骨吸收降低，骨重建处于正平衡。多项临床研究也观察到糖尿病病人血胰岛素水平与骨密度呈正相关。Dennison 发现，新诊断的 2 型糖尿病病人骨密度与高胰岛素水平呈显著正相关。Barrett-Conner 在研究非糖尿病绝经后妇女时也发现，腰椎和桡骨的骨密度与空腹胰岛素水平呈正相关。

IGF-1 的信号通路对骨形成至关重要。胰岛素因结构与 IGF-1 相似，高胰岛素血症可能通过 IGF-1 信号通路在成骨细胞的分化过程中发挥促有丝分裂作用。其次，胰岛素可直接通过骨桥蛋白、糊精、性激素及性激素结合球蛋白介导其促进骨形成的作用。IGF-1 可以增强成骨细胞的功能，抑制骨胶原基质的降解。IGF 在循环中有 6 种高亲和力的结合蛋白（IGFBP）。IGFBP 通过 IGF 的转运、延长其半衰期，调节 IGF 与配体的结合，进而调节 IGF-1 的作用。鼠和人体研究均发现 IGF-1 和骨密度呈正相关。Kemink 等发现股骨颈骨量减少的糖尿病病人，其血浆 IGF-1 水平明显低于该部位无骨量减少的病人。绝经后骨质疏松女性血 IGF-1 水平降低。特定部位的骨密度值与 IGF-1 水平正相关，生长激素治疗可增高骨密度。1 型糖尿病病人血 IGF-1 水平降低。

（3）肥胖和脂肪因子：肥胖是 2 型糖尿病最重要的危险因素。肥胖病人骨转换指标降低，骨密度增高。肥胖影响骨代谢的机制主要包括脂肪因子的作用、芳香化酶活性增高和体重负荷等。

脂肪细胞释放的脂肪因子直接或间接影响骨重建过程。瘦素（leptin）在骨重建过程中发挥关键作用。瘦素受体在中枢神经系统、成骨细胞和软骨细胞均有表达。瘦素通过两条通路调节骨代谢：①间接作用：通过作用于中枢神经系统的受体，活化下丘脑交感神经系统，与下丘脑的各种神经肽相互作用抑制骨形成。交感神经的活性增高，作用于成骨细胞表面 β_2 肾上腺素受体，抑制骨形成。同时通过增加成骨细胞前体细胞表面破骨细胞分化因子 RANKL 的表达，促进骨吸收。②直接作用：瘦素直接作用于成骨细胞表面的受体，促进骨髓间充质干细胞分化为成骨细胞。通过刺激成骨细胞增殖及分化促进骨形成，同时可以通过降低 RANK/RANKL 配体的产生，促进骨桥蛋白合成，抑制破骨细胞的形成。两者作用相反，其总体作用取决于瘦素的血浆浓度。瘦素的血浆浓度增高促进骨形成，抑制骨吸收。瘦素的血浆浓度降低，抑制骨形成，促进骨吸收。肥胖和 2 型糖尿病病人瘦素水平增高，可能是其骨密度增高的原因之一。新诊断的 1 型糖尿病病人血瘦素水平降低，胰岛素治疗后可增高。有研究发现 1 型糖尿病病人骨密度 Z 值与血瘦素水平呈负相关。

脂联素的分泌与脂肪含量负相关，在调节糖脂代谢方面发挥重要作用。脂联素的水平与骨密度呈负相关。成骨细胞表面和破骨细胞表面均有脂联素受体表达。在人成骨细胞，通过促有丝分裂活化蛋白激酶（mitogen-activated protein kinase，MAPK）信号通路，脂联素以剂量和时间依赖性方式促进 RANK 的表达，抑制 OPG 表达，调节 RANK/RANKL/OPG 信号通路，进而促进破骨细胞分化。与瘦素相同，脂联素也可以作用于中枢神经系统，通过自主神经调节骨转换。

脂联素通过两种相反的机制调节骨量：局部作用和中枢作用。脂联素可直接作用于成骨细胞，通过 PI3 激酶依赖的方式，降调节成骨细胞和神经系统转录因子 FoxO1 的活性，抑制成骨细胞增殖，促进其凋亡。进而降低骨量和循环中骨钙素的水平。通过作用于中枢神经系统，脂联素通过 FoxO1 降调节交感神经紧张度，增加骨量，降低能量消耗，部分抵消瘦素的功能。交感神经系统在调节骨量的自然增长中发挥重要作用。但脂联素影响骨代谢的主要机制，目前尚不明确。

一项研究入选 50 例 2 型糖尿病病人，平均糖化血红蛋白 10%，观察血糖控制 1 个月前后，骨转换标志物的变化。发现脂联素水平与骨钙素及尿 Ⅰ 型胶原交联 N-末端肽（urine cross-linked N-telopeptide of type 1 collagen，U-NTX）呈负相关。绝经后女性及男性 2 型糖尿病病人校正了年龄、性别、BMI、血肌酐和糖化血红蛋白的影响后，脂联素水平与总体、椎体及股骨颈骨密度呈负相关。

肥胖病人胃肠激素的改变可能影响骨代谢。肥胖病人 Amylin 和 preptin 水平增高。Amylin 和 preptin 可直接作用于骨骼，促进骨形成，抑制骨吸收。通过对食物摄入的快速反应和长期的能量平衡，Ghrelin、抑胃肽（gastric inhibitory polypeptid，GIP）和胰高血糖素样肽（glucagon-like peptide 2）直接或间接作用于骨代谢。成骨细胞表面有 Ghrelin 受体表达，Ghrelin 促进成骨细胞分化和增殖。Ghrelin 干预的大鼠骨密度增加。应用 Ghrelin 12 个月后人股骨颈骨密度轻度增高。同时 Ghrelin 降低交感神经活性，抑制骨吸收，促进骨形成。

脂肪细胞表达芳香化酶，雄激素的芳香化是绝经后妇女雌激素的主要来源。肥胖病人体内芳香化酶活性增高，促进雄激素转换为雌激素，雌激素水平增高，骨密度增加。高 BMI 和高胰岛素血症病人血浆性激素结合球蛋白（SHBG）降低，使游离雌激素和睾酮水平上升，有助于防止病人发生骨丢失，从而维持或升高骨密度。研究显示绝经后肥胖和超重的女性，血清睾酮和雌二醇水平可预测腰椎和股骨骨密度。肥胖本身又增加了骨承重负荷，刺激骨形成。校正年龄、身高、体重、腰椎骨密度、糖尿病病程及治疗后，研究发现男性内脏脂肪含量与椎体骨折呈负相关。

皮下脂肪和内脏脂肪对骨代谢的影响不同。内脏脂肪分泌的炎性因子 IL-6、TNF-α 促进骨吸收。向心性肥胖和内脏脂肪含量与低骨密度和骨活检及 HR-pQCT 骨微结构改变相关，但该相关性随年龄和性别的不同而变化。

体重负荷是肥胖病人高骨密度的可能机制之一。肥胖病人体内脂肪含量增加的同时肌肉含量也增加。体重负荷和肌肉产生的张力影响骨重建、骨密度和骨的几何结构。但因肌间脂肪含量堆积（dynapenic obesity）导致肌肉功能受损，跌倒风险增加。一项荟萃分析提示肥胖成年人股骨近端和椎体骨折风险降低。但对绝经后女性的一项研究发现肥胖病人肱骨近端（OR 1.28）、股骨近端（OR 1.7）、踝部（OR 1.5）骨折发生率增高。也有研究观察到肥胖和非肥胖的女性脆性骨折的发生率相似。因此，尽管骨转换降低，骨密度增高，但肥胖并不完全是骨折的保护性因素。

（4）促炎性因子和氧化应激：促炎性因子在 1 型糖尿病、2 型糖尿病和糖尿病大血管及微血管并发症的发生中均发挥重要作用。促炎性因子同时可能也在糖尿病相关性骨病的发生中起重要作用。炎性因子水平增高，促进破骨细胞生成，抑制成骨细胞分化。肥胖和糖尿病病人 TNF 和 IL-6 水平增高，TNF 可促进破骨细胞形成，抑制成骨细胞形成。暴露于细胞因子 TNF、IL-6 和 IL-1，同时存在高血糖的环境，导致活性氧产生，直接影响破骨细胞、成骨细胞和骨细胞的分化和存活。

糖尿病病人氧化应激明显增强。氧化应激可抑制成骨细胞分化，诱导成骨细胞的损伤和凋亡。1 型糖尿病小鼠模型及非肥胖的 2 型糖尿病 SD 大鼠模型的研究均显示，氧化应激导致骨转换降低，骨量减少。尿 18-hydroxydeoxyguanosin（18OHdG）是 DNA 氧化破坏的指标，2 型糖尿病 SD 大鼠氧化应激指标尿 18OHdG 较非糖尿病 SD 大鼠增高，β 受体阻滞剂卡维地洛具有抗氧化应激作用，可改善糖尿病 SD 大鼠的低骨转换状态，增加其矿化沉积率，促进骨形成。

二、糖尿病与骨质疏松症

1. 糖尿病与骨量/骨密度　由于 1 型糖尿病和 2 型糖尿病的发病机制不同，导致两者骨密度改变不同。

（1）1 型糖尿病与骨质疏松症：多数研究均发现年轻人和老年人、男性和女性的 1 型糖尿病病人桡骨和股骨颈骨密度均降低。与非糖尿病病人相比，1 型糖尿病病人骨密度下降约 10%。1 型糖尿病病人 20 岁以后至绝经前骨折风险增高，调整年龄后的相对危险度为 1.89（95%CI 1.02~3.49），髋部、股骨颈及全身骨密度较非糖尿病病人低 3%~8%。椎体骨密度的变化情况目前结论并不一致。1 型糖尿病的低骨量是由于骨形成降低、骨吸收大于骨形成所致。确诊糖尿病时的年龄和骨骼病变的关系尚存在争议。有研究报道在确诊糖尿病时骨密度减低已经存在，认为青春期峰值骨量获得不足是骨密度降低的重要原因。但也有研究提示 30 岁以后确诊的 1 型糖尿病病人同样也存在骨密度降低，而此时已过了获得峰值骨量的年龄。

1 型糖尿病导致骨质疏松的确切机制尚需进一步研究，目前考虑主要与胰岛素缺乏，IGF-1、瘦素水平降低、钙及维生素 D 代谢异常等因素有关。

（2）2 型糖尿病与骨质疏松症：2 型糖尿病早期的肥胖和高胰岛素血症是骨量的保护性因素。2 型糖尿病病人骨转换降低。早期 2 型糖尿病病人骨密度的改变有增高、减低及与健康人相似的不同报道。各项研究结论不同的原因与研究设计不同、诊断定义和受试人群的特征不同有关。但近期大量的流行病学研究及荟萃分析提示 2 型糖尿病病人与对照组相比，骨转换降低，骨量丢失速度变慢，骨密度增高。骨转换降低，导致骨骼脆性增加，骨质量降低。

一项荟萃分析入选 2 型糖尿病与骨密度的 15 项相关研究，包括 3437 例 2 型糖尿病病人及 19139 名对照健康人群，显示 2 型糖尿病病人股骨颈、髋部、腰椎骨密度均高于健康对照人群，以性别进行亚组分析，不同性别间无差异。回归分析显示，年轻人、男性、BMI 和 HbA1c 水平与骨密度增高有关。研究认为，2 型糖尿病病人，与非糖尿病病人相比骨密度增高 25%~50%。2 型糖尿病病人骨密度高于非糖尿病病人，该结论可能不受年龄、测定部位、性别、BMI 及用药史的影响，其潜在机制很复杂，影响因素很多，需大样本前瞻性的研究及相关的基础研究进一步明确其潜在机制。也有报道 2 型糖尿病病人骨密度较健康志愿者有降低。

2. 糖尿病与骨折风险　许多大型研究均发现，尽管 2 型糖尿病病人骨密度正常或升高，但 1 型和 2 型糖尿病病人骨折风险均明显增高。妇女健康初探研究（the Women's Health Initiative Observational Study，WHI）随访 7 年，发现 2 型糖尿病病人跌倒风险明显增加（*RR* 1.20，95%CI 1.11~1.30），亚组分析显示黑种人女性（*RR* 1.33，95%CI 1.00~1.75）和基线骨密度增高的女性（*RR* 1.26，95%CI 0.96~1.66）多部位（包括髋部、骨盆、股骨、足部和脊柱）骨折风险增加。护士健康研究随访 22 年，发现髋部骨折风险明显增加，1 型糖尿病和 2 型糖尿病的相对危险度分别为 6.4（95%CI 3.9~10.3）和 2.2（95%CI 1.8~2.7）。鹿特丹研究（the Rotterdam study）也显示糖尿病病人非椎体骨折风险增高（*HR*

1.33，95%CI 1.00~1.67）。爱荷华州妇女健康研究（the Iowa women's health study）调整了年龄、吸烟、雌激素的应用、BMI和腰臀比的影响，1型糖尿病妇女髋部骨折风险增高（*RR* 12.25，95%CI 5.05~29.73），2型糖尿病病人髋部骨折风险也高于正常人群（*RR* 1.7，95%CI 1.21~2.38）。两项涉及130万人的荟萃分析提示，2型糖尿病病人髋部骨折风险增高，相对危险度分别为1.7（95%CI 1.3~2.2）、1.38（95%CI 1.25~1.53）。其中，随访时间>10年的4个队列，髋部骨折*RR*增加至2.7（95%CI 1.7~4.4）。骨质疏松性骨折研究（the study of osteoporotic fractures，SOF）也发现2型糖尿病病史是预测低能量股骨粗隆间骨折和转子下骨折和/或股骨干骨折（*HR* 3.25，95%CI 1.55~6.82）的危险因素。2型糖尿病病人腕部及足骨折风险较健康人增高。一项日本研究发现2项糖尿病病人椎体骨折的风险增高（女性*OR* 1.9，95%CI 1.11~3.12）男性*OR* 4.7（95%CI 2.19~10.2）。一项研究随访7753例年龄50岁以上的加拿大人10年，其中606/7753例（7.8%）患糖尿病，1型糖尿病98例，2型糖尿病508例。研究血糖控制情况与脆性骨折的相关性，发现1型糖尿病病人在10年研究期内脆性骨折的风险比（*HR*）为2.50（95%CI 1.60~3.90；*P*<0.001），脊柱及近端肱骨骨折的风险同样中度增高。不同研究相对危险度不同，可能与研究对象的年龄、种族、糖尿病的病程及并发症情况不同有关。

导致糖尿病病人骨折风险增高的因素包括：

（1）骨质量改变：低骨转换和胶原的糖基化可导致糖尿病病人骨脆性增加。成骨细胞上有AGE受体，可令AGE聚积，导致Ⅰ型胶原变硬、骨强度下降、骨脆性增加、成骨细胞表达受抑制、骨吸收增加、成骨细胞凋亡增加、IL-6生成增加。

（2）糖尿病治疗药物：ADOPT研究发现，应用罗格列酮的病人骨折风险高于应用二甲双胍和格列苯脲的糖尿病妇女，随访4年后发现服用罗格列酮者骨折风险为9.3%、二甲双胍者为5.1%、格列美脲者为3.5%。与其他治疗相比，罗格列酮导致骨折的相对危险度增高。近期发表的一项荟萃分析提示，罗格列酮治疗使糖尿病女性骨折风险增高1倍。目前尚无证据表明其他降糖药物与骨折风险间存在相关性。有研究提示胰岛素治疗与骨折风险增高有关，但这可能是由于糖尿病不同分型疾病严重程度不同导致的。

（3）合并用药：与非糖尿病病人相比，糖尿病病人有更多的合并症，服用降低骨密度、增加跌倒风险的药物的可能性更大。研究发现应用袢利尿剂和阿米洛利可增加跌倒风险。

（4）跌倒：糖尿病病人跌倒风险增加，特别是老年女性糖尿病病人、乡村居住的老年男性糖尿病病人和服用多种药物治疗的病人、低血糖病人，以及合并广泛的肌肉神经病变病人。视力受损、周围神经病变、糖尿病足以及直立性低血压等多种因素均导致糖尿病病人跌倒风险增加。Vestergaard等研究发现低血糖病人跌倒风险增加55%，澳大利亚老年人群的研究发现视力受损的老年糖尿病病人跌倒风险较无并发症的糖尿病病人增加5倍。但近期一项纳入124655例跌倒病人及373962例性别年龄相匹配对照人群的病例对照研究显示，糖尿病肾病可导致跌倒风险增加，而其他糖尿病并发症未发现显著增加总体跌倒风险。

综上所述，糖尿病对骨代谢和骨密度的影响非常复杂。1型糖尿病骨密度降低，2型糖尿病，尤其是肥胖病人的骨密度一般正常或升高，但两者的骨折风险均高于正常人群。在糖尿病的诊治过程中，特别是老年人和绝经后女性糖尿病病人要注意骨质疏松症的筛查。

三、糖尿病合并骨质疏松的治疗原则

严格的血糖控制、充足的钙和维生素D的摄入、骨密度的筛查以及预防和治疗糖尿病并发症是糖尿病病人骨质疏松治疗的关键。首先，良好的血糖控制有利于糖尿病病人骨质疏松的治疗。通过体育锻炼降低体重，改善肌肉力量、身体平衡和步态，防止跌倒，减少骨量丢失。其次，在合并骨质疏松的糖尿病病人的治疗中要注意药物对骨代谢的影响。二甲双胍可直接作用于骨组织，降低AGE的堆积，改善骨质量。胰岛素可作用于成骨细胞，使成骨细胞活性增强，改善糖尿病病人的低骨转换状态，降低骨折风

险。胰高血糖素样肽-1（glucagon like peptide-1，GLP-1）受体的信号通路可通过钙依赖的方式抑制骨吸收。GLP-1 受体基因敲除的小鼠皮质骨骨量减少，破骨数量增多，骨吸收增强。胰岛素抵抗的 2 型糖尿病大鼠持续注射 GLP-1 3 天，可观察到 GLP-1 对骨组织有非胰岛素依赖的促合成作用。对链脲霉素诱导的糖尿病大鼠和 D 果糖诱导的胰岛素抵抗大鼠，持续泵入艾塞那肽 3 天，艾塞那肽可通过与 WNT 通路相互作用，促进骨形成。目前关于二肽基肽酶Ⅳ抑制剂（dipeptidyl peptidase-4 inhibitors，DPP-Ⅳ抑制剂）与骨质疏松的相关研究很少，但结合其可抑制 DDP-Ⅳ的降解，延长 GLP-1 的半衰期，推测 DPP-Ⅳ抑制剂对骨骼的影响可能与 GLP-1 相似。而噻唑烷二酮类药物可抑制成骨细胞分化，抑制骨钙素基因的表达，促进成骨细胞凋亡，导致骨量减少和骨质疏松。因此，对于骨质疏松和跌倒高风险的病人尽量避免应用噻唑烷二酮类药物。钠糖共转运体 2（Sodium/glucose co-transporter2，SGLT2）抑制剂主要通过抑制近端肾小管对糖的重吸收发挥降糖作用。达格列净和依帕列净对骨代谢的影响呈中性，用药后骨密度和骨转换指标无明显改变。坎格列净有可能导致髋部骨量丢失，增加髋部骨折风险，尚需进一步研究证实。

目前，关于糖尿病病人骨质疏松治疗的相关研究较少。1 型糖尿病合并骨质疏松症病人，骨转换指标降低。抗骨吸收药物治疗，例如双膦酸盐治疗可进一步降低骨转换指标。一项随机双盲安慰剂对照临床研究，入选 39 例糖尿病合并夏科关节病病人，给予帕米膦酸钠 90mg 单剂量治疗，观察治疗后病人临床表现及骨转换指标（骨特异性碱性磷酸酶、尿脱氧吡啶啉）的变化。治疗 4 周及 24 周后上述骨转换指标明显降低，骨特异性碱性磷酸酶、尿脱氧吡啶啉的最大降低幅度分别为 32% 和 30%。对糖尿病合并骨质疏松病人，抗骨吸收治疗似乎并不是最优的选择。但对 558 例应用唑来膦酸治疗 48 周的骨质疏松症病人的三期临床数据进行分析，其中 53 例合并糖尿病，基线及研究结束时测定所有病人的骨密度、U-NTX 及骨特异性碱性磷酸酶，结果显示所有入选病人骨转换指标 U-NTX 和骨特异性碱性磷酸酶水平均降低，同时骨密度增高。糖尿病及非糖尿病病人对唑来膦酸的治疗反应无明显差异。骨折干预研究（fracture intervention trail）观察了阿仑膦酸钠治疗 3 年后糖尿病和非糖尿病者骨密度的变化，研究发现，对于骨密度减低的 2 型糖尿病病人（年龄 54~81 岁），阿仑膦酸钠治疗可使其椎体骨密度增高 6.6%，髋部骨密度增高 2.4%；糖尿病妇女和非糖尿病妇女的治疗反应无明显差别。

一项回顾性病例对照研究，观察 26 例糖尿病合并骨质疏松症的病人，平均年龄 67.6 岁，糖尿病病程 12.8 年，绝经 10.9 年，BMI 31.4。同时入选年龄、BMI 及绝经年限匹配的非糖尿病对照组，阿仑膦酸钠剂量 10mg/d 或 70mg/w，同时补充充足的钙剂和维生素 D，治疗 4.8 年，测量全髋、股骨颈、前臂、腰椎的骨密度以评价药物疗效。两组人群腰椎骨密度对阿仑膦酸钠的反应无明显差异，骨密度增加（+5.5%±6.7% vs. +4.8%±6.9%，$P=0.855$），但股骨颈（−8.1%±7.3% vs. +1.1%±5.3%，$P=0.015$）及前臂（−3.6%±5.1% vs. +12.7%±16.3%，$P=0.013$）骨密度治疗 4.8 年后糖尿病组进一步下降。

人单克隆 RANK 配体（RANKL）抑制剂地诺单抗（denosumab）是一种新型骨吸收抑制，可增加皮质骨及松质骨骨密度，降低椎体及非椎体骨折的发生率。迪诺塞麦一个独特的作用是可以明显提高皮质骨的骨密度，1 型糖尿病合并骨质疏松症时主要以皮质骨受损为特征，因此推测，迪诺塞麦也许更适用于 1 型糖尿病合并骨质疏松症病人，但目前尚无相关研究证实。

雷洛昔芬可降低糖尿病合并骨质疏松病人椎体骨折风险，骨密度和骨转换指标的改善在糖尿病和非糖尿病病人间无明显差异。甲状旁腺激素主要作用是促进骨形成。甲状旁腺激素（PTH）对糖尿病的哺乳动物模型的研究发现，甲状旁腺激素可促进骨重建，降低糖尿病诱导的成骨细胞凋亡，间断 PTH 治疗可促进骨形成。因此 PTH 类似物似乎更适用于 1 型糖尿病病人，但目前尚无 1 型糖尿病合并骨质疏松病人应用 PTH 类似物治疗的相关研究。

（邢小平　韩桂艳）

参 考 文 献

［1］ McNair P, Madsbad S, Christensen MS, et al. Bone mineral loss in insulin-treated diabetes mellitus: studies on pathogenesis. Acta Endocrinol (Copenh), 1979, 90 (3): 463-472.

［2］ Gregorio F, Cristallini S, Santeusanio F, et al. Osteopenia associated with non-insulin-dependent diabetes mellitus: what are the causes? Diabetes Res Clin Pract, 1994, 23 (1): 43-54.

［3］ McNair P, Christiansen C, Christensen MS, et al. Development of bone mineral loss in insulin-treated diabetes: a 1 1/2 years follow-up study in sixty patients. Eur J Clin Invest, 1981, 11 (1): 55-59.

［4］ Hampson G, Evans C, Petitt RJ, et al. Bone mineral density, collagen type 1 alpha 1 genotypes and bone turnover in premenopausal women with diabetes mellitus. Diabetologia, 1998, 41 (11): 1314-1320.

［5］ Bouillon R. Diabetic bone disease. Calcif Tissue Int, 1991, 49 (3): 155-160.

［6］ Bergman RJ, Gazit D, Kahn AJ, et al. Age-related changes in osteogenic stem cells in mice. J Bone Miner Res, 1996, 11 (5): 568-577.

［7］ D'Ippolito G, Schiller PC, Ricordi C, et al. Age-related osteogenic potential of mesenchymal stromal stem cells from human vertebral bone marrow. J Bone Miner Res, 1999, 14 (7): 1115-1122.

［8］ Kume S, Kato S, Yamagishi S, et al. Advanced glycation end-products attenuate human mesenchymal stem cells and prevent cognate differentiation into adipose tissue, cartilage, and bone. J Bone Miner Res, 2005, 20 (9): 1647-1658.

［9］ Katayama Y, Akatsu T, Yamamoto M, et al. Role of nonenzymatic glycosylation of type I collagen in diabetic osteopenia. J Bone Miner Res, 1996, 11 (7): 931-937.

［10］ Cortizo AM, Lettieri MG, Barrio DA, et al. Advanced glycation end-products (AGE) induce concerted changes in the osteoblastic expression of their receptor RAGE and in the activation of extracellular signal-regulated kinases (ERK). Mol Cell Biochem, 2003, 250 (1-2): 1-10.

［11］ Vashishth D, Gibson GJ, Khoury JI, et al. Influence of nonenzymatic glycation on biomechanical properties of cortical bone. Bone, 2001, 28 (2): 195-201.

［12］ Santana RB, Xu L, Chase HB, et al. A role for advanced glycation end products in diminished bone healing in type 1 diabetes. Diabetes, 2003, 52 (6): 1502-1510.

［13］ Leslie WD, Rubin MR, Schwartz AV et al. Type 2 diabetes and bone. J Bone Miner Res, 2012, 27 (11): 2231-2237.

［14］ Vashishth D, Gibson GJ, Khoury JI, et al. Influence of nonenzymatic glycation on biomechanical properties of cortical bone. Bone, 2001, 28 (2): 195-201.

［15］ Saito M, Fujii K, Mori Y, et al. Role of collagen enzymatic and glycation induced cross-links as a determinant of bone quality in spontaneously diabetic WBN/Kob rats. Osteoporos Int, 2006, 17 (10): 1514-1523.

［16］ Schwartz AV, Garnero P, Hillier TA, et al. Pentosidine and increased fracture risk in older adults with type 2 diabetes. J Clin Endocrinol Metab, 2009, 94 (7): 2380-2386.

［17］ Yonekura H, Yamamoto Y, Sakurai S, et al. Novel splice variants of the receptor for advanced glycation end-products expressed in human vascular endothelial cells and pericytes, and their putative roles in diabetes-induced vascular injury. Biochem J, 2003, 370 (pt3): 1097-1109.

［18］ Yamamoto M, Yamaguchi T, Yamauchi M, et al. Low serum level of the endogenous secretory receptor for advanced glycation end products (esRAGE) is a risk factor for prevalent vertebral fractures independent of bone mineral density in patients with type 2 diabetes. Diabetes Care, 2009, 32 (12): 2263-2268.

［19］ Cunha JS, Ferreira VM, Maquigussa E, et al. Effects of high glucose and high insulin concentrations on osteoblast function in vitro. Cell Tissue Res, 2014, 358 (1): 249-256.

［20］ Zayzafoon M, Stell, Irwin R, et al. Extracellular glucose influences osteoblast differentiation and c-Jun expression. J Cell Biochem, 2000, 79 (2): 301-310.

［21］ Botolin S, McCabe LR. Chronic hyperglycemia modulates osteoblast gene expression through osmotic and non-osmotic pathways. J Cell Biochem, 2006, 99 (2), 411-424.

［22］ Wei J, Ferron M, Christopher J, et al. Bone-specific insulin resistance disrupts whole-body glucose homeostasis via decreased osteocalcin activation. J Clin Invest, 2014, 124 (4): 1-13.

［23］ Balint E, Szabo P, Marshall CF, et al. Glucose-induced inhibition of in vitro bone mineralization. Bone, 2001, 28 (1): 21-28.

［24］ Frassetto LA, Sebastian A. How metabolic acidosis and oxidative stress alone and interacting may increase the risk of fracture in diabetic subjects. Med Hypotheses, 2012, 79 (2): 189-192.

［25］ Aguiari P, Leo S, Zavan B, et al. High glucose induces adipogenic differentiation of muscle-derived stem cells. Proc Natl Acad Sci USA, 2008, 105 (4): 1226-1231.

［26］ Blonde L, Klein EJ, Han J, et al. Interim analysis of the effects of exenatide treatment on A1C, weight and cardiovascular risk factors over 82 weeks in 314 overweight patients with type 2 diabetes. Diabetes Obes Metab, 2006, 8 (4): 436-447.

［27］ Fazeli PK, Horowitz MC, MacDougald OA, et al. Marrow fat and bone-new perspectives. J Clin Endocrinol Metab, 2013, 98 (3): 935-945.

［28］ Oei L, Zillikens MC, Dehghan A, et al. High bone mineral density and fracture risk in type 2 diabetes as skeletal complications of inadequate glucose control: the Rotterdam Study. Diabetes Care, 2013, 36 (6): 1619-1628.

［29］ Li CI, Liu CS, Lin WY, et al. Glycated hemoglobin level and risk of hip fracture in older people with type 2 diabetes: a competing risk analysis of Taiwan Diabetes Cohort Study. J Bone Miner Res, 2015, 30 (7): 1338-1346.

［30］ Kream BE, Smith MD, Canalis E, et al. Characterization of the effect of insulin on collagen synthesis in fetal rat bone. Endocrinology, 1985, 116 (1): 296-302.

［31］ Ituarte EA, Halstead LR, Iida-Klein A, et al. Glucose transport system in UMR-106-01 osteoblastic osteosarcoma cells: regulation by insulin. Calcif Tissue Int, 1989, 45 (1): 27-33.

［32］ Gandhi A, Beam HA, O'Connor JP, et al. The effects of local insulin delivery on diabetic fracture healing. Bone, 2005, 37 (4): 482-490.

［33］ Bialek P, Kern B, Yang X, et al. A twist code determines the onset of osteoblast differentiation. Dev Cell, 2004, 6 (3): 423-435.

［34］ Rached MT, Kode A, Silva BC, et al. FoxO1 expression in osteoblasts regulates glucose homeostasis through regulation of osteocalcin in mice. J Clin Invest, 2010, 120 (1): 357-368.

［35］ Nakae J, Biggs WH, Kitamura T, et al. Regulation of insulin action and pancreatic beta-cell function by mutated alleles of the gene encoding forkhead transcription factor Foxo1. Nat Genet, 2002, 32 (2): 245-253.

［36］ Erdal N, Gürgül S, Demirel C, et al. The effect of insulin therapy on biomechanical deterioration of bone in streptozotocin (STZ) -induced type 1 diabetes mellitus in rats. Diabetes Res Clin Pract, 2012, 97 (3): 461-467.

［37］ Bonfanti R, Mora S, Prinster C, et al. Bone modeling indexes at onset and during the first year of follow-Up in insulin-dependent diabetic children. Calcif Tissue Int, 1997, 60 (5): 397-400.

［38］ Nyman JS, Even JL, Jo CH, et al. Increasing duration of type 1 diabetes perturbs the strength-structure relationship and increases brittleness of bone. Bone, 2011, 48 (4): 733-740.

［39］ Dennison EM, Syddall HE, Aihie Sayer A, et al. Type 2 diabetes mellitus is associated with increased axial bone density in men and women from the Hertfordshire Cohort Study: evidence for an indirect effect of insulin resistance? Diabetologia, 2004, 47 (11): 1963-1968.

［40］ Barrett-Connor E, Kritz-Silverstein D. Does hyperinsulinemia preserve bone ? Diabetes Care, 1996, 19 (12): 1388-1392.

［41］ Kawai M, Rosen CJ. Insulin-like growth factor-I and bone: lessons from mice and men. Pediatr Nephrol, 2009, 24 (7): 1277-1285.

［42］ Jassal SK, von Muhlen D, Barrett-Connor E, et al. Serum insulin-like growth factor binding protein-1 levels and bone mineral density in older adults: the Rancho Bernardo Study. Osteoporos Int, 2005, 16 (12): 1948-1954.

［43］ Langlois JA, Rosen CJ, Visser M, et al. Association between insulin-like growth factor I and bone mineral density in older women and men: the Framingham Heart Study. J Clin Endocrinol Metab, 1998, 83 (12): 4257-4262.

［44］ Zhao G, Monier-Faugere MC, Langub MC, et al. Targeted overexpression of insulin-like growth factor I to osteoblasts of transgenic mice: increased trabecular bone volume without increased osteoblast proliferation. Endocrinology, 2000, 141 (7): 2674-2682.

[45] Kemink SA, Hermus AR, Swinkels LM, et al. Osteopenia in insulin-dependent diabetes mellitus: prevalence and aspects of pathophysiology. J Endocrinol Invest, 2000, 23 (5): 295-303.

[46] Kim JG, Shin CS, Choi YM, et al. The relationship among circulating insulin-like growth factor components, biochemical markers of bone turnover and bone mineral density in postmenopausal women under the age of 60. Clin Endocrinol (Oxf), 1999, 51 (3): 301-307.

[47] Muñoz-Torres M, Jódar E, Escobar-Jiménez F, et al. Bone mineral density measured by dual X-ray absorptiometry in Spanish patients with insulin-dependent diabetes mellitus. Calcif Tissue Int, 1996, 58 (5): 316-319.

[48] Landin-Wilhelmsen K, Nilsson A, Bosaeus I, et al. Growth hormone increases bone mineral content in postmenopausal osteoporosis: a randomized placebo-controlled trial. J Bone Miner Res, 2003, 18 (3): 393-405.

[49] Chiarelli F, Giannini C, Mohn A. Growth, growth factors and diabetes. Eur J Endocrinol, 2004, 151 (Suppl 3): U109-117.

[50] Garnero P, Sornay-Rendu E, Claustrat B, et al. Biochemical markers of bone turnover, endogenous hormones and the risk of fractures in postmenopausal women: the OFELY study. J Bone Miner Res, 2000, 15 (8): 1526-1536.

[51] Reid IR. Relationships between fat and bone. Osteoporos Int, 2008, 19 (5): 595-606.

[52] Ducy P, Amling M, Takeda S, et al. Leptin inhibits bone formation through a hypothalamic relay: a central control of bone mass. Cell, 2000, 100 (2): 197-207.

[53] Cornish J, Callon KE, Bava U, et al. Leptin directly regulates bone cell function in vitro and reduces bone fragility in vivo. J Endocrinol, 2002, 175 (2): 405-415.

[54] Isaia GC, D'Amelio P, Di Bella S, et al. Is leptin the link between fat and bone mass? J Endocrinol Invest, 2005, 28 (10 Suppl): 61-65.

[55] Cirmanová V, Bayer M, Stárka L, et al. The effect of leptin on bone: an evolving concept of action. Physiol Res, 2008, 57 (Suppl 1): S143-151.

[56] Crepaldi G, Romanato G, Tonin P, et al. Osteoporosis and body composition. J Endocrinol Invest, 2007, 30 (6 Suppl): 42-47.

[57] Kassem HS, Arabi A, Zantout MS, et al. Negative effect of leptin on bone mass in type 1 diabetes. Acta Diabetol, 2008, 45 (4): 237-241.

[58] Tamura T, Yoneda M, Yamane K, et al. Serum leptin and adiponectin are positively associated with bone mineral density at the distal radius in patients with type 2 diabetes mellitus. Metabolism, 2007, 56 (5): 623-628.

[59] Bauer DC, Browner WS, Cauley JA, et al. Factors associated with appendicular bone mass in older women. The Study of Osteoporotic Fractures Research Group. Ann Intern Med, 1993, 118 (9): 657-665.

[60] Lenchik L, Register TC, Hsu FC, et al. Adiponectin as a novel determinant of bone mineral density and visceral fat. Bone, 2003, 33 (4): 646-651.

[61] Luo XH, Guo LJ, Xie H, et al. Adiponectin stimulates RANKL and inhibits OPG expression in human osteoblasts through the MAPK signaling pathway. J Bone Miner Res, 2006, 21 (10): 1648-1656.

[62] Kajimura D, Lee HW, Riley KJ, et al. Adiponectin regulates bone mass via opposite central and peripheral mechanisms through FoxO1. Cell Metab, 2013, 17 (6): 901-915.

[63] Kanazawa I, Yamaguchi T, Yamauchi M, et al. Adiponectin is associated with changes in bone markers during glycemic control in type 2 diabetes mellitus. J Clin Endocrinol Metab, 2009, 94 (8): 3031-3037.

[64] Walsh JS, Henriksen DB. Feeding and bone. Arch Biochem Biophys, 2010, 503 (1): 11-19.

[65] Maccarinelli G, Sibilia V, Torsello A, et al. Ghrelin regulates proliferation and differentiation of osteoblastic cells. J Endocrinol, 2005, 184 (1): 249-256.

[66] Delhanty PJ, van der Eerden BC, van der Velde M, et al. Ghrelin and unacylated ghrelin stimulate human osteoblast growth via mitogen-activated protein kinase (MAPK)/phosphoinositide 3-kinase (PI3K) pathways in the absence of GHS-R1a. J Endocrinol, 2006, 188 (1): 37-47.

［67］Fukushima N，Hanada R，Teranishi H，et al. Ghrelin directly regulates bone formation. J Bone Miner Res，2005，20（5）：790-798.

［68］Nass R，Pezzoli SS，Oliveri MC，et al. Effects of an Oral Ghrelin Mimetic on Body Composition and Clinical Outcomes in Healthy Older Adults：A Randomized，Controlled Trial. Ann Intern Med，149（2008）：601-611.

［69］T Yasuda，T Masaki，T Kakuma，et al. Centrally administered ghrelin suppresses sympathetic nerve activity in brown adipose tissue of rats. Neurosci Lett，2003，349（2）：75-78.

［70］Riis BJ，Rodbro P，Christiansen C. The role of serum concentrations of sex steroids and bone turnover in the development and occurrence of postmenopausal osteoporosis. Calcif Tissue Int，1986，38（6）：318-322.

［71］Filip R，Raszewski G. Bone mineral density and bone turnover in relation to serum leptin，alpha-ketoglutarate and sex steroids in overweight and obese postmenopausal women. Clin Endocrinol（Oxf），2009，70（2）：214-220.

［72］Yamaguchi T，Kanazawa I，Yamamoto M，et al. Associations between components of the metabolic syndrome versus bone mineral density and vertebral fractures in patients with type 2 diabetes. Bone，2009，45（2）：174-179.

［73］Morley JE，Baumgartner RN. Cytokine-related aging process. J Gerontol A Biol Sci Med Sci，2004，59（9）：M924-M929.

［74］Zwahlen A，Muller R，Zhao B，et al. Abdominal fat is associated with lower bone formation and inferior bone quality in healthy premenopausal women：a transiliac bone biopsy study. J Clin Endocrinol Metab，2013，98（6）：2562-2572.

［75］Ng AC，Melton LJ，Atkinson EJ，et al. Relationship of adiposity to bone volumetric density and microstructure in men and women across the adult lifespan. Bone，2013，55（1）：119-125.

［76］Zhang P，Peterson M，Su GL，et al. Visceral adiposity is negatively associated with bone density and muscle attenuation. Am J Clin Nutr，2015，101（2）：337-343.

［77］Scott D，Daly RM，Sanders KM，et al. Fall and fracture risk in sarcopenia and dynapenia with and without obesity：the role of lifestyle interventions. Curr Osteoporos Rep，2015，13（4）：235-244.

［78］Himes CL，Reynolds SL. Effect of obesity on falls，injury，and disability. J Am Geriatr Soc，2012，60（1）：124-129.

［79］De LC，Kanis JA，Oden A，et al. Body mass index as a predictor of fracture risk：a meta-analysis. Osteoporos Int，2005，16（11）：1330-1338.

［80］Greenspan S，Pfeilschifter J，Silverman S，et al. Obesity is not protective against fracture in postmenopausal women：GLOW. Am J Med，2011，124（11）：1043-1050.

［81］Prieto-Alhambra D，Premaor MO，Fina Aviles F，et al. The association between fracture and obesity is site-dependent：a population-based study in postmenopausal women. J Bone Miner Res，2012，27（2）：294-300.

［82］Premaor MO，Comim FV，Compston JE. Obesity and fractures. Arq Bras Endocrinol Metabol，2014，58（5）：470-477.

［83］Gilbert L，He X，Farmer P，et al. Inhibition of osteoblast differentiation by tumor necrosis factor-α. Endocrinology，2000，141：3956-3964.

［84］Glantschnig H，Fisher JE，Wesolowski G，et al. M-CSF TNFα and RANK ligand promote osteoclast survival by signaling through mTOR/S6 kinase. Cell Death Differ，2003，10：1165-1177.

［85］Manolagas SC. From estrogen-centric to aging and oxidative stress：a revised perspective of the pathogenesis of osteoporosis. Endocr Rev，2010，31：266-300.

［86］Mody N，Parhami F，Sarafian TA，et al. Oxidative stress modulates osteoblastic differentiation of vascular and bone cells. Free Radic Biol Med，2001，31（4）：509-519.

［87］Bai XC，Lu D，Bai J，et al. Oxidative stress inhibits osteoblastic differentiation of bone cells by ERK and NF-kappaB. Biochem Biophys Res Commun，2004，314（1）：197-207.

［88］Fujii H，Hamada Y，Fukagawa M. Bone formation in spontaneously diabetic Torii-newly established model of non-obese type 2 diabetes rats. Bone，2008，42（2）：372-379.

［89］Hamada Y，Kitazawa S，Kitazawa R，et al. Histomorphometric analysis of diabetic osteopenia in streptozotocin-induced diabetic mice：a possible role of oxidative stress. Bone，2007，40（5）：1408-1414.

［90］Hamada Y，Fujii H，Kitazawa R，et al. Thioredoxin-1 overexpression in transgenic mice attenuates streptozotocin-induced diabetic osteopenia：a novel role of oxidative stress and therapeutic implications. Bone，2009，44（5）：936-941.

［91］Hadjidakis DJ，Raptis AE，Sfakianakis M，et al. Bone mineral density of both genders in Type 1 diabetes according to bone composition. J Diabetes Complications, 2006, 20 (5): 302-307.

[92] Strotmeyer ES, Cauley JA, Orchard TJ, et al. Middle-aged premenopausal women with type 1 diabetes have lower bone mineral density and calcaneal quantitative ultrasound than nondiabetic women. Diabetes Care, 2006, 29 (2): 306-311.

[93] Mastrandrea LD, Wactawski-Wende J, Donahue RP, et al. Young women with type 1 diabetes have lower bone mineral density that persists over time. Diabetes Care, 2008, 31 (9): 1729-1735.

[94] Liu EY, Wactawski-Wende J, Donahue RP, et al. Does low bone mineral density start in post-teenage years in women with type 1 diabetes? Diabetes Care, 2003, 26 (8): 2365-2369.

[95] Miazgowski T, Czekalski S. A 2-year follow-up study on bone mineral density and markers of bone turnover in patients with long-standing insulin-dependent diabetes mellitus. Osteoporos Int, 1998, 8 (5): 399-403.

[96] Gunczler P, Lanes R, Paz-Martinez V, et al. Decreased lumbar spine bone mass and low bone turnover in children and adolescents with insulin dependent diabetes mellitus followed longitudinally. J Pediatr Endocrinol Metab, 1998, 11 (3): 413-419.

[97] López-Ibarra PJ, Pastor MM, Escobar-Jiménez F, et al. Bone mineral density at time of clinical diagnosis of adult-onset type 1 diabetes mellitus. Endocr Pract, 2001, 7 (5): 346-351.

[98] Akin O, Göl K, Aktürk M, et al. Evaluation of bone turnover in postmenopausal patients with type 2 diabetes mellitus using biochemical markers and bone mineral density measurements. Gynecol Endocrinol, 2003, 17 (1): 19-29.

[99] Achemlal L, Tellal S, Rkiouak F, et al. Bone metabolism in male patients with type 2 diabetes. Clin Rheumatol, 2005, 24 (5): 493-496.

[100] Ma L, Oei L, Jiang L, et al. Association between bone mineral density and type 2 diabetes mellitus: a meta-analysis of observational studies. Eur J Epidemiol, 2012, 27 (5): 319-332.

[101] Bonds DE, Larson JC, Schwartz AV, et al. Risk of fracture in women with type 2 diabetes: the Women's Health Initiative Observational Study. J Clin Endocrinol Metab, 2006, 91 (9): 3404-3410.

[102] Janghorbani M, Feskanich D, Willett WC, et al. Prospective study of diabetes and risk of hip fracture: the Nurses' Health Study. Diabetes Care, 2006, 29 (7): 1573-1578.

[103] De Liefde II, van der Klift M, de Laet CE, et al. Bone mineral density and fracture risk in type-2 diabetes mellitus: the Rotterdam Study. Osteoporos Int, 2005, 16 (12): 1713-1720.

[104] Nicodemus KK, Folsom AR. Iowa Women's Health Study. Type 1 and type 2 diabetes and incident hip fractures in postmenopausal women. Diabetes Care, 2001, 24 (7): 1192-1197.

[105] Janghorbani M, Van Dam RM, Willett WC, et al. Systematic review of type 1 and type 2 diabetes mellitus and risk of fracture. Am J Epidemiol, 2007, 166: 495-505.

[106] Vestergaard P. Discrepancies in bone mineral density and fracture risk in patients with type 1 and type 2 diabetes — a meta-analysis. Osteoporos Int, 2007, 18 (4): 427-444.

[107] Napoli N, Schwartz AV, Palermo L, et al. Risk factors for subtrochanteric and diaphyseal fractures: the study of osteoporotic fractures. J Clin Endocrinol Metab, 2013, 98: 659-667.

[108] Schwartz AV, Sellmeyer DE, Ensrud KE, et al. Older women with diabetes have an increased risk of fracture: a prospective study. J Clin Endocrinol Metab, 2001, 86: 32-38.

[109] Bonds DE, Larson JC, Schwartz AV, et al. Risk of fracture in women with type 2 diabetes: the Women's Health Initiative Observational Study. J Clin Endocrinol Metab, 2006, 91: 3404-3410.

[110] Yamamoto M, Yamaguchi T, Yamauchi M, et al. Diabetic patients have an increased risk of vertebral fractures independent of BMD or diabetic complications. J Bone Miner Res, 2009, 24: 702-709.

[111] Fraser LA, Papaioannou A, Adachi JD, et al. Fractures are increased and bisphosphonate use decreased in individuals with insulin-dependent diabetes: a 10 year cohort study. BMC Musculoskelet Disord, 2014, 15: 201.

[112] Weber DR, Haynes K, Leonard MB, et al. Type 1 diabetes is associated with an increased risk of fracture across the life span: a population-based cohort study using the Health Improvement Network (THIN). Diabetes Care, 2015, 38: 1913-1920.

[113] Kelsey JL, Browner WS, Seeley DG, et al. Risk factors for fractures of the distal forearm and proximal humerus. The Study

of Osteoporotic Fractures Research Group. Am J Epidemiol, 1992, 135: 477-489.

[114] Vestergaard P, Rejnmark L, Mosekilde L. Relative fracture risk in patients with diabetes mellitus, and the impact of insulin and oral antidiabetic medication on relative fracture risk. Diabetologia, 2005, 48 (7): 1292-1299.

[115] Volha V Zhukouskaya, Cristina Eller-Vainicher, Volha V Vadzianava, et al. Prevalence of morphometric vertebral fractures in patients with type 1 diabetes. Diabetes Care, 2013, 36: 1635-1640.

[116] Kahn SE, Haffner SM, Heise MA, et al. Glycemic durability of rosiglitazone, metformin, or glyburide monotherapy. N Engl J Med, 2006, 355 (23): 2427-2443.

[117] Loke YK, Singh S, Furberg CD. Long-term use of thiazolidinediones and fractures in type 2 diabetes: a meta-analysis. CMAJ, 2009, 180 (1): 32-39.

[118] Miao J, Brismar K, Nyrén O, et al. Elevated hip fracture risk in type 1 diabetic patients: a population-based cohort study in Sweden. Diabetes Care, 2005, 28 (12): 2850-2855.

[119] Ivers RQ, Cumming RG, Mitchell P, et al. Diabetes and risk of fracture: The Blue Mountains Eye Study. Diabetes Care, 2001, 24 (7): 1198-1203.

[120] Schwartz AV, Vittinghoff E, Sellmeyer DE, et al. Diabetes-related complications, glycemic control, and falls in older adults. Diabetes Care, 2008, 31 (3): 391-396.

[121] Patel S, Hyer S, Tweed K, et al. Risk factors for fractures and falls in older women with type 2 diabetes mellitus. Calcif Tissue Int, 2008, 82 (2): 87-91.

[122] Volpato S, Leveille SG, Blaum C, et al. Risk factors for falls in older disabled women with diabetes: the women's health and aging study. J Gerontol A Biol Sci Med Sci, 2005, 60 (12): 1539-1545.

[123] Vestergaard P, Rejnmark L, Mosekilde L. Diabetes and its complications and their relationship with risk of fractures in type 1 and 2 diabetes. Calcif Tissue Int, 2009, 84 (1): 45-55.

[124] Yamada C, Yamada Y, Tsukiyama K, et al. The murine glucagon-like peptide-1 receptor is essential for control of bone resorption. Endocrinology, 2008, 149 (2): 574-579.

[125] Nuche-Berenguer B, Moreno P, Esbrit P, et al. Effect of GLP-1 treatment on bone turnover in normal, type 2 diabetic, and insulin-resistant states. Calcif Tissue Int, 2009. 84 (6): 453-461.

[126] Nuche-Berenguer B, Moreno P, Portal-Nuñez S, et al. Exendin-4 exerts osteogenic actions in insulin-resistant and type 2 diabetic states. Regul Pept, 2010, 159 (1-3): 61-66.

[127] Ljunggren Ö, Bolinder J, Johansson L, et al. Dapagliflozin has no effect on markers of bone formation and resorption or bone mineral density in patients with inadequately controlled type 2 diabetes mellitus on metformin. Diabetes Obes Metab, 2012, 14 (11): 990-999.

[128] Bilezikian JP, Watts NB, Usiskin K, et al. Evaluation of bone mineral density and bone biomarkers in patients with type 2 diabetes treated with canagliflozin. J Clin Endocrinol Metab, 2016, 101 (1): 44-51.

[129] Watts NB, Bilezikian JP, Usiskin K, et al. Effects of canagliflozin on fracture risk in patients with type 2 diabetes mellitus. J Clin Endocrinol Metab, 2016, 101 (1): 157-166.

[130] Keegan TH, Schwartz AV, Bauer DC, et al. Effect of alendronate on bone mineral density and biochemical markers of bone turnover in type 2 diabetic women. The Fracture Intervention Trial. Diabetes Care, 2004, 27 (7): 1547-1553.

[131] Jude EB, Selby PL, Burgess J, et al. Bisphosphonates in the treatment of Charcot neuroarthropathy: a double-blind randomised controlled trial. Diabetologia, 2001, 44 (11): 2032-2037.

[132] Dagdelen S, Sener D, Bayraktar M. Influence of type 2 diabetes mellitus on bone mineral density response to bisphosphonates in late postmenopausal osteoporosis. Adv Ther, 2007, 24 (6): 1314-1320.

[133] Zaheer S, LeBoff M, Lewiecki EM. Denosumab for the treatment of osteoporosis. Expert Opin Drug Metab Toxicol, 2015, 11 (3): 461-470.

[134] Cairoli E, Zhukouskaya VV, Eller-Vainicher C, et al. Perspectives on osteoporosis therapies. J Endocrinol Invest, 2015, 38 (3): 303-311.

[135] Barrett-Connor E, Ensrud KE, Harper K, et al. Post hoc analysis of data from the Multiple Outcomes of Raloxifene Evaluation (MORE) trial on the effects of three years of raloxifene treatment on glycemic control and cardiovascular disease risk

factors in women with and without type 2 diabetes. Clin Ther, 2003, 25 (3): 919-930.

[136] Ensrud KE, Cauley JA, Zhou L, et al. Effect of raloxifene hydrochloride on bone mineral density and bone turnover markers in diabetic women: The Multiple Outcomes of Raloxifene Evaluation (MORE) trial. J Bone Miner Res, 2001, 16 (Suppl 1): S415-427.

[137] Motyl KJ, McCauley LK, McCabe LR. Amelioration of type I diabetes-induced osteoporosis by parathyroid hormone is associated with improved osteoblast survival. J Cell Physiol, 2012, 227 (4): 1326-1334.

第七章　维生素 D、肺部疾病与骨质疏松

维生素 D 是类固醇衍生物，除了经典的调节血钙平衡和骨代谢的作用外，进一步研究发现维生素 D 在免疫和呼吸系统健康方面也起着重要作用。维生素 D 缺乏即血清 25-羟维生素 D［25（OH）D］水平降低，与一系列呼吸系统疾病，包括病毒和细菌的呼吸道感染、支气管哮喘、慢性阻塞性肺疾病、癌症以及其他慢性呼吸系统疾病如肺囊性纤维化、间质性肺疾病都有相关性。因而血清 25（OH）D 浓度低被认为是慢性肺部疾病（包括支气管哮喘和其他呼吸道疾病）可能的危险因素。另外，一些横断面研究也发现维生素 D 水平降低与肺功能下降有关。

一、维生素 D 代谢与肺

维生素 D 又称抗佝偻病维生素，是类固醇衍生物，主要包括维生素 D_2（麦角钙化醇）及维生素 D_3（胆钙化醇）。体内可由胆固醇变为 7-脱氢胆固醇，储存在皮下，在紫外线作用下再转变成维生素 D_3。在酵母和植物油中有不能被人吸收的麦角固醇，在紫外线照射下可转变为能被人吸收的维生素 D_2。食物中的维生素 D 在小肠被吸收后，参与乳糜微粒经淋巴入血，在血液中主要与一种特异载体蛋白-维生素 D 结合蛋白（DBP）结合后被运输至肝，在 25-羟化酶（基因 CYP2R1）催化下 C-25 加氧成为 25（OH）D。25（OH）D 经肾小管上皮细胞线粒体或肾外组织 1α-羟化酶（基因 CYP27B1）的作用生成维生素 D 的活化形式 1,25-双羟维生素 D［1,25（OH）$_2$D］，在 24-羟化酶（基因 CYP24A1）的作用下再进一步转化成 1,24,25-三羟基维生素 D［1,24,25（OH）$_3$D］。但 1,24,25（OH）$_3$D 的生物活性远不及 1,25（OH）$_2$D。上述几种维生素 D 代谢产物中 25（OH）D 是肝内的储存及血液中运输的形式，在肝内可与葡萄糖醛酸或硫酸结合，随胆汁排出体外。1,25（OH）$_2$D 是体内维生素 D 的生物活性形式，具有调节血钙和组织细胞分化的功能。1,25（OH）$_2$D 可被维生素 D 结合蛋白运送至靶细胞与维生素 D 受体结合，导致维生素 D 受体（VDR）和维 A 酸 X 受体（RXR）二聚化形成异二聚体，然后这种 VDR/RXR 异二聚体可与 1,25（OH）$_2$D 靶基因启动子区或调控区的维生素 D 反应元件（VDRE）相结合，在 SKⅡP 等转录因子的参与下，共同调节靶基因的表达。

现在观点倾向于组织局部合成的、而非全身产生的 1,25（OH）$_2$D 在免疫反应中起着重要作用。肾外 1α-羟化酶的表达已在免疫系统的各种细胞中被发现，包括肺泡巨噬细胞、树突状细胞和淋巴细胞，以及气道上皮细胞。局部形成的 1,25（OH）$_2$D 以自分泌或旁分泌的方式来调节细胞的增殖、分化和免疫功能。

1. 上皮细胞　气道上皮细胞表达 1α-羟化酶，可将 25（OH）D 转化为活性形式 1,25（OH）$_2$D，这将导致肺局部的 1,25（OH）$_2$D 水平升高，从而减少炎症趋化因子的表达，并增加抗菌肽、β$_2$ 防御素和 CD14 的表达，发挥抗微生物作用。

2. 巨噬细胞　肺泡巨噬细胞也表达 1α-羟化酶，但是该酶发挥活性之前，巨噬细胞需要先被激活。佝偻病病人巨噬细胞吞噬功能下降，与血清中低维生素 D 水平有关。巨噬细胞激活结核分枝杆菌配体，在 25（OH）D 存在的情况下抗结核杆菌能力增强。结核分枝杆菌激活 Toll 样受体会导致维生素 D 受体和 1α-羟化酶基因的表达上调，从而将 25（OH）D 转化为 1,25（OH）$_2$D，随后通过维生素 D 受体诱导抗菌肽的产生。

3. 树突状细胞　与 1,25（OH）$_2$D 作用的是骨髓中的树突状细胞，其表达的 Toll 样受体和细胞因子不同于其他树突状细胞。1,25（OH）$_2$D 可抑制树突状细胞的成熟，增强如 IL-10 等细胞因子的表达，通

过抑制 Th1 淋巴细胞的发育和诱导调节性 T 细胞的产生来诱导免疫耐受。

4. 淋巴细胞　维生素 D 不仅可以通过其对树突状细胞的作用间接影响淋巴细胞功能，而且可直接作用于 T 淋巴细胞和 B 淋巴细胞。活化的 T 淋巴细胞和 B 淋巴细胞可表达维生素 D 受体和 1α-羟化酶。1, 25 (OH)$_2$D 能诱导调节型 T 淋巴细胞的产生。在适应性免疫中，T 淋巴细胞经 1, 25 (OH)$_2$D 处理后其活化和增殖受到抑制，并且细胞因子表达谱发生改变。维生素 D 诱导 Th1 和 Th2 型细胞因子之间的平衡向 Th2 细胞占优势的方向移动。1, 25 (OH)$_2$D 通过抑制 B 淋巴细胞的增殖和诱导活化 B 细胞的凋亡来维持 B 细胞的自身稳态。另外，1, 25 (OH)$_2$D 可抑制 B 细胞向浆细胞和记忆型 B 细胞方向转化。

二、维生素 D 缺乏症定义

25 (OH) D 是维生素 D 在体内的主要循环形式，其血清浓度作为体内维生素 D 水平的衡量标准。维生素 D 缺乏症指的是血清 25 (OH) D 水平降低，具体分级如下：①轻度（25 ~50nmol/L）；②中度（12.5 ~25.0nmol/L）；③重度（<12.5nmol/L），而 50 ~100nmol/L（也有研究提出 50 ~ 75nmol/L）被认为是维生素 D 相对不足。但有研究证实妊娠妇女体内 25 (OH) D 水平>75nmol/L 会增加婴儿出生以后患哮喘的风险。至于是否能单用血清 25 (OH) D 水平来衡量机体内正常维生素 D 状态，目前还有争论，有待进一步研究。血清 25 (OH) D 只是维生素 D 调节系统中的一个变量，而维生素 D 的活化形式 1, 25 (OH)$_2$D 在维生素 D 功能系统中的作用也是至关重要的。近来研究表明在肾外循环中的此活化步骤非常重要，而以前对此估计不足，1, 25 (OH)$_2$D 在靶组织功能调节方面是独立于血清 25 (OH) D 水平进行的。因此对于体内维生素 D 的含量监测，一般推荐用 25 (OH) D 作为测定指标，但必要情况下还需加测 1, 25 (OH)$_2$D 的水平。

三、维生素 D 与呼吸道感染的关系

在发病率和死亡率方面，呼吸道感染在全世界范围内都是一个重要原因。虽然呼吸道感染本身不属于典型的"慢性"肺部疾病的范畴，但是它可以是疾病进展的重要调节因素和许多慢性肺部疾病急性加重的促发因素。

1. 维生素 D 缺乏症与呼吸道感染流行病学　流行病学调查发现呼吸道感染发病率呈季节性变化。紫外线强度最低时，维生素 D 产生减少，人群中维生素 D 水平降低，而此时呼吸道感染发病率最高。另外，佝偻病患儿呼吸道感染的风险会增加。维生素 D 水平降低会增加呼吸道感染的易感性。美国第三次全国健康和营养调查发现在19000名受试者中，血清 25 (OH) D 水平与上呼吸道感染有关。在对季节、吸烟史、体质指数、哮喘、慢性阻塞性肺疾病（chrouic obstructive pulmonary disease，COPD）等因素进行调整之后，血清 25 (OH) D 水平降低与近期呼吸道感染独立相关。一些临床试验表明补充维生素 D 在对呼吸道感染应答中可获益。但应注意的是，这些流行病学上的关联仍然存在争议，因为它们可能很难排除其他季节混杂因素，比如易感者在冬季更容易接近感染病人等。然而迄今为止，很多证据表明在疾病易感性和严重性方面，维生素 D 在调节呼吸道感染应答方面起重要作用，而呼吸道感染在慢性肺部疾病的起病、进展和急性加重方面都起重要作用。综上所述，机体维生素 D 水平与季节性流感和上呼吸道感染的发病相关，但尚不能明确补充维生素 D 辅助治疗的保护性作用。

2. 维生素 D 与呼吸道感染遗传学　遗传学研究发现维生素 D 受体基因多态性与儿童的下呼吸道感染相关，在对 56 例下呼吸道感染（主要是病毒性支气管炎）住院患儿进行研究发现，VDR 基因型 FokI ff 纯合子感染风险高于 FokI FF 纯合子。研究发现维生素 D 受体基因（VDR）和维生素 D 结合蛋白基因（DBP）多态性与结核病相关。VDR 基因型 TaqI tt 纯合子结核病风险会降低，但仍需大规模的研究来证实 VDR 基因多态性与结核病的易感性之间的关系。另外，荟萃分析发现低血清 25 (OH) D 水平与活动性肺结核高风险相关。

四、维生素 D 与呼吸道感染病理生理学

气道上皮细胞可将 25（OH）D 转化为 1, 25（OH)$_2$D，引起肺局部而非血清中的 1, 25（OH)$_2$D 水平升高。病毒感染可导致气道上皮 1, 25（OH)$_2$D 产生增多。维生素 D 在气道抗病毒中的作用研究发现，转录因子 NF-κB 是一种潜在的调节点。NF-κB 参与机体许多生理过程，包括固有免疫和适应性免疫反应，以及炎症反应。而 IκBα 能与胞质中的 NF-κB 亚基结合，抑制其向核易位，从而抑制 NF-κB 通路的相关作用。病毒感染时，维生素 D 能诱导气道上皮细胞内 IκBα 产生，与 NF-κB 亚基结合后，与 NF-κB 作用相关的基因功能会减弱，从而导致炎症趋化因子的分泌减少。维生素 D 不仅可以减少炎症趋化因子的表达，而且能增加 CD14 和抗菌肽的表达，而抗菌肽具有识别和消除病原体（包括病毒）的作用。因此，维生素 D 可增强固有免疫，同时可以控制可能对机体有害的炎症反应。

人们早已认识到维生素 D 的一项重要的非骨骼作用就是调节对病原体的免疫应答。作为固有免疫的一部分，1, 25（OH)$_2$D 能诱导抗微生物肽的产生，包括抗菌肽和 β$_2$ 防御素。这两种多肽编码基因的启动子区含有维生素 D 反应元件，表明 1, 25（OH)$_2$D 可能发挥调节作用。抗菌肽和防御素具有广泛的抗微生物活性，它们能破坏微生物膜，从而达到杀灭细菌的目的。此外，它们还可作为趋化因子诱导其他炎性细胞间接促进伤口愈合。在结核分枝杆菌感染人单核细胞的重要研究中发现了 Toll 样受体的活化，包括 TLR1 和 TLR2，这两种受体能够识别微生物配体，导致维生素 D 受体和 1α-羟化酶基因的表达上调，从而将 25（OH）D 转化为 1, 25（OH)$_2$D。随后通过维生素 D 受体诱导抗菌肽的产生，从而说明了维生素 D 具有抗微生物活性的机制。除了影响抗微生物肽的产生外，维生素 D 还能影响呼吸道病毒的信号转导通路。例如，1, 25（OH)$_2$D 可降低 ICAM-1 的表达。在人脐静脉内皮细胞和外周血单核细胞中，ICAM-1 是人鼻病毒的主要细胞受体。鉴于鼻病毒在哮喘和慢性阻塞性肺疾病急性发作中的重要性，因而 1, 25（OH)$_2$D 在肺部健康中起着重要作用。

五、维生素 D 与支气管哮喘相关性

支气管哮喘作为一种慢性气道炎症性疾病，其特征是可逆性的气流受限、气道高反应性和气道重塑。哮喘作为一种多基因复杂性疾病，其发病与许多基因和环境因素有关。大量研究证实维生素 D 和支气管哮喘之间存在相关性，但研究结果尚不一致。

1. 维生素 D 与支气管哮喘发病　流行病学研究表明妇女妊娠期间增加维生素 D 的摄入可以减少儿童早期罹患哮喘的风险。拉丁美洲哥斯达黎加地区的横断面调查发现 28% 的哮喘儿童存在维生素 D 缺乏（<30ng/ml），回归分析显示维生素 D 缺乏与哮喘发病之间存在相关性，并且维生素 D 的含量越低，哮喘的症状越严重。然而有数据显示孕妇体内维生素 D 含量越高，所生孩子以后罹患湿疹和哮喘的风险越高，这可能与开始补充维生素 D 的时间点不同有关。

2. 维生素 D 与支气管哮喘急性加重　近来研究发现维生素 D 缺乏与支气管哮喘发病风险的增加和哮喘急性加重（包括住院次数和抗炎药物剂量增加）有关。对哥斯达黎加地区年龄为 6~14 岁的哮喘患儿进行横断面研究发现高维生素 D 水平可以降低哮喘急性加重的风险（包括住院和看急诊次数），并且血清 IgE 水平和外周血嗜酸性粒细胞计数降低，吸入性糖皮质激素的使用减少。北美哮喘患儿为期超过 4 年的前瞻性研究也发现血清 25（OH）D<30ng/ml 增加哮喘急性加重的风险。而且对比维生素 D 正常并吸入糖皮质激素的患儿，维生素 D 缺乏的哮喘患儿（无论有无吸入糖皮质激素）的哮喘急性加重风险会增加，显示维生素 D 可加强机体对糖皮质激素的反应。呼吸道病毒感染是哮喘急性加重的常见原因，而呼吸道感染与维生素 D 缺乏有关，导致哮喘病情急性加重的最常见病毒为鼻病毒和冠状病毒。有研究表明维生素 D 还能影响气道平滑肌细胞的增殖和功能，这些作用与哮喘病人的肺功能和气道重塑直接相关，而气道重塑是哮喘的一项重要特征和气流受限的重要原因。维生素 D 能影响平滑肌细胞的生长、运动和收缩功能，以及抑制转化生长因子-β、基质金属蛋白酶和成纤维细胞的增殖，从而影响气道重塑。

3. 维生素 D 与支气管哮喘控制 支气管哮喘的本质为气道炎症，吸入性糖皮质激素是最有效的哮喘抗炎药物。糖皮质激素抵抗病人作为哮喘的一个亚型，其特征是对高剂量糖皮质激素临床反应较差。这类哮喘病人吸入 β_2 受体激动剂后第一秒用力呼气量（FEV_1）提高大于 15%，但口服泼尼松龙 14 天（每天剂量为 15mg）FEV_1 提高小于 15%。激素抵抗与慢性气道重塑有关，其机制非常复杂。一种解释为调节性 T 细胞（Treg）的减少，这些细胞能够抑制引起气道炎症和气道高反应性免疫反应的活化。维生素 D 呈剂量依赖性地诱导 $Foxp3^+$ 调节性 T 细胞的产生，从而发挥其抗炎作用和促进人树突状细胞的免疫耐受。另外，维生素 D 可改变支气管平滑肌细胞因子的表达，并且可能抑制糖皮质激素抵抗基因的表达。糖皮质激素抵抗的另一机制涉及糖皮质激素受体调节炎症相关基因的表达。激活糖皮质激素受体可以通过糖皮质激素受体相关元件间接增强抗炎基因的表达，也可通过作用细胞因子转录因子间接抑制炎症相关基因的表达。糖皮质激素受体磷酸化呈配体依赖性，能够被有丝分裂原激活的蛋白激酶（MAPK）介导的方式所诱导，通过改变与糖皮质激素的亲和力从而导致糖皮质激素受体的功能丧失。糖皮质激素通过诱导 MAPK-1 磷酸酶（MPK-1，一种 MAPK 的灭活因子）的表达，从而激活抗炎细胞的反应。体外实验研究也显示血清维生素 D 浓度与糖皮质激素诱导 MPK-1 的表达正相关。补充维生素 D 能够增强哮喘病人对吸入性糖皮质激素的反应，尤其是未使用过吸入性糖皮质激素的哮喘病人。

4. 维生素 D 与支气管哮喘遗传学 研究显示大规模哮喘人群的易感性与维生素 D 之间有遗传关联，涉及的基因主要包括与维生素 D 合成、代谢以及生物利用相关的基因。在许多细胞中（包括肺泡细胞、巨噬细胞、免疫相关的细胞等）均发现了维生素 D 受体以及维生素 D 代谢有关的酶，并且在高加索人群和中国人群的研究中均发现了 VDR 基因多态性与哮喘易感性之间的相关性。VDR 基因位于人 12 号染色体长臂上，长度为 60~70kb，包括 11 个外显子。研究认为 VDR 有两种形式，即膜受体（mVDR）和核受体（nVDR），nVDR 属于核受体中的类固醇甲状腺素超家族的成员，维生素 D 的活化形式 $1,25$（OH）$_2$D 可与 VDR 结合发挥生物学功能，包括调节 Th 细胞的发育和 Th 细胞因子谱的表达。另外，在呼吸道上皮细胞中，25（OH）D 转化为 $1,25$（OH）$_2$D 的同时，支气管平滑肌细胞中的 VDR 基因和 24-羟化酶基因（CYP24A1）的表达会随之上调。基因组扫描发现 VDR 是与哮喘相关联的候选基因。大规模人群研究发现 VDR 基因的 8 种单核苷酸多态性（SNP）与哮喘有关。然而也有研究表明 VDR 基因中的 13 种单核苷酸多态性与哮喘发病之间的关联并不具有统计学意义。另外有研究证实，VDR 基因与哮喘相关的过敏表型的表达（如嗜酸性粒细胞和血清总 IgE 的变化）之间无关联性。这些结果的不一致性可能与研究对象群体不同以及度量指标不同有关。

维生素 D 代谢通路相关基因也有许多变异与哮喘易感性有关，比如微粒体 25-羟化酶基因（CYP2R1）、24-羟化酶基因（CYP24A1）和维生素 D 结合蛋白基因（GC）。GC 基因的第 11 个外显子上有两个常见的 SNPs 位点，即 rs4588 和 rs7041，分别位于第 416 位密码子（GAT→GAG，Asp→Glu）和第 420 位密码子（ACG→AAG，Thr→Lys），导致有功能性变异。这些变异主要产生 3 种不同的维生素 D 结合蛋白的电泳变异体，即 Gc1F、Gc1S 和 Gc2。Gc1F、Gc1S 变异体对 25（OH）D 有更大的亲和力，然而 Gc2 变异体则与循环血中的 25（OH）D、$1,25$（OH）$_2$D 和 DBP 的浓度减少有关。另外，维生素 D 结合蛋白在肺组织中具有免疫调节功能，与巨噬细胞的活化和中性粒细胞的趋化有关。研究发现 GC 基因多态性与哮喘易感性和血清 25（OH）D 浓度相关联。在不同研究人群中，CYP2R1 基因变异和哮喘易感性之间的关联研究结果尚不一致。有理论认为哮喘作为一种复杂性疾病，是由许多基因的微效作用所引起的，在已发现的哮喘易感基因中，其中的单一基因对疾病表型的影响作用是很弱的。还有观点认为哮喘是由多条生物学通路作用导致的临床症状。对某些病人来说，可能许多基因编码的产物仅涉及一条特殊通路就导致了特异的喘息表型；而对于其他病人，或许涉及另外一条或者多条不同的生物学通路。

5. 维生素 D 与支气管哮喘表型 美国第三次全国健康和营养调查的横断面研究发现血清 25（OH）D 浓度的降低与肺功能的下降呈剂量相关性，肺功能的衡量指标包括第一秒用力呼气量（FEV_1）和用力肺活量（FVC），而该研究大多数受试者并没有哮喘病史。北京协和医院呼吸科研究发现血清维生素 D 水平与中国北方哮喘病人肺功能之间存在正相关，肺功能以 FEV_1 和 FEV_1/FVC 作为衡量指标。另有研究表明维生素 D 缺乏与血清总 IgE 和外周血嗜酸性粒细胞的增加有关，并且体外研究还发现维生素 D 具有逆转哮喘病人糖皮质激素抵抗的作用。

六、维生素 D 与支气管哮喘病理生理学

维生素 D 缺乏在支气管哮喘发病机制中所起的作用并不完全清楚，还需进一步研究。目前研究结果主要涉及以下几方面：

1. 维生素 D 在胚胎肺和免疫系统发育中的作用　维生素 D 不仅对骨发育有重要调节作用，而且在实验动物胚胎模型免疫系统和肺发育过程中起着至关重要的作用。大鼠 II 型肺泡上皮存在维生素 D 受体，该受体在肺发育、肺细胞分化以及表面活性物质的产生方面起重要作用。近来研究表明 II 型肺泡上皮在诱导 Tregs 产生和免疫耐受方面也起重要作用。肺机械力学研究发现孕期大鼠被剥夺维生素 D 喂养后，所生大鼠肺的顺应性降低。实验动物研究表明，在大鼠宫内胚胎的肺发育过程中，维生素 D 是重要的调节因子，体外实验也表明 $1,25(OH)_2D_3$ 可促使 II 型肺泡上皮 DNA 的合成增加，并促进大鼠宫内胚胎的肺成熟。

2. 维生素 D 与免疫调节　维生素 D 具有免疫调节作用，VDR 在活化的 T 淋巴细胞和抗原提呈细胞中表达就可体现。T 淋巴细胞经 $1,25(OH)_2D_3$ 处理后其活化和增殖受到抑制，并且细胞因子表达谱发生改变。维生素 D 诱导 Th1 和 Th2 型细胞因子之间的平衡向 Th2 细胞占优势的方向移动，导致 Th1 型细胞因子如 IL-2 和 IFN-γ 分泌减少，Th2 型细胞因子如 IL-4 分泌增多。但是 IL-2 和 IFN-γ 分泌减少的机制尚不相同，IFN-γ 的转录受抑制是由于 VDR/维 A 酸 X 受体（RXR）复合物与沉默子区域、一小部分启动子区域结合，从而阻碍了转录的起始和延伸；而 IL-2 的转录受抑制机制相对复杂，IL-2 基因的启动子区包括一个活化的 T 细胞 1 的核因子（NFAT1）激活区，T 细胞特异的转录因子（NFATp）和活化的蛋白 1（AP-1）构成的复合体能与之结合。$1,25(OH)_2D_3$/VDR/RXR 能干扰 NFATp/AP-1 复合物的构象，并且占据 NFAT1 的结合位点，导致 IL-2 转录受抑制。此外，$1,25(OH)_2D_3$ 可直接增加 IL-4 的表达，并且能上调 GATA 结合蛋白 3（GATA-3，Th2 细胞发育的一种转录因子）的表达，从而导致 Th 细胞向 Th2 细胞方向分化和发育。

维生素 D 还能诱导调节型 T 淋巴细胞（Treg）产生，而 Treg 在免疫系统的平衡方面起着重要的作用。维生素 D 除了上述在适应性免疫方面所起的作用外，有研究表明其在固有免疫方面也有一定作用。有实验证实 $1,25(OH)_2D_3$ 在 Toll 样受体信号通路中能上调抗菌肽的产生，诱导抗菌肽在中性粒细胞和单核细胞中的表达，从而抵抗外界微生物的侵袭。

体内研究显示维生素 D 能上调 $CD4^+T$ 细胞产生抗炎细胞因子 IL-10，从而增强重症哮喘病人对糖皮质激素的反应。维生素 D 也能调节基质金属蛋白酶的产生，该酶在气道重塑方面发挥作用，研究表明 $1,25(OH)_2D_3$ 能抑制气道平滑肌细胞产生基质金属蛋白酶 9（MMP-9）和去整合素-金属蛋白酶 33（ADAM33）。

3. 维生素 D 与呼吸系统相关细胞

（1）维生素 D 和气道上皮细胞：体内许多组织均可表达能活化维生素 D 的 1α-羟化酶，而肺上皮细胞高表达该酶，这使得肺上皮细胞在局部将 25（OH）D 转化成活性形式 $1,25(OH)_2D$。

（2）维生素 D 和支气管平滑肌细胞：支气管平滑肌细胞在气道重塑、管腔变窄和支气管收缩方面起重要作用。研究发现维生素 D 可抑制支气管平滑肌细胞的增殖，下调 MMP-9 和 ADAM33 的表达。同时，$1,25(OH)_2D_3$ 可增加 24-羟化酶在支气管平滑肌细胞中的表达，该酶可使 $1,25(OH)_2D_3$ 转变成活性很低的 $1,24,25(OH)_3D_3$，从而维持维生素 D 的自身稳态。另外，$1,25(OH)_2D_3$ 呈剂量依赖性地抑制血小板源性生长因子诱导的支气管平滑肌细胞 DNA 的合成。

（3）维生素 D 和血管平滑肌细胞：气道重塑的另一个重要方面是血管生成。新生大鼠血管平滑肌细胞在非静息条件下，1, 25（OH）$_2$D$_3$ 能抑制其对于凝血酶源性生长因子和血小板源性生长因子的生长反应；而在细胞静息条件下，1, 25（OH）$_2$D$_3$ 则能增强上述生长反应。

七、维生素 D 与慢性阻塞性肺疾病相关性

慢性阻塞性肺疾病（COPD）是一种慢性炎症性气道疾病，其特征为肺实质的进行性破坏（肺气肿）和小气道的慢性炎症，从而导致肺过度膨胀和不完全可逆的气流受限。吸烟是 COPD 的主要危险因素，因此以前被视为"成人病"，现在逐渐认识到早期生活因素在疾病发展过程中的重要性，尤其在早期生活中的某些接触可能影响个体的免疫功能和肺的发育。例如哮喘，维生素 D 可能在早期通过影响肺发育从而导致疾病的发生。由于肌肉和骨骼相关合并症的影响，慢性阻塞性肺疾病与维生素 D 之间的关系将比哮喘和维生素 D 之间更为复杂。因此，流行病学显示的维生素 D 和 COPD 之间的关联结果受混杂因素的影响可能会很大。

1. 维生素 D 缺乏症与 COPD 流行病学　维生素 D 缺乏症在 COPD 病人中普遍存在，并且与疾病的严重性相关。有研究报道维生素 D 缺乏症在 COPD 病人中的比例较高（该 COPD 病人组有与年龄，性别和吸烟等因素相匹配的对照），并且研究发现在 COPD Ⅲ级和Ⅳ级的病人中分别有 60% 和 77% 表现为维生素 D 缺乏。血清 25（OH）D 水平与 COPD 病人肺功能 FEV$_1$ 水平相关，与健康吸烟者肺功能不相关。COPD 等待肺移植病人的血清维生素 D 水平较低，有超过 50% 的病人血清 25（OH）D 水平<20ng/ml。美国第三次全国健康和营养调查的横断面研究发现血清 25（OH）D 浓度的降低与肺功能的下降呈剂量相关性，肺功能的衡量指标包括 FEV$_1$ 和 FVC。对比不吸烟人群，吸烟和既往吸烟人群的血清 25（OH）D 浓度与肺功能 FEV$_1$ 的关联性更大。另外，有研究显示饮食维生素 D 的摄入与 COPD 发病负相关，在 COPD 病人中，维生素 D 缺乏相当常见，可能与维生素 D 结合蛋白基因变异有关。

骨质疏松症和骨量减少在 COPD 病人中的高患病率可能预示着维生素 D 缺乏和 COPD 之间存在关联性。骨质疏松症和骨量减少的特征是骨密度降低，部分原因是钙的摄入和吸收减少。维生素 D 和甲状旁腺激素可增加肠道钙的吸收以维持正常的钙水平。由于 COPD 的肌肉骨骼合并症、疾病严重程度、体力活动等混杂因素的存在，维生素 D 和 COPD 之间的关联性还需谨慎考虑。

2. 维生素 D 与 COPD 发病　研究维生素 D 在 COPD 发病中所起作用时，有两方面的问题需注意：疾病的早期生命状态和个体对首次香烟暴露的主要反应。在以上两种混杂因素的作用下，研究维生素 D 对 COPD 的发病影响，其作用比较有限。例如哮喘，任何可能导致生命早期肺功能差的因素都可能影响后来肺部疾病的发病率和死亡率，这是因为相对于普通人群，此类人群一生阶段肺功能较差，从而导致呼吸道在受到侵袭时肺功能的耐受程度下降。体内和体外实验表明维生素 D 在肺发育的过程中起重要作用。例如，维生素 D 能增加大鼠胚胎肺内的Ⅱ型肺泡上皮表面活性物质合成，并且可调节上皮细胞和间叶细胞的相互作用。小鼠在宫腔发育阶段和生命早期如果维生素 D 缺乏，那么肺的发育可能受到影响，会导致肺容量的下降和肺顺应性的降低。这些研究显示维生素 D 在正常肺的生长过程中也起着重要作用。因此，维生素 D 缺乏可能影响了慢性肺部疾病的发生。

有关维生素 D 在人体对香烟暴露主要反应中的作用研究很少。有研究发现细胞在香烟暴露的培养条件下，维生素 D 诱导的核 VDR 易位作用会受到抑制，这可能是仅有的涉及香烟暴露对维生素 D 通路的直接影响作用的研究。有关维生素 D 对 COPD 发病的影响机制需进一步研究。

3. 维生素 D 与 COPD 急性加重　COPD 急性加重是疾病自然病程中的重要事件。COPD 急性加重以加重时的临床判断作为依据，定义为"病人出现超越日常状况的持续恶化，并需改变 COPD 的基础常规用药"。临床表现为病人短期内咳嗽、咳痰、气短和/或喘息加重，痰量增多，呈脓性或黏脓性，可伴发热等炎症明显加重表现。引起急性加重的原因可分为感染因素和非感染因素。多数 COPD 急性加重是由气管支气管树的病毒和/或细菌感染引起的。感染因素占 70%~80%，其中 15%~30% 为病毒，包括流感

病毒、副流感病毒、呼吸道合胞病毒、腺病毒、鼻病毒、人冠状病毒等；70%～85%为细菌，包括肺炎链球菌、流感嗜血杆菌、铜绿假单胞菌、金黄色葡萄球菌、肺炎支原体、肺炎衣原体、其他革兰阴性菌等。它们可以重叠，如最初是上呼吸道病毒感染，继之出现细菌感染。非感染因素占20%～30%，包括大气污染、寒冷空气、心力衰竭、肺栓塞、气胸、变态反应等。空气污染引起的氧化应激，是病情加重的另一重要原因。当然，还有一部分COPD急性加重找不到明显原因。

一项有关北美重度COPD病人的研究发现超过40%的病人血清25（OH）D水平低于20ng/ml，然而基线25（OH）D水平与第一次急性发作时间之间没有关联性。另一项挪威的研究发现COPD病人维生素D缺乏的比例要高于对照组，但是也没有发现血清25（OH）D水平与急性加重频率之间存在关联性。比利时勒芬大学附属医院中重度COPD且近期出现过急性加重的病人中补充高剂量维生素D的单中心随机对照试验，显示补充大剂量维生素D并没有减少急性加重的发生，分层后分析发现可降低基础维生素D严重缺乏的COPD病人急性加重的发生率。虽然有证据表明维生素D可以减少与COPD急性发作有关的感染，但是维生素D预防COPD急性加重的作用尚需进一步研究。

4. 维生素D与COPD遗传学　遗传学研究发现COPD与维生素D结合蛋白（DBP）基因变异之间有关联性。DBP是维生素D的主要载体蛋白，它与循环血中的25（OH）D、1，25（OH）$_2$D具有高亲和力。另外，DBP与巨噬细胞的活化，单核细胞和中性粒细胞的趋化增加有关，这些变化在COPD的发病机制中发挥着重要作用。DBP基因（GC）的第11个外显子上有两个常见的SNP（rs4588和rs7041），可产生两种与25（OH）D有不同亲和力的GC1和GC2变异体，研究发现GC1S变异体是COPD的遗传危险因素。维生素D水平与肺泡巨噬细胞的功能研究发现气道高浓度DBP能增加巨噬细胞的活化，导致肺功能降低。该GC2变异体可保护COPD的发病，可能的解释是GC2激活巨噬细胞的能力相对较弱。COPD肺中巨噬细胞的聚集和激活可导致中性粒细胞趋化因子的释放，这可能导致肺损伤。综上所述，DBP的遗传变异与COPD的发病机制有关。

5. 维生素D与COPD病理生理学　COPD通常被看作是一种吸烟所致的影响中老年人群的疾病，但是大约20%的COPD发生在非吸烟人群，而且并非所有吸烟者都发生COPD，这表明COPD的发病机制还有其他因素参与。有研究首先调查年龄在20～44岁的欧洲人群，然后间隔8～9年后再进行调查，以肺功能作为COPD起始发生的衡量标准，结果发现吸烟仍是这些较年轻人群COPD发病的主要原因，但是气道高反应性、哮喘家族史以及儿童呼吸道感染也是COPD的危险因素。如前所述，这些数据显示很多成人的慢性肺部疾病与其早期生命状态有关。如同哮喘，COPD病人主要是小气道平滑肌发生增殖。因此，有假说认为维生素D缺乏与哮喘和COPD发病率增加之间的关联是通过维生素D对原始肺结构的影响而实现的。

在COPD病人中，维生素D缺乏通常被认为是疾病的结果，而非原因。COPD病人皮肤老化、户外活动时间的减少可导致维生素D的合成能力降低。在COPD病人中维生素D代谢的多条途径（摄入、生成、存储、代谢）都受到影响。在COPD中浸润的T细胞存在Th1/Th2细胞失衡，以Th1为主。Th17是一群在慢性炎症性疾病以及自身免疫性疾病中起重要作用的T细胞亚群。Th17主要通过分泌IL-17发挥作用。有研究显示，支气管黏膜中表达的IL-17细胞在COPD病人要高于不吸烟的健康对照组。小鼠肺气肿模型中的支气管肺泡灌洗液（BALF）分泌IL-17的细胞数也多于对照组。维生素D具有免疫调节功能，包括抗炎作用以及可能的抗微生物作用，推测其影响了COPD的发病。另外，有证据表明维生素D可以减少与COPD急性发作有关的感染，从而减少COPD的急性发作。大约50%的急性发作者中都能检测到潜在的细菌性病原体。有研究证实编码抗菌肽的基因（LL-37/hCAP-18）包含VDR配体的启动子。数据显示人类单核细胞上TLRs的活化依赖内源性1，25（OH）$_2$D的生成和抗微生物途径的活化。

基质金属蛋白酶（MMP）是一组由中性粒细胞、巨噬细胞和气道内皮细胞分泌的内源性多肽酶，其在COPD进展中也发挥作用。COPD病人痰液中MMP-9升高，而MMP-9活化后能够增强包括弹性蛋白、胶原、蛋白多糖、层黏素和纤维结合素等肺组织细胞外基质的降解，从而导致肺气肿的相关表型。

TNF-α 可上调 MMP-9 的表达，而维生素 D 能够抑制 TNF-α 诱导的 MMP-9 在角质细胞中的表达。VDR 基因敲除小鼠会发生肺气肿、肺功能下降、中性粒细胞和巨噬细胞入肺增多，并且 MMP-2、MMP-9 和 MMP-12 发生上调，这表明维生素 D 受体缺乏的相关通路与 COPD 的发病机制有关。

肺康复是治疗 COPD 的重要手段，骨骼肌无力在 COPD 中晚期很常见，而且是呼吸衰竭和死亡的一个独立预测因子。维生素 D 水平与骨骼肌功能相关，流行病学研究发现 25（OH）D 水平与老年人下肢肌力呈正相关。几项双盲随机对照试验表明，补充维生素 D 能增强肌力和肌力平衡，且降低老年人跌倒的危险。另有研究表明补充高剂量维生素 D 对 COPD 康复效果可带来轻度获益。

八、慢性阻塞性肺疾病与骨质疏松症

COPD 和骨质疏松症都是危害老年人健康的常见病和多发病。COPD 不仅是一种肺部疾病，而且是一种全身性疾病，而骨质疏松就是 COPD 的肺外表现之一。骨质疏松症是以骨量减少、骨组织微结构退化（松质骨骨小梁变细、断裂、数量减少；皮质骨多孔、变薄）为特征，以致骨的脆性增高及骨折危险性增加的一种全身病。继发性骨质疏松症是由某些疾病或药物病理性损害骨代谢所诱发，如代谢性疾病、内分泌疾病、结缔组织疾病和影响骨代谢的药物等，可由一种或多种致病因素引起。骨质疏松易致骨折，而骨折又可使 COPD 病人病情进一步加重，使治疗和康复更为困难，增加 COPD 病人的致残率和死亡率。

1. COPD 与骨质疏松症流行病学　在 COPD 病人中，骨质疏松症的患病率在 4%~59%，归因于诊断方法、研究人群和呼吸道疾病严重程度的不同。对比健康对照人群，COPD 病人骨质疏松症的患病率通常有 2~5 倍的增高。有研究报道，以骨密度测量为依据，COPD 病人中骨质疏松症的患病率为 32.5%，而年龄相匹配的对照组中骨质疏松症的患病率为 11.4%。美国第三次全国健康和营养调查发现骨质疏松症的患病率为：以骨密度测量为依据，COPD 病人骨质疏松症的患病率为 16.9%，而非 COPD 人群骨质疏松症的患病率为 8.5%。有研究报道骨质疏松症的风险增加与肺功能的下降有关。此外，COPD 的严重程度也与骨质疏松症相关。有研究采用定量超声设备评估骨质疏松症的风险，以侧位胸部 X 线检查脊椎骨折，发现 COPD 的严重程度与骨质疏松症的发病风险以及椎体的骨折相关。

2. COPD 继发骨质疏松症的危险因素和机制　COPD 病人有许多危险因素可影响骨质疏松症的发病。除通常的年龄、女性和遗传因素等因素之外，危险因素还包括吸烟、维生素 D 缺乏、低体质指数（BMI）、性腺功能减退等。另外，许多 COPD 病人使用糖皮质激素被认为是骨质疏松症发展的促进因素。正常情况下，骨组织持续处于更新状态，破骨细胞的骨吸收作用和成骨细胞的骨形成作用交替进行，从而维持骨量的平衡。在骨代谢过程中，体内甲状旁腺激素（PTH）、维生素 D 水平和性激素水平起着关键作用。成骨细胞表面持续表达 NF-κB 受体活化因子配基（RANKL）并能表达黏附分子引导破骨细胞前体的附着，当 RANKL 与破骨细胞前体表面受体 NF-κB 受体活化因子（RANK）结合后，破骨细胞前体得以分化为成熟的破骨细胞并发挥功能。此外，成骨细胞自身还分泌生理调节因子骨保护素（OPG），阻碍 RANK/RANKL 的相互作用。RANKL 和 OPG 表达的不平衡会导致骨吸收增加。另外，Wnt/β-catenin 信号通路受抑制，也参与了骨质疏松症的发病。Wnt 信号通路可激活成骨细胞，导致骨形成增加，而一些炎症因子可抑制 Wnt/β-catenin 信号通路，导致骨形成降低和骨吸收增加，从而发生骨质疏松症。

（1）年龄、性别、种族、家族史与遗传因素：老龄是一个众所周知的 COPD 和骨质疏松症的危险因素。与年龄和性别因素相匹配的对照组相比，COPD 病人氧化应激程度更高，端粒更短。年龄对骨重建的影响已被广泛研究。在健康年轻受试者中，骨形成过程与骨吸收过程平衡。然而，老年受试者由于骨吸收增加和骨形成的减少，造成骨大量丢失。许多原因可引起骨丢失，例如遗传因素、激素和生化因素、老龄化等。老龄化可通过增加氧化应激和端粒的缩短，或营养和生活方式的选择，如减少钙的摄入、体力活动减少等途径造成骨流失。除了对骨组织的影响外，高龄与肌肉无力和平衡失调相关，从而导致跌倒和骨折的风险增加。

骨密度会随着年龄的增长而减少，女性更倾向于发生骨质疏松症的原因为随着绝经出现的雌激素缺乏、骨质流失加速，早绝经者风险更高。此外，种族差异和家族病史也可导致骨质疏松症的风险增加。

COPD 合并骨质疏松症的易感基因包括 I 型胶原蛋白基因（COL1A），维生素 D 受体基因（VDR），雌激素受体 α 基因，转化生长因子 β_1 基因。另外，两个白介素 6 基因（涉及破骨细胞分化的细胞因子）多态性与低骨量相关，原因可能是对峰值骨量的影响。

（2）吸烟：吸烟是 COPD 的重要危险因素，吸烟可能会导致炎症反应，从而造成进行性气流受限，气体潴留和肺实质的破坏。除了对肺的作用外，吸烟可能导致骨质疏松症。荟萃分析显示吸烟是一个独立的危险因素，造成骨质疏松相关的骨折主要发生部位包括髋部，腰椎和前臂等。此外，吸烟对骨量的影响是剂量依赖性的，而且对男性的影响大于女性。

吸烟对骨量影响的确切发病机制尚不清楚。目前有如下相关解释：与钙稳态有关的激素代谢和肠道钙吸收的改变，性激素产生和代谢的调控下降，肾上腺皮质激素的代谢改变，OPG/RANK/RANKL 系统通路受到干扰，对骨细胞的直接作用等。烟草中尼古丁、氰化物等毒性物质可抑制肠道对钙的吸收。香烟中的烟碱能直接或间接刺激破骨细胞，加速骨吸收，使碱性磷酸酶活性增加，引起骨吸收和骨形成的失衡。因为戒烟后这些机制可逆，所以吸烟被认为是一种可逆的生活方式危险因素。

（3）维生素 D 缺乏：维生素 D 缺乏在 COPD 病人中普遍存在，COPD 病人由于肾脏上皮细胞线粒体羟化酶的功能减弱导致 1, 25（OH）$_2$D$_3$ 生成减少，使钙的吸收减少。另外，老年 COPD 病人户外活动较少，日晒不足，导致内源性维生素 D$_3$ 缺乏。维生素 D$_3$ 可以促进小肠黏膜上皮细胞对钙的吸收，调节甲状旁腺激素的分泌，并在动员骨钙入血及钙在骨中的沉积方面有重要作用。维生素 D 的低水平可刺激 PTH 的分泌，升高机体的血钙水平。PTH 可作用于肾脏，提高 1α-羟化酶活性，促进 1, 25（OH）$_2$D 的产生，增加肠道钙的吸收。维生素 D 的低水平可作用于未成熟的成骨细胞，通过 RANK/RANKL 信号通路诱导破骨细胞的生成，从而动员骨钙入血，而高钙水平可抑制 PTH 的分泌，阻止钙的过度吸收。此外，1, 25（OH）$_2$D 可诱导成骨细胞 OPG 的表达，抑制破骨细胞的生成。

（4）低体质指数（BMI）：营养状态是 COPD 病人临床症状及预后的重要决定因素，BMI 被广泛用于机体营养状态评估。许多终末期 COPD 病人随着疾病进展体重减少与营养摄取的减少和能量需求的增加有关。既往研究表明，COPD 病人低 BMI 与骨质疏松症患病率的增加有关，而肥胖和超重都与骨质疏松症患病率下降有关。低体重是骨质疏松症的危险因素，而肥胖和超重是骨质疏松症的保护因素。骨量直接与 BMI 相关，BMI 较高的男性和女性因骨的机械负荷程度较大而具有较高的骨密度。在体重和骨密度相关性研究中，脂肪组织起着重要的作用。脂肪细胞可分泌脂肪细胞因子，如瘦素和脂联素等，瘦素在骨重建过程中起重要作用。瘦素增加成骨细胞的增殖和分化，促进骨结节的形成和调节破骨细胞的发育，部分原因是 OPG/RANK/RANKL 通路的改变。骨形成和吸收的局部作用会导致骨量的增加。除局部效应外，瘦素也可通过中枢神经系统影响骨形成和吸收，这些中枢作用会导致骨形成减少和骨吸收增强，从而减少骨密度。另外，肥胖者脂肪组织睾酮向雌激素转化增多，导致肥胖者雌激素水平更高，而雌激素水平与骨密度呈正相关。COPD 为全身炎症反应，与病人营养不良有关的肿瘤坏死因子 α（TNF-α）增多，能抑制骨胶原的合成和刺激破骨细胞吸收骨，从而造导致骨量丢失。

（5）活动减少：在一般人群中，体力活动的减少可以降低骨密度，而 COPD 病人比健康对照人群体力活动更少。研究发现 COPD 病人骨矿含量与 12 分钟行走距离正相关。体力活动减少对骨作用机制的研究还不完全清楚。目前认为 COPD 病人运动能力下降使骨骼的机械刺激减弱，骨形成减少，骨吸收增强，导致骨密度降低。

（6）糖皮质激素使用：口服和吸入性糖皮质激素被广泛用于 COPD 病人急性加重的预防和治疗，口服糖皮质激素可诱发骨质疏松症。既往研究已经表明，口服糖皮质激素的累积剂量与骨密度呈负相关性，而且以往或当前使用口服糖皮质激素与骨折的风险增加有关。吸入性糖皮质激素对骨组织的作用研究不充分。在 TORCH 研究中，658 例病人使用吸入性糖皮质激素超过 3 年对骨密度没有影响。然而，包括 1708 例非椎体骨折病人和 6817 对照者的病例对照研究显示使用高剂量的吸入性糖皮质激素（>700μg/d）与骨折风险增加有关。荟萃分析显示使用吸入性糖皮质激素与骨折风险增加有关。糖皮质激素对骨有负面作用，包括增加成骨细胞和骨细胞的凋亡，影响成骨细胞的分化和增加破骨细胞的寿命。除了这些对骨重建的直接影响外，糖皮质激素对骨代谢还有间接作用，包括抑制肠道钙的吸收和肾小管对钙的重吸收，导致低钙血症和继发性甲状旁腺功能亢进症，从而增加骨的吸收。另外还通过抑制垂体促性腺激素的分泌从而减少雌激素的分泌，性激素水平降低，促进骨的吸收。

（7）性腺功能减退：性激素及其受体不仅在骨骼生长和成熟过程中起到至关重要的作用，而且后期对于骨骼完整性的维持也很重要。COPD 病人发生性腺功能减退症很常见，原因归结于糖皮质激素的使用、慢性病程、吸烟和全身性炎症等。性腺功能减退症是骨质疏松症的重要原因之一。绝经后女性雌激素缺乏会增加骨的流失，并且老年男性循环血中游离雌激素的下降也与骨量的减少有关。雌激素可调节骨吸收和形成，而睾丸激素仅调节骨形成。除了与年龄有关的变化外，糖皮质激素会抑制垂体分泌促性腺激素，如卵泡刺激素和黄体生成素。另外，对于促性腺激素的反应，糖皮质激素可直接降低雌激素和睾酮的产生。这些共同作用会导致性腺功能减退症，如果不及时治疗，这将会加速骨的吸收。

（8）全身性炎性反应：COPD 主要病变特征是全身炎性反应，其在骨质疏松症的发展过程中起着重要的作用。研究发现炎症因子 IL-6 和 TNF-α 诱导成骨细胞过度表达 RANKL，激活 RANK/RANKL 信号通路介导骨吸收，增加骨丢失。另外，研究发现许多其他炎性介质可通过 OPG/RANK 信号通路调节骨重建。

3. COPD 继发骨质疏松症的预防和治疗　综上所述，在 COPD 病人中，骨质疏松症是一种常见疾病。个体危险因素的评估和早期诊断非常重要，预防和治疗包括药物和非药物方式。

（1）评估：评估 COPD 合并骨质疏松症病人的疾病严重程度，如肺功能情况、糖皮质激素使用情况等，可能的危险因素包括营养状态、吸烟、体力活动、BMI、外周骨骼肌质量和功能等。

（2）一般防治措施：加强病人自我保健意识，采取措施避免跌倒，防止发生骨折。生活方式的干预，如戒烟、合理膳食、加强营养，适当的体力活动等。同时，户外体力活动和运动还能接触日光，使维生素 D 生成增多。另外，尽可能短期应用糖皮质激素并尽量采用吸入方式，控制感染，改善病人通气，纠正低氧血症等。

（3）药物治疗：目前治疗药物主要有钙剂、维生素 D、降钙素、双膦酸盐类药物及性激素补充疗法等。双膦酸盐类药物的抗骨质疏松作用已被广泛认可，它是骨吸收抑制剂，对骨骼的主要作用是抑制破骨细胞介导的骨吸收。雌激素替代疗法可保护绝经后女性骨健康，防治骨质疏松。补充钙剂和维生素 D 是骨质疏松症的重要治疗手段。充足的钙和维生素 D 摄入对于骨健康和预防糖皮质激素相关的骨折有重要作用。骨质疏松症病人推荐每天补充 1000~1200mg 元素钙和至少 700IU 维生素 D。另一种有前景的治疗骨质疏松症的化合物是人 RANKL 的抗体地诺单抗，可竞争性与 RANK 结合从而抑制破骨细胞的形成、存活和功能。

（高金明　李　飞）

参 考 文 献

[1] Herr C, Greulich T, Koczulla RA, et al. The role of vitamin D in pulmonary disease: COPD, asthma, infection, and cancer. Respir Res, 2011, 12: 31-39.

[2] van Etten E, Stoffels K, Gysemans C, et al. Regulation of vitamin D homeostasis: implications for the immune system. Nutr Rev, 2008, 66 (Suppl 2): S125-S134.

[3] Hansdottir S, Monick MM. Vitamin D effects on lung immunity and respiratory diseases. Vitam Horm, 2011, 86: 217-237.

[4] Stroud ML. Vitamin D review. Aust Fam Physician, 2008, 37 (12): 1002-1005.

[5] Litonjua AA, Weiss ST. Is Vitamin D deficiency to blame for the asthma epidemic? J Allergy Clin Immunol, 2007, 120 (5):

1031-1035.

[6] Gale Cr, Robinson SM, Harvey NC, et al. Maternal Vitamin D status during pregnancy and child outcomes. Eur J Clin Nutr, 2008, 62 (1): 68-77.

[7] Schauber J, Gallo RL. Vitamin D deficiency and asthma: Not a strong link—yet. J Allergy Clin Immunol, 2008, 121 (3): 782-784.

[8] Liu PT, Stenger S, Li H, et al. Toll-like receptor triggering of a Vitamin D-mediated human antimicrobial response. Science, 2006, 311 (5768): 1770-1773.

[9] Schauber J, Dorschner RA, Coda AB, et al. Injury enhances TLR2 function and antimicrobial peptide expression through a vitamin D-dependent mechanism. J Clin Invest, 2007, 117 (3): 803-811.

[10] Cannell JJ, Vieth R, Umhau JC, et al. Epidemic influenza and vitamin D. Epidemiol Infect, 2006, 134 (6): 1129-1140.

[11] Ginde AA, Mansbach JM, Camargo CA Jr. Association between serum 25-hydroxyvitamin D level and upper respiratory tract infection in the Third National Health and Nutrition Examination Survey. Arch Intern Med, 2009, 169 (4): 384-390.

[12] Bartley J. Vitamin D, innate immunity and upper respiratory tract infection. J Laryngol Otol, 2010, 124 (5): 465-469.

[13] Jolliffe DA, Griffiths CJ, Martineau AR. Vitamin D in the prevention of acute respiratory infection: systematic review of clinical studies. J Steroid Biochem Mol Biol, 2013, 136 (7): 321-329.

[14] Mao S, Huang S. Vitamin D supplementation and risk of respiratory tract infections: a meta-analysis of randomized controlled trials. Scand J Infect Dis, 2013, 45 (9): 696-702.

[15] Charan J, Goyal JP, Saxena D, et al. Vitamin D for prevention of respiratory tract infections: A systematic review and meta-analysis. J Pharmacol Pharmacother, 2012, 3 (4): 300-303.

[16] Li-Ng M, Aloia JF, Pollack S, et al. A randomized controlled trial of vitamin D3 supplementation for the prevention of symptomatic upper respiratory tract infections. Epidemiol Infect, 2009, 137 (10): 1396-1404.

[17] Murdoch DR, Slow S, Chambers ST, et al. Effect of vitamin D3 supplementation on upper respiratory tract infections in healthy adults: the VIDARIS randomized controlled trial. JAMA, 2012, 308 (13): 1333-1339.

[18] Bergman P, Lindh AU, Björkhem-Bergman L, et al. Vitamin D and Respiratory Tract Infections: A Systematic Review and Meta-Analysis of Randomized Controlled Trials. PLoS One, 2013, 8 (6): e65835.

[19] Roth DE, Jones AB, Prosser C, et al. Vitamin D receptor polymorphisms and the risk of acute lower respiratory tract infection in early childhood. J Infect Dis, 2008, 197 (5): 676-680.

[20] Devereux G, Litonjua AA, Turner SW, et al. Maternal vitamin D intake during pregnancy and early childhood wheezing. Am J Clin Nutr, 2007, 85 (3): 853-859.

[21] Brehm JM, Celedo JC, Manuel E, et al. Serum Vitamin D Levels and Markers of Severity of Childhood Asthma in Costa Rica. Am J Respir Crit Care Med, 2009, 179 (9): 765-771.

[22] Brehm JM, Schuemann B, Fuhlbrigge AL, et al. Serum vitamin D levels and severe asthma exacerbations in the Childhood Asthma Management Program study. J Allergy Clin Immunol, 2010, 126 (1): 52-58.

[23] Ito K, Chung KF, Adcock IM. Update on glucocorticoid action and resistance. J Allergy Clin Immunol, 2006, 117 (3): 522-543.

[24] Barnes PJ, Adcock IM. Glucocorticoid resistance in inflammatory diseases. Lancet, 2009, 373 (9678): 1905-1917.

[25] Wjst M. Variants in the vitamin D receptor gene and asthma. BMC Genet, 2005, 6 (1): 2-9.

[26] Marcinkowska E. A run for a membrane Vitamin D receptor. Biol Signals Recept, 2001, 10 (6): 341-349

[27] Bossé Y, Lemire M, Poon AH, et al. Asthma and genes encoding components of the vitamin D pathway. Respir Res, 2009, 10: 98-118.

[28] Arnaud J, Constans J. Affinity differences for vitamin D metabolites associated with the genetic isoforms of the human serum carrier protein (DBP). Hum Genet, 1993, 92 (2): 183-188.

[29] Li F, Jiang L, Willis-Owen SA, et al. Vitamin D binding protein variants associate with asthma susceptibility in the Chinese Han population. BMC Med Genet, 2011, 12: 103-109.

[30] Black PN, Scragg R. Relationship between serum 25-hydroxyvitamin D and pulmonary function in the third national health

and nutrition examination survey. Chest, 2005, 128 (6): 3792-3798.

[31] Li F, Peng M, Jiang L, Sun Q, et al. Vitamin D deficiency is associated with decreased lung function in Chinese adults with asthma. Respiration, 2011, 81 (6): 469-475.

[32] Nguyen TM, Guillozo H, Marin L, et al. Evidence for a vitamin D paracrine system regulating maturation of developing rat lung epithelium. Am J Physiol, 1996, 271 (3pt1): L392-399.

[33] Edelson JD, Chan S, Jassal D, et al. Vitamin D stimulates DNA synthesis in alveolar type-II cells. Biochim Biophys Acta, 1994, 1221 (2): 159-166.

[34] Matheu V, Back O, Mondoc E, et al. Dual effects of vitamin D-induced alteration of TH1/TH2 cytokine expression: enhancing IgE production and decreasing airway eosinophilia in murine allergic airway disease. J Allergy Clin Immunol, 2003, 112 (3): 585-592.

[35] Gregori S, Casorati M, Amuchastegui S, et al. Regulatory T cells induced by 1 alpha, 25-dihydroxyvitamin D$_3$ and mycophenolate mofetil treatment mediate transplantation tolerance. J Immunol, 2001, 167 (4): 1945-1953.

[36] Gregori S, Giarratana N, Smiroldo S, et al. A 1alpha, 25-dihydroxyvitamin D$_3$ analog enhances regulatory T-cells and arrests autoimmune diabetes in NOD mice. Diabetes, 2002, 51 (5): 1367-1374.

[37] Wang TT, Nestel FP, Bourdeau V, et al. Cutting edge: 1, 25-dihydroxyvitamin D$_3$ is a direct inducer of antimicrobial peptide gene expression. J Immunol, 2004, 173 (5): 2909-2912.

[38] Hansdottir S, Monick MM, Hinde SL, et al. Respiratory epithelial cells convert inactive vitamin D to its active form: potential effects on host defense. J Immunol, 2008, 181 (10): 7090-7099.

[39] Bosse Y, Maghni K, Hudson TJ. 1, 25-dihydroxyvitamin D$_3$ stimulation of bronchial smooth muscle cells induces autocrine, contractility and remodeling processes. Physiol Genomics, 2007, 29 (2): 161-168.

[40] Mitsuhashi T, Morris RC, Ives HE. 1, 25-dihodroxyvitamin D3 modulates growth of vascular smooth muscle cells. J Clin Invest, 1991, 87 (6): 1889-1895.

[41] Janssens W, Bouillon R, Claes B, et al. Vitamin D deficiency is highly prevalent in COPD and correlates with variants in the vitamin D-binding gene. Thorax, 2010, 65 (3): 215-220.

[42] Nguyen M, Trubert CL, Rizk-Rabin M, et al. 1, 25-Dihydroxyvitamin D$_3$ and fetal lung maturation: immunogold detection of VDR expression in pneumocytes type II cells and effect on fructose 1, 6 bisphosphatase. J Steroid Biochem Mol Biol, 2004, 89-90 (1-5): 93-97.

[43] Kunisaki KM, Niewoehner DE, Connett JE. Vitamin D levels and risk of acute exacerbations of chronic obstructive pulmonary disease: A prospective cohort study. Am J Respir Crit Care Med, 2012, 185 (3): 286-290.

[44] Persson LJ, Aanerud M, Hiemstra PS, et al. Chronic obstructive pulmonary disease is associated with low levels of vitamin D. PLoS One, 2012, 7 (6): e38934.

[45] Lehouck A, Mathieu C, Carremans C, et al. High doses of vitamin D to reduce exacerbations in chronic obstructive pulmonary disease: A randomized trial. Ann Intern Med, 2012, 156 (2): 105-114.

[46] Foong RE, Zosky GR. Vitamin D deficiency and the lung: disease initiator or disease modifier? Nutrients, 2013, 5 (8): 2880-2900.

[47] Wood AM, Bassford C, Webster D, et al. Vitamin D-binding protein contributes to COPD by activation of alveolar macrophages. Thorax, 2011, 66 (3): 205-210.

[48] de Marco R, Accordini S, Marcon A, et al. Risk factors for chronic obstructive pulmonary disease in a European cohort of young adults. Am J Respir Crit Care Med, 2011, 183 (7): 891-897.

[49] Sundar IK, Hwang JW, Wu S, et al. Deletion of vitamin D receptor leads to premature emphysema/COPD by increased matrix metalloproteinases and lymphoid aggregates formation. Biochem Biophys Res Commun, 2011, 406 (1): 127-133.

[50] Graat-Verboom L, Wouters EF, Smeenk FW, et al. Current status of research on osteoporosis in COPD: a systematic review. Eur Respir J, 2009, 34 (1): 209-218.

[51] Schnell K, Weiss CO, Lee T, et al. The prevalence of clinically-relevant comorbid conditions in patients with physician-diagnosed COPD: a cross-sectional study using data from NHANES 1999~2008. BMC Pulm Med, 2012, 12: 26-34.

[52] Gonnelli S, Caffarelli C, Maggi S, et al. Effect of inhaled glucocorticoids and beta (2) agonists on vertebral fracture risk in

COPD patients: the EOLO study. Calcif Tissue Int, 2010, 87 (2): 137-143.

[53] Lehouck A, Boonen S, Decramer M, et al. COPD, bone metabolism, and osteoporosis. Chest, 2011, 139 (3): 648-657.

[54] Leibbrandt A, Penninger JM. RANK/RANKL: regulators of immune responses and bone physiology. Ann N Y Acad Sci, 2008, 1143: 123-150.

[55] Patel MS, Karsenty G. Regulation of bone formation and vision by LRP5. N Engl J Med, 2002, 346 (20): 1572-1574.

[56] Bolton CE. COPD and osteoporosis. Respir Med: COPD update, 2009, 5: 14-20.

[57] Romme EA, Smeenk FW, Rutten EP, et al. Osteoporosis in chronic obstructive pulmonary disease. Expert Rev Respir Med, 2013, 7 (4): 397-410.

[58] Yoon V, Maalouf NM, Sakhaee K. The effects of smoking on bone metabolism. Osteoporos Int, 2012, 23 (8): 2081-2092.

[59] Ionescu AA, Schoon E. Osteoporosis in chronic obstructive pulmonary disease. Eur Respir J Suppl, 2003, 46: 64s-75s.

[60] Ferguson GT, Calverley PMA, Anderson JA, et al. Prevalence and progression of osteoporosis in patients with COPD: results from the TOwards a Revolution in COPD Health study. Chest, 2009, 136 (6): 1456-1465.

[61] Lee TA, Weiss KB. Fracture risk associated with inhaled corticosteroid use in chronic obstructive pulmonary disease. Am J Respir Crit Care Med, 2004, 169 (7): 855-859.

[62] Bai P, Sun Y, Jin J, et al. Disturbance of the OPG/RANK/RANKL pathway and systemic inflammation in COPD patients with emphysema and osteoporosis. Respir Res, 2011, 12: 157-164.

[63] Murad MH, Drake MT, Mullan RJ, et al. Clinical review. Comparative effectiveness of drug treatments to prevent fragility fractures: a systematic review and network meta-analysis. J Clin Endocrinol Metab, 2012, 97 (6): 1871-1880.

第八章 溃疡性结肠炎和克罗恩病

一、流行病学现况

炎性肠病（inflammatory bowel disease，IBD）是一组病因尚不十分清楚的慢性非特异性肠道炎症性疾病，包括溃疡性结肠炎（ulcerative colitis，UC）和克罗恩病（Crohn disease，CD）。IBD 是以遗传易感性为基础、环境因素参与、黏膜免疫系统对肠腔内抗原物质（如共生菌）的异常免疫应答而造成的肠道损伤。UC 是一种慢性非特异性结肠炎，以腹痛、腹泻、黏液脓血便为主要临床表现，主要累及结肠远端，可自肛端直肠开始逆行"倒灌式"向近段乃至全结肠发展的连续弥漫性病变，好发于青中年，多呈慢性反复发作。CD 是一种慢性肉芽肿性炎症，以腹痛、腹泻、腹部包块、瘘管形成、肠梗阻和肛周病变等为主要临床表现，病变可累及全消化道任何部位，呈节段性、非对称性分布，多见于末段回肠和邻近结肠，为肠壁全层炎，好发于青年人，存在终身复发倾向，预后不良。

在过去 50 年中，IBD 高发于北欧、西欧以及北美，而非洲、南美洲以及亚洲发病率较低，UC 和 CD 病人发病率分别为（0.5～31.5）/10^5 人和（0.1～20.2）/10^5 人，其中儿童 IBD 的发病率为（0.24～13.3）/10^5 人，据估算欧洲和北美 IBD 病人高达（2.5～3）×10^7 人和（1～1.5）×10^7 人。伴随亚洲社会经济的发展，新近大量研究数据表明亚洲 IBD 发病率高速增长。虽然我国目前 IBD 患病率仍低于西方发达国家，但报道的 IBD 病例数逐年增加，已由少见病逐渐发展为常见病。2010 年至 2013 年我国 UC 发病率约为 1.33/10 万人，CD 发病率约为 0.46/10 万人。IBD 好发于中青年且终身不能彻底治愈，对人们的生活产生极大影响。

二、IBD 对骨代谢的影响

研究表明 IBD 病人易出现骨量下降，骨折风险较普通人群明显升高，应用双能 X 线吸收仪（dual-energy X-ray absorptiometry，DEXA）检测的骨密度（bone mineral density，BMD）是骨折风险的独立预测因子，骨折严重影响病人生活质量，增加社会医疗开支，受到了学者们的重视。2002 年和 2003 年美国胃肠病协会（American Gastroenterological Association，AGA）和美国胃肠病学会（American College of Gastroenterology，ACG）先后制定了胃肠道疾病相关骨质疏松诊疗指南及 IBD 相关骨质疏松诊疗指南，使得包括 IBD 在内的胃肠道疾病相关的骨质疏松有了较为规范的诊治指南。各项研究中 IBD 病人骨量减少、骨质疏松发病率差异较大，与研究人群、地理位置、种族差异等相关。此外，不同时期各项研究所采用骨质疏松评判标准不同。1994 年世界卫生组织（World Health Organisation，WHO）推荐在绝经后白种人女性中，基于 DEXA 测定，BMD 低于同性别、同种族正常成人的骨峰值不足 1 个标准差属正常；降低 1～2.5 个标准差为骨量低下（骨量减少）；降低程度≥2.5 个标准差为骨质疏松。简言之骨量正常定义为 T 值≥-1.0，骨量减少定义为-2.5<T 值<-1.0，骨质疏松为 T 值≤-2.5。T 值=（测定值-骨峰值）/正常成人 BMD 标准差，Z 值=（测定值-同龄人骨密度均值）/同龄人 BMD 标准差。之后，国际临床骨密度测量学会（International Society for Clinical Densitometry，ISCD）将骨质疏松定义为绝经后女性或≥50 岁男性腰椎、全髋或股骨颈 BMD T 值≤-2.5，绝经前女性或<50 岁男性 Z 值≤-2。西方各项研究中，IBD 病人骨量减少和骨质疏松率分别为 32%～48% 和 2%～26%。AGA 骨质疏松指南中估计 IBD 病人应用 DXA 检测 BMD，发现骨质疏松（T 值<-2.5）的比例在 15% 左右，但明显受年龄影响，在老年病人中骨质疏松患病率明显增高。在刚诊断 IBD 时 BMD 降低的患病率并不高，但伴随病程延长 BMD 逐渐

降低。回肠储袋肛管吻合术（ileal pouch-anal anastomosis，IPAA）后的 UC 病人发生 BMD 降低者占32.1%，BMD 降低和 BMD 正常的病人发生骨折的风险分别是 10.5% 和 5.9%。

有研究表明 IBD 病人较普通人群骨折风险增加 40%，髋部和腰椎的骨折风险比分别为 1.47（95%CI 1.03～2.10）和 1.54（95%CI 1.04～2.3）。另有丹麦研究发现与同年龄、同性别的正常对照人群相比，CD 和 UC 病人发生骨折的风险比分别为 1.19（95%CI 1.06～1.33）和 1.08（95%CI 0.97～1.2），其中腰椎骨折风险高于股骨（HR 分别为 1.87 和 1.1）。有调查发现 IBD 病人可于咳嗽、弯腰、提物时出现腰椎骨折，部分骨折甚至自发出现且无症状，在一项欧洲研究中发现约 14% 的 CD 病人腰椎骨折为无症状性，且骨折病人中 30 岁以下的年轻人占 1/3，需引起重视。

国内有几项小样本的相关研究报道，最早在 2007 年对 28 例 UC 和 38 例 CD 病人的研究发现腰椎骨量减少和骨质疏松率为 29% 和 21%，股骨颈骨量减少和骨质疏松率分别为 19.4% 和 6.5%，腰椎较股骨颈更易出现 BMD 下降（P = 0.005）。CD 较 UC 更易出现骨量减少/骨质疏松（P = 0.001）。2009 年对 77 例 CD、43 例 UC 以及 37 例正常对照者研究发现，CD 组、UC 组及对照组的腰椎骨质疏松的发病率分别为 23.3%、14.0% 和 0%，CD 组（-1.72±1.20）和 UC 组（-1.26±1.12）的腰椎 T 值明显低于对照组（-0.62±0.87），低体重［体质指数（BMI）≤18.4］是 CD（OR = 11.2，95%CI 3.198～39.580，P = 0.000）和 UC（OR = 14.50，95%CI 1.058～88.200，P = 0.045）病人骨质疏松的危险因素，考虑与低体重病人通常进食减少、消化吸收不良及疾病活动程度较严重有关。另一项对 49 例 CD、20 例 UC 病人和 20 例对照者研究发现，CD 和 UC 的骨质疏松患病率分别为 14.3% 和 15%，骨量减少患病率为 38.8% 和 35%，高龄（腰椎 r^2 = 0.159，P = 0.005；股骨颈 r^2 = 0.245，P<0.01）和低 BMI（腰椎 r^2 = 0.315，P<0.01；股骨颈 r^2 = 0.396，P<0.01）是 CD 病人发生骨量减少/骨质疏松的危险因素。2012 年对 56 例 UC、50 例 CD 和 45 例健康对照者的研究发现 UC 和 CD 组骨量减少率分别为 44.6% 和 42%，骨质疏松率分别为 14.3% 和 18%，均明显高于健康对照组（骨量减少率 26.7%，骨质疏松率 0%），但25-羟维生素 D［25（OH）D］水平与 BMD 无明显相关性。

三、IBD 骨质疏松诱发的机制

骨骼一直处于骨形成和骨吸收的动态平衡当中，两者失衡、骨吸收超过骨形成会导致骨质疏松。高龄、骨质疏松家族史、缺乏锻炼、吸烟及性腺功能减退是一般人群发生骨质疏松主要的危险因素；而 IBD 病人发生骨量减少/骨质疏松的发病机制除上述影响因素外，还包括糖皮质激素的使用、炎症因子激活、营养不良、钙和维生素 D 吸收不良等。

（一）糖皮质激素的使用

IBD 是一类慢性反复发作的肠道非特异性炎症，与肠道局部免疫紊乱有关，糖皮质激素通过减少炎症细胞产生、抑制细胞因子活性，从而减轻炎症反应，是治疗中重度活动期 IBD 病人的主要药物。糖皮质激素一方面抑制成骨细胞增殖，抑制 I 型胶原和骨钙素的合成，促进成骨细胞凋亡；另一方面促进破骨细胞形成和活性，增加骨吸收，同时抑制小肠对钙的吸收，增加尿钙排泄，导致甲状旁腺激素水平升高，促进骨吸收；以及减少垂体分泌促性腺激素，导致性激素降低引发骨吸收增加。糖皮质激素是引起骨质疏松症最常见的药物。1932 年，Harvey Cushing 首次描述了库欣病病人体内过量糖皮质激素导致骨质疏松症。临床研究发现糖皮质激素使用的前 3 个月 BMD 下降较迅速，至第 6 个月时下降速度最快，此后下降速度逐渐减慢，骨小梁较骨皮质受累更明显。糖皮质激素对骨骼的作用呈剂量和时间依赖性，全身性应用相当于泼尼松 7.5mg/d 以上剂量的糖皮质激素 2～3 个月即可导致显著的骨丢失和骨折危险性增加，长期使用略高于 2.5mg/d 的泼尼松也与骨折危险性增高相关。在相同 BMD 的情况下，皮质类固醇激素性骨质疏松较绝经后骨质疏松者骨折危险性更高。

（二）炎症因子激活

IBD 中 T 细胞和巨噬细胞等介导的免疫反应，产生各种炎症细胞因子如白介素-2（IL-2）、肿瘤坏死因子（TNF）-α，单核细胞中关键的核转录因子 NF-κB 会调节其他炎症因子如 IL-1、IL-6 和 IL-8 等。炎症介质细胞因子通过抑制成骨细胞活性，增强破骨细胞功能而参与骨质重建。当肠道炎症使这些细胞因子升高后，骨质吸收多于骨质形成，最终导致骨量流失。较多研究认为骨质疏松与 IBD 病情活动度相关。国外有研究认为 IBD 病人骨质疏松的主要原因是疾病活动度而非维生素 D 缺乏，BMD 下降与病程和疾病活动度相关，改善 BMD 首先需控制病情并最终得到缓解。另有研究表明 CD 病人应用 TNF-α 单抗治疗 8 周后，骨代谢指标恢复正常，也提示细胞因子在骨代谢中的作用。

（三）营养不良

钙是骨骼正常生长发育所必需，摄入足量钙是维持骨量的关键因素，CD 病人由于摄入减少和/或肠道吸收不良而普遍存在钙缺乏。维生素 D 在体内可以促进肠道对钙、磷的吸收，促进肾小管对钙、磷的重吸收，抑制甲状旁腺激素的合成、分泌以及通过对成骨细胞、破骨细胞的生长因子、细胞因子等作用而调节骨代谢。国内外多项研究表明，IBD 病人普遍存在维生素缺乏，维生素 D 缺乏率可达 49.8%，严重维生素 D 缺乏可达 10.9%，且维生素 D 缺乏与 IBD 活动度相关。在儿童 IBD 病人研究中，维生素 D 不足和维生素 D 缺乏率占 38% 和 19%，与糖皮质激素应用相关。国内也有两项小样本相关研究，对 49 例 CD、20 例 UC 病人和对照组 20 例研究发现，IBD 组 25（OH）D 水平明显低于对照组，应用糖皮质激素病人 25（OH）D 水平明显低于未使用者。近期另对 56 例 UC、50 例 CD 和健康对照 45 例研究发现，UC 和 CD 组 25（OH）D 水平明显低于健康对照组，且与血清蛋白水平、BMI、红细胞沉降率（ESR）呈负相关，但与 BMD 无关，考虑 ESR、清蛋白均为反映 IBD 病情的指标，故认为 25（OH）D 水平与 IBD 病情程度相关。

目前有关维生素 D 水平与 BMD 是否相关尚存争议，有研究认为 BMD 下降和维生素 D 水平、BMI、糖皮质激素累积量呈正相关。但也有研究发现 CD 病人中血清 25（OH）D 水平与全髋（$r = 0.391$，$P = 0.027$）和股骨颈（$r = 0.384$，$P = 0.03$）BMD 相关。近期几项研究均未发现 IBD 病人骨质疏松与 25（OH）D 水平呈明显相关，而认为与炎症因子、营养不良、维生素 D 缺乏等多因素相关。此外，目前人们逐渐认识到维生素 D 除传统调节钙、磷代谢的作用外，对抗感染和调节免疫具有广泛作用。维生素 D 可以调节免疫系统发育和功能，其活性形式通过直接或间接抑制 IBD 致病 T 细胞的功能，诱导抑制 IBD 发展的调节 T 细胞而发挥作用，因而补充维生素 D 可能通过改善 IBD 病情，有助于提高 BMD。

此外，研究表明 IBD 病人骨质疏松还与维生素 K 缺乏有关，维生素 K 缺乏导致骨钙素低羧基化影响骨质量。处于缓解期或接受低剂量糖皮质激素治疗的 CD 病人血清维生素 K 浓度较低，同时伴有骨代谢指标——骨钙素升高，是髋部骨折风险的预测因素，维生素 K 的缺乏可能是由于回盲部病变导致脂溶性维生素吸收不良，但 UC 病人以及结肠型 CD 病人也存在维生素 K 缺乏，考虑可能与较多应用抗生素导致菌群改变，进而导致维生素 K 产生减少，但尚需进一步研究证实。

（四）引起 IBD 病人 BMD 下降的危险因素

1. 年龄和发病年龄　很多研究表明 BMD 伴随年龄增长而下降，此外发病年龄也很重要。有研究发现确诊年龄小于 18 岁的 CD 病人较发病年龄大于 18 岁病人 BMD 明显下降。亚洲人群研究中，韩国 IBD 病人多因素研究也发现 30 岁以前发病病人腰椎 BMD 明显低于 30 岁以后发病病人，发病年龄小于 30 岁是骨量减少的危险因素。

2. 性别　一些研究发现男性 IBD 病人 BMD 下降较女性病人明显，男性 IBD 病人发生骨量减少/骨质疏松率高于女性病人（分别为 55.9% 和 29.6%，$P = 0.03$），与绝经后女性病人风险相当，性腺功能低下可能是男性 CD 病人 BMD 下降的可能原因。有研究发现 37% 的男性 IBD 骨质疏松病人存在性腺功能降低。

3. 体质指数（body mass index，BMI）　脂肪含量和瘦素与骨代谢密切相关。脂肪含量增加通过机械填充、降落缓冲、雄激素芳香化起到减少骨量丢失的作用。瘦素是由脂肪组织分泌，与人体脂肪含量及骨量密切相关。瘦素及其受体是由正常人体的成骨细胞表达，能调节成骨细胞活性，同时抑制破骨细胞。曾有研究表明低 BMI 是 IBD 病人骨质疏松的高风险因子（OR 3.07，95% CI 1.47~6.42；$P=$ 0.003），BMD 的 T 值<-1 的 IBD 病人 BMI 明显低于 T 值≥-1 病人（分别为 23.9 和 31.5，$P=0.0034$）。低 BMI 是 IBD 病人长期的营养吸收不良、代谢需求增高、使用激素类药物等多因素导致的。骨形成原料缺乏，骨吸收率相对增快，最终导致骨量较少。

4. 病程　大多数研究中 BMD 与病程负相关。很多研究均表明糖皮质激素累积量是 BMD 下降的危险因素，而糖皮质激素多用于反复复发的病人，同时伴有的炎性因子升高是加速骨量流失的独立危险因子。事实上，IBD 病程、疾病严重程度和糖皮质激素的使用在 BMD 下降中相互作用。

5. 病变部位、疾病活动度和手术史　大多数研究认为 BMD 下降与病变部位、手术史等无关，病变部位位于小肠、回肠末段和结肠对 BMD 无明显影响。虽有研究发现存在回肠末段切除手术史的 CD 病人骨质疏松率升高，但并非所有研究都支持这一结果。行回肠储袋肛管吻合术的 UC 病人中，存在储袋炎病人较无储袋炎病人 BMD 明显下降，也提示 BMD 下降与炎症水平相关。

6. 其他　IBD 病人户外活动减少是 BMD 下降的因素之一。此外还有吸烟、遗传易感性等。

四、骨代谢情况的监测

（一）骨密度

WHO 制定了骨折风险评估系统（FRAX），通过 10 项危险因素进行评估 10 年内骨折发生风险，包括性别、年龄、身高、体重、骨折史、双亲髋部骨折史、吸烟、糖皮质激素、类风湿关节炎、继发性骨质疏松、饮酒大于 24~30g/d 和股骨颈 BMD。此系统即使在不知道病人 BMD 具体情况下，仍可以帮助计算 10 年内骨折发生风险。对 2005~2009 年 116 例未检测 BMD 情况下应用 FRAX 评估系统发现骨折风险较高的 IBD 病人，进行 BMD 检测后发现 CD 病人中骨量减少和骨质疏松率占 47%（38/81）和 12%（10/81），UC 病人中骨量减少和骨质疏松率占 34%（12/35）和 14%（5/35），其敏感性和特异性分别可达 100% 和 40%，阳性预测值和阴性预测值为 16% 和 100%，提示临床工作中 FRAX 可较好地用于骨质疏松性骨折风险评估，以减少不必要的 DEXA 检测和抗骨质疏松治疗。

AGA 推荐对具备下列一项以上危险因素的 IBD 病人进行 DEXA 筛查，包括椎体骨折史、绝经后女性、>50 岁男性、长期糖皮质激素治疗、性腺功能低下。如果病人初始 BMD 正常，AGA 推荐每 2~3 年复查 BMD；如果病人存在骨质疏松或低创伤性骨折史，建议进一步检测全血细胞分析、血清碱性磷酸酶（alkaline phosphatase，ALP）、血钙、血肌酐、25（OH）D 水平、血清蛋白电泳、男性睾酮水平。对 1996~2006 年 10 年间 2035 例 IBD 病人调查发现，其中 317 例病人接受了 BMD 检测，依据 AGA 指南筛查骨质疏松的敏感性、特异性为 84% 和 24%，阳性预测值和阴性预测值分别为 27% 和 81%。对 100 例病人研究发现，根据 AGA 标准认为高风险 IBD 病人中初始 BMD 检测，骨量减少和骨质疏松分别占 44% 和 12%。其中 89 例病人已开始接受抗骨质疏松药物治疗，69 例病人应用钙剂联合维生素 D，20 例病人应用双膦酸盐治疗，表明根据指南进行筛查和干预治疗可有效降低 IBD 病人骨折风险。伴随 AGA 指南的推广，调查表明美国 IBD 病人补充钙剂比例已由 2003 年的 21% 逐年升高至 2010 年的 39%，接受糖皮质激素治疗的 IBD 病人中，2006 年以后接受钙剂、维生素 D 补充和 BMD 检查的病人分别是 2006 年以前的 3.17 倍、2.96 倍和 4.63 倍。

（二）骨代谢标志物

BMD 虽然是临床诊断骨质疏松症的金标准，但研究者一直希望能寻找到较 BMD 更早期、敏感、实时监测骨代谢状况的指标，且免受放射线问题困扰。骨转换生化标志物分为骨形成指标和骨吸收指标，前者代表成骨细胞活动及骨形成时的代谢产物，后者代表破骨细胞活动及骨吸收时的代谢产物，包括骨基质降解产物，两者代表全身骨骼的动态状况。骨形成指标中，传统指标 ALP、骨钙素（osteocalcin，OC），由成骨细胞合成分泌的一种特异性非胶原蛋白与成骨细胞活性及作用相关，是成骨细胞功能和骨质矿化的标志物；新近指标 I 型原胶原 N-端肽（procollagen type 1 N-terminal propeptide，P1NP）是骨形成过程中Ⅰ型原胶原转化为Ⅰ型胶原过程中被特异性蛋白酶切除，并等比例释放入血液循环的氨基端肽，反映机体骨形成的变化情况。骨吸收指标方面过去多采用尿液检查Ⅰ型胶原交联 N-末端肽（NTX），但存在生理变异大、易受干扰、缺乏特异性及稳定性等缺点。新近血 β-Ⅰ型胶原 C-末端肽（β-cross-linked C-telopeptide of type 1 collagen，β-CTX）作为骨吸收标志物以其稳定性受到了关注。β-CTX 是Ⅰ型胶原蛋白 3 条 α 螺旋链羧基末端肽 β 异构化的特殊产物，在破骨细胞吸收骨基质的过程中释放入血液循环，是Ⅰ型胶原蛋白的特异性降解产物，是骨吸收较为敏感的评价指标。国际骨质疏松基金会（IOF）推荐骨形成标志物 P1NP 和骨吸收标志物 β-CTX 是敏感性相对较好的骨转换生化标志物，并首次列入我国原发性骨质疏松症诊治指南（2011 版）中。虽近期已有研究将 ALP 和 β-CTX 作为监测英夫利昔单抗治疗 IBD 后骨代谢改变，至今关于上述骨代谢指标诊断和随访的有效性结论尚不明确。由于各项研究中研究对象、方法以及所选取的骨代谢指标存在差异，骨形成指标 ALP、OC、P1NP 结果尚不一致，在部分研究中升高，其他研究中无变化，同时尚缺乏 IBD 病人 β-CTX 指标的相关研究。因此，目前尚无理想的 IBD 病人监测骨代谢指标。

五、骨质疏松的预防和治疗

骨折是骨量降低最严重的并发症，准确评估骨折风险并及时合理预防至关重要，但又需避免过度医疗。骨质疏松的治疗中，防止骨量丢失比骨小梁重建更为重要。2007 年英国胃肠病协会（British Society of Gastroenterology，BSG）和 AGA 在 IBD 和腹腔疾病病人骨质疏松指南中提出预防骨质疏松包括以下几方面措施。

（一）改变生活方式

包括戒烟戒酒、适当负重锻炼，鼓励适当行走、上楼梯，适当日常活动如做家务、跳舞、体操等，但单纯增加锻炼尚不足以有效改善 BMD。

（二）改善营养状况，控制 IBD 病情

营养不良、低 BMI 和糖皮质激素是 IBD 病人骨折的危险因素，因此需积极改善营养状况、控制 IBD 病情。很多 IBD 病人在慢性炎症期均存在明显骨量下降，与绝经后女性骨质疏松相比，这些病人更年轻，而且发生无症状椎体骨折的风险更高，积极获取长期临床缓解可以使 BMD 逐渐正常化。

（三）药物干预

钙剂及维生素 D 是 IBD 病人治疗骨质疏松症的基础药物，双膦酸盐类药物是强有效的骨吸收抑制剂，能够显著增加病人 BMD，改善其生活质量。

1. 补充钙剂和维生素 D　钙剂可减缓骨丢失，改善骨矿化，应与其他药物联合使用治疗骨质疏松症。维生素 D 促进钙的吸收，对骨骼健康、保持肌力、改善身体稳定性、降低骨折风险有益。维生素 D 缺乏可导致继发性甲状旁腺功能亢进，增加骨吸收，从而引起或加重骨质疏松。美国国立卫生研究院推荐成人及 8 岁以上儿童维生素 D 摄入量为 600IU/d，最高上限为 4000IU/d，但这个上限并不适用于已经存在维生素 D 缺乏人群。美国内分泌协会推荐成人每日摄入量在 1500~2000IU/d，最高上限为 10000IU/d。人群中 25（OH）D 水平差异较大，补充维生素 D 的效果也千差万别。一项预防骨折的 1144 例病人研究中摄入 400IU/d 维生素 D12 个月后，平均 25（OH）D 水平从 18.8ng/ml 升至 25.6ng/ml。随机对照研究 61 例儿童血清 25（OH）D_3 水平低于 20ng/ml 的 IBD 病人，口服 6 周维生素 D_2 2000IU/d、维生素 D_3 2000IU/d、维生素 D_2 50000IU/w，25（OH）D_3 水平分别升高（9.3±1.8）ng/ml、（16.4±2.0）ng/ml 和（25.4±2.5）ng/ml，25（OH）D_3 水平达到 20ng/ml 以上病人分别占 75%、95% 和 95%，达到 32ng/ml 水平以上则分别为 25%、38% 和 75%，没有出现高钙血症或高磷血症。CD 病人对于维生素 D 治疗效果可能会减弱，在一项 37 例 CD 病人和 10 例健康对照者研究中，发现口服 50000IU 维生素 D_2 12 小时后 CD 病人 25（OH）D 水平上升程度较正常者低 30%。

补充钙剂 500~2000mg/d 能使普通人群中绝经后妇女的 BMD 稍有改善，对存在摄入减少及小肠病变导致吸收不良的 IBD 病人需要适当增加剂量，推荐绝经后妇女和老年男性 IBD 病人摄入元素钙 1000~1500mg/d。AGA 和 BSG 推荐存在骨质疏松风险的 IBD 病人补充钙剂和维生素 D，年轻男性和绝经前女性补充元素钙 1000mg/d，50 岁以上男性和女性补充元素钙 1500mg/d、维生素 D 400~800IU/d，存在小肠吸收不良、慢性肾功能不全、足不出户病人需要适当增加剂量，建议补充至 25（OH）D 水平≥30ng/ml（75nmol/L）。胃肠病学家需要意识到很多 IBD 病人可能存在维生素 D 缺乏，并可能增加骨量减少/骨质疏松风险，因此建议在 IBD 病人中筛查维生素 D 水平，以及必要时适当补充维生素 D。所有接受糖皮质激素治疗的 IBD 病人均建议补充钙剂和维生素 D。

每日摄入效果优于间断大剂量摄入。有研究表明 40 岁以上女性摄入 800 IU/d 12 个月后 25（OH）D 水平达到 30ng/ml 者占 47%，每 4 个月摄入 97333 IU 维生素 D_3 12 个月后 25OHD 水平达到 30ng/ml 者只占 28%。单次大剂量摄入维生素 D（300000~600000 IU）虽然需要监测一过性高钙血症，但是安全和有效的，且病人依从性明显好于每日摄入。25（OH）D 水平过高可能会出现维生素 D 中毒，主要是高钙血症，但很少有维生素 D 摄入过多引发高钙血症的相关报道，除非摄入极大量维生素 D，25（OH）D 水平需达到 128~677ng/ml，远远超出人群水平，达到这个水平需要长期口服摄入维生素 D 10000~40000 IU/d。

在 IBD 相关骨代谢疾病治疗中，补充钙剂、维生素 D 为基础治疗，效果并不明显。IBD 病人补充维生素 D 1000 IU/d，1 年后 BMD 无明显变化，但对照组出现了明显的骨量流失；将接受糖皮质激素治疗的成年男性和绝经前女性 IBD 病人随机分为补充钙剂 1000mg/d 联合维生素 D 250 IU/d 和安慰剂组，1 年后两组人群 BMD 情况无明显差异。对 72 名儿童 IBD 病人进行开放、前瞻性研究，将腰椎 BMD≥-1 者入对照组，腰椎 BMD<-1 者入为干预组，补充钙剂 1000mg/d 12 个月或钙剂 1000mg/d 12 个月+维生素 D_2 50000 IU/月 6 个月，1 年后药物干预组腰椎 L_{2-4} 骨密度 Z 值较对照组有所升高但差异无统计学意义（0.1±0.4 vs 0.2±0.6，$P=0.74$）。94 例腰椎 BMD T 值<-2，但 25（OH）D 水平正常的 IBD 病人补充钙剂 1000mg/d+维生素 D 800 IU/d，观察 12 个月后发现腰椎 BMD 提高 3.2%±3.8%（$P<0.001$）。

2. 双膦酸盐　双膦酸盐类药物是高效骨吸收抑制剂，主要作用于破骨细胞，抑制破骨细胞的分化与成熟，抑制其运动到骨表面并诱导其凋亡。同时由于双膦酸盐是一种内源性焦磷酸盐类似物，它可以与骨表面的羟磷灰石强有力地结合，抗骨重吸收。FDA 已批准双膦酸盐用于应用糖皮质激素 3 个月后不能停用的骨质疏松或非创伤性骨折病人预防和治疗骨质疏松。口服双膦酸盐后少数病人可能发生轻度胃肠道反应，包括轻度上腹痛、反酸，静脉注射双膦酸盐可引起一过性发热、骨痛、肌痛等类流感样不良反应，用药 3 天后基本可明显缓解，症状明显者可应用解热镇痛药对症治疗。应用糖皮质激素治疗的 IBD 病人均应补充钙剂和维生素 D，年龄>65 岁病人应用糖皮质激素或曾有骨折史 IBD 病人建议应用双膦酸盐，年龄<65 岁需要应用糖皮质激素 3 个月以上者，服用糖皮质激素≥7.5mg/d 持续 6 个月以上的病人均应行 DEXA 检查 BMD，若 T 值<-1.5 建议应用双膦酸盐并每年复查 BMD。2011 年英国成人 IBD 指南中明确提出应用全身激素治疗的 IBD 病人需要补充钙剂和维生素 D，年龄>65 岁或已知存在骨量减少/骨质疏松的病人需要应用双膦酸盐类药物。阿仑膦酸钠、利塞膦酸钠、伊班膦酸钠都已被证明治疗 IBD 相关的骨质疏松是有效的。67 例 IBD 病人纳入随机双盲安慰剂对照试验，补充钙剂 1000mg/d+维生素 D_3 800IU/d 同时，每 3 个月静脉注射氯膦酸二钠 900mg 或安慰剂，1 年后复查腰椎和股骨颈 BMD 在氯膦酸二钠组无明显变化，而安慰剂组出现明显 BMD 下降，因此认为氯膦酸二钠可以有效预防 IBD 病人激素相关骨量流失。另一项双盲试验中 61 例 IBD 病人在补充钙剂 600mg/d 基础上，随机分为利塞膦酸钠 5mg/d 或安慰剂，1 年后腰椎和髋部 BMD 分别提高了 2% 和 1.9%。对 13 项评估 IBD 病人应用双膦酸盐改善 BMD 有效性的研究进行荟萃分析，表明双膦酸盐无论是长期或短期治疗 UC 或 CD 病人，口服或静脉注射均能较对照组明显改善腰椎和髋部 BMD。其不仅可以预防和治疗骨量减少/骨质疏松，而且可以有效预防应用糖皮质激素病人骨量流失。此外，双膦酸盐存在恶心、腹痛、腹泻等胃肠道不良反应，

IBD病人存在的胃肠道吸收问题以及双膦酸盐制剂对食管和胃黏膜的刺激，向双膦酸盐药物治疗IBD病人提出了进一步的挑战，但荟萃分析显示无论是口服还是静脉应用双膦酸盐组均未较对照组不良反应增加。英国糖皮质激素相关骨质疏松共识组建议所有服用泼尼松≥7.5mg/d 6个月以上病人需行DEXA检查，如果T值<-1.5建议双膦酸盐治疗，激素相关骨量减少通常发生在用药初期，所有<65岁病人开始应用糖皮质激素时均建议行DEXA检查。

3. 降钙素　降钙素是一种钙调节激素，能抑制破骨细胞的生物活性和减少破骨细胞数量，阻止骨量丢失，且能明显缓解骨痛，总体安全性好，少数病人可有面部潮红、恶心等不良反应，偶有过敏现象。鲑鱼降钙素已被FDA批准用于治疗绝经后妇女骨质疏松症。有研究表明鼻喷鲑鱼降钙素200IU/d能较安慰剂组有效降低新发绝经后妇女椎体骨折达33%。然而，降钙素被AGA和BSG列为二线用药，主要是考虑其价格和耐受性。有研究表明63例BMD Z值≤-1的青少年IBD病人，应用鼻喷降钙素200IU/d 9个月后较安慰剂组腰椎BMD的Z值升高，但继续应用至18个月并未能使腰椎BMD进一步升高，其不良反应局限于上呼吸道且均较轻微，总体发生率并无明显增多，表明鼻喷型降钙素耐受性良好，但不能起到长期改善BMD的效果。

4. 激素替代治疗　雌激素能抑制骨转换，阻止骨丢失，雌激素补充疗法和雌、孕激素补充疗法能阻止骨丢失，降低骨质疏松性椎体、非椎体骨折的发生风险，FDA已批准应用雌激素预防绝经后女性和绝经前性腺功能减退妇女骨质疏松，研究表明激素替代治疗可减少IBD病人骨量流失，但雌、孕激素治疗会增加冠心病、卒中、乳腺癌、子宫内膜癌、肺栓塞和深静脉血栓风险。因此建议以最低剂量治疗并尽可能缩短用药时间。选择性雌激素受体调节剂可以选择性作用于雌激素靶器官，与不同组织的雌激素受体结合，发生不同生物效应。雷洛昔芬也已被证实可预防和治疗绝经后妇女骨质疏松，其在骨骼上与雌激素受体结合，表现出类雌激素活性，抑制骨吸收。而在乳腺和子宫上表现为抗雌激素活性，不刺激乳腺和子宫，不良反应包括深静脉血栓、潮热、下肢抽搐。AGA建议需由相关专家决定存在胃肠道疾病病人是否可应用雌激素受体调节剂，BSG建议仅用于绝经后女性双膦酸盐不耐受或治疗失败者。

5. 重组甲状旁腺激素类似物　是骨形成促进剂代表性药物，特立帕肽已被批准用于绝经后骨折高风险骨质疏松女性以及性腺功能减退所引起的骨质疏松。大多数情况耐受良好，部分病人可有头晕或下肢抽搐的不良反应。合并Paget病、骨骼疾病放射治疗史、肿瘤骨转移和高钙血症病人禁忌使用。目前尚无IBD病人应用重组甲状旁腺激素类似物的相关研究证据。

6. 减少糖皮质激素应用　AGA和BSG均建议尽量减少糖皮质激素应用，并尽早开始应用免疫抑制剂。全身应用糖皮质激素是IBD病人发生骨质疏松的重要因素，布地奈德作为口服激素，具有较强的肝脏受过效应和较低的全身生物利用度，被认为可有效减少糖皮质激素对骨代谢的影响，在未应用过糖皮质激素的活动性回盲部病变的CD病人中应用布地奈德组6个月后BMD明显高于泼尼松组。口服泼尼松>6.7mg/d后存在剂量依赖性骨折风险增高，而口服布地奈德则无这一现象发生。

六、抗骨质疏松治疗随访

DEXA是骨量减少的金标准，但并不适于实时监测，且有研究称腰椎以及股骨BMD变化需分别达到3%~5%和4%~6%以上DEXA检查才能发现。接受钙剂和维生素D补充的IBD病人至少每2年复查DEXA，同时接受糖皮质激素治疗的IBD病人建议每年复查DEXA，直至抗骨质疏松治疗后T值>-1.5。

综上所述，IBD病人易出现骨量减少/骨质疏松，骨折风险较普通人群明显升高，与糖皮质激素的使用、炎症因子激活、营养不良、钙剂和维生素D缺乏等相关。我们需要积极控制IBD病情同时，准确评估骨折风险，进行骨密度检测，预防和治疗骨质疏松，并密切进行随访监测。

（钱家鸣　谭蓓）

参 考 文 献

［1］中华医学会消化病学分会炎症性肠病学组，我国炎症性肠病诊断与治疗的共识意见（2018 年·北京）. 中华消化杂志，2018，38（5）：292-311.

［2］American Gastroenterological Association medical position statement：guidelines on osteoporosis in gastrointestinal diseases. Gastroenterology，2003，124（3）：791-794.

［3］中华医学会骨质疏松和骨矿盐疾病分会. 原发性骨质疏松症诊疗指南（2011 年）. 中华骨质疏松和骨矿盐疾病杂志，2011，4：2-17.

［4］Scott EM，Gaywood I，Scott BB. Guidelines for osteoporosis in coeliac disease and inflammatory bowel disease. British Society of Gastroenterology. Gut，2000，46（Suppl 1）：i1-8.

［5］Ross AC，Manson JE，Abrams SA，et al. Institute of Medicine of the National Academies 2011 Dietary Reference Intakes for Calcium and Vitamin D. Washington DC：The National Academies Press，2011

［6］Holick MF，Binkley NC，Bischoff-Ferrari HA，et al. Evaluation，treatment，and prevention of vitamin D deficiency：an endocrine society clinical practice guideline. J Clin Endocrinol Metab，2011，96（7）：1911-1930.

［7］Mowat C，Cole A，Windsor A，et al. Guidelines for the management of inflammatory bowel disease in adults. Gut，2011，60（5）：571-607.

第九章　系统性红斑狼疮与骨质疏松

系统性红斑狼疮（systemic lupus erythematosus，SLE）是以多系统受累和慢性炎症为特征的自身免疫病，在美国和英国发病率分别为 0.073% 和 0.097%，在我国发病率为 0.08%。好发于婚育龄女性，男女发病比例 1：9。SLE 病程表现为反复缓解和复发交替的形式，多数病人需要终身监测、随访和用药。近 30 年来，随着 SLE 病人生存率的显著提高，SLE 的慢性合并症骨质疏松症（osteoporosis，OP）及其骨折也逐渐为风湿科医师和内分泌科医师所共同重视。

一、SLE 病人中骨质疏松症的流行病学

SLE 合并骨质疏松并不少见。根据多项横截面研究调查，SLE 病人合并骨质疏松症的患病率为 1.4%~68%，而低骨量的患病率高达 25%~74%。

英国 Rees 等报道了 1999~2012 年的 SLE 7732 例，年龄性别匹配的对照组 28079 例，前者发生骨质疏松症的风险增加 2.53 倍，另 4 项随访时间 2~13 年的研究中症状性骨折、椎体形态学骨折相对危险性（*RR*）为 1.22~4.70，其中 1/3 病人的 BMD 正常。

性别对于 SLE 合并骨质疏松的影响不明，因为绝大多数研究中女性 SLE 病例居多，男性病例不多见。

人种差异亦未明。有作者报道白种人或非非洲-加勒比裔易罹患 SLE 合并骨质疏松；然而也有作者得到美国女性非洲裔 SLE 病人的 BMD 偏低的结论。绝经期前的 SLE 女性亚裔病人合并骨质疏松的患病率（1.4%~6.1%）较白种人低；在绝经后 SLE 女性亚裔病人中合并骨质疏松的患病率为 48%，和白种人相近。

二、骨质疏松症的发病因素（图 7-9-1）

（一）一般因素

年龄、绝经、低体重（低 BMI）、吸烟和酗酒均会影响骨健康。在美国 Hopkins 的狼疮队列研究中，吸烟被认为是骨质疏松性骨折的危险因素。中国香港学者发现，酒精和男性 SLE 病人的骨量丢失相关。

（二）慢性炎症、脏器受累和病程

SLE 的慢性炎症可以增加骨吸收并减少骨形成，导致骨丢失。活动性 SLE 病人的血清 TNF-α 和氧化性 LDL 升高，后者诱导 T 细胞活化，进而促进 RANKL 和 TNF 增加，而 RANKL 和 TNF 具有令破骨细胞成熟和活化的作用；另外，氧化性 LDL 可以通过抑制成骨细胞成熟而抑制骨形成。已证实，在初诊初治的绝经前 SLE 女性病人中，血清骨钙素（骨形成指标）水平下降，而尿骨吸收交联标志物排量上升，表明有骨形成的降低和骨吸收的增加。

美国 Hopkins 狼疮队列研究认为，补体 C4 的下降（提示 SLE 活动指标）和腰椎 BMD 下降有关。此外，学者们未发现 SLE 疾病活动度和骨丢失相关的直接证据，然而，多项研究均发现 SLE 器官受累评分和 BMD 下降的相关性，而器官受累评分作为对长期 SLE 活动影响脏器的累积评估，反映了 SLE 活动性和脏器受累后遗症两方面的作用，可以弥补横断面研究的设计不足，也反映了 SLE 长期慢性炎症活动对 BMD 的影响。Pineau 等对 516 例女性 SLE 病人进行评估，发现低骨量相关的重要危险因素是高龄、SLICC/ACR 器官受累指数增高。而 Becker 等对 64 例 SLE 病人的研究观察到 BMD 和 SLE 病程、器官受累评估和累积糖皮质激素用量呈负相关，但和当前所用糖皮质激素剂量、骨代谢指标无关。在多因素分

析中，体重、SLE 病程和脏器受累评分与腰椎 BMD 和股骨颈 BMD 下降相关。

　　Sinigaglia 等发现，和同年龄健康对照组相比，84 例绝经前 SLE 女性病人（平均年龄 30.5±7.5 岁）的腰椎和髋部 BMD 明显下降，但在不同的 SLE 活动度和 SLE 受累类型亚组之间无显著差异。器官受累评分高的 SLE 病人的腰椎和股骨颈 BMD 值降低更为明显，而且 SLE 病程是 SLE 合并骨质疏松的独立危险因素，应用糖皮质激素增加骨质疏松的发生风险。而 Lakshminarayanan 等研究发现长病程仅和髋部 BMD 下降相关，但未发现和腰椎 BMD 值有相关。SLE 器官受累评分和年龄与髋部、腰部 BMD 下降均相关。

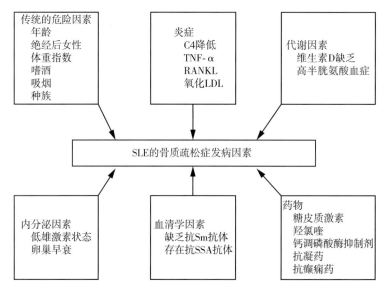

图 7-9-1　SLE 发生骨质疏松症的危险因素

［引自 Bultink IE Osteoporosis and fracture in systemic lupus erythematosus Arthritis Care Res（Hoboken）. 2012 Jan；64（1）：2-8］

　　SLE 病人在病程的不同阶段中，累计 50%~60% 可以合并 SLE 肾病，而关于 SLE 肾病对 BMD 的影响研究甚少。Houssiau 等发现，和健康对照组相比，一组 47 例绝经前女性 SLE 合并 SLE 肾病的病人中，服用和未服用糖皮质激素的 SLE 肾病病人均出现骨密度下降。SLE 病人进展至终末期肾病，存在继发性甲状旁腺功能亢进，甲状旁腺激素（PTH）水平升高可以促进溶骨性骨吸收，从而加重骨丢失。

　　（三）代谢因素

　　多项针对不同纬度 SLE 人群进行的调查均发现其存在维生素 D 缺乏，进而影响骨健康。在荷兰 SLE 人群中，血清 25（OH）D_3 的下降和腰椎 BMD 下降相关。

　　SLE 病人的维生素 D 缺乏相关因素较多。SLE 病人常有光过敏或使用防晒装备，均影响皮肤维生素 D 的生成。

　　SLE 病人常有广泛皮肤色素沉着，黑色素抑制皮肤维生素 D 合成。不少 SLE 伴终末期肾病，而终末期肾病病人的 1α-羟化酶缺乏，因此 1,25（OH）$_2$D 生成减少。有作者报道在 SLE 病人中，血肌酐值的升高和 1,25（OH）$_2$D 水平下降具有相关性。

　　有意义的是，随着发现维生素 D 受体在众多免疫细胞中的表达，越来越多的证据表明，维生素 D 具有免疫调控作用，维生素 D 参与了 SLE 病人多重自身免疫异常，维生素 D 不足/缺乏可能参与了 SLE 的发病机制，并与 SLE 疾病活动度相关。已证实，1,25（OH）$_2D_3$ 抑制树突细胞的分化和成熟，进而抑制 TH1 和 TH17 细胞，改变 T 细胞向 TH1/TH17 还是向 TH2 亚型转化，并促进 Treg 分化以抑制自身免疫反应；而 1, 25 (OH)$_2$D$_3$ 可以抑制 B 细胞增殖和分化，以及免疫球蛋白 IgG、IgM 的生成。有研究发现，在 SLE 病人的外周血单个核细胞中，1, 25 (OH)$_2$D 及其类似物抑制抗 dsDNA-IgG 的产生。在 SLE 病人中，1, 25 (OH)$_2$D$_3$ 可以抑制树突细胞的成熟和促炎因子 IFNα 的基因表达。

在美国的一项初发 SLE 的队列研究中，纳入 123 例病人，与 240 例正常对照相比，经年龄、性别、季节和吸烟因素调整后，SLE 病人的 25 (OH) D 水平显著降低。作者检测干预治疗前的维生素 D 基线水平，认为维生素 D 缺乏可能是 SLE 的致病危险因子。

很多观察也检验了维生素 D 水平和 SLE 活动度的相关性，结果报告不一，一些证实两者呈负相关，另一些未发现两者具有相关性。小样本观察和维生素 D 的季节差异可能造成假阴性结果，而大样本量的观察往往证实血清 25 (OH) D 水平和 SLE 活动度具有负相关。Mok 等发现 SLE 复发病人比 SLE 稳定病人的维生素 D 水平明显下降，而且，1, 25 (OH)$_2$D 的水平和抗 C1q、抗 dsDNA 抗体水平负相关。其他研究认为，25 (OH) D 水平降低病人的 B 细胞活化和 IFNα 表达更明显，抗 dsDNA 抗体效价和免疫球蛋白水平更高，肾脏病变和蛋白尿水平更严重，也有报道和 SLE 的浆膜炎和神经精神狼疮相关。

同型半胱氨酸血症通过刺激骨吸收、干扰胶原交联而影响骨质量。在普通人群，高同型半胱氨酸血症和骨丢失相关，而 SLE 人群的同型半胱氨酸水平较高，目前尚未有研究证实其和 BMD 的下降相关。

（四）性激素水平

SLE 女性病人的卵巢早衰也是绝经前病人 BMD 下降的高危因素。相当比例的患有骨量减少或者骨质疏松的 SLE 绝经前女性病人的睾酮值偏低，而 FSH 水平偏高。有作者认为停经是 SLE 女性病人骨质疏松的独立危险因素。Mok 等对 34 例绝经后 SLE 病人进行研究，平均年龄 52.9 岁，发现腰椎骨密度呈现骨量减少和骨质疏松的发生率分别为 33% 和 42%，髋部骨密度呈现骨量减少和骨质疏松的发生率分别为 74% 和 3%。

（五）血清免疫学因素

有中国香港学者发现在绝经后 SLE 女性病人中，抗 Sm 抗体阳性和抗 SSA 抗体阴性的病人中腰椎 BMD 较高，可能是抗 SSA 抗体阳性的病人往往被建议避免光照，因此 BMD 相对较低。

（六）药物影响

SLE 病人往往接受较大剂量糖皮质激素治疗，而且用药周期较长，以获得病情缓解和提高生活质量。SLE 病人应用糖皮质激素具有双重作用，一方面引起骨丢失，另一方面由于抑制病情活动，保护脏器功能而使骨量获益。长期随访的研究结果不一，多数应用糖皮质激素日剂量超过泼尼松 7.5mg 的病人呈现骨量丢失增加，骨折的发生比健康对照组增加 5 倍。

而 SLE 常用药物羟氯喹可以抑制 1α-羟化酶而抑制 25 (OH) D 向 1, 25 (OH)$_2$D 的转化。一项横截面研究认为，和非用药者相比，应用羟氯喹的 SLE 病人的血 1, 25 (OH)$_2$D 水平下降。另两项关于 SLE 女性病人的横截面研究发现应用羟氯喹者的腰椎和髋部 BMD 值较高，所以尚需纵向研究来明确羟氯喹对 BMD 的影响。

钙调磷酸酶抑制剂（环孢素，他克莫司）可以促进骨吸收。

CYP450 酶诱导的抗癫痫类药物，如苯妥英钠和苯巴比妥，上调酶活性，令 25-羟维生素 D 灭活增加。

另外，口服抗凝剂和肝素均可以诱导骨质疏松。

三、SLE 和骨折

（一）流行病学和发病因素

一项 702 例 SLE 女性的队列研究发现，SLE 女性的骨折率是同年龄健康人群的 5 倍。在瑞典的一项研究中发现椎体和髋部骨折的 OR 为 2.9. 在 SLE 确诊后的症状性骨折为 6% ~ 12.5%，髋部、股骨、椎体、肋骨、足、踝、臂均为好发部位。年龄、绝经、吸烟、SLE 病程、肾功能不全、雷诺现象、狼疮抗凝物和 BMD 下降均为相关影响因素，而且糖皮质激素应用（累积剂量兼最高剂量）增加骨质疏松性骨折的风险。

（二）椎体骨折的流行病学和病因学

椎体骨折是骨质疏松症的常见严重并发症，致死率高。然而目前对于椎体骨折的研究有限，在一项对照研究中，SLE 病人的症状性椎体骨折发生增加，*OR* 为 2.2。然而更应重视的是往往仅有 1/3 的椎体骨折病人有明确主诉。而椎体骨折会严重影响生活质量，并预示之后更易发生再次骨折。Hasserius 等对 70 例男性 SLE 和 187 例女性 SLE 进行研究，分别随访 12 年和 22 年，和健康对照相比，女性 SLE 病人的腰背痛和健康状况不良更明显。新发椎体骨折的女性 SLE 病人在之后的 10 年内病死率更高（相对风险 *RR* 2.8）。随访 22 年的女性病人的病死率为 95.1/1000 人·年，而普通女性人群为 62.0/1000 人·年；男性病人的病死率为 111.7/1000 人·年，而普通男性人群为 73.4/1000 人·年。

有研究者发现 20%~26.1% 的 SLE 病人至少发生一处椎体骨折，BMD 降低、年龄、静脉甲泼尼龙用药史和男性等均为相关危险因素。

（三）骨质疏松性骨折的评估

在椎体骨折病人中，29%~35.8% 的病人 BMD 正常，这提示了 BMD 对于骨折预警的局限性。因此 FRAX 评分作为辅助手段，被引入帮助预判骨质疏松和骨折风险，目前很多建议对于身高缩短和疑诊椎体骨折的病人行胸、腰椎相检查，鉴于有腰背痛主诉的病人往往不及 1/3，因此应该更广泛的应用 BMD 检查和胸、腰椎侧位相来评估骨质疏松和骨折发生的风险。

（四）跌倒

跌倒在 SLE 病人中亦应受到关注，其原因往往为乏力、肌肉无力（缘于维生素 D 缺乏或糖皮质激素性肌病）、关节炎、神经病变、症状性癫痫和视力异常等。而跌倒常为骨折发生的直接诱因。

四、SLE 合并骨质疏松的慢病管理和干预治疗

SLE 及骨质疏松均为慢性疾病，需要长程管理，其中很多的干预原则和其他继发性骨质疏松一致，包括控制原发病、减少应用可诱导骨质疏松的药物、改善生活习惯、补充基础钙剂和维生素 D 以及药物干预。

（一）慢病管理

2016 年，欧洲抗风湿病联盟关于慢性风湿病合并骨质疏松症的病人管理中建议：临床医师需要了解记录风湿病病人的骨质疏松性骨折病史；需要关注骨质疏松症的高危因素如 BMI<19、活动受限、应用糖皮质激素、饮酒、股骨颈骨折家族史和继发性骨质疏松症病史等，应行 BMD 检查，计算 FRAX 风险评分，明确既往或目前的抗骨质疏松药物的应用，如钙剂和维生素 D、双膦酸盐、雷奈酸锶、雷洛昔芬、特立帕肽和迪诺塞麦等。

（二）维生素 D 补充

美国风湿病学会推荐长期服用皮质类固醇激素者补充维生素 D 800~1000IU/d，因皮质类固醇激素干扰维生素 D 吸收和影响矿盐与骨代谢。理想的维生素 D 剂量难以预计，因此要参照基础维生素 D 水平、BMI、皮质激素应用剂量等。期望通过补充维生素 D 使血 25（OH）D 水平达到>30ng/ml。

Abou-Raya 等对 267 例 SLE 病人（女 228，男 39）随机双盲对照按照 2∶1 比例口服维生素 D_3 2000IU/d 和安慰剂，病人平均年龄 38.8 岁，平均病程 8.2 年，88% 的病人完成了 1 年治疗，服用维生素 D 组于观察期末炎性细胞因子（IL-1、IL-6、IL-18、TNF-α）抗 dsDNA、C4 等疾病相关参数均见明显好转，但安慰剂组未见改善。亚组 SLE 病人的维生素 D 水平与 SLE 疾病活动度有显著相关。1 年治疗见维生素 D 不足［25（OH）D<30ng/ml］从基线 69% 降至 19%，病人耐受性良好，便秘在维生素 D 组和安慰剂组分别为 4%、2%，食欲不振 2%、1%，高钙血症 2%、0，高尿钙症为 2%、0，当应用较大剂量维生素 D 补充时，应规律监测血钙水平以及尿钙排量，防止发生高钙血症和高钙尿症。

（三）药物治疗

1. 双膦酸盐　作为一线药物，适用于 OP 及长期应用糖皮质激素造成骨丢失的病人。但因在动物试验中有致畸事件，虽然在 OP 人群中并无致畸实例，考虑到双膦酸盐在骨中的长期蓄积，对有怀孕意愿的 SLE 女性应用需要慎重考量其利弊得失。

2. 特立帕肽　在 SLE 人群中仅有个例使用。

3. 含雌激素的抗骨质疏松药物　因雌激素可以诱发、加重 SLE 病情，而且具有增加血栓事件风险，不推荐使用。

4. 雌激素受体调节剂雷洛昔芬　除符合适应证外，可以选择性应用于稳定性 SLE 且不伴有抗磷脂抗体综合征及既往血栓事件者。

5. 迪诺塞麦　作为针对 RANKL 的单抗，对于进入终末期肾病的 SLE 病人的骨质疏松或者骨质疏松性骨折治疗尚需进一步研究。

（蒋　颖　曾小峰）

参　考　文　献

[1] Uaratanawong S, Deesomchoke U, Lertmaharit S, et al. Bone mineral density in premenopausal women with systemic lupus erythematosus. J Rheumatol, 2003, 30 (11): 2365-2368.

[2] Boyanov M, Robeva R, Popivanov P. Bone mineral density changes in women with systemic lupus erythematosus. Clin Rheumatol, 2003, 22 (4~5): 318-323.

[3] Mok CC, Mak A, Ma KM. Bone mineral density in postmenopausal Chinese patients with systemic lupus erythematosus. Lupus, 2005, 14 (2): 106-112.

[4] Uaratanawong S, Deesomchoke U, Lertmaharit S, et al. Bone mineral density in premenopausal women with systemic lupus erythematosus. J Rheumatol, 2003, 30 (11): 2365-2368.

[5] Rees F, Doherty M, Grainge M, et al. Burden of Comorbidity in Systemic Lupus Erythematosus in the UK, 1999-2012. Arthritis Care Res (Hoboken), 2016, 68 (6): 819-827.

[6] Ramsey-Goldman R, Dunn JE, Huang CF, et al. Frequency of fractures in women with systemic lupus erythematosus: comparison with United States population data. Arthritis Rheum, 1999, 42 (5): 882-890.

[7] Bultink IE, Harvey NC, Lalmohamed A, et al. Elevated risk of clinical fractures and associated risk factors in patients with systemic lupus erythematosus versus matched controls: a population-based study in the United Kingdom. Osteoporos Int, 2014, 25 (4): 1275-1283.

[8] Ekblom-Kullberg S, Kautiainen H, Alha P, et al. Frequency of and risk factors for symptomatic bone fractures in patients with systemic lupus erythematosus. Scand J Rheumatol, 2013, 42 (5): 390-393.

[9] Rhew EY, Lee C, Eksarko P, et al. Homocysteine, bone mineral density, and fracture risk over 2 years of followup in women with and without systemic lupus erythematosus. J Rheumatol, 2008, 35 (2): 230-236.

[10] Pineau CA, Urowitz MB, Fortin PJ, et al. Osteoporosis in systemic lupus erythematosus: factors associated with referral for bone mineral density studies, prevalence of osteoporosis and factors associated with reduced bone density. Lupus, 2004, 13 (6): 436-441.

[11] Becker A, Fischer R, Scherbaum WA, et al. Osteoporosis screening in systemic lupus erythematosus: impact of disease duration and organ damage. Lupus, 2001, 10 (11): 809-814.

[12] Sinigaglia L, Varenna M, Binelli L, et al. Determinants of bone mass in systemic lupus erythematosus: a cross sectional study on premenopausal women. J Rheumatol, 1999, 26 (6): 1280-1284.

[13] Lakshminarayanan S, Walsh S, Mohanraj M, et al. Factors associated with low bone mineral density in female patients with systemic lupus erythematosus. J Rheumatol, 2001, 28 (1): 102-108.

[14] Houssiau FA, Lefebvre C, Depresseux G, et al. Trabecular and cortical bone loss in systemic lupus erythematosus. Br J Rheumatol, 1996, 35 (3): 244-247.

［15］ Redlich K，Ziegler S，Kiener HP，et al. Bone mineral density and biochemical parameters of bone metabolism in female patients with systemic lupus erythematosus. Ann Rheum Dis，2000，59（4）：308-310.

［16］ Ramsey-Goldman R，Dunn JE，Huang CF，et al. Frequency of fractures in women with systemic lupus erythematosus：comparison with United States population data. Arthritis Rheum，1999，42（5）：882-890.

［17］ Weiss RJ，Wick MC，Ackermann PW，et al. Increased fracture risk in patients with rheumatic disorders and other inflammatory diseases-a case-control study with 53 108 patients with fracture. J Rheumatol，2010，37（11）：2247-2250.

［18］ Hasserius R，Karlsson MK，Jónsson B，et al. Long-term morbidity and mortality after a clinically diagnosed vertebral fracture in the elderly-a 12-and 22-year follow-up of 257 patients. Calcif Tissue Int，2005，76（4）：235-242.

［19］ Baillet A，Gossec L，Carmona L，et al. Points to consider for reporting，screening for and preventing selected comorbidities in chronic inflammatory rheumatic diseases in daily practice：a EULAR initiative. Ann Rheum Dis，2016，75（6）：965-973.

第十章　类风湿关节炎与骨质疏松

类风湿关节炎（rheumatoid arthritis，RA）是较为常见的自身免疫性关节炎，表现为滑膜增生和血管翳生成，造成关节破坏和软骨、骨侵袭，可于局部和/或血液循环中检测出多种促炎因子和自身抗体异常。发病率约为 0.3%，女性与男性比例为（2~3）：1，可发生于任何年龄，好发于 40~60 岁，病程呈慢性迁延和急性发作反复交替，可出现关节毁损和残疾。

RA 病人可以出现关节周围局部的骨丢失和骨侵袭，也可以出现全身性的骨丢失。关节周围骨丢失和骨侵袭将导致关节破坏和功能障碍，而全身性骨丢失则增加骨折风险。

一、局部骨丢失、骨侵袭发生机制

骨丢失部位的组织病理学提示骨表面覆盖的滑膜产生炎症增生，呈现"血管翳"形成。血管翳和邻近骨之间的吸收腔隙内充满单核和多核细胞，其中有破骨细胞。在软骨下骨的骨内膜表面也可见类似的局部骨丢失以及破骨细胞聚集。软骨下骨侵袭往往在磁共振检查中表现为骨髓水肿。此区域的骨髓组织学检查提示骨髓已经为富集炎症细胞的血管纤维基质所取代。更重要的是，局部的骨髓损伤强烈预示随之而来的局灶性骨侵袭。

通过研究缺乏破骨细胞生成能力的小鼠关节炎模型，可以进一步明确破骨细胞在局灶性关节骨侵袭发病机制中的作用——即使小鼠关节炎模型出现了广泛的滑膜炎症，也因为缺乏破骨细胞的参与而未能形成关节骨侵袭。

RA 病人的滑膜炎倾向于诱导破骨细胞介导的骨侵袭，是由于炎症组织的细胞产物可以募集破骨细胞的趋化、分化和激活。这些产物包括一系列细胞因子如 RANKL、IL-1、IL-6、IL-11、IL-15、IL-17、MCSF、TNF-α、前列腺素和甲状旁腺激素相关肽等。其中由滑膜成纤维细胞和滑膜组织的 T 细胞生成的 RANKL 尤为重要。在 RA 动物模型中以骨保护素（OPG）阻滞 RANKL 活性可以改善关节骨的侵袭，提示该细胞因子在局灶性骨侵袭中有关键作用。另有观察发现，在关节炎动物模型中通过清除 RANKL 或者破坏其传导信号通路可以保护动物避免关节骨侵袭。最近研究提示，应用单克隆抗体迪诺塞麦（denosumab）拮抗 RANKL 活性可以显著降低 RA 病人的关节骨侵袭，进一步证明可以通过抑制破骨细胞而控制 RA 病人的骨侵袭。有趣的是，双膦酸盐作为可以保护 RA 病人避免全身性骨丢失的药物，并不能有效防止局灶性的骨破坏，但也有研究者认为唑来膦酸钠可能有效。相反，近期研究提示针对 RANKL 的单克隆抗体迪诺塞麦也可以治疗 RA 病人中 GIOP 引起的全身性骨丢失。而阿巴西普，作为选择性 T 细胞共刺激调节剂，通过抑制 T 细胞激活而抑制破骨作用，从而阻止骨侵袭进展。

RA 病人的局部骨丢失和骨侵袭的另一显著特征是缺乏骨修复。Diarra 等最近研究着眼于 RA 病人的骨吸收和骨形成的失衡机制，他们发现 RA 病人的滑膜细胞生成 DKK-1，作为 Wnt 信号传导通路的抑制因子，在成骨细胞介导的骨形成中起重要作用。Walsh 等证实了此发现，并确认了 RA 病人滑膜中具有额外的 Wnt 家族阻滞剂，包括 DKK 成员和分泌型家族蛋白。在 Diarra 的研究中，滑膜成纤维细胞、内皮细胞和软骨细胞是 DKK-1 的重要来源，而且证实 TNF-α 是 DKK-1 的潜在促进因子，提示该促炎因子对骨形成和骨吸收均有作用。进一步研究发现，通过抗体抑制 DKK-1 不仅可以令骨形成获益，而且抑制破骨细胞介导的骨吸收。其抑制骨吸收的作用缘于下调滑膜炎症的 RANKL 生成，上调 OPG。这些研究均为抑制 RA 骨丢失的治疗研究提供了理论依据。

2017 年德国学者 Schett 等的研究发现，RA 病人的某些自身抗体（类风湿因子、抗环瓜氨酸肽抗体）

可早于症状及确诊前数年出现,而有观察发现这些病人于确诊 RA、出现炎症前已出现局部骨丢失和骨改变,尤其是皮质骨改变,如皮质骨厚度变薄和皮质骨微骨折。这些血清学和影像学改变的病人容易进展为 RA,出现特征性的关节周骨丢失和骨侵袭。而且和自身抗体阴性的 RA 病人相比,自身抗体阳性 RA 的局部骨丢失和全身骨丢失更为显著。显然,自身抗体也参与了 RA 的发病机制,促进局部骨丢失和骨破坏。

二、全身骨丢失发生机制

RA 是骨质疏松的独立危险因素。意大利学者研究发现,在 925 例 RA 女性病人中罹患骨质疏松的比例为 50%;Haugeberg 等对 394 例女性 RA 进行研究,发现 RA 罹患骨质疏松的风险是正常人的 2 倍。另一项报道称,长病程 RA 合并骨质疏松的病人分别占 19%~32%(椎体)和 7%~26%(髋部)。和正常人群相比,女性 RA 中骨质疏松的发生率为两倍,而男性 RA 中骨量减少的发生率为两倍。欧洲的 RA 队列调查提示关节炎活动度、功能受限、糖皮质激素的应用是独立危险因素。

Guler 等对一组早期 RA 病人(起病 2 年内)进行横断面研究,病人尚未应用糖皮质激素和改变病情药物,发现 BMD 主要和年龄、性别等因素相关,而低 BMD 和 RA 活动度、关节破坏、功能受限无关,然而发现长病程、类风湿因子阳性与低 BMD 及骨质疏松相关。另一些研究则认为,在明确的 RA 病人中,骨质疏松与 RA 活动度相关。同时,RA 病人的椎体骨丢失和 HAQ 高评分(提示功能障碍评分)相关;而椎体和髋部骨丢失和高水平 C 反应蛋白相关,且尿中骨吸收标志物水平和 C 反应蛋白亦有相关。

北欧一项多中心回顾性研究纳入 150 例 RA 病人,发现在明确 RA 病人中,关节破坏(通过 Larsen 评分评估)和髋部 BMD 负相关,而和椎体 BMD 无关,推测椎体 BMD 测定可能受椎体骨关节炎、椎体损害、主动脉硬化等影响出现假阴性。

在尚未应用生物制剂治疗 RA 的时期,一项纵向观察显示早期 RA 的骨丢失(起病 1 年)亦十分惊人:椎体 BMD-2.4%,髋部 BMD-4.3%。在亚组分析中发现,和 CRP 偏低组相比,CRP 偏高组(CRP>20mg/dl)的 BMD 下降尤为明显(CRP 偏高组和偏低组分别为 0.2% 和 -2.1%);而通过 HAQ 评分来评估活动能力和功能障碍,和高分组相比,提示功能障碍严重的低分组(HAQ<1)的椎体 BMD 下降更明显(低分组和高分组分别为 -1.9% 和 -0.2%)。而随着生物制剂的应用,BMD 下降得到明显改善。在一项荷兰和挪威的开发队列研究中,纳入 102 例 RA 病人,给予 TNF-α 抑制剂——英夫利昔单抗治疗 RA,治疗 1 年后并无椎体和髋部 BMD 的下降,且 RA 疗效较好(根据 EULAR 评估)病人的 BMD 改善亦较明显,从而提示有效地控制 RA 炎症和病情可以改善系统性的骨丢失。

在多中心、随机、单盲的 BeSt 研究中,将 508 例早期 RA 病人随机分为 4 组:MTX 序贯单药治疗组、MTX 加强联合治疗组、MTX 并柳氮磺吡啶及糖皮质激素快速减量组,以及 MTX 与 TNF 抑制剂英夫利西单抗联合治疗组,发现在治疗 2 年后,所有 4 组病人仅出现椎体和髋部中度的骨丢失(分别为 -0.5% 和 1.0%)。另外,和治疗后仍有中低疾病活动度的 RA 病人相比,病情缓解病人的骨丢失更少(分别是 -3%、-2% 和 0)。然而,多项研究均发现,治疗后手的骨丢失仍在进展(通过 X 线评估),提示抗炎治疗仍需改进。

有意大利学者通过多中心研究发现,RA 病人普遍存在维生素 D 缺乏,即使补充维生素 D 400~800IU/d,血 25(OH)D 水平仍较低。有研究还发现血 25(OH)D 水平和 RA 活动度及功能障碍呈负相关,而和 RA 缓解及疗效呈正相关。但也有研究认为维生素 D 水平和 RA 活动度无关。维生素 D 缺乏到底是跟活动障碍引起的日晒不足相关,还是跟炎症相关目前尚无定论。

糖皮质激素具有抗炎作用,早期且短期应用糖皮质激素可以保护局部骨丢失,而长期应用则可致椎体和髋部的 BMD 值下降,并增加骨折风险。

关节制动、活动障碍、肌力下降、长期消耗营养不良等均可造成局部和/或全身骨丢失。

三、RA 和骨质疏松性骨折

RA 病人出现椎体骨折和非椎体骨折的发生率较高。根据英国全科医生研究数据库进行的队列研究发现，在 30262 例 RA 病人中，和正常人相比，RA 病人的骨折发生为 1.5 倍（1.4~1.6）。

近期有学者对超过 50 岁的女性 RA 病人进行随访 5 年的研究，发现 16% 的病人出现新发非椎体骨折，而 19% 的病人出现新发的放射学阳性的椎体骨折，此发生率为正常人的 1.5~2 倍。而 Amin 等通过对 RA 病人和匹配人群进行回顾性分析发现，年轻的 RA 病人更容易发生骨质疏松性骨折，在女性 RA 病人中，骨质疏松性骨折发生 OR 为 1.7（95%CI 1.4~2.2），而在年龄不超过 50 岁的年轻女性 RA 病人中，OR 为 4.3（95%CI 2.4~7.8）。RA 病人可在年轻时期即发生骨质疏松性骨折，无疑使病情加重和死亡率升高。

鉴于 RA 相关性骨质疏松性骨折严重影响生活质量，应及时应用 WHO 骨折风险评估工具——FRAX 进行评估，可以估计未来 10 年的髋部骨折和其他重要部位骨折风险。在 FRAX 计算中，RA 的相对骨折风险为 1.73（95%CI 0.94~3.20）。应定期监测 BMD，注意筛查隐匿性椎体骨折。

四、预防和治疗

（一）有效控制炎症

RA 升高骨折风险的确切机制尚未完全阐明，与制动和全身炎症对骨的影响密切相关。骨折发生风险和疾病的活动度及病程相关，长期应用糖皮质激素虽有抗炎作用，但也观察到椎体和髋部的 BMD 值降低。应积极控制 RA 病情和活动度，控制炎症，酌情调整激素至最低有效剂量或减停。

（二）预防跌倒和规律锻炼

RA 病人常常因为长期的关节肿痛和制动影响运动的协调性和肌力，因此较同龄人更易跌倒，应增强预防跌倒意识，坚持规律日常锻炼，增强肌肉的力量、身体的平衡和协调性（详细参阅第六篇原发性骨质疏松症、第六章骨质疏松症的防治原则及基础措施）

（三）钙剂和维生素 D 的补充

应用糖皮质激素治疗 RA 时，病人的肠钙吸收减少，尿钙排量增加，同时血 25（OH）D 水平的降低十分常见。美国国家骨质疏松基金会（National Osteoporosis Fundation，NOF）和美国医学会（Institude of Medicine，IOM）推荐男性 50~70 岁摄入元素钙 1000mg/d，男性 ≥71 岁和女性 >51 岁摄入元素钙 1200mg/d，其中经食物摄入钙 600~700mg/d。

维生素 D 主要靠日光照射下人体自身合成。NOF 推荐年龄超过 50 岁病人摄入 800~1000IU/d，IOM 推荐 70 岁以下病人 600IU/d，超过 70 岁则 800IU/d。补充维生素 D 后宜监测血 25（OH）D 水平，建议达到 30ng/ml，也有建议达到 25~30ng/ml，应酌情调整剂量。

（四）药物治疗

适用于有椎体和髋部骨折者；椎体、全髋或股骨颈 T 值 ≤-2.5；骨量减少并 T 值 -1.0~-2.5 伴危险因素。绝经后女性或者年龄 >50 岁男性应用泼尼松剂量 >7.5mg/d，疗程超过 3 个月者，应评估骨折风险，酌情服药。

1. 双膦酸盐　阿仑膦酸钠、利塞膦酸钠、伊班膦酸钠和唑来膦酸均为防治骨质疏松的一线用药。有大样本随机双盲安慰剂对照研究证实其降低骨转换，增加骨密度和减少骨折发生风险。也有治疗 GIOP 的临床报道。

Lems 等报道了一项应用阿仑膦酸盐的随机双盲安慰剂对照研究，共纳入 163 例长期服用泼尼松的 RA 病人，平均年龄 61 岁，分为阿仑膦酸盐组（94 例）：予男性和绝经前妇女（51 例）5mg/d、绝经后妇女（43 例）10mg/d，和安慰剂组，两组均予钙剂 500~1000mg/d，维生素 D 400U/d，疗程 52 周，两组平均服用泼尼松分别为 6.1mg/d 和 7.6mg/d。经治疗 1 年观察两组 BMD 改变：腰椎（$L_{1~4}$）BMD 分别为+3.7%和-1%（$P<0.0001$），并在阿仑膦酸盐 5mg/d 和 10mg/d 亚组分别增加 3.23%和 4.22%；全髋 BMD 为+1.0%和-0.1%（$P=0.20$），在阿仑膦酸盐 5mg/d 和 10mg/d 亚组分别增加 1.03%和 0.94%。骨转换生化指标改变：和安慰剂组相比，治疗 3 个月时血 BALP、尿 NTX 在阿仑膦酸组分别下降 16.9%和 46.4%（$P<0.001$），并在 12 个月时骨转换抑制情况持续。骨折情况：基线时椎体变形在阿仑膦酸组为 44/82 例（54%），安慰剂组 24/61 例（39%），而 12 个月时新发椎体变形分别为 9/70 例（13%）和 2/48 例（4%），在阿仑膦酸组中 5mg/d 和 10mg/d 亚组的新发椎体变形分别为 6 例和 3 例。作者认为，两组新发椎体变形的差异可能与阿仑膦酸组基线期的椎体变形病例较多，且多个椎体变形者较多有关，应扩大样本及延长观察期作进一步研究。

Jarrett 等报道了 39 例早期 RA 病人（30~76 岁，病程<2 年），均服用 MTX 10~11mg/w，随机分为唑来膦酸组（5mg/次，基线和第 13 周）和安慰剂组（基线和第 13 周）。于 26 周时检测 MRI，发现和安慰剂组相比，唑来膦酸组的手和腕部骨侵袭减少 61%，而手和腕部的骨髓水肿分别为 33%和 58%，唑来膦酸组较少，提示唑来膦酸能够延缓骨侵袭，尚需扩大样本深入研究。

有妊娠意愿的女性，应慎重应用双膦酸盐，因此药在骨骼中存留时间久，且通过胎盘，动物实验有致畸报道。

双膦酸盐的不良反应：长期用药病人中有不典型股骨骨折和下颌骨骨坏死的报道，但其绝对危险性很低，十分罕见，后者与拔除多个牙等危险因素有关。

2. 地诺单抗（denosumab） 为一种人源单克隆抗体，通过抑制 RANKL 而降低破骨细胞生成，从而降低骨吸收，已在针对绝经后妇女的随机双盲安慰剂对照研究中证实有增加骨密度、预防骨折发生的疗效，且 6 个月皮下注射一次，使用方便。

Cohen 等报道一项多中心随机双盲安慰剂对照研究，为期 12 个月，纳入 218 例 RA 病人，除均给予甲氨蝶呤 7.5~25mg/w，共 8 周，分别每 6 个月给予地诺单抗 180mg（$n=72$），地诺单抗 60mg（$n=71$）和安慰剂（$n=75$），于基线和 6 个月给药共两次，观察到：①和安慰剂组相比，地诺单抗 180mg 组于治疗 6 个月时 MRI 检测的骨侵袭改变已有明显差别（$P=0.007$），12 个月时该差别仍有统计学意义，而迪诺塞麦 60mg 组在 6 个月时差别无统计学意义，但在 12 个月时差别有统计学意义（$P=0.012$），表明 RANKL 单抗治疗一年可以显著改善骨侵袭改变。②地诺单抗组腰椎和髋部 BMD 均有上升，腰椎 BMD 变化在安慰剂、迪诺塞麦 60mg 组和 180mg 组分别为+0.9%、+3.01%和+4.0%，全髋 BMD 分别为-0.3%、+1.6%和+1.7%，大转子 BMD 分别为-0.3%、+2.0%和+2.1%，股骨颈 BMD 分别为-0.5%、+1.3%和+1.6%，四个部位 BMD 的改变在治疗组和安慰剂组间比较差异均有统计学意义（$P<0.05$）。③和安慰剂组相比，骨生化标志物血 P1NP（Ⅰ型原胶原 N-端肽）和 CTX 水平在治疗组 3 个月、6 个月和 12 个月均有显著降低，反映骨转换降低。上述结果表明地诺单抗可以改善 RA 骨侵袭、升高骨密度和降低骨转换。对该项研究的进一步分析发现，是否应用糖皮质激素的疗效无显著差异，而应用双膦酸盐药物的病人比未应用者 BMD 增高更为明显。迄今未见以骨折为研究终点的报道。

3. PTH 类似物 人重组 PTH 1-34（特立帕肽）治疗绝经后骨质疏松症和 GIOP 已有大型研究报道，证实特立帕肽能增加骨转换，升高 BMD 和降低椎体骨折的风险。一组开放性研究对特立帕肽治疗 RA 病人与绝经后妇女进行了比较，RA 组在用药 1 个月时骨形成指标的增加更为明显，用药 18 个月时股骨颈 BMD 增加亦更显著。迄今未有对骨折为研究终点的报道，但有间接证据——在一组大样本随机双盲安慰剂对照多中心 GIOP 研究中，49%（209/428 例）为 RA 病人，分为两组，一组为特立帕肽 20μg/d 并安慰剂口服病人 214 例，RA 占 52%（111 例）；另一组为阿仑膦酸钠 10mg/d 并安慰剂皮下注射病人 214 例，RA 占 46%（98 例），均服用元素钙 1000mg/d 和维生素 D 800IU/d，疗程 36 个月，观察到：①骨密度改变：在特立帕肽和阿仑膦酸钠组 36 个月比基线时腰椎 BMD 分别增加 11.0%和 5.3%（$P<0.001$）；全髋 BMD 分别增加 5.2%和 2.7%（$P<0.001$）；股骨颈 BMD 分别增加 6.3%和 3.4%（$P<0.001$）。期间腰椎 BMD 在两组治疗 3 个月、6 个月、12 个月、18 个月、24 个月和 36 个月均有显著升

高，特立帕肽组更优于阿仑膦酸钠组。②骨转换生化标志物：特立帕肽组见骨形成［骨源性碱性磷酸酶、P1NP、P1CP（Ⅰ型原胶原 C-端前肽）和骨钙素］和骨吸收标志物（CTX）有升高，阿仑膦酸钠组则见均有降低。③新骨折的发生：a. 椎体骨折：放射影像学提示椎体骨折在特立帕肽组为 1.7%（3/173），而阿仑膦酸钠组为 7.7%（13/169）（$P=0.007$），大多骨折在治疗初始 18 个月内发生。临床椎体骨折分别为 0 和 2.4%（0 例和 4 例，$P=0.037$）；b. 非椎体骨折的发生在两组分别为 9.2% 和 8.9%（16 例和 15 例，$P=0.843$）。④不良反应：一过性高钙血症在特立帕肽组和阿仑膦酸钠组分别为 21% 和 7%（$P<0.001$）。作者认为，促进骨形成的特立帕肽治疗 GIOP 病人 36 个月腰椎和髋部 BMD 值均升高，椎体骨折发生减少，优于骨吸收抑制剂阿仑膦酸钠。

2014 年日本 Ebina 等报道了特立帕肽治疗 RA 和绝经后骨质疏松妇女的比较研究，为前瞻性开放研究，为期 18 个月，纳入年龄 46~89 岁、腰椎或髋部 BMD T 值≥-2.5、同时至少伴有一处椎体或非椎体骨折的病人，均给予钙剂 400~1200mg/d 和维生素 D，特立帕肽 20μg/d 皮下注射。其中 RA 病人 70 例，平均年龄 68.4 岁，完成研究者 54 例（77.1%），绝经后骨质疏松病人 62 例，平均年龄 71.3 岁，完成研究 51 例（82.3%）。既往应用双膦酸盐者在两组分别占 77.1% 和 77.4%。RA 组应用激素平均为泼尼松 4.4mg/d，占 84.3%，观察到：①BMD 改变：和基线相比，两组腰椎 BMD 在 6 个月（$P<0.01$）、12 个月（$P<0.001$）、18 个月（$P<0.001$）均有显著上升，两组之间差异无统计学意义；和基线相比，两组的全髋 BMD 在 18 个月时均有上升（分别 $P<0.01$ 和 $P<0.05$），两组之间比较差异无统计学意义；和基线相比，股骨颈 BMD 在 RA 组 12 个月和 18 个月均有升高（$P<0.05$ 和 $P<0.001$），18 个月时 RA 组比绝经后骨质疏松组升高显著，分别为 4.7% 和 0.7%（$P=0.038$）；②骨形成指标：两组骨源性碱性磷酸酶（BALP）和 P1NP 在用药 1 个月后均显著增高（均 $P<0.001$），RA 组比绝经后女性升高更为明显（两组比较 BALP 和 P1NP 分别为 $P<0.05$ 和 $P<0.001$）；未羧化骨钙素水平亦有升高，和基线比，于 1 个月、3 个月、6 个月均增高（$P<0.001$），且 RA 组均较绝经组增高更为显著（分别为 $P<0.05$、$P<0.01$、$P<0.05$）。作者认为特立帕肽治疗 RA 病人较绝经后骨质疏松病人反应更好，骨形成标志物的快速升高在 RA 组更为显著；同时 18 个月治疗后的腰椎、全髋、股骨颈三个部位 BMD 均上升，而绝经后骨质疏松病人仅见椎体和全髋两个部位的 BMD 上升。

五、小结

RA 易并发骨质疏松症和骨质疏松性骨折，和普通人群相比其发生率分别增加 2 倍和 1.5 倍，为骨质疏松症的独立危险因素，和 RA 的病程、炎症活动度、活动障碍、长期应用糖皮质激素等相关，应及早进行预防和干预，重视基础治疗———钙和维生素 D 的补充，双膦酸盐、地诺单抗和特立帕肽的治疗已经取得一些循证医学证据，但尚缺少大样本的以骨折为终点的临床研究。

（蒋 颖 张 烜）

参 考 文 献

[1] Lacativa PG, Farias ML. Osteoporosis and inflammation. Arq Bras Endocrinol Metabol, 2010, 54 (2): 123-132.

[2] Schett G. Autoimmunity as a trigger for structural bone damage in rheumatoidarthritis. Mod Rheumatol, 2017, 27 (2): 193-197.

[3] Kamen DL, Alele JD. Skeletal manifestations of systemic autoimmune diseases. Curr Opin Endocrinol Diabetes Obes, 2010, 17 (6): 540-545.

[4] Sinigaglia L, Nervetti A, Mela Q, et al. A multicenter cross sectional study on bone mineral density in rheumatoid arthritis. Italian Study Group on Bone Mass in Rheumatoid Arthritis. J Rheumatol, 2000, 27 (11): 2582-2589.

[5] Maruotti N, Corrado A, Cantatore FP. Osteoporosis and rheumatic diseases. Reumatismo, 2014, 66 (2): 125-135.

[6] Güler-Yüksel M, Bijsterbosch J, Goekoop-Ruiterman YP, et al. Bone mineral density in patients with recently diagnosed,

active rheumatoid arthritis. Ann Rheum Dis, 2007, 66 (11): 1508-1512.

[7] Lodder MC, de Jong Z, Kostense PJ, et al. Bone mineral density in patients with rheumatoid arthritis: relation between disease severity and low bone mineral density. Ann Rheum Dis, 2004, 63 (12): 1576-1580.

[8] Lodder MC, Haugeberg G, Lems WF, et al. Oslo-Truro-Amsterdam (OSTRA) Collaborative Study. Radiographic damage associated with low bone mineral density and vertebral deformities in rheumatoid arthritis: the Oslo-Truro-Amsterdam (OSTRA) collaborative study. Arthritis Rheum, 2003, 49 (2): 209-215.

[9] Gough AK, Lilley J, Eyre S, et al. Generalised bone loss in patients with early rheumatoid arthritis. Lancet, 1994, 344: 23-27.

[10] Vis M, Havaardsholm EA, Haugeberg G, et al. Evaluation of bone mineral density, bone metabolism, osteoprotegerin and receptor activator of the NFkappaB ligand serum levels during treatment with infliximab in patients with rheumatoid arthritis. Ann Rheum Dis, 2006, 65 (11): 1495-1499.

[11] Güler-Yüksel M, Allaart CF, Goekoop-Ruiterman YP, et al. Changes in hand and generalised bone mineral density in patients with recent-onsetrheumatoid arthritis. Ann Rheum Dis, 2009, 68 (3): 330-336.

[12] Güler-Yüksel M, Bijsterbosch J, Goekoop-Ruiterman YP, et al. Changes in bone mineral density in patients with recent onset, active rheumatoid arthritis. Ann Rheum Dis, 2008, 67 (6): 823-828.

[13] Rossini M, Maddali Bongi S, La Montagna G, et al. Vitamin D deficiency in rheumatoid arthritis: prevalence, determinants and associations with disease activity and disability. Arthritis Res Ther, 2010, 12 (6): 216-218.

[14] Varenna M, Manara M, Cantatore FP, et al. Determinants and effects of vitamin D supplementation on serum 25-hydroxy-y-vitamin D levels in patients with rheumatoid arthritis. Clin Exp Rheumatol, 2012, 30 (5): 714-719.

[15] Mullen MB, Saag KG. Evaluating and mitigating fracture risk in established rheumatoid arthritis. Best Pract Res Clin Rheumatol, 2015, 29: 614-627.

[16] Lems WF, Lodder MC, Lips P, et al. Positive effect of alendronate on bone mineral density and markers of bone turnover in patients with rheumatoid arthritis on chronic treatment with low-dose prednisone: a randomized, double-blind, placebo-controlled trial. Osteoporos Int, 2006, 17 (5): 716-723.

[17] Jarrett SJ, Conaghan PG, Sloan VS, et al. Preliminary evidence for a structural benefit of the new bisphosphonate zoledronic acid in early rheumatoid arthritis. Arthritis Rheum, 2006, 54 (5): 1410-1414.

[18] Cohen SB, Dore RK, Lane NE, et al. Denosumab treatment effects on structural damage, bone mineral density, and bone turnover in rheumatoid arthritis: a twelve-month, multicenter, randomized, double-blind, placebo-controlled, phase II clinical trial. Arthritis Rheum, 2008, 58 (5): 1299-1309.

[19] Dore RK, Cohen SB, Lane NE, et al. Effects of denosumab on bone mineral density and bone turnover in patients with rheumatoid arthritis receiving concurrent glucocorticoids or bisphosphonates. Ann Rheum Dis, 2010, 69 (5): 872-875.

第十一章 药物所致骨质疏松

一、引起骨质流失的药物概述

引起骨质流失的药物很多，涉及多个临床专科，临床也很常见，但很容易被忽视。世界卫生组织（WHO）把骨质疏松症定义为骨密度低于同性别健康青年人平均骨密度的 2.5 标准差，即 T 值≤-2.5，把 T 值-2.5~-1 定义为骨量减少，但药物引起的骨损害需要一个过程。尽管没有达到骨质疏松或骨量减少的诊断标准，但这一过程呈持续作用。表 7-11-1 总结了药物引起骨质疏松的体内机制，表 7-11-2 列举了这些药物对骨折和骨密度的影响，表 7-11-3 列出了这些药物影响的循证医学证据。糖皮质激素性骨质疏松在其他章节有专门论述，本章重点论述糖皮质激素之外的药物所致骨质疏松症。

表 7-11-1 药物引起骨质疏松的体内机制

药 物	对骨重建的影响		对钙代谢的影响		
	骨吸收	骨形成	维生素 D 水平或作用	PTH 分泌	
糖皮质激素	↑	↓	↓	↔	
甲状腺激素	↑	↑	↔	↔	
芳香化酶抑制剂	↑	↑	不明	↓	
卵巢抑制剂	↑	↑	↓	不明	
抗雄激素疗法	↑	↑	↔	↔	
噻唑烷二酮类	↔	↓	↔	↔	
选择性 5-羟色胺再摄取抑制剂	不明	↓	不明	不明	
抗惊厥药	↑	↑	↓	↑	
肝素	↑	↓	不明	不明	
口服抗凝剂	不明	↓	不明	不明	
袢利尿剂	↑	↑	↓	↑	
钙调磷酸酶抑制剂	↑	↑	↓	↑	
抗反转录病毒治疗	↑	↓	↓	↑	
质子泵抑制剂	↑	↑	↓	↑	

注：↑：增加；↓：降低；↔：没有改变

表 7-11-2 药物对骨密度和骨折的影响

药 物	骨密度		骨 折	
	腰 椎	髋 部	椎 体	非椎体
糖皮质激素	↓	↓	↑	↑
甲状腺激素	↓	↓	↑	↑
芳香化酶抑制剂	↓	↓	↑	↑

续 表

药 物	骨密度		骨 折	
	腰 椎	髋 部	椎 体	非椎体
卵巢抑制剂	↓	↓	↑	↑
雄激素剥夺疗法	↓	↓	↑	↑
噻唑烷二酮类	↓	↓	↑	↑
选择性 5-羟色胺再摄取抑制剂	↓	↓	↔	↑
抗惊厥药	↓	↓	↔	↑
肝素	↓	↓	↑	不明
口服抗凝剂	↔	↔	↑	↔↑
袢利尿剂	↔↓	↓	↔↑	↑
钙调磷酸酶抑制剂	↓	↓	↑	↑
抗反转录病毒疗法	↓	↓	↑	↑
质子泵抑制剂	↓	↔	↑	↑

注：↑：增加；↓：降低；↔：没有改变

表 7-11-3　引起骨质疏松的药物及其影响

药 物	影 响	证据水平[†]
抗癫痫药（苯妥英钠、卡马西平、苯巴比妥、丙戊酸钠）[‡]	BMD 下降：0.35%～1.8% 骨折危险：增加 2 倍	B
抗肿瘤药（阿那曲唑）	BMD 下降：6.08%～7.24% 骨折：OR 1.49（95%CI 1.25～1.77）	B
芳香酶抑制剂（来曲唑、阿那曲唑和依西美坦）	椎体 BMD 下降 2.5%～5%，髋部下降 1.5%～5% 骨折发生率：阿那曲唑 7.1%、来曲唑 5.7%、依西美坦 7%	A
环孢素	不清楚，因常合用糖皮质激素混杂	C
呋塞米	BMD：常增加 0.3%/年治疗 骨折危险：RR 3.9（95%CI 1.5～10.4）	B
GnRH 激动剂（醋酸亮丙瑞林、戈舍瑞林）	BMD 下降：髋部 6%～7%；松质骨 5%～10% 骨折发生率：5%	B
甲氨蝶呤（高剂量）	BMD：所有测量部位下降 骨折危险：12%～45%	C
左甲状腺素（替代过量）	BMD 下降：10%～12% 骨折：1.61%；男性骨折危险增加（RR 1.69；95%CI 1.12～2.56）	A
锂	BMD：增加，或者下降（前臂骨量减少 16%） 骨折危险：降低	B
质子泵抑制剂	BMD 下降：轻度下降 骨折：结果不一致，调整后 OR 1.44（95%CI 1.30～1.59），调整后 HR 1.00（95%CI 0.71～1.40）	B
选择性 5-羟色胺再摄取抑制剂	BMD 下降：3.9%～5.9%，骨流失：平均髋部 BMD 降低 0.82%/年 骨折：2 倍增加	B

续　表

药　物	影　响	证据水平[†]
全身应用糖皮质激素（泼尼松、泼尼松龙、甲泼尼龙、地塞米松）	BMD 下降：低于预期的同年龄和性别组 骨折：30%～50%；髋部骨折 RR 1.61（95%CI 1.47～1.76），椎体骨折 RR 2.6（95%CI 2.31～2.92）	A
噻唑烷二酮类（吡格列酮和罗格列酮）	BMD 下降：加剧骨流失 0.6%～1.2%/年 骨折发生危险：9%；2 倍增加	A
未分离肝素/低分子量肝素[§]	BMD：骨流失 30% 骨折发生率：2%～3%	A
维生素 A（剂量>1.5mg/d 视黄醇形式）	BMD 下降：10%～14% 骨折风险：增加 RR 1.64	B

注：GnRH：促性腺激素释放激素；OR：比值比；RCT：随机对照试验；RR：相对风险

证据水平标准：‡：大多数证据来自与苯妥英钠和苯巴比妥（卡马西平和丙戊酸钠的数据有限，或结果冲突）；§：大多数数据来自妊娠或产后妇女长期使用肝素（15000U≥6 个月），而不是低分子肝素。

证据 A 级：（随机对照试验/荟萃分析）：优质的随机对照试验，考虑到所有预后的随机对照试验。全面的搜索策略基础上的高质量荟萃分析（定量系统综述）。B 级（证据）：精心设计的非随机的临床试验；适当的搜索策略的非定量的系统评价和证实的结论，包括低质量的随机对照试验，临床队列研究和病例对照研究，指非偏倚地选择研究的参与者和一致的研究结果，其他的证据包括高质量的回顾性非对照研究和精心设计的令人信服的流行病学研究。C 级（共识/专家意见）：共识观点或专家意见。表 7-11-3 引自参考文献 4 O'Connell MB et al

二、药物性骨质疏松症的评估和处理

（一）评估

既往使用药物史可帮助发现骨密度流失，因此详尽的药物应用史至关重要，包括处方药、非处方药和保健品应用史，目前应用和过去曾经使用过的药物，是确定药物性骨质疏松风险的第一步。

WHO 开发的骨折风险评估工具（FRAX）可以预测 10 年主要骨质疏松性骨折和髋部骨折的概率，但 FRAX 系统中仅仅考虑了糖皮质激素使用史、尼古丁和酒精的使用因素，因此对目前正在应用糖皮质激素病人和应用其他可引起骨质疏松药物的病人，骨折的风险可能被低估，并且 FRAX 模型适用于40～90 岁病人，因此限制了其他年龄范围的应用。

双能 X 线骨密度（DXA）可以评估药物相关的 BMD 变化，但是由于设备灵敏度限制，至少药物治疗 6～12 个月才会检测到 BMD 变化，DXA 检查的 Z 值可能发现继发性骨质疏松症，但对于药物性骨质疏松症，Z 值的可靠性如何尚待评估。一些关于糖皮质激素治疗的临床指南和专家共识建议把骨密度检查作为预防和治疗骨质疏松症的依据。

（二）处理

对于大多数骨质疏松相关性药物，很少或没有预防和治疗的临床试验数据，因此对大多数药物性骨质疏松症病人，提倡有利于骨健康的生活方式，包括充足的钙和维生素 D 的摄入，负重锻炼。在没有临床指南情况下，可以按照常规骨质疏松症的预防和治疗方案启动治疗，然后根据药物的独特的病理生理变化对骨骼的不良影响，有针对性治疗，具体方案见后面相关部分。一些药物增加骨折的风险并不高，因此医生要平衡药物治疗与骨折风险大小之间的利弊，再决定是否需要治疗。

三、过量甲状腺激素

（一）作用机制

甲状腺激素用于治疗甲状腺功能减退和甲状腺癌行甲状腺切除治疗后，甲状腺癌病人治疗时需要使用大剂量的甲状腺激素,以抑制内源性促甲状腺激素(TSH),而甲状腺功能减退时应用甲状腺激素替代治疗从而使 TSH 水平恢复到正常水平,但部分病人存在治疗过量,从而抑制血清 TSH 水平,引起亚临床甲状腺功能亢进,进而引起心房颤动、心功能不全,在老年人和绝经后妇女引起骨丢失。

甲状腺激素直接增加骨吸收,或者通过增加细胞因子如 TNF-α 和 IL-6 的合成,进而激活 RANKL 系统间接增加骨吸收,高 TSH 浓度可以通过降低 RANKL、Jun N-末端激酶信号和骨细胞因子抑制破骨细胞,而低 TSH 浓度可抑制骨形成。

(二)对骨骼影响

甲状腺毒症增加骨骼吸收,使骨密度降低,并增加骨折的风险。亚临床甲状腺功能亢进症对骨骼的影响取决于病人的年龄、性别、甲状腺激素治疗的持续时间,以及合并诱发骨丢失的其他因素。甲状腺激素抑制治疗导致绝经后妇女骨流失,使椎体骨折风险增加 3~4 倍,也增加髋部骨折风险。

美国约 10% 的绝经后妇女需要甲状腺激素补充治疗,有荟萃分析显示,绝经后妇女服用甲状腺激素补充治疗 9.9 年后 BMD 每年下降 0.91%,而绝经前妇女未见明显变化。TSH 浓度 <0.1mU/L 的老年妇女,与 TSH 水平在 0.5~5.5mU/L 的病人相比,椎体骨折危险增加 4.5 倍,髋部骨折增加 3.6 倍,该研究还发现,TSH 正常水平时,甲状腺激素替代不增加骨折风险。甲状腺功能亢进症妇女与自我报告的甲状腺功能正常的妇女相比,骨质疏松风险有轻微增加(*OR* 1.35~1.48)。美国 NHANES 研究显示 TSH 水平位于最低 1/5 的白种人妇女骨密度降低 5%,黑种人妇女降低 9.7%。在这一人群中,TSH 浓度在 0.39~1.80 mU/L 的绝经后妇女与 TSH 浓度在 1.8~4.5mU/L 者比较,骨质疏松和骨量减少的风险分别为 3.4% 和 2.2%,因此高浓度甲状腺激素可降低骨密度,但骨密度减少也可能与 TSH 过度抑制相关。

(三)处理

由于骨密度降低与 TSH 抑制程度相关,因此对于甲状腺激素补充治疗病人,最好每年监测 TSH 浓度,使 TSH 水平在正常范围,避免补充过量。对于甲状腺癌消融治疗后病人,甲状腺素抑制治疗时,应该考虑到可能的骨流失,权衡治疗利弊。至今没有关于甲状腺激素抑制治疗时如何预防骨质流失的具体临床指南,但应该补充钙和维生素 D,对于骨折风险较高病人应给予抗骨吸收药物治疗。但长期应用甲状腺激素抑制 TSH 治疗可降低双膦酸盐类药物对骨密度的有益影响。

四、芳香化酶抑制剂

(一)作用机制

芳香化酶抑制剂是乳腺癌治疗的一个重要补充治疗,该类药物可以显著改善无病生存时间,对雌激素受体阳性的绝经后乳腺癌妇女可以减少肿瘤转移的发生。芳香化酶抑制剂对骨骼健康的作用与其药理活性直接相关,绝经后妇女的肾上腺、脂肪组织、肌肉和皮肤通过 CYP450 酶芳香化酶,持续把雄激素转化为雌激素,芳香化酶抑制剂通过抑制这种酶的功能阻断这种转换,从而降低雌激素浓度,在绝经后雌激素缺乏基础上进一步降低骨密度。

芳香化酶抑制剂比三苯氧胺对雌激素受体阳性乳腺癌的辅助治疗更有效,具有较长的无病生存期,且无子宫内膜增生和子宫内膜癌的风险,也不增加脑血管和静脉血栓栓塞事件,而他莫昔芬对骨骼具有雌激素样作用,减轻芳香化酶抑制剂诱导的骨丢失。芳香化酶抑制剂抑制雄激素的芳构化,并在外周组织中抑制其向雌激素的转化。阿那曲唑(anastrazole)和来曲唑(letrozole)是非类固醇类芳香化酶抑制剂,而依西美坦(exemestane)是一种类固醇,类似于雄烯二酮,与芳香化酶结合,并不可逆地抑制其活性。

来曲唑和阿那曲唑增加骨转换,降低骨密度,比他莫昔芬增加椎体和非椎骨骨折的相对风险 40%,其骨骼效应与基线骨密度和血清雌二醇浓度呈负相关,骨质疏松症更多见于绝经后早期开始芳香化酶抑制剂的妇女,停用芳香化酶抑制剂后只能部分恢复骨密度,骨质流失和脆性骨折的风险增加也见于应用依西美坦治疗的妇女。

（二）对骨骼的影响

由于预期的骨骼流失作用，芳香化酶抑制剂的临床试验考虑到了骨流失，临床试验表明阿那曲唑和来曲唑应用 5 年后的骨折发生率分别为 11% 和 9.3%，与他莫昔芬相比（被认为是一种骨保护剂），5 年临床骨折的绝对风险均有增加，阿那曲唑和来曲唑分别为 3.3% 和 2.8%。依西美坦是一个更强雄激素活性的甾体芳香酶抑制剂，最初认为可能预防骨质疏松，可能比阿那曲唑和来曲唑对骨密度和骨折影响更小，但临床试验发现依西美坦 5 年骨折率为 7%，类似阿那曲唑和来曲唑，绝对风险比他莫昔芬高 2%，总之，病人应用芳香化酶抑制剂 5 年期间，每 30~50 名绝经后妇女会有一个发生一次任何部位骨折，其中椎体骨折最常见。

（三）处理

芳香化酶抑制剂治疗开始前应该进行初步评估，应包括风险因素、基线骨密度、维生素 D 和钙的摄入量，没有其他危险因素，或者正常骨密度者治疗期间每 2 年重新进行风险评估和 BMD 测定。病人应补充钙和维生素 D，对于有骨折史病人、明确骨质疏松症（T 值 ≤ -2.5）病人、骨量减少（T 值 -2.5~-1.0）者和额外危险因素病人，应该应用双膦酸盐类药物；骨密度正常，无骨质疏松症的危险因素的妇女应该检测骨密度，12~24 个月 1 次，尽管有时脆性骨折可能会独立于骨密度出现。

有证据显示，唑来膦酸和利塞膦酸可以预防和逆转芳香酶抑制剂引起的骨损失，但是否能够减少骨折危险，尚无充分证据。唑来膦酸可预防骨质流失，但是对已经发生的骨质疏松，其逆转骨流失作用强度稍弱，早期乳腺癌病人唑来膦酸每次 4mg 静脉注射，6 个月一次，共 2 次，12 个月为一疗程，共 1667 例受试者（来曲唑 2.5mg/d），腰椎骨密度增加 5.2%，全髋骨密度增加 3.5%（两者 P 均 < 0.0001），血 NTX 和骨特异性碱性磷酸酶下降 21.3% 和 12.8%（$P < 0.0001$）。此外唑来膦酸增加乳腺癌病人的无病生存期。绝经后早期乳腺癌妇女，服用阿那曲唑期间接受利塞膦酸钠每周 35mg 治疗 2 年以上，中等危险度者腰椎骨密度增加 2.2%（$n = 60$），全髋骨密度增加 1.8%，而安慰剂组分别下降 1.8 和 1.1%（$n = 54$，$P < 0.001$）。静脉注射唑来膦酸 4mg，每 6 个月一次（高于用于绝经后妇女 5mg/年），1~2 年内可以使接受来曲唑的绝经后妇女腰椎和髋骨骨密度保持稳定，但对于骨折的预防目前尚缺乏数据。晚期乳腺癌病人应用双膦酸盐制剂，不仅有效预防骨密度下降，还有利于延长生存时间。迪诺塞麦（denosumab）是抗核因子-κB 受体活化因子配体的单克隆抗体，可以有效预防非转移性乳腺癌妇女应用芳香酶抑制剂引起的骨丢失。

五、促性腺激素释放激素（GnRH）激动剂

（一）作用机制

GnRH 激动剂是可增加受体的亲和力或延长半衰期的药物，导致 GnRH 受体的持续激活，导致初始垂体促性腺激素释放，然后 GnRH 受体下调，进而引起促性腺激素分泌的抑制，因此，卵巢性激素的产生被抑制，这类药物对绝经前妇女子宫内膜异位症和乳腺癌有效，其抑制雌激素水平因而引起骨丢失。有研究显示病人应用 GnRH 激动剂后骨密度下降约 6%/年，停药后骨量恢复，促性腺激素释放激素激动剂可能不会增加骨密度正常女性的脆性骨折风险。

GnRH 激动剂也用于前列腺癌的抗雄激素治疗，雄激素剥夺疗法用于治疗转移和局部晚期前列腺癌，可减少肿瘤生长，有效改善病人的生存。该疗法单独应用 GnRH 类似物，或与抗雄激素治疗组合，可降低血清睾酮和雌二醇水平，增加骨流失，增加脂肪含量，减少肌肉含量，降低肌肉强度，并增加骨折风险。

除此以外，醋酸甲羟孕酮作为孕激素，可抑制促性腺激素的分泌，通过卵巢抑制排卵和雌激素的产生，对子宫内膜异位症治疗有效，也作为避孕药物应用。醋酸甲羟孕酮可引起骨密度下降，并增加骨折风险，停药后可恢复骨密度。

（二）对骨骼的影响

前列腺癌病人雄激素剥夺治疗后 2~12 个月，髋部、腰椎和桡骨远端骨密度减少 5%，椎骨和髋部骨

折危险增加 40%~50%，骨折危险与骨密度减少的程度和速度相关，也与病人年龄和持续的治疗时间相关，但与肿瘤分期阶段无关。相关随机对照临床试验很少，一项大型回顾性队列研究表明，前列腺癌接受雄激素剥夺治疗存活 5 年以上者有 19.4% 发生骨折（髋关节、脊柱、腕），而没有接受雄激素剥夺治疗者只有 12.6% 发生骨折，绝对风险为 6.8%。基于这些数据，5 年内接受 1~4 次 GnRH 激动剂治疗，每治疗 74 例病人会有一例发生骨折；而如果 5 年内给予 9 次以上 GnRH 激动剂治疗，每治疗 18 例会有一例病人发生骨折。随着年龄的增加骨折发生明显增加，且不依赖于剂量效应。小规模队列研究显示 GnRH 激动剂治疗 1 年内骨丢失 2%~5%，按解剖部位开始治疗 12 个月内脊柱骨量流失 2%~3%、髋部 2%~5%。

（三）处理

前列腺癌抗雄激素治疗病人相关的骨质疏松症的治疗，一般根据骨密度和/或脆性骨折的发生危险，骨密度正常者，应该给予充足的钙和维生素 D 摄入，2 年内重复骨密度测定，如果骨量减少，应该开始补充钙和维生素 D，6~12 个月后重新评估骨密度。对已有骨质疏松和曾经发生过脆性骨折病人，在补充钙和维生素 D 基础上，考虑双膦酸盐治疗。

双膦酸盐治疗的疗效数据有限，目前数据显示口服和静脉注射双膦酸盐后骨密度稳定或改善，但抗骨折的证据不足，阿仑膦酸钠 70mg 每周一次治疗 1 年脊柱骨密度增加 4%，髋部骨密度增加 1.6%，与安慰剂组中两部位相比约下降 1%，骨密度的增加可维持 2 年，停用阿仑膦酸钠后骨密度下降。Bhooplam 等研究显示唑来膦酸 4mg，每 3 个月一次，应用 1 年腰椎骨密度增加 5.95%，安慰剂组下降 3.23%（$P=0.0044$）。单剂量 4mg 静脉注射唑来膦酸的研究表明髋部骨密度增加 1%。

除了双膦酸盐类药物，地诺单抗（denosumab）是 RANKL 单克隆抗体。最近已被用于没有转移的前列腺癌病人雄激素剥夺治疗后骨质疏松病人的治疗，一个多中心随机对照试验应用迪诺塞麦（60mg 皮下注射，每 6 个月一次）治疗 3 年，受试者 912 例，治疗 24 个月时，腰椎的骨密度比安慰剂显著增加 6.7%，髋部增加 4.8%，股骨颈增加 3.9%，桡骨远端增加 5.5%，治疗组椎体骨折明显减少，治疗组和安慰剂组分别为 1.5% 和 3.9%，相对危险性 OR 0.38（0.19~0.78，$P=0.006$）。研究表明 3 年治疗可明显增加多部位骨密度，并预防椎体骨折的发生。该结果显示绝对风险降低 2.4%，每减少 1 例骨折需要治疗的人数为 42 例。

选择性雌激素受体调制剂如雷洛昔芬和法乐通（toremifene）也对骨密度有利，还可以应用非类固醇类抗雄激素比卡鲁胺（bicalutamide），因为该药物有类似 GnRH 激动剂作用，但对骨骼没有不利影响。

六、噻唑烷二酮类

（一）作用机制

噻唑烷二酮类（TZD）是胰岛素增敏药物，用于治疗和预防 2 型糖尿病，该类药物可能对心血管系统、肝脏和骨骼具有不良反应。目前应用的 TZD 类药物包括罗格列酮和吡格列酮，该类药物是 PPAR 激动剂 γ 核转录因子，可选择性激动过氧化物酶体增殖体激活受体 γ，通过干扰成骨细胞分化和功能使骨形成减少，PPARγ 表达于骨髓基质细胞中，激活后能促进骨髓间充质干细胞向脂肪细胞分化，抑制其向成骨细胞分化，可能也影响破骨细胞的骨吸收，但这些数据是相互矛盾的，TZD 对骨强度的继发损害机制是间接地通过调节参与骨代谢的脂肪细胞因子浓度（如瘦素、脂联素和胰岛素样生长因子-1）而实现的。

（二）对骨骼的影响

越来越多证据显示，两种药物均增加骨折危险，这些研究多是观察性的，骨折风险增加仅见于妇女，但是，由 10 个随机对照试验的荟萃分析确实表明，与对照组相比，TZD 治疗使骨折相对风险增加 45%（$P<0.001$），女性骨折风险增加两倍，而男性没有增加。

在年轻病人中进行的三个大规模流行病学研究（平均年龄 52~59 岁）发现，TZD 的使用明显增加骨折风险，在第一项研究中，发现风险增加28%，仅女性具有显著性，但亚组分析显示，男性接受吡格列酮也有较高骨折风险，在这项研究中，吡格列酮比罗格列酮具有更强的骨折风险，此外也观察到骨折风险增加与TZD暴露时间存在明显相关。在第二项研究中，TZD使用者骨折发生率明显高于非使用者（分别为5.1%和4.5%；$P=0.03$），骨折风险也是女性最高，随年龄的增加而增加，吡格列酮和罗格列酮之间没有不同。在第三项研究中，TZD显著增加35%的骨折风险。在亚组分析中，仅有65岁以上女性出现显著增加的骨折风险，骨折危险只有在用药1年以上才具有显著性，男性病人无论年龄大小均没有发现风险增加。

英国全科医师研究数据库（UKGPRD）中使用的自身对照的研究显示，与未应用TZD相比，骨折风险增加43%。在这项研究中，男女风险相似，罗格列酮和吡格列酮结果一致，骨折的风险随暴露时间延长持续增加，相同数据库中的病例对照研究显示，TZD应用至少12~18个月后，非椎骨骨折风险增加两倍，而磺脲类药物、二甲双胍或胰岛素治疗没有发现骨折风险增加。

TZD治疗对骨密度影响的研究数据结果并不一致，但确实支持骨折风险增加，合并两个随机对照研究显示，与对照组相比，TZD治疗女性腰椎和髋部骨密度分别下降1.1%和1.5%；一项老年病人的观察性研究显示，TZD的女性使用者和对照组相比，腰椎骨密度一年显著下降1.23%，髋部骨密度下降0.49%，而男性没有显著下降；另一项回顾性研究显示，平均16个月罗格列酮治疗的男性，脊柱和髋部骨密度较对照组明显下降。

（三）处理

至今尚无TZD类药物应用时关于骨质疏松症的治疗指南，由于目前所有降糖药物中只有TZD类药增加骨丢失和骨折风险，对于具有骨质疏松和骨折风险较高的2型糖尿病妇女，可以考虑换用其他类药治疗，这种风险与治疗时间相关，治疗后12~18个月更为显著，应用TZD药物病人，应监测骨密度变化，如果发生明显的骨质流失，停药后骨丢失是否可逆还不清楚。

七、神经和精神类药物

（一）抗癫痫药物

传统抗癫痫药物（如苯妥英钠、苯巴比妥、扑米酮和卡马西平）或较新的奥卡西平，都与肝药酶诱导相关。老抗癫痫药物丙戊酸可抑制肝药酶，对骨密度和骨折具有多种影响，新的药物可能不影响骨或者缺乏相关毒性数据。

1. 主要机制　抗癫痫药物降低骨密度、增加骨折风险主要是通过改变维生素D代谢，肝脏代谢增强的抗癫痫药可使肝脏代谢增加8%~35%，诱导CYP24A1酶增加维生素D转化为非活性代谢产物，出现血清25（OH）D水平降低、高骨转换和继发性甲状旁腺功能亢进症，其骨密度下降，骨折风险增加，诱导肝酶的抗癫痫药也能诱导性激素的代谢，导致性腺功能减退和BMD进一步损失。

一些传统老药被发现直接影响骨骼，多数数据来自动物研究，例如，苯妥英钠增加骨转换，抑制钙的吸收，并抑制成骨细胞的增殖；卡马西平可增加骨转换，抑制成骨细胞的增殖；也有少数研究提示丙戊酸可以使骨标志物发生变化。

癫痫本身也可影响骨健康和骨折风险，癫痫症病人常常局限于家中，导致阳光照射不足，从而使维生素D产生不足，癫痫发作本身容易跌倒，也增加骨折风险。

2. 对骨骼影响　抗癫痫药物可增加骨丢失和骨折发生率，骨密度下降与治疗时间存在相关，多数骨折发生于椎骨，年轻病人更多见，表明癫痫本身可能会导致骨质疏松和增加骨折风险。

长期持续服用抗癫痫药物的老年妇女，骨丢失率每年平均为1.16%，而短期应用者为每年0.8%，对照组为每年0.7%。荟萃分析结果表明，髋部骨密度损失大于椎体，抗癫痫药物比非用药者骨质疏松性骨折危险增加2.2倍，骨折相对风险髋部增加5.3倍（95%CI 3.2~8.8）、脊柱增加6.2倍（95%CI 2.5~15.5）、前臂1.7倍（95%CI 1.2~2.3），多数骨折发生在癫痫刚诊断前后，因此疾病本身可能比药物应用关系更密切。骨折也与其他潜在疾病有关，如脑性瘫痪、脑卒中、肿瘤和学习能力下降，抗癫痫药物治疗的骨折率来源于丹麦的 5 年药物数据库，癫痫本身增加骨质疏松性骨折风险为 1.2（95%CI 1.1~1.3），抗癫痫药物增加骨折发生的相对危险分别是为苯巴比妥 1.8、卡马西平 1.2、丙戊酸钠 1.2 和奥卡西平 1.1，其他抗癫痫药物没有产生显著影响。这可能由于新药上市时间短，应用病例相对较少有关。一些研究发现，多种药物合用时，其骨折风险比单药治疗更大。

3. 处理　骨质疏松症风险高的应用传统抗癫痫药物病人，可以考虑换用新的抗癫痫药物，因为具有更好的骨安全性，由于某些抗癫痫药物容易造成维生素 D 缺乏，应该监测 25（OH）D 水平，并确保足够的维生素 D 摄入量，可为 2000~4000IU/d，甚至更高。

（二）抗抑郁药

抗抑郁药增加骨折风险的机制主要与增加跌倒有关，尤其是在老年人，抗抑郁药物的不良反应包括头晕、嗜睡、共济失调、视物模糊、心脏传导异常和直立性低血压，都可能增加跌倒风险。三环类抗抑郁药具有抗胆碱、抗组胺和 α 阻断效应，也增加跌倒危险。

选择性 5-羟色胺再摄取抑制剂用于治疗抑郁症，可导致骨丢失。成骨细胞和骨细胞具有 5-羟色胺受体和转运蛋白，血清素可影响骨代谢，服用选择性 5-羟色胺再摄取抑制剂的绝经后妇女骨丢失增加，椎骨骨折的风险增加 2 倍。

尽管没有相关临床指南，但对应用这些药物病人，应筛查骨质疏松症，并应考虑适当治疗。

八、肝素和口服抗凝药

（一）肝素

1. 作用机制　肝素可有效预防和治疗静脉血栓栓塞，肝素引起的骨质疏松症是多因素的，通过竞争结合到细胞表面的结合蛋白，阻止重要生长因子如 IGF-1 的结合，后者有助于促进成骨细胞的复制，从而使成骨细胞生长受损，肝素还取代内皮表面或细胞内的储存的 OPG，OPG 在循环形成 OPG-肝素复合物，使其不能与 RANKL 结合，从而抑制骨吸收。

2. 对骨骼的影响　肝素引起骨质疏松的数据包括观察性和前瞻性随机对照试验，数据多来自妊娠或产后。最近使用肝素，高达 1/3 的应用过肝素的孕妇有骨密度显著降低，但仅有 2.2%~3.6%发生骨折，非孕妇女骨折的发生率较高，肝素起始治疗 3~6 个月后，约 15%病人发生椎体骨折。肝素对骨质疏松症的影响是剂量相关的，临界剂量为超过 15000U/d 3 个月以上，骨折率 2%~3%，骨密度下降达 30%，椎骨和肋骨骨折最常见。低分子量肝素对骨骼有相似的作用，但骨丢失程度不太严重，华法林与肝素不同，尚未报道增加骨折率或降低骨密度。此外，新开发的抗凝药磺达肝素（fondaparinux）不引起骨丢失，可以考虑作为骨质疏松病人的替代肝素。

3. 处理　需要长期抗血栓或抗凝药治疗时，建议使用低分子肝素或华法林，以减少骨丢失。

（二）口服抗凝药

口服抗凝剂常用于治疗或预防老年病人的深静脉血栓形成，对骨代谢的影响尚有争议。维生素 K 拮抗剂类抗凝血剂可干扰 γ-羧基谷氨酸盐的形成，从而抑制细胞外基质中骨钙素的聚积。虽然这些都具有潜在负面影响，这些药物会导致一般人群发生骨质疏松和骨折的证据还不足。

九、利尿剂

（一）作用机制

利尿剂通常用于充血性心力衰竭的处理。该病本身增加脆性骨折的风险，袢利尿剂抑制钠和氯的重吸收，从而抑制钙的重吸收，增加肾排泄和骨转换，这导致骨密度降低，长期应用这些药物治疗的男性和绝经后妇女的骨折风险增加，骨折多数会累及椎骨。

呋塞米对骨的影响较为复杂，既有潜在的有害因素又有有益影响。呋塞米抑制髓袢升支钠钾氯共转运体，导致肾脏钙排泄增加，同时呋塞米又增加 PTH 和 1, 25（OH）$_2$D 的浓度导致肠钙吸收增加。

（二）对骨骼影响

袢利尿剂对骨密度的影响研究较少，得出结果在一些研究中存在相互矛盾。多数研究设计为观察性的，难以得出袢利尿对骨折和 BMD 影响的确切结论，针对绝经后妇女的队列研究显示，使用袢利尿剂增加骨质疏松性骨折风险（*RR* 2.5；95%CI 1.1~5.7）。针对老年病人的病例对照研究显示，当前使用呋塞米者调整后髋部骨折风险为 3.9（95%CI 1.5~10.4），但其他两个研究发现使用袢利尿剂与骨折风险没有相关。布美他尼（bumetanide）与安慰剂相比，绝经后骨量减少妇女全髋和前臂远端骨密度显著下降 2%，全身骨密度下降 1.4%。骨折发生率未见报道。

（三）处理

至今尚无利尿剂应用与骨质疏松症的预防和治疗方面的指南，但是应该考虑益处和风险比，噻嗪类利尿药减少尿钙排泄，可增加骨密度，但并无明确减少骨折风险证据，因此如果噻嗪利尿剂可用来代替呋塞米，对骨健康可能有利。

十、免疫抑制剂

（一）作用机制

环孢素作为器官移植治疗的主流药物，多与糖皮质激素联合，作为器官移植病人的免疫抑制剂。体外研究显示，环孢素和他克莫司抑制破骨细胞的生成，并抑制骨吸收，但在体内，这些药物引起的骨流失是由于明显增加骨吸收。钙调磷酸酶抑制剂的作用机制包括 T 细胞细胞因子的产生变化、维生素 D 代谢改变和继发性甲状旁腺功能亢进症。此外，也不能除外固有疾病和糖皮质激素对骨密度和脆性骨折的影响，骨折风险与病人年龄、基础疾病有关，伴有心脏病病人，年龄和骨密度的降低可预测椎体骨折发生危险，但不能预测对肝病病人影响。而在终末期肾脏疾病的肾性骨病病人中，骨密度的临床价值受到影响。

（二）对骨骼的影响

器官移植病人常常需合用糖皮质激素和环孢素，因此，单独确定环孢素 A 对骨折的发生及骨密度的影响非常困难。女性类风湿关节炎病人的横断面研究表明，应用环孢素与否对脆性骨折的患病率没有不同，环孢素的使用不是骨质疏松症的危险因素，但治疗持续时间（>24 个月）与腰椎和股骨颈骨密度下降存在明显相关。

（三）处理

免疫抑制剂应用引起的骨质疏松症的治疗和随访，至今没有治疗指南可以遵循，服用环孢素的病人，其预防和治疗措施包括充足的钙和维生素 D 摄入、运动，由于骨丢失发生在免疫抑制治疗的开始几个月，因此治疗应尽早实行。为了预防移植后出现骨丢失，应考虑抗骨吸收药物治疗，强调双膦酸盐的应用，但其降低骨折风险疗效尚不清楚。

十一、抗反转录病毒药物

（一）作用机制

抗反转录病毒治疗显著降低人类免疫缺陷病毒（HIV）感染病人死亡率，该类药物增加破骨细胞的骨吸收引起骨流失，并引起线粒体损伤，影响成骨细胞的功能及骨形成，导致骨密度的降低。

（二）对骨骼的影响

骨折发病率的资料有限，艾滋病病人研究并不能区分接受和不接受抗反转录病毒治疗的区别，在女性和男性 HIV 感染者，骨折（脊柱和椎骨）风险分别增加约 40% 和 70%。

（三）处理

抗反转录病毒治疗引起的骨质流失的处理，包括补充钙和维生素 D，加强运动，阿仑膦酸钠和唑来膦酸可增加艾滋病病人的骨密度，但其对降低骨折风险的效果尚缺乏证据。

十二、质子泵抑制剂

（一）作用机制

抑制胃酸分泌药物临床常用，亦为非处方药，质子泵抑制剂（proton pump inhibitor，PPI）通过抑制肠道 H^+-ATP 酶质子泵，有效地降低胃酸达 97%。对大鼠研究发现，质子泵抑制剂可以抑制破骨细胞上的 H^+-ATP 酶质子泵，从而抑制骨吸收，但其效果较对肠壁作用弱 100 倍。人类 PPI 剂量太低，很可能不足以引起任何骨效应，多数钙强化食品研究表明，服用 PPI 时降低肠钙吸收，但这种药物间作用没有经过胃内灌洗研究，钙吸收减少可能会导致继发性甲状旁腺功能亢进，从而增加骨吸收。

H_2 受体阻滞剂阻止 70% 的胃酸产生，比 PPI 低得多，在动物研究显示，这些药物能抑制骨吸收，但这种影响对人是否存在尚不清楚，有研究评估 H_2 受体阻滞剂对钙吸收的影响，通过胃内灌洗发现西咪替丁（cimtidine）对钙吸收没有影响。

（二）对骨骼影响

数据来自大型的流行病学研究的二次分析，针对老年妇女骨质疏松性骨折研究显示 PPI 可增加非椎骨骨折危险（*RR* 1.34；95%CI 1.1～1.6），针对老年男性的研究也显示 PPI 增加非椎骨骨折危险（*RR* 1.5；95%CI 1～2.1）；但仅见于钙摄入量不足人群，两项研究都显示 PPI 使用不增加髋部骨折发生率，也都显示 H_2 受体阻滞剂不增加任何骨折风险。

在使用大豆预防骨质疏松研究数据中，包括 55～79 岁妇女和男性，在 PPI 使用者椎体骨折危险增加（*RR* 3.1；95%CI 1.1～8.4），非椎骨骨折没有差异。

丹麦人口数据库研究显示，过去 1 年 PPI 使用者任何骨质疏松性骨折的风险是 1.2（95%CI 1.1～1.4），髋部骨折的风险为 1.5（95%CI 1.3～1.7），脊柱是 1.6（95%CI 1.3～2.0）。H_2 受体阻滞剂使用不增加骨折风险，但过去一年抗酸剂应用者存在关联（*RR* 1.3；95%CI 1.2～1.4）。在这项研究中，NSAID、溃疡、胃癌根治术与骨折风险增加有关。

加拿大人口数据库显示，PPI 持续应用时间较长者增加骨折风险，使用 PPI 达 5 年者髋部骨折的风险增加 1.62 倍，6 年增加至 2.5，7 年达到 4.6，但并非所有研究都发现 PPI 的使用增加骨折相关风险，英国人口数据库显示骨折危险为 0.9（95%CI 0.8～1.0），不同年龄、性别、PPI 种类和处方数之间没有差别。绝经后妇女参加的前瞻性 WHI 分析显示，使用 PPI 者经过多因素调整后髋部骨折危险比为 1.0（95%CI 0.71～1.40），临床脊椎骨折 1.47（95%CI 1.18～1.82），前臂或手腕骨折为 1.26（95%CI 1.05～1.51），全部骨折 1.25（95%CI 1.15～1.36）。3 年后髋部骨密度测量变化不显著（0.74%；95%CI 0.01～1.51），其他部位没有改变。

还有一些其他研究，在 MrOS 研究中 PPI 和 H_2 受体阻滞剂降低男性骨密度，但对老年妇女骨质疏松性骨折研究未见骨密度降低。在使用大豆预防骨质疏松的研究中，脊柱和髋部骨密度下降。在另一项研究中，H_2 受体阻滞剂使用 2 年与 DXA T 值变化不相关。

（三）处理

首先评估 PPI 治疗是否恰当，防止过度使用 PPI，尚无相关临床证据预防和治疗 PPI 和 H_2 受体阻滞剂对钙吸收、骨密度或骨折风险的效果。长期使用 PPI 者，需经常评估可能的骨骼风险，如果可能，可考虑短期或间歇使用 PPI，但是间断用药的风险也尚未明确。虽然多数数据来源于奥美拉唑（omeprazole），并据此推测其他 PPI 可能具有同样作用。由于 H_2 受体阻滞剂具有较少骨骼相关不良反应，因此，如果将 PPI 类药物换成 H_2 受体阻滞剂可能有益，但这类药物对消化道本身疾病的疗效可能会受影响。

十三、维生素 A

（一）作用机制

大量摄入视黄醇形式的维生素 A，可通过增加破骨细胞的活性，降低成骨细胞活性引起骨丢失。这些作用导致骨吸收增加，可能会干扰维生素 D 的作用。

（二）对骨骼影响

大剂量视黄醇增加骨折风险，唯一的观察性研究发现维生素 A 具有潜在骨丢失作用。该研究根据自我报告的维生素 A 摄入量，对瑞典髋部骨折妇女的病例对照研究发现，每天 1500μg 以上视黄醇摄入量与 ≤500μg 的妇女相比，髋部骨折的风险增加两倍（OR 2.1；95%CI 1.1~4.0），每增加摄入 1000μg/d，髋部骨折的风险增加 68%（OR 1.68；95%CI 1.18~2.40）。作为护士健康研究的一部分，维生素 A 摄入量最高的女性（≥每天 3000μg）髋关节骨折 RR 为 1.48；维生素 A 摄入 ≥1500μg/d 者比 ≤500μg/d 者骨折 RR 更高（RR 1.64），每增加 500μg/d 维生素 A 摄入量，髋部骨折的风险增加 15%（95%CI 8~22）。这两项研究均未发现增加 β-胡萝卜素摄入量增加骨折风险，另外两项研究没有发现维生素 A、维生素 A 剂量与骨折风险存在相关。前述瑞典妇女的研究，观察到骨密度在股骨颈降低 10%，腰椎降低 14%，全身降低 6%。

（三）处理

过量的维生素 A 可能会导致骨量丢失和骨折风险增加，应该考虑仅摄入每日推荐量的维生素 A，没有在 β-胡萝卜素中观察到这一不良反应，因此补充维生素 A 时应推荐 β-胡萝卜素。

十四、总结

多种药物对骨骼有不利影响，临床对这个问题的认识有限，往往没有采取预防措施。因此，应用这些药物时，尤其是伴有骨质疏松其他危险因素病人，建议充分监测骨健康指标，必要时积极给予治疗干预。

除了糖皮质激素性骨质疏松，多数药物性骨质疏松的研究来自动物和体外研究，因此研究药物性骨质疏松症的预防和治疗的临床研究相对较少。尽管资料有限，一些药物确实引起明显骨密度下降和骨折风险的增加。理论上最好避免应用可引起骨质疏松的药物，但有时由于骨折风险较小，这些药物的利可能大于弊，如果应用这些药物，应该更加提倡有利于骨健康的生活方式，并且根据药物的相关作用进行调整。在没有特异性治疗指南情况下，可以采用标准的骨质疏松症预防和治疗建议，但是，骨密度检查的 T 值切点值、某些骨质疏松症的药物和剂量可能需要改变。

（宁志伟）

参 考 文 献

[1] Nguyen KD, Bagheri B, Bagheri H. Drug-induced bone loss：a major safety concern in Europe. Expert Opin Drug Saf, 2018, 17（10）：1005-1014.

[2] Canalis E, Mazziotti G, Giustina A, et al. Glucocorticoid-induced osteoporosis：pathophysiology and therapy. Osteoporos Int, 2007, 18：1319-1328.

[3] Mazziotti G, Canalis E, Giustina A. Drug-induced osteoporosis：mechanisms and clinical implications. Am J Med, 2010, 123（10）：877-884.

[4] O'Connell MB, Borgelt LM, Bowles SK, et al. Drug-induced Osteoporosis in the Older Adult. Aging Health, 2010, 6（4）：501-518.

[5] Biondi B, Cooper DS. The clinical significance of subclinical thyroid dysfunction. Endocr Rev, 2008, 29：76-131.

[6] Brufsky A, Bundried N, Coleman R, et al. Integrated analysis of zoledronic acid for prevention of aromatase inhibitor-associated bone loss in postmenopausal women with early breast cancer receiving adjuvant letrozole. Oncologist, 2008, 13（5）：503-514.

[7] Poznak CV, Hannom RA, Mackey JR, et al. Prevention of aromatase inhibitor-induced bone loss using risedronate：the SA-

BRE trial. J Clin Oncol, 2010, 28 (6): 967-975.

[8] Gnant M, Mlineritsch B, Schippinger W, et al. Endocrine therapy plus zoledronic acid in premenopausal breast cancer. N Engl J Med, 2009, 360 (7): 679-691.

[9] Strobl S, Wimmer K, Exner R, et al. Adjuvant bisphosphonate therapy in postmenopausal breast cancer. Curr Treat Options in Oncol, 2018, 19 (4): 18.

[10] Ellis GK, Bone HG, Chlebowski R, et al. Randomized trial of denosumab in patients receiving adjuvant aromatase inhibitors for nonmetastatic breast cancer. J Clin Oncol, 2008, 26 (30): 4875-4882.

[11] Mancini T, Mazziotti G, Doga M, et al. Vertebral fractures in males with type 2 diabetes treated with rosiglitazone. Bone, 2009, 45 (4): 784-788.

[12] Petty SJ, O'Brien TJ, Wark JD. Anti-epileptic medication and bone health. Osteoporos Int, 2007, 18 (2): 129-142.

[13] Dussault PM, Lazzari AA. Epilepsy and osteoporosis risk. Curr Opin Endocrinol Diabetes Obes, 2017, 24 (6): 395-401.

[14] Rajgopal R, Bear M, Butcher MK, et al. The effects of heparin and low molecular weight heparins on bone. Thromb Res, 2008, 122 (3): 293-298.

[15] Gu ZC, Zhou LY, Shen L, et al. Non-vitamin K antagonist oral anticoagulants vs. warfarin at risk of fractures: a systematic review and Meta-analysis of randomized controlled trials. Front Pharmacol, 2018, 9: 348 (1-11).

[16] Loke YK, Singh S, Furberg CD. Long-term use of thiazolidinediones and fractures in type 2 diabetes: a meta-analysis. CMAJ, 2009, 180 (1): 32-39.

[17] Roux C, Briot K, Gossec L, et al. Increase in vertebral fracture risk in postmenopausal women using omeprazole. Calcif Tissue Int, 2009, 84 (1): 13-19.

[18] Panday K, Gona A, Humphrey MB. Medication-induced osteoporosis: screening and treatment strategies. Ther Adv Musculoskelet Dis, 2014, 6 (5): 185-202.

[19] Mazziotti G, Canalis E, Giustina A. Drug-induced osteoporosis: mechanisms and clinical implications. Am J Med, 2010, 123 (10): 877-884.

第十二章 妊娠哺乳相关骨质疏松

妊娠哺乳相关骨质疏松（pregnancy and lactation-associated osteoporosis，PLO）指妊娠晚期至产后18个月内，尤其产后/哺乳早期所诊断的骨质疏松。本病临床少见，主要表现为在妊娠晚期或产后早期出现的腰背痛、活动障碍、身高变矮，如不及时治疗可发生脆性骨折，其中以椎体骨折最常见。1955 年Nordin 首次报道了妊娠后骨质疏松症以来，目前国内外均见报道。

一、病因和危险因素

PLO 的病因和发病机制目前尚不完全清楚，可能与妊娠哺乳期机体的代谢变化等相关。部分病人可能在妊娠哺乳前就存在低骨量，而在妊娠哺乳期的机械和代谢应激变化的进一步推动下出现低创伤性骨折。

（一）妊娠期骨代谢变化

妊娠期妇女母体及胎儿对钙需求量增加（图 7-12-1）。至妊娠结束，胎儿骨骼平均含钙量为 30g，其中 80% 在妊娠晚期获得，在妊娠晚期孕妇除了满足自身钙需求外，每天还额外需要钙 100~150mg，而在分娩前 6 周每天还额外需要钙 300~500mg。钙的三种可能来源包括肠钙吸收增加、骨钙动员、尿钙排泄减少（实际上由于妊娠期肾小球滤过率增加，尿钙排泄增加），母体主要通过增加肠道钙吸收来满足妊娠期的钙需求，这种适应最早从妊娠第 12 周开始。目前增加肠钙吸收的因素未完全清楚，但1, 25（OH）$_2$D发挥了重要作用，妊娠期妇女体内高的泌乳素、雌激素等增强了 1α-羟化酶的活性，促进维生素 D 转化为 1, 25（OH）$_2$D，使其浓度较非妊娠期高 2~3 倍，进而增加肠道对钙的吸收。此外骨钙动员可能也参与维持妊娠期钙稳态，有研究显示早孕至中孕期尿中骨吸收标志物水平升高，而早孕或中孕期血清骨形成标志物降低，但这些研究可能受到很多混杂因素的影响，包括孕前水平、孕期血液稀释

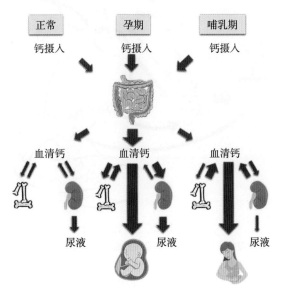

图 7-12-1 妊娠哺乳期钙稳态示意图

注：箭头粗细表示与正常非妊娠者相比增加或减少

和肾小球滤过率增加、胎盘和胎儿来源等；至于骨密度变化方面，部分研究在孕前和分娩后采用双能 X 线骨密度检测仪（DXA）测定骨密度，结果发现后者较前者下降 0~5%。但这些结果可能受到身体组分变化、体重等的干扰，出于对于胎儿辐射暴露的考虑，目前尚缺乏孕期骨密度观察的研究。妊娠期甲状旁腺激素水平被抑制在较低水平，难以用 PTH 解释骨转换增加和骨丢失，然而有研究发现胎盘、乳腺释放的 PTH 相关蛋白（PTHrP）进入母体血液，并在晚孕期达到最大浓度，PTHrP 可能模拟 PTH 在上述过程中发挥作用；此外若孕妇摄钙量不足，会引起继发性甲状旁腺功能亢进和更大程度的骨丢失。综上，妊娠期主要通过增加肠道钙吸收来满足母体和胎儿对钙的需求，可能也存在少量的骨钙动员，PTHrP 可能参与该过程，若摄钙量不足会加剧骨丢失。

（二）哺乳期骨代谢变化

哺乳期妇女每日从乳汁中丢失钙约 210mg。哺乳期钙稳态主要是通过暂时性骨钙动员实现的，似乎不是由 PTH 或 1,25（OH）$_2$D 介导的，而是由雌激素水平下降和 PTHrP 协同作用导致，此时的 1,25（OH）$_2$D 和肠钙吸收已恢复到孕前正常水平。图 7-12-2 显示了哺乳期骨吸收增加的可能机制，即脑-乳腺-骨机制：泌乳素（PRL）在产后期开始达峰，刺激乳汁分泌，高浓度的 PRL 和吸吮反射刺激会抑制促性腺素释放激素（GnRH）释放，从而抑制垂体释放促性腺素（促黄体生成激素 LH 和卵泡刺激素 FSH）和卵巢功能，导致雌激素水平低不可测，这种低雌激素状态会使成骨细胞分泌骨保护素（osteoprotegerin）减少而核因子-κB 受体活化因子配体（RANKL）增加，从而增加破骨细胞数目和功能活化。更为重要的是，吸吮、高 PRL、低雌激素及来自钙敏感受体（CaSR）的信号均可刺激乳腺组织产生大量的 PTHrP，并释放进入母体循环进一步刺激骨吸收，而且这种刺激作用可能超过了低雌激素状态。但是，哺乳的乳腺组织也表达降钙素（CT）及其受体，CT 可能通过抑制骨骼对 PTHrP 和低雌激素的反应参与骨骼稳态的调节。啮齿类动物的组织形态学研究发现哺乳期骨吸收主要通过两种方式：破骨细胞介导的骨吸收和骨细胞性骨溶解，前者在椎体的松质骨常见，后者骨细胞发挥破骨细胞样功能吸收细胞外基质并形成扩大的陷窝。临床观察研究也发现哺乳期最初的 3~6 个月骨吸收标志物显著升高，松质骨

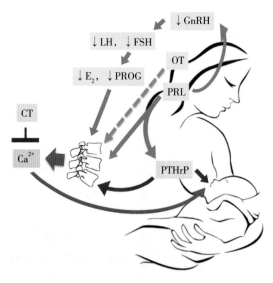

图 7-12-2　脑-乳腺-骨

注：高浓度的 PRL 和吸吮反射抑制促性腺素释放激素（GnRH）释放→抑制垂体释放促黄体生成激素和卵泡刺激素→雌激素水平降低刺激破骨活性。乳腺组织产生大量 PTHrP 释放血，与低雌激素状态协同刺激骨吸收。CT 可能通过抑制骨骼对 PTHrP 和低雌激素的反应参与骨骼稳态的调节。
GnRH：促性腺激素释放激素；LH：黄体生成素；FSH：卵泡刺激素；E$_2$：雌二醇；PROG：孕酮；OT：催产素；PRL：泌乳素；CT：降钙素；Ca^{2+}：钙离子；PTHrP：甲状旁腺激素相关蛋白

骨密度下降 5%~10%。哺乳期骨密度下降速率为每月 1%~3%，远远超过绝经后妇女每年 1%~2% 的骨丢失速率。并且观察到哺乳期间骨密度下降的程度不依赖于钙摄入量，而与乳汁排泌量相关。综上，哺乳期乳汁中钙主要来源于母体临时的骨吸收增加，此间暂时性的骨密度和骨微结构的改变会影响骨强度。

（三）妊娠哺乳相关骨质疏松/骨折可能的危险因素

部分病人可能在妊娠哺乳前就存在低骨量或者骨质疏松的危险因素（表 7-12-1），对妊娠哺乳相关骨质疏松/骨折易感性增加。

表 7-12-1　妊娠哺乳相关骨折的危险因素

激素性因素	原发性或继发性甲状旁腺功能亢进症、甲状腺功能亢进症、库欣综合征、下丘脑性闭经、慢性月经稀发、性激素缺乏症导致的垂体功能紊乱、卵巢早衰、哺乳延长
营养性因素	低膳食钙摄入、乳糖不耐受、维生素 D 缺乏、神经性厌食
机械性因素	低体重、低峰值骨量、过度锻炼、妊娠负重、妊娠前凸姿势、长期卧床
药物因素	促性腺激素释放激素类似物、糖皮质激素、醋酸甲羟孕酮、质子泵抑制剂、某些抗癫痫药物（苯妥英钠、卡马西平）、肿瘤化疗、酒精
胃肠道疾病	乳糜泻、克罗恩病、囊性纤维化、其他吸收不良综合征
肾脏疾病	高尿钙症、慢性肾功能不全、肾小管酸中毒
原发性骨质量疾病	成骨不全症、石骨症等硬化性骨病，LRP5 失活突变
结缔组织病	马方综合征、全身弹力纤维发育异常症、类风湿关节炎、系统性红斑狼疮
其他非特异性遗传性疾病	骨质疏松症或脆性骨折家族史
其他	特发性骨质疏松症，原发性或转移性骨肿瘤

二、临床表现

（一）骨痛

骨痛多于妊娠晚期出现，起病之初表现为轻度腰痛，尚可忍受，产后早期弯腰后出现剧烈腰背痛及逐渐加重的活动障碍。此外也可出现髋部疼痛、下肢关节疼痛、跛行。

（二）骨折

常因轻微活动、弯腰等发生骨折，其中脊柱压缩性骨折最常见。多数病人存在多个椎体骨折，骨折部位常为下位胸椎及上位腰椎，其突出表现为身材缩短，偶有髋部骨折报道。

（三）短暂性髋部骨质疏松

短暂性髋部骨质疏松较为罕见，又称慢性区域性疼痛综合征 I 型或反射性交感神经营养不良。主要表现为晚孕期或产后早期出现髋部疼痛、跛行或髋部骨折，多为双髋受累。DXA 提示受累髋部骨密度低，而腰椎骨密度正常或低；磁共振成像（MRI）检查可发现股骨头骨髓水肿。上述影像学改变在随后的 2~12 个月自发改善。其发生可能与妊娠子宫压力所致股静脉淤血、局部缺血、骨髓肥大、制动和胎儿压迫闭孔神经等相关。

三、实验室及其他检查

（一）血清学检查

血钙、磷、碱性磷酸酶、25（OH）D、1, 25（OH）$_2$D、PTH、PTHrP、骨转换标志物（P1NP、CTX

等）。此外，完善血常规、肝肾功能、红细胞沉降率、血清蛋白电泳/骨髓瘤筛选、甲状腺功能、促黄体生成素（LH）、卵泡刺激素（FSH）、雌二醇（E_2）、PRL、24 小时尿游离皮质醇等筛查是否存在继发性骨质疏松因素。

（二）尿便检查

尿常规+沉渣、粪便常规、24 小时尿钙、24 小时尿磷。

（三）影像学检查

DXA 测定骨密度，胸腰椎正侧位片（评价椎体骨折情况）、骨盆像（评价髋部受累情况）、髋部 MRI（髋部疼痛或骨折时）。

（四）其他

必要时骨髓穿刺活检、骨折部位骨活检、遗传咨询（对于有早发脆性骨折家族史者）。

四、诊断与鉴别诊断

对于妊娠晚期或产后早期出现的腰背痛、活动障碍、身高变矮者应高度警惕本病。确诊有赖于 X 线片检查或骨密度测定，并确定是否骨质疏松或者严重骨质疏松（骨质疏松伴骨折）。此外还需进一步排除其他引起继发性骨质疏松的因素。本病主要与继发性骨质疏松相鉴别，包括内分泌代谢疾病、血液系统疾病、原发性或转移性骨肿瘤、结缔组织疾病、药物相关等，详见表 7-12-1。

五、治疗

（一）一般治疗

避免跌倒；早期活动，避免长期卧床；鼓励适当负重或抗阻力的体力活动；考虑停止哺乳；佩戴合适支具（如腰椎骨折者佩戴护腰），或无髋部骨折的短暂性髋部骨质疏松者可使用拐杖。

（二）药物治疗

1. 基础治疗　补充钙剂和维生素 D：每日元素钙摄入量约 1200mg；维持血清 25（OH）D 在 50~75nmol/L。

2. 抗骨吸收药物或促骨形成药物治疗　研究观察到在停止哺乳后的 6~12 个月骨密度通常会自发上升，建议可延迟使用药物治疗 12~18 个月，直至骨骼自发恢复的程度明确；但对于反复骨折、致残性疼痛、椎体骨密度恢复不足等情况可考虑积极治疗。目前文献报道的用于 PLO 治疗的药物主要包括降钙素、双膦酸盐、地诺单抗和特立帕肽。

（1）降钙素：主要短期用于缓解骨折引起的疼痛。

（2）双膦酸盐：不少研究显示双膦酸盐治疗耐受性和疗效良好，可以减轻疼痛、降低骨折风险、增加骨密度。其中一项研究观察到在起病一年内开始双膦酸盐治疗，治疗 2 年后腰椎骨密度较基线增加了 23%。但双膦酸盐可以穿过胎盘，可能引起胎儿一过性低钙血症，至于是否会进入乳汁尚不明确。因此妊娠哺乳妇女使用双膦酸盐的安全性有待进一步评估。

（3）地诺单抗：可以穿过胎盘，并观察到曾在宫腔内暴露于地诺单抗的食蟹猴出现破骨细胞缺乏性骨硬化样表型，至于它否会进入乳汁尚不明确。

（三）手术治疗

对于椎体骨折疼痛明显者有报道使用椎体成形术、椎体后凸成形术，但其有效性尚不确切。对于髋部骨折的病人可考虑髋关节置换/人工关节置换术。

六、预后

本病自然史不明，有观察到停止妊娠哺乳后病情可能部分自行好转。对于较严重的病人经停止哺乳，补充钙剂、活性维生素 D、双膦酸盐等治疗骨密度显著增加，无新发骨折。

七、预防

PLO 较罕见，易被忽视，强调应早预防、早发现、早控制。PLO 预防的干预措施包括补充钙剂和维生素 D。我国孕妇每日钙的摄入量平均在 400~600mg，与孕产妇每日钙剂最合理摄入量 1500mg 相差甚远，妊娠早、中期即可开始补充钙剂，妊娠晚期则要加大剂量，补钙要根据孕期各个时期的需求量来进行补充，不宜过量。妊娠期维生素 D 水平不足或缺乏是十分普遍的现象，孕期应该注重维生素 D 的补充，目前推荐剂量为每日 400~800IU，定期随访血钙、尿钙。此外还可加强饮食指导，适当从事有氧运动。

（夏维波 冯 娟）

参 考 文 献

[1] 何晓东，夏维波，邢小平，等. 妊娠哺乳相关骨质疏松症临床分析. 中华医学杂志，2009，89（14）：983-985.

[2] Nordin BE, Roper A. Post-pregnancy osteoporosis: a syndrome? Lancet, 1955, 268 (6861): 431-434.

[3] Kovacs CS, Kronenberg HM. Pregnancy and lactation. John Wiley & Sons, Inc, 2013.

[4] Kovacs, CS. Maternal mineral and bone metabolism during pregnancy, lactation, and post-weaning recovery. Physiol Rev, 2016, 96 (2): 449-547.

[5] Kovacs CS, Kronenberg HM. Maternal-fetal calcium and bone metabolism during pregnancy, puerperium, and lactation. Endocr Rev, 1997, 18 (6): 832-872.

[6] Kovacs CS, Ralston SH. Presentation and management of osteoporosis presenting in association with pregnancy or lactation. Osteoporos Int, 2015, 26 (9): 2223-2241.

[7] Laskey MA, Prentice A, Hanratty LA, et al. Bone changes after 3 mo of lactation: influence of calcium intake, breast-milk output, and vitamin D-receptor genotype. Am J Clin Nutr, 1998, 67 (4): 685-692.

[8] 苏宏业，黄媛，李圣琦，等. 妊娠哺乳相关骨质疏松症. 中国骨质疏松杂志，2011，（2）：150-152.

[9] Grizzo FM, da Silva Martins J, Pinheiro MM, et al. Pregnancy and lactation-associated osteoporosis: bone histomorphometric analysis and response to treatment with zoledronic acid. Calcif Tissue Int, 2015, 97 (4): 421-425.

[10] Hellmeyer L, Kühnert M, Ziller V, et al. The use of i. v. bisphosphonate in pregnancy-associated osteoporosis-case study. Exp Clin Endocrinol Diabetes, 2007, 115 (2): 139-142.

[11] O'Sullivan SM, Grey AB, Singh R, et al. Bisphosphonates in pregnancy and lactation-associated osteoporosis. Osteoporos Int, 2006, 17 (7): 1008-1012.

[12] 李天辰，郑纺，庞晓丽. 妊娠哺乳相关骨质疏松的发生机制及预防研究进展. 中国实用护理杂志，2014，30（32）：11-14.

第十三章　减重手术后并发骨质疏松症

近年来，随着肥胖患病率的显著提高，肥胖及其引发的多重并发症严重影响病人的生活质量和寿命，减重手术作为一种有效的治疗措施被越来越多地应用于临床。然而，减重手术有效改善肥胖及其并发症的同时，其对骨骼的远期不良影响，包括骨量的逐渐减少、骨折风险的增高等，逐渐受到关注。临床工作中，我们应关注不同减重术式对骨量及骨折风险影响，其影响骨骼的机制，术后如何评估骨骼代谢与骨量变化，以及术后如何预防和治疗骨质疏松症等一系列问题。

骨质疏松症（osteoporosis，OP）是骨强度下降，导致骨折危险性升高为特征的全身性骨病。骨质疏松症的严重后果是引发骨质疏松性骨折（即脆性骨折），在受到轻微创伤或日常活动中发生的骨折，骨质疏松性骨折不仅明显影响病人的生活质量，也会导致显著增加的病残率和死亡率。参照世界卫生组织（World Health Organization，WHO）推荐的诊断标准，骨质疏松症的诊断标准主要包括：有过脆性骨折史，即可诊断骨质疏松症；或者基于双能X线吸收测定法（dual energy X-ray absorptiometry，DXA）测定的骨密度值。骨质疏松症的预防和治疗包括基础措施、药物干预及康复治疗。药物干预包括骨吸收抑制剂：双膦酸盐、降钙素、雌激素类药物及选择性雌激素受体调节剂、RANKL单克隆抗体；骨形成促进剂：甲状旁腺激素类似物、骨硬化素单克隆抗体；其他：锶盐、维生素K等。

一、不同方式减重手术对骨量及骨折风险的影响

目前常用于临床治疗肥胖的减重手术主要包括胃旁路术、袖状胃切除术和胃束带术三种术式（图7-13-1）。胃旁路术是将大部分胃切除，剩余胃的容积在20~30ml，然后将胃与近端空肠相吻合，旷置大部分胃及十二指肠，是目前最常使用的减重术式。袖状胃切除术通过切除胃底，使胃容积减少约75%，是目前第二常使用的减重术式。胃束带术是将一硅胶环扎在胃上部使胃的容积减小，是目前第三常使用的减重术式。以上3种术式对胃肠道结构改变程度不同，其对骨量及骨折风险的影响也不尽相同。

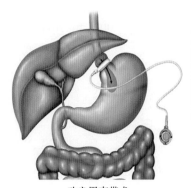
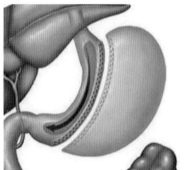
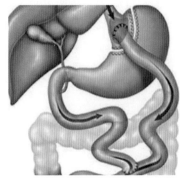

改良胃束带术　　　　　　　袖状胃切除术　　　　　　Roux-en-Y 胃旁路手术

图 7-13-1　减重手术的常用手术方式

1. 胃旁路术对骨量影响　胃旁路术不仅减小了胃的容积，而且影响了胃肠道的吸收功能。研究发现胃旁路术后3个月骨吸收标志物显著升高，提示病人骨丢失加快，而且这种改变可持续至术后2年。病

人术后腰椎及髋部 DXA 骨密度均有明显下降，研究发现术后平均每年腰椎骨密度下降 5% 左右，而髋关节骨密度下降率可达 10% 左右。但由于 DXA 仪器本身可能受到体重、肥胖、体脂与肌肉含量比例影响，对术后骨密度变化评估可能存在一定局限性。另一项同时使用 DXA 和定量 CT（quantitative computed tomography，QCT）评估术后骨密度变化研究发现，术后 1 年腰椎使用 DXA 和 QCT 测量的骨密度均下降约 3%，髋部使用 DXA 测定的骨密度下降约 8%，但使用 QCT 测量的骨密度无明显下降，并且使用 QCT 测量的骨小梁稀疏程度下降率也较 DXA 低。此外，使用外周高分辨 QCT 发现胃旁路术后桡骨和胫骨体积骨密度下降，胫骨强度下降，且皮质骨多孔性也增加。

2. 袖状胃切除术对骨量影响　与胃旁路术相比，袖状胃切除术只是减少胃的容积，术后并发症较少，不易造成吸收不良。目前关于袖状胃切除术对骨量影响研究较少，发现袖状胃切除术能够使髋部骨密度下降约 7%，腰椎骨密度下降约 3%。也有研究比较了袖状胃切除术和胃旁路术对骨量影响的差异，发现袖状胃切除术降低骨量的程度低于胃旁路术，但差异无统计学意义。

3. 胃束带术对骨量影响　与胃旁路术相比，胃束带术也只是减少胃的容积，但没有影响吸收，所以对骨量影响相对较小。研究发现胃束带术后骨吸收标志物水平无明显波动，术后只有髋部骨密度下降 3%~5%，而对腰椎骨密度无显著影响。一项关于胃束带术人群与非手术减重人群比较研究显示，两组人群骨密度下降无显著差别。目前关于胃束带术对骨量影响研究结果并不统一，大多数研究发现术后两年骨密度有显著下降，但部分研究发现术后骨密度无明显下降，甚至有少数研究发现骨密度会有所上升。这些研究的不足在于未设立对照，将来还需要更进一步的研究证实胃束带术对骨量的影响。

4. 减重手术对骨折风险影响　目前关于减重手术对骨折风险影响研究较少。一项来自英国的大样本研究发现减重手术后两年骨折率较对照组无明显升高，但这项研究中手术组中大多采用的是对骨量影响较小的胃束带术。另一项研究确实发现胃旁路术显著增加骨折风险，但该项研究未设立对照组。此外，一项随访 12 年的队列研究显示减重手术与对照组相比骨折风险增加 1.2 倍，其中胃旁路术在术后两年内就显著增加了骨折风险。

二、减重手术对骨骼造成不利影响的机制

减重手术影响了胃肠道结构，同时也影响了胃肠道功能，其对胃肠道结构和功能的影响又会引起钙、磷及维生素 D 吸收不良，继发甲状旁腺功能亢进等骨骼代谢异常。此外，随着体重降低，骨骼承受的机械负荷和力学刺激减少，将影响骨形成过程。不仅如此，脂肪组织和胃肠道均具有重要的内分泌功能，减重术后脂肪组织及胃肠道分泌的激素及细胞因子水平改变，也会影响骨重建过程。通过上述多个方面，减重手术最终可能导致骨量减少及骨折风险的增加。

1. 钙、磷及维生素 D 吸收不良　食物中 80% 的钙在十二指肠和空肠被吸收，而减重手术尤其胃旁路术旷置大部分胃及十二指肠严重影响钙的吸收。此外，减重手术后胃酸产生减少，以及术后质子泵抑制剂使用，不利于钙在胃肠道的吸收。磷是羟磷灰石的重要成分，也主要在小肠上段吸收，减重术后，可能引起磷的负平衡。维生素 D 主要来源于皮肤合成，部分来源于胃肠道吸收，膳食中的维生素 D 随脂质食物在胆汁酸和胰酶的帮助下在空肠和回肠被吸收。减重手术后食物摄入量显著减少，尤其在胃旁路术中食物不能够迅速与胆汁酸和胰酶混合，使得维生素 D 吸收发生障碍。但由于肥胖病人本身日晒较少及过多维生素 D 储存于脂肪中，其血清中维生素 D 水平会偏低，这对减重手术后维生素 D 摄入及吸收不良存在混杂影响。即便术前维生素 D 缺乏存在异质性，但术后维生素 D 缺乏比例是非常高的。

钙、磷的负平衡及维生素 D 缺乏除了会引起骨量减少外，还会引起继发性甲状旁腺功能亢进，进一步加重骨量减少。多项研究显示减重术后甲状旁腺激素水平有显著升高，而甲状旁腺激素水平升高则会加快骨吸收，引起髋部及胫骨骨密度的明显降低。

2. 机械负荷降低　机械负荷对骨骼合成代谢具有重要影响，骨细胞能够感受机械负荷，分泌硬骨抑素，硬骨抑素能够调节成骨细胞活性。减重手术后，体重明显降低，会导致硬骨抑素的显著增高。硬骨

抑素通过抑制成骨细胞的 Wnt/β-catenin 通路，而减少成骨细胞生成、降低成骨细胞活性，使得骨形成低于骨吸收，逐渐导致骨量减少。已有研究报道在胃旁路术和袖状胃切除术后，病人血清硬骨抑素水平有迅速且持续上升，骨形成不足，从而导致骨密度显著下降。

3. 脂肪因子作用　越来越多研究认为脂肪组织不单是一种储能器官，更是一种内分泌器官，可分泌多种具有调节能量代谢作用因子，被称为脂肪因子。目前已有多项研究发现减重手术后脂联素水平升高，瘦素水平降低。近年来研究发现脂肪组织与骨骼之间能够相互调控：脂联素水平与骨密度呈负相关关系，减重手术后脂联素水平升高，骨密度降低。此外，成骨细胞和破骨细胞表面均有瘦素受体表达，瘦素具有促进成骨细胞分化和矿盐沉积，抑制破骨细胞分化及骨吸收作用。一项研究发现在减重手术后瘦素水平降低，随之骨吸收指标水平升高。因此，减重手术后由于脂联素水平升高，瘦素水平降低可导致骨量下降。

4. 胃肠激素作用　减重手术后胃肠道解剖关系发生改变，影响了多种胃肠激素分泌，而这对骨骼的影响较为复杂，主要包括如下方面：①减重手术切除大部分胃底使胃促生长素（ghrelin）水平降低：一方面，胃促生长素可刺激生长激素，生长激素具有促进骨形成作用；另一方面，胃促生长素可直接促进成骨细胞增殖；②葡萄糖依赖促胰肽（glucose-dependent insulinotropic polypeptide，GIP）水平降低：GIP 可与成骨细胞表面 GIP 受体结合，增加 I 型胶原基因表达，促进胶原基质成熟及矿化，增加碱性磷酸酶活性，促进 TGF-β 分泌，增加骨形成。此外，GIP 与前破骨细胞表面 GIP 受体结合，抑制破骨细胞生成及活性，减少骨吸收；③胰淀素（amylin）水平下降，胰淀素具有促进成骨细胞增殖，抑制破骨细胞作用。④酪酪肽（peptide YY，PYY）水平升高，PYY 与骨形成标志物 P1NP 水平负相关，而与骨吸收标志物 β-CTX 正相关；⑤胰高血糖素样肽 1（glucagon-like peptide-1，GLP-1）水平升高，GLP-1 可促进胰岛 B 细胞分泌胰岛素，胰岛素具有促骨形成作用，GLP-1 还促进甲状腺 C 细胞分泌降钙素，抑制骨吸收，GLP-1 水平升高对骨量具有保护作用；⑥胰岛素水平下降，胰岛素既有促进骨形成作用，亦有促进骨吸收作用。一方面，胰岛素通过 MAPK 和 PI3K 通路促进成骨细胞增殖，通过与破骨细胞表面胰岛素受体结合抑制骨吸收；另一方面，胰岛素可降低骨钙素水平，从而使骨吸收增加。

不同胃肠激素水平变化对骨量影响不同，减重手术后胃促生长素、GIP、胰淀素水平降低，PYY 水平升高引起骨量降低，而减重手术后 GLP-1 水平升高对骨量具有保护作用，此外，减重手术后胰岛素水平下降对骨量具有双重影响作用。关于此，还需要将来更进一步研究进行探索。

三、减重手术前后骨骼代谢的评估

建议肥胖病人手术前测量血清钙、磷、甲状旁腺激素、25（OH）D、碱性磷酸酶、P1NP 及 β-CTX 水平、24 小时尿钙浓度，并采用双能 X 线测量腰椎及髋部骨密度，了解病人骨骼代谢及骨密度情况。术后每年对上述指标进行评估，必要时行腰椎、骨盆等部位的骨骼 X 线检查，以了解手术对骨骼代谢及骨量的影响，并指导钙剂、维生素 D 等制剂的补充。术后一旦发现病人骨密度明显降低，或发生脆性骨折，则要酌情考虑加用更强有效的抗骨质疏松药物治疗，例如骨吸收抑制剂双膦酸盐等药物。

四、预防及治疗

尽管目前关于减重手术对骨量及骨折风险影响的研究仍存在样本量不够大、随访时间不足等局限性，但整体来看，减重手术后，随着时间推移，尤其是手术 5 年后，骨量减少和骨折的风险会显著增加。因此，减重手术后的骨骼健康状况应该得到足够的重视，尤其建议对减重手术后的骨量减少及骨折发生采取积极的预防措施。

根据 2013 年美国内分泌医师协会（American Association of Clinical Endocrinologists，AACE）、肥胖协会（The Obesity Society，TOS）和美国代谢与减重手术协会（American Society for Metabolic & Bariatric Surgery，ASMBS）联合更新指南，推荐减重手术后应每日补充 1200～1500mg 元素钙和至少 3000IU 维生

素 D，可以根据血清 25（OH）D 浓度调整维生素 D 的补充剂量，建议保持血清 25（OH）D>30ng/ml 为宜。此外，还应监测病人血清甲状旁腺激素水平，避免出现继发性甲状旁腺功能亢进，尽管有研究显示，部分减重术后病人需要补充每日 5000~10000IU 维生素 D，以避免继发性甲状旁腺功能亢进，但仍建议依据血清 25（OH）D 和 PTH 水平，来给予补充合适剂量的钙剂及维生素 D 为宜。由于肥胖病人本身容易存在维生素 D 缺乏，因此建议术前就进行维生素 D 制剂的补充。由于术后维生素 D 补充剂量存在较大异质性，故术后需常规监测 25（OH）D 水平，以个体化补充合适剂量的维生素 D。

肥胖及减重手术后病人跌倒风险较高，并且即便肥胖及减重手术病人在高骨密度和低 FRAX 骨折风险状态下仍会发生骨折，因此在该人群中应降低启动抗骨质疏松治疗的阈值。目前尚未有抗骨质疏松治疗药物在该人群中大样本研究的结果，亦不清楚目前常规抗骨质疏松药物是否对病人具有良好效果。但有小样本研究报道，骨吸收抑制剂双膦酸盐类药物能够抑制骨吸收，增加病人骨密度，但是否能够降低骨折发生率，还需要大样本及长时间观察。鉴于口服的双膦酸盐制剂吸收率较低，且可能会对术后的胃肠道，尤其是食管，造成不利影响，可能不适用于该部分病人，对于减重术后并发骨质疏松症的病人，必要时选择静脉双膦酸盐等药物治疗，更为适宜。甲状旁腺激素类似物及硬骨抑素单抗作为骨形成促进剂，已被用于抗骨质疏松症治疗，在减重手术后硬骨抑素水平显著升高，推测硬骨抑素单抗可能成为治疗减重手术后骨质疏松症的有效治疗方法，但目前骨形成促进剂用于治疗减重术后骨质疏松症病人的有效性，同样需要前瞻性大样本临床研究的证实。

由此可见，目前认为减重手术主要通过减少钙、磷及维生素 D 吸收，导致骨营养元素的负平衡，以及引发继发甲状旁腺功能亢进、骨骼机械负荷降低、脂肪因子及胃肠激素水平改变等复杂机制，引起术后骨量减少和骨折风险的明显增加。建议术后积极评估骨骼代谢指标及骨密度，予以积极补充钙剂、维生素 D 制剂，减少继发性甲状旁腺功能亢进症，注意避免跌倒。一旦病人出现骨密度的显著降低或发生脆性骨折，则应考虑加用更强有效的抗骨质疏松药物治疗，包括骨吸收抑制剂或骨形成促进剂。但目前已有的骨吸收抑制剂或骨形成促进剂在这部分病人中的安全性和有效性，尤其降低骨折的疗效，还需大样本前瞻性临床研究证实。

（李　梅）

参 考 文 献

［1］Gregory NS. The effects of bariatric surgery on bone metabolism. Endocrinol Metab Clin North Am, 2017, 46（1）：105-116.

［2］Stein EM, Silverberg SJ. Bone loss after bariatric surgery：causes, consequences, and management. Lancet Diabetes Endocrinol, 2014, 2（2）：165-174.

［3］Sambrook P, Cooper C. Osteoporosis. Lancet, 2006, 367（9527）：2010-2018.

［4］Macintyre NJ, Dewan N. Epidemiology of distal radius fractures and factors predicting risk and prognosis. J Hand Ther, 2016, 29（2）：136-145.

［5］Watts NB, Lewiecki EM, Miller PD, et al. National osteoporosis foundation 2008 clinician's guide to prevention and treatment of osteoporosis and the World Health Organization Fracture Risk Assessment Tool（FRAX）：what they mean to the bone densitometrist and bone technologist. J Clin Densitom, 2008, 11（4）：473-477.

［6］Coates PS, Fernstrom JD, Fernstrom MH, et al. Gastric bypass surgery for morbid obesity leads to an increase in bone turnover and a decrease in bone mass. J Clin Endocrinol Metab, 2004, 89（3）：1061-1065.

［7］Fleischer J, Stein EM, Bessler M, et al. The decline in hip bone density after gastric bypass surgery is associated with extent of weight loss. J Clin Endocrinol Metab, 2008, 93（10）：3735-3740.

［8］Knapp KM, Welsman JR, Hopkins SJ, et al. Obesity increases precision errors in total body dual-energy X-ray absorptiometry measurements. J Clin Densitom, 2015, 18（2）：209-216.

［9］Yu EW, Bouxsein ML, Roy AE, et al. Bone loss after bariatric surgery：discordant results between DXA and QCT bone density. J Bone Miner Res, 2014, 29 (3): 542-550.

[10] Stein EM, Carrelli A, Young P, et al. Bariatric surgery results in cortical bone loss. J Clin Endocrinol Metab, 2013, 98 (2): 541-549.

[11] Ruiz-Tovar J, Oller I, Priego P, et al. Short-and mid-term changes in bone mineral density after laparoscopic sleeve gastrectomy. Obes Surg, 2013, 23 (7): 861-866.

[12] Vilarrasa N, de Gordejuela AG, Gomez-Vaquero C, et al. Effect of bariatric surgery on bone mineral density: comparison of gastric bypass and sleeve gastrectomy. Obes Surg, 2013, 23 (12): 2086-2091.

[13] Giusti V, Gasteyger C, Suter M, et al. Gastric banding induces negative bone remodelling in the absence of secondary hyperparathyroidism: potential role of serum C telopeptides for follow-up. Int J Obes (Lond), 2005, 29 (12): 1429-1435.

[14] Dixon JB, Strauss BJ, Laurie C, et al. Changes in body composition with weight loss: obese subjects randomized to surgical and medical programs. Obesity (Silver Spring), 2007, 15 (5): 1187-1198.

[15] Guney E, Kisakol G, Ozgen G, et al. Effect of weight loss on bone metabolism: comparison of vertical banded gastroplasty and medical intervention. Obes Surg, 2003, 13 (3): 383-388.

[16] Lalmohamed A, de Vries F, Bazelier MT, et al. Risk of fracture after bariatric surgery in the United Kingdom: population based, retrospective cohort study. BMJ, 2012, 345: e5085.

[17] Nakamura KM, Haglind EG, Clowes J A, et al. Fracture risk following bariatric surgery: a population-based study. Osteoporos Int, 2014, 25 (1): 151-158.

[18] Lu CW, Chang YK, Chang HH, et al. Fracture Risk After Bariatric Surgery: A 12-Year Nationwide Cohort Study. Medicine (Baltimore), 2015, 94 (48): e2087.

[19] Folli F, Sabowitz BN, Schwesinger W, et al. Bariatric surgery and bone disease: from clinical perspective to molecular insights. Int J Obes (Lond), 2012, 36 (11): 1373-1379.

[20] Deitel M. Bariatric surgery, proton pump inhibitors, and possibility of osteoporosis. Surg Obes Relat Dis, 2010, 6 (4): 461-462.

[21] Riedt CS, Brolin RE, Sherrell RM, et al. True fractional calcium absorption is decreased after Roux-en-Y gastric bypass surgery. Obesity (Silver Spring), 2006, 14 (11): 1940-1948.

[22] Peterson LA, Zeng X, Caufield-Noll CP, et al. Vitamin D status and supplementation before and after bariatric surgery: a comprehensive literature review. Surg Obes Relat Dis, 2016, 12 (3): 693-702.

[23] Drincic AT, Armas LA, Van Diest EE, et al. Volumetric dilution, rather than sequestration best explains the low vitamin D status of obesity. Obesity (Silver Spring), 2012, 20 (7): 1444-1448.

[24] Vimaleswaran KS, Berry DJ, Lu C, et al. Causal relationship between obesity and vitamin D status: bi-directional Mendelian randomization analysis of multiple cohorts. PLoS Med, 2013, 10 (2): e1001383.

[25] Chakhtoura MT, Nakhoul NN, Shawwa K, et al. Hypovitaminosis D in bariatric surgery: A systematic review of observational studies. Metabolism, 2016, 65 (4): 574-585.

[26] Robling AG, Niziolek PJ, Baldridge LA, et al. Mechanical stimulation of bone in vivo reduces osteocyte expression of Sost/sclerostin. J Biol Chem, 2008, 283 (9): 5866-5875.

[27] Bonewald LF, Johnson ML. Osteocytes, mechanosensing and Wnt signaling. Bone, 2008, 42 (4): 606-615.

[28] Armamento-Villareal R, Sadler C, Napoli N, et al. Weight loss in obese older adults increases serum sclerostin and impairs hip geometry but both are prevented by exercise training. J Bone Miner Res, 2012, 27 (5): 1215-1221.

[29] Muschitz C, Kocijan R, Marterer C, et al. Sclerostin levels and changes in bone metabolism after bariatric surgery. J Clin Endocrinol Metab, 2015, 100 (3): 891-901.

[30] Carrasco F, Ruz M, Rojas P, et al. Changes in bone mineral density, body composition and adiponectin levels in morbidly obese patients after bariatric surgery. Obes Surg, 2009, 19 (1): 41-46.

[31] Dirksen C, Jorgensen NB, Bojsen-Moller KN, et al. Mechanisms of improved glycaemic control after Roux-en-Y gastric bypass. Diabetologia, 2012, 55 (7): 1890-1901.

[32] Biver E, Salliot C, Combescure C, et al. Influence of adipokines and ghrelin on bone mineral density and fracture risk: a systematic review and meta-analysis. J Clin Endocrinol Metab, 2011, 96 (9): 2703-2713.

［33］ Karsenty G. Convergence between bone and energy homeostases：leptin regulation of bone mass. Cell Metab, 2006, 4（5）：341-348.

［34］ Cummings DE, Weigle DS, Frayo RS, et al. Plasma ghrelin levels after diet-induced weight loss or gastric bypass surgery. N Engl J Med, 2002, 346（21）：1623-1630.

［35］ Date Y, Kojima M, Hosoda H, et al. Ghrelin, a novel growth hormone-releasing acylated peptide, is synthesized in a distinct endocrine cell type in the gastrointestinal tracts of rats and humans. Endocrinology, 2000, 141（11）：4255-4261.

［36］ Isaksson OG, Ohlsson C, Bengtsson BA, et al. GH and bone-experimental and clinical studies. Endocr J, 2000, 47 Suppl：S9-S16.

［37］ Fukushima N, Hanada R, Teranishi H, et al. Ghrelin directly regulates bone formation. J Bone Miner Res, 2005, 20（5）：790-798.

［38］ Kajiya M, Giro G, Taubman MA, et al. Role of periodontal pathogenic bacteria in RANKL-mediated bone destruction in periodontal disease. J Oral Microbiol, 2010, 2：S532.

［39］ Bose M, Teixeira J, Olivan B, et al. Weight loss and incretin responsiveness improve glucose control independently after gastric bypass surgery. J Diabetes, 2010, 2（1）：47-55.

［40］ Villa I, Melzi R, Pagani F, et al. Effects of calcitonin gene-related peptide and amylin on human osteoblast-like cells proliferation. Eur J Pharmacol, 2000, 409（3）：273-278.

［41］ Yu EW, Wewalka M, Ding SA, et al. Effects of gastric bypass and gastric banding on bone remodeling in obese patients with type 2 diabetes. J Clin Endocrinol Metab, 2016, 101（2）：714-722.

［42］ Russell M, Stark J, Nayak S, et al. Peptide YY in adolescent athletes with amenorrhea, eumenorrheic athletes and non-athletic controls. Bone, 2009, 45（1）：104-109.

［43］ Yang J, Zhang X, Wang W, et al. Insulin stimulates osteoblast proliferation and differentiation through ERK and PI3K in MG-63 cells. Cell Biochem Funct, 2010, 28（4）：334-341.

［44］ Thomas DM, Udagawa N, Hards DK, et al. Insulin receptor expression in primary and cultured osteoclast-like cells. Bone, 1998, 23（3）：181-186.

［45］ Ferron M, Wei J, Yoshizawa T, et al. Insulin signaling in osteoblasts integrates bone remodeling and energy metabolism. Cell, 2010, 142（2）：296-308.

［46］ Mechanick JI, Youdim A, Jones DB, et al. Clinical practice guidelines for the perioperative nutritional, metabolic, and nonsurgical support of the bariatric surgery patient-2013 update：cosponsored by American Association of Clinical Endocrinologists, The Obesity Society, and American Society for Metabolic & Bariatric Surgery. Obesity（Silver Spring）, 2013, 21（Suppl 1）：S1-S27.

［47］ Schafer AL. Vitamin D and intestinal calcium transport after bariatric surgery. J Steroid Biochem Mol Biol, 2017, 173：202-210.

［48］ Kim J, Brethauer S. Metabolic bone changes after bariatric surgery. Surg Obes Relat Dis, 2015, 11（2）：406-411.

［49］ Berarducci A, Haines K, Murr MM. Incidence of bone loss, falls, and fractures after Roux-en-Y gastric bypass for morbid obesity. Appl Nurs Res, 2009, 22（1）：35-41.

［50］ Premaor M, Parker RA, Cummings S, et al. Predictive value of FRAX for fracture in obese older women. J Bone Miner Res, 2013, 28（1）：188-195.

［51］ 李梅. 减肥手术对骨骼健康的影响及其机制研究进展. 中华骨质疏松与骨矿盐疾病杂志, 2014, 7（2）：101-105.

第十四章　失用性骨质疏松症

骨质疏松症可分为原发性、继发性和特发性骨质疏松症三大类。失用性骨质疏松症（disuse osteoporosis）属继发性骨质疏松症（secondary osteoporosis），主要原因是由于骨骼负荷的应力减少导致全身或局部的骨量丢失。继发性骨质疏松症指由任何影响骨代谢的疾病和/或药物导致的骨质疏松，制动或失用造成的骨质疏松症也属于继发性骨质疏松症。

失用性骨质疏松症的常见病因为：①运动功能障碍；②肌肉-骨骼系统病变或损伤；③神经系统损伤或病损。失用性骨质疏松多见于脊髓损伤、偏瘫、脊髓灰质炎后遗症、周围神经病变或损伤造成的肌肉麻痹与瘫痪，此外还可见于骨折及肢体的制动、长期卧床及太空飞行的失重状态等。这些因素都可导致骨骼缺乏肌肉正常生理应力的作用或失去重力作用而发生骨质疏松。在地球正常引力场作用下，人的姿态维持需要骨骼肌保持一定的张力。在生理状态下，人体维持姿势和进行运动需要对抗重力的作用，每个关节的肌肉群总在进行相互拮抗或协同的作用，使得人体的骨组织时刻承受着或大或小的应力以保持躯体静态或动态平衡。这种应力的刺激对骨组织的代谢及保持成分与结构的稳态非常重要。

1892年德国医生提出的Wolff定律指出骨骼的生长受到应力刺激影响而改变其结构。骨骼组织能承受机械的应力，并具有适应这些功能的能力，骨骼受应力的影响很大，负荷的增加使骨骼增粗，负荷减少使骨变细，骨折修复与重塑过程也遵循这一定律。用进废退，骨骼是不断进行着新陈代谢不断更新的有活力的组织，骨组织的结构形态与其功能是相适应的。当骨的正常负荷降低时，与外力负荷相对应的骨重建随之发生，引起骨组织萎缩，机械强度也随之下降。失用性骨质疏松症的发病机制充分体现了Wolff定律。机械应力可刺激骨形成，失用则引起骨丢失，宇航员在太空飞行25周后，其小梁骨容积可降低33%。失重后航天员肌张力降低，胫前肌和小腿三头肌的横向硬度指数下降。有研究发现当病人卧床4周时，髂骨的松质骨骨量开始下降，至卧床25周时骨量下降约33%。Rubin等将火鸡制动4周后发现其尺骨的骨量丢失约12%，骨吸收显著增高，骨孔隙率增长约3倍。长期制动导致的骨量丢失，大部分可在主动活动后恢复，但往往需要较长时间。骨骼正常负重可活化细胞的某些代谢过程，包括能量代谢、调节生长因子和基质合成水平等。

一、病因及发病机制

1. 机械负荷的减少对骨代谢的影响　骨组织与生物力学有着密切的关系。应力作用于有生命的骨组织不仅会出现物理学反应而且会出现生物学反应。生物力学（biomechanics）是应用力学原理和方法对生物体中的力学问题作定量研究的生物物理学分支，主要研究力学的各种生物学效应，依据研究对象的不同可分为生物流体力学、生物固体力学和运动生物力学等。良好的骨质量要求骨刚度和韧性的统一，骨的结构是适应功能而进化形成的，不同功能对骨骼质量的要求不一。人体的大部分活动会对骨骼系统的骨组织产生复杂的应力，这些应力可分为三种类型，直接作用于骨的外力、肌肉等张和等长收缩时产生的应力和韧带张力产生的内应力以及骨与骨之间的作用力。这些应力也可以理解为骨的负荷（load），作用于骨组织的力可引起骨的微小形变，即应力（stress）作用下发生的应变（strain）。反复受到应力刺激的骨组织会不断改善局部的骨结构以提高骨强度来适应其负荷功能，反之亦然。失用性骨质疏松症发病机制主要与骨组织所处的力学环境密切相关，如应力载荷减少、运动功能丧失、失重状态等。失用性骨质疏松首先影响骨重建过程，进一步影响钙的内环境稳定。

骨骼结构的生理特性可以分为两大部分：第一部分是骨的大体几何形态及微结构部分，这是骨骼承重及保护内脏功能的物质基础；第二部分是它的骨量及骨结构的自身更新（构建、重建）的机制与调控系统。骨结构与骨量的调控机制存在于骨骼发育、成熟，直至衰老的全过程中。骨骼在受力情况下，由于压电效应，骨骼中产生电荷流动（钙离子流动），改变了胶原聚集和排列而改善骨结构，骨结构产生的适应性成骨效应，使形态结构符合功能所需。骨代谢局部调节的始动因素是压电电位变化，当骨受到压力刺激时，骨的羟基磷灰石晶体发生压电效应，在局部产生负电荷，压力端对侧为正电荷。外力还使骨细胞膜电位发生变化，由其产生的生物物理信号可影响细胞的分化。Mullender 等应用有限元分析（finite element analysis，FEA）电脑模拟模型，提出了骨细胞力学——感应信号功能这一假设理论来解释骨小梁密度及结构的适应性变化。有限元分析是利用数学近似的方法对真实物理系统（几何和载荷实况）进行模拟，利用简单而又相互作用的元素即单元进行运算，以有限数量的未知量去接近无限未知量的系统。它利用力学中的某种变分原理用以建立求节点未知量的有限单元方程。骨组织的解剖结构是由成骨细胞的骨形成和破骨细胞的骨吸收之间的平衡来实现骨重建的。成骨细胞来源于骨髓间充质干细胞，由骨微环境中募集或从细胞族系中被激活而形成新的骨组织，外部应力刺激的大小和频率决定了应变能密度（strain energy density，SED），而 SED 又决定了对骨细胞刺激的强度，骨细胞信号传导至骨的表面并随着距离增加呈指数衰减。生物学与力学二者对骨骼构建、重建起共同的调控作用。生物学的作用包括骨骼发生、发育、成熟、退化的基因调控，遗传学及基因突变等生物因子的影响。力学调控的特点是：力学的强度和频率等物理学信号作用于骨骼，由骨细胞为中心，骨细管构成的立体传感系统把力学信号转化为化学信号，最终由多细胞骨单位实施骨的构建与重建，以力学的生物学效应完成了骨代谢或骨更新的全过程。不同的骨组织对机械应力的反应不同。松质骨表面积远较皮质骨大，骨代谢变化及对应力作用反应快，失用时因机械刺激减少，松质骨变化较皮质骨更明显，骨组织萎缩更早发生，且年轻者甚于年老者。

骨组织对力学环境有良好适应性。骨的力学环境如重力、肌力、躯体活动能力均随年龄而变化，骨骼受力部位可因负荷增加或减少而出现骨量与骨结构变化，局部骨结构的重建与骨量的重新分布，主要受力部位增加骨量，非受力部位骨量会减少，以此来适应新的力学环境。这种引起骨量的重新分布而适应力学环境的机制称为骨的"力学调控系统"（mechanostat）。其主要调控因素是日常生活中由肌肉收缩产生的肌力，肌肉的主动收缩可以以几倍于体重的力量对抗重力和外力。肌肉收缩是维持骨矿含量最有效的刺激因素，也是增加骨量的重要因素，运动通过肌肉活动产生对骨的应力，促进骨形成。一般而言，肌肉越发达、体重越重则骨量越高。人的骨骼发育与骨量累积与运动密切相关，而骨量又与肌肉容积和肌力呈正相关。骨组织丧失重力负荷或缺乏肌肉收缩的力学刺激将使骨组织产生变形或微结构损害，骨重建过程受阻，骨代谢亦遭受破坏。

骨细胞陷窝-骨小管系统形成的三维立体网状结构是力学感受与传递系统。外力引起骨小管内液体产生的剪切应力和骨液流动产生的电压，作用于骨细胞表面突起的刷状微丝，使其产生电位变化，激活表面感受器，在骨细胞内发生一系列的连锁生物学反应，合成生物化学信号指令。骨骼负重后，可活化能量代谢、产生生长因子和促进基质合成。骨细胞突起表面的刷状微丝感受器被激活，使骨细胞内合成生物化学信号（cAMP、cGMP）或细胞外信号（PGE_2、IGF-1、IGF-2、TGF-β）。通过突起间连接传递到骨表面的衬里细胞，激活与启动骨重建过程。骨量的增减取决于外力的强度、频度和骨对力的敏感性。依据骨吸收与骨形成维持骨量动态平衡。

制动对骨组织有较大影响。失用性骨质疏松的程度与制动时限、制动程度和方式等相关。骨组织结构的维持依靠两种骨代谢并存的过程：合成代谢（骨形成）和分解代谢（骨吸收），在此动态修复过程中成骨细胞和破骨细胞具有偶联作用。急性完全性制动多发生在瘫痪、骨折或手术后，骨组织负荷骤然下降，即使时间很短，也可引起明显骨量丢失。急性制动期以 $150\sim200mg/d$ 的速度丢失，钙丢失>钙沉积，每周的骨丢失量约为 1%，相当于正常一个人一年的生理性骨丢失量。在微重力下，宇航员下肢矿盐平均每月以 1.6% 的速率丢失，明显高于绝经后妇女每年骨丢失量。骨质疏松骨折后由于卧床制动，日照减少，病人在短期内会出现快速骨量丢失，骨质疏松迅速加重，病人在这一时期一周的骨量丢失可达身体骨量的 1%，这几乎是一个正常老年人一年所减少的骨量，这种短时间内快速的骨量丢失使得病人更容易再发骨折。也有学者认为短期制动对一些病人的骨密度影响不大。Pakarinen 等研究了 35 例 Charcot 关节病病人 6 个月的骨密度变化，股骨颈的骨密度较基线值降低 3.2%，对照组降低 1.2%，提示制动对髋部骨密度存在一定影响。应用唑来膦酸可提高髋部密度并逆转降低的趋势。

1966 年 Frieden-Stein 发现的骨髓基质干细胞（bone marrow stromal cell，BMSC）属于多能干细胞，它是骨髓基质的组成成分，由骨髓组织干细胞或前体细胞和躯体组织干细胞组成成分及功能复杂的细胞群体。骨髓基质干细胞具有几种生物学特性：自我更新能力、强黏附性、可塑性、快速增殖克隆的能力和可移植性。在一定条件下，可以分化为成骨细胞、成软骨细胞、脂肪细胞及生肌细胞等。随年龄增长，在骨形成减少的同时骨髓脂肪细胞增多，微血管平滑肌细胞或骨细胞也具有相似作用。骨质疏松病人髓腔内脂肪细胞增多，成骨细胞减少，由 BMSC 分化的成骨细胞和脂肪细胞具有此消彼长的关系。体内骨发生细胞与脂肪生成细胞谱系分布变化可能随年龄与骨髓环境、负重活动及神经内分泌因子影响有关。血流改变通过骨内膜血管和骨膜淋巴系统的压差影响组织液流体剪切应力及骨骼负重应力，骨细胞对流体剪切应力通过自、旁分泌调节骨重建。动物实验结果显示制动会引起显著的骨量丢失。在临床中，病人骨折后因制动或不敢活动可引起局部骨质疏松，肢体制动后出现短期的快速骨丢失，固定后的患肢与健肢骨密度相比降低明显，且固定时间越长，骨量减少越明显，这说明机械负荷和肌肉收缩对维持骨量具有重要意义。长期卧床者骨量初始丢失速度较慢，亦多见于负重下肢的松质骨部位，但经步行锻炼后可较快得到恢复。太空飞行初始及晚期骨量丢失速度均属中等，亦主要见于下肢松质骨部位，但个体差异较大，回归地面正常引力场作用下虽经步行训练，恢复也较缓慢。

在太空飞行的航天员由于失重导致重力负荷消失，人在太空中维持姿势和进行运动不再需要对抗重力的作用，可造成运动系统中骨骼肌和骨组织出现失用性变化，失用性肌肉萎缩和骨质疏松随太空飞行时间的延长而加重。失重引起的肌肉萎缩有以下特点：抗重力肌（下肢、臀部和脊柱的肌群）萎缩大于非抗重力肌（面部、肋间肌等）；慢速肌的萎缩大于快速肌；在同一肌肉中，慢肌纤维的萎缩大于快肌纤维；在萎缩的肌肉中呈现功能性的变化，代谢和能量的改变等。失重和模拟失重时肌肉萎缩主要表现在肌肉质量的下降、形态学的变化同时伴随代谢及功能的改变。肌肉质量下降及肌肉形态学变化直接对骨组织产生较大的负面影响。骨骼肌代谢方面包括蛋白质合成代谢降低而分解代谢增强处于负氮平衡状态，肌肉功能下降，包括肌肉的工作速度、力量、耐力、协调性变差，肌张力降低，神经传导功能发生改变等。这些肌肉功能的改变直接或间接导致了失用性骨质疏松。

肌少症（sarcopenia）与失用性骨质疏松有一定关系。老年人群众常见的肌少症是以肌量减少、肌力下降和肌功能减退为特征的综合征，严重影响老年人生活质量。从生物学角度讲，人体的老化过程就是慢性微损伤累积对机体功能的长期损伤。老年人容易跌倒与很多因素有密切关系，神经系统、运动系统、视觉和听觉系统、内分泌系统功能的退变以及精神状态都与之有一定的相关性。在人体正常老化过程中，除了骨质疏松症骨质量下降以外，肌肉萎缩、体积容量减少、收缩能力下降，逐渐会导致肌少症。高龄老年人肌肉骨骼老化，在此过程中脂肪浸润（adipose infiltration）替代了一部分肌纤维，呈现肌纤维和骨矿含量减少的复合进程。肌肉与骨骼一样都是处于动态平衡的器官，时刻在发生着新陈代谢，但老年人合成代谢能力下降而分解代谢速率更高，肌肉纤维分解较多，所以老年人更容易发生肌少症。老年人的肌少症表现在肌肉的容量、肌力和功能的同时下降，患病率男性约为 13.2%，女性约为 4.8%，患病年龄多 70 岁以上，老年肌少症防治的主要目标人群是 65 岁以上的老年人。肌肉骨骼疾病已经成为危害老年人健康最重要的慢性病。肌少症与老年性骨质疏松的危险因素类似，且两者可形成不良循环，肌肉骨骼老化和功能减低会导致平衡力降低、容易摔倒易发生骨折，进而增加老年人的致残率和致死率。运动疗法、康复锻炼、营养疗法、维生素 D 补充等都对肌少症与老年性骨质疏松症的治疗是有益的，且是基础治疗。

创伤后的肢体制动及失用常导致骨量快速丢失，这种骨量丢失多为高转换型：骨形成和骨吸收均增加，但后者超过了前者，此型骨量丢失导致骨代谢的负平衡。在创伤修复过程中，至少有两种因素可造成骨量丢失：①创伤反应本身所致的全身分解代谢增强，出现骨组织代谢偶联失衡、骨吸收增速，最终导致骨丢失增多，骨量减少；②创伤后的固定、制动，肢体不能负重、失用，缺乏生理性肌肉收缩刺激，致骨重建功能下降等，从而也造成骨量丢失。近代骨外科手术的目的之一是要减轻病人疼痛，早期下地康复锻炼，避免关节僵硬，减轻和缩短失用性骨量丢失的时间。

创伤后很长一段时间内骨量丢失较明显。Nilsson 对胫骨干骨折后病人的骨矿含量进行了研究，伤后 5 个月胫骨近端平均下降了 45%；在骨折后 1~15 年，患侧股骨远端下降了约 25%。胫骨骨折后骨密度降低与骨折类型、骨折部位无相关性，而与术后固定时间、疼痛程度、患肢肌力及功能恢复程度密切相关，手术后制动时间越短、疼痛越轻、患肢肌力和功能越好，患肢骨丢失量越少。骨折后骨量丢失的恢复程度与病人的性别、年龄有关，如果受伤时患儿年龄 <10 岁，其创伤后丢失的骨量可以完全恢复，骨折的刺激使一些患儿甚至可形成比以前更多的骨量。肢体的固定时间以及患肢的功能恢复程度与骨量有密切关系。Finsen 等对 26 例股骨干骨折病人平均的随访 3.5 年，14 例行髓内钉固定病人的骨密度值与 12 例钢板内固定者差异无统计学意义，但与对照侧肢体相比股骨远端骨密度值下降了 12%，胫骨近端下降了 5%，胫骨干下降了 3%，下降程度与患肢肌力密切相关。

脊髓损伤后很快就会发生骨质疏松。脊髓损伤后骨代谢迅速发生改变，导致骨质量降低、骨结构破坏骨折危险性增加。大量研究结果显示脊髓损伤后 1 周即可出现骨代谢指标异常，2~6 周可见骨密度和骨结构改变，主要表现为松质骨的骨吸收显著增加。一些研究显示脊髓损伤较雌激素降低对骨代谢和骨质量的影响更大。脊髓损伤后不同部位骨量丢失的程度不一致，下肢以膝关节周围（胫骨近端和股骨远端）较显著，也有学者发现跟骨骨量丢失明显。研究显示截瘫者骨量丢失主要发生于髋部和下肢，高位截瘫病人发生于四肢，但很多临床研究脊髓损伤对脊柱骨质量影响的结果并不一致。动物实验中可从骨密度、骨代谢的血生化指标以及骨生物力学强度方面综合评价骨质量，大鼠脊髓损伤后 6 周和 12 周时腰椎骨密度无明显变化，大部分临床报道认为脊髓损伤不影响腰椎骨密度。脊髓损伤后股骨近端的骨量在伤后 1~5 年降至骨折阈值，股骨远端和胫骨近端骨量丢失分别为 52% 和 70%，在伤后 2 年达到新的平衡，分别仅为正常骨量的 65% 和 45%。

2. 骨组织内环境的改变对骨代谢的影响　骨组织机械负荷的减少后，骨组织内环境也相应发生改变，主要是内分泌系统及细胞因子的改变，从而也对骨代谢产生影响。制动后皮质类固醇（corticosteroid hormone）分泌明显增加，尿内皮质类固醇可为正常量的 3 倍。制动后的骨量显著改变亦可能由于皮质类固醇过多引起。长期制动病人可出现高尿钙，而钙摄取不足使骨钙处于负平衡状态。制动后其他细胞因子如 IGF、TGF、OPN、NO 及 PGE_2 等都会改变。IGF 介导骨骼对机械负荷的反应。骨细胞对流体切变应力通过自、旁分泌途径由 NO 和 PGE_2 及其他细胞因子调节骨重建。PG 特别是 PGE_2 能传导机械应力刺激，刺激成骨细胞增殖、促进骨形成。同时这些因子又具有扩张微环境的微血管作用。这些扩血管物质能改变成骨细胞和破骨细胞之间的平衡。有研究发现大鼠后肢悬空去重力负荷后，头部和前肢血流灌注增多，后肢股骨、胫骨血流灌注减少，这可能也是长期卧床和宇宙飞行颅骨骨量增加而跟骨骨量减少的原因。此外，自主神经对骨的血液供应及血管舒缩直接的调控也有一定作用。

还有研究发现，一些神经递质及神经活动功能的异常可能与失用性骨质疏松症有关。Wilmet 等发现切断大鼠坐骨神经后可导致下肢失用性骨质疏松症。当然神经损伤失去神经递质对骨骼肌的调控作用，肌张力的丧失也是导致骨量丢失的原因之一。瘫痪病人瘫痪区域的骨密度发病 1 年时降低了 30%~50%。骨吸收约在神经损伤后 3~6 周达到高峰，同时新骨形成下降，虽然制动是其中最重要的原因，但神经递质也可在骨组织的微环境中直接或间接作用于破骨细胞，增加其活性或促进增殖。还有研究发现神经损伤后会抑制破骨细胞生成限速因子，导致了骨吸收加速。内分泌因素可能与神经损伤互相作用共同参与了失用性骨质疏松的发生与发展，其机制还需进行进一步研究。

二、临床表现及检查

急性制动导致的失用性骨质疏松症比较常见，骨丢失常见症状为疼痛，好发于腰背、坐骨结节及足跟部及关节周围，翻身、坐位及站立开始负重时产生疼痛。病人肌肉群萎缩松弛，肌力下降，转为慢性疼痛后可出现关节粘连、僵硬等。肌肉萎缩后身体平衡、协调和对外界刺激的保护性反应降低，骨折风险大大增加。骨折主要发生在松质骨及负重骨，如下肢骨，特别是长骨的近端或远端，6个月骨量即可减少达50%。与骨质疏松骨折相似，常见的骨折主要是脊椎压缩骨折、髋部骨折、桡骨远端及肱骨近端骨折；病人可出现圆背畸形，严重者可影响呼吸睡眠。

急性制动后全身骨代谢指标会发生显著变化。骨折后使用石膏固定1周，骨胶原分解产物尿PYD、DPD和吡啶啉交联C末端肽（ICTP）开始升高，术后24周恢复到基础水平，而血清BGP水平增高，说明髋部骨折早期阶段卧床易发生骨吸收，后期通过骨痂形成和对骨机械应力增加促进骨形成。长期卧床后，血清钙离子水平增加，总血清钙仅轻度增加，BGP增加或无变化，Ⅰ型胶原肽无变化，PTH值无变化或降低，25羟维生素D值降低。骨组织形态计量学改变：长期卧床病人关节周围干骺端松质骨吸收，骨形成受抑制而骨吸收表面积增加，骨小梁的矿化沉积率降低。脊髓损伤病人前半年小梁骨体积减少33%，之后长期保持低水平。破骨细胞骨吸收头16周增加，40周恢复正常；成骨功能明显降低，8~10周恢复正常。脊髓损伤病人骨小梁容积（小梁骨占总骨的百分比）以每月6%速率减少，并一直维持到16周，40周后回复正常。抗重力肌附着部骨丢失明显。

X线表现：骨皮质变薄，骨小梁稀疏，在关节周围的长骨骨骺端先出现点状脱钙现象，由于小梁骨吸收可出现不规则透亮区。髋臼部位出现双皮质线。骨吸收可呈骨膜下、皮质内、骨内膜内和骨小梁吸收4种类型。其中皮质内骨吸收常见于老年性骨质疏松，骨膜下骨吸收是甲状旁腺功能亢进所致。X线表现决定于年龄及制动期限，年轻者及制动期限长者更容易出现上述表现。

三、失用性骨质疏松的防治

失用性骨质疏松的预防比治疗更重要。防治措施包括康复训练和药物治疗。首先要积极治疗原发病，改善全身状态，预防肌肉萎缩、肌肉减少，防止失用性骨质疏松的发生。要强调运动康复训练的重要性。卧床宜采用半坐位，保持头高足低，避免体液向头部和躯体上部转移。体育锻炼在于对成骨细胞和破骨细胞产生刺激，应力刺激产生负电位，易于结合阳性钙离子，促进骨形成。康复训练主要是采取肌肉等长或等张收缩，增加骨骼肌血液循环，提高组织营养，增加肌肉收缩强度，从而增加骨的机械应力耐受能力。康复训练应尽早进行，循序渐进，根据个体情况制订适当的锻炼方法，可站立或步行，注意关节活动度训练。以主动运动为主，被动锻炼仅适用于瘫痪及偏瘫病人，包括按摩、关节被动活动、挛缩等。应尽量缩小肢体固定范围及期限，对非损伤部位尽可能进行力所能及的运动。对长期制动进行锻炼或开始行走时宜动作轻柔并循序渐进，避免使用暴力，以防发生骨折。有研究显示脉冲电磁场刺激可能对于改善局部骨重建、提高骨密度有一定作用。

在药物治疗方面，失用性骨质疏松与原发性骨质疏松的药物类似。可根据病人情况每日应补充钙剂及维生素D，依据骨的更新率选择使用双膦酸盐或小剂量甲状旁腺激素（parathoroid hormone，PTH）等药物。药物治疗的目的在于抑制破骨细胞的数目及活性，降低骨转换率减少骨丢失，促进成骨及骨代谢的正平衡。文献资料显示阿仑膦酸钠治疗失用性骨质疏松有效，早期应用阿仑膦酸钠可使骨丢失减少，骨密度值相对增高；骨弹性载荷、最大载荷、弹性应力、最大应力、弹性能量吸收值显著增高；胫骨近端骨小梁面积百分比明显增高，骨小梁宽度增加，表明阿仑膦酸钠早期应用可抑制骨丢失，具有抗骨质疏松的作用。也有研究认为双膦酸盐对失用性骨质疏松的长期疗效弱于对原发性骨质疏松的疗效。其他一些新的抗骨质疏松药物随着临床试验数据的增多也逐渐显现出对失用性骨质疏松症的应用前景。小剂量 PTH 间断使用不仅增加骨量而且对严重的骨质疏松骨折有促进骨愈合的作用。此外，活性维生素 D 对改善肌力、预防肌肉萎缩有一定效果，有益于预防骨萎缩和改善骨质量。

（黄公怡　纪　泉）

参 考 文 献

［1］ Rubin C, Gross T, Qin YX, et al. Differentiation of the bone-tissue remodeling response to axial and corsianal loading in the turkey ulna. J Bone Joint Surg Am, 1996, 78（10）：1523-1533.

［2］ 郭世被. 失用性骨质疏松症. 中华骨质疏松和骨矿盐疾病杂志, 2008, 1（2）：81-84.

［3］ Takata S, Yasui N. Disuse osteoporosis. J Med Invest, 2001, 48（3~4）：147-156.

［4］ Alexandre C, Vico L. Pathophysiology of bone loss in disuse osteoporosis. Joint Bone Spine, 2011, 78（6）：572-576.

［5］ Pakarinen TK, Laine HJ, Mäenpää H, et al. Effect of immobilization, off-loading and zoledronic acid on bone mineral density in patients with acute Charcot neuroarthropathy：a prospective randomized trial. Foot Ankle Surg, 2013, 19（2）：121-124.

［6］ Nilsson BE. Post-traumatic osteopenia. A quantitative study of the bone mineral mass in the femur following fracture of the tibia in man using americium-241 as a photon source. Acta Orthop Scand, 1966, 37（Suppl 91）：1-55.

［7］ Armas LA, Recker RR. Pathophysiology of osteoporosis：new mechanistic insights. Endocrinol Metab Clin North Am, 2012, 41（3）：475-486.

［8］ Shen WW, Zhao JH. Pulsed electromagnetic fields stimulation affects BMD and local factor production of rats with disuseosteoporosis. Bioelectromagnetics, 2010, 31（2）：113-119.

［9］ Lam H, Qin YX. The effects of frequency-dependent dynamic muscle stimulation on inhibition of trabecular bone loss in a disuse model. Bone, 2008, 43（6）：1093-1100.

［10］ Dudley-Javoroski S, Shields RK. Muscle and bone plasticity after spinal cord injury：review of adaptations to disuse and to electrical muscle stimulation. J Rehabil Res Dev, 2008, 45（2）：283-296.

［11］ Donahue SW, Galley SA, Vaughan MR, et al. Parathyroid hormone may maintain bone formation in hibernating black bears（Ursus americanus）to prevent disuse osteoporosis. J Exp Biol, 2006, 209：1630-1638.

［12］ Li CY, Price C, Delisser K, et al. Long-term disuse osteoporosis seems less sensitive to bisphosphonate treatment than otherosteoporosis. J Bone Miner Res, 2005, 20（1）：117-124.

［13］ 夏维波, 付勤, 王鸥, 等. 肌少症治疗进展与趋势. 中华骨质疏松和骨矿盐病杂志, 2016, 9（3）：251-256.

［14］ Armas LA1, Recker RR. Pathophysiology of osteoporosis：new mechanistic insights. Endocrinol Metab Clin North Am, 2012, 41（3）：475-486.

［15］ Laurent MR, Jardí F, Dubois V, et al. Androgens have antiresorptive effects on trabecular disuse osteopenia independent from muscle atrophy. Bone, 2016, 93：33-42.

［16］ Reilly BD, Franklin CE. Prevention of muscle wasting and osteoporosis：the value of examining novel animal models. J Exp Biol, 2016, 219（Pt 17）：2582-2595.

第八篇

佝偻病与骨软化

第一章 维生素 D 代谢异常

一、前言

维生素 D 是维持人体健康的必需营养物质之一。活性维生素 D 作为类固醇激素家族的一员，其在调节钙磷代谢，细胞增殖、分化以及其他内分泌器官等都有重要作用。维生素 D 在体内以两种方式存在：维生素 D_2（麦角骨化醇，ergocalciferol）和维生素 D_3（胆骨化醇，cholecalciferol）。维生素 D 在体内完整的代谢通路已于 20 世纪六七十年代得到阐明，即维生素 D_3 在体内的代谢分别经过三个器官：皮肤、肝脏和肾脏；通过三步反应：一步光化学反应：皮肤在紫外线照射下合成维生素 D_3；两步酶促的羟化反应，合成的维生素 D_3 先后在肝脏和肾脏分别转变为中间产物 25-羟维生素 D_3 [25 (OH) D_3] 和最终发挥生物学效应的有活性（激素）的 1, 25-双羟维生素 D_3 [1, 25 $(OH)_2D_3$]。维生素 D 代谢异常与许多疾病密切相关，如代谢性骨病、肿瘤、心血管疾病和糖尿病。此外，维生素 D 代谢缺乏也是神经精神疾病和自身免疫疾病的风险因素。

本章节主要介绍维生素 D 代谢、生物学功能以及代谢异常所引起的相关疾病。

二、维生素 D 的代谢

（一）维生素 D 的来源

人体内的维生素 D 主要源自紫外线照射后的皮肤和膳食摄取。其中超过 90% 的维生素 D 来自皮肤合成，约 10% 来自食物摄取。皮肤中的 7-脱氢胆固醇（7-dehydrcholesterol），通过紫外线（290~315nm）的照射作用，将 7-脱氢胆固醇分子中的 B 环打开，转变为不稳定的、无活性的前体维生素 D_3，之后在体温能量的温促作用下发生构型改变，经 2~3 小时转变为维生素 D_3，即胆骨化醇（cholecalciferol）。食物中摄取的维生素 D 包括植物来源的维生素 D_2 和动物来源的维生素 D_3。

（二）维生素 D 的存在形式及其在肝、肾的转变

1. 维生素 D 的形式　维生素 D 以两种形式存在：维生素 D_2（麦角骨化醇，ergocalciferol）和维生素 D_3（胆骨化醇，cholecalciferol）。

2. 维生素 D 在肝、肾的转变　经过肠道吸收和/或皮肤合成的维生素 D，进入血液循环后，与血浆中的维生素 D 结合蛋白（vitamin D binding protein，DBP）结合后被转运至肝脏。在肝微粒体 25-羟化酶作用下，转变为无活性的中间产物 25-羟维生素 D [25 (OH) D]。25 (OH) D 是维生素 D 在体内的主要循环形式。在正常生理状态下不具有生物学活性，但在高浓度时，可刺激肠钙吸收，导致高钙血症。随后，由肝脏生成的 25 (OH) D 再次进入血液循环，与 DBP 结合后被转运至肾脏，一小部分在肾脏 25-羟 D-1α-羟化酶（CYP27B1）作用下转变为有活性，最终发挥生物学效应的 1, 25 $(OH)_2D$，和大部分经 24-羟化酶（CYP24A1）作用转变成的 24, 25-双羟维生素 D [24, 25-dihydroxyvitamin D，24, 25 $(OH)_2D$]（图 8-1-1）。

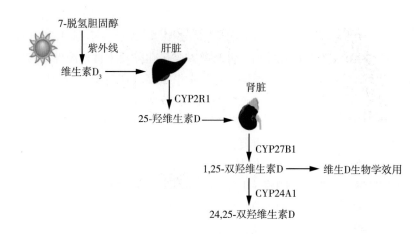

图 8-1-1　维生素 D 合成及在肝脏、肾脏转化

（三）维生素 D 代谢的三个关键酶

1. 25-羟化酶　肝脏为维生素 D 产生 25（OH）D 的主要来源。最初认为，25-羟化酶仅为存在于肝细胞微粒体内的 CYP2R1 和线粒体内的 CYP27A1，但不同于 CYP2R1 对维生素 D_2、维生素 D_3 都具有羟化作用，CYP27A1 只羟化维生素 D_3。近期，在 CYP2R1 和 CYP27A1 联合敲除的小鼠研究中发现，虽然小鼠血液中 25（OH）D 水平明显下降，但仍存在部分 25（OH）D，且对血液中钙磷水平无明显影响，提示体内存在其他 25-羟化酶可弥补 CYP2R1 和 CYP27A1 缺失所导致的损失。随后研究发现，除 CYP2R1 和 CYP27A1 外，CYP3A4、CYP2J3 和 CYP2C11 也具有 25-羟化酶活性。CYP3A4 是主要位于人肝脏和肠道中的药物代谢酶，具有 25-羟化酶活性。CYP2J3 和 CYP2C11 仅在老鼠肝脏中发现，其人类同源体是否也具有 25-羟化酶活性目前尚未可知。虽然以上酶均具有 25-羟化酶活性，但 CYP2R1 是人体内主要的 25-羟化酶。肝脏 25-羟化酶只受其底物维生素 D 的调节，而肾脏和肠道的 25-羟化酶可能受到 1,25（OH）$_2$$D_3$ 的负反馈调节。

2. 1α-羟化酶　肾脏是合成 1,25（OH）$_2$$D_3$ 的最主要器官，但不是唯一场所。不同于 25-羟化酶类型多样，目前发现仅一种酶具有 25-OHD-1α-羟化酶活性（CYP27B1）。虽然肾脏是循环中 1,25（OH）$_2$$D_3$ 的主要来源，但肾外的一些组织，如皮肤毛囊细胞、肺脏、胸腺、小肠、睾丸、甲状旁腺、甲状腺、卵巢、骨细胞、淋巴细胞以及人的子宫内膜等也都表达 CYP27B1。与肝脏 25-羟化酶只受到其底物维生素 D 调节不同，肾脏 1α-羟化酶主要受到三种激素的调节作用：甲状旁腺激素（PTH）、成纤维细胞生长因子-23（fibroblast growth factor-23，FGF-23）以及 1,25（OH）$_2$$D_3$ 本身。实验证明，PTH 为 1,25（OH）$_2$$D_3$ 形成的主要促激素，通过直接刺激肾近曲小管 25-OHD-1α-羟化酶活性，促进 25（OH）D 转变为 1,25（OH）$_2$$D_3$。而 FGF-23 和 1,25（OH）$_2$$D_3$ 则抑制 CYP27B1 活性。FGF-23 是重要的调磷因子。血磷水平对 1,25（OH）$_2$$D_3$ 合成具有明显的调控作用。升高的血磷主要通过刺激 FGF-23 来抑制 CYP27B1 的活性，从而抑制 1,25（OH）$_2$$D_3$ 的合成。1,25（OH）$_2$$D_3$ 对 1α-羟化酶的抑制作用，一方面是通过抑制 PTH，增加 FGF-23 的产生以及促进 24-羟化酶来限制 CYP27B1 的活性，另一方面则是通过维生素 D 受体（vitamin D receptor，VDR）或维生素 D 抑制受体（vitamin D inhibitory receptor，VDIR）来抑制 CYP27B1 的转录，从而直接降低肾脏中 CYP27B1 的表达水平。CYP27B1 肾外调节方式不同于肾内。肾外组织的 CYP27B1 活性主要受到干扰素 γ（interferon γ，IFN-γ）和肿瘤坏死因子 α（tumor necrosis factor α，TNF-α）等细胞因子激活作用，受 PTH 影响很小，也不被 1,25（OH）$_2$$D_3$ 所抑制。

3. 24-羟化酶　肾脏是维生素 D 代谢产物 24,25（OH）$_2$D 的主要合成场所，催化酶为 25（OH）D-24 羟

化酶（CYP24A1）。CYP24A1 是 CYP27B1 的同源酶，共同存在于肾小管线粒体中。相比于 25（OH）D，CYP24A1 对 1,25（OH)$_2$D$_3$ 的亲和力更高，通过水解 1,25（OH)$_2$D$_3$ 使其灭活，防止细胞内 1,25（OH)$_2$D$_3$ 高表达而引起细胞毒性。研究表明，CYP24A1 敲除小鼠补充维生素 D 后，小鼠 1,25（OH)$_2$D$_3$ 水平升高，24,25（OH)$_2$D 水平降低，并出现膜内骨矿化障碍，而且这种骨矿化障碍不被外源性 24,25（OH)$_2$D 补充所纠正，说明 CYP24A1 是水解 1,25（OH)$_2$D$_3$ 的关键酶，且高水平 1,25（OH)$_2$D$_3$ 对膜内骨矿化有抑制作用。此外，近期研究发现 CYP24A1 失活突变可导致特发性婴儿高钙血症，病人表现为严重的高血钙、高尿钙、肾钙质沉着症、PTH 水平降低，24,25（OH)$_2$D 水平降低以及明显升高的 1,25（OH)$_2$D$_3$，进一步说明了 CYP24A1 对维持正常 1,25（OH)$_2$D$_3$ 水平的重要性。

虽然肾脏是 CYP24A1 表达的主要场所，但其分布广泛，基本在 VDR 存在的靶细胞都有表达。PTH 和 1,25（OH)$_2$D$_3$ 是 CYP24A1 主要调节因子。1,25（OH)$_2$D$_3$ 促进 CYP24A1 的合成，而 PTH 抑制肾脏 CYP24A1 的合成。在肾内，当 1,25（OH)$_2$D$_3$ 水平降低时，PTH 水平反应性升高，此时 PTH 通过 cAMP/PKA 途径增加 CYP24A1mRNA 降解，从而降低 CYP24A1 的合成。而肾外组织由于 PTH 受体表达量很低，CYP24A1 不会受到 PTH 的抑制作用，所以最终只有肾脏 1,25（OH)$_2$D$_3$ 水平受影响，肾外 1,25（OH)$_2$D$_3$ 水平不变。但是，成骨细胞内 PTH 对 CYP24A1 的作用与肾内组织相反，即通过 cAMP/PKA 途径 PTH 和 1,25（OH)$_2$D$_3$ 协同促进 CYP24A1 的合成。

三、维生素 D 生物学功能

（一）维生素 D 的生物学功能概述

维生素 D 是维持人体健康的必需营养物质之一，是类固醇激素家族的一员。临床上，维生素 D 最初主要用于抗佝偻病的治疗。随着刘士豪教授和朱宪彝教授关于维生素 D 代谢和肾脏联系这一开创性理论的提出，对于维生素 D 的研究更加深入，其多种生物学效应也陆续被探知。维生素 D 的主要活性物质 1,25（OH)$_2$D$_3$，在体内通过与维生素 D 受体（VDR）结合而发挥生物学效应。VDR 分布广泛，在脑、肾脏、小肠、骨骼、甲状旁腺、乳腺、胸腺、前列腺等器官中均有表达，近年来发现，VDR 在免疫细胞如树突细胞、肥大细胞、T 淋巴细胞、B 淋巴细胞等也广泛分布。目前，维生素 D 的生物学效应分为两类：一是调节钙磷代谢的经典作用；二是影响机体免疫功能，参与炎症反应、抗病毒、抗凝血以及抑制某些恶性肿瘤的非经典作用（图 8-1-2）。

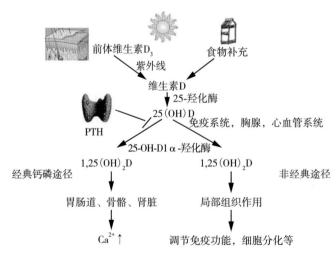

图 8-1-2　维生素 D 的代谢和生物学功能

（二）维生素 D 经典作用

1. 维生素 D 与肠钙吸收　维生素 D 促进肠钙吸收早为人知。其活性形式 1, 25（OH)$_2$D 及其受体 VDR 为肠钙吸收所必需的两个重要元素。研究发现，维生素 D 缺乏的动物以及肾功能受损致 1, 25（OH)$_2$D 水平低下的透析病人，肠钙吸收率均明显减少 75% 以上。另外，成熟大鼠的肠钙吸收率降低也与 1, 25（OH)$_2$D 下降水平呈明显正相关，说明充足的维生素 D 对于肠钙吸收的重要性。研究表明，维生素 D 缺乏引起的低肠钙吸收在纠正维生素 D 后可得到充分缓解。一般情况下，1, 25（OH)$_2$D 需要结合受体 VDR 来发挥生物学效应。VDR 在肠道中分布广泛，从十二指肠到结肠的肠黏膜均有分布，VDR 含量水平及功能对肠道钙吸收效率具有重要影响。研究发现，在衰老或雌激素减退过程中，维生素 D 依赖性钙吸收的下降速率与肠道 VDR 水平降低明显相关。此外，以下几组研究也证明了肠道 VDR 水平可影响维生素 D 介导的肠钙吸收效率：①VDR 水平显著降低的 VDR 基因敲除小鼠，尽管血清 1, 25（OH)$_2$D$_3$ 水平明显升高，其肠道钙吸收的能力仍明显减弱，不足以维持正常的肠钙吸收。②肠道钙吸收通过跨细胞途径和细胞旁途径两种方式，且受 1, 25（OH)$_2$D$_3$ 的调节，诱导 VDR 过表达可提高 1, 25（OH)$_2$D$_3$ 调节的肠道细胞系（Caco-2）中的跨细胞钙转运。

目前，关于维生素 D 促进肠钙吸收的机制尚不完全清楚，一般认为包括两部分，一是刺激肠黏膜来增加钙由肠腔向细胞内的扩散，即调控肠道上皮细胞的特异性钙通道瞬时受体阳离子通道亚家族 V 成员 6（transient receptor potential cation channel subfamily V member 6，TRPV6）或 L 型钙通道 Cav1. 3 来完成。动物研究发现，TPRV6 基因缺陷小鼠的肠道钙转运能力下降，说明 TRPV6 为肠钙吸收所必需。另一是通过调控肠黏膜细胞内钙结合蛋白的基因表达，增加钙由胞质向循环内的转运。如肠黏膜细胞中的钙结合蛋白-9K（Calbindin D$_{9K}$），该蛋白为维生素 D 促进肠钙吸收的主要钙转运蛋白。Calbindin D$_{9K}$ 除受维生素 D 调控外，雌激素也可能经直接或间接的方式促进 Calbindin D$_{9K}$ 的合成。

2. 维生素 D 与肠道磷吸收　小肠是磷吸收的一个重要位点，其吸收和转运需要钠离子的参与，借助于Ⅱb 型磷钠协同转运蛋白（NaPiⅡb）通过小肠上皮细胞顶端膜进行钠磷共转运。磷在肠道的吸收和转运也受到维生素 D 的调节。1, 25（OH)$_2$D$_3$ 可促进 NaPiⅡb 基因的表达。

3. 维生素 D 与肾脏钙磷吸收　人每天大约有 8g 的钙通过肾小球滤过，其中约 7.8g 在肾近端小管和远端小管被重吸收。肾脏中钙的重吸收受多重因素的影响，如钠通道离子转运负荷、尿流量、PTH、1, 25（OH)$_2$D$_3$、骨硬化素以及降钙素等。肾脏是 1, 25（OH)$_2$D$_3$ 合成的主要场所，表达多种维生素 D 依赖性蛋白如上皮钙离子通道（epithelial calcium channel，ECaC），TRAP5/6，钠钙交换体以及钙结合蛋白等参与钙的转运。研究表明，钙在远端肾小管的重吸收机制类似于钙在肠道的吸收机制，需要维生素 D 依赖性蛋白（VDR）、TRAP5、钙结合蛋白以及钙泵的参与。1, 25（OH)$_2$D$_3$ 可通过上调肾脏 VDR、钙结合蛋白、钙泵活性和 TRAP5 的表达来促进钙的重吸收。PTH 通过维生素 D 促进肾小管对钙的重吸收。

肾脏同时也是磷滤过和重吸收的重要器官。大约 80% 的磷在肾近端小管被重吸收。类似于肾内钙的重吸收，磷的重吸收也受到多种激素的影响，许多参与钙调节的激素在磷重吸收方面也起着重要作用如 PTH、1, 25（OH)$_2$D 和 FGF-23 等。研究表明，PTH 通过维生素 D 来促进磷的重吸收，而 FGF-23 和 PTH 则协同作用通过降低Ⅱa 型磷钠协同转运蛋白（NaPiⅡa）来抑制磷的重吸收。

（三）维生素 D 非经典作用

1. 维生素 D 与骨重建

（1）维生素 D 与骨形成：维生素 D 促进肠钙吸收，提高血钙浓度，为骨骼矿化提供了原料，这体现维生素 D 对骨形成的重要间接作用。成骨细胞上存在 1, 25（OH)$_2$D$_3$ 受体（VDR），是维生素 D 的靶细胞。由成骨细胞合成与分泌的骨钙素（osteocalcin，BGP）其生理作用虽不完全清楚，但至少已知与骨矿化速率有关。而 BGP 的合成，主要受 1, 25（OH)$_2$D$_3$ 的正向调控。另外，1, 25（OH)$_2$D$_3$ 还能刺激成骨细胞中骨桥蛋白（osteopontin）和碱性磷酸酶合成增加，以及抑制成骨细胞凋亡，从而有利于骨的形成。

（2）维生素 D 与骨吸收：骨吸收依赖于破骨细胞完成。但 VDR 仅在破骨细胞前体表达，在成熟的破骨细胞中不表达。所以维生素 D 在破骨细胞的作用是直接作用于破骨前体细胞，促进其向成熟破骨细胞分化，从而增加破骨细胞数目而有利于骨吸收。这是维生素 D 对骨吸收的直接作用。但 *VDR* 基因敲除小鼠并未见到破骨细胞数量的异常，这说明维生素 D 对于小鼠体内破骨细胞的形成无明显影响。

实际上，维生素 D 促进骨吸收主要是依赖于成骨细胞的作用，以间接的方式影响前破骨细胞的分化并增加成熟破骨细胞的活性。其中，RANK/RANKL/OPG 系统为维生素 D 依赖成骨细胞从而促进破骨细胞骨吸收提供了理论依据。核因子-κB 受体活化因子（receptor activator of NF-κB，RANK），为 Ⅱ 型跨膜受体蛋白，该蛋白主要在破骨细胞发育成熟的各个阶段以及免疫系统中表达。核因子-kB 受体活化因子配体（receptor activator of NF-kB ligand，RANKL）属 Ⅰ 型跨膜蛋白，主要表达于成骨/基质细胞及 T、B 细胞等。骨保护素（osteoprotegerin，OPG）是一分泌型蛋白，主要表达于成骨细胞。RANK/RANKL/OPG 作用机制为：RANK 为 RANKL 的天然受体，与 RANKL 结合后，既促进前破骨细胞向多核破骨细胞的分化，又增加成熟破骨细胞活性，从而促进骨吸收。OPG 为 RANKL 的诱饵受体，竞争性结合 RANKL，阻止了 RANKL 与 RANK 的结合，降低了破骨细胞的活性，抑制了骨吸收。体外研究发现，$1,25(OH)_2D$ 作用于成骨细胞，增加 RANKL 的生成并降低 OPG 表达，从而促进了破骨细胞骨吸收活性。

2. 维生素 D 与骨骼肌　维生素 D 对骨骼肌的作用主要表现为维生素 D 增加肌肉内蛋白质的合成和基质网内钙的吸收，但其作用机制目前并不清楚，可能通过直接或间接两方面作用。维生素 D 对骨骼肌的直接作用表现在以下几个方面：首先，维生素 D 与 VDR 结合调节肌纤维生长发育。研究表明，全身 VDR 基因敲除的小鼠在断奶前，即使母乳中含有丰富的营养，并无低钙、低磷、继发性甲状旁腺功能亢进等异常情况下，也会出现肌纤维变小、生肌调节因子表达异常等肌纤维发育障碍现象；其次，骨骼肌细胞自身可以表达 1α-羟化酶，产生活性维生素 D，并通过自分泌的方式作用于肌细胞本身；另外，最新的研究发现 $1,25(OH)_2D_3$ 还能作用于人体骨骼肌细胞的线粒体，通过调节线粒体活性及酶的功能增加线粒体的耗氧率，从而改善肌力。这种直接作用可以通过基因组效应（通过 VDR 直接调节靶基因的转录，促进肌细胞发育）和非基因组效应（通过快速跨膜通路促进钙离子内流，增强肌肉收缩功能）两种方式实现。还有一些研究提示维生素 D 对骨骼肌具有间接作用。如一项利用 VDR 特异性抗体进行的免疫组化试验，未能在人或鼠的成熟肌细胞表面发现 VDR 表达；另外，一些维生素 D 水平极低但钙摄入充足的人群，并未出现肌肉功能障碍的相应临床或组织学表现。

3. 维生素 D 与免疫　人们对维生素 D 与免疫系统关系的认识源于 20 年前的两个发现：一是活化的巨噬细胞可以产生 $1,25(OH)_2D_3$；二是 VDR 在人体内许多免疫细胞如单核细胞、巨噬细胞、树突状细胞、T 细胞和 B 细胞的存在。此后的实验研究证实了维生素 D 确实与免疫系统有关，表现在维生素 D 与感染、自身免疫病以及器官移植的关系。研究表明，维生素 D 与 T 细胞中的 VDR 结合可降低 Th1 细胞的活性，从而减少 $CD4^+T$ 细胞释放 IL-2、INF-γ 以及 TNF-α、TNF-β，并延缓炎症性自身免疫性疾病的进展。此外，此结合物还可以促进单核细胞向巨噬细胞分化，诱导趋化因子产生从而使控制感染的能力增强。不仅如此，研究还发现维生素 D 和 VDR 在 T 细胞的复合物抑制了抗原提呈细胞上的主要组织相容性复合物 Ⅱ（MHC Ⅱ）的表达，从而阻止免疫系统的激活。单独维生素 D 可诱导 B 细胞增殖以及免疫球蛋白 E 和 M 的分泌，从而促进了记忆 B 细胞的形成和 B 细胞的凋亡。动物实验发现，给器官移植受体动物补充 $1,25(OH)_2D_3$，能明显延长移植器官心、肝及胰腺的功能。临床观察同样证实了维生素 D 与免疫系统的关系：维生素 D 缺乏的佝偻病病人，经常有呼吸道感染症状；遗传性维生素 D 抵抗性佝偻病病人也经常受感染困扰；血清 $25(OH)D_3$ 水平降低者易受分枝杆菌感染。此外，临床上也观察到，给接受肾移植病人补充 $1,25(OH)_2D_3$，能显著延长移植肾的功能。

4. 维生素 D 与胰岛细胞　维生素 D 对胰岛 A 细胞和胰岛 B 细胞均有作用。胰岛 B 细胞上表达 VDR。研究表明，$1,25(OH)_2D_3$ 与胰岛 B 细胞上 VDR 结合可增加胰岛素敏感性，抑制炎性因子，缓解胰腺慢性炎症过程并改善胰岛 B 细胞功能。此外，还有研究发现，$1,25(OH)_2D_3$ 与 VDR 结合还可具有抑制肾素-血管紧张素的作用从而促进胰岛素分泌。维生素 D 依赖性钙结合蛋白主要存在于胰岛 A 细胞，在 PP 细胞和 D 细胞也少量表达。通过维生素 D 依赖性钙结合蛋白可以调节细胞内钙离子浓度，从而影响了胰腺内各种细胞的内分泌和代谢过程。动物研究发现，25（OH）D 缺乏小鼠胰岛的胰高血糖素释放显著高于维生素 D 正常的小鼠，并且该小鼠在补充 1,25（OH）$_2$D$_3$ 后胰高血糖素释放恢复到正常水平，说明维生素 D 通过维生素 D 依赖性钙结合蛋白可抑制胰岛 A 细胞功能来降低血糖。

5. 维生素 D 与细胞增殖和分化 维生素 D 对正常细胞和肿瘤细胞都具有促进分化和抑制增殖的作用，对正常细胞分化的促进作用最典型的例子是 1,25（OH）$_2$D$_3$ 促进破骨细胞的前体细胞向成熟的破骨细胞分化。对细胞增殖的抑制作用，最明显的例子是 1,25（OH）$_2$D$_3$ 外用治疗银屑病，能明显抑制表皮细胞的快速增殖，但分子学机制尚不清楚。根据 1,25（OH）$_2$D$_3$ 对细胞增殖的抑制作用，人们正探讨用其治疗肿瘤问题，有的已取得一定结果，如对白血病及乳腺肿瘤。

6. 维生素 D 的其他生理作用 维生素 D 参与心血管系统的多个反应如炎症反应、血栓形成和肾素-血管紧张素-醛固酮系统（RASS）。一系列体外研究表明，维生素 D 及其类似物可持续抑制促炎因子的生成并增加抗炎因子的产生，而这些似乎与 VDR 抑制 NF-κB 和 p38 通路有关。此外，维生素 D 还可通过调节促凝血因子和抗纤维蛋白溶解因子的表达来发挥抗凝血作用。研究表明，低水平的维生素 D 加大了促炎因子的激活和释放，从而导致内皮功能障碍和动脉壁僵硬，增加了心血管事件的风险。此外，研究表明维生素 D 缺乏导致的心血管疾病风险增加还可能与巨噬细胞内维生素 D 受体缺失引发的胰岛素抵抗和胆固醇单核巨噬细胞作用有关。

除以上作用外，周学赢等较早发现雄性大鼠睾丸曲精管富含 VDR，但对其意义不详。近年发现 VDR 基因敲除的雌、雄小鼠，其生殖系统都不同程度受损，生化改变表现在：雌激素合成的关键酶——细胞色素 P450 芳香化酶基因 CYP19 表达受抑制，酶活性减低，血雌激素水平明显下降，FSH 和 LH 显著升高，但雌激素受体 ERα 和 ERβ 未现异常。说明维生素 D 的作用点是在 CYP19 基因上。显示维生素 D 是雌激素生物合成中的重要因素。

四、维生素 D 代谢异常及其相关疾病

如前所述，维生素 D 的生物学效应既包括钙磷代谢和维持骨骼稳态的经典作用，又包括免疫调节、炎症反应、抗病毒、抗凝血以及抑制某些恶性肿瘤等非经典作用。血清中 1,25（OH）$_2$D$_3$ 及 25（OH）D 水平反映不同代谢状态下的维生素 D 情况；当维生素 D 代谢异常时，常表现为维生素 D 缺乏。儿童佝偻病和成人骨软化症为最常见且最典型的维生素 D 缺乏所导致的疾病，本章节详细阐释。此外，在过去几年中，维生素 D 缺乏也被证实与自身免疫性疾病如多发性硬化症、类风湿关节炎、系统性红斑狼疮等、糖尿病、恶性肿瘤以及其他疾病包含心血管疾病、过敏性疾病和感染等疾病相关。

（一）维生素 D 测定及临床意义

血清 25（OH）D 的浓度测定最早使用氚（3H）标记的 25（OH）D 进行蛋白竞争结合分析（CPBA），现已被放弃。免疫层析法及酶联免疫法都是使用 25（OH）D 的特异性抗体进行分析，前者步骤简单，因此可以用于快速筛查，后者所获得的抗原-抗体复合物的信号经过酶联信号放大作用，比前者提高了灵敏度。电化学发光法（electric chemiluminescence，ECL）本质上也属于蛋白竞争结合分析，它是用钌标记的维生素 D 结合蛋白与 25（OH）D 结合。该结合物的信号通过级联放大作用被光学感受器测得，所以该方法比 3H 标记的 CPBA 法提高了灵敏度，而且仪器可自动化分析，避免了手工操作误差及节约了人力成本，国内较广泛使用该方法。液相色谱与质谱串联分析（liquid chromatography-mass spectrometry/mass spectrometry，LC-MS/MS）能够区分 25（OH）D$_3$、25（OH）D$_2$ 以及其他与 25OHD 分子结构相似的物质，所以该检测方法的特异性最高，而且质谱仪的灵敏度也极高，但是检测费用较贵。目前临床上常用的血清 25（OH）D 测定方法为 ECL 法，该方法检测的成分不仅包括 25（OH）D$_3$，也包括 25（OH）D$_2$ 及其他与 25（OH）D 分子结构相似的物质，但不包括 1,25（OH）$_2$D，所以检测的成分是总 25（OH）D。

25（OH）D 是体内维生素 D 主要存在形式，但是由于血液 25（OH）D 测定值明显受内生和外源维生素 D 以及测定方法不同的影响，国内外对血液 25（OH）D 正常值并无统一标准，国外有资料建议正常成人血 25（OH）D 水平在 20~40ng/ml，但并未被广泛采用。根据临床表现，界定其低限参考值更为实用，如患骨软化症时，25（OH）D 往往<5ng/ml，为严重维生素 D 缺乏；若在 5~10ng/ml，出现骨转换加快、继发性甲状旁腺功能亢进，属中度维生素 D 缺乏；若在 10~20ng/ml，则视为轻度维生素 D 缺乏。1,25（OH）$_2$D$_3$ 正常值水平较恒定，范围在 20~60pg/ml。

（二）维生素 D 缺乏分类

1. 日照不充分或营养性维生素 D 缺乏　人体内的维生素 D 90% 源自皮肤合成，10% 源自食物摄取，因此日照不足和营养性维生素 D 缺乏是人体内维生素 D 缺乏的主要因素。主要包括：①日照不充分：一般与地域和生活习惯相关。如居住在多雨多雾地区，衣着习惯皮肤暴露面较少，长期室内生活缺少户外活动等，皆有皮肤日光照射不足问题，从而造成皮肤维生素 D 合成缺乏，出现儿童佝偻病、成人骨软化症等疾病。②生活和饮食习惯不同导致的营养性维生素 D 缺乏：研究指出移民英国的印度人和巴基斯坦人容易出现维生素 D 缺乏性佝偻病。这大致与他们饮食中小麦成分过多有关，因为小麦纤维中木酸成分会与胆酸结合，使维生素 D 难以与胆汁酸形成乳糜微粒而影响脂溶性维生素 D 的吸收。③两种因素同时存在造成的维生素 D 缺乏：我国北方地区广大农村妇女由于产后日照偏少，母乳中维生素 D 含量不足，加之由于生活习惯鲜少在母亲的饮食中添加维生素 D，所以母乳喂养的新生儿和婴儿出现维生素 D 缺乏性佝偻病概率较高。

2. 维生素 D 吸收不良导致的维生素 D 缺乏　维生素 D 吸收不良多见于小肠、肝脏、胆、胃肠道和胰腺疾病病人，主要包括：①胃肠道疾病：研究报道胃大部切除术后骨软化症的发生率为 1%~42%，且发生率随着时间的延长而增加。原因可能与钙、磷、维生素 D 和脂肪摄入减少，胃酸缺乏干扰钙的吸收以及胃大部切除后短路快速通过而导致消化不完全有关。小肠切除术后骨软化症发生的概率为 30%，且有 30%~60% 的病人存在 25（OH）D 降低和继发性甲状旁腺功能亢进，原因可能与小肠切除后长时间腹泻，肠腔吸收面积减少有关。脂肪泻：一般情况下，饮食维生素 D 和肝脏合成的 25（OH）D 分泌至肠道，以乳糜微粒复合物形式吸收，但当病人存在肠道疾患如克罗恩病或肠结核等出现脂肪泻时，此吸收过程有障碍，使得小肠段对钙和维生素 D 的吸收困难。麸质过敏性肠病（gluten sensitive enteropathy）：当麸质饮食时，肠道出现过敏性症状，常伴有缺铁性贫血，需服用大量维生素 D 来缓解。但也有报道指出，若持续服用麸质饮食，服用 10mg（40 万 U）/d 亦无效；一旦改用无麸质饮食，肠道对维生素 D 的敏感性又恢复正常，只需 5mg/d，1~2 个月后酌情减量。②胆管疾病：如胆汁性肝硬化或胆管梗阻等，胆汁不能正常到达肠道，加之胆盐缺乏，脂肪乳化障碍，从而影响脂肪的吸收。维生素 D 为脂溶性维生素，故此类疾病的维生素 D 吸收受到影响，导致维生素 D 吸收不良。③慢性胰腺功能不全：脂肪吸收不良而导致的维生素 D 吸收障碍。但是此类疾病发生佝偻病和骨软化症较少。

3. 维生素 D 代谢异常导致的维生素 D 缺乏　①严重肝脏疾病：25（OH）D 主要在肝脏生成，门脉性或胆汁性肝硬化、慢性活动性肝炎、慢性酒精性肝炎等病人的血清 25（OH）D 降低，1,25（OH）$_2$D$_3$ 水平正常或降低。②慢性肾功能不全：肾脏是 1,25（OH）$_2$D$_3$ 合成的主要场所，当慢性肾功能不全时，由于肾脏皮质减少或高磷血症导致 1,25（OH）$_2$D$_3$ 生成受阻，血液 1,25（OH）$_2$D$_3$ 水平降低，25（OH）D 水平正常。骨软化症是其最常见的肾性骨病类型。③甲状旁腺功能减退症：PTH 为 1,25（OH）$_2$D$_3$ 形成的主要促激素，促进 25（OH）D 转变为 1,25（OH）$_2$D$_3$。当甲状旁腺功能减退时，1,25（OH）$_2$D$_3$ 生成受阻，病人表现为低钙血症，同时伴有 1,25（OH）$_2$D$_3$ 水平降低。骨骼变化常见骨痛，骨软化症少见。④假性甲状旁腺功能减退症：由于骨骼和肾脏对 PTH 抵抗而发生低钙血症，肾脏磷吸收增加，血清 1,25（OH）$_2$D$_3$ 水平降低。骨骼病变多呈现吸收增加和骨软化症，但通常为寂静型，需组织学和骨活检方能做出明确诊断。⑤药物诱发的疾病：如抗癫痫药（巴比妥钠/苯妥英钠）属于强有力的肝微粒酶诱导物，促进肝微粒酶活性，加速维生素 D 和 25（OH）D 在肝内的代谢，因此血中 25（OH）D 水平降低，1,25（OH）$_2$D$_3$ 水平可正常或降低。此外苯妥英钠还可以抑制肠钙吸收，继而发生血钙、血磷降低，继发性甲状旁腺功能亢进。长时间、大剂量服药者易出现骨骼病变，常表现为轻度骨软化症和甲状旁腺亢进样骨骼病变。⑥维生素 D 依赖性佝偻病 I 型：为遗传性疾病，由于缺乏 1α-羟化酶，造成血中 1, 25（OH）$_2$D$_3$ 水平降低，25（OH）D 水平正常或升高。

4. 维生素 D 作用异常导致的维生素 D 缺乏　维生素 D 抵抗性佝偻病为遗传性疾病，由于靶组织细胞内 1, 25（OH）$_2$D 受体有缺陷，造成靶组织对维生素 D 的反应异常，血中 1, 25（OH）$_2$D$_3$ 水平显著升高，但 25（OH）D 水平正常或轻微升高。

（三）维生素 D 代谢异常相关疾病

1. 佝偻病和骨软化症　佝偻病首次报道于 17 世纪初，由科学家 Whistler 和 Glisson 对佝偻病病人进行了详细描述，但其病因在当时尚未明确。直到 19 世纪，佝偻病和低阳光照射之间的相关性才首次得到认可，并于 20 世纪初得到证实，即佝偻病可通过人工紫外线或阳光照射得到治愈。佝偻病和骨软化症的病因范围广泛，大致分为四类：营养性维生素 D 缺乏性佝偻病/骨软化症、维生素 D 吸收不良性骨软化症、维生素 D 代谢异常性佝偻病/骨软化症和维生素 D 作用异常性佝偻病。本章节主要针对营养性维生素 D 缺乏性佝偻病/骨软化症，维生素 D 代谢异常性佝偻病（维生素 D 依赖性佝偻病 I 型）以及维生素 D 作用异常性佝偻病（遗传性维生素 D 抵抗性佝偻病）做详细阐释。

佝偻病和骨软化症统称为软骨病，是新形成的骨骺及软骨的矿化障碍为特征的一种代谢性骨病。两者发病年龄不同，佝偻病发生在儿童时期骨骺生长板闭合以前，骨软化症发生在成年人骨骺生长板闭合以后。

（1）营养性维生素 D 缺乏性佝偻病/骨软化症

1）佝偻病的临床表现：佝偻病发生在儿童时期骨骺生长板闭合以前，多见于 6 个月至 2 岁的婴幼儿，临床表现主要为骨骼疼痛、骨骼畸形、骨折、骨骺增大和生长缓慢。常有多汗、睡眠不安、易激动等。患儿坐、爬、立和走路年龄均延迟，严重者不能站立。此外，佝偻病还具有以下特征性的临床表现：①矿化障碍主要影响生长快的骨骼；②佝偻病对软骨内成骨的影响较膜内成骨更为明显；③由于长骨近端和远端的生长速度不同，所以佝偻病时主要累及生长迅速的长骨远端部位。只有当佝偻病极为严重时，才会累及到骨干；④在不同时期，各部位骨骼的生长速度不同，因此在不同年龄段佝偻病会有不同临床表现；如出生时颅骨的生长最快，因此一些先天性佝偻病病人会表现为颅骨软化，前后囟门闭合晚，呈"方颅"。出生后第一年上肢和胸廓的生长迅速，病人常在出生后 6 个月时胸部前凸，之后两侧内陷，肋缘外翻形成哈里森沟（Harrison sulcus）和串珠肋。手腕呈手镯样改变，手腕的尺侧较桡侧更为明显，因为远端尺骨较桡骨的生长迅速；⑤轻度佝偻病对骺板的影响较骨干更为显著；⑥部分佝偻病病人的骨骼会呈现继发性甲状旁腺功能亢进的影像学表现，出现骨膜下的吸收，且多发生在干骺端；⑦骨骺畸形发生在 4 岁以前，如果恰当治疗骨骺畸形可被纠正，但 4 岁以后，骨骺畸形（身材矮小、弓形腿和膝外翻）常会遗留终身；⑧佝偻病发生在青春生长加速期会出现严重膝外翻；⑨假骨折线（Looser zone）和椎体双凹变等类似成人骨软化症的症状，仅在病情严重的佝偻病病人出现。婴幼儿低钙性佝偻病时可出现全身惊厥或喉痉挛，严重者窒息死亡。

2）骨软化症的临床表现：骨软化症发生在成年人骨骺生长板闭合以后，其主要临床表现为骨痛、活动受限、骨折、畸形、身高缩短。早期症状不明显，骨痛一般开始于负重部位，如下肢和腰骶部，逐渐发展到骨盆、脊柱、胸廓和肋骨等。在发病几个月到几年内逐渐加重，由间歇性变为持续性。骨膜有较丰富的感觉神经末梢，负重或肌肉牵拉可出现骨骼剧痛，卧床休息疼痛可减轻或缓解。病人活动明显受限，走路摇摆，呈鸭步，步行困难，不能长距离行走；病人大腿内收肌常处于痉挛状态，蹲下、站立困难，严重时卧床不起，甚至不能翻身，轻微的床边震动即能引起剧烈疼痛，轻微损伤、撞击或跌倒即可发生病理性骨折。病人胸廓两侧内陷，胸腔缩小，呼吸困难。脊柱变形，两侧肋缘可触及髂骨或其间距明显缩短。两髋臼内陷，耻骨前头作鸟喙状，耻骨弓呈锐角，使骨盆呈放射状三叶畸形，造成分娩困难，甚至性交困难。由于脊柱缩短和骨盆畸形，使身高日渐缩短，可达 10cm 以上。成人低钙性骨软化症常有手足抽搐，发作时呈助产士样手。一般当血清钙≤7.5mg/dl 或 1.87mmol/L 时出现以下两种阳性体征：叩击面神经试验（Chvostek sign）和陶瑟征（Trousseau sign）。

3）生化特征：临床上用 25（OH）D 的水平来反映维生素 D 状态。儿童佝偻病和成人骨软化症 25（OH）D 水平显著降低，通常会小于 10ng/ml，偶尔维持在 10~20ng/ml。特征性的生化指标为低血钙、低血磷以及血碱性磷酸酶水平升高。当合并继发性甲状旁腺功能亢进时，病人 PTH 水平增加，血清 1,25（OH)$_2$D$_3$ 水平可能无明显下降。只有当 25（OH）D 水平极低时，由于缺少底物，1,25（OH)$_2$D$_3$ 水平才会随之下降。维生素 D 缺乏导致的儿童佝偻病、成人骨软化症病人尿钙水平极度低下，这可能是由于肠道钙吸收减少，加之 PTH 水平升高引起的肾小管钙重吸收增加，从而使钙的回收增加，以此来弥补体内钙的不足。

4）佝偻病影像学表现：骨密度普遍减低，骨小梁影像模糊，大量未矿化的类骨质存在。其特征性影像学表现集中在干骺端，骨骺的生长板增厚膨出，关节干骺端增宽似"杯口样"；骨骺端骨小梁紊乱，稀疏粗糙，边缘不齐，呈毛刷样；骨骼的承受力减弱，长骨弯曲畸形，呈膝内翻或膝外翻（图 8-1-3）。

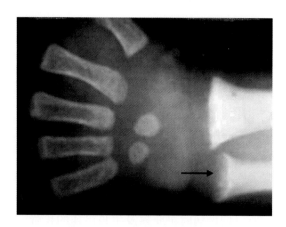

图 8-1-3　佝偻病的影像学特征

注：干骺端增宽呈"杯口样"征，边缘不齐，呈毛刷状

5）骨软化症影像学表现：同佝偻病病人，骨软化症病人骨密度普遍减低，骨质稀疏模糊，呈"磨玻璃样"；骨骼的承受力减弱，容易出现膝内翻或膝外翻；髋臼内陷骨盆呈"三叶状"，椎体上下缘呈双凹变形。其特征性且具有诊断意义的影像学指标为假骨折（图 8-1-4），即一种条状透明区称为 Looser 区。一般假骨折呈对称性分布，多发生于耻骨支、坐骨支、肋骨和肩胛骨外侧缘、髂骨翼、股骨上

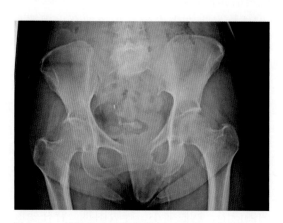

图 8-1-4　骨软化症影像学特征（耻骨"假骨折"）

1/3 骨干、腓骨近 1/3 部位。

6）佝偻病时骨骼的变化：佝偻病发生在儿童时期骨骺生长板闭合以前，由于软骨矿化异常导致生长板软骨细胞成熟延迟，矿化不足。典型的改变出现在软骨的成熟带，病理表现为软骨细胞数目增加，细胞排列紧密，不规则，在增殖区间矿化缺陷。这种改变使得骺板增厚，横径增宽，骨骺生长板膨大呈"杯口样"变。

7）骨软化症骨骼的变化：骨软化症发生在成年人骨骺生长板闭合以后，由于骨组织重建部位新形成的有机骨基质矿化障碍导致类骨质大量堆积。典型的病理学改变为：未矿化的类骨质成分比例增加，体积一般大于 5%，通常超过 10%。类骨质的表面积也广泛延伸，范围超过 70%。加之存在继发性甲状旁腺功能亢进可观察到明显增加的骨吸收。所以骨软化症的骨组织活检观察到的矿化指标包括类骨质厚度、类骨质体积、矿化速率和骨形成速率可能对骨软化症的组织学诊断提供帮助。

8）治疗：对维生素 D 缺乏的防治，建议用普通维生素 D_2 或维生素 D_3 制剂。不建议单次大剂量补充维生素 D 的用法，不推荐用活性维生素 D 或其类似物来纠正维生素 D 缺乏。对 0~1 岁的维生素 D 缺乏的婴幼儿建议用 2000IU/d 的维生素 D_2 或维生素 D_3 或者用 50000IU/w，用 6 周以达到血清 25（OH）D 水平在 30ng/ml 以上，继而以 400~1000IU/d 维持；对 1~18 岁的维生素 D 缺乏的儿童和青少年，建议用 2000IU/d 的维生素 D_2 或维生素 D_3 或者用 50000IU/w，至少用 6 周以达到血清 25（OH）D 水平在 30ng/ml 以上，继而以 600~1000IU/d 维持；对维生素 D 缺乏的所有成年人，建议用 50000IU/w 或 6000IU/d 的维生素 D_2 或维生素 D_3 8 周以达到血清 25（OH）D 水平在 30ng/ml 以上，继而以 1500~2000IU/d 维持；对肥胖病人、小肠吸收不良综合征病人和正在使用影响维生素 D 代谢的药物的病人，建议用高剂量（常规剂量的 2~3 倍，至少 6000~10000IU/d）的维生素 D 治疗维生素 D 缺乏，以达到血清 25OHD 水平在 30ng/ml 以上，继而以 3000~6000IU/d 维持；启动维生素 D 治疗后 3~6 个月，再检测血清 25OHD，以判断疗效和调整剂量。

（2）维生素 D 依赖性佝偻病 I 型：维生素 D 依赖性佝偻病 I 型又称假性维生素 D 缺乏性佝偻病（pseudovitamin D-deficiency rickets，PDDR），是一种常染色体隐性遗传性疾病，由位于染色体 12q13.3 上的 1α-羟化酶基因（CYP27B1）突变或缺失而导致 1α-羟化酶功能性失活，从而造成 1,25（OH）$_2D_3$ 合成障碍的代谢性骨病。CYP27B1 基因编码 508 个氨基酸，包含一个 N 端线粒体信号区和一个血红蛋白区。迄今为止，大约 50 个 CYP27B1 基因突变被证实与该疾病相关。PDDR 疾病分布广泛，跨越不同的种族，在白种人、西班牙裔、非裔美国人和亚洲人种均有发现。目前为止，中国人群发现该疾病有 20 余例，其中 8 例由北京协和医院内分泌科报道。在北京协和医院报道的这 8 例 PDDR 病人中，有 9 个新发突变，6 个位于第 57、73、333、432、459 和 492 位氨基酸。这些突变均导致 25（OH）D1α-羟化酶活性减低。剩余 3 个新发突变为 48~60、1310 和 1446 位碱基缺失突变，导致蛋白质或者被截断，不能与血红蛋白结合，或者被过度延伸，使 β 结构区改变不能与底物结合，最终影响 25（OH）D 1α-羟化酶活性。此外，该研究还发现位于 57 位的氨基酸 G57V 突变在 3 例研究病人中均存在，并且这三例病人没有血缘关系且彼此间居住遥远，提示该突变可能为中国人群中导致 PDDR 的一个热点突变。同先前研究，北京协和医院报道的 8 例 PDDR 病例中，也发现 1 例病人表现为碱基 1325~1332 位重复插入 CCCACCC 的经典热点突变，导致下游出现了提前终止密码子。

1）临床表现：PDDR 病人在出生后几个月内即可发病，表现为低钙血症、抽搐、肌肉无力、肌张力低下、运动迟缓和生长迟滞。生化检查显示 PDDR 病人血钙、血磷浓度降低，血碱性磷酸酶水平升高。更为特征性的生化异常是血液 1,25（OH）$_2D_3$ 水平显著降低，25（OH）D 水平正常或升高。PDDR 病人骨骼影像学特征同营养性维生素 D 缺乏性佝偻病病人，主要表现为矿化不全，干骺端增宽似"杯口样"；骨骺端骨小梁紊乱，稀疏粗糙，边缘不齐，呈毛刷样以及"膝内翻"或"膝外翻"（图 8-1-5）。

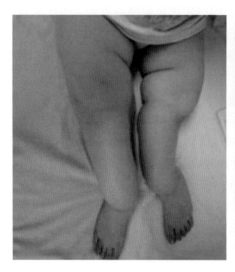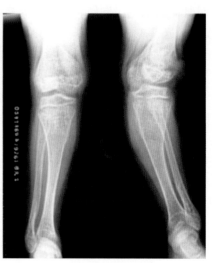

图 8-1-5 PDDR 病人临床表现和影像学特征

注：左图：病人"膝内翻"；右图：下肢矿化不全，干骺端增宽似"杯口样"及骨骺端骨边缘不齐，呈毛刷样（引自 N Cui, et al. Bone, 2012, 51: 563-569）

2）治疗：PDDR Ⅰ型或 VDDR Ⅰ型的治疗在活性维生素 D 及其类似物上市之前，通常用普通维生素 D_2 3 万~10 万 IU/d，但效果不好且易导致体内大量维生素 D 蓄积。目前常采用生理剂量 1, 25 $(OH)_2D_3$（骨化三醇）（0.5~1.0μg/d）或 1α-羟化维生素 D（α 骨化三醇）（0.5~1.5μg/d），可使 1, 25 $(OH)_2D_3$ 恢复至正常水平。药物治疗后病变骨骼在几个月内完全缓解，并使血钙、血磷、血 PTH 以及血碱性磷酸酶恢复至正常水平。儿童和成人尿钙监测时间段不同，儿童每 3 个月监测一次，成人每 3~6 个月监测一次即可。多数病人需终身用药以防疾病复发，但也有极少数的 PDDR 病人治疗中断后，亦不出现病情反复。

（3）遗传性维生素 D 抵抗性佝偻病：遗传性维生素 D 抵抗性佝偻病（hereditary vitamin D-resistant rickets，HVDRR）是一种常染色体隐性遗传性疾病，由位于染色体 12q13.11 上的 VDR 基因突变导致靶器官对 1, 25 $(OH)_2D_3$ 作用部分或完全丧失所致。VDR 基因编码 427 个氨基酸，属于类固醇-甲状腺-视黄醛衍生物受体基因核受体超家族成员之一。VDR 蛋白结构类似于其他核受体结构包含一个 N 末端 A/B 调节区域和一个活性功能 2 区，其中 N 末端 A/B 调节区还包括活性功能 1 区，DNA 结合区，铰链区，配体结合区。迄今为止，约 45 个 VDR 基因突变被证实与该疾病相关。大部分致病突变位于 N 末端 DNA 结合区和配体结合区。VDR-DNA 结合区基因突变导致 VDR 基因转录减少，在基因转录部分降低了激素结合的敏感性。相反，VDR 受体结合区的突变则导致维生素 D 与靶细胞上的核受体结合障碍，从而造成激素结合的敏感性降低或完全脱敏。目前发现 HVDRR 的病人细胞内存在 5 种异常：①激素的结合缺失；②激素结合能力减低；③激素结合的亲和力降低；④激素的核转位减少；⑤激素与受体结合正常，但受体与 DNA 的结合异常，使转录障碍。HVDRR 病人分布主要集中于中东地区或者西亚，东亚地区少见，目前为止中国报道 HVDRR 病人 3 例。

1）临床表现：HVDRR 可发生在婴儿至青春期的任何时段，可为散发性或家族性。主要临床表现为严重的佝偻病、低钙血症、低磷血症、升高的血碱性磷酸酶以及继发性甲状旁腺功能亢进。约 80% 病人具有病程早期发生脱发的特征性临床表现，且脱发的程度与维生素 D 抵抗的严重程度密切相关，严重者可为全秃。HVDRR 疾病最具特征的临床指标为：血液 1, 25 $(OH)_2D_3$ 水平极高，甚至 >700pg/ml，25 (OH) D 水平正常或轻微升高，持续性的低钙血症存在，进一步证实了维生素 D 抵抗。HVDRR 病人骨骼影像学特征同营养性维生素 D 缺乏性佝偻病。

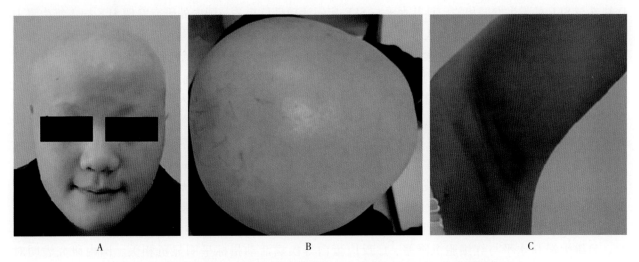

图 8-1-6　遗传性维生素 D 抵抗性佝偻病病人出现秃发（A、B）和腋毛脱落（C）

[引自 Q Pang, et al. Bone Research, 2016, 4: 16018]

2）治疗：HVDRR 疾病治疗取决于维生素 D 抵抗的严重程度。当病人仅部分维生素 D 受体结合功能丧失时，超过生理剂量的 1, 25（OH）$_2$D$_3$（骨化三醇）或 1α-羟化维生素 D（α 骨化醇）补充治疗可改善病人的钙吸收水平和骨骼病变。但当病人维生素 D 受体结合功能完全丧失时，由于 1, 25（OH）$_2$D$_3$ 对靶器官或靶组织脱敏，维生素 D 补充治疗无效，一般选择对症治疗。即静脉注射钙剂来改善病人体内低钙水平，改善骨骼和矿化异常。HVDRR 对钙剂和维生素 D 治疗反应均欠佳，病人需要长期补钙使症状缓解。

2. 维生素 D 缺乏与肌肉病变　大量研究证实维生素 D 缺乏与肌力下降、肌痛、肌强度下降以及肌少症发病率增加和跌倒风险增加均有密切关系。研究表明维生素 D 可以通过基因和非基因的途径来影响肌肉力量。分子研究证实 1, 25（OH）$_2$D$_3$ 可以快速地调节肌肉细胞内钙磷的摄取促进肌肉收缩和维持肌肉强度。临床研究发现，在维生素 D 严重缺乏的情况下，部分佝偻病、骨软化症病人会出现肌无力和肌痛，肌肉组织活检发现大量肌纤维萎缩、坏死、内部核分裂和肌纤维网断裂等，进一步证实维生素 D 缺乏和肌肉病变相关。此外，维生素 D 在肌肉细胞生长过程中也发挥作用。研究发现 VDR 最早可在胚胎中胚层和肌肉前体细胞中表达，加之肌肉细胞培养发现维生素 D 作用于 C2C12 成肌细胞可显著增加 VDR 的表达和核移位，减少细胞增殖，确定了维生素 D 相关肌肉调节关键分子途径，表明维生素 D 缺乏在肌肉功能障碍疾病中的重要作用。一项通过对 568 例孕妇进行观察研究，并在其妊娠 28～32 周测定了血清 25（OH）D 浓度，和生产后测定其后代 5～9.5 岁时手臂肌肉面积，两者进行相关性分析发现，孕妇维生素 D 缺乏与后代手臂肌肉区域面积减少呈明显正相关。另有研究表明，VDR 基因敲除的小鼠，在第 35 天即可观察到 1 型和 2 型肌纤维广泛萎缩。说明维生素 D 缺乏影响肌肉细胞的正常生长发育。此外，临床观察性研究提出了维生素 D 缺乏与年龄相关性肌肉萎缩以及跌倒之间的相关性。动物研究证实维生素 D 缺乏可通过激活泛素-蛋白酶体和氧化应激作用导致肌肉蛋白转换增加和肌肉损失增多，从而加剧肌肉老化和肌少症的发生发展。目前，针对维生素 D 缺乏引起的肌肉病变一般采用维生素 D 补充治疗，肌病可得到不同程度的缓解。

3. 维生素 D 缺乏与免疫系统疾病　维生素 D 受体几乎表达于所有的免疫细胞，如单核细胞、巨噬细胞、树突状细胞、T 细胞和 B 细胞，维生素 D 调节作用的失衡与自身免疫性疾病如系统性红斑狼疮，类风湿关节炎，多发性硬化症以及自身免疫性甲状腺炎等发病有着密切的关系。

（1）系统性红斑狼疮：系统性红斑狼疮（systemic lupus erythematosus，SLE）是一种慢性自身免疫性疾病，身体各器官均可受累，尤其是皮肤、关节、血液、肾脏及中枢神经系统。最近研究认为维生素 D 缺乏与 SLE 的发生发展相关，且其水平与 SLE 疾病活动呈负相关。国内外研究发现 SLE 病人维生素 D 含量普遍偏低，这可能与 SLE 病人本身的炎症状态提高维生素 D 的分解代谢，以及 SLE 自身免疫介导的抗维生素 D 抗体增多导致的维生素 D 减少相关。SLE 病人维生素 D 补充治疗后症状明显改善。研究发现，补充维生素 D 可通过：①上调 Bcl-2，下调 Bax、FasL 基因表达来抑制 SLE 病人外周血单核细胞凋亡；②增加调节性 T 细胞，减少辅助性 Th1、Th17 细胞水平来增加 SLE 病人的免疫耐受能力；③在基因层面调节抗 ds-DNA 抗体水平降低，抑制 B 细胞功能从而减少自身抗体产生来改善 SLE 症状，为 SLE 治疗提供新思路。动物实验也证明，在狼疮鼠中，活性维生素 D 与大剂量激素治疗效果类似，可明显减轻狼疮鼠尿蛋白、关节肿胀与肾损害等症状。

（2）类风湿关节炎：类风湿关节炎（rheumatoid arthritis，RA）是一种病因未明的以滑膜炎和骨侵袭为主的炎性自身免疫性疾病。其发病机制尚未完全明确，目前认为与各种原因引起的机体免疫功能紊乱相关。研究发现，RA 病人血清维生素 D 水平以及关节软骨细胞、滑膜细胞和巨噬细胞上的 VDR 表达减少，且维生素 D 水平与红细胞沉降率、C 反应蛋白等疾病活动指标呈明显负相关。国内研究表明对 130 例 RA 病人的临床观察研究发现 RA 病人普遍存在维生素 D 不足，并贯穿疾病始终。说明维生素 D 缺乏与 RA 密切相关。国内外研究发现，增加 RA 病人维生素 D 摄入可明显延缓和改善 RA 的发生发展。其可能通过以下几方面来参与 RA 病人免疫调节：①1,25（OH）$_2$D$_3$ 可显著增加 RA 病人滑膜成纤维细胞 MH7A 中 IL-1β 诱导的 OPG/RANKL 比率，抑制破骨细胞形成；同时降低 MH7A 细胞中 IL-1β 诱导的 IL-6 和 TNF-α mRNA 水平以及滑膜液中 IL-6 的表达，使炎性细胞减少，发挥抗炎作用；②1,25（OH）$_2$D$_3$ 可直接抑制 RA 病人 RANKL 产生，同时抑制外周血单核细胞分泌与 RANKL 通路相关的炎性细胞因子包括 TNF-α、IL-6、IL-17 等，抑制骨侵袭和骨破坏；③1,25（OH）$_2$D$_3$ 可抑制 CD4$^+$T 细胞活性。动物实验中也证明，早期胶原性关节炎小鼠补充维生素 D 与未补充相比，补充维生素 D 可预防或延缓关节炎的发生，并可避免模型鼠进展为严重的关节炎。所以，RA 病人应监测并尽早补充维生素 D。

（3）多发性硬化症：多发性硬化症（multiple sclerosis，MS）是一种慢性炎症性脱髓鞘的中枢神经的自身免疫性疾病。我国临床研究发现 MS 病人维生素 D、VDR 水平明显低于正常对照组。同时还发现缓解期维生素 D、VDR 水平低于复发期，认为维生素 D 或 VDR 减少是 MS 的潜在危险因素，是 MS 频繁复发的病理生理基础。此外，研究人员发现离赤道越远的地方罹患 MS 的人数越多，加之美国一项大型临床研究也发现居住在高纬度地区的妇女诊断出 MS 是低纬度（南部）地区的 3.5 倍，说明日照时间长短和维生素 D 摄入量与 MS 发病率呈明显负相关。维生素 D 作为一种免疫调节剂，研究发现维生素 D 缺乏或 VDR 水平降低时，MS 免疫抑制状态受到破坏，发生免疫紊乱，从而促进 MS 的发生。而维生素 D 补充治疗可减缓 MS 病情的进展并可减少 MS 的发生。Gargari 等研究发现，补充维生素 D 通过下调 MS 病人外周血白细胞表达的 IL-6、IL-17A 基因来减缓疾病进展。此外，动物研究发现，补充维生素 D 可减少 MS 模型鼠凋亡引起的损伤，并可改善 MS 模型鼠的中枢神经系统病理变化。维生素 D 对 MS 的治疗作用在临床研究也得到证实。美国一项 7 万名军人的研究发现，MS 病人脱髓鞘的发生率与维生素 D 水平季节性波动相符，并且口服维生素 D 补充治疗后可减少 MS 的发生率。

（4）自身免疫性甲状腺疾病：自身免疫性甲状腺疾病是一种以甲状腺自身相关抗原暴露激活的一种器官特异性自身免疫性疾病，包括 Graves 病和桥本甲状腺炎（Hashimoto thyroiditis，HT）。研究发现，自身免疫性甲状腺疾病病人多存在维生素 D 缺乏。一项针对 50 例自身免疫性甲状腺疾病病人，42 例非自身免疫性甲状腺疾病病人以及 98 例正常对照组的甲状腺自身抗体、甲状腺功能观察研究发现，自身免疫性甲状腺疾病病人维生素 D 缺乏的发病率明显高于健康组。自身免疫性甲状腺疾病包括 Graves 病和 HT。一项小样本临床研究中发现，Graves 病患血清维生素 D 水平较健康对照组明显减低。另一相关研究发现，HT 病人血清 25（OH）D 水平减低，且与抗甲状腺过氧化酶抗体水平呈负相关。维生素 D 作为免疫调节剂，对自身免疫甲状腺炎病人具有抑制免疫炎性反应作用。研究发现，维生素 D 在自身免疫性甲状腺炎疾病中的治疗作用可能和调节 Treg 细胞功能、抑制浆细胞产生抗体相关。此外，动物研究也证实维生素 D 可在一定程度上改善自身免疫性甲状腺疾病的自身免疫状态，即维生素 D 缺乏的 BAKB/c 小鼠易发展成持续的甲状腺功能亢进状态，而维生素 D 和环孢素联合治疗能够有效地降低 CBA 小鼠自发免疫性甲状腺疾病的发生。虽然目前维生素 D 治疗自身免疫性甲状腺疾病的机制尚不完全清楚，但仍为该疾病治疗提供了新方向。

除以上疾病外，还有研究表明维生素 D 缺乏与炎性肠病、干燥综合征、家族性银屑病、强直性脊柱炎等自身免疫性疾病发生发展相关。

4. 维生素 D 缺乏与糖尿病　维生素 D 缺乏与糖尿病发生发展相关。近期研究表明 25（OH）D 水平与 2 型糖尿病的发生率、胰岛 B 细胞功能、胰岛素抵抗以及 BMI 水平呈显著负相关。也就是说维生素 D 缺乏的病人更易发生胰岛素抵抗和 2 型糖尿病。胰岛素抵抗是糖尿病的中心环节，胰岛素抵抗意味着胰岛素刺激葡萄糖利用的能力降低，导致胰岛 B 细胞大量生成胰岛素才能满足机体的需求。而胰岛 B 细胞表面存在 VDR，维生素 D 缺乏则导致胰岛素的合成，分泌及敏感性均下降，表明维生素 D 水平与胰岛素敏感性呈正相关，补充维生素 D 可降低 2 型糖尿病的风险。

5. 维生素 D 缺乏与肿瘤　维生素 D 与肿瘤的发展密切相关。维生素 D 可促进细胞分化，抑制细胞增殖。同时，维生素 D 与其载体 DBP 结合对细胞转运起着重要作用。研究表明维生素 D 缺乏和 DBP 水平降低可能导致某些恶性肿瘤的发生，如乳腺癌、前列腺癌和结直肠癌等。临床研究发现，25（OH）D 水平低于 20ng/ml 时，结肠癌、前列腺癌以及乳腺癌的风险将增加 30%～50%，同时这些癌症的死亡率也增加。此外，流行病学研究发现，与生活在高纬度的人相比，生活在低纬度的人，除以上恶性肿瘤外，罹患霍奇金淋巴瘤、胰腺癌和卵巢癌的风险率也明显增加，且更易死于这些癌症。一项针对 1800 例早期乳腺癌病人的研究表明，血清 25（OH）D 虽然证实与淋巴结转移，肿瘤分级无关，但与肿瘤大小相关。研究发现血清 25（OH）D 高于 30ng/ml 的病人发现肿瘤更小，预后更好。当绝经后妇女维生素 D 摄入量增加到 1100IU 时，癌症的相对风险率降低了 60%～77%。另有研究发现，血清 25（OH）D 水平≥33ng/ml 以上者比≤12ng/ml 者，结直肠癌的风险下降 50%。

6. 维生素 D 缺乏与其他

（1）维生素 D 缺乏与心血管疾病：慢性心血管系统的发病受到多种危险因素的影响。流行病学研究发现除了高血脂、吸烟、肥胖、高血压和糖尿病，维生素 D 缺乏也与心血管疾病发生密切相关。由于 VDR 在血管平滑肌、血管内皮以及心肌细胞广泛表达，维生素 D 作用于心血管系统显而易见。大量临床研究已经证实，维生素 D 水平低下易导致心血管疾病的发生，但具体什么样水平的维生素 D 缺乏必然影响到心血管系统的功能目前尚不明确。有研究认为 25（OH）D<20μg/L 会增加心血管疾病的风险，而也有研究认为当 25（OH）D<15μg/L 时心血管疾病的风险才会显著上升。说明保护心血管系统的维生素 D 水平可能不同于维持正常骨代谢及甲状旁腺水平所需的维生素 D 水平，且纠正维生素 D 缺乏是降低心血管风险的重要举措之一。一个为期 16 周的对照研究发现，相较于安慰剂组，口服维生素 D 组的血管舒张功能明显改善，血管事件的发生率也明显降低。此外，动物研究发现，在 1α-羟化酶基因敲除小鼠模型中，小鼠由于缺少 1α-羟化酶，1,25（OH）$_2$D$_3$ 生成障碍，RASS 系统激活，最终引发高血压、心肌肥厚和心脏收缩功能减退。补充 1,25（OH）$_2$D$_3$ 后，之前发生的心血管事件完全改善，说明 1,25（OH）$_2$D$_3$ 对心血管系统具有保护作用。然而，目前为止，维生素 D 影响心血管疾病及预后的机制尚未完全阐明，可能与以下几个因素有关：①维生素 D 缺乏导致 RASS 系统激活从而出现血压增高、左心室肥厚；②维生素 D 缺乏使血栓形成及促炎因子生成增加；③维生素 D 缺乏与高血压发生相关；④维生素缺乏导致继发性甲状旁腺功能亢进，PTH 大量释放促使肌细胞肥大和血管重塑。此外还促进炎性反应，刺激血管平滑肌细胞释放细胞因子。所以维生素 D 的定期监测及尽早补充对心血管事件的预防和治疗极为重要。

（2）维生素 D 缺乏与过敏性疾病及哮喘：调节性 T 细胞、B 细胞、树突状细胞、呼吸道上皮细胞等参与人体免疫，与过敏性疾病特别是哮喘密切相关。VDR 及 1α-羟化酶在以上细胞中均有表达，提示维生素 D 与过敏性疾病发生发展相关。在哮喘疾病过程中，气道平滑肌发挥了重要作用，其参与气道重塑和气道高反应性两个重要过程。研究表明，维生素 D 缺乏通过减少气道平滑肌分裂增生以及分泌趋化因子的量，来减轻气道重塑和气道高反应性。研究证实维生素 D 水平与糖皮质激素用量呈明显负相关。在糖皮质激素治疗哮喘病人时，如果同时补充维生素 D 可使糖皮质激素的有效需求剂量减少。

（3）维生素 D 缺乏与感染：维生素 D 在天然免疫调节中发挥重要作用。其机制是维生素 D 可诱导固有免疫细胞表达一种被称作 hCAP-18 的抗菌肽。hCAP-18 具有抗病毒和抗细菌活性，可增强免疫细胞杀死病原体的能力，从而更好地抵御人体所接触的病毒，使机体免受感染。当维生素 D 缺乏时机体防御反应降低，使机体更易发生感染。对于哮喘或慢性阻塞性肺疾病（COPD）病人，维生素 D 缺乏为呼吸道感染性疾病的潜在危险因素。流行病学研究发现，相比体内维生素 D 充足的人，维生素 D 缺乏病人更易发生呼吸道感染，而维生素 D 缺乏合并哮喘病人发生呼吸道感染概率是正常病人 5 倍。另有研究显示，COPD 病人中维生素 D 缺乏比例增高，且与病情严重程度呈正比。此外，一项荟萃分析还发现维生素 D 缺乏与活动性肺结核的发生率呈明显正相关，即血清维生素 D 低水平可明显增加活动性肺结核的风险（$OR=0.68$）。

（四）展望

维生素 D 缺乏已成为全世界的公共健康问题。维生素 D 缺乏及代谢异常是骨质疏松症、骨软化症/佝偻病的重要原因，补充维生素 D 或使用维生素 D 类似物对此类代谢性骨病具有良好的疗效。维生素 D 缺乏还与多种自身免疫疾病、肿瘤、糖尿病和感染等疾病相关，人群中保持合理的维生素 D 营养，可能减少疾病的风险。但目前尚缺乏大样本随机对照试验来评估维生素 D 对非骨骼疾病预防和治疗效果，且尚不清楚维生素 D 针对不同骨骼外组织器官的合适剂量。此外，维生素 D 缺乏造成某些疾病风险增加的确切机制尚不明确，需要深入研究。

（夏维波　庞倩倩）

参 考 文 献

[1] Holick MF. Sunlight and vitamin D for bone health and prevention of autoimmune diseases, cancers, and cardiovascular disease. Am J Clin Nutr, 2004, 80 (6 Suppl): 1678S-1688S.

[2] Bikle DD. Vitamin D metabolism, mechanism of action, and clinical applications. Chem Biol, 2014, 21 (3): 319-329.

[3] 谢忠建，程群，丁悦. 维生素 D 代谢和作用. 中华骨质疏松和骨矿盐疾病杂志, 2018, (1): 26-33.

[4] Mokry LE, Ross S, Morris JA, et al. Genetically decreased vitamin D and risk of Alzheimer disease. Neurology, 2016, 87 (24): 2567-2574.

[5] St-Arnaud R, Arabian A, Travers R, et al. Deficient mineralization of intramembranous bone in vitamin D-24-hydroxylase-ablated mice is due to elevated 1, 25-dihydroxyvitamin D and not to the absence of 24, 25-dihydroxyvitamin D. Endocrinology, 2000, 141 (7): 2658-2666.

[6] Zierold C, Mings JA, Deluca HF. Parathyroid hormone regulates 25-hydroxyvitamin D (3) -24-hydroxylase mRNA by altering its stability. Proc Natl Acad Sci USA, 2001, 98 (24): 13572-13576.

[7] Lieben L, Verlinden L, Masuyama R, et al. Extra-intestinal calcium handling contributes to normal serum calcium levels when intestinal calcium absorption is suboptimal. Bone, 2015, 81: 502-512.

[8] 孔彦平，孟迅吾，周学瀛，等. 17-β 雌二醇对去卵巢大鼠小肠黏膜钙结合蛋白基因表达的影响. 生殖医学杂志, 1997, 6 (4): 199-202.

[9] Capuano P, Radanovic T, Wagner CA, et al. Intestinal and renal adaptation to a low-Pi diet of type Ⅱ NaPi cotransporters in vitamin D receptor-and 1alphaOHase-deficient mice. Am J Physiol Cell Physiol, 2005, 288 (2): C429-434.

[10] Kumar R. Calcium transport in epithelial cells of the intestine and kidney. J Cell Biochem, 1995, 57 (3): 392-398.

[11] Gattineni J, Bates C, Twombley K, et al. FGF23 decreases renal NaPi-2a and NaPi-2c expression and induces hypophos-

phatemia in vivo predominantly via FGF receptor 1. Am J Physiol Renal Physiol, 2009, 297 (2): F282-291.

[12] Suda T, Takahashi N, Udagawa N, et al. Modulation of osteoclast differentiation and function by the new members of the tumor necrosis factor receptor and ligand families. Endocr Rev, 1999, 20 (3): 345-357.

[13] 刘建民, 侯建明, 朱梅. 维生素 D 的骨骼外作用. 中华骨质疏松和骨矿盐疾病杂志, 2018, (1): 61-68.

[14] Hayes CE, Nashold FE, Spach KM, et al. The immunological functions of the vitamin D endocrine system. Cell Mol Biol (Noisy-le-grand), 2003, 49 (2): 277-300.

[15] Baeke F, Gysemans C, Korf H, et al. Vitamin D insufficiency: implications for the immune system. Pediatr Nephrol, 2010, 25 (9): 1597-1606.

[16] 裴育, 周学瀛, 孟迅吾, 等. 1,25 双羟维生素 D3 及转化生长因子 β1 对人胚成骨细胞增殖和分化的影响. 中华医学杂志, 2003, (12): 1084-88.

[17] Norman PE, Powell JT. Vitamin D and cardiovascular disease. Circ Res, 2014, 114 (2): 379-393.

[18] 周学瀛, Clemens TL, Pike JW. 大鼠睾丸中 1,25-双羟维生素 D3 受体免疫组织化学定位. 生殖医学杂志, 1995, 4: 36-38.

[19] 周学瀛. 维生素 D 研究的进展. 基础医学与临床, 1998, 18 (6): 15-18.

[20] Rosen CJ. Primer on the metabolic bone diseases and disorders of mineral metabolism 8th Edition. American Society for Bone and Mineral Research. Washington DC: John Wiley & Sons Inc, 2013.

[21] Cui N, Xia W, Su H, et al. Novel mutations of CYP27B1 gene lead to reduced activity of 1α-hydroxylase in Chinese patients. Bone, 2012, 51 (3): 563-569.

[22] Chi Y, Sun J, Pang L, et al. Mutation update and long-term outcome after treatment with active vitamin D (3) in Chinese patients with pseudovitamin D-deficiency rickets (PDDR). Osteoporos Int, 2018 Oct 31. doi: 10.1007/s00198-018-4607-5. [Epub ahead of print] PubMed PMID: 30382318.

[23] Pang Q, Qi X, Jiang Y, et al. Clinical and genetic findings in a Chinese family with VDR-associated hereditary vitamin D-resistant rickets. Bone Res, 2016, 21 (4): 16018.

[24] Girgis CM, Baldock PA, Downes M. Vitamin D, muscle and bone: Integrating effects in development, aging and injury. Mol Cell Endocrinol, 2015, 410: 3-10.

[25] 权志慧, 夏成云. 维生素 D 与自身免疫性疾病的研究新进展. 中外医学研究, 2014, 12 (26): 158-160.

[26] 王颖, 苏娟. 维生素 D 在自身免疫性疾病中的研究进展. 风湿病与关节炎, 2017, 6 (2): 76-80.

[27] Lim S, Kim MJ, Choi SH, et al. Association of vitamin D deficiency with incidence of type 2 diabetes in high-risk Asian subjects. Am J Clin Nutr, 2013, 97 (3): 524-530.

[28] Gregory KJ, Zhao B, Bielenberg DR, et al. Vitamin D binding protein-macrophage activating factor directly inhibits proliferation, migration, and uPAR expression of prostate cancer cells. PLoS One, 2010, 5 (10): e13428.

[29] Gorham ED, Garland CF, Garland FC, et al. Optimal vitamin D status for colorectal cancer prevention: a quantitative meta-analysis. Am J Prev Med, 2007, 32 (3): 210-216.

[30] Lavie CJ, Dinicolantonio JJ, Milani R V, et al. Vitamin D and cardiovascular health. Circulation, 2013, 128 (22): 2404-2406.

[31] 江巍, 高凤荣. 维生素 D 缺乏相关性疾病研究进展. 中国骨质疏松杂志, 2014, 20 (3): 331-337.

[32] Ginde AA, Mansbach JM, Camargo CJ. Association between serum 25-hydroxyvitamin D level and upper respiratory tract infection in the Third National Health and Nutrition Examination Survey. Arch Intern Med, 2009, 169 (4): 384-390.

第二章　遗传性磷代谢异常

一、遗传性低血磷性佝偻病/骨软化症

低血磷性佝偻病/骨软化症是指由于血磷水平低和活性维生素 D 生成不足，造成矿化不良为主要特征的一组疾病。病因一般为肠道内磷吸收异常或肾小管磷重吸收异常。前者常见的原因为饮食中磷缺乏（如长期素食）、磷吸收不良（如小肠疾病腹泻和肠道接受外科手术）和使用药物（如与磷结合的氢氧化铝凝胶）。而肾小管重吸收异常所致的低磷性佝偻病/骨软化症，除肿瘤诱发的骨软化症（tumor induced osteomalacia，TIO）外，其余大多为遗传性疾病，疾病特征为低磷血症和活性维生素 D 生成不足，进而导致骨骼或软骨矿化不良。

遗传性低血磷性佝偻病/骨软化症主要包括：①成纤维细胞生长因子 23（fibroblast growth factor 23，FGF-23）相关的低血磷性佝偻病/骨软化症；②肾脏钠-磷共转运蛋白功能障碍；③Fanconi 综合征。

（一）FGF-23 相关的低血磷性佝偻病/骨软化症

成纤维细胞生长因子（fibroblast growth factor，FGF）是由 FGF 基因家族编码的一组结构相关蛋白，该家族目前有 23 个成员。其家族成员 FGF-23 是继甲状旁腺激素（PTH）和 1, 25 $(OH)_2D_3$ 之后被发现的一种新的磷调节因子，在调节机体磷代谢、诱导多种细胞分化、增殖、促进损伤修复等方面发挥重要作用，尤其与多种低血磷性佝偻病/骨软化症的发病密切相关。

FGF-23 主要由骨细胞及成骨细胞合成并分泌，其功能是调节体内磷的代谢。完整的 FGF-23 分子 N-端与 FGF 受体（FGFR）结合，同时 C-端与 Klotho 结合才能使 FGF-23 分子发挥其生物活性，其作用靶器官主要是肾脏。FGF-23 主要通过下调肾近端小管 Na^+-Pi/IIa 蛋白的表达减少磷重吸收，促进磷从尿液中排出。FGF-23 的另一作用机制是通过调节血维生素 D 水平实现，FGF-23 促进编码 24-羟化酶的 CYP24 基因表达，同时抑制编码 1α-羟化酶基因 CYP27B1 表达，引起 24-羟化酶水平升高以及 1α-羟化酶水平降低，导致血 1, 25 $(OH)_2D_3$ 水平下调，从而影响肠磷的吸收。

多种遗传性低血磷性佝偻病/骨软化症的发病均与 FGF-23 密切相关。归纳 FGF-23 相关的低血磷性佝偻病/骨软化症的分型及致病基因见表 8-2-1。

表 8-2-1　FGF-23 相关低磷性佝偻病分型及相关致病基因

疾病名称	致病基因
X 连锁显性低磷性佝偻病/骨软化症（XLH）	PHEX
常染色体显性遗传低磷性佝偻病（ADHR）	FGF-23
1 型常染色体隐性低磷性佝偻病（ARHR1）	DMP1
2 型常染色体隐性低磷性佝偻病（ARHR2）	ENPP1
3 型常染色体隐性低磷性佝偻病（ARHR3）	FAM-20C
骨纤维异常增殖症（FD）/McCune-Albright 综合（MAS）	GNAS
低磷性佝偻病伴甲状旁腺功能亢进（HRHPT）	Klotho 异位
神经纤维瘤（NF）	NF1
线状皮脂腺痣综合征（LNSS）	HRAS
颅面骨发育不良（OGD）	FGFR1

1. X 连锁显性低磷性佝偻病/骨软化症（X-linked dominant hypophosphatemic rickets/osteomalacia, XLH）

（1）病因及流行病学：XLH 的人群患病率大约为 1/20000，是最常见的一种遗传性低血磷性佝偻病，呈 X 连锁显性遗传。其致病的 Phex 基因位于 X 染色体上，多在骨细胞及成骨细胞中表达。正常 Phex 基因编码的 Phex 蛋白是一种单跨膜蛋白，属于膜结合的金属蛋白酶家族，与内肽酶家族具有高度的同源性，可降解 FGF-23 使其失活。XLH 病人由于 Phex 基因突变，Phex 的内肽酶样活性降低，血清中 FGF-23 的水解灭活受限或生成增加，使多数 XLH 病人血 FGF-23 水平升高。血清中 FGF-23 升高导致肾小管对磷的重吸收降低，肾磷丢失过多，同时活性维生素 D 生成受抑制，影响肠道磷的吸收，进而引起低血磷性佝偻病/骨软化症。在北京协和医院长期随访的 261 例 XLH 病人队列中，检出了分布于 Phex 基因的 22 个外显子及其邻近区域的 166 个突变，其中的 111 个为新发现突变。

（2）临床表现：XLH 病人有典型的三联征：①低磷血症；②下肢畸形；③生长缓慢。该疾病临床表现轻重不一，轻者仅有低磷血症而无任何骨骼异常。病人常于幼儿起病，在学步期出现下肢畸形，主要表现为下肢弓状畸形及干骺端膨大。此类骨骼发育异常导致患儿生长缓慢、身高低于正常同龄儿童，进一步则会出现骨软化或佝偻病表现、关节退行性变。部分患儿伴有囟门关闭延迟及牙齿发育异常，主要表现为出牙延迟甚至牙齿缺失，并且易患牙周脓肿。

病人典型血生化特征为低磷血症，血 FGF-23 升高，PTH 正常或升高，儿童还表现为碱性磷酸酶（ALP）及尿磷酸盐显著升高，血 $1,25(OH)_2D_3$ 水平低于正常水平或处于正常低限，与正常人低磷血症时 $1,25(OH)_2D_3$ 水平反馈性升高相矛盾，说明该类病人存在活性维生素 D 代谢异常。病人血钙一般正常。北京协和医院的 XLH 队列资料表明：XLH 病人的血磷水平均低于正常，近一半的病人血 PTH 水平高于正常 72.3pg/ml（52.4~94.0pg/ml），血 FGF-23 水平为 101.92pg/ml（71.37~143.81pg/ml，正常参考范围为 29.2 ± 13.1pg/ml）。

（3）治疗：对于 XLH 的治疗，目前指南推荐中性磷联合活性维生素 D 的治疗方案。推荐剂量为中性磷 $20\sim40$mg/（kg·d），分 3~5 次服用，骨化三醇 $20\sim30$ng/（kg·d），分 2~3 次服用尽量少量补钙或不补钙，以免发生肾脏结石或肾脏钙化。常用的中性磷溶液配方：磷酸氢二钠（$Na_2HPO_4\text{-}12H_2O$）73.1g 或（Na_2HPO_4）29g+磷酸二氢钾（KH_2PO_4）6.4g 加水至 1000ml，每 100ml 含磷 779mg，pH = 7.0。口服中性磷溶液只能使血磷水平短暂升高，服用 1.5 小时后血磷水平达到最高点，4 小时后下降到基础水平，因此磷的补充治疗需每 4 小时服药一次，每天至少服药 5 次。为了减少其腹胀、腹泻等副作用，常由小量开始，逐渐缓慢递加。监测血磷水平应在服首次磷后 1.5 小时取血测定。疗效监测主要包括生长速度、影像学及生化指标，血磷纠正至正常，生长速度恢复、佝偻病征象及骨骼畸形改善预示治疗有效。患儿生长期便开始治疗可部分纠正下肢畸形、降低患儿手术率，并可能增加患儿成年后身高。并发症方面应每 3 个月定期监测血钙、磷、ALP、PTH、24 小时尿钙、磷等，预防高血钙、高尿钙及三发性甲旁亢的发生。

2. 常染色体显性遗传低磷性佝偻病（autosomal dominant hypophosphatemic rickets, ADHR）　此类低磷性佝偻病/骨软化症较 XLH 罕见，由 FGF-23 基因位于 176~179 位的 RXXR 模体上编码精氨酸（R）密码子的杂合突变导致。正常情况下 FGF-23 分子中 Arg179 与 Ser180 分离使 FGF-23 失活，此区域突变导致 FGF-23 降解受抑制，血 FGF-23 水平升高，进而导致低磷性佝偻病/骨软化症。目前报道的与 ADHR 相关的 FGF-23 突变位点有 3 个：R176Q、R179W 和 R179Q。

该病临床表现和生化特征与 XLH 相似，也主要表现为低磷血症、下肢畸形和佝偻病/骨软化症。但与 XLH 相比，其发病年龄、临床表现及生化特征个体差异更大，部分病人起病隐匿，有自发缓解的趋势。幼年起病病人常出现身高低于正常同龄儿、佝偻病、骨痛和牙齿发育异常；还有少数的病人尽管在儿童时期出现低磷血症，但在青春期以后症状可自发缓解。成年起病病人则有类似肿瘤诱发的骨软化症（TIO）的临床表现，常表现为骨痛、乏力、骨软化及病理性骨折，由于其成年起病，病人身高发育一般不受影响。有少数受累的女性病人的临床表现出现较晚，容易发生骨折，这在 XLH 中较少见。ADHR 临床表型的出现与病人的血清铁水平降低相关，因此该类疾病在女性中发病率较高。北京协和医院首次报道了亚洲的 ADHR 家系，之后收集的 6 个 ADHR 家系中的 20 个成员中分别发现 FGF-23 基因上存在 c. 526C>T（p. R176W）、c. 527G>A（p. R176Q）、c. 535 C>T（p. R179W）和 c. 536 G>A（p. R179Q）四种突变。以女性病人多见和临床表现较重，多发生于月经初潮 1~2 年内、妊娠分娩后或绝经早期，常因体内铁缺乏诱发，补充铁剂可使病情缓解。因此 ADHR 呈现隐匿起病和自发缓解的特征。

ADHR 病人磷的补充和骨化三醇的治疗同 XLH，但需注意缺铁性贫血的检查和治疗，对于铁缺乏者，积极补充铁剂对纠正低磷血症的意义重大。

3. 常染色体隐性遗传低磷性佝偻病（autosomal recessive hypophosphatemic rickets，ARHR）　该类疾病是近几年研究发现的一类低磷性佝偻病/骨软化症，较 XLH 和 ADHR 更为罕见。其临床特征主要是佝偻病、骨骼发育畸形、牙齿发育异常等骨骼矿化异常。此类佝偻病在婴儿时期很难发现，常于幼儿期或成年以后发病。常染色体隐性低磷性佝偻病（ARHR）由其不同的致病基因可分为 3 种类型：

（1）1 型常染色体隐性遗传低磷性佝偻病（ARHR1）：2006 年 Lorenz 等发现导致 ARHR1 的突变基因为编码牙齿和骨骼非胶原基质蛋白的基因（Dent matrix protein 1，DMP1）。该基因突变导致其编码的牙基质蛋白 1（DMP1）功能缺失。DMP1 属于 SIBLING（small integrin-binding ligand，N-linked glycoproteins）蛋白家族，主要在成骨细胞或骨细胞中表达，参与骨骼矿化过程并可以影响未分化成骨细胞的分化，在成骨细胞成熟早期发挥磷酸化作用，而后进入胞外基质促进羟磷灰石聚集。同时，DMP-1 功能缺失可刺激骨细胞分泌 FGF-23 增加，但作用机制尚不明确。

ARHR1 临床表现和生化特征与 XLH 和 ADHR 非常相似，主要表现为下肢弯曲畸形、串珠肋，可伴有牙齿缺陷、多发龋齿、颅骨骨硬化、骨密度增加、肌肉附着点病、骨骼疼痛或关节僵直等。

（2）2 型常染色体隐性遗传低磷性佝偻病（ARHR2）：ARHR2 是由编码外生核苷酸焦磷酸酶/磷酸二酯酶 1（ectonucleotide pyrophosphatase/phosphodiesterase 1，ENPP1）基因失活突变引起，导致其编码的外生核苷酸焦磷酸酶/磷酸二酯酶失活。外生核苷酸焦磷酸酶/磷酸二酯酶位于细胞表面，可以产生无机焦磷酸盐，抑制矿化过程。ENPP1 失活突变可导致婴儿全身性动脉钙化（arterial calcification of infancy，GACI）。但是引起其 ENPP1 的失活突变为何仅表现为低血磷性佝偻病，而非为 GACI。其机制尚不清楚，可能与 FGF-23 的分泌增加有关，也有研究发现 ENPP1 基因突变病人血 FGF-23 水平升高，但其机制目前尚不明确。

（3）3 型常染色体隐性遗传低磷性佝偻病（ARHR3）：ARHR3 病人主要临床表现为低磷血症、高磷酸盐尿、牙齿发育异常、颅内钙化以及长骨硬化表现，而非典型的佝偻病表现，此类佝偻病较前两种类型病情往往较轻，又称为非致死型 Raine 综合征。其致病基因为序列相似 20 家族成员 C（family with sequence similarity 20，member C，FAM20C）基因突变。已知 DMP1 的磷酸化有赖于 FAM20C。当 FAM20C 功能缺失时，DMP1 部分磷酸化障碍，进而影响 FGF-23 的代谢，是目前认为其导致低磷血症的原因。

3 型 ARHR 的治疗均同 XLH，包括中性磷及骨化三醇。

4. 骨纤维异常增殖症（FD）/McCune-Albright 综合征（MAS）　骨纤维异常增殖症（FD）是一种罕见的代谢性骨病，主要表现为骨痛、骨骼畸形和脆性骨折。该病包括单骨型、多骨型和 McCune-Albright 综合征。McCune-Albright 综合征典型的临床特点是骨纤维异常增殖症、皮肤牛奶咖啡斑和/或内分泌器官的功能紊乱三联征。该病发病机制与 GNAS 基因激活突变有关。低磷血症常作为 McCune-Albright 综合征的并发症出现，而病人血钙通常正常。肾脏磷排出增加发生在约 50% 的 McCune-Albright 综合征以及骨纤维异常增殖症病人，然而目前这一现象发生的机制尚不明确。目前有两种推测，一种观点认为由于肾近端小管处 Gsα 蛋白功能激活性突变，引起甲状旁腺功能亢进导致的低磷血症；另一种观点认为 FGF-23 与 McCune-Albright 综合征引起的肾脏排磷增加密切相关。

5. 低磷性佝偻病伴甲状旁腺功能亢进（hypophosphatemic rickets and hyperparathyroidism，HRHPT）

该病是以低磷性佝偻病伴甲状旁腺功能亢进为主要特征的一种疾病，主要临床表现为甲状旁腺增生及骨骼发育畸形。Brownstein 等学者通过研究一例低磷性佝偻病伴甲状旁腺功能亢进病人发现，在其邻近 α-Klotho 处有一基因断点，该基因编码 β-葡萄糖醛酸酶。病人血 α-Klotho 水平、β-葡萄糖醛酸酶活性及 FGF-23 水平均显著增高。FGF-23 水平增高可能由 α-Klotho 水平升高所致，或部分受甲状旁腺功能亢进的负反馈调节所致。

6. 神经纤维瘤病（neurofibromatosis，NF）　神经纤维瘤病是一种良性的周围神经疾病，属于常染色体显性遗传病。其组织学上起源于周围神经鞘神经内膜的结缔组织。一般将 NF 分为 I 型（NF1）和 II 型（NF2）。I 型神经纤维瘤病常于成年起病，其典型临床表现为高磷酸盐尿及低磷血症，约 50% 的 NF1 型病人具有骨骼肌肉系统的表现。其中最常见的是脊柱侧凸、先天性胫骨假关节和一侧肢体的异常生长。

关于 NF1 并发低磷性骨软化的机制，目前尚不明确。有学者认为其与褪黑素有关。Abdel-Wanis 等日本学者发现在 NF1 并发脊柱畸形的病人褪黑素水平低下，褪黑素水平降低可通过增加 cAMP、多巴胺水平、糖皮质激素及降低肾小管 Na^+ 的重吸收 4 条途径来增加尿磷的排出，进而导致低磷性骨软化的发生。还有部分学者认为与肿瘤分泌的某些调磷因子相关，能够抑制肾小管对磷的重吸收，如 FGF-23，但目前尚未证实。

治疗方面，口服磷酸盐及活性维生素 D 有效。

7. 线状皮脂腺痣综合征（linear nevus sebaceous syndrome，LNSS）　线状皮脂腺痣综合征为先天性皮脂腺痣伴有器官系统发育异常，是低磷性佝偻病的一种罕见形式。当前研究推测其遗传方式为常染色体显性遗传，主要的致病基因为发生在体细胞 HRAS 或 GRAS 的嵌合突变。临床上除佝偻病/骨软化导致骨骼畸形的表现外，还常伴有多发皮肤痣、中枢神经系统发育异常（如智力发育低下及癫痫），亦有报道病人有眼、心脏或泌尿生殖系统发育异常。病人血磷及 1,25(OH)$_2$D$_3$ 水平降低，碱性磷酸酶、尿磷升高，血钙及 PTH 一般正常，主要特点为肾脏磷排出增加。有研究发现 LNSS 病人血 FGF-23 水平增高，推测其导致低磷性佝偻病的原因与 FGF-23 相关。

治疗同为补充磷制剂和骨化三醇，手术治疗后仅有少数病人低磷性佝偻病得以改善。

8. 颅面骨发育不良（osteoglophonic dysplasia，OGD）　OGD 是一种非常罕见的骨骼发育不良疾病，患儿常有肾脏排磷增加、颅缝早闭、骨纤维性发育不全、干骺端发育不良、身材矮小等特征，该病尚无中文译名，或可称作"空骨性发育不良"。该疾病是一种常染色体显性遗传性疾病，White 等发现 OGD 病人是由成纤维细胞生长因子受体（fibroblast growth factor receptor 1，FGFR1）基因突变所致，导致其编码的 FGFR1 受体激活，进而导致高磷酸盐尿及低磷血症。部分病人血 FGF-23 水平升高，且骨骼病变程度与 FGF-23 水平和磷酸盐丢失的程度相关，推测 OGD 病人的骨骼损害是由于 FGFR1 激活引起的干骺端骺板分泌 FGF-23 上调所致。

（二）肾脏钠-磷共转运蛋白功能障碍

肾小管主要通过钠-磷共转运蛋白完成对磷的重吸收，主要包括 Na^+-Pi/IIa 和 Na^+-Pi/IIc，分别由 SLC34A1 和 SLC34A3 基因编码。编码转运蛋白的基因突变可导致钠-磷共转运蛋白功能障碍，肾小管对磷的重吸收减少，从而导致低磷血症。

1. 低磷性肾结石/骨质疏松症 1 型（hypophosphatemic nephrolithiasis/osteoporosis-1）　该疾病十分罕见，主要临床表现为低磷血症、肾结石、骨痛、肌无力，还可能伴有骨质疏松。在两例肾脏磷排出增加导致的低磷血症伴有骨质疏松或肾结石的病人中研究发现编码 Na^+-Pi/IIa 的 SLC34A1 基因存在杂合突变。在一例低磷血症、多发骨折、身材矮小，伴有 Fanconi 综合征样表现的病人中发现 SLC34A1 基因纯合突变。因此，该病的遗传方式仍存在争议。小鼠在破坏了编码 Na^+-Pi/IIa 的 SLC34A1 基因后会表现为低磷血症、尿磷排出增加、血 1,25-(OH)$_2$D$_3$ 水平显著升高、血碱性磷酸酶水平升高、高尿钙症和血 PTH 水平显著降低，与人类临床表现相似，说明 SLC34A1 突变确实与此类低磷血症伴肾结石的发生有关。

2. **遗传性低磷性佝偻病合并高尿钙症**（hereditary hypophosphatemic rickets with hypercalciuria, HHRH）　是一种少见的遗传性低血磷性疾病。HHRH 与其他遗传性低磷性佝偻病相似，表现为骨痛、肌肉无力和生长迟缓。由于肾脏磷重吸收障碍，导致低血磷症，低磷导致病人血 1,25 (OH)$_2$D$_3$ 水平反应性显著升高，肠道对钙的吸收增加，从而导致高钙血症和肾结石发生，血 PTH 水平降低。HHRH 病人的血 FGF-23 水平正常或低于正常，进一步说明 HHRH 的病变在肾脏本身。该病由编码 Na$^+$-Pi/Ⅱc 的 SLC34A3 基因突变所致，纯合或杂合突变均可致病。补磷治疗可使低磷血症和骨病好转。

（三）范可尼（Fanconi）综合征

与佝偻病/骨软化症相关的范可尼综合征是由于肾小管发生多重吸收障碍所致的低磷性佝偻病/骨软化症。发病机制为肾近端小管广泛性缺陷，影响氨基酸、葡萄糖、磷酸盐、尿酸、钠、钾、碳酸氢根以及蛋白质的重吸收，进而引起低磷性佝偻病/骨软化症。范可尼综合征表现为广泛的代谢异常，包括肾小管酸中毒、低磷血症、低尿酸血症、低钾血症、广泛性氨基酸尿症、低分子量蛋白尿、尿糖增加而血糖正常、血清 1,25 (OH)$_2$D$_3$ 正常或降低。病人主要临床表现为低磷性佝偻病/骨软化症、骨骼畸形、身材矮小。其发病可以为常染色体显性遗传、常染色体隐性遗传或 X 连锁遗传，亦可见散发病例。多种遗传性系统性疾病均可引起范可尼综合征，包括 Lowe 眼脑肾综合征、Wilson 病、半乳糖血症、酪氨酸血症、胱氨酸病等，上述任何疾病损害了肾近端小管的重吸收功能，均可导致范可尼综合征的发生。

补充磷及维生素 D 可好转。有明确导致范可尼综合征的病因者应针对原发病治疗。

二、遗传性高磷血症

目前已知的遗传性的高磷血症有高磷血症性家族性肿瘤样钙质沉着症（hyperphosphatemic familial tumoral calcinosis, HFTC）。该病是一种伴有磷酸钙结晶进行性沉淀于关节周围和软组织中的遗传性疾病，分为高磷血症型和血磷正常型（normophosphatemic familial tumoral calcinosis, NFTC）两种。

（一）病因

迄今为止，在 FTC 病人中发现四种不同的基因突变。在血磷正常型病人中，发现 Sterile α motif domain-containing-9 protein（SAMD9）基因突变。对于高磷血症型，发现 GALNT3（UDP-N-acetyl-α-D-galactosamine：polypeptide Nacetylgalactosaminyl transferase 3）、FGF-23 和 klotho 的失活突变，突变导致 FGF-23 水平不足或活性降低。该病为常染色体隐性遗传。

（二）临床表现

FTC 病人的异位钙化是无痛性的，生长缓慢，若浸润邻近组织，也会产生疼痛感。包块可浸润附近皮肤、骨髓、牙齿、血管或神经。HFTC 主要表现为大关节周围皮下组织的钙质沉积，还可伴有内脏钙化；NFTC 多见小钙化，常发生于组织损伤及炎症部位。该病另一特征为部分病人可有牙齿发育异常的表现，其特点为短球状牙根、牙髓石。生化方面，病人有高磷血症、1,25 (OH)$_2$D$_3$ 升高而钙、碱性磷酸酶水平正常，尿磷排泄显著降低。X 线片显示不规则致密钙化点聚集。

（三）治疗

FTC 的治疗方案多种多样，传统治疗方法有低钙磷饮食、钙螯合剂（乙二胺四乙酸）、皮质类固醇、秋水仙碱、抑酸剂、氢氧化铝、双膦酸盐类药物等，但疗效欠佳。当包块出现疼痛或影响周围组织功能时，可考虑手术切除。

（夏维波　张丛）

参 考 文 献

[1] 常红恩, 李小溪, 奈文青, 等. 成纤维细胞生长因子 23 的研究进展. 中华生物医学工程杂志, 2013, 19 (4):

342-344.

［2］Shimada T, Hasegawa H, Yamazaki Y, et al. FGF-23 is a potent regulator of vitamin D metabolism and phosphate homeostasis. J Bone Miner Res, 2004, 19 (3): 429-435.

［3］Xia WB, Jiang Y, Li M, et al. Levels and dynamic changes of serum fibroblast growth factor 23 in hypophosphatemic rickets/osteomalacia. Chin Med J (Engl), 2010, 123 (9): 1158-1162.

［4］Carpenter TO, Imel EA, Holm IA, et al. A clinician's guide to X-linked hypophosphatemia. J Bone Miner Res, 2011, 26 (7): 1381-1388.

［5］Quinlan C, Guegan K, Offiah A, et al. Growth in PHEX-associated X-linked hypophosphatemic rickets: the importance of early treatment. Pediatr Nephrol, 2012, 27 (4): 581-588.

［6］Autosomal dominant hypophosphataemic rickets is associated with mutations in FGF23. Nat Genet, 2000, 26 (3): 345-348.

［7］Imel EA, Peacock M, Gray AK, et al. Iron modifies plasma FGF23 differently in autosomal dominant hypophosphatemic rickets and healthy humans. J Clin Endocrinol Metab, 2011, 96 (11): 3541-3549.

［8］Lorenz-Depiereux B, Schnabel D, Tiosano D, et al. Loss-of-function ENPP1 mutations cause both generalized arterial calcification of infancy and autosomal-recessive hypophosphatemic rickets. Am J Hum Genet, 2010, 86 (2): 267-272.

［9］Lorenz-Depiereux B, Bastepe M, Benet-Pages A, et al. DMP1 mutations in autosomal recessive hypophosphatemia implicate a bone matrix protein in the regulation of phosphate homeostasis. Nat Genet, 2006, 38 (11): 1248-1250.

［10］Levy-Litan V, Hershkovitz E, Avizov L, et al. Autosomal-recessive hypophosphatemic rickets is associated with an inactivation mutation in the ENPP1 gene. Am J Hum Genet, 2010, 86 (2): 273-278.

［11］Ruf N, Uhlenberg B, Terkeltaub R, et al. The mutational spectrum of ENPP1 as arising after the analysis of 23 unrelated patients with generalized arterial calcification of infancy (GACI). Hum Mutat, 2005, 25 (1): 98, 共7页.

［12］Rafaelsen SH, Raeder H, Fagerheim AK, et al. Exome sequencing reveals FAM20c mutations associated with fibroblast growth factor 23-related hypophosphatemia, dental anomalies, and ectopic calcification. J Bone Miner Res, 2013, 28 (6): 1378-1385.

［13］Zung A, Chalew SA, Schwindinger WF, et al. Urinary cyclic adenosine 3′, 5′-monophosphate response in McCune-Albright syndrome: clinical evidence for altered renal adenylate cyclase activity. J Clin Endocrinol Metab, 1995, 80 (12): 3576-3581.

［14］Brownstein CA, Adler F, Nelson-Williams C, et al. A translocation causing increased alpha-klotho level results in hypophosphatemic rickets and hyperparathyroidism. Proc Natl Acad Sci U S A, 2008, 105 (9): 3455-3460.

［15］Abdel-Wanis ME, Kawahara N, Tomita K. The association of neurofibromatosis 1 and spinal deformity with primary hyperparathyroidism and osteomalacia: might melatonin have a role?. J Orthop Sci, 2001, 6 (2): 193-198.

［16］Menascu S, Donner E J. Linear nevus sebaceous syndrome: case reports and review of the literature. Pediatr Neurol, 2008, 38 (3): 207-210.

［17］Grebe TA, Rimsza ME, Richter SF, et al. Further delineation of the epidermal nevus syndrome: two cases with new findings and literature review. Am J Med Genet, 1993, 47 (1): 24-30.

［18］Hoffman WH, Jueppner HW, Deyoung BR, et al. Elevated fibroblast growth factor-23 in hypophosphatemic linear nevus sebaceous syndrome. Am J Med Genet A, 2005, 134 (3): 233-236.

［19］White KE, Cabral JM, Davis SI, et al. Mutations that cause osteoglophonic dysplasia define novel roles for FGFR1 in bone elongation. Am J Hum Genet, 2005, 76 (2): 361-367.

［20］Prie D, Huart V, Bakouh N, et al. Nephrolithiasis and osteoporosis associated with hypophosphatemia caused by mutations in the type 2a sodium-phosphate cotransporter. N Engl J Med, 2002, 347 (13): 983-991.

［21］Magen D, Berger L, Coady MJ, et al. A loss-of-function mutation in NaPi-Ⅱa and renal Fanconi's syndrome. N Engl J Med, 2010, 362 (12): 1102-1109.

［22］Lorenz-Depiereux B, Benet-Pages A, Eckstein G, et al. Hereditary hypophosphatemic rickets with hypercalciuria is caused by mutations in the sodium-phosphate cotransporter gene SLC34A3. Am J Hum Genet, 2006, 78 (2): 193-201.

［23］Ichikawa S, Sorenson AH, Imel EA, et al. Intronic deletions in the SLC34A3 gene cause hereditary hypophosphatemic rickets with hypercalciuria. J Clin Endocrinol Metab, 2006, 91 (10): 4022-4027.

［24］Topaz O, Indelman M, Chefetz I, et al. A deleterious mutation in SAMD9 causes normophosphatemic familial tumoral calcinosis. Am J Hum Genet, 2006, 79 (4): 759-764.

［25］Ichikawa S, Guigonis V, Imel EA, et al. Novel GALNT3 mutations causing hyperostosis-hyperphosphatemia syndrome result in low intact fibroblast growth factor 23 concentrations. J Clin Endocrinol Metab, 2007, 92 (5): 1943-1947.

［26］Chefetz I, Heller R, Galli-Tsinopoulou A, et al. A novel homozygous missense mutation in FGF23 causes Familial Tumoral Calcinosis associated with disseminated visceral calcification. Hum Genet, 2005, 118 (2): 261-266.

［27］Ichikawa S, Imel EA, Kreiter ML, et al. A homozygous missense mutation in human KLOTHO causes severe tumoral calcinosis. J Clin Invest, 2007, 117 (9): 2684-2691.

［28］Chefetz I, Heller R, Galli-Tsinopoulou A, et al. A novel homozygous missense mutation in FGF23 causes Familial Tumoral Calcinosis associated with disseminated visceral calcification. Hum Genet, 2005, 118 (2): 261-266.

［29］Stubbs J, Liu S, Quarles LD. Role of fibroblast growth factor 23 in phosphate homeostasis and pathogenesis of disordered mineral metabolism in chronic kidney disease. Semin Dial, 2007, 20 (4): 302-308.

［30］Chi Y, Zhao Z, He X, Sun Y, et al. A compound heterozygous mutation in SLC34A3 causes hereditary hypophosphatemic rickets with hypercalciuria in a Chinese patient. Bone, 2014, 59: 114-121.

［31］Sun Y, Wang O, Xia W, et al. FGF23 analysis of a Chinese family with autosomal dominant hypophosphatemic rickets. J Bone Miner Metab, 2012, 30 (1): 78-84.

第三章　肿瘤性骨软化症

肿瘤性骨软化症（tumor induced osteomalacia，TIO）是一种由肿瘤引起肾脏排磷增加造成的获得性低血磷性骨软化症。临床表现为乏力、骨痛，严重者出现骨骼畸形、骨折、活动障碍，显著影响生活质量，切除肿瘤后，病情可以获得明显缓解。

TIO 由 McCane 在 1947 年首次描述，1959 年 Prader 等最先报道肿瘤是骨软化症的致病因素，肿瘤切除后，病情缓解。但由于 TIO 肿瘤多是来源于间叶组织的良性肿瘤，位于骨或软组织内，位置隐匿，生长缓慢，不易被发现，造成诊断困难。我国首例 TIO 是 1980 年由张孝骞教授报道的，这是一例中年男性病人，由于腹股沟间叶瘤所致 TIO，手术切除后血磷很快恢复正常，症状数月后缓解。2000 年以后随着检查技术的发展，TIO 病例报道逐渐增多。

一、发病机制

TIO 病人的致病肿瘤切除后，肾脏排磷减少，血磷浓度上升恢复正常，提示肿瘤可能分泌某些体液因子（调磷因子，phosphatonins）影响体内磷的平衡。Cai 等将 TIO 肿瘤的细胞培养提取液加入负鼠肾小管上皮细胞培养体系中，发现肾小管上皮细胞对磷的重吸收受到抑制，将 TIO 肿瘤组织移植到正常小鼠体内，小鼠出现尿磷排出增多。证实 TIO 肿瘤能够分泌调磷因子抑制肾小管对磷的转运，使血磷值降低，而这种作用不依赖于 cAMP 系统，说明与甲状旁腺激素的作用机制不同。近来研究表明，成纤维细胞生长因子 23（fibroblast growth factor 23，FGF-23）是 TIO 肿瘤分泌的主要调磷因子。

正常情况下 FGF-23 主要由骨骼产生，尤其是骨重建活跃部位的成骨细胞和骨细胞更加明显。人体的其他组织如心、肝、甲状旁腺、小肠及骨骼肌等仅有低水平的 FGF-23 表达。FGF-23 抑制肾小管钠磷共转运蛋白的表达和功能，使尿磷排出增加，血磷值下降；同时 FGF-23 能够抑制 1α-羟化酶的活性，使血 $1,25(OH)_2D$ 水平不适当降低，肠道钙磷吸收减少，加重低磷血症，导致矿化障碍，发生佝偻病或骨软化症。而 TIO 肿瘤组织则表达 FGF-23 量明显增多，已有研究证实 TIO 肿瘤组织 FGF-23 mRNA 高水平表达，Western 分析显示肿瘤组织中有大量 FGF-23 蛋白表达，免疫组化方法同样可以看到 TIO 肿瘤组织 FGF-23 的染色阳性。另外 TIO 病人血液循环中 FGF-23 水平升高，Khosravi 等在 TIO 肿瘤切除后每隔 30 分钟测定一次血中 FGF-23 的水平，发现 FGF-23 的下降速度非常快，其半衰期在 46~58 分钟，随后血磷值才逐渐上升至正常范围。国内的研究也同样证实，TIO 肿瘤切除术后，血 FGF-23 通常在 24 小时内降至正常，而血磷值需经过平均 5 天左右恢复正常，支持肿瘤过度分泌 FGF-23 是 TIO 低磷血症的主要病因。

TIO 肿瘤过度产生 FGF-23 的机制仍不清楚。近来，Lee 等用 FISH 的方法发现 60% 的 TIO 肿瘤中可以检测到 FN1-FGFR1 融合蛋白。这一融合蛋白包括纤连蛋白 1（fibronectin1，FN1）的胞外结构区以及 FGF 受体 1（FGFR1）的配体结合区、跨膜区和胞内信号转导区。融合蛋白的胞外结构区内有 FN1 的二聚体化结构域，可能通过自二聚体化，促进 FGF1R 激酶结构区的激活。融合蛋白仍然保留了配体结合区，说明 FGF-23 的自分泌与旁分泌在 TIO 肿瘤形成过程中发挥重要作用。

二、临床表现

TIO 病人绝大多数为成年以后起病，由于血磷水平降低、骨骼矿化不良，出现骨软化症表现。TIO 病人男女比例相当，平均年龄 42 岁左右。病情进行性发展，从早期的轻微、局部骨骼疼痛，逐渐发展为严重性、全身疼痛，导致活动困难，需持杖行走，病情严重者卧床不起。部分病人发生骨折，身高降低和骨骼畸形。神经肌肉症状也是低磷血症最常见的表现之一，病人出现肌肉乏力、酸痛，以近端肌无力更加明显。北京协和医院诊治的 TIO 病人，100% 有乏力，100% 有轻重不等的骨痛，100% 有程度不等的活动障碍，64.1% 有身高下降，84.6% 出现非暴力性骨折，包括肋骨、椎体及股骨颈等部位的骨折。TIO 极少出现在儿童及青少年阶段，此时骨骺尚未闭合，疾病累及骨骺生长板待矿化的软骨，导致特征性的佝偻病骨骼畸形，如手镯、脚镯征，肋骨和肋软骨交界处的佝偻病性串珠，严重时出现鸡胸、O 形腿或 X 形腿。

由于临床医生对低血磷性骨软化症及 TIO 的认识不够，TIO 的误诊率和漏诊率很高，许多病人长期被误诊为椎间盘突出、骨质疏松等疾病，得不到有效治疗，需引起广大医务工作者重视。

三、实验室检查

低磷血症是 TIO 病人最突出的实验室检查异常表现。病人血磷水平明显降低，北京协和医院诊治的 TIO 病人，平均血磷水平 0.44±0.13mmol/L，而血钙一般处于正常水平，血碱性磷酸酶（ALP）水平升高。血甲状旁腺激素（PTH）水平正常或轻度升高。病人因户外活动减少，血 25（OH）D 水平一般偏低，而 TIO 的另一特征是血 1,25（OH）$_2$D 水平不适当处于正常低限或低于正常。这是因为 FGF-23 能够抑制 1α-羟化酶的活性。

低磷血症的功能试验：

1. 肾小管磷重吸收试验　晨空腹，上午 8 时排空膀胱，喝蒸馏水 300ml，2 小时后（上午 10 时）取血测肌酐和磷，同时留尿记录尿量，测肌酐和磷。

计算：肾小管磷重吸收率（TRP）= 100% −（UP×SCr/UCr×SP）×100%

UP：尿磷（mmol/L）；SP：血磷（mmol/L）；UCr：尿肌酐（μmol/L）；SCr：血肌酐（μmol/L）；正常范围：84.7%～90.8%。

磷廓清指数肾小管最大磷吸收/肾小管滤过率（TMP/GFR）：根据血磷和 TRP 在 Walton-Bijvoet 表上测得，正常范围 0.8～1.35mmol/L（图 8-3-1）。

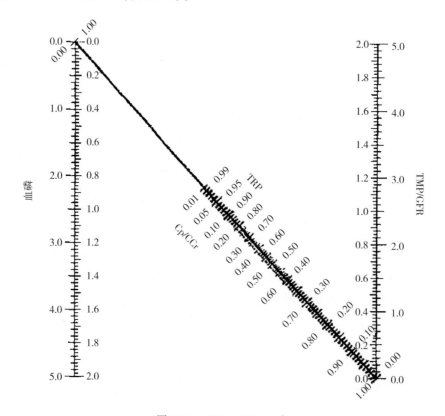

图 8-3-1　Walton-Bijvoet 表

2. 中性磷负荷试验　病人空腹过夜，试验日晨禁食、禁水，试验前排空膀胱，将尿弃去，口服磷 1.5g，即相当于中性磷溶液 192ml〔中性磷溶液配方为磷酸氢二钠（Na_2HPO_4）29.0g 或水合磷酸氢二钠（$Na_2HPO_4 \cdot 12H_2O$）73.1g，磷酸二氢钾（KH_2PO_4）6.4g 加水至 1000ml，每 100ml 含磷 779mg〕，于 2 分钟内喝完，然后饮水 15ml，去除口腔内苦味。于服磷前，服磷后 30 分钟、60 分钟、90 分钟、150 分钟和 210 分钟分别取血测磷（共 6 次），服磷后 210 分钟（3.5 小时）排空膀胱，收集尿标本，记录尿量，测尿磷。正常人服磷后血磷水平在 90 分钟升高最明显，有文献报道血磷升高值为（0.51±0.15）mmol/L，尿磷 9.1±1.1mmol/3.5h。低血磷骨软化症的病人肠道对磷的吸收减少，服磷后血磷升高水平比正常人低，血磷升高值为（0.25±0.04）mmol/L，血磷峰值可能延迟，而尿磷为（3.8±1.7）mmol/3.5h。

四、骨骼 X 线检查

骨密度普遍减低，骨小梁模糊。佝偻病因其发生在骨骺闭合之前，可见干骺端增宽、杯口状、毛刷状改变。成人骨软化症特征性表现是在长骨、肋骨、肩胛骨和耻骨支部位的假骨折（Looser 带），还可见到椎体双凹变形、骨盆狭窄变形，严重者呈三叶畸形。

五、TIO 肿瘤的定位检查

长期以来，如何发现 TIO 肿瘤一直是困扰临床医生的难题。由于 TIO 肿瘤常常是来源于间叶组织的良性肿瘤，多位于骨或软组织内，位置隐匿，生长缓慢，不易被发现。早期报道是通过体检或 CT、MRI 的方法发现肿瘤，报道较少。1996 年 Reubi 等发现多种间叶组织来源的肿瘤表达生长抑素的受体，1999 年 Nguyen 等报道可用生长抑素受体显像（somatostatin receptor scintigraphy，SSRS）发现致骨软化症的肿瘤，以后 TIO 的报道逐渐增多。

北京协和医院自 2004 年 1 月至 2010 年 5 月在成年起病，无家族史的 94 例低血磷骨软化症病人中，采用 SSRS[99m]锝-标记奥曲肽显像（[99m]Tc-OCT）检查，结合体检、B 超、CT 或 MRI 以明确肿瘤定位，定位明确者行手术治疗，共诊断 39 例 TIO 病人，SSRS 阳性率 94.9%，至今共诊治 TIO 近两百例，说明 TIO 是中国成年起病的低血磷性骨软化症的重要病因之一。当然，奥曲肽显像也有假阴性可能，研究显示生长抑素的受体有 5 种亚型，其中第 2 种和第 5 种亚型与奥曲肽有最佳的亲和力，而第 1、3、4 种亚型的亲和力很低，所以如果 TIO 肿瘤表达的是这几种受体，则很可能显像为阴性。另外[99m]Tc-OCT 采用的是单光子放射计算机断层成像（single photon emission computered tomography，SPECT），扫描敏感度稍低，小于 1cm 的肿瘤显影率低。

近年来，[68]镓（[68]Ga）-标记生长抑素类似物 PET-CT 的显像技术发展迅速，采用 DOTA 结合肽将[68]Ga-与生长抑素类似物相连接，应用正电子发射断层显像技术，发现致 TIO 的肿瘤，包括[68]Ga-DOTATATE、[68]Ga-DOTANOC 及[68]Ga-DOTATOC PET-CT。与[99m]Tc-OCT 显像相比，其优势是 TATE 比 OCT 与生长抑素受体的结合能力更强，PET-CT 显像具备更高的灵敏度和分辨率，且可以对肿物的核素吸收值进行更准确的分析，从而可能发现更隐匿的肿瘤。

另外，也有采用氟脱氧葡萄糖 PET-CT 的方法（[18]F-FDG PET-CT）查找 TIO 肿瘤定位，这些显像技术的发展，使更多 TIO 肿瘤得以发现。

以上核素显像的原理是肿瘤组织具有对核素异常摄取增多的功能，但一些炎症或骨折部位也可能对核素的摄取增多，造成检查的假阳性，因此国内外学者都建议，需要在功能学显像的基础上，进行解剖学影像学检查，如超声、CT 或 MRI 检查，功能学及影像学定位一致时，才能使定位更加明确（图 8-3-2）。

当然，由于 TIO 的肿瘤一般较小，生长缓慢，初次定位检查可能未能发现肿瘤定位，对于临床高度怀疑 TIO 的病人，建议 1~2 年后再次重复生长抑素受体显像等定位检查，以期定位肿瘤。

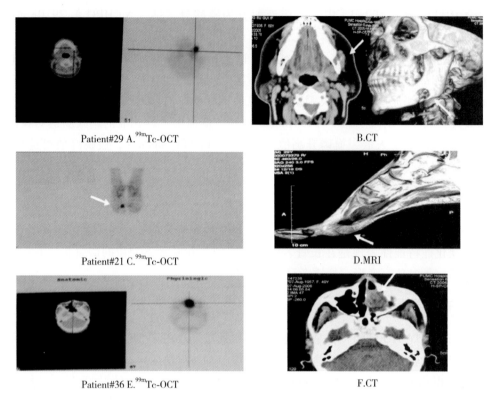

Patient#29 A. ^{99m}Tc-OCT　　　　B.CT

Patient#21 C. ^{99m}Tc-OCT　　　　D.MRI

Patient#36 E. ^{99m}Tc-OCT　　　　F.CT

图 8-3-2　TIO 肿瘤的定位检查

另外，可以通过静脉插管分段采血的检查定位 TIO 肿瘤，测定不同位置血 FGF-23 水平，TIO 肿瘤所在位置的静脉回流血循环中 FGF-23 水平明显高于其他部位采血结果，之后采用相应部位的解剖学影像学检查，如超声、CT 或 MRI 检查，进一步确定肿瘤所在。

六、TIO 肿瘤的病理

TIO 肿瘤全身均有分布，下肢最常见（42%～56%），其次为头颈部（21%～31%）、髋部/骨盆（3%～12%）、胸腹部（5%～11%）和上肢（5%～10%）。从组织来源划分，骨组织来源的占 33%～40%，而软组织来源占 55%～67%。

TIO 病人肿瘤病理类型多样，2004 年 Folpe 等将此类肿瘤定义为磷酸盐尿性间叶组织肿瘤（phosphaturicmesenchymal tumor，PMT），其特征为混合存在的梭形细胞、破骨细胞样巨细胞，组织中含有丰富的血管、软骨样基质和化生骨。其后多数的病例报道均采用了此分类。TIO 肿瘤的病理报告多数为 PMT 或磷酸盐尿性间叶组织肿瘤混合结缔组织亚型（PMT mixed connective tissue variant，PMTMCT），占66%～85%，其他的病理类型还包括牙源性纤维瘤、腱鞘巨细胞瘤、血管外皮瘤、血管瘤、骨巨细胞瘤等。TIO 肿瘤多数为良性，仅有少数报道为恶性，如恶性 PMT、血管肉瘤、骨肉瘤等。

七、TIO 肿瘤的治疗

TIO 肿瘤定位明确者，需考虑手术完整切除肿瘤。肿瘤切除后，血 FGF-23 水平可在 24 小时内下降正常，而血磷水平则上升较慢，平均需 5 天（2～16 天）左右恢复正常；如肿瘤不能完整切除，则血 FGF-23 和血磷水平不能恢复正常。软组织的肿瘤相对容易完整切除，而骨组织的肿瘤，有些位于关节或躯体承重部位，完整切除可能引起局部功能障碍，骨科一般先采用肿瘤刮除术，但不易刮除干净，如术后不能缓解或术后复发，则需要采用骨骼节段切除术以完整切除肿瘤。其他肿瘤毁损疗法包括介入治疗如肿瘤射频消融术及¹⁷⁷镥（¹⁷⁷Lu）标记 DOTATATE 肽受体放射性核素治疗（peptide receptor radionuclide therapy，PRRT），一般用于肿瘤位于手术困难的部位如股骨头、颅内等的处理。

TIO 肿瘤完整切除术后血磷恢复正常，病人的临床症状一般在 2~6 个月得到明显改善，逐步恢复活动能力。但部分肿瘤可能复发，需要对病人长期随诊。

对于肿瘤定位困难、手术难度大、不能完整切除或手术后复发的病人，血磷持续性处于低水平。可采用中性磷制剂联合活性维生素 D 的治疗方案。有文献推荐采用磷元素 1~3g/d，分 4~5 次口服，骨化三醇 0.75~3μg/d。但低血磷性骨软化症病人长期服用磷制剂治疗可能引起继发性、严重者三发性甲状旁腺功能亢进症。这是因为：①长期服用中性磷，促进钙和磷向骨沉积，降低血钙水平，继而刺激甲状旁腺激素的合成；②摄入磷可通过血磷的增加直接刺激 PTH 的合成和分泌；③服用中性磷后血磷一过性升高，游离钙下降，刺激甲状旁腺组织，PTH 产生增多。因此应注意小剂量、多次服用中性磷可减少血磷波动，减少对甲状旁腺的刺激。对于 TIO 病人而言，除了上述引起三发性甲状旁腺功能亢进症的原因外，肿瘤组织过度分泌 FGF-23，FGF-23 抑制 1α-羟化酶活性，1,25 (OH)$_2$D$_3$ 合成减少，血钙水平降低，刺激甲状旁腺组织，从而加重甲状旁腺功能亢进症，因此需使用活性维生素 D。长期口服药物治疗时应定期监测血钙、血磷、ALP、PTH、24 小时尿钙、尿磷水平，及时调整中性磷及活性维生素 D 的剂量。

近年来 FGF-23 单克隆抗体在 X 连锁显性遗传低血磷佝偻病（XLH）和 TIO 病人中得以应用，能够使血磷恢复正常，症状明显缓解，为病人提供了新的治疗手段。

总之，TIO 是一种由肿瘤所致的获得性低血磷性骨软化症，临床对于出现乏力、骨痛及骨折的病人，应重视生化指标，尤其是血磷的检查，积极开展发现 TIO 肿瘤的定位影像学检查，切除肿瘤后，病情可获得显著改善，需注意对病人的长期随访，以防肿瘤复发可能。

（孟迅吾　姜　艳　夏维波）

参 考 文 献

[1] McCance RA. Osteomalacia with Looser'snodes (Milkman's Syndrome) due to a raised resistance to Vitamin D acquired about the age of 15 years. Q J Med, 1947, 16 (1)：33-46.

[2] Prader V, Illig R, Uehlinger E, et al. Rachitisinfolgeknochentumors (rickets caused by bone tumors). Helv Paediatr Acta, 1959, 14：554-565.

[3] DiMeglio LA, White KE, Econs MJ. Disorders of phosphate metabolism. Endocrinol Metab Clin North Am, 2000, 29 (3)：591-609.

[4] Folpe AL, Fanburg-Smith JC, Billings ST, et al. Most osteomalacia-associated mesenchymal tumors are a single histopathologic entity. An analysis of 32 cases and a comprehensive review of the literature. Am J Surg Pathol, 2004, 28 (1)：1-30.

[5] 张孝骞，朱预，刘彤华，等. 间叶瘤合并抗维生素 D 的低血磷软骨病一例报告. 中华医学杂志, 1980, 60：150-152.

[6] Cai Q, Hodgson SF, Kao, PC, et al. Inhibition of renal phosphate transport by a tumor product in a patient with oncogenic osteomalacia. N Eng J Med, 1994, 330 (23)：1645-1649.

[7] The ADHR Consortium. Autosomal dominant hypophosphataemic rickets is associated with mutations in FGF23. Nat Genet, 2000, 26 (3)：345-348.

[8] Huang X, Jiang Y, Xia W. FGF23 and phosphate wasting disorders. Bone Res, 2013, 1 (2)：120-132.

[9] Larsson T, Zahradnik R, Lavigne J, et al. Immunohistochemical detection of FGF-23 protein in tumors that cause oncogenic osteomalacia. Eur J Endocrinol, 2003, 148 (2)：269-276.

[10] Jiang Y, Xia WB, Xing XP, et al. Tumor-induced osteomalacia：an important cause of adult-onset hypophosphemicosteomalacia in China：Report of 39 cases and review of the literature. J Bone Miner Res, 2012, 27 (9)：1967-1975.

[11] Imel EA, Peacock M, Pitukcheewanont P, et al. Sensitivity of Fibroblast Growth Factor 23 Measurements in Tumor Induced

Osteomalacia. J Clin Endocrin Metab, 2006, 91 (6): 2055-2061.

[12] Khosravi A, Cutler CM, Kelly MH, et al. Determination of the elimination half-life of fibroblast growth factor-23. J Clin Endocrinol Metab, 2007, 92 (6): 2374-2377.

[13] Yu W J, He J W, Fu W Z, et al. Reports of 17 Chinese patients with tumor-induced osteomalacia. J Bone Miner Metab, 2017, 35 (3): 298-307.

[14] Lee J C, Jeng Y M, Su S Y, et al. Identification of a novel FN1-FGFR1 genetic fusion as a frequent event in phosphaturic mesenchymal tumour. J Pathol, 2015, 235 (4): 539-545.

[15] Haeusler G, Freilinger M, Dominkus M, et al. Tumor-induced hypophosphatemic rickets in an adolescent boy-clinical presentation, diagnosis, and histological findings in growth plate and muscle tissue. J Clin Endocrinol Metab, 2010, 95 (10): 4511-4517.

[16] Feng J, Jiang Y, Wang O, et al. The diagnostic dilemma of tumor induced osteomalacia: a retrospective analysis of 144 cases. Endocr J, 2017, 64 (7): 675-683.

[17] Walton RJ, Bijvoet OL. Nomogram for derivation of renal thresholdphosphate concentration. Lancet, 1975, 2 (7929): 309-310.

[18] Condon JR, Nassim JR, Rutter A. Defective intestinal phosphate absorption in familial and non-familial hypophosphataemia. Brit Med J, 1970, 3 (5715): 138-141.

[19] 史轶蘩. 协和内分泌代谢学. 北京: 科学出版社, 1999.

[20] Reubi JC, Waser B, Laissue JA, et al. Somatostatin and vasoactive intestinal peptide receptor in human mesenchymal tumors: In vitro identification. Cancer Research, 1996, 56: 1922-1931.

[21] Nguyen BD, Wang EA. Indium-111 pentetreotide scintigraphy of mesenchymal tumor with oncogenic osteomalacia. Clin Nucl Med, 1999, 24 (12): 130-131.

[22] Rhee Y, Lee JD, Shin KH, et al. Oncogenic osteomalacia associated with mesenchymal tumor detected by indium-111 octreotide scintigraphy. Clin Endocrinol, 2001, 54 (4): 551-554.

[23] Seufert J, Ebert K, Müller J, et al. Octreotide therapy for tumor induced osteomalacia. N Eng J Med, 2001, 345 (26): 1883-1888.

[24] Jan de Beur SM, Streeten EA, Civelek AC, et al. Localization of mesenchymal by somatostatin receptor imaging. Lancet, 2002, 359 (9308): 761-763.

[25] Hofmann M, Maecke H, Börner R, et al. Biokinetics and imaging with the somatostatin receptor PET radioligand (68) Ga-DOTATOC: preliminary data. Eur J Nucl Med, 2001, 28 (12): 1751-1757.

[26] Hesse E, Moessinger E, Rosenthal H, et al. Oncogenic osteomalacia: exact tumor localization by co-registration of positron emission and computed tomography. J Bone Miner Res, 2007, 22 (1): 158-162.

[27] Zhang J, Zhu Z, Zhong D, et al. [68]Ga DOTATATE PET-CT is an Accurate Imaging Modality in the Detection of Culprit Tumors Causing Osteomalacia. Clin Nucl Med, 2015, 40 (8): 642-646.

[28] Dupond JL, Mahammedi H, Magy N, et al. Detection of a mesenchymal tumor responsible for hypophosphatemicosteomalacia using FDG-PET. Eur J Intern Med, 2005, 16 (6): 445-446.

[29] Chong WH, Molinolo AA, Chen CC, Collins MT. Tumor-induced osteomalacia. Endocr Relat Cancer, 2011, 18 (3): R53-77.

[30] Fukumoto S. Diagnostic Modalities for FGF-23-Producing Tumors in Patients with Tumor-Induced Osteomalacia. Endocrinol Metab (Seoul), 2014, 29 (2): 136-143.

[31] Andreopoulou P, Dumitrescu CE, Kelly MH, et al. Selective venous catheterization for the localization of phosphaturic mesenchymal tumors. J Bone Miner Res, 2011, 26 (6): 1295-1302.

[32] DiMeglio LA, White KE, Econs MJ. Disorders of phosphate metabolism. Endocrinol Metab Clin North Am, 2000, 29 (3): 591-609.

[33] Uramoto N, Furukawa M, Yoshizaki T. Malignant phosphaturic mesenchymal tumor, mixed connective tissue variant of the tongue. Auris Nasus Larynx, 2009, 36 (1): 104-105.

[34] Seijas R, Ares O, Sierra J, et al. Oncogenic osteomalacia: two case reports with surprisingly different outcomes. Arch Or-

thop Trauma Surg，2009，129（4）：533-539

［35］Sun ZJ，Jin J，Qiu GX，et al. Surgical treatment of tumor-induced osteomalacia：a retrospective review of 40 cases with extremity tumors. BMC Musculoskelet Disord，2015，16：43-50.

［36］Wang H，Zhong D，Liu Y，et al. Surgical Treatments of Tumor-Induced Osteomalacia Lesions in Long Bones：Seventeen Cases with More Than One Year of Follow-up. J Bone Joint Surg Am，2015，97（13）：1084-1094.

［37］Jadhav S，Kasaliwal R，Shetty NS，et al. Radiofrequency ablation，an effective modality of treatment in tumor-induced osteomalacia：a case series of three patients. J Clin Endocrinol Metab，2014，99（9）：3049-3054.

［38］Basu S，Fargose P.[177]Lu-DOTATATEPRRTin recurrent skull-base phosphaturic mesenchymal tumor causing osteomalacia：A potential application of PRRT beyond neuroendocrine tumors. J Nucl Med Technol，2016，44（4）：248-250.

［39］许莉军，夏维波，姜艳，等. 中国成人起病的低血磷性骨软化症长期补充磷制剂致三发性甲状旁腺功能亢进症的临床分析：5 例报告并文献复习. 中华骨质疏松和骨矿盐疾病杂志，2015，8（3）：196-203.

［40］Kinoshita Y，Fukumoto S. Anti-FGF-23 antibody therapy for patients with tumor-induced osteomalacia. Clin Calcium，2014，24（8）：1217-1222.

［41］Carpenter TO，Imel EA，Ruppe MD，et al. Randomized trial of the anti-FGF-23 antibody KRN23 in X-linked hypophosphatemia. J Clin Invest，2014，124（4）：1587-1597.

第四章　药物所致骨软化

20 世纪 60 年代后期，Kruse 发现许多儿童在服用抗癫痫药物后出现了佝偻病。到了 1970 年，Dent 等详细阐述了长期服用抗癫痫药物导致骨软化的现象。后来又陆续在其他药物中发现了类似的不良反应。药物所致的骨软化常具有相似的临床表现，如全身性骨痛及运动障碍，且常常合并骨质疏松症。生化检验均提示有血磷及维生素 D 含量的下降。同时，成骨细胞表面积、类骨质的体积及表面积等骨形成指标显著增强，但骨矿化指标减低。此种类型的骨软化在临床上误诊率较高，因为病人的骨骼表现常与骨质疏松症、退行性骨病、腰椎间盘膨出症、血清阴性脊柱关节病等相混淆。

药物所致的骨软化多为可逆性疾病，大多数情况下通过停药即可缓解。因此及时识别药物所致骨软化的病因，开始早期治疗，甚至开展早期预防就颇为重要。需重视对既往史、用药史的采集。本章集中介绍几类常见的导致骨软化的药物，为临床诊断及治疗提供参考。

一、抗癫痫药物

不同种类的抗癫痫药物广泛用于治疗癫痫等神经精神疾患，其不良反应包括肝功受损、免疫系统疾病、骨髓抑制等。作为细胞色素酶 P450 的诱导剂，长期使用（6 个月以上）抗癫痫药物会引起维生素 D 的缺乏，从而导致骨软化症。

（一）发病机制

苯巴比妥、苯妥英和卡马西平属于一类，被称为异生物素。异生物素可激活核受体，后者被称为类固醇激素和异生物素受体（SXR）或孕烷 X 受体（PXR）。异生物素通过激活 PXR 在肾脏会上调催化 25-羟维生素 D 的 24-羟化酶（CYP24），使 25-羟基维生素 D 转化为 24,25-双羟维生素 D，而不是活性代谢产物 1,25-双羟维生素 D。另有研究发现异生物素激活 PXR 后不是上调 CYP24，而是增加了 CYP3A4 的表达，后者在肝脏和小肠将维生素 D 转换为极性非活性代谢物 1,23,25-羟维生素 D 和 4 β,25-羟维生素 D。丙戊酸钠可能直接影响骨骼质量或减少肠钙吸收。抗癫痫药物导致骨软化症或其他骨骼疾病的可能机制有：①诱导肝脏的细胞色素 P450 酶加速维生素 D 代谢和灭活；②抗癫痫药对成骨细胞的直接作用；③减少钙吸收；④增加同型半胱氨酸；⑤抑制 PTH 的作用；⑥继发性甲亢；⑦减少性激素的生成；⑧降低维生素 K 的水平。

（二）临床表现

多数病人会出现维生素 D 缺乏，但骨痛并不明显。长期服药、日照不足或吸收不良时会合并严重的骨痛、骨软化症、骨密度下降或骨折。X 线检查提示骨质模糊、骨量减少，甚至假骨折（图 8-4-1）。实验室检查观察到血钙值下降、血 PTH 水平升高，骨形成及骨吸收指标均可上升。

（三）预防和治疗

长期使用抗癫痫药物的病人，除了肝脏、血液和免疫方面的不良反应外，还需考虑出现佝偻病或骨软化症的可能。必要时增

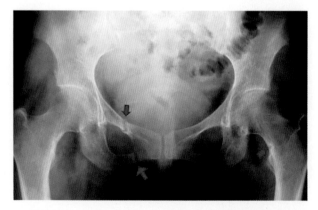

图 8-4-1　女性，29 岁，因癫痫使用苯妥英钠 300mg/d，出现骨痛 1 年，X 线检查显示骨盆多发假骨折（箭头示）

加日照、补充维生素 D 和钙剂，并定期检查骨密度。若发现骨软化症状需立即停药，可更换为左乙拉西坦等不引起骨软化的新型抗癫痫药物。并给予较大剂量的维生素 D 和钙剂补充治疗。

二、抗病毒药物

核苷酸类似物，通过抑制核苷酸反转录酶的活性起到抗病毒的作用，临床上广泛用于治疗艾滋病、乙型肝炎、疱疹病毒感染等，甚至可杀伤被 HIV 感染的单核巨噬细胞。

（一）阿德福韦酯

阿德福韦酯（adefovir dipivoxi，ADV）临床主要用于有乙肝活动证据的成年慢性乙肝病人和 HIV 病毒感染者（ART 中的辅助用药），其对大多数核苷抵抗的 HIV 病毒株都有效。用于艾滋病治疗较大剂量的阿德福韦酯导致骨软化症在国外报道较多。近年来，治疗乙型肝炎的低剂量阿德福韦酯导致骨软化症的病例在我国也逐渐增多。

1. 致骨软化机制　ADV 经肾脏排泄，在血中被近曲小管基底膜上的阴离子转运体 OAT1 摄取到细胞内，再通过顶膜侧的多重耐药蛋白 MRP2 排泄至尿液中。当 OAT1 过表达或 MRP2 低表达时，ADV 就会积聚于上皮细胞内，抑制线粒体 DNA 的合成，使细胞氧化功能下降，严重时可致细胞坏死，使 25 (OH) D 不能在近曲小管转化为 1, 25 (OH)$_2$D，因此 ADV 会导致维生素 D 缺乏和骨软化。这种肾毒性在亚裔人群中多见，呈剂量依赖性，在肾功不全人群中有更大的肾毒性。长期小剂量（10mg/d）应用或大剂量（60mg/d 或 120mg/d）应用均会引起肾毒性。ABCC2 基因 24 位的点突变与 MRP2 低表达相关。

2. 临床表现　男性患病率显著高于女性，大部分病人主诉骨痛及行走困难，常发生于下肢、腰部及肋骨；病理性骨折常见于肋骨、远端桡骨、骶骨和股骨颈部位。但需注意，HIV 病人常自发出现骨质疏松、骨坏死等，需区分骨病是否为药物引起。生化检查主要表现为近端肾小管的重吸收功能障碍，低磷血症、高尿磷症、血碱性磷酸酶升高、血肌酐水平升高、低钾血症；尿常规可见氨基酸尿、糖尿、蛋白尿（低分子量蛋白）。较严重的病人会出现代谢性酸中毒。因此又称为 ADV 相关的范可尼综合征。需要注意，未经治疗的 HIV 病人常出现局灶性节段性肾小球硬化（FSGS），也可出现蛋白尿，但以清蛋白为主，必要时可行肾穿刺鉴别。北京协和医院的资料显示长期小剂量（10mg/d）3 年以上，发生 ADV 相关的范可尼综合征的概率增加。严重者可出现骨软化症。骨扫描提示有多发局灶性摄取增高灶。X 线显示骨质模糊、椎体双凹变甚至假骨折（图 8-4-2）。

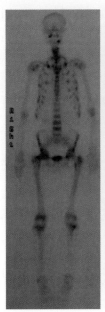
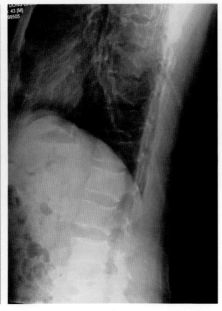

图 8-4-2　男性，39 岁，病人因乙肝服用阿德福韦酯 10mg/d 5 年，骨痛近两年。A. 骨扫描提示多发肋骨、椎体、骨盆诸骨高摄取病灶。B. 腰椎 X 线像提示椎体骨质模糊，双凹变，呈现骨软化征象

A　　　　　　B

3. 预防与治疗 ADV 使用时需长期规律地监测血磷、血钾、血肌酐（每月 1 次），出现异常（肌酐超过正常参考值上限，血磷低于正常参考值下限）应考虑到出现了肾毒性，立即停药，替换为另一种核苷类的反转录酶抑制剂，如恩替卡韦或拉米夫定。同时，HIV 病人因营养摄入不足及光照较少，本就存在维生素 D 缺乏，用药时更要密切监测维生素 D 含量。治疗时补充磷酸盐、纠正酸中毒、钾及钙剂，必要时补充维生素 D。停用 ADV 后，1 个月之后骨痛即可缓解，血磷水平在 3 个月左右会有明显升高，ALP 在撤药后的前 3 个月内可能升高，之后缓慢下降。停药 6 个月后骨密度和骨扫描有非常显著的改善，但血肌酐水平一旦升高，就难以恢复。当各项指标恢复正常后，ADV 可减量或减频服用。若病人本身患有肾脏基础疾病或同时使用其他肾毒性药物，应小心用药。

（二）替诺福韦（tenofovirdisoproxil，TDF）

1. 临床应用 腺苷酸类似物用于 HIV 的联合抗病毒治疗中，2001 年获 FDA 批准上市，现在是成人及青春期后期（Tunner 4 期）青少年 HIV 管理的一线用药。2002 年发现在服药后 1~26 个月内出现药物相关的肾毒性，较 ADV 小。1.6%~22.0% 的服药者出现骨软化，特别是合用蛋白酶抑制剂的青少年。与蛋白酶抑制剂合用（如利托那韦或洛匹那韦）可抑制近端小管上皮细胞的顶膜转运体 MRP4，增加 TDF 在肾小管中的聚积。

2. 致骨软化机制 TDF 被近曲小管上皮细胞上的转运体 OAT1 和 OAT3 摄入，由 MRP4 蛋白运出。在细胞内与阿德福韦酯类似，可干扰线粒体 DNA 聚合酶的活性，减少 $1,25(OH)_2D$ 的生成，导致骨软化；TDF 使用人群的 FGF-23 升高，使肾小管对磷的重吸收减少。

3. 预防及治疗 与蛋白酶抑制剂合用可增加肾毒性的风险，建议 TDF 与非核苷类的反转录酶抑制剂合用作为 HIV 治疗的一线用药。余原则同 ADV。

（三）利托那韦、沙奎那韦等蛋白酶抑制剂

用于治疗 HIV 感染。通过 PXR 通路，增加 CTY24 及 CTY3A4 的表达，加速活性维生素 D 的分解代谢，导致骨软化。

三、抗生素、铝剂、铁剂及铁螯合剂

（一）利福平

1. 临床应用 主要用于分枝杆菌、麻风、军团菌、脑膜炎奈瑟菌等病原体所致的严重感染。

2. 致骨软化机制 健康志愿者每天口服利福平 2 周以上，血液循环中的 25（OH）D 就会降低 70%，尤其常见于小孩和孕妇。其通过 PXR 通路，增加 CYP24 及 CYP3A4 的表达，加速维生素 D 的分解代谢，导致骨软化。类似机制的药物还包括紫杉醇、克霉唑等。

（二）铝剂

1. 临床应用 抗酸剂等，治疗胃炎及消化道溃疡。

2. 临床表现 长期大量应用会导致骨软化。常见高钙血症和相对低的 PTH。必要时行骨活检，可见增粗的类骨质/矿化骨的交界处可见点状矿化。

3. 致骨软化机制 具体机制仍不清，但存在如下可能：

（1）铝在类骨质/矿化骨的交界处积聚，阻碍成骨细胞与骨细胞的交通，抑制 Ca^{2+} 的内流，降低羟磷灰石形成的速率，干扰矿化过程，引起骨软化症。

（2）损害肾脏的 1α-羟化酶。

（3）铝可直接抑制 PTH 的释放。

（4）铝可募集更多的成骨细胞，从而形成更多的类骨质，超过了骨矿化的能力。

（5）致使 PTH 降低的原因：①磷的消耗抑制 PTH 释放；②高镁血症和铝在甲状旁腺的沉积抑制 PTH 的分泌；③$1,25(OH)_2D$ 在基因转录水平抑制 PTH 的形成。

（三）铁剂

主要用于治疗缺铁性贫血等铁缺乏疾病。

1. 羧基麦芽糖铁（ferric carboxymaltose）

（1）临床应用：口服铁不耐受时使用的一种静脉铁补充剂。

（2）致骨软化机制：①与铝剂类似，沉积于类骨质/矿化骨的交界处。铁沉积之后，亚铁介导的羟基形成和氧化应激使局部 pH 下降；②铁剂会诱发嗜酸性胃小肠结肠炎，大量嗜酸性粒细胞浸润于黏膜层，导致蛋白摄入减少，血磷水平下降，激发相对低 PTH 水平；③铁颗粒沉积于近端肾小管上皮细胞，出现肾毒性。

骨质疏松通常先于骨软化出现，说明铁剂暴露的早期以骨吸收为主，从中期开始骨形成加强。有趣的是，短期暴露于铁剂会使骨转化率升高，但铁并不会在骨表面沉积。

2. 右旋糖酐铁（iron dextran）

（1）临床应用：主要用于不耐受口服铁剂的缺铁病人。1981 年首次见骨软化报道。

（2）临床表现：肾功能基本正常，但尿磷排出增加，蛋白尿以小分子为主。症状呈剂量依赖性。

（3）致骨软化机制：①右旋糖酐铁可透过肾小球，被肾小管上皮细胞摄取，出现范可尼综合征症状和低维生素 D 血症。硫酸亚铁致骨软化机制与此相同；②剂量在 $30\mu mol/L$ 时即可观察到 1α-羟化酶活性被抑制。

（四）铁螯合剂

铁螯合剂在临床用于移除铁负荷过大的病人组织内累积的铁，如患有 β-珠蛋白生成障碍性贫血（β地中海贫血）、骨髓增生异常综合征等需要反复输血治疗的疾病。

1. 去铁胺（desferrioxaminemessylate，DFO）

（1）临床应用：应用超过 40 年，皮下或静脉应用，病人依从性较差。DFO 可与体内过量的三价铁形成大分子复合物从尿中排出。

（2）致骨软化机制：①可增加 FGF-23 的水平，减少肾小管对磷的重吸收；②抑制 25（OH）D 活性；③贫血所致的缺氧和氧化应激加重了肾毒性。

2. 地拉罗司（deferasirox）

（1）临床应用：2007 年用于临床，是一种新型口服铁螯合剂，具有良好的安全性及有效性。所有严重的慢性铁过负荷超过 2 年的病人均可服用地拉罗司治疗。

（2）临床表现：剂量依赖，也呈现范可尼样表现，但 FGF-23 含量正常，说明与 DFO 机制不一样，还常出现尿石症和骨质疏松。尿钙排量明显升高，用到中位剂量［30.2mg/（kg·d）］时，尿钙/肌酐（UCa/Cr）就能升高 4 倍。有 1/3 的病人会出现血肌酐水平升高。

（3）致骨软化机制：①贫血导致肾小管上皮细胞慢性缺氧；②铁过负荷或螯合剂的直接细胞毒性；③螯合剂使用之后造成铁耗竭，铁对 ATP 生成作用很重要，干扰近端肾小管 Na^+-K^+-ATP 酶的活性。

（夏维波　冯　娟）

参 考 文 献

［1］ Xu LJ, Jiang Y, Liao RX, et al. Low-dose adefovir dipivoxil may induce Fanconi syndrome：clinical characteristics and long-term follow-up for Chinese patients. Antivir Ther, 2015, 20（6）：603-611.

［2］ Hamed, S, A. Markers of bone turnover in patients with epilepsy and their relationship to management of bone diseases induced by antiepileptic drugs. Expert Rev Clin Pharmacol, 2016, 9（2）：267-286.

［3］ Pack A. Bone health in people with epilepsy：is it impaired and what are therisk factors? Seizure, 2008, 17（2）：181-186.

［4］ Hosseinpour F, Ellfolk M, Norlin M, et al. Phenobarbital suppressesvitamin D3 25-hydroxylase expression：a potential new mechanism for drug-induced osteomalacia. Biochem Biophys Res Commun, 2007, 357（3）：603-607.

［5］ Patil MM, Sahoo J, Kamalanathan S, et al. Phenytoin Induced Osteopathy-Too Common to be Neglected. J Clin Diagn Res,

2015, 9 (11): OD11-OD12.

[6] 边赛男, 刘晓清, 侍效春, 等. 核苷酸类抗乙肝病毒药物致范可尼综合征. 中华医学杂志, 2014, (47): 3790-3792.

[7] Jorgetti V, Soeiro NM, Mendes V, et al. Aluminium-related osteodystrophy and desferrioxamine treatment: role of phosphorus. Nephrol Dial Transplant, 1994, 9 (6): 668-674.

[8] Milat F, Wong P, Fuller PJ, et al. A case of hypophosphatemicosteomalacia secondary to deferasirox therapy. J Bone Miner Res, 2012, 27 (1): 219-222.

[9] Romero RA, Salgado O, Elejalde LE, et al. Changes ofmetal concentrations in blood and peritoneal dialysate during long-term desferrioxamine B therapy. Transplant Proc, 1996, 28 (6): 3385-3387.

[10] Chappard D, Bizot P, Mabilleau G, et al. Aluminum and bone: Review of newclinical circumstances associated with Al (3+) deposition in the calcified matrix of bone. Morphologie, 2016, 100 (329): 95-105.

[11] Wang Z, Lin YS, Dickmann LJ, et al. Enhancement of hepatic 4-hydroxylation of 25-hydroxyvitamin D3 through CYP3A4 induction in vitro and in vivo: implications for drug-induced osteomalacia. J Bone Miner Res, 2013, 28 (5): 1101-1116.

[12] Shah SC, Sharma RK, Hemangini, et al. Rifampicin induced osteomalacia. Tubercle, 1981, 62 (3): 207-209.

[13] Chan TY. Osteomalacia during rifampicin and isoniazid therapy is rare in Hong Kong. Int J Clin Pharmacol Ther, 1996, 34 (12): 533-534.

第五章 干燥综合征合并骨软化症

骨骼构成了人体的支架，具有保护脏器、支持和运动功能。骨组织作为体内富含钙、磷、镁的矿化的特殊结缔组织，在不断新陈代谢中调节骨和血中的离子浓度平衡。

干燥综合征的骨骼改变较常见的有骨软化症（osteomalacia）和继发性骨质疏松症（secondary osteoporosis）。

骨软化症是指在骨骺生长板已经闭合的成人中新形成的未成熟的骨基质（类骨质 osteoid，由成骨细胞分泌）不能以正常方式进行矿化而导致的代谢性骨病。而佝偻病是指于儿童起病，导致长骨骨骺尚未闭合的骨骺软骨和骨的矿化均有缺陷，主要累及前者，造成干骺端增宽，影响身高生长。两者的病因和发病机制相同，只是在不同年龄起病，其临床表现不同，所以具有不同的疾病名称。

干燥综合征合并骨软化症多和肾小管酸性中毒（renal tubular acidosis，RTA）相关。病人可因为全身骨骼疼痛、低血钾性周期性麻痹、反复泌尿系结石等症状就诊，在风湿科、内分泌科、肾内科、骨科等辗转求医，从而确诊骨软化症、肾小管酸中毒和干燥综合征。虽然干燥综合征是肾小管酸中毒和骨软化症之病因，但也常有干燥综合征被延误诊断的病例。

一、病因及发病机制

骨软化症由营养缺乏尤其是维生素 D 和钙的缺乏所致，也可由肾功能不全、肿瘤、药物等因素引起。

骨软化症的特征是新形成的骨基质不能正常矿化，类骨质增多。正常矿化必须具备以下五项条件：①骨细胞活性正常；②骨基质的成分和合成速率正常；③细胞外液供应足够的钙和无机磷；④矿化部位具备合适的 pH 值（7.6）；⑤钙化抑制剂的浓度在正常范围。上述任何一条的缺失、缺陷，都会引起骨软化症。正常状态下，未矿化的骨基质与矿化的骨基质比例约 3∶7，骨软化症中未矿化的骨基质比例增加，超过 30%。

肾小管酸中毒可分为 I 型 RTA（远端型 RTA，dRTA）、II 型 RTA（近端型 RTA，pRTA）、III 型 RTA（为 I 和 II 的混合型）、IV 型 RTA（高血钾型）。

正常人每日从新陈代谢中产生 $50\sim100$ mmol/L 的 H^+，为了维持酸碱平衡，肾脏通过近端肾小管重吸收 HCO_3^-，维持碱储备，并且通过远端肾小管排泌 H^+，产生 NH_3 并排出 NH_4^+，使血浆 pH 稳定保持在 $7.35\sim7.45$。

I 型 RTA，因远端肾小管不能在血液和腔液之间建立正常的 H^+ 梯度，以致排泌 H^+ 障碍，尿 NH_4^+ 和尿可滴定酸排出减少，导致酸中毒。尿 pH 常在 6.0 以上，晨尿可达 7.4，血 pH 则下降。远端肾小管泌 H^+ 下降会导致尿中 K^+ 排出代偿性增加，从而导致低血钾性麻痹、乏力和肢体麻木；因为抗利尿激素主要作用于远端肾小管，所以肾小管功能受损后，抗利尿激素的作用下降，出现尿液浓缩障碍（肾性尿崩）；肾小管重吸收 NaCl 增加，导致高氯血症，阴离子间隙正常；酸中毒时骨骼中钙磷释放增加，尿钙排出增加，导致肾脏钙化和肾结石。

II 型 RTA，近端肾小管回吸收 HCO_3^- 障碍，碱基丢失过多而致酸中毒。酸中毒时骨骼的钙被动员与酸性产物结合，从尿排出，加之 $1,25(OH)_2D_3$ 生成减少，发生低钙血症。肾小管对磷的回吸收亦减少，低钙血症引起继发性甲状旁腺功能亢进，致尿磷排出增多，血磷水平下降。血钙、血磷浓度降低以及酸中毒，使得矿盐难以沉积于骨基质，从而发生骨软化。

另外，干燥综合征病人避免日照，导致维生素 D 合成缺乏；干燥综合征的腹泻、脂肪泻、胆道梗阻、胆汁性肝硬化导致维生素 D 吸收不良；胆汁性肝硬化、慢性肝病和肾功能不全导致维生素 D 代谢障碍；肠钙和磷吸收减少，血钙水平降低，刺激甲状旁腺激素分泌，致破骨细胞活性和数量增加，促进骨吸收；甲状旁腺激素抑制肾小管重吸收磷，导致低磷血症，加重骨骼病变。

二、流行病学

骨软化症和 RTA 在欧美报道的干燥综合征病人中甚少，仅见个例报道，而在我国干燥综合征病人中相对较常见，原因尚不明。干燥综合征出现 dRTA 者多见，但 pRTA 及范可尼（Fanconi）综合征亦有报道。北京协和医院报道的 573 例原发性干燥综合征（primary Sjögren syndrome，PSS）的单中心回顾性分析中，RTA 96 例（16.7%），起病距干燥综合征确诊时间 0~300 个月，中位病程 9.5 个月，其中 dRTA 88 例（91.7%）。北京大学人民医院报道的一项原发性干燥综合征研究中，RTA 为 8/224 例（3.6%），pSS 并发 RTA 导致骨软化症的发生率尚未有报道。

三、组织病理

骨软化症和佝偻病的主要病理改变发生于骨、软骨和甲状旁腺。骨软化症主要表现为类骨质数量和体积增加，在已矿化的骨和类骨质连接处的钙化前沿存在异常，四环素双标记见骨矿化时间延迟，严重病例见骨摄取四环素弥散，伴有甲状旁腺增生。

四、临床表现

1. dRTA 的临床表现　高氯性代谢性酸中毒及低钾血症、尿崩症、高尿钙、肾结石和肾脏钙化及骨软化症。

2. 骨软化症的临床表现　负重部位的骨骼疼痛和压痛，从下肢、腰骶部开始，逐渐延及骨盆、脊柱、胸肋，活动后加重，休息后缓解。活动受限，下蹲起立均困难，鸭步步态。重症者卧床不起甚至不能自动翻身。四肢长骨、胸骨、肋骨、骨盆和椎体均可以发生骨折和畸形。牙齿松动脱落，椎体凹陷，身材变矮，骨盆畸形，女性病人分娩困难。常有肌无力，近端肌群受累明显，这和低血磷及骨痛所致反射性抑制运动相关。病人血钙≤1.75mmol/L 可出现手足搐搦症。面神经叩击试验（Chvostek 征）和束臂加压试验（Trousseau 征）均阳性。

3. 血清学检查　骨软化症病人的血碱性磷酸酶水平可升高，血钙、血磷水平正常或降低。

4. X 线表现　骨密度普遍减低，骨小梁模糊，呈磨玻璃样。具有诊断意义的骨 X 线表现为假骨折，为一种条状透明区称为 Looser 区，常对称性分布，多见于耻骨支、坐骨支、股骨和腓骨上 1/3 骨干、尺骨、肩胛骨外侧缘、肋骨和髂骨翼等，可能因为上述部位均有滋养动脉，血管搏动损蚀软骨，日久形成沟槽所致。载重骨弯曲，胸腰椎侧位相提示椎体双凹征改变（图 8-5-1）。骨盆狭窄畸形（图 8-5-2）。部分病人可有指骨骨膜下吸收

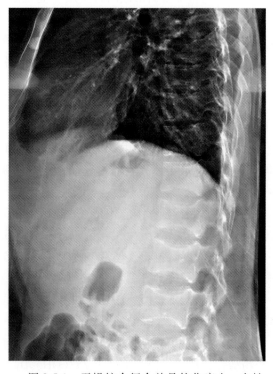

图 8-5-1　干燥综合征合并骨软化病人，女性，29 岁，多发椎体双凹样变，并椎体骨小梁模糊

等继发性甲状旁腺功能亢进的征象。骨密度测量常明显低于正常。

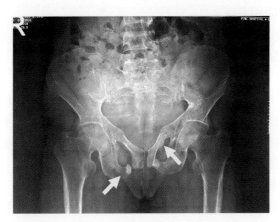

图 8-5-2 干燥综合征合并骨软化病人，女性，29 岁，骨盆变形呈三角形，右侧耻骨下支假骨折，左侧耻骨上支假骨折

北京协和医院对 32 例原发性干燥综合征合并骨软化病人进行研究，原发性干燥综合征的诊断均符合 2002 年干燥综合征国际分类标准，骨质软化症的诊断如下，32 例病人均有骨痛、活动受限和身高缩短等症状和体征，实验室检查的特征性改变主要有以下 6 项：①血 ALP 水平升高 29/32 例（90.6%）、血磷水平降低（≤2.5mg/dl）23/32 例（71.9%），血钙水平正常或轻度降低（≤8.8mg/dl）者 19/32 例（59.4%）；≤8.4mg/dl 占 6/32 例（18.8%），本组病例的血钙值均在 8.2~9.9mg/dl 范围内；②胸腰椎相呈现椎体双凹变形，占 17/29 例（58.8%）；③骨盆变形或不对称，占 10/31 例（32.3%）；④假骨折，占 19/32 例（59.3%），多见于骨盆、肋骨和股骨上段；⑤骨扫描见骨多发放射性浓聚，占 19/19 例（100%），多见于肋骨、骨盆和长骨；⑥普遍存在骨密度低，骨小梁模糊，有病人治疗前骨密度测量值极低，腰椎 T 值达-5.46。我们经治的 32 例病人中，13 例检查上述 6 项，发现异常者分别为 1 例 6 项、4 例 5 项、5 例 4 项、3 例 3 项；另 19 例病人仅检查 5 项，发现异常者分别为 1 例 5 项、8 例 4 项、10 例 3 项。本组病例中，发现低血钾 29/32 例（90.6%）；血肌酐升高 3/32 例（9.4%）；肾脏结石者 15/31 例（48.4%）；肾钙化者 8/31 例（25.8%）；兼有肾结石并钙化者 2 例（6.5%）；有肾结石或肾钙化或肾结石及钙化兼有者 25/31 例（80.6%）；出现代谢性酸中毒者 29/32 例（90.6%）；经随访 2 个月~17 年，在给予纠正酸中毒、枸橼酸合剂和补充钙剂、维生素 D 治疗后，随着骨痛、步态、活动耐力改善的同时，骨密度可见快速明显的上升。

2018 年北大医院风湿免疫科 Yan Geng 等回顾总结了 28 篇文献，均报道以骨软化作为干燥综合征的初始表现，共 38 例，年龄 18~71 岁，女性占 97.3%，均符合干燥综合征的年龄、性别和好发因素。其中 34 例表现为远端肾小管酸中毒，4 例表现为远端并近端肾小管酸中毒（Fanconi 综合征）。最常见临床表现为骨痛和肌无力（85.3%）、骨折或假骨折（44.1%）、行走困难和跛行（26.5%）、骨压痛（17.6%）、肌肉痉挛或软瘫（5.9%）；实验室检查可见 ALP 值升高（79.4%）、血钙和血磷值降低（70.6%）、PTH 水平升高（14.7%）、25-羟维生素 D 降低（8.8%）；影像学检查提示由于矿化不良出现的假骨折或 Looser 区（52.9%）和骨小梁模糊（20.6%），DEXA 提示 BMD 值下降（14.7%），骨扫描显示骨骼多发放射性浓聚（58.9%）。在有据可查的 24/38 例病人的治疗方案中，纠正电解质平衡（100%）；纠正酸中毒治疗 18 例（75%）；应用糖皮质激素 14 例（58.3%）；14 例中 4 例（28.6%）因存在活动性/严重性肾间质损害而一并接受免疫抑制剂治疗。

五、鉴别诊断

（一）原发性甲状旁腺功能亢进症

早期轻症病例可有全身性骨脱钙，类似骨软化症，但甲旁亢的高血钙和高尿钙为特征性生化改变，且常有骨吸收的骨 X 线特征性改变。

（二）骨质疏松症

骨质疏松症包括原发性（绝经后和老年性）和继发性（继发于结缔组织病和服用激素等）的骨质疏松症，骨质疏松症病人很少出现血碱性磷酸酶升高，血钙、血磷和尿磷水平均在正常范围，X 线改变为骨密度减低、骨小梁稀疏、椎体压缩楔形变；而骨软化则表现为骨密度减低、骨皮质薄、骨结构模糊呈磨玻璃样、椎体双凹变形并有假骨折和骨盆畸形等表现。

（三）其他原因引起的骨软化

近年来，肿瘤性骨软化和药物性骨软化的研究较多，逐渐为更多医生所关注。

1. 肿瘤性骨软化（tumor induced osteomalacia，TIO） 是一种由肿瘤分泌成纤维细胞生长因子-23（fibroblast growth factor 23，FGF-23）增加，引起肾脏排磷增加，造成的获得性低血磷性骨软化症。FGF-23 具有抑制肾小管钠磷共转运蛋白的表达和功能，促进尿磷排出，血磷值下降；同时抑制 1α-羟化酶的活性，降低血 $1,25(OH)_2D$ 水平，抑制肠道钙、磷吸收，加重低磷血症，导致矿化障碍，发生骨软化症。TIO 肿瘤来源于间叶组织，大多为良性肿瘤，位于骨或软组织内，位置隐蔽，生长缓慢。病人起病隐匿，骨痛进行性加重，肌无力明显，导致活动困难，拄杖行走或卧床不起。部分病人发生骨折，身高降低和骨骼畸形，显著影响生活质量，肿瘤切除后，症状明显缓解。但由于临床医生认识不足，肿瘤定位隐蔽，TIO 误诊和漏诊率较高。实验室检查中，TIO 病人常有明显的低磷血症，而血钙一般正常水平，血碱性磷酸酶和血 FGF-23 水平升高。血甲状旁腺激素（PTH）水平正常或轻度升高，血 $1,25(OH)_2D$ 水平不适当处于正常低限或低于正常。^{68}镓（^{68}Ga）-标记生长抑素类似物 PET-CT 可以作为 TIO 的定位检查，而超声、CT 或 MRI 检查作为有益补充。TIO 肿瘤定位明确者，需考虑手术完整切除肿瘤，预后良好。

2. 抗病毒类药物如阿德福韦酯引起的骨软化 诸多抗乙肝病毒及抗 HIV 病毒药物——核苷酸类似物，经长期服用后均可引起骨软化。上海第六人民医院 Wei 等报道了 76 例阿德福韦酯诱导的骨软化症，发现病人存在广泛的低磷血症、高 ALP 血症、低尿酸血症和非饮食性糖尿、蛋白尿、代谢性酸中毒。病人可出现骨折和假骨折 39/76 例，在停用阿德福韦酯后，给予钙剂和骨化三醇后有效。和健康人群相比，单 SNP 分析提示此类病人的 ABCC2 基因的外显子 22 的 C2934 的 G/A 基因型有关（0，0/45 vs 12%，7/56，$P = 0.017$）。阿德福韦酯是抑制乙肝病毒活动复制的常用药物，可以导致维生素 D 缺乏和骨软化，呈剂量依赖性，病人可出现明显的低磷血症、高尿磷血症和血 ALP 值升高，血肌酐水平升高，尿常规可见氨基酸尿、糖尿、蛋白尿等，表明近端肾小管受累，严重者出现代谢性酸中毒和范可尼综合征，并导致骨软化，故对于临床出现骨软化病人，需要询问乙肝等既往病史和阿德福韦酯的用药史；反之对于长期服用抗病毒药物者，需要关注病人是否出现肌无力、骨痛和活动障碍，定期监测血磷、血钾、血 ALP 水平和血尿 pH 值，及早鉴别骨软化。

（四）脊柱关节病

解放军总医院的金京玉等报道了一组误诊为脊柱关节病的低磷软骨病 26 例。病人常常因为有腰背痛和/或骶髂关节病变而疑诊脊柱关节病，但脊柱关节病的腰背痛特点为休息后加重，活动性缓解，于男性多见，往往伴有红细胞沉降率、CRP 升高和 HLA-B27 阳性，胸腰椎 X 线提示骨赘形成和竹节样变，骶髂关节 CT 可见虫蚀样改变甚至关节融合。而骨软化的腰背痛活动后加重，不伴红细胞沉降率、CRP 升高，胸腰椎 X 线呈现骨小梁模糊，双凹征；而骶髂关节 CT 往往呈非特异性的关节面模糊。

六、治疗

1. 纠正酸中毒 口服枸橼酸合剂（枸橼酸 140g、枸橼酸钠 98g 或枸橼酸钾 96g、加水至 1000ml，每日 3 次，每次 10~25ml）或碳酸氢钠 $[1~1.5mmol/(kg \cdot d)]$，枸橼酸经体内转为 CO_2 排出，故枸橼酸盐不会加重酸中毒，另可使胃肠道酸性降低，减少钙吸收，尿中排出的枸橼酸可溶性大，更降低了肾结石和肾钙化的发生。如果病人存在肾功能不全，顾虑到尿中枸橼酸盐排泄的下降，更适合使用碳酸氢钠。如有低钾血症，需补充钾盐。

2. 治疗干燥综合征 骨软化和肾小管酸中毒均源于干燥综合征造成的肾小管间质病变，给予糖皮质激素和免疫抑制剂治疗的干预时机、剂量和疗程和肾间质病变的活动性及严重程度相关，亦和干燥综合征造成的肾小球损害和其他系统受累相关，需要制订个体化方案。

3. 治疗骨软化症 当有骨软化症时，需服用维生素 D，普通维生素 D 每日 5000~50000IU，如服用活性维生素 D，如 1α-骨化醇 0.5~1.5μg/d 或骨化三醇 0.25~1.0μg/d，起效更快。同时补充元素钙 1g/d。有肾脏钙化或泌尿系结石者维生素 D 和钙剂补充目前仍存在争议，需酌情应用，并严密监测尿钙。

4. 慎用相关药物 由于肾小管内 H^+ 的产生源于碳酸酐酶的催化，因此磺胺类和乙酰唑胺类药物凡能抑制碳酸酐酶者需禁用。

（蒋 颖 邢小平 赵 岩）

参 考 文 献

[1] 颜淑敏，张文，李梦涛，等. 原发性干燥综合征 573 例临床分析. 中华风湿病学杂志，2010，14（4）：223-227.

[2] 何菁，丁艳，李玉慧，等. 原发性干燥综合征初诊的临床特征分析. 北京大学学报，2012，44（2）：225-228.

[3] Vitali C, Bombardieri S, Jonsson R, et al. Classification criteria for Sjögren's syndrome：a revised version of the European criteria proposed by the American-European Consensus Group. Ann Rheum Dis, 2002, 61（6）：554-558.

[4] Geng Y, Zhao Y, Zhang Z. Tubulointerstitial nephritis-induced hypophosphatemic osteomalacia in Sjögren's syndrome：a case report and review of the literature. Clin Rheumatol, 2018, 37：257-263.

[5] Qin B, Wang J, Yang Z, et al. Epidemiology of primary Sjögren's syndrome：a systematic review and meta-analysis. Ann Rheum Dis, 2015, 74（11）：1983-1989.

[6] Ramos-Casals M, Brito-Zerón P, Sisó-Almirall A, et al. Primary Sjogren syndrome. BMJ, 2012, 14：344-345.

[7] Jiang Y, Xia WB, Xing XP, et al. Tumor-induced osteomalacia：an important cause of adult-onset hypophosphatemic osteomalacia in China：Report of 39 cases and review of the literature. J Bone Miner Res, 2012, 27（9）：1967-1975.

[8] Wei Zhe, He Jin wei, Fu Wen zhen, et al. Osteomalacia induced by long-term low-dose adefovir dipivoxil：Clinical characteristics and genetic predictors. Bone, 2016, 93：97-103.

[9] 金京玉，孙飞，王刚，等. 误诊为脊柱关节炎的低磷软骨病 26 例临床分析. 中华内科杂志，2014，53（11）：847-851.

[10] 蒋明，AVID YU，林孝义，等. 中华风湿病学. 北京：华夏出版社，2004.

[11] 史轶蘩. 协和内分泌和代谢学. 北京：科学出版社，1999.

[12] Schwartz D, Caspi D, Paran D. Sjögren's syndrome-not just Sicca：renal involvement in Sjögren's syndrome. Scand J Rheumatol, 2008, 37（3）：213-218.

第六章　肝豆状核变性合并佝偻病/骨软化症

肝豆状核变性（hepatolenticular degeneration，HLD）又称 Wilson 病（WD），是常染色体隐性遗传的基因异常，引起细胞铜转运障碍所致的疾病。患病率约为 1/30 万。致病基因 ATP7B 位于染色体 13q14.3，编码一种铜转运 P 型 ATP 酶。ATP7B 基因突变导致 ATP 酶功能减弱或丧失，引致血清铜蓝蛋白（ceruloplasmin，CP）合成减少以及胆管排铜障碍，蓄积于体内的铜离子在肝、脑及角膜等处沉积，引起进行性加重的肝硬化，少部分病人发生急性肝衰竭、锥体外系症状、精神症状及角膜色素（Kayser-Fleischer ring，K-F）环等特征。

HLD 的发病年龄多在 5~35 岁，经基因诊断证实者 3~72 岁均有发病。临床表现主要累及肝脏、神经系统和精神方面，许多病人可出现多系统联合表现。除经典表现外，HLD 也可有骨骼关节与肌肉受累，出现骨质疏松、骨折、佝偻病、骨软化症以及早发性膝关节骨关节炎，并且可能是 HLD 病人的唯一临床表现，容易被忽视，值得引起重视。HLD 导致骨骼肌肉受累的机制有：①不同遗传表型；②继发于肾小管酸中毒；③长期制动；④肝功能异常。

一、发病机制

1. HLD 可导致铜沉积在肾小管，近端肾小管受累功能障碍导致葡萄糖、氨基酸、磷酸盐、碳酸氢盐及尿酸等物质重吸收减少，出现低尿酸血症、低磷血症和近端肾小管酸中毒，即 Fanconi 综合征；少数出现远端肾小管酸中毒、低钾血症及肾结石。肾小管性酸中毒和/或低磷血症时，骨骼矿化障碍，导致佝偻病/骨软化症。此外，铜离子还可通过激活脂质过氧化反应造成自由基损伤、影响细胞能量代谢，致使肾小管重吸收功能受损，因此 HLD 是儿童继发性范可尼综合征常见的病因之一。

严重肾脏受累的病人可以出现血肌酐、尿素氮升高，肾功能受损。有研究显示，HLD 神经系统受累者与肝脏受累者相比，血肌酐、尿素氮水平更高，神经系统和肝脏联合受累者血尿酸水平更低，说明肾损害可反映铜在肝脏以外器官沉积的严重程度。

2. HLD 肝脏铜积聚会出现多种多样肝病表现，包括无症状的生化检查异常和脂肪变性、急性肝炎和急性肝衰竭（伴发溶血性贫血）、慢性肝炎以及肝硬化。严重肝硬化的病人由于肝脏不能合成足够 25（OH）D，另外肠道维生素 D 吸收不良，导致佝偻病/骨软化症。

二、诊断

HLD 的诊断要依靠特征性临床特点（肝脏病症、神经精神症状等）、铜生化检查（血清铜蓝蛋白、24 小时尿铜、肝铜含量）、角膜 K-F 环以及基因诊断。对于儿童，早期临床症状一般都不典型，因此，对任何不明原因的肝脏疾病、锥外系表现或精神异常、肾脏、骨关节病变或溶血性贫血等病人，都应考虑到 HLD 的可能，有阳性家族史的儿童则应行筛查。

1. 血清铜蓝蛋白（CP）　HLD 诊断最常用的指标是血清铜蓝蛋白的降低，尤其是明显降低更具有特异性，铜蓝蛋白≤80mg/L 时具有独立的诊断价值。当血清铜蓝蛋白在 80~200mg/L 时，需要复查。

2. 24 小时尿铜　正常人尿铜排泄量<40μg/24h，如尿铜≥100μg/24h 支持 HLD 诊断。

3. 肝铜含量　肝实质铜量>250μg/g（肝干重）对 HLD 的诊断有重要意义。但为有创性检查，且铜在肝内分布可能不均匀，可造成一定的假阴性，使此项检查受限。

4. 青霉胺激发试验　对于血清 CP 水平基本正常，尿铜<100μg/24h 的疑诊患儿可行青霉胺激发试验，激发试验后 24 小时尿铜显著增多，有研究认为尿铜>1600μg/24h 对诊断有重要意义。

5. K-F 环　K-F 环是 HLD 病人特征性诊断体征，由于铜渐进性沉积于眼角膜弹力层，多以角膜的上缘开始出现，然后逐渐成为环状，裂隙灯下可见，呈绿褐色、棕黄色。在文献报道儿童 HLD 病人以脑部症状起病者，几乎均可见到此环，以肝病或者其他症状起病者也有 50%～75%可见到。

6. 基因诊断　测序测定 ATP7B 基因突变，已知突变包括最为常见的错义突变，还有缺失、插入、无义突变以及剪接位点突变。

三、治疗

HLD 是至今少数几种可治的神经遗传病之一，关键是早诊断、早治疗，晚期治疗基本无效。饮食中应避免进食含铜量高的食物，如豆类、坚果类、薯类、贝类等。勿用铜制的食具及用具。

治疗药物包括驱铜类药物及阻止铜吸收的药物。驱铜类药物是络合剂，能强力促进体内铜离子排出，如青霉胺、二巯丙磺酸钠、二巯丁二酸钠等；阻止铜吸收的药物能够阻止肠道对外源性铜的吸收，如锌剂、四硫钼酸盐等。治疗中应注意监测肝肾功能、24 小时尿铜排出量。

当 HLD 合并佝偻病/骨软化症时，在积极治疗原发病的同时，应根据病情，积极纠正肾小管酸中毒，补充中性磷制剂，应用活性维生素 D 及类似物如骨化三醇、阿法骨化醇治疗，逐渐恢复骨骼健康。治疗中注意监测血、尿电解质和肾功能的变化。

（姜　艳　孟迅吾）

参　考　文　献

［1］ European Association for Study of Liver. EASL Clinical Practice Guidelines：Wilson's disease. J Hepatol, 2012；56（3）：671-685.

［2］ 中华医学会神经病学分会帕金森病及运动障碍学组，中华医学会神经病学分会神经遗传病学组. 肝豆状核变性的诊断与治疗指南. 中华神经科杂志, 2008, 41（8）：566-569.

［3］ Wang H, Zhou Z, Hu J, et al. Renal impairment in different phenotypes of Wilson disease. Neurol Sci, 2015, 36（11）：2111-2115.

［4］ 王晓浪，姚勇. 儿童肝豆状核变性肾脏损害研究进展. 中国实用儿科杂志, 2015, 30（7）：556-558.

［5］ Goyal JP, Kumar N, Rao SS, et al. Wilson's disease presenting as resistant rickets. Gastroenterology Res, 2011, 4（1）：34-35.

［6］ Yu H, Xie JJ, Chen YC, et al. Clinical features and outcome in patients with osseomuscular type of Wilson's disease. BMC Neurol, 2017, 17（1）：34.

［7］ Rais NN, Dalal DD, Bhandarkar SD, et al. Wilson's disease（a case report）. J Postgrad Med, 1980, 26（2）：149-151.

［8］ Wang H, Zhou Z, Hu J, et al. Renal impairment in different phenotypes of Wilson disease. Neurol Sci, 2015, 36（11）：2111-2115.

［9］ Brewer GJ, Yuzbasiyan-Gurkan V. Wilson disease. Medicine（Baltimore）, 1992, 71（3）：139-164.

［10］ Steindl P, Ferenci P, Dienes HP, et al. Wilson's disease in patients presenting with liver disease：a diagnostic challenge. Gastroenterology, 1997, 113（1）：212-218.

［11］ Heubi JE, Tsang RC, Steichen JJ, et al. 1, 25-Dihydroxyvitamin D3 in childhood hepatic osteodystrophy. J Pediatr, 1979, 94（6）：977-982.

［12］ Verma R, Junewar V, Sahu R. Pathological fractures as an initial presentation of Wilson's disease. BMJ Case Rep, 2013, pii：bcr2013008857.

［13］Selvan C，Thukral A，Chakraborthy PP，et al. Refractory rickets due to Fanconi's syndrome secondary to Wilson's disease. Indian J Endocrinol Metab，2012，16（S2）：399-401.

［14］Di Stefano V，Lionetti E，Rotolo N，et al. Hypercalciuria and nephrocalcinosis as early feature of Wilson disease onset：description of a pediatric case and literature review. Hepat Mon，2012，12（8）：e6233.

第七章 范可尼综合征合并佝偻病/骨软化症

范可尼综合征（Fanconi syndrome，FS）是一种遗传性或获得性近端肾小管多种功能异常的疾病。表现为肾脏过多丢失氨基酸、葡萄糖、磷酸盐、碳酸氢盐、尿酸、电解质、蛋白，以及近端肾小管酸中毒等，由此引起各种代谢异常。通常以氨基酸尿、糖尿（血糖浓度正常的糖尿）、磷酸盐尿为基本诊断标准，分为完全型和不完全型 FS。出生后或幼年起病的 FS 通常为遗传性病因所致；成年 FS 较多见于获得性疾病、药物及重金属中毒等引起的继发性肾小管损伤。由于 FS 常出现近端肾小管酸中毒或低磷血症，从而影响骨骼的代谢、生长和发育，出现显著的生长迟缓、骨痛、骨骼畸形及骨折，导致佝偻病和骨软化症，许多 FS 以骨病为主要表现来就诊。

一、范可尼综合征的病因

（一）遗传性 FS

婴、幼儿期起病的 FS 可见于 Lowe 眼脑肾综合征、婴儿型胱氨酸病和 Dent 病等。已报道的可引起 FS 遗传性疾病，发病机制迥异（表 8-7-1），本章对其中部分疾病进行简要介绍。

表 8-7-1 遗传性 FS 的病因汇总

基　因	OMIM	疾　病	肾脏之外其他疾病特点
系统性疾病伴 FS			
BCS1L	多种	多种线粒体细胞病	多系统器官功能异常
GALT	230400	半乳糖血症	肝功能异常、黄疸、脑病等
FAH	276700	酪氨酸血症	生长迟缓、肝大、肝功能不全、肝癌
ALDOB	229600	先天性果糖不耐受	摄入果糖出现的呕吐，低血糖，肝大
CTNS	219800	胱氨酸病	生长迟缓、呕吐、佝偻病、眼部表现、肾功能不全
GLUT2	227810	Fanconi-Bickel 综合征	肝大、低血糖症、佝偻病
OCRL	309000	Lowe 综合征	男性发病（X 连锁）、发育迟缓、白内障、肌张力减退
CLCN5	300009	Dent 病，Ⅰ型	男性发病（X 连锁）、高钙尿症、肾结石
OCRL	300555	Dent 病，Ⅱ型	
ATP7B	277900	肝豆状核变性	肝病、神经病变、K-F 环
VPS33B，VIPAR	208085 613404	ARC 综合征	关节挛缩、血小板异常、胆汁淤积
HNF4A	125850	RFS & MODY1	先天性高胰岛素血症、MODY
孤立性 FS			
15q15.3	134600	FRTS Ⅰ型	肾功能不全
SLC34A1	613388	FRTS Ⅱ型	高磷尿症为主要特点
EHHADH	615605	FRTS Ⅲ型	一般不发生肾功能不全

注：青少年发病的成年型糖尿病（maturity-onset of diabetes in the young，MODY）；范可尼肾小管综合征（Fanconi renotubular syndrome，FRTS）

1. 酪氨酸血症　酪氨酸血症（tyrosinemia）是罕见的新生儿氨基酸代谢病，为常染色体隐性遗传，是由酪氨酸代谢通路上的终末酶，延胡索酰乙酰乙酸水解酶（fumarylacetoacetate hydrolase，FAH）缺陷所致。由于该酶参与的酪氨酸降解主要在肝脏和肾脏发挥作用，该病的主要表现为肝损伤和肾小管功能障碍。病人可发生急性或慢性肝功能障碍、肝衰竭甚至肝癌。肾脏损害主要表现为广泛性近端肾小管功能障碍（FS），可以慢性起病，导致佝偻病。

2. 胱氨酸病　胱氨酸病（cystinosis）为罕见的遗传病。该病为常染色体隐性遗传，CTNS 基因突变所致。CTNS 基因位于 17p13.2，包含 12 个外显子，编码 L-胱氨酸转运蛋白。CTNS 基因突变导致细胞内 L-胱氨酸转运蛋白功能缺陷，胱氨酸在溶酶体内蓄积而致病。细胞内溶酶体胱氨酸转运障碍，可累及所有细胞和组织器官，因此病人可存在多系统受累的临床表现。根据不同的发病年龄和肾脏病变情况，胱氨酸病大致可分为 3 型，即肾病型、中间型和眼型（可见角膜胱氨酸沉积）。其中肾病型最常见，表现为范可尼综合征、慢性肾功能不全乃至终末期肾衰竭。

3. Lowe 综合征　又称眼脑肾综合征（oculocerebrorenal syndrome of Lowe）是一种罕见的 X 连锁隐性遗传病。该病病人一般为男性，通常于婴幼儿或儿童时期即发病，表现为先天性白内障、广泛的肾小管功能障碍、智力低下、肌张力减低等为特点，预后较差。Lowe 综合征的致病基因为 OCRL1，位于 Xq25-q26 区域内，编码磷脂酰肌醇 4,5-磷酸氢盐 5-磷酸酶，该基因同样能引起 Dent 病 2 型，但 Dent 病 2 型病人通常缺乏眼部和智力发育异常的临床表型。与 Dent 病相似，眼脑肾综合征病人同样因肾小管受累出现典型的近端肾小管物质转运功能障碍，表现为 FS。但与 Dent 病 2 型不同，多数眼脑肾综合征 FS 发生率更高，肾小管受累更重，并发症更多，影响病人预后。有研究显示 Lowe 综合征 OCRL1 基因突变通常发生于第 8~23 外显子，主要影响磷酸酶或 C-端 RhoGAP 结构域；而发生于第 1~7 外显子的致病突变多见于 Dent 病 2 型病人，主要影响 PH 结构域功能。

4. Dent 病　是一种罕见的 X 连锁隐性遗传性肾小管病，其临床特点为近端肾小管功能障碍（FS）、肾钙质沉着或肾结石以及进行性肾功能减退。由于 Dent 病为 X 连锁遗传模式，因此通常为男性发病，女性携带者症状轻微。CLCN5 和 OCRL1 基因缺陷，分别导致 1 型和 2 型 Dent 病，其中 1 型占所有病人的 50%~60%，CLCN5 基因突变可致其编码的氯离子通道蛋白结构异常和功能障碍，影响肾小管上皮细胞氯离子内流，内涵体及溶酶体酸化过程受阻。而 OCRL1 基因还可导致 Lowe 综合征（眼-脑-肾综合征），但与之不同的是，Lowe 综合征同时合并有眼部异常和智力受损。15% 的 Dent 病可用 OCRL1 基因缺陷解释，仍有 25% 左右的 Dent 病尚未发现致病基因，需要进一步研究，探索新的突变基因。

5. 肝豆状变性　已在前一章系统介绍。

（二）获得性 FS

成年 FS 较多发生于获得性疾病、药物及重金属中毒等引起的继发性肾小管损伤。

1. 获得性疾病　可见于肾病综合征、急慢性间质性肾炎、肾移植术后等肾脏疾病。浆细胞病如多发性骨髓瘤可产生大量免疫球蛋白并沉积于肾小管，引发后天获得性范可尼综合征。有些少见浆细胞病，血液检查可显示存在 M 蛋白，骨髓检查提示仅浆细胞轻度升高，但其他临床和实验室检查结果尚不能达到多发性骨髓瘤、巨球蛋白血症、原发性系统性淀粉样变性的诊断标准，也可能导致 FS，出现骨痛的临床症状。自身免疫性疾病如干燥综合征、系统性红斑狼疮等可导致肾小管损害，出现 FS。

2. 药物　四环素、氨基糖苷类抗生素；抗肿瘤药如顺铂、异环磷酰胺；抗癫痫药物如丙戊酸；抗病毒药如阿德福韦酯等可致近端肾小管功能受损，出现 FS，尤其需要注意的是含木通、防己、厚朴的中药制剂，也可能导致 FS，过量应用还可能出现肾功能不全。

3. 重金属中毒　铅、汞、铜和镉等重金属可沉积于近端肾小管，导致 FS。

二、范可尼综合征合并佝偻病/骨软化症的治疗

佝偻病/骨软化症的病人，应注意进行肾小管及肾功能的检查，积极寻找 FS 的证据。婴幼儿起病者需注意骨骼及肾脏之外的其他临床表现，如肝脏、神经系统和眼部特征，注意遗传性 FS 的可能，条件允许进行相关基因检测。成人起病者需注意获得性 FS 的各种病因。在纠正肾小管酸中毒、补充中性磷制剂、活性维生素 D 及类似物治疗的同时，注重原发病的治疗。

（姜　艳）

参 考 文 献

[1] Ma CX, Lacy MQ, Rompala JF, et al. Acquired Fanconi syndrome is an indolent disorder in the absence of overt multiple myeloma. Blood, 2004, 104 (1): 40-42.

[2] Klootwijk ED, Reichold M, Unwin R J, et al. Renal Fanconi syndrome: taking a proximal look at the nephron. Nephrol Dial Transplant, 2015, 30 (9): 1456-1460.

[3] Solano A, Lew S Q, Ing T S. Dent-Wrong disease and other rare causes of the Fanconi syndrome. Clin Kidney J, 2014, 7 (4): 344-347.

[4] Magen D, Berger L, Coady MJ, et al. A loss-of-function mutation in NaPi-Ⅱa and renal Fanconi's syndrome. N Engl J Med, 2010, 362 (12): 1102-1109.

[5] Klootwijk E D, Reichold M, Unwin RJ, et al. Renal Fanconi syndrome: taking a proximal look at the nephron. Nephrol Dial Transplant, 2015, 30 (9): 1456-1460.

[6] Chinsky J M, Singh R, Ficicioglu C, et al. Diagnosis and treatment of tyrosinemia type I: a US and Canadian consensus group review and recommendations. BMC Neurol Med, 2017, 17 (1): 34. doi: 10.1038/gim. 2017.101.

[7] Lindblad B, Lindstedt S, Steen G. On the enzymic defects in hereditary tyrosinemia. Proc Natl Acad Sci USA, 1977, 74 (10): 4641-4645.

[8] Castilloux J, Laberge AM, Martin SR, et al. "Silent" tyrosinemia presenting as hepatocellular carcinoma in a 10-year-old girl. J Pediatr Gastroenterol Nutr, 2007, 44 (3): 375-377.

[9] Kleta R. Fanconi or not Fanconi? Lowe syndrome revisited. Clin J Am Soc Nephrol, 2008, 3 (5): 1244-1245.

[10] Mayorandan S, Meyer U, Gokcay G, et al. Cross-sectional study of 168 patients with hepatorenal tyrosinaemia and implications for clinical practice. Orphanet J Rare Dis, 2014, 9: 107-122.

[11] Nesterova G, Gahl W A. Cystinosis: the evolution of a treatable disease. Pediatr Nephrol, 2013, 28 (1): 51-59.

[12] Cherqui S, Courtoy P J. The renal Fanconi syndrome in cystinosis: pathogenic insights and therapeutic perspectives. Nat Rev Nephrol, 2017, 13 (2): 115-131.

[13] 杜娟, 庞芮, 姜艳, 等. 2 例胱氨酸病临床特点及其 CTNS 基因突变. 中华骨质疏松和骨矿盐疾病杂志, 2017, 10 (5): 469-473.

[14] Attree O, Olivos I M, Okabe I, et al. The Lowe's oculocerebrorenal syndrome gene encodes a protein highly homologous to inositol polyphosphate-5-phosphatase. Nature, 1992, 358 (6383): 239-242.

[15] De Matteis MA, Staiano L, Emma F, et al. The 5-phosphatase OCRL in Lowe syndrome and Dent disease 2. Nat Rev Nephrol, 2017, 13 (8): 455-470.

[16] Nussbaum RL, Orrison BM, Janne PA, et al. Physical mapping and genomic structure of the Lowe syndrome gene OCRL1. Hum Genet, 1997, 99 (2): 145-150.

[17] Zaniew M, Bokenkamp A, Kolbuc M, et al. Long-term renal outcome in children with OCRL mutations: retrospective analysis of a large international cohort. Nephrol Dial Transplant, 2018, 33 (1): 85-94.

[18] Thakker R V. Pathogenesis of Dent's disease and related syndromes of X-linked nephrolithiasis. Kidney Int, 2000, 57 (3): 787-793.

[19] Hoopes RJ, Shrimpton AE, Knohl SJ, et al. Dent disease with mutations in OCRL1. Am J Hum Genet, 2005, 76 (2):

260-267.

[20] 许岭翎, 庄俊玲, 王鸥, 等. M 蛋白相关范可尼综合征: 4 例临床分析. 中华骨质疏松和骨矿盐疾病杂志, 2013, 6 (4): 298-302.

[21] Messiaen T, Deret S, Mougenot B, et al. Adult Fanconi syndrome secondary tO light chain gammopathy: clinicopathologic heterogeneity and unusual features in 11 patients. Medicine, 2000, 79 (3): 135.

[22] Hall AM, Bass P, Unwin RJ. Drug-induced renal Fanconi syndrome. QJM, 2014, 107 (4): 261-269.

第一章　肾性骨营养不良

慢性肾脏病（chronic kidney disease，CKD）具有患病率高、知晓率低、预后差和医疗费用高等特点，是继心脑血管疾病、糖尿病和恶性肿瘤之后，又一严重危害人类健康的疾病。其患病率逐年上升，全球一般人群患病率为 14.3%；我国横断面流行病学研究显示，18 岁以上人群 CKD 患病率为 10.8%。美国肾脏基金会（National Kidney Fundation，NKF）所属"肾脏病预后质量倡议（kidney disease outcomes quality initiative，KDOQI）"工作组于 2002 年制定了 CKD 定义和分期标准。2005 年国际肾脏病组织"改善全球肾脏病预后（kidney disease improving global outcomes，KDIGO）"修订了 CKD 定义和分期标准。2009 年 KDIGO 制定了慢性肾脏病-矿盐和骨骼异常（chronic kidney disease-mineral bone disorder，CKD-MBD）指南。2013 年 KDIGO 委员会在西班牙马德里召开 CKD-MBD 专题讨论会，更新该指南，对存在的相关问题和临床证据进行系统梳理，反复讨论，历时 4 年，更新版 2017 年正式发表。2013 年中华医学会肾脏病学分会制定了结合我国国情的《慢性肾脏病矿物质与骨异常诊治指导》（简称中华肾脏病矿盐和骨异常诊治指导）。

肾性骨营养不良（renal osteodystrophy）是慢性肾衰竭（chronic renal failure，CRF）病人一系列代谢和内分泌异常所致的肾性骨病。于 1942 年我国的刘士豪和朱宪彝教授首先报道并命名，这是第一个由中国人命名的疾病，发表在 1942 年 Science 上，后被广为接受，且一直沿用。常有纤维性骨炎、骨软化症、骨质疏松和骨硬化等骨病变及血管和脏器的转移性钙化。近年来由于血液透析和肾移植等治疗方法的进展，延长了 CRF 病人的寿命，肾性骨病的发生率亦随之增加。这是医生们面临的一个严重挑战，已引起医学界的重视。肾脏对维持矿盐的稳定性具有重要的作用：①维持钙、磷和镁在体内的代谢平衡；②为甲状旁腺激素（parathyroid hormone，PTH）作用的靶组织，也是 PTH 降解和清除的器官；③近端肾单位是 $1,25(OH)_2D_3$ 和 $24,25(OH)_2D_3$ 生成的场所；④肾脏是铝和 α_2-微球蛋白等清除的重要途径，这些物质在血中浓度升高时会损害骨和矿盐的代谢。因此，无疑的当肾功能进行性减退时会引起活性维生素 D 生成减少，钙磷代谢紊乱和继发性甲状旁腺功能亢进等，从而产生多种骨骼病变。此外，血管和软组织钙化，也是 CKD 的常见并发症之一，不仅严重影响病人的生活质量，还与其死亡率增加密切相关。

一、病因和发病机制

幼童或成人患各种先天性肾脏发育不全、慢性肾炎或肾盂肾炎、尿路梗阻和多囊肾等疾病，都可使肾功能长期处于减退状态，导致肾性骨营养不良。根据病变特点主要有高转换性骨病和低转换性骨病。

（一）高转换性骨病的发病机制

随着慢性肾病的进展，PTH 的分泌持续增加，最终发展为甲状旁腺增生。高 PTH 分泌的持续刺激导致高转换性骨病［又称高转运型骨病（high bone turnover），继发性甲状旁腺功能亢进症（secondary hyperparathyroidism）］。

在肾脏疾病早期即可由于肾脏骨化三醇 [1, 25 (OH)$_2$D$_3$，Calcitriol] 产生减少而导致血清钙水平降低，而高磷血症则继发于小球滤过率下降导致的肾脏磷排泄受损。随着慢性肾病的进展，还出现了其他引起 PTH 产生增加的因素，包括前 PTH 原基因转录调节、PTH 转录后修饰的改变，钙敏感受体（CaSR）及维生素 D 受体在甲状旁腺表达的减少，腺瘤样甲状旁腺的活性自主，以及骨对 PTH 作用的抵抗。

肾脏生成 1, 25 (OH)$_2$D$_3$，为体内生物活性最强的维生素 D 代谢产物，因此又称活性维生素 D。肾功能正常情况下 PTH、低钙血症及饮食磷摄入减少可刺激 25 (OH) D$_3$ 向 1, 25 (OH)$_2$D$_3$ 转化。进展性肾病病人在肾衰竭早期就存在 1, 25 (OH)$_2$D$_3$ 合成受损。Martinez 及其同事已证实即使是轻度肾功能不全 [肾小球滤过率（GFR）80ml/(min·1.73m^2)] 的病人已经存在 1, 25 (OH)$_2$D$_3$ 生成能力下降。

1, 25 (OH)$_2$D$_3$ 合成减少通过以下机制导致低钙血症。在胃肠道，活性维生素 D 与其受体（维生素 D 受体，VDR）结合，通过减少 calbindin 合成刺激钙的吸收。calbindin 是一种细胞内蛋白，结合并缓冲游离钙使其通过细胞。骨化三醇还增加一种胞质膜钙泵的数量和活性，后者负责将钙从小肠细胞运送至血流。最终，维生素 D 增加钙离子通过刷状缘的钙离子选择性通道（ECaC1 和 ECaC2）从肠腔进入肠细胞的速率。在肾脏，1, 25 (OH)$_2$D$_3$ 通过增加 calbindin 及顶端钙离子通道活性增加远端小管钙的吸收。低水平的活性维生素 D，或者能够调节维生素 D 效应的 VDR 水平降低，导致肾脏和小肠钙吸收的减少，引起低钙血症，继而刺激 PTH 合成，最终导致甲状旁腺增生。可见骨化三醇合成受损启动了一系列反应，导致低钙血症及甲状旁腺激素生成增加。

尽管如此，肌酐清除率 50ml/min 以上的病人中只有一小部分小肠钙吸收低于正常。据报道轻度到中度肾功能不全的成人中血浆 1, 25 (OH)$_2$D$_3$ 水平轻度降低或正常。Portale 及其同事发现中度肾衰竭的儿童血浆 1, 25 (OH)$_2$D$_3$ 水平低于年龄相匹配的对照组。以后在轻度肾功能不全的成人中也有类似发现。有学者证实在中度肾功能不全的儿童中，单纯限制饮食磷摄入可降低血清 PTH 水平。这些发现在早期中度肾衰竭病人中提供了将饮食磷摄入与维生素 D 代谢改变联系起来的证据。

多年来磷潴留及高磷血症已被认为是继发性甲旁亢发病机制中的重要因素。在慢性实验性肾衰竭动物中减少饮食磷摄入能够预防继发性甲旁亢的发生。限制饮食磷摄入还能降低中度肾衰竭病人升高的血清 PTH 水平。磷潴留及高磷血症通过以下途径间接促进 PTH 的分泌。首先，由于游离钙与过量的无机磷形成复合物，高磷血症降低血游离钙水平并刺激 PTH 释放。其次，磷降低肾脏 1α-羟化酶活性，减少 25 (OH) D 向 1, 25 (OH)$_2$D$_3$ 的转化。GFR 下降时近端小管高速率的跨上皮磷转运可能导致了这一变化，并因此导致肾脏骨化三醇合成的减少。最后，磷可以通过干扰甲状旁腺细胞正常的 CaSR 信号通路直接促进 PTH 的合成。血清磷水平升高减少胞质磷脂酶 A$_2$（正常时 CaSR 活化后增加），导致花生四烯酸产生减少，继而增加 PTH 分泌。而有研究证实控制血清磷水平后高转换型骨病发生率减少，另研究显示高磷血症时 PTH mRNA 水平增加，该变化独立于钙或骨化三醇的水平。有离体研究显示低磷血症导致 PTH mRNA 转录的稳定性下降。这些研究提示磷可能通过增加 PTH mRNA 转录的稳定性影响血清 PTH 水平。

尿毒症时前 PTH 原基因转录的改变导致 PTH 分泌的增加。人 PTH 基因定位于 11 号染色体，含有 2 个内含子和 3 个外显子，分别编码 5′非翻译区域（UTR）、前原区域、和 PTH 及 3′非翻译区域。mRNA 的起始转录产物为前 PTH 原，是一个 115 个氨基酸的单链多肽，在内质网转换为 PTH 原（90 个氨基酸）。在高尔基体从 PTH 原的氨基端去除 6 个氨基酸后形成具有生物活性的 PTH（1-84）。PTH 随后在分泌入血前被储存在分泌颗粒中。在 PTH 基因转录起始位点上游已发现抑制人 PTH 基因表达的负性调节元件。

由于 1, 25 (OH)$_2$D$_3$ 是细胞增殖的一种强抑制剂，肾脏骨化三醇产生的紊乱和/或 VDR 表达的改变可能是慢性肾衰竭时甲状旁腺增生程度的重要决定因素。VDR 表达在结节样增生的甲状旁腺组织中显著减少，而弥漫性增生的甲状旁腺组织中 VDR 表达减少程度较轻。结节样甲状旁腺增生的腺体增大更为明显。甲状旁腺细胞亚群的克隆性增生及选择性染色体缺失可能代表了影响终末期肾病（ESRD）甲状旁腺增大程度的其他机制。

继发性甲旁亢时还存在甲状旁腺 CaSR 受体表达的改变。这些变化反过来参与了甲状旁腺增生的发生。CaSR 是一个七次跨膜的 G 蛋白偶联受体，有一个巨大的细胞外氨基端与酸性氨基酸及二价阳离子结合。细胞外钙离子水平降低导致与受体结合的钙离子减少，受体发生构象松弛，PTH 分泌增加。高水平的血清钙激活受体引起 PTH 分泌减少。高钙水平活化 CaSR 还导致降钙素释放，结合低 PTH 水平，降低细胞外钙离子水平。在肾衰竭病人增生的甲状旁腺组织中进行的免疫组化研究显示 CaSR 表达减少 30%~70%。由于钙离子水平的变化，CaSR 表达及活性的减少被认为与对 PTH 分泌反应的降低相关。CaSR 表达减少导致对血清钙离子水平不敏感，随之 PTH 分泌失控。应用钙类似物刺激 CaSR 可减少 PTH 细胞增殖，表明 CaSR 是细胞增殖及 PTH 分泌的调节因子。

血清钙离子水平通过两种机制调节 PTH 水平：PTH 蛋白释放及 PTH mRNA 的稳定性。CaSR 激活减少 PTH 释放，而其失活增加 PTH 分泌。降低的血清钙离子水平还通过增加胞质 PTH 水平（包括 AUF1，与 PTH mRNA 的 3′UTR 结合）增加 PTH mRNA 的稳定性。相反，低磷血症通过其他还不清楚的胞质内因子降低 PTH mRNA 的稳定性。因此肾功能不全时低钙血症延长了 PTH 转录产物的寿命。

对于甲状旁腺细胞周期中 CaSR 与维生素 D 的联系尚不完全清楚。但是有一些证据表明维生素 D 可能通过激活 CaSR，减少甲状旁腺增生。维生素 D 通过启动子区域的两个独立的维生素 D 反应元件调节 CaSR 基因的转录。有研究结果显示给予 VDR 缺陷小鼠高钙饮食能够预防其甲状旁腺增生。这些结果提示肾衰竭时维生素 D 代谢的改变能够解释甲状旁腺感受钙离子的变化，维生素 D 可能作用于 CaSR 上游来预防甲状旁腺细胞增生。

骨骼对 PTH 反应的降低是肾衰竭时继发性甲旁亢和低钙血症发生的另一因素。在肾衰病人中既有 PTH 水平升高，也观察到 PTH 刺激后血清钙水平升高程度的降低对乙酰四乙酸（EDTA）引起的低钙血症恢复的延迟。而且在透析人群中，正常骨转换参数与正常值三倍以上的血清 PTH 水平相关，而 PTH<150pg/ml 对应于无动力性肾性骨营养不良。在分子水平，ESRD 病人的骨活检标本显示成骨细胞 PTH/PTH 相关蛋白（PTHrP）受体表达水平的下降。严重继发性甲旁亢大鼠的生长板软骨细胞也观察到类似的 PTH/PTHrP 受体 mRNA 表达的下调。其他分子水平异常，如维生素 D 引起活化成骨细胞分化因子（ODF）程度的降低以及更高水平的破骨细胞生成抑制因子（ODIF），同样可见于尿毒症。这些异常都可能参与了尿毒症时组织对 PTH 的抵抗。

一旦形成甲状旁腺的增大即难以逆转，因为甲状旁腺凋亡速率很低，甲状旁腺细胞的半衰期长达约 30 年。对甲状旁腺的慢性刺激导致染色体改变，最终引起自主、不受调节的生长及激素的释放。增生的甲状旁腺组织可出现肿瘤抑制基因多发性内分泌腺瘤病 1 型（MEN1）基因和视网膜母细胞瘤蛋白的失活，和/或 RET 原癌基因（MEN2A）的激活性突变。导致甲状旁腺启动子驱动的细胞周期蛋白（尤其是 cyclinD1）的染色体转位也存在于甲状旁腺腺瘤。该时无体细胞突变，增大的甲状旁腺的 PTH 分泌可由于大量甲状旁腺细胞释放 PTH 时不被抑制而失去控制。仅此一点即可在终末期肾病病人中产生高钙血症和进展性骨病。

（二）低转换性骨病的发病机制

在 20 世纪 70 和 80 年代，铝中毒是慢性肾衰竭病人发生低转换性骨病［又称低转运型骨病（low bone turnover），动力缺失性骨病及骨软化症（adynamic bone and osteomalacia）］的主要原因。存在两种铝中毒的方式：①来自用于含铝的透析液；②摄入大剂量磷结合剂氢氧化铝后小肠铝的吸收增多。主要的临床表现为透析性脑病的神经症状及骨病（表现为骨折、疼痛、持续性高钙血症及骨软化）。

早在 1942 年我国刘士豪和朱宪彝教授就发现慢性肾衰竭病人有骨软化，对一般剂量维生素 D（指维生素 D 缺乏所致的佝偻病或软骨病的维生素 D 治疗剂量）无效，但大剂量维生素 D 和双氢速甾醇能起效。后证实 1, 25 (OH)$_2$D$_3$ 在肾脏生成，补充骨化三醇能改善肾性骨营养不良的矿盐代谢异常和骨病变，但有些进行透析的 CRF 病人对骨化三醇治疗反应不佳，进一步发现铝中毒是一个重要原因。

铝是地壳中含量仅次于氧和硅而居第三位的元素，城市用水多应用硫酸铝作为沉淀剂。但正常人摄入的铝很少被胃肠道吸收，且可由肾脏迅速排出，不会引起蓄积和中毒。近 30 余年来对肾衰竭病人铝蓄积的生物学后果逐渐加深了认识，在慢性肾衰竭时，随着肾单位的大量破坏，肾脏逐渐丧失了排铝的能力，消化道对铝的吸收量增加，一些医源性因素如透析液中铝含量过高或长期应用氢氧化铝胶作为磷结合剂，以降低血磷水平，这些都造成病人体内铝蓄积和中毒。欧美国家在 20 世纪 60 年代已开展透析治疗，大部分透析液均用未处理的普通水，透析过程中一部分可扩散铝即通过透析膜进入体内。20 世纪 70 年代后期英国对透析病人的流行病学调查发现，骨软化患病率和神经系综合征——透析性脑病（dialysis encephalopathy）与透析液中铝含量有显著的相关性。随着水的去离子严格纯化，骨软化的发生明显减少。由于认识到透析性脑病实际上是铝中毒所致，从而引起了各国学者的重视，开展了广泛的研究并采取了一系列防治措施。

与铝中毒无关的一些动力缺失性肾性骨营养不良，最近几年在接受规则透析的成人病人中患病率显著增高。为了控制高磷血症而广泛应用的碳酸钙及用于降低血 PTH 水平的活性维生素 D 可能是终末期肾病病人中动力缺失性骨病患病率升高的原因。透析液中高浓度的钙离子可能也有一定作用。约 40% 的血液透析病人和一半以上的腹膜透析的成人病人血 PTH 水平仅轻度升高或低至正常范围，该数值与骨形成和转换速率正常或降低相关。

由于 PTH 是肾衰竭时骨形成和骨重建的主要决定因素，对 PTH 的过度抑制能够导致无动力性骨营养不良。对接受规则透析的病人间断给予大剂量的骨化三醇也可直接抑制成骨细胞活性。

并非由铝中毒引起的其他动力缺失性肾性骨营养不良的长期后果仍需要探索，但已存在对于骨重建速率降低引起的骨折及骨折愈合延迟的风险。经常性的高钙血症更易出现软组织及血管钙化。在接受长期透析的病人中，由于长期高钙摄入、高磷血症及低钙血症常见冠状动脉及心脏瓣膜的钙化。在儿童，无动力性肾性骨营养不良与青春前期病人线性生长减少相关。

苯妥英钠治疗可能参与了肾衰竭病人骨软化的发生。长期摄入苯妥英钠和/或苯巴比妥与非尿毒症病人中骨软化的发病率增高有关。并发现在接受抗癫痫治疗并有骨软化症临床证据的正常肾功能病人中，血清 25（OH）D_3 水平降低，但 1, 25（OH）$_2D_3$ 水平正常。有研究报道在透析病人中接受苯妥英钠或巴比妥类治疗者有症状的骨病发病率高于未接受此类治疗者。

二、组织学特点

通过骨活检组织进行的骨组织计量学测量，是诊断肾性骨营养不良的金标准，并可了解肾性骨病的病理生理以指导治疗。骨活检适用于病人临床症状或生化异常的原因不明时，如不明原因的骨折、顽固性高钙血症、疑有骨质软化症、对 PTH 值升高的标准治疗有不典型的反应、在标准治疗时骨密度仍有进行性降低等。骨活检的目的：①排除不典型或意想不到的骨病理学异常；②判断 CKD 病人存在高转换或低转换骨病，对选择药物治疗的种类和剂量有帮助；③判断矿化缺陷的情况。双标记的方法可以了解骨形成情况，荧光标记物沉积在活跃的矿化区，双标记的荧光带反映新骨的形成，在二条荧光带间的距离为标记间歇期间矿化组织的沉积量。双标记的方法是给病人服地美环素（去甲金霉素，demeclocycline）300mg 每日 2 次或盐酸四环素（tetracycline HCl）500mg，每日 4 次，共 2 或 3 天，间歇期 10~17 天，第二次服药方法同上，服完第二次药后 3~7 天行骨活检。儿童服四环素 2 天，剂量不超过每天 10mg/kg。此外应用特殊染色检查铝和铁在骨的沉积。骨铝含量可用原子吸收分光光度仪测量。髂骨活检对成人和儿童都是安全的，可在门诊操作。

肾性骨病的组织学按其骨重建过程中骨转换状态特征分为高转换型、低转换型和混合型 3 种。

（一）高转换型骨病

纤维囊性骨炎是高转换型中最常见的，由于 PTH 水平持续增高所致。特征是破骨细胞和成骨细胞数量增加，骨的吸收和形成都活跃，矿盐和沿着骨小梁表面的骨基质及皮质骨的哈佛管均有吸收增加，骨小梁出现大小不等的吸收腔隙，骨小梁附近和骨髓腔内有大量纤维组织沉淀，骨转换率增加。骨形成比正常高限增加 3~4 倍，类骨质（osteoid）量中等增多，在类骨质缝内胶原纤维排列紊乱。

（二）低转换型骨病

在组织学上又分为动力缺失性骨病或骨再生不良（adynamic lesion 或 aplastic bone disease）和骨软化症（osteomalacia）两种。其共同点是破骨细胞和成骨细胞数量都减少，骨矿化率和骨形成率都降低，有时四环素荧光标记弥散而无法测量，矿化延迟时间延长。两者之不同处，骨软化时由于矿化障碍，未矿化的骨基质堆积，即类骨质显著增加，类骨质层（osteoid seams）增宽，类骨质增加的程度与骨铝沉积量呈正相关，铝沉着于骨小梁表面。骨再生不良病人骨矿化和骨基质均被抑制，骨量减少，无组织纤维化，对骨铝沉着有不同的研究结果，有报道 64.2% 的病人骨铝阳性，另报道多数病人未有铝沉着于骨的证据。

（三）混合型骨病

在组织学上可呈现各种不同的情况，多数为纤维囊性骨炎和骨软化并存，但所占比例可有不同。Zhu 等报道 452 例肾性骨营养不良中，高转换型占 34.5%，低转换型占 23.5%，混合型占 42.0%。近年来低转换型骨病有增多趋势。

美国 Malluche 等 2011 年报道了慢性肾病 5 期，血透或腹膜透析至少 6 个月的 630 例病人骨组织学改变（骨活检 2003~2008 年），平均年龄 55±1 岁（19~84 岁），白种人和黑种人分别为 543 例和 87 例。男性 329 例，女性 301 例，来自美国 316 例（黑种人全来自美国），来自欧洲 314 例。骨组织计量学检测结果：①骨转换：低骨转换［即激活频率（activation frequency，Ac.f.）<0.49/年和/或骨形成速率/骨表面（bone formation rate/bone surface，BFR/BS）<1.8mm³/（cm²·年）］；正常骨转换［Ac.f. 0.49~0.72/年和/或 BFR/BS 1.80~3.80mm³/（cm²·年）］；高骨转换［Ac.f. >0.72/年和/或 BFR/BS >3.80mm³/（cm²·年）］。以此标准划分，低、正常和高骨转换的分布，全组分别为 58%、18% 和 24%。在男女之间，有无糖尿病之间，是否应用维生素 D 之间均无显著差别；在白种人分别为 62.2%、16.4% 和 21.3%，在黑种人分别为 32%、25% 和 43%。可见白种人以低转换为多见，黑种人以高转换为多见，有种族之差异。②矿化缺陷：板层骨类骨质>20μm，共 21 例（3.3%，白种人 17 例，黑种人 4 例），见于血钙值较低、血碱性磷酸酶和 iPTH 值较高和透析时间较长者。③小梁骨体积/骨组织体积（cancellous bone volume/tissuue volume，BV/TV）：低<16.8%，正常 16.8%~22.9%，高>22.9%。在白种人，低、正常和高体积所占比例相近，而黑种人以松质骨体积高多见，占 60%。④骨皮质厚度和多孔性：骨皮质厚度：低皮质骨厚度<0.52mm，正常为 0.52~1.65mm，高>1.65mm。418 例病人有此参数，白种人骨皮质厚度低为最多见（>50%），其次为正常，而厚者甚少，黑种人以正常为多见，约占 3/4，高和低者人数均少。皮质多孔性：低<1.9%，正常 1.9%~10%，高>10%。白种人>50% 存在皮质多孔性增加，另为正常和多孔性减少；黑种人皮质多孔性增加>70%，其余为正常。⑤骨小梁厚度（trabecular thickness，Tb.Th）：低为<99μm，正常为 99~142μm，高>142μm。本组骨小梁厚度低、正常和高分别为 37%、40% 和 13%。低松质骨体积的病人以骨小梁厚度低多见占 80%，正常松质骨体积者，低骨小梁厚度近半数，正常者也近半数，高者约为 5%，高松质骨体积者骨小梁厚度正常范围占 50% 以上，高者次之，减低最少。⑥骨小梁分离度（trabecular separation，Tb.Sp）：低为 280μm，正常为 280~658μm，高>658μm。本组以正常最多见，占 78%，高与低分别为 6% 和 16%。

白种人和黑种人为高骨转换者，皮质骨多孔性均增加，分别为 67% 和 69%。皮质骨多孔性增加的病人较正常多孔性者侵袭深度增加（15.90±0.77μm vs 13.70±0.73μm，P<0.03）。

矿化缺陷与骨转换、松质骨体积或皮质骨厚度之间均未发现有相关性。大多数白种人有低松质骨体积或薄的皮质骨有低骨转换（73% 和 68%）。黑白两种族中>80% 有低松质骨体积薄的骨小梁（P<0.001），薄的骨小梁病人有较低的骨形成速率/骨表面（BFR/BS）2.17±0.12mm³/（cm²·年）比之

骨小梁厚度正常或增加者 3.31±0.19mm^3/(cm^2·年) 和 4.15±0.41mm^3/(cm^2·年)($P<0.001$)。

本项研究发现 CKD 5 期透析病人多数存在骨转换降低、松质骨体积减少和骨小梁厚度较薄,骨形成率有降低同时骨质软化矿化缺陷较以往报道明显减少,制订治疗策略时应予重视。

Barreto 等 2006 年报道巴西慢性肾病血液透析病人的骨活检结果,共 98 例(女性 35 例,男性 63 例),平均年龄 48.4±13.0 岁,血液透析 36.9±24.7 个月。骨质疏松定义为 BV/TV 低于正常范围超过 1 个标准差(SD),正常范围男性(25.5±8.1)%,女性(22.0±7.3)%,故骨质疏松在男性<17.4%,女性<14.7%。按此标准符合骨质疏松症共 45 例(46%)。有骨质疏松和未见骨质疏松两组比较:骨小梁体积(BV/TV,%)在两组分别为 12.2±2.6 和 22.3±5.1($P<0.001$);骨小梁厚度(Tb.Th,μm)分别为 103.4±15.7 和 122.1±18.4($P<0.001$);骨小梁分离度(Tb.sp,μm)分别为 781.2±231.1 和 439.7±93.1($P<0.001$);骨小梁数目(Tb.N,mm)分别为 1.32±0.95 和 1.8±0.37($P<0.001$);骨形成速率(BFR/BS,μ^3/μ^2/d)分别为 0.02±0.04 和 0.05±0.07($P<0.05$);矿化延迟时间(MLT,日)分别为 95.5±104.7 和 55.6±55.7。可见有骨质疏松症者在组织学上显示骨小梁体积减少、骨小梁厚度变小、骨小梁分离度增加、骨小梁数目减少、骨形成率降低和骨矿化延迟时间增加,导致骨脆性和骨折风险增加。血 PTH、bALP 和脱氧吡啶啉水平在两组间无明显差别。

按骨计量学检测所见,肾性骨营养不良分以下 4 种类型:①动力缺失性骨病(adynamic bone disease)定义为骨形成速率(BFR/BS)和类骨质体积在正常范围 1.0 标准差以下,骨髓纤维化<0.5%,共 55 例(56.1%)最多见;②甲状旁腺功能亢进性骨病为主,BFR/BS,成骨细胞表面或破骨细胞表面高于正常范围 1.0 标准差以上,类骨质体积正常范围或超过正常,骨髓纤维化>0.5%,共 12 例(12.2%);③混合尿毒性肾性骨营养不良(mixed uremic osteodystrophy):定义为 BFR/BS 比正常范围低 1.0 标准差以上,类骨质体积和成骨细胞表面高于正常范围 1.0 标准差以上,骨髓纤维化≥0.5%,共 21 例(21.4%);④骨质软化症(osteomalacia):定义为 BFR/BS 低于正常范围 1.0 标准差以上,类骨质体积和成骨细胞表面高出正常范围 1.0 标准差以上,有 1 例(1.0%)。4 例骨组织学未见异常,3 例单纯有骨质疏松表现。1 和 4 类型属低骨转换;2 和 3 类型属高骨转换。

三、临床表现

(一)骨痛

骨痛为 CRF 伴严重骨病病人的常见症状,负重部位明显,改变体位时加重,多见于腰背、髋部和下肢,也可四肢均有疼痛。偶有突发性疼痛,在膝、踝、肘关节或足跟部位而被疑为急性关节炎,按摩和局部热疗均不能缓解。在铝相关骨病比纤维囊性骨炎者疼痛更为常见和明显,但有个体差异。长期透析病人,有腕管综合征(carpal tunnel syndrome)和慢性关节痛,与β$_2$-微球蛋白和硫酸胶原纤维素淀粉蛋白沉积在关节和关节周围有关。关节痛常见为双侧,易出现在肩、膝、腕和手指小关节部位,夜间加重。

(二)肌肉无力

常见有近端肢体的肌肉无力,缓慢出现,可蹲位站起无力、上楼梯费力、梳理头发困难等。血中肌酶水平正常。肌无力的发生机制不明,与继发性甲状旁腺功能亢进、磷缺少、维生素 D 代谢障碍和铝中毒等有关。应用 1,25(OH)$_2$D$_3$ 治疗后,中等度 CRF 患儿的姿势和步态获改善,ESRD 晚期病人的肌无力也会好转。在甲状旁腺次全切除后给予 1,25(OH)$_2$D$_3$、成功的肾移植后、对铝中毒者应用去铁胺螯合剂治疗后,皆可使肌肉张力改善。说明尿毒症病人伴有肌病应用活性维生素 D 有效。

(三)骨骼畸形

尿毒症患儿由于骨骼生长,塑建和重建的改变,常有骨畸形;由于重建障碍和复发性骨折,成人亦有骨畸形。随着年龄不同,出现的畸形各异。3~4 岁患儿伴有继发性甲状旁腺功能亢进,其骨骼改变与维生素 D 缺乏佝偻病很类似,有串珠肋,亨利氏沟和腕部、踝部及膝部增大(由于长骨远端干骺端增大所致）。2 岁之内发生肾衰竭，常有颅骨软化，头颅前方隆起。10 岁前有严重肾衰竭者常有长骨畸形，如胫骨弯曲变形，儿童股骨和腕部的畸形，由于骺部滑脱。还有牙的不正常，牙釉质缺陷，牙形成不良。成人骨骼畸形主要在中轴骨，有腰椎侧凸、脊柱后凸（驼背）和胸部畸形等。

（四）生长延缓

患儿几乎都有生长障碍，由于慢性酸中毒，蛋白质和热能不足、营养不良，靶器官对生长激素抵抗，贫血和肾性骨病。线性生长被 CRF 发病年龄和原发肾病所影响。CRF 发生于婴儿期对于生长的影响较年长儿童明显，应用骨化三醇纠正此种不正常，改善生长速率仅出现在少部分患儿，研究病例较少。但对持续透析的病人，应用维生素 D，1α-维生素 D_3 或骨化三醇，未观察到有恒定，持续生长速率的增加。

轻度 GFR 减退 $[50\sim70ml/(min\cdot1.73m^2)]$ 患儿，其身高在健康儿童平均身高的 1.0 标准差（1.0 SD）以下；中度 GFR 减退 $[25\sim49ml/(min\cdot1.73m^2)]$ 患儿，其身高为健康儿童平均身高的-1.5SD；透析初期为健康儿童平均身高的-1.8SD。

大鼠动物实验发现肾功能正常和有损害者当代谢性酸中毒时均有抑制生长激素（GH）的作用。骨化三醇缺乏和继发性甲状旁腺功能亢进均与儿童生长速率延迟密切有关。在儿童 CKD 各期的理想 PTH 靶值尚有争议。CKD 中度患儿一些数据提示血 PTH 值正常或接近正常范围，患儿生长速率达到正常，有证实 PTH 水平和生长速率呈线性相关。用大剂量、间歇性骨化三醇和含钙的磷结合剂可显著降低骨形成和抑制成骨细胞见于成人和儿童。动力缺失性骨病，此种线性骨生长可呈降低。CKD 患儿的血 GH 水平为正常或较高，认为存在 GH 的抵抗，GH 的抵抗影响生长速率。

（五）心血管病和骨外钙化

心血管疾病是 CKD 各期中常见的死亡原因，在儿童和成人都常见。20~30 岁透析病人与 80 岁的普通人群有近似的死亡率。

动脉钙化（arterial calcification）指钙盐沉积在动脉壁组织的一种病理改变。钙化发生在动脉的内膜和中膜，内膜钙化多见于非 CKD 的动脉粥样硬化病人，常引起心肌梗死、心绞痛和脑卒中。中膜钙化是矿盐弥漫沉着在动脉壁的中膜，多见于 CKD 病人，导致动脉僵硬、高血压，增加左心室负荷。

心血管系统钙化（血管和心瓣膜钙化）的存在及其严重程度，是心血管事件和死亡率的有效预测因子。在 CKD 病人中冠状动脉和全身血管的钙化较普通人群更加普遍和严重，已发生钙化的血管，钙化进展速度较普通人群更快速。因此，对部分病人必须评估血管钙化。当前电子束计算机断层显像（electron bean computed tomography，EBCT）及多层螺旋计算机断层显像（MSCT）是诊断冠状动脉钙化敏感性和特异性较好的方法。但通常经筛选后，必要时做此种检测。Bellasi 等比较了几种影像学检测方法和 EBCT 为基础的心血管钙化（CAC）评分，发现腹部侧位 X 线片（腹主动脉钙化等）、超声心动图（瓣膜钙化）和动脉脉搏波速度等更简便经济的方法可作为评估血管钙化的参数。一项纳入 25 项血管和瓣膜钙化发生率研究的荟萃分析，共 4000 多例不同 CKD 分期的病人，大部分为 CKD 5 期病人。成人透析病人中，51%~93%存在心血管钙化；CKD 3~5 期病人中 20%~47%存在瓣膜钙化。国内小样本的研究平均透析龄两年的病人心脏冠状动脉钙化达 52.5%，另一组透析龄半年病人腹壁下动脉钙化达 26.1%。腰椎侧位 X 线摄片，发现维持性血透病人腹主动脉钙化达 63.6%，严重腹主动脉钙化达 28.4%（钙化累及 3 个节段以上）。关于心血管钙化和 CKD 病人死亡率关系的回顾性研究，绝大多数都认为心血管钙化或钙化进展是心血管疾病和全因死亡的独立危险因素。诸多危险因素参与血管钙化的发生和发展，传统因素如高龄、高血压、糖尿病、高脂血症、贫血、肥胖和吸烟等。与 CKD 相关的多种因素参与血管钙化，如透析时间、高磷血症、含钙的磷结合剂不当使用、大剂量活性维生素 D、过低的骨化三醇水平、甲状旁腺功能亢进或减退、炎症反应以及尿毒症毒素等，其中钙磷代谢紊乱是参与血管钙化非常重要的因素。

CRF 血管钙化多数病人无症状，但血管壁僵硬，造成脉搏和血压难以测到，或血压假性增高，血管钙化最好用手或足的后前位相（正位相）或踝的侧位相检查。尿毒症病人有糖尿病更易发生血管钙化。在甲状旁腺手术后钙化的消退十分缓慢，多见的是在甲状旁腺切除和成功的肾移术后血管钙化无改变。高钙磷乘积易发生血管钙化已被重视，建议使其避免超过60。

关节周围钙化是常见的。可有急性关节炎和关节周围炎征象。内脏钙化也十分常见除侵犯心脏肺外，还有肾、骨骼、肌肉和胃，肺钙化可引起限制性肺病。当血磷≥2.58mmol/L（8mg/dl）或当钙磷乘积>75时常有软组织钙化发生。

（六）透析相关的淀粉样变

透析相关的淀粉样变（amyloidosis）是一组骨骼肌肉综合征，易出现在成人终末期肾病，长期规则透析（超过5~10年）或透析开始于50岁以后者。发生在骨和关节周围，由β_2-微球蛋白构成淀粉样变，β_2-微球蛋白是一种低分子蛋白，分子量为12kD，来自多种细胞，特别是淋巴细胞和其他高转换细胞，每日产生β_2-微球蛋白180~250mg，均可通过肾小球滤过，被肾小管细胞分解。进行性肾衰竭病人β_2-微球蛋白在血中堆积，在无尿透析的病人血中浓度比正常人高50倍。β_2-微球蛋白淀粉样变沉积于骨关节，关节周围和肌腱引起骨骼肌肉症状，有骨关节疼痛、关节腔渗出，大小关节均可累及。主要有①腕管综合征；②大、中关节，如髋、肩和膝关节，可有破坏和侵袭；③脊椎部位，以颈椎为多见；④软骨下壁的骨囊肿，如腕骨、桡骨远端和股骨头等，这种软骨下囊肿与继发性甲状旁腺功能亢进的棕色瘤容易混淆，酷似肾性骨营养不良或淀粉样变和尿毒症性骨病同时存在。组织活检对鉴别有帮助，β_2-微球蛋白支持淀粉样变。治疗是困难的，但成功的肾移植可使症状快速消失，骨X线摄片病变未见发展。如病人继续透析治疗，应用高流出透析膜可能减少淀粉样病变的堆积。

四、放射学特征

肾性骨病伴有继发性甲状旁腺功能亢进的X线影像学特点，表现为显著的骨吸收，但囊性变较少见，骨吸收于干骺端部位非常明显。骨活检组织学上纤维性囊性骨炎中等程度时，而放射学上常显示正常，两者不完全平行，放射学的影像改变出现较滞后。骨吸收易发生在锁骨远端、坐骨和耻骨表面、骶髂关节、长骨的干骺端和长骨骨干。骨吸收多见于铝相关骨病。头颅影像学检查不正常的继发性甲旁亢包括：①广泛的磨玻璃样表现；②广泛斑点状阴影或颗粒状改变；③局部透亮区；④局部硬化。有明显的软组织钙化，特别是动脉管壁钙化，分布相当广泛，也可见关节周围软组织钙化影。

儿童期肾性骨营养不良常发生干骺端骨折，多发和双侧性，表现骨骺板与骨干明显的成角，双侧股骨头骨骺移位是这种骨折的典型表现。腕部见尺桡骨远端干骺端膨大，呈杯口状，边缘不齐，毛刷样改变。成人有假骨折，即骨皮质出现条状空隙带，见于骨盆、肋骨及长骨等。骨淀粉样变有较大的囊性病变和囊腔处的骨折，长骨端多见，股骨头和肱骨近端也常见，肌腱附着部位，腕骨和掌骨均可见，常为多发性。骨硬化多见于病程较长的病人，骨小梁变粗或相互融合，进而呈现弥漫性骨密度增高，骨的正常结构消失。骨硬化以脊柱和颅底较明显，椎体的上下1/3部位发生骨硬化，骨密度增高而中间骨密度较低，呈浓稀交替排列的三层带影，似夹心的三明治。骨盆和椎体等部位亦有骨小梁粗糙、骨质疏松、骨轮廓模糊不清等改变。

五、实验室检查

（一）血清钙

临床使用自动生化仪比色法检测血钙水平，测量精度和正确性均好。CKD病人血钙值波动较正常人群大，在进行性肾衰竭病人，血钙值常降低，透析时血钙水平的升高和透析液的钙浓度有关，透析后的血液浓缩对血钙水平也有影响。血清总钙包括了游离钙（45%）、结合钙（45%与血浆蛋白结合）和复合钙（6%），还有小部分尚不明。CKD常有低蛋白血症，因此须校正钙值，校正钙（mg/dl）= 血清总钙（mg/dl）+0.8×［4-血清白蛋白（g/dl）］。血游离钙浓度与血酸碱度（pH值）有关。酸中毒时，游离钙增多；碱中毒时，游离钙减少。单位的换算：血钙 mmol/L×4＝mg/dl。

（二）血磷

磷大部分存在于细胞内，血 pH 值和血糖会影响磷在细胞内外的转运。高磷血症常见于 GFR 减低至正常 30% 以下。在早期肾衰竭时血磷水平正常，也可低于正常。高磷血症为持续透析病人死亡的独立危险因素，血磷水平应控制在慢性肾病分期的年龄校正的正常范围。饮食中磷的控制和应用磷结合剂可控制血磷水平，透析也可减低血磷浓度。进行透析治疗的病人 90%～95% 需控制饮食中磷的量和应用磷结合剂，肾衰竭对肠磷的吸收是正常或轻度减低。单位的换算：血磷 mmol/L×3.1＝mg/dl。

（三）血镁

肾衰竭病人血镁水平正常或轻度降低，进行性肾衰竭者由于肾脏排镁功能降低，血镁值常升高。当血液透析如透析液镁浓度为 0.88mmol/L 时，血镁水平可升高；镁浓度为 0.25mmol/L 时，血镁水平在正常高限。肾衰竭病人，当应用轻泻剂和抗酸剂时可立刻升高血镁水平，应予避免。假如应用含镁的药物，应对血镁水平进行经常和规律的监测。在严重吸收不良和腹泻时有低镁血症，但这种情况是罕见的。

（四）血碱性磷酸酶

在透析病人进行性继发性甲状旁腺功能亢进和有铝相关骨病者，其血碱性磷酸酶（ALP）水平可进行性升高。该指标的检测对于肾衰竭患儿判定骨病（纤维性骨炎和佝偻病）的进展和指导治疗都十分有用。血清碱性磷酸酶水平与组织学的纤维性骨炎表现及对维生素 D 治疗反应都相关。治疗期间，血碱性磷酸酶水平下降，提示组织学的改善。血碱性磷酸酶值的升高反映骨形成增加、骨转换增加，与血 PTH 水平呈正相关。测定骨特异性碱性磷酸酶（BALP）更能反映病情。如测血中总碱性磷酸酶需除外肝胆疾病，并以加热的方法来区分骨源性和肝源性碱性磷酸酶。

（五）血骨钙素（bone Gla-protein，BGP；osteocalcin）

骨钙素是反映成骨细胞活性的指标，在慢性肾衰竭病人可升高，能帮助区分继发性甲状旁腺功能亢进的高骨转换型和骨动力缺失性或骨再生不良及骨软化的低骨转换型。

（六）甲状旁腺激素（PTH）

大多数进行性肾衰竭病人血清 PTH 水平升高，甚至在肾功能不全的早期就有升高。血 PTH 浓度的测定以 PTH 氨基端放免法和全分子 PTH 免疫放射法（IRMA）两者为优，因其半衰期短，仅数分钟，在血中 PTH 浓度的潴留较中间段和羧基端放免法测定结果明显减少，基本不受肾功能损害的影响，能较正确地反映甲状旁腺的功能状态。血 PTH 水平与组织学的纤维性骨炎程度呈正相关。血 PTH>250pg/ml，骨活检显示有继发性甲状旁腺功能亢进的征象，反映骨转换增加，血 PTH>450pg/ml，反映高骨转换。当血 PTH<65pg/ml 或<100pg/ml 提示动力缺失性骨病可能。在随访中作为评估骨病变的一项指标。在与铝相关骨病病人中，血 PTH 水平的升高较一般透析病人低。单位换算 PTH pmol/L＝9.5×pg/ml。

（七）血浆铝

原子吸收分光光度仪测血铝是精确性好，正确性高的测定方法。正常值都是<10μg/L，通常<5μg/L。反之，透析病人不接触铝者，血铝水平 15～30μg/L，血浆铝水平可能反映最近铝的负荷量，以及来自透析液或应用含铝的磷结合剂，但血浆铝水平并不能正确反映组织沉积储存的铝，铝主要储存于骨、肝脏、脑和甲状旁腺。当停止进含铝的药物后，见血浆铝水平下降，而组织铝含量不变。在铝相关性骨病病人输注去铁胺可导致血浆铝水平的增高。方法如下：去铁胺（desferoxamine，DFO）5mg/kg 溶于 5% 葡萄糖液 100ml 中，在 2 小时期间立刻进行血液透析，血浆铝水平于注射前，注射后 24～48 小时测定，应用去铁胺后血浆铝水平增加，提示组织铝的含量。Pei 于多伦多 445 例病人中对 259 例病人进行了去铁胺试验，血 PTH 水平和骨活组织检查。142 例腹膜透析（PD）和 117 例血液透析（HD）病人。以血铝增加≥100μg/L 为试验阳性。提示铝骨病的阳性预测价值，在 PD 病人中符合率为 75%；在 HD 病人中符合率 88%，但其敏感性只分别为 10% 和 37%。如果血铝增加值≥150μg/L，同时结合全分子

PTH≤200pg/ml，则对铝相关骨病的阳性预示价值在 HD 和 PD 病人中分别为 95% 和 100%，敏感性为 53% 和 39%。当病人停服铝胶剂超过 6 个月时，此试验的敏感性和特异性降低，需骨活检证实铝相关骨病的存在，这被认为是诊断铝性骨病（aluminum bone disease）的金标准，铝在骨表面的染色>15%，组织学呈现动力缺失性骨病或骨质软化症。为了预防 DFO 对神经的毒性作用，血铝>200μg/L 时，禁止应用 DFO。血铝水平的监测适用于长期透析治疗和长期接受含铝的磷结合剂病人。铝中毒易发生在生长期病人或 CKD 病人 [GFR<30ml/（min·1.73m^2）]。

六、治疗

肾性骨营养不良的治疗目的是：①维持血钙和磷水平在正常范围；②预防甲状旁腺增生，假如继发性甲状旁腺功能亢进已经存在，需抑制 PTH 的分泌，维持血 PTH 值在 CKD 各期相适当的水平；③预防和治疗骨外钙化的发生，尤其是血管钙化；④预防或逆转中毒物质的堆积，如铝、β$_2$-微球蛋白和 FGF-23。

（一）膳食钙和磷摄入量的调整

膳食钙和磷摄入量的调整，目的是维持血钙在正常范围，降低高磷血症，改善钙磷代谢紊乱。

1. 钙的摄入量　进行性肾衰竭病人，1,25（OH）$_2$D 生成减少，肠和肾脏吸收钙均减少，常出现低钙血症。低钙血症是导致继发性甲状旁腺功能亢进和肾性骨病的重要因素，并使死亡风险增加。如纳入 12 个国家的 25588 例维持性血液透析病人的 DOPPS 研究（Dialysis Outcomes and Practice Patterns Study）经过 10 年随访观察发现，与正常血清钙（2.15~2.50mmol/L）水平相比，当血清钙≤2.13mmol/L 时会显著增加长期维持性血液透析病人的全因死亡风险。低钙血症还可能影响 CKD 病人的骨矿化，增加骨质疏松发生的风险，研究显示血钙值 2.15~2.50mmol/L 范围时死亡风险最低。故应增加钙的进量，补充钙剂，多数终末期病人钙吸收有障碍，并存在钙进量低于 400~700mg/d，如增加到 1500mg 可能维持钙的正平衡。中华肾脏病矿盐和骨异常诊治指导建议每日元素钙总量不超过 2000mg（膳食钙和钙剂），对于没有接受活性维生素 D 及其类似物治疗，或低钙血症，或正在接受拟钙剂治疗的病人，其钙的摄入量可稍高。长期足量补充钙剂可以减少骨的侵袭性病变和骨折。但口服钙剂在骨组织学上并不能像维生素 D 那样使钙化前沿（calcification front）恢复正常。当血磷升高>2.42mmol/L 或 2.58mmol/L（7.5mg/dl 或 8.0mg/dl）时补充钙剂应慎重。CKD 3~5D 期病人，建议血清校正钙维持在正常范围，如一旦发生高钙血症，钙和磷乘积增高易于发生骨外组织钙化，尤其是血管钙化，钙磷乘积避免>55mg^2/dl^2。

CKD 3~5D 期病人血清钙上限水平多少是合适的？日本 Kimata 等的前瞻性队列研究显示血清钙>2.6mmol/L 会增加心血管事件发生风险。Kalantar-Zadeh 等 58058 例维持性血液透析病人的研究发现，血清钙>2.63mmol/L 会增加死亡的风险。Young 等报道，307 个透析中心 17236 例病人的前瞻性队列研究结果，相应血清钙>2.85mmol/L，增加死亡率和心血管事件发生风险。多数学者认为 CKD 3~5D 期病人，血钙水平维持在正常范围是合适的水平。血钙 2.15~2.50mmol/L 是治疗的目标值。

病人接受钙剂和维生素 D 治疗期间，应每 2~3 周进行检测，预防无症状高钙血症的发生，轻度高钙血症 2.75~3.0mmol/L（11.0~12.0mg/dl），临床常无症状。重度高钙血症时有食欲不振、恶心、呕吐、皮肤瘙痒、意识障碍和昏睡等。

2. 限制磷的摄入　磷的主要来源是饮食，控制饮食中磷的摄入，对防治高磷血症十分重要。限制磷摄入的措施：包括限制摄入蛋白质总量，限制含磷的食物添加剂和高磷食物的摄入。

由于有机磷主要是与蛋白质结合，并分布于细胞内，所以富含蛋白的食物往往含磷亦高，1g 蛋白质伴 10~12mg 的磷。动物来源的食物，如猪肉、家禽和鱼的含磷量都很高。植物来源食物中的磷主要以肌醇六磷酸的形式存在，不易被吸收，因为人类的肠道缺乏肌醇六磷酸酶，导致食物中磷的吸收率低。Moe 等对 9 例 CKD 3 期病人 [平均 eGFR 32ml/（min·1.73m^2）]，采用自身交叉对照试验，分别进食植物蛋白和动物蛋白各 1 周，其蛋白质和磷摄入量相近，观察到 CKD 病人进植物类食物时，血磷水平明显降低，尿磷排泄亦降低，成纤维细胞生长因子-23（FGF-23）水平也明显降低，所以合理搭配不同来源的食物有助于控制血磷浓度。

过度限磷会使蛋白质摄入量降低，导致营养不良并增加死亡率，蛋白质摄入和磷的摄入之间必须达到平衡，多选择磷含量低而蛋白质含量丰富的食物（如鸡蛋清等）。

限制含磷添加剂摄入，磷是食物制品中防腐剂和添加剂的主要成分之一，通常以磷酸盐形式存在。添加剂中的磷是无机磷，未与蛋白质结合，易被肠道上皮吸收。90%的无机磷可被肠道吸收，而动物来源的有机磷吸收率为40%~60%，植物来源的更低。2009年Sullivan报道的一项随机双盲对照研究，279例高磷血症血液透析病人随访3个月，避免摄入含磷添加剂会明显降低血磷水平。磷酸盐存在几乎所有的饮料中，应予以重视。

正常成人膳食中含磷量为1500~2000mg/d，60%~70%被吸收。中度肾功能损害者，单纯限制饮食磷的摄入就可预防高磷血症。在美国和西欧CKD病人膳食磷控制在1000mg/d以下，甚至600~800mg。控制磷的摄入比较困难，限磷也会限制蛋白质摄入，蛋白质摄入量CKD成人推荐0.8~1g/（kg·d），患儿为1~2.5g/（kg·d），参照年龄而定。当CKD 3~5D推荐蛋白质摄入量1.2g/（kg·d）（血液透析）、1.3g/（kg·d）（腹膜透析），这样提供磷约1000mg/d。我国中华肾脏病矿盐和骨异常诊治指导建议：①CKD 3~5期非透析病人血磷超过正常范围，建议首先限制饮食磷摄入（800~1000mg/d）；②CKD 5D期病人血磷超过目标值，建议限制饮食磷摄入（800~1000mg/d）；③建议选择磷吸收率低，磷/蛋白质比例低的食物，限制摄入含有大量磷酸盐添加剂的食物。控制血磷的目标值：①CKD 3~5期：建议血清磷维持在正常范围（0.87~1.45mmol/L）；②CKD 5D期：建议降低已升高的血磷水平，维持血清磷在1.13~1.78mmol/L。

高磷血症和钙磷乘积过高是成人CKD透析病人血管钙化和死亡率增多的独立危险因素。磷潴留也是引起继发性甲状旁腺功能亢进的一个重要因素。2011年Palmer等发表的荟萃分析，共纳入14项研究，109670例CKD病人（主要接受透析治疗），血清磷升高（>1.78mmol/L），会导致死亡风险显著增加，血清磷每升高1mg/dl，CKD病人全因死亡风险增加18%，心血管死亡风险增加10%。

（二）磷结合剂

磷结合剂的应用开始于50年前，20世纪七八十年代用含铝的磷结合剂，由于铝的毒性作用，长期应用可引起骨病、脑病和贫血等，80年代以后被含钙磷结合剂（碳酸钙、醋酸钙和枸橼酸钙）替代，由于高钙血症的发生，90年代早期开始应用不含钙的磷结合剂，近期新的非铝、非钙的磷结合剂被应用，有盐酸司维拉姆（sevelamer hydrochloride，RenaGel）和碳酸司维拉姆（sevelamer cabornate）及碳酸镧（lanthanum carbonate，Fosrenol）等。

1. 含铝的磷结合剂　由于透析病人控制高磷血症，单独通过饮食磷的限制是不够的，需应用磷结合剂，含铝的胶剂，如氢氧化铝和碳酸铝是对这类病人高磷血症的治疗药物，通过在肠道形成不溶性的复合物，从而减少肠磷的吸收，含1000mg元素铝的磷结合剂可结合食物中磷200mg。但是发现含铝凝胶已成为诱发铝中毒，特别是骨质软化和其他低转换型骨病的重要危险因素。氢氧化铝的安全应用，最大剂量为30mg/（kg·d），疗程2~4周，血铝水平应定期监测，仅于严重高磷血症>2.25mmol/L（7mg/dl）伴高钙血症或钙磷乘积过高时应用一个疗程，短期使用，以后改其他磷结合剂。大部分肾衰竭病人应避免用含铝药物，防止引起铝相关的骨病。禁止反复长期使用含铝磷结合剂。

影响肠铝吸收的因素有枸橼酸盐。当枸橼酸盐和铝同时应用，明显增加铝的吸收（≥20倍），增加急性铝中毒的风险，在进行性肾功能不全病人同时应用氢氧化铝和Shohls solution（含枸橼酸和枸橼酸盐的溶液），有致死性铝中毒的报道。枸橼酸钙也应避免与铝剂同时服用。

2. 含钙的磷结合剂　目前最常用的含钙磷结合剂为碳酸钙和醋酸钙。碳酸钙已被证明对70%~80%的成人和儿童透析病人，作为磷结合剂降低血磷水平有效且廉价，同时应用或不用维生素D，都要注意谨防高钙血症和血管钙化的发生。含钙的磷结合剂中元素钙量应<1.5g，建议CKD 5D期常规血液

透析液的钙离子浓度应为 1.25～1.50mmol/L；建议 CKD 5D 期腹膜透析病人使用钙离子浓度为 1.25mmol/L 的腹透液。碳酸钙应该与饮食同进，可发挥最大的结合磷的效率和减少钙的吸收。补充剂量个体差异大，按血磷水平加以调整，每日剂量 1～5g 不等，约 1/3 的病人可发生高钙血症。醋酸钙（元素钙 25%）与磷的结合较相同量的碳酸钙（元素钙 40%）约强 1.4 倍（1500mg 元素钙分别结合磷 238mg 和 166mg）。

使用指征：①CKD 3～5 期非透析病人，如限制饮食磷摄入后，血磷值仍高于目标值，而血钙水平在正常范围或降低，建议使用含钙的磷结合剂。②CKD 5D 期病人，限饮食磷摄入和充分透析仍不能控制血磷水平，而血钙水平在正常范围或降低，建议使用含钙的磷结合剂。不推荐或限制使用：①CKD 3～5D 期病人合并高磷血症，若高钙血症持续存在或反复发生；②合并动脉硬化和/或无动力性骨病和/或血清 iPTH 水平持续过低，建议限制使用含钙的磷结合剂。

含钙磷结合剂的用法：可从小量开始，逐渐加量，元素钙总量一般不超过 1500mg/d，分 2～3 次服用，直到血磷水平降达目标值或出现高钙血症。主张在餐中服，可结合饮食中的磷，如在两餐间服用，主要结合肠道分泌的磷。对于透析病人，因透析液中钙离子浓度是变化的，可能影响含钙磷结合剂的作用。在使用含钙磷结合剂过程中，需密切监测血钙、磷和 iPTH，以便调整药物剂量。

3. 非含钙磷结合剂　目前常用的非含钙的磷结合剂主要有司维拉姆［盐酸司维拉姆（RenaGel）和碳酸司维拉姆（Renvela）］及碳酸镧（lanthaum carbonate）。

司维拉姆不含钙和铝，一种非吸收性的阳离子多聚体，与磷通过离子键和氢键结合，口服后不被肠道吸收，不进入血液，在消化道中结合食物的磷，从粪便排出，减少磷的吸收，从而降低血磷水平。碳酸司维拉姆，以碳酸作为缓冲剂，使血碳酸氢根浓度明显升高，避免了盐酸司维拉姆可能引起的代谢性酸中毒。碳酸司维拉姆的单片剂量为 800mg。根据血磷值而选定剂量，一项碳酸司维拉姆的 Ⅲ 期临床试验，起始剂量为 4.8g/d，最大剂量为 12g/d，平均最终剂量为 5.5g/d。每两周调整剂量，每次调整 2.4g/d（800mg/次，每日 3 次）。盐酸司维拉姆的使用，当血磷 6.0～7.5mg/dl，起始量 800mg/次，每日 3 次；血磷 7.5～9.0mg/dl，1200mg/次，每日 3 次；血磷>9.0mg/dl，1600mg/次，每日 3 次。当血磷水平降低后改为维持量。维持量时，控制血磷在 3.5～6.0mg/dl，如血磷>6.0mg/dl 应增加药量，如血磷<3.5mg/dl，可酌情减少原剂量（每次减少 200～400mg）。此制剂还可降低总胆固醇和低密度脂蛋白胆固醇，升高高密度脂蛋白胆固醇，这可能对终末期肾病改善病人心血管并发症有益。几项研究显示，可使 FGF-23 水平降低。治疗中应注意酸中毒的发生。

碳酸镧能降低血磷和甲状旁腺激素水平，是一种非含钙的磷结合剂。每 1000mg 元素镧可结合磷 130mg。其单片剂量有 250mg、500mg、750mg 和 1000mg 多种规格。已在我国大陆和台湾地区进行了 Ⅲ 期临床试验，大陆的一项多中心随机双盲研究，起始量为 1500mg/d，血液透析病人为每周进行剂量滴定，腹膜透析病人为每 2 周剂量滴定，平均使用剂量为 2000mg/d，最大剂量为 3000mg/d，以胃肠道不良反应多见。中国台湾地区的研究剂量为 750mg，每周剂量滴定，滴定期 4 周，最小剂量 750mg/d，最大剂量 3000mg/d。日本的一项研究，256 例病人分别接受 375mg/d、750mg/d、1500mg/d、2250mg/d 和 3000mg/d 与安慰剂对照组，第一周治疗结束时，所有剂量的碳酸镧应用者均可使血磷水平明显降低，其中 2250mg/d 组病人血磷水平达标率最高；药物不良事件也呈剂量依赖性，1500mg/d、2250mg/d 组不良事件与安慰剂相当。而 3000mg/d 组明显升高。碳酸镧的初始剂量，血磷 5.5～7.5mg/dl 时，250mg/次，每日 3 次；血磷>7.5 mg/dl 时，予 500mg/次，每日 3 次。

两项系统回顾和荟萃分析结果均提示，司维拉姆、碳酸镧与含钙磷结合剂均具有相当的降磷效果。但其影响病人临床终点事件效果报道并不一致。上述两项荟萃分析结果，与含钙磷结合剂比较，司维拉姆没有显著降低病人全因死亡率。但一项 RCT 研究（466 例新入血透病人，观察 24 个月）结果，司维拉姆治疗组病人心血管死亡率、全因死亡率均明显低于碳酸钙组。

2013 年报道的荟萃分析，司维拉姆和碳酸镧与含钙磷结合剂相比，明显降低了病人的全因死亡率。

来自欧洲的大型前瞻队列研究（COSMOS 研究，有6297例血液透析病人，随访 3 年）结果与未使用磷结合剂组相比，无论是单独使用含钙磷结合剂、司维拉姆、碳酸镧还是联合使用其中任意的两种磷结合剂，均显著降低病人的全因死亡率。

但是来自法国的 ARNOS 研究（1347 例病人队列研究，42 个月的前瞻性生存分析），碳酸钙的使用与死亡率降低相关，但使用司维拉姆反而与死亡率增加相关。

磷结合剂应用对血钙、PTH、血管钙化和骨形态影响的比较：

（1）对血钙的影响：非含钙磷结合剂，司维拉姆和碳酸镧使用后在透析和非透析病人血钙水平较治疗前有降低，而含钙磷结合剂有增高。中华肾脏病学会矿盐骨异常诊治指导建议当病人有高磷血症同时伴高钙血症，不推荐使用含钙磷结合剂，应使用非含钙磷结合剂。

（2）对 PTH 的影响：目前的研究结果不一致。在含钙磷结合剂组较多病人出现血 iPTH 水平低于 150pg/ml，而在司维拉姆组发生率低。含钙制剂治疗常导致 iPTH 水平的下降，而司维拉姆组较稳定，或反而有上升。碳酸镧治疗 iPTH 水平较疗前有明显上升。有报道碳酸钙≥3000mg/d，可明显降低 iPTH 水平，而非含钙磷结合剂对 PTH 水平无抑制作用。诊治指导认为由于 iPTH 持续<150pg/ml，往往提示病人低转运骨病的存在，如摄入多量含钙的磷结合剂，可能造成 iPTH 的进一步下降，因此建议限制含钙磷结合剂的使用，选用非含钙磷结合剂作为降磷治疗。

（3）对血管钙化的影响：部分比较性研究证实，司维拉姆较含钙制剂能明显延缓血管钙化的进展，碳酸镧可能与减轻动脉钙化有关。然而也有不一致的研究结果。中华肾脏病矿物质与骨异常诊治指导指出对有持续高血磷伴血管钙化的病人，建议限制含钙磷结合剂使用，选用非含钙磷结合剂的降磷治疗。

（4）对骨形态的影响：68 例血液透析病人治疗前后均进行了活检，该时血钙、磷和 iPTH 都得到很好地控制，司维拉姆组和碳酸钙组分别有 3 例（9%）和 9 例（26%）转为低转运骨病，表明使用碳酸钙组更容易出现低转运性骨病。Shigematsu 等对 15 例血液透析病人 3 年研究，给碳酸镧治疗 1 年后，2 例无动力性骨病病人的骨形成，骨吸收、骨量及骨矿化指标均得到明显改善，并维持 3 年。另一项 63 例透析病人，降磷治疗 1 年，结束时骨活检显示碳酸镧组 1 例（4%）而碳酸钙组 6 例病人（26%）发展为无动力性骨病。诊治指导指出对无动力性骨病的病人，建议限制含钙磷结合剂的使用，选用非钙磷结合剂降磷治疗。

中华肾脏病矿盐和骨异常诊治指导建议，当禁忌使用含钙磷结合剂或要限制含钙磷结合剂的剂量时，非含钙磷结合剂应作为降磷治疗的药物选择：①CKD 5D 期病人伴高磷血症，血清校正钙>2.5mmol/L 时，建议选择非含钙磷结合剂降磷治疗；②CKD 5D 期病人伴高磷血症，血清校正钙<2.5mmol/L 时，给予足量含钙磷结合剂后（元素钙含量 1500mg），血磷仍高于目标值，建议根据血钙水平加用或换用非含钙磷结合剂；③CKD 5 期病人伴高磷血症，同时伴血管钙化，和/或 iPTH 水平持续降低（低于正常上限的 2 倍）和/或低转运骨病，建议选择非钙磷结合剂进行降磷治疗。但此两类非钙磷结合剂由于价格较贵，限制了其广泛应用。

（三）继发性甲状旁腺功能亢进症的治疗

继发性甲状旁腺功能亢进（secondary hyperparathyroidism，SHPT）是 CKD 病人常见的严重并发症之一，增加 CKD 病人的心血管死亡率和全因死亡率。Slinin 等报道一项血液透析病人的回顾性研究，纳入 14829例，随访 3 年，结果显示，血 iPTH 水平和心血管事件和死亡率相关，当 iPTH 水平>480pg/ml 时，心血管事件和全因死亡风险明显增加。CORES 研究对拉丁美洲16173例血液透析病人的 iPTH 水平和死亡风险的相关分析，血 iPTH<150pg/ml 和>500pg/ml 时全因死亡率和心血管死亡率均增加，尤其是 iPTH<50pg/ml 和>800pg/ml 时更为明显。其中 iPTH>300pg/ml 时，心血管死亡的风险增加（HR 1.42，95%CI 1.06~1.91，P<0.05）。本研究的各中心采用相同的试验盒，避免检测方法的偏倚。综合多家报道，血 iPTH 水平低于参考值的 2 倍，或高于 9 倍上限时，病人的死亡风险上升。纳入25588例血液透析

病人的 DOPPS 研究（dialysis outcomes and practice patterns study）发现当 iPTH 控制在 101～300pg/ml 时死亡风险降到最低。继发性甲状旁腺功能亢进症的治疗，首先控制高磷血症和维持血钙水平在正常范围。如血 iPTH 水平仍高，可使用活性维生素 D 和其类似物以及拟钙剂等药物治疗。如 iPTH 水平仍明显增高，上述措施效果不佳者，考虑甲状旁腺手术治疗。

1. 维生素 D 和活性维生素 D　尽管限制饮食磷量，予磷结合剂，透析液中配制含适量的钙盐，并口服适量的钙剂，尿毒症病人仍有相当数量由于甲状旁腺功能亢进导致严重和进行性的骨纤维囊性骨炎。应用药理量的维生素 D_3 或维生素 D_2 和活性维生素 D，目的是控制血 PTH 水平和高骨转换性骨病。维生素 D 治疗有两个目标：①肾病时维生素 D 缺乏相当常见，维生素 D 补充可能对逆转甲状旁腺功能亢进症有益；②活性维生素 D 治疗抑制前 PTH 原（prepro-PTH）合成和激活钙敏感受体（CaSR），进一步降低 PTH 水平。

维生素 D 缺乏在慢性肾病中十分常见，上海瑞金医院肾科报道 358 例慢性肾病住院病人中维生素 D 缺乏 [25（OH）D<15ng/ml] 的检出率为 39.7%，维生素 D 缺乏和不足 [25（OH）D<30ng/ml] 的检出率共为 84.6%。在 CKD 1～5 期中依次是 5.0%、17.5%、37.2%、42.3% 和 57.1%。维生素 D 不足的检出率为 44.9%，在 CKD 1～5 期中依次分别为 72.5%、47.5%、45.3%、33.4% 和 40.6%。

（1）评估和治疗维生素 D 缺乏：肝脏生成的 25（OH）D 不是活性维生素 D，因 25（OH）D 的活性只有活性维生素 D 即 1,25（OH）$_2$D$_3$ 的 1/10，其在血中浓度为 1,25（OH）$_2$D$_3$ 的 1000 倍，半衰期 25～30 天。慢性肾脏疾病治疗中重要的一环是测定血 25（OH）D 水平和治疗维生素 D 缺乏。KDOQI 维生素 D 缺乏按 25（OH）D 水平分为三类：①严重缺乏：25（OH）D<5ng/ml；②维生素 D 缺乏：25（OH）D 5～15ng/ml；③维生素 D 不足：25（OH）D 16～30ng/ml。因此，当慢性肾病病人血 25（OH）D 水平下降至 30ng/ml 以下时应开始维生素 D 补充。维生素 D 严重缺乏者（<5ng/ml）予维生素 D_2（麦角骨化醇）或维生素 D_3（胆骨化醇）50000IU 口服，每周一次，共 12 周，然后 50000IU 口服，每月一次，共 6 个月。另一种方案可予 500000IU 单独一次肌内注射。维生素 D 缺乏者（5～15ng/ml）予维生素 D_2 或维生素 D_3 50000IU 口服，每周一次，共 4 次，随后 50000IU 口服，每月一次，共 6 个月。维生素 D 不足者（16～30ng/ml），应给维生素 D_2 50000IU 口服，每月一次，共 6 个月。在完成 6 个月用药后对维生素 D 缺乏的病人，应复查血 25（OH）D 水平。如维生素 D 治疗 6 个月后，血 iPTH 水平仍持续增高，考虑改换小剂量活性维生素 D 或其类似物治疗。

（2）活性维生素 D 治疗：维生素 D 类固醇经过多个途径可降低 PTH 的生成，通过增加肠道和肾脏对钙的吸收，与钙敏感受体结合，增加骨对 PTH 的敏感性，改变前 PTH 原的转录。活性维生素 D 即骨化三醇 [1,25（OH）$_2$D$_3$]，多年来已被广泛应用于 CKD 成人和儿童以控制继发性甲旁亢。

骨化三醇治疗可减轻骨痛，改善近端肌张力和步态，恢复儿童生长速率。但也有报道虽然血碱性磷酸酶和 PTH 水平有下降，但生长速度改变不明显。骨组织学显示有纤维性囊性骨炎的好转。使用剂量决定于所处肾脏病的分期（严重程度）和 PTH 水平，每日 0.25～1.5μg，多数从小剂量每日 0.25～0.5μg 开始，维持血钙在 2.20～2.55mmol/L（8.8～10.2mg/dl），此时多数病人 PTH 水平可降低。对透析病人，建议每周 3 次静脉注射 1,25（OH）$_2$D$_3$ 或口服冲击治疗，观察到对 PTH 明显的抑制作用。剂量为 0.5～1.0μg/次至 3.5～4.0μg/次，每周 3 次；或 2.0～5.0μg/次，每周 2 次，一般从小剂量开始，按照血 PTH、钙和磷水平来调整剂量。有学者建议间断使用骨化三醇治疗的最大剂量不要超过 7～8μg/w。间歇性大量注射或口服 1,25（OH）$_2$D$_3$ 均可使骨转换快速下降，当血 PTH 水平减低至正常参考值上限的 4～5 倍时，应减少药物的剂量，必要时停药以减少发生动力缺失型骨病的危险。活性维生素 D 能有效地降低 PTH 水平和预防纤维性囊性骨炎，其主要不良反应是高钙血症，有时出现快速和明显的血钙值升高，也可产生高磷血症，故出现组织器官和血管的钙化在肾病儿童和成人都应重视。有报道 120 例肾病儿童中，60% 有软组织和血管钙化，36% 有全身多发钙化。1,25（OH）$_2$D$_3$ 的半衰期短，停药数天（一般 3～6 天）高钙血症即消失。过量治疗会导致动力缺失性骨病和生长停滞。

维生素 D 治疗、钙磷乘积、肾病发病年龄和男性均与钙化有相关，其中骨化三醇与钙化的相关性最强。现有的证据提示矿盐代谢紊乱、含钙的磷结合剂和维生素 D 的应用在终末期肾病发生血管钙化中具有作用，可能与生存率降低亦有关。

在日本、欧洲和加拿大等应用阿法 D_3 [1α (OH) D_3] 较多，通过肝脏转化为 $1,25$ (OH)$_2D_3$ 而发挥作用。阿法 D_3 和骨化三醇在治疗 CKD 继发性甲状旁腺功能亢进同样有效，其生物利用度分别为 40% 和 70%。如果与含钙的磷结合剂同时应用，会产生高钙血症、高磷血症以及软组织钙化。

西班牙的 CKD-MBD 指南发表于 2011 年，对血液透析病人，建议将血 iPTH 水平维持在 150～300pg/ml 范围内，避免低于 100pg/ml 或高于 500pg/ml。当血钙和/或磷水平较高或 PTH < 100pg/ml（<2 倍正常上限值）则应减少维生素 D 剂量或暂停给药。

日本的 CKD-MBD 指南发表于 2013 年，对血液透析病人的 iPTH 目标范围设定为 60～240pg/ml。如持续高于此限定水平，且血清磷、钙水平正常或较高时，可考虑给予拟钙剂，当血磷或钙水平正常或较低时可考虑给予维生素 D 受体激动剂（VDRA）如骨化三醇、帕立骨化醇等。

韩国 CKD-MBD 指南发表于 2015 年，研究发现韩国病人 iPTH 水平较低，因此将血 iPTH 目标值设定为 100～300pg/ml。当透析病人 iPTH > 200～300pg/ml 时，即可开始降低 PTH 的药物治疗，如 iPTH < 150pg/ml，则应减少当前药物治疗的剂量，对于血 iPTH < 100pg/ml 的血液透析病人，则应停止抑制 PTH 的治疗手段。VDRA 的应用：推荐 iPTH > 200pg/ml 或口服骨化三醇疗效不佳的血液透析病人，可静脉给骨化三醇（0.5～1.5μg/次，1～3 次/W，最高不超过 5μg/w）；如血 PTH > 300pg/ml，考虑给帕立骨化醇，起始剂量通常为每次透析 2～5μg，在维持期内，可每次减少剂量 1～2μg（剂量的 1/3 或 1/4），同时监测血钙和磷的水平。推荐 VDRA 和拟钙剂合用可以作为控制 PTH 的有效手段。对已给予合理治疗而 iPTH 仍持续 > 500pg/ml 病人，则考虑甲状旁腺切除术。

新的维生素 D 衍生物正在研发中，期望既能抑制 PTH，又能减少肠对钙磷的吸收，预防高钙血症、高磷血症和软组织及血管的钙化。

主要有下述 3 种药物。

1）22-oxacalcitriol（OCT maxacalcitol）在肾衰大鼠体内和体外均抑制 PTH mRNA 表达，预防甲状旁腺内维生素 D 受体的减少。正常或肾功能不全的动物，短期治疗降低 PTH 水平和骨形成速率，不引起高钙血症。在尿毒症的长期治疗出现高钙血症和高磷血症。虽然在治疗前后的骨活检比较，可见 OCT 减少编织骨类骨质、板状骨类骨质和纤维化，但不降低骨形成率。初步临床试验结果，它可控制继发性甲旁亢，还需要进一步研究。

2）帕立骨化醇 [19-nor-1α，25 (OH)$_2D_2$] 是一个维生素 D_2 类似物，在美国用于治疗终末期肾病伴继发性甲旁亢的病人。一组 78 例透析病人的研究显示，40 例用帕立骨化醇 12 周，血 PTH 水平下降 50%，另外 38 例服安慰剂的对照组 PTH 值无变化，帕立骨化醇可有效降低 PTH 水平，而不伴血钙和血磷值的明显升高。适用于血液透析病人注射用药，腹膜透析病人的用药知之甚少。在透析病人用帕立骨化醇和 doxercalciferol 与骨化三醇比较有较好的生存率，将基线的区别校正后，这种有益影响仍存在。

3）度骨化醇（doxercalciferol [1α (OH) D_2]）能有效降低血液透析继发甲旁亢病人的 PTH 水平，可发生高钙血症，但停药后迅速缓解，可以口服治疗。在维生素 D 缺乏的大鼠对肠钙吸收和骨钙动员的作用与 1α (OH) D_3 相同，但剂量较 1α (OH) D_3 大，24 例透析中度至重度甲旁亢成人，抑制 PTH 用量 4μg/d 或 4μg/次，每周 3 次，可有效降低 PTH 水平。另一项多中心 80 例透析病人 1α (OH) D_2 10μg/次，每周 3 次，有效降低 PTH 水平。

2. 钙敏感受体激动剂（calcimimetics agents）　钙敏感受体激动剂又称拟钙剂，是一种可以模拟钙作用于组织的制剂，通过变构激活人类器官组织中的钙敏感受体，从而增加细胞内钙，并能减少 PTH 释放，该类药物不会增加肠道对钙、磷的吸收。西那卡塞（cinacalcet）是一种钙敏感受体激动剂。动物实验证明，它不仅能够降低 PTH 水平，而且能改变小鼠纤维性骨炎的组织学形态，能防止和阻抑尿毒症动物甲状旁腺增生，也可刺激降钙素的分泌，使血钙水平下降。CaSR 激动剂对停用维生素 D 后血钙水平仍高的重度甲旁亢病人过多 PTH 分泌亦有效，但可惜的是西那卡塞的生物活性较低，药物代谢不稳定。因此，其他 CaSR 激动剂正在进行临床研究。Block 等报道了西那卡塞治疗透析继发性甲旁亢，双盲安慰剂对照研究，剂量从 30μg/d 增至最大 180μg/d，治疗 26 周。服药组和安慰剂组各 370 例和 371 例，血 PTH 值下降至 <250pg/ml 的病人数分别占 43% 和 5%（$P<0.001$），血 PTH 值的下降幅度 43% 和上升幅度 9%（$P<0.001$），钙和磷乘积分别降低 15% 和无改变（$P<0.001$），低钙血症的发生分别是 5% 和 1%，结果表明西那卡塞可以降低 PTH 水平，降低血钙和钙磷乘积。Block 等发现接受静脉维生素 D 治疗的 19186 例伴继发性甲状旁腺功能亢进病人中，5976 例病人加用西那卡塞，随访 26 个月。发现西那卡塞组全因和心血管死亡率较低。

一项荟萃分析纳入 2012 年前 15 项临床研究，共 3387 例透析病人，与对照组（大多为安慰剂组）比较，西那卡塞可有效降低血 iPTH、血钙和血磷水平，而不增加病人全因死亡率及心血管不良事件。但低钙血症的发生率较高。前瞻性试验 3883 例 CKD 成人伴继发性甲旁亢（EVOLVE 试验）未能证实钙敏感受体激动剂对心血管事件或死亡率降低的有益作用。中华肾脏病矿盐和骨异常诊治指导建议对 CKD5D 期病人的继发性甲状旁腺功能亢进症，在使用传统治疗法（纠正低血钙，控制高血磷以及使用活性维生素 D 及其类似物治疗）无法将 iPTH 值控制在目标范围时，建议可选择使用拟钙剂。如 iPTH 水平低于正常值上限 2 倍时，拟钙剂减量或停用。

3. 甲状旁腺切除　外科手术指征：①肾衰竭 CKD 3~5 期病人存在甲状旁腺增生和/或肥大，十分高的 PTH 水平和骨活检或骨 X 线检查存在纤维性囊性骨炎时，药物治疗无效需要手术治疗；②持续高钙血症，血清钙 ≥2.87mmol/dl 或 3mmol/L（11.5mg/dl 或 12.0mg/dl），特别是有症状时；③显著升高的血 PTH 值（≥800pg/ml），对维生素 D 的治疗无效，伴高钙血症；④顽固性的瘙痒，对透析和其他药物治疗无效；⑤血清钙磷乘积超过 75~80，有进行性骨外软组织钙化或持续高磷血症；⑥严重骨痛或骨折。但需除外活性维生素 D 治疗铝相关骨病和铝中毒。高钙血症的另一些原因也应除外，如结节病、恶性疾病、服钙剂和与铝无关的再生不良性骨病。施行甲状旁腺全切除和前臂组织自体移植，抑或甲状旁腺次全切除尚存在不同意见。如有可能应将切除的甲状旁腺组织做深低温处理（放置液氮罐），以便长期保存，准备日后出现甲状旁腺功能减退或顽固性低钙血症时再次移植。

CKD 病人伴继发性甲状旁腺功能亢进在甲状旁腺切除术后会发生明显的和较持久的低钙血症，比之原发性甲状旁腺功能亢进病人更为严重，主要由于骨饥饿。因此在甲状旁腺手术切除前 2~6 天，透析病人应分别在每日口服 0.5~1.0μg 或静脉注射骨化三醇，帮助术后促进肠钙的吸收，术后应监测血钙和钾水平，每 8~12 小时一次，每天测血磷和镁浓度。如术后 24~36 小时内，出现明显的低钙血症，为 1.75~2.0mmol/L（7~8mg/dl），有低钙血症的症状，抽搐、癫痫发作，重者导致骨折和肌腱撕脱，常发生于透析后 1~2 小时或透析后即刻。应补充钙剂（葡萄糖酸钙），每小时 50~100mg 钙离子输入，可酌情持续 48~72 小时，血钙监测每 4~6 小时一次，根据血钙水平调整剂量，必要时可加大剂量，每小时 200mg 元素钙。输入钙的剂量与术前血碱性磷酸酶的升高程度有关，也和术中发现的甲状旁腺大小有关。碳酸钙口服每日 4~6 次，每次 1g。骨化三醇每日 1.0~2.0μg 或更大量，严重时也可以静脉注射骨化三醇以缓解低钙血症。一般病人静脉注射钙剂 2~3 天，但严重病例需持续数周到数月。当血钙水平升至正常或接近正常，可停止静脉输钙剂，口服钙剂可酌情减量，为预防高磷血症，骨化三醇可减量或停用。

术后血磷水平可降至正常以下，当血磷值降至 0.64mmol/L（2.0mg/dl）以下时应该补磷，血磷维持在 1.13~1.29mmol/L（3.5~4.0mg/dl）为宜，否则会加重低钙血症。术后血磷水平增加时，可选用碳酸钙或醋酸钙，避免用氢氧化铝等磷结合剂。

甲状旁腺增生的另一种治疗，局部注射无水乙醇（酒精）或骨化三醇，引起甲状旁腺组织硬化，破坏其功能。这仅在少数医院应用，治疗效果报告不一。

美国国家肾病基金会肾脏病病人生存质量指导（K/DOQI）专家组推荐慢性肾病（CKD）病人的分期、血 PTH、钙、磷、钙磷乘积的治疗目标值（表 9-1-1）。

四类药物对血钙、磷、钙磷乘积和 PTH 影响的比较见表 9-1-2。

六种药物治疗肾性骨营养不良对骨组织学影响的比较见表 9-1-3。

表 9-1-1　慢性肾功能不全病人 PTH、钙、磷、钙磷乘积水平的治疗目标值

CKD 期	GFR [ml/(min·1.73m²)]	PTH (pg/ml)	钙 (mmol/L)	磷 (mmol/L)	钙磷乘积 (mg²/dl²)
3	30~59	35~70	正常	0.87~1.49 (2.7~4.6mg/dl)	正常
4	15~29	70~110	正常	0.87~1.49 (2.7~4.6mg/dl)	正常
5	<15 或透析	150~300	2.1~2.4 (8.4~9.5mg/dl)	1.13~1.78 (3.5~5.5mg/dl)	<4.51 (<55mg²/dl²)

注：引自参考文献 No.31

表 9-1-2　四类药物对血钙、磷、钙磷乘积和 PTH 水平的影响

药物	钙	磷	钙磷乘积	PTH
含钙的磷结合剂	↑↑	↓↓	↓	↓↓
无钙的磷结合剂	↔ or↑	↓↓	↓	↓
维生素 D	↑	↑	↑	↓↓↓
钙敏感受体激动剂	↓	↓	↓	↓↓↓

注：↑：升高；↓：降低；↔：没有变化，钙剂包括碳酸钙和醋酸钙，引自参考文献 No.32

表 9-1-3　肾性骨营养不良的各种治疗药物对骨组织学的影响

参数	骨转换	骨矿化	骨体积
含铝的磷结合剂	↓↓↓	↓↓↓	↓↓
含钙的磷结合剂	↓	↔	↔
盐酸司维拉姆	↗	↔	↑
碳酸镧	↑	↔	↑
骨化三醇，静脉注射	↓↓	↑	↗
骨化三醇，口服	↓↓	↑	↗
马沙骨化醇（Maxacalcitol）	↔	↑	↗
西那卡塞	↓	↔	↔

注：↑：升高；↓：降低；↔：没有变化；↗：不变至轻度升高，引自参考文献 No.33

（四）血管钙化的防治

血管钙化的发生和发展与诸多因素有关，其预防和治疗措施主要如下。

1. 防止高磷血症　血磷过高会增加血管钙化的风险，MESA（Multi-Ethnic Study of Atherosclerosis）

前瞻性队列研究的亚组分析（CKD 无心血管疾病 439 例纳入），发现血磷每升高 1mg/dl，冠状动脉血管钙化增加 21%，胸主动脉钙化增加 33%，主动脉瓣钙化增加 25%，二尖瓣钙化增加 62%。对血磷的控制主要有低磷膳食，磷结合剂的使用，透析频率的增加和时间的延长。Russo 等报道一项 RCT 研究，评价持续低磷膳食对 CKD 3~5 期非透析病人冠状动脉钙化的影响，随访 2 年，单纯低磷膳食组 CAC 评分升高最明显，其次是低磷膳食+碳酸钙组，而低磷膳食+盐酸司维拉姆组钙化未见进展。对合并血管钙化的高磷血症病人，建议使用未含钙磷结合剂，2013 年 Jamal 等的荟萃分析显示含钙磷结合剂与非含钙磷结合剂（司维拉姆及碳酸镧）相比，后者可减轻 CKD 病人冠状动脉钙化的进展，并可能因此降低了病人的全因死亡风险。司维拉姆还可能通过降低血脂，减轻炎症来改善血管钙化。

2. 防治高钙血症　摄入过多钙可以增加血管钙化的风险，防止高钙血症以降低血管钙化措施包括：防止膳食或药物中元素钙的过度摄入，以及使用低钙透析液。对于高钙血症持续存在或反复发生的病人，不推荐使用含钙的磷结合剂，避免增加血管钙化的风险。

3. 防治继发性甲状旁腺功能亢进　控制继发性甲状旁腺功能亢进，维持合理的 PTH 水平有助于防止血管钙化。PTH 水平增高或降低均可导致血管钙化的发生。但维持血 PTH 在何种范围血管钙化的风险最低，目前尚不明。

活性维生素 D 是目前临床最常用的治疗继发性甲状旁腺功能亢进的药物，预防血管钙化，合理使用骨化三醇非常重要。有研究表明使用骨化三醇可减轻血管钙化的进展。但过度使用骨化三醇可导致血钙、血磷水平的升高，并增加 CKD 病人血管钙化的风险。中华肾脏病矿盐和骨异常诊治指导建议治疗继发性甲旁亢时应避免长期大剂量使用活性维生素 D 及其类似物，引起体内维生素 D 水平过高和过度抑制 PTH 水平。应监测血钙、磷和 iPTH 水平，避免高钙血症和高磷血症。

拟钙剂在降低 PTH 水平的同时不升高血钙和血磷，可有效治疗继发性甲状旁腺功能亢进。ADVANCE 研究显示，小剂量骨化三醇联合西那卡塞与单独大剂量的骨化三醇相比，冠状动脉钙化进展较缓，主动脉、主动脉瓣、二尖瓣等钙化也较轻。但并未显示其对中重度继发性甲状旁腺功能亢进血液透析者降低其死亡风险或主要心血管事件。还有待更多的临床研究。

当药物治疗无效时，可考虑甲状旁腺手术切除，有报道术后见血管钙化减轻或发展延缓。

其他改善血管钙化的措施，有降脂治疗、降压治疗、终末期肾病进行肾移植也可逆转或减轻血管钙化。

（五）骨质疏松

肾性骨营养不良有矿物质代谢紊乱和骨代谢异常。CKD 3~5 期病人肾脏调节矿盐的能力下降，普遍存在骨代谢异常，表现骨结构、骨生长、骨的塑造和重建，以及骨矿化和骨强度等异常，出现骨质疏松症。

我国 20 世纪有流行病学调查显示骨质疏松症，患病率女性为 20.7%，男性为 14.4%，60 岁以上人群骨质疏松患病率明显增加，女性尤甚。目前我国还缺乏 CKD 合并骨质疏松症的流行病学调查数据。但美国第 3 次国家健康和营养调查（1988~1994 年）纳入 13831 例 20 岁以上的成年人测定骨密度和血清肌酐的研究，发现 23% CKD 3~4 期的成年女性病人合并有骨密度降低，与肾功能正常的人群相比，CKD 人群中低骨密度者的比例明显增高。一项美国透析病人的研究显示在髋部骨折病人死亡率比未患髋部骨折者增加 2 倍（774.9/1000 病人率 vs 360.2/1000 病人率）。

目前国际上采用双能 X 线吸收仪（DXA）测量骨密度（bone mineral density，BMD）作为诊断骨质疏松的金标准，它还是预测骨质疏松性骨折风险，监测自然病程以及药物干预疗效的最佳定量指标。日本 Imori 等一项研究，纳入 485 例血液透析病人，每年测 BMD，平均随访 39.9 个月，记录骨折发生情况，观察 BMD 对骨折的预测价值，发现骨折病人 46 例其三部位 BMD 均较未发生骨折病人明显降低，股骨颈（$P = 0.001$）、髋部（$P = 0.006$）和桡骨远端 1/3 部位（$P < 0.005$）表明三部位 BMD 能预测骨折风险，反映准确度（即曲线下面积 AUC），分别为股骨颈 BMD（0.610，$P < 0.05$）、全髋 BMD（0.659，

$P<0.001$）和桡骨远端 1/3 部位 BMD（0.588，$P<0.05$）。2015 年 West 等报道，CKD 3~5 期，非透析病人 131 例，测 BMD（DXA），随访 2 年，发现 35 例骨折病人在腰椎、髋部、桡骨末端和远端 1/3，均明显低于未发生骨折者，P 值都 <0.001，ROC 分析 AUC 预测准确度，分别为 0.62、0.68、0.74 和 0.70，表明各部位 BMD 均有骨折预测价值，准确度在 60% 以上。绝经后妇女诊断采用 T 值，老年男性也可参考此标准，其他年龄则采用 Z 值。如干预，可在 6~12 个月时复查。骨转换标志物分为骨形成标志物和骨吸收标志物两类，有助于判断骨转换类型和干预措施的疗效监测，国际和我国医学界均认为血清 I 型原胶原 N-端肽（procollagen type 1 N-terminal peptide，P1NP）和血清 I 型胶原交联 C-末端肽（serum cross-liked C-telopeptide of type 1 collagen，SCTX）分别是敏感性相对较好的骨形成和骨吸收标志物，肾功能下降将导致骨钙素和其他通过肾脏排泄和/或代谢的标志物如吡啶啉和脱氧吡啶啉值增高，当 CCr 下降至 30ml/min 以下时，应注意对这些骨生化标志物的解释。

中华肾脏病矿盐和骨异常诊治指导推荐，具备以下情况之一者，需考虑药物治疗：①确诊骨质疏松者（BMD：T≤-2.5）无论是否有过骨折；②低骨量，（BMD：-2.5<T≤-1），并存在一项以上骨质疏松危险因素无论是否有过骨折；③如无条件测 BMD 时具有以下情况之一者，也需考虑药物治疗：已发生过脆性骨折；OSTA 筛选为高风险；FRAX 计标出髋部骨折发生风险≥3%，或任何重要部位骨质疏松性骨折发生率≥20%。

治疗：包括基础治疗（同原发性骨质疏松症）和药物治疗，药物治疗主要有以下几种。

1. 双膦酸盐　CKD 病人双膦酸盐应用指征：①对于 CKD 1~2 期病人，如果出现骨质疏松和/或高骨折风险，建议按照普通人群治疗方案，使用双膦酸盐；②对于 CKD 3 期病人，如果 iPTH 水平在正常范围且出现骨质疏松和或高骨折风险，建议按照普通人群的治疗方案使用双膦酸盐；③对于 CKD 3 期病人，如果出现 CKD-MBD 的生化检查异常，以及低 BMD 和/或脆性骨折，则建议根据生化指标改变的幅度和可逆性，以及 CKD 的进展情况使用双膦酸盐，同时考虑进行骨活检；④对于 CKD 4~5D 期病人，如果出现了 CKD-MBD 特异性生化指标异常、低 BMD 和/或脆性骨折，则建议在使用双膦酸盐前最好进行骨活检。

（1）阿仑膦酸钠：阿仑膦酸钠主要经肾脏排泄，肾功能已有损害的病人，服阿仑膦酸钠治疗骨质疏松，应重视对肾功能的影响。有一组骨折干预临床 RCT 的二次分析研究，纳入绝经后妇女 6458 例，年龄 55~80 岁，股骨颈骨密度 ≤0.68g/cm²，疗程 4 年，其中肾功能严重损害 eGFR<45ml/(min·1.73m²)，有 58 例（0.9%），肾功能中度损害 eGFR 45~59ml/(min·1.73m²) 2409 例（37.3%），与安慰剂组相比，阿仑膦酸钠组在肾功能严重损害和中度损害者，其全髋 BMD 增加 4.9%±8.7%（平均 3 年），eGFR 严重降低者+5.6%（95%CI 4.8~6.5）与肾功能正常-中度损害者相比（$P=0.04$）。与安慰剂组相比椎体 BMD 分别+6.7% 和+6.6%，在 BMD 的增加和肾功能之间，未见明显相关（$P=0.75$），同样的在股骨颈 BMD 增加和肾功能间亦未见有相关（$P=0.32$），骨质疏松妇女中 BMD 在全髋、股骨颈和腰椎每年的改变率，在肾功能中度损害和严重损害两组是相仿的。平均随访 4 年，期间有 907 例临床骨折，包括髋部骨折 76 例。与安慰剂组相比，阿仑膦酸钠组临床骨折发生危险降低 20%（$OR=0.8$；95%CI 0.7~0.9），椎体骨折发生危险降低 46%（$OR=0.54$；95%CI 0.37~0.78），椎体形态骨折降低 28%（$OR=0.72$；95%CI 0.31~1.7），服药期间，未见肾功能损害有加重。血肌酐值从基线和随访 3 年分别为 1.05±0.16mg/dl 和 1.06±0.16mg/dl，血肌酐值在有肾损害和肾功能正常组间无差别，在安慰剂和阿仑膦酸钠两组间也无差别（$P=0.99$）。不良反应在肾功能正常与异常组间无差别（$P=0.4~0.9$）。肾脏的不良反应在两组间也未见差别（$P=0.68$）。研究结果显示，阿仑膦酸钠对上述肾功能有损害的骨质疏松病人同样是有效和安全的。

（2）利塞膦酸钠：Miller 等报道利塞膦酸钠 9 项临床试验，回顾性分析应用利塞膦酸治疗骨质疏松症病人共 9887 例，分为利塞膦酸钠（5mg/d）和安慰剂两组，治疗平均 34 个月。基线时轻度肾功能损害（血肌酐 0.9mg/dl，Crcl≥50~80ml/min）占 48%，中度肾功能损害（血肌酐 1.21mg/dl，Crcl 30~

50ml/min）占 45%，严重肾功能损害血（血肌酐 1.3mg/dl，Crcl 15~30ml/min）占 7%。在服药组和安慰剂组分布相近。利塞膦酸钠组不同的肾功能各亚组与安慰剂组比较，均显示能保留 BMD 和降低椎体骨折的发生。利塞膦酸钠组和安慰剂组相比较，BMD 的变化（基线 vs 疗末）：腰椎部位，+4.23%±1.82% vs −1.37%± 1.72%（$P<0.001$），有严重肾功能损害者，+4.33%±0.51% vs −0.47%± 0.50%（$P<0.001$），有中度肾功能损害者，+3.96%±0.18% vs −0.14%±0.19%（$P<0.001$）；有轻度肾功能损害者，髋部 BMD 在基线 6 个月、12 个月和 24 个月，利塞膦酸钠组也较安慰剂组不同肾功能状态的亚组均有显著升高。新发椎体骨折在利塞膦酸钠组较安慰剂组有显著降低，在不同的肾功能状态亚组分别下降−56%（$P=0.021$，严重损害）、−45%（$P<0.001$，中度损害）和−32%（$P=0.001$，轻度损害）。57 例施行骨活检，轻度肾功能损害有 43 例，利塞膦酸钠组和安慰剂组分别有 21 例和 22 例，中度肾功能损害 14 例，两组分别有 8 例和 6 例，平均年龄分别为 65±10.8 岁和 66±9.1 岁，Crcl 分别为 54.1ml/min 和 60.2ml/min。观察到利塞膦酸钠治疗组，疗后和基线比较，矿化表面（mineraliging surface）下降 68%，激活频率（activation frequency）下降 54%，面矿化形成率、类骨质表面和类骨质厚度无明显影响。

不良反应在服利塞膦酸钠组与安慰剂组无明显差别，肾脏的不良反应在两组间也无差别。研究结果表明，利塞膦酸钠治骨质疏松病人，能保留 BMD 和降低椎体骨折发生的风险。对 Crcl≥30ml/min（除外终末期肾病），不必调整药物剂量。

（3）唑来膦酸：HORIZON 试验评估了唑来膦酸治疗绝经后骨质疏松妇女的有效性和安全性，结果显示 BMD 增加和骨折发生率的降低在 GFR>60ml/（min·1.73m^2）组（4222 例）和 GFR<60ml/（min·1.73m^2）组（3514 例）相近。

上述三项双膦酸盐的临床研究提示，双膦酸盐在 CKD 1~3 期人群的安全性和有效性与普通人群无差异，但 CKD 4~5 期病人存在骨和矿盐的异常，其疗效和安全性方面资料较少，有待深入研究。

CKD 病人双膦酸盐使用注意事项：①低动力性骨病是使用双膦酸盐的禁忌证，因此最好行骨活检，或者临床和生化检查除外低动力型骨病；②双膦酸盐主要经肾脏排泄。CKD 1~3 期病人剂量与普通人群相同，eGFR<30ml/（min·1.73m^2）时不推荐使用唑来膦酸静脉制剂。双膦酸盐口服制剂需适当调整剂量（半量）并短期使用，酌情 2~3 年，并监测肾功能。

2. 雌激素受体调节剂（SERM）　雌激素受体调节剂可选择性作用于雌激素靶器官，与不同的雌激素受体结合后，发生不同的生物效应。雷洛昔芬在骨与雌激素受体结合后，可以抑制骨吸收，而在乳腺和子宫上，则表现为抗雌激素的活性，故不刺激乳腺和子宫，不增加乳腺癌和子宫内膜癌发生的风险。一项北美的报告 MORE 研究 7705 例受试者中 7316 例测肌酐清除率分为 3 组 [Crcl ml/（min·1.73m^2），<45（20~44.9）ml/（min·1.73m^2），1480 例（20%）；45~59ml/（min·1.73m^2），3493 例（48%）；≥60ml/（min·1.73m^2），2343 例（32%）]，历时 3 年，在安慰剂组基线 Crcl 较低，股骨颈 BMD 每年测量具有较多的丢失，雷洛昔芬组（60mg/d 口服）基线 Crcl 较低，在股骨颈 BMD 值有较大的增加，Crcl<45 ml/（min·1.73m^2）每年 1% 的增加，Crcl 45~59ml/（min·1.73m^2），每年 0.7% 增加，Crcl≥60ml/（min·1.73m^2），每年 0.6% 增加（P 都<0.001）。腰椎 BMD 值改变在两组间也是相仿的趋向。椎体骨折的发生，雷洛昔芬组比安慰剂组显著降低，而对非椎体骨折未见获益。雷洛昔芬的不良反应主要是潮热和下肢抽搐，其他不良反应在两组未见显著差别。雷洛昔芬少量经肾脏排泄。

3. 降钙素　降钙素是由甲状腺 C 细胞分泌的多肽类激素，其受体主要分布于骨、肾、脑、外周淋巴细胞等，降钙素作用于破骨细胞，抑制破骨细胞的活性，并促进成骨细胞的增殖和分化，它能促进内啡肽分泌，从而减轻骨痛。通常采用注射或鼻喷，肌注或皮下注射后 15 分钟起效，最大作用时间 4 小时，持续作用时间 8~24 小时。95% 经肾排泄，肾功能损害病人及透析者（血液透析及腹膜透析），毋需调整剂量。

CKD 病人使用降钙素治疗骨质疏松症的研究甚少。国内小样本研究报告，维持性透析病人使用降钙素，可以增加腰椎和股骨颈 BMD，降低血 iPTH 水平。多数研究在老年人群或绝经后妇女中进行，结果显示能增加腰椎和髋部骨密度，降低新的椎体骨折。美国 Chesnut 报道 1255 例绝经后骨质疏松妇女平均 69 岁，多数有 1~5 个椎体骨折，日鼻喷 200U 鲑鱼降钙素，治疗 5 年，新发椎体骨折比安慰剂组降低 36%，治疗组和安慰剂组均日服元素钙 1000mg 和维生素 D 400IU。

CKD 1~5 5D 期病人，如有骨质疏松或伴骨折，尤其明显骨痛，可以使用降钙素。有两种降钙素：①鲑鱼降钙素，50~100U，每周 2~6 次，皮下或肌内注射；②鳗鱼降钙素 20U/次，每周一次，皮下或肌内注射。

七、KDIGO 慢性肾脏病－矿物质和骨异常诊断、评价、预防和治疗的临床实践指南简介

2009 年，KDIGO（Kidney Disease：Improving Global Outcomes）组织发表了全球提高肾脏病预后组织对慢性肾脏病－矿物质和骨异常诊断、评价、预防和治疗的临床实践指南。该文首先声明，本临床实践指南根据 2009 年 3 月之前所获取的最佳资源制定而成，最近的文献检索更新到 2008 年 12 月。其目的在于提供信息并辅助临床做出决策。该指南不应作为治疗的标准，也不应成为指定的唯一治疗方案。随后 2017 年 7 月正式发表了该指南的修订版。此处将 2009 年版保留的内容和 2017 版新修改内容一并介绍，附加 2009 版条文及更新理由。

（一）CKD-MBD 诊断：骨骼

1. 2017 年版（原文 3.2.1）CKD 3a-5D 期病人存在 CKD-MBD 和/或骨质疏松危险因素，建议检测 BMD 评价骨折的风险，结果将决定治疗策略（2B）。

2009 年版（原文 3.2.2）CKD 3a-5D 期病人存在 CKD-MBD，建议 BMD 不必常规检测，因为 BMD 并不能像在普通人群一样在慢性肾病人群中预测骨折的风险，BMD 也不能预测肾性骨营养不良的类型。（2B）。

更新理由：多项新的前瞻性研究证实，在 CKD 3a-5D 期病人中，DXA 测定 BMD 能预测骨折的发生。因为 DXA-BMD 结果可能会影响是否进行骨活检的决定。

2. 2017 年版（原文 3.2.2）对 CKD 3a-5D 期病人，若判断肾性骨营养不良的类型对决定治疗决策有意义的话，可考虑进行骨活检（未分级）。

2009 年版（原文 3.2.1）CKD 3~5D 期病人，存在且不限于以下情况时，可以进行骨活检，包括病因不明骨折、持续骨痛、病因不明的高钙血症、病因不明的低磷血症、铝中毒可能及 CKD-MBD 病人使用双膦酸盐治疗前（未分级）。

更新理由：骨质疏松治疗药物已越来越多应用于 CKD、低 BMD、高骨折风险的病人。缺乏骨活检证据，则不能确定高骨折风险病人能否使用抗骨质吸收药物。

3. CKD 3a-5D 期病人，建议测定血清 PTH 或骨特异性碱性磷酸酶用以评价骨病，因显著高于正常或低于正常预示潜在的骨转换异常（2B）。

4. CKD 3a-5D 期病人，建议不常规测定骨来源与胶原有关的骨转换指标，如胶原合成指标（如 I 型原胶原 C-端肽，P1CP），胶原降解指标（如 I 型胶原交联肽、吡啶啉或脱氧吡啶啉）（2C）。

5. 推荐 CKD 2~5D 期的婴儿，至少每 3 个月测一次身长，儿童应该测量生长速度，至少每年一次（1B）。

（二）CKD-MBD 诊断：血管钙化

1. CKD 3a-5D 建议腹部侧位 X 线摄片，检测是否有血管钙化，超声心动图测量有无瓣膜钙化，这些检查可替代 CT 影像检查（2C）。

2. 已有血管或瓣膜钙化 CKD 3a-5D 病人心血管危险性极高（2A），完成以上检查明确相关信息有助于指导 CKD-MBD 治疗（未分级）。

（三）指南中 CKD-MBD 治疗部分的主要内容

1. 降低高血磷和维持血钙水平

（1）2017年版（原文4.1.1）CKD 3a-5D期，CKD-MBD治疗应该基于一系列检测指标的评估，包括钙、磷、PTH水平，联系起来一并分析（未分级）。

2009年版无此项推荐。

更新理由：强调CKD-MBD实验室检查指标的复杂性及关联性。

（2）2017年版（原文4.1.2）CKD 3a-5D期病人建议降低已升高的血磷水平至正常范围（2C）。

2009年版（原文4.1.1）CKD 3a-5期病人建议维持血磷在正常范围（2C），CKD 5D期病人建议降低升高的血磷水平至正常范围（2C）。

更新理由：CKD 3a-4期病人努力维持血磷在正常范围是否获益，包括安全性尚缺乏数据，治疗应针对明显的高磷血症。

（3）2017年版（原文4.1.3）CKD 3a-5D期成年病人，建议避免高钙血症（2C），CKD 3a-5D期患儿，建议维持血钙在年龄相当的正常范围（2C）。

2009年版（原文4.1.2）CKD 3~5D期病人，建议血钙维持在正常范围（2D）。

更新理由：为了避免成年人不适当的钙负荷。轻度和无症状的低钙血症（如calcimimetic治疗时）是可以耐受的。

（4）2017年版（原文4.1.4）对CKD 5D期的病人，建议用钙浓度1.25~1.5mmol/L［2.5~3.0mEq/L的透析液（2C）］。

2009年版（原文4.1.3）对CKD 5D期病人，建议用钙浓度1.25~1.5mmol/L［2.5~3.0mEq/L的透析液（2D）］。

更新理由：新出现一些质量较高的临床研究支持，但透析液钙浓度在1.25~1.50mol/L的获益和风险尚不明确，因此文字内容无改变，质量级别由2D升为2C。

（5）2017年版（原文4.1.5）CKD 3a-5D期病人，降磷治疗的决定应基于进行性和持续性升高的血磷水平（未分级）。

2009年版（原文4.1.4）CKD 3a-5D期病人（2D）、5D期病人（2B），建议用磷结合剂治疗高磷血症。合理选择磷结合剂需参考CKD分期，是否存在CKD-MBD其他异常情况，伴随用药和药物不良反应（未分级）。

更新理由：使用内容更广泛的"降磷治疗"替代以往所说的磷结合剂，因为膳食限磷摄入，磷结合剂及透析对降低血磷均有效。

（6）2017年版（原文4.1.6）CKD 3a-5D期成年病人接受降血磷治疗，建议限制含钙磷结合剂的剂量（2B）。CKD 3a-5D患儿应根据血钙水平合理选择降磷治疗（未分级）。

2009年版（原文4.1.5）伴高磷血症的CKD 3a-5D期病人，如存在持续性和复发性高钙血症时（1B），建议应限制含钙的磷结合剂的剂量和/或骨化三醇或维生素D类似物的剂量（2C），存在动脉钙化（2C）和/或动力缺失性骨病（2C）和/或血PTH水平持续降低者（2C）应限制含钙的磷结合剂的剂量（1B）。

更新理由：最新3个RCT证据支持，各分期CKD病人存在高磷血症时，均应限制含钙的磷结合剂的剂量。

（7）CKD 3a-5D期病人，推荐避免长期应用含铝的磷结合剂，对CKD 5D期病人避免透析液铝污染，预防铝中毒（1C）。

（8）2017年版（原文4.1.8）CKD 3a-5D期病人，治疗高磷血症时，建议采用限制饮食中磷的摄入或联合其他方法（2D），制定饮食推荐时要考虑磷的来源（如动物、蔬菜和添加剂）未分级。

2009年版（原文4.1.7），CKD 3~5D期病人，伴高磷血症时，建议限制饮食中磷的摄入或联合其他治疗（2D）。

更新理由：磷来源的新数据需增加进入指南。

（9）CKD 5D 期治疗持续性高磷血症，建议增加透析磷的排出（2C）。

2. CKD-MBD 病人不正常 PTH 水平的治疗

（1）2017 年版（原文 4.2.1）CKD 3a-5 非透析病人，理想的 PTH 水平尚不明确，建议血 iPTH 水平进行性上升或持续性高于正常上限者，应评估是否存在以下可干预因素：高磷血症、低钙血症、高磷饮食、维生素 D 缺乏（2C）。

2009 年版（原文 4.2.1）CKD 3~5 期非透析病人理想的 PTH 水平尚不明确，建议血 iPTH 水平超过正常上限者，先评估是否存在高磷血症、低钙血症和维生素 D 缺乏，合理的纠正这些异常，减少磷的摄入量、使用磷结合剂、钙剂补充和/或普通维生素 D（未分级）。

更新理由：工作组认为 PTH 中等度增加是肾功能减退的一种适应性反应，治疗指南修订为进行性 PTH 上升和持续高于正常上限，治疗不能仅基于单次的化验水平增高。

（2）2017 年版（原文 4.2.1）CKD 3a-5 期成年非透析病人，不建议常规应用骨化三醇和维生素 D 类似物（2C），保留在 CKD 4~5 期伴有严重和进行性甲状旁腺功能亢进症时使用（不分级）。在儿童病人，使用骨化三醇和维生素 D 类似物可以维持与年龄相当的血钙正常范围（未分级）。

2009 年版（原文 4.2.1）CKD 3a-5 期非透析病人，尽管已纠正了可干预因素，血 PTH 进行性上升和保持持续高于正常上限，建议使用骨化三醇或维生素 D 类似物（2C）。

更新理由：最近 RCT 临床试验未能证实维生素 D 类似物改善临床相关结局，并显示可能增加高血钙风险。

（3）CKD 5D 期病人建议维持血 iPTH 水平在高于正常值高限的 2~9 倍（2C）。当 PTH 水平在这一范围内出现明显变化时，提示应开始治疗或调整治疗方案，以避免超出该范围（2C）。

（4）2017 年版（原文 4.2.4）CKD 5D 期病人，需要降低 PTH 时，建议钙敏感受体调节剂（calcimimetics）、骨化三醇或维生素 D 类似物，或联合使用钙敏感受体调节剂和骨化三醇或维生素 D 类似物（2C）。

2009 年版（原文 4.2.4）CKD 5D 期病人伴升高的 iPTH 水平，建议给予骨化三醇或维生素 D 类似物或钙敏感受体调节剂，或联合使用钙敏感受体调节剂和骨化三醇或维生素 D 类似物，以降低 PTH 水平（2B）。

降低 PTH 治疗的最初合理药物选择，应基于血钙、磷水平和 CKD-MBD 的其他因素（未分级）。

合理调整含钙或无钙的磷结合剂的剂量去控制 PTH 水平，但不应影响血钙和血磷水平（未分级）。

病人伴有高钙血症时，应减少骨化三醇或维生素 D 制剂的剂量或停用（1B）。

病人伴有高磷血症时，应减少骨化三醇或维生素 D 制剂的剂量或停用（2D）。

病人伴有低钙血症，应视其严重程度、伴随用药和临床的症状和体征，钙敏感受体调节剂减量或停用（2D）。

血 PTH 水平下降至正常上限的 2 倍以下，建议骨化三醇、维生素 D 类似物和/或钙敏感受体调节剂应减量或停用（2C）。

更新理由：工作组多数成员并不否定钙敏感受体调节剂对 CKD 5D 期病人的潜在获益。CKD 5D 期病人降 PTH 治疗药物无优先顺序（按字母排序），钙敏感受体调节剂、骨化三醇或维生素 D 类似物，均可作为一线用药选择。

（5）CKD 3a-5D 期伴严重甲状旁腺功能亢进症，对药物治疗无效时，建议行甲状旁腺切除（2B）。

3. 应用双膦酸盐、其他骨质疏松治疗药物及生长激素治疗骨病

（1）CKD 1~2 期病人存在骨质疏松和/或骨折高风险者（依据 WHO 诊断标准），推荐其治疗同一般人群（1A）。

（2）CKD 3a-CKD 3b 期 PTH 在正常范围的病人，并存在骨质疏松和/或骨折高风险者（依据 WHO

标准），建议其治疗同一般人群（2B）。

（3）2017 年版（原文 4.3.3）CKD 3a-5D 期病人伴有 CKD-MBD 生化异常和低 BMD 和/或脆性骨折，建议选择治疗要考虑生化异常的严重程度和可逆性以及 CKD 的进展，考虑骨活检（2D）。

2009 年版（原文 4.3.3）CKD 3 期病人伴有 CKD-MBD 生化异常和低 BMD 和/或脆性骨折，建议选择治疗要考虑生化异常的严重程度和可逆性以及 CKD 的进展，考虑骨活检（2D）。

2009 年版（原文 4.3.4）CKD 4~5D 期病人有 CKD-MBD 生化异常和低 BMD 和/或脆性骨折，建议在抗骨吸收制剂治疗前行骨活检。

更新理由：治疗对象由 CKD 3 期扩大至 CKD3a-5D 期病人。

（4）CKD 2~5 期且存在与其相关的身材矮小的儿童和青少年病人，如希望进一步长高，推荐在评估处理营养不良和 CKD-MBD 生化异常后给予重组人生长激素治疗（1A）。

4. 肾移植骨病的评价和治疗

（1）病人进行肾移植术后的最初期，推荐至少每周测定血清钙和磷，直至稳定（1B）。

（2）病人在肾移植术后的初期，应根据血清钙、磷和 PTH 是否存在异常及其程度以及 CKD 的进展速度决定监测血清钙、磷和 PTH 的频率（未分级）。适宜的监测间隔为：

1）CKD 1~3bT 期病人，每 6~12 个月检测血清钙和磷；血 PTH 则根据基线水平和 CKD 进展决定检测间隔。

2）CKD 4T 期病人，每 3~6 个月检测血清钙和磷；每 6~12 个月检测血 PTH。

3）CKD 5T 期病人，每 1~3 个月检测血清钙和磷；每 3~6 个月检测血 PTH。

4）CKD 3~5T 期病人，每年检测血碱性磷酸酶，如存在血 PTH 水平升高应增加检测频率。

接受 CKD-MBD 治疗的 CKD 病人或存在生化异常的病人，应增加测定的频率以监测治疗的有效性及副作用（未分级）。应纠正 CKD 3~5 期病人的上述异常（未分级）。

（3）CKD 1~5T 期病人，建议测定 25（OH）D 水平，并根据基线值和干预情况决定重复检测（2C）。

（4）CKD 1T-5T 期存在维生素 D 缺乏和不足的病人，建议采用一般人群的推荐治疗方案（2C）。

（5）2017 年版（原文 5.5）CKD 1T-5T 期病人有骨质疏松危险因素，建议测定 BMD 评价骨折的危险性，其结果改变治疗（2C）。

2009 年版（原文 5.5）肾移植后使用糖皮质激素或依据普通人群标准存在骨质疏松的风险病人，如 eGFR>30ml/（min·1.73m^2），建议肾移植后 3 个月内进行 BMD 测定（2D）。

2009 年版（原文 5.7）CKD4T-5T 期病人不建议常规 BMD 检测，因为与普通人群中情况不同，BMD 不能预测 CKD3~5D 期病人发生骨折的风险，也不能预测移植相关性骨病的类型（2B）。

更新理由：2009 年版 5.5、5.7 合并一起形成 2017 年版 5.5。有新的研究结果支持。

（6）2017 年版（原文 5.5）肾移植之后开始 12 个月，估计 eGFR>30ml/（min·1.73m^2），和低 BMD 病人建议用维生素 D、骨化三醇、阿法骨化醇和/或双膦酸盐制剂（2C）。选择治疗药物时，应考虑是否存在 CKD-MBD，可以通过钙、磷、PTH、碱性磷酸酶和 25（OH）D 水平的异常加以判断（2C）。建议考虑骨活检来指导治疗。尚无足够的证据指导肾移植 12 个月后的治疗。

2009 年版（原文 5.6）肾移植后 12 个月 eGFR>30ml/（min·1.73m^2）和低 BMD 建议治疗考虑用维生素 D、骨化三醇、阿法骨化醇或双膦酸盐（2D）。

治疗方法的选择会被 CKD-MBD 异常而影响，可通过钙、磷、PTH、碱性磷酸酶和 25（OH）D 水平的异常加以判断（2C）。

考虑进行骨活检指导治疗，由于动力缺失性骨病发生率较高，尤其在应用双膦酸盐前行骨活检（不分级），尚无足够数据指导肾移植 12 个月后的治疗。

（7）CKD 4T-5T 期伴 BMD 降低的病人，治疗建议同 CKD 4~5 期非透析病人（2C）。

指南中建议的分级，1级：强度强；2级：强度弱。D：透析；T：肾移植。

表 9-1-4　指南中证据的分级和意义

分级	质量	意义
A	高	确信真实效果与估计的效果相近
B	中	真实效果可能与估计的效果相近，但也存在相当程度不同的可能性
C	低	真实效果与估计的效果可能有很大的不同
D	很低	估计的效果很不确定，且常与真实情况相距甚远

表 9-1-5　CKD 分期

CKD 分期	肾功能	GFR［ml/（min·1.73m^2）］
1 期	正常	>90
2 期	轻度降低	60~89
3a 期	轻度-中度降低	45~59
3b 期	中度-严重降低	30~44
4 期	严重降低	15~29
5 期	肾衰竭	<15

八、肾移植病人的骨和矿盐代谢

虽然成功的肾移植可能恢复肾功能，纠正肾性骨营养不良的多种代谢紊乱，但骨和矿盐代谢的异常仍是遗留的一个重要问题。肾移植后 5 年 80%~90% 的病人有组织学上的骨病变，这些改变可在肾移植前或后发生。肾移植后常可见高钙血症，这与透析治疗的疗程和移植时甲状旁腺增生的程度有关，术前有严重的继发性甲状旁腺功能亢进者术后风险性更高。此外移植的肾可产生 1,25（OH）$_2$D$_3$，高磷血症的消失也解除了对活性维生素 D 生成的抑制，另外，甲状旁腺增生和 PTH 生成增多的恢复需时较长，约数月或数年才能恢复正常，PTH 的增多同样促进肾脏生成 1,25（OH）$_2$D$_3$。总之，这些因素均促进肠钙吸收增加，加强骨钙的动员和增加肾小管对钙的重吸收，导致高钙血症。在肾移植后开始几个月内，少数病人高钙血症严重，血钙水平甚至达到 3.75mmol/L（15mg/dl），高钙血症可导致广泛的血管钙化而致缺血，使移植肾失去功能。肾移植后多数病人血钙水平 2.63~3.0mmol/L（10.5~12.0mg/dl），有时高钙血症为间歇性和短期的，通常在术后 12 个月内恢复正常。4%~10% 的病人高钙血症可以长达 1~5 年。如血钙水平 2.63~3.0mmol/L（10.5~12.0mg/dl）通常对移植肾无不良反应。但在肾移植后血钙水平>3.0mmol/L（12.0mg/dl）并持续 1 年以上时，应选择性地进行甲状旁腺切除术。

肾移植后早期常见低磷血症（<1mmol/L 或<3.1mg/dl），继发性甲状旁腺功能亢进为其主要原因，引起肾小管磷的重吸收减少和尿磷排量增加。有时血 PTH 水平正常，也见尿磷排出增加。肾移植后使用药理剂量的皮质类固醇激素，也使肾磷排出增加，这进一步加重了肾磷的丢失。

低血磷症的临床表现各异，有乏力、易疲劳和近端肌肉无力，虽然可以持续数月，但很少发生骨软化，患儿血磷水平持续<0.64mmol/L（2.0mg/dl）时应补充磷制剂，但可能会加重甲状旁腺功能亢进，需用最小剂量。在患儿口服磷制剂时，需规则监测血磷水平。

瑞士的一项大型队列研究评估了 823 例平均术后 7 年的肾移植病人，只有 27%病人血 PTH 在正常范围（15~65pg/ml，1.6~6.9pmol/L），70%有甲状旁腺功能亢进（PTH>65pg/ml，6.9pmol/L），2.8%有甲状旁腺功能减退（PTH<15pg/ml，1.6pmol/L）。74%病人血磷水平在正常范围（0.85~1.45mmol/L），3.6%的病人血磷水平升高。85.9%的病人血钙水平在正常范围，低钙血症和高钙血症分别为 2.8%和 11.3%。结果表明在肾移植后很多年，矿物质代谢紊乱会持续存在。CKD 病人骨折的风险增加，椎体骨折的患病率 21%。肾移植术后骨折的风险是普通人群的 4 倍，移植后髋部骨折的风险为每年 3.3 次骨折/1000 人。器官移植后 3~6 个月就开始有明显的骨量丢失，第一年骨量丢失约 5%，以后每年椎体骨量丢失 1.7%。影响因素包括持续的矿盐代谢紊乱，长期制动和免疫抑制剂的应用。3 年以后 BMD 变化不大或稍有增加。

类固醇激素和免疫抑制剂在器官移植后的应用对骨代谢有不良影响，骨形成减少和骨矿化延迟，提示成骨细胞功能下降，造成骨形成和骨吸收不平衡。2005 年 Palmer 等对肾移植后预防骨病的干预研究进行了系统复习和荟萃分析，结果显示，双膦酸盐、维生素 D 类似物和降钙素与安慰剂比较，对腰椎 BMD 增加都有益。前两者对股骨颈 BMD 增加也有益，但对骨折发生无区别。骨折发生率在未治疗组和治疗组分别为 8.8%~15.0%和 2%~9.2%。治疗时应监测 BMD，预防骨折发生。分析还发现双膦酸盐可减少器官移植的排异反应，双膦酸盐有增强免疫和抗炎的特性，在动物实验中，双膦酸盐通过抑制激活的巨噬细胞和单核细胞释放细胞因子（cytokine）而抑制 T 细胞功能，减少器官排异反应，其具体作用还需要进一步研究。

（孟迅吾　邢小平　姜　艳）

参 考 文 献

［1］ Kidney Disease：Impoving Global Outcomes（KDIGO）CKD-MBD Work Group. KDIGO Clinical practice guideline for the diagnosis evaluation, prevention and treatment of Chronic Kideny Disease-Mineral and Bone Disorder（CKD-MBD）. Kidney Int Suppl, 2009, 118：S1-S130.

［2］ Eknoyan G, Lameire N, Kasis BL. KDIGO 2017Clinical practice guideline update for the diagnosis, evaluation, prevention, and treatment of chronic kideny disease-mineral and bone disorder（CKD-MBD）. Kidney Int Suppl, 2017, 7：1-59.

［3］ 王莉，李贵森，刘志红. 中华医学会肾脏病学分会《慢性肾脏病矿物质和骨异常诊治指导》. 肾脏病与透析肾移植杂志, 2013, 22（6）：654-559.

［4］ Liu SH, Chu HI. Treatment of renal osteodystrophy with dihydrotachysterol（A. T. 10）and iron. Science, 1942, 95：388-389.

［5］ Martinez I, Saracho R, Montenegro J, et al. The importance of dietary calcium and phosphorous in the secondary hyperparathyroidism of patients with early renal failure. Am J Kidney Dis, 1997, 29（4）：496-502.

［6］ Portale AA, Booth BE, Tsai HC, et al. Reduced plasma concentration of 1,25-dihydroxyvitamin D in children with moderate renal insufficiency. Kidney Int, 1982, 21（4）：627-32.

［7］ Zhu JM, Alfrey AC, Huffer WE. The changing pattern of renal osteodystrophy. 肾脏病与透析肾移植杂志, 1996, 5（2）：1-9.

［8］ Malluche HH, Mawad HW, Monier-Faugere MC. Renal osteodystrophy in the first decade of the new millennium：analysis of 630 bone biopsies in black and white patients. J Bone Mineral Res, 2011, 26（6）：1368-1376.

［9］ Barreto FC, Barreto DV, Moyses RMA, et al. Osteoporosis in hemodialysis patients revisited by bone histomorphometry：A new insight into an older problem. Kidney Int, 2006, 69：1852-1857.

［10］ Bellasi A, Ferramosca E, Muntner P, et al. Correlation of simple imaging tests and coronary artery calcium measured by computed tomography in hemodialysis patients. Kidney Int, 2006, 70（9）：1623-1628.

［11］ Pei Y, Hercz G, Greenwood C. Non-invasive prediction of aluminum bone disease in hemo-and peritoneal dialysis patients. Kidney Int, 1992, 41（5）：1374-1382.

［12］ Tentori F, Blayney MJ, Albert JM, et al. Mortality risk for dialysis patients with different levels of serum calcium phosphorus and PTH: the Dialysis Outcomes and Practice Patterns Study (DOPPS). Am J Kidney Dis, 2008, 52: 519-530.

［13］ Kimata N, Albert JM, Akiba T, et al. Association of mineral metabolism factors with all-cause and cardiovascular mortality in hemodialysis patients the Japan dialysis outcomes and prctice pattens study. Hemodial Int, 2007, 11 (3): 340-348.

［14］ Kalantar-Zadeh K, Kuwae N, Regidor DL, et al. Survival predictability of time-varing indicators of bone disease in mainteuance hemodialysis patients. Kidney Int, 2006, 70 (4): 771-780.

［15］ Young EW, Albert JM, Satayathum S, et al. Predictors and consequences of altered mineral metabolism: the Dislysis Outcomes and Practice Pattterns Study. Kidney Int, 2005, 67 (3): 1179-1187.

［16］ Moe SM, Zidehsarai MP, Chambers MA, et al. Vegetarian compared with meat dietary protein source and phosphorus homeostasis in chronic kidney diseace. Clin J Am Soc Nephrol, 2011, 6 (2): 257-264.

［17］ Sullivan C, Sayre SS, Leon JB, et al. Effect of food additives on hyperphosphatemia among patients with end-stage renal disease: a randomized controlled trial. JAMA, 2009, 301 (6) 629-635.

［18］ Palmer SC, Hayen A, Macaskill P, et al. Serum levels of phosphorus, parathyroid hormone, and calcium and risks of death and cardiovascular diseace in individuals with chronic kidney diseace: a systematic review and meta-analysis. JAMA, 2011, 305 (11): 1119-1127.

［19］ Navaneetham SD, Palmer SC, Craig JC, et al. Benefits and harms of phosphate binders in CKD: a systematic review of randomized controlled trials. Am J Kidney Dis, 2009, 54 (4): 619-637.

［20］ Navaneethan SD, Palmer SC, Vecchio M, et al. Phosphate binders for preventing and treating bone disease in chronic kidney disease patients. Cochrane Database Syst Rev, 2011 (2): CD006023.

［21］ Di Iorio B, Molony D, Bell C, et al. Sevelamer versus calcium carbonate in incident hemodialysis patients: Results of an open-label 24 month randomized clinical trial. Am J Kidney Dis, 2013, 62 (4): 771-778.

［22］ Jamal SA, Vanderneer B, Raggi P, et al. Effect of calcium-based versus no-calcimum-based phosphate binders on mortality in patients with chronic kidney disease: an updated systematic review and meta-analysis. Lancet, 2013, 382 (9900): 1268-1277.

［23］ Cannata-Andia JB, Fernandez-Martin JL, Locatelli F, et al. Use of phosphate binding agents is associated with a lower risk of mortality. Kidney Int, 2013, 84 (5): 998-1008.

［24］ Jean G, Lataillade D, Genet L, et al. Calcium carbonate, but not sevelamer, is associated with better outcomes in hemadialysis patients: results from the French A R N O S Study. Hemmodial Int, 2011, 15 (4): 485-492.

［25］ Ferreira A, Frazao JM, Monier-Faugere MC, et al. Effects of sevelamer hydrochloride and calcium carbonate on renal osteodystrophy in hemodialysis patients. J AM Soc Nephrol, 2008, 19 (2): 405-412.

［26］ D Haese PC, Spasovski GB, Sikole A, et al. A multicenter study on the effects of lanthanun carbonate (Fosrenol) and calcium carbonate on renal bone disease in dialysis patients. Kidney Int Suppl, 2003, 85: S73-78.

［27］ Slinin Y, Foleg RN, Collins AJ, et al. Calcium phosphorus, parathyroid hormone and cardiovascular disease in hemodialysis patients: the USRDS waves 1. 3 and 4 study. J AM Soc Nephrol, 2005, 16 (6): 1788-1793.

［28］ Naves-Diaz M, passlick-Deetjen J, Guinsburg A, et al. Calcium, phosphorus, PTH and death rates in a large sample of dialysis patients from LatinAmerica. The CORES study. Nephrol Dial Transplant, 2011, 26 (6) 1938-1947.

［29］ 吕轶伦, 林颖, 史浩, 等. 慢性肾脏病病人维生素 D 不足与缺乏. 中华肾脏病杂志, 2009, 25 (9): 668-672.

［30］ Block, GA, Martin KJ, de Francisco AL, et al. Cinacalcet for secondary hyperparathyroidism in patients receiving hemodialysis. N Engl J Med, 2004, 350 (15): 1516-1525.

［31］ National Kidney Foundation. Kidney disease quality outcomes initiative (K/DOQI) clinical practice guidelines. Bone metabolism and disease in chronic kidney disease. Am J Kidney Dis, 2003, 42 (Suppl 3): S1-S201.

［32］ J Cunningham. Achieving therapeutic targets in the treatment of secondary hyperparathyroidism. Nephrol Dial Transplant, 2004, 19 (Suppl 5): V9-V14.

［33］ Malluche HM, Mallad H, Monier-Faugere MC, et al. Effects of treatment of renal osteodystrophy on bone histology. Clin J Am Soc Nephrol, 2008, 3: S157-S163.

［34］ Adeney KL, Siscovick DS, IX JH, et al. Association of serum phosphate with vascular and valvular calcification in moderate

CKD. J AM Soc Nrphrol, 2009, 20 (2): 381-387.

[35] Russo D, Miranda L, Ruocco C, et al. The progression of coronary artery calcification in predlalysis patients on calcium carbonate or sevelamen. Kideny Int, 2007, 72 (10): 1255-1261.

[36] West SL, Lok CE, Langsetmo L, et al. Bone mineral density predicts fracture in chronic kidney disease. J Bone Miner Res, 2015, 30: 913-919.

[37] Jamal SA, Bauer DC, Ensrud KE, et al. Alendronate treatment in woman with normal to severely impaired renal function: In analysis of the fracture intervention trial. J Bone Miner Res, 2007, 22 (4): 503-508.

[38] Miller PD, Roux C, Boonen S, et al. Safety and efficacy of risedronate in patients with age-related reduced renal function as estimated by the cockeroft and Gaultmethod: a pooled analysis of nine clinical trials. J Bone Miner Res, 2005, 20 (12): 2005-2015.

[39] Yakupoglu HY, Corsenca A, Wahl P, et al. Posttransplant acidosis and associated disorders of mineral metabolism in patients with a renal graft. Transplant, 2007, 84 (9): 1151-1157.

[40] Palmer SC, Strippoli GF, McGregor DO. Interventions for preventing bone disease in kidney transplant recipients: a systematic review of randomized controlled trials. Am J Kidney Dis, 2005, 45 (4): 638-649.

第二章 畸形性骨炎

畸形性骨炎（osteitis deformans）又称变形性骨炎，1877 年首先由 James Paget 报道了 6 例局限性骨重建异常的病例，也被称为 Paget 骨病（Paget disease of bone，PDB）。PDB 为局灶性骨重建异常的一种疾病，先表现为破骨细胞介导的骨吸收增加，继之以代偿性新骨形成增加，在受累骨骼部位形成编织骨与板层骨不规则镶嵌的结构，引起骨骼膨大、疏松、血管丰富，较正常骨骼更易出现骨畸形和骨折。大部分病人可无症状，少数病人可出现多种症状和体征。按照有无家族史，可分为家族性和散发性；按照受累骨骼数目，可分为单骨型（仅累及一块骨骼）和多骨型（累及两块及以上骨骼）；按照发病年龄，可分为经典型、早发型和青少年型，经典型为成年起病，多在 55 岁以后。一些罕见的遗传性骨病综合征可表现为与 PDB 类似的临床、放射学和组织学特征，也称为 PDB 样综合征，包括家族性膨胀性骨溶解（familial expansile osteolysis，FEO）、膨胀性骨源性高碱性磷酸酶血症（expansile skeletal hyperphosphatasia，ESH）、早发性家族性 Paget 骨病（early onset familial Paget disease of bone，EoPDB）、青少年 Paget 骨病（juvenile Paget disease，JPD，也称为特发性高碱性磷酸酶血症）、遗传性包涵体肌病-Paget 骨病-额颞叶痴呆综合征（inclusion body myopathy，Paget disease of bone，and frontotemporal dementia，IBMPFD1）、包涵体肌病伴早发 Paget 骨病伴或不伴额颞叶痴呆［inclusion body myopathy with early-onset Paget disease with or without frontotemporal dementia 2，IBMPFD2（615422）］以及包涵体肌病伴早发 Paget 骨病不伴额颞叶痴呆［inclusion body myopathy with early-onset Paget disease without frontotemporal dementia 3，IBMPFD3（615424）］。上述这些遗传性畸形性骨炎或综合征中，只有 JPD 是隐性遗传方式，其他均为显性遗传。

一、流行病学

PDB 发病率随年龄增长而增加，并有明显的地域和种族差异。白种人群中，该病为老年人常见的骨骼疾病，55 岁以上人群中患病率为 1%~2%。英国发病率最高，van Staa 等报道至 70 余岁，男性和女性患病率分别可达到 8% 和 5%。该病在西欧、南欧以及迁移至北美、澳大利亚、新西兰和南非的盎格鲁-撒克逊后裔中也较为常见，20 余年来英国、一些欧洲国家和新西兰的患病率及疾病严重程度呈下降和减轻的趋势，原因尚不清楚。PDB 在斯堪的纳维亚、印度次大陆、中国、日本及其他远东国家为罕见疾病。在日本 PDB 的患病率为 0.15/100000，55 岁以上人群该比例为 0.41/100000。某些地区男性患病率高于女性，男女比例为（1.5~1.6）∶1。

二、病因

遗传及环境因素都可能参与了本病的发生。遗传因素方面，经典型 PDB 中常见家族聚集形式的发病，多数病例为常染色体显性遗传，外显率可达到 0~90%，15%~30% 的病例有家族史。来自美国人群的一项家族聚集研究显示 PDB 病人的一级亲属患病风险可较无家族史者高 7 倍。本病患病率和发病率显著的种族差异也支持遗传因素参与了本病的发生。

破骨细胞来源于单核-巨噬细胞系的单个核前体细胞，在骨重建中具有重要作用，其过度活化或功能过强是 PDB 骨骼病变的始动环节。破骨细胞的分化及功能受到核因子-κB 受体活化因子配体（receptor activator of NF-κB ligand，RANKL‖‖）/核因子-κB 受体活化因子（receptor activator of NF-κB，RANK‖‖）/骨保护素（osteoprotegerin，OPG）系统的调节，目前发现与 PDB 或 PDB 样综合征相关或致病的基因多与该系统或其调节基因相关。

目前报道最多与经典型 PDB 相关的致病基因为 SOSTM1 基因，位于染色体 5q35。早期研究在两个独立人群中通过定位克隆方式在染色体 5p35 区域发现了一个强的易感位点，其后在一个法裔加拿大人群中通过基因突变分析证实了 SQSTM1 基因的 Pro390Leu 突变。随后在 PDB 病人中报道了大量该基因的突变，大部分突变位于泛素相关域（ubiquitin associated domain，UBA）。SQSTM1 基因编码一个泛素结合蛋白 sequestasome-1（p62），是核因子-κB（NF-κB）信号通路中的衔接蛋白，在调节 RANK、TNF 和 NGF 受体的下游通路中发挥作用，并通过参与自噬过程在调节其他细胞生理过程中发挥关键作用。其突变导致 NF-κB 信号通路增强，破骨细胞前体对 RANKL 敏感性增加。动物实验也显示携带 P394L 突变的小鼠可产生类似 PDB 的骨骼病变。目前国外文献报道 30%~40% 的家族性 PDB 以及 10% 的散发性 PDB 中存在该基因突变，上海第六人民医院在 13 例中国散发性 PDB 中进行了 SQSTM1 基因突变的筛查，发现 1 例存在 M404T 的杂合突变，功能分析显示该突变可导致 NF-κB 信号通路的激活，RANKL 刺激下破骨细胞样细胞数量及细胞核数量增加。两项全基因组关联研究（Genome-wide association studies，GWAS）提示 CSF1、OPTN、TNFRSF11A、TM7SF4、NUP205、PML 和 RIN3 等基因的单核苷酸多态性与经典型 PDB 的易感性相关。还有一些研究提示 PDB 与 CASR、ESR1、TNFRSF11B、VCP 基因多态性可能相关。

2002 年 Whyte 等首先发现 OPG 基因纯合突变导致青少年畸形性骨炎，为 OPG 基因功能丢失突变。关于 PDB 样综合征，目前已知编码 RANK 的 TNFRSF11A（tumor necrosis factor receptor superfamily member 11A）基因的激活性突变（杂合突变）可导致 FEO、ESH 和 EoPDB。章振林等于 2009 年报道了一个中国人 EoPDB 家系，由该基因的 78dup27 突变导致。编码 OPG 的 TNFRSF11B 基因的失活性突变（纯合突变）可导致 JPD。缬酪肽包含蛋白（valosin-containing protein，VCP）介导 RANKL 与 RANK 结合后下游泛素/蛋白酶体降解通路中相关蛋白的降解，影响 NF-κB 向细胞核内转位，后者与破骨细胞生成密切相关，VCP 基因突变导致 IBMPFD1。章振林等曾报道一个 IBMPFD1 家系由 VCP 基因 Gly97Glu 突变引起，家族中有多人患病。2013 年 Kim 等报道 hnRNPA2B1（heterogeneous nuclear ribonucleoprotein A2B1）基因突变导致 IBMPFD2。北京协和医院内分泌科 2017 年报道一个家系 2 个病人由 hnRNPA2B1 基因 P310L 突变导致，但是均只累及骨骼，表现为早发性畸形性骨炎，没有包涵体肌病或额颞叶痴呆。最近，Divisato 等报道了 ZNF687 基因突变导致畸形性骨炎伴骨巨细胞瘤家系，此后有一些畸形性骨病伴或不伴骨巨细胞瘤的病例鉴定到该基因突变。

至于环境因素方面，有研究提示 PDB 发病与慢性副黏病毒感染相关。早期的超微结构研究显示 PDB 病人的破骨细胞的细胞质或细胞核（相对少见）中可见到类似副黏病毒核蛋白包膜的包涵体。也有作者报道麻疹病毒核蛋白包膜抗原存在于 PDB 病人破骨细胞中，但未见于其他骨病病人，免疫细胞化学研究显示在 28/29 例 PDB 病人中呼吸道合胞病毒免疫荧光染色阳性，11/22 例病人麻疹病毒免疫荧光染色阳性，11/20 例病人同时存在两种抗原。其他与 PDB 发病可能有关的病毒还有犬瘟热病毒、腮腺炎病毒、副流感病毒等。Kurihara 等通过离体及在体实验证实表达麻疹病毒核蛋白包膜（measles virus nucleocaspid，MVNP）基因的破骨细胞或针对破骨细胞系转染 MVNP 基因的转基因小鼠可表现为 PDB 样的骨骼表型。该研究组近期发表的工作提示共表达 MVNP 及突变 p62（P394L）的小鼠表现出显著的 PDB 样骨骼病变，MVNP 的作用可能通过升高局部白介素-6（IL-6）的水平介导，其骨骼病变中破骨细胞对 1,25(OH)$_2$D 的敏感性增高可能与 ATF7（cyclic adenosine monophosphate-dependent activating transcription factor 7）与 TAF12（transcription initiation factor TF II D subunit 12）之间的相互作用有关。但也有学者并未在来自 PDB 病人的长期骨髓培养中发现麻疹病毒和犬瘟热病毒的转录产物。此外，在病毒感染是否导致 PDB 方面仍有许多问题有待解释，如上述病毒感染与 PDB 发病的地域差异、病毒如何进入 PDB 病人的破骨细胞、PDB 病灶为何为局灶性、病毒易感年龄与 PDB 常见发病年龄之间的差异等。

三、病理

PDB 的初始病变为病变部位破骨细胞异常导致的骨吸收增加，病变处破骨细胞的数量明显增多，所含细胞核数也显著多于正常破骨细胞，可多至每个细胞 100 个细胞核。很多不正常的破骨细胞位于哈弗管、骨内膜面及骨小梁表面，超微结构显示其内有多数高尔基体、特殊颗粒、线粒体及空泡。随后大量成骨细胞被募集至病变部位，新骨形成加速，通常认为成骨细胞本质上还是正常的。在 PDB 早期以骨吸收为主时，主要表现为溶骨性改变。随后增强的骨吸收与新骨形成共同存在，由于骨转换加速，新形成的骨并不正常。新形成的胶原排列混乱，产生更为原始的编织骨，最终形成编织骨与不规则形状板层骨的镶嵌结构，通过大量无序的黏合线连接。过量的纤维结缔组织浸润至骨髓，血管数量增多，后者与病变骨骼部位的血供增加相关。骨基质通常可以正常矿化，四环素标记显示钙化速率增加；但偶可见到病变部位类骨质增宽，可能是由于快速的骨转换增加了矿盐的需要量，导致局部钙磷乘积不足。随时间进展，受累部位的细胞数减少，遗留硬化性的镶嵌结构，但骨转换并不活跃，即"燃尽性（burned-out）Paget 病"。通常，在同一病人的不同部位可同时出现各期的骨骼改变，病变骨骼的混乱状态导致骨结构完整性的丧失。

四、临床表现

大部分病人可无明显症状，在常规检查血清碱性磷酸酶（alkaline phosphatase，ALP）或因其他原因进行 X 线检查时无意中发现。最常见的骨骼受累部位包括骨盆、股骨、脊柱、颅骨和胫骨，而肱骨、锁骨、肩胛骨、肋骨以及面部骨骼较少受累，手足部位罕有累及。临床症状或并发症的出现取决于受累部位、病变骨骼与周围结构的关系、病变活动程度，以及是否存在病变的进展。

1. 最常见的症状为受累骨骼的疼痛　疼痛可由疾病本身导致，新骨形成处骨膜受到牵拉和髓腔充血、刺激感觉神经末梢、受累的负重骨骼或进行性溶骨病变骨皮质的微骨折、骨过度增生压迫神经等。也可由于合并症引起，如关节退行性变、钙化性血管周围炎等。病变骨骼血供丰富，表面皮肤可出现灼热感。一般为钝痛、烧灼样痛，疼痛可在夜间出现或加重，偶为锐痛或放射性痛。负重部位如有溶骨性病变疼痛可加重。

2. 骨畸形及压迫症状　下肢（胫腓骨）受累可出现弯曲畸形、膝内翻、下肢外旋、髋或膝关节活动受限、患肢缩短，导致行走困难、跛行等步态异常，还可引起邻近关节的继发性关节炎、腰椎侧弯等。椎体受累可出现椎体压缩性骨折；可出现腰椎管狭窄伴神经损伤症状，可能产生根性疼痛和运动障碍；可出现脊柱后凸畸形或上背部的前倾。胸椎病变罕有直接压迫脊髓导致运动及感觉障碍，但可由于"窃血"（病变椎体血运丰富，减少了神经组织的供血）出现类似症状。颅骨受累者可出现头颅体积增大伴或不伴前额突出或畸形、头痛，有时病人描述头部束带样紧缩感。病变在额部和枕部多见，颞浅静脉增粗、充盈和迂曲。压迫脑神经还可出现头痛、头晕、耳鸣、孤立性或混合性传导或感音神经性听力下降和平衡失调，视神经孔狭窄导致的视功能障碍、视盘（视神经乳头）水肿和视神经萎缩等。颅骨广泛受累者可出现颅底软化，产生颅底凹陷症，偶尔可直接压迫脑干或出现梗阻性脑积水、颅压升高。面部受累可导致面部畸形（"狮面"）、牙齿异常，偶可导致气道狭窄。

3. 骨折　病变部位可发生骨折，尤其是有活动性溶骨性病变的长骨，最常见部位为股骨干或转子下骨折，椎体可发生压缩性骨折，可自发性或轻微外伤导致。病变部位丰富的血供可导致骨折后失血较多。骨折还可发生于恶性变的部位。更为常见的是在弯曲的下肢骨凸面的小的裂隙性骨折，可无症状，在数年中稳定持续存在，但有时范围更大的横行透光区域可自骨皮质内侧延伸，伴随一些不适的症状，随时间进展可发生临床骨折，此类痛性病变应给予治疗及认真的放射学随诊。病变部位骨折多可正常愈合，但也有报道可高达 10% 的不愈合率。但是，根据我们临床观察，国内经典型畸形性骨病的病例，很少发生骨折，而由 OPG 或 RANK 基因突变引起的遗传性畸形性骨病较容易发生股骨等部位骨折。

4. 骨肿瘤　恶性变（肉瘤样变）罕见，多数报道<1%，通常表现为病变部位新发的严重疼痛，预后不佳。大部分为骨肉瘤，也有纤维肉瘤和软骨肉瘤的报道。肉瘤样变的常见部位为骨盆，其次为肱骨和股骨。骨肉瘤通常为溶骨性改变。PDB 病变部位也可出现良性的巨细胞肿瘤，表现为局灶性占位，影

像学上为溶骨性病变，活检显示成簇的巨大破骨细胞样细胞，肿瘤对大剂量糖皮质激素非常敏感，可在泼尼松或地塞米松治疗后缩小，甚至消失，但可在停止治疗后再次出现。

5. 罕见的合并症　高排性充血性心力衰竭见于骨骼病变广泛者，与病变骨骼部位多发的动静脉分流或动静脉瘘有关。Wermers 等在一项美国人群研究中，在 236 例 PDB 病人中进行了多种合并症及并发症的患病率的调查，其中 PDB 导致的充血性心力衰竭比例为 3.0%。病变广泛和制动的病人可出现高钙血症和高钙尿症，但需要注意除外合并原发性甲状旁腺功能亢进症。少数病人可合并泌尿系统结石和痛风。Wermers 等的研究中，有 12 例（5.2%）PDB 病人出现高钙血症，但其中 10 例更倾向于合并了原发性甲状旁腺功能亢进症，1 例考虑为肾功能不全后的三发性甲状旁腺功能亢进症；分别有 11.7% 和 8.2% 的病人合并肾结石及痛风。

中国人中畸形性骨炎罕见，国内文献大多为个例报道。孟迅吾等 1993 年报告北京协和医院收治的 9 例 PDB 病人的临床资料，其中男女比例为 7∶2，平均发病年龄 41 岁，平均病程 12±11 年，多骨型 6 例，病变累及部位以股骨最多，其次为椎体、骨盆、颅骨等，与国外文献报道类似。临床均表现为骨痛和骨畸形，7 例伴活动受限，6 例有皮肤灼热感、皮肤痛觉过敏。1 例病人（图 9-2-1）表现为颅骨进行性增大，逐渐出现压迫症状，表现为头晕、恶心、颞浅静脉怒张、眼底静脉怒张迂曲、视野缺损、耳鸣、听力减退，合并颅底凹陷症，颅压增高。1 例伴右侧输尿管结石。章振林、王先令等分别报道了上海市第六人民医院及解放军总医院诊治的 13 例、7 例 PDB 病人的临床资料，也多为多骨型，主要临床症状为骨痛和骨畸形。国内病例发生骨折很少，但解放军总医院报告的病例中有 1 例出现多发肱骨骨折。

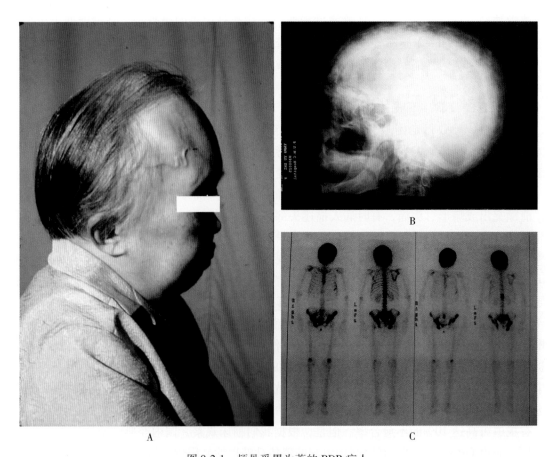

图 9-2-1　颅骨受累为著的 PDB 病人

A. 头侧位观，可见颞浅静脉怒张；B. 头颅侧位 X 线片；C. 骨显像。头颅见明显放射性浓聚，头盔状，
$T_{11,12}$ 和 L_1 椎体、双髂骨、坐骨、骶髂关节、左第 8 前肋放射性浓聚

五、实验室检查

PDB 病人骨转换率增高，测定骨转换生化标志物（bone turnover marker，BTM）对于临床评估未治疗病人的病变范围、严重程度以及治疗过程中监测疗效非常重要。在未治疗的病人中，病变范围广，尤其是侵犯头颅者 BTM 水平升高更为明显，可以较正常参考值上限升高 20~30 倍；较正常上限 3 倍以内的升高提示病变较为局限或活动程度较低；病灶高度局限者（如仅累及胫骨近端）BTM 水平可仅略高于正常上限或位于正常高限。

血骨吸收标志物如 I 型胶原交联 C-末端肽或 N-末端肽（CTX 或 NTX）和抗酒石酸酸性磷酸酶（TRAP）等水平的升高反映了破骨细胞活性的增加；与骨吸收相偶联的骨形成也增加，因此反映骨形成的指标如血清总碱性磷酸酶（ALP）、骨源性碱性磷酸酶（BALP）、I 型原胶原 N-肽端或 C-端肽（P1NP、P1CP）水平也可明显升高。应用骨吸收抑制剂（如双膦酸盐）后 BTM 水平显著下降甚至正常，提示骨重建异常的缓解，因此也可用于评估药物治疗效果。

治疗前血钙、磷及甲状旁腺激素水平通常正常，少数（15%~20%）病人可有继发性甲状旁腺功能亢进症，见于有活跃的新骨形成、对钙需要量增加和钙摄入不足者。应用较强的双膦酸盐治疗后可有一过性低钙血症和甲状旁腺激素水平继发升高，与骨吸收先受到抑制而骨形成尚未被抑制有关，补充足够的钙和维生素 D 可显著减少此类情况。

六、影像学检查

X 线平片对于 PDB 的诊断非常重要。PDB 早期主要表现为骨吸收增加，显示骨质密度减低和小梁结构异常；随后骨形成也增加，形成骨吸收与骨形成加速的混合性改变，表现为受累骨骼的增粗和增厚，既有囊状透光区又有骨质硬化，骨皮质和骨松质界限消失，骨小梁粗大稀疏，密度不均，排列紊乱，呈条索状高密度影交织，中间夹杂网格状低密度区；后期表现为骨硬化。上述各期可同时存在。累及颅骨者早期可出现大的局灶性骨质疏松（osteoporosis circumscripta）或囊状透光区。混合期可形成片状的骨硬化区并趋于融合，可形成棉絮样表现，颅骨内外板失去正常分界，颅板增厚，颅骨增大变形，颅骨基底部受累，可出现颅底内陷。累及骨盆者（图 9-2-2）可有骨盆上口增厚，髂耻线增厚，坐骨和耻骨增宽，晚期出现髋臼陷入。累及椎体者早期见椎体中央粗糙纵行条纹，呈网状或栅栏状，边缘增厚，随后出现

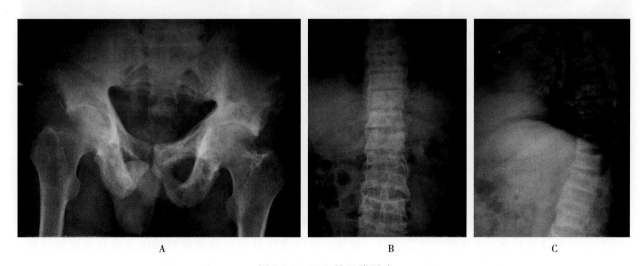

图 9-2-2　PDB 骨 X 线平片

病人，男性，37 岁，腰骶部痛 2 年，血钙 2.32mmol/L，磷 0.88mmol/L，ALP 356 U/L，应用唑来膦酸治疗后明显改善。A：骨盆正位；B：腰椎正位；C：腰椎侧位，见 $L_{3,4}$ 椎体膨大样改变

椎体膨大性改变（图 9-2-2），可出现压缩性骨折。长骨早期表现为皮质变薄，透光区，常在一端先出现，病变边缘呈 V 形，逐渐向另一端发展，长骨骨密度不均匀，骨皮质增厚，骨小梁粗乱，骨髓腔硬化，骨干弯曲。

CT 及 MRI 检查有助于 PDB 合并症如骨关节炎、骨折的发现以及与肿瘤骨转移或骨肿瘤鉴别。

放射性核素骨扫描对于发现可能的受累部位非常敏感，但特异性不足。^{99m}Tc-亚甲基二膦酸盐（^{99m}Tc-MDP）作为示踪剂，可见病变部位放射性明显浓聚（图 9-2-3），常高于正常骨骼的 6~10 倍，与正常骨边缘分界清楚，可用于判断病变累及范围。

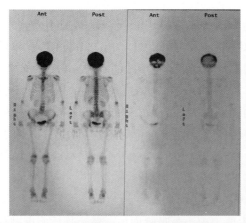
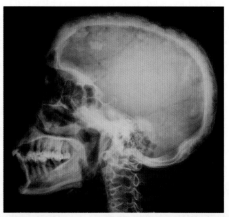
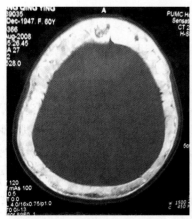
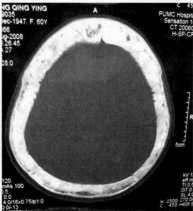
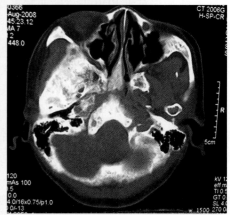

图 9-2-3　PDB 病人的骨扫描

病人，女性，61 岁，血钙磷正常，ALP 548U/L；骨扫描（左上）见颅骨呈异常放射性浓聚；头颅侧位相及 CT 显示头颅增大，颅骨板障增厚，密度不均，内外板增厚硬化，颅缝模糊

七、诊断及鉴别诊断

对于出现骨痛（尤其是烧灼样疼痛伴病变表面皮温升高者）、骨畸形（膨胀样改变）以及不明原因血清 ALP 水平升高的病人应考虑 PDB 的可能。怀疑 PDB 的诊断时，需要采集详细的病史和家族史，进行有针对性的体格检查，查体时应注意颅骨、脊柱、骨盆及四肢等容易受累的部位表面有无皮温升高、触痛和骨畸形，是否有关节活动障碍或下肢长度不等。活动性病变的病人可出现包括血清 ALP 等骨转换指标水平升高，X 线平片有特征性改变，有助诊断，骨扫描可以判断受累骨骼部位和范围。进行其他生化指标、CT 或 MRI 等影像学检查，必要时活检病理均有助于本病与其他代谢性骨病、肿瘤骨转移、骨

肿瘤等的鉴别。

此外，对于家族性发病的病例应进行 SQSTM1 和 VCP 基因突变检测；对于早发性或青少年发病的病例应进行 OPG 或 RANK 基因突变检测，发现突变不但可以确诊病例，而且有助于产前诊断和干预。

八、治疗

本病特异性的治疗为抑制破骨细胞活性的药物，目前美国批准用于 PDB 治疗的药物包括六种双膦酸盐（口服依替膦酸盐、替鲁膦酸盐、阿仑膦酸盐、利塞膦酸盐，静脉帕米膦酸盐和唑来膦酸）和鲑鱼降钙素。国内批准用于本病治疗的药物为唑来膦酸和鲑鱼降钙素。

无症状且血清 ALP 水平正常的病人不需要药物治疗。药物治疗适应证包括两方面：①缓解症状：研究显示应用上述药物治疗可有效缓解大部分病人的某些症状，包括骨痛、病变骨表面灼热感、颅骨受累导致的头痛、椎体病变导致的腰背痛以及部分神经压迫症状（如神经根病变以及一些进展缓慢的脑干或脊髓受压症状）；但是继发于 PDB 的骨性关节炎不一定对上述治疗有效；已经形成的骨畸形和听力减退无效。②预防并发症的发展：取决于病变累及部位及疾病活动度（骨转换指标水平），骨活检标本显示抑制 PDB 病变的活动后可有正常形态的新骨形成，而高骨转换状态如不给予治疗可持续多年，随时间进展可能导致严重的骨畸形。因此建议即使没有症状，如果病情活动（血清 ALP 水平高于正常）且病变部位容易出现问题或并发症（如负重骨骼、邻近关节、椎体、颅骨广泛受累），仍应给予药物治疗，尤其是年轻病人。在有活动性病变的骨骼部位进行择期手术之前可考虑应用较强的双膦酸盐，以改善病变部位的高血运状态，减少术中失血。

双膦酸盐：目前为 PDB 一线用药，临床研究证实上述六种双膦酸盐均可有效抑制 PDB 局灶性的骨转换异常，改善病人临床症状。治疗前和治疗中需要充分补充钙剂和维生素 D，以避免应用较强的双膦酸盐后出现低钙血症和继发性甲状旁腺功能亢进症。

口服制剂要求空腹单独用 200ml 左右白水吞服，服药后半小时内保持直立位，至少 30 分钟以后进餐或服用其他药物。依替膦酸盐（400mg/d×6 个月、间隔 6 月后再次重复的周期性用药）和替鲁膦酸盐（通常为 400mg/d×3 个月）由于效果弱于另外四种双膦酸盐，仅能将升高的 BTM 水平降低约 50%，已很少应用。阿仑膦酸钠的用法为 40mg/d×6 个月，经过一定的间歇后可能需要重复用药。利塞膦酸盐的用法为先口服 30mg/d×2 个月，监测血清 ALP，如尚未正常或接近正常，继续应用至第 3 或第 4 个月时大部分指标可降至正常，其相关的临床研究中观察到 80% 的病人用药 2 个月后在第 6 个月时血清 ALP 水平达到正常，对骨转换的抑制可持续至 18 个月。

帕米膦酸钠通常为 30mg 溶于 500ml 葡萄糖或生理盐水中，静脉点滴 4 小时以上，每日一次，持续 3 天；病情重者也可每次使用 60mg，每周 1~2 次，总剂量 240~480mg。每疗程用药后 3 个月监测血清 ALP 水平，再决定是否继续用药。唑来膦酸用法为 5mg，静脉点滴 15 分钟以上，可使大部分病人的血清 ALP 水平恢复正常，与利塞膦酸钠 30mg/d×2 个月的比较研究结果显示，至用药 6 个月，唑来膦酸组 88.6% 的病人血清 ALP 水平正常，利塞膦酸钠组 57.6% 的病人 ALP 水平正常（$P<0.001$）。近期的延伸研究显示唑来膦酸 5mg 可使 PDB 病人的骨转换指标水平长期维持正常。在为期 6.5 年的观察中，79% 的病人在 6.5 年时血清 ALP 水平仍处于正常范围。

口服制剂的主要不良反应为上胃肠道症状，少数病人可出现食管刺激症状。过量的依替膦酸盐可导致一过性矿化缺陷和骨软化。静脉双膦酸盐的不良反应包括第一次用药后一过性流感样反应，部分病人可有发热、头痛、关节肌肉痛等，应用非甾体类解热镇痛药可缓解。含氮双膦酸盐的罕见不良反应有葡萄膜炎和虹膜炎，此类病人可考虑换用依替膦酸盐或替鲁膦酸盐。至少有 7 例 PDB 病人应用双膦酸盐后出现颌骨坏死的报告，多数为高龄病人（69~84 岁），其中 4 例与拔牙相关，1 例与义齿有关，应用阿仑膦酸钠 4 例、帕米膦酸钠 2 例、阿仑膦酸钠+帕米膦酸钠 1 例，但其中绝大多数使用了超出推荐范围的大剂量（阿仑膦酸钠 20~40mg/d，帕米膦酸钠 60~90mg/m）、较长时间（其中 3 例连续用药 1.5~6.0 年）的双膦酸盐。

降钙素：皮下注射的鲑鱼降钙素也可用于 PDB 的治疗，但效果弱于含氮的双膦酸盐，可用于罕见的不能耐受所有双膦酸盐的病人或者存在双膦酸盐禁忌证的病人。通常的起始用量为 100U/d，数周内可观察到症状减轻，3~6 个月观察到血清 ALP 水平的显著降低。随后可减至 50 或 100U，隔日 1 次或每周 3 次。有时可见到降钙素作用的逸脱。不良反应包括少数病人出现恶心、面部或耳部皮肤潮热。

中国人 PDB 罕见，相关药物临床研究很少。北京协和医院孟迅吾等曾观察依替膦酸二钠治疗 6 例 PDB 病人的效果，5~10mg/（kg·d），间歇用药，5 例观察到临床症状的减轻和血清 ALP、尿羟脯氨酸水平下降，其中仅有 1 例血清 ALP 水平恢复正常；5 例病人接受了鲑鱼降钙素注射剂的治疗，剂量范围为 50U/次、每周两次到 100U/次、每周六次（依据病情严重程度），骨痛明显改善至消失，血清 ALP 水平降低，有 1 例恢复正常范围。我们对帕米膦酸盐的前瞻性观察显示，帕米膦酸钠 90~270mg 可使 5 例病人骨痛评分显著降低，12 周时观察到骨转换指标水平的显著降低，至 1 年随访时 3 例病人的骨转换指标水平仍在正常范围。我们还在 9 例 PDB 病人中观察了唑来膦酸 5mg 静脉输注的有效性和安全性，治疗有效定义为用药后 6 个月时血清 ALP 水平较基线降低超过 75% 或恢复正常，结果显示有效率达到 100%，用药后 3、6 个月的血清 ALP 水平较基线分别降低 75.6% 和 81.7%。

新的抗骨吸收药物在将来也可能用于 PDB 的治疗，如 RANKL 单克隆抗体迪诺塞麦，目前已有数例迪诺塞麦治疗 PDB 的个例报道，但还缺乏前瞻性的对照研究。

其他对症治疗包括镇痛药物、抗炎药物、矫形器或手杖、选择性的骨科及神经外科干预。疼痛明显时可在抗骨吸收治疗的同时辅以镇痛药物的治疗，骨关节炎时可能也需要相应的镇痛抗炎药物。发生骨折时有时需要手术干预，选择性的关节置换术有助于缓解顽固性疼痛。合并脊髓压迫、椎管狭窄或颅底内陷压迫神经时有时需要进行神经外科手术干预。

九、预后

英国一项回顾性研究显示 2465 例 PDB 病人的 5 年生存率低于对照人群，分别为 67% 和 72%。但另外两项人群研究并未发现 PDB 病人中死亡率的增加。

（王　鸥　孟迅吾　章振林）

参 考 文 献

[1] Paget J. On a form of chronic inflammation of bones（osteitis deformans）. Med Chir Trans, 1877, 60：37-64.

[2] 孟迅吾. 变形性骨炎. 见：史轶蘩主编，协和内分泌代谢学. 北京：科学出版社，1999，1570-1576.

[3] Siris ES, Roodman GD. Paget's disease of bone. //Rosen CJ. Primer on the metabolic bone diseases and disorders of mineral metabolism. 8th edition. NYC：A John Wiley & Sons Inc Publication, 2013：659-668.

[4] van Staa TP, Selby P, Leufkens HG, et al. Incidence and natural history of Paget's disease of bone in England and Wales. J Bone Miner Res, 2002, 17：465-471.

[5] Ralston SH, Albagha OME. Genetic determinants of Paget's disease of bone. Ann NY Acad, Sci, 2011, 1240：53-60.

[6] Takata S, Hashimoto J, Nakatsuka K, et al. Guidelines for diagnosis and management of Paget's disease of bone in Japan. J Bone Miner Metab, 2006, 24：186-190.

[7] Melton LJ. The epidemiology of primary hyperparathyroidism in North America. J Bone Miner Res, 2002, 17：N12-N17.

[8] Gu JM, Zhang ZL, Zhang H, et al. Thirteen Chinese patients with sporadic Paget's disease of bone：clinical features, SQSTM1 mutation identification, and functional analysis. J Bone Miner Metab, 2012, 30（5）：525-533.

［9］　Albagha OM, Visconti MR, Alonso N, et al. Genome-wide association study identifies variants at CSF1, OPTN and TN-FRSF11A as genetic risk factors for Paget's disease of bone. Nat Genet, 2010, 42 (6): 520-524.

［10］　Albagha OM, Wani SE, Visconti MR, et al. Genetic Determinants of Paget's Disease (GDPD) Consortium. Genome-wide association identifies three new susceptibility loci for Paget's disease of bone. Nat Genet, 2011, 43 (7): 685-689.

［11］　Whyte MP, Obrecht SE, Finnegan PM, et al. Osteoprotegerin deficiency and juvenile Paget's disease. Engl J Med, 2002, 347 (3): 175-184.

［12］　Ke YH, Yue H, He JW, et al. Early onset Paget's disease of bone caused by a novel mutation (78dup27) of the TN-FRSF11A gene in a Chinese family. Acta Pharmacol Sin, 2009, 30 (8): 1204-1210.

［13］　Watts GD, Wymer J, MJ Kovach, et al. Inclusion body myopathy associated with Paget disease of bone and frontotemporal dementia is caused by mutant valosin-containing protein. Nature Genet, 2004, 36: 377-381.

［14］　Gu JM, Ke YH, Yue H, et al. Novel VCP mutation as the cause of atypical IBMPFD in a Chinese family. Bone, 2013, 52 (1): 9-16.

［15］　Kim HJ, Kim NC, Wang YD, et al. Taylor JP. Mutations in prion-like domains in hnRNPA2B1 and hnRNPA1 cause multisystem proteinopathy and ALS. Nature, 2013, 495 (7442): 467-473.

［16］　Qi X, Pang Q, Wang J, et al. Familial early-onset Paget's disease of bone associated with a novel hnRNPA2B1 mutation. Calcif Tissue Int, 2017, 101 (2): 159-169.

［17］　Divisato G, Formicola D, Esposito T, et al. ZNF687 Mutations in severe Paget disease of bone associated with giant cell tumor. Am J Hum Genet, 2016, 98 (2): 275-286.

［18］　Divisato G, Scotto di Carlo F, et al. ZNF687 mutations are frequently found in pagetic patients from South Italy: implication in the pathogenesis of Paget's disease of bon. Clin Genet, 2018, 93 (6): 1240-1244.

［19］　Mills BG, Singer FR, Weiner LP, et al. Evidence for both respiratory syncytial virus and measles virus antigens in the osteoclasts of patients with Paget's disease of bone. Clin Orthop Relat Res, 1984, 183: 303-311.

［20］　Sabharwal R, Gupta S, Sepolia S, et al. An Insight in to Paget's Disease of Bone. Niger J Surg, 2014, 20 (1): 9-15.

［21］　Kurihara N, Reddy SV, Menaa C, et al. Osteoclasts expressing the measles virus nucleocapsid gene display a pagetic phenotype. J Clin Invest, 2000, 105 (5): 607-614.

［22］　Reddy SV, Kurihara N, Menaa C, et al. Osteoclasts formed by measles virus-infected osteoclast precursors from hCD46 transgenic mice express characteristics of pagetic osteoclasts. Endocrinology, 2001, 142 (7): 2898-2905.

［23］　Kurihara N, Hiruma Y, Yamana K, et al. Contributions of the measles virus nucleocapsid gene and the SQSTM1/p62 (P392L) mutation to Paget's disease. Cell Metab, 2011, 13 (1): 23-34.

［24］　Teramachi J, Zhou H, Subler MA, et al. Increased IL-6 expression in osteoclasts is necessary but not sufficient for the development of Paget's disease of bone. J Bone Miner Res, 2014, 29 (6): 1456-1465.

［25］　Sun Q, Sammut B, Wang FM, et al. TBK1 mediates critical effects of measles virus nucleocapsid protein (MVNP) on pagetic osteoclast formation. J Bone Miner Res, 2014, 29 (1): 90-102.

［26］　Wermers RA, Tiegs RD, Atkinson EJ, et al. Morbidity and mortality associated with Paget's disease of bone: a population-based study. J Bone Miner Res, 2008, 23 (6): 819-825.

［27］　孟迅吾, 邢小平, 周学瀛, 等. 畸形性骨炎的诊断和治疗. 中华内分泌代谢杂志, 1993, 9 (1): 27-29.

［28］　鲍春华, 章振林. 畸形性骨炎八例的临床诊治分析. 上海医学, 2012, 35 (6): 530-533.

［29］　王先令, 杨光, 陆菊明, 等. Paget's 骨病 (畸形性骨炎) 七例临床分析. 中华内分泌代谢杂志, 2008, 24 (4): 412-414.

［30］　景秀, 刘记存, 闫东, 等. 畸形性骨炎的临床及影像学表现. 中华骨质疏松和骨矿盐疾病杂志, 2008, 1 (1): 34-38.

［31］　Whitehouse RW. Paget's disease of bone. Semin Musculoskelet Radiol, 2002, 6 (4): 313-322.

［32］　Reid IR, Miller P, Lyles K, et al. Comparison of a single infusion of zoledronic acid with risedronate for Paget's disease. N Engl J Med, 2005, 353 (9): 898-908.

［33］　Reid IR, Lyles K, Su G, et al. A single infusion of zoledronic acid produces sustained remissions in Paget disease: data to 6.5 years. J Bone Miner Res, 2011, 26 (9): 2261-2270.

［34］ Khosla S，Burr D，Cauley J，et al. American Society for Bone and Mineral Research. Bisphosphonate-associated osteonecrosis of the jaw：report of a task force of the American Society for Bone and Mineral Research. J Bone Miner Res，2007，22（10）：1479-1491.

［35］ Cheng A，Mavrokokki A，Carter G，et al. The dental implications of bisphosphonates and bone disease. Aust Dent J，2005，50（4 Suppl 2）：S4-13.

［36］ 章振林，孟迅吾，邢小平，等. 帕米膦酸二钠治疗畸形性骨炎的前瞻性观察. 中华医学杂志，2003，83（19）：1653-1656.

第三章　骨纤维异常增殖症

一、定义

骨纤维异常增殖症（fibrous dysplasia，FD），是一种缓慢进展的非遗传性罕见代谢性骨病，目前病因尚未完全明确，病变处正常骨组织被纤维组织和发育不良的骨小梁取代，因而病人易表现为骨痛、骨骼畸形，甚至病理性骨折。本病好发生于 20 岁前的儿童或青少年，男性与女性发病率相当。其临床表型非常广泛，可为无症状或偶然发现，也可出现全身多处骨骼受累，以四肢长骨、颅面骨最为常见。

根据骨骼受累数量，该病可分为单骨型和多骨型（或整个骨骼系统受累）两类。多骨型 FD 若同时合并皮肤牛奶咖啡斑（café-au-lait maculae）、内分泌腺体功能亢进（如外周性早熟、甲状腺功能亢进症、肢端肥大症和库欣综合征等），则称为 McCune-Albright 综合征（McCune-Albright syndrome，MAS）。少数病人同时合并骨骼肌内黏液瘤，称为 Mazabraud 综合征。

二、发病机制

FD 是由于体细胞内 GNAS1 基因激活性突变致使腺苷酸环化酶和 cAMP 通路的持续性激活所致，因此是一种散发性疾病。本病病人通常无阳性家族史。GNAS 基因位于 20 号染色体长臂（20q13.2），编码细胞周期中 cAMP 通路相关的 G 蛋白受体 α 亚单位——鸟嘌呤核苷酸结合蛋白的激活型 α 亚单位（Stimulatory subunit of guanine nucleotide binding protein，GSα）。第 8 外显子 201 密码子的错义突变是本病最常见的突变类型，其中 R201H 和 R201C 最为多见，另有 R201S、R201G、R201L 的基因突变也有个例报道。由于 GNAS1 基因的突变是体细胞突变，因此 FD 和 MAS 病人除病变组织细胞中含突变基因外，正常组织中无或极少。即使在典型的病变组织中，突变细胞和正常细胞也呈镶嵌分布，且 GNAS1 基因发生突变的时间决定了突变细胞的比例及分布，同时也包括 FD 病变的范围及严重程度。由于 GNAS1 基因突变可发生于骨骼、皮肤、内分泌腺体、肾脏等不同的组织细胞内，因而可出现不同的临床表现。黑色素产生过程中限速酶——酪氨酸酶过量导致黑色素细胞增生进而导致皮肤牛奶咖啡斑的出现；骨组织中 cAMP 通过激活 Fos 抑制成骨并促进破骨细胞骨吸收，骨基质细胞增生和不完全分化为异常的成骨细胞，可导致骨纤维结构不良；同样，内分泌腺体内 GSα 过度激活可导致多种内分泌腺体功能亢进；在肾小管上皮细胞则致尿磷排泄增加从而发生低磷血症。

三、组织病理

FD 是一种局灶性骨骼受累疾病，病灶部位正常的骨小梁结构消失，骨髓腔内被大量堆积的灰粉色纤维组织填充。

病灶内由未成熟的间充质细胞——梭形成纤维样细胞组成的纤维组织呈螺旋状排列，并从骨髓腔向皮质骨进展，致使皮质骨变薄，并可向外隆起呈现囊肿样改变。其内夹杂着不规则分布的针状新生编织骨。

在 MAS 的病例中还包括皮肤及内分泌腺体的病理改变。皮肤牛奶咖啡斑的组织学改变类似于多发性神经纤维瘤病人的色素沉着改变，不同的是 MAS 病人的黑色素细胞内缺乏巨大的色素颗粒。

有内分泌腺体功能亢进的病人通常存在一个或多个内分泌腺体增生或高功能腺瘤。

四、临床表现

1. 临床特点　该病通常在出生时无明显异常表现，至儿童或青少年时才出现症状；病变进展相对缓慢，病程可长达数十年，成年后多趋于稳定。

FD 病人的临床表现根据骨骼受累部位及程度不同而表现出异质性。轻者临床表现可不明显，多数病人常因骨骼局部疼痛、畸形或发生病理性骨折而就诊，全身骨骼皆可受累，但以四肢长骨和颅面骨最为常见。病灶在四肢长骨可表现为双下肢不等长、长骨弯曲、局部膨胀性隆起等；颅面骨受累后则可表现为面部不对称畸形或颅内无痛性肿块，病灶进行性发展可压迫颅内组织及脑神经而出现头痛、视力下降、视野缺损及听力减退；胸廓畸形可导致限制性肺疾病。由于正常骨小梁的缺乏及病变周围皮质骨变薄，病理性骨折经常出现且易复发。研究显示，由于 FD 病人骨骼同时表达雌激素受体，女性病人在妊娠期间骨痛情况可能有所加重。

根据受累骨骼的数量，临床上常将 FD 分为单骨型和多骨型：①单骨型骨纤维异常增殖症（monostotic fibrous dysplasia，MOFD）：最为常见，即病变仅侵犯一处骨质，按骨骼受累的先后顺序排列：颅面骨＞肋骨＞股骨＞胫骨＞肱骨；骨骼畸形程度通常较多骨型为轻。目前尚无充分的证据证实单骨型 FD 可以向多骨型 FD 转化。②多骨型骨纤维异常增殖症（polystotic fibrous dysplasia，POFD）：即病人存在一处以上骨质受累，其骨骼受累部位依次为：股骨＞胫骨＞颅面骨＞骨盆＞肋骨＞肱骨＞桡尺骨＞腰椎＞锁骨＞颈椎；骨骼病变多位于身体同侧，但部分病人骨骼病变也可出现于身体两侧。

MAS 是在 1937 年首先由 Donovan McCune 和 Fuller Albright 分别描述，除 FD 外其临床表现还包括皮肤牛奶咖啡斑及内分泌腺体功能亢进等骨外表现。国外资料显示，其骨外表现的发病率见表 9-3-1。①皮肤牛奶咖啡斑：66% 的 MAS 病人有牛奶咖啡斑，但 MAS 病人的皮肤牛奶咖啡斑在出生时很难引起注意，随着年龄增长或阳光照射逐渐明显。该斑块可呈单发或多发，每块直径在 1cm 以上，边缘不规则或呈锯齿状，常见于项背部、臀部及骶部区域。既往研究显示，牛奶咖啡斑多分布在有骨骼病变同侧，不超过躯体中线，但近来也有报道 MAS 病人的皮肤牛奶咖啡斑可同时出现在躯体两侧；斑块的大小和疾病的严重程度无关。②内分泌腺体功能亢进：同样由于 GSα 激活所致。MAS 病人最典型的内分泌腺体功能亢进为非 GnRH 依赖性性早熟，其他如甲状腺功能亢进症、肢端肥大症、巨人症、皮质醇增多症、高泌乳血症、甲状旁腺功能亢进症、FGF-23 相关性低磷血症等也均有报道。

表 9-3-1　MAS 病人骨骼及骨外表现的发病率（国外资料）

临床表现	患病率（%）
骨纤维异常增殖症	98
皮肤牛奶咖啡斑	66
性腺轴异常	
男性：超声发现睾丸体积增大	70
女性：外周性早熟	50
甲状腺异常	
甲状腺结节	66
甲状腺功能亢进	28
GH 分泌过多（肢端肥大症/巨人症）	21
库欣综合征	4
低磷血症	10

回顾我院 2000 年 1 月至 2016 年 6 月间收治的 47 例 FD 病人的临床资料，其中男：女 = 19：28，中位起病年龄为 6 岁，其中 40 例（85.11%）病人符合 MAS 诊断标准，其骨骼受累表现及骨外表现的发病率具体见表 9-3-2。

Mazabraud 综合征是一类非常少见的多发纤维异常增殖症，临床特点为累及多处软组织的成纤维黏液样肿瘤。

表 9-3-2　MAS 病人骨外表现的发生情况（40 例北京协和医院资料）

临床表现	患病率（%）
骨骼外表现	
皮肤牛奶咖啡斑	83
内分泌腺体功能亢进	
外周性早熟	42.6
甲状腺异常	
甲状腺结节	29.8
甲状腺功能亢进	14.9
功能性垂体瘤	25.5
GH 瘤	17.0
GH&PRL 混合瘤	8.5
低磷血症	4.3

五、实验室检查

1. 生化改变　FD 病人血清钙、磷通常都在正常范围，活动期病人血清骨转换指标，包括成骨指标和破骨指标均显著升高。部分 FD 病人可由于肾脏排磷增加而出现低磷血症。

2. 影像学特征　FD 病人的影像学表现因骨骼受累部位不同而异，可出现溶骨性和成骨性改变。X 线片上，病灶密度的差异取决于病理组分：如病灶主要为纤维组织则常表现为囊状透光区，如以砂砾样钙化新生骨为主则表现为磨玻璃样，如新生骨钙化较多则表现为片状高密度影。四肢长骨受累多见于骨干或干骺端，可出现髋外翻、胫骨弯曲、Harrison 沟、髋臼前凸及股骨牧羊杖畸形，病变处可表现为骨髓腔内多个囊状骨破坏、骨皮质膨胀变薄，内见不完整的骨嵴；也可表现为"磨玻璃"样（骨髓腔密度增高，可伴髓腔变窄甚至消失）。颅面骨受累则主要呈现硬化性改变，表现为病灶处局部骨密度均匀增高、骨膨胀，骨质增生硬化，骨髓腔不规则变窄，可出现骨性狮面；颞骨受累可见外耳道消失（图 9-3-1）。

CT、MRI、骨密度测定及放射性核素扫描也是 FD 病变部位及严重程度的重要评估手段。其 CT 特点：病灶周围骨皮质厚薄不一，病变骨髓腔呈膨胀性溶骨性改变，病变周围界限清楚，无骨膜反应，边缘有致密硬化。^{99m}Tc-亚甲二膦酸盐（^{99m}Tc-MDP）标记的核素骨显像对诊断骨纤维异常增殖症较为敏感，可见病变部位代谢异常活跃（图 9-3-2）。MRI 在发现某些部位如脊柱病灶及确定病变范围方面优于普通 X 线检查。

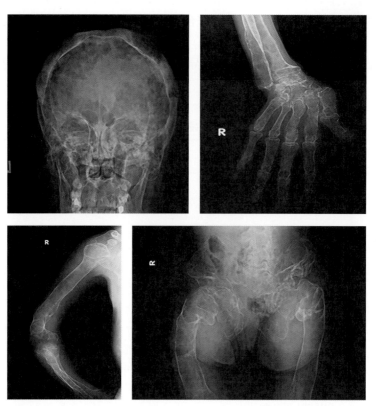

图 9-3-1 FD 病人骨骼典型 X 线改变：病变从骨髓腔向皮质骨扩展，呈多发囊状膨胀性改变

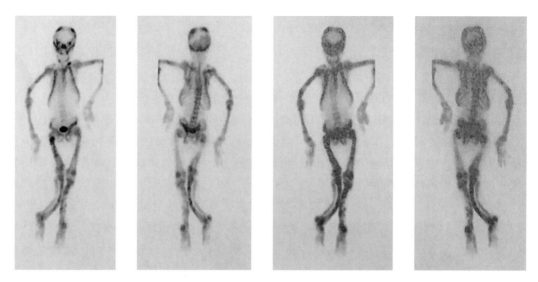

图 9-3-2 FD 病人骨骼骨扫描表现，可见多发骨骼放射性摄取增高区

六、诊断与鉴别诊断

FD 的诊断主要基于病人的临床特点和影像学特征，所有 FD 病人在诊断之初均应接受完整的影像学评估；若临床表现不典型，GNAS 基因的序列分析可协助诊断，突变基因的检测高度依赖于组织中嵌合

体的浓度及分子诊断技术。基因诊断需要从发育不良的骨组织处获取组织，部分病人外周血白细胞中也可检出 GSα 突变。此外，骨组织活检也是协助明确诊断的重要手段。

MAS 诊断标准：典型的 MAS 具有骨纤维异常增殖症、皮肤牛奶咖啡斑及内分泌腺体功能亢进三联征。具备上述三种临床表现中的两种或两种以上即可诊断为 McCune-Albright 综合征。

FD/MAS 需与下列疾病进行鉴别：

单骨型骨纤维异常增殖症需与许多相似影像学特征及病理改变的纤维骨组织疾病相鉴别，如单腔骨囊肿、内生软骨瘤、骨巨细胞瘤、非骨化性纤维瘤、骨嗜酸性肉芽肿及骨肉瘤等，这些疾病在 X 线表现及影像学方面各具特征。

需与多骨型 FD/MAS 鉴别的疾病包括：

1. 原发性甲状旁腺功能亢进症（primary hyperparathyroidism，PHPT） PHPT 病人血钙、血磷及尿钙均有相应变化（高钙血症、低磷血症、高钙尿症），无皮肤牛奶咖啡斑，组织病理学在纤维囊性骨炎病灶内成骨细胞较为丰富；而 FD 病人血钙、血磷水平多大致在正常范围内，可伴牛奶咖啡斑样皮肤改变，且病灶内成骨细胞数量较少。

2. Paget 骨病 又称变形性骨炎，发病年龄与 FD 不同，多数病人在 40 岁以后发病，且该病 X 线无骨纤维异常增殖症的磨玻璃样改变。

3. 神经纤维瘤病 1 型（neurofibromatosis type 1，NF-1） NF-1 病人也可表现出皮肤牛奶咖啡斑和骨骼病变。但 NF-1 病人的皮肤牛奶咖啡斑常见于腋下皮肤皱褶处，为多发、边界清晰，与 MAS 中锯齿状边缘不同；骨骼病变在 NF-1 中相对少见。

七、治疗

骨纤维异常增殖症的骨损害常在成年以后停止发展，进入静止期，但不能自愈。若无明显临床症状，骨纤维异常增殖症除连续密切随访外可不予特殊处理，出现症状时多以非手术治疗为主，目前暂无药物能改变该病的自然病程，非甾体类抗炎药和双膦酸盐类药物均可减少骨骼疼痛，后者还可通过降低骨转换水平延缓病灶进展。若病灶局部症状明显、病灶增大或者出现侵袭性进展或非手术治疗效果差时则需考虑手术治疗，及早并尽量彻底手术切除是目前治疗本病的有效手段。手术治疗的目的是预防和矫正畸形、稳定病理性骨折，对于颅内病变累及脑神经者，必要时应进行脑神经减压手术。

1. 缓解疼痛 轻度骨痛病人可予非甾体类抗炎药缓解症状，严重骨痛者可酌情予吗啡、哌替啶等麻醉药物。

2. 骨吸收抑制剂 研究显示，双膦酸盐在 FD 病人中的应用，一方面可以减轻骨痛，另一方面还可通过抑制病灶处破骨细胞活性延缓病变进展。由于本病罕见，目前对 FD 病人药物治疗的研究较为有限，且病例数较少。其中关于双膦酸盐应用的研究主要集中于帕米膦酸钠，其次是唑来膦酸和阿仑膦酸钠。Liens 等对 9 例应用帕米膦酸钠治疗的 FD 病人的随访中观察到，其骨痛症状显著缓解、血清骨转换标志物较前显著下降，而影像学上也观察到病灶部位骨骼病变有所改善。另有一项纳入了 58 例 FD 病人的研究显示，予静脉帕米膦酸钠治疗 2 年后髋部病变处骨密度增加。PUMCH 随访观察了 22 例 MAS-PFD 病人接受双膦酸盐治疗后疗效，结果表明，多数病人应用帕米膦酸钠或唑来膦酸治疗后骨痛较前显著缓解，血清 ALP 水平显著下降，且 30% 病人在首次接受双膦酸盐治疗后 ALP 可降至正常。另外，在 10 例单用帕米膦酸钠治疗和 11 例单用唑来膦酸的病人中，未发现治疗前后 ALP 变化率存在显著差异。Chapurlat 等的研究结果与之类似，对于帕米膦酸钠治疗效果欠佳、换用唑来膦酸治疗的病人并未发现骨痛、血清骨转换指标及影像学病灶的进一步改善。

此外，有作者研究了迪诺塞麦在 FD 病人中的有效性和安全性，结果提示该药物可以显著降低骨转换，在部分病人中可观察到骨痛有所缓解；但随访过程中病人可出现一过性低钙血症、低磷血症。另一种已被批准用于类风湿关节炎的药物托珠单抗（tocilizumab）是 IL-6 受体阻滞剂，基于体外研究的数据

IL-6 过量在 FD 病理生理中的作用,用托珠单抗治疗 FD 是有依据的并可能获益。但目前该方面研究较少,还需进一步研究证实。

3. 钙剂和维生素 D 制剂 FD 病人病灶处常同时存在严重的矿化不足,且常合并维生素 D 缺乏及由此引起的继发性甲状旁腺功能亢进。因此,在 FD 病人中应用维生素 D 制剂及钙剂是有必要的。此外,病灶部位矿化不足还可能与多骨型 FD 病人 FGF-23 水平增高、肾小管重吸收磷被抑制所致低磷血症有关,因此,对于多骨型 FD 病人,尤其合并尿磷水平显著升高者予适当剂量的口服磷制剂补充也是合理的,但是目前并没有临床试验证实其有效性。

4. 手术治疗 FD 病人的手术治疗主要适用于:矫正骨骼畸形,预防严重溶骨性病变处骨折发生,骨折后治疗和病灶向恶性转化。在多骨型 FD 病人中,由于皮质骨非常薄弱,在进行手术治疗时要谨慎选择手术方法。

八、预后及随访

不同病人的自然病程不尽相同。主要 FD 病变部位在 10 岁之前多已表现出异常,而 15 岁之后不再有新的病灶出现,成年后已有病灶趋于稳定。

单骨型 FD 预后通常较好,部分多骨型 FD 预后也相对较好。总而言之,病人的预后与骨骼病变的部位及其范围显著相关,MAS 病人通常预后较差。

恶变:FD 病人很少发生恶变,单骨型 FD 恶变率不足 1%,多骨型 FD 和 MAS 较单骨型相对较易发生恶变。有研究显示,辐射暴露可增加 FD 的恶变率。北京协和医院随访观察的 47 例 FD 病人中,有 2 例病人发生恶变,其中 1 例既往有颅面部放疗史。

因为该病本质上是一种良性病变,因此 FD 病人的恶变其实很难辨别。其恶变后主要表现为疼痛加剧、局部肿块增大及明显的骨质破坏。CT 扫描有助于识别 FD 恶变及恶变的程度。恶变后的病理组织类型包括骨肉瘤、纤维肉瘤、软骨肉瘤,恶性纤维组织细胞瘤相对较少。因此,骨纤维异常增殖症一旦诊断,则应定期复查 X 线检查、骨扫描及血清骨转换指标等。如病人既往有放疗病史,或出现病灶处疼痛进行性加重、肿胀等表现,应高度警惕 FD 恶变可能。

(邢小平 薛 瑜)

参 考 文 献

[1] Schoenau E, Rauch F. Fibrous dysplasia. Horm Res, 2002, 57 (Suppl 2): 79-82.

[2] DiCaprio MR, Enneking WF. Fibrous dysplasia—Pathophysiology, evaluation, and treatment. J Bone Joint Surg Am, 2005, 87: 1848-1864.

[3] Collins MT. Spectrum and natural history of fibrous dysplasia of bone. J Bone Miner Res, 2006, 21 (Suppl 2): 99-104.

[4] Alsharif MJ, Sun ZJ, Chen XM, et al. Benign fibro-osseous lesions of the jaws: a study of 127 Chinese patients and review of the literature. Int J Surg Pathol, 2009 17 (2): 122-134.

[5] Feller L, Wood NH, Khammissa RA, et al. The nature of fibrous dysplasia. Head Face Med, 2009, 5: 22-26.

[6] Riddle ND, Bui MM. Fibrous dysplasia. Arch Pathol Lab Med, 2013, 137 (1): 134-138.

[7] Hakim DN, Pelly T, Kulendran M, et al. Benign tumors of the bone: A review. J Bone Oncol, 2015, 4 (2): 37-41.

[8] Anitha N, Sankari SL, Malathi L, et al. Fibrous dysplasia-recent concepts. J Pharm Bioallied Sci, 2015, 7: S171-172.

[9] Idowu BD, Al-Adnani M, O'Donnell P, et al. A sensitive mutation-specific screening technique for GNAS1 mutations in cases of fibrous dysplasia: the first report of a codon 227 mutation in bone. Histopathology, 2007, 50 (6): 691-704.

[10] Turan S, Bastepe M. GNAS Spectrum of Disorders. Curr Osteoporos Rep, 2015 13 (3): 146-158.

[11] Park HJ, Cho MS, Lee SS. Fibrous dysplasia of the inferior turbinate. Int J Clin Exp Pathol, 2013, 6 (3): 531-535.

[12] Wu H, Yang L, Li S, et al. Clinical characteristics of craniomaxillofacial fibrous dysplasia. J Craniomaxillofac Surg, 2014,

42 (7): 1450-1455.

[13] Chapurlat RD, Orcel P. Fibrous dysplasia of bone and McCune-Albright syndrome. Best Pract Res Clin Rheumatol, 2008, 22 (1): 55-69.

[14] Collins MT, Singer FR, Eugster E. McCune-Albright syndrome and the extraskeletal manifestations of fibrous dysplasia. Orphanet J Rare Dis, 2012, (7): S4.

[15] Salpea P, Stratakis CA. Carney complex and McCune Albright syndrome: an overview of clinical manifestations and human molecular genetics. Mol Cell Endocrinol, 2014, 386 (1-2): 85-91.

[16] Boyce AM, Bhattacharyya N, Collins MT. Fibrous dysplasia and fibroblast growth factor-23 regulation. Curr Osteoporos Rep, 2013, 11 (2): 65-71.

[17] Sundaram M. Imaging of Paget's disease and fibrous dysplasia of bone. J Bone Miner Res, 2006, 21 (Suppl 2): 28-30.

[18] Chapurlat RD. Medical therapy in adults with fibrous dysplasia of bone. J Bone Miner Res, 2006, 21 (Suppl 2): 114-119.

[19] Mäkitie AA, Törnwall J, Mäkitie O. Biphosphonate treatment in craniofacial treatment in craniofacial fibrous dysplasia-a case report and review of the literature. Clin Rheumatol, 2008, 27 (6): 809-812.

[20] Ganda K, Seibel MJ. Rapid biochemical response to denosumab in fibrous dysplasia of bone: report of two cases. Osteoporos Int, 2014, 25 (2): 777-782, 2.

[21] Wu D, Ma J, Bao S, et al. Continous effect with long-term safety in zoledronic acid therapy for polyostotic fibrous dysplasia withsevere bone destruction. Rheumatol Int, 2015, 35 (4): 767-772.

第四章　成骨不全症

成骨不全症（osteogenesis imperfecta，OI）又称"脆骨病"，是一组以骨量低下、骨脆性增加、反复骨折和进行性骨骼畸形为主要表现的单基因遗传性骨病，该病发病率国内尚缺乏流行病学资料，国外报道发病率为 1：15000~1：20000。OI 还可以累及骨骼外富含胶原的多个系统，骨骼外表现主要包括蓝巩膜、听力减退、牙本质发育不全、关节韧带松弛，其他少见合并症还包括心肺功能障碍、心脏瓣膜反流等。由于 85%~90%的 OI 呈常染色体显性遗传，加上我国人口众多，OI 是我国儿童及青少年骨质疏松和骨折最为常见的原因，不少以往诊断特发性骨质疏松病人，实际上是未被诊断的 OI 病人。由于 OI 病人容易发生轻微外力下反复骨折，导致进行性骨骼畸形及生长发育迟缓等症状，而严重的骨骼畸形不仅明显影响病人的生活质量，也给家庭和社会带来沉重的经济负担。重视 OI 的早期诊断与治疗，不仅能够减少骨折发生率，而且对于改善病人的生活质量，具有重要意义。

众所周知，骨骼由丰富的有机质和矿物质构成，而骨有机质中90%以上是 Ⅰ 型胶原（collagen Ⅰ），Ⅰ 型胶原的数量和结构的完整性，对于维持骨密度和骨质量十分重要。Ⅰ 型胶原由两条 α_1 链和一条 α_2 链构成三螺旋的有序结构，是骨骼矿物质沉积的重要载体，对于保持骨骼韧性和强度，具有重要价值。成骨不全症是由编码 Ⅰ 型胶原的基因突变，或编码 Ⅰ 型胶原翻译后修饰、组装、转运、分泌、矿化相关的蛋白或酶的基因突变，导致合成的 Ⅰ 型胶原数量减少，或 Ⅰ 型胶原的结构异常所致，上述遗传学改变引起骨量明显减少、骨强度受损、骨脆性增加，病人反复发生轻微外力下骨折。

一、发病机制

随着分子生物学研究进展，目前已证实 OI 是单基因遗传性骨病，85%~90%的 OI 为常染色体显性遗传，10%~15%的 OI 呈常染色体隐性遗传，极少数 OI 呈 X 染色体伴性遗传。目前研究发现 OI 至少与20 种致病基因突变相关（http://www.le.ac.uk/ge/collagen/），其中编码 Ⅰ 型胶原 α_1 和 α_2 链的COL1A1 和 COL1A2 基因突变是 OI 最主要的致病原因，上述两种基因突变又分为引起 Ⅰ 型胶原数量减少的单倍剂量不足突变，或导致 Ⅰ 型胶原结构中甘氨酸替换的胶原结构异常突变。干扰素诱导跨膜蛋白5（IFITM5）突变引起另一种常染色显性遗传的 OI，具有肥厚性骨痂、桡骨小头半脱位和骨间膜钙化的独特临床表现。

近年来，研究发现常染色体隐性遗传 OI 是与 Ⅰ 型胶原的翻译后修饰、折叠、交联、转运和分泌异常，以及骨骼矿化和成骨细胞功能异常有关。导致 OI 的常染色体隐性遗传基因突变，包括软骨相关蛋白（CRTAP）、脯氨酸-3-羟化酶-1（P3H1）、亲环素蛋白（PPIB）、热休克蛋白 47（SERP1NH1）、色素上皮衍生因子（SERPINF1）、骨特异性胶原肽赖氨酰羟基化酶（PLOD2）、SP7 转录因子（SP7）、三聚细胞内阳离子结构域（TMEM38）、骨形态发生蛋白 1（BMP1）等多种基因。PLS3 基因突变可引起 X 连锁显性遗传的青少年特发性骨质疏松，但目前致病机制不明。上述基因突变导致的 OI 常常病情较重，还具有一些特殊表现，值得关注。

二、临床表现

OI 病人常常从小发病，甚至有的围生期发病，多数病人具有骨折或蓝巩膜家族史。病人主要临床表现为轻微外力下反复骨折，进行性骨骼畸形，严重者可以出现身材矮小、重度骨骼畸形、四肢肌肉萎缩、活动受限，甚至因病致残。病人还可以有骨骼外表现，包括蓝巩膜、韧带松弛、牙本质发育不全、听力下降、心脏瓣膜病变等（图9-4-1）。部分病人可出现骨折-蓝巩膜-耳聋三联征。少数病人具有先天性关节屈曲、反复骨折的特殊表现，称为BRUCK综合征。

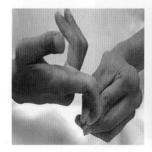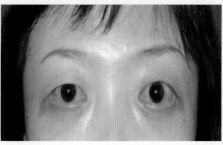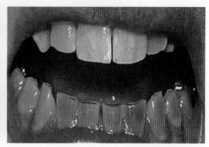

图 9-4-1　OI病人韧带松弛、蓝巩膜、牙本质发育不全

　　OI病人的骨骼X线检查具有特征性，有助于疾病的临床诊断。病人可以表现为长骨纤细、皮质菲薄、骨骼弯曲畸形、松质骨骨质稀疏、椎体压缩性骨折、颅骨缝间骨等特征，部分病情严重者，可以出现重度骨骼畸形、脊柱侧弯或后凸畸形、胸廓塌陷、骨盆变形等（图9-4-2）。Ⅴ型病人可出现桡骨小头脱位、肥厚性骨痂、骨间膜钙化的特征性表现（图9-4-3）。少数病人还可出现颅骨缺损的表现。

　　根据病人临床表现的轻重以及骨骼X线片特点，1979年Sillence提出了OI的临床分型。Ⅰ型：病情最轻，病人多数仅表现为反复骨折，但无明显的骨骼畸形及生长发育迟滞，通常有蓝色巩膜及听力障

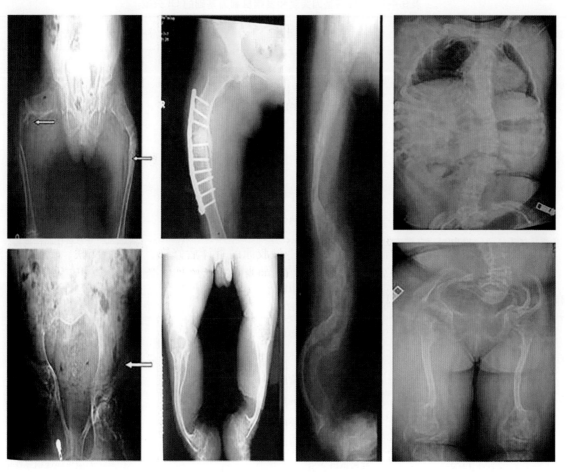

图 9-4-2　OI骨骼X线片特点

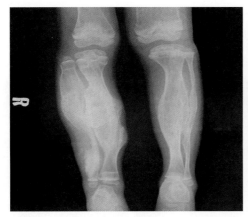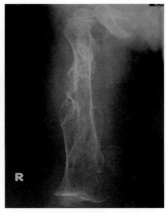

图 9-4-3　Ⅴ型 OI 具有肥厚性骨痂及骨间膜钙化的特点

碍，但不伴有牙本质发育不全。Ⅱ型：为围生期致死型，多由于严重骨折导致心肺功能衰竭而死亡。Ⅲ型：是存活病人中病情最严重的类型，病人具有反复多发骨折，导致四肢骨骼和脊柱畸形、活动能力下降，多数病人合并牙本质发育不全。Ⅳ型：病情轻重度介于Ⅰ型与Ⅲ型之间，可合并牙本质发育不全、蓝巩膜及听力障碍等。

近年来，随着遗传学诊断技术的发展，OI 分型在临床分型的基础上逐渐加入了分子分型，这使得病人的分型更为准确（表 9-4-1）。

表 9-4-1　以致病基因突变和发病机制为基础的 OI 分型

致病机制	致病基因	编码蛋白	临床分型	遗传方式
合成和加工	COL1A1	Ⅰ型胶原	Ⅰ、Ⅲ、Ⅳ	常染色体显性遗传
	COL1A2	Ⅰ型胶原	Ⅰ、Ⅲ、Ⅳ	常染色体显性遗传
	BMP1	虾红素金属蛋白酶	ⅩⅢ	常染色体隐性遗传
胶原修饰	CRTAP	软骨相关蛋白	Ⅶ	常染色体隐性遗传
	LEPRE1/P3H1	脯氨酸羟化酶	Ⅷ	常染色体隐性遗传
	PPIB	亲环素蛋白 B	Ⅸ	常染色体隐性遗传
	TEME38B	三聚细胞内阳离子结构域	ⅩⅣ	常染色体隐性遗传
	SERPINH1	内质网驻留蛋白热休克蛋白	Ⅹ	常染色体隐性遗传
胶原折叠和交联	FKBP10	FK506 结合蛋白 65	Ⅺ	常染色体隐性遗传
	PLOD2	异构赖氨酸羟化酶 2		常染色体隐性遗传
骨骼矿化	IFITM5	干扰素诱导跨膜蛋白 5	Ⅴ	常染色体隐性遗传
	SERPINF1	色素上皮衍生因子	Ⅵ	常染色体隐性遗传
	SP7	成骨细胞特异性转录因子	Ⅻ	常染色体隐性遗传
成骨细胞发育	WNT1	WNT 家族蛋白 1	ⅩⅤ	常染色体隐性遗传
	CREB3L1	旧星形细胞诱导物质	ⅩⅥ	常染色体隐性遗传
	P4HB	蛋白质二硫化物异构酶		常染色体隐性遗传
	SEC24D	包被蛋白Ⅱ复合体组分		常染色体隐性遗传
机制不明	SPARC	富含半胱氨酸的分泌性酸性蛋白		常染色体隐性遗传
	PLS3	丝束蛋白 3		X 染色体连锁显性遗传

三、临床诊断

对于反复骨折的病人，尤其是幼年或青少年期起病者，以及具有阳性骨折家族史的病人，要考虑 OI 的可能性，应进一步检查病人是否有蓝巩膜、牙本质发育不全等体征，并注意询问病人听力情况。对于怀疑 OI 的病人，进一步应行血清钙、磷、甲状旁腺激素及 25（OH）D 水平的检查，并检查血清骨转换生化指标（如碱性磷酸酶、血清 I 型原胶原 N-端或 C-端肽浓度），测量腰椎及髋部骨密度，完成头颅、胸腰椎、四肢长骨，尤其是多次骨折部位的 X 线平片检查。

OI 病人通常血清钙、磷、碱性磷酸酶浓度正常。合并维生素 D 缺乏时，可有血清 25（OH）D 浓度的降低，部分病人可出现继发性甲状旁腺功能亢进症，此时血清甲状旁腺激素水平可轻度升高。病人的骨吸收指标常常是正常的，部分病人可轻度升高。病人的骨密度通常是降低或显著降低。病人的骨骼 X 线片提示弥漫性骨质稀疏、多部位骨骼畸形，皮质菲薄、长骨纤细等异常改变。病人骨骼 X 线片检查，不仅能够帮助判断 OI 病情的严重度，也有利于疾病的鉴别诊断。

值得注意的是，幼年或青少年期多发骨折，并不一定是成骨不全，还应注意鉴别诊断，排除血液系统的疾病（尤其是白血病等恶性疾病的可能）、假性维生素 D 依赖性佝偻病、低磷佝偻病、糖皮质激素等药物诱发的骨质疏松症、慢性肝肾疾病导致的骨质疏松、其他罕见遗传性骨骼疾病等。进行详细的病史询问，完善全面的体格检查，进行充分的生化指标和影像学检查，对于鉴别诊断具有重要的意义。

四、分子学诊断

由于 OI 是单基因遗传性骨病，进行致病基因突变检测，对于疾病的早期确诊、与其他遗传性骨骼疾病进行鉴别、揭示疾病的发病机制、判断疾病预后及今后的优生优育，都具有积极的意义。

以前我国 OI 致病基因突变检测，采用的是 1977 年 Sanger 发明的末端终止测序，该方法需对每个致病基因的多个片段，进行多次 PCR 扩增、测序，费时费钱、诊断效率低下。近年来，DNA 测序技术取得长足进展，二代捕获测序（next-generation sequencing，NGS）因费用低、高通量、速度快，而被广泛应用。NGS 的原理是边合成边测序，用不同颜色的荧光标记四种不同脱氧核糖核苷三磷酸（deoxyribonucleoside triphosphate，dNTP），当 DNA 聚合酶合成互补链时，每添加一种 dNTP 就会释放出不同的荧光，根据捕捉的荧光信号并经计算机软件处理，获得 DNA 的序列信息。设计基因检测芯片，覆盖 OI 所有致病基因及累及骨骼的其他遗传性疾病的致病基因，可建立准确、高通量的新型 NGS 分子诊断平台。不仅能用于 OI 早期诊断、鉴别诊断、产前诊断，而且有助于分析基因突变型与表型的关系，揭示 OI 发病机制，判断疾病预后，对开展分子靶向治疗，也具有重要的价值。北京协和医院采用自主研发的二代靶向测序方法，对大样本 OI 病人进行了致病基因突变研究，发现 COL1A1 和 COL1A2 基因突变是我国 OI 病人的主要致病机制，且导致 I 型胶原数量减少的基因突变病人的临床表型，轻于引起 I 型胶原甘氨酸替换结构改变的基因突变病人，病人的基因型和表型间存在一定的相关性。北京协和医院还在大样本 OI 病人中，检出了多例导致常染色体显性、隐性遗传或 X 伴性遗传的罕见新型 OI 致病基因突变，包括 IFITM5、SERPINF1、FKBP10、PLOD2、TMEM38、BMP1、PLS3 等多种基因的新突变，丰富了我国 OI 的致病基因谱，对于阐明 OI 的发病分子机制，也具有积极意义。尽管 NGS 高效快速，但其检测价格相对较高，寻找针对 OI 的特异性诊断分子标志物也十分重要。近期研究发现Ⅵ型 OI 病人血清色素上皮衍生因子（pigment epithelium-derived factor，PEDF）水平明显降低，PEDF 是具有神经营养和抗血管生成特性的分泌型糖蛋白，与细胞周期调控、脂肪代谢及肿瘤生成密切相关。北京协和医院采用 ELISA 方法检测了不同类型 OI 病人的血清 PEDF 水平，结果显示Ⅵ型 OI 病人的血清 PEDF 水平显著降低，提示 PEDF 水平降低是Ⅵ型 OI 病人敏感而特异的分子诊断标志物，该指标的 ELISA 检测方法快速价廉，易于临床开展。

五、治疗

尽管我国 OI 病人较多，疾病危害严重，但有效治疗措施十分匮乏。根据 OI 的发病机制，采用基因编辑或反义 RNA 等分子技术，进行针对致病基因突变的靶向分子治疗十分重要。但上述治疗尚处于研究阶段，目前不能用于临床。

针对 OI 病人骨密度低的特点，目前国内外普遍采用双膦酸盐（bisphosphonates，BP）类药物来治疗，能通过抑制 OI 病人的骨吸收水平、增加骨密度，降低病人的骨折率。有研究显示骨形成促进剂 PTH1~34 对于成年 OI 病人，有一定的疗效。还有小样本短期研究或动物研究报道，RANKL、骨硬化素及 TGF-β 的单克隆抗体可能对 OI 有效。

1. 双膦酸盐类药物　双膦酸盐类药物能够高度亲和力地与骨组织羟基磷灰石结合，通过影响破骨细胞微骨架和皱褶缘的形成，抑制破骨细胞释放酸性物质及酶类，抑制骨吸收、增加骨密度。此类药物是目前治疗 OI 的主要药物。

在大样本 OI 儿童病人的研究中发现 BP 可降低骨转换指标、增加骨密度、改善骨微结构，可能使压缩椎体重塑。Bishop 等纳入 143 例 4~15 岁 OI 患儿，85% 是轻型 OI，按 2：1 随机予利塞膦酸钠（2.5mg/d 或 5mg/d）或安慰剂口服，治疗 1 年，随后 2 年均予利塞膦酸钠治疗。治疗 1 年后，利塞膦酸钠组腰椎和全身骨密度明显增加，腰椎及全身骨密度 Z 值分别从 -2.13 增长至 0.427、-1.46 增长至 0.25，与安慰剂组相比，临床骨折率明显下降。但是，在第 2~3 年，两组临床骨折率分别为 53% 和 65%，提示利塞膦酸钠可降低轻型 OI 病人临床骨折风险，但长期疗效需进一步探索。有研究对 139 例 4~19 岁 OI 病人，109 例给予阿仑膦酸钠（5mg/d 或 10mg/d），30 例给予安慰剂，治疗 2 年，阿仑膦酸钠组，腰椎骨密度增加 51%，腰椎骨密度 Z 值从 -4.6 增至 -3.3，明显优于安慰剂组，但两组间长骨骨折率未见明显差异。北京协和医院对 91 例 3~18 岁 OI 病人，予阿仑膦酸钠 70mg/w 治疗 3 年，腰椎及股骨骨密度 Z 值分别从 -3.0 增至 0.1、-4.2 增长至 -1.3，按照不同年龄进行亚组分析，各年龄段骨密度 Z 值均明显增加，尤其 3~5 岁和 5~10 岁年龄增加更明显，提示 OI 应尽早开始治疗。

BP 治疗成年 OI 病人，仅有小样本的随机对照研究或观察性研究。有研究将 64 例 OI 成人，随机分组予口服阿仑膦酸钠（70mg/w）或安慰剂治疗 3 年，阿仑膦酸钠组腰椎和髋部骨密度增加明显优于安慰剂组。一项研究对 46 例 OI 成人，按照 2：1 随机分组，分别予奈立膦酸（100mg/3m）或安慰剂静脉输注，治疗 1 年，奈立膦酸组骨折率明显下降，腰椎和髋部骨密度增加优于安慰剂组。北京协和医院比较不同 BP 对 OI 成人的疗效，60 例 OI 病人，按 2：1 随机予阿仑膦酸钠 70mg/w 口服或唑来膦酸 5mg/a 静脉输液治疗 2 年，两组腰椎、股骨颈、全髋骨密度均明显增加，且两组间无明显差异。可见，BP 也可增加成人 OI 病人的骨密度，降低骨折风险，但仍需大样本随机对照研究进一步证实。

近期有研究显示 OI 的致病基因不同，对 BP 的治疗反应存在差异，如 SERPINF1 突变导致的 VI 型 OI 呈常染色体隐性遗传，小样本研究显示此型对 BP 治疗反应欠佳。不同基因型 OI 与 BP 疗效的相关性，也有待深入研究。

多数研究显示 BP 能够增加儿童及成年 OI 病人骨密度，但其能否降低病人骨折率，尚未达成共识，不同基因型、临床表型与药物疗效的关系，也需要大样本、长期的前瞻性队列研究进一步明确。关于 BP 治疗 OI 的剂量与疗程，尚存争议。北京协和医院的研究显示，对于轻中度 OI 病人，BP 治疗 4~5 年可使儿童病人的骨密度接近于骨峰值，可停药观察，即进入 BP 药物假期，而对于重度 OI 病人，需要给予 BP 更长时间的治疗。

2. 甲状旁腺激素氨基端 1-34 片段　甲状旁腺激素（parathyroid hormone，PTH）是甲状旁腺主细胞分泌的肽类激素，小剂量、间断 PTH 可促进成骨细胞生成与活性。特立帕肽为 PTH 氨基端 1-34 片段，具有促进骨形成的作用，目前主要用于骨质疏松症的治疗。

有研究纳入 13 例绝经后 OI 病人，给予 2 年奈立膦酸治疗（100mg/3m 静脉输注），然后序贯以特立帕肽 20μg/d 皮下注射治疗 18 个月，结果腰椎骨密度较基线增加 3.5%，髋部骨密度无明显变化。另一项研究对于 79 例 18~75 岁 OI 病人，随机给予特立帕肽 20μg/d 皮下注射或安慰剂治疗 18 个月，特立帕肽组腰椎、股骨颈及全髋骨密度分别增加 3.3%、3.7% 和 5.0%，明显优于安慰剂组。

可见，特立帕肽可明显增加小样本成人 OI 病人骨密度，但其是否能够降低骨折率、其在儿童病人中的安全性，有待进一步研究。

3. RANKL 单克隆抗体 破骨细胞是多种骨骼疾病的治疗靶点，降低破骨细胞活性，有望增加骨密度、降低骨折率。骨保护素（osteoprotegerin，OPG）/RANKL/RANK 通路是调节破骨细胞增殖与活性的重要信号通路。迪诺塞麦（denosumab），是人源性 RANKL 的 IgG2 单克隆抗体，能抑制 RANKL 和 RANK 结合，降低破骨细胞活性，增加骨密度，降低骨折风险。

有研究采用 OI 小鼠（oim-/-）和野生型小鼠（WT），从 6 周龄开始予鼠 RANKL 抑制剂（RANK-Fc，1.5mg/kg，每周两次）或生理盐水，RANK-Fc 治疗后小鼠股骨密度及硬度明显增加。另一项研究对 2 周龄 oim-/-、oim+/- 和 WT 小鼠，分别予 RANK-Fc（1.5mg/kg，每周两次）、阿仑膦酸钠（0.21mg/kg，每周一次）或生理盐水治疗 12 周，阿仑膦酸钠和 RANK-Fc 组骨折次数明显降低。也有研究给予 oim-/- 小鼠和野生型小鼠从 6 周龄起注射鼠 RANK-Fc（1.5mg/kg，每周两次）或生理盐水，在 8 周龄进行右股骨中断截骨术，骨折后 6 周，RANK-Fc 治疗组较生理盐水组骨痂生成更多、骨密度更高。

也有小样本 OI 儿童接受迪诺塞麦治疗的研究报道。两例 COL1A1/A2 基因突变的 OI 患儿接受 BP 治疗 4 年后序贯予迪诺塞麦 1mg/（kg·3m）皮下注射，结果患儿干骺端骨密度进一步明显增加。10 例 5~11 岁 COL1A1/2 基因突变的 OI 病人，接受两年 BP 治疗后，序贯予迪诺塞麦 1mg/（kg·3m）治疗 48 周，结果腰椎骨密度增加 19%，其 Z 值从 -2.23 升至 -1.27。有研究对 BP 治疗效果欠佳的 SERPINF1 突变导致的 4 例Ⅵ型 OI 儿童予迪诺塞麦 1mg/（kg·3m）皮下注射 2 年，病人骨密度升高、骨折次数下降、压缩的椎体得以重塑形。

可见，迪诺塞麦通过抑制破骨细胞活性及数量，显著抑制骨吸收、增加骨密度，未来可能成为有效的 OI 治疗药物。

4. 骨硬化素单克隆抗体 成骨细胞也是治疗骨骼疾病的重要靶点，增加成骨细胞活性，有望增加骨密度、降低骨折率。Wnt/β 连环蛋白通路是调控成骨细胞活性及数量的重要信号通路。骨硬化素是 Wnt 通路的天然抑制剂，其抑制成骨细胞分化及减少细胞活性。另外，骨硬化素通过增加成骨细胞表达 RANKL，增加破骨细胞活性、促进骨吸收。骨硬化素单克隆抗体（scleorostin antibody，Scl-Ab）能够拮抗骨硬化素，促进骨形成、抑制骨吸收、增加骨密度、降低骨折风险。

有研究采用 3 周龄 Brtl+/-OI 小鼠，予 Scl-Ab（25mg/kg，每周 2 次）治疗 5 周，皮质骨骨形成明显增加，皮质骨骨密度及骨强度显著改善。对于 Crtap-/-OI 小鼠，于 1 周龄和 6 周龄给予 Scl-Ab（25mg/kg，每周两次）或安慰剂治疗 6 周，Scl-Ab 治疗的两个年龄组小鼠椎体和股骨颈骨体积均增加、小梁骨和皮质骨微结构改善、全身骨强度增加。有研究观察 Scl-Ab 对重型 OI 的疗效，选择 4 周龄和 20 周龄 COL1A1Jrt/+小鼠，予 Scl-Ab 治疗 4 周，结果其仅改善生长期小鼠的松质骨体积和皮质骨厚度，对骨强度和骨重建无明显作用，提示 Scl-Ab 对于重型 OI 的疗效可能有限。但其对于 OI 病人疗效的临床研究还未见报道，值得进一步探索。

5. 转化生长因子 β 单克隆抗体 TGF-β 是调节骨代谢的重要细胞因子，主要由成骨细胞合成，沉积在骨基质中，由破骨细胞分泌的酸性物质和基质金属蛋白酶激活。TGF-β 与细胞表面受体结合后，激活 Smads 信号通路，调控骨重建。研究表明，TGF-β 通路过表达是常染色体显性和隐性遗传 OI 的共同发病机制，而 TGF-β 单克隆抗体能够抑制骨吸收，促进骨形成，增加骨密度、改善骨骼微结构。

在 OI 药物治疗过程中，应注意评估药物疗效和依从性。对于 OI 病人群，评估治疗前后的骨折发生率，是理想的疗效评价指标。而对于病人个体，观察药物治疗对骨密度 Z 值的影响是重要的疗效指标，因为儿童骨密度存在增龄性改变，因此，应注意评估药物治疗对骨密度 Z 值的作用。动态观察药物治疗对骨转换生化指标的影响，能够了解药物作用机制，可在治疗早期了解药物的疗效。动态评估骨骼影像学变化，尤其是观察椎体压缩性骨折是否出现再塑形，也能够从形态学角度，了解药物的疗效。此外，身高 Z 值的变化，有助于反映病人是否出现了追赶生长。治疗过程中，注意加强病人对治疗的依从性，也是保障药物疗效的关键环节。

对于 OI 病人，加强骨骼保护，避免摔倒，对于减少骨折发生十分重要。对于反复多次骨折，具有严重骨骼畸形的病人，进行骨骼的矫形治疗，也十分必要。不少病人，由于骨骼畸形，长期活动受限，容易合并肌肉萎缩，恰当的康复治疗及功能锻炼，也对于改善病人的生活质量，具有积极的意义。

综上所述，成骨不全症是危害严重的单基因遗传性骨病，疾病的分子诊断与药物治疗，近年来取得了长足的进展。目前双膦酸盐类药物是广泛使用的 OI 治疗药物，能够增加病人骨密度、降低骨折率，且对儿童病人的安全性较好。近期动物研究及小样本临床研究提示 PTH1-34，针对 RANKL、骨硬化素及转化生长因子-β 的多种单克隆抗体等药物，通过影响破骨细胞及成骨细胞活性及数量，能够增加 OI 病人骨密度、改善骨微结构，但其能否降低骨折风险尚未达成共识，其在儿童病人中的长期治疗效果及安全性有待大样本、长期前瞻性临床研究进一步证实。针对 OI 发病的分子机制，进行针对致病基因突变的分子靶向治疗，值得深入研究。

（李　梅）

参 考 文 献

［1］ Forlino A, Cabral WA, Barnes AM, et al. New perspectives on osteogenesis imperfecta. Nat Rev Endocrinol, 2011, 7: 540-557. doi: 10.1038/nrendo. 2011, 81.

［2］ Forlino A, Marini JC. Osteogenesis imperfecta. Lancet, 2016, 387: 1657-1671.

［3］ Van Dijk FS, Sillence DO. Osteogenesis imperfecta: clinical diagnosis, nomenclature and severity assessment. Am J Med Genet A, 2014, 164A: 1470-1481.

［4］ Bishop N. Bone Material Properties in Osteogenesis Imperfecta. J Bone Miner Res, 2016, 31: 699-708.

［5］ Garnero P. The role of collagen organization on the properties of bone. Calcif Tissue Int, 2015, 97: 229-240.

［6］ Kang H, Aryal ACS, Marini JC. Osteogenesis imperfecta: new genes reveal novel mechanisms in bone dysplasia. Transl Res, 2017, 181: 27-48.

［7］ Lindert U, Cabral WA, Ausavarat S, et al. MBTPS2 mutations cause defective regulated intramembrane proteolysis in X-linked osteogenesis imperfecta. Nat Commun, 2016, 7: 11920.

［8］ van Dijk FS, Zillikens MC, Micha D, et al. PLS3 mutations in X-linked osteoporosis with fractures. N Engl J Med, 2013, 369: 1529-1536.

［9］ Rauch F, Lalic L, Roughley P, et al. Relationship between genotype and skeletal phenotype in children and adolescents with osteogenesis imperfecta. J Bone Miner Res, 2010, 25: 1367-1374.

［10］ Lindahl K, Astrom E, Rubin CJ, et al. Genetic epidemiology, prevalence, and genotype-phenotype correlations in the Swedish population with osteogenesis imperfecta. Eur J Hum Genet, 2015, 23: 1042-1050.

［11］ Hanagata N, Li X, Morita H, et al. Characterization of the osteoblast-specific transmembrane protein IFITM5 and analysis of IFITM5-deficient mice. J Bone Miner Met, 2011, 29: 279-290.

［12］ Trejo P, Rauch F. Osteogenesis imperfecta in children and adolescents-new developments in diagnosis and treatment. Osteoporos Int, 2016, 27: 3427-3437.

［13］ Tournis S, Dede AD. Osteogenesis imperfecta-A clinical update. Metabolism, 2017, pii: S0026-0495 (17) 30158-0.

［14］ Puig-Hervás MT, Temtamy S, Aglan M, et al. Mutations in PLOD2 cause autosomal-recessive connective tissue disorders within the Bruck syndrome-osteogenesis imperfecta phenotypic spectrum. Hum Mutat, 2012, 33: 1444-1449.

［15］ Semler O, Garbes L, Keupp K, et al. A mutation in the 5'-UTR of IFITM5 creates an in-frame start codon and causes autosomal-dominant osteogenesis imperfecta type V with hyperplastic callus. Am J Hum Genet, 2012, 91: 349-357.

[16] Garbes L, Kim K, Rieβ A, et al. Mutations in SEC24D, encoding a component of the COP Ⅱ machinery, cause a syndromic form of osteogenesis imperfecta. Am J Hum Genet, 2015, 96：432-439.

[17] Rauch F, Fahiminiya S, Majewski J, et al. Cole-Carpenter syndrome is caused by a heterozygous missense mutation in P4HB. Am J Hum Genet, 2015, 96：425-431.

[18] Liu Y, Asan, Ma D, et al. Gene mutation spectrum and genotype-phenotype correlation in a cohort of Chinese osteogenesis imperfecta patients revealed by targeted next generation sequencing. Osteoporos Int, 2017, doi：10.1007/s00198-017-4143-8. [Epub ahead of print]

[19] Peiran Zhou, Yi Liu, Fang Lv, et al. Novel Mutations in FKBP10 and PLOD2 cause rare Bruck syndrome-autosomal-recessive osteogenesis imperfecta in Chinese Patients. PLoS One, 2014, 9：e107594.

[20] Liu Y, Wang J, Ma D, et al. Osteogenesis imperfecta type Ⅴ：Genetic and clinical findings in eleven Chinese patients. Clin Chim Acta, 2016, 462：201-209.

[21] Lv F, Xu XJ, Wang JY, et al. Two novel mutations in TMEM38B result in rare autosomal recessive osteogenesis imperfecta. J Hum Genet, 2016, 61：539-545.

[22] Liu Y, Song L, Ma D, et al. Genotype-phenotype analysis of a rare type of osteogenesis imperfecta in four Chinese families with WNT1 mutations. Clin Chim Acta, 2016, 461：172-180.

[23] Xu XJ, Lv F, Liu Y, et al. Novel mutations in FKBP10 in Chinese patients with osteogenesis imperfecta and their treatment with zoledronic acid. J Hum Genet, 2017, 62：205-211.

[24] Wang JY, Liu Y, Song LJ, et al. Novel Mutations in SERPINF1 Result in Rare Osteogenesis Imperfecta Type Ⅵ Calcif Tissue Int, 2017, 100：55-66.

[25] Xu XJ, Lv F, Liu Y, et al. A cryptic balanced translocation involving COL1A2 gene disruption cause a rare type of osteogenesis imperfecta. Clin Chim Acta, 2016, 460：33-39.

[26] Lv F, Ma M, Liu W, et al. A novel large fragment deletion in PLS3 causes rare X-linked early-onset osteoporosis and response to zoledronic acid. Osteoporos Int, 2017, doi：10.1007/s00198-017-4094-0. [Epub ahead of print]

[27] Dwan K, Phillipi CA, Steiner RD, et al. Bisphosphonate therapy for osteogenesis imperfecta. Cochrane Database Syst Rev, 2016, 10：CD005088.

[28] Bishop N, Adami S, Ahmed SF, et al. Risedronate in children with osteogenesis imperfecta：a randomised, double-blind, placebo-controlled trial. Lancet, 2013, 382：1424-1432.

[29] Ward LM, Rauch F, Whyte MP, et al. Alendronate for the treatment of pediatric osteogenesis imperfecta：a randomized placebo-controlled study. J Clin Endocrinol Metab, 2011, 96：355-364.

[30] Lv F, Liu Y, Xu X, et al. Effects of long-term alendronate treatment on a large sample of pediatric with osteogenesis imperfecta. Endocr Pract, 2016, 22：1369-1376.

[31] DiMeglio LA, Peacock M. Two-year clinical trial of oral alendronate versus intravenous pamidronate in children with osteogenesis imperfecta. J Bone Miner Res, 2006, 21：132-140.

[32] Chevrel G, Schott AM, Fontanges E, et al. Effects of oral alendronate on BMD in adult patients with osteogenesis imperfecta：a 3-year randomized placebo-controlled trial. J Bone Miner Res, 2006, 21：300-306.

[33] Adami S, Gatti D, Colapietro F, et al. Intravenous neridronate in adults with osteogenesis imperfecta. J Bone Miner Res, 2003, 18：126-130.

[34] Xu XJ, Ma DD, Lv F, et al. The clinical characteristics AND efficacy of bisphosphonates in adult patients with osteogenesis imperfecta. Endocr Pract, 2016, 22：1267-1276.

[35] Ward L, Bardai G, Moffatt P, et al. Osteogenesis Imperfecta Type Ⅵ in Individuals from Northern Canada. Calcif Tissue Int, 2016, 98：566-572.

[36] Trejo P, Rauch F. Osteogenesis imperfecta in children and adolescents-new developments in diagnosis and treatment. Osteoporos Int, 2016, 27：3427-3437.

[37] Nakamura T, Sugimoto T, Nakano T, et al. Randomized Teriparatide [human parathyroid hormone (PTH) 1~34] Once-Weekly Efficacy Research (TOWER) trial for examining the reduction in new vertebral fractures in subjects with primary osteoporosis and high fracture risk. J Clin Endocrinol Metab, 2012, 97：3097-3106.

［38］Gatti D, Rossini M, Viapiana O, et al. Teriparatide treatment in adult patients with osteogenesis imperfecta type I. Calcif Tissue Int, 2013, 93: 448-452.

［39］Orwoll ES, Shapiro J, Veith S, et al. Evaluation of teriparatide treatment in adults with osteogenesis imperfecta. J Clin Invest, 2014, 124: 491-498.

［40］Lacey DL, Boyle WJ, Simonet WS, et al. Bench to bedside: elucidation of the OPG-RANK-RANKL pathway and the development of denosumab. Nat Rev Drug Discov, 2012, 11: 401-419.

［41］Keaveny TM, McClung MR, Genant HK, et al. Femoral and vertebral strength improvements in postmenopausal women with osteoporosis treated with denosumab. J Bone Miner Res, 2014, 29: 158-165.

［42］Bargman R, Huang A, Boskey AL, et al. RANKL inhibition improves bone properties in a mouse model of osteogenesis imperfecta. Connect Tissue Res, 2010, 51: 123-131.

［43］Bargman R, Posham R, Boskey AL, et al. Comparable outcomes in fracture reduction and bone properties with RANKL inhibition and alendronate treatment in a mouse model of osteogenesis imperfecta. Osteoporos Int, 2012, 23: 1141-1150.

［44］Delos D, Yang X, Ricciardi BF, et al. The effects of RANKL inhibition on fracture healing and bone strength in a mouse model of osteogenesis imperfecta. J Orthop Res, 2008, 26: 153-164.

［45］Hoyer-Kuhn H, Semler O, Schoenau E. Effect of denosumab on the growing skeleton in osteogenesis imperfecta. J Clin Endocrinol Metab, 2014, 99: 3954-3955.

［46］Hoyer-Kuhn H, Franklin J, Allo G, et al. Safety and efficacy of denosumab in children with osteogenesis imperfect-a first prospective trial. J Musculoskelet Neuronal Interact, 2016, 16: 24-32.

［47］Semler O, Netzer C, Hoyer-Kuhn H, et al. First use of the RANKL antibody denosumab in osteogenesis imperfecta type VI. J Musculoskelet Neuronal Interact, 2012, 12: 183-188.

［48］Hoyer-Kuhn H, Netzer C, Koerber F, et al. Two years' experience with denosumab for children with osteogenesis imperfecta type VI. Orphanet J Rare Dis, 2014, 9: 145.

［49］Rossini M, Gatti D, Adami S. Involvement of WNT/β-catenin signaling in the treatment of osteoporosis. Calcif Tissue Int, 2013, 93: 121-132.

［50］Rauner M, Rachner TD, Hofbauer LC. Bone Formation and the wnt signaling pathway. N Engl J Med, 2016, 375: 1902.

［51］MacNabb C, Patton D, Hayes JS. Sclerostin antibody therapy for the treatment of osteoporosis: clinical prospects and challenges. J Osteoporos, 2016, 2016: 6217286.

［52］McClung MR, Grauer A, Boonen S, et al. Romosozumab in postmenopausal women with low bone mineral density. N Engl J Med, 2014, 370: 412-420.

［53］Sinder BP, Salemi JD, Ominsky MS, et al. Rapidly growing Brtl/+mouse model of osteogenesis imperfecta improves bone mass and strength with sclerostin antibody treatment. Bone, 2015, 71: 115-123.

［54］Grafe I, Alexander S, Yang T, et al. Sclerostin Antibody Treatment Improves the Bone Phenotype of Crtap (-/-) Mice, a Model of Recessive Osteogenesis Imperfecta. J Bone Miner Res, 2016, 31: 1030-1040.

［55］Roschger A, Roschger P, Keplingter P, et al. Effect of sclerostin antibody treatment in a mouse model of severe osteogenesis imperfecta. Bone, 2014, 66: 182-188.

［56］Juárez P, Guise TA. TGF-β in cancer and bone: Implications for treatment of bone metastases. Bone, 2011, 48: 23-29.

［57］Lamora A, Talbot J, Mullard M, et al. TGF-Signaling in Bone Remodeling and Osteosarcoma Progression. J Clin Med, 2016, 5.

［58］Grafe I, Yang T, Alexander S, et al. Excessive transforming growth factor-β signaling is a common mechanism in osteogenesis imperfecta. Nat Med, 2014, 20: 670-675.

第五章 氟 骨 症

一、氟与氟骨症

氟是已知元素中非金属性最强的元素，具有强氧化性，是已知的最强氧化剂之一，在自然界中广泛分布。氟在地壳中的含量为 0.065%~0.09%，存在量的排序数为 13，自然界中氟主要以萤石（CaF_2），冰晶石（$Na3[AlF6]$）及氟磷灰石［$Ca10(PO_4)6F_2$］存在。地下水与这些矿物接触后溶入氟的化合物，使地下水中含有一定量的氟，一般可达 0.4~0.5mg/L，高的达到 10mg/L 或者更高。地面水中的氟含量较低，为 0.01~0.30mg/L。

氟元素在正常成年人体内含 2~3g，主要分布在骨骼、牙齿中，在这两者中储存了约 90% 的氟，血液中每毫升含有 0.04~0.40μg。人体所需的氟主要来自饮用水，人体每日摄入量 4mg 以上会造成中毒，损害健康。

氟对人体有着重要的生理功能，是牙齿和骨骼的组成成分。正常情况下，牙齿含氟量为 200~600ppm（1ppm=0.001‰），成年人牙齿的含氟量为 11mg/100g，保持饮用水中一定量的氟，或从食物中摄入足量的氟，可以预防龋齿。其机制是氟能取代珐琅质的一部分羟基磷灰石的羟基，形成不溶于酸的结晶，因而可增强对口腔微生物对酸的抵抗力。如果氟摄取量不足，则氟转变为牙齿釉质的过程就会发生障碍，促进龋齿的形成。国内调查资料表明，水中含氟量 0.5mg/L 以下的地区居民龋齿率一般达 50%~60%；水中含氟 0.5~1.0mg/L 地区龋齿率则一般仅为 30%~40%。2015 年美国国家疾病预防和控制中心修改了饮用水预防龋齿的国家标准，把水中含氟量 0.7~1.2mg/L 降低到 0.7mg/L。

氟是人体必需的微量元素之一，人的骨骼中含氟量随年龄增长而增长，人体的生理需要量为 1~1.5mg/d。日本与美国的营养学研究机构公布的成人健康维持量为 2.1~2.3mg/d，适量的氟能够促进生长发育，保持骨骼和牙齿的坚固性，但如果长期摄入过量，氟在人体内积蓄，便会引起氟中毒（fluorosis）。慢性氟中毒的主要表现为氟斑牙（图 9-5-1）和氟骨症。国内的调查表明，在一般情况下，饮用含氟 0.5~1.0mg/L 的水时，氟斑牙的患病率 10%~30%，多数为轻度釉斑；1.0~1.5mg/L 时，多数地区氟斑牙发病率已高达 45% 以上，且中、重度病人明显增多。

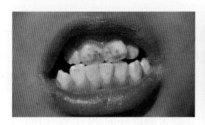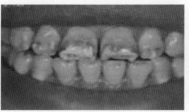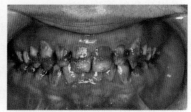

图 9-5-1 氟斑牙

氟骨症（skeletal fluorosis）又称氟骨病，是一种从饮水或食物摄取了过高浓度的氟化物而引起的骨骼病症。病人因为氟在骨骼上沉积而出现关节疼痛、腰酸背痛、四肢弯曲无法伸直等症状，严重者因为骨骼及关节受到破坏而引致瘫痪。

二、氟骨症的成因

1. 饮用高氟水 食用水含氟浓度在 $1×10^{-6}$ ppm（标准氟化物含量<1mg/L）以下是安全的，长期食用超过 $1×10^{-6}$ ppm 含氟水就可能引起慢性氟骨症。

2. 氟中毒的常见原因 包括吸入氟粉尘烟雾，见于在业工人。中国广泛使用煤作为一种室内燃料源，工人在工作场所吸入含有氟化物的微尘或烟雾，氟化物会透过煤的燃烧而在工作场所散布，在贵州一些农村燃煤含氟，室内生炉火而通风不太好，都会令空气中的氟化物增加（图9-5-2）。氟中毒也可能由于火山活动引发。

3. 饮用富氟茶，特别是砖茶 茶叶中的氟主要来源于土壤和大气，茶氟含量随叶龄的增长而提高，采摘茶叶的时间越早，茶尖越嫩，其氟含量越低，砖、边茶是用茶的粗老叶片、叶梗加工而成的，其氟含量是一般商品茶的100~200倍，茶叶经沸水浸泡后，叶片中的氟迅速溶出。我国四川、新疆、甘肃等地聚居的藏、哈萨克、维吾尔、塔吉克、蒙古等民族有饮用砖茶、边茶，或以其配制成奶茶习惯，砖茶氟含量为297~975mg/kg，上述少数民族地区小儿从添加食品起即开始饮茶，每餐必用煎煮的浓茶水伴食，每日消耗茶量为20.44~30.00g。这些地区人均每日总摄氟量小儿为5.49mg，成人大于8.95mg。人均由茶中摄入的氟量，小儿>5.17mg/d，成人为7.64~20.00mg/d，茶氟占总摄氟量90%以上，远高于WHO建议的人均每日总氟摄入量2mg，也远远超过了最大安全氟摄入量（4mg），而居住于上述地区的汉族没有饮用砖茶习惯，其小儿和成人的日氟摄入量均低于安全氟摄入量，病区有饮茶习惯的少数民族的尿氟含量平均为1.73~5.53mg/L，显著高于同病区汉族的尿氟含量（0.54~0.82mg/L）。

4. 由冰晶石（Na3AlF6，氟铝酸钠）加工引起 已有文献报道。

三、氟骨症的流行病学

1901年Eager首先报道了氟斑牙，1932年丹麦Melkr和Gudjonsson使用氟中毒（fluorides）一词描述工业氟中毒，并认为如X线片显示骨质硬化，具有诊断氟骨症的重要意义。随后Singh等在印度通过流行病学调查和研究后，命名本病为地方性氟中毒（endemic fluorosis），并提出一旦病人显示骨节损害时，即称为氟骨症（skeletal fluorosis 或 osteofluorosis）。此后世界各地关于氟中毒、氟骨症的流行病学调查报告日渐增多，地方性氟骨病遍布世界各地，我国1930年首次在北京和太原发现地方性氟中毒，Lyth等1946年报道了贵州省氟中毒流行情况并附病理证实的一例氟骨病，自20世纪60年代以后我国开展了局部地区的调查，特别是70年代以来，陆续查清了病区类型及其分布，确立了我国独有的烟煤型病区，掌握了氟骨病的流行规律和流行特点。对病区的形成原因、流行因素、环境要素、发病机制、临床诊断及治疗方法等方面均有了较深入的研究，并已在全国建立了地方性氟中毒防治组织体系，制定了一套建、管、用相结合的管理方法。

我国很多省市有氟中毒、氟斑牙、氟骨症的广泛流行。除上海市和海南省目前尚未见到有关地方性氟中毒的报道外，其他各省（市、自治区）均有病区分布，主要流行于贵州、陕西、甘肃、山西、山东、河北、辽宁、吉林、黑龙江等省。基本病征是氟斑牙和氟骨症。经过几代人的不懈努力，氟中毒和氟骨症都得到了很大程度的有效防治。

地方性氟中毒主要分为饮水型和燃煤型两大类。饮水型氟中毒分布在除上海以外的29个省（市、自治区）的1054个县（市、旗），病区村屯人口27226万中，有氟斑牙病人2638万人，氟骨症病人128万人，重点在北方各省市农村。6燃煤区地方性氟中毒是我国特有的一种地方性氟病类型，主要由于当地农村无烟囱，燃高氟煤做饭取暖与烘烤粮食（特别是玉米），室内的空气氟浓度高，粮食受到两次煤烟氟污染，含氟量很高，人们摄入过高氟造成氟中毒。重病区主要分布在我国西南各省的高寒地区，已发现在4个省市有不同程度的流行，其中病区县197个，氟斑牙病人1650万人，氟骨症病人108万人。

目前认为除饮水、空气和食物含氟外，还要考虑膳食营养水平、微量元素、地质和地理等诸多因素。1994 年天津医科大学樊继援等报道了 4 个饮水型高氟病区居民营养与地方性氟骨症的关系，分层随机抽样抽取 8631 例（天津市东丽区、天津蓟县、河北省涞源县和阳原县），占总人口数的 65.8%，其中 20~65 岁的可疑患病者 871 例进行骨 X 线检查，选择具有典型 X 线表现而确诊的氟骨症病人 251 例。用称重法称量进食量 3 天，根据性别、年龄、劳动程度和食物种类的含量标准，计算平均每人每日折合成年男子轻体力劳动者热量及多种营养素的摄入量和达到国家标准摄入量的百分率，统计分析了不同营养状况表 9-5-1、表 9-5-2。

表 9-5-1　不同病区每人每日热量及营养素折合成年男子摄入量和达标率

地　区	热　量		蛋白质		钙		维生素 C	
	（kJ）	达标（%）	（g）	达标（%）	（mg）	达标（%）	（mg）	达标（%）
国家标准*	10.9	100.0	75	100	600	100	60	100.0
东丽	11.5	105.7	85	113.1	762	127.0	164	273.0
蓟县	10.1	93.0	63	84.0	409	68.2	135	225.0
阳原	8.4	77.1	65	86.7	241	40.2	43	71.7
涞源	7.7	70.9	52	69.3	327	54.5	65	108.3

注：*：成年男子轻体力劳动者标准（中国营养学会修订标准，1981 年 5 月）（引自：樊继援等，天津医药，1994，12：713）

表 9-5-2　不同营养状况病区氟骨症病人 X 线相分型

地　区	X 线检查（例数）	氟骨症		X 线相分型例数 [n（%）]		
		（例数）	早　期	硬化型	疏松、混合型
东丽	73	28	13（46.4）	11（39.3）	4（0.3）
蓟县	100	20	6（30.0）	8（40.0）	6（30.0）
阳原	552	149	41（27.5）	48（32.2）	60（40.3）
涞源	146	54	14（26.0）	18（33.3）	22（40.7）

引自：樊继援等，天津医药，1994，12：713

　　研究结果显示，营养状况差病区的病人表现疏松型和混合型者明显增多，病情较重，说明营养因素与氟骨症的表现类型和严重程度有密切关系。1996 年中国预防科学院孙淑庄等也报道了膳食营养水平与地方性氟疾病有密切关系。对水氟浓度和营养状况不同的 6 个地区及煤氟含量不同的 4 个地区环境氟水平及 1200 多名 40~60 岁居民的膳食营养、总摄氟量、氟中毒的流行病学进行了综合调查分析，结果显示，高氟和营养不足地区的氟中毒检出率显著高于总摄氟量相近而营养正常地区，证实人体营养状况特别是钙与蛋白质对氟化物吸收利用确有一定影响（表 9-5-3、表 9-5-4、表 9-5-5）。

　　从调查的 6 个水氟地区来看，低水氟营养正常（LN）的顺义人群每人日摄氟量 1.70mg/d 显著高于营养不足（LL）的易县 1.20mg/d（$P<0.001$）；适宜水氟营养正常（MN）的新城人群每人每日摄氟量为 3.49mg/d，显著高于营养不足（ML）的方城 2.64mg/d（$P<0.001$），而氟斑牙检出率分别为 6.4%、4.8% 及 20.5%、24.8%，配对分析差异无统计学意义，这 4 个地区均未发现氟骨症。高水氟营养正常（HN）的农安和营养不足（HL）的阳原总摄氟量分别为 14.80mg/d 和 15.32mg/d（$P>0.05$），但氟斑牙检出率分别是 88.3%、95.0%，氟骨症的检出率分别 43.8% 和 69.2%，差异显著（$P<0.05$ 和 $P<0.01$）。而在煤氟地区燃低氟煤营养正常（CLN）的人群总摄氟量每人每天 3.20mg/d，高于营养不足（CLL）的 2.44mg/d，氟斑牙检出率分别为 6.4%、4.8% 及 20.5%、24.8%，配对统计分析差异无统计学意义，这 4 个地区均未发现氟骨症。高水氟营养正常（HN）的农安和营养不足（HL）的阳原总摄氟量分别为

14.80mg/d 和 15.32mg/d（$P>0.05$），但氟斑牙检出率分别是 3%、95.0%，氟骨症的检出率分别 43.8% 和 69.2%，差异显著（$P<0.05$ 和 $P<0.01$），在煤氟地区燃低氟煤营养正常（CLN）的人群总摄氟量 3.20mg/d，高于营养不足（CLL）的 2.44mg/d，氟斑牙检出率则是 CLN 人群的 8% 低于 CLL 的 14%，均未发现氟骨症。这与饮低和适宜氟水地区的结果一致。在燃高氟煤地区营养正常（CHN）的人群总摄氟量 8.0mg/d，明显高于营养不足（CHL）的 3.6mg/d，因此氟骨症检出率也是 CHN 的 74% 高于 CHL 的 61%（$P<0.05$）。上述结果表明，在总摄氟量相近的情况下，营养不足确实可加重氟中毒病情，营养状况好的人群可增强机体对氟化物的耐受能力，摄入低蛋白质与低钙量的人群氟骨症的危险度大于摄入正常蛋白质和钙量的人群，应用 Logistic 回归分析其比值为 2.77，但总氟量过高仍是引起氟中毒的决定因素。

表 9-5-3　不同地区环境样品中氟浓度（n）

地　区	水（mg/L）	空气（$\mu g/m^3$）		煤（mg/kg）	土壤（mg/kg）
		室　内	室　外		
顺义（LN）	0.23（5）	0.90（12）	0.8（4）	232（4）	314（7）
易县（LL）	0.11（9）	2.7（6）	2.6（6）	117（2）	388（10）
新城（MN）	1.02（6）	2.4（12）	2.4（12）	217（2）	—
方城（ML）	0.92（5）	0.3（6）	0.4（6）	（烧柴）	400（10）
农安（HN）	5.02（70）	0.1（6）	0.1（6）	（烧柴）	487（15）
阳原（HL）	4.75（12）	0.4（12）	0.2（4）	349（1）	466（8）
赤山（CL1）	0.20（7）	3.5（38）	1.9（4）	136	668（7）
弯里（CL2）	0.14（13）	1.2（40）	0.4（6）	136	572（8）

引自：孙淑庄等，卫生研究，1996，25：275

注：LN 代表低水氟营养正常（北京顺义）；LL 代表低水氟伴营养不足（河北易县），MN 代表适宜水氟伴营养正常（河北新城）；ML 代表适宜水氟伴营养不足（河南方城），HN 代表高水氟伴营养正常（吉林农安）；HL 代表高水氟伴营养不足（河北阳原）；CH 代表高煤氟，湖北恩施沐抚区营上村（CH1）及大坝村（CH2）；CL 代表低煤氟，江西萍乡赤山镇（CL1）及弯里（CL2）

营养正常：平均每人每日摄蛋白质量（72.4±1.7）～（109.7±3.1）g，摄钙量（531±21）～（1010±31）mg；营养不良：平均每人每日蛋白质量（54.5±1.5）～（62.3±1.8）mg，钙量（331±10）～（451±17）mg

表 9-5-4　不同地区人群总摄氟量

水氟水平	营养状况	例　数	总摄氟量（mg/d）	占总摄氟量（%）		
				饮　水	食　物	空　气
水氟地区	低　正常	126	1.70±0.11	71.8	27.6	0.6
	不足	126	1.20±0.10	44.9	54.2	0.9
	适宜　正常	117	3.49±0.14	72.0	28.0	0.0
	不足	129	2.64±10.06	83.8	15.8	0.4
	高　正常	128	14.80±0.48	96.3	3.6	0.1
	不足	120	15.32±10.49	96.7	3.2	0.1
煤氟地区	低　正常	49	3.20±0.07	5.0	94.6	0.4
	不足	149	2.44±0.03	7.0	92.4	0.6
	高　正常	150	8.00±0.41	1.0	93.2	5.8
	不足	62	3.65±0.24	21.0	86.0	11.9

引自：孙淑庄等，卫生研究，1996，25：275

表 9-5-5 氟斑牙、氟骨症及龋齿的检出率

地 区	总摄氟量（mg/d）	例 数	氟斑牙（%）	氟骨症（%）	龋齿（%）	
					冠龋	根龋
水氟 LN	1.70	126	64	0	80.5	17.5
LL	1.20	126	48	0	85.7	8.53
MN	349	117	205	0	23.9	1.71
ML	2.64	129	24.8	0	14.1	2.34
HN	14.80	128	88.3	438	14.3	2.30
HL	15.32	120	95 0	69.2	6.3	5.00
煤氟 CLN	3.20	49	8.2	0	15.1	
CLL	2.44	149	14.2	0	23.8	
CRN	8.00	150	91.7	74.0	4.0	
CHL	3.64	62	91.5	61.3	7.4	

注：CLN 和 CLL 分别为低煤氟营养正常和营养不足人群；CHN 和 CHL 分别为高煤氟营养正常和营养不足人群（引自：孙淑庄等，卫生研究，1996，25：275）

国内流行病学调查表明，特别氟斑牙始于幼年，是氟作用于轴质产生损害所致，一般发生于牙齿的钙化期，几乎完全发生在恒牙。6~10 岁的儿童检出率最高，一旦发生氟斑牙，遗留终身，并随年龄增长逐渐加重，乳牙偶可发生氟斑牙，为数甚少。氟骨症多在 20 岁左右发病，30~50 岁者最多，随着年龄增长，发病率逐年升高，病情也逐渐严重，显然与居民在高氟地区居住时间长短有关。外地迁入高氟地区的居民发病率比当地出生者的发病率高，可能对氟更为敏感。临床症状出现早，且严重，甚至 0.5~2 年内即开始出现氟骨症。

卫生部地方病防治司 1991 年对地方性氟中毒病区划分标准：凡饮水氟含量超过 1.0mg/L，或当地出生的 8~12 岁儿童氟斑牙率在 30% 以上者，均可确定为地方性氟中毒病区。根据氟的水平和氟中毒病情程度再分为轻、中、重病区。轻病区：饮水氟含量为 1.1~2.0mg/L，当地出生的 8~12 岁儿童氟斑牙率在 30% 以上，8~12 岁儿童尿氟含量为 l.1~2.0mg/L。中等病区：饮水氟含量为 2.1~4.0mg/L，有中度以上氟中毒病人，当地出生的 8~12 岁儿童尿氟含量为 2.1~4.0mg/L。重病区：饮水氟含量为 4.1mg/L 以上，重度氟中毒病人占 16 岁以上人群的 2% 左右，当地出生的 8~12 岁儿童尿氟含量在 4.0mg/L 以上。如果饮水氟含量与病情不符，则以病情为主加以划分。燃煤污染型病区主要根据病情，尿氟含量作为参考指标。

四、氟骨症的发病机制

氟进入骨骼导致氟骨症是一个循序渐进过程，氟进入体内的两条路径：摄食或呼吸，两个路径均导致暴露组织在高浓度下被腐蚀，由于氟进入人体的最可能的形式是氟化氢（HF）气体，暴露组织与 HF 发生中和反应，使 F^- 自由进入人体；在胃里与浓盐酸反应形成弱酸 HF，通过胃肠道吸收进入门静脉，由于元素氟是目前已知的最强的氧化剂，正常肝脏对有毒物质进行氧化后转化为更亲水物质，使其更容易被排出，这些氧化反应是机体的第一道防线，如果阴离子 F^- 不能被肝脏氧化，HF 自由进入血液，被运输到全身各组织包括骨。骨骼主要由含钙化合物，特别是碳酸化羟基磷灰石 $Ca_5(PO_4)_3(OH)$；Ca^{2+} 与 HF 反应形成不溶性盐，CaF_2 必须被身体清除，同时析出一些钙是骨基质的一部分，这一过程的结果是骨密度增加，但骨强度降低。

有关氟骨症的发病机制研究较少，主要来自中国和印度，有研究发现，随着氟骨症的进展，血氟和尿氟水平逐渐增加，血钙水平逐渐下降，血磷和 PTH 水平逐渐升高，降钙素水平逐渐下降。另一组 32 例病人主要临床表现为骨骼疼痛（79%）、手足搐搦（12.5%）和氟斑牙（38%）。影像学表现为骨硬化（96%）、假骨折和韧带钙化（50%），病人表现为低血钙、血磷常正常，碱性磷酸酶升高。骨组织形态计量学显示腔隙与原生矿化障碍，间质矿化缺陷，类骨质明显增多和增厚。一例死于氮质血症病人尸检发现肾小管萎缩和继发性肾小球改变。这些研究显示，肾性骨病在氟中毒的发病机制中具有重要作用。

氟除了破坏骨骼和牙齿，还影响其他系统。来自印度的资料显示，氟破坏红细胞的能量供应，引起贫血，影响肌肉功能和肌肉能量的供应，影响胃肠和消化道功能。最常见主诉包括头痛、恶心、食欲差、胃痛、胃内胀气、便秘和间歇发酵性腹泻。

五、氟骨症的临床表现

（一）临床表现

氟中毒的临床症状多种多样，根据发病缓急，有急性和慢性氟中毒之分；根据有无可发现的骨骼损害，分为慢性非骨性氟中毒和氟骨症，后者可有或无氟斑牙。

地方性氟骨症是一种慢性全身性疾病，常见的症状为腰腿痛、关节痛而僵直，多数骨骼变形，以及脊髓神经根受压迫的症状和体征。

肌腱快速钙化是氟骨症的特征之一，此症状分为慢性和急性两种。

慢性：通常会使牙齿变色，或有斑点，且也会造成骨质疏松、手脚弯曲、韧带钙化等。

急性：通常会造成迅速的钙化，严重甚至会瘫痪。

表 9-5-6　血氟浓度与骨骼病变表现

骨质硬化性的阶段	氟浓度（mgF/kg）	症状和体征
正常骨骼	500~1000	正常
临床前阶段	3500~5500	无症状；只有通过放射诊断才能发现的骨量增加
临床一期	6000~7000	偶发性疼痛；关节变硬；盆骨及脊柱出现骨质硬化
临床二期	7500~9000	慢性关节痛；有关节炎病征；韧带轻微钙化；增加骨硬化和松质骨；长骨或会出现骨质疏松
临床三期：瘫痪性氟骨症	8400	只能做有限度的关节运动；颈脊柱韧带钙化；脊椎和主要关节出现瘫痪性畸形；肌肉萎缩；脊髓出现神经性损伤及压缩

1. 疼痛　是最普遍的自觉症状，常感觉是四肢、脊柱等关节疼痛，但无红、肿、热等炎症现象。疼痛的特点是疼痛部位广泛、疼痛性质多样、疼痛程度易变。疼痛可为持续性，活动后稍有缓解，静止后加重，晨起多不能立刻活动。无游走性关节痛，疼痛与气候变化无关。疼痛多为酸痛，重者如刀割样或闪电样痛，病人拒触碰，甚至不敢咳嗽和翻身。重者关节、颈椎和脊柱强直，可以出现膝外翻或膝内翻。严重病人生活难以自理，以致饮食、洗脸、穿衣、二便均感困难，坐卧不安等。

2. 麻木　是常见的症状，多发生在四肢或躯干，伴有感觉异常，如蚁走感、肿胀感、束带感、电击感，或感觉减退。

3. 抽搐　在疾病早期，有的病人可出现抽搐，局部小肌肉或肢体大肌群，为持续性或阵发性，严重者四肢肌肉抽搐可使肢体挛缩，双手紧握，伸展困难，痛苦异常。

4. 僵硬　常见于四肢关节和腰背部活动时出现僵硬感，如手伸不直，弯腰、下蹲受限等。

5. 其他　不少病人还有头晕、头痛、心悸、乏力、困倦等神经衰弱症候群，以及食欲减退、恶心、呕吐、腹胀、腹鸣、便秘或腹泻等胃肠道症状。严重者身体十分虚弱，重度营养不良，呈恶病质状态。

6. 关节功能障碍与肢体变形　因临床类型和病情严重程度而不同。以骨质硬化为主者，主要表现为广泛骨质增生、硬化和骨旁软组织骨化所致的肢体僵硬和运动受限。脊柱生理弯曲消失或挺直如木棍，或弯曲固定，不能伸展，甚至完全僵硬。四肢关节僵直者运动受限，下蹲困难或完全不能，以骨质疏松、骨软化为主者，肢体变形明显。脊椎可出现不同程度的前屈和侧弯。胸廓严重变形，骨盆变形，髋关节运动受限。四肢长骨多见弯曲变形及膝关节内、外翻。严重者常伴有多发性病理性骨折和躯体短缩。

7. 神经系统改变的体征　约有10%氟骨症病人有神经系统疾病的表现，氟过量造成骨硬化、骨周组织骨化、椎管硬化变窄和椎间孔缩窄等，以致脊髓和神经根受压迫，出现两下肢或四肢麻木感、刺痛、肢端感觉异常或躯干束带感等一系列神经根刺激症状。合并不同程度脊髓横贯性改变时，病人可有肌张力增强或截瘫，大小便失禁、腱反射亢进等病理性神经反射，部分病人可出现不同程度的蛛网膜下腔梗阻，表现脑脊液蛋白和细胞分离现象。

8. 骨骼肌损害的表现　氟骨症病人常出现骨骼肌损害，主要是神经根受压迫的结果，表现为肌萎缩，多因神经营养障碍、失用以及肌肉本身氟中毒等所引起。

氟骨症的病情一般都以女病人为严重，脊柱侧弯、驼背畸形、四肢强直变形等多见于妇女。饮水氟含量为1×10^{-5}ppm 地区脊柱强直女性病人可高达50%，而男病人仅为7%，脊柱侧弯、驼背或瘫痪的女性为22.2%，男性为7%。氟骨症的发病率在性别上的差别，可能与妊娠、生育和授乳等因素有关。氟骨症的病程不一，可长达数十年，多数死于慢性营养不良、严重并发症或感染等。

9. 临床症状和体征的分度标准

(1) 轻度：只有临床症状。以腰、膝及全身骨关节疼痛为主及一系列非特异性的神经系统症状。

(2) 中度：除有症状外，还出现骨关节的功能障碍。

(3) 重度：骨关节的功能障碍加重到一定程度，甚至出现一定程度的畸形，劳动能力基本丧失。

(4) 极重度：严重的骨骼变形，肌肉萎缩，僵硬，不能行走活动，甚至发生截瘫。完全丧失生活自理能力。

(二) 实验室检查

1. 血、尿氟定量测定　尿氟浓度是诊断地方性氟骨症的重要依据。人体内约85%的氟经尿液排出体外。一般认为，尿氟正常范围是 1.0～3.0mg/24h。氟中毒后，尿氟浓度升高，超过正常值 (1.5mg/L)。

人体含氟量受饮水和食物氟的影响较大，还与摄入的其他金属离子如 Ca^{2+}、Mg^{2+}、Al^{3+} 等含量和肾脏功能状态等密切相关，很多食物含氟很高，特别是茶叶、海盐、海产品等含氟量特别高，应予重视，不可将偶然一次尿氟升高，作为诊断数据。

在24小时内的不同时间，尿氟量有波动，前半夜尿氟明显高于晨尿及午前尿氟量，而且高于全日尿的单位时间平均氟值。这种现象在高氟地区更为明显。在单位时间内，午前和晨尿氟量比前半夜尿氟量更接近单位时间内全日尿氟值。因此，无论在低氟或高氟地区，晨尿均与全日尿氟值接近。晨尿含氟量可以作为氟骨症的可靠诊断指标。

影响尿氟浓度的因素很多，诸如摄入氟量、饮食成分、营养状况、肾功能状态、氟络合物种类以及居民以往摄入氟化物的情况等，均应注意。

血氟正常范围是 0.015～0.1mg/dl。

2. 血液生化测定　多数病人血清碱性磷酸酶活性增高，血清钙、镁、磷等阳离子浓度尚缺乏一致的数据。在氟骨症晚期，骨骼钙磷代谢已不很活跃，血和尿钙、磷的变化可高低不一致，这时对地方性氟骨症的诊断，主要依赖 X 线片决定。

3. 肾功能检查　氟中毒、氟骨症病人血中尿素氮轻度升高，肌酐清除率降低，尿蛋白定性阳性，有的病人尿液中可见细胞和管型。

4. 指甲和头发含氟量测定　定量测定指甲和/或头发中氟含量是更准确代表机体氟储存的指标，对诊断氟骨症有重要意义。

（三）放射线学检查

由于地区不同、氟来源不同及个体差异，氟骨症 X 线表现各异，但其基本特征可见 6 种：骨硬化、骨质疏松、骨质软化、骨间断性生长、关节退行性变和骨干骨间膜、肌腱附着点钙化骨化。采用骨 X 线检查是诊断氟骨症的必需条件之一，故要求必须取骨盆正位像（包括第四、五腰椎）、前臂正位像（包括肘关节前臂近侧 2/3 处）。其中骨盆正位像主要用于分型及分度，其他部位主要用于分度。一般性普查可只摄前臂正位像。1991 年 4 月卫生部地方病防治司在《地方性氟中毒防治手册》中提出根据 X 线摄片检查显示的骨结构、骨周及关节改变的形态及程度，将氟骨症分为四型：硬化型、疏松型、软化型和混合型。硬化型及疏松型根据骨结构的改变又分为四度，软化型和混合型只有重度。另外，骨周及关节改变不分型，只分为四度，以上简称四型四度法。

1. 骨结构改变分型分度标准

（1）硬化型：骨密度增高，骨小梁增粗、粗疏、粗密、细密、融合，骨皮质增厚，骨髓腔变窄或消失。

1）极轻度：骨小梁呈局限性细砂粒样改变。

2）轻度：骨密度较正常略高，骨小梁粗密呈颗粒状，骨小梁粗细不等，网眼增大，骨结构呈粗纱布状或骨小梁细密。

3）中度：骨密度普遍增高，骨小梁粗密且出现骨斑或粗密加粗疏，可有少量融合吸收，大部分骨结构呈"麻袋布"状，或骨小梁细密融合。

4）重度：骨密度显著增高，骨小梁普遍粗密融合呈象牙质状，或骨小梁普遍细密融合，结构消失。

（2）疏松型：骨密度减低，骨小梁细、疏、少，骨皮质变薄，骨髓腔扩大。

1）极轻度：骨密度略低，部分区域骨小梁变细。

2）轻度：骨密度减低，骨小梁稀疏或变细清晰。

3）中度：骨密度普遍减低，骨小梁明显细、疏、少或骨小梁间隔增大，骨皮质变薄。

4）重度：骨密度显著减低，骨小梁明显细、疏或区域性消失，骨皮质菲薄，有时可发生病理性骨折。

（3）软化型：软化型氟骨症区别于营养性骨软化症，表现为骨密度增高，骨结构消失，或骨纹理粗疏、模糊、紊乱，或骨密度明显减低兼有骨间膜骨化。有以上几种密度及小梁改变者并出现椎体双凹变形，胸廓塌陷，髋臼内陷，骨盆变形或假骨折线者方能诊断为软化型氟骨症。

软化型氟骨症均为重度。

（4）混合型：混合型氟骨症表现为硬化和疏松混合存在。全身骨骼可表现为躯干骨硬化而四肢骨疏松，松质骨硬化，密质骨疏松。在一骨内骨结构紊乱，骨质广泛致密伴有大片透亮区，或骨小梁大片融合伴有大片吸收，骨结构呈"破毯子"状。

混合型氟骨症均为重度。

2. 骨周骨化分度标准

（1）极轻度：骨周显示粗糙或出现幼芽破土状骨化影。

（2）轻度：骨周出现薄层状、双峰状、波浪状或尖刺状骨化影。

（3）中度：骨周多处骨化，呈断续条带状、片状、羽毛状、鸟嘴状或鱼鳍状骨化影。

（4）重度：骨周广泛骨化并相互连接成桥。

3. 关节改变分度标准

（1）极轻度：骨性关节面局限性毛糙、变薄或部分中断。

（2）轻度：骨性关节面部分中断，并伴有骨端囊变。

（3）中度：关节间隙变窄或宽窄不均，关节面硬化，骨端囊变，关节边缘骨棘形成，关节周围韧带肌腱骨化。

（4）重度：关节面硬化，凹凸不平，关节间隙明显变窄或消失，关节边缘唇突样增生。关节内可出现游离体，关节严重变形。

氟骨症分型以骨结构改变为准；分度以骨结构及骨周改变中重者为准；关节改变分度只作为参考。

六、氟骨症诊断和鉴别诊断

由于氟骨症是地球化学性疾病，中国和印度两个世界人口大国是患病率最高地区。很多关于氟骨症的认识，是来源于这两个世界最大发展中国家，我国由于国家重视，老一代医务人员的辛勤努力，氟骨症的患病得到很大控制和改善，近年来，临床医生普遍对于该病越来越生疏。

目前对于地方性氟骨症的诊断，沿用 1999 年国家统一标准，起草单位：吉林省地方病第一防治研究所、中国疾病预防控制中心地方病控制中心、贵州省疾病预防控制中心、湖南省疾病预防控制中心，由原卫生部地方病专业标准委员会提出，进行简单名词更新后原卫生部于 2008 年 3 月 11 日重新颁布，2008 年 9 月 30 日作为国家标准开始施行（标准号 WS 192~2008）。

该标准定义地方性氟骨症（endemics skeletal fluorosis）系地方性氟中毒病区的居民，因摄入过量氟化物而引起的以颈、腰和四肢大关节疼痛，肢体运动功能障碍以及骨和关节 X 线征象异常为主要表现的慢性代谢性骨病。

（一）诊断

该标准规定了地方性氟骨症的临床和 X 线诊断及分度原则，建议应与骨关节炎、风湿性关节炎、强直性脊柱炎和类风湿关节炎等相鉴别。

地方性氟骨症的 X 线征象和分度（详见附录，来自国家卫生行业标准 WS 192-2008）。

（二）鉴别诊断

建议与骨关节炎、风湿性关节炎、强直性脊柱炎和类风湿关节炎鉴别。此外，还应与骨质疏松症，原发性甲旁亢等代谢性骨病鉴别。

1. 骨关节炎 为关节软骨的退行性病变，好发年龄在 50 岁以上。病变主要累及远端指间关节和负重关节。有关节局部疼痛，活动和负重时加剧，休息后缓解。常见体征为关节肿胀、触痛、活动时弹响或摩擦音。X 线检查仅见关节间隙狭窄，关节面硬化变形，关节边缘骨赘形成，关节腔内游离体等。

2. 风湿性关节炎 多发于青少年，发病前有上呼吸道感染史。病变侵犯多个大关节，为对称性、游走性、多发性关节红、肿、灼热、疼痛或压痛，活动受限。急性期之后关节不留畸形。常伴发心肌炎，抗链球菌溶血素"O"升高。X 线检查骨质和关节往往无明显异常。

3. 强直性脊柱炎 是一种原因不明的以进行性脊柱强直为主的慢性非特异性炎性疾病。发病年龄以青少年多见。主要侵犯骶髂关节，易导致关节骨性强直。X 线检查骶髂关节为最先累及部位，初期软骨下骨缘模糊，虫噬样破坏，局限性侵袭硬化，继续发展关节间隙狭窄，骶髂关节融合（骨性强直）。病变累及脊柱时，表现为椎骨普遍性骨质疏松，椎小关节间隙模糊变窄，椎体呈方形，晚期椎间盘和椎旁韧带钙化（骨化），脊柱呈竹节状。

4. 类风湿关节炎 是多系统自身免疫性疾病。主要累及指和掌小关节，多呈对称性。临床表现为关节疼痛，僵硬，周围皮肤发热，逐渐红肿、关节增大，功能受限。晨僵明显，多持续 1 小时以上。关节梭形肿胀、遗留关节畸形以及晨僵为特征性表现。X 线检查早期关节周围软组织肿胀，关节端骨质疏松，可出现关节软骨下囊样改变或关节边缘骨侵袭，继续发展出现明显的软骨下囊性破坏、关节间隙狭窄、骨性关节面侵袭破坏、肌肉萎缩、关节半脱位等畸形。晚期可出现纤维性或骨性强直。

5. 其他代谢性骨病　详见各章节。

地方性氟骨病有流行病学特点，疾病临床表现，影像学特征与上述疾病明显不同。血尿生化检查有助于疾病的鉴别。

七、氟骨症的防治

地方性氟中毒和氟骨症的预防工作尤为重要。降低饮水氟量是防治地方性氟骨症的主要手段。世界卫生组织（WHO）在 1984 年曾建议成人每人每日摄氟量为 2mg，超过 $2 \sim 8mg/d$ 时，牙齿与骨骼可能出现病理改变。美国学者提出，在饮水型氟中毒地区 1mg/L 为最佳的饮水氟浓度。1996 年中国预防医学科学院环境卫生与卫生工程研究所根据国家卫生部标准委员会地方病分委会下达了人群总摄氟量卫生标准的研究项目，在全国有代表性的氟中毒地区对人群总摄氟量与氟中毒反应进行了 6 年的研究，制定了人群总摄氟量卫生标准：$8 \sim 15$ 岁儿童、青年人标准值为 $2.0 \sim 2.4mg/d$；15 岁以上以及成人 $3.0 \sim 3.5mg/d$，很多研究资料亦证明，在高氟病区将饮用水氟浓度降低至 1×10^{-6} ppm 以下，10 年后未发现新病人，原有氟骨症病人的症状和体征均获得不同程度的改善。另外，必须强调职业劳动保健制度是保护产业工人免受氟中毒的有效措施。

（一）预防措施

1. 饮水型病区的预防措施

（1）改换水源法：改用深井水、蓄积天然水和在高氟水居民区附近寻找低氟水源都是预防氟骨病的必要措施。我国 1997 年报道，通过改水防氟后，氟骨症病人的临床总有效率明显提高，在改水后短期内即可见效。骨骼病变在 $4 \sim 5$ 年后亦有改善。

（2）药物除氟法：常用混凝沉淀法（硫酸铝、氯化铝及碱性氯化铝）、活性氧化铝吸附过滤法和骨炭吸附法。适用于分散或集中处理饮用水，但不能处理含氟量过高的水。

2. 燃煤氟污染病区的预防措施　降低室内空气的氟污染：改良炉灶是降低室内空气污染的现阶段可靠易行的预防措施。降低食物的氟污染：如采用地膜育秧及改良食物的干燥方法等。

3. 其他措施　应进行综合性的防治措施，如改变居民的不良生活习惯，改变某些饮食习惯，加强营养等。

（二）氟骨症的治疗

迄今对氟骨症病人尚无特异性治疗，但根据疾病进展程度不同，有些病人是可逆的，停止摄入氟后，骨骼结构中存在的氟会通过尿液逐渐排出体外，但要从体内完全消除氟，则需要非常缓慢过程，对于病人本身也很难见到一些临床改善，对于氟骨症引起的骨骼改变，治疗也很困难。由于骨骼脆弱，骨折病人不能按照常规程序处理，恢复需要很长时间，术后能否完全愈合也不能保证。

尽管如此，有临床应用显示，有些药物在消除病痛和改善劳动能力方面的近期效果比较稳定，有效率在 70% 以上，有些可高达 90% 以上。

地方性氟骨症治疗的原则：①减少机体对氟的吸收；②增强机体新陈代谢，促进氟化物的排泄；③消除病痛，改善体征治疗；④解除神经被压迫现象，当椎体硬化融合、压迫脊神经根或引起肢体瘫痪时，采取手术探查；⑤加强营养，提高机体抗病能力，恢复劳动强度。

1. 维生素 D、钙剂疗法　对软化型和疏松型的氟骨症病例效果尤为显著。动物实验证明，钙有抗氟中毒作用。钙在消化道内能与氟离子结合，形成难以溶解的氟化钙，随粪便排出体外，减少氟的吸收。加服维生素 D 的目的可减少磷的排除，促进钙的利用，维持体内钙、磷相对平衡，并可促进新陈代谢，加速氟的排泄。

治疗用量视病情轻重，口服葡萄糖酸钙或乳酸钙，每日元素钙 $0.5 \sim 1.0g$，维生素 D 5000IU，维生素 C 0.3g，连续 $3 \sim 6$ 个月为一疗程。

2. 氢氧化铝疗法 铝离子在消化道内与氟离子结合，形成不易溶解的铝化合物，减少氟吸收。坚持少量长期服用，可起到预防作用。用量为每次服氢氧化铝凝胶 10ml，每日 3 次，连续 3~6 个月为一疗程。

3. 镁剂治疗 20 世纪 70 年代中期，印度学者提倡使用蛇纹石治疗或缓解氟骨症病人的症状。蛇纹石是一种天然含镁偏硅酸盐类的化合物，其主要成分是氧化镁、氧化铝、氧化铁和氧化硅。其结构中的氢氧根能被阳离子置换，在消化道内同氟离子结合，形成难以溶解的化合物从粪便中排出，减少氟的吸收。有报道服用蛇纹石及神经系统营养药等治疗半年后，截瘫明显好转，从完全性或不完全性截瘫，恢复到能生活自理和自由行走的程度。蛇纹石改善氟中毒病人的神经根症状，在于它能使韧带内含氟量减少，改进韧带弹性，使身体受氟化物影响的部位得到较好的营养，改进功能状态，从而脊柱等关节活动性能明显增加，神经根受压迫状况得以缓解。

蛇纹石胶囊含量 25mg/粒，每次 1~2 粒，每日 2~3 次，饭后服，连续 3~6 个月为一疗程。

4. 四硼酸钠疗法 硼主要可在胃肠道和骨骼内与吸收的氟结合排出体外，还可起到降低细胞通透性和调整机体代谢的作用。因而硼能防治或降低氟对钙磷代谢的影响，改善氟中毒的临床表现和营养状况，以及氟在骨骼改变上的不利作用。

用量为每次 1 片，加维生素 C 50mg，每日 1 次，服 2 个月后停药 1 个月，再服 2 个月，剂量相同，每日 2 次，此为一疗程。共用 4 个疗程。

5. 中医中药治疗 按辨证施治的原则，补肾、强筋骨、活血和止痛等。有报道，据称疗效较好的处方是：熟地 2.0g，生姜 1.5g，鸡血藤 1.5g，鹿含草 1.0g，肉苁蓉 1.0g，海桐皮 1.0g，川芎 1.0g，莱菔子 0.5g，研成粉末，混匀炼为蜜丸，每丸 10g，每次 1 丸，日 3 次。疗程 3~6 个月。

6. 辅助疗法 应用多种辅助或支持疗法对氟骨症病人十分重要。补充足够的蛋白质需要量；给予多种维生素，对病人有益，能增强病人抗病能力；鼓励病人户外活动、适量光照、肌肉按摩，均有利于病人康复。

7. 骨科矫形手术 氟骨症病人一旦出现椎管狭窄以致梗阻，特别发现截瘫时，应当尽早施行外科手术，解除脊神经受压迫现象，术后多能取得较满意效果。

（三）治疗效果判定标准

1. 地方性氟中毒治疗效果的判定标准分四级

（1）临床治愈：自觉症状和体征基本消失，功能状态和劳动能力基本恢复。

（2）显效：自觉症状和体征大部分恢复功能状态和劳动能力明显提高。

（3）有效：自觉症状和体征减轻，功能状态有所改善，劳动能力有一定提高。

（4）无效：自觉症状和体征、功能状态和劳动能力与治疗前无区别。

2. 病区控制标准

（1）有可靠的防治措施，并能坚持经常。

（2）饮水含氟量达到国家饮水卫生标准（最高允许浓度 1.0mg）；空气含氟量达到国家工业企业设计卫生标准（居住区大气中氟化物最高允许浓度一次采样为 0.02mg/m³，日平均浓度为 0.007mg/m³）；食品含氟量达到卫生标准。

（3）基本控制新的氟骨症病人发生，当地出生者 8~12 岁人群氟斑牙检出率小于或接近 30%。

（4）尿氟含量：8~12 岁人群尿氟水平明显下降。

以自然村为判定病区控制的基本单位。

八、预后

氟骨症如能早期诊治，预后较为满意。如不能及时给予诊断和治疗，则痛苦难忍，丧失劳动能力，甚至瘫痪在床，生活不能自理，预后极差。

（宁志伟 詹志伟）

参 考 文 献

［1］贵阳医学院. 慢性氟中毒危害及防治（之二）. 中华医学杂志，1964，12：762-764.

［2］孙淑庄，梁超轲，吉荣娣，等. 地方性氟疾病与膳食营养水平关系研究. 卫生研究，1996，25（5）：275-280.

［3］徐均超. 氟骨症基本 X 线表理及病理基础. 中华放射学杂志，1982，16：4.

［4］地方性氟骨症诊断标准. 中华人民共和国国家卫生健康委员会. 2008［2018-10-14］. http://www.moh.gov.cn/zhuz/s9500/201410/d163305b127f410eba9f93bf8b33f0cb.shtml.

［5］邓华样. 氟硼拮抗效果观察. 中国地方病学杂志，1992，11（6）：351-355.

第六章　肾　结　石

泌尿系统结石又称尿石症（urolithiasis），肾盂和肾盏内的结石称为肾结石（nephrolithiasis），是指一些晶体物质（如钙、草酸、尿酸和胱氨酸等）和有机基质在泌尿系统的异常聚集，是一种慢性易复发的疾病。因为输尿管结石几乎都来源于肾脏，肾结石和输尿管结石经常放在一起讨论。

一、泌尿系统结石的理化性质

含钙结石比较常见的是草酸钙结石及含钙的磷酸盐结石。感染性结石常见的是各种磷酸镁铵结石，占 10%~20%。尿酸及其盐类结石占 5%~10%。胱氨酸结石及黄嘌呤结石仅见于有相应代谢障碍的病人，占总数的不足 1%。基质是结石中另一重要的组成成分，在结石形成的过程中，基质有很重要的作用，在草酸钙、磷酸钙结石中约占 2.5%，尿酸结石中约占 2%，感染结石中约占 1%，胱氨酸结石中占 9%。基质中含蛋白质 65%，糖类 15%，无机矿盐 10%，余下 10% 为水。结石的外观多样，草酸钙或草酸钙磷酸钙混合结石表面呈桑葚状，也可以是光滑的类圆形结石，质地坚硬，多被血液染成褐色。磷酸镁铵和磷酸钙混合结石呈灰白色，表面粗糙易碎，常为鹿角型。尿酸结石表面光滑或粗糙，呈黄色或棕红色。胱氨酸结石表面光滑为黄蜡样。结石的硬度从高到低的顺序为：磷灰石>二水草酸钙>一水草酸钙>尿酸>磷酸镁铵。

泌尿系结石的主要晶体成分详见表 9-6-1。

表 9-6-1 泌尿系结石的主要晶体成分

结石化学名（英文）	矿物学名称	分子式
一水草酸钙（calcium oxalate monohydrate）	whewellite	$CaC_2O_4 \cdot H_2O$
二水草酸钙（calcium oxalate dihydrate）	wheddelite	$CaC_2O_4 \cdot 2H_2O$
磷酸钙（basic calcium phosphate）	apatite	$Ca_{10}(PO_4)_6 \cdot (OH)_2$
羟磷酸钙（calcium hydroxyl phosphate）	carbonite apatite	$Ca_5(PO_3)_3(OH)$
b 磷酸三钙（b-tricalcium phosphate）	whitlockite	$Ca_3(PO_4)_2$
碳酸磷灰石（carbonate apatite phosphate）	dahllite	$Ca_5(PO_4)_3OH$
二水磷酸氢钙（calcium hydrogen phosphate）	brushite	$CaHPO_4 \cdot 2H_2O$
碳酸钙（calcium carbonate）	aragonite	$CaCO_3$
磷酸八钙（octacalcium phosphate）		$Ca_8H_2(PO_4)6 \cdot 5H_2O$
尿酸（uric acid）	uricite	$C_5H_4N_4O_3$
无水尿酸（uric acid dehydrate）	uricite	$C_5H_4O_3\text{-}2H_2O$
尿酸铵（ammonium urate）		$NH_4C_5H_3N_4O_3$
一水尿酸钠（sodium acid urate monohydrate）		$NaC_5H_3N_4O_3 \cdot H_2O$
六水磷酸镁铵（magnesium ammonium phosphate）	struvite	$MgNH_4PO_4 \cdot 6H_2O$

续　表

结石化学名（英文）	矿物学名称	分子式
三水磷酸镁（magnesium acid phosphate trihydrate）	newberyite	$MgHPO_4 \cdot 3H_2O$
一水磷酸镁铵（magnesium ammonium phosphate mono-hydrate）	dittmarite	$MgNH_4(PO_4) \cdot H_2O$
胱氨酸（cystine）		$[SCH_2CH(NH_2)COOH]_2$
黄嘌呤（xanthine）		$C_5H_4N_4O_3$
2,8-双羟腺嘌呤（2,8-dihydroxyadenine）		
蛋白（protein）		
胆固醇（cholesterol）		
碳酸钙（calcite）		
尿酸钾（potassium urate）		$KC_5H_3N_4O_3$
磷酸三镁（trimagnesium phosphate）		
黑色素（melamine）		
基质（matrix）		
药物性结石（drug stone）	● 尿中结晶的活性化合物（active compounds crystallising in urine） ● 影响尿成分的物质（substances impairing urine composition）	
异位结石（foreign body calculi）		

引自参考文献［1］欧洲泌尿学会（EAU）肾结石指南 2019 年

二、流行病学

肾结石是临床常见病。欧美国家流行病学资料显示，5%～10%的人在一生中至少发生一次肾结石。美国 Scales 等于 2012 年报道肾结石患病率为 9%。中国台湾 2002 年报告肾结石患病率为 9.6%，男性和女性分别占 14.5%和 4.3%。深圳地区 2003 年报告男女分别占 13.4%和 7.6%。Zeng 等于 2013 年调查国内 20 个省、年龄均超过 20 岁的 1169651 名城市居民中，肾结石患病率分别为男性 5.2%，女性 3.2%。该作者于 2017 年又报道了中国南方、中南、西南、西部、北部、东北和西北部共七个地区 12570 名居民（年龄均超过 18 岁），肾结石患病率为 5.8%，男女分别为 6.5%和 5.1%，男性高于女性，比值比（odds ratio，OR）1.42（95%CI 1.18～1.70，$P<0.001$）；乡村高于城市，OR 1.82（95%CI 1.52～2.19，$P<0.01$），有家族史者更易罹患肾结石 OR 1.48（95%CI 1.13～1.96，$P<0.005$），南方患病人数较北方多。

国内关于肾结石发病率的研究很少，Shu X 等 2017 年报告上海肾结石的发病率，男性 3.8/1000 人·年（95%CI 3.59～4.02/1000 人·年），女性 2.10/1000 人·年（95%CI 1.99～2.21/1000 人·年）。

三、肾结石的病因和分类

约 75%肾结石属于含钙结石，主要是草酸钙结石，但高达 50%结石还含有微量或大量羟基磷酸钙，不含钙结石有磷酸镁铵（磷酸铵或三磷酸盐）、尿酸盐结石和胱氨酸结石等。结石成分测定通常使用 X 射线晶体学或红外分光光度法进行。表 9-6-2 总结了肾结石的分类、原因和其在结石中发生的比例。

表 9-6-2　肾结石的分类

疾病或条件	代谢/环境缺陷	在结石中发生的比例（%）
高尿钙		
吸收性高尿钙	胃肠道钙吸收增加	20~40
肾性高尿钙	肾脏对钙重吸收受损	5~8
重吸收性高尿钙	原发性甲状旁腺功能亢进	3~5
高尿酸尿性-钙结石	饮食嘌呤过量、尿酸产生过多或排泄过量	10~40
低枸橼酸尿性钙结石		
慢性腹泻综合征	胃肠道碱丢失	10~50
远端肾小管性酸中毒	肾小管酸排泄受损	
噻嗪类药物	低钾血症与细胞内酸中毒	
高草酸尿性钙结石		
原发性高草酸尿症	遗传性草酸过多	2~15
饮食性高草酸尿症	饮食摄入过量	
肠性高草酸尿症	胃肠道草酸吸收增加	
痛风素质	低尿液 pH 值	15~30
胱氨酸尿	肾脏胱氨酸重吸收障碍	<1
感染性结石	泌尿道产尿素酶细菌感染	1~5

引自参考文献 [8]

　　肾结石的病因比较复杂，单一因素无法解释，目前认为结石是由多种致病因素共同作用的结果，不同成分的结石其病因也不同。

　　（一）代谢异常

　　正常尿液偏酸性，pH 5.0~7.0，尿液的酸碱度与饮食密切相关，肉食较多者尿液偏酸，素食者尿液中性甚至偏碱。不同的结石容易在不同的酸碱环境中形成，如含钙结石在正常尿液中易形成，感染性结石在碱性尿液中易形成，尿酸结石、胱氨酸结石在酸性尿液（pH<5.5）易形成，不同的尿液酸碱度对形成结石盐类的影响很大。肾结石有含钙结石和非含钙结石两大类。

　　1. 含钙结石

　　（1）高尿钙症（hypercalciuria）：在含钙结石中，草酸钙结石最常见（占所有结石的 60%）。高尿钙按病理生理异常分为肠道吸收异常、肾脏重吸收异常。正常饮食情况下，24 小时尿钙排量男性超过 7.5mmol（300mg），女性超过 6.25mmol（250mg）为高尿钙症。肠道吸收性高尿钙（absorptive hypercalciuria，AH）是由于肠道过度吸收钙导致血清钙水平短暂升高，钙负荷增加，抑制血清甲状旁腺激素（parathyroid hormone，PTH），随后肾钙排泄增加，占高钙尿症的 50%~60%。AH 的定义是口服钙负荷后的尿钙排泄量增加（>0.2mg/mg 肌酐），分为两型：Ⅰ型是限制饮食中钙摄入后尿钙无改善，Ⅱ型是当限制饮食中钙的摄入后高尿钙症好转。在肾性高尿钙中，近端肾小管重吸收钙障碍导致尿钙水平升高，血清钙水平短暂下降，血清 PTH 继发性升高。重吸收性高尿钙是一种较少见疾病，最常见原因是原发性甲状旁腺功能亢进，有报道甲旁亢病人合并肾钙化、肾结石者可达 40%，其在含钙泌尿系结石的病因中约占 5%，过多 PTH 会导致骨吸收增加和高钙血症，并增加肾脏对 1, 25（OH）$_2$D 的合成，进而增强肠钙吸收，尿钙排出增多。

（2）高尿酸尿症（hyperuricosuria）：指每日尿液尿酸排泄量男性>5mmol/d，女性>4mmol/d，存在于10%的含钙结石病人。由于尿液中尿酸钠超过饱和浓度，易引起钙盐或尿酸结石形成。在pH<5.5时，尿酸溶解度下降，以非溶解形式为主，导致尿酸结石形成；在pH>5.5时，尿酸钠形成并通过异源成核促进草酸钙结石形成。尿酸是嘌呤代谢的最终产物，嘌呤摄入增加、嘌呤代谢紊乱如挤压伤、烧伤或肿瘤化疗导致短时间内大量细胞破坏和分解，是尿液中尿酸升高的最常见原因，在一些获得性和遗传性疾病，如痛风和血液系统疾病，可能伴有高尿酸尿症。

（3）高草酸尿症（hyperoxaluria）：正常人尿内草酸排量<40mg/d，高草酸尿症为尿中草酸>50mg/d，可导致尿液中草酸浓度过饱和，从而形成草酸钙结晶。一水草酸主要来源有三方面：约50%来自肝代谢，40%来自维生素C的转化，其他来自饮食摄入。高草酸尿可能由遗传性或获得性因素引起。原发性高草酸盐尿是一种罕见的常染色体隐性遗传疾病，由乙醛酸代谢异常引起，导致乙醛酸转化为草酸盐，显著增加了尿中草酸含量（>100mg/d），全身性草酸中毒和严重结石形成，如果不予治疗，会导致终末期肾病。

获得性高草酸尿最常见的原因是肠源性高草酸尿，通常与慢性腹泻有关，脂肪吸收不良导致脂肪酸与钙的络合，从而降低草酸钙形成和草酸再吸收的增加。在无肠道疾病的情况下，高草酸尿通常是由于摄入富含草酸食物，如坚果、巧克力、茶、菠菜和花椰菜，严重限制饮食钙摄入可降低其与肠道草酸的结合，增加肠道草酸盐吸收。

（4）低枸橼酸盐尿症（hypocitraturia）：指每天尿液中枸橼酸含量男性低于365mg，女性低于310mg。枸橼酸是含钙结石晶体生长和聚集的抑制物，在尿液中可与钙离子形成螯合物，降低钙的饱和度。低枸橼酸尿症是形成结石的病因之一。影响枸橼酸分泌的因素很多，如碱中毒、甲状旁腺激素和维生素D能增加尿枸橼酸浓度；而酸中毒、低钾血症和尿路感染等能降低枸橼酸的排泄。慢性腹泻导致系统性酸中毒时，肠道碱丢失产生低枸橼酸盐尿，噻嗪类利尿药也与低枸橼酸尿症有关，机制是通过诱导低血钾和细胞内酸中毒，过量的动物蛋白摄入会增加酸性负荷导致低枸橼酸尿症。此外，剧烈运动时乳酸酸中毒可引起低枸橼酸尿症。相反，尿枸橼酸排量增多时，枸橼酸通过与钙络合，形成可溶性复合物，预防钙结石的形成，降低尿中游离钙的浓度，并通过直接防止草酸钙的自发成核抑制钙结石形成。

（5）低镁尿症（hypomagnesuria）：镁可以与草酸形成可溶性的复合物，减少草酸钙的晶体形成和生长。长期应用镁剂可以通过抑制肾小管重吸收枸橼酸，而提高尿枸橼酸浓度，增加尿对结石形成的抑制活性。低镁尿症为尿镁<3.0mmol/d，低尿镁能促进草酸钙结石形成，但也有认为主要是镁/钙比值的降低促进了结石的形成。对低镁尿症或尿镁/钙比值降低的结石病人，可给予镁剂治疗。

2. 非含钙结石

（1）尿酸结石：其形成有3个主要因素，包括尿pH值低、尿量少和高尿酸尿，其中低尿液pH值是最重要的致病因素，尿酸结石病人尿液pH值低的病因尚未完全阐明，有报道尿酸结石形成与2型糖尿病之间存在关联，胰岛素抵抗是2型糖尿病的原因，已被证明损害肾脏氨化，这反过来又减少尿铵和降低尿液pH值。

（2）胱氨酸结石（cystine stone）：首先由Wollaston于1810年发现，胱氨酸尿症是一种常染色体隐性遗传病，临床特点是肾脏和肠道二碱基氨基酸转运缺陷，影响胱氨酸、精氨酸、鸟氨酸，赖氨酸的吸收，大量从尿中排泄，由于胱氨酸的溶解度低，因此容易沉积形成结石。I型胱氨酸尿症是由SLC3AI基因突变引起，该基因编码rBAT蛋白，该基因的M467T突变尤为重要，但也有其他一些小的变异，导致结石形成。正常人尿胱氨酸排量<60mg/（1.73m²·24h）。日尿排出胱氨酸>300mg/（1.73m²·24h），常见于纯合子胱氨酸尿症，是胱氨酸结石的主要病因；日尿排出100~300mg/（1.73m²·24h），常见于杂合子胱氨酸尿症。

（3）感染性结石：鸟粪石（磷酸镁铵）的发生仅与能分解尿素的细菌所致泌尿系感染有关，尿素被细菌尿素酶水解成氨，导致碱性尿，进一步促进磷酸盐解离并形成磷酸铵镁结石。

（二）局部病因

尿路梗阻、感染和尿路中存在异物是结石形成的主要局部因素。

1. 尿路梗阻　尿路有梗阻时，尿液滞留，尿液流动缓慢，为尿内结石盐的结晶、沉淀、析出提供了时间。同时尿滞留通常伴有尿路感染和尿液酸碱度的变化，因此能够促进结石的形成。梗阻可以是机械性的，最常见的是肾盂输尿管连接部狭窄和膀胱颈部狭窄，其他如肾盂积水、髓质海绵肾、肾输尿管畸形、输尿管口膨出、肾囊肿压迫等也较常见。肾内型肾盂利于结石的形成。按照中国人体解剖统计肾内型肾盂约占27%。长期卧床虽然无明显尿路梗阻，但也可引起尿液滞留，同时长期卧床可导致骨质脱钙，使血钙水平和尿钙排量增加，因此也易形成结石。

2. 感染　尿路感染可以形成特殊成分的结石，主要是磷酸镁铵、碳酸磷灰石及尿酸铵，称为感染性结石。炎症产生的有机物、细菌感染产生的结石基质、脓块及坏死组织可以作为结石核心，形成含钙结石。造成感染性结石的主要危险因素是铵离子的存在和尿液 pH≥7.2。泌尿系统感染常为各型变形杆菌、某些肺炎杆菌、铜绿假单胞菌、沙雷菌属、肠产气菌、葡萄球菌等，这些细菌能够产生尿素酶，将尿液中的尿素分解为氨和二氧化碳，氨与水结合形成氢离子和铵离子，增加尿 pH 值，铵离子与尿中的镁和磷酸根结合，形成磷酸镁铵，当感染持续存在，磷酸镁铵浓度逐渐增加，呈高度过饱和，析出即形成结石。此外，在碱性条件下，尿中的钙和磷酸根可以形成磷灰石，浓度高时析出形成结石；在尿氨和碱性环境下，尿黏蛋白形成基质网架，使析出的结石盐易于附着、沉淀形成结石，因此感染容易导致结石。

3. 异物　各种异物滞留于尿路内部可产生结石，最常见的是膀胱内部异物结石。异物引起结石的原因主要是由于尿路内异物的存在打破了尿液的平衡，同时异物表面电荷的不同及异物相对粗糙的表面，为结石形成盐的附着提供了条件。异物作为结石的核心，通常先将尿中的黏蛋白附着，然后结石盐逐渐沉淀形成结石。异物还易继发感染而诱发结石。

（三）药物相关因素

药物引起的肾结石占所有结石的 1%~2%，分为两大类：一类为溶解度比较低、在尿液中分泌较多的药物，药物成分就是结石成分，包括氨苯蝶啶（triamterene）、治疗 HIV 感染的药物（如 indinavir、sulfadiazine）等；另一类为能够诱发结石的药物，受药物代谢影响而形成其他成分的结石。如溃疡病时大量饮用牛奶及服用碱性药，引起碱性尿和高钙血症，钙盐沉积在肾集合管内，可继发肾结石和发生乳碱综合征。服用硅酸镁可形成硅酸盐结石。磺胺类药物的酰化物由肾脏排泄，在酸性尿中溶解度低，可析出结晶形成结石。治疗青光眼的药物乙酰唑胺、碳酸酐酶抑制剂能干扰尿在近曲小管内的酸化，使尿呈过分碱化和低枸橼酸尿症，易形成磷酸钙结石。噻嗪类利尿药引起低钾血症和细胞内酸中毒，导致低枸橼酸尿症。秋水仙碱、丙磺舒和化疗药物可增加尿酸生成或促进尿酸排泄而引起高尿酸尿症。

（四）种族遗传因素

1. 与其他遗传疾病伴发　泌尿系统结石合并典型的遗传性疾病只占少数，包括 Dent 病（染色体定位 Xp11.22，X 连锁隐性遗传）、Lesch-Nyhan 综合征（染色体定位 Xq26-27.2，X 连锁隐性遗传）和家族性肾小管性酸中毒等。

2. 由于基因变异造成代谢异常　包括家族性特发性高钙尿症（常为染色体显性遗传）、特发性草酸钙结石（染色体定位不清，多基因常染色体显性遗传）、磷酸核糖焦磷酸盐合成酶 1 活性过高（染色体定位 Xq22-24，X 连锁隐性遗传）、黄嘌呤尿症（染色体定位 2p22.3-p22.2，常染色体隐性遗传）、腺嘌呤磷酸核糖转移酶缺乏症（染色体定位 16q22.2-p23.2，常染色体显性遗传）、1 型胱氨酸尿症（染色体定位 2p16.3，常染色体隐性遗传）、3 型胱氨酸尿症（染色体定位 19p13.1，常染色体隐性遗传）和原发性高草酸尿症等。

少数肾结石呈家族性，有研究发现，维生素 D 受体基因多态性与儿童结石风险相关，ApaI AA 基因型在此类儿童病人中更常见，而在 BsmI 和 TaqI 基因型多见于低枸橼酸盐结石。钙敏感受体参与调节肾小管重吸收钙，CASR 基因单倍型在特发性高钙尿症中发挥作用，特别是 CASR 基因 Arg990Gly 多态性可影响受体活性，从而影响尿钙排泄。有关肾结石的常见遗传原因需进一步研究。

（五）结石形成的促进和抑制因素（表 9-6-3）

表 9-6-3　结石形成的促进和抑制因素

结石促进因素	结石抑制因素
钙	无机物
钠	镁
草酸	焦磷酸（测定磷酸盐）
尿酸	枸橼酸
胱氨酸	有机物
尿 pH 低	肾钙素
Tamm-Horsfall 蛋白	Tamm-Horsfall 蛋白
尿流速低	尿凝血酶原片段 1
细菌产物	蛋白酶抑制剂：α-干扰素抑制
	糖胺聚糖
	高尿流速

引自参考文献〔10〕

四、临床表现

（一）病史

对于结石病人需要进行代谢评估、详细的病史和饮食史调查，从而对其结石形成情况进行风险分层。

仔细的病史采集应包括：个人既往结石病史、家族结石病史，以前的结石成分、先前手术干预的类型和治疗效果、24 小时尿液分析。评估结石风险因素、饮食习惯和液体摄入量等因素。在随机试验中，低液体摄入与结石复发风险增加有关，过量的动物蛋白摄入与高尿酸血症、尿 pH 降低和低枸橼酸尿有关。过量的乳制品和维生素 D 摄入可能导致高尿钙症，饮食钙在结石形成中的作用尚有争议。高剂量的维生素 C（2g/d）可能导致高草酸尿。

病史可反映诱发结石疾病的潜在危险因素，频繁尿路感染可能提示鸟粪石，系统性病史如原发性甲状旁腺功能亢进症、甲状腺功能亢进、肾小管性酸中毒、慢性腹泻、炎症性肠病、结节病、痛风及恶性肿瘤等，都可能与结石形成风险增加有关。代谢综合征，其特征为血脂异常、胰岛素抵抗、血压升高和腹部肥胖，可导致肾脏氨合成功能障碍的结果，有证据显示与尿酸结石相关。

既往手术病史，包括胃肠旁路术或肠切除术、甲状腺或甲状旁腺手术也应引起重视，因为钙结石与吸收不良状态、原发性甲状旁腺功能亢进症有关，上尿路手术可能导致收集系统阻塞或淤滞，易患结石。

药物可能与肾结石风险相关，应详细了解上述有关药物应用史。

与结石相关的遗传性代谢异常性疾病，如胱氨酸尿、原发性高草酸尿症和黄嘌呤尿症，家族史或发病年龄可提供线索，实验室检查或基因检测有助于疾病诊断。此外，结石病的发病率在有结石家族史的含钙结石病人中更为明显，有尿路结石家族史者其风险增加 2~3 倍。

（二）临床表现

肾结石的临床表现多样，从常规影像学发现的无症状结石，到引起疼痛的输尿管排石，以及可明显损害肾功能，甚至导致终末期肾病的鹿角形结石。结石病的严重程度取决于结石类型、大小及位置。

1. 疼痛 肾绞痛是最经典的症状，出现一侧腰区疼痛或绞痛并血尿，首先应考虑肾和输尿管结石的可能性，绞痛发作时身体蜷曲，有时难以配合体检。这种突然发作的不适随着时间的推移而加剧，演变成剧烈的腰胁痛，疼痛常沿侧腹部向腹股沟处放射，结石排出或去除后疼痛缓解。肾结石也可导致钝性、定位不明确的腹痛。

2. 血尿 是肾和输尿管结石的常见症状，可为肉眼血尿和镜下血尿，约80%的上尿路结石病人有血尿，其中肉眼血尿和镜下血尿分别占1/3和2/3。血尿和结石活动、刺激黏膜导致损伤有关。

3. 常有尿急、尿频、恶心、呕吐等。

4. 部分结石病人可无症状，在常规体检或查找尿路感染原因时进行腹部平片、B超或静脉肾盂造影时无意中发现结石。结石能否自然排出取决于其大小：结石<2mm，97%可以自然排出；结石4~6mm，50%可自然排出；结石>6mm，自然排出率<1%。

5. 双侧肾输尿管结石引起尿路梗阻时出现尿闭，或一侧结石并梗阻引起对侧反射性尿闭尤应高度重视，应急诊处理。当结石梗阻致严重积水，可于腰部或上腹部触及包块。

6. 肾功能不全 结石引起输尿管梗阻和感染可导致肾实质损害，造成慢性肾脏疾病。但由肾结石引起终末期肾病仅占0.8%，人群中肾结石造成终末期肾病的年发生率为3.1/100万，任何一次结石发作都会增加终末期肾病相关的风险。引起肾损害的常见结石状态为鹿角形结石、高结石负荷、感染和输尿管梗阻。

（三）影像学检查

影像学检查可以帮助确定结石位置、结石负荷和发现与结石形成有关的泌尿生殖系统异常。

1. 超声检查 操作快速、方便，结石的超声图像为强回声伴声影，对结石的检测特异性好，有报道对输尿管结石和肾结石特异性分别为94%和88%，但敏感性低，均为45%，不如螺旋CT。在输尿管部位的结石不易被发现。超声检查能够发现X线平片不能显示的小结石和阴性结石，检出率与操作者的技能和经验有关，可以作为健康查体和普查手段，尤其适合于儿童和孕妇。手术中残留结石的定位也可以采用B超检查。

2. 腹部X线平片（肾、输尿管和膀胱） 90%以上的结石可以在X线平片上被发现，能观察到其位置、大小、数目和大致成分。但也存在阴性结石，如X线能透光的单纯尿酸结石和黄嘌呤结石。其特异性和敏感性分别为71%~77%和45%~59%。可用于治疗后的随访。

结石各种成分在X线片上的致密度从高到低为：草酸钙>磷酸钙>磷酸镁铵、胱氨酸>尿酸、黄嘌呤和双羟腺嘌呤。其与附近的骨质相比，骨皮质致密度约相似于磷酸钙的致密度，尿酸结石吸收X线的程度近似于软组织，在X线片上不显影，称阴性结石；胱氨酸结石影像光滑质地均匀，呈磨玻璃样。以草酸钙结石密度最高，大致分为光滑和不光滑两种，结石密度不均。

3. CT 对于X线片不能显示的小结石和阴性结石，可以采用CT检查。CT可以检测到直径>3mm的结石，同时帮助初步判断结石成分。含钙结石、胱氨酸结石、尿粪石可在腹部X线平片上显影，而由尿酸、黄嘌呤组成的结石，在腹部X线平片上不显影为阴性结石，此种阴性结石在CT上可以显示。

低剂量CT可以减少放射线暴露，其特异性为96%，敏感性为86%~100%。

平扫螺旋CT已经取代静脉肾盂造影（intravenous pyelogram，IVP）作为肾结石定位的优先检查，可观察到结石的大小、密度和结构，其特异性和敏感性有报道达95%，高于IVP。操作快速，不需造影剂，尤其有利于对造影剂有高度风险的病人，如老年人、糖尿病病人以及蛋白尿、伴肾脏疾病和血容量明显减少的病人。但螺旋CT接触到的射线量是IVP的3倍，因此应谨慎使用，特别是肾绞痛发作频繁的年轻病人。

CT 等多种检查辐射暴露量（mSv）的比较，肾输尿管膀胱腹部 X 线平片 0.5~1；常规剂量 CT 平片 4.5~5，低剂量 CT 平片 0.97~1.9，加强 CT 25~35；静脉尿路造影术 1.3~3.5。

4. IVP　可显示肾结构和肾功能的改变。尿酸结石在造影摄片上显示充盈缺损，应注意与泌尿系肿瘤引起充盈缺损鉴别。其特异性与超声检查相近，敏感性 64%~87%，优于腹部 X 线平片检查。IVP 还可以发现与肾结石有关的一些疾病，如髓质海绵肾、肾盏畸形等。同时通过注射造影剂所产生的渗透性利尿可以帮助排出引发急性肾绞痛发作的结石。但应注意监测造影剂的不良反应，血肌酐>176.8μmol/L 为其相对禁忌证。

五、诊断和鉴别诊断

（一）诊断

根据病史、临床表现和影像学检查不难做出诊断。由于胁腹部疼痛为主诉，应与以下 4 类疾病鉴别。

（二）鉴别诊断

1. 急性阑尾炎　右侧输尿管结石注意与急性阑尾炎鉴别。急性阑尾炎表现为转移性右下腹痛，呈持续性疼痛；输尿管下段结石呈阵发性绞痛，其程度一般比阑尾炎重；阑尾炎有反跳痛、肌紧张，而输尿管结石一般无肌紧张和反跳痛。输尿管结石在腹部 X 线平片可显示有致密影。

2. 输尿管肿瘤　输尿管阴性结石需与输尿管肿瘤鉴别。输尿管肿瘤以无痛性全程肉眼血尿为主，病人多以血尿就诊，尿脱落细胞学检查可以找到瘤细胞。输尿管结石以疼痛为特点，均为绞痛，肉眼血尿较少，多为镜下血尿。

3. 胆囊炎、胆石症　右肾结石注意与胆囊炎、胆石症鉴别。胆囊炎、胆石症主要表现为右上腹疼痛，放射至右肩背部，疼痛可以很剧烈，有压痛、反跳痛明显，腹肌紧张。右肾结石疼痛主要沿输尿管走行，向下串及右下腹、股内侧，拍侧位 X 线片肾结石位于椎体前缘之后，而胆结石位于椎体前方。

4. 卵巢囊肿蒂扭转及异位妊娠　卵巢囊肿蒂扭转疼痛与输尿管结石疼痛有时容易混淆，卵巢囊肿蒂扭转双合诊检查能够触及肿物，B 超检查能够证实诊断；异位妊娠有停经史，尿妊娠试验阳性。

六、处理

（一）饮食干预

1. 增加水摄入　研究表明，一般措施有助于降低肾结石的 5 年复发率，最简单但较困难的干预措施就是鼓励喝水，饮水量要足，2.5~3.5L/d，排尿至少 2L/d（胱氨酸尿症病人 3L/d）。建议多饮水很简单，达到这一目标并不容易，且长期依从性可能也是挑战，尤其是剧烈运动、天气炎热和长距离旅行时，鼓励多饮水。建议尿液呈无色清澈，如果呈黄色或褐色，表明喝水少尿液浓缩。

2. 适量蛋白饮食　增加蛋白质摄入会影响慢性肾衰竭病人的肾功能，对于肾结石病人这一效应难以评估。但有研究发现，肥胖者减肥期间，高蛋白摄入增加肾小球滤过率。来自日本的研究发现，肾结石的患病率与动物脂肪和蛋白消费摄入量存在正相关。因此，建议病人调整饮食，动物蛋白日 0.8~1.0g/kg，但不应过度限制蛋白摄入量。

钙结石和尿枸橼酸盐相对较低的病人应增加水果和蔬菜的摄入量。

3. 适量钙饮食　适量摄入钙和草酸对于肾结石病人是合理的。许多钙结石病人的尿钙排量常在正常范围，其膳食钙量减少可能会加重结石病，因为缺乏足够的钙在肠道与草酸结合，更多草酸会从胃肠道吸收，导致草酸吸收的净增加和高草酸尿，促使草酸钙结石病人新结石的形成。饮食钙量的限制也可对骨矿化产生不利影响，导致骨质疏松，特别是对女性。一项 5 年的研究表明，钙摄入量正常者结石复发风险比低钙摄入者显著下降，相对风险 0.37（95%CI 0.18~0.78，P：0.006）。因此对于结石病人不推荐低钙饮食。欧洲和美国泌尿学会肾结石指南（EAU 和 AUA）推荐饮食钙 1000~1200mg/d。

4. 低草酸盐饮食　不仅限制钙的摄入引起高草酸尿症，饮食中过量草酸摄入也会引起高草酸尿症，由于尿中草酸仅 10%~15% 来源于饮食，饮食的影响可能较小。菠菜和大黄叶属于高风险食品，含有大量生物活性草酸；坚果（杏仁、榛子、花生、核桃）、草莓、黑加仑、甜菜根、香菜、韭菜、可可、小麦芽、糙米、可乐、速溶茶和巧克力等草酸含量中等；奶和茶合用可减少草酸的生物利用度。有研究表明，高钙饮食可以中和膳食中 20 倍的草酸增加，建议限制过量摄入含草酸丰富的食品。

5. 低钠饮食　印染业用大量盐来沉淀染料，该盐析过程也可发生于尿液，并有助于结晶形成，此外增加肾小管钠负荷会减少肾小管重吸收钙，饮食中钠的摄入每增加 100mmol，会增加 25mg（0.63mmol）的尿钙排泄，因此建议病人低钠饮食（2~3g/d，90~130mmol/d）。胱氨酸结石病人更应严格低钠饮食。

6. 增加饮食钾含量　流行病学研究证明，钾摄入量低（<74mmol/d）会增加结石形成风险，可能因为钾摄入不足增加尿钙排泄，并降低尿枸橼酸排泄，从而促进结石形成。结石病人的钾摄入低可能与高氯化钠摄入有关。

7. 低嘌呤饮食　尿酸来源包括外源性饮食摄入、内源性嘌呤合成、组织分解代谢。内源性产生相对恒定在 300~400mg/d，但外源性富含嘌呤随动物或鱼、蛋白饮食增加而增加，从而尿酸产生增多，2/3 的尿酸通过肾脏排泄，其余通过汗液和肠道，对高尿酸尿的膳食干预至今证据有限，建议适量限制，日摄入小于 500mg。但低嘌呤饮食并不可口，病人依从性常欠佳。

8. 维生素 C　大剂量维生素 C 是否增加尿液中草酸排泄尚有争议。维生素 C 为草酸的前身物，是草酸钙结石病人的危险因素。应劝导这类病人摄入维生素 C 控制在 1g/d，不宜过量。

（二）药物干预

1. 治疗高尿钙症　一些利尿药可影响尿钙排泄，包括噻嗪类利尿药、吲哒帕胺和氯噻酮（与噻嗪类似的利尿药）。这些药物通过增加远端肾单位钙的重吸收减少尿钙排量，对此至少有 8 项前瞻性临床研究，其中利尿药治疗与安慰剂相比降低结石风险 48.5% vs 24.9%。也有报道其减少尿草酸的排泄，增加尿中镁/钙的比值，这些作用均有利于抑制结石的形成。因此，用噻嗪类利尿药降低高钙尿症，对于预防肾结石的复发有益。用药期间应监测血钾并补充枸橼酸钾。

2. 治疗高草酸尿症　草酸主要由内源性乙醛酸盐和少量的维生素 C 代谢生成。目前尚无特效药减少草酸的产生和排泄。碳酸镁或考来烯胺可阻断草酸吸收。体外研究发现，镁能提高草酸钙的溶解度，有助于减少结石复发，建议剂量为 200~400mg/d，儿童 6mg/(kg·d)，氢氧化镁 650~1300mg/d。用于治疗高草酸尿症的选择有吡哆醇（维生素 B_6），维生素 B_6 是丙氨酸乙醛酸转氨酶的辅酶，将乙醛酸转化为甘氨酸，并可能通过诱导酶减少草酸产生，维生素 B_6 经常用于治疗 I 型和 II 型原发性高草酸尿症。研究显示，肾结石与维生素 B_6 摄入量（>40mg/d）之间存在负相关，因此，用来减少尿液中草酸排量，维生素 B_6 起始剂量 100mg/d，增加至 300mg/d，若反应不明显，剂量可逐渐增加到最大量 10mg/(kg·d)。但推荐服用最小有效剂量，高剂量使用可能引起多发性周围神经病变。迄今尚无长期的随机对照试验证明维生素 B_6 对高草酸尿症的有效性报道。

3. 治疗高尿酸尿症　高尿酸尿症用别嘌呤醇治疗有效。别嘌呤醇是黄嘌呤氧化酶抑制剂，阻止次黄嘌呤向黄嘌呤转化，从而抑制尿酸生成，别嘌呤醇最初剂量为 100~300mg/d，依一次服或分次服，必要时可增加剂量。4 项随机试验评估别嘌呤醇治疗的效果并不一致，一个研究报告结石病人治疗 3 年后相对危险为 0.55，其他 3 项研究未获得确切结论。

高尿酸尿症也可能通过异质成核或大分子抑制剂的吸附促进草酸钙肾结石的形成。因此，治疗高尿酸尿症有利于防止钙结石形成。尿酸盐在酸性尿中难以溶解，pH 6~7 可有效防止新尿酸结石形成，也可溶解尿酸结石，有报道后者成功率达 80%。也有报告服枸橼酸钾或枸橼酸合剂有效，前者剂量 30~60mmol/d，或每次 2g，每日 2 次。但尿液不宜过度碱化，否则可能在尿酸结石表面形成磷酸盐外壳，阻止其进一步溶解。美国泌尿学会推荐枸橼酸钾为治疗尿酸结石的一线药物。

4. 碱化尿液和治疗低枸橼酸尿症　枸橼酸作为结石形成抑制剂，可通过结合钙而降低草酸钙过饱和，并直接干扰草酸钙结晶。高达 20% 的结石病病人存在低枸橼酸尿，原因可能是特发性，也可能继发于小肠和肾脏疾病、饮食或药物。碱性盐（枸橼酸钠、枸橼酸钾、枸橼酸钾镁、碳酸氢钠或碳酸氢钾）或橙汁可用来增加尿中枸橼酸，但只有枸橼酸钾和枸橼酸钾镁有随机对照试验证据。枸橼酸钾有骨保护作用，在为期 3 年的枸橼酸钾（30~60mmol）临床试验，每年每人结石形成从 1.2 减少到 0.1，而安慰剂组无变化。另一项为期 3 年的枸橼酸钾镁（含钾 42mmol、镁 10.5mmol 和枸橼酸 21mmol）临床试验结果更有效，因为同时补充镁和钾，镁也是结石抑制剂，治疗组结石 12.9% 产生新发结石，而安慰剂组为 63.6%，枸橼酸钾镁是否优于枸橼酸钾尚无共识。钾盐补充有利于利尿药造成的钾丢失，应监测尿液 pH 值。若 pH>7，容易造成磷酸钙沉淀，应予避免。橙汁不完全有效。

5. 治疗肾小管酸中毒　远端肾小管酸中毒呈家族性或获得性，肾脏不能酸化尿液至 pH≤5。已证实，常染色体显性遗传性远端肾小管性酸中毒 I 型是由于阴离子交换蛋白 1 基因失活突变引起，该基因编码肾 Cl^-/HCO_3^- 离子交换，编码顶端质子泵 B1 亚基基因（ATP6B1）也已定位，呈常染色体隐性遗传。

传统远端肾小管性酸中毒的诊断试验，包括必要时做氯化铵负荷试验，病人可能出现恶心、呕吐，有失代偿性酸中毒者禁止行此试验。多数情况下可以用"呋塞米试验"取代，给予标准剂量呋塞米增加近端小管钠负荷，重吸收机制导致尿酸化，用来测试远端小管功能，不良反应少。

肾小管性酸中毒常与肾结石相关，有报道肾小管酸中毒病人合并肾结石和肾钙化可高达 80%，并常有低血碳酸氢盐和/或低血钾、低枸橼酸尿，通常尿磷酸盐增加，导致磷酸钙结晶。在含钙结石中，肾小管性酸中毒（I 型）引起者占 0.5%~3%。肾小管酸中毒病人应用枸橼酸钾泡腾片治疗效果好（配方为：枸橼酸钾 1.5g，枸橼酸 0.25g，胱氨酸尿予 3g 枸橼酸钾），该配方比碳酸氢钠具有更好的耐受性，因为碳酸氢钠易有腹胀，且碳酸氢钠中额外的钠负荷会加重高尿钙，因此使用枸橼酸钾治疗效果更好，需长期服药。

6. 治疗低镁血症　镁是另一种结石形成抑制剂，尿液中镁浓度取决于饮食，但长期大量补充镁盐可能引起腹泻或肠绞痛。镁的补充成人 200~400mg/d，儿童 6mg/（kg·d），甘油磷酸镁 24mmol/d，分次口服，比氢氧化镁具有更好的耐受性，但不容易获得。镁与枸橼酸同时补充可能更好。对复发性钙结石以镁剂预防复发较安慰剂有降低（29.4% vs 45.2%），但未见统计学差异。

7. 治疗胱氨酸结石　治疗的主要目标是通过降低尿胱氨酸的浓度，使其低于极限溶解度，防止形成新的结石。每日饮水 3.5~4.0L，尿量至少 3L，钠的限制更严格。胱氨酸的极限溶解度尚不明确，有多种可能：pH 5 时尿液溶解度为 250mg/L（200μmol/L），pH 7.5 时上升到 500mg/L（410μmol/L），pH 8.0 时为 1000mg/L（820μmol/L）；生理条件下尿液上限在 240~480mg/L（200~400μmol/L）之间，平均 300mg/L（250μmol/L）。在 25℃ 水中溶解度为 110mg/L（90μmol/L），75℃ 时溶解度为 520mg/L（430μmol/L），可以采用枸橼酸钾碱化尿液，增加胱氨酸的溶解度，从而减少新结石形成和溶解已经形成的结石（理想的 pH>7.5，但实际操作起来困难，也不现实，通常目标是 6.5~7.5）。一般尿 pH 不应>7.5，否则促进磷酸钙结石的形成，蛋白质限制会降低胱氨酸负荷。此外，通过螯合作用也可防止结石的进一步形成。①D-青霉胺：可产生半胱氨酸-青霉胺异构体，溶解度比半胱氨酸-半胱氨酸（胱氨酸）增加 50 倍。青霉胺的平均剂量是 600~1200mg/d，可引起各种副作用，包括胃肠道功能紊乱、过敏反应、关节痛、白细胞减少、血小板减少、蛋白尿和肾病综合征。此外，长期治疗可导致维生素 B_6 缺乏，所以，建议预防性维生素 B_6（50mg/d）治疗。②α 巯丙酰甘氨酸（硫普罗宁）：是一种第二代螯合剂，与 D-青霉胺具有相似的作用方式，副作用少，可以使难溶性胱氨酸转变为水溶性的二硫化物衍生物，溶解度提高。起始剂量从 250mg/d 开始，根据尿胱氨酸排量逐渐加量，增加至 800mg/d 或 1200mg/d，直到尿胱氨酸水平<200mg/L。③布西拉明：为第三代螯合剂，比 D-青霉胺具有优越性，尽管药物的临床经验有限。

胱氨酸尿的治疗监测应包括尿胱氨酸的定量评估，包括评估胱氨酸的清除率，还应监测副作用，包括尿蛋白和常规全血细胞计数检查。

8. 治疗继发性肾结石　主要针对原因进行。

（1）高钙血症：增加肾结石形成风险，多见于甲状旁腺功能亢进、甲状腺功能亢进、结节病、长期制动和乳碱综合征。如果存在以上情况，首先治疗高钙血症的主要原因，治疗满意后再评估肾结石。

（2）炎症性肠病：慢性腹泻，如溃疡性结肠炎和克罗恩病时高草酸尿症，导致病人肾结石的风险增加，炎症性肠病病人肾结石发生率为 3.2% ~ 8.6%，比正常人至少高 1 倍，这主要是由于过量草酸通过发炎的肠壁吸收，病人无法耐受饮食中大量的植物性食品。但有研究显示，这些病人 29% 为尿酸结石，而特发性结石 5% ~ 10% 为尿酸结石，尿酸结石也在结肠切除术后病人中尤为常见。这类病人的另一个问题是尿液浓缩，为了控制腹泻，许多病人要限制液体摄入，从而减少尿量。此外，回肠造口术也有类似情况。最后，造瘘病人通常由于碱性回肠液流失产生酸性尿，尿酸结石在肠道术后病人中尤为常见。

对于回肠造口术或结肠炎病人肾结石的预防缺乏对照试验，对低尿量病人，应建议病人尽量摄入更多的水分，肠道高草酸尿症治疗可用碳酸钙或考来烯胺（阴离子交换树脂）结合胆汁酸，预防其吸收，这两种药物在肠道内与草酸结合限制其吸收，所需剂量应根据尿液中草酸的测定结果逐渐加量，尿酸结石可用碳酸氢钠或枸橼酸钾碱化尿液，并给予别嘌呤醇。

（3）复发性感染：反复发作的脲酶阳性菌感染会诱发磷酸铵镁结石，大多数为变形杆菌、普罗维登尼亚菌属、肺炎克雷伯菌、黏质沙雷菌的某些类型，脲酶释放 NH_4^+ 离子，中和 H^+ 使尿液的 pH 值偏碱性。NH_3 水化成 NH_4OH，释放更多的 NH_4^+，CO_2 转化为 HCO_3^-，进而形成 CO_3^{2-}，与任何磷酸盐反应生成 PO_4^{3-}。这一系列反应导致 $MgNH_4PO_4 \cdot H_2O$（鸟粪石）和 $Ca_{10}[PO_4]_6CO_3$（磷灰石）沉积，需要 pH> 7.2，手术取石困难，留存的碎片包含细菌会形成新的结石。可以尝试通过长期抗生素治疗预防感染复发，但这可能只是延缓进展，而不是根治。此外，抗生素应用引起的肠道草酸杆菌减少（通常破坏肠道草酸）的活动可能会增加肾结石危险，另一种可能的治疗是脲酶抑制剂。乙酰异羟肟酸 0.25g/次，3 次/d，预防感染性结石的复发。

（4）高草酸尿症：是罕见的常染色体隐性疾病，由于草酸生物合成异常，Ⅰ 型高草酸尿症由于肝内过氧化丙氨酸乙醛酸转氨酶减少，增加活性的乙醛酸转变为草酸。其他形式的包括丙氨酸乙醛酸转氨酶活性缺乏或者活性降低。原发性高草酸尿也见于常见单核苷酸多态性 P11L（Pro→Leu）与疾病特异性 G170R 突变的协同作用，产生功能减弱的线粒体靶向序列，所有这些导致草酸排泄（1 ~ 3mmol/d）。结石形成始于儿童，肾小管间质肾病进展到慢性肾衰竭，部分病人应用吡哆醇治疗可以减少草酸产生，严重病人需要肝移植才能逆转肝酶升高。

（5）X 连锁肾结石（Dent 病）：已经有 4 种 X 连锁的肾结石综合征，均由电压依赖性的氯通道基因（CLCN5）突变引起，氯通道 5 蛋白已经定位于近端小管细胞收集管皮质细胞闰细胞。基因敲除的小鼠模型的研究结果并非结论性的，但似乎突变引起肾钙泄漏，导致高尿钙和肾结石，尽管尚无证据证明这些突变是重要的原因，未来对家系行肾结石追踪是必要的。诊断主要依赖尿微量白蛋白，若尿蛋白肌酐>1mg/mmol，则测定视黄醇结合蛋白。

（6）2,8-二羟基腺嘌呤结石：约 1‰ 结石病人由腺嘌呤磷酸核糖转移酶缺乏引起，导致嘌呤代谢异常，为常染色体隐性遗传病，诊断有赖于对红细胞进行酶分析。腺嘌呤作为黄嘌呤氧化酶代谢底物，催化其转化为 2,8-二羟基腺嘌呤，该酶缺乏导致腺嘌呤过量，引起结石的形成。治疗应用别嘌呤醇。

（三）肾绞痛的急诊处理

急诊肾绞痛病人应静脉补液和静脉应用镇痛药和止吐药，许多病人因为水分摄入不足和呕吐引起脱水，脱水病人需要充分恢复循环血容量。

诊断肾（输尿管）绞痛后，需要明确是否存在梗阻或感染，在没有感染的情况下，梗阻最初可以通过镇痛药治疗，以促进结石排出；如果没有梗阻，感染可以通过抗生素治疗，应立即将病人转至泌尿科；如果同时存在梗阻和感染，则需要对上尿路收集系统进行紧急减压。

一般来说，多数病人能在 24 小时内康复回家，急性肾绞痛病人的入院率约为 20%。若出现下列情况，有必要住院：口服镇痛药不足以控制疼痛；结石引起的输尿管梗阻发生在单个肾或移植肾；结石引起的输尿管梗阻发生尿路感染、发热、脓毒症或肾盂积水；感染性肾积水，即梗阻性结石附近的尿路感染，需要住院使用抗生素并迅速引流，中段尿培养和药敏试验是感染性肾积水的不良预测因子，但只有30%的病例呈阳性，其临床表现多样，几乎都有脓尿（白细胞>5/HPF），肾脏超声或CT可显示肾盂的液平，从而区分感染性肾盂积水与单纯肾盂积水。

在一项38例肾积水病人的小型研究中，16例感染性肾积水，22例无菌性肾积水中，超声检查敏感性为38%。以C反应蛋白（30mg/L）和红细胞沉降率（100mm/h）诊断感染性肾积水和肾盂积水的准确率达到97%。

输尿管绞痛治疗的基础是镇痛，静脉注射麻醉药或非甾体抗炎药，如果能够口服，口服麻醉药（如可待因、羟考酮、氢可待因，通常与对乙酰氨基酚合并）、非甾体抗炎药和止吐药（如需要）的联合治疗是治疗肾（输尿管）绞痛的有效方法。非甾体抗炎药比麻醉药更有效，且不良反应少。麻醉性镇痛药的副作用包括呼吸抑制、镇静、便秘、可能上瘾、恶心和呕吐。呼吸抑制是直接作用于脑干呼吸中枢引起的最应关注的不良反应。纳洛酮（0.4mg）是一种特殊的麻醉剂拮抗剂，可用于对抗无意中的麻醉剂过量或异常的阿片敏感性，纳洛酮没有镇痛作用。在非甾体抗炎药中，美国食品药品监督管理局（FDA）批准的唯一一种非甾体抗炎药是酮咯酸，酮咯酸作用于疼痛产生的周围部位，而不是中枢神经系统。

止吐治疗在肾绞痛的治疗中常起一定作用，几种止吐药有镇静作用，通常是有益的。甲氧氯普胺（胃复安）是唯一在治疗肾绞痛方面进行研究的止吐药。

许多随机试验证实药物治疗可减少结石通过疼痛、增加结石通过频率和减少手术需要。≤4mm的结石有85%的机会自发通过，5~10mm的结石以药物治疗最为有效。未能自发排出结石的可能原因包括输尿管狭窄、肌肉痉挛、局部水肿、炎症和感染。

中药治疗可采用金钱草冲剂或排石冲剂等。

钙通道阻滞药硝苯地平适用于心绞痛、偏头痛和高血压，也可以减少输尿管肌肉痉挛，有助于减轻疼痛和促进结石排出。α受体阻滞药特拉唑嗪和选择性α_1受体阻滞药如坦索罗辛，也能松弛输尿管和下尿路的肌肉组织，明显促进输尿管结石的通过。一些文献报告α受体阻滞药比钙通道阻滞药更有效，目前欧美指南（EAU和AUA）建议α受体阻滞药作为首选药物。多个前瞻性随机对照研究表明，口服α受体阻滞药治疗的病人自发结石排出率增加，结石排出时间缩短。一项系统回顾发现，服用α受体阻滞药28天后，结石通过率增加，结石通过时间缩短，住院率和输尿管镜检查率均降低，副作用极小。

一些研究已经证明，去氨加压素（DDAVP）是一种有效的抗利尿激素，能显著减轻病人急性肾绞痛的疼痛，虽然未被认为是标准处理，也尚未被AUA或EUA指南所推荐，但临床应用有效，它作用迅速，无明显的副作用，减少了对镇痛药物的需要。鼻腔喷雾剂（通常剂量为40μg，每次10μg）和静脉注射（4μg/ml，通常剂量为1ml），一般只给1剂。126名受试者中，约50%在不使用任何镇痛药的情况下，鼻内DDAVP给药后30分钟内完全缓解急性肾绞痛。对于DDAVP治疗失败的病人，给予适当的镇痛药。抗利尿药无不良反应，尽管DDAVP被认为通过降低输尿管内压起作用，但也可能对肾盂和输尿管肌肉有一些直接的松弛作用。其通过释放下丘脑β内啡肽的中枢镇痛作用已被提出，但尚未得到证实。

（四）外科治疗

一般来说，直径4mm或更小的结石会自发通过排出，而≥8mm的结石很难在没有手术干预的情况下自行排出；对于5~8mm大小的结石有时可以自行排出，尤其是位于输尿管远端的结石，也可用药帮助排石。结石越大，自然通过排出的可能性越低，需要手术的可能性就越大。泌尿科常用的手术操作包括：体外冲击波碎石术、输尿管镜检查、支架置入术、经皮肾镜取石术、经皮肾造口术、开放性肾造口术（大部分被微创技术取代）、鹿角型肾结石切开术，腹腔镜或机器人方法等，总之微创手术被越来越多地使用。

外科治疗的主要适应证包括疼痛、感染和梗阻。感染合并尿路梗阻极其危险，有严重的尿脓毒症和死亡风险，几乎所有病例都必须紧急治疗。

1. 成人输尿管结石的治疗　2016年美国泌尿学会（AUA）/泌尿外科学会指南为外科治疗提供了更具体的指征，指南建议有以下情况进行手术：输尿管结石>10mm；无并发症的输尿管远端结石≤10mm，有或无药物排石治疗，观察4~6周后未排出；有疼痛症状的肾结石排除其他疼痛原因的；妊娠病人输尿管结石在观察期未见有排石。

单纯输尿管结石<10mm者首先给予观察，自发性结石通过排出的可能性与结石的大小和位置有关。几种排石治疗药物包括α_1受体拮抗剂和钙通道阻滞药，增加排石率来改变输尿管结石自然病程。荟萃分析显示，对于输尿管远端<10mm结石的病人，α受体阻滞药治疗的排石率（77.3%）高于安慰剂组（54.4%）（OR 3.79，95%CI 2.84~5.06），这些临床试验主要是给输尿管远端结石<10mm病人每天服用0.4mg坦索罗辛。

结石位置的改变可能会影响治疗方法，应在结石介入治疗前重复影像学检查，尤其是在怀疑有结石排出情况，重复影像检查包括腹部肾输尿管膀胱X线摄片、肾/膀胱超声或CT扫描。

多数病人如果经观察或药物排石4~6周后不成功，应与病人商量治疗方案，尽早干预。虽然药物排石被认为是安全的，为避免不可逆的肾功能损伤出现，保守治疗时间不应超过6周。应告知病人，冲击波碎石术最安全、并发症发生率最低，但输尿管镜单次手术效果最好。比较输尿管镜和冲击波碎石术治疗输尿管结石的研究分析显示，输尿管镜的排结石率高于冲击波碎石术（90% vs 72%，冲击波碎石术/输尿管镜：0.29，95%CI 0.21~0.40，P<0.001）。

对于需要介入治疗的输尿管中段或远端结石病人（不适合药物排石或者失败者），应推荐输尿管镜作为一线治疗。对于拒绝行输尿管镜治疗的病人，则行冲击波碎石术。与冲击波碎石术相比，输尿管镜操作单次手术有较高的排结石率，对于输尿管中段和远端结石<10mm病人，效果更显著。

怀疑有胱氨酸或尿酸输尿管结石的病人，因为这些结石通常在X线下透光或者显影微弱难以定位，输尿管镜碎石术是治疗此类输尿管结石病人的有效方法。此外，胱氨酸结石常常难以用冲击波碎石碎裂。

尽管支架置入有较高的排结石率或较短的手术时间，但冲击波碎石前不应常规置入支架。最近8项随机临床试验，共876例病人，置入支架和不置入支架的冲击波碎石效果无显著差别（RR 0.97，95%CI 0.91~1.03，P=0.27）。输尿管镜操作术前亦不应常规进行支架置入。符合以下标准的病人：无疑似输尿管损伤，无输尿管狭窄或其他结石清除解剖障碍，对侧肾功能正常，无计划进行第二次输尿管镜操作手术的病人，输尿管镜碎石后可以不行输尿管支架置入。但对于输尿管镜操作期间发生输尿管损伤，有解剖上的结石清除障碍（如输尿管壁水肿）的病人，有一个大的初发结石（>15mm），有解剖上或功能上孤立肾或肾功能损害，且可能有同侧的输尿管镜操作，应强烈考虑支架置入术。对于支架治疗病人，可给予α受体阻滞药和胆碱类药物治疗，以减少支架不适。在多项荟萃分析和系统评价中显示，α受体阻滞药有助于缓解支架相关不适，其他可用于缓解支架不适的药物包括抗胆碱能药物/抗毒蕈碱类药物、排尿困难的膀胱镇痛药、非甾体抗炎药和麻醉性镇痛药。

在冲击波碎石时和/或输尿管镜失败或不太可能成功的病人中，可行经皮肾镜取石术、腹腔镜、开放式或机器人辅助取石。在一些有较大或复杂输尿管结石病人中，经皮顺行输尿管镜可更迅速地清除结石，因为可以使用更大和更有效的器械。必须权衡经皮肾镜取石术增加的侵袭性和并发症的风险。在这些罕见的临床情况下，输尿管切开取石术也可被视为一种替代疗法。腹腔镜和机器人辅助输尿管切开取石术的结果与开放手术相当，但致病率较低。

对输尿管近端结石行输尿管镜操作的医生可以使用灵活的输尿管软镜，半刚性输尿管镜在输尿管中段和近段结石中有其局限性。前瞻性和回顾性研究都显示，输尿管软镜对于输尿管近端结石<20mm病人总成功率高，发病率/并发症低。不应将电液碎石（electrohydraulic lithotripsy，EHL）作为输尿管内碎石

术的首选方法，电液碎石的主要缺点是容易损伤输尿管黏膜，导致输尿管穿孔，在一项前瞻随机试验中显示，EHL 与输尿管镜气压弹道碎石相比，输尿管穿孔发生率分别为 17.6% 和 2.6%。

对于阻塞性结石和疑似感染的病人，必须立即用支架或肾造口管引流集合系统，并延迟结石的处理。若怀疑输尿管梗阻，必须通过肾造口管或输尿管支架引流集合系统，以便引流受感染的尿液，也利于抗生素进入受影响的肾单位。

2. 成人肾结石的治疗　对于无症状、无梗阻性的肾盏结石病人，应积极监测。只要病人有结石生长、排出和疼痛的风险，选择观察，积极监测并做影像学检查，以评估结石生长或新的结石形成。

有症状的 ≤10mm 肾下极结石病人，冲击波碎石术或输尿管镜操作，两者排石效果无显著差别；对于直径>10mm 的肾下极结石病人，不应将冲击波碎石术作为一线治疗手段。内镜碎石与冲击波碎石术相比，在排结石率方面有显著优势，但风险也有中度增加。对于直径 10~20mm 的下极结石，冲击波碎石术的中位成功率为 58%，输尿管镜操作为 81%，经皮肾镜取石术为 87%。若结石>20mm，冲击波碎石术的中位成功率下降到 10%。

直径>10mm 的肾下极结石病人，经皮肾镜取石术去除结石率较高，但并发症率亦较高。随机试验表明，经皮肾镜取石术单次治疗的清除结石率较高，但与输尿管镜操作或冲击波碎石术相比，术后并发症率亦较高。输尿管镜操作和冲击波碎石术是治疗这类结石的可供选择，但其复治率较高，清除结石率较低。由于残留碎片，临床结石复发的可能性高。

对于有症状的直径 ≤20mm 非肾下极结石病人，可行冲击波碎石术或输尿管镜操作。冲击波碎石术不应用于结石远端输尿管梗阻的病人、肾输尿管结合部梗阻、输尿管吻合口狭窄的尿流改道、输尿管狭窄和肾盏憩室，冲击波碎石术后结石碎片容易残留，导致结石清除率低。

对于总结石负荷<20mm，输尿管镜和冲击波碎石术的清除结石率均可接受，且并发症率低于经皮肾镜取石术。在这些治疗方案中，经皮肾镜取石术清除结石率受结石大小的影响最小，而冲击波碎石术和输尿管镜操作的清除结石率随着结石负担的增加而下降。与冲击波碎石术相比，输尿管镜的再次手术可能性较低。因此，输尿管镜碎石术可更快地达到结石清除。

冲击波碎石术后给予 α 受体阻滞药以促进结石碎片的排出。荟萃分析结果显示，冲击波碎石术后，使用辅助药物治疗，肾或输尿管结石排出率增加近 2 倍。

对于总肾结石负荷>20mm 的有症状病人，应将经皮肾镜取石术作为一线治疗。经皮肾镜取石术比冲击波碎石术或输尿管镜操作具有更高的清除结石率，且比开放手术或腹腔镜/机器人辅助手术的侵入性小，经皮肾镜取石术与输尿管镜操作对>20mm 肾盂结石的比较中，经皮肾镜取石术的结石清除率高于输尿管镜操作（94% vs 75%），经皮肾镜取石术对结石成分、密度和位置的依赖性较小。

对于有症状（腰痛）、无梗阻、无其他明显疼痛病因的结石病人，可给予对症治疗。如果伴随的症状不能去除，应该考虑手术清除结石。即使没有症状，长期忍受结石可能伴随各种风险，也建议给予治疗去除结石。对于有症状的肾盏憩室结石病人，应优先使用内镜治疗（输尿管镜操作、经皮肾镜取石术、腹腔镜、机器人）。荟萃分析结果表明，与输尿管镜碎石、经皮肾镜取石、腹腔镜手术和机器人手术相比，冲击波碎石术的清除结石率较低，为 13%~21%，输尿管镜操作为 18%~90%，经皮肾镜取石术为 62.5%~100%。最佳内镜入路的选择应基于结石的位置和大小、与周围结构的关系以及病人的意向。

在标准经皮肾镜取石术的基础上，可以适当使用软肾镜。对于大结石，经皮肾镜取石术中通常会产生结石碎片（肾内碎石），碎片可能会转移到肾镜无法安全进入的集合系统区域。如果不清除，这些碎片可能会导致将来的结石事件，在经皮肾镜取石术中使用软肾镜已被证实可以提高结石清除率。

3. 儿童和孕妇肾与输尿管结石的治疗　儿童和孕妇肾与输尿管结石的治疗原则与成人基本相同，但处于这两个特定的生理阶段，有其复杂性和特殊性。掌握电离辐射、镇痛药、抗生素、麻醉药等对儿童、胎儿和孕妇的影响及危险（如非甾体抗炎药酮咯酸在孕期禁用），应更紧密监测病情，泌尿科、妇产科及放射介入科医生共同密切合作，视个体化病情制订最佳方案。

外科手术禁忌证包括：活动性未经治疗的尿路感染；未纠正的出血倾向；妊娠（为相对禁忌）。

对于继发于结石疾病的阻塞和感染，紧急外科治疗无禁忌证。存在严重脓毒症或血流动力学不稳的病人，首先行细菌培养，药物敏感试验和适当的抗生素。同时酌情改善血流动力学、输注血小板和应用抗凝药物等。然后处理肾结石，经皮肾造瘘术是一种更快、更安全的方法，以利被感染和梗阻的肾脏引流。在处理需要泌尿外科引流的重症病人时，泌尿外科、麻醉和介入放射科医生之间应密切合作。

绝大多数有症状的尿路结石现都采用无创或微创技术治疗，开放性手术切除泌尿系结石已很少使用，仅限于孤立的非典型病例。

（宁志伟　孟迅吾）

参 考 文 献

［1］ Türk C, Skolarikos A, Neisius A et al. EAU Guidelines on urolithiathis European Association of Urology 2019. https://uroweb. org/guideline/urolithiasis/

［2］ Scales CD Jr, Smith AC, Hanley JM, et al. Urologic Diseases in America Project. Prevalence of kidney stones in the United States. Eur Urol, 2012, 62 (1)：160-165.

［3］ Lee YH, Huang WC, Tsai JY, et al. Epidemiological studies on the prevalence of upper urinary calculi in Taiwan. Urol Int, 2002, 68 (3)：172-177.

［4］ Peng J, Zhou HB, Cheng JQ, et al. Study on the epidemiology and risk factors of renal calculi in special economic zone of Shenzhen city. Zhonghua Liu Xing Bing Xue Za Zhi, 2003, 24 (12)：1112-1114.

［5］ Zeng Q, He Y. Age-specific prevalence of kidney stones in Chinese urban inhabitants. Urolithiasis, 2013, 41 (1)：91-93.

［6］ Zeng G, Mai Z, Xia S, et al. Prevalence of kidney stones in China：an ultrasonography based cross-sectional study. BJU Int, 2017, 120 (1)：109-116.

［7］ Shu X, Cai H, Xiang YB, et al. Nephrolithiasis among middle aged and elderly urban Chinese：A Report from prospective co-hort studies in Shanghai. J Endourol, 2017, 31 (12)：1327-1334.

［8］ Park S, Pearle MS. Urolithiasis：Update on metabolic evaluation of stone formers. Scientific World Journal, 2005, 5：902-914.

［9］ 王海燕. 肾脏病学. 北京：人民卫生出版社，2008：1715-1730.

［10］ Reynolds TM. Chemical pathology clinical investigation and management of nephrolithiasis. J Clin Pathol, 2005, 58 (2)：134-140.

［11］ Chirag N Dave. Nephrolithiasis. https://emedicine.medscape.com/article/437096-overview. Updated：Jan 13, 2020

［12］ Türk C, Petřík A, Sarica K, et al. EAU Guidelines on diagnosis and conservative management of urolithiasis. Eur Urol, 2016, 69 (3)：468-474.

［13］ Assimos D, Krambeck A, Miller NL, et al. Surgical Management of Stones：American Urological Association/Endourological Society Guideline, PART Ⅰ. J Urol, 2016, 196 (4)：1153-1160.

［14］ Assimos D, Krambeck A, Miller NL, et al. Surgical Management of Stones：American Urological Association/Endourological Society Guideline, PART Ⅱ. J Urol, 2016, 196 (4)：1161-1169.

第七章　肿瘤相关性骨病

肿瘤是引起全身和局部骨量丢失的重要原因，肿瘤病人骨量丢失情况远远超过正常人群。随着社会对肿瘤重视程度的提高，肿瘤筛查工作的广泛开展，综合治疗的不断深入，使肿瘤病人的生存时间延长，对高水平生活质量追求更加强烈，其中肿瘤的骨骼管理是肿瘤病人健康管理不容忽视的重要环节。肿瘤相关性骨病（cancer-induced bone disease）指与实体肿瘤或血液系统肿瘤相关的骨骼疾病，包括骨转移、骨质疏松、病理性骨折等。由于肿瘤对骨骼的负性作用机制还不完全清楚，人们对肿瘤导致骨量流失的重视程度远远不够，而且缺乏适当的预防和治疗措施。本章对肿瘤相关性骨病做简要介绍，希望引起人们对原发肿瘤治疗外的骨骼问题的重视。

一、肿瘤相关性骨病的发病机制

（一）性腺功能减退

自然绝经后女性由于雌激素水平降低，骨密度快速下降，每年丢失约 1.9%，并出现骨微结构变化，骨质疏松及骨折的风险增加，说明雌激素对骨骼健康的重要作用。男性虽没有女性一样的快速骨丢失过程，但随着年龄增长，雄激素和雌激素水平缓慢下降，骨量亦随之下降，说明性激素对男性骨量的维持也具有重要作用。肿瘤病人可因化疗、手术、放射治疗或肿瘤浸润性腺组织，出现性腺功能减退，骨量丢失。尤其是在乳腺癌中，激素受体阳性者所占比例高，即雌激素受体（estrogen receptor，ER）阳性和/或孕酮受体（progesterone receptor，PR）阳性，占所有乳腺癌病例的75%。对这些乳腺癌病人，雌激素是重要的治疗靶点，采用内分泌治疗，减少循环中雌激素水平或阻断雌激素信号传递的治疗，能够明显改善乳腺癌病人的生存率，但会加速病人的骨丢失，增加骨折风险。相关治疗包括芳香化酶抑制剂（aromatase inhibitors，AI）、选择性雌激素受体调节剂（他莫昔芬）、促性腺激素释放激素（gonadotropin-releasing hormone，GnRH）类似物或卵巢切除术。芳香化酶抑制剂如阿那曲唑、来曲唑和依西美坦能够抑制雄激素转化为雌激素，使雌激素水平下降 96%~99%，导致骨量快速丢失，且明显超过自然绝经状态的骨丢失速率，有文献报道达近两倍，因此使用 AI 呈剂量和时间依赖性地增加骨质疏松骨折风险，并在基线低骨密度和低雌激素水平的人群中更加明显。

男性前列腺癌同样使用去势治疗，又称雄激素剥夺治疗（androgen deprivation therapy，ADT），他莫昔芬、AI 及 GnRH 类似物亦是治疗的重要手段，可导致骨质疏松。另外雄激素水平下降，使肌肉含量下降，脂肪含量增加，肌力下降，跌倒风险增加，引起骨折风险增加。

（二）肿瘤骨转移

骨骼是众多肿瘤发生转移的常见部位，骨转移导致的骨骼相关事件（skeletal-related event，SRE）包括疼痛、病理性骨折、高钙血症和脊髓压迫症。肿瘤骨转移多见于乳腺癌、前列腺癌、多发性骨髓瘤、肺癌及肾癌，以溶骨性骨转移多见，破骨细胞活性增加为主，由于骨质破坏，可造成高钙血症，而前列腺癌、乳腺癌还可见成骨性骨转移，以成骨细胞活性增加为主。由于骨骼局部成骨活性增强，需要更多的钙质进入骨骼，可以造成低钙血症，甲状旁腺激素继发性升高。

肿瘤骨转移的机制复杂，为大家广泛接受的是种子与土壤学说，肿瘤细胞作为种子，而骨骼即是土壤。原位的肿瘤不断增殖，突破包膜，进入血液循环，向远处播散。绝大多数循环中的肿瘤细胞死亡，极少数进入骨髓微环境，成为"种子"。这些种子肿瘤细胞能够产生 PTHrP、IL-6、PGE_2、TNF 和巨噬细胞集落刺激因子（macrophage colony-stimulating factor，M-CSF），从而增加 RANKL 的表达。RANKL 使破骨细胞活性增加，局部骨吸收增加，相应的转化生长因子β（transforming growth factor-β，TGF-β）产生增多，TGF-β刺激肿瘤细胞进一步产生PTHrP、骨形态发生蛋白、胰岛素样生长因子、成纤维细胞生长因子、血小板衍生生长因子，促进肿瘤的生长，造成骨损害加重。血液系统肿瘤如多发性骨髓瘤和淋巴瘤不但增加骨吸收，还能抑制成骨细胞的骨形成，主要由于这些肿瘤细胞能够分泌WNT信号通路的抑制因子DKK1，和/或分泌型卷曲相关蛋白2（sFRP2），从而抑制成骨细胞的WNT信号通路，抑制骨形成。

（三）使用影响骨代谢的药物

肿瘤病人的化疗药物在近几十年取得了巨大进步，这些药物可能通过多种途径影响骨代谢和骨骼健康（表9-7-1）。除此之外化疗药物导致衰弱、肌肉无力、活动减少，造成跌倒发生增加，部分药物引起月经紊乱、早绝经，也是引起骨质疏松骨折的重要原因。肿瘤病人经常使用的糖皮质激素和阿片类药物同样引发骨质疏松。

表 9-7-1 化疗药物对骨骼及骨代谢的影响

化疗药物	对骨骼及骨代谢的影响
环磷酰胺	影响前成骨细胞、前破骨细胞的分化，月经不调
环孢素	激活破骨细胞，抑制成骨细胞，抑制骨矿沉积
多柔比星	抑制成骨细胞的分化和增殖，影响成骨细胞上PTH与其受体的结合
氮芥	引起低磷血症、低钙血症，导致继发性甲旁亢、骨软化症
5-氟尿嘧啶+亚叶酸钙	抑制1α-羟化酶的活性，降低1,25(OH)$_2$D的水平
异环磷酰胺	导致范可尼综合征，肾脏磷丢失，骨软化症
甲氨蝶呤	增加骨吸收，增加骨折发生
铂类	低镁血症

（四）炎症因子增加

肿瘤引起多种细胞因子释放增加，最常见的引起骨量丢失的细胞因子有核因子-κB受体活化因子配体（receptor activator of nuclear factor B ligand，RANKL）、白介素-6（interleukin-6，IL-6）、白介素-3（IL-3）、肿瘤坏死因子（tumor necrosis factor，TNF）α和β。这些细胞因子能够直接使前破骨细胞分化为破骨细胞增加，破骨细胞活性增加，并使成骨细胞分泌骨保护素（OPG）减少，RANKL增加，进一步增加破骨细胞活性。

（五）肿瘤异位分泌影响骨代谢的激素

一些肿瘤能够异位分泌影响骨代谢的激素如甲状旁腺激素（PTH）、甲状旁腺激素相关肽（PTHrP）、前列腺素（prostaglandins，PG）等，使骨吸收增加，骨量丢失。一些血液系统肿瘤还可能异位分泌1,25(OH)$_2$D，导致肿瘤性高钙血症发生。

（六）病理性骨折

病理性骨折在骨转移病人中较常见，发病率为9%~29%。多发性骨髓瘤病人病理性骨折更为多见，因其为溶骨性病变，成骨细胞受抑制，后者会阻碍骨折的愈合。而成骨性转移癌（典型的如前列腺癌）较少发生病理性骨折。病理性骨折也可由于肿瘤长期制动、活动减少、骨质疏松等因素导致应力性骨折。

二、肿瘤相关性骨病的防治

肿瘤相关性骨病的防治应当兼顾肿瘤的治疗及骨骼相关事件、骨质疏松的防治两个方面。积极抗肿瘤治疗提高病人的生存率，骨骼相关事件和骨质疏松的防治改善病人的生存质量。

骨密度（BMD）测量结合 FRAX 模型是一般人群骨质疏松诊治的重要依据。由于肿瘤病人多方面骨质疏松骨折的危险因素，骨密度不应作为骨质疏松诊断治疗的唯一标准。2008 年 Annals of oncology 推出的芳香化酶抑制剂（AI）相关的骨丢失的临床防治建议中将干预值从 T 值≤-2.5 降低到 T 值≤-2.0，并且当病人具有以下 7 项中 2 个危险因素时也应该开始治疗：①骨密度 T 值(<-1.5)；②年龄>65 岁；③体质指数（BMI）<20；④髋骨骨折家族史；⑤>50 岁有脆性骨折史；⑥口服糖皮质激素>6 个月；⑦吸烟。2015 年绝经后早期乳腺癌芳香化酶抑制剂治疗相关的骨安全管理的国内专家共识也认可了这一标准（图 9-7-1）。对于其他肿瘤病人，也应充分评估其骨骼相关事件及骨质疏松风险，积极开展治疗。

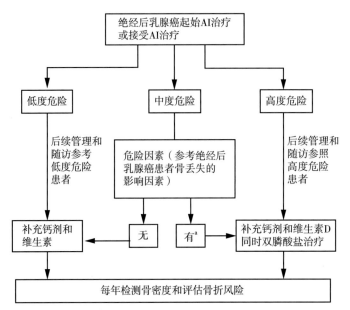

图 9-7-1　接受芳香化酶抑制剂（AI）治疗的绝经后乳腺癌病人骨丢失和骨质疏松的临床管理路径

注：a：有下列危险因素中任意 2 个：①骨密度 T 值(<-1.5)；②年龄>65 岁；③BMI<20；④髋骨骨折家族史；⑤>50 岁有脆性骨折史；⑥口服糖皮质激素>6 个月；⑦吸烟（目前吸烟和有吸烟史）

（一）改善生活方式

进食含钙丰富的食物，如牛奶、酸奶；戒烟戒酒；避免过量喝咖啡或碳酸饮料；适当进行有益骨骼和肌肉健康的体育锻炼和康复训练。肿瘤病人常见肌少症和恶病质，是跌倒的高危因素；另外肿瘤病人会使用大剂量的镇痛剂和镇静剂，也增加跌倒风险。应积极采取防止跌倒的各种措施，加强自身和环境的保护措施（包括各种关节保护器）。

（二）适当补充钙和维生素 D

1. 钙剂　我国营养学会推荐成人每日元素钙摄入量为 800mg，绝经后女性和老年人为 1000mg。目前的国内膳食营养调查显示，国人平均每日从饮食中获取钙约 400mg，故平均每日应补充的元素钙量为 400~600mg。但当肿瘤病人发生高钙血症时，为安全起见，应控制饮食中钙的摄入，且不建议钙剂治疗。

2. 维生素 D　维生素 D 可以促进钙的吸收，对维持骨骼健康、保持肌力、改善平衡能力、降低骨折风险有益。我国成年人推荐剂量为 200U/d，老年人推荐剂量为 400~800U/d，治疗骨质疏松症时，剂量可为 800~1200U/d。建议监测血 25（OH）D 水平≥30ng/ml 以降低跌倒与骨折的风险。当患者合并高钙血症时，不建议补充维生素 b 制剂。

（三）治疗骨骼相关事件、骨质疏松的药物

1. 双膦酸盐　双膦酸盐与骨骼羟磷灰石高亲和力结合，特异性地结合到骨转换活跃的骨表面上，抑制破骨细胞的功能，从而抑制骨吸收。口服剂型的双膦酸盐包括阿仑膦酸钠、依替膦酸钠和利塞膦酸钠。静脉用双膦酸盐包括唑来膦酸、帕米膦酸钠和伊班膦酸钠，其中唑来膦酸最常使用，依从性较好。

在乳腺癌的治疗中，双膦酸盐能够增加绝经前和绝经后妇女的骨密度。ABCSG-12研究入组1803例绝经前雌激素敏感性乳腺癌妇女，给予内分泌治疗（GnRH类似物及他莫昔芬或阿那曲唑）3年，部分病人同时给予唑来膦酸4mg静脉输液，每6个月一次，部分未给予双膦酸盐治疗。3年后，单纯内分泌治疗组骨密度较基线明显下降（腰椎-11.3%，大转子-7.3%），合用唑来膦酸组骨密度则无明显下降（腰椎+0.4%，大转子+0.8%），合用唑来膦酸能够有效减少内分泌治疗绝经前妇女引起的骨丢失。Z-FAST和ZO-FAST试验探讨了唑来膦酸4mg静脉输液，每6个月一次联合AI治疗绝经后乳腺癌妇女，治疗初始两者即联用，或者当骨密度T值下降到<-2.0，发生脆性骨折时再开始加用唑来膦酸治疗，结果显示不管何时使用唑来膦酸治疗，均可以有效预防AI引发的骨量丢失。除此之外，更重要的是，荟萃分析还表明双膦酸治疗不仅升高骨密度，还能够减少乳腺癌骨折的发生（RR 0.85，95%CI 0.75~0.97，$P=0.02$）。

在前列腺癌的治疗中，双膦酸盐治疗能够增加骨密度，且唑来膦酸治疗显示可以明显减少肿瘤的骨骼相关事件（SRE）。

2. RANKL单抗　RANKL单克隆抗体迪诺塞麦（denosumab）能够特异性地与成骨细胞分泌的RANKL相结合，抑制RANKL与破骨细胞上的受体RANK结合，从而抑制破骨细胞的活性，发挥抑制骨吸收的作用。一项252例乳腺癌妇女接受AI治疗的研究，随机分为迪诺塞麦60mg皮下注射，每6个月1次组和安慰剂对照组，治疗两年，可见迪诺塞麦腰椎骨密度在第一年和第二年与对照组相比上升5.5%和7.6%（P均<0.0001），全髋、全身、股骨颈及桡骨远端1/3骨密度也同样有所升高，迪诺塞麦还可以延缓乳腺癌骨转移发生的时间。迪诺塞麦在前列腺癌的治疗中也显示能够增加骨密度，减少SRE，延缓发生骨转移的时间。

（四）骨转移的手术治疗

肿瘤骨转移的病理性骨折的部位多见于长骨、椎体和骨盆。长骨病理性骨折的常见部位包括股骨、胫骨和肱骨。在长骨中，股骨是最常受累的部位，且大多数累及股骨近端。约50%的股骨近端病理性骨折位于股骨颈，30%位于股骨转子下，20%位于股骨转子间。手术干预通常为姑息治疗。病理性骨折及病理性骨折倾向者可采用固定或重建方法进行治疗。但对于危重病人，若预计不能在手术后生存，则不应行手术干预，拟行手术的病人预计生存期应大于等于手术恢复所需的时间。

（五）骨转移的放射治疗

对于大多数病理性骨折或有骨折倾向的病人，不论骨病变位置，建议在固定术后进行放疗，放疗能够有效缓解骨转移引起的疼痛，保持良好的功能状态。^{223}Ra放疗已被证实可以延长前列腺癌骨转移病人的生存率。

三、总结

肿瘤相关性骨病是肿瘤生存病人健康管理的重要方面，需要引起人们的足够关注。肿瘤病人骨量丢失增加，容易出现骨转移、高钙血症等骨骼相关事件。在肿瘤原发病治疗的同时，需重视评估骨骼情况。积极治疗可能引发的骨质疏松与骨折，并给予积极的骨骼方面治疗，改善肿瘤病人生存质量。

（姜　艳）

参　考　文　献

[1] Kommalapati A, Tella SH, Esquivel MA, et al. Evaluation and management of skeletal disease in cancer care. Crit Rev Oncol Hematol, 2017, 120: 217-226.

［2］Tella SH, Gallagher JC. Prevention and treatment of postmenopausal osteoporosis. J Steroid Biochem Mol Biol, 2014, 142: 155-170.

［3］Hadji P, Body JJ, Aapro MS, et al. Practical guidance for the management of aromatase inhibitor-associated bone loss. Ann Oncol, 2008, 19 (8), 1407-1416.

［4］Gralow JR, Biermann JS, Farooki A, et al. NCCN task force report: bone health In cancer care. J Natl Compr Cancer Netw, 2013, S1-S50.

［5］Gibson K, O'Bryant CL. Screening and management of osteoporosis in breast cancer patients on aromatase inhibitors. J Oncol Pharm Pract, 2008, 14 (3), 139-145.

［6］Bouvard B, Hoppe E, Soulie P, et al. High prevalence of vertebral fractures in women with breast cancer starting aromatase inhibitor therapy. Ann Oncol, 2012, 23 (5): 1151-1156.

［7］Allain TJ. Prostate cancer, osteoporosis and fracture risk. Gerontology, 2006, 52 (2), 107-110.

［8］Coleman RE. Clinical features of metastatic bone disease and risk of skeletal morbidity. Clin Cancer Res, 2006, 12 (20 Pt 2): S6243-S6249.

［9］Pockett RD, Castellano D, McEwan P, et al. The hospital burden of disease associated with bone metastases and skeletal-related events in patients with breast cancer, lung cancer, or prostate cancer in Spain. Eur J Cancer Care (Engl), 2010, 19 (6): 755-760.

［10］姜艳, 柴晓峰, 孟迅吾, 等. 以成骨型骨转移致低钙血症为首发表现的前列腺癌. 中华骨质疏松和骨矿盐疾病杂志, 2010, 3 (4): 298-301.

［11］Tandon PK, Rizvi AA. Hypocalcemia and parathyroid function in metastatic prostate cancer. Endocr Pract, 2005, 11 (4): 254-258.

［12］Paget S. The distribution of secondary growths in cancer of the breast. Lancet, 1989, 1 (8638): 571-574.

［13］Kaplan RN, Rafii S, Lyden D. Preparing the "soil": the premetastatic niche. Cancer Res, 2006, 66 (23): 11089-11093.

［14］David Roodman, G, Silbermann R. Mechanisms of osteolytic and osteoblastic skeletal lesions. Bonekey Rep, 2015, 28 (4): No. 753.

［15］Terpos E, Sezer O, Croucher C, et al. Myeloma bone disease and proteasome inhibition therapies. Blood, 2007, 10 (4): 1098-1104.

［16］Vestergaard P, Rejnmark L, Mosekilde L. Fracture risk in patients with different types of cancer. Acta Oncol, 2009, 48 (1): 105-115.

［17］Buggay D, Jaffe K. Metastatic bone tumors of the pelvis and lower extremity. J Surg Orthop Adv, 2003, 12 (4): 192-199.

［18］Melton LJ 3rd, Kyle RA, Achenbach SJ, et al. Fracture risk with multiple myeloma: a population-based study. J Bone Miner Res, 2005, 20 (3): 487-493.

［19］中国乳腺癌内分泌治疗多学科管理骨安全共识专家组. 绝经后早期乳腺癌芳香化酶抑制剂治疗相关的骨安全管理中国专家共识. 中华肿瘤杂志, 2015, 37: 1-5.

［20］中华医学会骨质疏松和骨矿盐疾病分会. 原发性骨质疏松症诊治指南 (2011 年). 中华骨质疏松和骨矿盐疾病杂志, 2011, 4 (1): 2-17.

［21］Gnant M, Mlineritsch B, Luschin-Ebengreuth G, et al. Adjuvant endocrine therapy plus zoledronic acid in premenopausal women with early-stage breast cancer: 5-year follow-up of the ABCSG-12 bone-mineral density substudy. Lancet Oncol, 2008, 9 (9): 840-849.

［22］Brufsky AM, Bosserman LD, Caradonna RR, et al. Zoledronic acid effectively prevents aromatase inhibitor-associated bone loss in postmenopausal women with early breast cancer receiving adjuvant letrozole: Z-FAST study 36-month follow-up results. Clin Breast Cancer, 2009, 9 (2): 77-85.

［23］Eidtmann H, de Boer R, Bundred N, et al. Efficacy of zoledronic acid in postmenopausal women with early breast cancer receiving adjuvant letrozole: 36-month results of the ZO-FAST Study. Ann Oncol, 2010, 21 (11): 2188-2194.

［24］Early Breast Cancer Trialists' Collaborative Group (EBCTCG). Adjuvant bisphosphonate treatment in early breast cancer: meta-analyses of individual patient data from randomised trials. Lancet, 2015, 386 (10001): 1353-1361.

[25] Saad F, Gleason D M, Murray R, et al. Long-term efficacy of zoledronic acid for the prevention of skeletal complications in patients with metastatic hormone-refractory prostate cancer. J Natl Cancer Inst, 2004, 96 (11): 879-882.

[26] Ellis GK, Bone HG, Chlebowski R, et al. Randomized trial of denosumab in patients receiving adjuvant aromatase inhibitors for nonmetastatic breast cancer. J Clin Oncol, 2008, 26 (30), 4875-4882.

[27] Ellis GK, Bone HG, Chlebowski R, et al. Effect of denosumab on bone mineral density in women receiving adjuvant aromatase inhibitors for non-metastatic breast cancer: subgroup analyses of a phase 3 study. Breast Cancer Res Treat, 2009, 118 (1): 81-87.

[28] Fizazi K, Carducci M, Smith M, et al. Denosumab versus zoledronic acid for treatment of bone metastases in men with castration-resistant prostate cancer: a randomized, double-blind study. Lancet, 2011, 377: 813-822.

[29] Hu YC, Lun DX, Wang H. Clinical features of neoplastic pathological fracture in long bones. Chin Med J (Engl), 2012, 125 (17): 3127-3132.

[30] Damron TA, Sim FH. Surgical treatment for metastatic disease of the pelvis and the proximal end of the femur. Instr Course Lect, 2000, 49: 461-470.

[31] Parker MJ, Khan AZ, Rowlands TK. Survival after pathological fractures of the proximal femur. Hip Int, 2011, 21: 526-530.

[32] Sartor O, Coleman R, Nilsson S, et al. Effect of radium-223 dichloride on symptomatic skeletal events in patients with castration-resistant prostate cancer and bone metastases: results from a phase 3, double-blind, randomised trial. Lancet Oncol, 2014, 15 (7): 738-746.

第八章 骨硬化症及相关疾病

本章涉及的骨硬化类疾病，是指遗传性，即基因突变导致的骨硬化症及相关疾病，属于原发性骨硬化症范畴，不包括获得性疾病导致骨硬化表型，如肿瘤骨转移包括前列腺癌、乳腺癌，多发性骨髓瘤，骨髓纤维化，肾功能不全致继发性甲状旁腺功能亢进症，继发于丙型肝炎，以及氟化物、双膦酸盐过量等。遗传性骨硬化症按 2015 年修订版《遗传性骨骼疾病病因学和分类》可以分为如下两大类：骨硬化症及相关疾病（osteopetrosis and related disorders）和其他硬化性骨病（other sclerosing bone disorders）。

骨硬化症及相关疾病共包括 20 种疾病（表 9-8-1），其他硬化性骨病共有 19 种疾病（表 9-8-2）。

表 9-8-1 骨硬化及其相关疾病

分 类	遗传	MIM 号	基 因	蛋 白	备 注
骨硬化，严重新生儿/幼儿型（OPTB1）	AR	259700	TCIRG1	ATP 酶泵亚基	
骨硬化，严重新生儿/幼儿型（OPTB4）	AR	611490	CLCN7	Cl⁻ 通道 7	
骨硬化，严重新生儿/幼儿型（OPTB8）	AR	615085	SNX10	分选蛋白 10	
骨硬化，幼儿型伴神经系统损害（OPTB5）	AR	259720	OSTM1	骨硬化相关跨膜蛋白	包括伴有婴儿神经轴突性营养不良的骨硬化
骨硬化，中间型，破骨细胞减少（OPTB2）	AR	259710	RANKL（TNFSF11）	NF-κB 受体激动剂配体（肿瘤坏死因子配体超家族，成员 11）	–
骨硬化，幼儿型，破骨细胞减少伴免疫球蛋白缺陷（OPTB7）	AR	612302	RANK（TNFRSF11A）	NF-κB 受体激动剂配体	
骨硬化，中间型（OPTB6）	AR	611497	PLEKHM1	M 家族成员-1 的血小板-白血病 C 激酶底物同源结构域	
骨硬化，中间型（OPTA2）	AR	259710	CLCN7	Cl⁻ 通道 7	
骨硬化伴肾小管酸中毒（OPTB3）	AR	259730	CA2	碳酸酐酶 2	
骨硬化，迟发 1 型（OPTA1）	AD	607634	LRP5	低密度脂蛋白相关蛋白 5	包括 Worth 型骨硬化
骨硬化，迟发 2 型（OPTA2）	AD	166600	CLCN7	Cl⁻ 通道 7	
骨硬化伴外胚层发育不良与免疫缺损（OLEDAID）	XL	300301	IKBKG（NEMO）	κ 轻链抑制因子增强子激酶	
骨硬化，轻型伴白细胞黏附缺陷综合征（LAD3）	AR	612840	FERMT3（KIND3）	铁蛋白 3（整合素相互作用蛋白 3）	
骨硬化，轻型伴白细胞黏附缺陷综合征	AR	612840	RASGRP2（CalDAGGEF1）	Ras 鸟苷酸释放蛋白 2	
致密性成骨不全	AR	265800	CTSK	组织蛋白酶 K	
脆性骨硬化（骨斑点症）	AD	155950	LEMD3	LEM 结构域 3	包括 Buschke-Ollendorff 综合征

续　表

分　类	遗传	MIM 号	基　因	蛋　白	备　注
肢骨纹状肥大症伴脆性骨硬化	AD	155950	LEMD3	LEM 结构域 3	包括复合硬化性骨发育不良
先天性条纹状骨病伴颅骨狭窄（OSCS）	XLD	300373	WTX	FAM123B	
肢骨纹状肥大症	SP				目前没有识别生殖细胞 LEM 结构域 3 基因突变
硬化性骨发育不全症	AR	224300	SLC29A3	溶质载体家族 29（核苷转运蛋白）	

注：AR 为隐性，AD 为显性，XLD 为 X 连锁显性，SP 为散发

表 9-8-2　其他硬化性骨病

分　类	遗传	MIM 号	基　因	蛋　白	备　注
颅骨干骺端发育不良症常染色体显性型	AD	123000	ANKH	同源小鼠 ANK（关节强直）基因	功能增强突变
Camurati-Engelmann 骨干发育不良	AD	131300	TGFB1	转化生长因子 β1	
Ghosal 综合征	AR	231095	TBXAS1	血栓素 A 合酶 1	
肥大性骨关节病	AR	259100	HPGD SLCO2A1	15α-羟基前列腺素脱氢酶 溶质载体有机阴离子转运家族成员 2A1	包括颅骨骨关节病和隐性的厚皮性骨膜增生症
厚皮性骨膜增生症（肥大性骨关节病，原发性，常染色体显性）	AD	167100			是否与隐性遗传 HPGD 缺乏症相关尚不清楚
眼牙骨发育不良（ODOD）轻型	AD	164200	GJA1	间隙连接蛋白 α-1	
眼牙骨发育不良（ODOD）重型	AR	257850	GJA1	间隙连接蛋白 α-1	可能为轻型纯合子
骨异常膨胀症伴高磷酸酶血症（青少年 Paget 病）	AR	239000	OPG	骨保护素	
硬化性骨化病	AR，AD	269500	SOST	硬骨素	
		614305	LRP4	低密度脂蛋白受体相关蛋白 4	
骨内膜骨质增生，van Buchem 型	AR	239100	SOST	硬骨抑素	SOST 下游特异 52 kb 缺失
毛发-牙齿-骨综合征	AD	190320	DLX3	同位序列末端缺失	
颅骨干骺端发育不良症，常染色体隐性型	AR	218400	GJA1	间隙连接蛋白 α-1	
骨干髓腔狭窄伴恶性纤维组织细胞瘤	AD	112250			又名 Hardcastle
颅骨骨干发育异常	AD	122860	SOST	硬骨抑素	显性抑制
颅骨中段骨干发育异常，缝间骨型	AR	615118			又名 Schwartz-Lelek 发育不良
骨内膜硬化伴小脑发育不良	AR	213002			
Lenz-Majewsk 骨肥厚发育不良	SP	151050	PTDSS1	磷脂酰丝氨酸合酶 1	
干骺端发育不良，Braun-Tinschert 型	AD	605946			
Pyle 病（家族性干骺端发育不良）	AR	265900			

注：AR 为隐性，AD 为显性，XLD 为 X 连锁显性，SP 为散发

根据已经阐明的骨硬化症分子机制，可以将骨硬化类疾病分为两大类：

1. 骨吸收障碍 骨吸收是由破骨细胞来完成的，而破骨细胞是由单核巨噬细胞系统分化而来。骨吸收分为两步：①骨矿盐的溶解；②酶降解骨基质。这两个步骤都需要在破骨细胞和骨表面形成的一个密闭的酸性环境中进行。这两个过程中的任一环节出现问题都会分别导致不同类型的以骨密度增高为表型的疾病。如与破骨细胞功能有关的基因缺陷，例如 RANKL 基因纯合突变可导致常染色体隐性遗传性骨硬化症；CLCN7 基因杂合突变可导致常染色体显性遗传性骨质硬化症，CLCN7、CA Ⅱ 和 TCIRG1 基因纯合突变均可导致隐性骨硬化症。而与骨基质降解有关的基因缺陷，如 CTSK 基因突变，则可导致致密性成骨不全症。

2. 骨形成增加 成骨细胞来源于骨髓间充质干细胞，成骨细胞产生骨基质（其主要成分是 Ⅰ 型胶原），继而发生矿化。成骨细胞的分化和骨形成的速度主要受到局部和内分泌因子的调控。目前研究发现与骨形成增加高骨量为表型有关的基因主要有以下两个方面：①Wnt/β-catenin 信号通路以及与之有关的 SOST、DKK、LRP5 基因突变可导致以高骨量为表型的遗传性疾病（如 van Buchem 病和硬化性骨狭窄 Sclerosteosis）。Wnt 信号通路诱导抑制成骨细胞中由 4 种蛋白质（Axin、APC、GSK-3 和 β-catenin）组成的复合体。其中 β-catenin 先后在细胞质和细胞核中积聚，作为一个辅助因子刺激成骨细胞增殖和分化。LRP5 作为 Wnt 的共受体是成骨细胞活动所必需。而 LRP5/6 与 Dkk 或 SOST 基因产物的相互作用可使 Wnt 信号被阻断。②对成骨细胞的分化和成熟具有重要调节作用的 BMP2-Smad-Runx2 信号通路与经典的 Wnt 信号通路之间也存在相互作用。BMP 和 TGF β 信号通路中 LEMD3 基因突变导致两种特殊类型的骨骼硬化 osteopoikilosis 和 Buschke-Ollendorff syndrome。

一、骨硬化症及其相关疾病

（一）骨硬化症

对于骨质硬化症（osteopetrosis）的定义，长期以来的解释是一种由于破骨细胞数量缺乏或功能异常引起骨吸收障碍和高骨密度为临床特征的一种遗传性疾病，对于该定义，并不能将由于成骨细胞功能增加而引起的如常染色体显性遗传骨硬化症 Ⅰ 型包含其中。按照遗传方式分为两种类型：常染色体显性遗传骨硬化症（autosomal dominant osteopetrosis，ADO）和常染色体隐性遗传骨硬化症（autosomal recessive osteopetrosis，ARO），上述两类骨硬化症致病基因基本阐明，另一种较为罕见被命名为中间型（intermediate autosomal osteopetrosis，IAO），致病基因尚未发现。ADO 根据致病基因和临床表现的不同可分为 Ⅰ 型（ADO Ⅰ）和 Ⅱ 型（ADO Ⅱ）两个亚型。

1. CLCN7 基因突变导致常染色体显性遗传性骨硬化症 Ⅱ 型 ADO Ⅱ 又称 Albers-Schönberg 病（OMIM 166600），在新生儿中的发病率为 1/20000，患病率约为 5/100000 人。ADO Ⅱ 以迟发性和临床表现多样性为主要特征。发病年龄可以是儿童、青春期和成年人，最主要的临床特征是反复骨折和骨性关节炎等。"夹心饼"样脊柱和髂骨翼骨中骨表现是其典型的 X 线特征。虽然 ADO Ⅱ 是常染色体显性遗传性疾病，但是其外显率在 60%～90%。

（1）致病基因和发病机制：氯化物通道 7 基因（chloride channel 7，CLCN7）是 ADO Ⅱ 的致病基因。此基因编码的蛋白质由 803 个氨基酸组成，为破骨细胞皱褶膜（osteoclast-ruffled membrane）中泵入足够的质子提供所需的氯离子电导（图 9-8-1）。CLCN7 基因突变使 CLCN7 蛋白功能丢失，致使破骨细胞吸收陷窝的酸性环境受到破坏，从而导致骨吸收障碍。本科已经报道了 CLCN7 突变导致的几十个 ADO Ⅱ 病例，突变位点中 R767W 为热点突变，占有较高比例。R767W 突变在白种人种病人中也有报道。如何阐明 CLCN7 基因突变的不同基因型和 ADO Ⅱ 病人多变的临床表型之间的关系仍非常困难。

尽管 ADO Ⅱ 是常染色体显性遗传性疾病，但存在显著的外显不全现象，其外显不全率为 60%～90%。有研究指出除了 CLCN7 基因之外，修饰基因在调节疾病进程中起了重要作用。Chu 等曾报道位于染色体 9q21-22 的一个修饰基因可以影响疾病的状态和严重程度，而且破骨细胞特异性的属性决定了突变携带者的不同状态。我们也曾试图通过分析 CLCN7 基因 CpG 半甲基化来解释外显不全现象，但是没有得到阳性结果。我们发现与同年龄同性别参考值相比，这些携带突变位点的未发病者的骨密度仍然高于参考值，这一发现与 Waguespack 等研究一致。因为 ADO Ⅱ 病人发病年龄存在迟发型特点，因此对这些突变携带者特别是年轻携带者的长期随访显得尤为重要。ADO Ⅱ 病人、突变携带者和健康人破骨细胞的功能是否存在差异？Chu 等对此进行了研究，利用来源于人外周血单核细胞（peripheral blood mononuclear cell，PBMC）诱导产生的破骨细胞，结果发现在体外试验中突变携带者的破骨细胞功能正常，而 ADO Ⅱ 病人的破骨细胞功能受损。

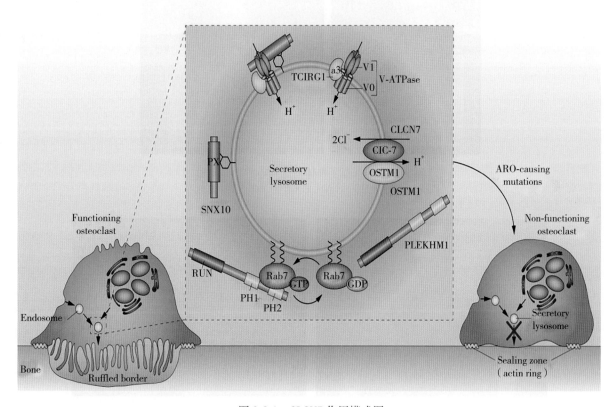

图 9-8-1　CLCN7 作用模式图
引自：Sobacchi C, et al. Nat Rev Endocrinol, 2013, 9（9）：522-536

（2）临床表现：ADO Ⅱ 起病年龄不一，一般在儿童期或者青春期发病，也有报道在婴幼儿时期发病。主要临床表现包括反复发生的非暴力性骨折（约80%）、脊柱侧凸、髋部骨关节炎（约27%）和下颌骨骨髓炎。在国人 ADO Ⅱ 病人中也是以反复骨折为主要症状，50%伴有腰背疼痛，而下颌骨骨髓炎较少见。骨折，特别是长骨骨折是 ADO Ⅱ 病人最为常见的临床表现。根据我们的报道，骨折的发生率为69%，略低于 Waguespack 等报道的84%，Waguespack 等报道成年人骨折多于儿童，而我们5例有多次骨折的 ADO Ⅱ 病人的年龄在8~21岁。ADO Ⅱ 病人容易发生骨折的机制可能与破骨细胞功能缺陷导致骨重建受损、微损伤未得到成功修复和异常的骨骼生物力学特性等有关。部分病人伴有贫血。由于颅底骨质硬化导致脑神经受压较少见，仅有少于5%的 ADO Ⅱ 病人存在听力和视力丧失。

实验室检查发现成人 ADO Ⅱ 病人血清碱性磷酸酶（ALP）水平一般正常，而血清肌酸激酶的脑型同工酶（CK-BB）水平是 ADO Ⅱ 病人敏感的生化指标。我们对一组 ADO Ⅱ 病例观察发现血清肌酸激酶（CK）和乳酸脱氢酶（LDH）水平明显升高。

ADO Ⅱ 病人具有显著的影像学表现，脊柱硬化呈"夹心饼"样表现（图9-8-2）是其主要的诊断标准，绝大部分的病人还存在骨盆髂翼或者骨骺端有"骨中骨"表现，长骨皮质增厚，髓腔缩小，亦可有颅底增厚（图9-8-3）。

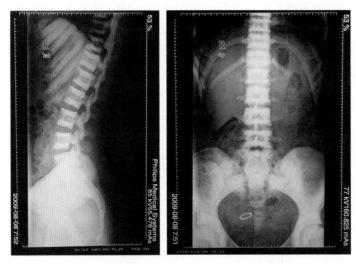

图9-8-2　X线显示椎体呈"夹心饼"样表现

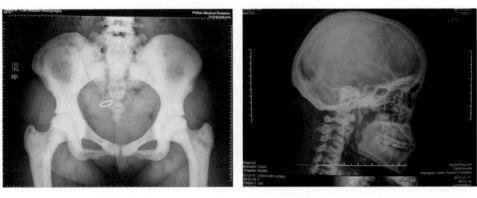

图9-8-3　X线显示骨盆有"骨中骨"表现，长骨皮质增厚，髓腔缩小，颅骨增厚

（3）诊断：CLCN7基因突变导致ADO Ⅱ的诊断通常依靠临床表现和特征性X线表现。反复骨折、骨性关节炎、X线呈现脊柱"夹心饼"样改变和骨中骨（主要位于髂翼）等是诊断的重要依据。致病基因突变检测对于遗传性骨病的确诊尤为重要。由于CLCN7是导致ADO Ⅱ的致病基因，因此需要对疑似病人及其家庭成员进行CLCN7基因所有外显子和相邻剪切位点常规测序，以明确诊断。

（4）治疗和预后：对骨折和骨关节炎治疗是需要解决的主要问题，并且需要关注潜在的术后并发症（骨折或感染的延迟愈合或不愈合）。靠近关节部位的骨折有时需要进行全关节置换手术。另外，由于ADO Ⅱ病人容易合并下颌骨骨髓炎，因此需要进行常规牙科护理和口腔清洁预防此病发生。同时，指导病人进行合适的体育运动，避免参加容易引起骨折的运动。ADO Ⅱ病人最严重的后果是发生贫血、肝脾肿大，乃至骨髓衰竭而死亡，因此对于症状严重病例应该及早进行骨髓干细胞的移植，这也是目前唯一治疗本病的方法，但是由于费用昂贵，国内对骨硬化症方面研究开展较少。此外，对这类病人禁忌使用任何双膦酸盐类或其他抑制骨吸收的药物。

2. LRP5基因突变导致常染色体显性遗传性骨硬化症Ⅰ型　常染色体显性遗传骨硬化症Ⅰ型（osteo-petrosis autosomal dominant type 1，ADO Ⅰ）（OMIM 607634）也是一类罕见的遗传性骨病。其主要临床表现包括长骨的骨皮质增厚、面部变形（如前额扁平、下颌骨变长和下颌角变小）。部分病人硬腭中央出现腭隆突，从而可能导致牙齿咬合不正或牙齿脱落。ADO Ⅰ病程呈现良性趋势，病人具有正常的身高、身材比例、智力和寿命，而且不会发生骨折。

（1）致病基因和发病机制：2002 年，ADO Ⅰ的致病基因明确定位于染色体 11q12-13。低密度脂蛋白受体相关蛋白 5 基因（low-density lipoprotein receptor-related protein 5，LRP5）位于染色体 11q13，编码 Wnt 信号通路中的一个共受体，在骨骼稳态维持中发挥重要作用，近年来已经明确 WNT-β-catenin 信号通路参与一些骨骼疾病的发病。LRP5 基因调控成骨细胞功能。LRP5 基因包含 23 个外显子 1615 个氨基酸。其编码的 LRP5 是 Ⅰ 型跨膜受体，包含一个长度为 1376 个氨基酸的胞外区、一个 22 个氨基酸的单跨膜片段和一个 207 个氨基酸胞质区。其胞外区包含 4 个 β 螺旋（每个均由 265 个氨基酸组成），与 4 个表皮生长因子（epidermal growth factor，EGF）受体样富含半胱氨酸的重复序列（每个均由 42 个氨基酸组成）互相间隔。2002 年，Kato 等证实 LRP5 基因在成骨细胞表达。同年，Boyden 和 Little 为第一作者的课题组分别在《新英格兰医学杂志》和《美国人类遗传学杂志》发表了重大发现，LRP5 基因功能获得性（gain-of-function）突变导致高骨密度综合征即 ADO Ⅰ型病例。LRP5 基因突变导致 LRP5 与蛋白质的亲和力减弱且被 DKK1 抑制（图 9-8-4）。这种受体与 Wnt 配体亲和力的变化可能导致高骨密度表型。已有大量证据显示 LRP5 基因突变可以通过降低 Dkk-1 介导对 β-catenin/TCF 信号的抑制从而激活 Wnt 信号通路。2007 年，Bhat 及其同事证实 LRP5 基因的第一个 β 螺旋对于 Dkk1 的功能和 Wnt 信号是极为重要的。迄今共有 7 个 LRP5 基因突变被报道是导致 ADO Ⅰ 的致病突变，分别为 T253I、D111Y、G171V、G171R、A214T、A214V 和 A242T，这些都是 LRP5 基因功能获得性突变。这些突变都位于 LRP5 基因 2 号、3 号和 4 号外显子的氨基酸末端，而此部位是编码 LRP5 基因四个 β 螺旋中的第一个 β 螺旋发生区域，该区域对于 Dkk1 功能和 Wnt 信号通路是至关重要的。

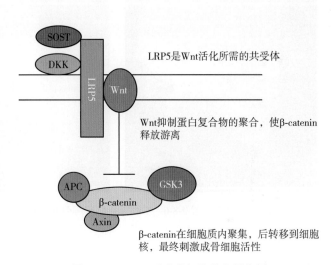

图 9-8-4 LRP5 对成骨细胞的分子作用

（2）临床表现：ADO Ⅰ临床表现包括颅骨硬化、长骨皮质显著增厚、脊柱骨密度增高，但是不易骨折。Van Wesenbeeck 曾总结由 LRP5 基因 A242T 突变导致病例特点，以骨密度增高为主要的临床表型。综合很多病例报道，临床特征具有骨内膜骨质增生，表现为长骨的骨皮质增厚而外形无变化、不易骨折、下颌拉长、下颌角变小、腭隆突，以及颅盖、下颌和长骨骨内膜骨密度增高。ADO Ⅰ病例临床症状较轻，多表现为腰背或双髋部疼痛，但一个法国家庭的两例病人临床症状则较重，表现为骨硬化和下颌骨骨髓炎、由耳道缩小而导致的听力障碍、小梁骨和皮质骨的弥漫性硬化、头颅硬化而颅顶增大。我们确诊的一个家系两例女性病人（为母女）均为 LRP5 基因 A242T 突变，主要临床表型为身材高大、下颌骨粗大和硬腭中央的腭隆突（图 9-8-5）。X 线摄片提示长骨骨皮质增厚、颅骨硬化（图 9-8-6），核素骨扫描没有发现骨骼有放射性浓聚（图 9-8-7），尽管 X 线摄片没有发现显著的椎体硬化（图 9-8-8），但是通过双能 X 线吸收仪检查腰椎 1~4 骨密度显著增高，两例病人 Z 值各为+6.5（65 岁）和+7.2（39 岁）。病人血清硬骨抑素（sclerostin）水平是正常同龄人的 1.8 倍左右，骨吸收和骨形成指标均在正常范围。2011 年 Frost 等报道了由 LRP5 基因 T253I 突变导致骨密度增高的病人硬骨抑素水平亦有上升。硬骨抑素是由成骨细胞和骨细胞分泌的 Wnt 信号通路中的一个抑制剂。

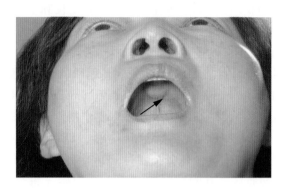

图 9-8-5   病人硬腭中央的腭隆突

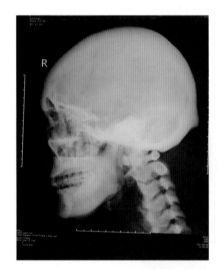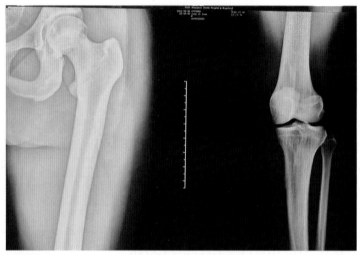

图 9-8-6   X 线摄片显示颅骨显著硬化和长骨皮质增厚、髓腔缩窄

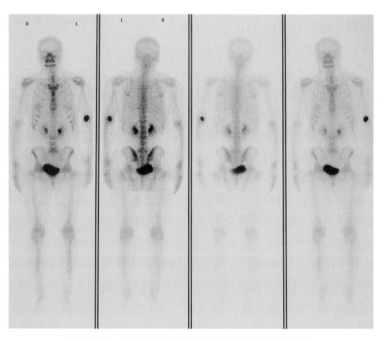

图 9-8-7   骨扫描没有显示核素在骨骼部位的浓聚

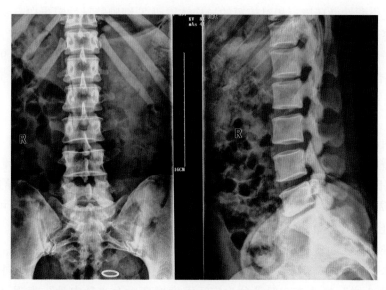

图 9-8-8　腰椎 X 线正侧位摄片没有显示椎体骨密度显著增高，也未见"夹心饼"表现

（3）诊断：LRP5 基因突变导致 ADO I 的确诊需要依靠临床表现、X 线检查和基因突变检测。临床表现以高骨密度为主要表型、无骨折、有面部特征性改变和颚隆突，X 线提示长骨的骨皮质增厚和颅骨硬化，双能 X 线吸收仪检查腰椎骨密度显著增高，但 X 线摄片无 ADO II 病人具有椎体"夹心饼"表现，同时 LRP5 基因测序发现存在致病突变。

（4）治疗和预后：目前以对症治疗为主，无根治手段。病程呈现良性趋势，病人拥有与常人相同的寿命。

3. 常染色体隐性遗传性骨硬化症　常染色体隐性遗传性骨硬化症（ARO）发病率为 1/30 万～1/20 万，由于奠基者效应和近亲婚配等原因，在中东、哥斯达黎加、俄罗斯楚瓦什共和国、瑞典北部的希博滕省等，该病发病率较高。典型 ARO 起病年龄早，有些在胎儿期或婴幼儿期因感染拍摄胸部 X 线片偶然发现骨骼骨密度异常升高。临床症状包括贫血、感染、肝脾肿大、生长发育迟缓、牙列畸形、视功能障碍、颅骨发育异常、前囟膨隆、脑积水等，预后较差。骨髓移植是目前治愈该病的唯一有效办法，若不进行骨髓移植，大部分病人多在 10 岁前因骨髓衰竭死亡。迄今隐性性遗传骨硬化症相关的致病基因主要有：氯离子通道蛋白 7（CLCN7），T 细胞免疫调节因子 1（T-cell immune regulator 1，TCIRG1）、核因子-κB 受体活化因子（receptor activator for nuclear factor-κ B，RANK）、碳酸酐酶 2（carbonic anhydrase II，CA II）、骨硬化相关跨膜蛋白 1（osteopetrosis-associated transmembrane protein 1，OSTM1）、核因子-κB 受体活化因子配体（receptor activator for nuclear factor-κ B ligand，RANKL）、普列克底物蛋白（pleckstrin homology domain-containing protein，family M，member 1，PLEKHM1）和内涵体/溶酶体转运调节蛋白（sorting nexin 10，SNX10）等。隐性遗传性骨硬化症超过一半的病人是由于 TCIRG1 基因突变导致。国内有 CA II、TCIRG1 和 PLEKHM1 基因突变报告。鉴于我们临床观察到隐性遗传骨硬化症主要是 TCIRG1 基因突变导致，予以着重介绍该类型。

4. TCIRG1 基因突变导致骨硬化症

（1）病因和致病机制：真核细胞膜及细胞器膜上广泛存在一种与 H^+ 主动转运有关的蛋白空泡状质子泵 ATP 酶（vacuolar H^+-ATPase，V-ATPase），其结构由跨膜 V_0 和细胞质内 V_1 两个复合物组成，每个复合物又包括不同的亚基。TCIRG1 基因位于 11q13.2，由于剪接方式的不同产生若干蛋白异构体，其中全长异构体（OC116）编码的 V-ATPase V0 复合物的 a3 亚基，在成熟的破骨细胞中高度表达，参与调节骨与破骨细胞接触面的酸性微环境，而破骨细胞发挥骨重吸收功能依赖细胞褶皱缘局部的氢离子为蛋白溶解酶分解骨基质提供酸性微环境；相对较短的异构体编码 T 细胞特异性膜蛋白，参与 T 淋巴细胞的激活及体内的免疫应答。1999 年，Li 等在动物实验中证实，ATP6i 缺陷的小鼠呈现严重的骨硬化症表型，发现了破骨细胞质子泵的亚单位在破骨细胞功能中的作用；2000 年，Frattini 等发现 9 例恶性骨硬化症的婴儿中，5 例病人携带 TCIRG1 基因的纯合或者复合杂合突变，首次揭示了 TCIRG1 突变导致人类 ARO。迄今国内仅有数例骨硬化症病人经基因诊断明确 TCIRG1 突变的报道。

（2）临床表现：我们临床确诊 6 个家系结合国内报道的 5 个家系共 11 个家系中，有 10 个家系的先证者于出生后 2 年内起病，症状均为经典型 ARO 的致死性临床表现。Yuan 等报道了一家系姐弟二人，来自广东，非近亲婚配后代，先证者在出生后 17 小时因呼吸窘迫就诊，X 线提示骨骼骨密度增加，基因诊断明确 TCIRG1 基因复合杂合突变，是目前国内报道的起病最早的 TCIRG1 突变导致的骨硬化症患儿，其弟弟在出生后 16 周确诊骨硬化症。骨硬化症病人血液检查结果除三系减少外，还可伴随低血钙、继发性甲状旁腺功能亢进症、ALP 和 LDH 水平升高等，由于上述生化特点不具有共性，因此不作为 ARO 病人的特征性表现。骨硬化症表现主要是严重贫血、反复感染、肝脾肿大、视力受损，乃至婴幼儿时期死亡。X 线片显示椎体、四肢长骨显著骨密度增加、颅骨硬化，部分病人也可看到如同 CLCN7 基因突变导致的 ADO Ⅱ椎体"夹心饼"样改变，但骨盆为广泛密度增高，无"骨中骨"表现（图 9-8-9）。我们曾诊治的 3 个家系共 4 例患儿（1 家系 2 例和 2 个家系各 1 例）均因骨髓衰竭于 2~4 岁死亡。我们观察到只有 1 例相对较轻病例（c.2236+6T>，剪切突变），先证者为 24 岁男性，近亲婚配后代，16 岁时平地跳跃后右侧股骨下端骨折，X 线检查发现股骨皮质显著增厚，保守治疗后骨折断端愈合（图 9-8-10），DXA 检查显示 L$_{1~4}$、股骨颈和全髋部骨密度 Z 值分别为+16.6、+18.4 和+16.6；视力和听力正常，牙列畸形，无肝脾肿大，不伴贫血。

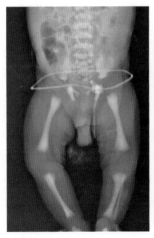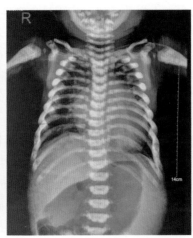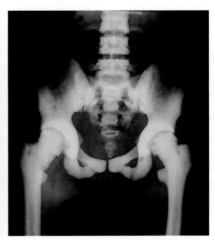

图 9-8-9　X 线片显示多部位骨骼密度显著增高

（3）诊断：TCIRG1 基因突变导致隐性骨硬化症诊断需要依靠临床表现、X 线检查和基因突变检测。其临床症状显著重于 ADO Ⅱ病例，出生不久即出现严重贫血、感染、视力受损等。如果伴有肾小管酸中毒，要检测 CA Ⅱ基因是否突变。同时，需要与 CLCN7 基因纯合突变导致的病例鉴别，就临床表现而言，两者相似，只有致病基因突变检测才能明确诊断。

（4）治疗和预后：本病预后不良，造血干细胞移植（HSCT）是目前治疗 ARO 的唯一办法。2003 年，欧洲血液与骨髓移植协作组织（European Group for Blood and Marrow Transplantation，EBMT）纳入了 20 个合作中心，回顾性分析了 1980 年至 2001 年 122 例接受异基因 HSCT 的 ARO 病人，移植年龄中位数

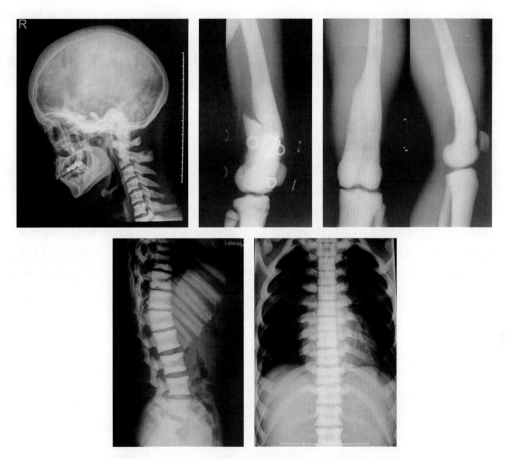

图 9-8-10 X 线片显示头颅、股骨和脊柱等部位骨密度显著增高和右侧股骨下端骨折

为 6 月龄（1~105 个月），随访时间中位数为 5 年（0.5~16.5 年），接受人类白细胞抗原（human leuko-cyte antigen，HLA）全相合有血缘关系的供者、HLA 一个位点不和的亲缘供者、HLA 全相合的非亲缘供者、HLA 半相合的亲缘供者的 5 年无病生存率分别为 73%、43%、40% 和 24%。122 例病人中 61 例死亡，主要死因是移植失败、早期移植相关的移植物抗宿主病（graft-versus-host disease，GVHD）和严重感染；另外 61 例病人中，56 例（46%）存活且破骨细胞功能恢复。同时提示，3 月龄前移植，视力可以得到最大程度的保留。国内较早开展骨硬化症 HSCT 治疗是北京儿童医院的秦茂权等，于 2007 年报道 1 例恶性石骨症患儿（基因诊断不明），先证者 4 月龄时因面色苍白、肝脾肿大就诊，血常规提示血红蛋白 77g/L，彩超示肝脏肋下 4cm，脾脏肋下 4.5cm，X 线检查确诊石骨症，15 月龄行 CD34$^+$细胞分选的 HLA 全相合无血缘相关供者造血干细胞移植，移植后出现溶血、黄疸、皮肤局限性慢性 GVHD，移植后 45 天肝脾缩小，肋下 1cm，移植后 140 天 X 线检查出现骨髓质区域，血红蛋白逐渐恢复至 125g/L，移植成功。2012 年，朱光华等回顾性分析了 2006 年至 2011 年在北京市儿童医院完成的 8 例异基因 HSCT 治疗骨硬化症病例（其中 2 例为 TCIRG1 基因突变），移植年龄中位数为 13.5 个月，移植后均出现 GVHD，6 例患儿存活，1 例因经济原因放弃，1 例死于心力衰竭、肺出血；存活患儿移植后 3 个月观察到骨密度降低，1 年以后骨硬化症状消失；有 2 例病人在 4 月龄前完成移植，未出现视神经萎缩，提示越早治疗，对视力影响越小，并且采用异基因全合供者 HSCT 治疗恶性 ARO，移植存活率高。上述是目前国内关于骨硬化症病人 HSCT 治疗较大样本量的分析总结。我们诊治 1 例病人约 1 岁时接受异基因全相合 HSCT 治疗，术后发生严重 GVHD 和感染，经过积极治疗后，基本已经恢复。结合国内外经验，移植后需重点

关注病人视力、眼压及眼底变化等。

迄今尚无有效的治疗药物，须预防骨折、感染等。禁忌使用抑制破骨细胞功能的药物，如双膦酸盐类、RANKL 抗体如迪诺塞麦等。

值得我们临床医师重视的是，虽然 ARO 是隐性遗传病，但 1 个家庭内（非近亲婚配）出现 2 例甚至多例病人的家系并不少见，大多数病人临床诊断明确后未被告知需要进行基因检测，没有开展遗传咨询和产前干预。其实目前可以通过产前诊断或者胚胎植入前遗传学诊断（preimplantation genetic diagnosis，PGD），以避免骨硬化症患儿的出生，从而切实阻断该病的遗传链。

（二）致密性成骨不全（pycnodysostosis）

Maroteaux 和 Lamy 于 1962 年首次报道致密性成骨不全（pycnodysostosis），是常染色体隐性遗传病（MIM 265800）。临床表现为头颅畸形（包括宽颅缝）、肢端骨质溶解，以及全身性骨骼发生均匀性致密性骨硬化，骨骼脆性增加，容易发生骨折，可发生在股骨、胫骨等部位。

1996 年 Gelb 等鉴定到致病基因是组织蛋白酶 K（cathepsin K，CTSK），存在错义或无义突变等，以致其编码蛋白功能丢失。迄今 CTSK 基因共有 47 个突变报道，其中错义或无义突变为 37 个，剪切突变 3 个，其余为插入或缺失突变。CTSK 基因共有 8 个外显子，上述这些突变分布在第 2~8 外显子区域（图 9-8-11）。

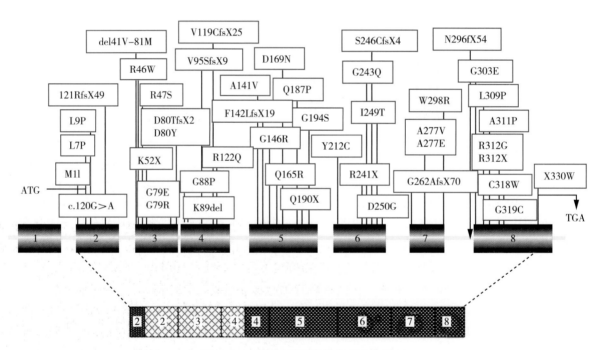

图 9-8-11　CTSK 基因结构和突变分布

CTSK 是破骨细胞中表达量最高、溶骨活性最强的一种半胱氨酸蛋白酶，对包括 1 型和 2 型胶原蛋白等骨基质蛋白具有降解作用。致密性成骨不全病人，其破骨细胞的数量和功能均正常，由于 CTSK 基因突变致 CTSK 蛋白功能丢失，对有机基质的降解发生障碍（图 9-8-12）。

由于该病非常罕见，依据临床表现及骨骼 X 线平片特点很难做出诊断，需要与成骨不全进行鉴别，两者有相似的特点，都容易发生骨折，而且血钙、磷和碱性磷酸酶以及骨转换指标均在正常范围。但是成骨不全，骨骼 X 线平片一般显示骨皮质薄，双能 X 线吸收仪检测骨密度显示低下，多伴有蓝巩膜，而致密性成骨不全可伴有头颅畸形、颅缝增宽、双手指或双足趾骨质溶解。确诊需进行 CTSK 基因突变检

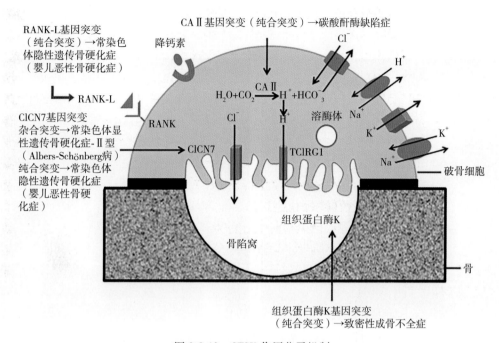

图 9-8-12　CTSK 作用分子机制

引自：de Vernejoul. MC. Best Pract Res Clin Rheumatol. 2008；22（1）：71-83.

测，一旦发现有害突变（纯合或者复合杂合子）即可明确诊断。

我们于 2013 年诊治 1 例不典型的致密性成骨不全病人，为 11 岁男童，父母非近亲结婚，因平地跌倒后发生双胫骨对称性骨折 10 个月未愈合而就诊（图 9-8-13），其身高低于同龄人（137.5cm），但骨密度显著高于正常同龄人（腰椎 1~4 和股骨颈骨密度绝对值各为 1.2g/cm² 和 1.2g/cm²），血生化和骨转换指标均正常，X 线摄片检查未发现头颅、脊柱、骨盆和股骨受累（图 9-8-13、图 9-8-14），经过对病人

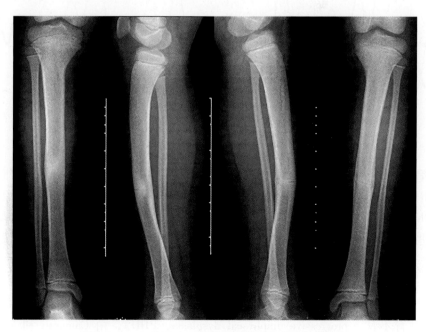

图 9-8-13　X 线显示双胫骨中段骨折和皮质密度较高

及其父母亲 CTSK 基因测序，发现该病人 CTSK 基因 4 号外显子存在错义纯合突变（c. 365G＞A，p. Arg122Gln），其父母亲为该突变杂合子（图 9-8-15）。

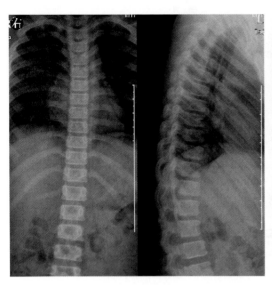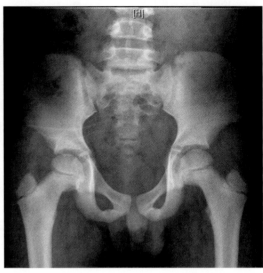

图 9-8-14　X 线显示脊柱、骨盆和股骨 X 线摄片未见异常

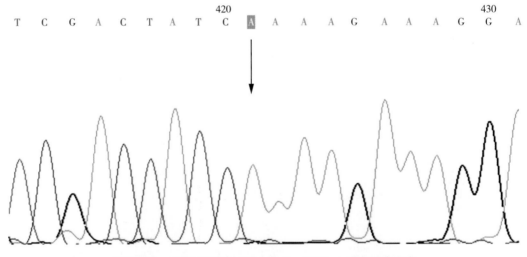

图 9-8-15　CTSK 基因外显子 4 存在 c. 365G＞A 错义纯合突变

对于本病的治疗，迄今没有有效药物，如发生骨折需要骨科处理。禁用抑制破骨细胞功能的药物，如双膦酸盐类、RANKL 抗体等。由于消除破骨细胞内的 CTSK 即可抑制骨吸收，由此成为治疗骨质疏松的药物靶点。Cathepsin K 抑制剂在Ⅲ期临床研究阶段提示对绝经后骨质疏松具有显著增加骨密度的作用，但是存在一些心脑血管等不良反应，因此对抗骨质疏松症的确切疗效和不良反应尚需证实。

二、其他硬化性骨病

（一）进行性骨干发育不良

进行性骨干发育不良（progressive diaphyseal dysplasia，PDD），由 Camurati 和 Engelmann 分别于 1922 年和 1929 年报道，故本病又称 Camurati-Engelmann 病（CED，MIM 131300）是一种少见常染色体

显性遗传骨骼硬化性疾病，新生儿发病率约为 1/ 百万。

1. 临床表现　包括肢体疼痛、蹒跚步态、肌肉无力、关节挛缩、脑神经受累、生长发育迟缓和显著营养不良等。本病常出现肌肉发育不良，这也是区别于其他类型硬化性骨病的特征（图 9-8-16）。由于肌肉相关一些的临床表现有时被误诊为肌萎缩或小儿麻痹症。但部分病人可以出现小腿显著肿胀（图 9-8-17）。本病可伴有全身表现，包括消瘦、贫血、白细胞减少、肝脾大和雷诺现象等。

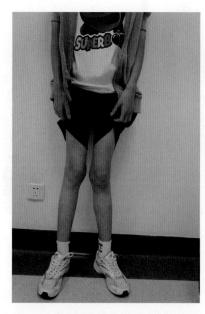

图 9-8-16　病人下肢肌肉菲薄（男性，16 岁）

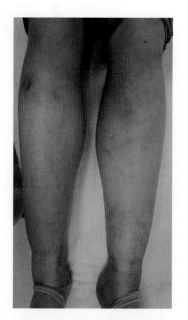

图 9-8-17　病人小腿显著肿胀

本病长骨骨干骨内膜和外膜增生而骨肥大、硬化，累及干骺端，不影响骨骺，累及长骨表现呈对称性。双侧长骨骨干和干骺端皮质呈纺锤形增粗是典型的 X 线表现（图 9-8-18）。有些病人可伴有由于颅骨增厚导致的失明或耳聋。核素骨扫描可在四肢长骨和颅骨见到受累骨骼核素浓聚，长骨呈对称性核素浓聚（图 9-8-19）。血骨转换指标一般在正常范围。各年龄段均可发病，但绝大部分病人在青春期首次出现诸如受累骨骼疼痛和肌肉菲薄等症状。鉴于受累长骨影像学表现可能被误诊为骨髓炎，应予以注意。

2. 致病基因和发病机制　日本学者 Kinoshita 等于 2000 年首先发现转化生长因子-β_1（transforming

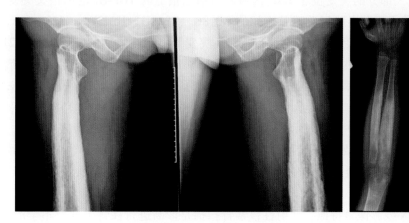

图 9-8-18　X 线显示双股骨、双尺桡骨均受累

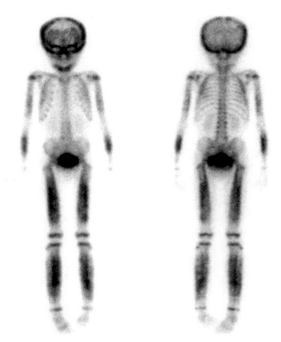

图 9-8-19　核素骨扫描显示受累骨骼包括头颅、双桡骨、股骨和胫骨等核素浓聚

growth factor-β1，TGF-β₁）是本病的致病基因。TGF-β₁ 基因有 7 个外显子，编码蛋白 TGF-β₁ 调控细胞增殖、迁移、分化和凋亡。TGF-β₁ 大量存在于骨基质中，具有调节骨形成和骨吸收的作用。没有活性的 TGF-β₁ 蛋白（pre-pro-TGF-β₁）由三个亚单位组成：信号肽、延迟相关肽（latency associated peptide，LAP）和成熟肽。当信号肽和 LAP 先后从成熟肽解离就完成了蛋白的活化过程。为什么在 LAP 区域发生的突变没有导致 TGF-β₁ 的过表达却造成其活性增加？可能存在两个方面的机制：一是 LAP 不稳定的二硫化物桥接导致由外显子 4 突变介导的成熟肽过早激活；二是 1 号外显子突变导致突变的蛋白在细胞内潴留而非分泌受到影响。过度活跃的 TGF-β₁ 蛋白可以导致骨密度的增高、体脂和肌肉减少，从而出现 PDD 典型的症状和体征。实验发现 TGF-β₁ 是通过 SMAD 信号通路介导的骨髓间充质干细胞（bone mesenchymal stem cell，BMSC）迁移来参与骨吸收和骨重建。在携带 TGF-β1 基因突变的具有典型进行性骨干发育不良症状的 PDD 小鼠的骨髓中可以检测到高活性的 TGF-β1。

迄今欧洲、澳大利亚、以色列、日本、韩国、美国和中国等报道了 40 余个 PDD 家系，发现 TGF-β₁ 基因存在 10 个突变位点。绝大部分的突变位于 LAP 区域。目前已报道的 TGF-β₁ 基因错义突变包括位于 4 号外显子 LAP 的 C 端区域或两个半胱氨酸残基之间的 R218C、R218H、H222D、C223S 和 C225R，以及 2 号外显子的 E169K 和 R156C 突变、1 号外显子的 Y81H 突变等。在这些错义突变中位于 218 位的精氨酸残基（R218C）是最为常见的热点突变，超过 60% PDD 病人可以检测到该位点的突变。2006 年 Liang 等报道了第一个中国 PDD 家系，由 TGF-β₁ 基因 4 号外显子杂合错义突变（p. Arg218His，R218H）导致。此后，国内有一些病例报道。

根据国外报道和我们确诊的 PDD 病例显示，本病以显性遗传方式，也有一些为散发病例，父母亲均健康，病人为新生突变。进行性骨干发育不良同样存在外显不全的情况，即携带导致 PDD 的致病突变却未发病。当一些病人临床上具有典型的 CED 症状却未发现 TGF-β₁ 基因存在突变，可诊断为 CED Ⅱ 型（OMIM 606631）。

3. 诊断　典型临床和 X 线影像学特征、放射性核素骨扫描是诊断进行性骨干发育不全的重要依据，确诊须检测 TGF-β₁ 基因存在突变。

4. 治疗　迄今尚无有效药物可以治疗本病。

（二）原发性肥大性骨关节病

肥大性骨关节病（hypertrophic osteoarthropathy）以杵状指和管状骨骨膜增生为特征，按病因分为原发性和继发性两类。继发性肥大性骨关节病（secondary hypertrophic osteoarthropathy，SHO）在临床上更为常见，约占95%，主要继发于心肺疾病、恶性肿瘤或类癌综合征等。von Bamburger 和 Marie 分别在1889 年和1890 年阐述了继发性肥大性骨关节病与心肺疾病之间的关联，因此继发性肥大性骨关节病又称 Pierre Marie-Bamberger 综合征。原发性肥大性骨关节病（primary hypertrophic osteoarthropathy，PHO；MIM 167100），又称厚皮骨膜增生症（pachydermoperiostosis，PDP），仅占5%，是一种主要累及皮肤和骨骼的常染色体隐性遗传病。1935 年，Touraine、Solente 和 Gole 首次将原发性肥大性骨关节病从继发性肥大性骨关节病中区分出来，因此原发性肥大性骨关节病又称 Touraine-Solente-Gole 综合征。

在遗传性骨骼疾病分类中，将原发性肥大性骨关节病归类为骨密度增加累及干骺端和/或骨干一类的骨硬化症。根据受累组织不同，临床上可以将原发性肥大性骨关节病分为三种亚型：①完全型（complete form），表现为典型的杵状指、进行性皮肤增厚和骨膜增生（图 9-8-20）；②不完全型（incomplete form），表现为骨膜增生明显而皮肤增厚不明显；③非典型（fruste form），表现为皮肤增厚明显而骨膜增生不明显。该病在中国没有确切的发病率，虽然属于少见或罕见病，但是中国有庞大的人口数，根据我们骨质疏松和骨病科从 2010 年以来临床诊治病人数量近百例来言，我国患病人应该不少。

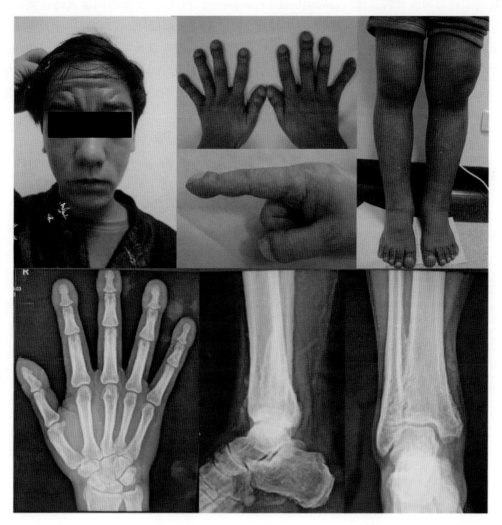

图 9-8-20　SLCO2A1 基因纯合突变病人脸面皮肤、杵状指和关节膨大以及骨膜增厚表现（男性，23 岁）

1. 临床表现 1 型和 2 型原发性肥大性骨关节病发病年龄分别在 5 岁前和青春期，均为男性，表现为脸面皮肤增厚、粗糙，出现皱纹，头部皮肤变皱、出现沟回，油脂分泌过多。双手心皮肤显著增厚和粗糙，双手指和双足趾呈"杵状"，即"杵状指"。双膝关节膨大或疼痛。常伴有慢性腹泻、贫血等。X线片提示双手、双足、尺桡骨、胫腓骨皮质显著增厚，骨膜毛糙，偶可以见到手指或足趾末端骨溶解。双能 X 线吸收仪检查腰椎和股骨近端骨密度正常。血钙、磷、碱性磷酸酶及骨转换生化指标均无异常。女性均在绝经后发病，皮肤和骨骼表现不明显，以贫血、低蛋白血症为临床表现。

2. 致病基因和发病机制 对于该病的发病机制，直到 2008 年，英国 Uppal 等利用几个近亲婚配家系，通过连锁定位方法，在原发性肥大性骨关节病家系中鉴定到 15-羟基前列腺素脱氢酶［hydroxyprostaglandin dehydrogenase 15-（NAD），HPGD］基因纯合突变，该基因编码 HPGD，是一种广泛表达于细胞内的前列腺素降解酶。2012 年，我们对原发性肥大性骨关节病家系先证者进行全外显子组测序，发现溶质载体有机阴离子转运家族成员 2A1（solute carrier organic anion transporter family，member 2A1，SLCO2A1）基因纯合突变，并在其他家系中得到了验证，在国际上首次报道了 SLCO2A1 是该病的又一致病基因。为此，人类孟德尔遗传病数据库（OMIM）依据 Uppal 和我们的研究发现，将原发性肥大性骨关节病分为：常隐 1 型（hypertrophic osteoarthropathy，primary，autosomal recessive，type 1；PHOAR1；MIM 259100），由 HPGD 基因突变导致；常隐 2 型是 SLCO2A1 基因突变导致（hypertrophic osteoarthropathy，primary，autosomal recessive，type 2；PHOAR1；MIM 614441）（http://omim.org/entry/614441）。SLCO2A1 基因编码前列腺素转运体（prostaglandin transporter，PGT），又称前列腺素转运蛋白，是一种跨膜蛋白，负责将细胞外前列腺素，主要是前列腺素 E2（prostaglandin E2，PGE2）主动转运入细胞内。体内前列腺素降解需要两个步骤，第一步：前列腺素转运体主动将胞外前列腺素转运入细胞；第二步：进入细胞的前列腺素由 15-羟基前列腺素脱氢酶降解（图 9-8-21）。Uppal 等和我们以及随后的遗传学研究均显示：编码前列腺素转运体的 SLCO2A1 基因或编码 15-羟基前列腺素脱氢酶的 HPGD 基因突变均可

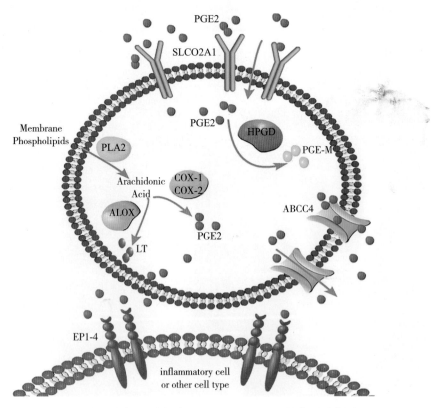

图 9-8-21 前列腺素 E2 降解中 HPGD 和 SLCO2A1 的作用示意图

导致前列腺素降解障碍，从而循环和局部组织中 PGE2 水平显著增高，导致发病。

前列腺素是一类全身广泛表达的具有多种生理作用的活性物质。其作用极为广泛复杂，各类型的前列腺素对不同的细胞可产生完全不同的作用。按其结构，前列腺素分为 A、B、C、D、E、F、G、H、I 等类型，人体绝大多数细胞均合成基础水平的各类型前列腺素，其中以 PGE2 水平最高。前列腺素的半衰期极短（1~2 分钟），除前列腺素 12 外，其他的前列腺素主要经肺迅速降解，故前列腺素不像典型的激素，通过循环影响远距离靶组织的活动，而是在局部产生和释放，对产生前列腺素的细胞本身或对邻近细胞的生理活动发挥调节作用。当 HPGD 基因或 SLCO2A1 基因突变时，机体无法降解前列腺素，局部前列腺素水平显著升高导致发病。

根据我们与其他学者近年对原发性肥大性骨关节病 1 型和 2 型病人 PGE2 的检测，均发现 HPGD 或 SLCO2A1 突变病人的尿 PGE2 水平显著高于健康家庭成员及正常人对照组，这些证据支持 PGE2 是导致原发性肥大性骨关节病的关键激素。然而，其他类型前列腺素也是通过 SLCO2A1 编码的前列腺转运体主动转运以及 HPGD 编码的 15-羟基前列腺素脱氢酶降解，因此其他类型前列腺素也可能参与导致某些特定表型的发生。

PGE2 的生物学作用主要取决于其在微环境中的浓度以及靶细胞的前列腺素 E 受体（E-prostanoid receptors，EP receptors）类型。PGE2 在不同组织或细胞发挥不同作用，在中枢神经系统，PGE2 参与体温调节、睡眠-觉醒活动以及痛觉过敏；在骨组织，PGE2 能促进骨形成和骨修复，成骨细胞中具有 EP1~4，但 PGE2 主要通过 EP4 起作用，部分借助于 EP2；在皮肤组织，PGE2 促进角质细胞增殖，油脂腺、汗腺肥大。血管舒张作用是 PGE2 最重要的生理作用之一，通过这一作用，PGE2 参与胚胎着床和肾血流动力学的调节。而且，PGE2 有收缩和舒张平滑肌细胞的功能，因此还参与分娩、血压控制以及胃肠蠕动等。此外，PGE2 还参与胃肠道分泌和黏膜屏障功能的维持。在炎症中，PGE2 参与了导致炎症症状的所有过程，PGE2 使动脉舒张和微血管通透性增加从而增加炎症组织的血流供应，并通过作用于炎症部位的周围感觉神经元产生痛觉过敏。然而，PGE2 在调节免疫反应方面更加复杂。EP 受体敲除的小鼠模型研究显示，PGE2 不仅是一个促炎症介质，而且也有抗炎作用。PGE2 在维持造血干细胞的稳态和增加干细胞的数量上均具有显著作用。综上，不同类型前列腺素对不同组织不同细胞具有不同作用，因此前列腺素代谢障碍可引起全身多系统出现临床表型。原发性肥大性骨关节病无论是 1 型或 2 型皆由影响前列腺素转运或降解的酶基因突变所致，使前列腺素在不同组织局部微环境中水平显著增高，PGE2 起关键作用，正是由于 PGE2 对骨骼、皮肤和骨髓等多种组织具有明确的作用，随之出现"肥大性骨关节病"不同系统的临床表现。

基于原发性肥大性骨关节病涉及 PGE2 代谢之致病基因的发现，我们认为继发性肥大性骨关节病的发病机制首要原因同样是前列腺素代谢障碍（不同于以往教科书描述是由于缺氧之故）。继发性肥大性骨关节病根据其原发病因可大致分为继发于心肺疾病和心肺以外疾病之两类。严重肺部疾病如肺癌或者导致肺动静脉短路的心脏疾病如法洛四联症，可以导致前列腺素无法经肺代谢（由于 HPGD 主要在肺细胞表达），从而出现肥大性骨关节病之症状；而心肺以外的疾病包括各种肺外恶性肿瘤并且无肺部转移者、类癌综合征、炎性肠病和甲亢等，这些病人的前列腺素降解功能并未受损，可能的发病机制是前列腺素合成增加，或者细胞内外转运出现障碍。

3. 诊断 原发性肥大性骨关节病一般在婴幼儿和青春期发病，男性多见。随着我们对该疾病确诊病例的增多，结合尿 PGE2 及其代谢产物（PGE-M）水平的分析，发现 1 型和 2 型临床表现存在显著差异。Uppal 等和我们均证实 1 型病人尿 PGE2 水平显著增高，PGE-M 水平不增高，而 2 型病人尿 PGE2 和 PGE-M 水平均显著增高。临床表现方面的差异包括：1 型多在出生后发病，中位数是 8 岁左右，2 型发病中位数 15 岁，多数在青春期发病；2 型病人头和脸面皮肤表现重、1 型无脸面表现或轻微。同时，我们注意到 2 型病人有 1/3~1/2 病例出现胃十二指肠溃疡或伴出血、水样腹泻、贫血等表现，而 1 型病例较少发生。

依据发病年龄、体征和生化表现，以及骨骼 X 线影像特征等，基本可以确定常染色体隐性 1 型和 2 型，当然我们在确定原发性时，应该排除是否存在继发性肥大性骨关节病的潜在病因。原发性肥大性骨关节病是隐性遗传病，部分为近亲婚配后代发病，但是多数病例为散发，所以须详细询问家族史，收集先证者父母和家庭成员信息外，抽取外周血以提 DNA，进行后续 SLCO2A1 或 HPGD 基因突变检测可以确诊，根据我们确诊的病例，以 SLCO2A1 基因突变导致的 2 型病例更为常见。

4. 治疗和预后 至于本病的治疗，目前尚无良策。病人最关注是脸面部严重皱纹问题，脸面整形是一个选择，但是根据目前手术后情况，不是很有效，似乎变成"面具脸"（mask face）。其次关注的是杵状指和膝关节肿痛问题。基于本病主要是 PGE2 代谢障碍，循环和局部组织中 PGE2 水平增高，所以可以使用 NSAIDs 与选择性环氧化酶 2（cyclooxygenase 2，COX2）抑制剂通过抑制 PGE2 合成以降低体内 PGE2 水平，从而达到改善症状目的。我们使用 COX-2 抑制剂依托考昔 60mg/d 对 1 型和 2 型病例 6 个月的治疗前瞻性观察，显著降低了尿 PGE2 和 PGE-M 水平，发现病人脸面部皱纹、杵状指，以及膝关节肿痛得到显著改善，但是没有发现依托考昔对骨膜增厚具有改善作用，也许与药物剂量和疗程有关，尚待证实。北京协和医院内分泌科一项研究与上述发现一致。同时观察到部分病人不能耐受依托考昔，出现上腹不适、疼痛等不良反应。因此，期待更有效药物被发现，这可能要借助本病的分子学机制被完全阐明。

本病预后良好，但有些病人伴有严重的胃、小肠慢性溃疡，常发生出血、贫血、腹泻、低蛋白血症等，预后不佳。

（三）硬化性骨病

硬骨抑素（sclerostin，SOST）基因突变导致以高骨量为主要临床表型的疾病是 van Buchem 病（OMIM239100）和硬化性骨狭窄（sclerosteosis，OMIM 269500）。这两种骨骼肥大性疾病的骨骼表型非常相似，均为常染色体隐性遗传性疾病。van Buchem 病多为荷兰裔，临床特征包括增大的下颌骨、头颅、肋骨、长骨骨干和手足管状骨导致皮质骨骨密度增高。由于颅骨增厚可导致脑神经受压，包括面部神经麻痹、听力丧失、视力缺陷、神经痛，以及极为罕见的视神经萎缩而致失明。骨骼异常出现在儿童时期（10 岁之前），而且随着年龄的增长而加重。硬化性骨狭窄与 van Buchem 病的主要区别在于病人多为非洲裔，自幼高大，部分有并指/趾。在对 63 例南非硬化性骨狭窄病人进行了历时 38 年观察，其中 34 例在观察期间死亡，24 例死于由于颅盖的过度生长而致颅内高压所引起的并发症。平均死亡年龄为 33 岁。52 例（82%）病人在儿童时期即出现面神经麻痹和耳聋。46 例（73%）成年时期出现下颌的过度生长，48 例（76%）有并指/趾。至 2002 年，尚有 29 例病人存活，其中 10 例≤20 岁。

导致这两种疾病的致病基因都被定位于人 17 号染色体，即 SOST 基因，其编码蛋白 SOST 作为 Wnt 的拮抗剂是通过调节 Lrp 4/5/6 Wnt 共受体而达到骨骼内稳定的重要调节因子。硬骨抑素的缺乏导致硬化性骨狭窄和 van Buchem 病。2012 年 Collette 等发现与硬化性骨狭窄不同，van Buchem 病病人并不存在 SOST 编码突变，而是所有 van Buchem 病病人均携带了纯合的 SOST 基因下游 35kb 处一个含 52 个氨基酸的非编码区缺失，而缺失的这部分是在骨骼中激活 SOST 转录所必需的，指出 SOST 特异性的远程调节元素 ECR5 的缺失是导致 van Buchem 病的主要原因，而 Mef2C 是成年骨骼中负责 ECR5-依赖 SOST 转录激活的主要转录因子。目前尚无治疗这两种疾病的有效药物。诊断必须依靠临床表现，典型的面部特征、X 线表现及 SOST 基因所有外显子编码区和相邻剪切位点测序发现存在致病突变。

（章振林 汪 纯 张晓亚）

参 考 文 献

[1] Bonafe L, Cormier-Daire V, Hall C, et al. Nosology and classification of genetic skeletal disorders：2015 revision. Am J Med Genet Part A, 2015, 167A：2869-2892.

［2］ Waguespack SG，Koller DL，White KE，et al. Chloride channel 7（ClCN7）gene mutations and autosomal dominant osteopetrosis，type Ⅱ. J Bone Miner Res，2003，18（8）：1513-1518.

［3］ Cleiren E，Bénichou O，Van Hul E，et al. Albers-Schönberg disease（autosomal dominant osteopetrosis，type Ⅱ）results from mutations in the ClCN7 chloride channel gene. Hum Mol Genet，2011，10（25）：2861-2867.

［4］ Sobacchi C1，Schulz A，Coxon FP，et al. Osteopetrosis：genetics，treatment and new insights into osteoclast function. Nat Rev Endocrinol，2013，9（9）：522-536.

［5］ Zheng H，Shao C，Zheng Y，et al. Two novel mutations of CLCN7 gene in Chinese families with autosomal dominant osteopetrosis（type Ⅱ）. J Bone Miner Metab，2016，34（4）：440-446.

［6］ Zhang ZL，He JW，Zhang H，et al. Identification of the CLCN7 gene mutations in two Chinese families with autosomal dominant osteopetrosis（type Ⅱ）. J Bone Miner Metab，2009，27（4）：444-451.

［7］ Wang C，Zhang H，He JW，et al. The virulence gene and clinical phenotypes of osteopetrosis in the Chinese population：six novel mutations of the CLCN7 gene in twelve osteopetrosis families. J Bone Miner Metab，2012，30（3）：338-348.

［8］ Zhang X，Wei Z，He J，et al. Novel mutations of CLCN7 cause autosomal dominant osteopetrosis type Ⅱ（ADO Ⅱ）and intermediate autosomal recessive osteopetrosis（ARO）in seven Chinese families. Postgrad Med，2017，129（8）：934-942.

［9］ Chu K，Koller DL，Snyder R，et al. Analysis of variation in expression of autosomal dominant osteopetrosis type 2：searching for modifier genes. Bone，2005，37（5）：655-661.

［10］ Chu K，Snyder R，Econs MJ. Disease status in autosomal dominant osteopetrosis type 2 is determined by osteoclastic properties. J Bone Miner Res，2006，21（7）：1089-1097.

［11］ Van Hul E，Gram J，Bollerslev J，et al. Localization of the gene causing autosomal dominant osteopetrosis type I to chromosome 11q12~13. J Bone Miner Res，2002，17：1111-1117.

［12］ Henriksen K，Gram J，Hoegh-Andersen P，et al. Osteoclasts from patients with autosomal dominant osteopetrosis type I caused by a T253I mutation in low-density lipoprotein receptor-related protein 5 are normal in vitro，but have decreased resorption capacity in vivo. Am J Pathol，2005，167：1341-1348.

［13］ Hey PJ，Twells RC，Phillips MS，et al. Cloning of a novel member of the low-density lipoprotein receptor family. Gene，1998，216：103-111.

［14］ Jeon H，Meng W，Takagi J，et al. Implications for familial hypercholesterolemia from the structure of the LDL receptor YWTD-EGF domain pair. Nat Struct Biol，2001，8：499-504.

［15］ Kato M，Patel MS，Levasseur R，et al. Cbfa1-independent decrease in osteoblast proliferation，osteopenia，and persistent embryonic eye vascularization in mice deficient in Lrp5，a Wnt coreceptor. J Cell Biol，2002，157：303-314.

［16］ Boyden LM，Mao J，Belsky J，et al. High bone density due to a mutation in LDL-receptor-related protein 5. N Engl J Med，2002，346（20）：1513-1521.

［17］ Little RD，Carulli JP，Del Mastro RG，et al. A mutation in the LDL receptor-related protein 5 gene results in the autosomal dominant high-bone-mass trait. Am J Hum Genet，2002，70（1）：11-19.

［18］ Ai M，Holmen SL，Van Hul W，et al. Reduced affinity to and inhibition by DKK1 form a common mechanism by which high bone mass-associated missense mutations in LRP5 affect canonical Wnt signaling. Mol Cell Biol，2005，25：4946-4955.

［19］ Koay MA，Brown MA. Genetic disorders of the LRP5-Wnt signalling pathway affecting the skeleton. Trends Mol Med，2005，11：129-137.

［20］ Bhat BM，Allen KM，Liu W，et al. Structure-based mutation analysis shows the importance of LRP5 beta-propeller 1 in modulating Dkk1-mediated inhibition of Wnt signaling. Gene，2007，391：103-112.

［21］ Van Wesenbeeck L，Cleiren E，Gram J，et al. Six novel missense mutations in the LDL receptor-related protein 5（LRP5）gene in different conditions with an increased bone density. Am J Hum Genet，2003，72：763-771.

［22］ Wang C，Zhang BH，Zhang H，et al. The A242T Mutation in the low-density lipoprotein receptor-related protein 5 gene in one Chinese family with osteosclerosis. Intern Med，2013，52（2）：187-192.

［23］ Frost M，Andersen T，Gossiel F，et al. Levels of serotonin，sclerostin，bone turnover markers as well as bone density and microarchitecture in patients with high-bone-mass phenotype due to a mutation in Lrp5. J Bone Miner Res，2011，26：1721-1728.

［24］ Li X, Zhang Y, Kang H, et al. Sclerostin binds to LRP5/6 and antagonizes canonical Wnt signaling. J Biol Chem, 2005, 280：19883-19887.

［25］ Pang Q, Qi X, Jiang Y, et al. Two novel CA II mutations causing carbonic anhydrase II deficiency syndrome in two unrelated Chinese families. Metab Brain Dis, 2015, 30（4）：989-997.

［26］ Zhang XY, He JW, Fu WZ, et al. Novel mutations of TCIRG1 cause a malignant and mild phenotype of autosomal recessive osteopetrosis （ARO） in four Chinese families. Acta Pharmacol Sin, 2017, 38（11）：1456-1465.

［27］ Bo T, Yan F, Guo J, et al. Characterization of a relatively malignant form of osteopetrosis caused by a novel mutation in the PLEKHM1 gene. J Bone Mineral Res, 2016, 31（11）：1979-1987.

［28］ Li YP, Chen W, Liang Y, et al. ATP6i-deficient mice exhibit severe osteopetrosis due to loss of osteoclast-mediated extracellular acidification. Nature Genet, 1999, 23：447-451.

［29］ Frattini A, Orchard PJ, Sobacchi C, et al. Defects in TCIRG1 subunit of the vacuolar proton pump are responsible for a subset of human autosomal recessive osteopetrosis. Nature Genet, 2000, 25：343-346.

［30］ Yuan P, Yue Z, Sun L, et al. Novel mutation of TCIRG1 and clinical pictures of two infantile malignant osteopetrosis patients. J Bone Mineral Metab, 2011, 29：251-256.

［31］ Driessen GJ, Gerritsen EJ, Fischer A, et al. Bone long-term outcome of haematopoietic stem cell transplantation in autosomal recessive osteopetrosis：an EBMT report. Marrow Transplant, 2003, 32（7）：657-663.

［32］ 秦茂权, 吴敏媛, 王彬, 等. CD34+细胞分选的无血缘相关供者造血干细胞移植成功治疗儿童石骨症 1 例. 中国小儿血液与肿瘤杂志, 2007, 12（4）：150-152.

［33］ 朱光华, 秦茂权, 王彬, 等. 异基因造血干细胞移植治疗婴儿恶性石骨症. 中华儿科杂志, 2012, 50（11）：807-812.

［34］ Wang C, Zhang BH, Liu YJ, et al. Transforming growth factor-β1 gene mutations and phenotypes in pediatric patients with Camurati-Engelmann disease. Mol Med Rep, 2013, 7（5）：1695-1699.

［35］ KinoshitaA, Saito T, Tomita H, et al. Domain-specific mutations in TGFB1 result in Camurati-Engelmann disease. Nature Genet, 2000, 26：19-20.

［36］ Tang Y, Wu X, Lei W, et al. TGF-beta1-induced migration of bone mesenchymal stem cells couples bone resorption with formation. Nat Med, 2009, 15：757-765.

［37］ Liang YH, Li W, Li LY, et al. A mutation in TGF beta1 gene encoding the latency-associated peptide in a Chinese patient with Camurati-Engelmann disease. Zhonghua Yi Xue Yi Chuan Xue Za Zhi, 2006, 23（5）：502-504.

［38］ Wu S, Liang S, Yan Y, et al. A novel mutation of TGF beta1 in a Chinese family with Camurati-Engelmann disease. Bone, 2007, 40（6）：1630-1634.

［39］ Martinez-Lavin M, Pineda C, Valdez T, et al. Primary hypertrophic osteoarthropathy. Semin Arthritis Rheum, 1988, 17（3）：156-162.

［40］ Zhang Z, Zhang C, Zhang Z. Primary hypertrophic osteoarthropathy：an update. Front Med, 2013, 7（1）：60-64.

［41］ Castori M, Sinibaldi L, Mingarelli R, et al. Pachydermoperiostosis：an update. Clin Genet, 2005, 68（6）：477-486.

［42］ Hambrick GW, Carter DM. Pachydermoperiostosis. Touraine-Solente-Gole syndrome. Arch Dermat, 1966, 94（5）：594-607.

［43］ Sinha GP, Curtis P, Haigh D, et al. Pachydermoperiostosis in childhood. Brit J Rheumat, 1997, 36（11）：1224-1227.

［44］ 张增, 章振林. 原发性肥大性骨关节病临床与基础研究进展. 中华骨质疏松和骨矿盐疾病杂志, 2014, 7（4）：293-297.

［45］ Zhang Z, He JW, Fu WZ, et al. Mutations in the SLCO2A1 gene and primary hypertrophic osteoarthropathy：a clinical and biochemical characterization. J Clin Endocrinol Metab, 2013, 98（5）：E923-933.

［46］ Uppal S, Diggle CP, Carr IM, et al. Mutations in 15-hydroxyprostaglandin dehydrogenase cause primary hypertrophic osteoarthropathy. Nat Genet, 2008, 40（6）：789-793.

［47］ Zhang Z, Xia W, He J, et al. Exome sequencing identifies SLCO2A1 mutations as a cause of primary hypertrophic osteoarthropathy. Am J Hum Genet, 2012, 90（1）：125-132.

［48］ Kanai N, Lu R, Satriano JA, et al. Identification and characterization of a prostaglandin transporter. Science, 1995,

268（5212）：866-869.

［49］ Diggle CP, Parry DA, Logan CV, et al. Prostaglandin transporter mutations cause pachydermoperiostosis with myelofibrosis. Hum Mutat, 2012, 33（8）：1175-1181.

［50］ Nomura T, Lu R, Pucci ML, et al. The two-step model of prostaglandin signal termination：in vitro reconstitution with the prostaglandin transporter and prostaglandin 15 dehydrogenase. Mol Pharmacol, 2004, 65（4）：973-978.

［51］ Zhang Z, He JW, Fu WZ, et al. A novel mutation in the SLCO2A1 gene in a Chinese family with primary hypertrophic osteoarthropathy. Gene, 2013, 521（1）：191-194.

［52］ Zhang Z, He JW, Fu WZ, et al. Two novel mutations in the SLCO2A1 gene in a Chinese patient with Primary Hypertrophic Osteoarthropathy. Gene, 2014, 534（2）：421-423.

［53］ Murakami M, Kudo I. Recent advances in molecular biology and physiology of the prostaglandin E2-biosynthetic pathway. Prog Lipid Res, 2004, 43（1）：3-35.

［54］ Audoly LP, Tilley SL, Goulet J, et al. Identification of specific EP receptors responsible for the hemodynamic effects of PGE2. Am J Physiol, 1999, 277（3 Pt 2）：H924-930.

［55］ Kaufmann WE, Andreasson KI, Isakson PC, et al. Cyclooxygenases and the central nervous system. Prostaglandins, 1997, 54（3）：601-624.

［56］ Gao Q, Xu M, Alander CB, et al. Effects of prostaglandin E2 on bone in mice in vivo. Prostaglandins Other Lipid Mediat, 2009, 89（1~2）：20-25.

［57］ Suzawa T, Miyaura C, Inada M, Maruyama T, et al. The role of prostaglandin E receptor subtypes（EP1, EP2, EP3, and EP4）in bone resorption：an analysis using specific agonists for the respective EPs. Endocrinology, 2000, 141（4）：1554-1559.

［58］ Eaglstein WH, Weinstein GD. Prostaglandin and DNA synthesis in human skin：possible relationship to ultraviolet light effects. J Invest Dermatol, 1975, 64（6）：386-389.

［59］ Kobayashi T, Narumiya S. Function of prostanoid receptors：studies on knockout mice. Prostag Oth Lipid M, 2002, 68-69：557-573.

［60］ North TE, Goessling W, Walkley CR, et al. Prostaglandin E2 regulates vertebrate haematopoietc stem cell homeostasis. Nature, 2007, 447（21）：1007-1011.

［61］ Fosslien E. Molecular pathology of cyclooxygenase-2 in neoplasia. Ann Clin Lab Sci, 2000, 30（1）：3-21.

［62］ Yuan L, Chen L, Liao RX, et al. A common mutation and a novel mutation in the HPGD gene in nine patients with primary hypertrophic osteoarthropathy. Calcif Tissue Int, 2015, 97（4）：336-342.

［63］ Li SS, He JW, Fu WZ, et al. Clinical, biochemical, and genetic features of 41 Han Chinese families with primary hypertrophic osteoarthropathy, and their therapeutic response to etoricoxib：results from a six-month prospective clinical intervention. J Bone Miner Res, 2017, 32（8）：1659-1666, 1669.

［64］ 章振林，张增，李珊珊. 原发性肥大性骨关节病诊治进展. 中华内分泌代谢杂志, 2016, 32（2）：89-92.

［65］ Hou Y, Lin Y, Qi X, et al. Identification of mutations in the prostaglandin transporter gene SLCO2A1 and phenotypic comparison between two subtypes of primary hypertrophic osteoarthropathy（PHO）：A single-center study. Bone, 2018, 106：96-102.

［66］ van Lierop AH, Appelman-Dijkstra NM, Papapoulos SE. Sclerostin deficiency in humans. Bone, 2017, 96：51-62.

［67］ van Lierop AH, Hamdy NA, van Egmond MEV, et al. An Buchem disease：clinical, biochemical, and densitometric features of patients and disease carriers. J Bone Miner Res, 2013, 28（4）：848-854.

［68］ Hamersma H, Gardner J, Beighton P. The natural history of sclerosteosis. Clin Genet, 2003, 63（3）：192-197.

［69］ Balemans W, Patel N, Ebeling M, et al. Identification of a 52 kb deletion downstream of the SOST gene in patients with van Buchem disease. J Med Genet, 2002, 39（2）：91-97.

第九章 异位骨化和异位钙化病

此类疾病包含的病种较多，如进行性骨化性纤维增殖不良症、骨质增生、动脉钙化及各种结石等。应当注意的是：异位骨化病的病灶含有完整的骨结构，即矿化的骨胶原、成骨细胞、破骨细胞和骨细胞（又称骨陷窝细胞），而异位钙化病灶仅有含钙的物质，无骨组织结构。

限于篇幅，本部分只介绍其中的几种疾病。

一、进行性骨化性纤维增殖不良症

（一）疾病概述

进行性骨化性纤维增殖不良症（fibrodysplasia ossificans progressiva，FOP；OMIM #135100）是一种罕见的、高致残性的先天性单碱基基因突变病。多数病人出生时仅有大足趾短缩、外翻畸形，出生后主要表现为自发的或创伤诱发的、累积性异位软骨内成骨，致关节僵硬及关节活动障碍，多伴脊柱畸形（图9-9-1）。另外，此病还常伴有骨骼肌自发性炎症、耳聋等表现。晚期病人全身几乎所有关节都被异位骨组织所固定，

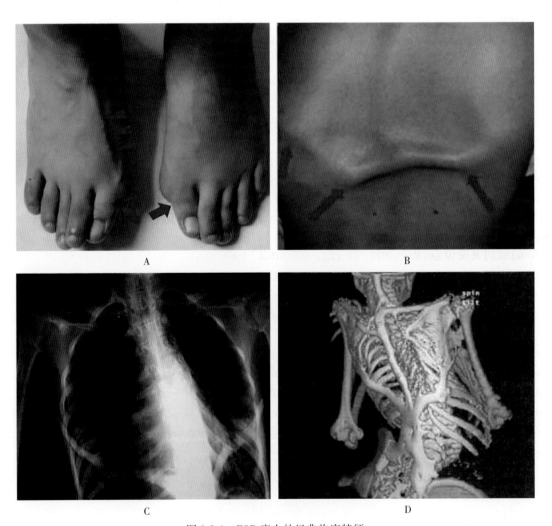

图 9-9-1 FOP 病人的经典临床特征

形成"树枝人"或"木头人",最终因胸廓固定而死于限制性通气障碍,该病被公认是残忍的骨病。目前对于其发病机制的了解尚不够深入,对此病没有疗效确切的治疗方法,而手术切除异位骨组织可致原位病灶复发或病情加重,甚至肌内注射、组织活检也会导致异位骨化。对该病异位成熟骨组织形成机制的探讨不但有助于对本病的预防和治疗,还有助于对细胞转分化、骨重塑以及其他异位骨化/钙化性疾病的防治研究。

（二）流行病学

人类最先记载该病是在 1692 年,以往称该病为进行性骨化性肌炎（myositis ossificans progressiva,MOP）,意思是肌肉炎症逐渐发展为异位骨组织。然而,随着对该病认识的不断深入,研究者发现该病不仅累及肌肉组织,也累及关节囊和韧带等部位,故该病于 1970 年被更名为更为确切的进行性骨化性纤维增殖不良症（FOP）。其在西方的患病率约为 1/200 万,且无种族、性别及地域的差异,按照此患病率估计我国约有 650 例病人。FOP 为基因突变病,多为散发性突变,且存在表型的异质性,即病人的表型由基因型和环境因素共同决定。同卵双生 FOP 病人的遗传背景一致,且均有大足趾的先天畸形,但包括病毒感染以及软组织损伤等情况导致他们出生后疾病的进展,即异位骨化病情却差别很大。FOP 虽为常染色体显性遗传,但绝大多数病人未能生育,故仍以散发病例多见。因病人的父母多无靶基因突变,故无法行产前检查杜绝此病的发生。

（三）病因

1. 突变位点　FOP 的基因异常以往被错误定位,直到 2006 年 Shore 等研究者针对 FOP 家系进行全基因组连锁分析（genome-wide linkage analysis）后发现,FOP 病人均存在 2q23-24 染色体区域骨形态发生蛋白（BMP,属于 TGF-β 超家族）Ⅰ型受体的亚型之一（activin receptor1,ACVR1）,又称 activin-like kinase2（ALK2）基因外显子的单碱基杂合型错义突变 c.617G>A,导致 ACVR1 的第 206 位精氨酸被组氨酸代替（R206H）,且在单核苷酸多态性（single nucleotide polymorphism,SNP）数据库中排除了该位点多态性的可能。此后,在散发病例中测序证实了该位点的突变,且对照组中均无此突变。目前这一研究结论已反复被多项来自不同种族的大样本研究所证实。

此外,Kaplan 等利用基因打靶技术,构建了 ACVR1$^{R206H/+}$ 基因敲入（knock-in）的模型小鼠,其具备与 FOP 病人一致的特征,即 X 线表现为小鼠先天性后肢第一趾畸形以及异位骨化,该研究从动物模型的角度进一步证实了 ACVR1^{R206H} 的突变为 FOP 的致病突变位点。

FOP 突变基因的定位对于该病的研究具有里程碑式的意义,并使之成为治疗学靶点,促进了针对过度激活的 ACVR1/ALK2 及其介导的 BMP 通路抑制剂的研发。继上述经典突变位点被发现以来,国内外又陆续报道了 ACVR1 的 GS 激活域及激酶区的其他少见的突变位点,它们多存在于 FOP 变异型以及超经典型当中（图 9-9-2）。

2. 突变的分子效应

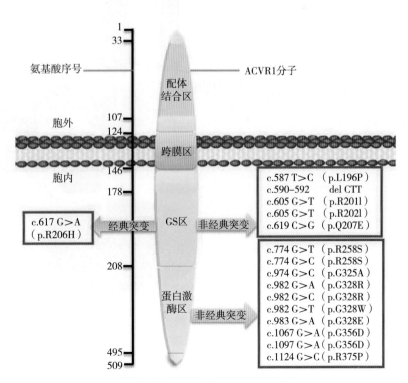

图 9-9-2　FOP 病人的基因突变位点

TGF-β 超家族包括 TGF-β、activins 以及 BMP，它们在维持组织稳态当中发挥着重要作用。ACVR1 分子在骨、软骨、骨骼肌等组织中均有表达。BMP 作为细胞外的配体能够与 I 型和 II 型丝、苏氨酸蛋白激酶四聚体组成的跨膜受体复合物相结合，目前已知 4 种 I 型受体〔ACVR1（ALK2），BMPR1A（ALK3），BMPR1B（ALK6）和 ACVRL1（ALK1）〕和 3 种 II 型受体〔BMPR2（BMPR II），ACVR2A（ActR II），以及 ACVR2B（ActR-IIB）〕介导 BMP 信号的传递。BMPs 通过与 2 个 II 型受体及 2 个 I 型受体形成的四聚体复合物相结合，II 型受体磷酸化 I 型受体的 GS 区域，进而激活下游的信号通路蛋白，包括 BMP 特异性 R-Smads（receptor-Smads，Smad1，Smad5，Smad8），并与 Smad4 一同形成复合物，转位入核，被招募至靶基因的启动子处参与调节转录。

现有研究显示：约 97% 的 FOP 病人存在 c.617G>A（p. R206H）突变，且该基因突变的外显率达100%。该突变位于膜受体 ACVR1 的甘氨酸-丝氨酸富集区（GS 区域），该区域在物种间高度保守。Shore 等完成突变受体蛋白同源模型的生物信息学分析后发现：GS 激活域的突变导致由 ACVR1 的198~206 氨基酸构成的 α 螺旋部分失稳，形成一个更短的侧链，改变了 ACVR1 分子的静息电位，导致膜受体 ACVR1 的功能发生温和的组成型活性增强（mild constitutively active）。

此外，GS 区域正是 ACVR1 分子与 FKBP12 蛋白（FK506 结合蛋白 1A，也称 FKBP1A 蛋白）的结合位点，而 FKBP12 作为一种抑制性蛋白，其功能已被证实是在无配体存在的情况下，防止 ACVR1 分子的自发激活，抑制受体内化及下游信号通路的激活。在 FOP 疾病状态下，发生了 ACVR1[R206H] 突变的分子与FKBP12 的结合力减弱，受体处于组成型激活的状态，激活下游的 Smad1/5/8 和 p38 MAPK 信号通路。在存在 BMP 时，该激活效果则进一步增强，从而造成 FOP 病人的异位骨化（图 9-9-3）。

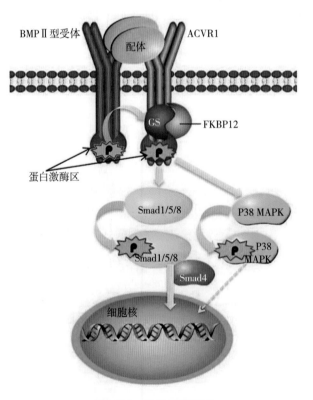

图 9-9-3　FOP 信号通路

（四）发病机制

目前该病的确切发生机制尚未完全明确，主要包括以下假说：软组织损伤造成局部炎症反应以及缺氧的组织微环境，血管内皮细胞去分化为间充质干细胞样的细胞（endothelial-to-mesenchymal transition，EndMT），进而以软骨内成骨的方式分化形成成熟骨组织，以及其他可能存在的致病因素，对于 FOP 发病机制的探讨将有助于靶向治疗药物的研发（图 9-9-4）。

1. 炎症学说　近年来，几种动物模型均证实炎症反应参与了 FOP 的发病。对于 BMP 诱发异位骨化的转基因小鼠，抑制单核细胞和巨噬细胞的活性后，FOP 小鼠模型的异位骨化程度则有所减轻。BMP4 在神经肌肉接头处过表达的转基因小鼠模型中，局部肌肉炎症诱发该模型小鼠出现异位骨化病灶。在另一种 ACVR1 条件性激活的研究中，仅存在组成型激活的 ACVR1 时，小鼠并未出现异位骨化，而在发生了局部炎症之后则形成了异位骨组织。

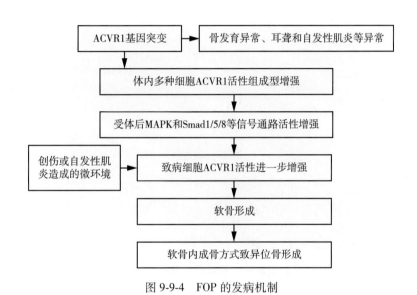

图 9-9-4　FOP 的发病机制

此外，FOP 早期病灶处存在巨噬细胞、淋巴细胞及肥大细胞，早期应用糖皮质激素对于部分病例有控制效果。多数 FOP 病人出生时仅有先天性大踇趾畸形，生后数年内并未发生异位骨化。而组织损伤、免疫接种、病毒感染等作为该病的诱因，则可诱发病人发病。由此可见，ACVR1 基因突变是 FOP 发病的必要条件，但仅有突变并不足以导致异位骨化病灶的形成，炎症的触发作用也参与了 FOP 的异位骨化病灶的发生和疾病的进展。

2. 缺氧学说　缺氧的组织微环境参与发病。由于炎症反应能够诱发组织缺氧，而组织缺氧也能加重炎症反应。在突变的 ACVR1 的动物模型中，缺氧的组织微环境能够使得 BMP 信号通路非配体依赖地增强。

3. EndMT 学说　成骨细胞、软骨细胞均由间充质干细胞分化而来，BMP 信号通路参与调节干细胞分化的方向。近年来 Medici 等的研究发现：FOP 病人及 ACVR1[R206H] 模型小鼠的病灶处组织中，成骨细胞及软骨细胞均携带干细胞以及血管内皮细胞标志物，而体外表达 ACVR1[R206H] 的内皮细胞研究也证实：即 ACVR1[R206H] 突变的内皮细胞发生了向干细胞的转换，获得了干细胞样的表型，并增强了 BMP 信号通路，即 ACVR1[R206H] 突变触发了血管内皮细胞向间充质干细胞的去分化，即 EndMT，而这些新形成的干细胞以软骨内成骨的方式形成异位的成熟骨组织。

4. 其他学说　最新研究证实：ACVR1[R206H] 突变导致破骨细胞形成增加。除了上述提到的致病细胞的内皮来源，成纤维细胞样的成骨祖细胞或许也参与了异位骨化的形成。此外，在发生了 ACVR1[R206H] 突变的情况下，MMP-10 和 Tmem176b 均可促进 ACVR1[R206H] 突变型成肌细胞向成骨细胞的分化，但它们在

FOP 的发病中的具体作用尚有待进一步研究。

（五）病理和病理生理

ACVR1$^{R206H/+}$基因敲入（knock-in）的小鼠模型的组织学分析显示病灶处存在炎症细胞浸润、骨骼肌凋亡以及软骨内异位骨形成，与 FOP 病人的组织学特征一致。且病灶处野生型和突变型细胞共存，血管内皮标志物阳性的干细胞贯穿于整个软骨内成骨阶段。FOP 的组织病理学特征主要分为以下几个阶段：

1. 早期炎症反应阶段　在疾病早期，病灶处可见骨骼肌细胞坏死以及血管周围的单核细胞、巨噬细胞、肥大细胞、B 细胞以及 T 细胞的浸润，但它们在疾病发生发展中的确切作用，及其作用机制尚未明确。如前所述，现有研究表明炎症在该病的触发中起到至关重要的作用。

2. 纤维增殖阶段　在炎症反应之后，则出现血管生成以及纤维增殖的组织学表现，而肥大细胞在整个FOP 组织类型转换的过程中均存在，在该阶段含量最高（图 9-9-5）。病灶处存在血管标志物阳性的干细胞。

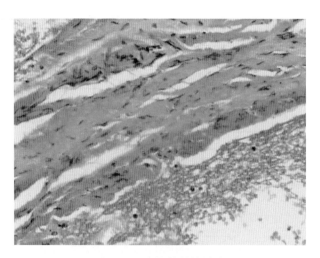

图 9-9-5　病灶的纤维增殖

3. 异位软骨内成骨　FOP 病人的成骨方式为软骨内成骨，这与胚胎期骨骼发育和出生后骨折愈合的过程类似，而 FOP 特有的是发病早期阶段的炎症反应（图 9-9-6）。

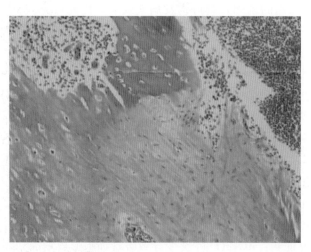

图 9-9-6　软骨组织向右下方的纤维组织侵犯，左上角为血窦向软骨组织侵犯，准备成骨

（六）临床表现

FOP 病人的经典临床表现主要包括先天性大踇趾外翻、短缩畸形和进行性异位软组织内成骨，累及骨骼肌、肌腱、韧带、筋膜和腱膜等组织。此外，还可合并中耳骨化所致的传导性听力障碍、股骨颈短而宽、胫骨近端骨软骨瘤、踇指畸形以及脊柱僵硬、弯曲等。病人通常于 10 岁以内自发性或在创伤后发病（flare-ups），我们报道的 72 例 FOP 病人中，69% 存在无明显诱因的自发性异位骨化病灶形成的病史，31% 有明确的创伤导致的发病。

自发性者最初多表现为痛性或无痛的皮下软组织肿块，且易被误诊为肿瘤，少数病人肿块自行消退，绝大多数则经历一个病理性的组织类型转换过程，即通过软骨内成骨的过程使软组织逐渐发展为成熟的异位骨组织，多首发于背侧、中轴线附近以及肢体的近端，可引起关节活动障碍，从软组织肿块出现或软组织受伤到骨组织形成时间一般短于非 FOP 个体骨折后骨骼的愈合时间。FOP 发病虽为间歇性的，但它是一种进展性疾病，故随着病人年龄增长，有更多的部位受累，即 FOP 的异位骨化是累积性的，严重程度与发病的起始时间并无必然联系，将异位骨组织手术切除的方式通常会导致原位的新骨形成。而膈肌、舌头、眼外肌以及心肌等肌肉通常不受累。肌肉内免疫接种、口腔手术前的下颌神经组织阻滞、钝器损伤、摔伤、病毒感染等微小创伤即可造成病人发病。

FOP 病人的表型主要分为以下 3 种：经典型：病人标志性的临床表现为先天性大踇趾缩短和外翻畸形、进行性异位骨化，另外，超过一半的经典型 FOP 病人伴有胫骨近端的骨软骨瘤、颈椎融合、短而宽的股骨颈或传导性听力障碍。非经典型也存在 ACVR1 的杂合错义突变，包括以下两种：超经典型：在上述两种经典特征的基础上加上一个或几个非经典体征。变异型：两个经典特征之一或两个均发生变异。Zhang 等研究中，超经典型和变异型各占 4%。R206H 突变可以引起所有三种亚型的临床表现，而非 R206H 突变只能够导致非经典型（包括超经典型和变异型）临床表现。

（七）并发症

FOP 病人的并发症因人而异，主要取决于病变累及的部位。病人多于 30 岁左右被限制在轮椅上，日常起居通常无法自理，部分病人的异位骨化病灶累及颞下颌关节，出现张口进食困难，可引起体重明显下降、营养不良等并发症。FOP 病人的中位生存期约为 40 岁，多数病人在十几岁就已经依赖轮椅来活动，病人往往因异位骨化累及呼吸肌而导致胸廓固定，最终多死于限制性通气障碍。

1. 呼吸困难　当异位骨化病灶累及呼吸肌，病人将不能自由呼吸而出现呼吸困难，随着病变进展，病人胸廓被固定而死于呼吸衰竭。

2. 张口困难　当异位骨化病灶累及颞下颌关节，病人将张口受限，造成讲话或进食困难，使病人体重进一步减轻而致营养不良。

3. 肢体活动障碍　当病变累及大关节，病人受累的关节将出现活动度下降，日常生活起居以及行走受限，严重者长期卧床，进而出现肺部感染、静脉血栓以及压疮等加重病人病情。

（八）实验室检查

常规的骨代谢检查通常是正常的，目前尚缺乏疾病特异性的实验室检查标志物。尽管血清 ALP 活性和 ESR 可能升高，特别是在发病期间。而在疾病的纤维增殖阶段，尿碱性成纤维细胞生长因子可以升高，但我们发现 FOP 在活动期 ESR 也无明显升高。

（九）影像学表现

X 线可见异位的成熟骨组织，全身骨 ECT 可用来追踪疾病进展。CT 以及 MRI 均有辅助诊断的价值，而更为简便的还是依赖其经典的临床特征以及基因诊断。

（十）诊断

FOP 的临床诊断主要依靠其两个临床的经典特征，即先天性大踇趾外翻畸形和进行性异位骨化。而基因分析则主要用于疾病的确诊。

（十一）鉴别诊断

FOP 的误诊率很高，在 Kitterman 等的报道中达 90%，在我们的病例中达 84%，36% 的病人曾接受过不必要的病灶组织学活检。多数临床医生不能将先天性大踇趾外翻畸形与进行性累积性的多部位异位骨化联系在一起，致使多数病人经历了不必要的诊断性组织活检或手术切除病灶组织，而引起原位的异位骨组织形成，这种医源性损伤也加重了病人的病情。尤其是在颈部、背部以及下颌部位的异位骨化可导致病人出现快速进展的颈部固定、脊柱畸形以及张口困难等，对病人的影响尤为重大。此外，病人发病时可有下肢局部水肿，可压迫血管、淋巴管及神经，其表现类似下肢深静脉栓塞，应注意排除。

（十二）治疗

目前该病尚缺乏疗效确切的治疗方法，临床上主要以早期诊断、预防创伤、抗炎和抑制成骨等对症治疗为主。针对 FOP 的预防主要是减少疾病的发作，即避免医源性创伤、避免摔倒以及病毒感染等。国际 FOP 学会（IFOPA）建议在疾病发作后的第一个 24 小时内，可以开始为期 4 天的短期大剂量糖皮质激素治疗，有助于在发作早期阶段抑制炎症反应，减轻组织水肿。有研究表明非甾体类抗炎药（NSAID）、双膦酸盐、罗格列酮、放疗等对部分病例的异位骨化有轻度改善作用。

随着 FOP 疾病的分子和细胞学发病机制研究的不断推进，抑制过度激活的 ALK2 受体或信号通路，阻断软组织内异位成骨的发生，已成为该病治疗学干预的重要靶点。各种新的治疗方法近年来不断出现，按其作用环节主要包括以下几种类型（图 9-9-7）。

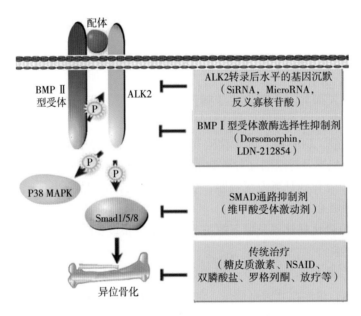

图 9-9-7   FOP 治疗剂的作用环节示意图

1. BMP I 型受体激酶选择性抑制剂   近年来，已有多项研究证实，BMP I 型受体激酶抑制剂有明显的抑制异位骨化的作用。继第一代 BMP I 型受体激酶抑制剂 Dorsomorphin 之后，已有多种该类治疗剂在细胞和动物模型上观察效果。

Mohedas 等基于 ALK2 组成型活性增强的 ALK2^{Q207D} 异位骨化的小鼠模型，发现应用 LDN-212854 组的小鼠均免于异位骨化，且未出现肢体运动功能障碍。而另一项研究用一半的剂量的 BMP I 型受体激酶抑制剂 LDN-193189 治疗上述模型小鼠，并将观察时间延长一倍后，发现仅 1/3 的小鼠免于异位骨化，但其余动物异位骨化的程度均轻于未用药组。由此可见，LDN-193189 对于异位骨化的抑制作用不完全，推测其原因可能是因为该药未能阻断 p38-MAPK 等其他异位成骨相关信号通路的活化所致。

BMP Ⅰ型受体的各个亚型结构相似，而 LDN-212854 无论在抑制强度和选择性方面均更理想，Cuny 等报道此类药物在小鼠体内的半衰期只有 10.4 分钟，故在其应用于临床之前，还需要进行更多的研究以克服其半衰期短等局限性。

2. ALK2 转录后水平的基因沉默

（1）等位基因特异性的小干扰 RNA（ASP-RNAi）：siRNA 能够在不影响正常等位基因表达的情况下，特异性降解靶基因的 mRNA。Kaplan 等用 BMP 刺激 FOP 病人的乳牙牙髓干细胞（SHED 细胞）导致体外成骨分化，并转染 ASP-RNAi 入该模型细胞。结果表明：ASP-RNAi 能够靶向抑制突变型 ALK2 的表达，并抑制 FOP 病人 SHED 细胞的成骨分化能力。但该研究中的 siRNA 未经修饰，稳定性差，容易被核酸酶降解，半衰期短，尽管修饰后的 ASP-RNAi 的稳定性有望增加。

（2）MicroRNA（miRNA）：Mura 等通过生物信息学分析，筛选出 2 种靶向作用于 ALK2 mRNA 的 microRNA，并分别将 mir148b 和 mir365 转染入经 BMP4 刺激的具有成骨分化能力的 HeLa 细胞，结果表明：microRNA 将模型细胞 ALK2 的 mRNA 表达水平下调 40%。另有研究用上述模型细胞证实 mir148a 使 ALK2 的表达减少 50%。但以上这两项研究均是体外研究，经过修饰或改造的 microRNA 在动物体内抑制成骨分化的效果尚未有研究报道。

（3）反义寡核苷酸（antisense-oligonucleotide，AON）：反义寡核苷酸介导的外显子跳读能够靶向去除成熟 mRNA 中的指定外显子，下调靶基因的表达。Song 等用 BMP6 刺激小鼠胚胎内皮细胞（MEEC）并在体外诱导其成骨，将 AON 转染入 MEEC 模型细胞中，结果显示：AON 使 ALK2 的 mRNA 及成骨相关标志物的水平降低。但由于 AON 为亲水性的阴离子聚合物，对生物膜的穿透性及稳定性差，限制了其临床应用。

尽管 siRNA、microRNA 及 AON 介导的转录后调控的研究结果令人鼓舞，但在其应用于临床之前，仍存在稳定性、安全性以及作用时间持久性等问题。但可以尝试对药物自身结构进行修饰和改造，利用适当的药物传递系统（脂质体等）给药等，以提高其代谢稳定性。但要实现 ASP-RNAi 从体外到体内、从实验室到临床应用的转化，还需要进行更深入的研究。

3. Smads 通路抑制剂——选择性维甲酸受体 γ（RAR-γ）激动剂 由于 RAR-γ 在成软骨细胞和软骨细胞中均有表达，且视黄酸信号通路对于软骨生成起强抑制作用。因此，Shimono 等用 RAR-γ 激动剂作用于经过 rhBMP-2 刺激的 ATDC5 小鼠成软骨细胞，结果显示：细胞的软骨形成被阻断，Smad1/5/8 的磷酸化水平较非用药组下降 80%。接下来研究者在裸鼠模型中观察发现：对照组在术后第 14 天于术区形成大量异位骨组织，而用药组无异位骨化发生，且停药后未见复发。此外，用药组动物的骨转换标志物水平明显下降至测不出。但 RAR-γ 激动剂对于已存在的异位骨化病灶无改善，且存在长骨骨折修复时间延迟的现象。

由此可见，RAR-γ 激动剂能够有效阻断软骨生成并预防异位骨化的发生。但由于 FOP 病人多数未成年，该药可能会影响病人的正常骨骼生长过程。目前，选择性 RAR-γ 激动剂（palovarotene）已完成Ⅱ期随机双盲安慰剂对照的 FOP 临床试验，试验组异位骨化明显被抑制。

4. 钙通道阻滞剂——马来酸哌克昔林 Yamamoto 等用携带 ALK2^{R206H}的质粒转染 C2C12 细胞并诱导成骨，通过筛选 1040 个 FDA 批准的药物，发现钙通道阻滞剂马来酸哌克昔林（perhexiline maleate）使 Smad1/5/8 的磷酸化水平较对照组下降 62.9%，并能够以剂量依赖的方式抑制模型细胞的成骨分化。此后，研究者将 BMP 植入 ddY 小鼠的肌肉组织并诱导成骨，治疗组动物的异位骨化量较未服药组减少 38.0%。由此可见，Perhexiline 能够有效抑制模型细胞和动物的异位骨化。基于上述研究结果，研究者在 5 例 FOP 病人中开展了为期 2 年的前瞻性非盲单中心临床研究。结果显示：5 例病人的原有异位骨化病灶均未见改善，且治疗期间 2 例病人出现了无创伤等诱因的髋关节炎性包块，关节活动度也逐渐下降。

马来酸哌克昔林曾因安全范围小、不良反应大，而在心绞痛的临床应用中受限。Yamamoto 等采取药物重新定位的策略，发现其对异位骨化的抑制作用，但确切作用机制尚未明确。此外，该研究在动物模型中的用药剂量较大，且所采用的细胞和动物模型均与 FOP 病人的实际发病情况存在较大差距，其对于模型小鼠异位骨化的抑制效果也远不及 BMP Ⅰ 型受体激酶抑制剂等药物。而非随机非安慰剂对照的临床试验纳入病人例数有限，且未观察到其对于 FOP 陈旧病灶的治疗作用及抑制新发病灶出现的效果。因此，目前尚无法判断 perhexiline 的疗效。

5. 激动素 A 的抗体　FOP 病人的细胞对激动素 A（activin A）的敏感性增加，用激动素 A 的抗体可以减少模型动物的发病率约 80%，已经完成 Ⅰ 期临床试验，在 FOP 病人的效果需要进一步研究。

上述 FOP 治疗学的多项研究为该病的治疗提供了新思路，但多数研究尚局限在细胞或动物模型阶段，其应用于临床的安全性、有效性仍有待进一步研究论证。

（十三）展望

迄今为止，尚缺乏对于 FOP 疗效确切的治疗方法。Kaplan 等提出将来防治 FOP 的可能干预途径：①干扰诱导性的信号通路；②抑制炎症性的刺激因子；③改变靶组织中的成骨前体细胞；④改变促进异位成骨的组织微环境。随着对于疾病发病机制了解的深入，包括分子遗传学和组织病理学的进展，以及对于该病关注度的提升，将会有更多的具有治疗前景的新药进入临床。

近年来，随着机动车事故、运动损伤的增加，创伤后异位骨化（又称创伤后骨化性肌炎）的病人数量明显上升，而 BMP 活性增加及炎症状态的组织微环境参与了异位骨化的形成，有关 FOP 治疗的研究成果有望被应用于创伤后骨化性肌炎等异位骨化性疾病。

1. 进行性骨化性异常增生症（progressive osseous heteroplasia，POH，OMIM #166350）　该病是一种罕见的致残性异位骨化性疾病，属常染色体显性遗传，以散发病人多见。病因为 GNAS 基因的失活型突变，且多为父系遗传。POH 主要经膜内成骨形成异位骨化，婴儿期首先出现皮肤异位骨化，并在儿童期进行性发展，出现皮下脂肪、骨骼肌以及深部结缔组织的异位骨化。目前无有效治疗方法，且手术会导致原位异位骨化形成。但该病病人无 FOP 的先天性大足趾畸形，基因分析可鉴别。

2. Albright 遗传性骨营养不良症（albright hereditary osteodystrophy，AHO，OMIM #103580）　是一种常染色体显性遗传病，病因为 GNAS 基因的杂合失活型突变，导致腺苷酸环化酶激活障碍。表现为皮下组织软骨内骨化、身材矮小、肥胖、满月脸、手足短而宽的长骨。病人对多种激素抵抗，包括 TSH 抵抗及 PTH 抵抗所致的假性甲状旁腺功能减退等。治疗方面包括维生素 D 和钙剂的补充替代以及对症治疗。

3. 获得性异位骨化（acquired heterotopic ossification）　多由严重创伤、战伤、神经系统损伤、烧伤、人工关节置换术等引起。病人软组织疼痛、邻近关节活动障碍。但该病病人无 FOP 先天性大足趾的畸形，基因分析可鉴别。

4. 强直性脊柱炎引起的异位钙化　此并发症也证明炎症可以导致异位钙化，但机制不明，X 线表现为脊柱旁边条形钙化，会加重病人的脊柱活动障碍。目前无有效的治疗方法。

（张克勤　庞　静）

参 考 文 献

[1] Shore EM, Xu M, Feldman GJ, et al. A recurrent mutation in the BMP type Ⅰ receptor ACVR1 causes inherited and sporadic fibrodysplasia ossificans progressiva. Nat Genet, 2006, 38: 525-527.

[2] Zhang W, Zhang K, Song L, et al. The phenotype and genotype of fibrodysplasia ossificans progressiva in China: a report of 72 cases. Bone, 2013, 57: 386-391.

[3] Pignolo RJ, Shore EM, Kaplan FS. Fibrodysplasia ossificans progressiva: clinical and genetic aspects. Orphanet J Rare Dis, 2011, 6: 80-85.

[4] Kaplan FS, Chakkalakal SA, Shore EM. Fibrodysplasia ossificans progressiva: mechanisms and models of skeletal metamorphosis. Dis Model Mech, 2012, 5: 756-762.

［5］ Kaplan FS, Xu M, Seemann P, et al. Classic and atypical fibrodysplasia ossificans progressiva（FOP）phenotypes are caused by mutations in the bone morphogenetic protein（BMP）type I receptor ACVR1. Hum Mutat, 2009, 30：379-390.

［6］ Chakkalakal SA, Zhang D, Culbert AL, et al. An Acvr1 R206H knock-in mouse has fibrodysplasia ossificans progressiva. J Bone Miner Res, 2012, 27：1746-1756.

［7］ Miao J, Zhang C, Wu S, et al. Genetic abnormalities in fibrodysplasia ossificans progressiva. Genes Genet Syst, 2012, 87：213-219.

［8］ Schmierer B, Hill CS. TGFbeta-SMAD signal transduction：molecular specificity and functional flexibility. Nat Rev Mol Cell Biol, 2007, 8：970-982.

［9］ Shi Y, Massague J. Mechanisms of TGF-beta signaling from cell membrane to the nucleus. Cell, 2003, 113：685-700.

［10］ Kawabata M, Imamura T, Miyazono K. Signal transduction by bone morphogenetic proteins. Cytokine Growth Factor Rev, 1998, 9：49-61.

［11］ Nohe A, Keating E, Knaus P, et al. Signal transduction of bone morphogenetic protein receptors. Cell Signal, 2004, 16：291-299.

［12］ Huse M, Muir TW, Xu L, et al. The TGF-beta receptor activation process：an inhibitor-to substrate-binding switch. Mol Cell, 2001, 8：671-682.

［13］ Chen YG, Liu F, Massague J. Mechanism of TGF-beta receptor inhibition by FKBP12. EMBO J, 1997, 16：3866-3876.

［14］ Huse M, Chen YG, Massague J, et al. Crystal structure of the cytoplasmic domain of the type I TGF beta receptor in complex with FKBP12. Cell, 1999, 96：425-436.

［15］ Yao D, Dore JJ, Jr., Leof EB. FKBP12 is a negative regulator of transforming growth factor-beta receptor internalization. J Biol Chem, 2000, 275：13149-13154.

［16］ Shen Q, Little SC, Xu M, et al. The fibrodysplasia ossificans progressiva R206H ACVR1 mutation activates BMP-independent chondrogenesis and zebrafish embryo ventralization. J Clin Invest, 2009, 119：3462-3472.

［17］ Wrana JL, Attisano L, Wieser R, et al. Mechanism of activation of the TGF-beta receptor. Nature, 1994, 370：341-347.

［18］ Wieser R, Wrana JL, Massague J. GS domain mutations that constitutively activate T beta R-I, the downstream signaling component in the TGF-beta receptor complex. EMBO J, 1995, 14：2199-2208.

［19］ Kan L, Liu Y, McGuire TL, et al. Dysregulation of local stem/progenitor cells as a common cellular mechanism for heterotopic ossification. Stem Cells, 2009, 27：150-156.

［20］ Kan L, Hu M, Gomes WA, et al. Transgenic mice overexpressing BMP4 develop a fibrodysplasia ossificans progressiva（FOP）-like phenotype. Am J Pathol, 2004, 165：1107-1115.

［21］ Yu PB, Deng DY, Lai CS, et al. BMP type I receptor inhibition reduces heterotopic ossification. Nat Med, 2008, 14：1363-1369.

［22］ Gannon FH, Glaser D, Caron R, et al. Mast cell involvement in fibrodysplasia ossificans progressiva. Hum Pathol, 2001, 32：842-848.

［23］ Shafritz AB, Shore EM, Gannon FH, et al. Overexpression of an osteogenic morphogen in fibrodysplasia ossificans progressiva. N Engl J Med, 1996, 335：555-561.

［24］ Brantus JF, Meunier PJ. Effects of intravenous etidronate and oral corticosteroids in fibrodysplasia ossificans progressiva. Clin Orthop Relat Res, 1998：117-120.

［25］ Kaplan FS, Groppe J, Pignolo RJ, et al. Morphogen receptor genes and metamorphogenes：skeleton keys to metamorphosis. Ann N Y Acad Sci, 2007, 1116：113-133.

［26］ Wang H SE, Kaplan FS, et al. Hypoxia promotes ligand-independent activation of the ACVR1（R206H）mutant receptor in C2C12 cells. J Bone Miner Res., 2008, 23：433-433.

［27］ Lounev VY, Ramachandran R, Wosczyna MN, et al. Identification of progenitor cells that contribute to heterotopic skeletogenesis. J Bone Joint Surg Am, 2009, 91：652-663.

［28］ Medici D, Shore Em Fau, Lounev VY, et al. Conversion of vascular endothelial cells into multipotent stem-like cells. Nat Med, 2010, 16：1400-1406.

［29］ Yano M, Kawao N, Okumoto K, et al. Fibrodysplasia ossificans progressiva-related activated activin-like kinase signaling enhances osteoclast formation during heterotopic ossification in muscle tissues. J Biol Chem, 2014, 289: 16966-16977.

[30] Suda RK, Billings PC, Egan KP, et al. Circulating osteogenic precursor cells in heterotopic bone formation. Stem Cells, 2009, 27: 2209-2219.

[31] Mao L, Yano M, Kawao N, et al. Role of matrix metalloproteinase-10 in the BMP-2 inducing osteoblastic differentiation. Endocr J, 2013, 60: 1309-1319.

[32] Yano M, Kawao N, Tamura Y, et al. A novel factor, Tmem176b, induced by activin-like kinase 2 signal promotes the differentiation of myoblasts into osteoblasts. Exp Clin Endocrinol Diabetes, 2014, 122: 7-14.

[33] Glaser DL, Economides AN, Wang L, et al. In vivo somatic cell gene transfer of an engineered Noggin mutein prevents BMP4-induced heterotopic ossification. J Bone Joint Surg Am, 2003, 85-A: 2332-2342.

[34] Gannon FH, Valentine BA, Shore EM, et al. Acute lymphocytic infiltration in an extremely early lesion of fibrodysplasia ossificans progressiva. Clin Orthop Relat Res, 1998, 346: 19-25.

[35] Gannon FH, Kaplan FS, Olmsted E, et al. Bone morphogenetic protein 2/4 in early fibromatous lesions of fibrodysplasia ossificans progressiva. Hum Pathol, 1997, 28: 339-343.

[36] Pignolo RJ, Shore EM, Kaplan FS. Fibrodysplasia ossificans progressiva: diagnosis, management, and therapeutic horizons. Pediatr Endocrinol Rev, 2013, 10 (Suppl 2): 437-448.

[37] Kaplan F, Sawyer J, Connors S, et al. Urinary basic fibroblast growth factor. A biochemical marker for preosseous fibroproliferative lesions in patients with fibrodysplasia ossificans progressiva. Clin Orthop Relat Res, 1998, (346): 59-65.

[38] Kitterman JA, Kantanie S, Rocke DM, et al. Iatrogenic harm caused by diagnostic errors in fibrodysplasia ossificans progressiva. Pediatrics, 2005, 116: e654-661.

[39] Kaplan FS, Shore EM. Progressive osseous heteroplasia. J Bone Miner Res, 2000, 15: 2084-2094.

[40] Shore EM, Ahn J, Jan de Beur S, et al. Paternally inherited inactivating mutations of the GNAS1 gene in progressive osseous heteroplasia. N Engl J Med, 2002, 346: 99-106.

[41] Ringel MD, Schwindinger WF, Levine MA. Clinical implications of genetic defects in G proteins. The molecular basis of McCune-Albright syndrome and Albright hereditary osteodystrophy. Medicine (Baltimore), 1996, 75: 171-184.

[42] Lakhan SE, Eager RM, Harle L. Aggressive juvenile fibromatosis of the paranasal sinuses: case report and brief review. J Hematol Oncol, 2008, 1: 3-8.

[43] Garland DE. A clinical perspective on common forms of acquired heterotopic ossification. Clin Orthop Relat Res, 1991, 263: 13-29.

[44] Seok Y, Cho S, Lee E. Surgical treatment combined with NSAIDs in fibrodysplasia ossificans progressiva. Ann Thorac Cardiovasc Surg, 2012, 18: 61-63.

[45] Whyte MP, Wenkert D, Demertzis JL, et al. Fibrodysplasia ossificans progressiva: middle-age onset of heterotopic ossification from a unique missense mutation (c. 974G>C, p. G325A) in ACVR1. J Bone Miner Res, 2012, 27: 729-737.

[46] Gatti D, Viapiana O, Rossini M, et al. Rosiglitazone therapy is associated with major clinical improvements in a patient with fibrodysplasia ossificans progressiva. J Bone Miner Res, 2010, 25: 1460-1462.

[47] Soldic Z, Murgic J, Radic J, et al. Radiation therapy in treatment of fibrodysplasia ossificans progressiva: a case report and review of the literature. Coll Antropol, 2011, 35: 611-614.

[48] Mohedas AH, Xing X, Armstrong KA, et al. Development of an ALK2-biased BMP type I receptor kinase inhibitor. ACS Chem Biol, 2013, 8: 1291-1302.

[49] Cuny GD, Yu PB, Laha JK, et al. Structure-activity relationship study of bone morphogenetic protein (BMP) signaling inhibitors. Bioorg Med Chem Lett, 2008, 18: 4388-4392.

[50] Kaplan J, Kaplan FS, Shore EM. Restoration of normal BMP signaling levels and osteogenic differentiation in FOP mesenchymal progenitor cells by mutant allele-specific targeting. Gene Ther, 2012, 19: 786-790.

[51] Mura M, Cappato S, Giacopelli F, et al. The role of the 3' UTR region in the regulation of the ACVR1/Alk-2 gene expression. PLoS One, 2012, 7: e50958.

[52] Song H, Wang Q, Wen J, et al. ACVR1, a Therapeutic Target of Fibrodysplasia Ossificans Progressiva, Is Negatively Regulated by miR-148a. Int J Mol Sci, 2012, 13: 2063-2077.

［53］Shi S，Cai J，de Gorter DJ，et al. Antisense-oligonucleotide mediated exon skipping in activin-receptor-like kinase 2：inhibiting the receptor that is overactive in fibrodysplasia ossificans progressiva. PLoS One，2013，8：e69096.

［54］Shimono K，Tung WE，Macolino C，et al. Potent inhibition of heterotopic ossification by nuclear retinoic acid receptor-gamma agonists. Nat Med，2011，17：454-460.

［55］Yamamoto R，Matsushita M，Kitoh H，et al. Clinically applicable antianginal agents suppress osteoblastic transformation of myogenic cells and heterotopic ossifications in mice. J Bone Miner Metab，2013，31：26-33.

第十章　骨软骨发育不良

骨软骨发育不良是一大类具有遗传异质性和表型异质性的遗传性骨病。大多数是发病率很低的罕见病，但种类繁多，总患病率>1/5000。这些骨病常表现为肢体、躯干，甚至头颅大小、形状的改变，最终造成病人全身不成比例的矮小畸形。根据 2010 年修订的国际遗传性骨病的分类标准，共分为 40 组 456 种。临床相对常见的为软骨发育不全（achondroplasia，ACH）、软骨发育低下（hypochondroplasia，HCH）、致死性侏儒症（thanatophoric dysplasia，TD）、假性软骨发育不全（pseudoachondroplasia，PSA-CH）、多发性骨骺发育不良（multiple epiphyseal dysplasia，MED）、先天性脊柱骨骺发育不良（spondylo-epiphyseal dysplasia congenita，SEDC）、迟发性脊柱骨骺发育不良（spondyloepiphyseal dysplasia tarda，SEDT）、黏多糖贮积症（mucopolysaccharidosis，MPS）等。这些骨病发病早，症状明显，通常造成病人致残，甚至致死，而且此类骨病还会逐代或隔代遗传，故危害十分严重，往往给家庭和社会带来沉重的经济负担，也给病人及其亲属带来巨大的心理负担和精神负担。本章将重点介绍软骨发育不全及假性软骨发育不全。

一、软骨发育不全

软骨发育不全（achondroplasia，ACH）是一种常见的软骨发育不良，又称胎儿型软骨营养障碍（chondrodystrophia fetalis）、软骨营养障碍性侏儒（chondrodystrophic dwarfism）等。这是一种由于软骨内骨化缺陷而导致的发育异常，呈常染色体显性遗传，临床上以四肢短、躯干相对正常、头颅较大、脊柱胸腰段后凸、椎管狭窄为特征。ACH 的发病机制与成纤维细胞生长因子受体 3（FGFR3）基因跨膜区的点突变密切相关，80%～90%的病例是散发的，为新生突变。ACH 病人脊柱畸形常可导致排尿障碍，跛行甚至截瘫等严重后果。

（一）FGFR3 基因与 ACH

FGFR3 属于成纤维细胞生长因子受体家族成员之一，是一种具有调节生长发育等功能的跨膜蛋白，含有 806 个氨基酸残基，由胞外区、疏水跨膜区和胞内酪氨酸激酶活性区 3 部分组成，其中胞外区由 3 个免疫球蛋白样结构域 Ig Ⅰ～Ⅲ 构成。FGFR3 是骨骼生长的负性调节因子，1996 年 Deng 等发现 FGFR3 基因敲除的小鼠表现为骨骼过度生长、生长板增生和软骨细胞增生能力增强。进一步研究发现 FGFR3 是通过抑制软骨细胞增生分化，抑制软骨细胞外基质合成及促进其降解而发挥骨骼生长调节作用的。软骨细胞的增生分化可以通过不同的信号蛋白激活，包括信号转导和转录激活因子（signal transducers and activators of transcription，STAT）、丝裂原活化蛋白激酶（mitogen actived protein kinase，MAPK）、细胞外信号调节激酶 1/2（extracelluar signal regulated kinase 1/2，ERK1/2）和磷脂酶 C 等。目前认为 FGFR3 主要通过 STAT 信号通路调节软骨细胞增生分化。FGF 与 FGFR3 胞外区的 Ig Ⅱ 和 Ig Ⅲ 样结构域结合后激活胞内酪氨酸激酶活性区，然后聚集 STAT 分子并使之形成二聚体进而进入细胞核发挥转录调控作用。Shiang 等研究发现，FGFR3 基因 1138 位点突变是 ACH 主要病因，其中 95% 为 G>A 突变，少数为 G>C 突变，两种突变均导致甘氨酸被精氨酸取代使跨膜区结构发生改变，引起 FGFR3 持续激活、软骨细胞增生分化受到抑制从而导致骨骼发育产生异常。FGFR3 基因不同位点的突变可导致不同类型的骨骼发育异常类疾病。软骨发育低下（HCH）是临床表现与 ACH 类似的一种疾病，但症状较轻，60%～65% 的 HCH 病人发现 FGFR3 基因 c.1620C>A（N540K）的突变。此外，FGFR3 基因一些特殊位点突变还可导致致死性侏儒症。

（二）临床表现

软骨发育不全病人的临床表现为身材矮小（低于同龄标准身高 4~5 个标准差，四肢短小，躯干发育正常，导致四肢与躯干不成正常比例，且肢体远端受累轻于近端）、头颅较大、前额突出、鼻背塌陷、下颌相对突出；病人环指与中指不能正常并拢，呈三叉状，称为三叉戟手，部分患儿出现桡骨头脱位或肘关节屈曲挛缩等表现，下肢较正常更短且弯曲成弓形，可见肌肉明显臃肿；腰椎前凸、臀部后翘、膝内翻或膝外翻。男性成年人终身高为 125cm，女性为 124cm。病人一般智力正常（图 9-10-1）。

软骨发育不全病人的 X 线表现为：颅盖较正常大，前额明显突出，颅底缩短，且枕骨大孔变小，部分病人可能伴发脑积水或侧脑室扩张等疾病；四肢长骨对称性粗短，干骺端增宽，膝关节常见骨端呈"V"形分离，形成"V"形切迹与骨骺的骨化中心相吻合，病人下肢呈弓形，且胫骨短于腓骨，上肢桡骨短于尺骨；椎体厚度明显缩减，第 1 腰椎至第 5 腰椎可见椎弓间距离逐渐减小，腰椎后缘凹陷；髂骨小呈方形，坐骨切迹鱼嘴状，髋臼平，股骨颈粗短。

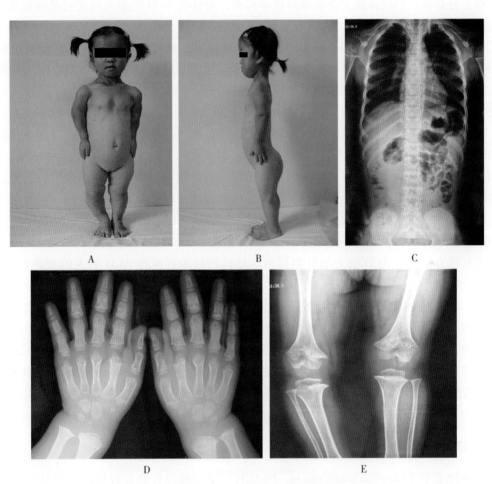

图 9-10-1　女性，7 岁，临床和基因诊断确诊为 ACH

身高 85cm，A~B. 身材矮小，四肢短，前额突出、鼻背塌陷、下颌相对突出，臀部后翘。C. 胸腰椎椎体形状大致正常，第 1 腰椎至第 5 腰椎可见椎弓间距离逐渐减小。D. 手 X 线像示诸掌骨、指骨粗短，环指与中指不能正常并拢，呈三叉状，称为三叉戟手。E. 双腿长骨对称性粗短，干骺端增宽，膝关节常见骨端呈"V"形分离，形成"V"形切迹与骨骺的骨化中心相吻合，病人下肢呈弓形，且胫骨短于腓骨

（三）并发症

1. 脑积水　脑积水是 ACH 病人最常见的并发症之一。ACH 新生儿由于颅颈交界区狭窄而出现脑室扩大和脑脊液过度轴向分流。起初不明显随后由于颈静脉孔狭窄、颈静脉压力增大而出现相应的症状。

2. 脊髓受压　ACH 病人多数会出现后背和下肢疼痛，这是脊柱硬化的首要表现。随着病情的发展，由于髓腔压力增高导致脊髓受压而出现下肢腱反射增强、痉挛，进行性肌张力减退，行走障碍和大小便失禁等。部分病人因躯干张力低下在幼儿期即可出现严重驼背和脊柱侧凸，进一步增大脊髓受压的风险。

3. 呼吸异常　ACH 患儿可因脑干脊髓受压或颅面发育异常、扁桃体肥大出现上呼吸道阻塞或呼吸睡眠暂停而发生猝死。

4. 中耳炎　超过 40% 的 ACH 病人常伴发有中耳炎，反复发作的中耳炎不及时干预会引起病人听力的下降甚至耳聋。

因此及早控制和预防并发症对提高病人的生活质量有较大的帮助。

（四）诊断与鉴别诊断

根据病人的家族史、临床表现、X 线表现及 FGFR3 基因检测可确诊软骨发育不全。有家族史的病人，产前诊断十分必要。产前诊断主要依赖影像学检查，对怀疑 ACH 的胎儿可进行基因检测确诊。本病需与以下疾病进行鉴别：

1. 软骨发育低下（HCH）　HCH 病人临床表现较 ACH 轻，最常见的临床表现有身材矮小（低于标准身高 2~3 个标准差）、头大、面部相对正常，肘伸展受限，手足粗短，四肢近端或中间部分短，全身关节韧带轻度松弛；其他不常见的典型临床表现有脊柱侧凸，轻度膝内翻，轻至中度的智力低下，成年型骨关节炎等。男性成年人终身高为 138~155cm，女性为 128~145cm。最常见的 X 线表现有长骨短及干骺端增宽，腰椎弓根间距逐渐变窄或未增宽，轻至中度的短指（或短趾）畸形，股骨颈短，髂骨变短呈方形。FGFR3 基因检测为其确诊依据。

2. 假性软骨发育不全（PSACH）　出生时身长正常，面容正常，1~2 岁后出现生长缓慢，呈短肢侏儒；X 线表现为骨骺骨化延迟及长骨骨骺、干骺端形状不规则，掌、指骨短且骨骺、干骺端不规则，脊柱侧位片示椎体前缘舌状突出；为常染色体显性遗传病，致病基因 COMP 的突变检测为其确诊依据。

（五）ACH 治疗

目前尚无有效方法改善 ACH 病人的骨骼异常。外科延长术可改善 ACH 病人的身高及其身材比例。也有研究报道应用重组人生长激素（rhGH）治疗 ACH 对病人身高的改善有一定帮助。一项荟萃分析表明，rhGH 对 ACH 病人身高增长的近期疗效较理想，但病人身体的比例无显著变化。动物实验发现，间断注射甲状旁腺激素能改善 ACH 小鼠的体长和骨骼病变的进展，其机制是下调 FGFR3 的活性和上调甲状旁腺激素相关蛋白的表达。有研究发现，抗组胺药美克洛嗪可作为 FGFR3 信号的抑制剂，可能对改善病人的骨骼异常有帮助。新近研究表明 C 型钠尿肽（C-type natriuretic peptide，CNP）类似物能够通过抑制 ERK1/2 的磷酸化抵消 FGFR3 基因突变持续激活效应，促进软骨细胞增生分化和骨骼生长，因此 CNP 类似物有望成为治疗 ACH 的一种有效药物。

二、假性软骨发育不全

假性软骨发育不全（pseudoachondroplasia，PSACH）是一种以骨骼发育异常、身材矮小为特征的遗传性骨骼疾病，以常染色体显性遗传方式进行，外显率 100%。PSACH 病人中 80% 以上均属散发病例，由基因突变所致，不到 10% 病人则由家系遗传所引起。据文献统计，该病全球发病率为 1/20000 ~ 1/15000，在中国的发病率更低，且对该病的研究与报道十分少见。软骨低聚物基质蛋白（cartilage oligomeric matrix protein，COMP）基因是目前唯一报道的与 PSACH 发生有关的致病基因。

（一）COMP 基因与 PSACH

COMP 主要分布在软骨细胞的细胞外基质中，1993 年 Briggs 和 Hecht 将 COMP 基因定位于 19 号染色体上。该基因由 19 个外显子和 18 个内含子组成，包括 1 个螺旋区、4 个 II 型类表皮生长因子重复区、8 个类钙调蛋白重复区（CLR）和 1 个大的羧基末端球状区域（CTD）。在这些区域中，CLR 是与

PSACH 关系最密切的区域，该区域具有较强的 Ca^{2+} 结合能力，如果在该区域内发生碱基突变，可能会导致基质蛋白不能很好地与 Ca^{2+} 结合，阻碍软骨细胞分化。据目前相关文献报道，超过 80% 致病突变碱基均在该区域中发现，且还有可能存在未发现的突变碱基。Kvansakul 等采用 TSP-1 的 X 线衍射晶体分析法发现，COMP 突变可能会破坏蛋白的折叠。蛋白质错误的折叠将导致内质网中蛋白的聚集，这种细胞内蛋白质大量的聚集很可能会破坏软骨细胞的正常功能，导致细胞死亡，进而导致 PSACH 的发生。

（二）临床表现

1959 年 Maroteaux 和 Lamy 首次报道了 PSACH。PSACH 患儿出生时身长正常，面容正常，会走时即出现鸭步，2 岁左右生长速度开始落后于标准生长曲线，最终导致中重度的短肢型身材矮小，成年人身高为 82~130cm。骨骼畸形表现为中度的短指（短趾）畸形；手部、膝盖以及脚踝的韧带松弛及关节伸展过度；肘关节以及髋关节伸展受限；膝内翻、膝外翻或下肢风吹样畸形；轻度脊柱侧弯；50% 左右的患儿出现腰椎前突；儿童期出现关节疼痛，尤其以下肢大关节为甚，早期即出现骨性关节炎。Kopita 等报道齿状突可发育不良，并由于韧带松弛导致 C_1~C_2 不稳定。典型的 X 线表现：骨骺骨化延迟，长骨骨骺、干骺端形状不规则，干骺端增宽；股骨头变小，股骨颈短而不规则，骨盆发育小，髋臼顶扁平，边缘不规则；椎体前缘呈鸟嘴状。

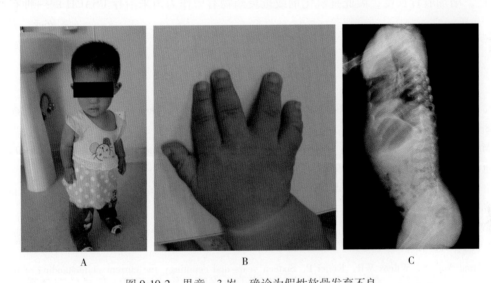

图 9-10-2 男童，3 岁，确诊为假性软骨发育不良

A. 身材矮小，身高 66cm，四肢短小，头颅和面部正常。B. 手短小，中指和环指不能并拢，呈三叉状。C. 椎体 X 线照相示椎体形状改变，椎体前缘呈鸟嘴状

（三）诊断与鉴别诊断

根据病人的家族史、临床表现、X 线表现及 COMP 基因检测可确诊假性软骨发育不全。但本病需与软骨发育不全、黏多糖贮积症及多发性骨骺发育不良等鉴别。

ACH 病人在出生时即表现肢体短小，身长低于正常，而 PSACH 病人出生时身长正常；ACH 病人头大、前额突出、鼻背低平，而 PSACH 病人面容正常；二者 X 线骨骼表现差异极大，是鉴别的关键：ACH 病人 X 线显示四肢长骨对称性短粗，干骺端增宽、凹陷，骺核出现延迟，椎体较小，椎弓根间距从第 1 腰椎到第 5 腰椎逐渐变小，骨盆狭小，髂骨呈方形，髋臼上缘变宽呈水平状，而 PSACH 病人骨骺骨化延迟及长骨骨骺、干骺端形状不规则，掌、指骨短且骨骺、干骺端不规则，脊柱侧位片示椎体前缘舌状突出；二者致病基因不同，ACH 的致病基因是 FGFR3，ACH 病人和 PSACH 病人的比例为 29∶12，可见此病在短肢侏儒中所占比例并不低，应引起大家的重视。

临床上还有一个与 PSACH 相近的疾病，是多发性骨骺发育不良，遗传异质性较强，它以早发性关

节炎、身材矮小、多发性的骨骺发育不良为特征，在 X 线改变上极易与 PSACH 混淆，病人常因骨关节炎就诊风湿免疫科。但 MED 病人少有脊柱受累，且矮小程度不如 PSACH 病人严重，身高可达 140~170cm，而 PSACH 为 80~130cm（ACH 病人身高 110~130cm）。部分 MED 病人可检测到 COMP 基因突变，突变分布区域与 PSACH 相似。因此对 X 线疑似的 MED 病人，应根据身高和脊柱受累程度进行鉴别诊断，且需要做相应的基因检测来确诊。

黏多糖病为短颈短躯干型侏儒，是一组常染色体隐性遗传病，系营养障碍及代谢性骨病，通常为髋外翻、膝外翻。其发病的根本原因是某些酶的等位基因 IDUA 发生了突变所致。黏多糖病的椎体改变与假性软骨发育不全类似，椎体前缘变尖较突出呈弹头状，肋骨有飘带征，髂骨下部变尖，髋、膝外翻；患儿智力低下，面容丑陋，角膜混浊，尿黏多糖试验（+），溶酶体酶学分析（+）。

（四）治疗

对于下肢成角畸形的矫正，通常需要通过胫骨和股骨截骨矫正才能达到改善步态和下肢力线的作用，截骨矫形后可采用钢板固定。对于髋关节或膝关节出现骨性关节炎者，可考虑关节置换。对齿状突发育不良出现 C_1~C_2 不稳定而压迫颈髓者，应考虑行 C_1~C_2 后融合术。有关节痛者，可使用镇痛剂。目前有动物研究发现，早期使用抗氧化剂、抗炎药物，如阿司匹林等可减轻炎症反应和氧化应激介导的软骨细胞凋亡，增加股骨长度，因此抗氧化剂或抗炎药物有望作为未来治疗 PSACH 的一种有效药物。

（夏维波　侯艳芳）

参 考 文 献

[1] Orioli IM, Castilla EE, Barbosa-Neto JG. The birth prevalence rates for the skeletal dysplasias. J Med Genet, 1986, 23 (4)：328-332.

[2] Warman ML, Cormier-Daire V, Hall C, et al. Nosology and classification of genetic skeletal disorders：2010 revision. Am J Med Genet A, 2011, 155A (5)：943-968.

[3] Shiang R, Thompson LM, Zhu YZ, et al. Mutations in the transmembrane domain of FGFR3 cause the most common genetic form of dwarfism, achondroplasia. Cell, 1994, 78 (2)：335-342.

[4] Deng C, Wynshaw-Boris A, Zhou F, et al. Fibroblast growth factor receptor 3 is a negative regulator of bone growth. Cell, 1996, 84 (6)：911-921.

[5] Foldynova-Trantirkova S, Wilcox WR, Krejci P. Sixteen years and counting：the current understanding of fibroblast growth factor receptor 3 (FGFR3) signaling in skeletal dysplasias. Hum Mutat, 2012, 33 (1)：29-41.

[6] 戚仁竞，章振林，康庆林. 软骨发育不全症与成纤维细胞生长因子受体-3 致病基因. 中华骨质疏松和骨矿盐疾病杂志, 2014, (1)：91-94.

[7] Korkmaz HA, Hazan F, Dizdarer C, et al. Hypochondroplasia in a child with 1620C>G (Asn540Lys) mutation in FGFR3. J Clin Res Pediatr Endocrinol, 2012, 4 (4)：220-222.

[8] Kaissi AA, Farr S, Ganger R, et al. Treatment of varus deformities of the lower limbs in patients with achondroplasia and hypochondroplasia. Open Orthop J, 2013, 7：33-39.

[9] Song SH, Balce GC, Agashe MV, et al. New proposed clinico-radiologic and molecular criteria in hypochondroplasia：FGFR 3 gene mutations are not the only cause of hypochondroplasia. Am J Med Genet A, 2012, 158A (10)：2456-2462.

[10] 孟岩，张续德，邱正庆，等. 假性软骨发育不全的基因检测及鉴别诊断：第八届全国遗传病诊断与产前诊断学术交流会. 西安：2012：145-146.

[11] Kim SJ, Balce GC, Agashe MV, et al. Is bilateral lower limb lengthening appropriate for achondroplasia？ midterm analysis of the complications and quality of life. Clin Orthop Relat Res, 2012, 470 (2)：616-621.

[12] Miccoli M, Bertelloni S, Massart F. Height outcome of recombinant human growth hormone treatment in achondroplasia children：a Meta-Analysis. Horm Res Paediatr, 2016, 86 (1)：27-34.

[13] Xie Y, Su N, Jin M, et al. Intermittent PTH (1~34) injection rescues the retarded skeletal development and postnatal le-

thality of mice mimicking human achondroplasia and thanatophoric dysplasia. Hum Mol Genet, 2012, 21 (18): 3941-3955.

［14］Matsushita M, Kitoh H, Ohkawara B, et al. Meclozine facilitates proliferation and differentiation of chondrocytes by attenuating abnormally activated FGFR3 signaling in achondroplasia. PLoS One, 2013, 8 (12): e81569.

［15］Lorget F, Kaci N, Peng J, et al. Evaluation of the therapeutic potential of a CNP analog in a Fgfr3 mouse model recapitulating achondroplasia. Am J Hum Genet, 2012, 91 (6): 1108-1114.

［16］Briggs MD, Chapman KL. Pseudoachondroplasia and multiple epiphyseal dysplasia: mutation review, molecular interactions, and genotype to phenotype correlations. Hum Mutat, 2002, 19 (5): 465-478.

［17］Briggs MD, Rasmussen IM, Weber JL et al. Genetic linkage of mild pseudoachondroplasia (PSACH) to markers in the pericentromeric region of chromosome 19. Genomics, 1993, 18 (3): 656-660.

［18］Hecht JT, Francomano CA, Briggs MD, et al. Linkage of typical pseudoachondroplasia to chromosome 19. Genomics, 1993, 18 (3): 661-666.

［19］Kvansakul M, Adams JC, Hohenester E. Structure of a thrombospondin C-terminal fragment reveals a novel calcium core in the type 3 repeats. EMBO J, 2004, 23 (6): 1223-1233.

［20］Pedrini-Mille A, Maynard JA, Pedrini VA. Pseudoachondroplasia: biochemical and histochemical studies of cartilage. J Bone Joint Surg Am, 1984, 66 (9): 1408-1414.

［21］Li QW, Song HR, Mahajan RH, et al. Deformity correction with external fixator in pseudoachondroplasia. Clin Orthop Relat Res, 2007, 454: 174-179.

［22］Posey KL, Coustry F, Veerisetty AC, et al. Antioxidant and anti-inflammatory agents mitigate pathology in a mouse model of pseudoachondroplasia. Hum Mol Genet, 2015, 24 (14): 3918-3928.

第十一章　低磷酸酶血症

　　低磷酸酶血症（hypophosphatasia，HPP）是一种以骨骼矿化障碍及牙齿脱落、血液及骨骼碱性磷酸酶（alkaline phosphatase，ALP）矛盾性减低为特征的罕见单基因遗传性疾病。最早于 1948 年加拿大医生 John C. Rathbun 用这个名称来描述一种发育异常性疾病，患儿 2 月龄时表现出佝偻病和癫痫发作，伴有矛盾性低血清 ALP 活性，尸解提示骨骼和其他组织中 ALP 活性也降低。很快，HPP 被证实是一种遗传性疾病，乳牙过早缺失是患儿的主要临床特征。随后 ALP 缺乏作为 HPP 的疾病特征，被发现其在病人代谢异常和骨骼系统损害中发挥关键作用。HPP 在加拿大门诺人中高发，在美国白种人患病率高于黑种人，HPP 也在西班牙裔、日本和我国人群中报道，但我国 HPP 的患病率尚不清楚。

　　ALP 是 1923 年由 Robert Robison 发现，所有动物都有 ALP，人类 ALP 由 4 个基因负责编码，其中 3 个基因（ALPI、ALPP 及 ALPPL2）编码组织特异性 ALP，即肠道、胎盘和生殖细胞特异性 ALP，而第 4 种基因（ALPL，也称 TNSALP）编码组织非特异性 ALP（tissue-nonspecific alkaline phosphatase，TNSALP），TNSALP 在骨骼、肝脏、肾脏及发育中的牙齿含量丰富。ALPL 基因位于 1p34-36，长度超过 50kb，有 12 个外显子，其中 11 个编码 524 个氨基酸的单体。骨骼和肝脏 ALP 同工酶转录差异在于 5′端非翻译区的差异。在健康成人，血清中 ALP 主要由等量的骨骼和肝脏来源的 TNSALP 组成，而在健康婴幼儿和儿童，尤其是青少年，血液循环中富含骨源性 ALP。对于低磷酸酶血症病人，尸解显示 ALP 活性缺乏主要见于骨骼、肝脏和肾脏。

一、发病机制

　　1988 年，在一个近亲婚配家庭的 HPP 婴儿中首次发现了 ALPL 基因突变。目前至少有 300 种 ALPL 基因突变被报道，基因突变位点具有明显异质性，可呈常染色体显性或隐性遗传，散发病例非常罕见。TNSALP 基因失活性突变导致组织非特异性 ALP 减少，是引起病人牙齿早发脱落和骨骼矿化异常的主要机制（图 9-11-1）。

　　ALPL 基因失活性突变导致骨矿化障碍的机制：ALPL 失活，其作用底物细胞外焦磷酸盐（e［PPi］）堆积，抑制羟基磷灰石形成，同时 e［PPi］诱导骨桥蛋白（osteopontin，OPN）产生，也对

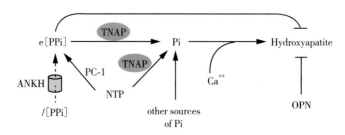

图 9-11-1　TNSALP 基因失活性突变导致骨矿化障碍机制

注：e［PPi］：细胞外焦磷酸盐；Pi：无机磷；Hydroxyapatite：羟磷灰石；PC-1：浆细胞膜糖蛋白 1（plasma cell membrane glycoprotein 1）；ANKH：人类与鼠进行性关节强直基因座（ANK）等效基因编码的跨膜蛋白 ［the human homologue of the mouse progressive ankylosis locus （ANK）］；OPN：osteopontin

羟基磷灰石形成起抑制作用，上述机制共同引起骨骼矿化障碍（图 9-11-2）。

二、临床表现

HPP 的临床表现具有很大的差异，病人可表现为骨骼矿化异常、牙齿或关节病变、肌肉乏力等。目前，HPP 主要分为 7 种类型：单纯牙型、成人型、儿童型、婴儿型、围生期型、假性、良性新生儿型。

1. 单纯牙型 HPP　是最轻，最常见的类型，仅有牙齿受累表现，没有佝偻病或软骨病的表现。

2. 成人型 HPP　常常中年发病，表现为牙齿异常或软骨病表现，病人常常有跖骨应力性骨折，且不易愈合，股骨可能合并假骨折（透亮区）等骨软化的典型特征。韧带钙化可导致类似脊柱骨质增生的表现。成人型 HPP 可由于反复骨折、骨骼和关节疼痛或肌肉无力而引起活动障碍。

3. 儿童型 HPP　常常在 6 月龄后发病，可为轻度到重度，患儿可有不同程度的牙齿脱落，有佝偻病的表现，包括颅骨形状异常、肋骨串珠、下肢弯曲或干骺端增大，骨痛显著。患儿身材矮小，肌肉无力，引起肢体僵硬、步态缓慢及蹒跚。长骨 X 线片显示从生长板到干骺端呈现磨玻璃样改变，先期钙化带不规则等佝偻病征象。

4. 婴儿型 HPP　于 6 月龄前发病，常常表现为食欲减退、难以存活、衰弱，可有囟门宽阔或头颅畸形。颅内压升高可致视盘（视乳头）水肿。因矿物质沉积于骨骼受阻，可致高钙血症和高尿钙，出现呕吐，可致肾钙质沉着和肾损害。进行性胸廓畸形、肋骨骨折及气管软化，可诱发肺炎。50% 的婴儿型 HPP 会死于各种并发症。影像学检查提示进行性骨骼矿化障碍、骨折及骨骼畸形。

5. 围生期型 HPP　是极端类型，在宫内即可发病，出生时症状明显，几乎均是致死型。患儿四肢短小、严重骨骼矿化不足，病人呈高调哭喊、吡哆醇依赖性癫痫发作、周期性呼吸暂停、伴有发绀和心动过缓、不明原因的发热、易激惹、骨髓抑制性贫血和颅内出血、有时肺不张。X 线征象不包括严重成骨不全和骨骼发育不良，偶尔可见机体所有骨骼矿化不良，干骺端呈现典型的杯口征或毛刷征，囟门宽大。

6. 假性 HPP　类似于婴儿型 HPP，但假性 HPP 具有婴儿型 HPP 的表现，但血清 ALP 是正常或升高的。

7. 良性新生儿型 HPP　有时在宫内出现骨骼畸形，有围生期低磷酸酶活性，但出生后症状改善，没有出现婴儿型 HPP 或单纯牙型 HPP 的相关表现。

三、诊断

对于婴幼儿或成年起病的病人，具有明显牙齿脱落、佝偻病或软骨病表现或 X 线征象，而血清 ALP 水平呈现矛盾性、特异性降低的病人，应怀疑 HPP 的可能。病人还可以有癫痫发作、骨骼疼痛、骨骼畸形、骨折、肌肉乏力、步态异常、身材矮小等一系列表现。

生化检查：血清 ALP 活性明显减低是 HPP 最重要的诊断依据，因此准确测量血清 ALP 浓度十分关键。值得注意的是，血清 ALP 水平随着年龄而变化，儿童和青少年 ALP 活性明显高于成年人，在诊断 HPP 时，应注意参考病人相同年龄段的 ALP 正常参考值，以做出正确的诊断。病人血钙、磷、25（OH）D 水平常常是正常的，病情严重者可有高钙血症或高尿钙。骨骼 X 线检查对于评估 HPP 病人骨骼病变的性质与严重程度具有重要价值，骨骼 X 线平片可见颅骨畸形、牙齿脱落、长骨远端干骺端毛糙、长骨假骨折、四肢弯曲、脊柱侧弯等佝偻病或软骨病的征象。

北京协和医院确诊的一例儿童型 HPP 病人，多次检测血 ALP 均显著低于正常同性别同龄儿的参考值低限，且具有右下肢较左下肢明显缩短、骨盆倾斜，上下门齿及左右第一侧切牙缺如。骨骼 X 线表现包括颅骨骨板变薄，垂体窝偏小，长骨变形，局部骨质增厚，干骺端"毛刷征"，椎体密度不均等（图 9-11-2）。

如能够进一步行 ALPL 基因突变检查，发现失活性突变，则有利于 HPP 的分子确诊，且有助于今后

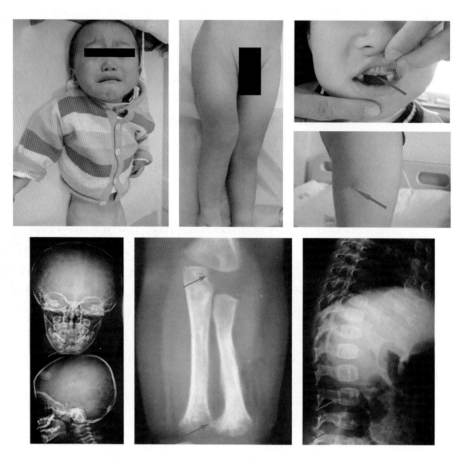

图 9-11-2　HPP 病人的异常体征及骨骼 X 线表现

注：图中箭头提示患者上下门齿及左右第一侧切牙缺如；骨骼 X 线片箭头提示牙齿缺如、长骨变形，干骺端呈类"毛刷征"，椎体密度不均等异常征象

的产前咨询与优生优育。北京协和医院在多例 HPP 病人检出了 ALPL 基因的失活性突变，包括 c. 18delA、c. G407C 及 c. 412 ins C、c. A1040C（p.Q347P）等突变类型，明确了疾病的分子学机制。

四、治疗

对于 HPP 的治疗，曾有人认为 HPP 是等待药物治疗的最后一种佝偻病，由于病人血清钙、磷及维生素 D 水平通常是不低的，过度补充钙或维生素 D 可能诱发或加重高钙血症、高尿钙及高磷血症，而且对骨骼病变并无获益。

后来，有研究在小规模 APP 成年病人中，尝试采用重组人甲状旁腺激素 1-34（特立帕肽）来促进骨形成，刺激成骨细胞分泌 TNSALP，结果骨痛减轻，假骨折及应力性骨折愈合。但考虑到特立帕肽具有诱发骨肉瘤风险，不推荐用于儿童病人。

是否可以补充 ALP 来治疗 HPP，1980 年有研究采用静脉输注可溶性碱性磷酸酶来进行酶替代治疗，富含 ALP 血清主要来自 Paget 骨病的病人，结果对 HPP 婴儿并未获得临床及影像学的改善。1992 年，有研究从胎盘纯化 ALP，静脉输注治疗 HPP 患儿，同样未取得临床及影像学的获益。2003~2007 年，两例病情迅速恶化的 HPP 女婴接受了骨髓移植，以增加其骨源性 TNSALP 的活性，结果病情有所好转。2008 年在 ALPL 基因敲除的小鼠中，给予基因重组、骨骼靶向性、人源 TNSALP（asfotase alfa，AA）皮下注射，结果可以避免出现婴儿型 HPP，包括其合并的癫痫及牙齿异常。

此后在婴幼儿 HPP 病人中开始进行临床试验，11 例病人接受一次静脉注射 AA，然后连续 3 周皮下注射，1 例病人因为不良反应退出研究，1 例死于与治疗无关的脓毒血症，其余 9 例病人均获得了临床症状、影像学及生化指标的改善。骨骼矿化和肌肉强度显著提高，而且治疗能够减少危及生命并发症的发生，病人有助于获得更好的呼吸、认知和运动功能，经过 5 年以上的治疗，没有病人需要辅助呼吸支持。目前已有相对大样本的研究，也获得相似结果。对于青少年及成人 HPP 病人，AA 治疗也取得了理想疗效。AA 总体安全性较好，主要不良反应包括注射部位的反应，有一过性皮疹、皮肤颜色改变、皮肤皱纹，有时可有脂肪肥厚等反应。特异性酶替代治疗（enzyme-replacement therapy，asfotase alfa）作为目前 HPP 最为有效的治疗方法，已经于 2015 年在日本被批准用于治疗 HPP，此后很快在加拿大、欧盟和美国获得批准，用于治疗儿童起病的 HPP（图 9-11-3）。目前，我国尚没有 AA，但未来 HPP 病人的治疗，充满希望。

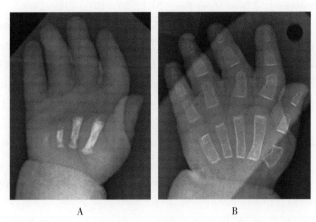

A　　　　　　　　　B

图 9-11-3　asfotase alfa 治疗 HPP 病人的改善作用

注：20 天龄围生期 HPP 患儿有严重骨骼矿化障碍，给予 AA 治疗 24 周后，骨骼病变显著改善。A. 为治疗前，B. 为治疗后

此外，辅助支持治疗也是有益的，对于病情严重的 HPP 患儿，胸廓畸形、肌肉病变、肋骨骨折、气管软化、肺不张等问题可能引发呼吸衰竭，适当的机械辅助通气是必要的。伴有维生素 B_6 依赖性癫痫的患儿可采用吡哆醇治疗。值得注意的是，HPP 病人不宜采用双膦酸盐治疗，因为其是细胞外焦磷酸盐类似物，可能进一步减少骨骼矿化，且损害残余 TNSALP 活性。专业的口腔检查是需要的，过早丧失过多的牙齿会损害语言功能和进食功能导致营养不良，需要口腔科医生进一步治疗。患儿骨折后，也需要骨科的治疗，建议最好选择髓内固定的手术方式。

综上所述，低磷酸酶血症是以骨骼矿化异常及牙齿脱落为主要临床特征，血及骨 ALP 反常性减低为生化特征的罕见遗传性疾病，ALPL 失活性突变是其主要致病分子机制，疾病临床表现轻重不一。近年来，其治疗取得长足进展，特异性酶替代治疗是目前 HPP 最为有效的治疗方法，应尽早应用。

（李　梅）

参 考 文 献

［1］Rathbun JC. Hypophosphatasia：a new developmental anomaly. Am J Dis Child, 1948, 75：822-831.

［2］Fraser D. Hypophosphatasia. Am J Med, 1957, 22：730-746.

［3］Sobel EH, Clark LC Jr, Fox RP, et al. Rickets, deficiency of alkaline phosphatase activity and premature loss of teeth in childhood. Pediatr, 1953, 11：309-322.

［4］ Mornet E. Hypophosphatasia. Orphanet J Rare Dis, 2007, 2 （4）: 40-47.

［5］ Whyte MP, Mumm S, Deal C. Adult hypophosphatasia treated with teriparatide. J Clin Endocrinol Metab, 2007, 92 （4）: 1203-1208.

［6］ Whyte MP. Physiological role of alkaline phosphatase explored in hypophosphatasia. Ann NY Acad Sci, 2010, 1192: 190-200.

［7］ Mornet E. Hypophosphatasia. Best Pract Res Clin Rheumatol, 2008, 22 （1）: 113-127.

［8］ Girschick HJ, Seyberth HW, Huppertz HI. Treatment of childhood hypophosphatasia with nonsteroidal antiinflammatory drugs. Bone, 1999, 25 （5）: 603-607.

［9］ Seshia SS, Derbyshire G, Haworth JC, et al. Myopathy with hypophosphatasia. Arch Dis Child, 1990, 65 （1）: 130-131.

［10］ Moulin P, Vaysse F, Bieth E, et al. Hypophosphatasia may lead to bone fragility: don't miss it. Eur J Pediatr, 2009, 168 （7）: 783-788.

［11］ Wenkert D, McAlister WH, Coburn SP, et al. Hypophosphatasia: nonlethal disease despite skeletal presentation in utero （17 new cases andliterature review）. J Bone Miner Res, 2011, 26 （10）: 2389-2398.

［12］ Taillandier A, Zurutuza L, Muller F, et al. Characterization of eleven novel mutations （M45L, R119H, 544delG, G145V, H154Y, C184Y, D289V, 862+5A, 1172delC, R411X, E459K） in the tissue-nonspecific alkaline phosphatase （TNSALP） gene in patients with severe hypophosphatasia. Hum Mutat, 1999, 13 （2）: 171-172.

［13］ Mornet E, Taillandier A, Peyramaure S, et al. Identification of fifteen novel mutations in the tissue-nonspecific alkaline phosphatase （TNSALP） gene in European patients with severe hypophosphatasia. Eur J Hum Genet, 1998, 6 （4）: 308-314.

［14］ Le DM, Stigbrand T, Taussig MJ, et al. Crystal structure of alkaline phosphatase from human placenta at 1.8 A resolution. Implication for a substrate specificity. J Biol Chem, 2001, 276 （12）: 9158-9165.

［15］ Stevenson DA, Carey JC, Coburn SP, et al. Autosomal recessive hypophosphatasia manifesting in utero with long bone deformity but showing spontaneous postnatal improvement. J Clin Endocrinol Metab, 2008, 93 （9）: 3443-3448.

［16］ Millan JL, Narisawa S, Lemire I, et al. Enzyme replacement therapy for murine hypophosphatasia. J Bone Miner Res, 2008, 23 （6）: 777-787.

［17］ Fedde KN, Blair L, Silverstein J, et al. Alkaline phosphatase knock-out mice recapitulate the metabolic and skeletal defects of infantile hypophosphatasia. J Bone Miner Res, 1999, 14: 2015-2026.

［18］ 刘海娟, 李梅, 邢小平, 等. 低磷酸酶血症—家系组织非特异性碱性磷酸酶 （TNSALP） 基因突变分析. 基础医学与临床, 2011, 31 （3）: 263-267.

［19］ 许莉军, 姜艳, 夏维波. 低磷酸酶血症的研究进展. 国际内分泌代谢杂志, 2015, 35 （3）: 211-214.

［20］ 赵真, 夏维波, 邢小平, 等. 婴儿型低磷酸酶血症组织非特异性碱性磷酸酶基因突变检测. 中华内科杂志, 2013, 52 （10）: 824-828.

［21］ Whyte MP, Greenberg CR, Salman NJ, et al. Enzyme-replacement therapy in life-threatening hypophosphatasia. N Engl J Med, 2012, 366 （10）: 904-913.

［22］ Okazaki Y, Kitajima H, Mochizuki N, et al. Lethal hypophosphatasia successfully treated with enzyme replacement from day 1 after birth. Eur J Pediatr, 2016, 175: 433-437.

［23］ Sheen CR, Kuss P, Narisawa S, et al. Pathophysiological role of vascular smooth muscle alkaline phosphatase in medial artery calcification. J Bone Miner Res, 2015, 30: 824-836.

［24］ Whyte MP. Hypophosphatasia: enzyme replacement therapy brings new opportunities and new challenges. J Bone Miner Res, 2017, 32 （4）: 667-675.

第十二章 钙受体病综合征

钙（Ca）是骨骼的基本组成成分之一，钙稳态对于生物体的各项生理功能至关重要。在健康人，细胞外游离钙的浓度受到精密的调控，维持在一个较窄的浓度范围内（1.2mmol/L 左右），其调控主要依赖于甲状旁腺激素（parathyroid hormone，PTH）、1, 25（OH）$_2$D 及降钙素（calcitonin，CT），而细胞如何感知细胞外液的钙离子浓度对于上述调控至关重要。1993 年 Brown 等首先在非洲爪蟾卵母细胞中克隆纯化了牛甲状旁腺钙敏感受体（Calcium-sensing receptor，CaSR）cDNA；同年，Pollak 等报道了人 CaSR 的结构，并在 1993、1994 年分别首次报道了 CaSR 基因突变导致的家族性低尿钙性高钙血症（familial hypocalciuric hypercalcemia，FHH）、新生儿重症甲状旁腺功能亢进症（neonatal severe hyperparathyroidism，NSHPT）以及常染色体显性遗传性低钙血症（autosomal dominant hypocalcaemia，ADH）。当时及以后的功能和病例研究证实了 CaSR 在钙稳态调节中的重要作用。

一、钙敏感受体（CaSR）

人类 CaSR 基因定位于染色体 3q13.3-21，有 7 个外显子，长度为 3234bp，第一外显子编码转录起始位点上游序列，包含两个启动子；第 2~6 外显子编码转录起始位点及受体细胞外阈，第 7 外显子编码受体跨膜区及羧基端。白介素-1β 和 6、1, 25（OH）$_2$D 以及活化的 CaSR 本身能够上调受体。CaSR 属于 G 蛋白偶联受体 C 家族，人类 CaSR 由 1078 个氨基酸构成，包含 3 个结构区域：①氨基端细胞外域：由第 1~612 个氨基酸构成，包含有富含胱氨酸的区域，含有双叶形区域，被认为与配体的结合有关。②跨膜区域：由第 613~862 位氨基酸构成，形成 7 次跨膜域，其中第 2、3 个细胞内祥与受体磷酸化有关。③羧基端：由第 863~1078 个氨基酸构成，形成受体的细胞内部分，含有蛋白激酶 C 磷酸化位点以及 cAMP 依赖的磷酸化位点，与受体的加工、细胞表面表达及信号传导有关。

CaSR 的激动剂除了其天然配体 Ca^{2+}以外，还包括很多物质，可分为两类激动剂：I 型激动剂包括其他二价（如 Mg^{2+}、Sr^{2+}）和三价（如 La^{3+}、Gd^{3+}）阳离子，以及一些有机多价阳离子（如多聚赖氨酸、多聚精氨酸、新霉素），此类激动剂可在没有 Ca^{2+}的情况下活化受体；II 型激动剂需要同时存在细胞外液钙离子的情况下才能发挥作用，包括一些氨基酸（尤其是芳香类），在邻近钙离子结合位点的位置与受体结合，以及拟钙化合物（calcimimetics），后者结合位点位于 CaSR 的跨膜区。活化的 CaSR 可激活细胞内许多信号通路，例如，通过与 G 蛋白家族成员中的 G$_{q/11}$激活磷脂酶 C，通过 Gi 家族成员抑制腺苷环化酶，通过有丝分裂原活化的蛋白（mitogen-activated protein，MAP）激酶和钙调素（calmodulin，CaM）依赖机制活化磷脂酶 A2（PLA2），通过蛋白肌酶 C（PKC）或 G$_{12/13}$活化磷脂酶 D（PLD）等，参与细胞内多种信号通路的调节，进而参与基因表达、细胞增殖分化等的调节。

CaSR 在许多组织和器官中都有表达，发挥其参与钙稳态的调节的作用。①甲状旁腺：是体内 CaSR mRNA 及蛋白表达水平最高的器官，在细胞外液钙离子浓度升高时抑制 PTH 分泌的过程中发挥关键作用。现有研究显示 CaSR 活化后可通过激活 Gq/11 抑制 PTH 分泌，通过刺激 CaM 和蛋白磷脂酶 2B 改变前 PTH 原 mRNA 的稳定性，通过诱导细胞周期蛋白依赖性激酶抑制因子和降调节生长因子 TGF-α 及其受体 EGFR 进而抑制甲状旁腺细胞的增殖。②甲状腺 C 细胞：CaSR 的活化可刺激降钙素的分泌。③肾脏：在皮质升支厚段细胞的基底侧表面表达水平最高，影响 PTH 调节的二价阳离子（Ca^{2+}、Mg^{2+}）的重吸收，并在远曲小管影响 PTH 调节的 Ca^{2+}重吸收；在近端小管刷状缘、髓质升支厚段、皮质收集管以及内侧髓质收集管表达的 CaSR 可能参与调节钙离子以外的电解质和水的重吸收过程；在近端小管，CaSR

还抑制 PTH 促进尿磷排泄的作用，并上调维生素 D 受体（VDR）的表达。近期研究显示 CaSR 还可刺激皮质收集管 A 型插入细胞对酸的分泌，抑制高钙尿症小鼠肾结石的形成。④肠道：在小肠上皮细胞、大肠和小肠的隐窝，以及肠道神经系统中均有表达，被细胞外钙离子及肠道中的某些氨基酸活化，介导胃分泌促胃液素和胃酸，小肠分泌缩胆囊素，并调节胃肠道的分泌运动功能，结肠 CaSR 的活化可显著减少液体的分泌。⑤骨和软骨：部分作者在成骨细胞系和破骨细胞系观察到了 CaSR 的表达，对于成骨细胞，CaSR 可能介导了细胞外液高浓度钙离子水平对其功能（增殖、分化与矿化）的刺激作用；而破骨细胞系中 CaSR 在不同种属动物中的表达情况不同，对破骨细胞功能的影响及机制尚需进一步研究。一些软骨细胞中也有 CaSR 的表达，包括生长板中的肥大软骨细胞，可能介导细胞外液高钙离子水平对软骨蛋白 mRNA 表达的抑制作用。⑥乳腺和胎盘：哺乳期小鼠乳腺 CaSR 表达显著升高，促进钙从母亲血液进入乳汁，抑制乳腺 PTHrP 的合成；胎盘的胚胎滋养细胞、绒毛细胞滋养细胞及合体滋养细胞有 CaSR 的表达，促进钙离子向胚胎的转运。

二、CaSR 相关疾病

（一）高钙血症性疾病

CaSR 基因的失活性突变导致高钙血症性疾病，包括家族性低尿钙性高钙血症（FHH）、新生儿重症甲状旁腺功能亢进症（NSHPT）及原发性甲状旁腺功能亢进症（primary hyperparathyroidism，PHPT）。

1. FHH　为常染色体显性遗传，大多数病人以持续终身的无症状性轻度高钙血症为特征，伴有轻度的高镁血症，血 PTH 水平可正常或轻度增高，尿钙排量相对较低（尿钙清除率 Cacl/肌酐清除率 Crcl 比值（UCCR）<0.01），血清 25（OH）D 及 1,25（OH)$_2$D 水平通常正常；临床上多数无明显症状，无骨骼及肾脏受累，但有随年龄增长软骨钙化患病率增加的报道，偶有发生胰腺炎的病例报道。通常甲状旁腺形态正常或轻度增生，手术效果不佳，因此需要与 PHPT 鉴别，避免不必要的手术：①UCCR 是重要的鉴别指标，FHH 病人中往往<0.01，而 PHPT 病人常伴有尿钙升高，但当 PHPT 合并维生素 D 缺乏或肾功能不全的病人，其 UCCR 也可低于 0.01；②FHH 生化改变较轻，包括轻度高钙血症、PTH 多在正常参考范围内或轻度增高、轻度低磷血症；③由于 FHH 病人甲状旁腺组织轻度增生，因此其术前定位检查常为阴性；④临床鉴别诊断困难时，必要时可行相关基因检测。拟钙剂西那卡塞可能对 FHH 病人的高钙血症有一定治疗效果。

FHH 是一种异质性疾病，目前报道了三个亚型。FHH1（OMIM#145980）为主要类型，由 CaSR 基因杂合性失活突变所致，但也有报道发现纯合性 CaSR 基因突变也可引起 FHH1 表型，这与 CaSR 基因不同位点突变对蛋白功能影响的程度相关。目前已有 130 种左右的突变报告与 FHH1 相关。根据 CaSR 信号传导通路，Nesbit 等在 2013 年发现了 FHH3（OMIM#600740）的致病基因为定位于染色体 19q13.3 的 AP2S1 基因，编码衔接蛋白 2（adaptor protein 2，AP2）的 σ1 亚基，该基因突变时会降低表达 CaSR 的细胞对细胞外钙离子浓度的敏感性，并降低 CaSR 的内化（internalization）。该团队随后又报道了编码 G11 亚基的 GNA11 基因为 FHH2（OMIM#145981）的致病基因，该基因定位于染色体 19p。FHH 病人中，大约 65% 为 FHH1，20% 以上为 FHH2，约 10% 为 FHH3。

2. NSHPT（OMIM#239200）　罕见，表现为严重的新生儿高钙血症（血清钙通常 3.5~5.0mmol/L），PTH 水平显著升高，有甲旁亢性骨骼受累，可出现骨骼脱钙、多发骨折及呼吸窘迫，多危及生命，甲状旁腺体积显著增大。多由 CaSR 基因纯和性失活性突变引起，是 FHH1 的极重型。唯一有效的治疗方法就是进行及时的甲状旁腺全部切除术，在此之前需要紧急使用静脉盐水输注及双膦酸类药物处理高钙血症以获取手术时机。也有报道显示西那卡塞能迅速、持续地降低 NSHPT 病人的血钙水平，但需要更多的实验进一步评价该药物作用于 NSHPT 病人的长期疗效及副作用。

3. PHPT　与以上两种情况不同，有少数病例报道了成年或婴儿期以后（不同于 NSHPT）发病、临床及生化指标改变更符合 PHPT 的 CaSR 基因失活性突变携带者。Hannan 等报道了一例 CaSR 基因纯合突变的 PHPT 病人，并总结了文献中报道的 10 例携带 CaSR 基因纯合或杂合突变的 PHPT 病人的相关资料；Frank-Raue 等在 139 例高钙血症、疑诊甲旁亢的病人中进行了 CaSR 基因检测，发现了 4 例临床符合 PHPT 的病人携带 CaSR 基因杂合突变；此外还有一些个例或家系的报道。这些病人血钙 2.7～4.2mmol/L，PTH 水平高于正常，尿钙排泄并不低甚至高于正常（UCCR>0.02），部分病人存在肾结石和/或骨质疏松，大部分病人组织病理为甲状旁腺腺瘤或增生，甲状旁腺手术可使血钙水平下降或正常，临床表现符合 PHPT 而非 FHH。这些病人的突变有杂合突变也有纯合突变，其中携带纯合突变者的突变类型（Pro339Thr、Gln27Arg、Pro39Ala）在体外试验中显示其对 CaSR 功能的影响弱于导致 NSHPT 的突变类型，或可解释其发病年龄晚于后者。突变位于细胞外域者的高钙血症和高 PTH 血症较位于跨膜区或细胞内域者更为明显，有作者推测可能与突变对血钙水平的影响有关，但也有一些突变类型既有 FHH 表型，也有 PHPT 表型的报道；也有作者推测可能某些突变会使得甲状旁腺对"二次打击"更为敏感，从而发生 PHPT。

（二）低钙血症性疾病

CaSR 基因的激活性突变导致低钙血症性疾病，包括常染色体显性遗传性低钙血症（ADH）和 Bartter 综合征 V 型。

1. ADH　通常表现为轻到中度低钙血症，血清总钙多在 1.5～2mmol/L，可无明显临床症状，但也可出现低钙血症相关的神经肌肉系统表现，如手足搐搦、麻木及癫痫发作，儿童病人中癫痫发作比例较高；血磷水平正常上限或高于正常，血镁水平正常低限或低于正常，血 PTH 水平多为正常低值或低于正常。ADH 病人尿钙排泄相对增多，尤其在应用钙剂和维生素 D 制剂治疗过程中更容易出现高钙尿症、肾结石或肾脏钙化风险升高，可能导致肾功能不全。Nesbit 等总结 ADH1 病人中约 10% 出现肾结石或肾脏钙化，35% 以上的病人合并异位或基底核钙化。在北京协和医院报道的 5 例儿童起病 ADH 病人中，均有手足搐搦的临床表现，4 例有癫痫发作和基底核钙化，2 例有白内障，治疗过程中均出现高钙尿症（同步血钙 1.99～2.20mmol/L），但尚未发现肾脏结石和钙化（随访 0.5～6.0 年）。由于高钙尿症和肾脏结石/钙化风险较高，ADH 需要与甲状旁腺功能减退症（甲旁减）鉴别，前者临床表现相对较轻，PTH 水平虽然偏低但一般能够检测到，而甲旁减病人 PTH 水平常位于测定低限以下；前者在应用维生素 D 制剂治疗过程中更容易出现高钙尿症及相关长期并发症，在治疗过程中需要更为密切的监测尿钙水平，常需要联合使用噻嗪类利尿剂以减少尿钙排泄；有病例报道应用重组人 PTH 制剂类似物（PTH 1-34）可有效控制低钙血症，并减少尿钙排泄，可能更适用于此类病人的治疗。

与 FHH 类似，ADH 也是异质性疾病，其中 ADH1（OMIM 601198）为主要类型，由 CaSR 基因的激活性突变导致，目前已报道 70 种以上的突变类型；ADH2（OMIM 615361）由 GNA11 基因突变导致，Nesbit 等 2013 年首先报道了该基因的 2 种突变导致 ADH2。

2. Bartter 综合征 V 型　Bartter 综合征为一组异质性疾病，由多种离子转运通道或蛋白的突变导致，Ⅰ型由钠-钾-氯共转运蛋白（NKCC2）基因突变导致，Ⅱ型由肾脏外髓质钾通道（ROMK）基因突变导致，Ⅲ型由氯离子通道（CLCNKB）基因突变导致，Ⅳ型由编码 barttin 蛋白的 BSND 基因突变导致，而 Bartter V 型是由 CaSR 基因的杂合性激活性突变导致，肾脏皮质升支厚段的 CaSR 的激活会抑制 NKCC2、ROMK 以及基底外侧膜的 Na^+-K^+-ATP 酶功能，导致失盐、继发性醛固酮增多、低钾血症等表现；ROMK 的抑制进一步影响小管管腔电位的生成，抑制钙离子和镁离子在升支厚段的重吸收，进一步导致尿钙、镁排泄的增多。目前报道了 5 种突变类型（K29E、L125P、C131W、A843E 和 Y829C），临床表现轻重不一，儿童或成年早期起病，临床表现包括低钾血症伴碱中毒，高肾素性高醛固酮血症，低钙血症及尿钙排泄增加，PTH 分泌减少。治疗包括钙剂、维生素 D 制剂的补充，钾和镁的补充，部分病人需要使用氢氯噻嗪减少尿钙排泄。

（王　鸥）

参 考 文 献

［1］ Brown EM, Gamba G, Riccardi D, et al. Cloning and characterization of an extracellular Ca^{2+}-sensing receptor from bovine parathyroid. Nature, 1993, 366: 575-580.

［2］ Pollak MR, Brown EM, Chou YHW, et al. Mutations in the human Ca (2+) -sensing receptor gene cause familial hypocalciuric hypercalcemia and neonatal severe hyperparathyroidism. Cell, 1993, 75: 1297-1303.

［3］ Pollak MR, Brown EM, Estep HL, et al. Autosomal dominant hypocalcaemia caused by a Ca^{2+}-sensing receptor gene mutation. Nature Genet, 1994, 8: 303-307.

［4］ Brown EM. Ca^{2+}-sensing receptor. //Clifford J. Rosen, Primer on the Metabolic Bone Diseases and Disorders of Mineral Metabolism 8th edition: 224-234.

［5］ Goodman WG. Calcium-sensing receptors. Semin Nephrol, 2004, 24 (1): 17-24.

［6］ Magno AL, Ward BK, Ratajczak T. The calcium-sensing receptor: A molecular perspective. Endocr Rev, 2011, 32: 3-30.

［7］ Jakobsen NF, Rolighed L, Moser E, et al. Increased trabecular volumetric bone mass density in Familial Hypocalciuric Hypercalcemia (FHH) type 1: a cross-sectional study. Calcif Tissue Int, 2014, 95: 141-152.

［8］ Volpe A, Guerriero A, Marchetta A, et al. Familial hypocalciuric hypercalcemia revealed by chondrocalcinosis. Joint Bone Spine, 2009, 76 (6): 708-710.

［9］ Davies M, Klimiuk PS, Adams PH, et al. Familial hypocalciuric hypercalcaemia and acute pancreatitis. Br Med J (Clin Res Ed), 1981, 282 (6269): 1023-1025.

［10］ Eastell R, Brandi ML, Costa AG, et al. Diagnosis of asymptomatic primary hyperparathyroidism: proceedings of the Fourth International Workshop. J Clin Endocrinol Metab, 2014, 99: 3570-3579.

［11］ Jayasena CN, Mahmud M, Palazzo F, et al. Utility of the urine calcium-to-creatinine ratio to diagnose primary hyperparathyroidism in asymptomatic hypercalcaemic patients with vitamin D deficiency. Ann Clin Biochem, 2011, 48: 126-129.

［12］ Rasmussen AQ, Jorgensen NR, Schwarz P. Clinical and biochemical outcomes of cinacalcet treatment of familial hypocalciuric hypercalcemia: a case series. J Med Case Rep, 2011, 5: 564-568.

［13］ Szczawinska D, Schnabel D, Letz S, et al. A homozygous CaSR mutation causing a FHH phenotype completely masked by Vitamin D deficiency presenting as rickets. J Clin Endocrinol Metab, 2014, 99 (6): E1146-1153.

［14］ Hannan FM, Nesbit MA, Zhang C, et al. Identification of 70 calcium-sensing receptor mutations in hyper-and hypo-calcaemic patients: evidence for clustering of extracellular domain mutations at calcium-binding sites. Hum Mol Genet, 2012, 21 (12): 2768-2778.

［15］ Hendy GN, D'Souza-Li L, Yang B, et al. Mutations of the calcium-sensing receptor (CASR) in familial hypocalciuric hypercalcemia, neonatal severe hyperparathyroidism, and autosomal dominant hypocalcemia. Hum Mutat, 2000, 16 (4): 281-296.

［16］ Nesbit MA, Hannan FM, Howles SA, et al. Mutations in AP2S1 cause familial hypocalciuric hypercalcemia type 3. Nat Genet, 2013, 45: 93-97.

［17］ Nesbit MA, Hannan FM, Howles SA, et al. Mutations affecting G-protein subunit alpha11 in hypercalcemia and hypocalcemia. N Engl J Med, 2013, 368: 2476-2486.

［18］ Blair JW, Carachi R. Neonatal primary hyperparathyroidism-a case report and review of the literature. Eur J Pediatr Surg, 1991, 1: 110-114.

［19］ Gannon AW, Monk HM, Levine MA. Cinacalcet monotherapy in neonatal severe hyperparathyroidism: a case study and review. J Clin Endocrinol Metab, 2014, 99: 7-11.

［20］ Hannan FM, Nesbit MA, Christie PT, et al. A homozygous inactivating calcium-sensing receptor mutation, Pro339Thr, is associated with isolated primary hyperparathyroidism: correlation between location of mutations and severity of hypercalcaemia. Clin Endocrinol (Oxf), 2010, 73 (6): 715-722.

［21］ Egan AM, Ryan J, Aziz MA, et al. Primary hyperparathyroidism in a patient with familial hypocalciuric hypercalcaemia due to a novel mutation in the calcium-sensing receptor gene. J Bone Miner Metab, 2013, 31 (4): 477-480.

［22］ Carling T, Szabo E, Bai M, et al. Familial hypercalcemia and hypercalciuria caused by a novel mutation in the cytoplasmic tail of the calcium receptor. J Clin Endocrinol Metab, 2000, 85 (5): 2042-2047.

［23］ Mittelman SD, Hendy GN, Fefferman RA, et al. A hypocalcemic child with a novel activating mutation of the calcium-sensing receptor gene: successful treatment with recombinant human parathyroid hormone. J Clin Endocrinol Metab, 2006, 91 (7): 2474-2479.

［24］ Sanda S, Schlingmann KP, Newfield RS. Autosomal dominant hypoparathyroidism with severe hypomagnesemia and hypocalcemia, successfully treated with recombinant PTH and continuous subcutaneous magnesium infusion. J Pediatr Endocrinol Metab, 2008, 21 (4): 385-391.

［25］ Theman TA, Collins MT, Dempster DW, et al. PTH (1-34) replacement therapy in a child with hypoparathyroidism caused by a sporadic calcium receptor mutation. J Bone Miner Res, 2009, 24 (5): 964-973.

［26］ Gonzales MC, Lieb DC, Richardson DW, et al. Recombinant human parathyroid hormone therapy (1-34) in an adult patient with a gain-of-function mutation in the calcium-sensing receptor-a case report. Endocr Pract, 2013, 19 (1): E24-28.

［27］ Fox A, Gilbert R. Use of teriparatide in a four year old patient with autosomal dominant hypocalcemia. Arch Dis Child, 2016, 101 (9): e2.

［28］ Choi KH, Shin CH, Yang SW, et al. Autosomal dominant hypocalcemia with Bartter syndrome due to a novel activating mutation of calcium sensing receptor, Y829C. Korean J Pediatr, 2015, 58 (4): 148-153.

［29］ Vezzoli G, Arcidiacono T, Paloschi V, et al. Autosomal dominant hypocalcemia with mild type 5 Bartter syndrome. J Nephrol, 2006, 19 (4): 525-528.

［30］ Watanabe S, Fukumoto S, Chang H, et al. Association between activating mutations of calcium-sensing receptor and Bartter's syndrome. Lancet, 2002, 360 (9334): 692-694.

［31］ Vargas-Poussou R, Huang C, Hulin P, et al. Functional characterization of a calcium-sensing receptor mutation in severe autosomal dominant hypocalcemia with a Bartter-like syndrome. J Am Soc Nephrol, 2002, 13 (9): 2259-2266.

第十三章　骨性关节炎的研究进展

一、引言

骨性关节炎（osteoarthritis，OA）是一种退行性关节疾病，其发病率随着年龄增加而增加，它影响大部分65岁以上人群。OA通常影响膝关节、髋关节、腕关节和脊柱关节，是老年人行动受限的主要原因。其主要的临床症状包括慢性疼痛、关节不稳定、僵直和影像学显示的关节间隙缩窄。在OA发展期间，关节软骨细胞过度肥大，胶原酶表达增加，导致细胞外基质降解、关节软骨破坏和软骨边缘骨赘形成。在软骨基质降解和OA发展中具体的分子机制和信号通路还不明确，并且除了全关节置换手术，没有其他有效的办法阻止软骨的降解或缓解OA的进展。在此，我们总结近年来关于OA发生的病理机制的研究进展，为寻找OA预防和治疗的潜在分子靶点提供新的思路。

二、关节软骨的特点

水、Ⅱ型胶原（Col2）和蛋白多糖是关节软骨的主要成分。在关节软骨干重中，65%~68%都是水，10%~20%是Ⅱ型胶原，4%~7%是蛋白多糖Aggrecan。其他胶原和蛋白多糖如Ⅴ、Ⅵ、Ⅸ、Ⅹ、Ⅺ、Ⅻ、ⅩⅣ型胶原和核心蛋白聚糖、二聚糖、纤调蛋白聚糖、基膜聚糖、基底膜聚糖等所占正常软骨的总比重低于5%。关节软骨细胞是关节软骨中唯一的细胞，在软骨发育和维持中起主要作用。在关节软骨发育过程中，关节软骨细胞合成、分泌和沉积胶原和蛋白多糖，形成软骨基质。主要胶原即Ⅱ型胶原和较小的Ⅸ型和Ⅺ型胶原嵌入在呈负电荷的凝胶样蛋白多糖中，组成高密度胶原纤维网络。当关节软骨成熟时，软骨细胞通过合成、分泌和降解基质成分（Col2和蛋白多糖）来维持软骨组织的代谢平衡，这些由酶活性控制的基质合成和降解维持细胞和基质处于最小周转量。已有的胶原网互相交错使关节软骨成为具有吸收和应答机械压力的成熟组织。在正常情况下，关节软骨细胞停止在肥大前分化阶段，在整个出生后过程中一直维持正常的关节软骨结构。

三、骨性关节炎的研究进展

关节软骨可以被正常的磨损和剪切力或异常机械负荷所损伤。因为关节软骨是一个无血管的组织，并且软骨细胞几乎没有修复能力，维持在终末分化前状态。因此，关节软骨损伤后其自身修复能力非常有限。在OA的早期阶段，软骨表面仍然是完整的。首先是细胞外基质的分子组成和结构的改变。关节软骨几乎没有再生能力，正常关节软骨呈低代谢状态，表现出短暂的增殖应答，在病理刺激所引起的软骨损伤修复的起始阶段，关节软骨增加基质（Col2、Aggrecan等）的合成。这种应答反应以软骨细胞克隆成簇和肥大化为特征，包括软骨细胞肥大标志物，如Runx2、Col10a1和Mmp13的表达增加。关节软骨的组成和结构变化进一步刺激软骨细胞在软骨降解时产生更多的分解代谢因子。当蛋白多糖和随后的胶原网破坏时，软骨的完整性遭到损害。之后，关节软骨细胞发生凋亡，最终导致关节软骨完全丢失。由于整个软骨的丢失所引起的关节间隙的减小导致骨面之间的摩擦增强，引起疼痛和关节活动受限。OA的其他症状，除了出现肌腱和韧带松弛无力外，还包括软骨下骨硬化，以及骨赘形成。

四、信号传导在骨性关节炎发病过程中的作用

OA 的病因是多方面的，包括过度肥胖、关节对线不良和先前的关节外伤和关节手术史。这些因素可以分为机械力影响、年龄因素和基因因素的影响。半月板损伤是引起年轻人群 OA 的最常见原因。半月板是一个 C 形结构，它在关节之间作为一个减震、负重和增强稳定性的润滑缓冲垫。研究显示丧失完整的半月板功能的病人会导致 OA 的发生，这是由于关节的不稳定和异常的机械力所致。最近，半月板韧带损伤（MLI）诱导的 OA 模型已经成为一个被广泛认可的小鼠 OA 动物模型，它模拟了临床 OA 的症状，使我们可以借此研究在特定基因背景下外伤诱导的 OA。

由 Ⅱ 型、Ⅸ 型和 Ⅺ 型胶原突变所诱发的 OA 的病例十分罕见。另外，OA 进展也受到促炎因子，如前列腺素、TNF-α、IL-1、IL-6 和 NO 的影响。但是，并没有证据支持这些促炎因子在 OA 的病情进展过程中起关键作用。然而，在 OA 中关节软骨细胞发生不恰当的软骨内骨化的时候，有几种基因改造的小鼠模型证实在 OA 病理发展过程中某些信号通路可能起重要作用。以下简要介绍几种信号通路与 OA 的关系。

1. TGF-β 信号和骨性关节炎　生长因子 TGF-β 能够强有力地抑制关节软骨的肥大和成熟，TGF-β 信号传导异常可能与 OA 发生相关。TGF-β 通过与跨膜丝氨酸/苏氨酸激酶受体（TGF-βRⅡ 和 TGF-βRⅠ）相互作用来诱发细胞内信号通路。TGF-β 首先与 TGF-β Ⅱ 受体结合，导致 TGF-βRⅠ 受体的募集。结构性活化的 TGF-βRⅡ 受体磷酸化 TGF-βRⅠ 受体的 GS 域。被活化的 TGF-βRⅠ 受体磷酸化 R-Smads（Smad2 或 Smad3）C 端保守的 SSXS 亚基。然后被磷酸化的 Smad2/Smad3 从受体复合体上解离下来，和 Smad4 形成一个复合体。这个 Smad 复合体入核后与其他 DNA 结合蛋白一起调控靶基因的转录。

体内研究证实，缺乏 TGF-β 信号会导致小鼠产生类似人类的 OA 样表型。在骨骼组织中表达截断的 TGF-βRⅡ 受体（DnⅡR）的转基因小鼠的膝关节在早期伴随有蛋白多糖减少、关节表面纤维化和排列紊乱，出现软骨细胞过度肥大。在 OA 晚期，在关节软骨的深层出现软骨细胞成簇。与 DnⅡR 转基因小鼠的表型一致，Smad3 基因敲除小鼠也发现有类似于人类 OA 的进行性关节软骨退变样的 OA 表型。在 Smad3 敲除鼠中，在早期伴随有覆盖着异常分化的软骨细胞和光滑关节软骨表面的逐渐丧失，可以观察到肥大层软骨细胞数量的异常增加。在 7 个月大的 Smad3 敲除小鼠中，关节表面出现纤维化、垂直裂隙、大小不同的骨赘。Smurf2 是关节软骨细胞中 TGF-β 信号的负性调控子，能够促进软骨细胞肥大。Smurf2 在人 OA 软骨组织中有高表达，而在正常软骨中检测不到。在软骨细胞特异性过表达 Smurf2 的转基因小鼠中，TGF-β 信号降低，软骨细胞肥大指标基因（Col10a1 和 Mmp13）表达增加，从而导致进行性的关节软骨降解，包括软骨区减少、纤维化、裂隙形成、软骨下骨硬化和骨赘形成。而 Tgfbr2 条件性敲除鼠（Tgfbr2Col2ER）也表现出 OA 样变，包括早期软骨细胞肥大、进行性软骨退变、骨赘形成等。这些观察可以被 OA 病人中 Smad3 基因单核苷酸多态性的高频率所支持。这些研究提示 TGF-β 信号在关节软骨细胞的丧失与 OA 发病密切相关。

2. Wnt/β-Catenin 信号和骨性关节炎　β-Catenin 是经典的 Wnt 信号通路中的关键分子，它控制骨骼和关节的许多发育过程，也在 OA 进展中起重要作用。当 Wnt 配体与它的受体 Frizzled 和 LRP5/6 结合后，Wnt 下游信号蛋白 Dishevelled（Dsh）、Axin1 和 Axin2 的活性发生改变。这导致了丝氨酸/苏氨酸激酶 GSK-3β 失活，从而抑制了 GSK-3β 诱发的 β-catenin 的泛素化和降解。然后 β-catenin 在胞质中累积、入核，与转录因子 LEF-1/TCF 相互作用，调控下游靶基因的转录。若 Wnt 配体缺乏胞质中的 β-catenin 与 APC-Axin-GSK-3β 降解复合物结合，这个复合物中的 GSK-3β 磷酸化 β-catenin。然后 E3 泛素连接酶 β-TrCP 识别 β-catenin，诱导其泛素化和蛋白降解。

β-catenin 在早期骨骼发育过程中影响细胞命运。例如，过表达持续性活化的 β-catenin 会导致小鸡软骨细胞表型的缺失，这种软骨细胞表型缺失的特点是 Sox9 和 Col2 的表达丧失。体内实验中，在小鼠间质干细胞中条件性敲除 β-catenin 基因可导致成骨细胞分化障碍和软骨细胞异常分化与异位软骨组织形

成，这种异位软骨细胞形成是通过膜内成骨和软骨内成骨实现的。

在出生后发育过程中，β-catenin 在软骨细胞增殖、肥大和凋亡中发挥着重要作用。研究显示，Wnt/β-catenin 信号的失调有可能诱发 OA。我们近期的研究也发现，OA 病人关节软骨组织中的 β-catenin 表达增加。另外，人类基因研究显示 FrzB 基因突变病人患髋骨骨性关节炎的易感性增加。FrzB 编码蛋白 sFRP3，sFRP3 是 Wnt 信号的分泌性抑制分子。FrzB 突变引起 β-catenin 信号的激活和软骨细胞的异常肥大。与此研究结果一致，FrzB 敲除鼠易患化学性诱导的 OA。在 Col2-Smurf2 转基因小鼠的关节软骨细胞中，除了 TGF-β 信号的降低外，还观察到 β-catenin 信号的上调。从 Col2-Smurf2 转基因小鼠中分离的原代软骨细胞中，Smurf2 诱导 GSK-3β 泛素化，随之上调 β-catenin 蛋白水平。而且，在小鼠膝关节中过表达 Wnt 诱导的信号蛋白 1（WISP-1）也可导致软骨损伤。β-catenin 条件性激活鼠也显示在关节软骨细胞中过表达 β-catenin 引起关节软骨细胞异常成熟的软骨组织降解。在 β-catenin 基因条件性激活鼠的关节软骨中 Mmp13 的表达显著增加似乎也与骨关节炎的发生相关。与此一致，我们发现，在软骨细胞特异性 Mmp13 条件性敲除鼠，半月板韧带损伤术（MLI）诱发的 OA 的进展会明显减缓。

几项研究提示，低水平的 β-catenin 与稳定的已分化的软骨细胞功能有关，而高水平的 β-catenin 与去分化引起的软骨细胞功能丧失有关。OA 病人关节软骨组织中 β-catenin 表达上调是否是对 OA 的一个反应还是级联反应的一部分还有待进一步确定。

3. Indian Hedgehog 信号和骨性关节炎　作为软骨细胞生长和分化的一个重要信号蛋白，印第安刺猬蛋白（Ihh）信号通路在 OA 的进展过程中也发挥着关键作用。Ihh 信号通过两种跨膜蛋白受体发挥作用：Patched（Ptch）和 Smoothened（Smo）。在缺乏 Ihh 配体时，Ptch 结合到 Smo 上从而抑制它的功能。而当 Ihh 信号被激活的时候，Ihh 与 Ptc 结合，导致 Smo 的释放。Smo 进一步激活转录因子 Gli 来调控 Ihh 的靶基因。

Ihh 信号与人 OA 进展有关。在 OA 病人的关节组织中，Ihh 信号蛋白 Ptch 和 Hh 结合蛋白（Hedgehog-interacting protein，HHIP）的表达上调。而且在损伤诱导的 OA 小鼠模型中，Gli1、Ptch 和 HHIP 的表达也上调。体内研究显示，软骨细胞特异性过表达 Gli1 或 Smo 基因的转基因小鼠有自发性 OA 的发生，表现为 Aggrecan 和 Col2 的降解，Adamts5、Col10a1、Mmp13 的上调等。这些小鼠的放射学和组织学分析显示关节软骨的进行性损坏，表现为番红 O 染色的减少、软骨层的变薄，甚至关节软骨全层的降解。这些小鼠的软骨下骨变化与手术诱导的膝关节 OA 相似。相比之下，不管是敲除 Smo 基因还是用 Ihh 抑制剂都能够缓解小鼠损伤诱导的 OA 症状。有报道称 Wnt/β-catenin 和 Ihh 信号有相互作用，而 Wnt/β-catenin 和 Ihh 信号通路又都是软骨内成骨过程中所必需的。但是，在关节软骨细胞中，β-catenin 和 Ihh 信号究竟哪个是上游哪个是下游还有待于进一步阐明。

4. IGF 信号和骨性关节炎　OA 的发生以关节软骨合成代谢和分解代谢的失衡为特点。TGF-β 信号通路、Wnt/β-catenin 信号通路和 Ihh 信号通路主要调控关节软骨细胞的分解代谢。与此相反，胰岛素样生长因子（IGF）主要影响软骨基质的合成。IGF 信号中最重要的配体是 IGF-1，IGF-1 除了与胰岛素受体结合外，还与特异的 IGF 膜受体结合来激活它们位于胞质的酪氨酸激酶域，从而诱发 MAPK 级联反应，促进细胞增殖和分化。在细胞合成代谢中，IGF 信号在 IGF 配体、受体和 IGF 结合蛋白（IGFBP）这几个水平上受调控，其中 IGFBP 调节 IGF 和 IGF 受体的结合。在软骨中，IGF 被认为可以刺激软骨细胞的基质蛋白合成。为了试图修复受损软骨，在 OA 病人滑液中局部 IGF-1 的产量显著增加。但是，疾病细胞对 IGF 刺激持高反应状态，细胞膜上高表达的 IGFBP3 影响 IGF 与其受体的结合。而且，高表达的 IGF-1 可能在软骨下骨硬化和骨赘形成中起作用。

5. 低氧诱导因子-2α（hypoxia-inducible factor-2α，HIF-2α）和骨性关节炎　HIF-2α 是一个异二聚体蛋白，通过 α 和 β 亚基的二聚化而发挥功能。它的活性受到氧含量水平的调控。在正常氧含量下，α 亚基的脯氨酸残基被羟基化，继而被 E3 泛素连接酶 pVHL 识别，最终被蛋白酶体复合物降解。在低氧条件下，HIF 蛋白不被降解，α 亚基入核并与 β 亚基形成二聚体，从而调控 HIF 应答基因。

研究提示在人和小鼠骨关节炎软骨组织中，HIF-2α 的表达水平都显著上升。体外的启动子研究显示 HIF-2α 是 OA 的标志性基因之一。这些标志性基因还包括 Col10a1、Mmp13 和 Vegf。EPAS1 是编码 HIF-2α 的基因，通过关节内注射 Ad-EPAS1 来过表达 HIF-2α，导致小鼠膝关节自发性 OA。而且，*EPAS1* 杂合缺陷小鼠对手术诱导的膝关节 OA 进展有抵抗作用。与以上研究一致，在日本人群当中的一个功能性 SNP 研究提示 EPAS1 启动子与膝关节 OA 有关，这提示在软骨细胞中 EPAS1 反式激活的增强与人类 OA 有关。体外研究提示，NF-κB 是 HIF-2α 表达的上游分子，而机械压力上调 NF-κB 信号。这些观察提示 HIF-2α 信号通路参与 OA 的发生与进展。

6. Notch 信号和骨性关节炎　Notch 激活的级联反应是通过一系列裂解反应实现的，这一系列的裂解反应导致 Notch 受体胞内域的释放，被释放的 Notch 受体胞内域在细胞核内和转录因子 CSL（CBF1/Suppressor of Hairless/LAG-1）作用，从而调控靶基因的表达。但是，最近研究表明，CSL-依赖途径并未介导 Notch 的所有功能。所以，Notch 可能通过两个不同的途径发挥作用：CSL-依赖的信号通路（经典通路）和 CSL-非依赖的信号通路。

Notch 信号不只参与软骨细胞的分化，也参与成熟关节软骨细胞的增殖和凋亡，因此许多研究聚焦于 Notch 信号通路在关节病理过程中的作用。有几项研究着眼于 Notch 信号和软骨细胞亚群之间的作用。2004 年 Alsalameh 等证实正常人关节软骨可能含有一种间充质干细胞。2006 年 Hiraoka 等将 Notch 受体 1 的表达和间充质干细胞群的出现联系在一起。与此一致，Karlsson 等和 Grogan 等证实在纤维化的 OA 软骨中 Notch1 的表达高于健康软骨。Hiraoka 等用免疫组化的方法证实人关节软骨表达 Notch 受体和他们的配体 Jagged 和 Delta，并且它们增加了软骨细胞的增殖能力。这些配体和受体的表达在 OA 软骨中增加，这可能是由于在 OA 中有大量的成簇软骨细胞。这些大量的成簇的软骨细胞被认为是应答于组织损伤的呈高增殖状态的细胞。这些研究提示在 OA 中，为了获得内在的软骨修复，表达 Notch 家族成员的关节软骨细胞（间充质干细胞或成熟的软骨细胞）可能被激活。进一步的机制研究证明在软骨细胞中 RBPjκ 依赖的 Notch 信号通路调节了软骨内成骨的终末阶段和 OA 的进展，这一发现有可能为 OA 的治疗提供新的靶点。

7. TGF-α 信号和骨性关节炎　TGF-α 是表皮生长因子（EGF）家族的一员，可以和 EGF 受体（EGFR）上的 EGF 样结构域结合。EGF 受体在手术诱导的实验性 OA 中呈激活状态。而且 EGF 受体信号增强的转基因小鼠会产生自发性 OA。EGF 受体信号还可与许多其他信号系统相互作用，其中包括 G 蛋白偶联受体（GPCR）和内皮素受体。EGF 能够诱导关节软骨细胞内皮素受体及其配体 ET-1 的表达。而在手术诱导的 OA 动物模型中，内皮素受体的基因表达上调。有报道称 ET-1 能够抑制大鼠关节软骨细胞蛋白多糖和胶原的合成。进一步研究证实，ET-1 能够引起人 OA 关节软骨 MMP-1 和 MMP-13 的表达增加以及 iNO 和 NO 的产生增加。Kaufman 等研究证实，抑制内皮素受体可阻止手术诱导的 OA 大鼠模型中关节软骨的降解。Shirine 等研究证实，TGF-α 信号位于内皮素受体的上游，抑制内皮素受体可以有效地阻断 TGF-α 诱导的关节软骨的 OA 样改变，TGF-α 可通过作用于内皮素受体上游而有望成为 OA 治疗新靶点。另有研究提示 MEK/ERK 和 p38 MAPK 信号在关节软骨的退行性进程中起作用。而 Appleton 等的研究也发现，TGF-α 是软骨降解的强刺激因子，在 OA 发展过程中，TGF-α 诱发软骨降解的细胞内信号通路包括 Rho/ROCK 和 MEK/ERK，每一条通路都特异地介导 TGF-α 对软骨的作用，在 TGF-α 的软骨降解过程中起关键作用。

8. FGF 信号和骨性关节炎　成纤维细胞生长因子（FGF）是一种与损伤修复密切相关的细胞因子。目前一共有 22 种 FGF 被发现，其中 FGF2 在关节软骨细胞中大量表达，并储存在细胞外介质中。长期以来，FGF2 维持还是破坏软骨细胞的内稳态（homeostasis）存在争论。最近的体外研究证实，当 FGF2 与 FGFR3 受体结合，可以促进葡聚糖蛋白（proteoglycan）的合成代谢；然而，除了 FGFR3 受体，FGF2 也可以与 FGFR1 结合，通过整合 MEK/ERK 和 PKCd 信号通路进而调控软骨细胞的分解代谢。其他动物实验结果也支持这一发现，在手术诱导的 OA 动物模型和衰老模型中，FGF2 基因敲除小鼠均表现为 OA 退行性病变进程的加速，MMP-13 和 ADAMTS5 这类水解蛋白酶的过量表达；然而，FGFR1 基因敲除小鼠表现出明显的关节软骨保护作用。所以，在正常情况下，当关节受到外力损伤时，大量储存在软骨细胞外基质中的 FGF2 可以被即时释放，造成葡聚糖蛋白修复功能受损。然而，在病理情况下，由于 FGF2 的大量释放同时会抑制 FGFR3 的表达，导致 FGF2 只能与 FGFR1 结合，更进一步的加速了关节软骨的退行性病变。

9. 表观遗传修饰和骨性关节炎　近期大量实验证实，表观遗传修饰在软骨细胞的增殖、分化以及 OA 的退变过程中起重要的调控作用。表观遗传修饰主要包括 DNA 甲基化修饰、组蛋白（Histone）甲基化及乙酰化修饰和 microRNA 调控。近期的针对 OA 病人基因组高通量测序发现，OA 病人的 DNA 表达呈特有的甲基化修饰特征，这提示，与 DNA 甲基化修饰相关的酶可能参与了 OA 退行性病变过程。除了 DNA 甲基化修饰，microRNA 调控是另外被广泛研究的重要调控机制。MicroRNA-140（miR-140）是第一个被证实参与了 OA 病理过程的 microRNA，它至少部分地调控了 ADAMTS5 mRNA 的表达。MiR-140 敲除鼠易患年龄相关的 OA。相反，在软骨细胞中过表达 miR-140 对小鼠 OA 的发生有保护作用。在手术诱导的 OA 动物模型中，Li 等的研究证实，miR-146a 和 miR-183 在后根神经节（DRG）中的表达显著降低，从而导致了炎性因子和疼痛相关因子在中枢神经系统中富集，造成 OA 的关节痛。在对间充质干细胞（mesenchymal stem cell）分化的研究过程中，Huang 等的研究证实，miR-204/miR-211 参与调控 Runx2 蛋白表达。Runx2 已被证实是软骨细胞中的一个重要的调控 MMP-13 和 ADAMTS5 表达的细胞转录因子，所以在 OA 退行性病变过程中，miR-204/miR-211 对软骨细胞的分化可能发挥非常重要的调节作用。

五、骨性关节炎发展过程中的软骨降解

关节软骨细胞是软骨组织中唯一的细胞，它们对由过度肥胖、外伤和年龄因素引起的机械力负荷的改变极为敏感。软骨细胞上拥有对机械力刺激应答的受体。这些受体包括整合素（integrin），它是细胞外基质成分如纤连蛋白（FN）和Ⅱ型胶原片段的受体。除了这些受体，上面提到的几种信号通路，包括 TGF-β、Wnt 和 Ihh 信号通路，也参与软骨细胞机械应答反应。激活这些信号通路引起基质降解蛋白酶的表达。OA 病人组织样本的基因表达谱研究显示在 OA 发展过程中起主要作用的两种酶是基质金属蛋白酶（MMP）家族成员（诱导胶原降解）和解链蛋白金属蛋白酶（ADAMTS）家族成员（介导蛋白多糖降解）。

1. MMP-13 和骨性关节炎　OA 的中心事件是进行性的关节软骨丧失。临床研究和动物实验研究均显示 MMP-13 在软骨退变进展中发挥重要作用。MMP-13 是一种胶原酶，能够特异性地诱导胶原降解。比起其他 MMP，MMP-13 在结缔组织中有更局限的表达模式。MMP-13 优先裂解 Col2，后者是关节软骨中表达最丰富的蛋白。它也能靶向性降解软骨中的 Aggrecan、Col-Ⅳ 和 Col-Ⅸ、明胶、骨黏连蛋白和基底膜聚糖。比起其他 MMP，MMP-13 对 Col2 和明胶有更高的催化速率，这使它成为胶原酶中最强大的分解肽酶。

临床研究显示，关节软骨损伤的病人有较高的 MMP-13 表达，这提示增加的 MMP-13 可能是软骨降解的一个原因。MMP-13 缺陷小鼠并没有表现出全身性的表型异常，而只是表现出生长板结构的改变。MMP-13 过表达转基因小鼠表现出以过多 Col2 裂解和 Aggrecan 丧失为特征的自发性关节软骨损伤。这些结果提示 MMP-13 缺陷不影响关节软骨的发育，但异常上调的 MMP-13 可导致出生后软骨损伤。而且，MMP-13 的表达在 β-catenin 条件性激活鼠的关节软骨中显著增加。与以上研究结果一致，在软骨细胞 MMP-13 特异性敲除鼠中半月板韧带损伤（MLI）后诱导的 OA 的进展减慢。为了探索 MMP-13 抑制剂是否可以治疗 OA，我们用 MMP-13 的抑制剂 CL82198 治疗 MLI 手术造成的 OA 小鼠，发现注射 CL82198 能够降低 MLI-诱导的 OA 的进展。这些研究提示 MMP-13 是 OA 进展中的关键因子，有可能作为一种治疗 OA 的靶向分子。

2. ADAMTS 和骨性关节炎　引起 OA 软骨降解的主要分子是特异性的胶原和蛋白多糖降解酶。除了 MMP-13 胶原酶外，研究显示聚蛋白多糖酶 ADAMTS4/5 是降解基质另一主要组分——蛋白多糖的关键酶。ADAMTS5 是锌依赖 ADAMTS 酶家族中分子量较小的成员之一，拥有两个血小板反应蛋白（TS）亚基。ADAMTS4 是锌依赖 ADAMTS 酶家族中分子量最小的成员，只包含一个 TS 亚基。全长的 ADAMTS4 和 ADAMTS5 酶原通过被弗林蛋白酶或弗林蛋白酶样酶除去前结构域而被激活。ADAMTS4 和 ADAMTS5 是蛋白多糖裂解酶中最活跃的两个酶。ADAMTS4 在软骨退变过程中活跃，在退变软骨中其表达上调。ADAMTS5 在正常软骨和退变软骨中都活跃。直到 Adamts4 和 Adamts5 基因敲除鼠产生之前，人们并不了解哪个 ADAMTS 家族成员在软骨退行性疾病中作用更重要。Adamts4 和 Adamts5 基因敲除鼠并没有表现出全身性异常表型。但是，研究表明 Adamts5 可能在 OA 进展中发挥更为重要的作用。对 Adamts4 和 Adamts5 基因敲除鼠上进行半月板失衡手术，发现敲除 Adamts4 基因并不能阻止 OA 的发展，而单独敲除 Adamts5 基因减缓了软骨降解速度和 OA 的进展。

进一步机制研究表明，敲除 Adamts5 可能并不是通过降低软骨中聚蛋白多糖酶活性而实现保护软骨的。这个发现表明，Adamts5 并不是像之前认为的那样是小鼠软骨中的主要聚蛋白多糖酶。但是，影像学、组织学和生化检测显示，在 Adamts5 基因敲除鼠中，关节保护作用实际上是由于抑制了关节周围组织中纤维的过度生长和促进软骨中新生蛋白多糖沉淀的缘故。这个发现提示，Adamts5 在关节损伤中发挥着促纤维生成的作用，敲除 Adamts5 基因细胞将转变为软骨细胞表型。通过对野生型和 Adamts5 敲除鼠的成纤维细胞和软骨细胞中的 Smad 信号通路的分析发现，在 Adamts5 存在的情况下，TGF-β_1 介导的信号主要是通过激活 Smad2/3，导致成纤维细胞特异性基因如 I 型胶原和 III 型胶原的表达增加。相反，在 Adamts5 缺乏和细胞外周蛋白多糖累积的情况下，TGF-β1 介导的信号主要是通过 Smad1/5/8 通路发挥作用，后者也可以被 BMP7 信号激活，活化成软骨基因比如 Aggrecan，使其表达增加。缺乏 Adamts5 活性是如何促进 TGF-β1 介导成软骨作用的具体机制还不明确，但是对 Adamts5/CD44 双基因敲除鼠的分析表明，此机制依赖透明质酸受体 CD4。以上这些实验结果可形成以下假设，即 Adamts5 在 OA 中特异的降解细胞周蛋白多糖，而其他聚蛋白多糖酶如 Adamts4 负责降解残留在细胞外基质中的大部分蛋白多糖。

六、骨性关节炎的可能治疗方法

MMP-13 和 ADAMTS5 是治疗 OA 的两个潜在的有吸引力的靶点。有大量对这两个酶的抑制和对其调控机制的研究。金属蛋白酶抑制剂（TIMP）是通过直接作用于软骨细胞 MMP 和 ADAMTS 来阻止关节软骨损伤的一种特异抑制剂。CL82198 是 MMP-13 的特异性小分子抑制剂，它可以减轻 MLI-诱导的 OA 模型的严重程度。除了蛋白酶抑制剂，Runx2 可能是体内调控 MMP-13 和 ADAMTS5 的另一个潜在靶点。对 Mmp13 和 Adamts5 启动子的 DNA 序列分析发现在这些基因启动子上的可能存在 Runx2 结合位点。另外，Runx2 与 MMP-13 和 ADAMTS5 拥有一个重叠表达模式，这提示 Runx2 可能是调控关节软骨 Mmp13 和 Adamts5 组织特异表达的重要转录因子。体外研究证实，TGF-β/Smad3 信号通路、Wnt/β-catenin 信号通路和 Ihh 信号通路改变后 MMP-13 和 ADAMTS5 的表达急剧增加，同时伴有 Runx2 表达的上调。可见，在体内控制 Runx2 的表达可能也是一个有效的治疗策略。近期动物实验证明，在手术诱导的 OA 动物模型中，甲状旁腺激素（PTH）可以有效地延缓 OA 的退变进程。PTH 可以显著减少 Runx2 的表达、降低其活性，从而减少 MMP-13 和 ADAMTS5 的表达。在骨发育过程中，Runx2 表达的时空变化受到生长因子包括 TGF-β、BMP 和 FGF 的调控。除了基因表达，Runx2 蛋白水平也受磷酸化、泛素化、乙酰化等转录后调控机制的调节。我们最近发现 cyclin D1/CDK4 通过磷酸化依赖机制促进 Runx2 泛素化降解，导致 Runx2 蛋白水平的下调。

七、总结

关节软骨细胞是关节软骨稳态的传感器，在维持关节软骨正常的生理结构和功能中发挥着关键作用。最近研究证实，关节软骨稳态可以被多种因子影响，包括异常机械负荷和年龄的影响。另外，TGF-β/Smad3、Wnt/β-catenin、Ihh、FGF、TGF-α、Notch 和 IGF 等信号通路的改变都能影响关节软骨的分解代谢和合成代谢之间的平衡，导致细胞外基质不可逆的降解。大部分 OA 的动物模型都涉及分解代谢酶 MMP-13 和 ADAMTS5 的上调，提示这些酶可能是控制 OA 进展的潜在治疗靶点。另外，控制上面提到的几种关节软骨信号通路可能也会在关节软骨重建中发挥作用。

（陈　棣　廖立凡　沈　杰）

参 考 文 献

［1］Felson DT. Clinical practice. Osteoarthritis of the knee. N Engl J Med, 2006, 354：841-848.

［2］Goldring MB, Goldring SR. Osteoarthritis. J Cell Physiol, 2007, 213：626-634.

［3］Krasnokutsky S, Samuels J, Abramson SB. Osteoarthritis in 2007. Bull NYU Hosp Jt Dis, 2007, 65：222-228.

［4］Eyre DR, Wu JJ, Fernandes RJ, et al. Recent developments in cartilage research：matrix biology of the collagen Ⅱ/Ⅸ/Ⅺ heterofibril network. Biochem Soc Trans, 2002, 30：893-899.

［5］Knudson CB, Knudson W. Cartilage proteoglycans. Semin Cell Dev Biol, 2001, 12：69-78.

［6］Kannu P, Bateman JF, Belluoccio D, et al. Employing molecular genetics of chondrodysplasias to inform the study of osteoarthritis. Arthritis Rheum, 2009, 60：325-334.

［7］Verzijl N, DeGroot J, Thorpe SR, et al. Effect of collagen turnover on the accumulation of advanced glycation end products. J Biol Chem, 2000, 275：39027-39031.

［8］Pacifici M, Koyama E, Iwamoto M. Mechanisms of synovial joint and articular cartilage formation：recent advances, but many lingering mysteries. Birth Defects Res C Embryo Today, 2005, 75：237-248.

［9］Goldring MB, Goldring SR. Articular cartilage and subchondral bone in the pathogenesis of osteoarthritis. Ann N Y Acad Sci, 2010, 1192：230-237.

［10］Mort JS, Billington CJ. Articular cartilage and changes in arthritis：matrix degradation. Arthritis Res, 2001, 3：337-341.

［11］Ding C, Martel-Pelletier J, Pelletier JP, et al. Meniscal tear as an osteoarthritis risk factor in a largely non-osteoarthritic cohort：a cross-sectional study. J Rheumatol, 2007, 34：776-784.

［12］Hunter DJ, Zhang YQ, Niu JB, et al. The association of meniscal pathologic changes with cartilage loss in symptomatic knee osteoarthritis. Arthritis Rheum, 2006, 54：795-801.

［13］Clements KM, Price JS, Chambers MG, et al. Gene deletion of either interleukin-1beta, interleukin-1beta-converting enzyme, inducible nitric oxide synthase, or stromelysin 1 accelerates the development of knee osteoarthritis in mice after surgical transection of the medial collateral ligament and partial medial meniscectomy. Arthritis Rheum, 2003, 48：3452-3463.

［14］Sampson ER, Beck CA, Ketz J, et al. Establishment of an index with increased sensitivity for assessing murine arthritis. J Orthop Res, 2011, 29：1145-1151.

［15］Sampson ER, Hilton MJ, Tian Y, et al. Teriparatide as a chondroregenerative therapy for injury-induced osteoarthritis. Sci Transl Med, 2011, 3：101ra193.

［16］Li Y, Xu L, Olsen BR. Lessons from genetic forms of osteoarthritis for the pathogenesis of the disease. Osteoarthritis Cartilage, 2007, 15：1101-1105.

［17］Kawaguchi H. Regulation of osteoarthritis development by Wnt-beta-catenin signaling through the endochondral ossification process. J Bone Miner Res, 2009, 24：8-11.

［18］Blaney Davidson EN, van der Kraan PM, van den Berg WB. TGF-beta and osteoarthritis. Osteoarthritis Cartilage, 2007, 15：597-604.

［19］Serra R, Johnson M, Filvaroff EH, et al. Expression of a truncated, kinase-defective TGF-beta type Ⅱ receptor in mouse skeletal tissue promotes terminal chondrocyte differentiation and osteoarthritis. J Cell Biol, 1997, 139：541-552.

［20］Yang X, Chen L, Xu X, et al. TGF-beta/Smad3 signals repress chondrocyte hypertrophic differentiation and are required for maintaining articular cartilage. J Cell Biol, 2001, 153：35-46.

[21] Zuscik MJ, Baden JF, Wu Q, et al. 5-azacytidine alters TGF-beta and BMP signaling and induces maturation in articular chondrocytes. J Cell Biochem, 2004, 92: 316-331.

[22] Wu Q, Wang M, Zuscik MJ, et al. Regulation of embryonic endochondral ossification by Smurf2. J Orthop Res, 2008, 26: 704-712.

[23] Wu Q, Kim KO, Sampson ER, et al. Induction of an osteoarthritis-like phenotype and degradation of phosphorylated Smad3 by Smurf2 in transgenic mice. Arthritis Rheum, 2008, 58: 3132-3144.

[24] Shen J, Li J, Wang B, et al. Deletion of the transforming growth factor beta receptor type Ⅱ gene in articular chondrocytes leads to a progressive osteoarthritis-like phenotype in mice. Arthritis Rheum, 2013, 65: 3107-3119.

[25] Valdes AM, Spector TD, Tamm A, et al. Genetic variation in the SMAD3 gene is associated with hip and knee osteoarthritis. Arthritis Rheum, 2010, 62: 2347-2352.

[26] Yang Y. Wnts and wing: Wnt signaling in vertebrate limb development and musculoskeletal morphogenesis. Birth Defects Res C Embryo Today, 2003, 69: 305-317.

[27] Zhu M, Tang D, Wu Q, et al. Activation of beta-catenin signaling in articular chondrocytes leads to osteoarthritis-like phenotype in adult beta-catenin conditional activation mice. J Bone Miner Res, 2009, 24: 12-21.

[28] Clevers H. Wnt/beta-catenin signaling in development and disease. Cell, 2006, 127: 469-480.

[29] Day TF, Guo X, Garrett-Beal L, et al. Wnt/beta-catenin signaling in mesenchymal progenitors controls osteoblast and chondrocyte differentiation during vertebrate skeletogenesis. Dev Cell, 2005, 8: 739-750.

[30] Loughlin J, Dowling B, Chapman K, et al. Functional variants within the secreted frizzled-related protein 3 gene are associated with hip osteoarthritis in females. Proc Natl Acad Sci USA, 2004, 101: 9757-9762.

[31] Spector TD, MacGregor AJ. Risk factors for osteoarthritis: genetics. Osteoarthritis Cartilage, 2004, 12 (Suppl A): S39-44.

[32] Slagboom PE, Heijmans BT, Beekman M, et al. Genetics of human aging. The search for genes contributing to human longevity and diseases of the old. Ann N Y Acad Sci, 2000, 908: 50-63.

[33] Loughlin J, Mustafa Z, Smith A, et al. Linkage analysis of chromosome 2q in osteoarthritis. Rheumatology (Oxford), 2000, 39: 377-381.

[34] Enomoto-Iwamoto M, Kitagaki J, Koyama E, et al. The Wnt antagonist Frzb-1 regulates chondrocyte maturation and long bone development during limb skeletogenesis. Dev Biol, 2002, 251: 142-156.

[35] Tamamura Y, Otani T, Kanatani N, et al. Developmental regulation of Wnt/beta-catenin signals is required for growth plate assembly, cartilage integrity, and endochondral ossification. J Biol Chem, 2005, 280: 19185-19195.

[36] Lories RJ, Peeters J, Bakker A, et al. Articular cartilage and biomechanical properties of the long bones in Frzb-knockout mice. Arthritis Rheum, 2007, 56: 4095-4103.

[37] Blom AB, Brockbank SM, van Lent PL, et al. Involvement of the Wnt signaling pathway in experimental and human osteoarthritis: prominent role of Wnt-induced signaling protein 1. Arthritis Rheum, 2009, 60: 501-512.

[38] Wang M, Sampson ER, Jin H, et al. MMP13 is a critical target gene during the progression of osteoarthritis. Arthritis Res Ther, 2013, 15: R5.

[39] Chun JS, Oh H, Yang S, et al. Wnt signaling in cartilage development and degeneration. BMB Rep, 2008, 41: 485-494.

[40] Lin AC, Seeto BL, Bartoszko JM, et al. Modulating hedgehog signaling can attenuate the severity of osteoarthritis. Nat Med, 2009, 15: 1421-1425.

[41] Mak KK, Chen MH, Day TF, et al. Wnt/beta-catenin signaling interacts differentially with Ihh signaling in controlling endochondral bone and synovial joint formation. Development, 2006, 133: 3695-3707.

[42] Guenther HL, Guenther HE, Froesch ER, et al. Effect of insulin-like growth factor on collagen and glycosaminoglycan synthesis by rabbit articular chondrocytes in culture. Experientia, 1982, 38: 979-981.

[43] McQuillan DJ, Handley CJ, Campbell MA, et al. Stimulation of proteoglycan biosynthesis by serum and insulin-like growth factor-I in cultured bovine articular cartilage. Biochem J, 1986, 240: 423-430.

[44] Martel-Pelletier J, Di Battista JA, Lajeunesse D, et al. IGF/IGFBP axis in cartilage and bone in osteoarthritis pathogenesis. Inflamm Res, 1998, 47: 90-100.

［45］ Schoenle E, Zapf J, Humbel RE, et al. Insulin-like growth factor I stimulates growth in hypophysectomized rats. Nature, 1982, 296: 252-253.

［46］ Trippel SB, Corvol MT, Dumontier MF, et al. Effect of somatomedin-C/insulin-like growth factor I and growth hormone on cultured growth plate and articular chondrocytes. Pediatr Res, 1989, 25: 76-82.

［47］ Dore S, Pelletier JP, DiBattista JA, et al. Human osteoarthritic chondrocytes possess an increased number of insulin-like growth factor 1 binding sites but are unresponsive to its stimulation. Possible role of IGF-1-binding proteins. Arthritis Rheum, 1994, 37: 253-263.

［48］ Tardif G, Reboul P, Pelletier JP, et al. Normal expression of type 1 insulin-like growth factor receptor by human osteoarthritic chondrocytes with increased expression and synthesis of insulin-like growth factor binding proteins. Arthritis Rheum, 1996, 39: 968-978.

［49］ Patel SA, Simon MC. Biology of hypoxia-inducible factor-2alpha in development and disease. Cell Death Differ, 2008, 15: 628-634.

［50］ Tian H, Hammer RE, Matsumoto AM, et al. The hypoxia-responsive transcription factor EPAS1 is essential for catecholamine homeostasis and protection against heart failure during embryonic development. Genes Dev, 1998, 12: 3320-3324.

［51］ Saito T, Fukai A, Mabuchi A, et al. Transcriptional regulation of endochondral ossification by HIF-2alpha during skeletal growth and osteoarthritis development. Nat Med, 2010, 16: 678-686.

［52］ Yang S, Kim J, Ryu JH, et al. Hypoxia-inducible factor-2alpha is a catabolic regulator of osteoarthritic cartilage destruction. Nat Med, 2010, 16: 687-693.

［53］ Artavanis-Tsakonas S, Rand MD, Lake RJ. Notch signaling: cell fate control and signal integration in development. Science, 1999, 284: 770-776.

［54］ Egan SE, St-Pierre B, Leow CC. Notch receptors, partners and regulators: from conserved domains to powerful functions. Curr Top Microbiol Immunol, 1998, 228: 273-324.

［55］ Kao HY, Ordentlich P, Koyano-Nakagawa N, et al. A histone deacetylase corepressor complex regulates the Notch signal transduction pathway. Genes Dev, 1998, 12: 2269-2277.

［56］ Martinez Arias A, Zecchini V, Brennan K. CSL-independent Notch signalling: a checkpoint in cell fate decisions during development? Curr Opin Genet Dev, 2002, 12: 524-533.

［57］ Talora C, Campese AF, Bellavia D, et al. Notch signaling and diseases: an evolutionary journey from a simple beginning to complex outcomes. Biochim Biophys Acta, 2008, 1782: 489-497.

［58］ Svanvik T, Henriksson HB, Karlsson C, et al. Human disk cells from degenerated disks and mesenchymal stem cells in co-culture result in increased matrix production. Cells Tissues Organs, 2010, 191: 2-11.

［59］ Dong Y, Jesse AM, Kohn A, et al. RBPjkappa-dependent Notch signaling regulates mesenchymal progenitor cell proliferation and differentiation during skeletal development. Development, 2010, 137: 1461-1471.

［60］ Alsalameh S, Amin R, Gemba T, et al. Identification of mesenchymal progenitor cells in normal and osteoarthritic human articular cartilage. Arthritis Rheum, 2004, 50: 1522-1532.

［61］ Ustunel I, Ozenci AM, Sahin Z, et al. The immunohistochemical localization of notch receptors and ligands in human articular cartilage, chondroprogenitor culture and ultrastructural characteristics of these progenitor cells. Acta Histochem, 2008, 110: 397-407.

［62］ Hiraoka K, Grogan S, Olee T, et al. Mesenchymal progenitor cells in adult human articular cartilage. Biorheology, 2006, 43: 447-454.

［63］ Karlsson C, Brantsing C, Egell S, et al. Notch1, Jagged1, and HES5 are abundantly expressed in osteoarthritis. Cells Tissues Organs, 2008, 188: 287-298.

［64］ Hosaka Y, Saito T, Sugita S, et al. Notch signaling in chondrocytes modulates endochondral ossification and osteoarthritis development. Proc Natl Acad Sci U S A, 2013, 110: 1875-1880.

［65］ Kumar V, Bustin SA, McKay IA. Transforming growth factor alpha. Cell Biol Int, 1995, 19: 373-388.

［66］ Appleton CT, Usmani SE, Bernier SM, et al. Transforming growth factor alpha suppression of articular chondrocyte phenotype and Sox9 expression in a rat model of osteoarthritis. Arthritis Rheum, 2007, 56: 3693-3705.

[67] Zhang YW, Su Y, Lanning N, et al. Targeted disruption of Mig-6 in the mouse genome leads to early onset degenerative joint disease. Proc Natl Acad Sci U S A, 2005, 102: 11740-11745.

[68] Hackel PO, Zwick E, Prenzel N, et al. Epidermal growth factor receptors: critical mediators of multiple receptor pathways. Curr Opin Cell Biol, 1999, 11: 184-189.

[69] Messai H, Khatib AM, Lebrun G, et al. Endothelin-1 in monolayer cultures of articular chondrocytes from young and old rats: regulation by growth factors and cytokines. Mech Ageing Dev, 2000, 114: 37-48.

[70] Messai H, Panasyuk A, Khatib A, et al. Endothelin-1 receptors on cultured rat articular chondrocytes: regulation by age, growth factors, and cytokines, and effect on cAMP production. Mech Ageing Dev, 2001, 122: 519-531.

[71] Appleton CT, Pitelka V, Henry J, et al. Global analyses of gene expression in early experimental osteoarthritis. Arthritis Rheum, 2007, 56: 1854-1868.

[72] Khatib AM, Siegfried G, Messai H, et al. Mechanism of inhibition of endothelin-1-stimulated proteoglycan and collagen synthesis in rat articular chondrocytes. Cytokine, 2002, 17: 254-261.

[73] Roy-Beaudry M, Martel-Pelletier J, Pelletier JP, et al. Endothelin 1 promotes osteoarthritic cartilage degradation via matrix metalloprotease 1 and matrix metalloprotease 13 induction. Arthritis Rheum, 2003, 48: 2855-2864.

[74] Manacu CA, Martel-Pelletier J, Roy-Beaudry M, et al. Endothelin-1 in osteoarthritic chondrocytes triggers nitric oxide production and upregulates collagenase production. Arthritis Res Ther, 2005, 7: R324-332.

[75] Kaufman GN, Zaouter C, Valteau B, et al. Nociceptive tolerance is improved by bradykinin receptor B1 antagonism and joint morphology is protected by both endothelin type A and bradykinin receptor B1 antagonism in a surgical model of osteoarthritis. Arthritis Res Ther, 2011, 13: R76.

[76] Usmani SE, Appleton CT, Beier F. Transforming growth factor-alpha induces endothelin receptor A expression in osteoarthritis. J Orthop Res, 2012, 30: 1391-1397.

[77] Fan Z, Bau B, Yang H, et al. IL-1beta induction of IL-6 and LIF in normal articular human chondrocytes involves the ERK, p38 and NFkappaB signaling pathways. Cytokine, 2004, 28: 17-24.

[78] Fan Z, Soder S, Oehler S, et al. Activation of interleukin-1 signaling cascades in normal and osteoarthritic articular cartilage. Am J Pathol, 2007, 171: 938-946.

[79] Appleton CT, Usmani SE, Mort JS, et al. Rho/ROCK and MEK/ERK activation by transforming growth factor-alpha induces articular cartilage degradation. Lab Invest, 2010, 90: 20-30.

[80] Vincent TL. Fibroblast growth factor 2: good or bad guy in the joint? Arthritis Res Ther, 2011, 13: 127-128.

[81] Yan D, Chen D, Cool SM, et al. Fibroblast growth factor receptor 1 is principally responsible for fibroblast growth factor 2-induced catabolic activities in human articular chondrocytes. Arthritis Res Ther, 2011, 13: R130.

[82] Yan D, Chen D, Im HJ. Fibroblast growth factor-2 promotes catabolism via FGFR1-Ras-Raf-MEK1/2-ERK1/2 axis that coordinates with the PKC delta pathway in human articular chondrocytes. J Cell Biochem, 2012, 113: 2856-2865.

[83] Li X, Ellman MB, Kroin JS, et al. Species-specific biological effects of FGF-2 in articular cartilage: implication for distinct roles within the FGF receptor family. J Cell Biochem, 2012, 113: 2532-2542.

[84] Davidson D, Blanc A, Filion D, et al. Fibroblast growth factor (FGF) 18 signals through FGF receptor 3 to promote chondrogenesis. J Biol Chem, 2005, 280: 20509-20515.

[85] Chia SL, Sawaji Y, Burleigh A, et al. Fibroblast growth factor 2 is an intrinsic chondroprotective agent that suppresses AD-AMTS-5 and delays cartilage degradation in murine osteoarthritis. Arthritis Rheum, 2009, 60: 2019-2027.

[86] Weng T, Yi L, Huang J, et al. Genetic inhibition of fibroblast growth factor receptor 1 in knee cartilage attenuates the degeneration of articular cartilage in adult mice. Arthritis Rheum, 2012, 64: 3982-3992.

[87] Vincent TL, McLean CJ, Full LE, et al. FGF-2 is bound to perlecan in the pericellular matrix of articular cartilage, where it acts as a chondrocyte mechanotransducer. Osteoarthritis Cartilage, 2007, 15: 752-763.

[88] Vincenti MP, Brinckerhoff CE. Transcriptional regulation of collagenase (MMP-1, MMP-13) genes in arthritis: integration of complex signaling pathways for the recruitment of gene-specific transcription factors. Arthritis Res, 2002, 4: 157-164.

[89] Goldring MB, Marcu KB. Epigenomic and microRNA-mediated regulation in cartilage development, homeostasis, and osteo-

arthritis. Trends Mol Med, 2012, 18: 109-118.

［90］ Delgado-Calle J, Fernandez AF, Sainz J, et al. Genome-wide profiling of bone reveals differentially methylated regions in osteoporosis and osteoarthritis. Arthritis Rheum, 2013, 65: 197-205.

［91］ Jeffries MA, Donica M, Baker LW, et al. Genome-wide DNA methylation study identifies significant epigenomic changes in osteoarthritic cartilage. Arthritis Rheumatol, 2014, 66: 2804-2815.

［92］ Fernandez-Tajes J, Soto-Hermida A, Vazquez-Mosquera ME, et al. Genome-wide DNA methylation analysis of articular chondrocytes reveals a cluster of osteoarthritic patients. Ann Rheum Dis, 2014, 73: 668-677.

［93］ Tardif G, Pelletier JP, Fahmi H, et al. NFAT3 and TGF-beta/SMAD3 regulate the expression of miR-140 in osteoarthritis. Arthritis Res Ther, 2013, 15: R197.

［94］ Papaioannou G, Inloes JB, Nakamura Y, et al. let-7 and miR-140 microRNAs coordinately regulate skeletal development. Proc Natl Acad Sci U S A, 2013, 110: E3291-3300.

［95］ Yamashita S, Miyaki S, Kato Y, et al. L-Sox5 and Sox6 proteins enhance chondrogenic miR-140 microRNA expression by strengthening dimeric Sox9 activity. J Biol Chem, 2012, 287: 22206-22215.

［96］ Miyaki S, Sato T, Inoue A, et al. MicroRNA-140 plays dual roles in both cartilage development and homeostasis. Genes Dev, 2010, 24: 1173-1185.

［97］ Li X, Kroin JS, Kc R, et al. Altered spinal microRNA-146a and the microRNA-183 cluster contribute to osteoarthritic pain in knee joints. J Bone Miner Res, 2013, 28: 2512-2522.

［98］ Huang J, Zhao L, Xing L, et al. MicroRNA-204 regulates Runx2 protein expression and mesenchymal progenitor cell differentiation. Stem Cells, 2010, 28: 357-364.

［99］ Millward-Sadler SJ, Salter DM. Integrin-dependent signal cascades in chondrocyte mechanotransduction. Ann Biomed Eng, 2004, 32: 435-446.

［100］ Blaney Davidson EN, Vitters EL, van der Kraan PM, et al. Expression of transforming growth factor-beta (TGFbeta) and the TGFbeta signalling molecule SMAD-2P in spontaneous and instability-induced osteoarthritis: role in cartilage degradation, chondrogenesis and osteophyte formation. Ann Rheum Dis, 2006, 65: 1414-1421.

［101］ Robinson JA, Chatterjee-Kishore M, Yaworsky PJ, et al. Wnt/beta-catenin signaling is a normal physiological response to mechanical loading in bone. J Biol Chem, 2006, 281: 31720-31728.

［102］ Ng TC, Chiu KW, Rabie AB, et al. Repeated mechanical loading enhances the expression of Indian hedgehog in condylar cartilage. Front Biosci, 2006, 11: 943-948.

［103］ Aigner T, Fundel K, Saas J, et al. Large-scale gene expression profiling reveals major pathogenetic pathways of cartilage degeneration in osteoarthritis. Arthritis Rheum, 2006, 54: 3533-3544.

［104］ Shiomi T, Lemaitre V, D'Armiento J, et al. Matrix metalloproteinases, a disintegrin and metalloproteinases, and a disintegrin and metalloproteinases with thrombospondin motifs in non-neoplastic diseases. Pathol Int, 2010, 60: 477-496.

［105］ Knauper V, Lopez-Otin C, Smith B, et al. Biochemical characterization of human collagenase-3. J Biol Chem, 1996, 271: 1544-1550.

［106］ Reboul P, Pelletier JP, Tardif G, et al. The new collagenase, collagenase-3, is expressed and synthesized by human chondrocytes but not by synoviocytes. A role in osteoarthritis. J Clin Invest, 1996, 97: 2011-2019.

［107］ Roach HI, Yamada N, Cheung KS, et al. Association between the abnormal expression of matrix-degrading enzymes by human osteoarthritic chondrocytes and demethylation of specific CpG sites in the promoter regions. Arthritis Rheum, 2005, 52: 3110-3124.

［108］ Stickens D, Behonick DJ, Ortega N, et al. Altered endochondral bone development in matrix metalloproteinase 13-deficient mice. Development, 2004, 131: 5883-5895.

［109］ Inada M, Wang Y, Byrne MH, et al. Critical roles for collagenase-3 (Mmp13) in development of growth plate cartilage and in endochondral ossification. Proc Natl Acad Sci U S A, 2004, 101: 17192-17197.

［110］ Neuhold LA, Killar L, Zhao W, et al. Postnatal expression in hyaline cartilage of constitutively active human collagenase-3 (MMP-13) induces osteoarthritis in mice. J Clin Invest, 2001, 107: 35-44.

［111］ Gomis-Ruth FX. Structural aspects of the metzincin clan of metalloendopeptidases. Mol Biotechnol, 2003, 24: 157-202.

[112] Tang BL. ADAMTS: a novel family of extracellular matrix proteases. Int J Biochem Cell Biol, 2001, 33: 33-44.

[113] Fosang AJ, Little CB. Drug insight: aggrecanases as therapeutic targets for osteoarthritis. Nat Clin Pract Rheumatol, 2008, 4: 420-427.

[114] Song RH, Tortorella MD, Malfait AM, et al. Aggrecan degradation in human articular cartilage explants is mediated by both ADAMTS-4 and ADAMTS-5. Arthritis Rheum, 2007, 56: 575-585.

[115] Tortorella MD, Liu RQ, Burn T, et al. Characterization of human aggrecanase 2 (ADAM-TS5): substrate specificity studies and comparison with aggrecanase 1 (ADAM-TS4). Matrix Biol, 2002, 21: 499-511.

[116] Kevorkian L, Young DA, Darrah C, et al. Expression profiling of metalloproteinases and their inhibitors in cartilage. Arthritis Rheum, 2004, 50: 131-141.

[117] Glasson SS, Askew R, Sheppard B, et al. Characterization of and osteoarthritis susceptibility in ADAMTS-4-knockout mice. Arthritis Rheum, 2004, 50: 2547-2558.

[118] Glasson SS, Askew R, Sheppard B, et al. Deletion of active ADAMTS5 prevents cartilage degradation in a murine model of osteoarthritis. Nature, 2005, 434: 644-648.

[119] Stanton H, Rogerson FM, East CJ, et al. ADAMTS5 is the major aggrecanase in mouse cartilage in vivo and in vitro. Nature, 2005, 434: 648-652.

[120] Echtermeyer F, Bertrand J, Dreier R, et al. Syndecan-4 regulates ADAMTS-5 activation and cartilage breakdown in osteoarthritis. Nat Med, 2009, 15: 1072-1076.

[121] Li J, Anemaet W, Diaz MA, et al. Knockout of ADAMTS5 does not eliminate cartilage aggrecanase activity but abrogates joint fibrosis and promotes cartilage aggrecan deposition in murine osteoarthritis models. J Orthop Res, 2011, 29: 516-522.

[122] Plaas A, Velasco J, Gorski DJ, et al. The relationship between fibrogenic TGFbeta1 signaling in the joint and cartilage degradation in post-injury osteoarthritis. Osteoarthritis Cartilage, 2011, 19: 1081-1090.

[123] Velasco J, Li J, DiPietro L, et al. Adamts5 deletion blocks murine dermal repair through CD44-mediated aggrecan accumulation and modulation of transforming growth factor beta1 (TGFbeta1) signaling. J Biol Chem, 2011, 286: 26016-26027.

[124] Stetler-Stevenson WG, Seo DW. TIMP-2: an endogenous inhibitor of angiogenesis. Trends Mol Med, 2005, 11: 97-103.

[125] Ducy P, Zhang R, Geoffroy V, et al. Osf2/Cbfa1: a transcriptional activator of osteoblast differentiation. Cell, 1997, 89: 747-754.

[126] Enomoto H, Enomoto-Iwamoto M, Iwamoto M, et al. Cbfa1 is a positive regulatory factor in chondrocyte maturation. J Biol Chem, 2000, 275: 8695-8702.

[127] Inada M, Yasui T, Nomura S, et al. Maturational disturbance of chondrocytes in Cbfa1-deficient mice. Dev Dyn, 1999, 214: 279-290.

[128] Komori T, Yagi H, Nomura S, et al. Targeted disruption of Cbfa1 results in a complete lack of bone formation owing to maturational arrest of osteoblasts. Cell, 1997, 89: 755-764.

[129] Kim HJ, Kim JH, Bae SC, et al. The protein kinase C pathway plays a central role in the fibroblast growth factor-stimulated expression and transactivation activity of Runx2. J Biol Chem, 2003, 278: 319-326.

[130] Zhao M, Qiao M, Oyajobi BO, et al. E3 ubiquitin ligase Smurf1 mediates core-binding factor alpha1/Runx2 degradation and plays a specific role in osteoblast differentiation. J Biol Chem, 2003, 278: 27939-27944.

[131] Zhao M, Qiao M, Harris SE, et al. Smurf1 inhibits osteoblast differentiation and bone formation in vitro and in vivo. J Biol Chem, 2004, 279: 12854-12859.

[132] Jeon EJ, Lee KY, Choi NS, et al. Bone morphogenetic protein-2 stimulates Runx2 acetylation. J Biol Chem, 2006, 281: 16502-16511.

[133] Jonason JH, Xiao G, Zhang M, et al. Post-translational Regulation of Runx2 in Bone and Cartilage. J Dent Res, 2009, 88: 693-703.

[134] Shen R, Chen M, Wang YJ, et al. Smad6 interacts with Runx2 and mediates Smad ubiquitin regulatory factor 1-induced Runx2 degradation. J Biol Chem, 2006, 281: 3569-3576.

［135］ Shen R，Wang X，Drissi H，et al. Cyclin D1-cdk4 induce runx2 ubiquitination and degradation. J Biol Chem，2006，281：16347-16353.

［136］ Shui C，Spelsberg TC，Riggs BL，et al. Changes in Runx2/Cbfa1 expression and activity during osteoblastic differentiation of human bone marrow stromal cells. J Bone Miner Res，2003，18：213-221.

［137］ Zhang M，Xie R，Hou W，et al. PTHrP prevents chondrocyte premature hypertrophy by inducing cyclin-D1-dependent Runx2 and Runx3 phosphorylation，ubiquitylation and proteasomal degradation. J Cell Sci，2009，122：1382-1389.

第十四章　黏多糖贮积症骨病

一、概述

（一）黏多糖贮积症

黏多糖贮积症（mucopolysaccharidoses，MPS）是溶酶体贮积症中最常见的疾病。为了深入了解 MPS 的发病状况、临床表现，以及骨骼病状的来源，必需对溶酶体及溶酶体贮积症有所了解。

（二）溶酶体贮积症

1. 溶酶体的构造与功能　溶酶体是一种细胞器，即细胞内的超微结构，为单层包被的囊泡，外面是一层脂蛋白膜，它是细胞的处理与回收系统。内部液体呈酸性，含有 60 多种酸性水解酶，可降解各种生物大分子，如核酸、蛋白质、脂质、黏多糖及糖原等。组成细胞的各种生物大分子都处于动态平衡中，不断被分解又不断被再合成。通过内吞作用摄入的生物大分子也需要分解成不同的组分后，才能被利用。这些大分子的分解都是在溶酶体中进行的。

2 溶酶体酶的遗传性能　溶酶体中的每一种酶皆有各自的编码基因。缺陷的直接原因是编码基因有突变。每一种酶的缺陷直接导致某一特定的生物大分子不能正常降解，并在细胞中贮积起来。

3 溶酶体贮积症　酶缺陷的直接结果是造成酶的活性及稳定性减低，或不能形成酶的保护蛋白或激活蛋白，或不能形成酶的识别标志，以致酶不能到达溶酶体，造成酶的作用底物，即各相应的生物大分子不能降解，或不能将小的分子运出溶酶体而在溶酶体中贮积。其共同结果都是溶酶体随之发生肿胀，细胞也变得臃肿失常，细胞功能受到严重影响，最终导致疾病。这一大类疾病统称为溶酶体贮积症（lysosomal storage disease，LSD），是一组较常见的遗传代谢性疾病。据统计，每 1 万个新生儿中将近 5 例为此病患儿。

4. 溶酶体贮积症的遗传特性　这组疾病中已有多种疾病的致病基因已定位并克隆，其基因的变异是多种多样，常常与不同的临床表型相关。绝大多数为常染色体隐性遗传，少数为 X 连锁隐性遗传。

5. 预防　目前国内尚无有效的治疗方法。在遗传性代谢疾病产前诊断中此病所占的比例最大。因此，对高危孕妇进行产前诊断是防止患儿出生的唯一有效措施。

二、溶酶体贮积症的特点

1. 大部分为常染色体隐性遗传病。即父母双方皆为表型正常的杂合子，所生子女出现疾病的风险为 1/4。目前已发现有 70 多种疾病。

2. 贮积物为单层溶酶体膜所包裹，贮积物成分多样化。

3. 多种组织或器官受累。主要临床表现为智力低下、骨骼及神经系统发育障碍。严重影响病人的生活质量。

4. 临床表现与贮积的物质及其对机体的损害有关，临床病情呈进行性加重。如多糖贮积症，GM1 及 GM2 神经节苷脂贮积症，异染性脑白质营养不良等疾病都表现为神经系统损害进行性加重。

5. 酶活性测定及基因诊断是最后确诊本病的可行依据。

6. 多数疾病无有效的治疗方法。治疗只包括对症治疗及支持疗法，少数可用酶补充治疗，如戈谢病（Gaucher disease）；如无中枢神经系受累疾病，可考虑做骨髓移植。但可通过酶活性测定及基因分析检出杂合子并做出产前诊断。

7. 溶酶体贮积症所包括的疾病种类分类及相应缺陷的水解酶列于表 9-14-1。

表 9-14-1 溶酶体贮积症及其相关的水解酶

疾病名称	有缺陷的水解酶
黏多糖贮积症	
Ⅰ H 型 Hurler	α-L-艾杜糖苷酸酶
Ⅰ S 型 Scheie	α-L-艾杜糖苷酸酶
Ⅱ 型 Hunter	艾杜糖醛酸硫酸酯酶
Ⅲ A 型 Sanfilippo A	类肝素-N-硫酸酯酶
Ⅲ B 型 Sanfilippo B	α-N-乙酰氨基葡糖苷酶
Ⅲ C 型 Sanfilippo C	乙酰辅酶 A：α-氨基葡糖苷乙酰转移酶
Ⅲ D 型 Sanfilippo D	N-乙酰氨基葡糖-6-硫酸酯酶
Ⅳ A 型 Morquio A	半乳糖-6-硫酸酯酶
Ⅳ B 型 Morquio B	β-半乳糖苷酶
Ⅵ 型 Maroteaux-Lamy	芳基硫酸酯酶 B
Ⅶ 型 Sly	β-葡糖苷酸酶
神经节苷脂贮积症	
GM1 神经节苷脂贮积症	β-半乳糖苷酶
GM2 神经节苷脂贮积症	
Tay-Sachs 病	β-氨基己糖苷酶 A
Sandhoff 病	β-氨基己糖苷酶 A+B
戈谢病（Gaucher 病）	β-葡糖苷酶
尼曼-匹克病（Niemann-Pick 病）	鞘磷脂酶
球形细胞脑白质营养不良（Krabbe 病）	半乳糖脑苷脂酶
异染性脑白质营养不良	芳基硫酸酯酶 A
多种硫酸酯酶缺乏症（Austin 病）	
Fabry 病	α-半乳糖苷酶
Schindler 病	α-N-乙酰氨基葡糖苷酶
Farber 病	神经酰胺酶
黏脂质贮积症	
Ⅱ 型（Ⅰ 细胞病）	N-乙酰氨基葡糖-1-磷酸转移酶
Ⅲ 型（假 Hurler 多营养不良）	N-乙酰氨基葡糖-1-磷酸转移酶
糖蛋白贮积症	
岩藻糖苷贮积症	α-岩藻糖苷酶
甘露糖苷贮积症	α-甘露糖苷酶
唾液酸贮积症	α-唾液酸苷酶
半乳糖唾液酸贮积症	α-唾液酸苷酶及 β-半乳糖苷酶
天冬氨酰葡糖胺症	天冬氨酰葡糖胺苷酶
碳水化合物缺乏性糖蛋白综合征	
溶酶体膜转运缺陷	
游离唾液酸贮积症	
胱氨酸贮积症	
其他	
糖原贮积症 Ⅱ 型（Pompe 病）	α-葡糖苷酸酶
酸性脂酶缺乏症	酸性脂酶

三、黏多糖贮积症的临床特点

（一）概述

1. 定义 黏多糖贮积症（mucopolysaccharidoses，MPS）是溶酶体贮积症中的一组疾病，是由于糖胺聚糖（glycosaminoglycans，GAG）降解过程中各环节所需的溶酶体酶缺陷所致，从而使未能降解的 GAG 或降解不全的 GAG 片段贮积在组织细胞溶酶体内，并在血、尿及脑脊液中浓度升高，进而造成进行性细胞损害，影响多种组织器官，导致器官功能损伤直到衰竭、智力下降、生命缩短。目前已知有 11 种溶酶体酶（指 GAG 降解酶）的缺陷，形成 7 型不同的 MPS。

2. 黏多糖种类 糖胺聚糖（glycosaminoglycans，GAG）可分为硫酸类肝素（heparan sulfate，HS）、硫酸皮肤素（dermatan sulfate，DS）、硫酸角质素（karatan sulfate，KS）及硫酸软骨素（chondroitin sulfate，CS）。不同的水解酶缺陷，可影响一种或两种 GAG 的降解。因此，其临床表现也不尽相同，可分成若干型。造成 HS 贮积的常有中枢神经系受累，包括进行性智力低下；有 DS 贮积的常有脏器及骨骼受累；有 KS 贮积的，则以骨骼病变为主要临床表现。

（二）黏多糖贮积症特征

1. 遗传特性 除 MPS Ⅱ 为 X 连锁隐性遗传外，其他型均为常染色体隐性遗传。MPS Ⅱ 绝大多数为男性病人。出现的个别女性病人都是由于同时有染色体异常如 X 染色体与常染色体异位或女性携带的 X 染色体随机失活所致（表 9-14-2）。

表 9-14-2 各型 MPS 的名称、相关的酶及基因

MPS 型	同义词	相关水解酶	基　因	基因位点	累及的 GAG
Ⅰ H	Hurler	α-L-艾杜糖苷酸酶	IDUA	4p16.3	HS，DS
Ⅰ S	Scheie	α-L-艾杜糖苷酸酶	IDUA	4p16.3	HS，DS
Ⅰ H/S	Hurler-Scheie	α-L-艾杜糖苷酸酶	IDUA	4p16.3	HS，DS
Ⅱ（重）	Hunter（重）	艾杜糖醛酸硫酸酯酶	IDS	Xq28	HS，DS
Ⅱ（轻）	Hunter（轻）	艾杜糖醛酸硫酸酯酶	IDS	Xq28	HS，DS
ⅢA	Sanfilippo A	类肝素-N-硫酸酯酶	SGSH	17q25.3	HS
ⅢB	Sanfilippo B	α-N-乙酰氨基葡糖苷酶	NAGLU	17q21	HS
ⅢC	Sanfilippo C	乙酰辅酶 A：α-氨基葡糖苷酶乙酰转移酶	HGSNAT	8p11.1	HS
ⅢD	Sanfilippo D	N-乙酰氨基葡糖-6-硫酸脂酶	GNS	12q14	HS
ⅣA	Morquio A	半乳糖-6-硫酸酯酶	GALNS	16q24.3	KS，CS
ⅣB	Morquio B	β-半乳糖苷酶	GLB1	3p21.33	KS
Ⅵ	Maroteaux-Lamy	芳基硫酸酯酶 B	ARSB	5q11-q13	DS，CS
Ⅶ	Sly	β-葡糖苷酸酶	GUSB	7q21.11	DS，HS，CS
Ⅸ		透明质酸酶		3p21.2-p21.3	

2. 一般临床表现 不同的酶缺陷所致各种类型 MPS 可有相似的临床表现。而同一种酶的缺陷，临床表现的轻重也有很大差别。但各种类型 MPS 有许多共同的临床表现（表 9-14-3）。

表9-14-3 黏多糖贮积症各型的临床表现

症状	MPS I			MPS II		MPS III	MPS IV		MPS VI		MPS VII
	I H	I S	I H／I S	A	B		A	B	A	B	
新生儿问题	严重	无	无	很少	无	无	无	无	严重	无	很少
最终身高	很矮	正常	稍矮	矮	稍矮	正常	很矮	稍矮	很矮	稍矮	矮
面容粗陋	重	轻	中，下颌后缩	中-重	轻	轻	轻-无	无	中-重	轻	重
角膜	混浊	混浊	混浊	清	清	清	混浊	混浊	混浊	混浊	混浊
脊柱后凸	常有，腰背	无	无	很少，轻	无	无	常有	少有，轻	常有，腰背	少有，轻	常有，腰背
智力低下	重	无	无	重	无-轻	很重	无	无	无-轻	无	中
行为	平和，友好	正常	正常	破坏性大	正常	孤独，多动	正常	正常	正常	正常	正常
X 线骨骼改变	重	轻	中	重	中	轻	重	中	重	轻-中	中-重

总体来说，表现为慢性进行性的多系统受累，脏器增大，多发性骨发育不全，面容粗陋，听力、视力、心血管功能及关节活动受影响等。

MPS ⅠH、MPS Ⅱ重型及 MPS Ⅲ各型有严重智力低下，其他型智力可正常。

3. 治疗 主要为支持疗法。主要针对呼吸及心血管系统合并症、耳聋及脑积水做对症治疗以减轻症状、延长生命。

近年来某些型的 MPS 治疗有所进展，主要为两方面：一为造血干细胞移植，二为酶替代治疗。后者只能用于 MPS Ⅰ、Ⅱ及Ⅵ型。这两种治疗最好在患病早期进行。由于轻症病人智力正常者常在幼年时被延误诊断，致得到正确诊断时业已成年，此时病人的脏器改变大多不能恢复。因此目前有人研究 MPS 及其他溶酶体贮积症的新生儿筛查方法，目的是做到早期诊断，早期治疗。

4. 我国 MPS 发病状况 我国尚无全国性的 MPS 发病调查资料。2000 年 1 月至 2013 年 12 月，北京协和医院儿科遗传病门诊诊断了 449 例 MPS 患儿，病例来自全国各地（表 9-14-4）。

表 9-14-4 北京协和医院儿科遗传病门诊诊断的黏多糖贮积症病例数（2000~2013 年）

分 型	病例数	占比（%）
MPS Ⅰ	82	16.4
MPS Ⅱ	232	46.5
MPS Ⅲ A	10	2.0
MPS Ⅲ B	16	3.2
MPS Ⅳ A	113	22.7
MPS Ⅵ	44	8.8
MPS Ⅶ	2	0.4
总计	449	100

注：①各型分布比例与亚洲群体（如中国台湾、韩国及日本）发病相似。②最常见者为 MPS Ⅱ型，占 46.5%。其次为 MPS ⅣA，占 22.7%。最后为 MPS Ⅰ，占 16.4%。③与高加索人群中发病有明显不同。④MPSⅣ型全为 A 型，未见 1 例 MPSⅣB 型。⑤MPS Ⅲ病例数中，尚不能反映实际发病情况。首先，因为协和医院门诊开展此项诊断工作较晚，其次可能为某些成人病例不来儿科就诊，因此估计Ⅲ型病例实际病例数较上表数字高

（三）黏多糖沉积症临床类型

临床类型：发病年龄、病情严重程度、临床表现及 X 线所见有助于 MPS 分型。对可疑的病例先做尿甲苯胺蓝试验。除Ⅳ型外，其他各型均为阳性。确诊需做白细胞或血清酶活性测定。必要时可借助培养扩增的皮肤成纤维细胞做酶的活性测定。

1. MPS Ⅰ型

（1）MPS ⅠH（Hurler 综合征）：由于 α-L-艾杜糖苷酶缺陷所致，过多 HS 及 DS 贮积。此病为常染色体隐性遗传，发病率约 1∶100000 新生儿。在各型黏多糖贮积症疾病中，此型病情最重。

临床特征：患儿出生时正常，于 6 个月至 1 岁面容逐渐变丑，表现为面中部变扁、鼻背增宽，角膜浑浊、牙龈增生，牙槽嵴增厚，出牙延迟，耳聋，因鼻咽部软组织增厚，最初为持续鼻腔溢液，呼吸出声粗，逐渐阻塞上呼吸道，造成睡眠呼吸暂停及肺源性心脏病。常于 2~5 岁发生心脏瓣膜增厚、冠状动脉假性粥样化、心肌病及充血性心力衰竭。5 岁出现肝脾大，少数伴有脾功能亢进，脐疝及腹股沟斜疝，常需外科手术修补。2~3 岁后骨生长缓慢，4 岁可见腰椎后凸畸形，并逐渐加重（图 9-14-1、图 9-14-2）。头大、前后径长，前额突出，及骨缝明显。

X 线显示多发性骨发育不全（dysostosis multiplex，DM）。由于除了 MPS 贮积外，还伴有胶原及弹性

蛋白生产过多，造成关节僵硬，腕管综合征，脑膜增厚伴脑积水及周围神经受压等表现。

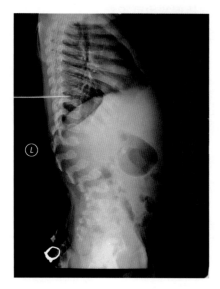

图 9-14-1　胸腰椎侧位相

腰椎后凸。胸腰椎椎体呈卵圆形，腰椎椎体前下方呈钩状突出（患儿，男性，18 月龄）

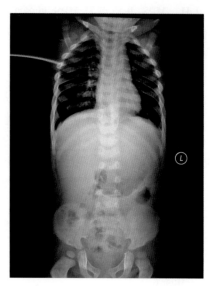

图 9-14-2　胸腰椎正位相

锁骨短粗，肋骨呈船桨样

精神运动发育在第一年正常，停滞 1～2 年，然后逐渐倒退。由于关节僵硬及骨受累造成运动受限，下肢挛缩，站立时呈半蹲状，手呈爪形，多数患儿需依靠轮椅。可活至 10 余岁，多死于心肺功能衰竭。

诊断：特殊的临床及 X 线表现应考虑此病。查尿 MPS 电泳有异常 HS 及 DS 带，确诊可根据白细胞或皮肤成纤维细胞中 α-L-艾杜糖苷酶活性减低。目前对 α-L-艾杜糖苷酶基因（IDUA）的研究有较多进展。已确定突变型病人的亲属可用基因分析的方法检出杂合子。患儿母亲再次妊娠时可取绒毛或经培养的羊水细胞测定酶活性或基因分析的方法进行产前诊断。

（2）MPS Ⅰ S（Scheie 综合征）：曾称 MPS Ⅴ。同样为 α-L-艾杜糖苷酶缺陷所致。多数患儿为 IDUA 基因的遗传复合体，即一对等位基因中有一个为 MPS Ⅰ H 的突变基因，另一个为 MPS Ⅰ S 的突变基因。使酶保留了一定的活性，有能力降解 HS。因此主要为 DS 在组织中贮积，并从尿中排出。

临床表现：MPS Ⅰ S 是临床表现最轻的一型。病人智力正常，身高正常。5 岁以后出现症状，表现为轻度面容粗陋，角膜混浊，手足关节僵硬，常伴有主动脉反流，其他可有腕管综合征。视网膜退行性变，青光眼及耳聋。寿命正常。X 线表现为轻度多发性骨发育不全（图 9-14-3、9-14-4），无脊柱改变。确诊靠酶活性测定。

（3）MPS Ⅰ H／Ⅰ S（Hurler-Scheie 综合征）：临床表现介于 MPS Ⅰ H 与 Ⅰ S 之间。此型较罕见。α-L-艾杜糖苷酶的缺陷只是不能降解 DS，导致在

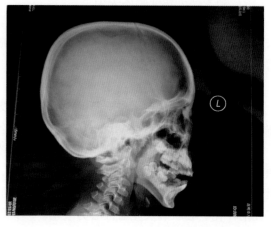

图 9-14-3　头颅侧位相

颅骨板障增宽。蝶鞍呈 J 形（患儿，男性，8 岁，MPS Ⅰ S）

尿中排出 DS 并贮积在组织中。基因分析病人为遗传复合体，保留了残留酶活性或者为 MPS I H/ I S 特异的等位基因突变。

临床表现：身材矮小，轻度粗陋面容，角膜混浊，小下颌，关节僵硬，肝脾大，疝，心瓣膜病变，原发性二尖瓣关闭不全。智力正常。发病在出生后 2 年，已有报道能活至 30 岁。

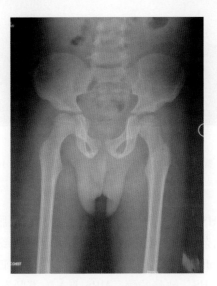

图 9-14-4 骨盆正位相

髂骨翼张开呈圆形，下方变窄。骶骨颈长

2. MPS II 型 MPS II （Hunter 综合征）为 X 连锁隐性遗传，是因艾杜糖硫酸酯酶缺陷导致组织中贮积 HS 及 DS。可分为重型及轻型，重型临床表现似 MPS I H。

临床表现：1~2 岁发病，病程进展慢。无角膜混浊，有严重的视网膜退行性变，有耳聋。于背部上方、上臂及大腿外侧皮肤可见象牙样白色丘疹。有破坏性行为。可存活至 20~30 岁。

轻型与 MPS I S 相似。智力正常，可活至 60~70 岁。

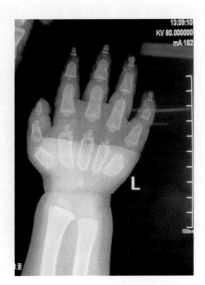

图 9-14-5 左手相

掌骨近端变尖。指骨呈子弹头样（患儿，男性，18 月龄，MPS II）

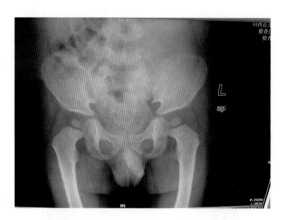

图 9-14-6 骨盆正位相

髂骨翼呈圆形（患儿，男性，2 岁半，MPS Ⅱ）

诊断：查尿 MPS 电泳，可见 HS 及 DS 带。确诊可测血清，白细胞、皮肤成纤维细胞中艾杜糖硫酸酯酶活性。可用基因分析方法检出杂合子，可用绒毛或经培养的羊水细胞进行产前诊断。

3. MPS Ⅲ型 MPS Ⅲ型（Sanfilippo 综合征）分 A、B、C 及 D 四种亚型，临床表现相同，均为常染色体隐性遗传，造成组织中贮积 HS。缺陷的酶：MPS ⅢA 为类肝素-N-硫酸酯酶；MPS ⅢB 为 α-N-乙酰氨基葡糖苷酶；MPS ⅢC 为乙酰-CoA；α-氨基葡糖乙酰转移酶；MPS ⅢD 为 N-乙酰氨基葡糖-6-硫酸酯酶。

临床表现：主要临床表现（见表 9-14-3）智力发育严重受损。面容轻度粗陋，无角膜浑浊，身材不矮。后期可出现关节僵硬、肝脾大及疝。X 线骨骼改变较 MPS ⅠH 轻。可活至十几岁。

4. MPS Ⅳ型 MPS Ⅳ型（Morquio 综合征）分 A 及 B 两个亚型，均为常染色体隐性遗传。造成组织中贮积 KS 及 CS。MPS ⅣA 为半乳糖-6-硫酸酯酶缺陷所致，MPS ⅣB 为 β-半乳糖苷酶缺陷所致。

临床表现：两型的临床表现相似。主要影响骨骼的发育造成短躯干侏儒。智力正常，一岁可看到身材矮，关节韧带松弛、躯干及颈短、肋缘外翻、鸡胸、膝外翻及关节增大，胸腰椎脊柱后突。面容基本正常。轻度角膜混浊，头相对大，轻度后仰，牙齿稀疏，牙釉质薄，耳聋（神经性或混合性）。进行性运动能力减低，易疲劳，肝脾大。心肺合并症继发于骨骼改变。有的病人合并心瓣膜病。

X 线表现为脊柱骨骺发育不全，第二颈椎的齿状突发育不全，造成寰枢不稳定导致颈部脊髓受压，中至重度椎体扁平伴有髋外翻。长骨明显短，骨干不增宽，干骺端不规则（图 9-14-7～图 9-14-11）。

寿命长短取决于合并症，主要是颈部脊髓病。重症病人于 30～40 岁死于心肺合并症，轻者可活至 70 岁。

5. MPS Ⅵ型 MPS Ⅵ型（Maroteaux-Lamy 综合征）是由于芳基硫酸酯酶 B 缺陷造成组织中贮积 DS，为常染色体隐性遗传。

临床表现可分为轻、中、重三型。重型病人与 MPS ⅠH 或黏脂质贮积 Ⅲ型很相似，但智力正常。重型病人在婴儿后

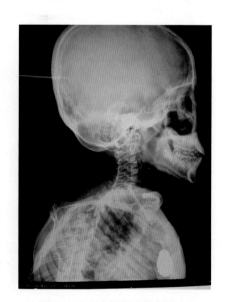

图 9-14-7 头颅及颈椎侧位相

J 形蝶鞍，颅骨板障间隙增宽（患儿，女性，10 岁，MPS ⅣA）

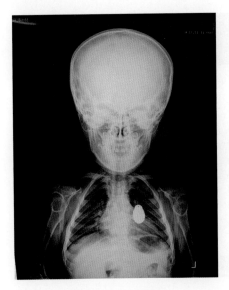

图 9-14-8　颅骨相

示板障间隙增宽（患儿同上）

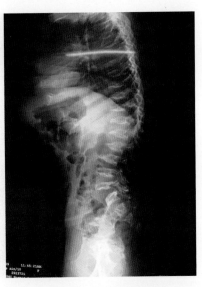

图 9-14-9　胸腰椎侧位相

胸腰椎后突。椎体前方变尖。上下缘呈双凸形

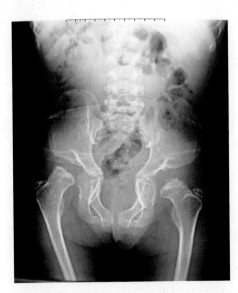

图 9-14-10　骨盆正位相

髂骨翼呈圆形，髂骨下方呈锥形逐渐变细，骶骨头骨
骺发育不良。髋关节半脱位

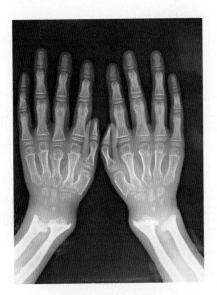

图 9-14-11　双手相

尺桡骨远端骨骺发育不全，干骺端增宽呈 V 形。
腕骨骨化不全。掌骨短，近端变圆

期有轻度 MPS ⅠH 面容，身材矮小，骨骼改变严重，可合并脑积水及颅内压增高、二尖瓣或主动脉瓣关闭不全。有的病人能活到 30 岁。轻度病人与 MPS ⅠS 相似，但身材矮，骨骼改变轻。中间型病情介于重型与轻型之间。外周血淋巴细胞及粒细胞中可见异染颗粒（图 9-14-12）。

诊断：根据白细胞或皮肤成纤维细胞中芳基硫酸酯酶 B 缺乏。产前诊断可取绒毛或经培养的羊水细胞测酶活性。

治疗：在无明显心脏受累时可考虑骨髓移植。酶替代治疗。

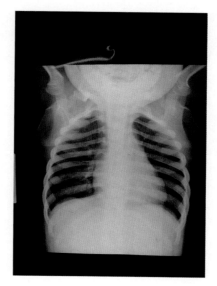

图 9-14-12 锁骨短、宽，肋骨呈船桨样

6. MPS Ⅶ型 MPS Ⅶ型（Sly 综合征）是由于 β-葡糖苷酸酶缺陷造成组织中贮积 HS、DS 及 CS，为常染色体隐性遗传。

其临床表现似 MPS Ⅰ H，也有部分轻型病人智力正常。在新生儿期可表现为水肿胎儿。有的可活至成年。

四、MPS 的骨骼改变

各型 MPS 临床均有骨骼改变，但轻重不同。其中 MPS Ⅰ H，MPS Ⅳ A 及 MPS Ⅵ 最重；MPS Ⅰ H/S，MPS Ⅱ，MPS Ⅶ 中等重；MPS ⅠS，MPS Ⅲ A~D，MPS ⅣB，少年型 MPS Ⅶ 及 MPS Ⅸ最轻。

绝大多数的 MPS 疾病的骨骼改变为多发性骨发育不全（dysostosis multiplex，DM），是由于 GAG 慢性沉积在结缔组织及软骨细胞中的溶酶体中所致。

仅 MPS Ⅳ型的骨骼改变为脊柱骨骺发育不全（表 9-14-5）。主要骨骼改变如下：

1. 生长障碍 各型 MPS 均表现身材矮小。重症病人出生后有一段时间正常生长，继之出现生长障碍。少数轻型病人身高可接近正常。

2. 第二颈椎齿状突发育不良伴随寰枢不稳定 可引发脊髓受压所致的神经系统合并症，如痉挛性四肢瘫痪最为常见，也有报道轻截瘫及偏瘫。这种不全脱位的情况，可发生在各型 MPS 病人。其中 MPS Ⅰ 及 Ⅳ型是高危，尤其是准备做手术的病人需要用麻醉的应特别注意。

3. 胸腰椎 几乎每个 MPS 病人都会出现胸腰椎后突畸形，是 MPS 骨病标志性表现。外科治疗的指标是后突超过 70° 及侧弯超过 50°。

4. 关节僵硬与挛缩 除 MPS Ⅳ 及 Ⅸ外，其他各型均可出现关节僵硬与挛缩，是继发于 GAG 浸润了韧带、肌腱、关节囊及其他软组织，以及骨骼畸形改变骨骺与干骺端的形态。关节僵硬与挛缩容易与风湿性关节炎及少年自发性关节炎相混淆。重症病人首先累及手指关节，以致呈爪形手，影响手的功能。也可累及踝关节及跟腱，表现为用足尖走路。其他足畸形表现有弓形足、内收拓畸形、马蹄内翻足等。

5. 髋关节 MPS 髋关节病很常见。临床表现步态不稳，是外展肌无力所致。X 线显示股骨头骨骺碎裂状，髋臼外缘不能骨化及进行性股骨头半脱位。临床表现常到患儿开始走路才被发现。在 MPS Ⅳ重型病人中髋关节改变发生早，发展快。由于此型病人伴有严重的韧带松弛而轻型病人常至成年才出现症状。

6. 膝关节 膝外翻（X形腿）是MPS主要临床表现之一。尤其MPS Ⅳ型，伴有屈曲挛缩及早发骨关节炎。其周围肌肉无力导致了明显的关节畸形，影响走路。随着病情发展，关节软骨及周围组织损害加重，继发韧带松弛及足畸形。

7. 手、足 MPS病人肢体畸形常表现为活动受限，在MPS ⅣA病人表现为腕关节过度伸展，由于尺桡骨发育不良，干骺端畸形及关节周围结缔组织退化，造成握力差，影响生活自理能力。其他型MPS病人则表现为关节僵硬，足及踝关节的典型表现为扁平足，及踝外翻，旋转步态。MPS Ⅰ、Ⅱ、Ⅵ型常表现手指僵硬呈爪形手。腕关节僵硬，当局部神经受压则形成腕管综合征。最好在神经受压病况出现前进行外科松解手术。

表9-14-5 多发性骨发育不全的临床表现

部 位	骨骼表现
头颅	蝶鞍呈J形*
颅骨	板障空间（diplolic space）增厚
胸锁骨	锁骨短、增厚
胸肋骨	呈船桨样*
脊柱	多个椎体下方突出*
	脊柱后方呈扇贝形
	椎体中央向前突出（多见于MPS ⅣA）
骨盆/髋	髂骨翼呈圆形
	髂骨下方呈锥形（逐渐变细）*
长骨	骨骺发育不全轻度（常遍及全身）
	股骨头部骨骺发育不全，发育异常或碎裂
	肱骨近端呈切迹状
	股骨颈细长
	尺骨远端发育不全
	骨干短粗
手	掌骨近端变尖*
	掌骨短宽，骨皮质薄*
	腕骨不规则，发育不全
足	跗骨外形不规则

注：*为DM的典型表现

除MPS有DM表现外，还有其他多种溶酶体贮积症如GM1、神经节苷脂贮积症、唾液酸贮积症、半乳糖唾液酸贮积症、甘露糖贮积症及岩藻糖苷贮积症等也可出现DM表现。

（施惠萍）

参 考 文 献

［1］ Scriver CR, Neufeld EU, Muenzer J. The mucopolysaccharidoses. In: Scriver CR, editor. The Metabolic and Molecular Bases of Inherited Disease. New York: McGraw-Hill, 2001, 3421-3452.

［2］ Muenzer J. Overview of the mucopolysaccharidoses. Rheumatology (Oxford) 2011, 50 (Suppl 5): v4-v12.

［3］ Spranger JW, Brill PW, Poznanski AK. Dysostosis Multiplex: Complex carbohydrate storage diseases. //Bone Dysplasias 2nd ed. Oxford University Press, 2002, 261-294.

［4］ Lachman RS, et al. Mucopolysaccharidosis Ⅳ A (Morquio A syndrome) and Ⅵ (Maroteaux-Lamy syndrome): under-recognized and challenging to diagnose. Skeletal Radiol, 2014, 43: 359-369.

［5］ Morishital K, Petty RE. Musculoskeletal manifestations of mucopolysaccharidoses. Rheumatology 2011, 50 (Suppl 5): v19-v25.

［6］ White KK. Orthopaedic aspects of mucopolysaccharidoses. Rheumatology, 2011, 50 (5): v26-v33.

［7］ Di Cesare A, Di Cagno A, Moffa S, et al. A description of skeletal manifestation in adult case of Morquio syndrome: radiographic and MRI appearance. Case Reports in Medicine, 2012, 1-6. ID 324596

［8］ Rigante D, Caradonna P. Secondary skeletal involvement in Sanfilippo syndrome. QJM, 2004, 97 (4): 205-209.

［9］ Byrne BJ, Falk DJ, Clément N, et al. Gene Therapy Approaches for Lysosomal Storage Disease: Next-Generation Treatmen. Hum Gene Ther, 2012, 23 (8): 808-815.

缩 略 语 表

缩略语	英文全称	中文全称
ACH	achondroplasia	软骨发育不全
ACTH	adrenocorticotropic hormone	促肾上腺皮质激素
ADHR	autosomal dominant hypophosphatemic rickets	常染色体显性遗传性低磷佝偻病
AFF	atypical femoral fracture	非典型股骨骨折
ALP	alkaline phosphatase	碱性磷酸酶
AR	androgen receptor	雄激素受体
ARHR	autosomal recessive hypophosphatemic rickets	常染色体隐性遗传低磷性佝偻病
BGP	bone Gla-protein	骨钙素
BMC	bone mineral content	骨矿含量
BMD	bone mineral density	骨密度
BMI	body mass index	体质指数
BMP	bone morphogenetic protein	骨形态发生蛋白
BMU	basic multicelluar unit	多细胞单位
BM-MSC	bone marrow-derived mesenchymal stem cell	骨髓来源间充质干细胞
BP	bisphosphonates	双膦酸盐
BSU	basic structure unit	基本结构单位
BTM	bone turnover marker	骨转换标志物
CaSR	calcium-sensing receptor	钙敏感受体
CKD	chronic kidney disease	慢性肾脏病
CS	Cushing syndrome	库欣综合征
CT	calcitonin	降钙素
CTR	calcitonin receptor	降钙素受体
CTX	cross-linked C-telopeptide of type 1 collagen	Ⅰ型胶原交联 C-末端肽
DBP	vitamin D binding protein	维生素 D 结合蛋白
DEXA（DXA）	dual-energy X-ray absorptiometry，dual X-ray absorptiometry	双能 X 线吸收仪
DPA	dual photon absorptiometry	双能光子吸收仪
EGF	epidermal growth factor	表皮生长因子
ER	estrogen receptor	雌激素受体
FD	fibrous dysplasia	骨纤维异常增殖症
FGF-23	fibroblast growth factor 23	成纤维细胞生长因子 23
FOP	fibrodysplasia ossificans progressiva	进行性骨化性纤维增殖不良症
FRAX	fracture risk assessment tool	骨折风险评估工具
GC	glucocorticoid	糖皮质激素
GH	growth hormone	生长激素
GIOP	glucocorticoid-induced osteoporosis	糖皮质激素性骨质疏松

续　表

缩略语	英文全称	中文全称
GLP-1	glucagon like peptide-1	胰高血糖素样肽-1
GnRH	gonadotropin-releasing hormone	促性腺激素释放激素
GR	glucocorticoid receptor	糖皮质激素受体
GWAS	genome-wide association studies	全基因组关联分析
HRT	hormone replacement therapy	激素替代治疗
HT	hormone therapy	激素治疗
HVO	hypovitaminosis D osteopathy	维生素 D 缺乏性骨病
IGF-1	insulin-like growth factor-1	胰岛素样生长因子-1
IJO	idiopathic juvenile osteoporosis	青少年特发性骨质疏松症
IL	interleukin	白介素
LBM	lean body mass	瘦体重
MGP	matrix Gla protein	基质 Gla 蛋白
MHT	menopause hormone therapy	绝经激素治疗
MMP	matrix metalloproteinase	基质金属蛋白酶
MPS	mucopolysaccharidoses	黏多糖贮积症
NCP	noncollagenous protein	非胶原蛋白
NTX	cross-linked N-telopeptide of type 1 collagen	I 型胶原交联 N-末端肽
OA	osteoarthritis	骨性关节炎
OB	osteoblast	成骨细胞
OC	osteocalcin	骨钙素
OC	osteoclast	破骨细胞
OI	osteogenesis imperfecta	成骨不全
ONJ	osteonecrosis of the jaw	下颌骨坏死
OP	osteoporosis	骨质疏松症
OPG	osteoprotegerin	骨保护素
OSTA	osteoporosis self-assessment tool for Asians	亚洲人骨质疏松自我筛查工具
P1CP	procollagen type 1 C-terminal peptide	I 型原胶原 C-端肽
P1NP	procollagen type 1 N-terminal peptide	I 型原胶原 N-端肽
PBM	peak bone mass	峰值骨量
PDB	Paget disease of bone	Paget 骨病
PEDF	pigment epithelium-derived factor	色素上皮衍生因子
PG	prostaglandin	前列腺素
PGE	prostaglandin E	前列腺素 E
PHO	primary hypertrophic osteoarthropathy	原发性肥大性骨关节病
PHPT	primary hyperparathyroidism	原发性甲状旁腺功能亢进症
PLO	pregnancy and lactation-associated osteoporosis	妊娠哺乳相关骨质疏松
POP	primary osteoporosis	原发性骨质疏松症
pQCT	peripheral quantitative computed tomography	外周定量 CT
PR	progestin receptor	孕激素受体
PRL	prolactin	泌乳素

缩略语	英文全称	中文全称
PTH	parathyroid hormone	甲状旁腺激素
PTX	parathyroidectomy	甲状旁腺切除术
PUMCH	Peking Union Medical College Hospital	北京协和医院
QCT	quantitative computed tomography	定量计算机断层扫描
QUS	quantitative ultrasound	定量超声
RANK	receptor activator of NF-κB	核因子-κB 受体活化因子
RANKL	receptor activator for nuclear factor-κB ligand	核因子-κB 受体活化因子配体
RXR	retinoid X receptor	视黄醇类 X 受体
SERM	selective estrogen receptor modulator	选择性雌激素受体调节剂
SHO	secondary hypertrophic osteoarthropathy	继发性肥大性骨关节病
SHPT	secondary hyperparathyroidism	继发性甲状旁腺功能亢进症
SOST	sclerostin	硬骨抑素
SPA	single photon absorptiometry	单光子吸收法
SPTX	subtotal parathyroidectomy	甲状旁腺次全切除术
SSRS	somatostatin receptor scintigraphy	生长抑素受体显像
SST	somatostatin	生长抑素
SSTR	somatostatin receptor	生长抑素受体
SXA	single X-ray absorptiomertry	单能 X 线吸收仪
TGF-β	transforming growth factor-β	转化生长因子-β
THPT	tertiary hyperparathyroidism	三发性甲状旁腺功能亢进症
TIO	tumor-induced osteomalacia	肿瘤性骨软化症
TNALP	tissue non-specific alkaline phosphatase	组织非特异碱性磷酸酶
TNF	tumor necrosis factor	肿瘤坏死因子
TNF-α	tumor necrosis factor α	肿瘤坏死因子 α
TPTX	total parathyroidectomy	甲状旁腺全切术
TR	tryroid hormone receptor	甲状腺激素受体
TRAP	tartrate-resistant acid phosphatase	抗酒石酸酸性磷酸酶
TSALP	tissue specific alkaline phosphatase	组织特异性碱性磷酸酶
TSH	thyroid stimulating hormone	促甲状腺激素
U-NTX	urinary cross-linked N-telopeptide of type 1 collagen	尿 I 型胶原交联 N-末端肽
U-CTX	urinary cross-linked C-telopeptide of type 1 collagen	尿 I 型胶原交联 C-末端肽
VDR	vitamin D receptor	维生素 D 受体
VEGF	vascular endothelial growth factor	血管内皮生长因子
XLH	X-linked hypophosphatemic rickets	X 连锁低磷性佝偻病

索　引